Exercício Físico na Saúde e nas Doenças Cardiovasculares

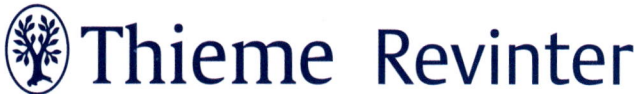

Exercício Físico na Saúde e nas Doenças Cardiovasculares

Washington Araujo

Mestre em Cardiologia pela Universidade Estadual do Rio de Janeiro (UERJ)
Título Especialista em Cardiologia pela Sociedade Brasileira de Cardiologia (SBC/AMB)
Especialização e Residência em Cardiologia na Santa Casa-RJ, Serviço do Prof. Nélson Botelho Reis
MBA em Gestão de Saúde pela COPPEAD-UFRJ
Título de Habilitação em Ergometria pelo Departamento de Ergometria, Exercício, Cardiologia da SBC (DERC)
Diretor Administrativo do Departamento de Ergometria (DERC) da SBC – Gestão: 2022-2023
Ex-Diretor de Qualidade Profissional da SBC
Ex-Vice-Presidente do Departamento de Ergometria (DERC) da SBC
Ex-Diretor Administrativo do Departamento de Imagem Cardiovascular (DIC) da SBC
Médico do Grupo LABS A+

Thieme
Rio de Janeiro • Stuttgart • New York • Delhi

Dados Internacionais de Catalogação na Publicação (CIP) de acordo com ISBD

A663e
Araujo, Washington
    Exercício físico na saúde e nas doenças cardiovasculares / Washington Araujo. – Rio de Janeiro, RJ: Thieme Revinter, 2023.

    18,5 cm x 27 cm
    Inclui bibliografia.
    ISBN   978-65-5572-178-2
    eISBN 978-65-5572-179-9

    1. Cardiologia. 2. Exercícios físicos. 3. Hábitos saudáveis. I. Título.

                                                    CDD: 617.1027

Elaborado por Maurício Amormino Júnior – CRB6/2422

Contato com o autor:
wbaraujo@gmail.com

Nota: O conhecimento médico está em constante evolução. À medida que a pesquisa e a experiência clínica ampliam o nosso saber, pode ser necessário alterar os métodos de tratamento e medicação. Os autores e editores deste material consultaram fontes tidas como confiáveis, a fim de fornecer informações completas e de acordo com os padrões aceitos no momento da publicação. No entanto, em vista da possibilidade de erro humano por parte dos autores, dos editores ou da casa editorial que traz à luz este trabalho, ou ainda de alterações no conhecimento médico durante o processo de produção deste livro, nem os autores, nem os editores, nem a casa editorial, nem qualquer outra parte que se tenha envolvido na elaboração deste material garantem que as informações aqui contidas sejam totalmente precisas ou completas; tampouco se responsabilizam por quaisquer erros ou omissões ou pelos resultados obtidos em consequência do uso de tais informações. É aconselhável que os leitores confirmem em outras fontes as informações aqui contidas. Sugere-se, por exemplo, que verifiquem a bula de cada medicamento que pretendam administrar, a fim de certificar-se de que as informações contidas nesta publicação são precisas e de que não houve mudanças na dose recomendada ou nas contraindicações. Esta recomendação é especialmente importante no caso de medicamentos novos ou pouco utilizados. Alguns dos nomes de produtos, patentes e design a que nos referimos neste livro são, na verdade, marcas registradas ou nomes protegidos pela legislação referente à propriedade intelectual, ainda que nem sempre o texto faça menção específica a esse fato. Portanto, a ocorrência de um nome sem a designação de sua propriedade não deve ser interpretada como uma indicação, por parte da editora, de que ele se encontra em domínio público.

© 2023 Thieme. All rights reserved.

Thieme Revinter Publicações Ltda.
Rua do Matoso, 170
Rio de Janeiro, RJ
CEP 20270-135, Brasil
http://www.ThiemeRevinter.com.br

Thieme USA
http://www.thieme.com

Design de Capa: © Thieme

Impresso no Brasil por Hawaii Grafica e Editora Ltda.
5 4 3 2 1
ISBN 978-65-5572-178-2

Também disponível como eBook:
eISBN 978-65-5572-179-9

Todos os direitos reservados. Nenhuma parte desta publicação poderá ser reproduzida ou transmitida por nenhum meio, impresso, eletrônico ou mecânico, incluindo fotocópia, gravação ou qualquer outro tipo de sistema de armazenamento e transmissão de informação, sem prévia autorização por escrito.

APRESENTAÇÃO

Tivemos o que acreditamos ter sido uma oportunidade única, em nossa formação na cardiologia, que foi ter como tutor o Prof. Nelson Botelho Reis, que, em sua casa durante várias noites, pacientemente nos ensinava a fisiologia cardiovascular e a hemodinâmica, ele que fora um discípulo de três eminentes pesquisadores, dois dos quais laureados com prêmio Nobel em Medicina: Bernardo Alberto **Houssay** (1947- Fisiologia), André Frédéric **Cournand** (1956 – Hemodinâmica) e Frank Norman **Wilson** (Eletrocardiografia). Na Santa Casa de Misericórdia do Rio de Janeiro também fomos tutorados por um longo período pelo Dr. Jorge Neval Moll Filho, que nos orientou na Cardiopediatria, Hemodinâmica e na Ecocardiografia (ele é um dos que difundiu esta prática diagnóstica no Brasil). Posteriormente no CARDIOLAB nos forneceu todas as condições para implantarmos um moderno serviço de Ergometria.

Em 1980, começamos a realizar o teste ergométrico numa carreira solo, em que havia pouca literatura em língua portuguesa, restrita à cicloergometria e nada sobre o teste na esteira. Revistas internacionais eram de difícil acesso naquela era pré-internet.

Em um processo de autoaprendizado, tivemos que absorver os conhecimentos dos mestres da época, e agora ao comemorarmos nossos 42 anos de ergometria, nada mais normal que homenagearmos aqueles que tantos ensinamentos nos passaram ao longo dos anos.

Nossa gratidão e homenagens aos doutores: Per-Olof Astrand de quem absorvemos muito da fisiologia do exercício, já na parte clínica absorvemos os ensinamentos dos Drs. Herman K Hellerstein, Robert Arthur Bruce e Myrvin Harold Ellestad, com quem tivemos oportunidades de elucidar várias dúvidas e o aprendizado de seu livro.

Os primeiros passos que tivemos na cardiologia do exercício foram no acompanhamento ao mestre, Maurício Leal Rocha, no LABOFISE, na UFRJ.

Após nossa iniciação no método, vivenciamos a fundação do atual DERC/SBC, fruto de uma brilhante iniciativa dos amigos, Álvaro José Bellini, Jozef Fehér, Romeu Sérgio Meneghelo e Milton Godoy.

Tivemos a oportunidade de alguns pioneirismos no TE em nosso país ao introduzirmos:

- O teste ergométrico em 12 derivações,
- A utilização de microcomputadores para realizar planejamento de exercícios (andar/correr) e na emissão dos laudos da ergometria e
- A apresentação das curvas de FC e PA da população normal, divididas por gênero e faixas etárias, fruto de nossa tese de Mestrado.

Estamos partindo para o terceiro livro de Ergometria que publicamos, cuja primeira versão data de 1986; *Ergometria & Cardiologia Desportiva*, que teve uma tiragem recorde de 3.000 exemplares. Vimos esgotar a edição do primeiro livro que abordava o teste ergométrico em esteira, em língua portuguesa.

A segunda edição, datada de 2011, *Ergometria, Reabilitação Cardiovascular & Cardiologia Desportiva*, passou a dar mais ênfase ao exercício, ao trazer também os tópicos da reabilitação cardiovascular para o título do livro.

Ao longo destes anos, acompanhamos a evolução da importância do exercício para uma vida saudável e para maior sobrevida dos indivíduos. Oportunamente, gostaria de homenagear meu dileto colega de turma na UFRJ, Dr. Cláudio Gil Soares de Araújo, a quem considero um dos principais pesquisadores do exercício na cardiologia e na saúde, em nosso país, além de ser o maior incentivador de mudança na cultura médica, sempre nos ensinando que o exercício deveria ser prescrito com mais frequência do que as drogas cardioativas.

Conhecimentos apreendidos sobre a importância do exercício na manutenção da saúde e na prevenção das doenças, as séries estatísticas demonstrando a realidade do benefício da prática regular de exercícios. Enfim, as evidências nos fizeram preparar a terceira versão do nosso livro, agora com um grande foco no exercício: *O Exercício Físico na Saúde e nas Doenças Cardiovasculares*.

Para esta obra reunimos especialistas e amigos, com grande experiência em suas áreas, sendo que dois colaboradores das edições anteriores, já falecidos, serão homenageados, mantendo seus nomes como coautores dos capítulos que escreveram em edições anteriores.

Sem dúvida alguma apresentamos valiosos textos para os ergometristas e médicos cardiologistas e os da medicina desportiva, abordando o exercício na saúde, a ergometria, a avaliação de atletas, a reabilitação cardiovascular e os diagnósticos com imagens que complementam os achados da ergometria.

Por fim destacamos que nos mantivemos fiéis ao princípio editorial que marcou nosso livro, que é o de fornecer as informações suficientes para que o profissional possa realizar, interpretar e emitir o laudo dos exames, bem como fornecer aos pacientes todas as informações pertinentes.

Que a leitura seja prazerosa e enriquecedora do saber cardiológico.

Washington Barbosa de Araujo

COLABORADORES

ANA FÁTIMA SALLES
Doutora em Medicina (Cardiologia) pela Universidade Federal de São Paulo (Unifesp)
Mestre em Cardiologia pela Unifesp

ANDREA DE ANDRADE VILELA
Doutora em Cardiologia pela Universidade de São Paulo (USP/IDPC)
Coordenadora do Departamento de Ecocardiografia do Instituto Dante Pazzanese de Cardiologia, SP
Médica Assistente do Setor de Ecocardiografia do Grupo Fleury
Docente no Curso de Medicina na Universidade Nove de Julho, SP

ANDRÉA MARINHO FALCÃO
Doutora em Cardiologia pela Universidade de São Paulo (USP)
Médica Assistente do Instituto do Coração do Hospital das Clínicas da Faculdade de Medicina da USP

ANDREI SKROMOV ALBUQUERQUE
Médico e Radiologista pela Faculdade de Medicina da Universidade de São Paulo (FMUSP)
Especializado em Radiologia Cardiovascular
Médico Radiologista do Grupo de Radiologia Cardiovascular do Fleury e do Hospital Alemão Oswaldo Cruz, SP
Coordenador da Radiologia Cardiovascular da Sociedade Paulista de Radiologia (SPR)

ANTÔNIO CARLOS AVANZA JR.
Doutor em Cardiologia pela Faculdade de Medicina da Universidade de São Paulo (FMUSP)
Mestre em Fisiologia Cardiovascular pela Universidade Federal do Espírito Santo (UFES)
Formado em Medicina pela UFES
Residência em Clínica Médica pela UFES
Residência em Cardiologia pelo INCL – RJ
Professor Titular de Habilidades Clínicas da Universidade Velha, ES
Diretor Científico do Grupo de Estudos de Cardiologia do Esporte do DERC/SBC
Fellow do European Society of Cardiology

ANTÔNIO CARLOS AVANZA NETO
Interno do Curso de Medicina da Escola de Medicina da Santa Casa de Misericórdia de Vitória

ARTUR HADDAD HERDY
Doutor em Ciências pela Universidade Federal do Rio Grande do Sul (UFRGS)
Professor de Cardiologia da Unisul
Chefe do Serviço de Reabilitação Cardíaca do Instituto de Cardiologia de Santa Catarina

BÁRBARA OLIVEIRA DA EIRA
Doutora em Cardiologia pela Faculdade de Medicina da Universidade de São Paulo (FMUSP)
Título de Especialista em Cardiologia (TEC) SBC/AMB
Especialista em Arritmia Clínica e Eletrofisiologia pela FMUSP
Habilitação em Arritmia Clínica e Eletrofisiologia Invasiva pela Sociedade Brasileira de Arritmias Cardíacas/SBC
Membro da Sociedade Brasileira de Cardiologia pela Sociedade Brasileira de Arritmias Cardíacas
Visiting Fellow no Hôpital Cardiologique du Haut Lévêque

CARLOS ALBERTO CORDEIRO HOSSRI
Doutor em Ciências pela Universidade de São Paulo (USP)
Especialista em Cardiologia pela Sociedade Brasileira de Cardiologia (SBC)
Especialista em Medicina do Exercício e Esporte pela Sociedade Brasileira de Medicina do Esporte (SBME)
Habilitação em Ergometria e Reabilitação pelo DERC-SBC
Diretor Médico do Setor de Ergometria, Ergoespirometria e do Programa de Reabilitação Cardiopulmonar do Hospital do Coração (HCor) – (Associação Beneficente Síria)
Supervisor do Setor de Provas Funcionais do Instituto Dante Pazzanese de Cardiologia (IDPC)
Professor do Curso de Pós-Graduação em Medicina Esportiva do Instituto HZM
Presidente do Grupo de Estudos em Reabilitação Cardiopulmonar e Metabólica (DERC- SBC) –
Gestão: 2020/2021

COLABORADORES

CARLOS ALBERTO CYRILLO SELERA
Mestre pela Escola Paulista de Medicina da Universidade Federal de São Paulo (EPM-Unifesp)
Especialista em Cardiologia pela Sociedade Brasileira de Cardiologia (SBC/AMB)
Título de Habilitação em Ergometria pelo DERC/SBC
Titular da Disciplina de Cardiologia da Faculdade de Medicina da Universidade Metropolitana de Santos (Unimes)
Chefe do Serviço de Cardiologia da Santa Casa de Santos, SP
Vice-Presidente do DERC/SBC – Gestão: 2020-2021

CARLOS EDUARDO SUAIDE SILVA
Doutor em Ciências pela Universidade de São Paulo (USP)
Ex-Presidente do Departamento de Imagem Cardiovascular (DIC) da Sociedade Brasileira de Cardiologia (SBC)
Fellow do American College of Cardiology (FACC)
Fellow do European Society of Cardiology (FESC)
Fellow do International Society of Cardiovascular Ultrasound (FISCU)
Coordenador da Cardiologia dos Laboratórios DASA-SP

CINTIA GALHARDO TRESSINO
Título de Especialista em Cardiologia pela Sociedade Brasileira de Cardiologia (SBC)
Título de Especialista em Ecocardiografia pelo Departamento de Imagem Cardiovascular da SBC
Médica Assistente do Setor de Ecocardiografia do Instituto Dante Pazzanese de Cardiologia
Médica Ecocardiografista do Laboratório de Alta Excelência Diagnóstica do Grupo DASA

CLÉA SIMONE SABINO DE SOUZA COLOMBO
Médica Especialista em Cardiologia, Ergometria e Reabilitação pela Sociedade Brasileira de Cardiologia (SBC)
Médica Especialista em Medicina do Esporte pela Sociedade Brasileira de Medicina do Exercício e do Esporte (SBMEE)
Mestre em Ciências da Cardiologia do Esporte pela St. George's University of London – London, UK
Diretora Científica do DERC/SBC – Gestão: 2022-23
Presidente do Grupo de Estudos em Cardiologia do Esporte do DERC/SBC – Gestão: 2020-21
Coordenadora da Clínica de Cardiologia do Esporte da Faculdade São Leopoldo Mandic – Campinas, SP
Editor Sênior da European Heart Journal – Case Report
Fellow da European Society of Cardiology

DALTON BERTOLIM PRÉCOMA
Professor Titular de Cardiologia da Pontifícia Universidade Católica do Paraná (PUCPR)
Mestre em Cardiologia pela Universidade Federal do Paraná (UFPR)
Doutor em Cardiologia pela Universidade de São Paulo (USP)
Chefe do Núcleo de Pesquisa Clínica em Cardiologia da Sociedade Hospitalar Angelina Caron
Fellow do American College of Cardiology and European Society of Cardiology

DANIEL ARKADER KOPILER
Doutor em Medicina pela Universidade Federal do Rio de Janeiro (UFRJ)
Especialista em Cardiologia pela Sociedade Brasileira de Cardiologia (SBC)
Especialista em Medicina do Exercício e do Esporte pela Sociedade Brasileira de Medicina do Exercício e do Esporte (SBMEE)
Chefe do Serviço de Reabilitação Cardíaca do Instituto Nacional de Cardiologia (INC)
Membro do Comitê Executivo da Confederação Pan-Americana de Medicina do Esporte (COPAMEDE)
Membro da Comissão de Autorização para Uso Terapêutico (AUT) da Autoridade Brasileira de Controle de Dopagem (ABCD)
Ex-Presidente da Sociedade Brasileira de Medicina do Exercício e do Esporte (SBMEE) – Gestão: 2015/2017

DAVID COSTA DE SOUZA LE BIHAN
Doutor em Ciências pela Universidade de São Paulo (USP)
Coordenador do Setor de Ecocardiografia do Grupo DASA, SP
Médico da Seção de Ecocardiografia do Instituto Dante Pazzanese de Cardiologia

EDUARDO MOREIRA DOS SANTOS
Residência Médica em Cardiologia no Instituto Dante Pazzanese de Cardiologia
Residência Médica em Clínica Médica pela Universidade de Uberlândia
Graduação em Medicina pela Universidade de Uberlândia

FÁBIO SANDOLI DE BRITO
Especialista em Cardiologia pela Sociedade Brasileira de Cardiologia (SBC)
Habilitação em Ergometria e Reabilitação pelo DERC/SBC
Proficiência em Arritmia Cardíaca pela SOBRAC/SBC
Coordenador dos Serviços de Holter e Looper do Hospital Sírio Libanês, SP
Presidente do DERC – Gestão: 2001-2002

FERNANDO CARMELO TORRES
Especialista em Medicina do Exercício e do Esporte pela Sociedade Brasileira de Medicina do Exercício e do Esporte (SBMEE)
Médico do Esporte do Departamento de Fisiologia (Setor de Fisiologia do Exercício) da Escola Paulista de Medicina da Universidade Federal de São Paulo (EPM-Unifesp)
Mestre e Doutor (área: Desempenho Esportivo) pela Universidade Federal do Paraná (UFPR)
Membro do Corpo Clínico da Residência de Medicina Esportiva da EPM-Unifesp
Docente da Academia Brasileira de Treinadores do Comitê Olímpico do Brasil (ABT-COB)
Diretor Geral e Docente dos Cursos de Extensão, Aperfeiçoamento e Pós-Graduação Lato Sensu do Centro de Estudos de Fisiologia do Exercício e Treinamento (CEFIT), na Universidade Paulista (UNIP)

COLABORADORES

FERNANDO CÉSAR DE CASTRO E SOUZA
Chefe do Serviço de Ergometria do Instituto Nacional de
Cardiologia (INC), RJ
Médico Ergometrista do Prevtotal Laboratório de
Imagem, RJ
Mestre em Ciências Cardiovasculares pelo INC
Especialista em Ergometria e Habilitação em Ergometria
pela Sociedade Brasileira de Cardiologia (SBC)
Ex-Presidente do DERCAD/RJ

HUGO FONTANA FILHO
Mestre em Cardiologia pela Fundação Universitária
Instituto de Cardiologia, RS
Título de Especialista em Cardiologia pela Sociedade
Brasileira de Cardiologia (SBC)
Habilitação em Ergometria SBC/AMB

IBRAIM MASCIARELLI FRANCISCO PINTO
Cardiologista Responsável pela Seção de Ressonância e
Tomografia do Instituto Dante Pazzanese de Cardiologia
Médico Sênior do Grupo Fleury
Doutor em Ciências pela Universidade de
São Paulo (USP)
Professor do Curso de Pós-Graduação do
Programa USP – IDPC

IRAN CASTRO
Mestre em Cardiologia pela Universidade Federal do
Rio Grande do Sul (UFRGS)
Doutor pela Fundação Universitária de Cardiologia do
Instituto de Cardiologia do RS
Chefe dos Serviços de Ergometria e
Ergoespirometria do IC/FUC
Médico Cardiologista do Instituto de Cardiologia do RS
Professor do Curso de Pós-Graduação da FUC
Ex-Presidente da Sociedade Brasileira de
Cardiologia (SBC)
Diretor Acadêmico do PROCARDIOL

JAPY ANGELINI OLIVEIRA FILHO
Professor Associado da Escola Paulista de Medicina da
Universidade Federal de São Paulo (EPM-Unifesp)
Especialista em Medicina do Exercício e do Esporte
pela Sociedade Brasileira de Medicina do Exercício e do
Esporte (SBMEE)
Chefe do Setor de Ergometria e do Ambulatório de
Cardiologia do Esporte

JORGE ALBERTO MAGALHÃES TORREÃO †
Título de Especialista em Cardiologia (TEC) pela
Sociedade Brasileira de Cardiologia (SBC)
Ex-Diretor Médico da Clínica do Coração
Ex-Cardiologista do Hospital Espanhol

JORGE EDUARDO ASSEF
Doutor em Cardiologia pela Universidade de
São Paulo (USP/IDPC)
Diretor de Ambulatórios do Instituto Dante
Pazzanese de Cardiologia
Chefe do Departamento de Ecocardiografia do Instituto
Dante Pazzanese de Cardiologia
Ex-Diretor do Departamento de Imagem Cardiovascular

JORGE ILHA GUIMARÃES
Presidente da Sociedade Brasileira de
Cardiologia (SBC) – Gestão: 2010/2011
Presidente do DERC – Gestão: 1997/1998
Presidente da Sociedade de Cardiologia do RS –
Gestão: 1992/1993
Fellow do American College of Cardiology
Fellow do European Society of Cardiology

JOSÉ ANTONIO CALDAS TEIXEIRA
Professor do Departamento de Medicina Clínica da
Universidade Federal Fluminense (UFF)
Mestre em Educação Física pela Universidade Federal do
Rio de Janeiro (UFRJ)
Doutor em Medicina pela Universidade do Estado do Rio
de Janeiro (UERJ)
Responsável pelo Setor de Reabilitação
Cardíaca do HUAP/UFF
Diretor Médico da Clínica Fit Labor/Fit Center

JOSÉ KAWAZOE LAZZOLI
Especialista em Cardiologia pela Sociedade Brasileira de
Cardiologia (SBC)
Especialista em Medicina do Exercício e do Esporte
pelaSociedade Brasileira de Medicina do Exercício e do
Esporte (SBMEE)
Professor Adjunto do Instituto Biomédico da
Universidade Federal Fluminense (UFF)
Corresponsável pelo Serviço de Cardiologia do
Hospital Santa Teresa – Petrópolis, RJ
Presidente da Confederação Pan-Americana de
Medicina do Esporte (COPAMEDE)
Tesoureiro da Federação Internacional de
Medicina do Esporte (FIMS)
Presidente da Comissão de Autorização para Uso
Terapêutico (AUT) da Autoridade Brasileira de
Controle de Dopagem (ABCD)
Ex-Presidente da SBMEE – Gestão: 2009/2011

JOSÉ ROBERTO NOLASCO ARAUJO
Diretor da Clínica Diagnose – Centro de Diagnóstico por
Imagem
Coordenador do Serviço de Ergometria e Cardiologia
Nuclear do Hospital do Açúcar de Alagoas

JOSMAR DE CASTRO ALVES
Especialista em Cardiologia pela Sociedade Brasileira
de Cardiologia (SBC/AMB) e Instituto de Pós-Graduação
Médica Carlos Chagas (RJ)
Habilitação em Ergometria pela SBC/AMB
Vice-Presidente SBC/DERC – Gestão: 2013-2014
Presidente DECAGE/SBC – Gestão: 2015-2017
Cardiologista Responsável pelo Setor de
Ergometria - Procardio-Natal

JULIANA BEUST DE LIMA
Mestre e Doutoranda em Ciências da Saúde:
Cardiologia e Ciências Cardiovasculares pela
Universidade Federal do Rio Grande do Sul (UFRGS)
Pesquisadora no Grupo de Pesquisa em Cardiologia do
Exercício (CardioEx) do Hospital de Clínicas de
Porto Alegre
Profissional de Educação Física pela Pontifícia
Universidade Católica do Rio Grande do Sul (PUCRS)

LAURA DEL PAPA ANGELES BUISSA
Médica do Corpo Clínico do Hospital do Coração e Rede D'Or
Médica Colaboradora da Seção de Cardiologia do Esporte – Instituto Dante Pazzanese de Cardiologia
Especialista em Cardiologia – SBC/AMB
Pós-Graduação em Medicina Esportiva pela Universidade Federal de São Paulo (CEMAFE/Unifesp)

LEANDRO STEINHORST GOELZER
Doutorando em Saúde e Desenvolvimento na Região Centro-Oeste com Área de Conhecimento em Ciências Biológicas e Ciências da Saúde
Mestre em Saúde e Desenvolvimento na Região Centro-Oeste com área de concentração em Saúde e Sociedade
Habilitação em Ergometria pelo DERC/SBC
Título de Especialista em Cardiologia pela Sociedade Brasileira de Cardiologia (SBC/AMB)
Responsável pelo Setor de Ergometria do HUMAP/UFMS

LUCIANA BRAZ PEIXOTO
Título de Especialista em Cardiologia pela Sociedade Brasileira de Cardiologia (SBC)
Título de Especialista em Ecocardiografia pelo Departamento de Imagem Cardiovascular da SBC
Médica do Setor de Ecocardiografia dos Laboratórios de Alta Excelência Diagnóstica e Delboni do Grupo DASA

LUIZ CARLOS PIMENTA GODINHO
Título de Especialista em Cardiologia pela Sociedade Brasileira de Cardiologia (SBC/AMB)
Pós-Graduado em Cardiologia pelo Instituto de Pós-Graduação Médica Carlos Chagas
Certified Clinical Densitometrist (CCD) pela International Society for Clinical Densitometry (ISCD)
Certificação em Densitometria Óssea pela Associação Brasileira de Avaliação Óssea e Osteometabolismo (ABRASSO)
Membro Titular da SBC, ABRASSO e ISCD

LUIZ EDUARDO MASTROCOLLA
Diretor do Serviço de Medicina Nuclear do HCOR-SP
Diretor do Serviço de Reabilitação Cardiovascular do Instituto Dante Pazzanese de Cardiologia
Coordenador do Programa de Residência Médica em Cardiologia Clínica do Hospital do Coração, SP
Doutor em Ciências pela Universidade de São Paulo (USP)

MARCELA PAGANELLI DO VALE
Especialista em Cardiologia e Ecocardiografia pela Sociedade Brasileira de Cardiologia (SBC)
Médica Assistente do Departamento de Ecocardiografia do Instituto Dante Pazzanese de Cardiologia
Médica Assistente do Setor de Ecocardiografia do Grupo Fleury

MARCELO BICHELS LEITÃO
Especialista em Cardiologia pela Sociedade Brasileira de Cardiologia (SBC/AMB)
Especialista em Medicina do Exercício e do Esporte pela Sociedade Brasileira de medicina do Exercício e do Esporte (SBMEE)
Presidente da SBMEE – Gestão: 2017/2020
Coordenador do Módulo de Cardiologia do Esporte da Pós-Graduação em Medicina do Exercício e do Esporte – CEFIT – Universidade Paulista
Diretor Médico da Maratona Internacional de Foz do Iguaçu – Gestão: 2009-2019
Diretor Médico do SESC – PR – Triathlon de Caiobá – Gestão: 2008-2020
Membro da Comissão de Autorização para Uso Terapêutico (AUT) da Autoridade Brasileira de Controle de Dopagem (ABCD)

MAURÍCIO BATISTA NUNES
Especialista em Cardiologia pela Sociedade Brasileira de Cardiologia (SBC/AMB)
Ex-Presidente da SBC-Bahia
Ex-Pesidente do DERC/SBC
Coordenador da Cardiologia do Hospital Português em Salvador, BA

NABIL GHORAYEB
Doutor em Cardiologia pela Faculdade de Medicina da Universidade de São Paulo (FMUSP)
Especialista em Cardiologia SBC e Medicina do Esporte pela Sociedade Brasileira de medicina do Exercício e do Esporte (SBMEE)
Chefe da Seção de Cardiologia do Esporte do Inst. Dante Pazzanese de Cardiologia da Secr. de Estado da Saúde de SP
Professor da Pós-Graduação em Cardiologia IDPC-USP
Professor da Pós-Graduação em Medicina do Esporte da Universidade Federal do São Paulo (Unifesp) e do Instituto de Assistência Médica ao Servidor Público Estadual de São Paulo (IAMSPE)
Responsável da Clínica de Cardiologia e Medicina do Esporte no HCor
Fellow European Soc of Cardiology (ESC)
Fellow Sociedad Argentina de Cardiologia (SAC)
Prêmio Jabuti de Literatura em Ciências e Saúde

PABLO MARINO CORREA NASCIMENTO
Presidente do Departamento de Ergometria, Reabilitação Cardíaca e Cardiologia Desportiva da Sociedade de Cardiologia do Estado do Rio de Janeiro (SBC-RJ)
Mestre em Ciências Cardiovasculares pelo Instituto Nacional de Cardiologia (INC)
Responsável pelo Setor de Reabilitação Cardíaca do Hospital Universitário Antônio Pedro da Universidade Federal Fluminense (UAP-UFF), RJ
Médico do Serviço de Reabilitação Cardíaca do Instituto Nacional de Cardiologia, RJ
Especialista em Cardiologia e Habilitado em Ergometria pela Sociedade Brasileira de Cardiologia (SBC)
Especialista em Medicina do Esporte pela Sociedade Brasileira de Medicina do Exercício e do Esporte (SBMEE)

COLABORADORES

PAULA PIMENTEL DE ARAUJO †
Título de Especialista em Cardiologia (TEC) pela Sociedade Brasileira de Cardiologia (SBC/AMB)
Especialização e Residência em Cardiologia na Santa Casa do Rio de Janeiro – Serviço do Dr. Nelson Botelho Reis Habilitação em Ecocardiografia no Departamento de Imagem Cardiovascular da SBC (DIC-SBC-AMB)
Ecocardiografista e Ecografista Vascular no Grupo LABS de 1983 a 2005

PEDRO FERREIRA DE ALBUQUERQUE
Mestre em Cardiologia pela Universidade Federal de São Paulo (Unifesp)
Professor Adjunto IV da Faculdade de Medicina da Universidade Federal de Alagoas (UFAL)
Diretor de Qualidade Assistencial da Sociedade Brasileira de Cardiologia (SBC) – Gestão: 2014-2015
Presidente do DERC/SBC – Gestão: 2013-2014

RICA DODO DELMAR BUCHLER
Doutora em Ciências – Cardiologia pela Faculdade de Medicina da Universidade de São Paulo (FMUSP)
Chefe da Seção Médica de Provas Funcionais do Instituto Dante Pazzanese de Cardiologia de São Paulo
Coordenadora do Serviço de Cardiologia de Salomão Zoppi Diagnósticos

RICARDO QUENTAL COUTINHO
Professor Adjunto, Regente da Disciplina de Cardiologia, Mestre em Hebiatria e Doutor em Ciências da Saúde pela Faculdade de Ciências Médicas da Universidade de Pernambuco (UPE)
Sócio Remido da Sociedade Brasileira de Cardiologia (SBC)
Especialista em Cardiologia e Habilitação em Ergometria pela SBC-AMB
Membro Fundador
Presidente do DERC – Gestão: 2022-2023
Diretor Técnico da Funcordis e Chefe da Ergometria da Clínica de Ávila Cordis

RICARDO STEIN
Professor Adjunto de Clínica Médica da Universidade Federal do Rio Grande do Sul (UFRGS)
Professor do Programa de Pós-Graduação em Cardiologia e Ciências Cardiovasculares da UGRGS)
Pós-Doutor em Cardiologia do Exercício e do Esporte na Stanford University
Coordenador do Grupo de Pesquisa em Cardiologia do Exercício do Hospital de Clínicas de Porto Alegre (CardioEx-HCPA)
Coordenador do Serviço de Reabilitação Cardíaca do Hospital de Clínicas de Porto Alegre
Editor Associado para Área do Exercício e da Reabilitação dos Arquivos Brasileiros de Cardiologia
Diretor Médico do Vitta Centro de Bem-Estar Físico – Porto Alegre, RS
Cardiologista; Médico do Exercício e do Esporte, Professor de Educação Física

RODRIGO BELLIO DE MATTOS BARRETTO
Doutor em Ciências pela Universidade de São Paulo (USP)
Coordenador do Setor de Ecocardiografia do Grupo DASA-SP
Médico da Seção de Ecocardiografia do Instituto Dante Pazzanese de Cardiologia

RODRIGO OTÁVIO BOUGLEUX ALÔ
Médico da Seção de Cardiologia do Esporte – Instituto Dante Pazzanese de Cardiologia da Secr. de Estado da Saúde de SP
Especialista em Cardiologia pela Sociedade Brasileira de Cardiologia (SBC/AMB)
Habilitação em Ergometria – DERC/SBC/AMB
Pós-Graduação em Medicina do Esporte e Exercício –CEFIT
Revisor Revista Brasileira de Medicina do Esporte
Membro Comissão de Prevenção de Doenças Cardiovasculares SBC/DERC – Gestão: 2020/2021

RONALDO DE SOUZA LEÃO LIMA
Professor Associado de Cardiologia da Universidade Federal do Rio de Janeiro (UFRJ)
Mestre e Doutor em Cardiologia pela UFRJ
Pós-Doutorado em Cardiologia pela University of Virginia
Coordenador da Medicina Nuclear da Fonte Imagem, DASA/RJ e CSSJ

SALVADOR MANOEL SERRA
Doutor em Cardiologia pela UFJR
Mestre em Cardiologia pela Universidade Federal Fluminense (UFF)
Pós-Graduação em Medicina do Esporte e do Exercício pela UFRJ
Título de Especialista em Cardiologia (TEC) pela Sociedade Brasileira de Cardiologia (SBC/AMB)
Habilitação em Ergometria pelo DERC/SBC/AMB
Membro Titular da ACAMERJ
Fundador e Presidente do DERCAD/RJ – Gestão: 1999-2002
Editor da REVISTA DO DERC – 2008-2015
Presidente do DERC/SBC – Gestão: 2016-2017
Presidente do Conselho Consultivo do DERC/SBC
Coordenador do Centro de Cardiologia do Exercício do IECAC-RJ

SALVADOR SEBASTIÃO RAMOS
Especialização em Cardiologia pela Sociedade Brasileira de Cardiologia (SBC/AMB)
Especialização em Medicina do Esporte pela Sociedade Brasileira de Medicina do Esporte (SBME)
Médico do Serviço de Cardiologia e da Prevencor no Hospital Mãe de Deus – Porto Alegre, RS
Ex-Presidente da Sociedade de Cardiologia do Rio Grande do Sul (SOCERGS)
Coordenador da Comissão de Habilitação Profissional do SBC/DERC

SERAFIM BORGES
Especialista em Cardiologia pela Sociedade Brasileira de Cardiologia (SBC/AMB)
Especialista em Medicina Desportiva pela Sociedade Brasileira de Medicina do Esporte (SBMEE/AMB)
Médico Cardiologista do Instituto Estadual de Cardiologia Aloysio de Castro
Médico Cardiologista do Departamento de Futebol do C. R. Flamengo
Membro da Câmara Técnica de Medicina Desportiva do CFM
Ex-Cardiologista da Seleção Brasileira de Futebol
Ex-Presidente da Sociedade de Medicina do Exercício e Esporte do RJ

TALES DE CARVALHO
Professor Titular do Centro de Ciências da Saúde e do Esporte da Universidade de Santa Catarina
Doutor em Medicina (Área de Patologia) pela Universidade de São Paulo (USP)
Ex-Presidente do DERC/SBC
Diretor da Clínica de Prevenção e Reabilitação CARDIOSPORT, Florianópolis

THIAGO GHORAYEB GARCIA
Especialista em Cardiologia pela Sociedade Brasileira de Cardiologia (SBC/AMB)
Pós-Graduação em Medicina Esportiva – CEMAFE/UNIFESP
Médico da Seção de Cardiologia do Esporte do Instituto Dante Pazzanese de Cardiologia

VICENTE NICOLIELLO SIQUEIRA
Doutor em Cardiologia pela Universidade Federal de São Paulo (Unifesp)
Médico Assistente de Cardiologia do Departamento de Medicina da Unifesp
Médico Assistente do Setor de Ecocardiografia do Grupo Fleury

WILLIAM AZEM CHALELA
Doutor em Ciências pela Faculdade de Medicina da Universidade de São Paulo (FMUSP)
Professor Médico Colaborador do Departamento de Cardiopneumologia da Faculdade de Medicina da USP
Diretor do Serviço de Eletrocardiologia de Esforço e Dinâmica do Instituto do Coração do HCFMUSP
Médico Supervisor do Serviço de Ergometria da Sociedade Beneficente de Senhoras do Hospital Sírio Libanês
Membro Efetivo do Conselho Consultivo e da Comissão de Prevenção de Doenças Cardiovasculares (2020/2021) do Departamento de ergometria, Exercício, Cardiologia Nuclear e Reabilitação Cardiovascular da Sociedade Brasileira de Cardiologia

ABREVIAÇÕES

AA	Aneurisma aórtico
AAA	Aneurisma da aorta abdominal
AAF	Avaliação da aptidão física
ABCD	Autoridade Brasileira de Controle de Dopagem
ACC	American College of Cardiology
ACH	Acetilcolina
ACPP	Avaliação cardiológica pré-participação
ACSM	American College of Sports Medicine
ADAMs	Metaloproteases
ADT	Antidepressivos tricíclicos
AF	Atividade física
AGE	Glicanos
AHA	American Heart Association
AI	Angina instável
APPE	Avaliação pré-participação esportiva
ASH	American Society of Hypertension
ATP	Trifosfato de Adenosina
AV	Atrioventricular
BAVT	Bloqueio atrioventricular total
BB	Betabloqueador
CA	Coração de atleta
CAer	Capacidade aeróbica
CCR	Condicionamento cardiorrespiratório
CF	Capacidade funcional
CI	Claudicação intermitente
CMD	Cardiomiopatia dilatada
CMH	Cardiomiopatia hipertrófica
CMHA	Cardiomiopatia hipertrófica apical
CPM	Cintilografia de perfusão miocárdica
CT	Colesterol total
DAC	Doença arterial coronariana
DAM	Disjunção do anel mitral
DAo	Diâmetro da raiz da aorta
DAOP	Doença arterial oclusiva periférica
DAVD	Displasia arritmogênica do ventrículo direito
$D_{AV}O_2$	Diferença arteriovenosa de O_2
DC	Débito cardíaco
DCC	Doença coronariana crônica
DCLA	Débito cardíaco no limiar aeróbico
DCV	Doença cardiovascular
Ddf	Diâmetro diastólico final
DIC	Distância para o início da claudicação
DilAo	Dilatação aórtica
DM	Diabetes *mellitus*
DMO	Densidade Mineral Óssea
DP	Duplo produto
DPOC	Doença pulmonar obstrutiva crônica
DS	Débito sistólico
Dsf	Diâmetro sistólico final
EAo	Estenose aórtica
ECA	Enzima conversora da angiotensina
EDCFs	Fatores constritores derivados do endotélio
EDHF	Fator hiperpolarizante derivado do endotélio
EDRFs	Fatores relaxantes derivados do endotélio
EE	Eco de estresse
EED	Eco de estresse com Dobutamina
EEE	Eco de estresse de esforço
EEEI	Eco de estresse com esforço isométrico
EF	Exercício físico
EI	Escore isquêmico
ER	Exercício resistido
EROA	Área efetiva do orifício regurgitante
ERS	Espessura relativa do septo
ET 1,2 e 3	Endotelinas
ETE	Eco transesofágico
ETT	Eco transtorácico

FAI	Déficit aeróbico funcional	MBF	Fluxo sanguíneo miocárdico
FC	Frequência cardíaca	MCP-1	Proteína1 quimioatrativa dos monócitos
FCR	Reserva da frequência cardíaca		
$FC_{máx}$	FC máxima	MET	Equivalente metabólico
$FC_{submáx}$	FC submáxima	MMII	Membros inferiores
FE	Fração de ejeção	MP	Marca-passo
$FeCO_2$	Fração expirada de CO_2	MSC	Morte súbita cardíaca
FeO_2	Fração expirada de O_2	MSE	Morte súbita no esporte
FEVE	Fração de ejeção do VE	$M\dot{V}O_2$	Consumo de oxigênio pelo miocárdio
FR	Fator de risco	NBA	Liga profissional de basquete nos EUA
FR	Frequência respiratória	NO	Óxido nítrico
FV	Frequência ventricular	OMS	Organização Mundial da Saúde
GLS	Estresse global longitudinal	OUES	Sigla em inglês para inclinação da eficiência do consumo de O_2
GMPc	Guanosina monofosfato cíclica		
HIIT	Treinamento intervalado de alta intensidade (Hight Intensity Interval Training)	OVE	Oscilação ventilatória ao exercício
		PAer	Potência aeróbica
		PAD	Pressão arterial diastólica
HRV	Variabilidade da FC	PAM	Pressão arterial média
HVE	Hipertrofia do ventrículo esquerdo	PAS	Pressão arterial sistólica
IAM	Infarto agudo do miocárdio	PAPm	Pressão arterial pulmonar média
IAMCSST	IAM com supradesnível de ST	PASmax	Pressão arterial sistólica máxima
IAMSSST	IAM sem supradesnível de ST	PCR	Ponto de compensação respiratória
IC	Intervalo de confiança	PCR	Parada cardiorrespiratória
ICAM-1	Molécula de adesão intracelular	PCr	Fosfocreatina
ICC	Insuficiência cardíaca	$P_{ET}CO_2$	Pressão expiratória final de CO_2
ICFEP	Insuficiência cardíaca com fração de ejeção preservada	$P_{ET}O_2$	Pressão expiratória final de O_2
		PFE	Pico do fluxo expiratório
ICFER	Insuficiência cardíaca com fração de ejeção reduzida	PMAP	Pressão média da artéria pulmonar
		POC	Ponto ótimo cardiorrespiratório Potência ventilatória ($PAS_{máx}$/VE/$\dot{V}CO_2$)
ICr	Índice crotrópico		
IMC	Índice de massa corporal	PPM	Mismatch prótese-paciente
IMPS	Índice de movimentação parietal sistólica	PRC	Programa de reabilitação cardiovascular
InCro	Incompetência cronotrópica	PRCPM	Programa de reabilitação cardiopulmonar e metabólica
INQ	Infarto sem onda Q		
IRCro	Índice da resposta cronotrópica	PSAP	Pressão sistólica na artéria pulmonar
IRSN	Inibidores da receptação combinada da serotonina e noradrenalina	PSE	Percepção subjetiva do esforço
		PSI	Post Systolic Index – Índice pós-sistólico
ISRS	Inibidores seletivos da recaptação da serotonina		
		PuO_2	Pulso de O_2
ITB	Índice tornozelo-braquial	PVM	Prolapso da valva mitral
IVCMI	Insuficiência venosa crônica dos membros inferiores	$\dot{Q}$	Débito cardíaco PV
		QR	Quociente respiratório = RER = R
LA	Limiar anaeróbico	QV	Qualidade de vida
LV1	Primeiro limiar ventilatório = LA	1RM	Uma repetição máxima
LV2	Segundo limiar ventilatório = PCR	R	Quociente Respiratório (razão da troca respiratória = $\dot{V}CO_2/\dot{V}O_2$)
MAI	Déficit aeróbico miocárdico		
MAPA	Monitorização ambulatorial da PA	RC	Reserva cronotrópica

RCV	Reabilitação cardiovascular	TE	Teste de esforço/exercício
RCQ	Relação cintura-quadril	TIC	Tempo para o início da claudicação
RDP	Reserva de duplo produto	TMC	Treinamento moderado contínuo
RedFCPE	Redução da FC no pós-esforço	TMI	Treinamento muscular inspiratório
RER	Razão de trocas respiratórias = R = QR	TMR	Treinamento muscular respiratório
RFA	Reserva de fluxo absoluta	TSV	Taquicardia supraventricular
RFC	Reserva de fluxo coronariano	TV	Taquicardia ventricular
RFCE	Reserva de FC no esforço	TVP	Trombose venosa profunda
RFCPE	Reserva de FC no pós-esforço	TVPC	Taquicardia ventricular polimórfica catecolaminérgica
RFCPM	Recuperação da FC no primeiro minuto pós-esforço	TVS	Taquicardia ventricular sustentada
RFI	Reserva instantânea de fluxo	VAB	Valva aórtica bivalvulada/bicúspide
RFR	Reserva de fluxo relativa	VC	Volume corrente
rpm	Rotações por minuto	VCAM-1	Molécula de adesão das células vasculares
RM	Ressonância magnética	$\dot{V}CO_2$	Produção de CO_2
RMC	Ressonância magnética do coração	Vdf	Volume diastólico final
RPEE	Resposta pressórica exagerada ao esforço	VE	Ventilação
RPSPE	Resposta pressórica sistólica pós-esforço	VEGF	Fator de crescimento do endotélio vascular
RV	Reserva ventilatória	$VE/\dot{V}CO_2$	Equivalente ventilatório de produção de CO_2
RVP	Resistência vascular periférica	$VE/\dot{V}CO_2$ slope	Relação da Inclinação da Ventilação Minuto com o Equivalente Ventilatório de Gás Carbônico
RVPul	Resistência vascular pulmonar		
SAAg	Síndromes aórticas agudas		
SC	Superfície corporal	$VE/\dot{V}O_2$	Equivalente ventilatório de consumo de oxigênio
SCA	Síndrome coronariana aguda		
SDS	Soma das diferenças de escores	VEF_1	Volume expiratório forçado no primeiro segundo
SLG	Strain longitudinal global		
SOT	Síndrome de excesso de treinamento = Overtraining	$\dot{V}O_2$	Consumo de O_2
		$\dot{V}O_2 LA$	Consumo de O_2 no limiar anaeróbico
SPECT	Tomografia computadorizada por emissão de fóton único	$\dot{V}O_2R$	Reserva do $\dot{V}O_2$
		VS	Débito sistólico
SQTLC	Síndrome do QT longo congênito	Vsf	Volume sistólico final
SRS	Somatório dos escores em repouso	VSVD	Via de saída do VD
SRS	Somatório dos escores de estresse	VVM	Ventilação voluntária máxima
T½ VO_2	Cinética do O_2 na recuperação	W	Potência
T6min	Teste de caminhada de 6 minutos	WADA	Agência mundial antidopagem
TA	Treinamento aeróbico	WMSI	Wall motion score index (Escore de mobilidade parietal)
TAPSE	Excursão anular do anel tricúspide		
TCPE	Teste cardiopulmonar de exercício		
TDI	Doppler tecidual		

SUMÁRIO

PRANCHAS EM CORES xix

TOMO I
EXERCÍCIO FÍSICO NA SAÚDE

PARTE 1
EXERCÍCIO NA PROMOÇÃO DA SAÚDE

1 EXERCÍCIOS: CONCEITOS E RELAÇÕES COM A SAÚDE 5
    Washington Barbosa de Araujo

2 EXERCÍCIO FÍSICO NA PREVENÇÃO DAS DOENÇAS – EVITANDO A INSUFICIÊNCIA DE EXERCÍCIO 23
    Antônio Carlos Avanza Jr. ▪ Antônio Carlos Avanza Neto

PARTE 2
EXERCÍCIOS PARA INDIVÍDUOS SAUDÁVEIS

3 AVALIAÇÕES ESSENCIAIS ANTES DA PRÁTICA REGULAR DE EXERCÍCIOS 37
    Rodrigo Otávio Bougleux Alô
    Thiago Ghorayeb Garcia ▪ Laura Del Papa Angeles Buíssa

4 PRESCREVENDO EXERCÍCIOS 41
    Artur Haddad Herdy

PARTE 3
CARDIOLOGIA DESPORTIVA

5 AVALIAÇÃO DE ATLETAS 45
    José Kawazoe Lazzoli ▪ Daniel Arkader Kopiler
    Marcelo Bichels Leitão ▪ Fernando Carmelo Torres

6 ELETROCARDIOGRAFIA NOS ATLETAS 55
    Serafim Borges

7 TESTE CARDIOPULMONAR DE EXERCÍCIO NOS ATLETAS 73
    Nabil Ghorayeb ▪ Cléa Simone Sabino de Souza Colombo
    Rodrigo Otávio Bougleux Alô

8 ECOCARDIOGRAFIA NOS ATLETAS 81
    Washington Barbosa de Araujo

9 RESSONÂNCIA MAGNÉTICA E TOMOGRAFIA COMPUTADORIZADA NA AVALIAÇÃO DO CORAÇÃO DO ATLETA 117
    Ibraim Masciarelli Francisco Pinto
    Andrei Skromov Albuquerque

TOMO II
EXERCÍCIO FÍSICO NAS DOENÇAS CARDIOVASCULARES

PARTE 4
O EXERCÍCIO NA ISQUEMIA

10 FISIOPATOLOGIA DA ISQUEMIA MIOCÁRDICA NO ESFORÇO..........131
    Dalton Bertolim Précoma

PARTE 5
EXERCÍCIO FÍSICO NO DIAGNÓSTICO

11 TESTE DE EXERCÍCIO – ERGOMETRIA 147

11-1 INDICAÇÕES E CONTRAINDICAÇÕES PARA O TESTE ERGOMÉTRICO 147
    Maurício Batista Nunes
    Jorge Alberto Magalhães Torreão (in memoriam)
    Paula Pimentel de Araujo (in memoriam)

11-2 LABORATÓRIO DE ERGOMETRIA E METODOLOGIAS DO TE........................162
    Luiz Carlos Pimenta Godinho
    Washington Barbosa de Araujo

11-3 AVALIAÇÃO HEMODINÂMICA E METABÓLICA 188
    Washington Barbosa de Araujo

11-4 INTERPRETAÇÃO ELETROCARDIOGRÁFICA DO TESTE ERGOMÉTRICO............................244
    Washington Barbosa de Araujo

11-5 DISTÚRBIOS DA CONDUÇÃO NO TESTE ERGOMÉTRICO...........................306
    Washington Barbosa de Araujo

11-6 AVALIAÇÃO E DIAGNÓSTICO DAS ARRITMIAS CARDÍACAS 359
    Fábio Sandoli de Brito

11-7 AVALIAÇÃO MULTIPARAMÉTRICA E PROGNÓSTICA 379
    Iran Castro ▪ Hugo Fontana Filho

11-8 ESCORES NA AVALIAÇÃO DIAGNÓSTICA E PROGNÓSTICA DO TESTE ERGOMÉTRICO....................383
    Washington Barbosa de Araujo

11-9 EFEITOS DAS DROGAS NO TESTE ERGOMÉTRICO 402
Leandro Steinhorst Goelzer

11-10 TESTE ERGOMÉTRICO NA UNIDADE DE DOR TORÁCICA 412
Pedro Ferreira de Albuquerque
Washington Barbosa de Araujo

11-11 TESTE ERGOMÉTRICO NO DIAGNÓSTICO DA CORONARIOPATIA CRÔNICA 423
Japy Angelini Oliveira Filho ▪ Ana Fátima Salles
Bárbara Oliveira da Eira
Eduardo Moreira dos Santos

11-12 TESTE ERGOMÉTRICO APÓS REVASCULARIZAÇÃO MIOCÁRDICA 431
Andréa Marinho Falcão
Rica Dodo Delmar Buchler ▪ William Azem Chalela

11-13 CARDIOPATIAS NÃO ISQUÊMICAS 442
Washington Barbosa de Araujo

11-14 TESTE DE EXERCÍCIO NAS ALTERAÇÕES METABÓLICAS E HORMONAIS 477
Carlos Alberto Cyrillo Selera

12 APLICAÇÃO EM POPULAÇÕES ESPECÍFICAS ... 497

12-1 TESTE ERGOMÉTRICO EM IDOSOS 497
Josmar de Castro Alves

12-2 TESTE DE EXERCÍCIO EM CRIANÇAS E ADOLESCENTES 510
Washington Barbosa de Araujo

12-3 TESTE ERGOMÉTRICO NAS MULHERES . 528
Ricardo Quental Coutinho

12-4 TE EM PORTADORES DE MARCAPASSOS 560
Jorge Ilha Guimarães

13 TESTE CARDIOPULMONAR DE EXERCÍCIO 565

13-1 EM QUEM APLICAR? 565
Fernando Cesar de Castro e Souza

13-2 TCPE: CONCEITOS, ASPECTOS METODOLÓGICOS E PRESCRIÇÃO DE EXERCÍCIOS 568
Tales de Carvalho

13-3 AVALIAÇÃO E INTERPRETAÇÃO DO TESTE CARDIOPULMONAR DE EXERCÍCIO 574
Pablo Marino Correa Nascimento

PARTE 6
TESTES DE EXERCÍCIOS ASSOCIADOS A TESTES DE IMAGENS

14 ECOCARDIOGRAFIA DE ESTRESSE 587

14-1 CONCEITOS, METODOLOGIA E APLICAÇÕES 587
Washington Barbosa de Araujo

14-2 ECOCARDIOGRAFIA DE ESTRESSE NAS CARDIOPATIAS NÃO ISQUÊMICAS 645
Jorge Eduardo Assef
Andréa de Andrade Vilela
Marcela Paganelli do Vale
Vicente Nicoliello Siqueira

14-3 *STRAIN ECO*, ECO 3D E O FUTURO DO ECO DE ESTRESSE 655
Carlos Eduardo Suaide Silva
Cintia Galhardo Tressino
David Costa de Souza Le Bihan
Luciana Braz Peixoto
Rodrigo Bellio de Mattos Barretto

15 CARDIOLOGIA NUCLEAR 663

15-1 CONCEITOS E METODOLOGIAS 663
Ronaldo de Souza Leão Lima

15-2 APLICAÇÃO NAS CARDIOPATIAS ISQUÊMICAS 676
Luiz Eduardo Mastrocolla

15-3 APLICAÇÃO NAS CARDIOPATIAS NÃO ISQUÊMICAS 726
José Roberto Nolasco Araujo

PARTE 7
EXERCÍCIO FÍSICO NA RECUPERAÇÃO DA SAÚDE CARDIOVASCULAR – REABILITAÇÃO CARDIOPULMONAR E METABÓLICA

16 AVALIAÇÃO INICIAL E OBJETIVOS A ALCANÇAR NA REABILITAÇÃO CARDIOPULMONAR E METABÓLICA 735
Juliana Beust de Lima
Ricardo Stein

17 REABILITAÇÃO NA DOENÇA ARTERIAL CORONARIANA 745
Salvador Manoel Serra

18 HIPERTENSÃO ARTERIAL, DISLIPIDEMIAS E SÍNDROME METABÓLICA 755
Salvador Sebastião Ramos

19 CARDIOMIOPATIAS COM REDUÇÃO DA FRAÇÃO DE EJEÇÃO 763
Carlos Alberto Cordeiro Hossri

20 DOENÇAS VASCULARES 771
José Antonio Caldas Teixeira

PARTE 8
APÊNDICE

TE, TCPE E A COVID-19 789
Washington Barbosa de Araujo
José Antônio Caldas Teixeira

ÍNDICE REMISSIVO 801

PRANCHAS EM CORES

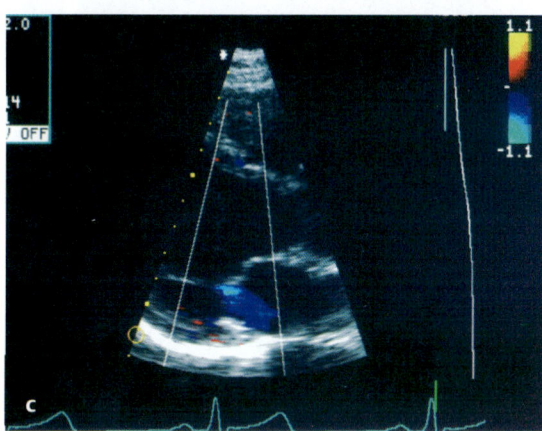

Fig. 8-4c

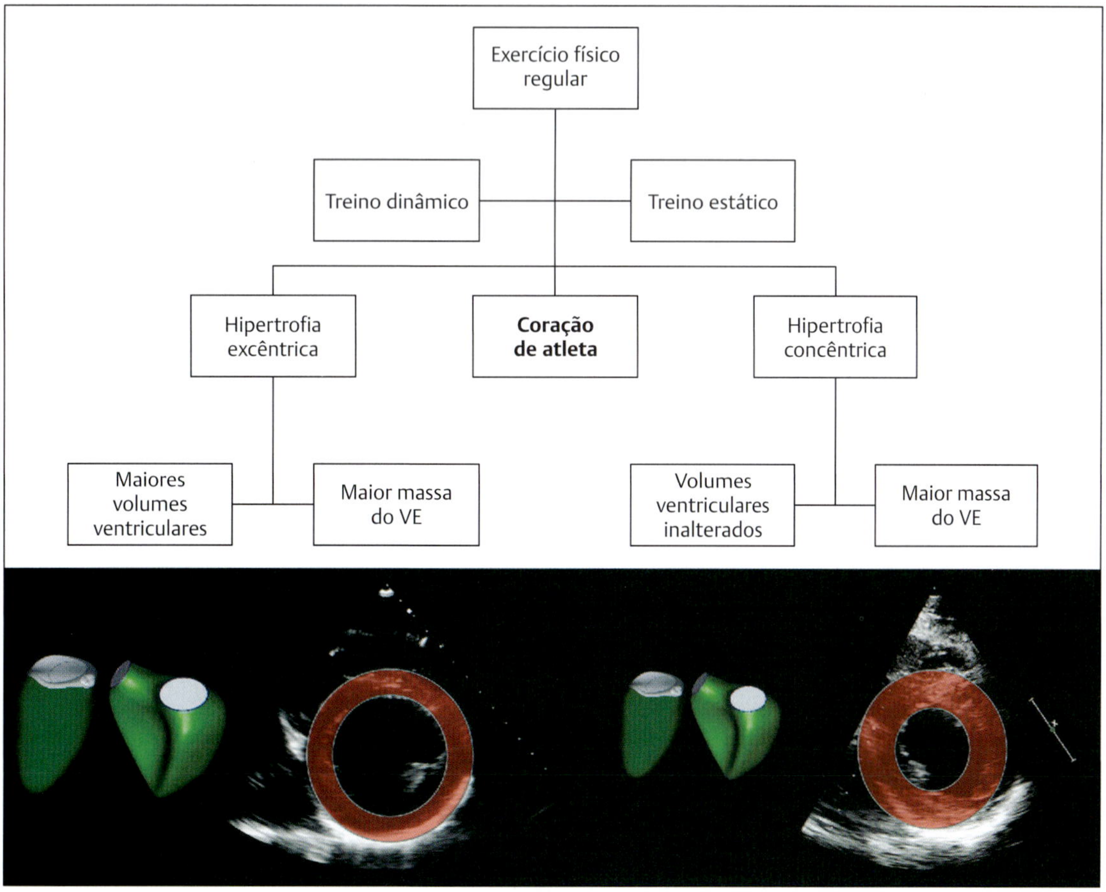

Fig. 8-6

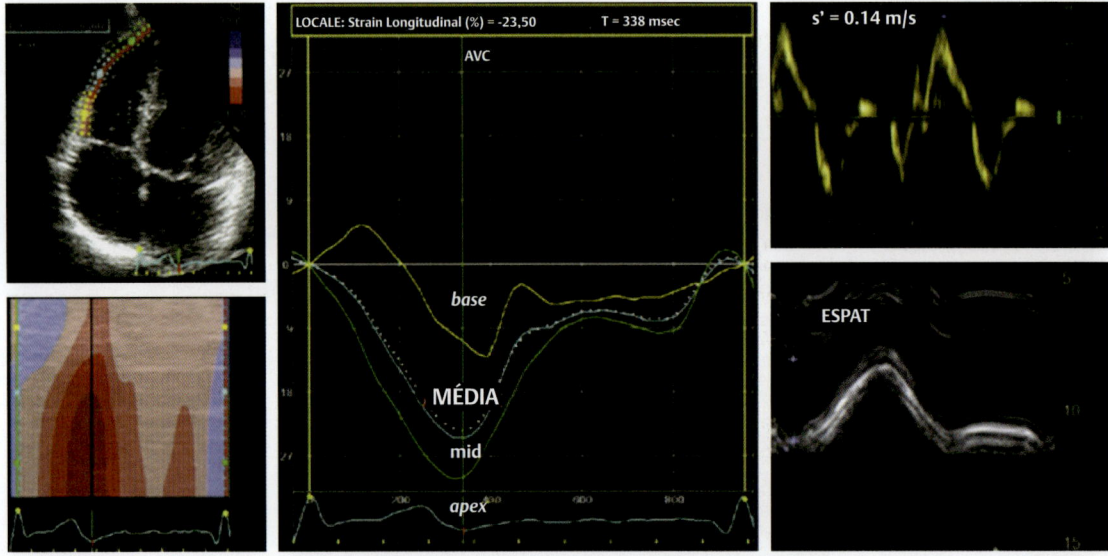

Fig. 8-14

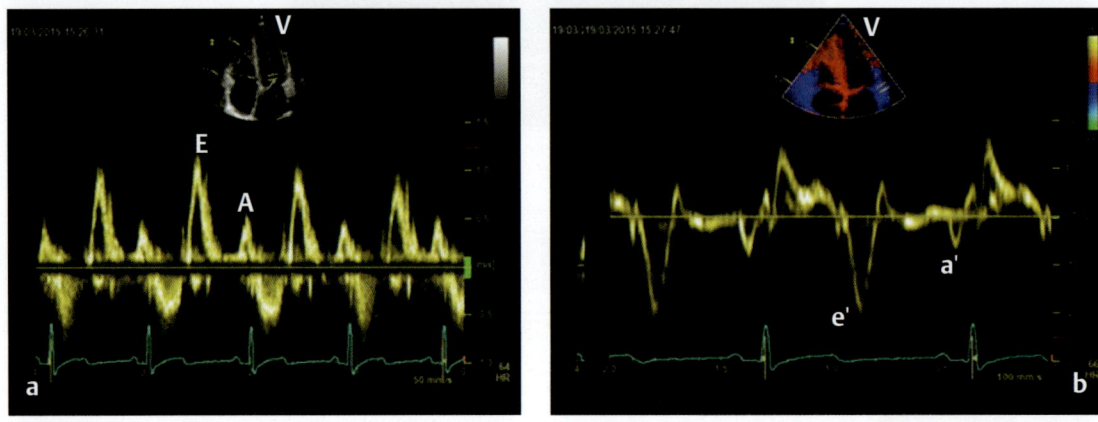

Fig. 8-23

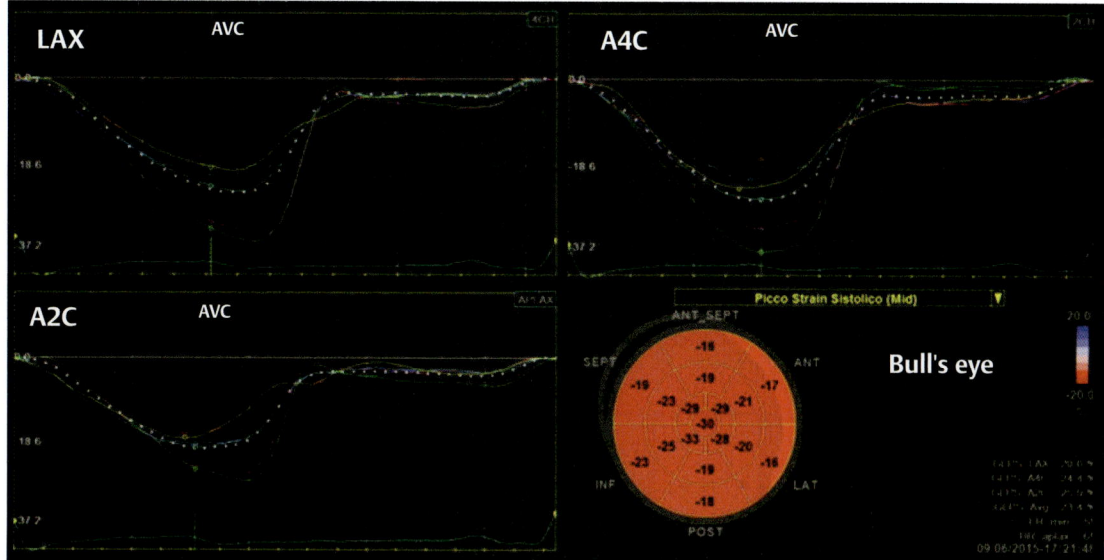

Fig. 8-24

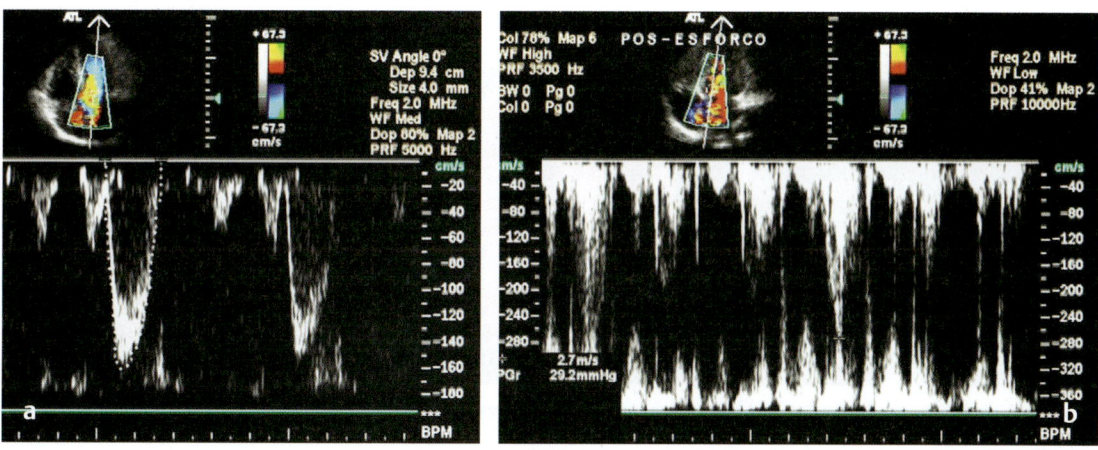

Fig. 8-25

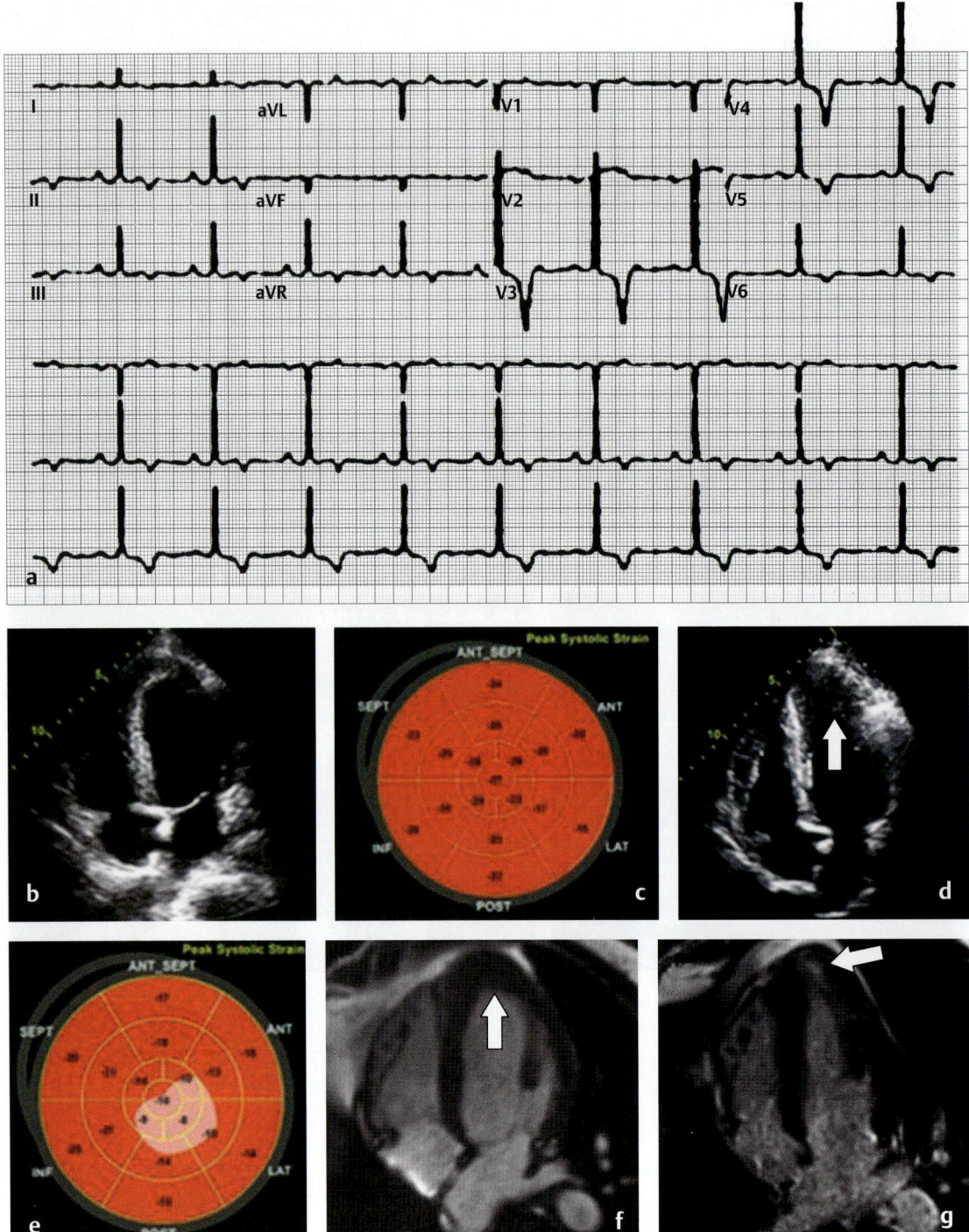

Fig. 8-26

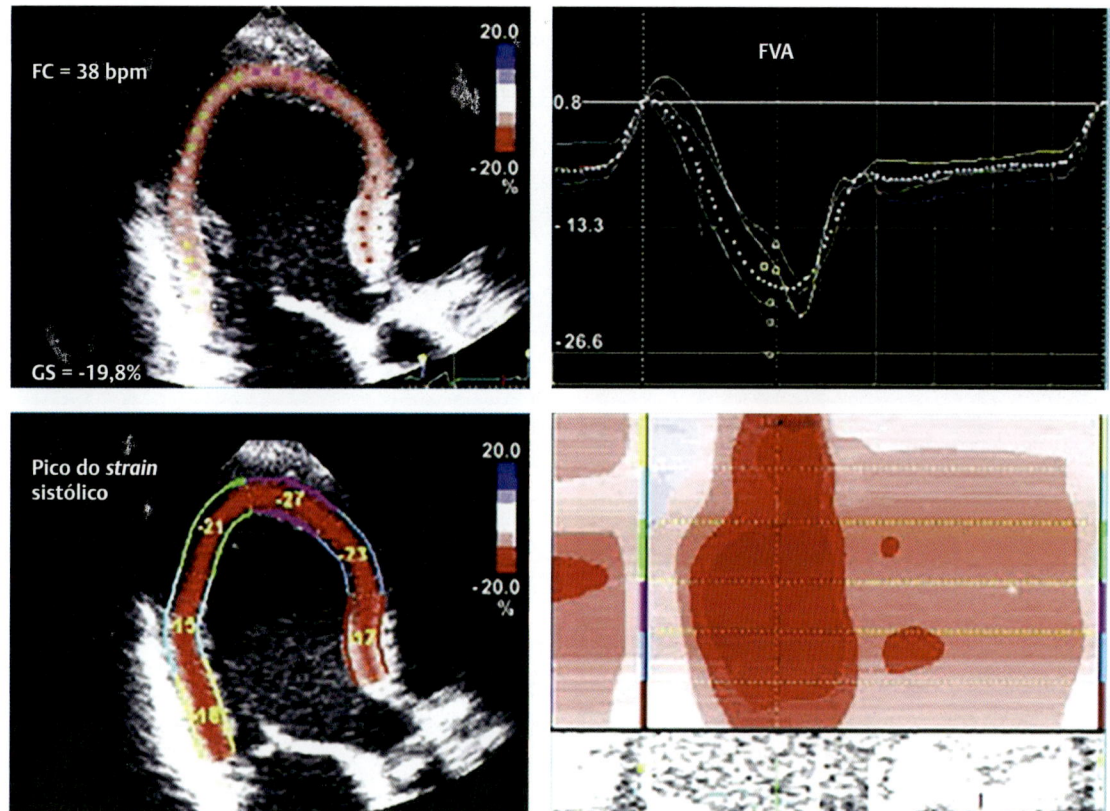

Fig. 8-28

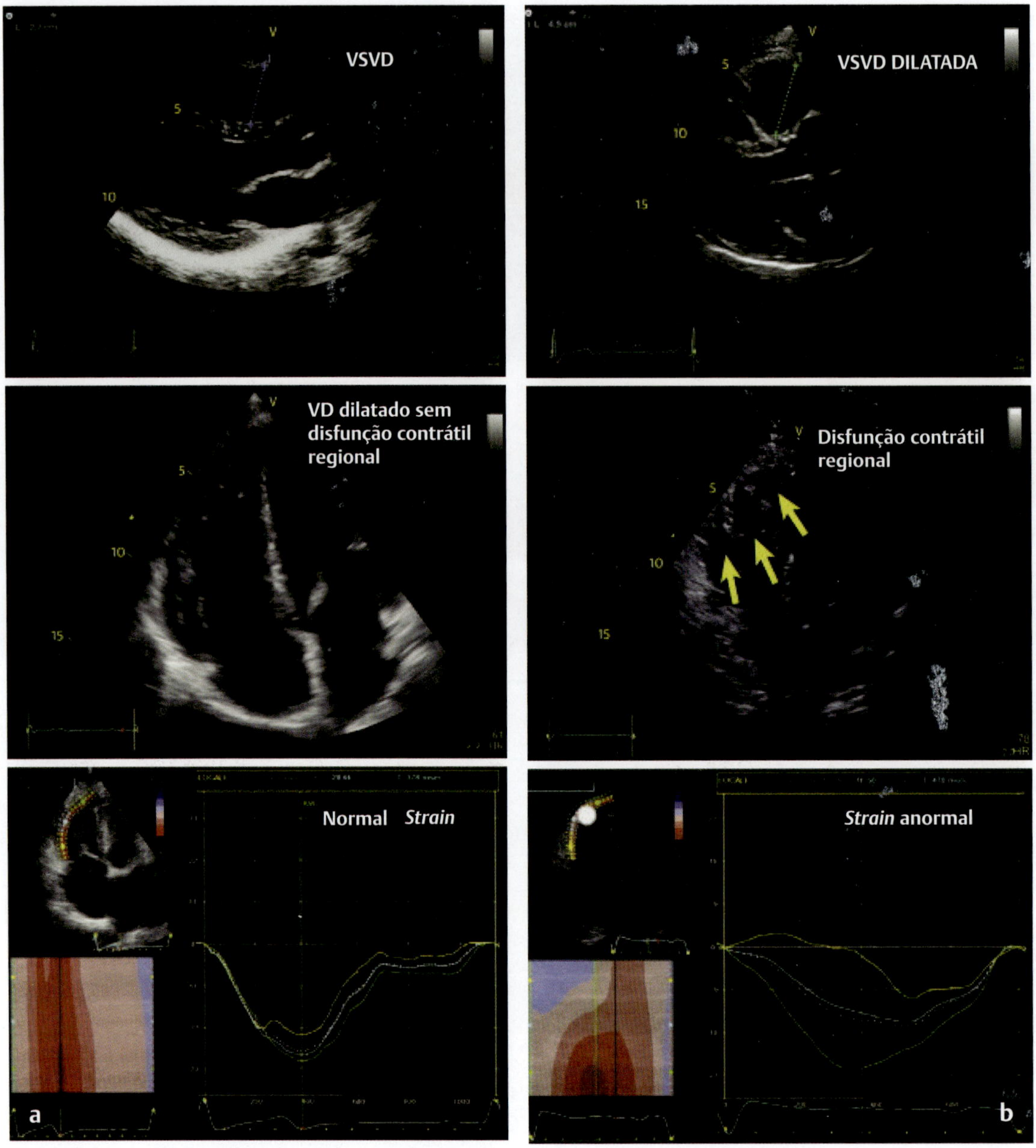

Fig. 8-34

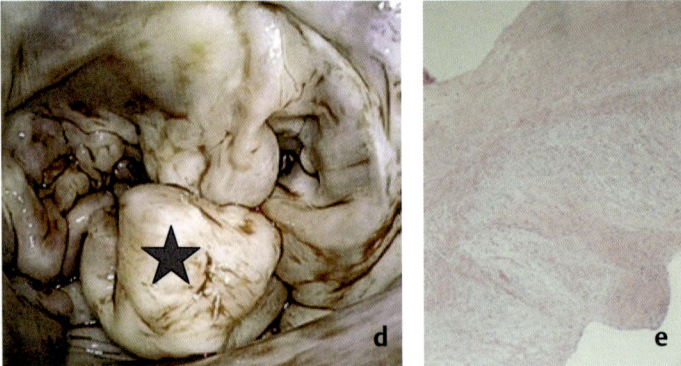

Fig. 8-36d,e

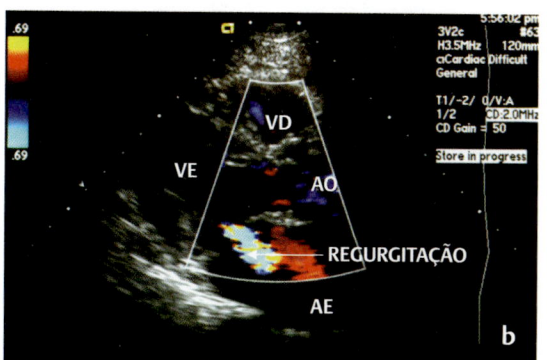

Fig. 8-38b

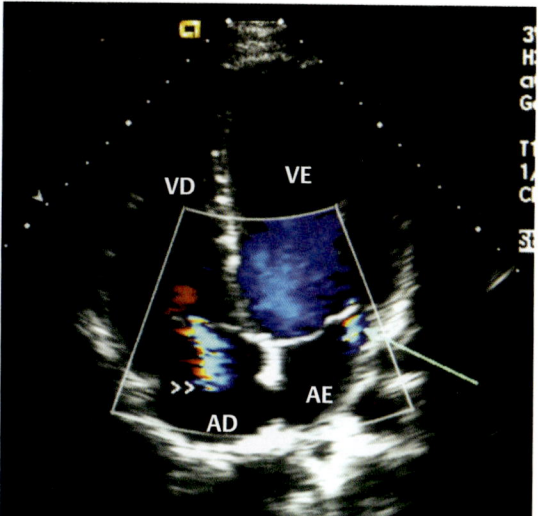

Fig. 8-40

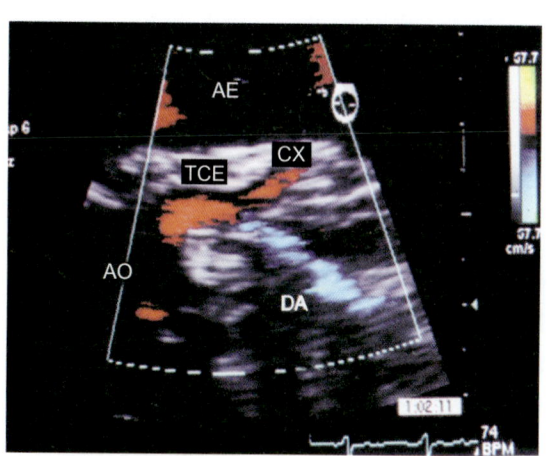

Fig. 8-42

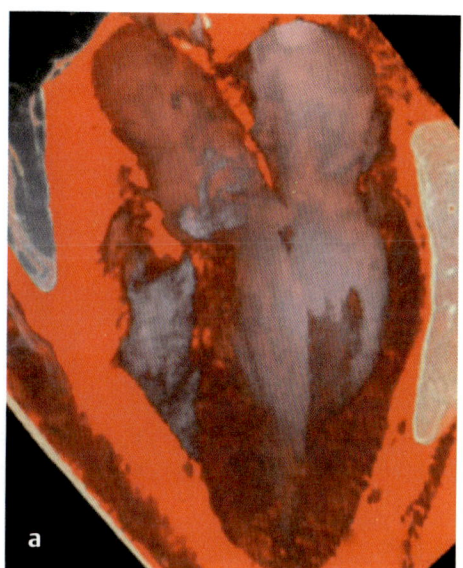

Fig. 9-1a

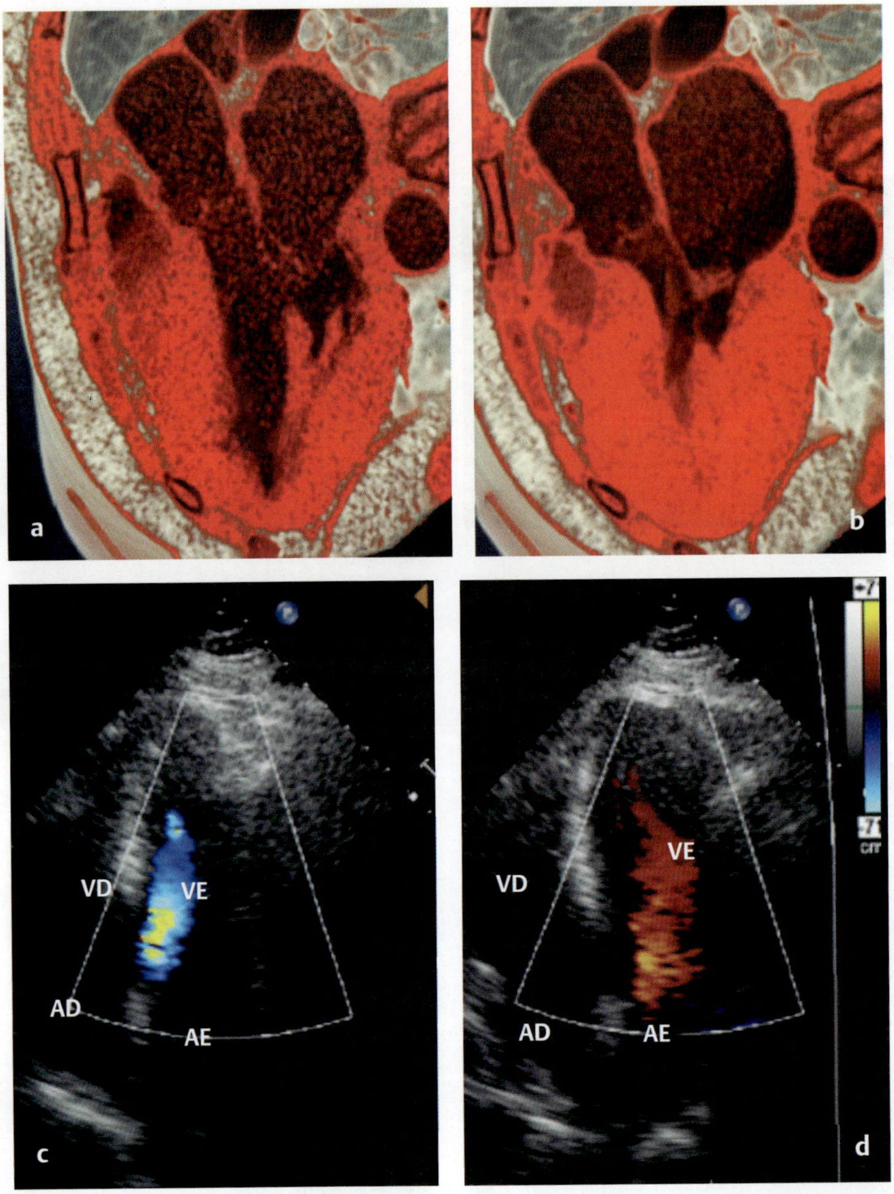

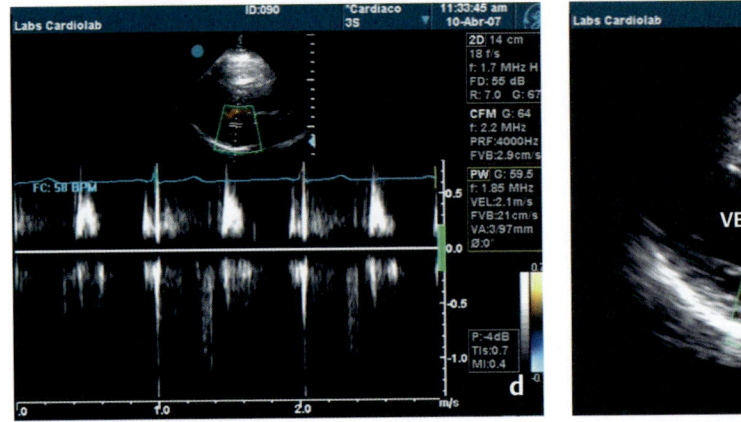

Fig. 9-2

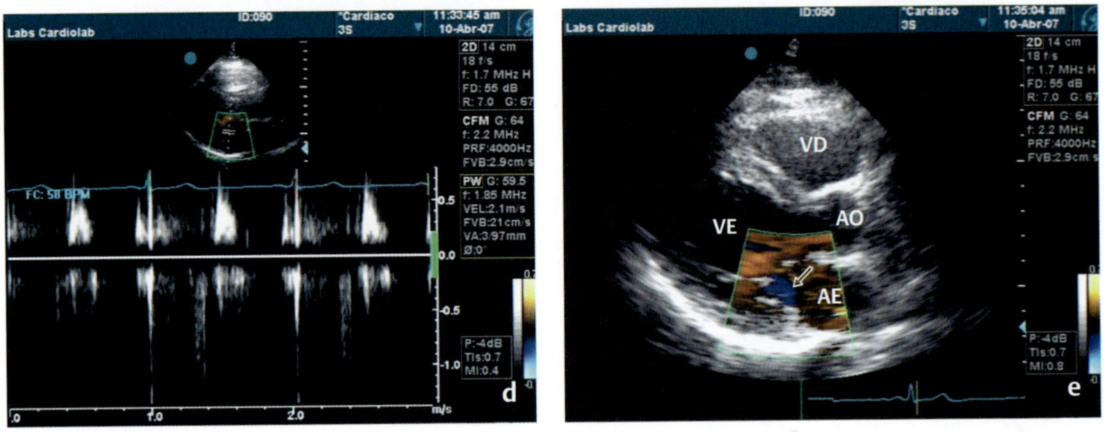

Fig. 11-4-33d,e

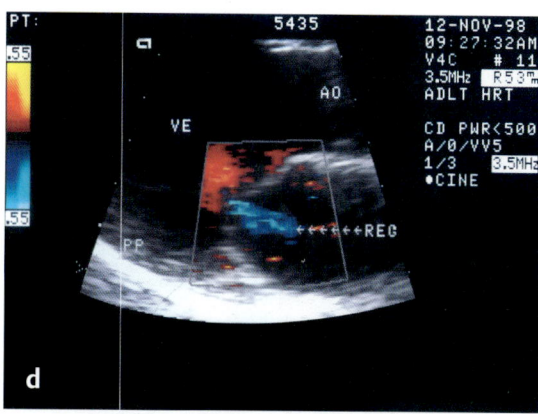

Fig. 11-6-3d

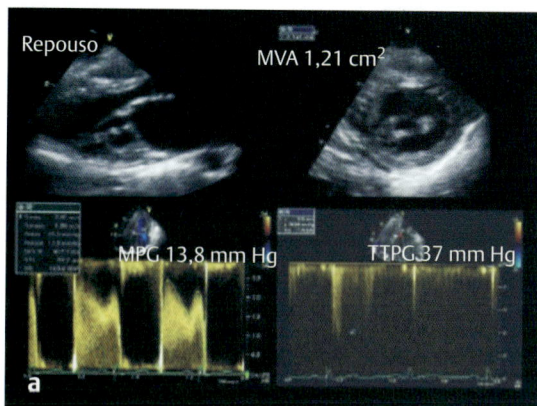
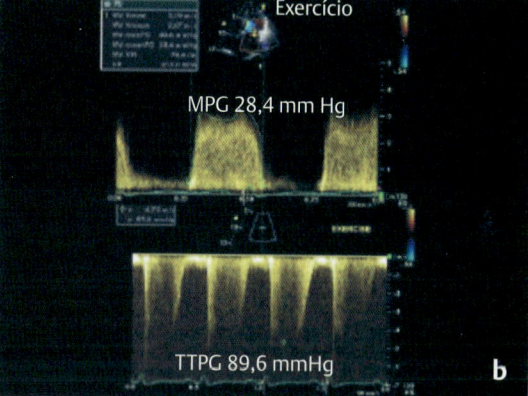

Fig. 11-13-22

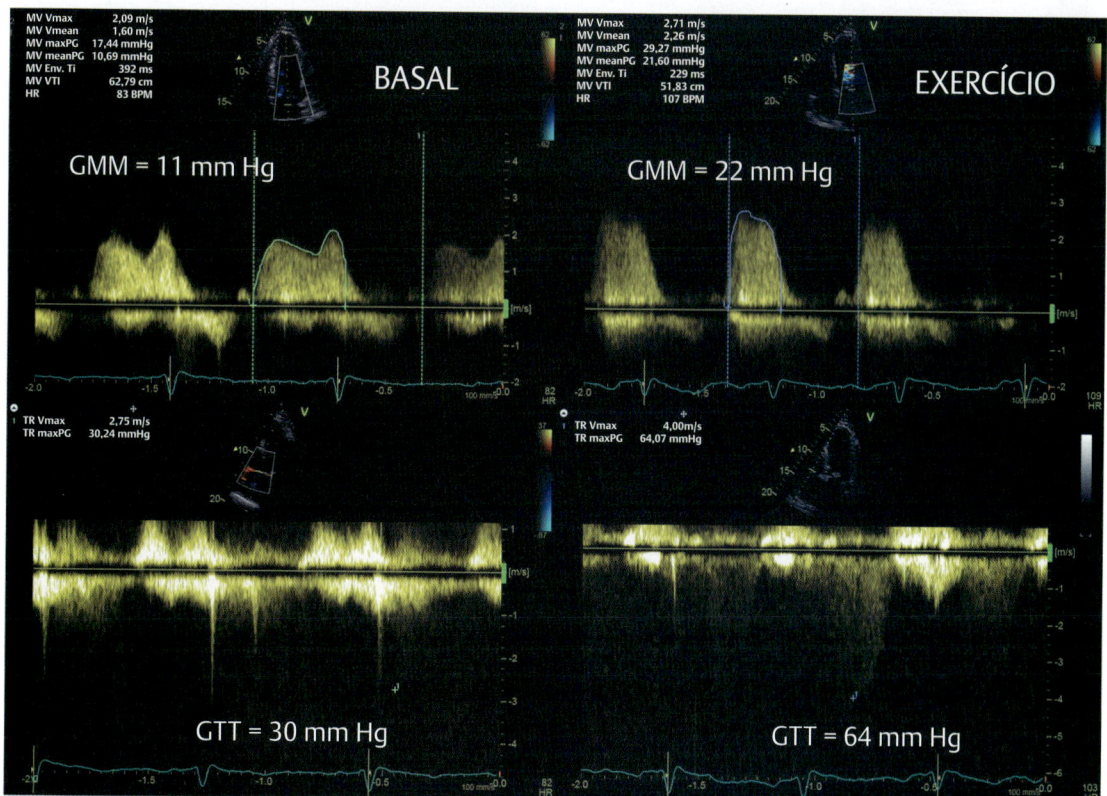

Fig. 11-13-23

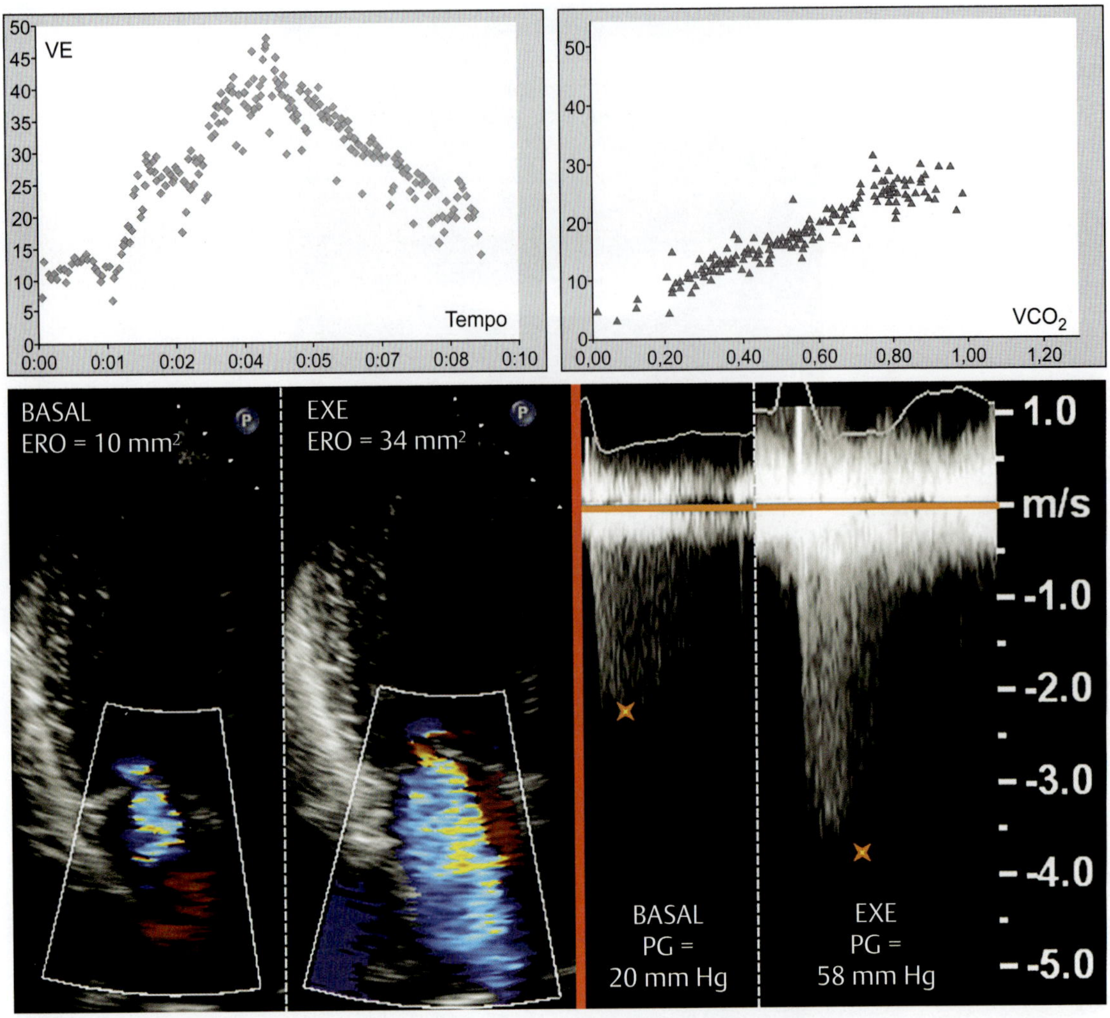

Fig. 11-13-25

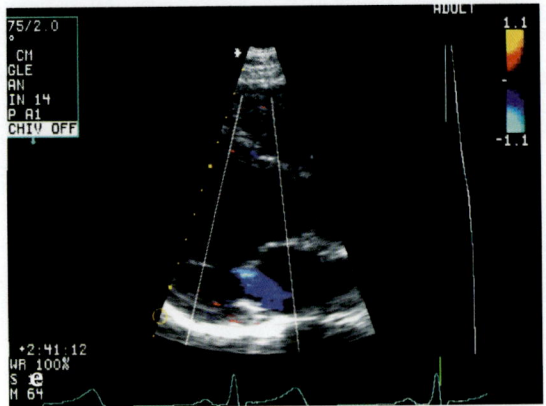

Fig. 11-13-26e

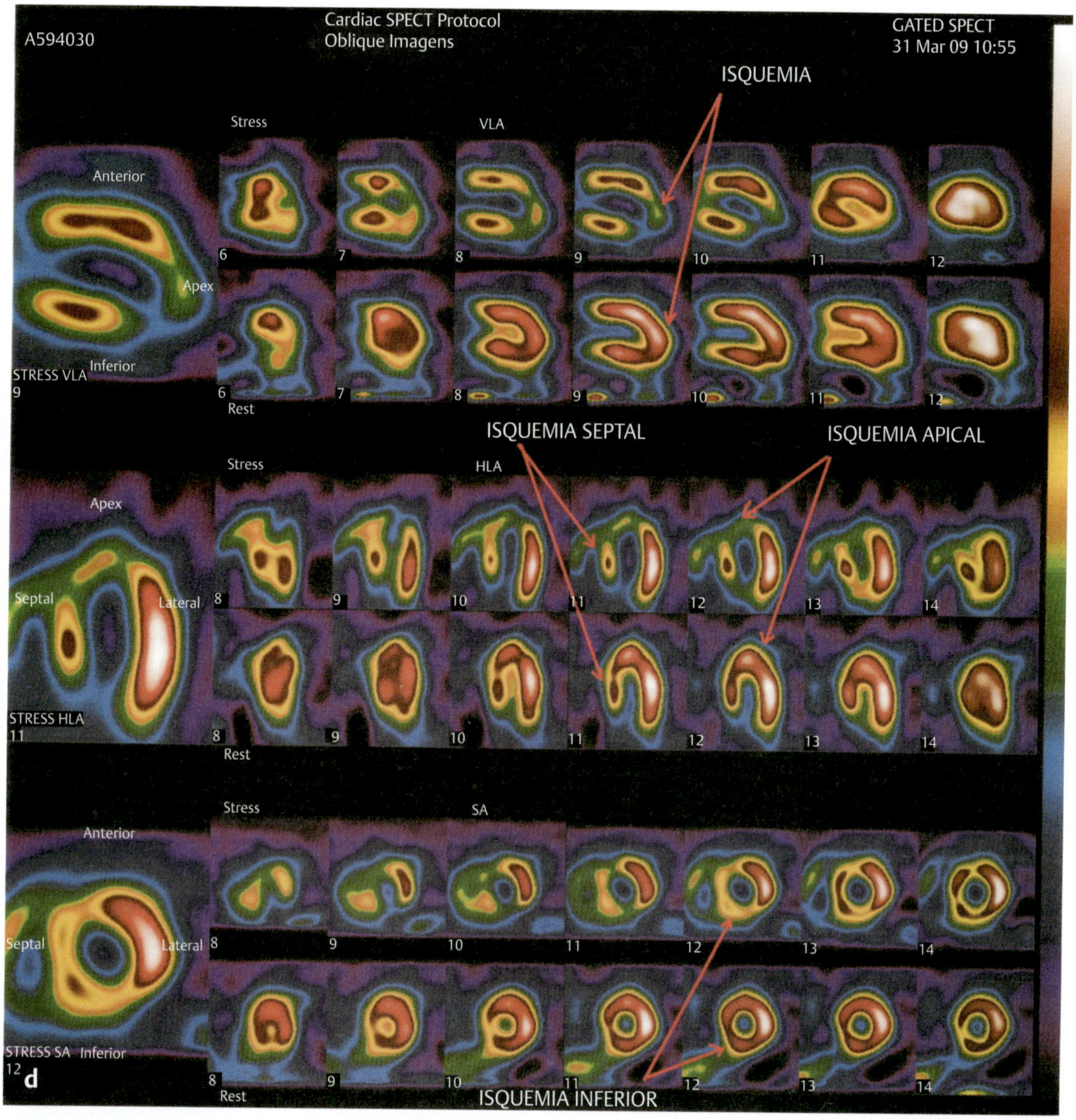

Fig. 11-14-7d

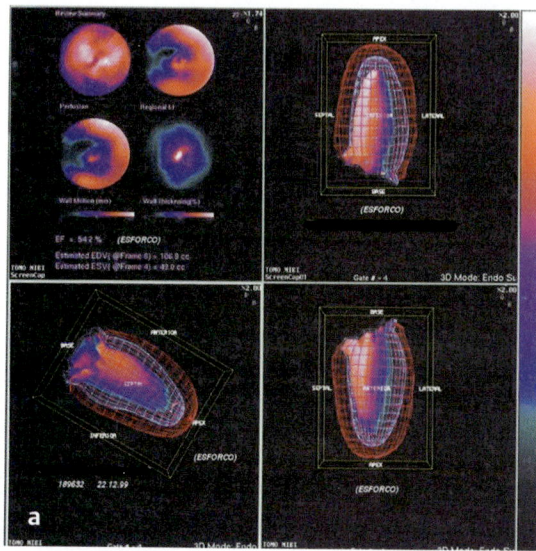

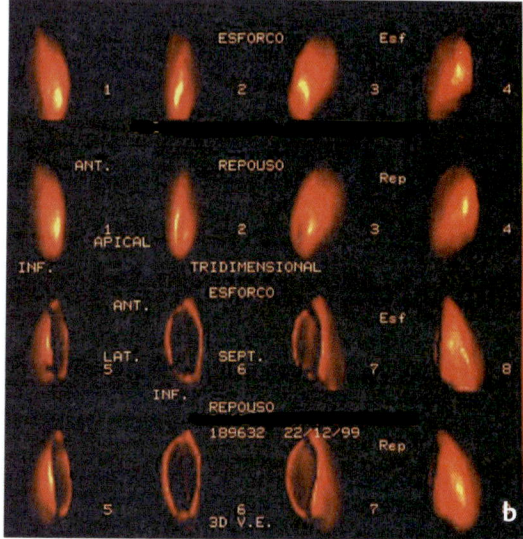

Fig. 11-14-12

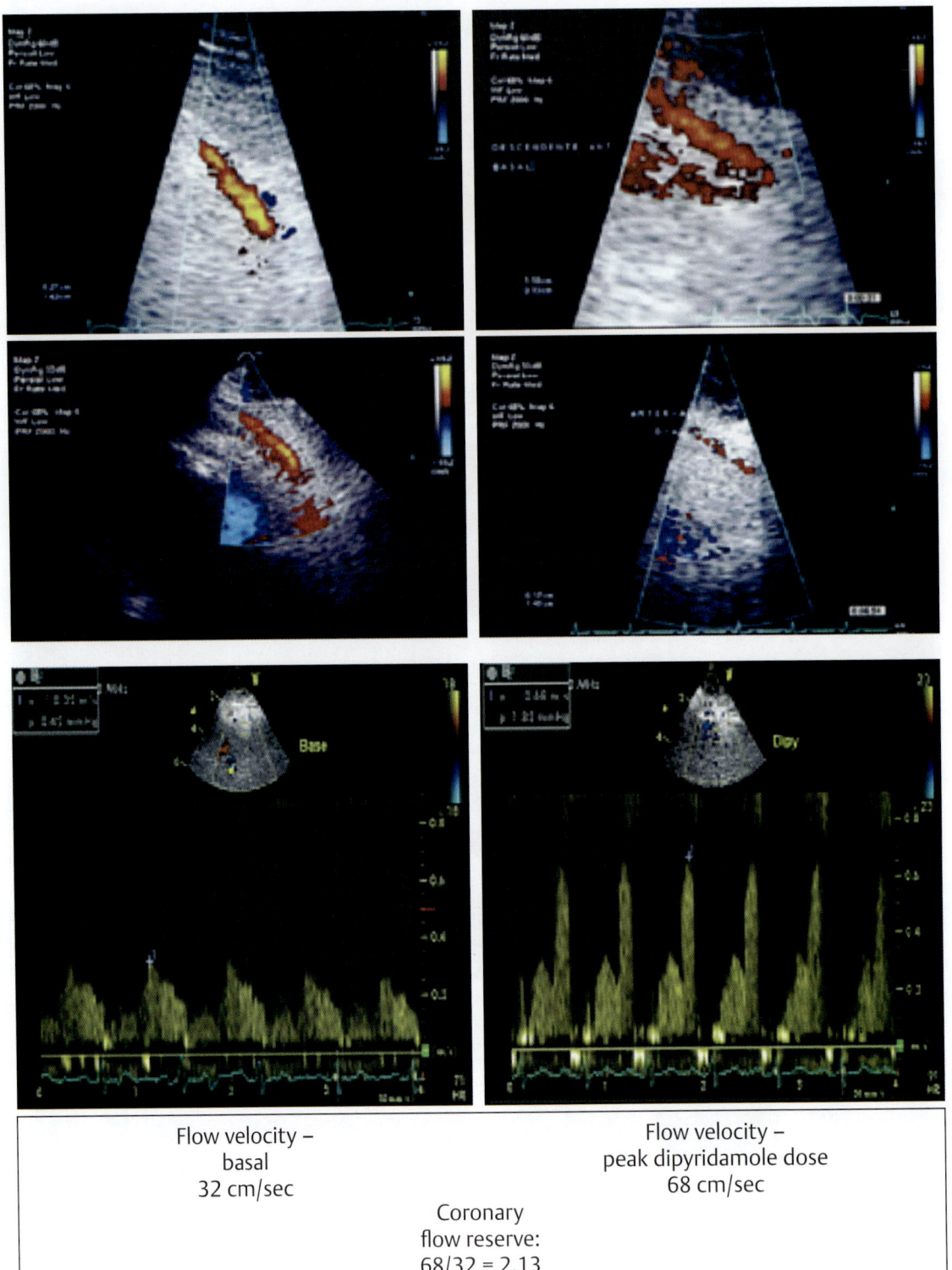

Fig. 14-1-8

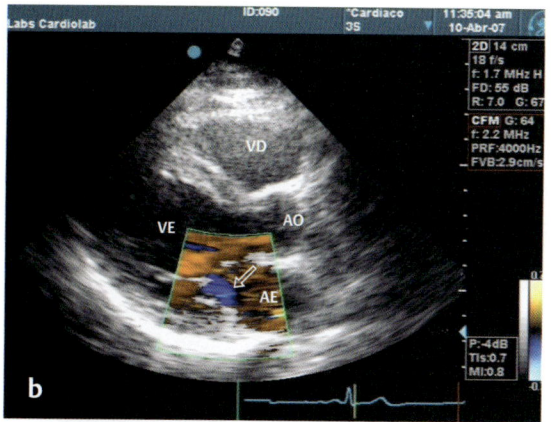
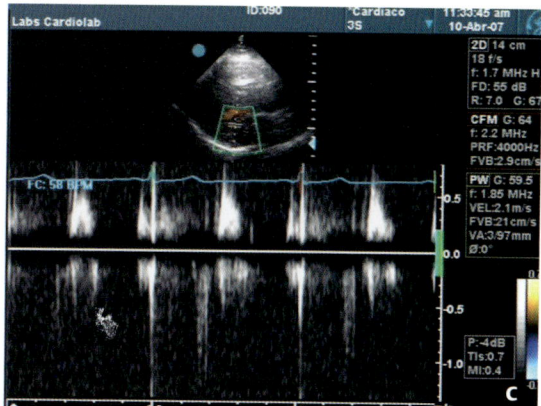

Fig. 14-1-18b,c

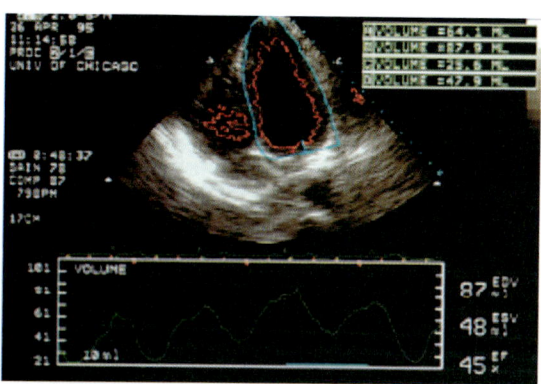

Fig. 14-1-29

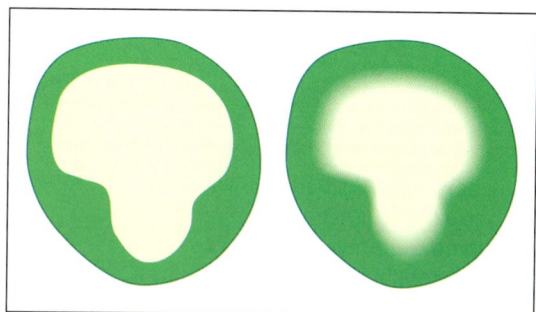

Fig. 14-1-30

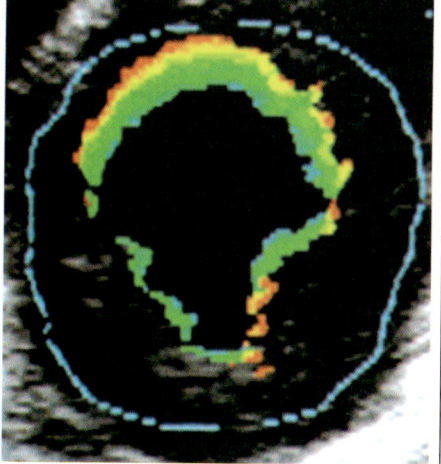
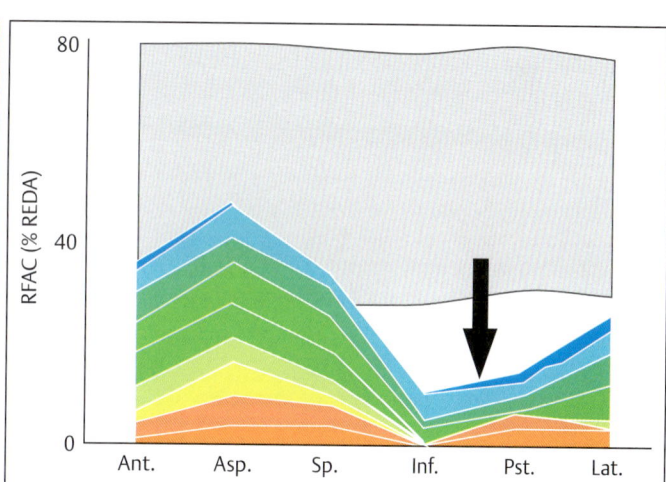

Fig. 14-1-31

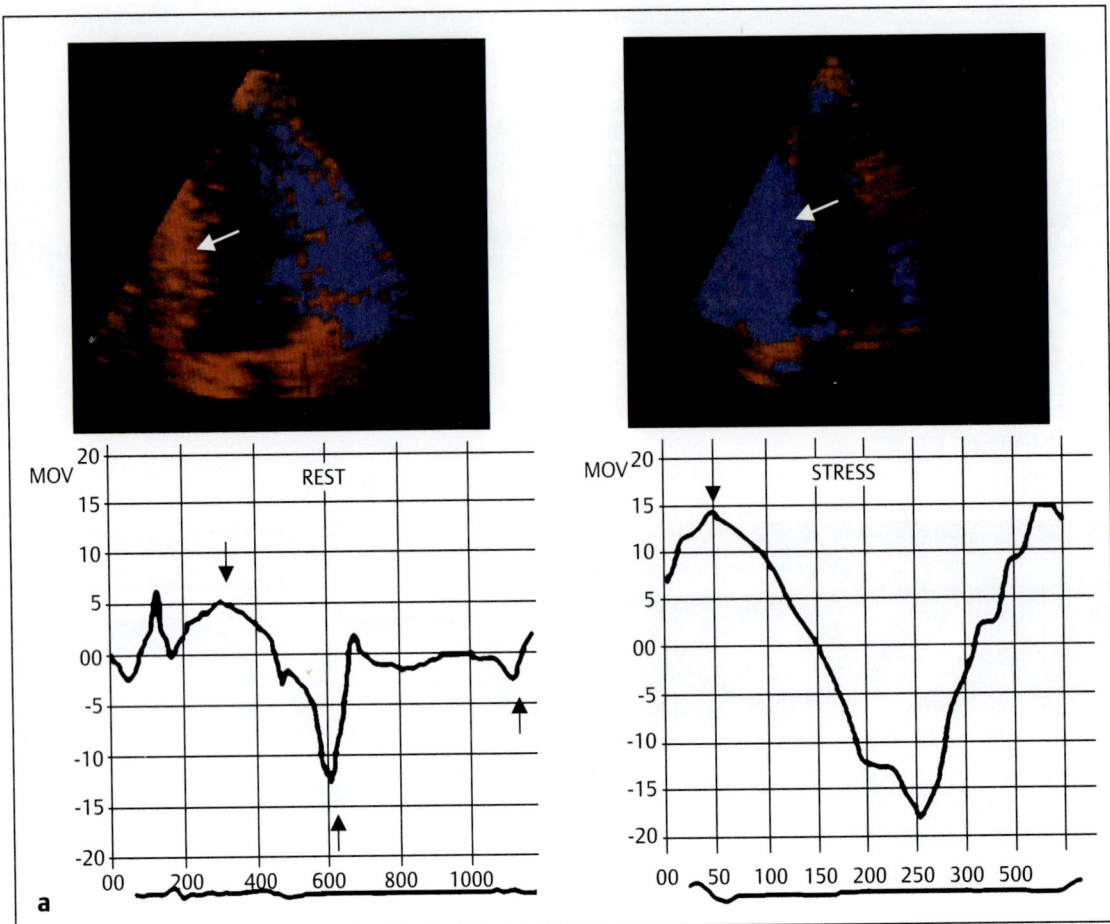

Fig. 14-1-32a

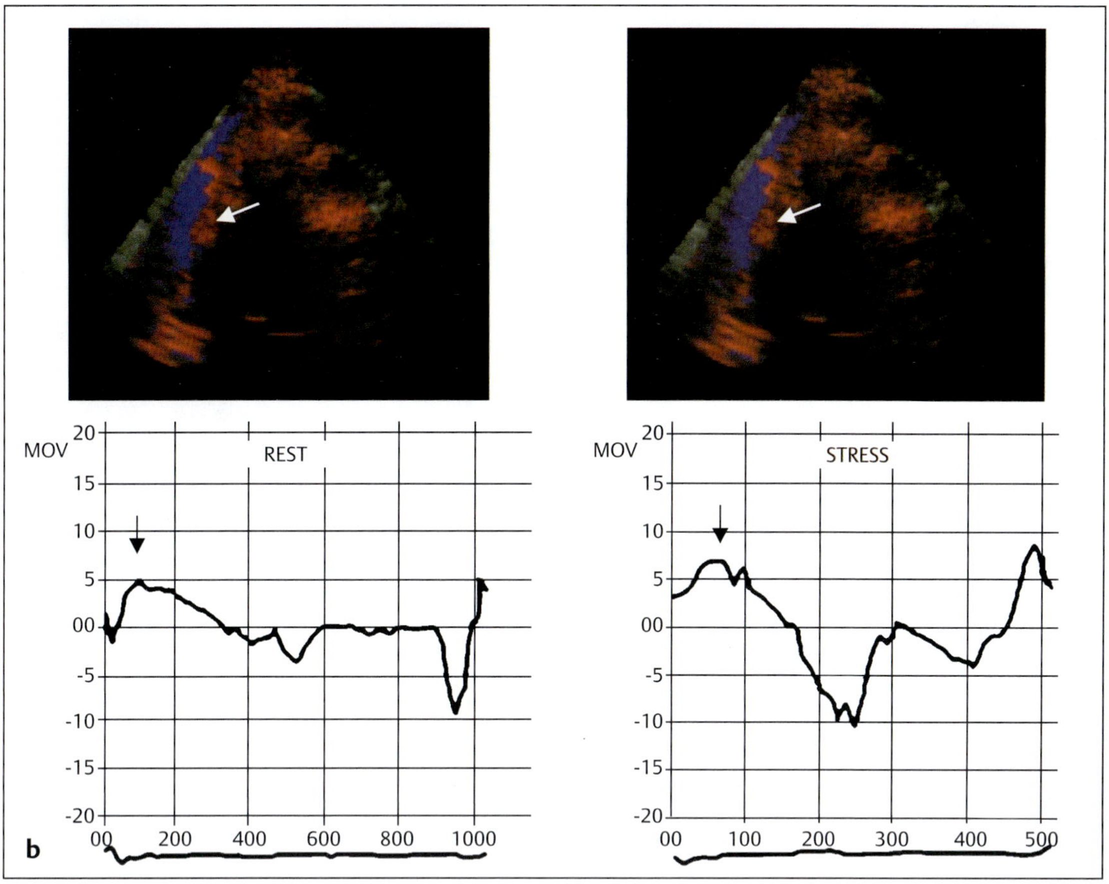

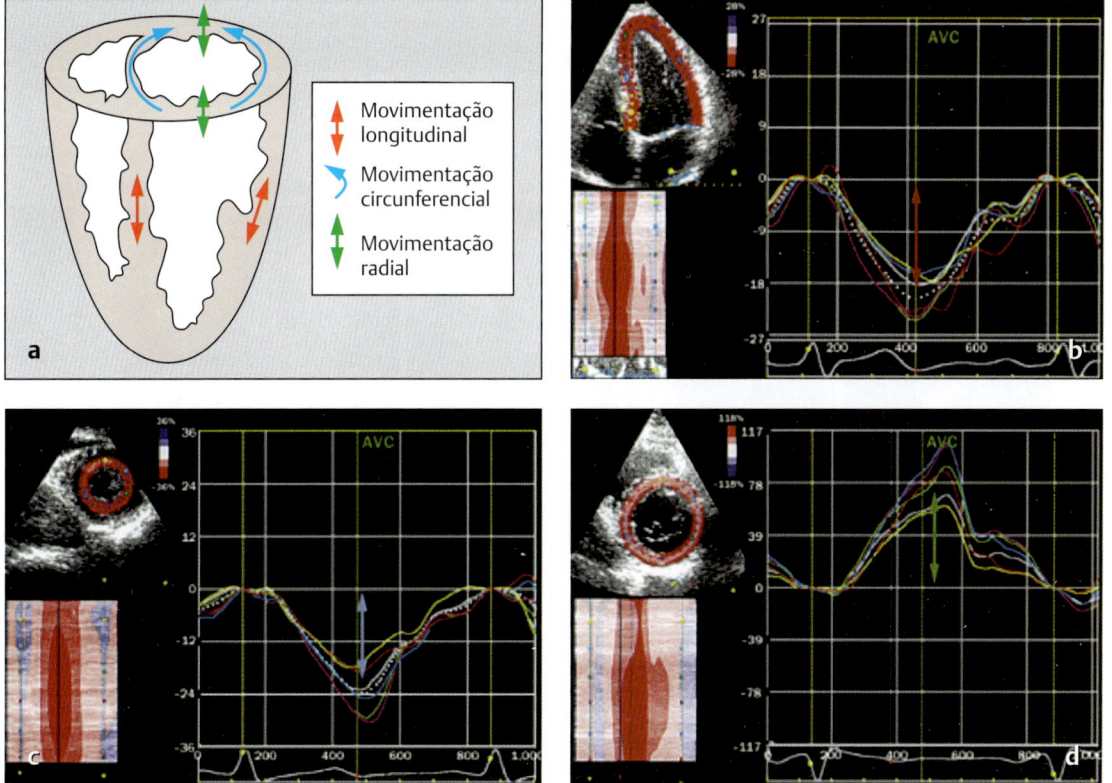

Fig. 14-1-32b

Fig. 14-1-33

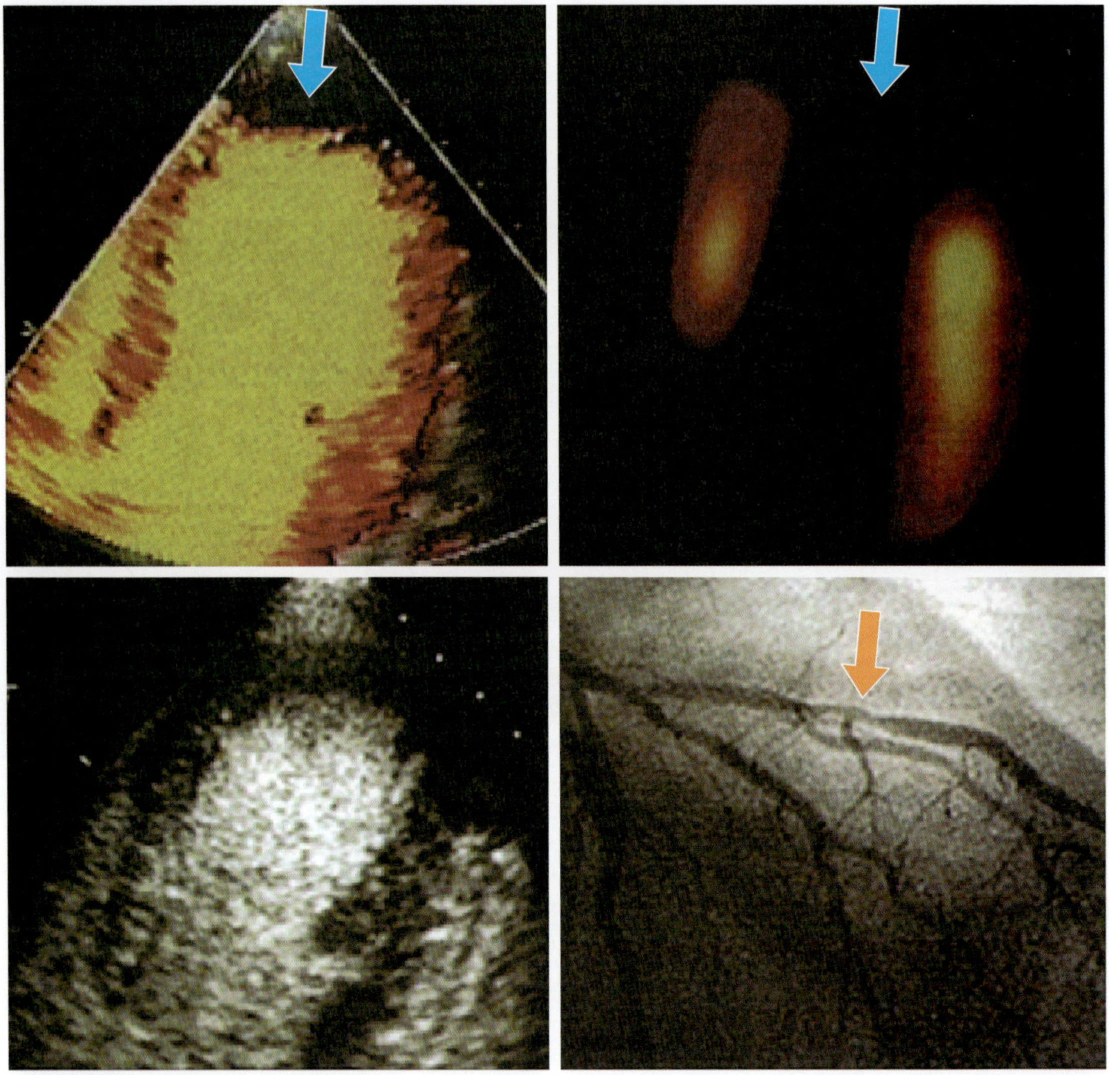

Fig. 14-1-40

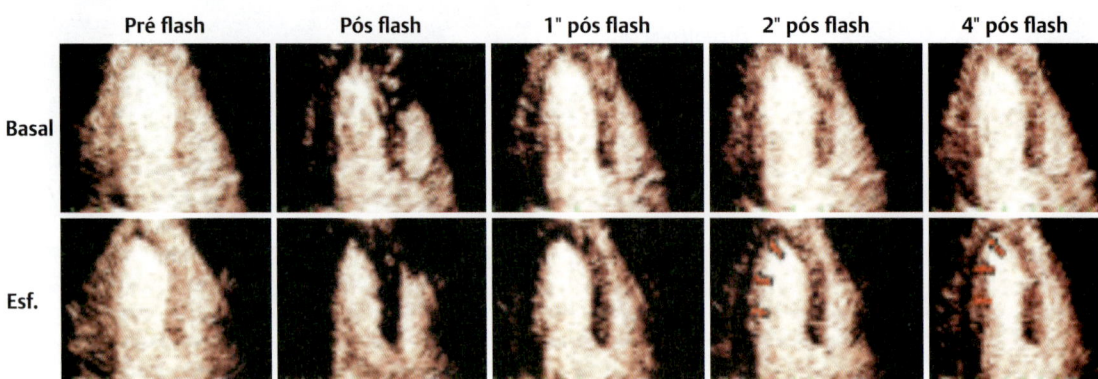

Fig. 14-1-41

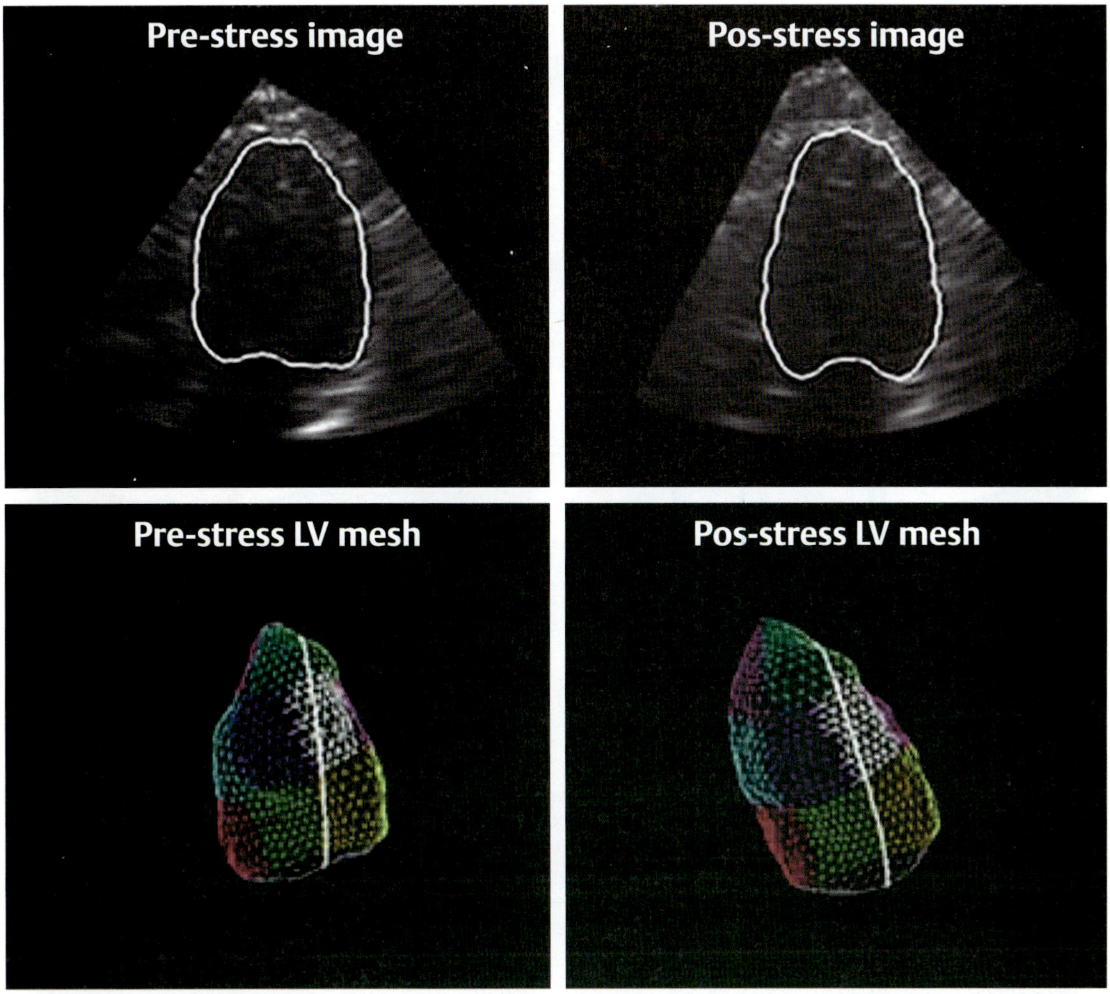

Pre-stress image	Pos-stress image
Pre-stress LV mesh	Pos-stress LV mesh

Fig. 14-1-42

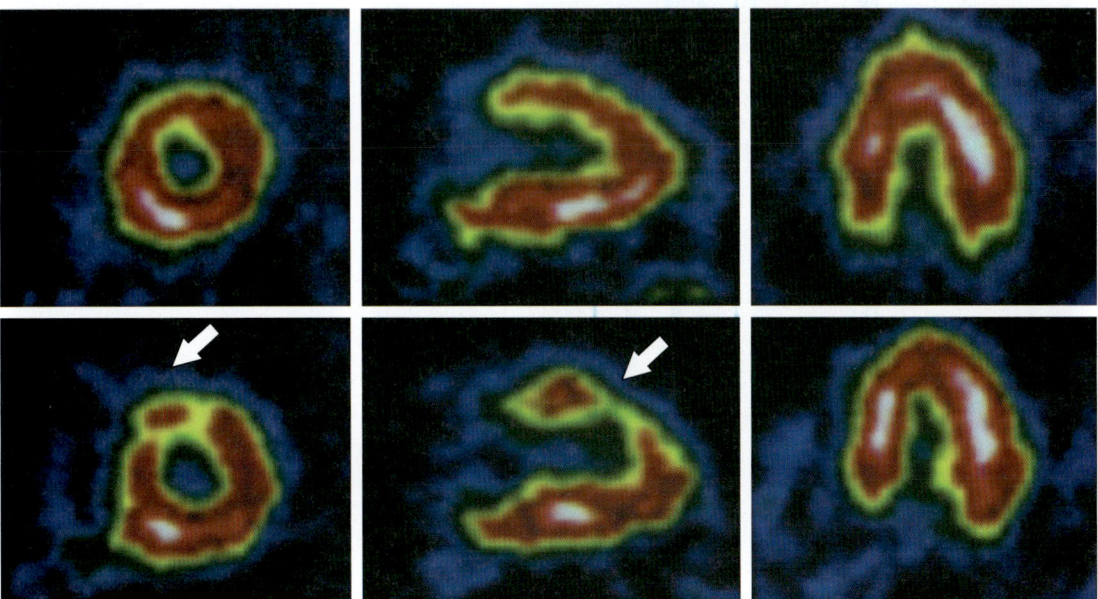

Fig. 14-1-50

REST
3 beats after
destructive flash
STRESS
3 beats after
destructive flash
b
After dipyridamole
Diastolic Peak V=125 cm/sec
Rest
Diastolic Peak V= 80 cm/sec
Color aliasing after dipyridamole
and related augmented contractility
(Gregg phenomenon)
5mm
c
d

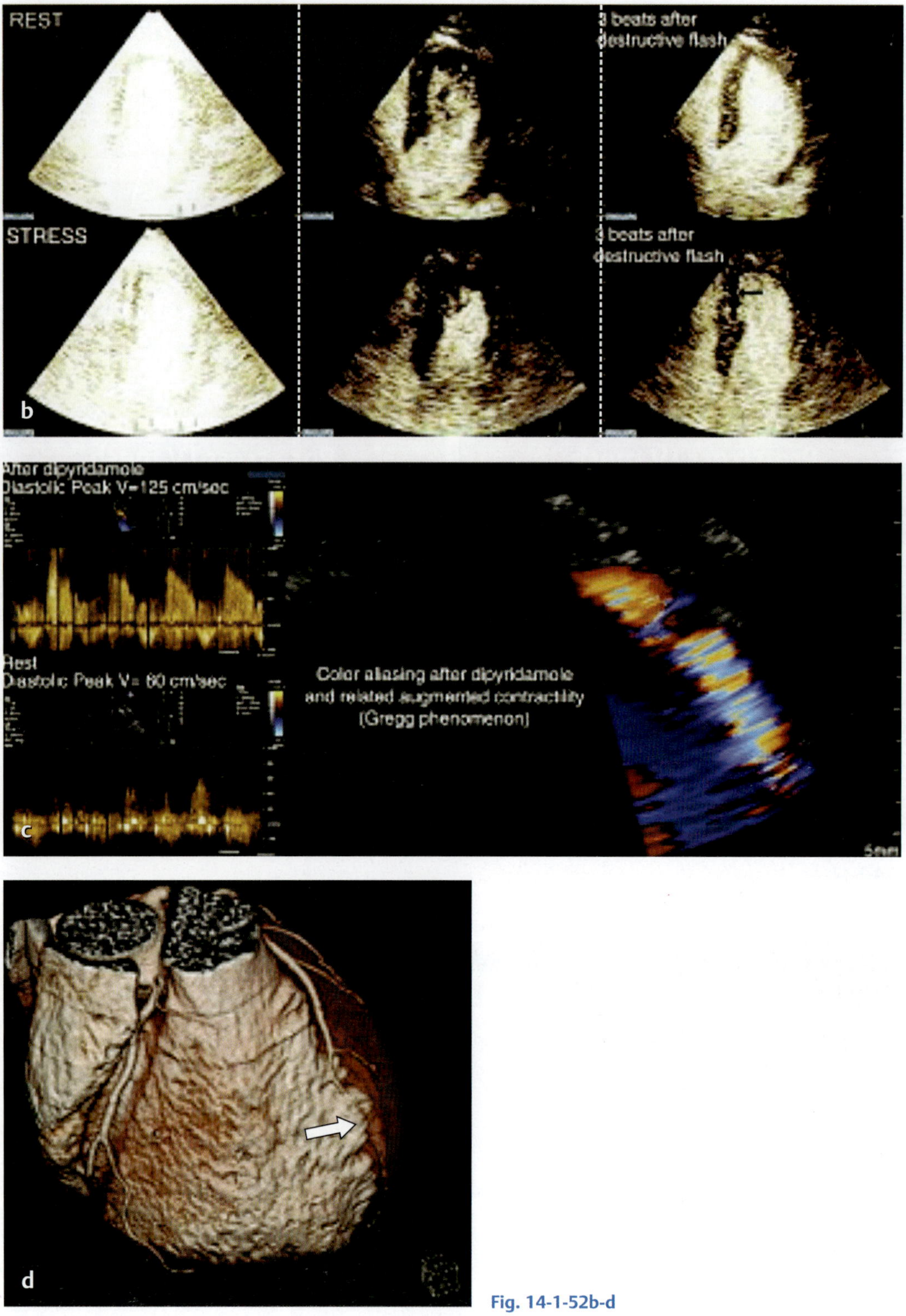

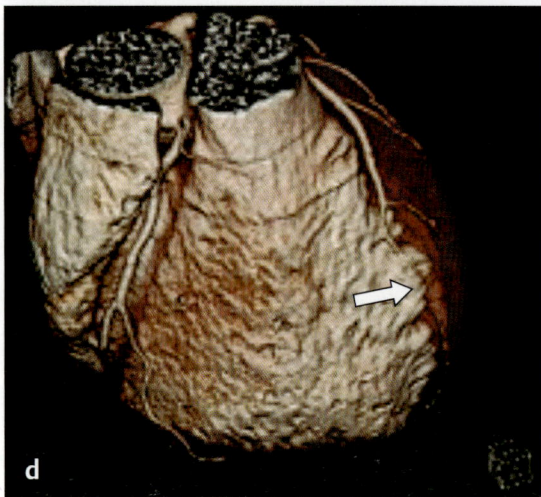

Fig. 14-1-52b-d

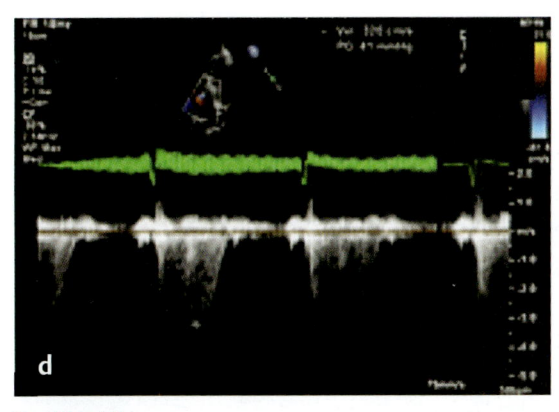

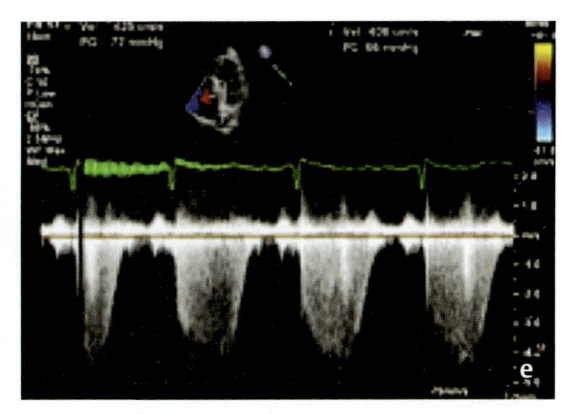

Fig. 14-2-2d,e

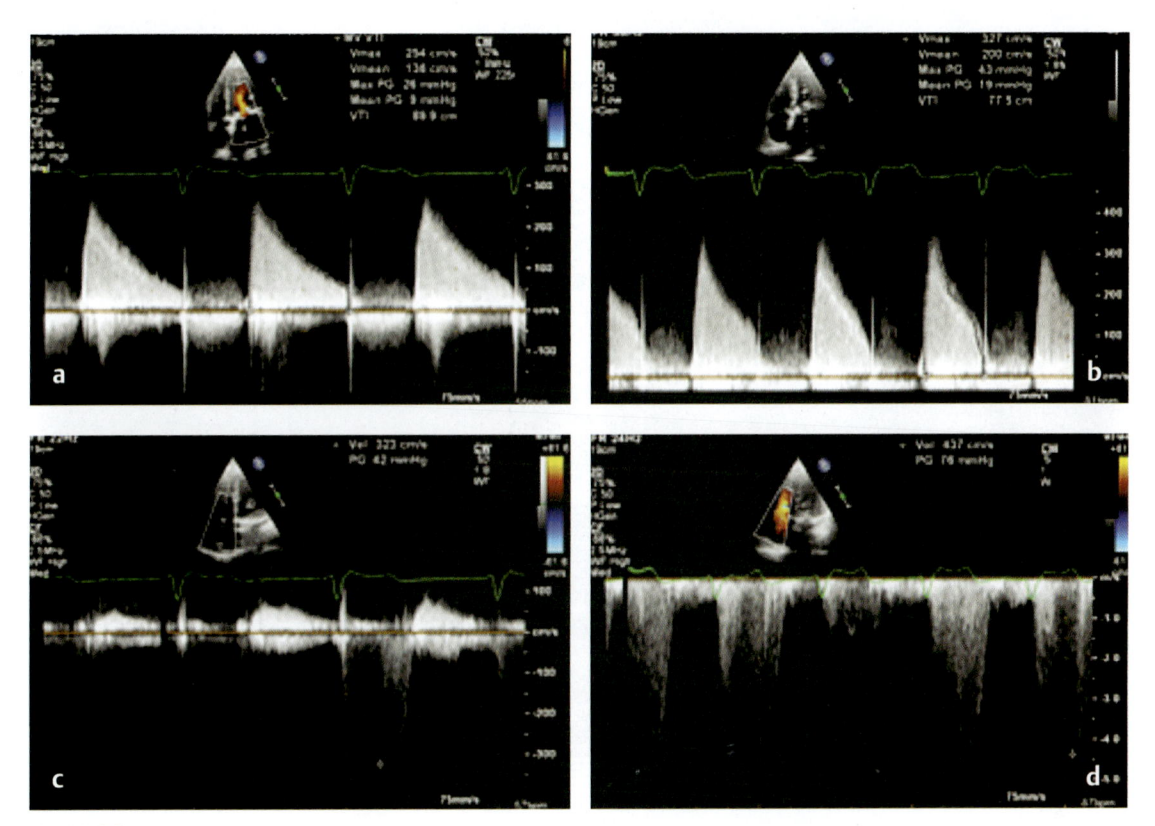

Fig. 14-2-3

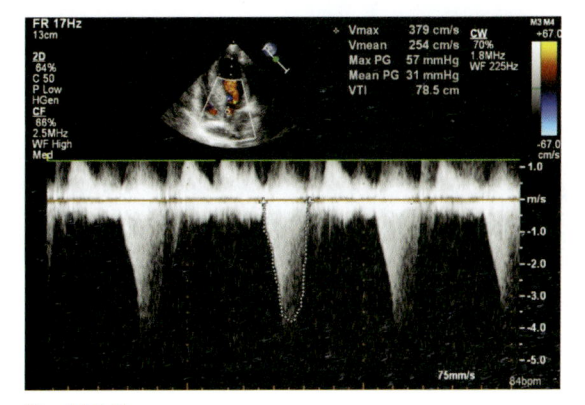

Fig. 14-2-6

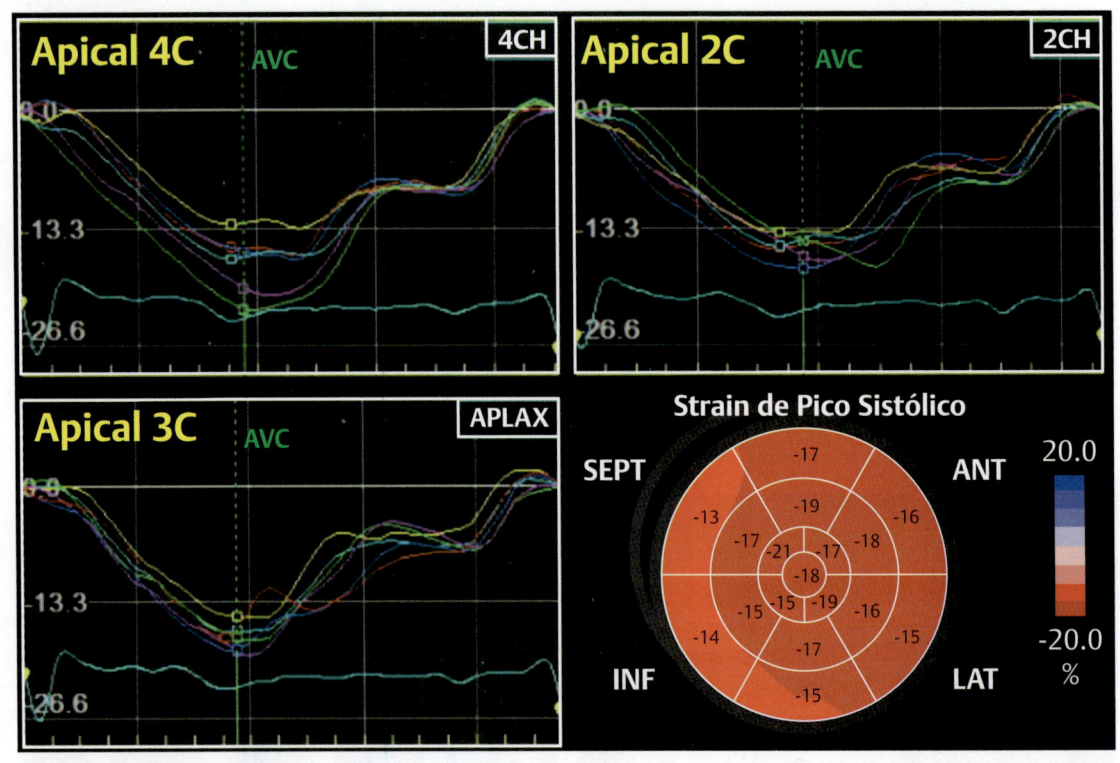

Fig. 14-3-2

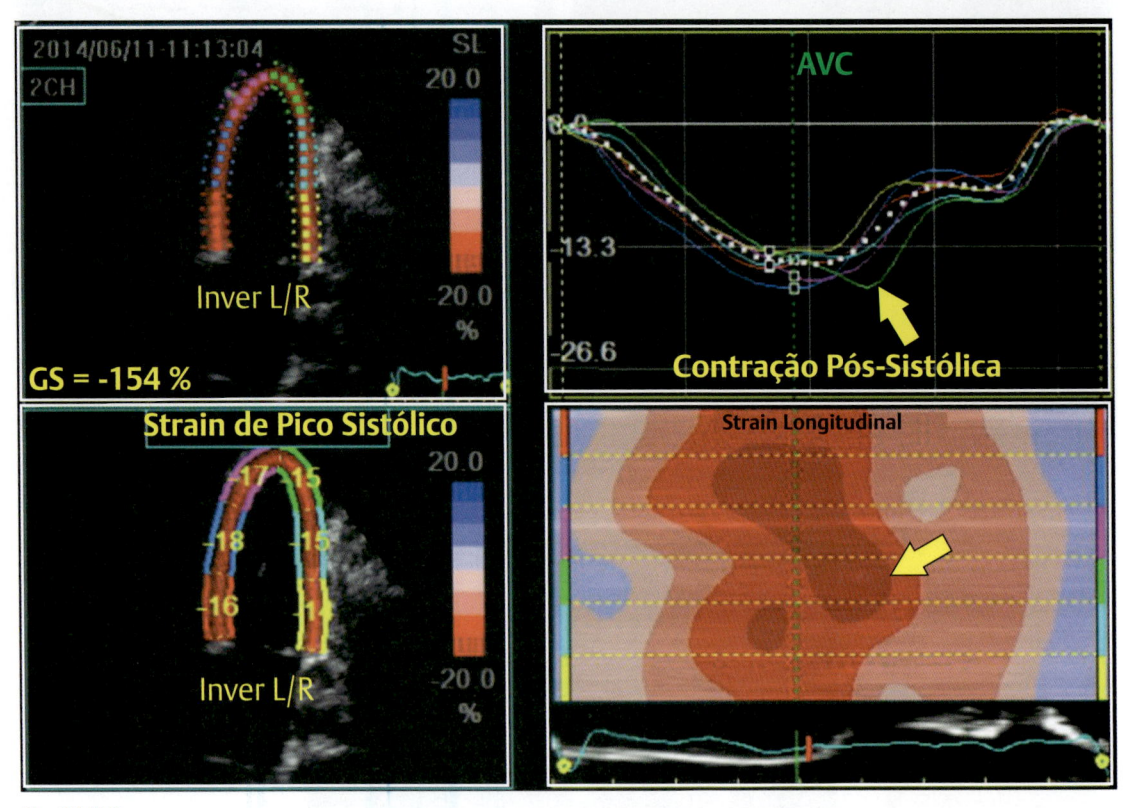

Fig. 14-3-3

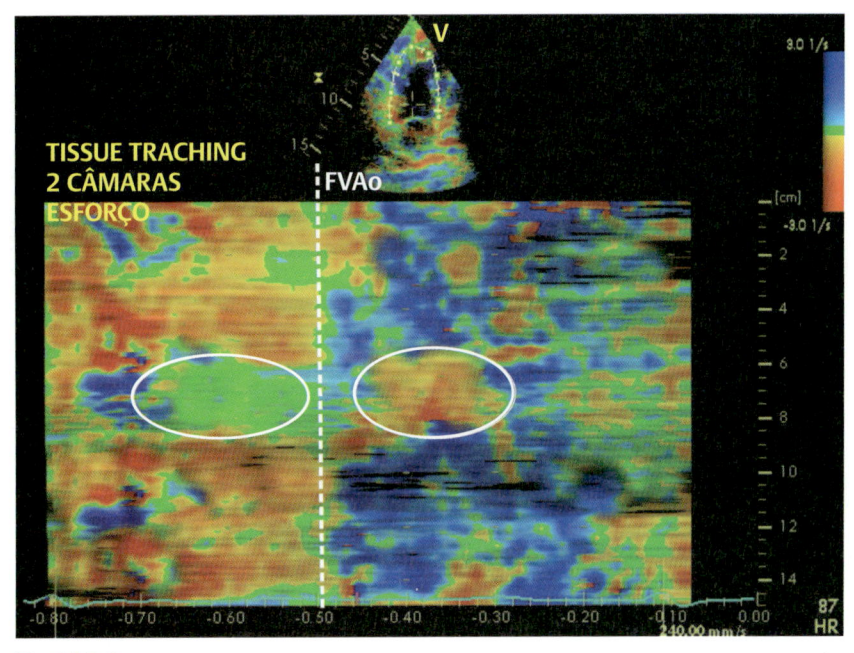

Fig. 14-3-4

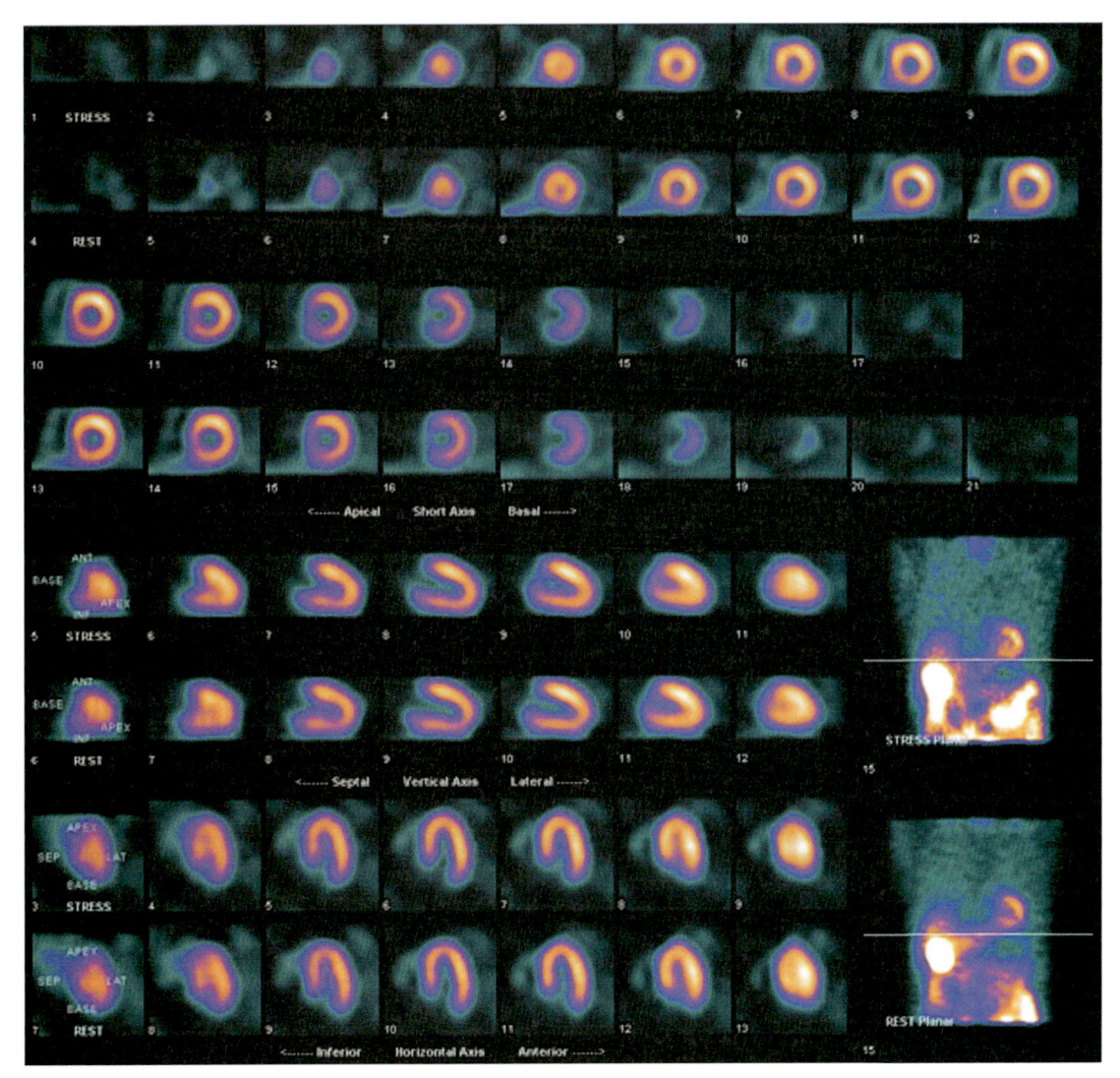

Fig. 15-1-1

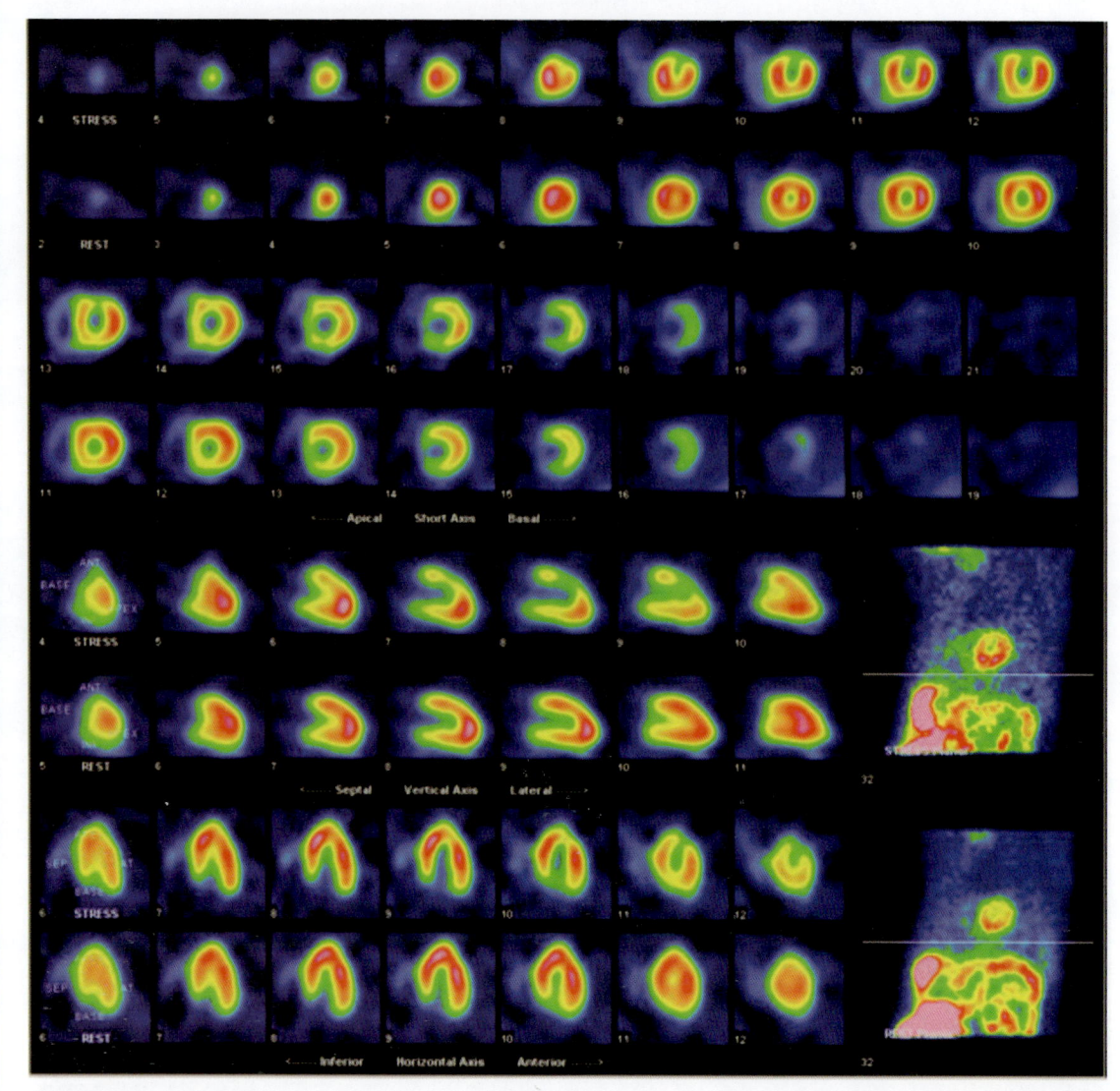

Fig. 15-1-2

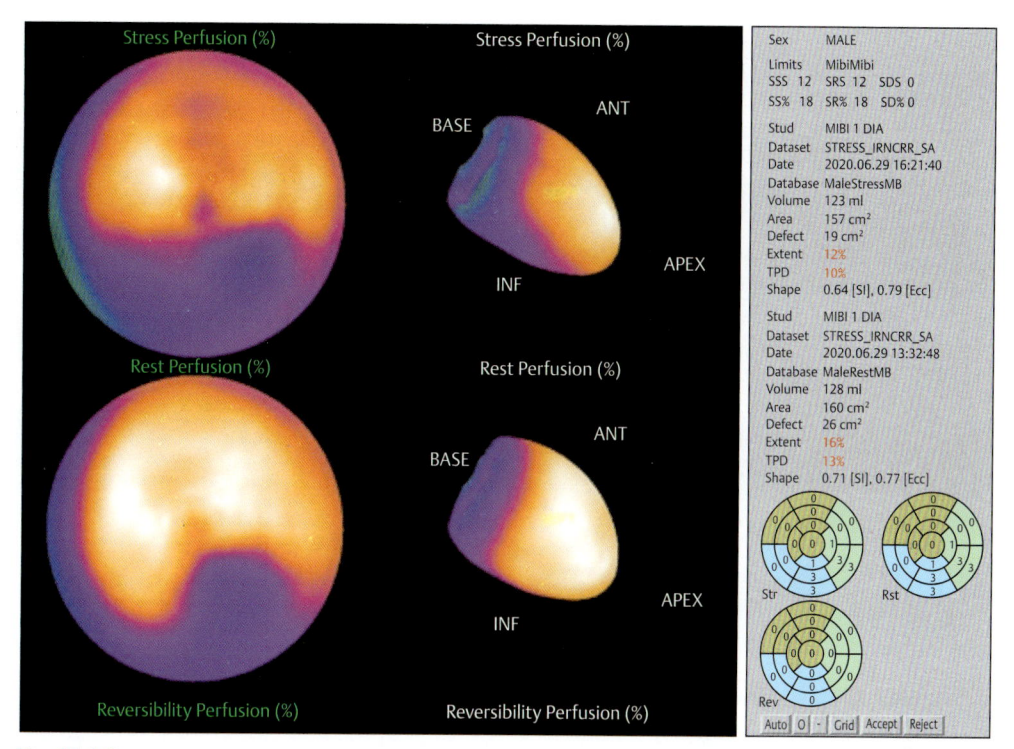

Fig. 15-1-3

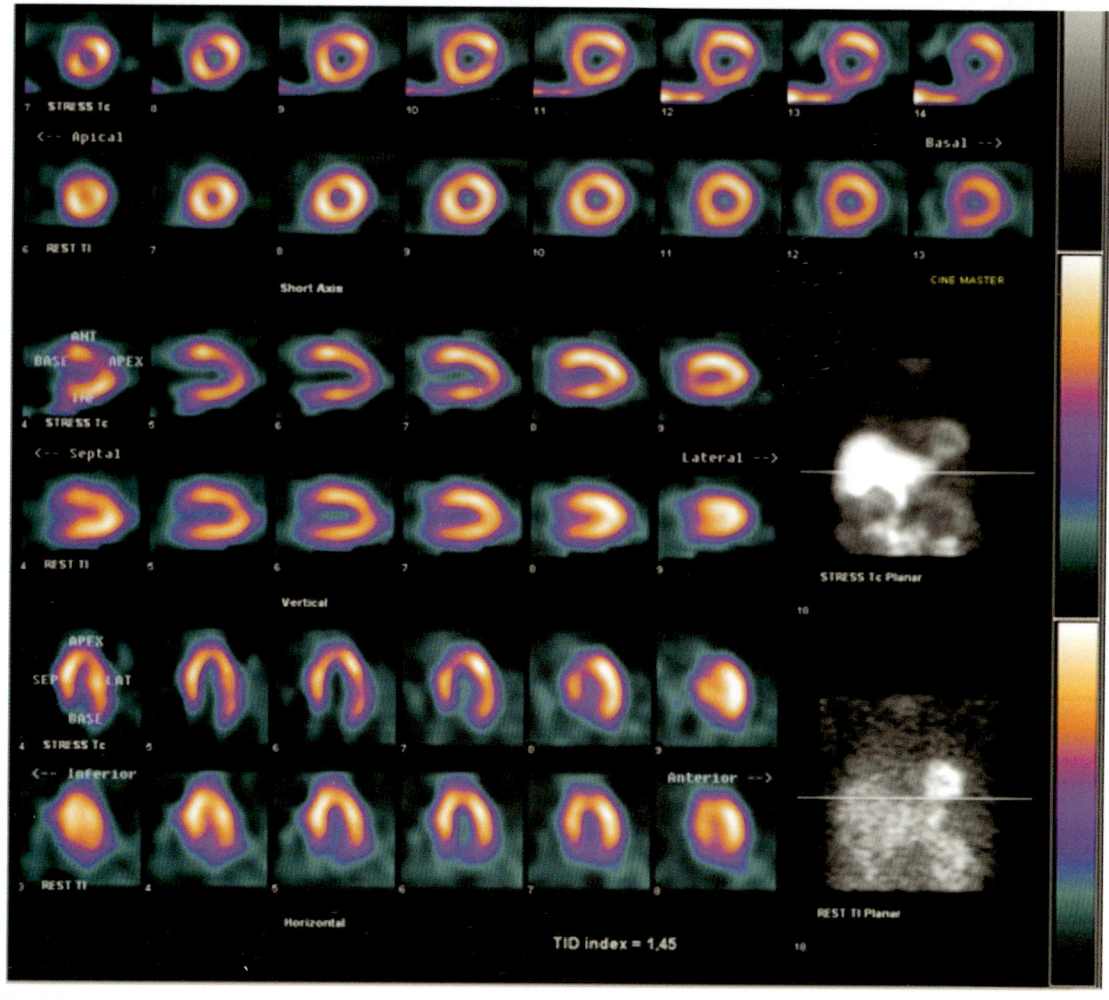

Fig. 15-1-4

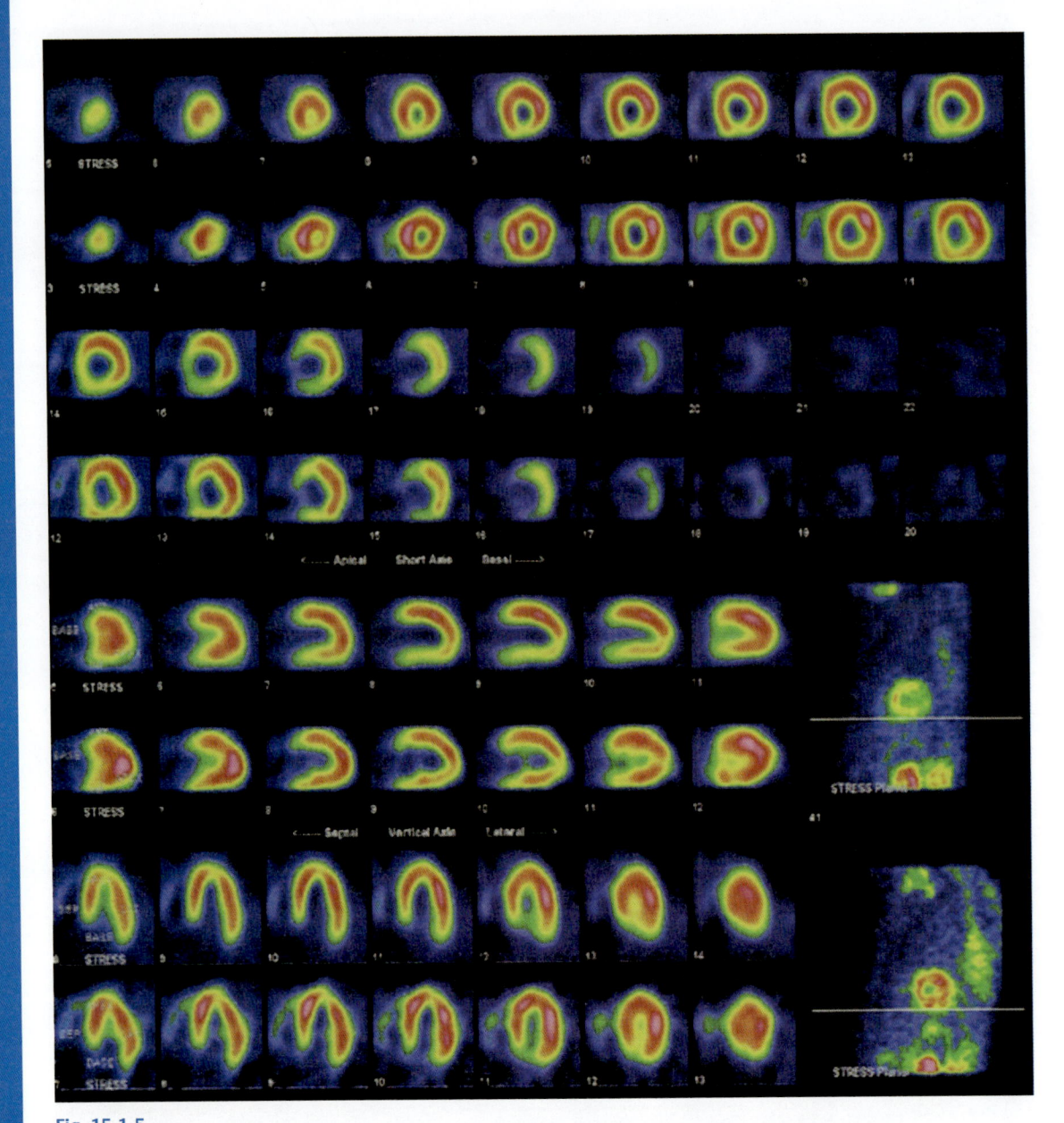

Fig. 15-1-5

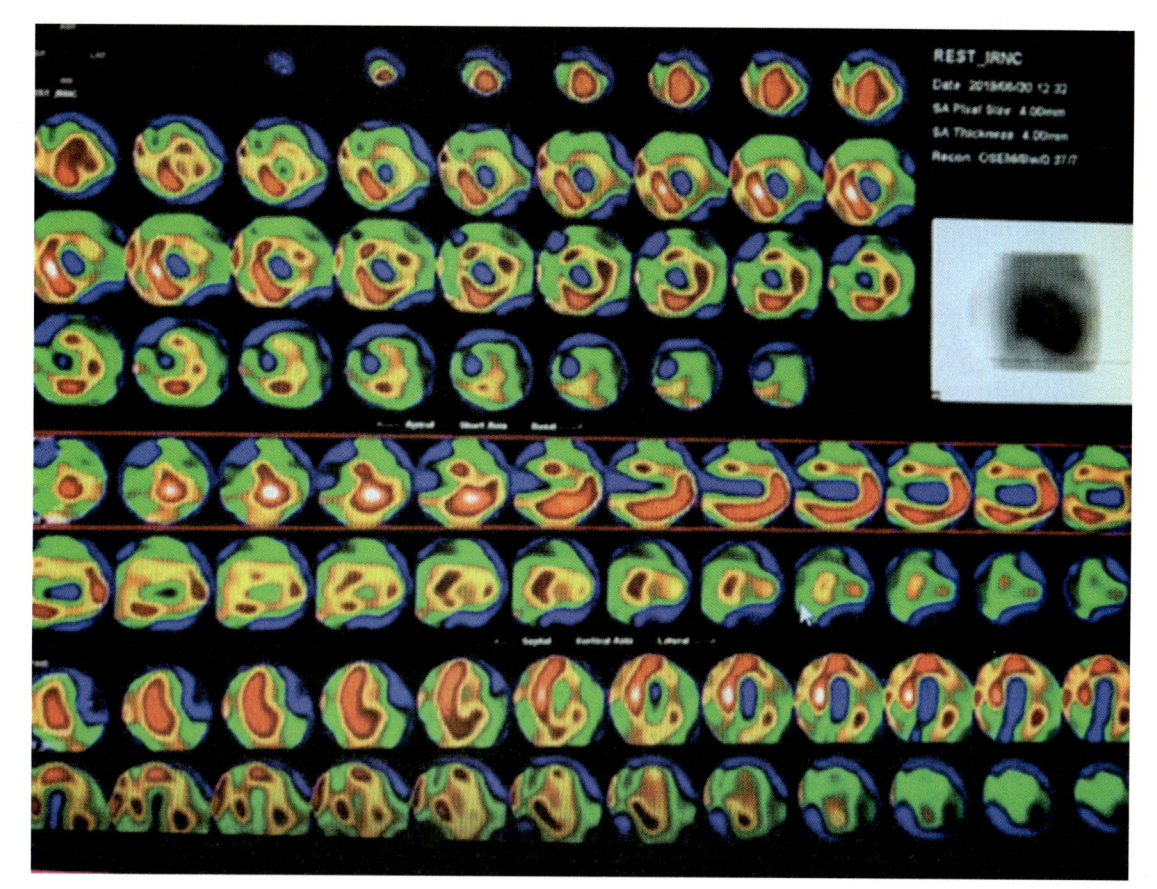

Fig. 15-1-6

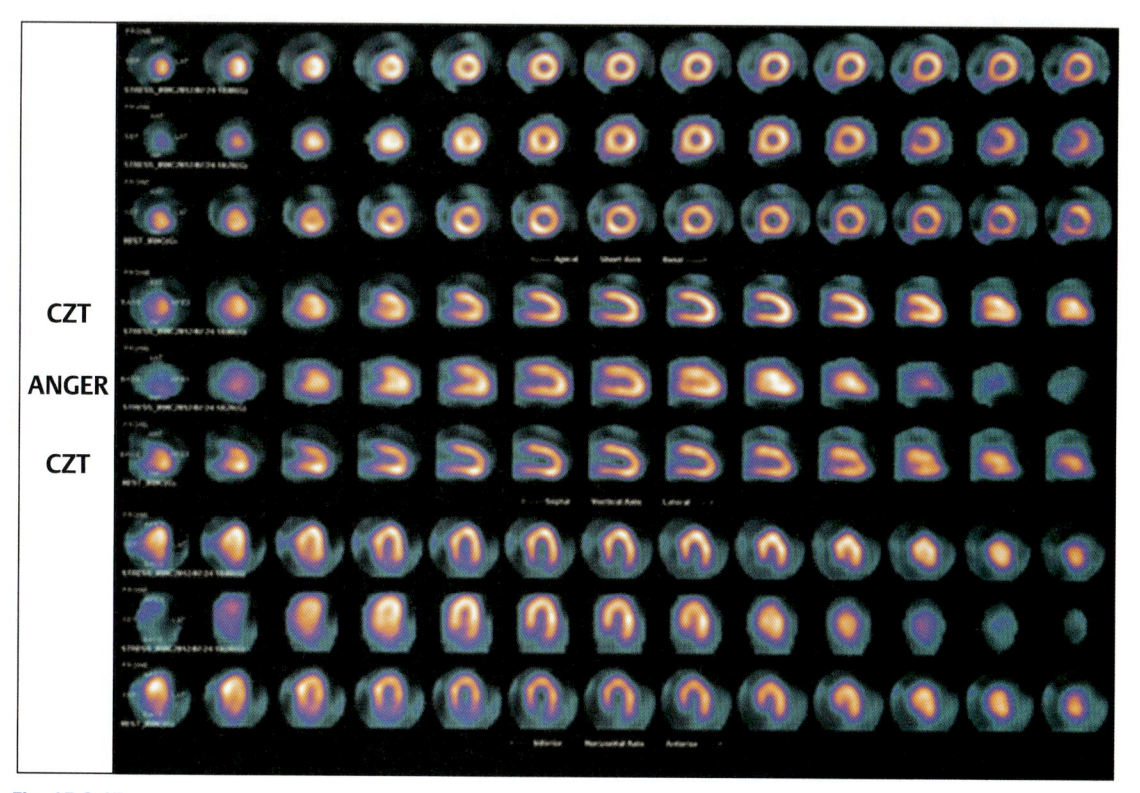

Fig. 15-2-17

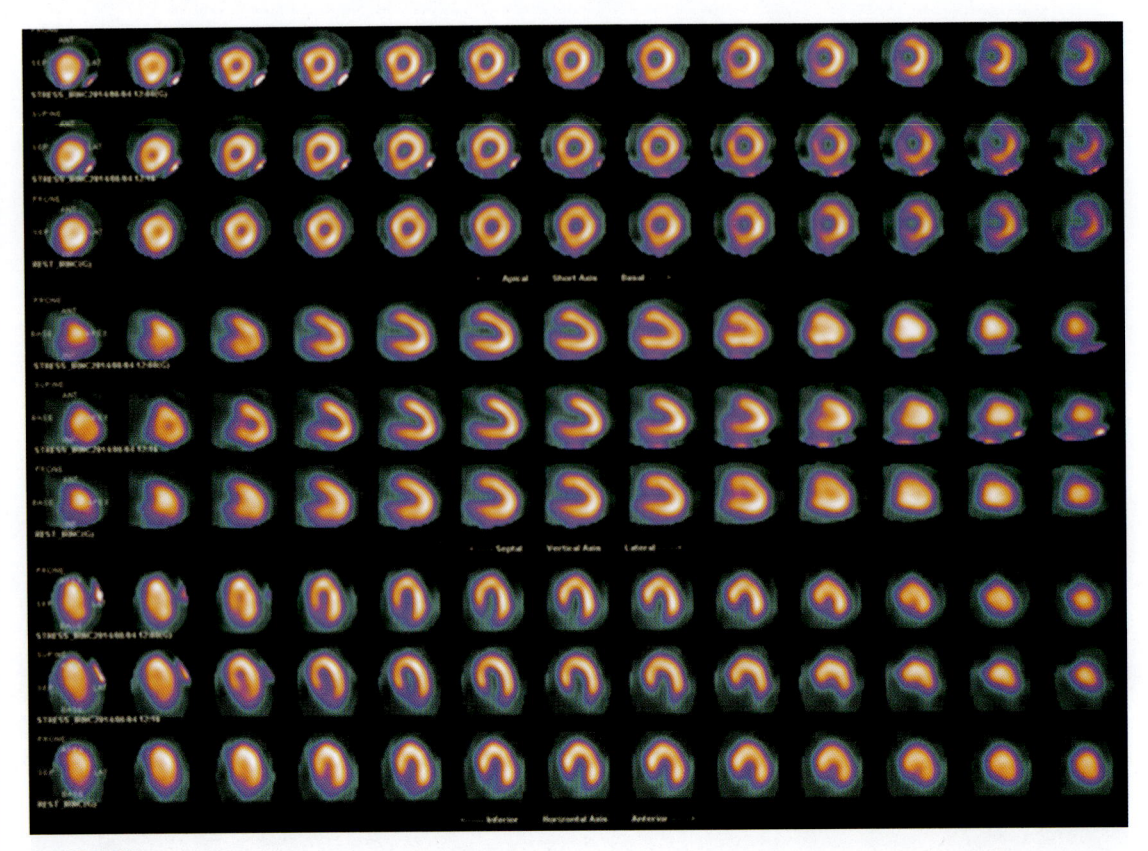

Fig. 15-2-18

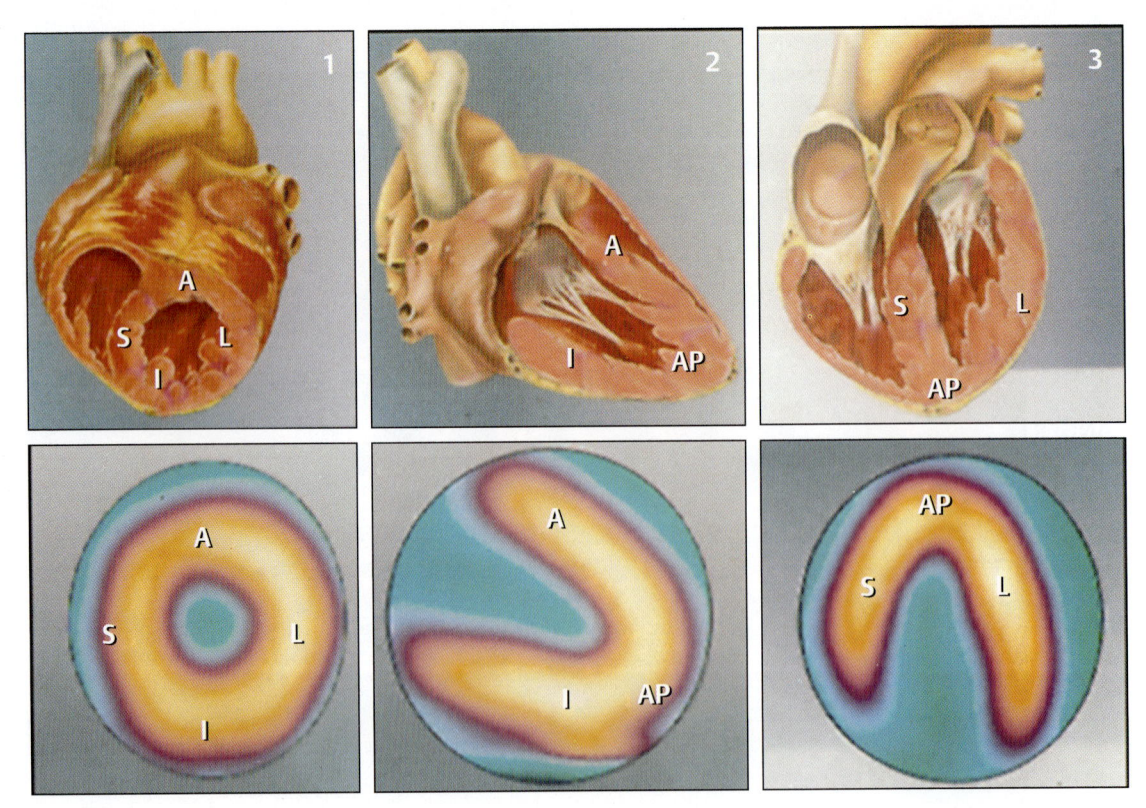

Fig. 15-2-19

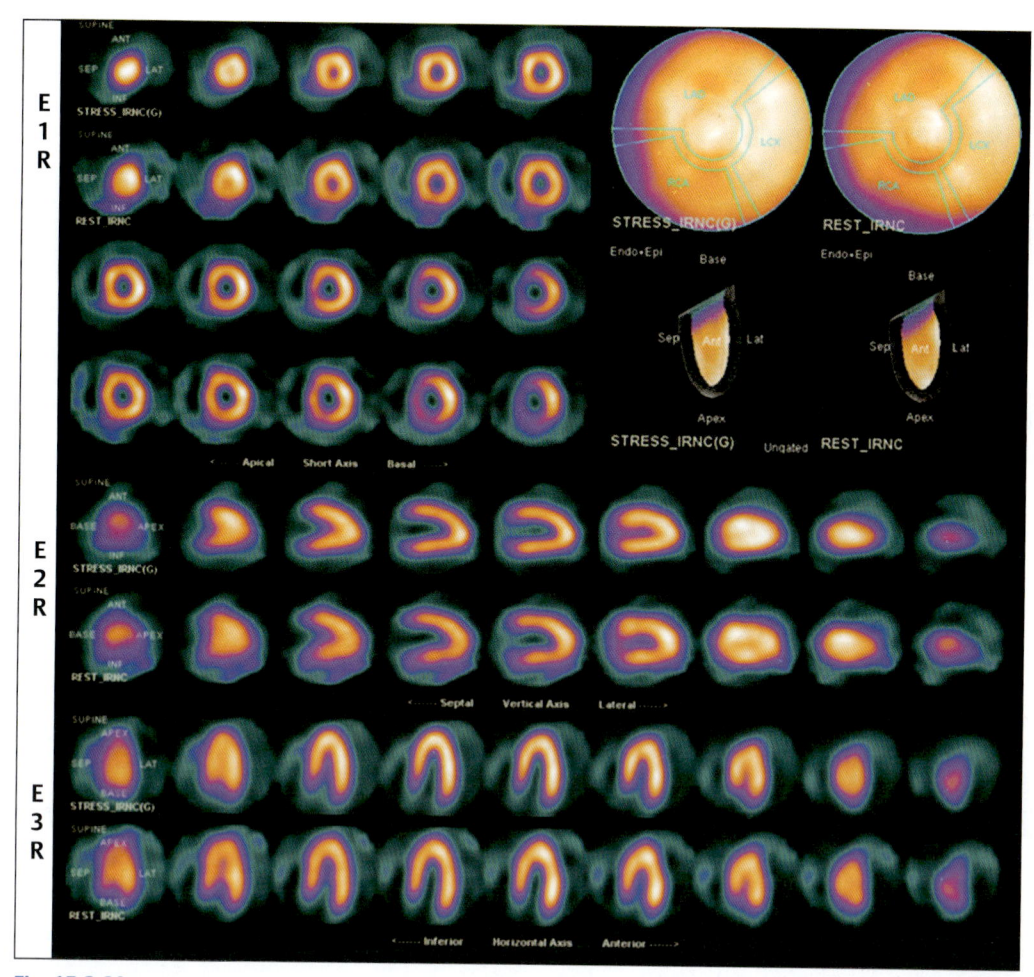

Fig. 15-2-20

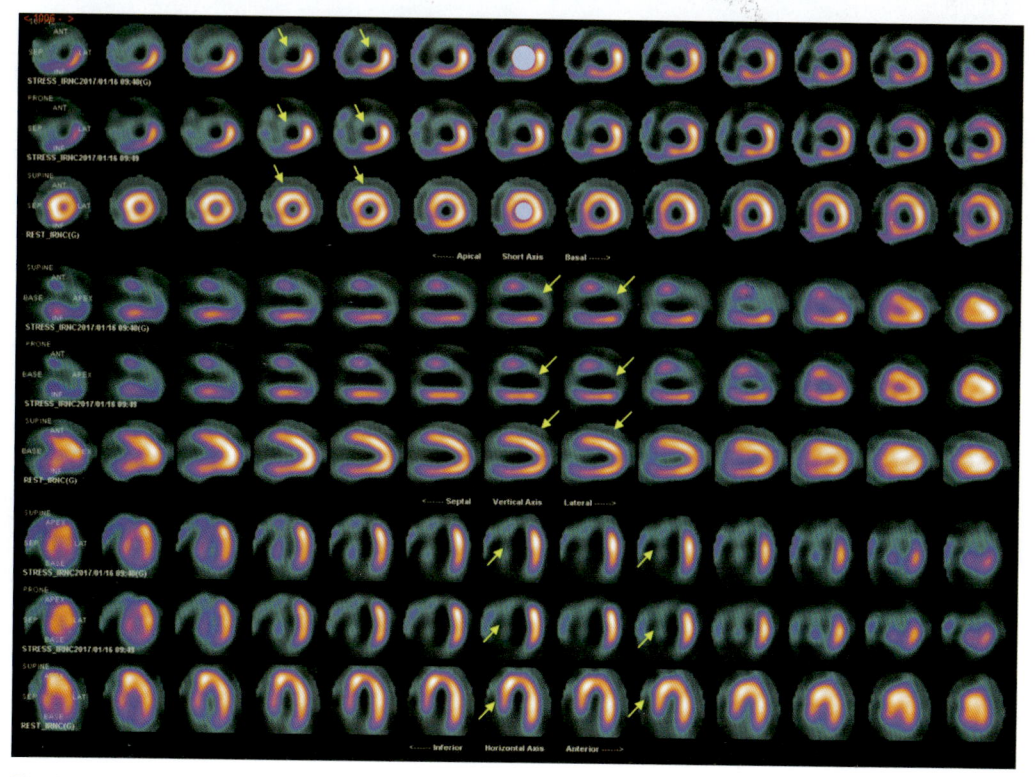

Fig. 15-2-21

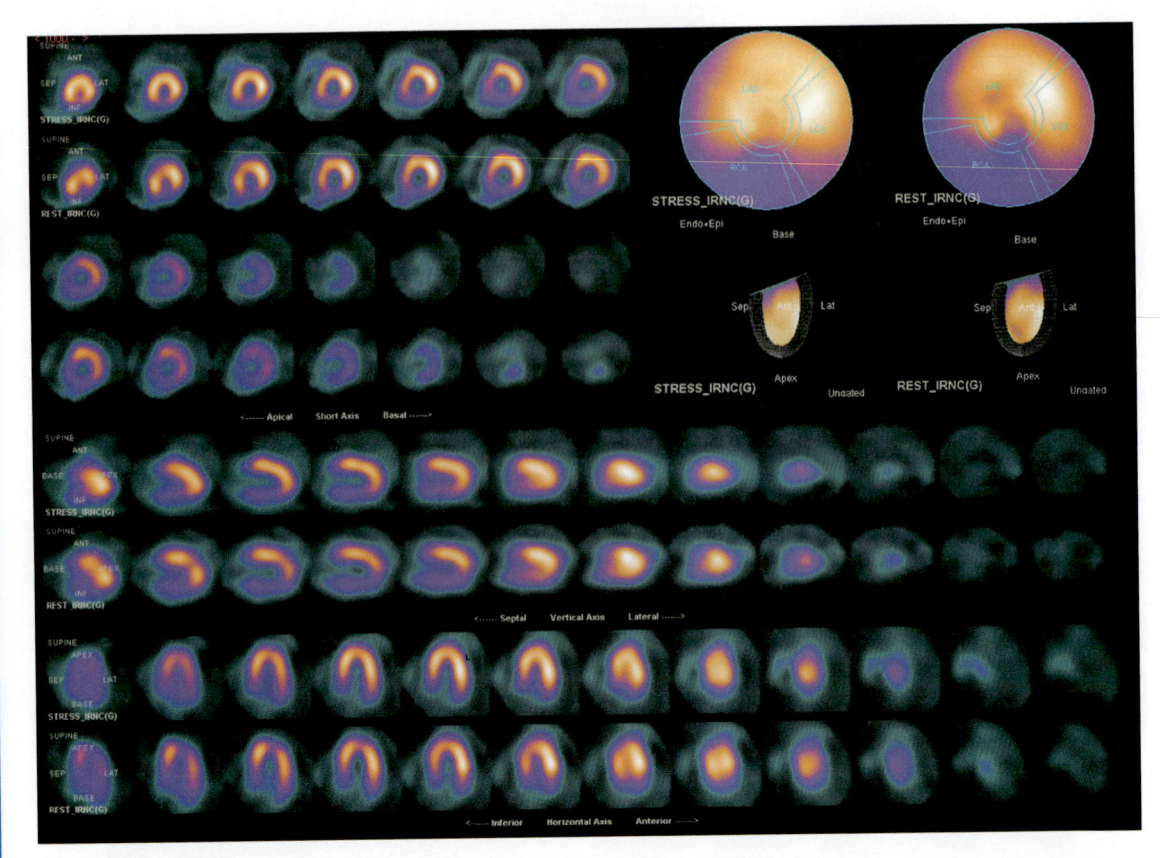

Fig. 15-2-22

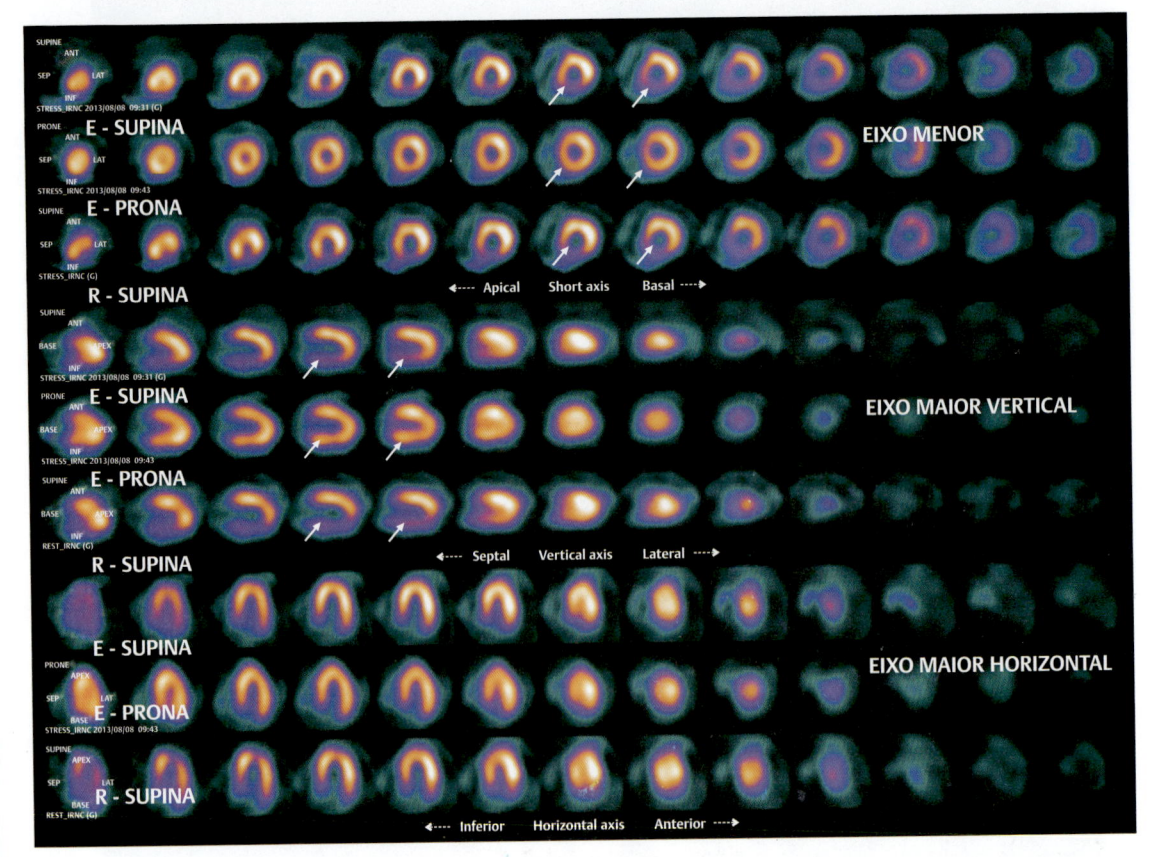

Fig. 15-2-23

ES

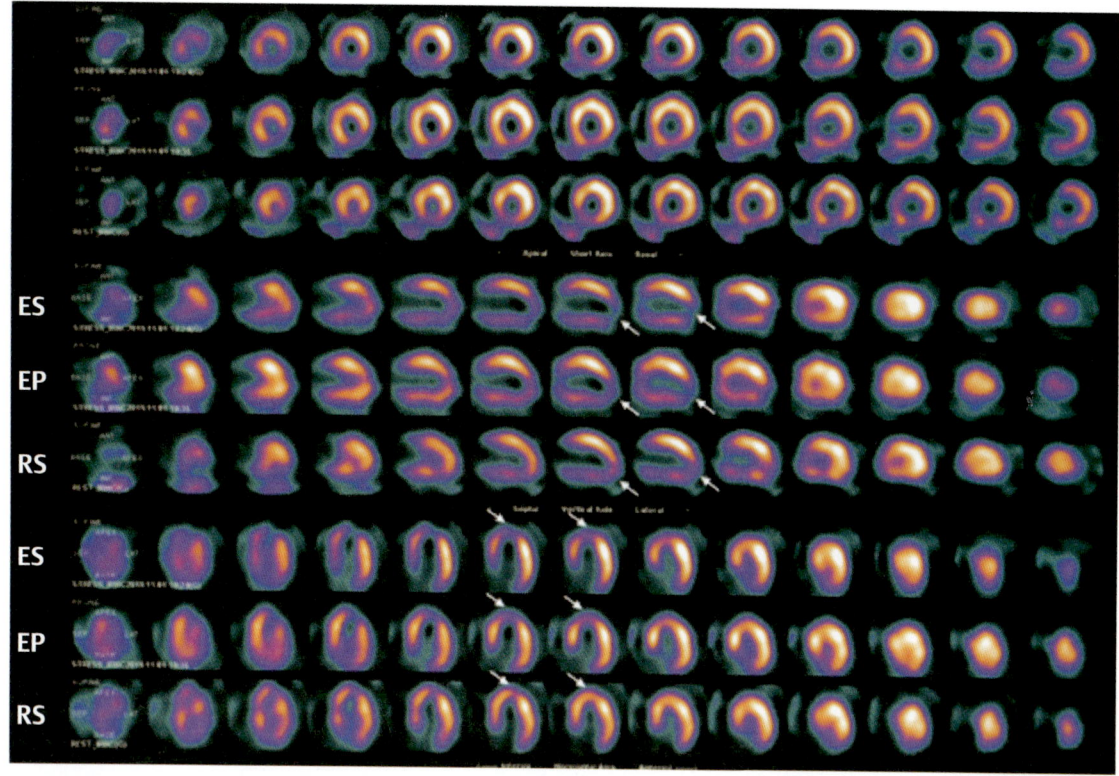

EP

RS

ES

EP

RS

Fig. 15-2-24

EST.

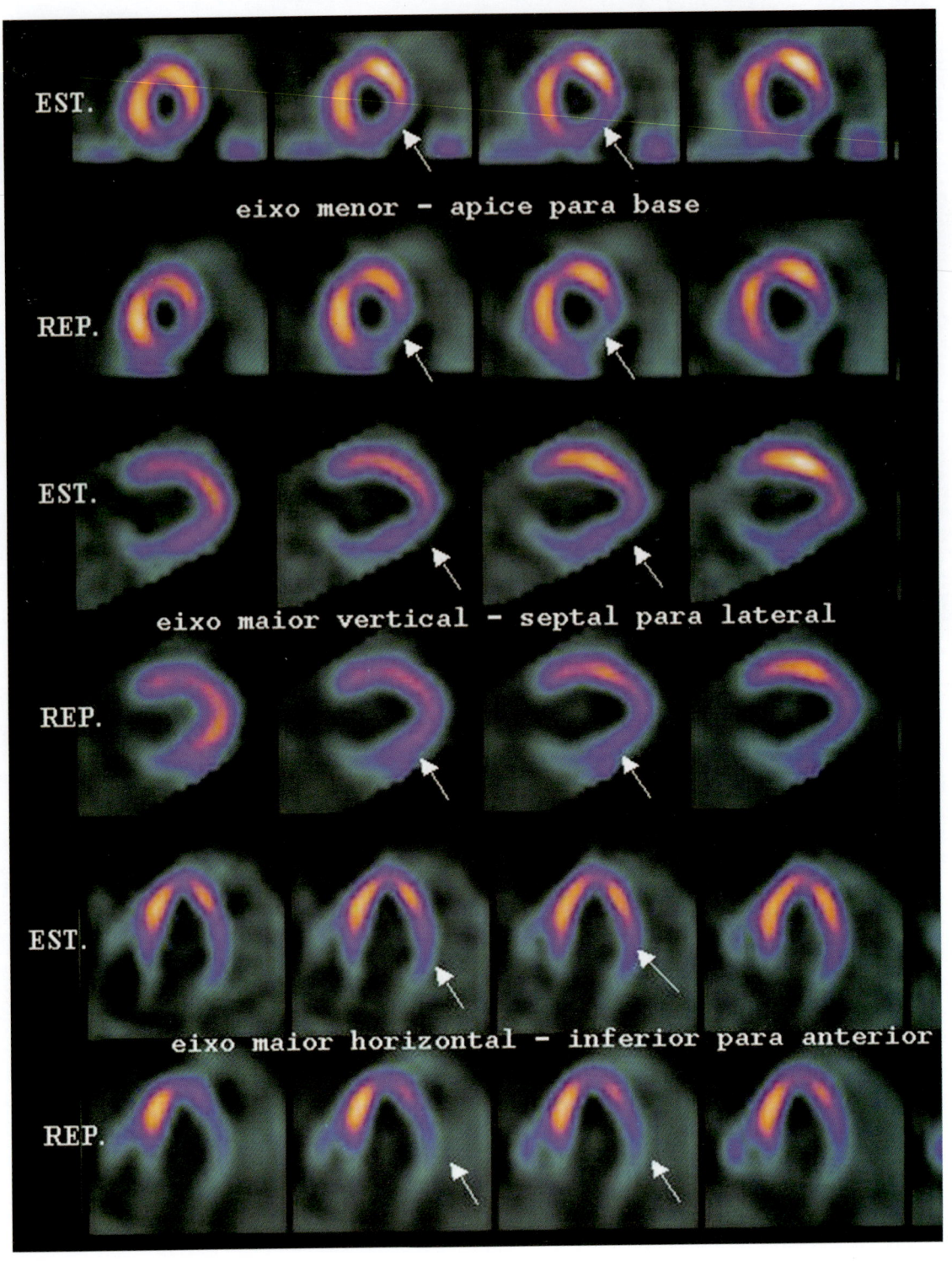

REP.

eixo menor - apice para base

EST.

REP.

eixo maior vertical - septal para lateral

EST.

eixo maior horizontal - inferior para anterior

REP.

Fig. 15-2-25

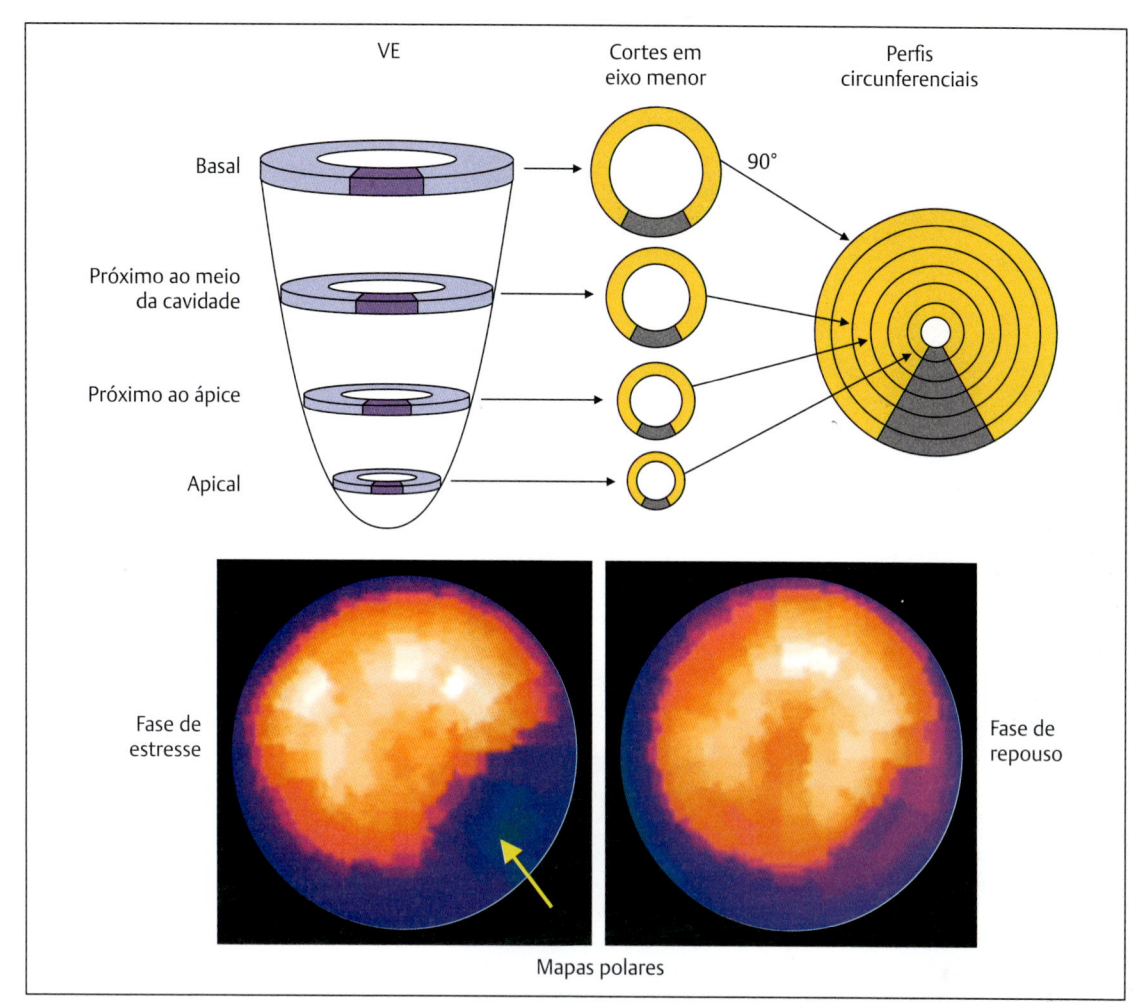

VE | Cortes em eixo menor | Perfis circunferenciais

Basal
Próximo ao meio da cavidade
Próximo ao ápice
Apical

90°

Fase de estresse

Fase de repouso

Mapas polares

Fig. 15-2-26

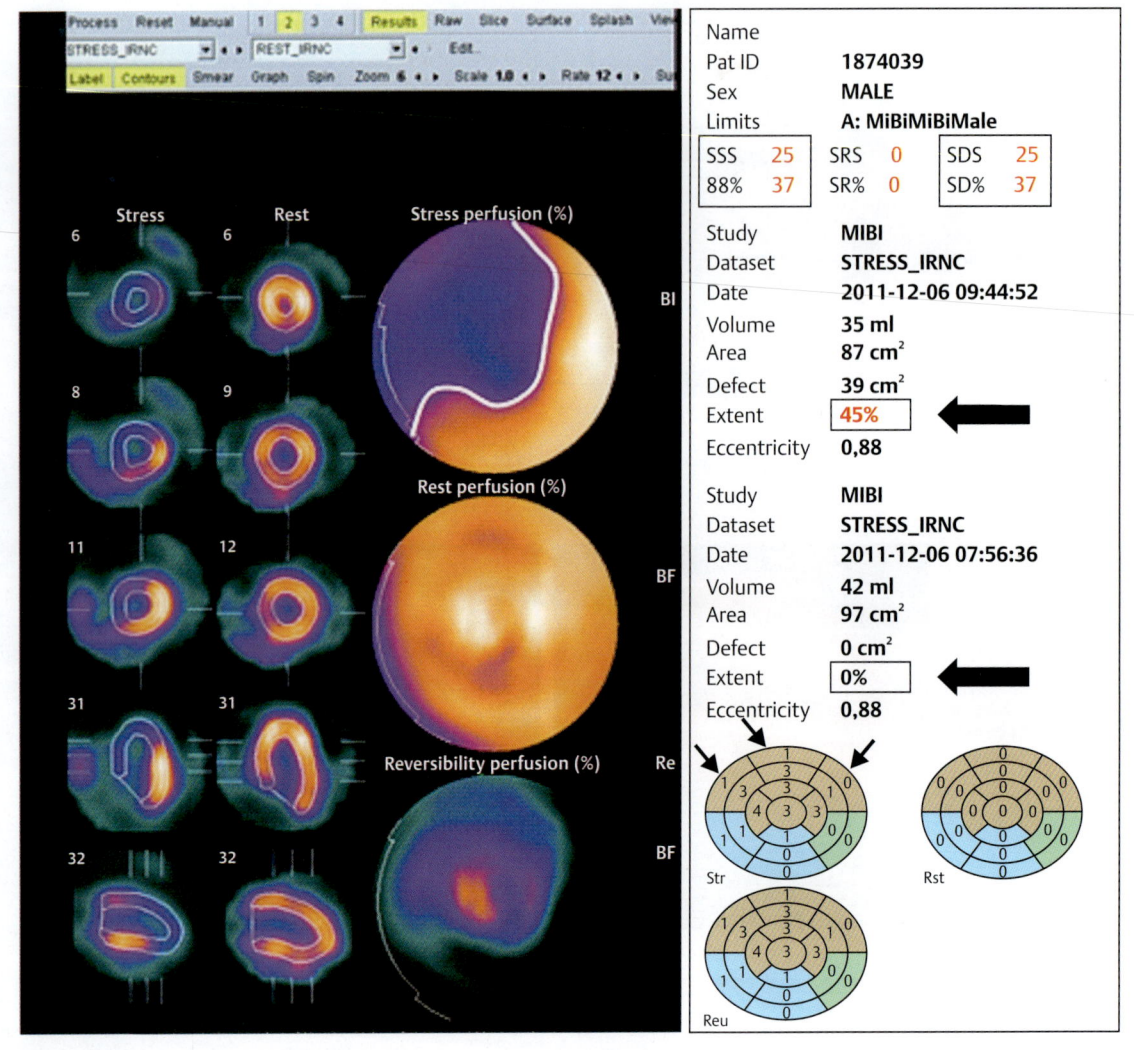

Fig. 15-2-28

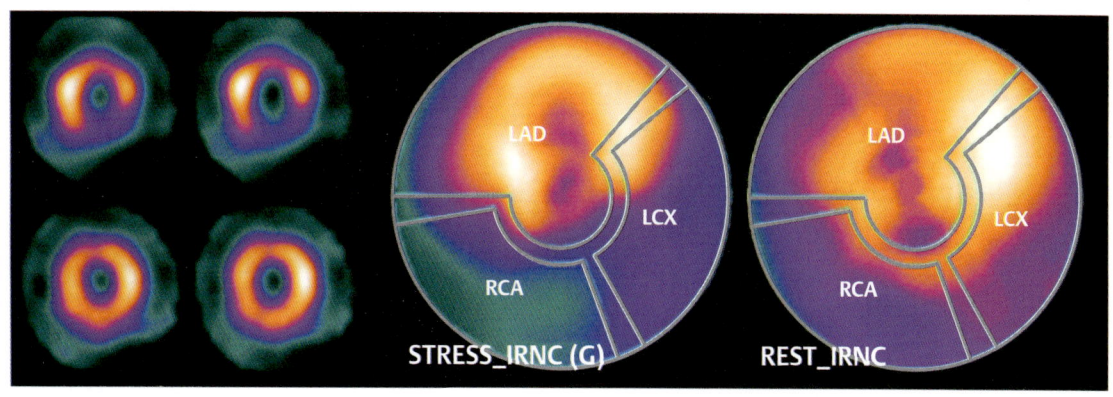

Fig. 15-2-29

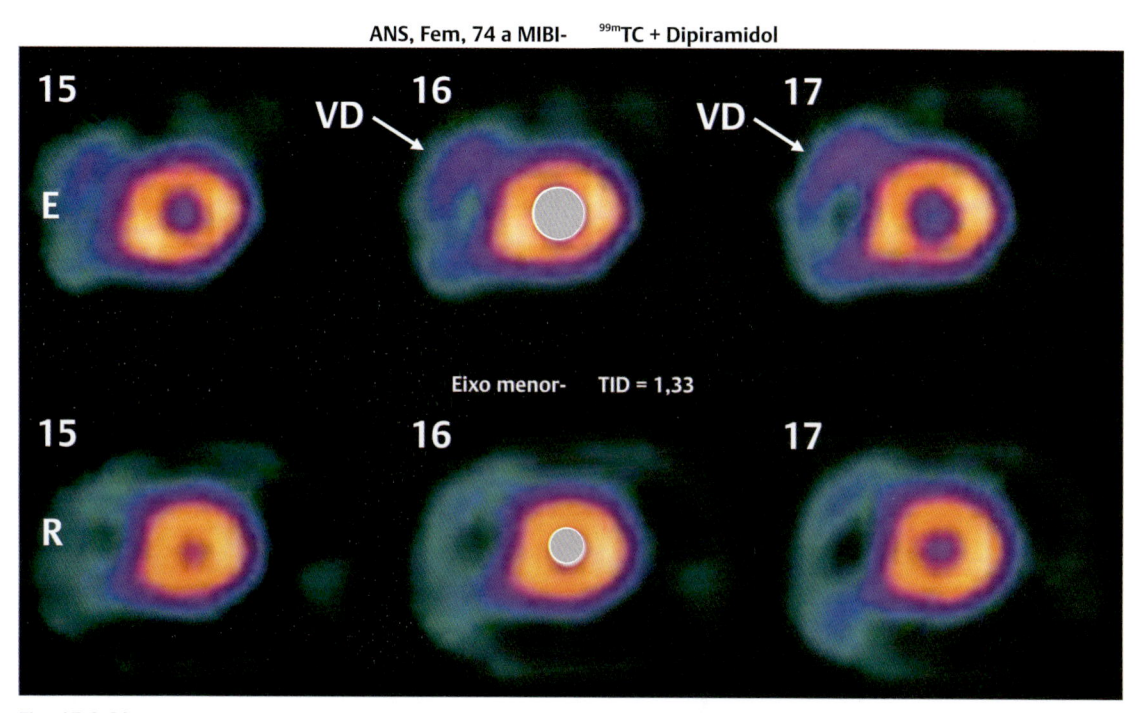

ANS, Fem, 74 a MIBI- ^{99m}TC + Dipiramidol

Eixo menor-   TID = 1,33

Fig. 15-2-30

TOMO I
EXERCÍCIO FÍSICO NA SAÚDE

Parte 1 EXERCÍCIO NA PROMOÇÃO DA SAÚDE

EXERCÍCIOS: CONCEITOS E RELAÇÕES COM A SAÚDE

CAPÍTULO 1

Washington Barbosa de Araujo

"Orandum est ut sit mens sana in corpore sano."

Juvenal (50-127)

O binômio exercício e saúde tem sido tema de várias abordagens e estudos. É algo incontestável, nos dias atuais, que o exercício é eficaz na promoção da saúde e no prolongamento da vida, e a observação que o exercício é capaz de promover a saúde é de longa data.

Sushruta (600 a.C.), (**Fig. 1-1**), considerado o pai da cirurgia, já recomendava os exercícios físicos para prevenir a ocorrência das doenças. Ele acreditava que a vida sedentária alterava o equilíbrio humoral, resultando em estado doentio com potencial de morte.[1]

O exercício estava presente nas antigas teorias de Hipócrates (460-377 a.C.) (**Fig. 1-2**) sobre preservação e promoção da saúde, assim como na prevenção de doenças: "somente a alimentação não manterá um homem saudável, é preciso que também faça exercícios".[2]

Mens sana in corpore sano ("uma mente sã num corpo são") é uma famosa citação latina, derivada da Sátira X do poeta romano Juvenal[3] (**Fig. 1-3**). No contexto, a frase é parte da resposta do autor à questão sobre o que as pessoas deveriam desejar na vida.

Galeno (129-210) (**Fig. 1-4**) também abordou amplamente o tema exercício e saúde. No livro *The Exercise With the Small Ball,* ele sugeriu que "A forma de exercício que mais merece nossa atenção é a que tem a capacidade de prover a saúde do corpo, a harmonia entre as partes e a virtude da alma".

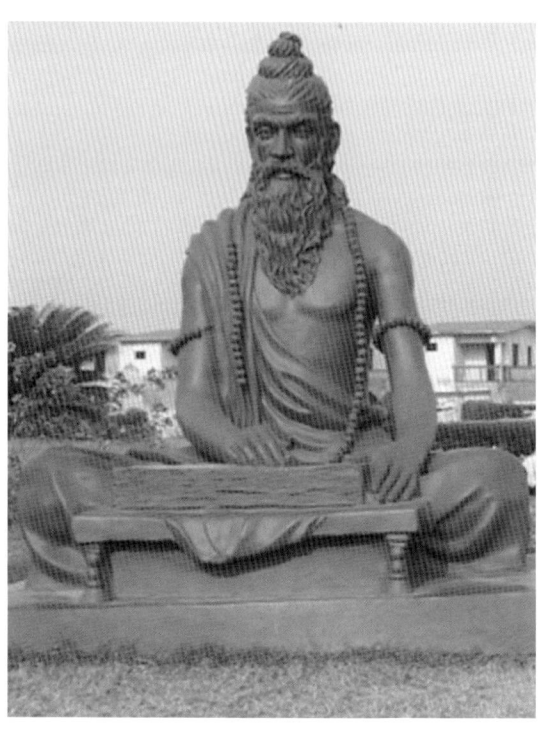

Fig. 1-1.

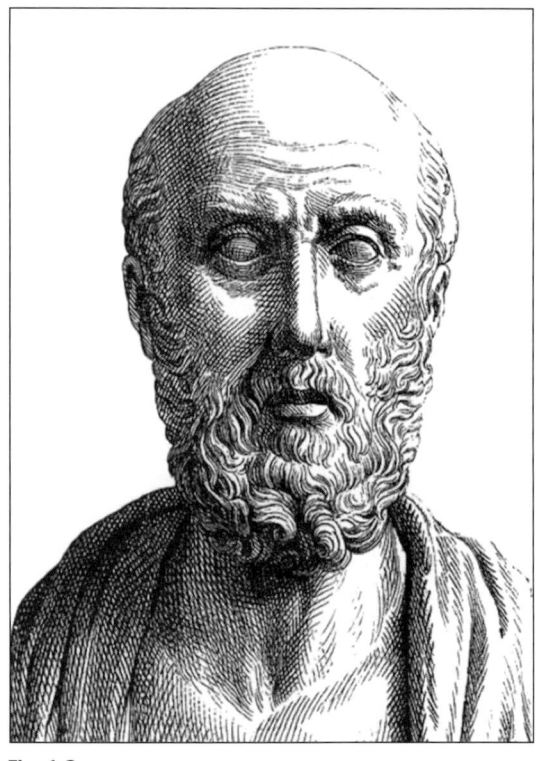

Fig. 1-2.

Já na publicação *To Thrasyboulos*, Galeno conclui que "há dois tipos de ações que promovem e mantêm a boa condição: regime e exercício".[4]

Kenneth H. Cooper (1931) (**Fig. 1-5**), médico da Força Aérea Americana, começou a estudar profundamente a fisiologia do exercício no final da década de 1960, sendo que em 1968 publicou o livro que transformou a maneira de se correlacionar o exercício e a saúde nos tempos atuais: *Aerobics*.[5] Nessa obra, Cooper mostrou, de forma pioneira, os benefícios dos exercícios aeróbicos para a promoção e manutenção da saúde.[6]

Durante os 13 anos em que esteve nas Forças Armadas, Cooper desenvolveu o "teste de Cooper", corrida de 12 minutos de duração que, em função da distância percorrida nesse tempo, permite a classificação do condicionamento físico individual. Ao deixar a Aeronáutica em 1970, fundou em Dallas o Cooper Aerobics Center, respeitado centro de pesquisa sobre exercícios. Tendo publicado 18 livros, traduzidos em 41 línguas e com mais de 30 milhões de leitores, Cooper é considerado o "pai da aeróbica".[7,8]

Sucedendo os trabalhos de Cooper, James Fixx (**Fig. 1-6**) escreveu *The complete book for running*, em 1977,[9] que logo se tornou um *best-seller*. Ao mostrar para o mundo os benefícios do *jogging*, Fixx popularizou a corrida e os benefícios dela advindos. Quando começou a correr aos 35 anos, ele pesava 97 kg e fumava dois maços de cigarro/dia. Dez anos após, quando lançou seu livro, havia perdido 27 kg e não fumava mais.

Com uma genética de dislipidemia familiar, Fixx faleceu aos 52 anos (1984) com coronariopatia grave e com o coração dilatado.[10]

Nos últimos anos, o significativo avanço da ciência na área da saúde traduziu-se em longevidade. Em média, vive-se mais 30 anos do que as 3 ou 4 gerações passadas, porém com uma maior carga de

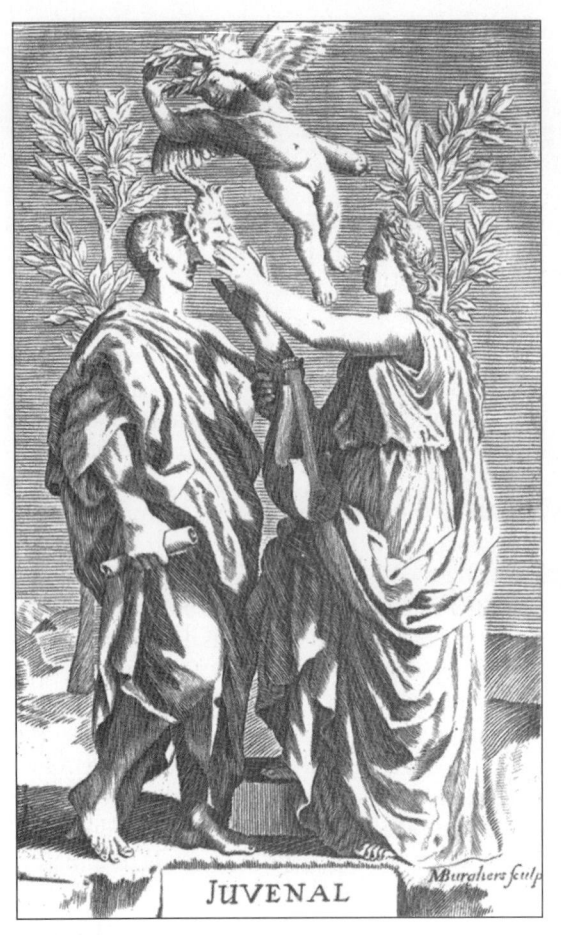

Fig. 1-3.

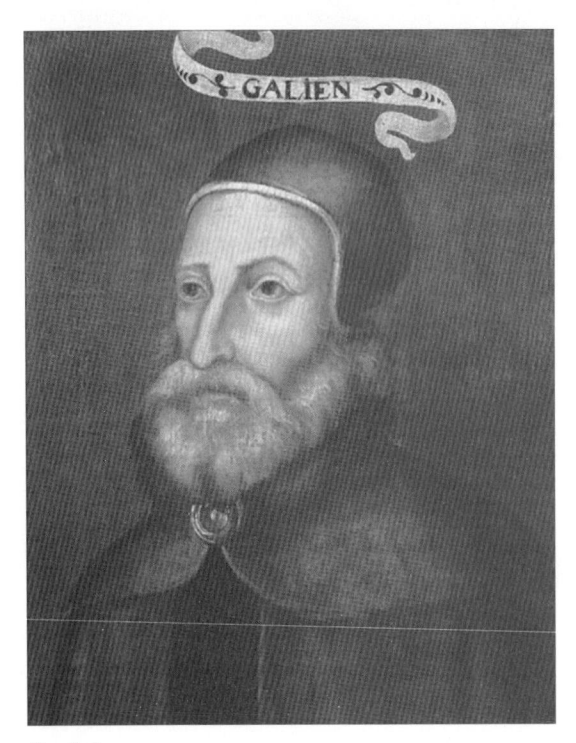

Fig. 1-4.

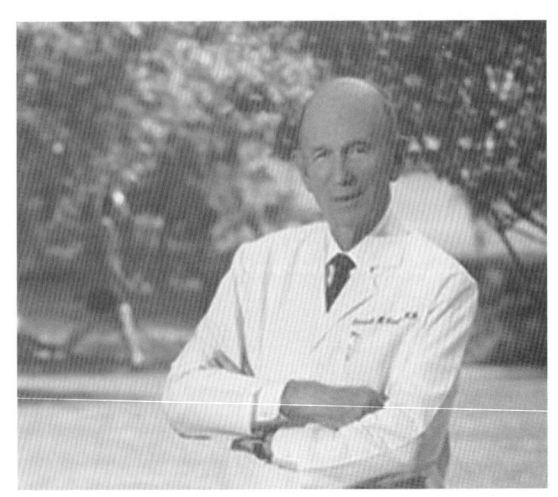

Fig. 1-5.

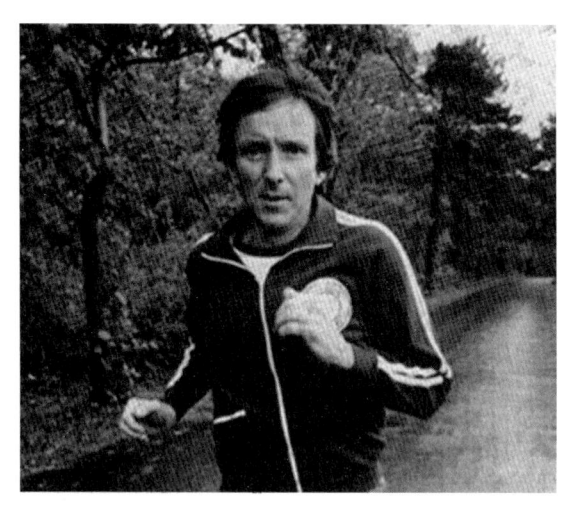

Fig. 1-6.

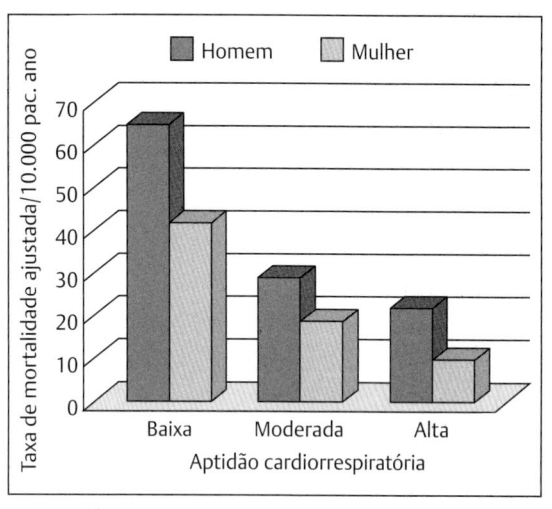

Fig. 1-7. Óbitos por todas as causas de acordo com as categorias de aptidão cardiorrespiratória, abrangendo 3.120 mulheres e 10.224 homens. (Modificada de Blair et alii com permissão do editor. Copyright © 1999, American Medical Association.)[13]

doenças crônicas e degenerativas. Em média, após os 70 anos, as pessoas apresentam duas doenças crônicas.

Não basta viver mais, é preciso viver mais e melhor, com saúde mental e mobilidade preservadas. Para tal, a prática regular de exercícios, que deve ser iniciada ainda na adolescência (embora sempre possa ser iniciada em qualquer idade, porém com eficácia menor, se iniciada tardiamente), se mostra como a principal ferramenta de prevenção para a mortalidade por todas as causas.

O ideal seria que, além da prática de exercícios, outras atitudes saudáveis fossem tomadas, como: dieta adequada, controle do peso, uso controlado de bebidas e abolição total do fumo e drogas, para a prevenção de doenças futuras. Num estudo acompanhando mais de 100.000 indivíduos a partir dos 50 anos, verificou-se que as doenças crônicas foram retardadas nos indivíduos livres dos fatores de riscos e que praticavam exercícios, que tiveram em média mais 10 anos de vida saudável e independente.

O ACSM ressalta a importância de uma meta--análise que, após os devidos ajustes estatísticos, demonstrou estar o tempo de sedentarismo independentemente associado a maior mortalidade por todas as causas, maior incidência e mortalidade por DCV, incidência e mortalidade por câncer (mama, cólon, colo retal, endometrial e ovário) e diabetes tipo 2 em adultos.[11] Entretanto, se os indivíduos sedentários (longos períodos sentados) praticarem AF em níveis moderados/altos, há redução de 30% do risco de mortalidade por todas as causas, sugerindo que os efeitos mórbidos do sedentarismo são minimizados pela AF regular[12] (**Fig. 1-7**).

O grupo do professor Cooper desenvolveu um excelente estudo em seu centro de pesquisas, na busca de explicações para a menor morbimortalidade em indivíduos de maior aptidão cardiorrespiratória. Foram estudados 500 homens através da angiotomografia coronariana, tendo os autores verificado que, quanto maior a aptidão cardiorrespiratória, maior o diâmetro das coronárias medidas, sendo essa correlação mais marcante nos indivíduos que alcançam níveis iguais ou superiores a 10 METs.[14]

A seguir, para facilitar o entendimento deste e dos demais capítulos, mostraremos as definições de vários termos que serão empregados. A maioria das definições de exercício e saúde aqui empregadas é utilizada pelo Centro de Controle e Prevenção de Doenças dos EUA (CDC), pela representatividade que tem.[15]

ATLETA

Em essência, pressupõe-se que o atleta tenha capacidade aeróbica superior à média dos indivíduos de mesmo gênero e faixa etária.

Os critérios mínimos para se definir um atleta são listados a seguir (ressaltando-se que todos devem ser preenchidos):

- Estar em treinamento com o objetivo de melhorar os resultados/performances;
- Estar participando ativamente em competições esportivas;
- Estar formalmente registrado numa federação esportiva local, regional ou nacional (atleta federado);
- Ter o treinamento esportivo e a competição como principais meios de vida, dedicando várias horas dos dias nessas atividades, excedendo o tempo gasto em outras atividades profissionais ou de lazer.[16]

Tabela 1-1. Classificação da atividade física

Atividade física	Leve	Moderada	Intensa
Intensidade	< 3 METs	3 a 5,9 METs	≥ 6 METs
Intensidade relativa	< 40% $\dot{V}O_{2máx}$	40 a 60% $\dot{V}O_{2máx}$	> 60% $\dot{V}O_{2máx}$

Por exemplo, em um evento de massa como uma maratona de alguma cidade, somente são atletas aqueles que se posicionam na frente e que almejam ganhar o pódio ou a premiação por resultado. Os outros milhares de participantes seriam mais bem designados como exercitantes. Esses irão correr a maratona por prazer, por desafio pessoal, por saúde etc., e não para chegar entre os primeiros. É como em um filme, onde temos os atores e os figurantes.[16]

EXERCITANTES

Compreende o grupo de indivíduos que praticam exercícios regularmente, porém não preenchem os critérios para serem classificados como atletas.

Praticar exercícios regularmente é a mais decisiva intervenção para prevenir e controlar doenças crônicas, podendo-se dizer que o exercício físico é o que temos de mais próximo a uma droga milagrosa.

A Sociedade Americana de Medicina Desportiva (ACSM) recomenda que os adultos realizem exercícios de moderada intensidade num período ≥ 30 min/dia por, pelo menos, 5 dias/semana, com tempo total ≥ 150 min/semana. Se a opção for por exercícios vigorosos, o tempo de duração deverá ser ≥ 20 min/dia com frequência ≥ 3 dias/semana (≥ 75 min/semana). Há também a opção da combinação de exercícios de intensidades moderada e vigorosa, de modo que seja alcançado um gasto energético total ≥ 500-1.000 MET/min/semana.[11]

Por 2-3 dias/semana, devem ser realizados exercícios de resistência para os principais grupos musculares, bem como exercícios neuromotores envolvendo equilíbrio, agilidade e coordenação motora. Também é crucial a manutenção dos movimentos articulares, realizando as séries de exercícios de flexibilidade de cada grupo musculotendíneo (total de 60 s por exercício) por ≥ 2 dias/semana.[17]

ATIVIDADE FÍSICA (AF)

"Qualquer movimento corporal resultante de contrações dos músculos esqueléticos que resultem em aumento do gasto energético acima dos basais. Atividade física (AF) geralmente se refere às atividades que promovem saúde." (CDC)

As atividades físicas podem ser classificadas de acordo com o metabolismo em aeróbicas e anaeróbicas. De acordo com a mecânica, as atividades podem ser classificadas em isotônicas (exercícios dinâmicos) e isométricas (exercícios de resistência), sendo que a maioria dos exercícios resulta da combinação de atividades isotônicas e isométricas.

A AF pode ser classificada em função da sua intensidade (taxa de energia gasta na unidade de tempo), através da medida do consumo de oxigênio. Intensidade Relativa pode ser expressa em função do percentual do $\dot{V}O_{2máx}$ ou da $FC_{máx}$ (**Tabela 1-1**).

Exercício

"É uma subcategoria da atividade física, que é planejada, estruturada e repetitiva, com o propósito de promover/manter um ou mais componentes do condicionamento físico." (CDC)

Exercício Aeróbico

"Qualquer atividade que envolva grandes grupos musculares e que seja de natureza contínua." (ACSM)

Dos exercícios aeróbicos, a corrida é a mais popular e conveniente AF para o lazer, com resultados significativos na longevidade. Em geral, os corredores têm o risco de morte prematura reduzido de 25-40%, vivendo em média mais 3 anos que os não corredores.[18]

Entre adultos com PA em qualquer nível, incluindo os hipertensos, o exercício físico reduz a PAS e a PAD numa média de 2-5 mmHg e 1-4 mmHg, respectivamente. Esses achados foram vistos nos indivíduos que realizaram AF aeróbica com duração média de 40 minutos, 3-4 vezes por semana, com moderada a vigorosa intensidade e por um período de, pelo menos, 12 semanas.

Corrida é a ação de melhor custo-efetividade na saúde pública, mais importante que a modificação de aspectos do estilo de vida ou dos fatores de risco, como tabagismo, obesidade, hipertensão e diabetes. Infelizmente, a corrida não está ao alcance de todos os indivíduos por causa de limitações ortopédicas e/ou por outras restrições individuais.[18]

Exercício Anaeróbico

"Atividade intensa e de curta duração, com fonte energética via glicólise e independente do O_2 inspirado." (ACSM)[11]

Exercício Resistido

"Atividade realizada contra resistência (pesos) e que tem como objetivo o desenvolvimento da força e da potência muscular."

Exercício de Equilíbrio

São realizados para desenvolver a habilidade de controlar a posição do corpo durante os movimentos (**Fig. 1-8**).

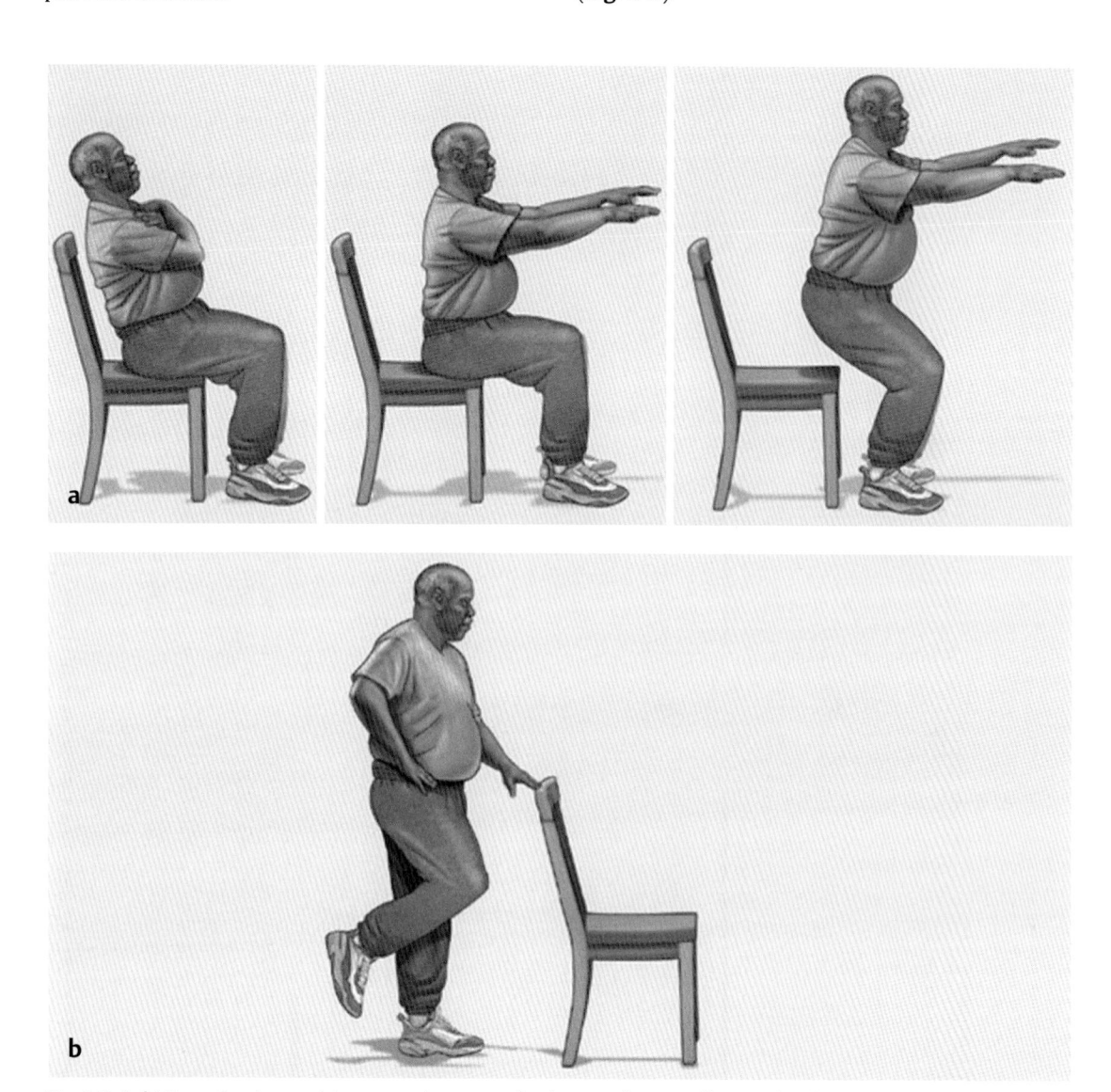

Fig. 1-8. (**a**,**b**) Exemplos de exercícios que podem ser realizados na própria residência, a fim de melhorar o equilíbrio nas atividades rotineiras.

Exercício de Flexibilidade

Os exercícios de flexibilidade buscam desenvolver a habilidade de estender os limites dos movimentos. Tanto o equilíbrio quanto a flexibilidade apresentam componentes geneticamente inerentes, mas que podem ser desenvolvidos pelo treinamento.

Exercício de Treinamento

"Atividade física realizada nos momentos de lazer, com o propósito primário de melhorar ou manter o condicionamento físico, a *performance* física ou a saúde." (CDC) (**Tabela 1-2**)

Tabela 1-2. Alterações na homeostasia de acordo com o tipo de exercício realizado

Variável	Exercício aeróbico	Exercício de resistência
Composição corporal		
DMO	↑↑	↑↑
% gordura corporal	↓↓	↓
Massa magra	0	↑↑
Força muscular	0↑	↑↑↑
Metabolismo da glicose		
Resposta insulínica	↓↓	↓↓
Níveis basais de insulina	↓	↓
Sensibilidade à insulina	↑↑	↑↑
Lípides e lipoproteínas plasmáticas		
HDL colesterol	↑0	↑0
LDL colesterol	↓0	↓0
Triglicerídeos	↓↓	↓0
Dinâmica cardiovascular		
FC em repouso	↓↓	0
DS em repouso e máximo	↑↑	0
DC repouso	0	0
DC máximo	↑↑	0
PAS em repouso	↓0	0
PAD em repouso	↓0	0
$\dot{V}O_{2máx}$	↑↑↑	↑0
DP no exercício submáximo	↓↓↓	↓↓
Taxa metabólica basal	↑0	↑
Qualidade de vida relacionada à saúde	↑0	↑0

Fonte: Adaptado de Pollock et al.[19]

Treinamento Intervalado de Alta Intensidade (HITT)

"Consiste na AF em que há alternância de períodos de exercícios de alta intensidade (85% a 95% da $FC_{máx}$ – corrida com inclinação) e períodos de baixa intensidade (60-70% da $FC_{máx}$ – caminhada rápida no plano), geralmente com períodos de 4 minutos" (**Figs. 1-9 e 1-10**).

Gebel *et al.* referem a importância de as atividades intensas ou vigorosas constarem nas diretrizes de saúde pública, por maximizarem os efeitos saudáveis da AF.[20-21]

SAÚDE

"A condição humana com dimensões física, social e psicológica, cada uma caracterizada por um contínuo de posições positivas e negativas." (CDC)

Atividade Física para Promoção da Saúde

"Atividade que, ao ser acrescida às atividades basais, venha a produzir benefícios à saúde. Caminhar, pular corda, dançar, jogar tênis ou futebol, levantar pesos, escaladas *in door* e *yoga* são exemplos de atividades física para promoção da saúde." (CDC)

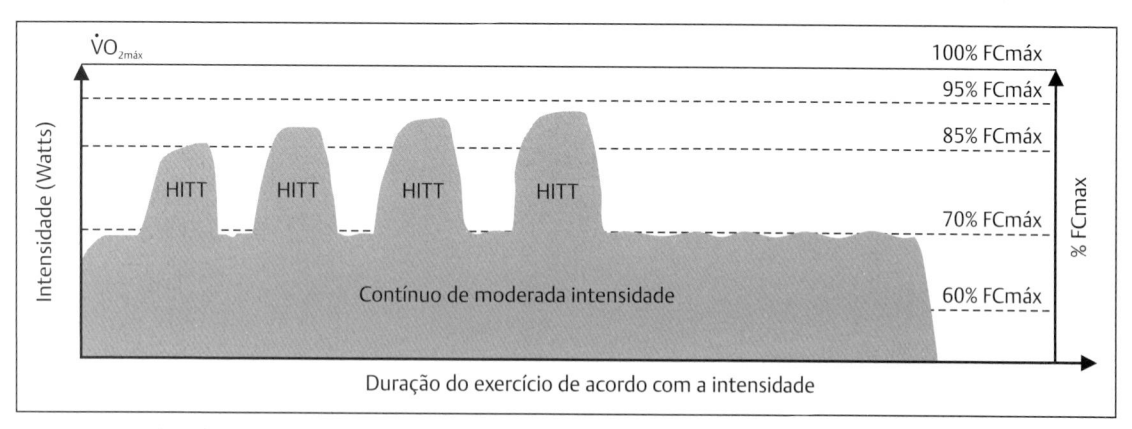

Fig. 1-9. O princípio do Treinamento Intervalado de Alta Intensidade (HITT), com períodos de alta intensidade sendo alternados com "intervalos" de baixa intensidade, permite que novos períodos de alta intensidade sejam realizados.

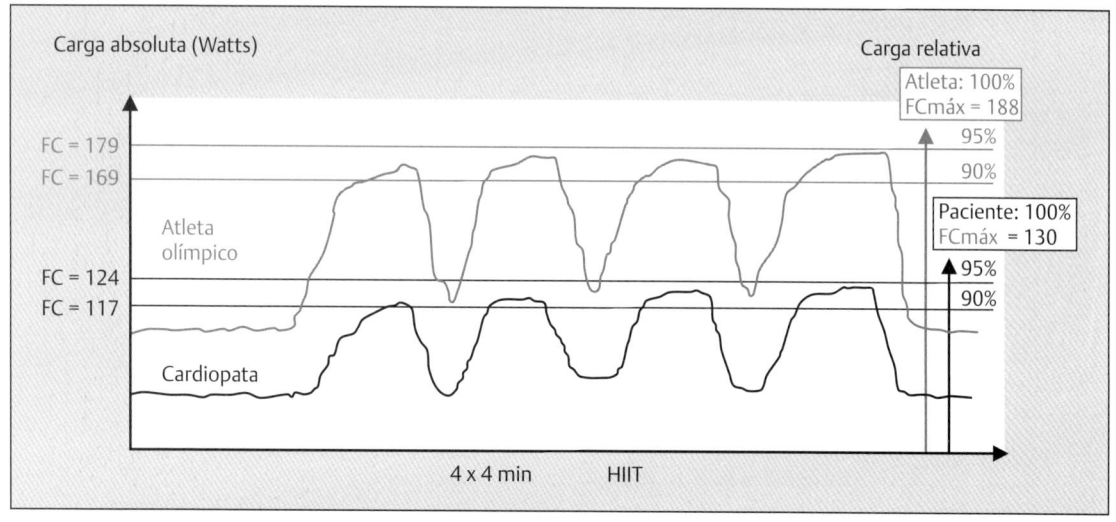

Fig. 1-10. Dois indivíduos realizando HIIT com a mesma intensidade relativa, mas com $FC_{máx}$ e cargas de trabalho diferentes.

INATIVIDADE FÍSICA

"Níveis de atividade física menores que os requeridos para a manutenção da saúde e para a prevenção da morte prematura" (**Fig. 1-11**).

A inatividade física é um fator de risco modificável para as DCV e para uma grande variedade de outras doenças crônicas, incluindo diabetes melito, câncer (cólon e mamas), obesidade, hipertensão, ossos e articulações (osteoporose e osteoartrite) e depressão.[23-30] A prevalência da inatividade física (em torno de 51% nos canadenses adultos) é maior do que todos os outros fatores de risco modificáveis[31] (**Fig. 1-12**).

Segundo Myers *et al.* (2002), os indivíduos ativos e com bom condicionamento físico têm redução do risco de morte superior a 50%.[32] Além disso, um aumento no gasto calórico de 1.000 kcal (4.200 kJ) por semana, ou um aumento no condicionamento físico de 1 MET, foi associado a uma redução da mortalidade em 20%. Nos indivíduos com CCR < 5 METs, o ganho de 1 MET reverte de forma mais acentuada ainda, reduzindo o risco de morte por todas as causas em 30%.[33]

Mulheres na meia-idade e fisicamente inativas (menos de 1 hora/semana de exercícios) tiveram mortalidade, por todas as causas, 52% maior e 29% maior em mortes por câncer, quando comparadas às mulheres fisicamente ativas.[34] Esses riscos relativos são similares aos de hipertensão, hipercolesterolemia e obesidade, se aproximando dos associados ao tabagismo. Indivíduos com bom condicionamento físico e com outros fatores de risco têm um risco de morte prematura inferior aos indivíduos sedentários e sem fatores de risco para doenças cardiovasculares.[34-37]

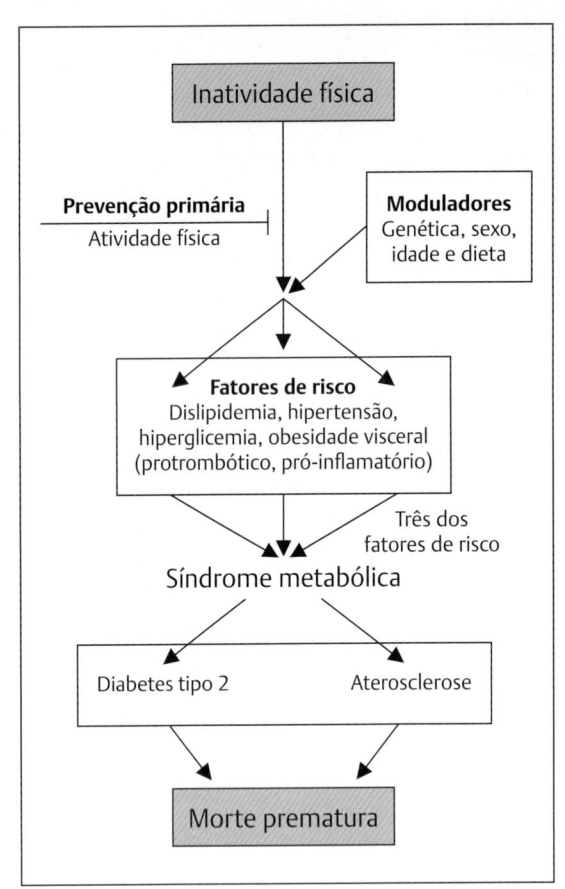

Fig. 1-11. A inatividade física é uma causa real de mortes prematuras, pois sua interação com outros fatores ambientais e com os fatores de risco para a síndrome metabólica, são duas condições (diabetes tipo 2 e aterosclerose) que favorecem a morte prematura. A prevenção primária para a inatividade física é a prática regular de exercícios.[22]

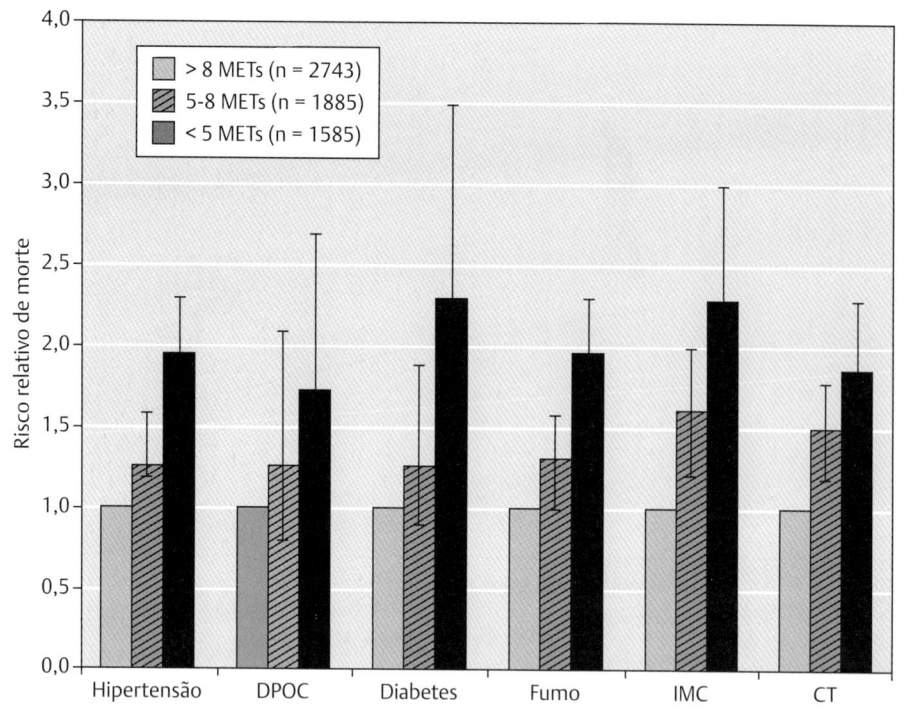

Fig. 1-12. Risco relativo de morte por qualquer causa entre os participantes que apresentavam fatores de risco diversos (hipertensão arterial, doença pulmonar obstrutiva crônica, diabetes, fumo, IMC ≥ 30 e colesterol total ≥ 5,70 mmol/L), de acordo com a capacidade funcional. (Adaptada com permissão de Myers et al., 2002.)[32]

CONDICIONAMENTO FÍSICO

"Habilidade para desenvolver as atividades diárias com vigor, sem ter a sensação de fadiga e com ampla energia para desenvolver atividades de lazer e para responder às emergências. O condicionamento físico inclui vários componentes, que consistem em potência aeróbica (resistência cardiorrespiratória), resistência musculoesquelética, força muscular, potência muscular, flexibilidade, equilíbrio, velocidade dos movimentos, tempo de reação e composição corporal".[15]

CONDICIONAMENTO CARDIORRESPIRATÓRIO (CCR)

"Capacidade dos sistemas cardiovascular e respiratório em suprir sangue rico em oxigênio aos músculos em trabalho, além da capacidade dos músculos em produzir energia para os movimentos".[38]

É também referido como Potência Aeróbica Máxima e Condicionamento Cardiovascular ou Condicionamento Aeróbico Máximo.

O *Gold standard* para determinar o CCR é o $\dot{V}O_{2máx}$.

A importância do CCR está bem estabelecida como um forte preditor de saúde cardiovascular e reduzida mortalidade,[39-42] e há o reconhecimento de que se trata de uma variável essencial, que deveria ser avaliada nos *screening* de saúde.[43-44]

O CCR alto é associado a baixo risco de mortalidade, independentemente do número de fatores de risco existentes. Devem-se prescrever exercícios para os pacientes como uma medida preventiva realmente eficaz.[45]

Nauman *et al.*[46] propuseram um algoritmo para estimar a CCR (e-CCR), independente da realização de exercícios. Além do exame clínico (peso, altura, circunferência abdominal, FC e PA em repouso), através de um formulário, o paciente fornece informações sobre tempo e intensidade da atividade física, fumo, diabetes, consumo de álcool e história familiar de doenças cardiovasculares. O eCCR baixo é associado a DCV e mortalidade por todas as causas. A inclusão dos dados dos fatores de risco tradicionais para a DCV não acrescentou valor à classificação de risco.

Dada a capacidade prognóstica do CCR, Imboden *et al.* (**Fig. 1-13**) propuseram a utilização do teste cardiopulmonar (TCPE) para determinar o CCR e o prognóstico de indivíduos assintomáticos, facilitando a tomada de decisões.[47]

Alguns estudos mostram que a inatividade física (20 dias de repouso no leito) leva a uma queda na CCR de até 27%.[48]

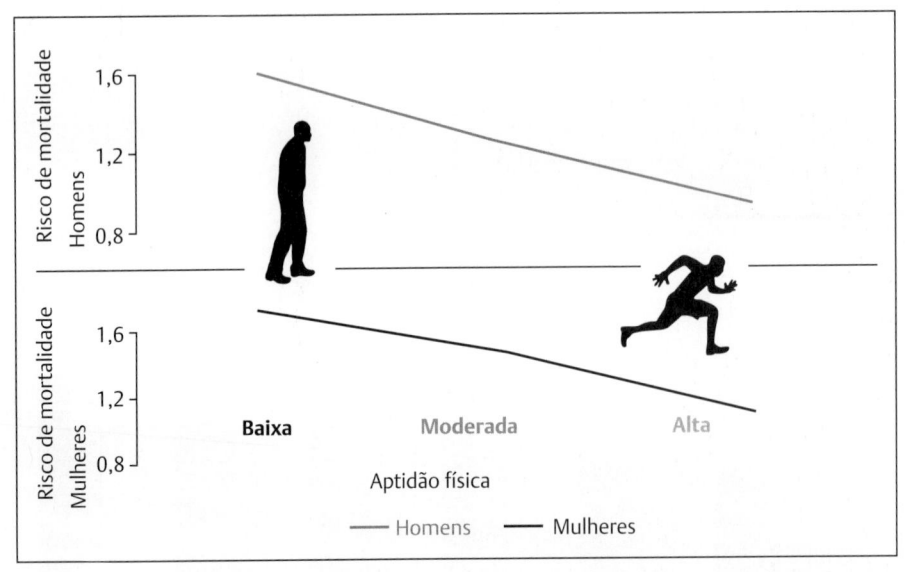

Fig. 1-13. O CCR acima da média é associado a risco de mortalidade baixo, independentemente do número de fatores de risco presentes. Os indivíduos devem ser aconselhados a realizar uma atividade física de nível, no mínimo, moderado, para reduzir a mortalidade. (Fonte: Imbomen MT et al. J Am Coll Cardiol. 2018; 72 (19): 2283-92.)

CONDICIONAMENTO DE FORÇA

"Capacidade de os músculos esqueléticos moverem uma carga externa. A força é altamente dependente da massa muscular".[38]

Liu et al. investigaram a associação entre exercício resistido (ER) e DCV e com mortalidade por todas as causas, avaliando o efeito do IMC em relação ao ER e à DCV. Foram avaliados 12.591 indivíduos duas vezes, com um intervalo de 9 anos, sendo que os autores verificaram que o ER teve ação de reduzir o IMC e que, mesmo os que praticaram o ER por pelo menos 1h·semana^{-1}, independente do exercício aeróbico, tiveram redução de risco de DCV e mortalidade por todas as causas.[49]

CAPACIDADE FUNCIONAL

"A capacidade funcional reflete a habilidade da célula, do órgão, do sistema ou do corpo em manter a homeostase dentro dos estreitos limites para sobreviver a um estresse específico".

Se um estresse externo rompe a homeostasia além da capacidade funcional de um organismo, a vida não poderá ser mantida. A reduzida habilidade para enfrentar os estresses aumenta o risco de morte.

O principal preditor da capacidade funcional é a capacidade aeróbica máxima ($\dot{V}O_{2máx}$), que por sua vez depende da integração das funções cardiovascular, pulmonar e musculoesquelética, além dos aspectos psicológicos, nutricionais e limitações físicas.[50]

POTÊNCIA MUSCULAR

"Conforme a definição da física, a potência corresponde à razão entre o trabalho realizado (força pelo deslocamento causado) e o tempo gasto na realização do trabalho".

A potência depende da habilidade de gerar força e de coordenar os movimentos. Quanto mais rápido for realizado um exercício de força, maior a potência muscular desenvolvida. Subir uma escada requer potência, quanto mais rápido se subir a escada, maior será a potência requerida.

A potência muscular diminui após os 40 anos, sendo que Araújo et al. verificaram a forte correlação entre a potência muscular e a mortalidade por todas as causas.[51]

Foi medida a potência muscular de 3.878 pacientes com idades entre 41-85 anos (**Fig. 1-14**), indexou-se a potência muscular ao peso dos pacientes, sendo verificadas as médias de 2,5 watts/kg para os homens e 1,4 watts/kg para as mulheres. Após 6,5 anos de seguimento, faleceram 247 homens (10%) e 75 mulheres (6%), sendo que os pacientes com potência muscular superior à média tiveram maior sobrevida e os pacientes dos quartis 2 e 1 tiveram risco de morte 4-5 e 10-13 vezes maior, quando comparados aos pacientes com potência acima da média.

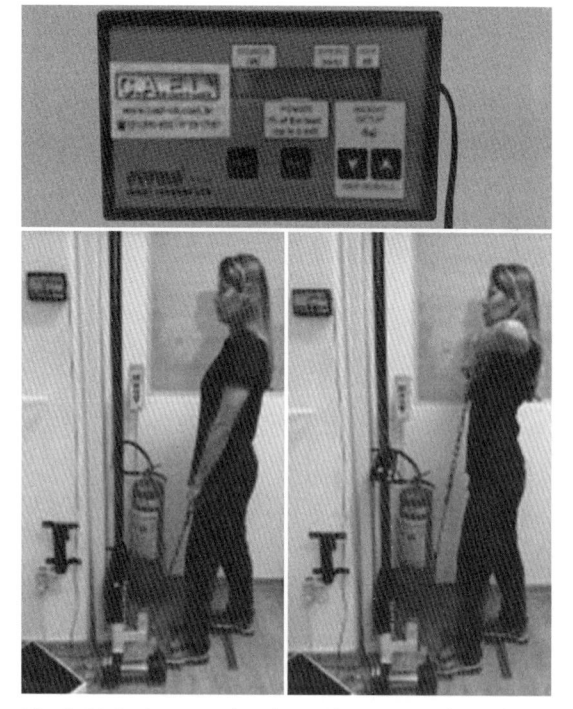

Fig. 1-14. Paciente sendo submetida a uma medição de potência muscular ao realizar um exercício com os MMSS. (© Clínica de Medicina do Exercício – CLINIMEX.)

CAPACIDADE AERÓBICA (CAER) × POTÊNCIA AERÓBICA (PAER)

Capacidade aeróbica reflete a quantidade máxima de O_2 (L/min) que o organismo consegue captar e utilizar durante um exercício, sendo representado pelo $\dot{V}O_{2máx}$.

O treinamento físico é feito para aumentar a capacidade aeróbica dos indivíduos, devendo-se ressaltar que essa capacidade estará limitada por fatores genéticos.

A capacidade aeróbica seria mais bem correlacionada aos eventos com duração entre 12 e 25 minutos, nas atividades em que o peso do corpo é suportado pela água ou pelo equipamento utilizado, como na prática da natação, do remo e do ciclismo.

Potência aeróbica é o termo mais bem empregado quando a modalidade do exercício leva o praticante a sustentar seu próprio peso, como acontece com os corredores e esquiadores. Também reflete o $\dot{V}O_{2máx}$, só que indexado ao peso do indivíduo (mL/kg/min).

Resistência cardiorrespiratória (*cardiorespiratory endurance*) é o termo recomendado para expressar a habilidade de se sustentar um exercício aeróbico por um determinado período. Também são usados como sinônimos os termos condicionamento cardiovascular, condicionamento aeróbico, condicionamento cardiorrespiratório ou resistência cardiovascular.

As potências aeróbica e anaeróbica máximas são cruciais para determinar a performance na maioria dos esportes. Vários estudos publicados sobre atletas de elite, principalmente sobre corredores, ciclistas, remadores e esquiadores, permitiram que fossem estabelecidos os limites superiores dos exercícios aeróbicos (**Tabela 1-3**).[52]

Para se manter na condição de exercitante (aquele que pratica esportes ou exercícios de forma não profissional) (**Fig. 1-15**), é preciso ser proativo e vencer os fatores de inércia que o mundo atual nos oferece.

A saúde corporal e o preparo físico influenciam também na vida profissional. Há alguns anos, os concursos para o funcionalismo público têm incluído o TAF (Teste de Aptidão Física) como um dos requisitos na seleção dos candidatos. Em artigo recente publicado na revista "Economist" e comentada por Saleme em sua coluna no jornal *O Globo*, é destacada a importância da saúde física, que passa também a ser fator decisivo no aspecto profissional no meio privado; conforme o artigo, os CEOs das maiores empresas têm sido escolhidos com uma média etária de 58 anos e entre os candidatos "magros e malhados, para aguentar a rotina de trabalho de 14 horas por dia".[53]

Baixos valores do CCR ($\dot{V}O_{2máx}$) e de força no *handgrip* são preditores de risco de morte eminente. Para minimizar o risco de morte por todas as causas, seria necessário que a AF iniciada na juventude fosse prolongada por toda a vida, desenvolvendo altos níveis de CCR e força muscular, tendo a genética como o único limite.[22]

Tabela 1-3. Limites superiores dos exercícios aeróbicos

	Homens	Homens	Mulheres	Mulheres
Esquiadores	7,5 L·min⁻¹	90 mL·kg⁻¹·min⁻¹	5,0 L·min⁻¹	80 mL·kg⁻¹·min⁻¹
Remadores	7,0 L·min⁻¹	90 mL·kg⁻¹·min⁻¹	5,0 L·min⁻¹	
Ciclistas		90 mL·kg⁻¹·min⁻¹		
Corredores		90 mL·kg⁻¹·min⁻¹		80 mL·kg⁻¹·min⁻¹

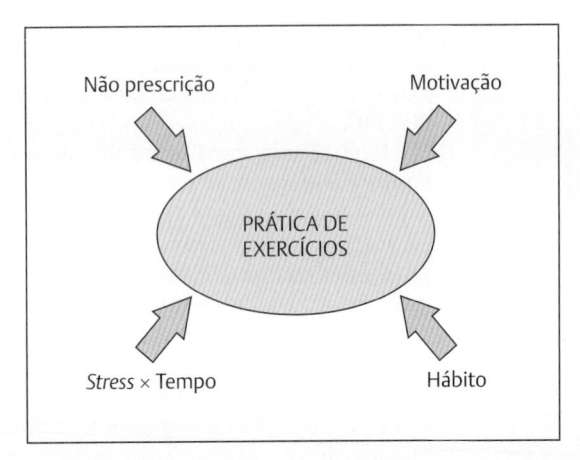

Fig. 1-15. Prática de exercícios.

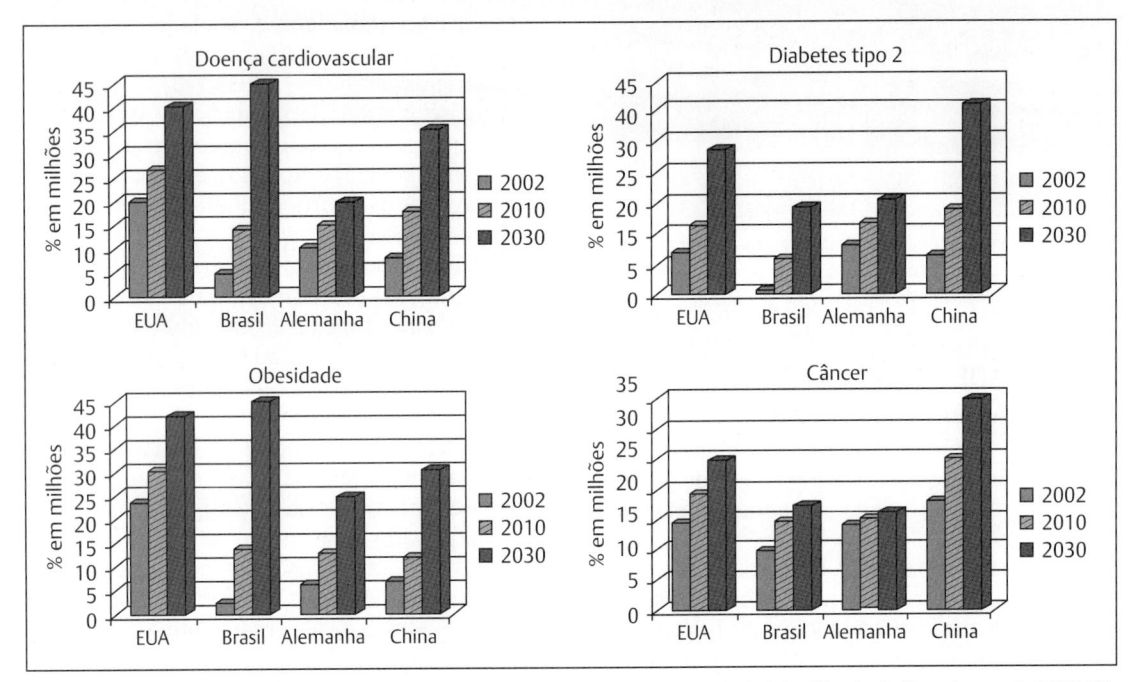

Fig. 1-16. Tendências das doenças crônicas de 2002 a 2010 e a previsão para 2030. (Modificada de Durstine et al., 2013.)[55]

As doenças crônicas são as principais causas de morte em todo o mundo e apresentam contínua progressão em suas incidências, independente de sexo e etnias. Nos gráficos, vemos as incidências em diferentes países no mundo, exemplos de patologias que podem ter a AF como importante fator de prevenção e de prolongamento da sobrevida[54] (**Fig. 1-16**).

O volume de AF de forma regular é consistente com a saúde e a redução do risco relativo para diversas patologias. A relação é curvilínea com os parâmetros exatos da curva, variando para os diferentes benefícios à saúde,[56] conforme visto na **Figura 1-17**.

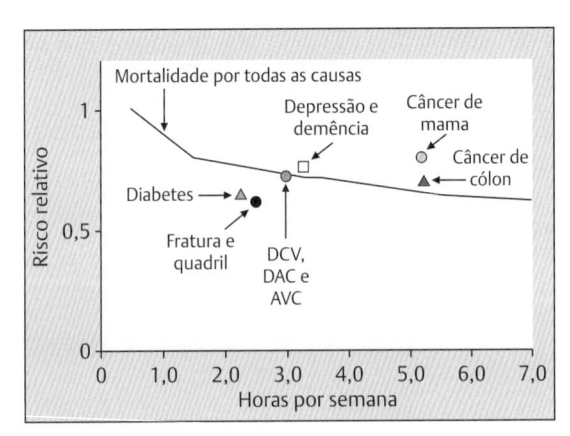

Fig. 1-17. Associação da AF moderada a vigorosa com as patologias mais comuns, incluindo a mortalidade por todas as causas. (Modificada de Powell et al., 2011.)[57]

BENEFÍCIOS DA ATIVIDADE FÍSICA

Para a manutenção da potência muscular da fase de criança até a vida adulta (7 a 35 anos), foi observado por Fraser *et al.* que a manutenção de um peso saudável, com condicionamento físico, grande ingestão de proteínas e o *status* socioeconômico foram os fatores diferenciais.[58-60]

O exercício realizado de forma regular confere vários benefícios bem estabelecidos. Além da integridade musculoesquelética (MUSK), o exercício promove a redução da mortalidade nas doenças cardiovasculares (coronariopatias, AVC, cardiomiopatias e diabetes), em níveis similares aos vistos com a utilização de drogas.[61] Para os pacientes com problemas musculoesqueléticos crônicos, os benefícios dos exercícios podem ser medidos pela redução da dor e pelo aumento das funções no dia a dia[62,63] (**Tabela 1-4**).

Observando a conexão entre a AF e a saúde, pode-se claramente estabelecer que o exercício pode ser visto como medicamento de custo-efetividade, que deveria ser prescrito como a primeira linha de praticamente todas as doenças crônicas.[18,64] Cabe aos médicos o incentivo à prática de AF[65] prescrevendo exercícios moldados para cada paciente, lembrando que nem todos conseguirão atingir as metas das diretrizes, pois além do treinamento o desempenho nas AF é dependente da predisposição genética.[66]

Vemos a necessidade da classe médica se preparar adequadamente para poder orientar e prescrever exercícios físicos para seus pacientes, isoladamente ou em conjunto com as drogas, na maioria dos casos hoje usadas unicamente nas prescrições médicas. Infelizmente, a prescrição do exercício é negligenciada frequentemente, sempre em detrimento da prescrição de drogas ou intervenções cirúrgicas. Em parte, isso se deve ao despreparo dos médicos em prescrever exercícios quer sejam aeróbicos, de força ou de flexibilidade.[67]

É preciso mesmo quebrar paradigmas no exame físico de nossos pacientes, incluindo avaliações simples de composição corporal (circunferência abdominal e IMC),[68] força, equilíbrio, mobilidade e flexibilidade (teste do sentar e levantar), ações que poderão nortear a orientação da conduta bem como desvendar o prognóstico de longo prazo (**Tabela 1-5**).

Para complementar o que seria um adequado exame físico, cabe aqui ressaltar a importância da realização do "teste de sentar e levantar" para uma avaliação simples e funcional, com importantes informações sobre o prognóstico dos pacientes.

Araújo *et al.*[69] desenvolveram, nos anos 1990, o "teste de sentar e levantar", um teste funcional capaz de fornecer dados sobre atividade física anaeróbica como: força e potência muscular, flexibilidade, equilíbrio e composição corporal.[70] O IMC e a integridade funcional das articulações são importantes para o bom desempenho no teste.[71-73] Os autores disponibilizaram na Internet um filme ilustrativo de como proceder com o teste: https://www.youtube.com/watch?v=MCQ2WA2T2oA&t=149s

Foi observado que o escore obtido tem alta correlação com a mortalidade por todas as causas, em indivíduos entre 51 e 80 anos.[74-75]

Tabela 1-4. Benefícios da prática regular de exercícios

- Aumenta globalmente a saúde e o condicionamento físico
- Aumenta/mantém a densidade óssea
- Ajuda na manutenção do peso ideal
- Melhora o equilíbrio, a postura e a flexibilidade
- Aumenta a força muscular
- Melhora a lubrificação das articulações e diminui a dor articular
- Melhora o humor
- Diminui o estresse
- Melhora a qualidade do sono

Tabela 1-5. Classificação do peso corporal e obesidade de acordo com IMC e circunferência abdominal

Classificação obesidade	IMC (Kg/m²)	Circunferência abdominal (cm)	Risco associado
Subpeso	< 18,5		
Normal	18,5-24,9		Na média
Sobrepeso	25,0-29,9	Masc. > 94 Fem. > 79	Aumentado
Obesidade I	30,0-34,9	Masc. < 102 Fem. < 88	Moderado
Obesidade II	35,0-39,9	Masc. > 102 Fem. > 88	Alto
Obesidade III	> 40,0		Muito Alto

Recentemente Araújo *et al.* publicaram tabelas de normalidade do teste de acordo com o sexo e a faixa etária, já que o escore diminui à medida que a idade aumenta.[76]

Há a necessidade de se mudar o olhar e deixar de ver somente a medicina curativa através de drogas e passar a vislumbrar o novo horizonte da medicina preventiva, onde os exercícios ocupam lugar de destaque na prescrição médica.

Recentemente (2021), a Sociedade Europeia de Cardiologia publicou suas diretrizes de Medicina Preventiva,[77] sendo que no tópico sobre exercícios destacamos os seguintes pontos.

Exercícios Aeróbicos

Os clássicos exemplos de exercícios aeróbicos incluem a caminhada, a corrida e o ciclismo.[17]

Para os adultos, recomenda-se realizar pelo menos 150-300 min por semana de exercícios de moderada intensidade, ou 75-150 min de exercícios de vigorosa intensidade, ou uma associação equivalente das duas modalidades, divididas ao longo da semana.[78,79]

Benefícios adicionais serão alcançados com uma prática de atividade física mais intensa.

Mesmo períodos inferiores a 10 min de atividades físicas são associados a melhores evoluções.[78,80] Sendo assim, os indivíduos que não conseguem realizar 150 min/semana devem ser encorajados a realizar o quantitativo de exercícios que conseguirem.[78,81-83]

Exercícios de Resistência

Os Exercícios de Resistência, aliados aos Exercícios Aeróbicos, resultam em menores riscos de eventos cardiovasculares totais e menor mortalidade por todas as causas.[49,84-86]

A prescrição de exercícios deve ser de uma a três séries de 8-12 repetições com a intensidade de 60-80% da força máxima obtida, pelo menos duas vezes por semana, com uma variedade de 8-10 exercícios envolvendo cada grande grupo muscular. Para os mais idosos ou descondicionados, a sugestão é que se inicie com uma série de 10-15 repetições com 40-50% da força máxima.[87-89]

Além disso, para os mais idosos é recomendada a realização de atividades que combinem exercícios aeróbicos, de resistência e de equilíbrio, principalmente para evitar as quedas.[79]

O sedentarismo é associado a maior risco de muitas das doenças crônicas e maior mortalidade.[12,78,79,81,90,91] Para os adultos inativos, a atividade física de baixa intensidade, mesmo que reduzida a 15 minutos por dia, tem produzido benefícios. Há evidências sugerindo que a interrupção da inatividade está associada a melhor evolução[81,91-93] (**Tabela 1-6**).

Mais recentemente, Gaesse e Angadi[95] demonstraram que, mesmo os indivíduos obesos que praticam exercícios, obtêm significativos ganhos nas taxas de sobrevida, em comparação com os obesos que não praticam exercícios, sugerindo que o foco no manejo desses pacientes deve ser o exercício, e não exclusivamente a perda de peso.

Com raras exceções, o aumento da AF está associado à redução de 15-50% em todas as causas de mortalidade e de 15-40% de redução das mortes e eventos cardiovasculares. As maiores reduções no risco de morte por todas as causas são observadas com o aumento da CCR.

Quando o aumento da CCR leva o indivíduo da categoria de sedentário para uma categoria de condicionado, a redução de mortalidade por todas as causas varia de 30-60%, conforme pode ser visto

Tabela 1-6. Prescrição de exercícios

Recomendações	Classe	Nível
Recomendada para os adultos de todas as idades a realização de 150-300 minutos de exercícios de moderada intensidade, por semana, e de 75-150 minutos por semana, para exercícios aeróbicos de alta intensidade. Pode-se fazer uma combinação proporcional entre as intensidades dos exercícios, sempre buscando a redução de mortes por qualquer causa, principalmente redução da morbimortalidade por DCV.[78,79]	I	A
Para os adultos que não conseguem realizar os 150 minutos de exercícios aeróbicos de moderada intensidade por semana, manter uma atividade tão intensa quanto suas condições permitam.[92,93]	I	B
É recomendada a redução do tempo de sedentarismo, pelo menos assumindo atividades diárias de intensidade leve, que possam reduzir o risco de mortalidade cardiovascular.[12,49,81]	I	B
A realização de exercícios de resistência, adicionalmente aos exercícios aeróbicos, é recomendada em 1 ou 2 vezes por semana, visando reduzir mortalidade total.[49,84]	I	B
Mudanças no estilo de vida, como educação individual ou em grupo, aconselhamento por telefone, uso de *gadgets* para acompanhar e estimular a realização de exercícios.[84,88,89,94]	IIa	B

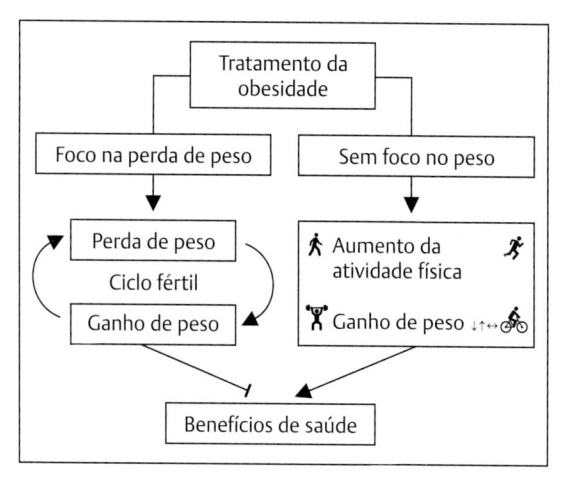

Fig. 1-18. Peso × atividade.

na **Figura 1-18**. Alguns estudos também referem as mudanças na CCR como uma variável contínua, onde o aumento de 1 MET estaria associado a 14-29% de redução de mortalidade por todas as causas.

Em comparação com a perda de peso como foco, é evidente que as reduções das taxas de risco de mortalidade estão associadas ao aumento da CCR.

Muito importante é o aumento da atividade física levando a uma CCR aumentada, o que é consistentemente associado a maior redução do risco de mortalidade por todas as causas e mortalidade por doenças cardiovasculares, comparado com a redução do peso. Além disso, a melhora dos marcadores de risco cardiometabólico, que é obtida com o exercício físico, é comparável àquela associada a perda de peso alcançada pela restrição calórica.

EXERCÍCIO É SAÚDE, PRATIQUE E VIVA MAIS E MELHOR!

REFERÊNCIAS BIBLIOGRÁFICAS

1. Dwivedi G, Dwivedi S. History of Medicine: Sushruta - The Clinician: Teacher par excellence. Indian J Chest Dis Allied Sci. 2007;49:243-244.
2. Egypt: Rare Manuscript Discovered in Saint Catherine Monastery. [Online] Asharq Al-Awsat, 7 Jul/2017. Disponível em: https://eng-archive.aawsat.com/waleed-abdul-rahman/lifestyle-culture/egypt-rare-manuscript-discovered-saint-catherine-monastery
3. Braund SM. Juvenal and Persius. Cambridge, MA and London: Harvard University Press, 2004.
4. Berryman JW. Motion and rest: Galen on exercise and health. Lancet. 2012;380:210-211.
5. Cooper KH. Aerobics. New York: Bantam Books, 1968.
6. Duncan J. Sport in American culture: from Ali to X-games. ABC-CLIO, 2004.
7. Dr. Kenneth Cooper and How He Became Known as the Father of Aerobics. [Online] Club Industry, 1 Setembro/2008. Disponível em: https://www.clubindustry.com/commercial-clubs/dr-kenneth-cooper-and-how-he-became-known-as-father-aerobics
8. "Father of Aerobics" Kenneth Cooper, MD, MPH to receive Healthy Cup Award from Harvard School of Public Health. [Online] Harvard School of Public Health, 16 April/2008. Retrieved 2018-10-08. Disponível em: https://www.hsph.harvard.edu/news/press-releases/aerobics-kenneth-cooper-to-receive-harvard-healthy-cup-award/
9. Fixx J. The Complete Book of Running. Random House, 1977.
10. Gross J. James F. Fixx Dies Jogging; Author on Running was 52. The New York Times, July 22, 1984, Section 1, Page 24.
11. American College of Sports Medicine. ACSM's Guidelines for exercise testing and prescription. 10th ed. Philadelphia: Wolters Kluwer, 2018.
12. Biswas A, Oh PI, Faulkner GE, Bajaj RR, Silver MA, Mitchell MS, et al. Sedentary time and its association with risk for disease incidence, mortality, and hospitalization in adults: a systematic review and meta-analysis. Ann Intern Med. 2015;162(2):123-32.
13. Blair SN, Brodney S. Effects of physical inactivity and obesity on morbidity and mortality: current evidence and research issues. Med Sci Sports Exerc. 1999;31:S646-62.
14. Ho JS, Cannaday JJ, FitzGerald SJ, Leonard D, Cooper KH. Relation of coronary artery diameters with cardiorespiratory fitness. Am J Cardiol. 2018;121(9):1065-1071.
15. Centers for Disease Control and Prevention Physical activity for everyone. [Online] CDC, 2011. Disponível em: http://www.cdc.gov/physicalactivity/everyone/glossary/index.html
16. Araújo CGS, Scharhag J. Athlete: a working definition for medical and health sciences research. Scand J Med Sci Sports 2016;26:4-7.
17. Garber CE, Blissmer B, Deschenes MR, Franklin BA, Lamonte MJ, Lee IM, et al. American College of Sports Medicine position stand. Quantity and quality of exercise for developing and maintaining cardiorespiratory, musculoskeletal, and neuromotor fitness in apparently healthy adults: guidance for prescribing exercise. Med Sci Sports Exerc. 2011 Jul;43(7):1334-1359.
18. Lee DC, Brellenthin AG, Thompson PD, Sui X, Lee IM, Lavie CJ. Running as a Key Lifestyle Medicine for Longevity. Progress Cardiov Dis. 2017;60:45-55.
19. Pollock ML, Vincent KR. Resistance training for health. The President's Council on Physical Fitness and Sports Research Digest. Dec 1996;(2)8.
20. Gebel K, Ding D, Chey T, Stamatakis E, Brown WJ, Bauman AE. Effect of moderate to vigorous physical activity on all-cause mortality in middle-aged and older Australians. JAMA Intern Med. 2015;175:970-977.
21. Karlsen T, Aamot IL. Haykowsky M, Rognmo Ø. High Intensity Interval Training for Maximizing Health Outcomes. Progress Cardiovasc Dis 2017;60:67-77.
22. Bouchard C, Shephard RJ. Physical activity fitness and health: the model and key concepts. In: Bouchard C, Shephard RJ, Stephens T, editors. Physical activity fitness and health: International

23. Booth FW, Roberts CK, Laye MJ. Lack of exercise is a major cause of chronic diseases. Compr Physiol. 2012;2(2):1143-1211.
24. Blair SN, Kampert JB, Kohl HW 3rd, Barlow CE, Macera CA, Paffenbarger RS Jr, et al. Influences of cardiorespiratory fitness and other precursors on cardiovascular disease and all-cause mortality in men and women. JAMA. 1996 Jul 17;276(3):205-10.
25. Paffenbarger RS Jr, Hyde RT, Hsieh CC, Wing AL. Physical activity, other life-style patterns, cardiovascular disease and longevity. Acta Med Scand Suppl. 1986;711:85-91.
26. Puett DW, Griffin MR. Published trials of nonmedicinal and noninvasive therapies for hip and knee osteoarthritis. Ann Intern Med. 1994;121:133-40.
27. Shephard RJ. Absolute versus relative intensity of physical activity in a dose– response context. [discussion S419-20]. Med Sci Sports Exerc 2001;33:S400-18.
28. Skerrett PJ. Physical activity and all-cause mortality: What is the dose– response relation? [discussion S493-4]. Med Sci Sports Exerc. 2001;33:S459-71.
29. Taylor RS, Brown A, Ebrahim S, Jolliffe J, Noorani H, Rees K, et al. Exercise-based rehabilitation for patients with coronary heart disease: systematic review and meta-analysis of randomized controlled trials. Am J Med 2004;116:682-92.
30. Warburton DE, Gledhill N, Quinney A. Musculoskeletal fitness and health. Can J Appl Physiol. 2001;26:217-37.
31. Canadian Community Health Survey. Ottawa: Statistics Canada; 2002/03.
32. Myers J, Prakash M, Froelicher V, Do D, Partington S, Atwood JE. Exercise capacity and mortality among men referred for exercise testing. N Engl J Med. 2002;346(11):793-801.
33. Franklin BA, Thompson PD, Al-Zaiti SS, Albert CM, Hivert MF, Levine BD, et al. Exercise-related acute cardiovascular eventes and potential deleterious adaptations following long-term exercise training: placing the risks into perspective – An update. Circulation. 2020 Mar 31;141(13):e705-e736.
34. Hu FB, Willett WC, Li T, Stampfer MJ, Colditz GA, Manson JE. Adiposity as compared with physical activity in predicting mortality among women. N Engl J Med. 2004;351(26):2694-703.
35. Blair SN, Cheng Y, Holder JS. Is physical activity or physical fitness more important in defining health benefits? [discussion S419-20]. Med Sci Sports Exerc. 2001;33:S379-99.
36. Katzmarzyk PT, Church TS, Blair SN. Cardiorespiratory fitness attenuates the effects of the metabolic syndrome on all-cause and cardiovascular disease mortality in men. Arch Intern Med. 2004;164:1092-7.
37. Wessel TR, Arant CB, Olson MB, Johnson BD, Reis SE, Sharaf BL, et al. Relationship of physical fitness vs body mass index with coronary artery disease and cardiovascular events in women. JAMA. 2004;292:1179-87.
38. Booth FW, Laye MJ. Lack of adequate appreciation of physical exercise's complexities can pre-empt appropriate design and interpretation in scientific discovery. J Physiol. 2009;587(Pt 23):5527-5539.
39. Gulati M, Pandey DK, Arnsdorf MF, Lauderdale DS, Thisted RA, Wicklund RH, et al. Exercise capacity and the risk of death in women: the St James Women Take Heart Project. Circulation. 2003;108(13):1554-1559.
40. Kodama S, Saito K, Tanaka S, Maki M, Yachi Y, Asumi M, et al. Cardiorespiratory fitness as a quantitative predictor of all-cause mortality and cardiovascular events in healthy men and women: a meta-analysis. JAMA. 2009;301(19):2024-2035.
41. Kokkinos P, Myers J, Kokkinos JP, Pittaras A, Narayan P, Manolis A, et al. Exercise capacity and mortality in black and white men. Circulation. 2008;117(5):614-622.
42. Myers J, Kaykha A, George S, Abella J, Zaheer N, Lear S, et al. Fitness versus physical activity patterns in predicting mortality in men. Am J Med 2004;117:912-8.
43. Kaminsky LA, Arena R, Beckie TM, Brubaker PH, Church TS, Forman DE, et al. The importance of cardiorespiratory fitness in the United States: the need for a national registry; a policy statement from the American Heart Association. Circulation. 2013;127(5):652-662.
44. Kaminsky L, Arena R, Ellingsen Ø, Harber MP. Cardiorespiratory fitness and cardiovascular disease - The past, present and future. Progress Cardiovasc Dis. 2019;62:86-93.
45. Farrell SW, Finley CE, Radford NB, Haskell WL. Cardiorespiratory fitness, body mass index, and heart failure mortality in men: Cooper Center Longitudinal Study. Circ Heart Fail. 2013;6(5):898-905.
46. Nauman J, Nes BM, Lavie CJ, Jackson AS, Sui X, Coombes JS, et al. Prediction of Cardiovascular Mortality by Estimated Cardiorespiratory Fitness Independent of Traditional Risk Factors: The HUNT Study. Mayo Clin Proc. 2017;92(2):218-227.
47. Imboden MT, Harber MP, Whaley MH, Finch WH, Bishop DL, Kaminsky LA. Cardiorespiratory Fitness and Mortality in Healthy Men and Women. J Am Coll Cardiol 2018;72:2283-92.
48. Saltin B, Blomqvist G, Mitchell JH, Johnson RL Jr, Wildenthal K, Chapman CB. Response to exercise after bed rest and after training. Circulation. 1968;38:VII1-78.
49. Liu Y, Lee DC, Li Y, Zhu W, Zhang R, Sui X, et al. Associations of Resistance Exercise with Cardiovascular Disease Morbidity and Mortality. Med Sci Sports Exerc. 2019;51(3):499-508.
50. Morris CK, Ueshima K, Kawaguchi T, Hideg A, Froelicher VF. The prognostic value of exercise capacity: a review of the literature. Am Heart J. 1991;122:1423-1431.
51. Araújo CGS. Ability to lift weights quickly can mean a longer life. EuroPrevent: European Association of Preventive Cardiology, 2019.
52. Haugen T, Paulsen G, Seiler S, Sandbakk Ø. New Records in Human Power. Int J Sports Physiol Perform. 2018 Jul 1;13(6):678-686.
53. Seleme A. Morte à vista do pedido de vista. O Globo, Rio de Janeiro, 15 Fevereiro/2020.

Disponível em: https://oglobo.globo.com/politica/morte-vista-do-pedido-de-vista-24250907
54. Andersen E, Durstine JL. Physical activity, exercise, and chronic diseases: A brief review. Sports Medicine and Health Science. 2019;1(1):3-10.
55. Durstine J, Gordon B, Wang Z, Luo X. Chronic disease and the link to physical activity. J Sport Health Sci. 2013;2(1):3-11.
56. Khan KM, Thompson AM, Blair SN, Sallis JF, Powell KE, Bull FC, et al. Sport and exercise as contributors to the health of nations. Lancet. 2012 Jul 7;380(9836):59-64.
57. Powell KE, Paluch AE, Blair SN. Physical activity for health: what kind? How much? How intense? On top of what? Annu Rev Public Health. 2011;32:349-65.
58. Fraser BJ, Blizzard L, Cleland V, Schmidt MD, Smith KJ, Gall SL, et al. Factors Associated With Persistently High Muscular Power From Childhood to Adulthood. Med Sci Sports Exerc. 2020;52(1):49-55.
59. Henriksson H, Henriksson P, Tynelius P, Ekstedt M, Berglind D, Labayen I, et al. Cardiorespiratory fitness, muscular strength and obesity in adolescence and later chronic disability due to cardiovascular disease: a cohort study of 1 million men. Euro Heart J. 2020;41:1503-1510.
60. Warburton DER, Nicol CW, Bredin SSD. Health benefits of physical activity: the evidence.CMAJ 2006;174(6): 801-809.
61. Naci H, Ioannidis JP. Comparative effectiveness of exercise and drug interventions on mortality outcomes: metaepidemiological study. BMJ. 2013;347;f5577.
62. Babatunde OO, Jordan JL, Van der Windt DA, Hill JC, Foster NE, Protheroe J. Effective treatment options for musculoskeletal pain in primary care: A systematic overview of current evidence. PLoS One. 2017;12(6):e0178621.
63. Carek M, Carek J. Consider these exercises for chronic musculoskeletal conditions. J Family Practice 2018;67(9):534-543.
64. Mohammed Z. Exercise is Medicine Global Health Initiative for All Ages. J Clin Epigenet. 2017;3:1.
65. Lachman ME, Lipsitz L, Lubben J, Castaneda-Sceppa C, Jette AM. When Adults Don't Exercise: Behavioral Strategies to Increase Physical Activity in Sedentary Middle-Aged and Older Adults. Innov Aging. 2018 Jan;2(1):igy007.
66. Kujala UM, Kaprio J, Koskenvuo M. Modifiable risk factors as predictors of all-cause mortality: the roles of genetics and childhood environment. Am J Epidemiol. 2002;156:985-993.
67. Persson G, Brorsson A, Ekvall Hansson E, Troein M, Strandberg EL. Physical activity on prescription (PAP) from the general practitioner's perspective - a qualitative study. BMC Fam Pract. 2013 Aug 29;14:128.
68. Ross R, Neeland IJ, Yamashita S, Shai I, Seidell J, Magni P, et al. Waist Circumference Should Be a Routine Vital Sign: Consensus Statement. Nat Rev Endocrinol. 2020;16(3):177-189.
69. Araújo CGS. Sitting-rising test: introduction of a new procedure for evaluation in Exercise and Sports Medicine. Rev Bras Med Esporte. 1999;5(5):179-182.
70. Gotmare N, Narang S, Chandra R, Deshpande M. Correlation of lower limb strength, power, waist-rip ratio and BMI with a sitting-rising teste in 18-35 years age group. Int J Clin Biomed Res. 2020;6(1):14-20.
71. Brito LBB, Ricardo DR, Araújo DSMS. Ability to sit and rise from the floor as a predictor of all-cause mortality. Eur J Prev Cardiol. 2014;21: 892-898.
72. Lira, V, Araújo, D, Coelho, C Sitting–rising test: Interobserver reliability results. Med Sci Sports Exerc. 1999;31:S78-S78.
73. Ricardo, DR, de Araújo, CGS. Sitting–rising test: Influence of excess body weight in adults. Rev Bras Med Esporte. 2001;7:45-52.
74. Brito LBB, Araújo DSMS, Araújo CGS. Does flexibility influence the ability to sit and rise from the floor? Am J Phys Med Rehab. 2013;92:241-247.
75. Wilson B. Simple sitting test predicts how long you'll live – flexibility, balance and muscle strength are key indicators of longevity. Discover Magazine 2013;Nov:16-17.
76. Araújo CGS, Castro CLB, Franca JFC, Araújo DS. Sitting-rising test: Sex- and age-reference scores derived from 6141 adults. Eur J Prev Cardiol. 2020 May;27(8):888-890.
77. Visseren FLJ, Mach F, Smulders YM, Carballo D, Koskinas KC, Bäck M, et al. 2021 ESC Guidelines on cardiovascular disease prevention in clinical practice. Eur Heart J. 2021 Sep 7;42(34):3227-3337.
78. Kraus WE, Powell KE, Haskell WL, Janz KF, Campbell WW, Jakicic JM, et al. Physical Activity, All-Cause and Cardiovascular Mortality, and Cardiovascular Disease. Med Sci Sports Exerc. 2019;51:12701281.
79. Powell KE, King AC, Buchner DM, Campbell WW, DiPietro L, Erickson KI, et al. The Scientific Foundation for the Physical Activity Guidelines for Americans, 2nd Edition. J Phys Act Health 2018:111.
80. Jakicic JM, Kraus WE, Powell KE, Campbell WW, Janz KF, Troiano RP, et al. Association between Bout Duration of Physical Activity and Health: Systematic Review. Med Sci Sports Exerc 2019;51:12131219.
81. Ekelund U, Tarp J, Steene-Johannessen J, Hansen BH, Jefferis B, Fagerland MW, et al. Dose-response associations between accelerometry measured physical activity and sedentary time and all cause mortality: systematic review and harmonised meta-analysis. BMJ. 2019;366:l4570.
82. Wahid A, Manek N, Nichols M, Kelly P, Foster C, Webster P, et al. Quantifying the Association Between Physical Activity and Cardiovascular Disease and Diabetes: A Systematic Review and Meta-Analysis. J Am Heart Assoc. 2016;5:e002495.
83. Moore SC, Patel AV, Matthews CE, Berrington de Gonzalez A, Park Y, Katki HA, et al. Leisure time physical activity of moderate to vigorous intensity and mortality: a large pooled cohort analysis. PLoS Med. 2012;9:e1001335.
84. Saeidifard F, Medina-Inojosa JR, West CP, Olson TP, Somers VK, Bonikowske AR, et al. The association of resistance training with mortality: A systematic review and meta-analysis. Eur J Prev Cardiol. 2019;26:16471665.
85. Ortega FB, Silventoinen K, Tynelius P, Rasmussen F. Muscular strength in male adolescents and

premature death: cohort study of one million participants. BMJ. 2012;345:e7279.
86. Ruiz JR, Sui X, Lobelo F, Morrow JR Jr, Jackson AW, Sjostrom M, et al. Association between muscular strength and mortality in men: prospective cohort study. BMJ. 2008;337:a439.
87. Pelliccia A, Sharma S, Gati S, Back M, Borjesson M, Caselli S, et al. 2020 ESC Guidelines on sports cardiology and exercise in patients with cardiovascular disease. Eur Heart J. 2021;42:1796.
88. Howlett N, Trivedi D, Troop NA, Chater AM. Are physical activity interventions for healthy inactive adults effective in promoting behavior change and maintenance, and which behavior change techniques are effective? A systematic review and meta-analysis. Transl Behav Med. 2019;9:147157.
89. Brickwood KJ, Watson G, O'Brien J, Williams AD. Consumer-Based Wearable Activity Trackers Increase Physical Activity Participation: Systematic Review and Meta-Analysis. JMIR Mhealth Uhealth. 2019;7:e11819.
90. Chastin SFM, De Craemer M, De Cocker K, Powell L, Van Cauwenberg J, Dall P, et al. How does light-intensity physical activity associate with adult cardiometabolic health and mortality? Systematic review with metaanalysis of experimental and observational studies. Br J Sports Med. 2019;53:370376.
91. Young DR, Hivert MF, Alhassan S, Camhi SM, Ferguson JF, Katzmarzyk PT, et al. Sedentary Behavior and Cardiovascular Morbidity and Mortality: A Science Advisory From the American Heart Association. Circulation. 2016;134(13):e262-279.
92. Sattelmair J, Pertman J, Ding EL, Kohl HW 3rd, Haskell W, Lee IM. Dose response between physical activity and risk of coronary heart disease: a metaanalysis. Circulation. 2011;124:789795.
93. Hupin D, Roche F, Gremeaux V, Chatard JC, Oriol M, Gaspoz JM, et al. Even a low-dose of moderate-to-vigorous physical activity reduces mortality by 22% in adults aged >/=60 years: a systematic review and meta-analysis. Br J Sports Med. 2015;49:12621267.
94. Yates T, Edwardson CL, Celis-Morales C, Biddle SJH, Bodicoat D, Davies MJ, et al. Metabolic Effects of Breaking Prolonged Sitting With Standing or Light Walking in Older South Asians and White Europeans: A Randomized Acute Study. J Gerontol A Biol Sci Med Sci. 2020;75:139146.
95. Gaesser GA, Angadi SS. Obesity treatment: Weight loss versus increasing fitness and physical activity for reducing health risks. iScience. 2021 Sep 20;24(10):102995.

EXERCÍCIO FÍSICO NA PREVENÇÃO DAS DOENÇAS – EVITANDO A INSUFICIÊNCIA DE EXERCÍCIO

Antônio Carlos Avanza Jr.
Antônio Carlos Avanza Neto

"Energia é o que tensiona o arco; decisão é o que solta a flecha."

Sun Tzu (544-496 a.C.)

Define-se exercício físico (EF) como um tipo de atividade física que consiste em um movimento corporal planejado, estruturado e repetitivo realizado para aprimorar ou preservar um ou mais componentes da aptidão física.[1] São inúmeras as evidências da relação inversa entre exercício físico e doença cardiovascular, osteoporose, obesidade, câncer de cólon, câncer de mama, ansiedade, depressão e várias outras patologias.

O EF melhora a função cardiovascular e respiratória pelo aumento da captação máxima de oxigênio, reduzindo o consumo de oxigênio pelo miocárdio, reduzindo frequência cardíaca e pressão arterial para determinada intensidade submáxima, aumentando a densidade capilar no músculo esquelético, dentre outros benefícios. Atua nos fatores de risco coronariano, levando à diminuição da pressão arterial sistólica e diastólica em repouso,[2] ao aumento dos níveis séricos de HDL, assim como à redução dos triglicerídeos; diminui a gordura abdominal total e a gordura intra-abdominal, melhora a tolerância à glicose e reduz a resistência à insulina,[3] diminui a agregabilidade plaquetária. Além dos benefícios citados o EF exerce importante papel na redução da ansiedade e depressão, na sensação de bem-estar, evita risco de quedas e lesões em pessoas mais idosas.

O sedentarismo tem sido reconhecido como fator de risco independente para desenvolvimento prematuro de doença arterial coronariana e demais doenças cardiovasculares, assim como predispõe ao aparecimento de outros fatores de risco.[4] Apesar do entusiasmo, as evidências de estudos clínicos prospectivos e randomizados para estabelecer o benefício do exercício físico são limitadas, levando-se em conta o fato de que ensaios clínicos randomizados e bem-sucedidos exigem boa adesão para mostrar uma diferença entre os grupos no fim do estudo. No caso de exercício, não é possível, do ponto de vista ético ou prático, impedir que aqueles designados para o grupo de controle se envolvam em exercício (*drop-ins*). A adesão em longo prazo no grupo designado ao exercício é afetada pelo não cumprimento do trabalho preconizado (desistências). Após vários anos, o nível de exercício pode ser semelhante nos dois grupos, impedindo qualquer avaliação do valor do exercício. Os estudos randomizados que foram realizados, geralmente, tiveram um pequeno número de pacientes e foram inconclusivos em relação aos benefícios do exercício.

Muitas das evidências para o benefício do exercício provêm de estudos observacionais de longo prazo, mostrando que aqueles que se exercitam regularmente têm significativamente menos doenças coronárias (DACs) e um risco reduzido de parada cardíaca primária. Quando comparados com os indivíduos menos ativos, os mais ativos apresentaram um risco de 30 a 40% menor de desenvolver doença cardiovascular (DCV). Essa associação inversa entre quantidade de exercício e risco de DCV parece ser consistente, independentemente de idade, sexo ou etnia.[5,6]

Infelizmente, esse tipo de evidência está sujeito a viés, uma vez que a decisão de se exercitar é apenas uma das muitas escolhas feitas na adoção de um estilo de vida saudável. Como exemplos, uma dieta saudável para coração, a abstinência do tabagismo e cuidados médicos regulares podem contribuir para a melhoria da saúde daqueles que também fazem exercícios regularmente. Assim, a atribuição do exercício como prevenção da doença cardiovascular e outras doenças é confundida por outras reduções favoráveis nos fatores de risco.

Apesar das limitações, o exercício regular tem seus efeitos benéficos descritos em vários artigos e trabalhos científicos publicados na sociedade médica. A melhora na aptidão física cardiovascular e geral, assim como uma melhora na qualidade de vida são razões suficientes para prática de exercício físico. Além disso, o EF tem efeitos benéficos no controle do peso e vários outros fatores de risco cardiovasculares. O exercício físico reduz os níveis séricos de triglicérides, aumenta os níveis de lipoproteína de alta densidade (HDL), com efeitos variáveis no colesterol total e na lipoproteína de baixa densidade (LDL).

O EF aumenta a atividade das enzimas mitocondriais, levando a melhora da energia muscular, diminuição da resistência à insulina e menor taxa de progressão para diabetes tipo 2 manifesto.[7,8] Além disso, o EF tipo caminhada rápida também tem um benefício cardiovascular semelhante ao observado na prevenção secundária em não diabéticos.

Existem evidências crescentes de que a inflamação, manifesta em parte por elevações da proteína C-reativa sérica, desempenhe um papel importante na aterosclerose, sendo que o EF regular reduz a atividade das células mononucleares no sangue, com diminuição na produção das citocinas aterogênicas e aumento das citocinas ateroprotetoras.

EXERCÍCIO FÍSICO E OBESIDADE

O aumento crescente da obesidade vem alcançando proporções epidêmicas. Apesar de a prevalência de obesidade no Brasil ser inferior à constatada na Europa e nos Estados Unidos, esse é um problema que não pode ser negligenciado, levando-se em conta que o número de obesos no país vem crescendo anualmente. Existem vários fatores de cormobidade associados à obesidade, dentre eles a síndrome metabólica, comorbidade que se caracteriza por obesidade visceral, dislipidemia, níveis elevados de pressão arterial e resistência à insulina.[8,9]

Alguns estudos demonstraram o efeito da dieta e do treinamento físico isoladamente[10] ou combinados sobre a perda de peso corporal. Existe consenso na literatura sobre o efeito da dieta na redução do peso corporal;[11] no entanto, a inclusão do EF nem sempre resulta em perda adicional de peso.[12]

Um efeito importante do exercício físico refere-se à manutenção do peso corporal após programas de emagrecimento. Sabe-se que a manutenção da perda de peso é mais difícil do que a própria perda de peso. Sendo assim, a inclusão de programas de EF regular durante, e sobretudo após, o emagrecimento por dieta tem-se mostrado extremamente eficiente.[13] Deve-se salientar que um mecanismo potencialmente importante para manutenção dessa perda de peso é o efeito psicológico do exercício na autoestima do indivíduo, assim como na sua imagem corporal e seu humor.[14,15]

Várias alterações metabólicas ocorrem com o EF e podem ser vantajosas na obesidade. Durante o treinamento, a atividade simpática aumenta, elevando a resposta lipolítica às catecolaminas no tecido adiposo. Ocorre também um aumento da sensibilidade à insulina.

A prática regular de EF leva o organismo a ter melhor controle sobre o balanço energético. Quando realizado cronicamente, aumenta a atividade da enzima lipase hormônio-sensível (enzima responsável pela maior mobilização de lípides no tecido adiposo) e a densidade mitocondrial, potencializando a oxidação de lípides e favorecendo assim o emagrecimento.[16]

EXERCÍCIO FÍSICO E DIABETES MELITO TIPO 2

Estudos epidemiológicos têm demonstrado que a prática regular de exercício físico está associada ao menor peso corporal e a maior sensibilidade à insulina. O efeito da prática regular de exercício físico sobre a sensibilidade à insulina continua sendo observado, mesmo quando os resultados são corrigidos para o peso corporal e o IMC.[8] Grande parte dos estudos observacionais e experimentais correlacionam o efeito do EF com o aumento da sensibilidade à insulina, independente da perda de peso. Os mecanismos responsáveis pelo efeito do treinamento físico na ação da insulina e na captação da glicose ainda não estão totalmente esclarecidos.

A alta atividade lipolítica da gordura visceral e a produção de citocinas induzem a resistência à insulina, favorecendo o DM2, DCV e doença hepática gordurosa não alcoólica. Adipócitos hipertrofiados, em conjunto com os macrófagos, são responsáveis pela síntese de citocinas pró-inflamatórias que predispõem à termogênese. O EF é capaz de reduzir a síntese de TNF-alfa e aumentar a de adiponectina.[17,18]

Veremos adiante alguns aspectos de como o exercício pode atuar na promoção da saúde.

SAÚDE CARDIOVASCULAR

Segundo o CDC (Centers for Disease Control and Prevention), a doença cardiovascular é a principal causa de morte nos EUA, sendo que a cada ano cerca de 525.000 americanos sofrem o primeiro evento, enquanto cerca de 210.000 sofrem o segundo, isso independentemente do sexo e do grupo étnico. Em média, morre 1 indivíduo a cada 37 segundos, totalizando cerca de 647.000 óbitos, o que corresponde a 25% do total de óbitos por ano nos EUA.[19]

Dentre as DCV, a doença arterial coronariana (DAC) é o tipo mais frequente, sendo responsável pela morte de 365.914 pessoas em 2017. Cerca de 18,2 milhões de adultos com 20 anos ou mais têm DAC (em torno de 6,7%). Dois de cada 10 óbitos (20%) por DAC ocorrem em indivíduos com menos de 65 anos.

Estudos biológicos e epidemiológicos comprovam a relação causa-efeito entre os níveis elevados de atividade cardiorrespiratória e a redução de eventos coronarianos.[20] Vários estudos demonstraram uma relação inversa entre EF e doença arterial coronariana e mortalidade cardiovascular. Embora a maioria das observações tenha sido realizada em homens, benefícios cardiovasculares semelhantes foram encontrados em mulheres, em diferentes grupos étnicos, em idosos, assim como em diferentes países do mundo.

O estudo INTERHEART, que avaliou pacientes de 52 países, demonstrou que o EF regular esteve associado a uma menor chance de primeiro infarto do miocárdio.[21] A falta de EF foi responsável por 12% de risco atribuído a essa população. O CDC identifica a inatividade física como um fator de risco para a DCV e constata também que somente 20% dos adultos realizam a quantidade de atividade físicas aeróbicas e de força recomendadas.[22]

O exercício traz uma série de efeitos benéficos na hipertensão, diabetes e obesidade, assim como em trombose, função endotelial, tônus autonômico e inflamação.[23]

As mudanças na função endotelial representam uma importante adaptação devida à rotina de atividades físicas. Disfunção endotelial tem sido observada com a idade, o tabagismo, as doenças crônicas em diversos estágios, incluindo DAC, ICC, AVC, diabetes tipo 2, hipertensão, hipercolesterolemia e obesidade. A atividade aeróbica regular tem sido correlacionada com o aumento da função vascular em adultos, independentemente da redução de outros fatores de risco,[24-27] sendo que proporciona uma melhora da função endotelial ao promover mudanças no *shear stress*,[28] o que confere o benefício da saúde em grande número de doenças.[29]

Levando-se em consideração as variações de capacidade, interesse e estilo de vida, não existe receita de EF que satisfaça todos os pacientes; no entanto, quando em comparação com o sedentarismo, praticamente todo tipo de exercício é benéfico, com pelo menos 60 minutos por semana, fornecendo benefícios substanciais na diminuição do risco e da mortalidade cardiovascular.[30]

Em uma coorte de 44.452 homens (40 a 75 anos) inscritos no *Health Professionals Follow-up Study*, vários tipos de atividade física foram associados a uma redução significativa no risco de DCV:

- Corrida por uma hora ou mais por semana – RR 0,58; IC95% 0,44-0,77.
- Remo por uma hora ou mais por semana – RR 0,82; IC 95% 0,68-0,99.
- Caminhada rápida por 30 minutos ou mais por dia – RR 0,82; IC 95% 0,67-1,00.
- Levantar pesos por 30 minutos ou mais por semana – RR 0,77; IC95% 0,61-0,98.

No Aerobics Center Longitudinal Study, um estudo prospectivo de coorte observacional de 55.137 pessoas (idade média de 44 anos; 26% de mulheres), os participantes foram solicitados a preencher uma pesquisa de quatro perguntas, ao se matricularem, quanto a duração, distância, frequência e velocidade de qualquer corrida ou corrida que eles executaram.

Após um acompanhamento médio de quase 15 anos, os corredores tiveram um risco significativamente menor de mortalidade por todas as causas e cardiovascular, em comparação com os não corredores (razões de risco [HR] 0,70 [IC 95% 0,64-0,77] e 0,55 [IC 95% 0,46-0,65], respectivamente).[31]

Ambos os estudos são consistentes em mostrar uma redução significativa no risco de doença cardiovascular (DCV) e de mortalidade com menos de uma hora de esforço moderado ou alto por semana. Embora as principais diretrizes da sociedade profissional recomendem pelo menos 30 minutos de exercícios de intensidade moderada em cinco a sete dias por semana,[32] uma meta razoável para a maioria dos pacientes, esses dados apoiam o conceito de que mesmo uma pequena quantidade de exercício é melhor do que nenhum exercício.

No entanto, exercício mais intenso está associado a maiores benefícios cardiovasculares, como demonstrado em estudos que mostram maiores aumentos no colesterol HDL e diminuições na adiposidade, triglicerídeos séricos e risco de doença coronariana com distâncias mais longas entre os corredores.[33-34]

A caminhada regular também parece ser benéfica em homens mais velhos. Isso foi ilustrado em um relatório do *Honolulu Heart Program*, com 707 homens não fumantes aposentados (idade média de 69 anos) que participaram de uma atividade de baixa intensidade diariamente. A distância percorrida foi medida nos dados da linha de base e da mortalidade e depois coletada ao longo de um período de 12 anos. Após o ajuste para a idade, os homens que andaram mais de três quilômetros por dia (faixa de 3,2 a 12,8 km) tiveram uma taxa de mortalidade significativamente menor do que aqueles que andaram menos de 1,6 km por dia (23,8 versus 40,5 por cento, fator de risco ajustado, risco relativo [RR] 1,8).[35]

A percepção do indivíduo sobre a intensidade da atividade física também parece afetar o risco. Em uma revisão de 7.337 homens (idade média de 66 anos) que foram seguidos por uma média de 5,3 anos, os indivíduos que perceberam sua intensidade de exercício como moderada ou forte tiveram uma redução significativa no risco ajustado de DAC em comparação com aqueles que perceberam sua intensidade de exercício como fraca ou menos intensa (RR 0,66 a 0,72). Essa relação se aplicava até aos homens que não estavam cumprindo as recomendações atuais para intensidade e duração do exercício.[36,37]

Um relatório de um estudo da Lipid Research Clinics incluiu 2.994 mulheres assintomáticas (idade média de 47 anos) que foram submetidas a testes ergométricos na entrada do estudo e foram seguidas por 20 anos. Houve 427 mortes (14%), das quais 147 (5%) foram devidas a causas cardiovasculares. A depressão do segmento ST induzida pelo exercício

(≥ 1,0 mm) não aumentou o risco de morte cardiovascular. Por outro lado, as mulheres que estavam abaixo da mediana da capacidade de exercício ou da recuperação da frequência cardíaca, ambas consideradas medidas de condicionamento físico, apresentavam risco aumentado: aquelas abaixo da mediana das duas variáveis apresentavam maior risco.[38]

Atividade física vigorosa, principalmente quando realizada por indivíduos inaptos, pode aumentar agudamente o risco de morte cardíaca súbita e infarto agudo do miocárdio em pessoas suscetíveis. Estudos recentes também mostraram que grandes volumes de exercícios e intensidades vigorosas estão associados a possíveis desadaptações cardíacas, incluindo calcificação acelerada da artéria coronária, liberação de biomarcadores cardíacos induzida pelo exercício, fibrose miocárdica e fibrilação atrial.[20] A relação entre essas respostas não adaptativas e a atividade física geralmente forma uma curva dose-resposta em U ou reversa em forma de J. Isso demonstra que o sedentarismo é fator de risco para DCV e o EF é fator que diminui o risco da mesma. Porém, a partir de uma intensidade muito intensa, a qual ainda não temos como identificar com precisão, o EF leva a alterações cardiovasculares que podem predispor a maior risco de morte súbita.

Karapandzic e cols. estudaram um grupo de pacientes portadores de DAC com comprovação angiográfica e que sofreram cirurgia abdominal (não vascular).[39] Os autores verificaram que os pacientes com capacidade < 4 METs tiveram complicações cardiológicas em 64% dos casos, no grupo entre 4-7 METs as complicações ocorreram em 29%, enquanto as complicações ficaram em 8% no grupo com CCR entre 7-10 METs.

EXERCÍCIO FÍSICO E HIPERTENSÃO ARTERIAL

Como em muitas modalidades terapêuticas, incluindo terapias farmacológicas e não farmacológicas, os mecanismos pelos quais o exercício diminui a pressão arterial e previne a hipertensão são incertos, em parte porque a etiologia da hipertensão arterial é multifatorial.[40] Resultados de estudos em animais sugerem que o exercício aeróbico pode impedir aumentos na pressão sanguínea através de alterações benéficas na sensibilidade à insulina e na função do sistema nervoso autônomo, enquanto o treinamento de resistência pode impedir aumentos na pressão sanguínea através da diminuição da vasoconstrição.[41] Outros mecanismos potenciais incluem diminuição da inflamação, do dano oxidativo, sensibilidade ao sódio e rigidez arterial.

A instituição de um regime regular de EF (correr ou andar de bicicleta) por um período de, pelo menos, 45 minutos, por três vezes na semana, pode diminuir a pressão arterial em até 5 a 15 mmHg em 4 semanas, em média, em indivíduos com hipertensão primária.

Em 2013, Corenlissen e Smart conduziram uma meta-análise, examinando os efeitos aeróbicos, de resistência e combinados de exercícios aeróbicos e de resistência na PA em ensaios clínicos randomizados.[42] Entre os pré-hipertensos, o efeito do treinamento aeróbico na PA foi significativo para a PA sistólica e diastólica, com reduções de 4,3 mmHg e 1,7 mmHg, respectivamente. Entre os normotensos, o efeito do treinamento aeróbico na PA foi significativo apenas na PA diastólica, pois foi constatada uma redução média de 1,1 mmHg. Cornelissen e colaboradores também investigaram o efeito do exercício aeróbico na PA diurna e noturna, observadas no monitoramento ambulatorial da PA. Reduções significativas na PA diurna foram observadas em normotensos (PA ambulatorial diurna < 135/85 mmHg), quando foram reunidos dados de 11 ensaios clínicos randomizados, com reduções de 2,2 mmHg para PA sistólica e de 3,3 mmHg para PA diastólica. Nenhum efeito foi observado para a PA noturna.[42]

Huang et al. realizaram uma meta-análise investigando os efeitos do treinamento aeróbico em idosos. Reunindo 23 estudos, as alterações na pressão arterial sistólica e diastólica foram estatisticamente significantes e representaram uma diminuição média de 5,3 mmHg e 3,7 mmHg, respectivamente, sustentando a importância do exercício em indivíduos idosos e sedentários como forma de reduzir a PA. Quatro dos 23 estudos incluíram participantes com hipertensão; no entanto, os pesquisadores relataram que os resultados foram semelhantes quando os dados foram estratificados de acordo com o status da hipertensão.[43]

Os exercícios de resistência e mistos (aeróbicos e resistência combinados) também são benéficos para prevenção e controle da PA, assim como os de alta intensidade, porém com menos evidências quando comparados a exercícios aeróbicos.[44]

Evidências recentes de estudos prospectivos continuam sugerindo uma relação entre atividade física e HA. Esses dados têm apoio em consistentes dados de literatura sobre os efeitos de intervenções de atividade física/exercício na PA entre normotensos e pré-hipertensos. Juntas, as evidências disponíveis apoiam fortemente um papel da atividade física na prevenção da hipertensão. A prescrição ideal para a prevenção da hipertensão, no entanto, ainda permanece incerta. Ainda são necessárias evidências mais conclusivas sobre o modo apropriado (aeróbico, resistência ou combinado), a intensidade (HIT, exercício moderado contínuo ou exercício combinado) e a duração (sessões acumuladas ou contínuas) de atividade física para indivíduos não hipertensos.

Aterosclerose

Há evidências de que o exercício provocaria a liberação de "exercinas" (peptídeos anti-inflamatórios), que atuariam na proteção endotelial, prevenindo a formação de ateromas.[45]

Há estudos mostrando que os indivíduos que realizam exercícios vigorosos têm tendência a apresentar calcificação das placas ateroscleróticas, tornando-as mais estáveis e de menor risco para ruptura e eventos coronarianos.[46]

A **Figura 2-1** traz um resumo de forma didática dos benefícios do exercício físico no aparelho cardiovascular.

SAÚDE MENTAL

Andersson *et al.*, numa meta-análise, puderam verificar que o exercício (aeróbico ou de força) pode ajudar a prevenir o início de uma fase depressiva ou mesmo reduzir os sintomas de uma depressão leve/moderada na mesma extensão que os tratamentos convencionais (psicoterapia e medicamentos antidepressivos). A combinação dessas duas terapias traz benefícios adicionais, sendo dessa forma recomendado que pacientes com depressão realizem exercícios físicos regularmente.[47] A liberação de neurotransmissores, de fatores neurotrópicos e alterações no fluxo cerebral são alguns dos conceitos envolvidos,[48] já havendo hoje o especialista em psiquiatria desportiva.[49]

Carek *et al.* citam que, apesar de os exercícios não terem um papel equivalente às drogas no tratamento da ansiedade, o exercício tem importante função coadjuvante ao também reduzir o grau de ansiedade dos indivíduos.[50,51]

Tari *et al.*, usando a base de dados do projeto HUNT na Noruega envolvendo 30.965 participantes, demonstraram a associação entre o CCR e o tempo de início da demência e a longevidade após o diagnóstico em indivíduos aparentemente normais. Os pacientes foram submetidos a duas estimativas do CCR, com intervalo de 10 anos entre elas. Os autores demonstraram que os pacientes que mantiveram ou aumentaram o CCR tiveram substancial redução no risco de demência e de mortalidade em relação aos demais participantes. Também foi observado que o grupo que aumentou o CCR apresentou um ganho de 2,2 anos livre de demência e 2,7 anos de vida.[52,53]

Mesmo nos atletas de elite, a saúde mental não pode ser separada da saúde física (*mens sana in corpore sano*), como evidenciado nos casos de desordens da saúde mental levando ao risco de

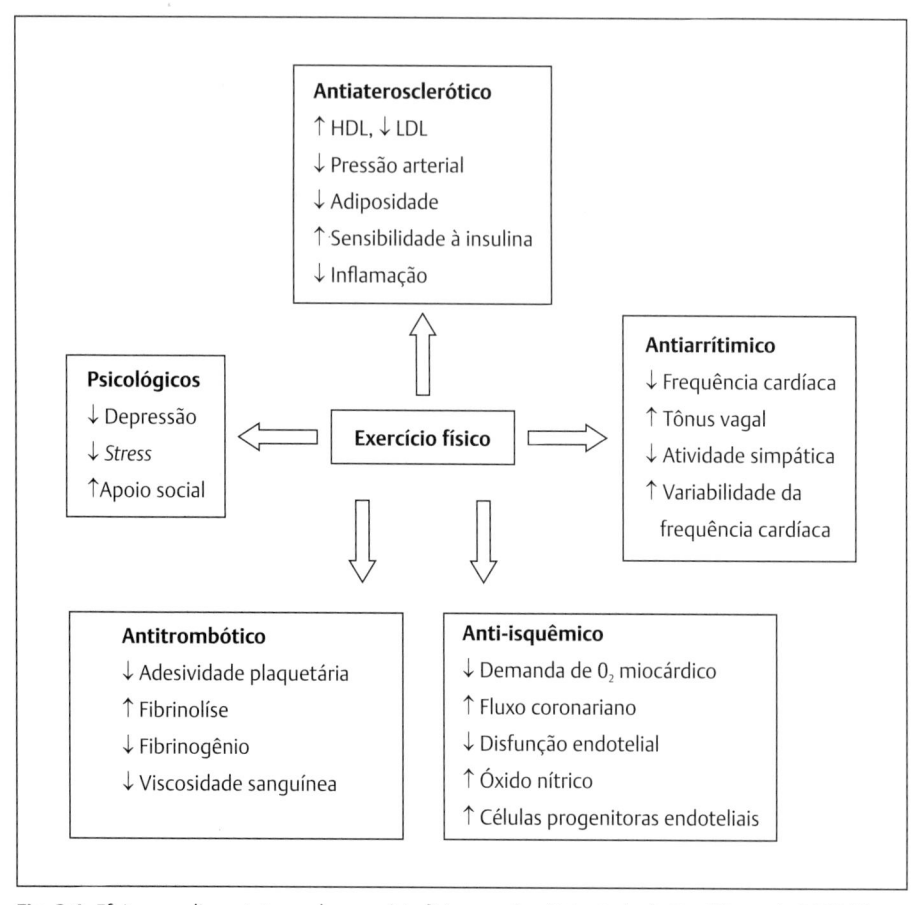

Fig. 2-1. Efeitos cardioprotetores do exercício físico regular. (Adaptada de Franklin et al., 2020.)[20]

lesões físicas e, consequentemente, com prolongamento do período de recuperação. O adequado manejo dos atletas deve incluir não só o tratamento daqueles que apresentem sintomas, mas também cuidar do ambiente onde os atletas treinam e competem, dando atenção aos aspectos psicossociais, de forma a maximizar os benefícios e minimizar os problemas.[54]

SAÚDE DOS IDOSOS

Em todo o Ocidente os idosos com 65 anos ou mais compõem a parcela da população que apresenta a maior taxa de crescimento. Com o envelhecer, as mudanças fisiológicas e as limitações na qualidade de vida ocorrem em uma velocidade crescente conforme o aumento da idade.

A longevidade tem um preço que inclui maior taxa de morbidade, redução da habilidade funcional e mental, além de eventual perda da independência. A inatividade física agrava o declínio das funções fisiológicas ao longo do processo de envelhecimento. A prática regular de exercícios pode ser vista como a abordagem não farmacológica mais efetiva, devendo ser recomendada para os idosos, já que há suficientes evidências de que o exercício traz uma série de benefícios.[55]

O programa ideal de exercícios para os idosos deve incluir exercícios aeróbicos, de resistência, flexibilidade e equilíbrio, sempre em frequência, volume, intensidade e duração suficientes para incrementar a função musculoesquelética, trazendo o máximo de benefícios.[56,57]

Os benefícios do exercício variam de acordo com o volume de treinamento e não dependem do sexo ou da idade.[55,58] A manutenção da prática de exercícios é fundamental para manter a saúde física dos idosos, pois mesmo entre os atletas da categoria máster há o declínio de cerca de 7%-14% por década na potência aeróbica e no pico anaeróbico, sem diferenciação na modalidade atlética ou no sexo.[59]

Para os idosos, entre outros benefícios, o exercício tem importância na prevenção das quedas, que muitas vezes são acompanhadas de consequências graves. Os programas de exercícios para os idosos, envolvendo exercícios de força, equilíbrio e flexibilidade, são efetivos em reduzir o risco de quedas.

Nos indivíduos com 65 anos ou mais, as quedas acontecem em cerca de 29% de pessoas por ano, uma taxa de 0,67 quedas/anuais por pessoa. Entre os idosos exercitantes, essa taxa cai para 0,20 quedas/ano.[60]

Nos EUA o número de atendimentos nas emergências hospitalares referente ao atendimento de quedas chega a 2,8 milhões, gerando 800.000 internações/ano, num custo total de U$ 49,5 bilhões.

Os valores máximos dos METs alcançados tendem a diminuir 10%/década, em parte pelo decréscimo dos níveis de AF. Todo o esforço deve ser feito em busca da meta de >9 METs (independentemente da idade), que marca a mudança significativa do risco de mortalidade,[61] como podemos observar na **Figura 2-2**.

A redução do $\dot{V}O_{2máx}$ (e da CCR) com a idade ocorre, principalmente, por mecanismos cardíacos, com redução da $FC_{máx}$ e da reserva inotrópica, além de possível redução da atividade do mecanismo de Frank-Starling, o que limita o DC e, consequentemente, o $\dot{V}O_{2máx}$,[62] conforme mostrado na **Figura 2-3**.

A reduzida função muscular e a baixa *performance* física são fortes preditores de eventos adversos clinicamente relevantes entre os idosos. Os autores puderam identificar que as melhores ferramentas para avaliar os idosos seriam o *hand grip* para medir a força (nós propomos que os testes com *hand grip* sejam indexados ao peso corporal, facilitando assim a comparação entre os diversos grupos de indivíduos) e a caminhada de velocidade por 4 metros (4-m *gait speed*), para avaliar a força muscular e a *performance* física no dia a dia. Indivíduos com baixos valores devem ser investigados para identificar outras possíveis causas para o baixo desempenho (fragilidade, sarcopenia ou outras).[63]

Lemes *et al.* verificaram que, mesmo entre os homens com problemas musculoesqueléticos (incluindo dor articular, dor na coluna lombar, artrite, osteoporose ou gota), um nível elevado de CCR se associa a baixo risco de morte por DCV, câncer ou qualquer outra causa, independente de outros fatores de risco.[64]

Winnet *et al.* fizeram revisões de vários artigos e concluíram que há a necessidade de reavaliar os vultosos investimentos em saúde,[65] aplicando-se mais recursos para promover os exercícios, com

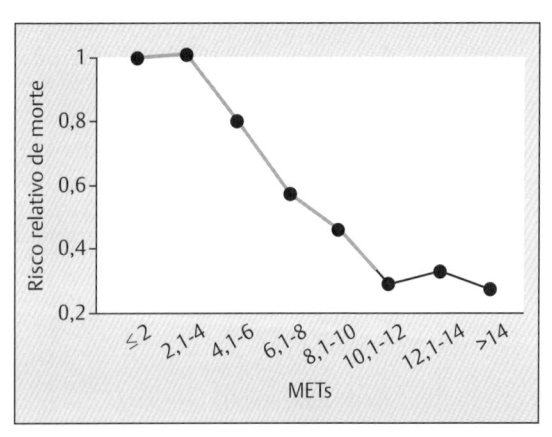

Fig. 2-2. Risco relativo de morte em diferentes níveis de CCR. Significantes reduções da mortalidade são observadas após o nível >9,5 METs, em 15.000 veteranos de guerra dos EUA. (Modificada de Kokkinos et al., 2010.)[61]

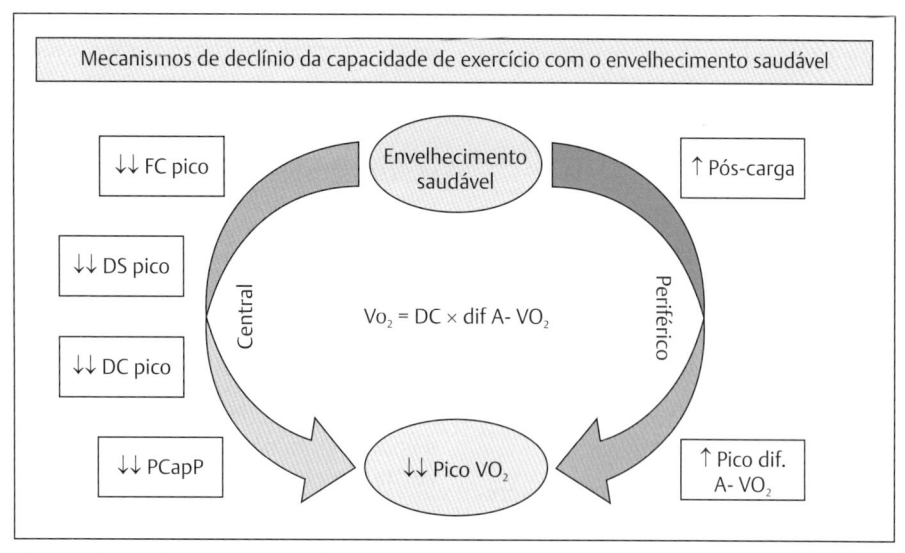

Fig. 2-3. O envelhecimento e a redução do CCR. (Fonte: Pandey, A. et al. J Am Coll Cardiol HF. 2020; 8 92): 111-21.)

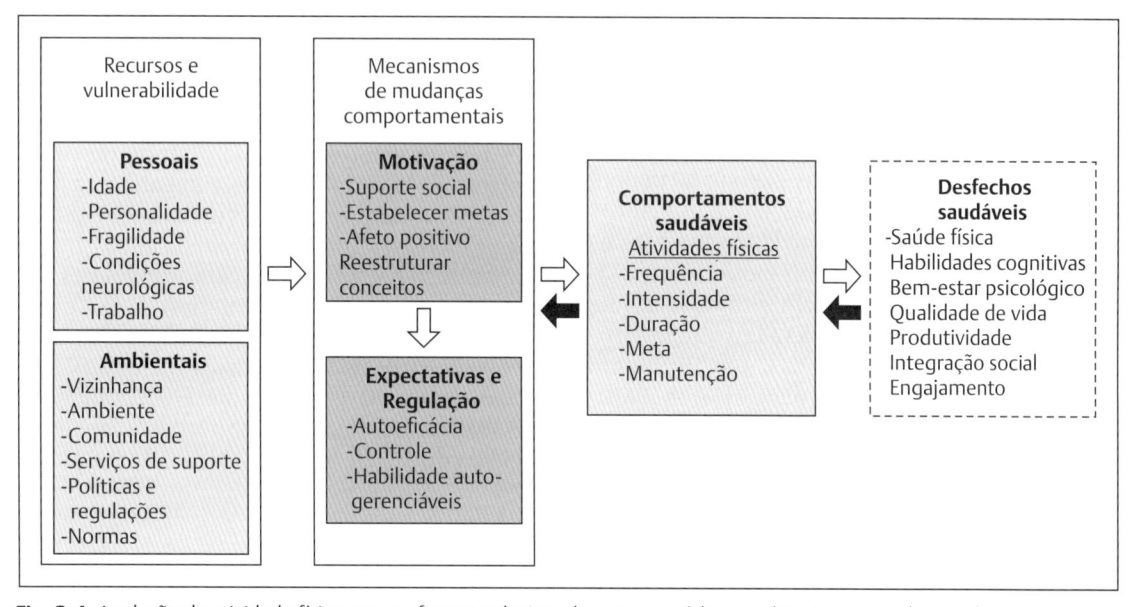

Fig. 2-4. A relação da atividade física com os fatores relacionados com a saúde, o ambiente e as mudanças de comportamento. (Modificada de Boston Royal Center for Active Lifestyle Interventions.)

base nas evidências de que eles reduzem a morbimortalidade nos idosos[66-68] (**Fig. 2-4**).

Atualmente, e provavelmente no futuro próximo, não haverá uma medicação ou mesmo um grupo de medicamentos que possa prover os mesmos benefícios que são observados com a AF.[69] Esses esforços de promover a importância da AF podem ser considerados desnecessários, podem ser custosos e alguns podem considerar que vários problemas de saúde podem ser resolvidos pelos medicamentos.[70,71] Há razões, entretanto, que compelem a maiores investimentos na saúde pública, tanto para a prevenção quanto para a redução de custos, com base nas evidências das mudanças do estilo de vida como tratamento,[71,72] considerando que o orçamento anual para a saúde nos EUA é de U$ 3,2 trilhões (97% em tratamento e 3% fora da saúde pública).[73]

SAÚDE DAS MULHERES

Em média, as mulheres têm menos força muscular do que os homens. Essa questão antropométrica-fisiológica pode torná-las mais vulneráveis ao treinamento físico intenso, causando injúrias e inadequação para o trabalho. Mesmo com essa possível limitação, as mulheres devem ter suas prescrições de exercícios.

Há fortes evidências e dados que relacionam a atividade física a vários benefícios, desde a saúde óssea (prevenção e tratamento da osteoporose) até a prevenção do câncer de mama e de útero.

SAÚDE ÓSSEA

Em geral, a AF, seja como lazer ou realizada como exercícios de moderada a vigorosa intensidade, associa-se a uma redução de até 40% no risco de fraturas. A limitação primária destes estudos está relacionada à condição de saúde, os indivíduos saudáveis têm maior probabilidade de realizar AF e menor probabilidade de sofrer fraturas.

A osteoporose é um dos principais problemas de saúde pública.[74]

Em todo o mundo, a fratura do quadril representa cerca de 20% de todas as fraturas nos indivíduos com mais de 50 anos, sendo a principal causa a osteoporose.[75,76]

Fraturas relacionadas com a osteoporose causam um substancial impacto na incapacidade física, morbidade e mortalidade, causando altos custos na área da saúde.[77] Em 2005, foram reportadas mais de 2 milhões de fraturas somente nos EUA, sendo que para 2025 é esperado que esse número alcance 3 milhões, com custo estimado de US$25,3 bilhões.[78]

Há evidências que alguns exercícios podem prevenir quedas e perda óssea, sendo que algumas meta-análises suportam a efetividade antifraturas do exercício. Os *trials* randomizados e as meta-análises sugerem que os programas combinados de exercícios de impacto de moderada a alta intensidade e exercícios de resistência contribuem para manter/aumentar a densidade mineral óssea (DMO) e prevenir fraturas, e exercícios de força, equilíbrio e elasticidade previnem as quedas.[79,80]

Diversos estudos sugerem a redução de 11-40% no risco de fraturas com o aumento da AF que combina exercícios de impacto e exercícios de força, levando os médicos à obrigação da correta indicação e prescrição da AF para seus pacientes. Sañudo *et al.* fizeram uma revisão sistemática de 10 estudos sobre o efeito do exercício na DMO de mulheres nas fases perimenopausa e pós-menopausa. Os autores concluíram que há efetividade dos exercícios de impacto combinados com outras formas de treinamento (força ou vibração) para preservar a DMO nesse grupo de mulheres[78] (**Fig. 2-5**).

Marin-Cascales *et al.* realizaram uma meta-análise de 10 estudos, envolvendo 462 mulheres, e demonstraram que a vibração do corpo inteiro, através de exercícios numa plataforma vibratória, é efetiva para aumentar a massa óssea na coluna lombar em mulheres após a menopausa e em idades mais avançadas. É importante também para aumentar a densidade óssea no colo do fêmur em mulheres pós-menopausa e com menos de 65 anos.[81]

O treinamento de força é utilizado na manutenção preventiva da saúde e para diminuir sintomas musculoesqueléticos. Nesse contexto, Nestler *et al.* estudaram se o efeito do grau de força realizada no treinamento tem efeito na saúde e na capacidade de trabalho.[82] Os autores verificaram que os exercícios, mesmo os de baixa intensidade, aumentaram a força muscular e reduziram as dores preexistentes, tanto para as mulheres que precisavam da força para realizar seus trabalhos, quanto para as mulheres que desenvolviam trabalhos sedentários.

A inatividade física está diretamente relacionada com o risco de fratura, particularmente do fêmur proximal. Com base em estudos epidemiológicos que avaliaram a relação dose-resposta, os níveis mínimos de AF que estão associados à redução do

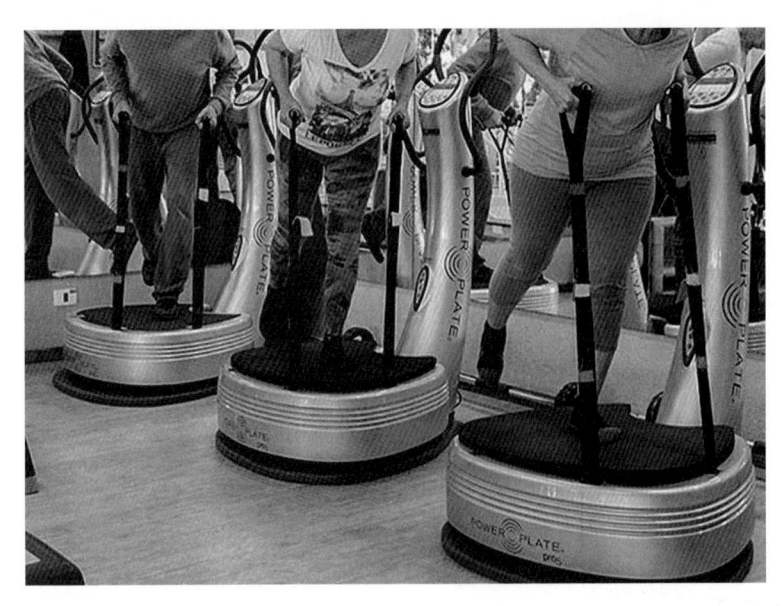

Fig. 2-5. Exercício na plataforma vibratória, de grande importância na prevenção da osteoporose.

risco de fratura foram de 9 a 14,9 MET-horas (MET-hora nível da atividade em METs × tempo da atividade em horas) por semana de AF. Para alcançar tais metas, é necessário > 4 horas por semana de caminhada (tipo de exercício que provoca carga no fêmur proximal).[83] A prevenção primária com exercícios que provoquem carga nos ossos pode reduzir quedas naqueles com dificuldades de equilíbrio, as fraturas relacionadas às quedas e vários fatores de risco em indivíduos com baixa DMO.[84]

CÂNCER

Com respeito ao câncer, uma revisão da literatura revelou que uma AF moderada (4-6 METs) com duração de 30-60 minutos por dia tem efeito protetivo contra o câncer de cólon e mama maior que as AF de baixa intensidade.[85-87] Os maiores benefícios para reduzir a incidência de câncer de mama foram observados entre as mulheres que se dedicaram por, pelo menos, 7 horas semanais de exercícios de moderada a vigorosa intensidade.[88] Entre os pacientes com câncer estabelecido, a AF equivalente a caminhar por uma hora ou mais na semana foi correlacionada a uma melhora da sobrevida, em comparação com o grupo que não se exercitava. O maior benefício foi observado nas pacientes que se exercitaram por períodos de 3-5 horas por semana.[89]

Finalizamos com uma afirmação de Lee *et al.*: "A inatividade física tem um importante efeito na saúde em todo o mundo. Diminuí-la ou extingui-la poderia aumentar substancialmente a saúde de toda a população".[90]

REFERÊNCIAS BIBLIOGRÁFICAS

1. Caspersen CJ, Powell KE, Christenson GM. Physical activity, exercise, and physical fitness: definitions and distinctions for health-related research. Public Health Rep. 1985;100(2):126-31.
2. Joseph G, Marott JL, Torp-Pedersen C, Biering-Sørensen T, Nielsen G, Christensen AE, et al. Dose-Response Association Between Level of Physical Activity and Mortality in Normal, Elevated, and High Blood Pressure. Hypertension 2019 Dec;74(6):1307-1315.
3. American Diabetes Association. Lifestyle Management: Standards of Medical Care in Diabetes-2019. Diabetes Care 2019; 42:S46.
4. Nocon M, Hiemann T, Müller-Riemenschneider F, Thalau F, Roll S, Willich SN. Association of physical activity with all-cause and cardiovascular mortality: a systematic review and meta-analysis. Eur J Cardiovasc Prev Rehabil. 2008;15:239-246.
5. Li Y, Pan A, Wang DD, Liu X, Dhana K, Franco OH, et al. Impact of healthy lifestyle factors on life expectancies in the US population. Circulation. 2018;138:345-355.
6. Manson JE, Hu FB, Rich-Edwards JW, Colditz GA, Stampfer MJ, Willett WC, et al. A prospective study of walking as compared with vigorous exercise in the prevention of coronary heart disease in women. N Engl J Med. 1999 Aug 26;341(9):650-8.
7. Jensen TE, Richter EA. Regulation of glucose and glycogen metabolism during and after exercise. J Physiol 2012;590:1069.
8. Strasser B, Siebert U, Schobersberger W. Resistance training in the treatment of the metabolic syndrome: a systematic review and meta-analysis of the effect of resistance training on metabolic clustering in patients with abnormal glucose metabolism. Sports Med. 2010;40:397.
9. Moraes-Silva IC, Mostarda C, Moreira ED, Silva KA, dos Santos F, de Angelis K, et al. Preventive role of exercise training in autonomic, hemodynamic, and metabolic parameters in rats under high risk of metabolic syndrome development. J Appl Physiol (1985). 2013 Mar 15;114(6):786-91.
10. Wilmore JH, Després JP, Stanforth PR, Mandel S, Rice T, Gagnon J, et al. Alterations in body weight and composition consequent to 20 weeks of endurance training: the HERITAGE family study. Am J Clin Nutr. 1999;70(3):346-52.
11. Weins RS, Daí H, Wadden TA. Diet and exercise in treatment of obesity. Arch Intern Med. 1998;158(22):2477-83.
12. Colberg SR, Sigal RJ, Fernhall B, Regensteiner JG, Blissmer BJ, Rubin RR, et al. Exercise and type 2 diabetes: the American College of Sports Medicine and the American Diabetes Association: joint position statement. Diabetes Care. 2010 Dec;33(12):e147-67.
13. Wing RR. Physical activity in the treatment of the adulthood overweight and obesity: current evidence and research issues. Med Sci Sports Exerc. 1999;31(11Suppl):S502-8.
14. Balducci S, D'Errico V, Haxhi J, Sacchetti M, Orlando G, Cardelli P, et al. Effect of a Behavioral Intervention Strategy on Sustained Change in Physical Activity and Sedentary Behavior in Patients With Type 2 Diabetes: The IDES_2 Randomized Clinical Trial. JAMA. 2019 Mar 5;321(9):880-890.
15. Brownell KD. Exercise and obesity treatment: psycological aspects. Int J Obes Related Metab Dis. 1995;10(Suppl 4):122-5.
16. Björntorp P. Importance of fat as a support nutrient for energy: metabolism of athletes. J Sports Sci.1991;9:71-6.
17. Berger M, Berchtold P, Cüppers HJ, Drost H, Kley HK, Müller WA, et al. Metabolic and hormonal effects of muscular exercise in juvenile type diabetics. Diabetologia. 1977 Aug;13(4):355-65.
18. Sluik D, Buijsse B, Muckelbauer R, Kaaks R, Teucher B, Johnsen NF, et al. Physical Activity and Mortality in Individuals With Diabetes Mellitus: A Prospective Study and Meta-analysis. Arch Intern Med. 2012 Sep 24;172(17):1285-95.
19. Heron M. Deaths: Leading Causes for 2017. Natl Vital Stat Rep. 2019 Jun;68(6):1-77.
20. Franklin BA, Thompson PD, Al-Zaiti SS, Albert CM, Hivert MF, Levine BD, et al. Exercise-related acute cardiovascular events and potential deleterious adaptations following long-term exercise training: placing the risks into perspective – An update. Circulation 2020;141(13):e1-e32.

21. Yusuf S, Hawken S, Ounpuu S, Dans T, Avezum A, Lanas F, et al; INTERHEART Study Investigators. Effect of potentially modifiable risk factors associated with myocardial infarction in 52 countries (the INTERHEART study): case-control study. Lancet. 2004 Sep 11-17;364(9438):937-52.
22. Centers for Disease Control and Prevention. Physical activity for everyone, 2011. Disponível em: http://www.cdc.gov/physicalactivity/everyone/glossary/index.html
23. Titas M, Awtry E, Balady GJ. Physical Activity, Exercise, and the Heart. Cardiology Secrets. In: Levine GN. Cardiology Secrets. Fifth Edition, Elsevier. 2018;45:399-404.
24. Dunn AL, Trivedi MH, O'Neal HA. Physical activity dose–response effects on outcomes of depression and anxiety. [discussion 609-10]. Med Sci Sports Exerc. 2001;33:S587-97.
25. Ferreira I, Twisk JW, Stehouwer CD, van Mechelen W, Kemper HC. Longitudinal changes in VO2max: associations with carotid IMT and arterial stiffness. Med Sci Sports Exerc. 2003 Oct;35(10):1670-8.
26. McGavock J, Mandic S, Lewanczuk R, Koller M, Muhll IV, Quinney A, et al. Cardiovascular adaptations to exercise training in postmenopausal women with type 2 diabetes mellitus. Cardiovasc Diabetol. 2004 Mar 15;3:3.
27. Nicklas BJ, You T, Pahor M. Behavioural treatments for chronic systemic inflammation: effects of dietary weight loss and exercise training [review]. CMAJ. 2005;172(9):1199-209.
28. Maiorana A, O'Driscoll G, Taylor R, Green D. Exercise and the nitric oxide vasodilator system. Sports Med. 2003;33(14):1013-35.
29. Laughlin MH, Joseph B. Wolfe Memorial lecture. Physical activity in prevention and treatment of coronary disease: the battle line is in exercise vascular cell biology. Med Sci Sports Exerc. 2004;36:352-62.
30. Lee DC, Pate RR, Lavie CJ, Sui X, Church TS, Blair SN. Leisure-time running reduces all-cause and cardiovascular mortality risk. J Am Coll Cardiol. 2014 Aug 5;64(5):472-81.
31. Ross LM, Barber JL, McLain AC, Weaver RG, Sui X, Blair SN, et al. The Association of Cardiorespiratory Fitness and Ideal Cardiovascular Health in the Aerobics Center Longitudinal Study. J Phys Act Health. 2019 Nov 1;16(11):968-975.
32. Arnett DK, Blumenthal RS, Albert MA, Buroker AB, Goldberger ZD, Hahn EJ, et al. 2019 ACC/AHA Guideline on the Primary Prevention of Cardiovascular Disease: Executive Summary: A Report of the American College of Cardiology/American Heart Association Task Force on Clinical Practice Guidelines. J Am Coll Cardiol. 2019 Sep 10;74(10):1376-1414.
33. Aggio D, Papachristou E, Papacosta O, Lennon LT, Ash S, Whincup PH, et al. Association Between 20-Year Trajectories of Nonoccupational Physical Activity From Midlife to Old Age and Biomarkers of Cardiovascular Disease: A 20-Year Longitudinal Study of British Men. Am J Epidemiol. 2018 Nov 1;187(11):2315-2323.
34. Armstrong ME, Green J, Reeves GK, Beral V, Cairns BJ; Million Women Study Collaborators. Frequent physical activity may not reduce vascular disease risk as much as moderate activity: large prospective study of women in the United Kingdom. Circulation. 2015 Feb 24;131(8):721-9.
35. Hakim AA, Curb JD, Petrovitch H, Rodriguez BL. Effects of walking on coronary heart disease in elderly men: the Honolulu Heart Program. Circulation. 1999;100(1):9-13.
36. Blair SN, Kampert JB, Kohl HW 3rd, Barlow CE, Macera CA, Paffenbarger RS Jr, et al. Influences of cardiorespiratory fitness and other precursors on cardiovascular disease and all-cause mortality in men and women. JAMA. 1996 Jul 17;276(3):205-10.
37. Tanasescu M, Leitzmann MF, Rimm EB, Willett WC, Stampfer MJ, Hu FB. Exercise type and intensity in relation to coronary heart disease in men. JAMA. 2002 Oct 23-30;288(16):1994-2000.
38. Mora S, Redberg RF, Cui Y, Whiteman MK, Flaws JA, Sharrett AR, et al. Ability of exercise testing to predict cardiovascular and all-cause death in asymptomatic women: a 20-year follow-up of the lipid research clinics prevalence study. JAMA. 2003 Sep 24;290(12):1600-7.
39. Franklin BA, Thompson PD, Al-Zaiti SS, Albert CM, Hivert MF, Levine BD, et al. Exercise-Related Acute Cardiovascular Events and Potential Deleterious Adaptations Following Long-Term Exercise Training: Placing the Risks Into Perspective-An Update: A Scientific Statement From the American Heart Association. Circulation. 2020 Mar 31;141(13):e705-e736.
40. Karapandzic VMPM, Krivokapic ZV, Masirevic VP. Duke activity status index in coronary patients undergoing abdominal nonvascular surgery. The Internet Journal of Cardiology. 2010;9:201.
41. Fagard RH, Cornelissen VA. Effect of exercise on blood pressure control in hypertensive patients. Eur J Cardiovasc Prev Rehabil. 2007;14:12.
42. Cornelissen VA, Smart NA. Exercise training for blood pressure: a systematic review and meta-analysis. J Am Heart Assoc. 2013;2(1):e004473.
43. Cornelissen VA, Fagard RH, Coeckelberghs E, Vanhees L. Impact of resistance training on blood pressure and other cardiovascular risk factors: a meta-analysis of randomized, controlled trials. Hypertension. 2011;58(5):950-8.
44. Huang G, Shi X, Gibson CA, Huang SC, Coudret NA, Ehlman MC. Controlled aerobic exercise training reduces resting blood pressure in sedentary older adults. Blood Press. 2013 Dec;22(6):386-94.
45. Araujo AJ, Santos AC, Souza Kdos S, Aires MB, Santana-Filho VJ, Fioretto ET, et al. Resistance training controls arterial blood pressure in rats with L-NAME- induced hypertension. Arq Bras Cardiol. 2013 Apr;100(4):339-46.
46. Yu M, Tsai SF, Kuo YM. The Therapeutic Potential of Anti-Inflammatory Exerkines in the Treatment of Atherosclerosis. Int J Mol Sci. 2017 Jun 13;18(6).
47. Aengevaeren VL, Mosterd A, Braber TL, Prakken NHJ, Doevendans PA, Grobbee DE, et al. Relationship Between Lifelong Exercise Volume and Coronary Atherosclerosis in Athletes. Circulation. 2017 Jul 11;136(2):138-148.
48. Andersson E, Hovland A, Kjellman B, Taube J, Martinsen E. Fysisk aktivitet lika bra som KBT

eller läkemedel vid depression [Physical activity is just as good as CBT or drugs for depression]. Lakartidningen. 2015 Nov 17;112:DP4E. Swedish.
49. Deslandes A, Moraes H, Ferreira C, Veiga H, Silveira H, Mouta R, et al. Exercise and mental health: many reasons to move. Neuropsychobiology. 2009;59(4):191-8.
50. Ströhle A. Sports psychiatry: mental health and mental disorders in athletes and exercise treatment of mental disorders. Eur Arch Psychiatry Clin Neurosci. 2019;269(5):485-498.
51. Carek PJ, Laibstain SE, Carek SM. Exercise for the treatment of depression and anxiety. Int J Psychiatry Med. 2011;41(1):15-28.
52. Stern Y, MacKay-Brandt A, Lee S, McKinley P, McIntyre K, Razlighi Q, et al. Effect of aerobic exercise on cognition in younger adults: A randomized clinical trial. Neurology. 2019 Feb 26;92(9):e905-e916.
53. Tari AR, Nauman J, Zisko N, Skjellegrind HK, Bosnes I, Bergh S, et al. Temporal changes in cardiorespiratory fitness and risk of dementia incidence and mortality: a population-based prospective cohort study. Lancet Public Health. 2019 Nov;4(11):e565-e574.
54. Laukkanen JA, Kunutsor SK. Is maintaining or improving fitness key for dementia prevention? Lancet Public Health. 2019 Nov;4(11):e541-e542.
55. Reardon CL, Hainline B, Aron CM, Baron D, Baum AL, Bindra A, et al. Mental health in elite athletes: International Olympic Committee consensus statement (2019). Br J Sports Med. 2019 Jun;53(11):667-699.
56. Mendonca GV, Pezarat-Correia P, Vaz JR, Silva L, Almeida ID, Heffernan KS. Impact of Exercise Training on Physiological Measures of Physical Fitness in the Elderly. Curr Aging Sci. 2016;9(4):240-259.
57. Soares-Miranda L, Siscovick DS, Psaty BM, Longstreth WT Jr, Mozaffarian D. Physical Activity and Risk of Coronary Heart Disease and Stroke in Older Adults: The Cardiovascular Health Study. Circulation. 2016 Jan 12;133(2):147-55.
58. Galloza J, Castillo B, Micheo W. Benefits of Exercise in the Older Population. Phys Med Rehabil Clin N Am. 2017;28(4):659-669.
59. Rugbeer N, Ramklass S, Mckune A, van Heerden J. The effect of group exercise frequency on health related quality of life in institutionalized elderly. Pan Afr Med J. 2017 Jan 24;26:35.
60. Bagley L, McPhee JS, Ganse B, Müller K, Korhonen MT, Rittweger J, et al. Similar relative decline in aerobic and anaerobic power with age in endurance and power master athletes of both sexes. Scand J Med Sci Sports. 2019 Jun;29(6):791-799.
61. Sherrington C, Fairhall NJ, Wallbank GK, Tiedemann A, Michaleff ZA, Howard K, et al. Exercise for preventing falls in older people living in the community. Cochrane Database Syst Rev. 2019 Jan 31;1(1):CD012424.
62. Kokkinos P, Myers J, Faselis C, Panagiotakos DB, Doumas M, Pittaras A, et al. Exercise capacity and mortality in older men: a 20-year follow-up study. Circulation. 2010;122:790797.
63. Pandey A, Kraus WE, Brubaker PH, Kitzman DW. Healthy Aging and Cardiovascular Function Invasive Hemodynamics During Rest and Exercise in 104 Healthy Volunteers. JACC Heart Fail. 2020 Feb;8(2):111-121.
64. Beaudart C, Rolland Y, Cruz-Jentoft AJ, Bauer JM, Sieber C, Cooper C, et al. Assessment of Muscle Function and Physical Performance in Daily Clinical Practice : A position paper endorsed by the European Society for Clinical and Economic Aspects of Osteoporosis, Osteoarthritis and Musculoskeletal Diseases (ESCEO). Calcif Tissue Int. 2019 Jul;105(1):1-14.
65. Lemes ÍR, Sui X, Fritz SL, Beattie PF, Lavie CJ, Turi-Lynch BC, et al. Cardiorespiratory Fitness and Risk of All-Cause, Cardiovascular Disease, and Cancer Mortality in Men With Musculoskeletal Conditions. J Phys Act Health. 2019 Feb 1;16(2):134-140.
66. Winett RA, Ogletree AM. Evidence-Based, High-Intensity Exercise and Physical Activity for Compressing Morbidity in Older Adults: A Narrative Review. Innov Aging. 2019 Jul 26;3(2):igz020.
67. Fries JF. Aging, natural death, and the compression of morbidity. N Engl J Med. 1980;303:130-135.
68. Fries JF, Bruce B, Chakravarty E. Compression of morbidity 1980–2011: a focused review of paradigms and progress. J Aging Res. 2011;261:702.
69. Verbrugge LM, Jette AM. The disablement process. Soc Sci Med. 1994;38:1-14.
70. Devries MC, Breen L, Von Allmen M, MacDonald MJ, Moore DR, Offord EA, et al. Low-load resistance training during step-reduction attenuates declines in muscle mass and strength and enhances anabolic sensitivity in older men. Physiol Rep. 2015 Aug;3(8):e12493.
71. Joyner MJ, Landmanm N, Smoldt RK, White AR, Cortese DA. Roadmap to Better Health. 2015.
72. Bayer R, Galea S. Public health in the precision-medicine era. N Engl J Med. 2015;373:499-501.
73. Joyner MJ, Paneth N. Seven questions for personalized medicine. JAMA. 2015;314:999-1000.
74. Dieleman JL, Baral R, Birger M, Bui AL, Bulchis A, Chapin A, et al. US Spending on Personal Health Care and Public Health, 1996-2013. JAMA. 2016 Dec 27;316(24):2627-2646.
75. Bouxsein M, Genant H. The breaking spine. International Osteoporosis Foundation, 2010. Disponível em: https://www.iofbonehealth.org/sites/default/files/PDFs/WOD%20Reports/2010_the_breaking_spine_en.pdf Acesso em 12 Nov/2019.
76. Kanis JA, Odén A, McCloskey EV, Johansson H, Wahl DA, Cooper C. A systematic review of hip fracture incidence and probability of fracture worldwide. Osteoporos Int. 2012;23:2239–56.
77. Dyer SM, Crotty M, Fairhall N, Magaziner J, Beaupre LA, Cameron ID, et al; Fragility Fracture Network (FFN) Rehabilitation Research Special Interest Group. A critical review of the long-term disability outcomes following hip fracture. BMC Geriatr. 2016 Sep 2;16(1):158.
78. Burge R, Dawson-Hughes B, Solomon DH, Wong JB, King A, Tosteson A. Incidence and economic burden of osteoporosis-related fractures in the United States, 2005–2025. J Bone Miner Res. 2007;22:465-75.

79. Sañudo B, de Hoyo M, Del Pozo-Cruz J, Carrasco L, Del Pozo-Cruz B, Tejero S, et al. A systematic review of the exercise effect on bone health: the importance of assessing mechanical loading in perimenopausal and postmenopausal women. Menopause. 2017 Oct;24(10):1208-1216.
80. Granz DA, Latham NK. Prevention of falls in community-dwelling older adults. N Engl J Med. 2020;382:734-743.
81. Cauley JA, Giangregorio L. Physical activity and skeletal health in adults. Lancet Diabetes Endocrinol. 2020;8:150-62.
82. Marín-Cascales E, Alcaraz PE, Ramos-Campo DJ, Martinez-Rodriguez A, Chung LH, Rubio-Arias JÁ. Whole-body vibration training and bone health in postmenopausal women: A systematic review and meta-analysis. Medicine (Baltimore). 2018 Aug;97(34):e11918.
83. Nestler K, Witzki A, Rohde U, Rüther T, Tofaute KA, Leyk D. Strength Training for Women as a Vehicle for Health Promotion at Work. Dtsch Arztebl Int. 2017;114(26):439-446.
84. Physical Activity Guidelines Advisory Committee. Physical. Activity Guidelines Advisory Committee Report, 2008. Washington, DC: US Department of Health and Human Services, 2008.
85. de Kam D, Smulders E, Weerdesteyn V, Smits-Engelsman BC. Exercise interventions to reduce fall-related fractures and their risk factors in individuals with low bone density: a systematic review of randomized controlled trials. Osteoporos Int. 2009;20:2111–2125.
86. Thune I, Furberg AS. Physical activity and cancer risk: dose-response and cancer, all sites and site-specific. [discussion S609-10]. Med Sci Sports Exerc. 2001;33:S530-50.
87. Kushi LH, Doyle C, McCullough M, Rock CL, Demark-Wahnefried W, Bandera EV, et al; American Cancer Society 2010 Nutrition and Physical Activity Guidelines Advisory Committee. American Cancer Society Guidelines on nutrition and physical activity for cancer prevention: reducing the risk of cancer with healthy food choices and physical activity. CA Cancer J Clin. 2012 Jan-Feb;62(1):30-67.
88. Wolin KY, Yan Y, Colditz GA, Lee IM. Physical activity and colon cancer prevention: a meta-analysis. Br J Cancer. 2009; 100:611.
89. Rockhill B, Willett WC, Hunter DJ, Manson JE, Hankinson SE, Colditz GA. A prospective study of recreational physical activity and breast cancer risk. Arch Intern Med. 1999 Oct 25;159(19):2290-6.
90. Holmes MD, Chen WY, Feskanich D, Kroenke CH, Colditz GA. Physical activity and survival after breast cancer diagnosis. JAMA. 2005 May 25;293(20):2479-86.
91. Lee IM, Shiroma EJ, Lobelo F, Puska P, Blair SN, Katzmarzyk PT. Physical Activity Series Working Group. Effect of physical inactivity on major non-communicable diseases worldwide: an analysis of burden of disease and life expectancy. Lancet. 2012;380:219-229.

Parte 2 EXERCÍCIOS PARA INDIVÍDUOS SAUDÁVEIS

AVALIAÇÕES ESSENCIAIS ANTES DA PRÁTICA REGULAR DE EXERCÍCIOS

Rodrigo Otávio Bougleux Alô
Thiago Ghorayeb Garcia
Laura Del Papa Angeles Buíssa

"Uma pessoa inteligente resolve problemas, o sábio evita-os."

Albert Einstein (1879-1955)

EXERCÍCIO FÍSICO E SEUS BENEFÍCIOS

Os benefícios da atividade física regular à saúde são evidenciados há milhares de anos, apesar de pesquisas sistemáticas terem sido iniciadas somente em meados do século XX. Atualmente, tais benefícios já foram comprovados e demonstrados em diversos estudos sobre sua atuação preventiva e na redução da morbimortalidade, seja no indivíduo saudável, seja nos pacientes com doenças crônicas.[1]

Volumes moderados de exercício físico (150 minutos por semana) já se associam a efeitos preventivos significativos em diversas patologias, tais como diabetes, neoplasias e doenças cardiovasculares.[2,3] Entretanto, nos indivíduos com doença cardíaca silente, exercícios físicos mais intensos podem servir de gatilho para eventos cardiovasculares: arritmias, infarto do miocárdio e até mesmo morte súbita cardíaca ocorrem sem sinais prévios em até 80% dos casos, principalmente naqueles não habituados à prática de exercício físico regular.[4] Os óbitos relacionados com os exercícios físicos em pessoas acima dos 35 anos são, principalmente, por doença arterial coronariana. Naqueles menores de 35 anos, as causas são predominantemente malformação congênita e genéticas (cardiomiopatia hipertrófica, displasia arritmogênica do ventrículo direito, origem anômala das artérias coronárias, miocardite, doença valvar, síndromes de pré-excitação, doença do sistema de condução). Paradoxalmente, estudos demonstram que o risco de eventos adversos é significativamente menor entre os indivíduos que regularmente realizam exercício de moderada a alta intensidade[5] **(Tabela 3-1)**.

A avaliação cardiológica pré-participação em exercícios (ACPP) visa identificar possíveis patologias subjacentes que possam predispor o indivíduo praticante de exercício físico a eventos cardiovasculares e até mesmo colocar sua vida em risco, já que a etiologia cardiovascular está entre as principais causas, não traumáticas, de eventos fatais durante as atividades esportivas.[7]

Podemos também diferenciar alterações adaptativas e fisiológicas decorrentes da participação em programa de exercício físico continuado – intitulado – coração de atleta daquelas consideradas patológicas (p. ex., cardiomiopatia hipertrófica, displasia arritmogênica do ventrículo direito), potencialmente capazes de levar o indivíduo à morte durante realização de exercício físico.[8,9]

A ACPP deverá ser realizada periodicamente, no mínimo anualmente, por meio de uma avaliação médica sistemática, capaz de abranger tanto os esportistas quanto os atletas, antes de sua liberação

Tabela 3-1. Principais causas de morte súbita durante a prática esportiva

Idade < 35 anos	Idade > 35 anos
■ Miocardiopatia hipertrófica ■ Displasia arritmogênica do VD ■ Origem anômala das artérias coronárias ■ Miocardite ■ Doenças valvares ■ Síndrome de pré-excitação ■ Doença do sistema de condução	■ Doença arterial coronária

Fonte: Adaptada de Herz Sports and Sudden Cardiac Death in Athletes. Can it be prevented by screening.[6]

para a participação em atividades físicas e esportivas – recomendação justificável dos pontos de vista ético, médico e legal.[10]

As estratégias de rastreio populacional de doenças cardiovasculares potencialmente fatais divergem sobre o real custo × benefício de introduzirmos métodos complementares à anamnese e ao exame físico.

A Sociedade Americana de Cardiologia recomenda somente a realização de história clínica e exame físico, enquanto a Sociedade Europeia de Cardiologia inclui o eletrocardiograma de 12 derivações, em associação com história clínica e exame físico para a ACPP.[11]

A última atualização da Diretriz em Cardiologia do Esporte e do Exercício da Sociedade Brasileira de Cardiologia e da Sociedade Brasileira de Medicina do Esporte, semelhante à Sociedade Europeia de Cardiologia, recomenda a realização do eletrocardiograma de 12 derivações em associação com história clínica e exame físico em sua ACPP. Considera que a inclusão de demais exames complementares deverá ser individualizada e dependerá dos achados iniciais, da população examinada e de aspectos do exercício praticado, assim como sua intensidade, frequência e volume de treinamento, sendo plenamente justificada sua indicação, na tentativa de garantir a saúde do praticante de atividades físicas e esportivas.[12]

HISTÓRIA CLÍNICA E EXAME FÍSICO

O conhecimento cronológico da vida esportiva (nos casos dos praticantes habituais), dos exercícios realizados, de sua duração, intensidade e frequência inclui aspectos essenciais a serem investigados.

Uma história clínica minuciosa, dando ênfase a sistema cardiovascular, antecedentes pessoais e familiares de cardiopatias congênitas ou adquiridas, morte súbita precoce de parentes diretos, hipertensão arterial, diabetes, dislipidemias e insuficiência coronariana, é de relevante importância.

Deve ser questionada a presença de sintomas como angina, palpitações, dispneia desproporcional ao esforço físico realizado, síncope e qualquer outro sintoma desencadeado pelo exercício, e sua presença determina investigação adicional pormenorizada. A busca ativa sobre uso de drogas lícitas ou ilícitas que possam ser consideradas *doping* se faz necessária.

O exame físico necessita ser completo, seguindo os padrões de exame físico geral conforme a semiologia habitual, com a procura de sinais relacionados à possibilidade de doença cardiovascular, como aferição da pressão arterial em ambos os braços com o indivíduo sentado, palpação dos pulsos de membros superiores e inferiores, para excluir coarctação de aorta, avaliação de sinais fenotípicos de síndrome de Marfan, presença de terceira ou quarta bulhas, estalidos valvares e diferenciação entre sopros funcionais (sopros de fluxo relacionados ao aumento do volume sistólico) e sopros cardíacos patológicos, como nas valvopatias, cardiopatias congênitas e cardiomiopatia hipertrófica.[5,13]

EXAMES COMPLEMENTARES

Sem sombra de dúvida, o eletrocardiograma de 12 derivações é o exame de melhor custo-efetividade. Sendo realizado como parte de uma ACPP, pode identificar alterações como infarto do miocárdio prévio, arritmias, distúrbios de condução, entre outras. Também pode auxiliar no diagnóstico de doenças cardíacas silentes, como síndrome de Wolff-Parkinson-White, síndrome de Brugada, síndrome do QT curto ou longo, cardiomiopatia hipertrófica e cardiomiopatia arritmogênica do ventrículo direito.

Alterações eletrocardiográficas sofrem influência de vários fatores, dentre eles: gênero, idade, etnia, esporte praticado e sua intensidade de treino. Tais alterações, como bradicardia sinusal, bloqueio atrioventricular de primeiro grau e segundo grau tipo Mobitz I (Wenckebach) e repolarização precoce, são comuns em atletas, resultantes de adaptações fisiológicas decorrentes do aumento do tônus vagal, devendo desaparecer durante o exercício físico.[14,15] A hipertrofia do ventrículo esquerdo por critérios de voltagem, que reflete o remodelamento fisiológico dessa cavidade, reversível após o descondicionamento físico, pode também estar presente[16] (**Tabela 3-2**).

A radiografia de tórax realizada em projeção póstero-anterior e perfil esquerdo é exame de baixo custo, com pouca especificidade, porém pode fornecer informações relevantes sobre doenças cardiovasculares, sinais de cardiopatias congênitas, calcificações pericárdicas, vasos da base, alterações pleuropulmonares e doenças do arcabouço torácico.

Exames bioquímicos são rotina e, quando alterados, indicam condições que podem afetar o rendimento do atleta, como anemias, distúrbios hidroeletrolíticos e metabólicos, além de fatores de risco cardiovascular como diabetes e dislipidemia. Na América do Sul, a sorologia para doença de Chagas é recomendada, principalmente naqueles com epidemiologia compatível. Sugere-se então a solicitação de hemograma completo, dosagens de ferro e ferritina (na investigação de anemia), sódio, potássio, cloro, glicemia de jejum e perfil lipídico. São necessárias também sorologias para Lues, devido ao aumento da incidência de sífilis em nosso meio, assim como para hepatite (uso de tatuagens).[5,13]

O teste ergométrico (TE), em seu esforço máximo, tem como objetivo na ACPP de atletas amadores e profissionais, de qualquer faixa etária, identificar a presença de doença cardiovascular, no caso de sua suspeita, assim como na avaliação de indivíduos assintomáticos com alto risco cardiovascular, história familiar de doença arterial coronariana ou morte

Tabela 3-2. Alterações eletrocardiográficas fisiológicas *versus* sugestivas de cardiopatias

Achados fisiológicos em ECG de atletas	Achados patológicos em ECG de atletas
Bradicardia sinusal (FC > 30 bpm)	Inversão da onda T > 1 mm em 2 ou mais derivações (exceto em DIII, aVR e V1)
Arritmia sinusal	Infradesnível do segmento ST > 0,5 mm em 2 ou mais derivações
Ritmo atrial ectópico	Ondas Q patológicas > 3mm ou > 40 ms em 2 ou mais derivações (exceto DIII e aVR)
Ritmo de escape juncional	Bloqueio completo do ramo esquerdo
Bloqueio atrioventricular de 1º grau (PR > 200 ms)	Atraso inespecífico da condução com QRS > 140 ms
Bloqueio atrioventricular de 2º grau (Mobitz I)	Desvio do eixo elétrico de -30° a 90°
Bloqueio do ramo direito incompleto	Sobrecarga de átrio esquerdo
Critério isolado de voltagem do QRS para HVE	Padrão de hipertrofia ventricular direita com RV1 + SV5 > 10,5 mm e desvio do eixo > 120°
Repolarização precoce	Pré-excitação ventricular
Elevação em domo do segmento ST acompanhada de inversão da onda T de V1 a V4 em atletas afrodescendentes	Intervalo QT > 470 ms em homens e > 480 ms em mulheres
	Intervalo QT < 320 ms
	Padrão de Brugada
	Bradicardia sinusal < 30 bpm ou pausas sinusais 3 s
	Taquiarritmias atriais
	Extrassístoles ventriculares com 2 ou mais episódios em ECG de 10 segundos
	Extrassístoles ventriculares pareadas e TVNS

Bpm, batimentos por minuto; ECG, eletrocardiograma; FC, frequência cardíaca; HVE, hipertrofia do ventrículo esquerdo; TVNS, taquicardia ventricular não sustentada.
Fonte: Atualização da Diretriz em Cardiologia do Esporte e do Exercício da Sociedade Brasileira de Cardiologia e da Sociedade Brasileira de Medicina do Esporte, 2019.[12]

súbita.[7] Útil também na investigação de arritmias, na avaliação da aptidão cardiorrespiratória e na evolução do treinamento, podendo contribuir para a correta prescrição do exercício, principalmente quando associado à medida de gases expirados (Teste de exercício cardiopulmonar). Já os indivíduos assintomáticos e sem fatores de risco cardiovasculares podem ser liberados para prática leve a moderada de exercício físico sem a realização do TE.[12]

A despeito de não fazer parte dos exames rotineiros da ACPP, principalmente em relação ao custo/benefício em decorrência da baixa frequência de cardiopatias nesta população, o ecocardiograma é um método essencial no diagnóstico de várias cardiopatias que podem predispor à morte súbita durante a prática esportiva. Este distingue também a adaptação fisiológica do coração de atleta da hipertrofia ventricular patológica. Tal método deve ser reservado para os casos com história clínica, familiar ou achado de exame físico suspeito de cardiopatia, bem como para investigação adicional de indivíduos com alterações no eletrocardiograma de repouso sugestivas de cardiopatia.[17]

Um arsenal de exames cardiológicos complementares, como Holter 24 horas, *Tilt Table Test*, Ressonância magnética cardíaca, Angiotomografia de artérias coronárias, cineangiocoronariografia, estudo eletrofisiológico e outros, deve ter sua indicação individualizada, sendo estes reservados para os casos de dúvidas diagnósticas após a avaliação inicial, seguindo suas indicações e evidências científicas já estabelecidas na literatura.

Podemos afirmar que a avaliação pré-participação é essencial para qualquer indivíduo que pretende iniciar um programa de atividades físicas, seja no intuito de lazer ou competição. Esta tem como principal objetivo a prevenção da morte súbita no esporte, assim como o diagnóstico de doenças, avaliação do estado de saúde do praticante e análise dos efeitos do treinamento sobre o sistema cardiovascular. É incontestável que uma história clínica bem elaborada, um exame físico completo e o ECG avaliado por profissionais qualificados são extremamente relevantes na ACPP, ficando os demais exames reservados para complementação diagnóstica, quando esta se fizer necessária.

REFERÊNCIAS BIBLIOGRÁFICAS

1. Blair SN, Morris JN. Healthy hearts and the universal benefits of being physically active: physical activity and health. Ann Epidemiol 2009;19:253-6.
2. Wen CP, Wai JP, Tsai MK, Yang YC, Cheng TY, Lee MC, et al. Minimum amount of physical activity for reduced mortality and extended life expectancy: a prospective cohort study. Lancet. 2011;378:1244–1253.
3. Nan GB. Exercise, Heart and Health. Korean Circ J. 2011;41(3):113-21.
4. Abela M, Sharma S. Abnormal ECG Findings in Athletes: Clinical Evaluation and Considerations. Curr Treat Options Cardiovasc Med. 2019;21(12):95.
5. Serra SM, Lima RSL. Teste Ergométrico, Teste Cardiopulmonar de Exercício, Cardiologia Nuclear, Reabilitação Cardiopulmonar e Metabólica e Cardiologia do Esporte e do Exercício: o livro do DERC. Rio de Janeiro: Elsevier, 2019.
6. Corrado D, Miglione F, Bevilacqua M, Basso C, Thiene G. Sudden cardiac death in athletes: can it be prevented by screening? Herz. 2009;34(4):259-66.
7. Borjesson M, Urhausen A, Kouidi E, Dugmore D, Sharma S, Halle M, et al. Cardiovascular evaluation of middle-aged/senior individuals engaged in leisure-time sport activities: position stand from the sections of exercise physiology and sports cardiology of the European Association of Cardiovascular Prevention and Rehabilitation. Eur J Cardiovasc Prev Rehabil. 2011;18(3):446-58.
8. Thompson PD, Franklin BA, Balady GJ, Blair SN, Corrado D, Estes NA 3rd, et al. Exercise and Acute Cardiovascular Events. Circulation. 2007;115(17):2358-2368.
9. Maron B, Pelliccia A. The Heart of Trained Athletes - Cardiac Remodeling and the Risks of Sports, Including Sudden Death. Circulation. 2006;114:1633-1644.
10. Garcia TG, Francisco RC, Ghorayeb N. Avaliação cardiológica pré-participação do atleta. In: Timerman T, Bertolami M, Ferreira JF, editores. Manual de Cardiologia. São Paulo: Atheneu; 2012, p. 987-989.
11. Pelliccia A, Di Paolo FM, Corrado D, Buccolieri C, Quattrini FM, Pisicchio C, et al. Evidence for the efficacy of the Italian national pré-participation screening programme for identification of hypertrophic cardiomyopathy in competitive athletes. Eur Heart J. 2006;27:2196-200.
12. Ghorayeb N, Stein R, Daher DJ, Silveira AD, Ritt LEF, Santos DFP, et al. Atualização da Diretriz em Cardiologia do Esporte e do Exercício da Sociedade Brasileira de Cardiologia e da Sociedade Brasileira de Medicina do Esporte - 2019. Arq Bras Cardiol. 2019;112(3):326-368.
13. Ghorayeb N, Dioguardi GS. Tratado de Cardiologia do Exercício e do Esporte. São Paulo: Editora Atheneu; Instituto de Cardiologia do Estado de São Paulo, 2007, p. 133-140.
14. Sharma S, Whyte G, Elliott P, Padula M, Kushal R, Mahon N, et al. Electrocardiographic changes in 1000 highly trained junior elite athletes. Br J Sports Med. 2008;33(5):319-24.
15. Brosnan M, La Gerche A, Kalman J, Lo W, Fallon K, Macisaac A, et al. Comparison of frequency of significant electrocardiographic abnormalities in endurance versus nonendurance athletes. Am J Cardiol. 2014;113(9):1567-73.
16. Sharma S, Drezner JA, Baggish A, Papadakis M, Wilson MG, Prutkin JM, et al. International recommendations for electrocardiographic interpretation in athletes. Eur Heart J. 2018 Apr 21;39(16):1466-1480.
17. Leischik R, Dworrak B, Foshag P, Strauss M, Spelsberg N, Littwitz H, et al. Pre-participation and follow-up screening of athletes for endurance sport. J Clin Med Res. 2015;7(6):385-92.

PRESCREVENDO EXERCÍCIOS

Artur Haddad Herdy

"Aquele que não é um bom aprendiz não será um bom mestre."

Platão

Inúmeras pesquisas já demonstraram que exercício aeróbio regular reduz a mortalidade total e a CV, tanto em indivíduos saudáveis quanto naqueles com patologias cardiovasculares.[1-4]

Em 2005, pela primeira vez, foram apresentadas evidências robustas do papel dos exercícios de força também na redução de risco de morte, fazendo com que estes tenham recomendação formal na prevenção primária.[5] Isso ratifica as recomendações de quase todas as diretrizes nacionais e internacionais, contemplando a prática regular de exercícios aeróbios combinados aos de força, como musculação, fazendo parte de um programa completo de exercícios.[6]

Em relação à intensidade da atividade física, sem dúvida, o grande benefício ocorre quando comparamos sedentários a indivíduos que realizam o mínimo de atividade física. Ou seja, o impacto de deixar o sedentarismo é muito significativo. Entretanto, comparando os diversos graus de aptidão física em escala crescente, percebemos a existência de um gradiente de diminuição do risco de mortalidade total e cardíaca. Assim, quanto maior a aptidão física, menor o risco de morbimortalidade total e cardiovascular, tanto em saudáveis como em portadores de DCV.[3,4,7] Não menos importantes são os exercícios de flexibilidade e alongamento que previnem lesões e nos ajudam a manter as articulações em boas condições para a prática das outras modalidades de exercício.

Ainda que o exercício possa ser um gatilho de eventos cardiovasculares, o benefício suplanta em muito o risco, ou seja, exercícios intensos podem deflagrar eventos como IAM, mas, se realizados de forma regular, conferem redução de risco, e não aumento, em longo prazo.[8]

PRESCREVENDO OS EXERCÍCIOS

Exercícios Aeróbicos

Por serem os mais populares e mais acessíveis a todos, em quase todos os lugares devemos orientar o tipo de exercício mais apropriado para cada indivíduo em cada situação, sendo os mais comuns: caminhar/correr, pedalar, nadar e remar.

A intensidade deve ser, na medida do possível, adaptada a cada indivíduo. Deve-se sempre levar em consideração o caráter progressivo da mesma e a atenção às repercussões mecânicas (p. ex., articulações). Na ausência de um TE prévio, algo que não deve ser obrigatório, mas sempre desejável, podemos usar a escala de percepção do esforço, iniciando com uma intensidade leve a moderada e evoluindo para moderada a alta intensidade num período de 2 a 3 meses.

Se dispusermos do TE para a prescrição e se o indivíduo utilizar, durante os exercícios, um frequencímetro, a intensidade deve ser de 75 a 90% da frequência máxima atingida no TE.

Caso seja possível realizar um TCPE (padrão ouro), podemos utilizar para a prescrição tanto a FC quanto a carga dos limiares. O exercício deve iniciar em torno do limiar 1, evoluindo progressivamente para o limiar 2.

Tem sido muito comum a prescrição dos exercícios intervalados de alta intensidade (HITT), para os quais temos inúmeros protocolos que alternam períodos de alta intensidade (1-5 min) com períodos de recuperação ativa em baixa intensidade ou repouso (1-2 min). Nos exercícios intervalados, frequentemente não medimos nem limitamos os exercícios a parâmetros de frequência cardíaca.

Exercícios Resistidos

Nessa modalidade, muito importante com o progredir da idade, são inúmeras as opções de exercícios. Temos possibilidades de utilizar o próprio peso do corpo, pesos livres ou aparelhos. Pela possibilidade de lesões ocasionadas com esse tipo de treino, sempre que possível, devemos orientar que este seja feito com supervisão, ao menos no início, para que se atente às posturas e aos movimentos corretos, evitando-se lesões musculoarticulares.

É muito comum a procura por academias para a prática de tais exercícios, onde existem inúmeros aparelhos com cargas de peso variáveis e com destinação a trabalhar diferentes grupamentos musculares, bem como são encontrados pesos livres.

Em geral, prescrevemos 2 a 3 treinos por semana, com 3 a 4 séries de 6 a 12 repetições, quando objetivo é o ganho de massa muscular. Para treinos de resistência, podemos utilizar menos carga e até 30 repetições por série. A carga deve ser individualizada e sempre com perspectiva de evolução, devendo as 2-3 últimas repetições serem realizadas com alguma dificuldade.

Exercícios Funcionais e Pilates

Podem estar inseridos dentro de um programa de exercícios resistidos, sendo os primeiros, em geral, mais intensos e intervalados e os últimos mais voltados para o fortalecimento e o alongamento com foco na respiração e exercícios para o abdômen/transverso e cinturas da escápula e do quadril, dentre outros.

Exercícios de Flexibilidade e Alongamento

São fundamentais nesse tripé dos componentes do treinamento físico. Devem também ser orientados por profissionais educadores físicos ou pessoas aptas para tal. A ênfase deve ser um treino bastante abrangente com perspectivas de evolução progressiva, mas respeitando as limitações e os sinais de dor. Os exercícios de alongamento podem ser feitos antes e/ou depois dos outros treinos, porém não devem ser negligenciados ao fim dos exercícios. É desejável uma frequência de 2 a 3 vezes na semana ao menos.

REFERÊNCIAS BIBLIOGRÁFICAS

1. Précoma DB, Oliveira GMM, Simão AF, Dutra OP, Coelho OR, Izar COM, et al. Updated Cardiovascular Prevention Guideline of the Brazilian Society of Cardiology - 2019. Arq Bras Cardiol. 2019;113(4):787-891.
2. Ghorayeb N, Stein R, Daher DJ, Silveira ADD, Ritt LEF, Santos DFPD, et al. The Brazilian Society of Cardiology and Brazilian Society of Exercise and Sports Medicine Updated Guidelines for Sports and Exercise Cardiology. Arq Bras Cardiol. 2019;112(3):326-368.
3. Myers J, Prakash M, Froelicher V, Do D, Partington S, Atwood JE. Exercise capacity and mortality among men referred for exercise testing. N Engl J Med. 2002 Mar 14;346(11):793-801.
4. Blair SN, Kampert JB, Kohl HW 3rd, Barlow CE, Macera CA, Paffenbarger RS Jr, Gibbons LW. Influences of cardiorespiratory fitness and other precursors on cardiovascular disease and all-cause mortality in men and women. JAMA. 1996;276:205-210.
5. Tanasescu M, Leitzmann MF, Rimm EB, Willett WC, Stampfer MJ, Hu FB. Exercise type and intensity in relation to coronary heart disease in men. JAMA 2002;288:1994-2000.
6. Ades PA, Savage PD, Toth MJ, Harvey-Berino J, Schneider DJ, Bunn JY, et al. High-Calorie-Expenditure Exercise: A New Approach to Cardiac Rehabilitation for Overweight Coronary Patients. Circulation. 2009;119;2671-2678.
7. Lee IM, Skerrett PJ. Physical activity and all-cause mortality: what is the dose-response relation? Med Sci Sports Exerc. 2001;33(suppl):S459-S471;
8. Mittleman MA, Maclure M, Tofler GH, Sherwood JB, Goldberg RJ, Muller JE. Triggering of acute myocardial infarction by heavy physical exertion. Protection against triggering by regular exertion. Determinants of Myocardial Infarction Onset Study Investigators. N Engl J Med. 1993;329(23):1677-83.

Parte 3 CARDIOLOGIA DESPORTIVA

AVALIAÇÃO DE ATLETAS

José Kawazoe Lazzoli
Daniel Arkader Kopiler
Marcelo Bichels Leitão
Fernando Carmelo Torres

"O sucesso depende de preparação prévia."
Confúcio

A avaliação de atletas, também denominada "Avaliação pré-participação esportiva" (APPE), consiste em um conjunto de procedimentos médicos que têm como objetivo proporcionar uma prática segura e saudável de esportes em nível competitivo.

Quando se considera a avaliação de atletas, com frequência o foco é o adulto jovem. No entanto, em muitas modalidades desportivas, teremos atletas atingindo nível competitivo ainda na infância ou adolescência; em tantas outras, haverá indivíduos acima de 35 anos em plena atividade competitiva.

Ademais, é importante lembrar que não somente nos depararemos com atletas de alto rendimento, mas, na maioria das ocasiões, com atletas de nível intermediário ou atletas másteres, de tal forma que é fundamental considerar o atleta avaliado e os seus objetivos, para individualizarmos a avaliação.

A APPE não deve se restringir somente aos aspectos clínicos, devendo contemplar uma *avaliação do aparelho locomotor*, com ênfase na prevenção de lesões; uma *avaliação funcional*, com ênfase na potência aeróbica, potência anaeróbica, composição corporal, flexibilidade e força/*endurance* musculares, além de uma série de outras valências fisiológicas; e finalmente uma *avaliação clínica*, com uma anamnese cuidadosa e exame físico detalhado, eventualmente com ênfase no sistema cardiovascular, além da realização de exames complementares, que se mostrem necessários.

OBJETIVOS

O objetivo principal da APPE é investigar a elegibilidade do atleta para a prática de esportes em nível competitivo.

É muito importante que a APPE não seja vista como uma mera formalidade, ou apenas a necessidade de um "atestado" para a prática de esportes; ou mesmo como uma "barreira" que possa eventualmente limitar ou mesmo impedi-la. Trata-se de uma "oportunidade", muitas vezes a única em uma temporada, que um atleta terá para ser submetido a uma avaliação médica especializada.

Entre os objetivos intermediários, podemos citar:

- Identificar condições clínicas que possam comprometer o desempenho;
- Identificar características clínicas ou posturais que possam predispor a lesões;
- Identificar condições clínicas que possam restringir (temporária ou definitivamente) a participação em esportes competitivos;
- Avaliar e aconselhar sobre comportamentos que possam ser prejudiciais à saúde, incluindo alimentação e suplementação;
- Avaliação clínica e funcional do atleta;
- Prevenção da morte súbita relacionada à prática de exercícios ou esportes.

PREVENÇÃO DE MORTE SÚBITA RELACIONADA AO ESPORTE

A morte súbita no esporte (MSE) é o evento negativo mais dramático que pode ocorrer com um atleta. Esse é um risco que sempre esteve associado à prática esportiva, especialmente a de alto rendimento. Há diversos relatos na literatura, com destaque para a história de Pheidippides (descrito como o primeiro evento registrado de MSE), soldado grego que recebeu a missão de percorrer o percurso de Marathon até Atenas, para anunciar a vitória dos gregos sobre os persas, na Batalha de Marathon. Relatos dão conta de que, na realidade, Pheidippides era um mensageiro muito bem fisicamente treinado; no entanto, o percurso percorrido foi primeiramente de Atenas até Esparta, para pedir ajuda quando da invasão dos persas a Marathon, uma distância de aproximadamente 240 km em dois dias, tendo retornado em seguida; foi, então, enviado de Atenas ao campo de batalha, próximo a Marathon (aproximadamente 40 km), tendo em seguida retornado a Atenas, para a sua missão derradeira.

Curiosamente, no Brasil, a mídia e o público em geral só passaram a reconhecer a MSE como um evento a ser adequadamente abordado (tanto na prevenção, quanto no atendimento da ocorrência) após a morte do atleta de futebol Serginho, da Associação Desportiva São Caetano, ocorrida durante uma partida do campeonato brasileiro, contra o São Paulo Futebol Clube, no estádio do Morumbi, em 2004. A partir desse trágico evento, ocorrido no futebol e transmitido ao vivo, a MSE passou a ser assunto de debates acalorados em nosso país. A Sociedade Brasileira de Medicina do Exercício e do Esporte (SBMEE) sempre se preocupou com o tema, tendo inclusive elaborado uma diretriz em 2005, na qual se discutiram diversos aspectos relacionados à MSE.[1]

Frente a uma parada cardiorrespiratória (PCR) de um atleta durante treinos ou competições, o atendimento adequado deve ser feito não apenas pelos médicos das equipes, mas por todos os profissionais envolvidos, os quais devem estar treinados e preparados para prestar socorro qualificado, quando necessário, além naturalmente de contarem com a infraestrutura adequada para o atendimento. Entretanto, é possível ir além de um atendimento tecnicamente correto, atuando efetivamente na prevenção da MSE. Supõe-se que a avaliação médica do atleta tenha capacidade de identificar precocemente indivíduos que apresentem maior predisposição à ocorrência de MSE, eventualmente tratando, afastando ou redirecionando esses atletas, quando necessário.

Diversas entidades, como a American Heart Association (AHA), European Society of Cardiology (ESC), Federação Internacional de Medicina do Esporte (FIMS), Comitê Olímpico Internacional (COI), Sociedade Brasileira de Cardiologia (SBC) e a Sociedade Brasileira de Medicina do Exercício e do Esporte (SBMEE), recomendam a APPE para todos os atletas de alto rendimento e de níveis intermediários, além de indivíduos não atletas que se proponham a praticar exercícios em intensidade moderada a alta.

Incidência de MSE

A ocorrência da MSE tem sido tema de discussão, e há diversos artigos publicados na literatura sobre o assunto. As estatísticas variam consideravelmente, e a dificuldade em se obter registros confiáveis de MSE, bem como a imprecisão em se determinar adequadamente a população a ser analisada, são os principais fatores responsáveis por essa variação. O primeiro estudo a relatar a incidência de MS em atletas foi publicado em 1995,[2] com uma taxa geral de MS estimada em 1:300.000 (1:1.300.000 em mulheres). Apesar de diversas críticas metodológicas poderem ser feitas, esse estudo tem a relevância de ser o pioneiro nesta área. Em seguida, destaca-se o levantamento feito em atletas com idades entre 8 e 39 anos, nos EUA, por Maron e colaboradores,[3] com um acompanhamento realizado entre 1980 e 2006, no qual a taxa estimada foi de 1:163.000 por ano, sendo o maior registro de MSE feito até hoje. Levantamentos também foram realizados na Europa. Corrado e colaboradores[4] publicaram, em 2003, um acompanhamento de eventos fatais em atletas entre 12 e 35 anos de idade no qual a taxa estimada foi de 1:47.000 por ano. Essa grande variabilidade de resultados se justifica pela diversidade das populações estudadas, pela metodologia desigual utilizada nos diferentes estudos, além dos problemas relatados anteriormente de imprecisão no registro e na identificação de eventos, além da dificuldade em se caracterizar adequadamente a população em análise. Atualmente, aceita-se que a incidência de MSE esteja entre 1:50.000 e 1:80.000 por ano em atletas escolares de ensino médio e fundamental; e em torno de 1:50.000 por ano em atletas universitários.[5] Subpopulações de atletas do sexo masculino, afrodescendentes e jogadores de basquetebol parecem apresentar um risco mais elevado de MSE.[5]

Causas de MSE

Há também considerável debate em relação às causas mais frequentes de MSE. Na publicação de Maron *et al.* a cardiomiopatia hipertrófica (CMH) foi a causa mais encontrada (36% de todos os casos).[3] Contudo, um estudo recente relatou que o achado mais comum encontrado em necropsias de atletas, realizadas em casos de MSE na Inglaterra, foi um coração sem anomalias estruturais.[6] Nesse mesmo estudo, critérios para CMH foram identificados em apenas 6% dos casos. Um levantamento populacional realizado na Austrália em pessoas jovens (1 a 35 anos de idade) encontrou resultados semelhantes (40% de mortes sem causa explicada à necropsia).[7]

Corações normais em vítimas de MSE nos remetem às canalopatias (síndrome do QT longo, síndrome de Brugada, taquicardia ventricular polimórfica catecolaminérgica e síndrome do QT curto), alterações que podem desencadear arritmias fatais sem evidências de anormalidades à necropsia.[8] Essas alterações eletrocardiográficas serão abordadas com mais detalhes no próximo capítulo.

As outras causas genéticas de MSE podem ser divididas nas seguintes categorias: miocardiopatias, vasculares, metabólicas e congênitas **(Tabela 5-1)**.

Em indivíduos jovens (abaixo de 35 anos), as causas genéticas estão mais frequentemente associadas à MSE. Já acima de 35 anos, a causa mais comum de MSE é a doença arterial coronariana (DAC).

Tabela 5-1. Causas genéticas de MSE

Arritmogênicas	■ Síndrome do QT longo ■ Síndrome do QT curto ■ Síndrome de Brugada ■ Taquicardia ventricular polimórfica catecolaminérgica
Cardiomiopatias	■ Cardiomiopatia hipertrófica ■ Cardiomiopatia dilatada ■ Cardiomiopatia restritiva ■ Miocárdio não compactado ■ Displasia arritmogênica do VD
Vasculares	■ Síndrome de Marfan ■ Síndrome de Ehler-Danlos
Metabólicas	■ Hipercolesterolemia familiar
Congênitas	■ Comunicação interatrial ■ Tetralogia de Fallot ■ Outras

Miocardite, doenças vasculares, uso de drogas ilícitas (cocaína, esteroides anabolizantes, anfetaminas etc.) e o *commotio cordis* são causas de MSE, independentemente da faixa etária.

Nos tempos atuais, com o advento da pandemia da Covid-19, devemos estar atentos à possibilidade de distúrbios cardiológicos tardios, especialmente sequelas de miocardite em pessoas que foram infectadas pelo SARS-CoV-2.

Prevenção da MSE

Corrado demonstrou a importância da APPE na redução da incidência da MSE.[9] Ao longo de um período de 26 anos após a APPE ter sido tornada obrigatória por meio de uma Lei Federal na Itália (1979-2004), observou-se uma redução de 89% na incidência de MS em atletas avaliados: de 3,6 por 100.000 indivíduos-ano em 1979-80 a 0,4 por 100.000 indivíduos-ano em 2003-4. Essa análise foi dividida em diferentes períodos: pré-inclusão do ECG, período precoce pós-inclusão do ECG (1982-1992) e período tardio (1992-2004). Foi observada uma redução progressiva da incidência de MSE a partir de 1982, com a manutenção do menor valor atingido a partir de 1992. A explicação para esse fato é simples: a introdução do ECG possibilitou maior identificação de atletas com doenças cardiovasculares, mas para o benefício pleno era necessário um período de tempo adicional, que permitiu a melhor adaptação dos profissionais ao método, bem como melhor definição dos critérios eletrocardiográficos associados às cardiopatias.

Atualmente, a discussão principal se dá em relação a custo-efetividade. Algumas sociedades, como a AHA,[10] recomendam a avaliação somente com um questionário e exame clínico, por entenderem que a relação custo/benefício da realização rotineira de um eletrocardiograma de repouso (ECG), por exemplo, não se justificaria pela baixa incidência de anormalidades e pela possibilidade de falsos positivos deflagrarem investigações custosas, com repercussões financeiras e psicológicas expressivas, posição que não chega a ser consensual naquele país.[11] De fato, outros documentos, fortemente baseados nos modelos italiano e europeu, defendem a realização de anamnese, exame físico e ECG como um padrão mínimo.[12]

Wheeler[13] avaliou o custo/benefício da APPE em atletas americanos, incluindo história e exame físico direcionados às doenças cardiovasculares, com e sem eletrocardiograma basal com 12 derivações em repouso (ECG), e comparou com nenhuma avaliação prévia. Quando a história e o exame clínico foram comparados com nenhuma avaliação, houve 0,56 vidas salvas/ano por 1.000 atletas, com um custo médio de USD 131,00 por atleta; quando incluído o ECG, houve 2,06 vidas salvas/ano por 1.000 atletas, com custo médio de USD 191,00 por atleta. Dessa forma, ele concluiu que associar o ECG à história e ao exame clínico na triagem de atletas pode ter benefícios na relação custo/efetividade em salvar vidas.

Apesar do debate eventualmente persistir, entendemos que devemos seguir as recomendações da "Atualização da Diretriz em Cardiologia do Esporte e do Exercício da Sociedade Brasileira de Cardiologia e da Sociedade Brasileira de Medicina do Exercício e do Esporte", publicada em 2019, em que a realização de um ECG para atletas tem grau de recomendação I e nível de evidência A.[14]

O especialista em Medicina do Exercício e do Esporte tem à sua disposição inúmeros outros exames (ecodopplercardiograma, ergoespirometria, Holter de 24 horas, monitor de eventos – Looper, cintilografia miocárdica, ressonância magnética cardíaca, entre outros) que podem ser utilizados de acordo com a necessidade que poderá surgir, em decorrência de eventuais achados encontrados nas etapas anteriores (anamnese, exame físico e ECG).

ANAMNESE E EXAME CLÍNICO

A anamnese e o exame físico serão fundamentais na APPE, para que sejam detectadas situações clínicas que coloquem os atletas em risco, no seu cotidiano, nos treinamentos ou durante as competições.

Na anamnese, devemos ficar atentos a fatores de risco, sinais ou sintomas que sejam sugestivos de doenças cardiovasculares, pulmonares e metabólicas; casos de morte súbita ou cardiopatias congênitas na família; história familiar para anemia falciforme ou outras hemoglobinopatias; procedência de áreas endêmicas para doença de Chagas ou de regiões nas quais haja maior prevalência de doenças congênitas, como a região do Veneto, na Itália, onde há prevalência particularmente elevada de casos de displasia arritmogênica do ventrículo direito; deve-se ter especial cuidado na obtenção de informações que possam levar ao esclarecimento do uso de substâncias lícitas ou ilícitas que fizerem parte da Lista de Substâncias Proibidas da Agência Mundial Antidopagem, mesmo que de forma involuntária.

Entre os sintomas, devem chamar nossa atenção palpitações, síncope, dor precordial ou desconforto torácico; dispneia aos esforços; tonteira ou lipotimia; astenia; ou qualquer outro sintoma desencadeado pelo exercício. É necessário ter uma sensibilidade apurada para saber avaliar se os sintomas citados podem ser indicativos de algum estado patológico, ou se são meramente a consequência de um treino muito intenso ou uma competição. Quanto à síncope no atleta, é necessária uma investigação detalhada quanto à sua etiologia. Diferentes estudos demonstraram que atletas que tiveram MS haviam relatado, na semana anterior à ocorrência, sintomas como palpitações, tonteira, síncope ou dor torácica, que foram subestimados.[15-17]

Deve-se procurar identificar a utilização de drogas lícitas (p. ex., álcool) ou ilícitas, seja de forma social (p. ex., maconha, cocaína) ou para melhora do desempenho (p. ex., esteroides anabolizantes ou derivados anfetamínicos). Em boa parte das ocasiões, é difícil que o atleta faça esse relato espontaneamente, mas o exame clínico pode ajudar nesse sentido (p. ex., anabolizantes – ginecomastia em homens e voz grave nas mulheres; mudança rápida e desproporcional do padrão muscular, queda de cabelo, além de agitação e aumento da agressividade).

No exame clínico, merecem destaque algumas condições clínicas como: anemia; alterações posturais; focos infecciosos (p. ex., dentários); doenças sistêmicas ou infecciosas graves; asma brônquica, diabetes melito; hipertensão arterial sistêmica; alterações da ausculta pulmonar e cardiovascular; e situações especiais, como a gravidez. Ainda complementando o exame clínico, deve-se caracterizar o grau de eventual encurtamento musculotendinoso, principalmente de alguns grupos musculares: isquiotibiais, quadríceps, iliopsoas, panturrilhas, adutores da coxa, trato iliotibial, musculatura do dorso e ombros, pois a devida orientação terapêutica pode auxiliar na prevenção e no tratamento de lesões musculares, melhorando o desempenho desportivo.

É importante lembrar que o exame cardiovascular do atleta de alto rendimento possui peculiaridades com as quais o examinador deverá estar familiarizado. A bradicardia de repouso é a característica mais frequente, sendo comum uma FC de 40 bpm ou menos, principalmente em atletas de modalidades de *endurance*. Por outro lado, deve-se dispensar especial atenção à presença de sopros, terceira e quarta bulhas, cliques valvares, diferenças do pulso entre os membros superiores e entre estes e os membros inferiores, diferenças da pressão arterial entre os membros superiores; sinais compatíveis com síndrome de Marfan e outras doenças do tecido conjuntivo.

EXAMES COMPLEMENTARES GERAIS

Os exames laboratoriais, embora não sejam obrigatórios, podem fornecer subsídios quanto à saúde geral do atleta, além de algumas características que podem ser pontualmente importantes.

Hemograma completo, glicemia de jejum, ureia e creatinina, eletrólitos, lipidograma, ácido úrico, provas de função hepática e TSH podem ser realizados de rotina. Para os atletas que estejam sujeitos a competir em altitudes acima de 2.000 metros, a eletroforese de hemoglobina pode ser útil, para descartar a possibilidade de anemia falciforme ou outras hemoglobinopatias. No nosso país, principalmente em atletas provenientes de áreas endêmicas para doença de Chagas, pode ser interessante solicitar a sorologia.

A radiografia do tórax em PA e perfil pode ajudar a identificar alterações pleuroparenquimatosas, além de alterações da silhueta do coração e de grandes vasos da base.

EXAMES CARDIOVASCULARES

O ECG de repouso é um importante exame complementar na APPE. Conforme já comentamos, há controvérsia entre as escolas norte-americana e europeia, mas nós claramente consideramos haver uma relação custo/benefício extremamente favorável para a realização rotineira do ECG em atletas. Em atletas acima de 35 anos, o ECG é mandatório, pois a incidência de doenças cardiovasculares nessa faixa etária é mais alta.

O ECG do atleta possui uma série de peculiaridades, consequentes às adaptações fisiológicas produzidas pelo treinamento.[18-19] Essas características devem ser conhecidas por todos os médicos que se proponham a avaliar atletas, uma vez que podem mimetizar alterações patológicas. Uma discussão mais detalhada sobre o ECG do atleta está disponível no próximo capítulo deste livro.

O ecodopplercardiograma é um método complementar muito importante para avaliar a integridade estrutural e funcional do coração do atleta. Ao nosso ver, é altamente recomendado na APPE, sendo mandatório no atleta máster. Esse exame será discutido mais extensamente no Capítulo 9 deste livro.

O teste de esforço (TE), também denominado teste de exercício ou teste ergométrico, pode ser realizado de forma convencional ou aliado à ergoespirometria. Permite tanto a avaliação fisiológica quanto a avaliação de sintomas desencadeados pelo esforço. O TE será discutido no Capítulo 8 deste livro.

O Holter de 24 horas e suas variações, como o Monitor de Eventos – Looper (7, 14 e 28 dias), é um método muito importante na avaliação de bradi e taquiarritmias. Muito útil também na avaliação de palpitações, na quantificação de arritmias detectadas ao exame clínico e/ou no ECG de repouso e/ou no TE. É fundamental na avaliação da síncope no atleta.

A ressonância magnética cardíaca fornece uma avaliação fundamental, quando é necessário avaliar cardiopatias estruturais arritmogênicas, como a displasia arritmogênica do ventrículo direito, a presença de miocardite aguda ou de áreas de fibrose que sejam sequelas de uma miocardite prévia.

AVALIAÇÃO FISIOLÓGICA DO ATLETA

Há itens da APPE que dizem respeito, predominantemente, à avaliação das valências fisiológicas do atleta, suas capacidades físicas e habilidades motoras, bem como a sua aplicação no esporte. Dessa forma, é sempre importante nos lembrarmos do princípio da especificidade, qual seja, dentro do possível, um atleta deve ser avaliado do ponto de vista fisiológico de forma a reproduzir com a máxima fidedignidade os gestos motores e as demandas metabólicas decorrentes da sua modalidade esportiva e – no caso dos esportes coletivos – da sua posição e/ou especialidade na equipe. Nesse contexto, a avaliação fisiológica pode ser realizada por meio de um teste de laboratório (utilizando um ergômetro que reproduza o gesto motor da modalidade esportiva da forma mais fidedigna possível) ou de um teste de campo com um ergoespirômetro portátil. Podem ser utilizados diferentes ergômetros, como uma esteira rolante, cicloergômetro de membros inferiores, cicloergômetro de membros superiores, remoergômetro, ergômetro de piscina, ergômetro de canoa, ergômetro de cadeira de rodas, entre outros.

Na escolha e na aplicação de um teste ou de uma sequência de testes durante a avaliação da aptidão física (AAF) no esporte, é fundamental que cinco perguntas estejam plenamente determinadas: "O que medir?", "Como medir?", "Por que medir?", "Para que medir?" e "Quando medir?".

Componentes da Aptidão Física

Componentes Relacionados com a Saúde
- Resistência (*Endurance*) cardiorrespiratória (ou aeróbia);
- Composição corporal;
- Força muscular*;
- Resistência (*Endurance*) muscular*;
- Flexibilidade.

Esses componentes integram o que podemos chamar de condicionamento físico voltado para a saúde e devem ser alvo da prescrição de exercícios que tenha esse objetivo. Por isso, nos laboratórios de avaliação destinados a indivíduos com esse perfil, a bateria básica a ser aplicada deve contemplar os testes voltados à avaliação desses atributos.

Componentes Principais Relacionados com as Habilidades (Desempenho)
- Agilidade;
- Equilíbrio;
- Coordenação;
- Potência*;
- Velocidade;
- Tempo de reação.

Os itens marcados com um asterisco (Força, Resistência e Potência muscular), em conjunto, recebem a denominação de Aptidão Muscular, sendo considerada integrante da Aptidão Física relacionada com a saúde.[20]

É importante ressaltar que os componentes associados à saúde não são exclusivos de seu grupo, sendo, de modo geral, atributos também importantes para o desempenho, em diferentes níveis, dependendo da modalidade esportiva.

A escolha dos testes a serem realizados para a avaliação de um atleta sempre deverá ser feita considerando-se a importância das capacidades exigidas efetivamente em seu esporte e que, por isso, mereçam ser avaliadas. Uma situação que requer atenção são os estudos de perfis de atletas ou equipes, nos quais se descrevem valores para os mais variados componentes da aptidão física. Embora tragam informações de características de competidores de determinada modalidade, que podem servir de parâmetro comparativo para outros atletas do mesmo esporte, devem ser vistos com reserva. Fatores como sexo, etnia, idade, bem como o atual nível técnico e de condicionamento, podem levar à obtenção de diferenças importantes nessas variáveis de aptidão, entre praticantes de um mesmo esporte. Além disso, algumas capacidades avaliadas também diferem, dentro de uma mesma modalidade, dependendo da categoria a que pertença o atleta, sua função na equipe, bem como o seu tipo de prova (por exemplo, no ciclismo ou atletismo, entre "velocistas" e "fundistas"). Portanto, estudos desse tipo podem refletir muito mais as características de determinado atleta ou grupo, dentro de um momento específico de sua preparação, do que conter valores desejáveis para a modalidade em questão.

Tipos de Testes

Os testes mais comumente utilizados para que se consiga medir e avaliar diferentes atributos da aptidão física, relacionados com o desempenho desportivo, podem ser descritos como:

a) **Testes cineantropométricos:** visam estudar o tamanho, a forma, a composição, a proporcionalidade e a maturação do corpo, por meio da medida de variáveis (entre elas, peso e estatura; e comprimento, perímetro ou diâmetro de segmentos corporais).

A cineantropometria tem como objetivo uma compreensão mais aprofundada do comportamento humano em relação ao crescimento, à atividade física e ao estado nutricional.

b) **Testes metabólicos:** utilizados para determinar a potência, a capacidade e outros parâmetros dos sistemas energéticos aeróbio e anaeróbio (lático e alático). Para isso, o conhecimento adequado do comportamento fisiológico desses sistemas, especialmente quanto às suas características de predominância e duração, é essencial para a escolha do teste e do protocolo que serão adotados.[21]

Particularmente aqui, o teste de esforço cardiopulmonar (TECP) é de extrema utilidade para a identificação de parâmetros importantes na prescrição do treinamento, como a medida do consumo máximo de oxigênio ($\dot{V}O_{2máx}$) e a identificação dos limiares ventilatórios. Esses parâmetros permitem definir faixas de intensidade, que serão utilizadas no treinamento específico para aquisição de adaptações fisiológicas específicas.[22] Deve-se lembrar mais uma vez do princípio da especificidade, mandatório no objetivo exposto anteriormente. Nesse contexto, para determinadas modalidades esportivas, será interessante a utilização de equipamentos portáteis de análise de gases expirados.

Para a avaliação da potência anaeróbia (lática e alática), há diversos testes descritos na literatura, sendo o teste de Wingate o mais utilizado hoje em dia.[23] Realizado em um cicloergômetro, consiste em se pedalar continuamente, contra uma resistência elevada e individualizada, na máxima velocidade possível durante todo o tempo de duração do teste, que é de 30 segundos.

c) **Testes neuromusculares:** aplicados para mensuração da força, da resistência e da potência musculares, além da flexibilidade, da velocidade, da agilidade, da coordenação e do equilíbrio etc.

d) **Testes cinesiológicos/biomecânicos:** para autores como Rasch, a Biomecânica faz parte da Cinesiologia, sendo esta última, resumidamente, a ciência de estudo da Anatomia, da Fisiologia e da Mecânica aplicadas ao movimento. Independentemente dessa discussão, este tipo de teste é utilizado para a análise do movimento humano voluntário. Nos esportes, é de grande valia no controle de carga de treino e na análise e aprimoramento do gesto esportivo, entre outros propósitos.[24]

Ordem dos Testes

Em uma sequência de testes realizados em uma única sessão (situação solicitada com relativa frequência por parte de equipes esportivas), a organização de sua ordem de execução é importante, pois é possível que um exame interfira no resultado do subsequente. Medidas em repouso (p. ex., pressão arterial, estatura, peso, composição corporal etc.) devem ser feitas em primeiro lugar, já que não promovem alterações cardiorrespiratórias, musculares e/ou metabólicas que possam modificar respostas a serem analisadas em teste posterior.

Na sequência de uma avaliação, devemos lembrar, por exemplo, que a realização de testes de aptidão muscular, antecedendo os de aptidão aeróbia, pode alterar os resultados desse último. Entre os motivos está a tendência de modificação do estado metabólico do avaliado, pela predominância anaeróbia dos testes musculares, o que pode interferir nos resultados numa avaliação aeróbia subsequente, por alterar os níveis de lactato sanguíneo coletados e/ou a resposta ventilatória, cujo comportamento é fundamental numa ergoespirometria, para determinação dos limiares metabólicos.

Da mesma forma, um TECP antecedendo uma avaliação de composição corporal por bioimpedância também pode comprometer os resultados desta última, pela sudorese produzida pelo teste aeróbio, pois isso afeta o padrão da passagem pelo corpo da corrente elétrica proveniente do aparelho utilizado.[20] Portanto, é fundamental o cuidado na organização da sequência de testes, levando-se em conta as características de cada um deles e a possibilidade de interferência na mensuração posterior.

Dessa forma, dependendo do conjunto de avaliações propostas, principalmente com relação ao esporte de alto rendimento, pode ser inexequível a realização de todos os testes programados em uma mesma sessão. Por vezes, se torna necessário dividir uma bateria em subgrupos viáveis de exames, com interferência nula ou reduzida entre os testes de cada um desses blocos, agendando-os para períodos ou dias diferentes, com o objetivo de separar exames com conhecida influência no resultado do teste subsequente. Esse é um entrave que pode dificultar o cronograma de avaliações sugerido por fisiologistas ou profissionais responsáveis por essa programação. Isso porque técnicos e/ou preparadores físicos, por eventual desconhecimento dessas restrições já discutidas, podem considerar, equivocadamente, a utilização de mais de um dia para esse tipo de procedimento como má "otimização" da bateria e consequente "desperdício" de tempo.

Testes de Laboratório

Os testes em *laboratório* têm como *características positivas* principais:

a) *Resultados mais precisos* (fruto dos equipamentos mais sofisticados e da alta tecnologia, que geralmente há nesses locais);

b) *Controle intrínseco mais efetivo* (p. ex., controle de velocidade de corrida, facilmente obtido em uma esteira), assim como o *extrínseco* (p. ex., temperatura ambiente padronizada, livre da ação de mudanças climáticas, da chuva, do vento etc.);
c) *Protocolos mais bem padronizados e resultados bem normatizados* (tabelas de classificação etc.), como consequência da precisão e do controle mais efetivos.

Entretanto, apresentam como *desvantagens*:

a) *Custo elevado* de montagem do laboratório (preço geralmente alto dos aparelhos e da tecnologia empregada);
b) A participação obrigatória de *pessoal especializado* e apto a operar equipamentos sofisticados e a interpretar os resultados coletados;
c) A necessidade do avaliado *se deslocar* até o laboratório, o que eleva seu gasto com o teste e o tempo total disponibilizado para o procedimento;
d) Os três itens anteriores encarecem os exames, dificultando também sua utilização mais ampla;
e) No laboratório, o atleta está *fora do seu ambiente* natural de treino e/ou competição, em situação muitas vezes *desfavorável para a aplicação* de um importante princípio do treinamento, e que influi na própria AAF, o chamado *princípio da Especificidade*.

Com relação a esse princípio, deve-se tê-lo sempre em mente quando da realização de um teste, seja em laboratório, seja em campo. Isso porque é imprescindível que se procure fazer com que o avaliado – principalmente o atleta, cujo nível de especialização é maior – reproduza, da melhor forma possível, sua natural movimentação atlética e o gestual característico de sua modalidade, o que deveria ser uma preocupação prioritária em um teste. Entretanto, em laboratório, isso pode ser mais difícil de ser executado, pois ele está fora do seu *"habitat"* natural. O desempenho humano é altamente específico para determinada tarefa, e, por isso, o melhor fundista na corrida não é, necessariamente, o melhor fundista na natação ou no ciclismo. Portanto, não se justifica, por exemplo, a aplicação de testes "aeróbios" em remadores ou em corredores em um cicloergômetro.[21]

Testes de Campo

Os testes realizados fora do ambiente laboratorial, ou seja, os testes em campo, por seu lado, apresentam as seguintes *vantagens*:

a) São, normalmente, *mais simples e baratos*, exigindo o uso de menos tecnologia;
b) Podem possibilitar que *vários indivíduos* sejam *testados ao mesmo tempo*, ao contrário do laboratório, no qual o mais comum é que seja avaliada uma pessoa de cada vez, em determinado equipamento;
c) A avaliação pode (e deve) ocorrer no *próprio ambiente de treino*;
d) *Evitam deslocamentos* para a realização do procedimento e, consequentemente, os *gastos adicionais* com transporte etc.;
e) Os itens anteriores facilitam a aplicação em maior escala desses testes;
f) Propiciam, principalmente, que o teste respeite o *princípio da especificidade*.

As *desvantagens* observadas nos testes em campo são:

a) A exposição direta às *variações climáticas* pode alterar o desempenho do avaliado;
b) Essa imponderabilidade climática *impede um adequado controle extrínseco* do teste, ou seja, das variáveis externas (ambientais), que acabam modificando suas condições de execução;
c) O uso de procedimentos e/ou equipamentos/tecnologia mais simples tende a *reduzir o controle intrínseco* do teste (p. ex., controle da velocidade exigida) e, consequentemente, *dificultar a execução correta do protocolo* do teste;
d) *Aumento da dificuldade de padronização* ("protocolo") *e de normatização* (tabelas de "classificação") devido aos itens anteriores. Toda vez que se optar por testes mais simples, é aconselhável que se conheçam, ao menos, as limitações e as possibilidades de erro envolvidas na sua execução, na coleta dos dados e nos resultados, quando em comparação com testes mais precisos.[21]

Por tudo o que vimos, pode ser uma opção interessante a utilização de testes em laboratório associados a outros, realizados em campo, como uma forma de "somar" as diferentes vantagens de cada tipo e de suprir as eventuais deficiências que ambos apresentam, possibilitando, assim, uma análise mais aprofundada das condições do avaliado. Alternativa cada vez mais usada é a execução de testes em campo com a utilização de equipamentos de medida mais sofisticados e portáteis, antes restritos aos laboratórios, o que elimina algumas das desvantagens anteriormente mencionadas, observadas em campo.

Por fim, na escolha de uma sequência de testes, é fundamental conseguir que o atleta seja avaliado do modo mais personalizado possível, respeitando as características individuais e as da modalidade/prova praticadas, bem como, se for o caso, sua função/posição na equipe, estabelecendo objetivos viáveis de evolução com o treinamento.[25]

LISTA DE SUBSTÂNCIAS PROIBIDAS DA AGÊNCIA MUNDIAL ANTIDOPAGEM

Na avaliação do atleta de alto rendimento que esteja sujeito a ser submetido a controle antidopagem, é fundamental haver a orientação em relação às substâncias passíveis de serem consideradas como *doping*.

O conceito de dopagem envolve um tripé:

- Melhora artificial do desempenho desportivo;
- Risco para a saúde do atleta;
- Ser contrário aos valores do esporte.

Se, pelo menos, duas dessas três características estiverem presentes, uma substância poderá ser considerada para inclusão na Lista de Substâncias Proibidas da Agência Mundial Antidopagem (WADA – World Anti-Doping Agency).[26] A definição do que se considera "Valores do Esporte" está objetivamente explicitada no Código Mundial Antidopagem da WADA.

O controle antidopagem pode ser realizado em competição ou "fora de competição", ou seja, a qualquer momento da vida do atleta. Deve-se notar que algumas classes de substâncias são proibidas durante todo o tempo, enquanto outras somente em competição. Naturalmente, a recusa em participar de um controle antidopagem é considerada como um Resultado Analítico Adverso.

Outro conceito importante é que, conforme o princípio jurídico da *responsabilidade estrita*, o atleta é inteiramente responsável por qualquer substância que venha a ser encontrada no seu organismo, obviamente não podendo alegar desconhecimento em relação à Lista.

A WADA é a responsável pela elaboração da Lista, que é atualizada anualmente. Cada nova lista entra em vigência a partir de 1º de janeiro de cada ano. No Brasil, a organização nacional antidopagem é a ABCD – Autoridade Brasileira de Controle de Dopagem, uma secretaria nacional ligada à Secretaria Especial do Esporte.

A Lista está disponível no site da WADA (www.wada-ama.org) e, em português, no site da ABCD (www.abcd.gov.br). Mais detalhes podem ser obtidos mediante consulta à mesma. Nela constam 11 grupos de substâncias e 3 grupos de métodos proibidos:

- S0: Substâncias não aprovadas.
- S1: Agentes anabolizantes.
- S2: Hormônios e substâncias relacionadas.
- S3: Beta-2 agonistas.
- S4: Moduladores hormonais e metabólicos.
- S5: Diuréticos e outros agentes mascaradores.
- S6: Estimulantes.
- S7: Narcóticos.
- S8: Canabinoides.
- S9: Glicocorticosteroides.
- P1: Betabloqueadores.
- M1: *Doping* sanguíneo.
- M2: Manipulação física, química ou farmacológica da urina.
- M3: *Doping* genético.

As categorias S0 a S5, mais M1 a M3, são proibidas em competição e fora de competição. As categorias S6 a S9 são proibidas somente em competição. A categoria P1 é proibida somente em esportes específicos (ver Lista).

Caso seja necessário prescrever para um atleta uma substância que conste da Lista, é preciso solicitar uma AUT – Autorização para Uso Terapêutico. Para os atletas de nível nacional, a AUT é solicitada à ABCD e julgada por uma Comissão de AUT, composta por médicos especialistas com grande *expertise* na área. Os princípios básicos para a concessão de uma AUT são:

a) Que haja indicação clínica para o uso da substância pretendida, com base nas melhores evidências científicas disponíveis;
b) Que o objetivo seja claramente terapêutico;
c) Que não haja outras possibilidades terapêuticas, igualmente eficazes, com substâncias permitidas;
d) Que a solicitação não seja para o tratamento de efeitos colaterais de outras substâncias proibidas.

O formulário padronizado para solicitação de uma AUT também está disponível no site da ABCD.

A APPE é um procedimento médico que consiste em uma série de avaliações que têm como objetivo otimizar o desempenho do atleta, garantindo a sua segurança. O esporte de alto rendimento submete o organismo a demandas fisiológicas elevadíssimas, e para preservar a saúde do atleta uma avaliação médica consistente é fundamental. As informações obtidas ajudarão a diagnosticar e tratar eventuais problemas de saúde do atleta que possam prejudicar o desempenho ou comprometer a integridade físicadeste, além de fornecer dados fisiológicos para a correta prescrição do treinamento, contribuindo assim para aprimorar os resultados do atleta.

REFERÊNCIAS BIBLIOGRÁFICAS

1. Oliveira MAB, Leitão MB. Diretriz da Sociedade Brasileira de Medicina do Esporte sobre morte súbita no esporte – aspectos preventivos. Rev Bras Med Esporte. 2005;11:S1-8.
2. Van Camp SP, Bloor CM, Mueller FO, Cantu RC, Olson HG. Nontraumatic sports death in high school and college athletes. Medicine and Science in Sports and Exercise 1995;27:641-7.
3. Maron BJ, Doerer JJ, Haas TS, Tierney DM, Mueller FO. Sudden Deaths in Young Competitive Athletes Analysis of 1866 Deaths in the United States, 1980 –2006. Circulation 2009;119:1085-92.

4. Corrado D, Basso C, Rizzoli G, Schiavon M, Thiene G. Does Sports Activity Enhance the Risk of Sudden Death in Adolescents and Young Adults? Journal of the American College of Cardiology 2003;42:1959–1963.
5. Harmon KG, Drezner JA, Wilson MG, Sharma S. Incidence of sudden cardiac death in athletes: a state-of-the-art review. Heart. 2014;100:1227-34.
6. Finocchiaro G, Papadakis M, Robertus JL, Dhutia H, Steriotis AK, Tome M, et al. Etiology of Sudden Death in Sports - Insights From a United Kingdom Regional Registry. Journal of The American College of Cardiology 2016;67:2108-15.
7. Bagnal RD, Weintraub RG, Ingles J, Duflou J, Yeates L, Lam L, et al. A Prospective Study of Sudden Cardiac Death among Children and Young Adults. New England Journal of Medicine 2016;374:2441-52.
8. Sweeting J, Semsarian C. Sudden Cardiac Death in Athletes: Still Much to Learn. Heart, Lung and Circulation 2016;27:1072-7.
9. Corrado D, Basso C, Pavei A, Michieli P, Schiavon M, Thiene G. Trends in sudden cardiovascular death in young competitive athletes after implementation of a preparticipation screening program. JAMA 2006;296:1593-601.
10. Maron BJ, Thompson PD, Ackerman MJ, Balady G, Berger S, Cohen D, et al. Recommendations and considerations related to preparticipation screening for cardiovascular abnormalities in competitive athletes: 2007 update: a scientific statement from the American Heart Association Council on Nutrition, Physical Activity, and Metabolism: endorsed by the American College of Cardiology Foundation. Circulation 2007;115:1643-55.
11. Myerburg RJ, Vetter VL. Electrocardiograms should be included in preparticipation screening of athletes. Circulation 2007;116:2616-26.
12. Corrado D, Pelliccia A, Bjørnstad HH, Vanhees L, Biffi A, Borjesson M, et al. Cardiovascular pre-participation screening of young competitive athletes for prevention of sudden death: proposal for a common European protocol. Consensus Statement of the Study Group of Sport Cardiology of the Working Group of Cardiac Rehabilitation and Exercise Physiology and the Working Group of Myocardial and Pericardial Diseases of the European Society of Cardiology. Eur Heart J. 2005;26:516-24.
13. Wheeler MT, Heidenreich PA, Froelicher VF, Hlatky MA, Ashley EA. Cost effectiveness of pre-participation screening for prevention of sudden cardiac death in young athletes. Ann Intern Med. 2010;152:276-286.
14. Ghorayeb N, Stein R, Daher DJ, Silveira AD, Ritt LEF, Santos DFP, et al. The Brazilian Society of Cardiology and Brazilian Society of Exercise and Sports Medicine Updated Guidelines for Sports and Exercise Cardiology – 2019. Arq Bras Cardiol. 2019;112:326-68.
15. Maron BJ, Shirani J, Poliac LC, Mathenge R, Roberts WC, Mueller FO. Sudden death in young competitive athletes. Clinical, demographic and pathological profiles. JAMA 1996;276:199-204.
16. Basso C, Maron BJ, Corrado D, Thiene G. Clinical profile of congenital coronary artery anomalies with origin from the wrong aortic sinus leading to sudden death in young competitive athletes. J AmColl Cardiol. 2000;35:1493-1501.
17. Corrado D, Basso C, Schiavon M, Thiene G. Screening for hypertrophic cardiomyopathy in young athletes. N Engl J Med. 1998;339:364-369.
18. Drezner JA, Ackerman MJ, Anderson J, Ashley E, Asplund CA, Baggish AL, et al. Electrocardiographic interpretation in athletes: the 'Seattle criteria'. Br J Sports Med. 2013;47:122-24.
19. Lazzoli JK, Soares PPS, Nóbrega ACL, Araújo CGS. Electrocardiographic criteria for vagotonia – validation with pharmacological parasympathetic blockade in healthy subjects. Int J Cardiol. 2003;87:231-6.
20. American College of Sports Medicine. ACSM's guidelines for exercise testing and prescription. 10th ed. Baltimore: Lippincott Williams & Wilkins, 2018.
21. Silva AC, Torres FC, Ackel CR, Andrade MS. Ergoespirometria, teste de Wingate e dinamometria isocinética em atletas paraolímpicos. In: Mello MT. Paraolimpíada Sidney 2000: avaliação e prescrição do treinamento dos atletas brasileiros. São Paulo: Atheneu, 2002.
22. Maglischo EW. Swimming fastest. Champaign: Humann Kinetics, 2003.
23. Inbar O, Bar-Or O, Skinner JS. The Wingate anaerobic test. Champaign: Human Kinetics, 1996.
24. Rasch PJ. Cinesiologia e anatomia aplicada. 7. ed. Rio de Janeiro: Guanabara Koogan, 1991.
25. Silva AC, Torres FC. Ergoespirometria em atletas paraolímpicos brasileiros. Rev Bras Med Esporte 2002;8:107-16.
26. World Anti-Doping Agency. 2020 List of prohibited substances and methods. Disponível em: https://www.wada-ama.org/en/what-we-do/the-prohibited-list

ELETROCARDIOGRAFIA NOS ATLETAS

Serafim Borges

"Quando você está inspirado por um grande propósito, por um projeto extraordinário, todos os seus pensamentos rompem seus limites."

Patanjali, fundador da Yoga,
viveu entre 200 e 400 d.C.

A grande evolução da Medicina trouxe exames diagnósticos que facilitam a prática clínica, devendo-se, contudo, buscar utilizá-los de forma a não trazer dificuldades na interpretação e na escolha das condutas.

Neste capítulo vamos tratar de exame muito simples e de fácil realização e com custo-efetividade satisfatória que é o ELETROCARDIOGRAMA, que desde a tenra idade não abrimos mão de sua realização no *screening* clínico daqueles que vão realizar exercícios para promoção da saúde ou os atletas de elite, parte integral de nossas avaliações clínicas/cardiológicas, seguindo-se sempre o tripé: anamnese – exame físico e eletrocardiograma de repouso para todos, independentemente da idade.[1]

Neste escopo temos a salientar ser a morte súbita cardíaca um evento dramático que traz grande comoção social e mobilização da mídia, sempre surgindo a pergunta: *teria este atleta sido avaliado de modo adequado?*[2]

Entendemos que a prática regular de exercícios provoca alterações morfofuncionais no coração, configurando o que denominamos Coração de Atleta (CA), com suas diversas expressões eletrocardiográficas. Eventualmente tais alterações podem demandar exames subsidiários que irão esclarecer, então, se são adaptações fisiológicas próprias da condição de atleta ou se seriam alterações patológicas e se suficientes para a desqualificação deste atleta, tendo-se atenção às diferenças em função do gênero, etnia e idade.

Vamos revisar as informações atuais do eletrocardiograma do atleta, que em nossa prática dividimos em achados MAIORES E MENORES, sendo os maiores livres de investigações mais detalhadas, enquanto os menores nos obrigam a aprofundarmos nossa investigação, em muito baseados nos critérios de Seattle,[3] que foram desenvolvidos num encontro de especialistas em cardiologia desportiva, tendo como objetivo desenvolver critérios para atender as necessidades dos médicos de diferenciar as alterações adaptativas das patologias.

ACHADOS NORMAIS NO ECG DO ATLETA
Adaptações Fisiológicas ao Exercício Regular

Conforme visto no Capítulo 1, o coração de atleta é uma condição que resulta de treinamento intenso e de longa duração, traduzindo-se, eletrocardiograficamente, por aumento das cavidades e do tônus vagal.[4] Estes achados nos atletas são considerados normais e não vão requerer investigações adicionais.

DIVIDINDO O ECG DO ATLETA EM ACHADOS MAIORES E MENORES

As alterações do ECG do atleta permeiam-se em torno de 60 a 80% com achados considerados normais; denominamos, então, estas alterações próprias do CA, expressando as alterações morfofuncionais destes corações. Isto proporciona certa controvérsia pelo elevado número de falso-positivos, citados em muitos estudos.

Achados Maiores

1. Bradicardia sinusal (≥ 30 bpm);
2. Arritmia sinusal;
3. Ritmo ectópico atrial;
4. Ritmo de escape juncional;
5. Bloqueio AV de grau I (PR > 200 ms);
6. Bloqueio AV grau II tipo Mobitz I (Weckenbach);
7. BRD de graus I e II;
8. Critério isolado de voltagem do QRS para HVE Exceto: critério de voltagem para HVE que ocorre com qualquer outro critério para HVE, como aumento da aurícula esquerda, desvio esquerdo do eixo, depressão de ST, inversão de onda T ou ondas Q patológicas;
9. Repolarização precoce;
10. ST convexo (dome) combinado com inversão da onda de V1 a V4 em atletas afrodescendentes.

As alterações acima, como falamos, são consideradas do coração do atleta e não há necessidade de exames subsidiários com vistas à elucidação diagnóstica.

De modo didático, podemos dividir estes achados do seguinte modo:

- Alterações do ritmo e da condução.
- Hipertrofias:
  - Concêntricas.
  - Excêntricas.

Bradicardia Sinusal

Conceitua-se como uma frequência cardíaca abaixo de 50 em um indivíduo adulto, sendo encontrada em faixas menores nos atletas de alta *performance*, sendo, em alguns casos, abaixo de 30 bpm, podendo representar um supertreinamento vagal.

Embora a FC em repouso > 30 bpm possa ser normal em atletas supertreinados, nos casos em que a FC esteja < 31 bpm isto pode requerer avaliações adicionais e, neste caso, o atleta deve ser afastado e acompanhado de modo mais detalhado até que seja certificada a causa de tão acentuada bradicardia (**Fig. 6-1**).

Arritmia Sinusal

Em consequência ao aumento do tônus vagal são comuns a bradicardia sinusal e as arritmias sinusais.[5-8] Mais comum no atleta adolescente, estando relacionada com o ciclo respiratório, sendo que a frequência cardíaca aumenta no final da inspiração e diminui no final da expiração.

Ritmo Ectópico Atrial

Outras formas menos comuns de arritmias em decorrência do aumento do tônus vagal são os ritmos ectópicos juncionais e atriais.

Ritmo de Escape Juncional

Não relacionado com patologias subjacentes, na ausência de sintomas, não requer avaliação adicional. Geralmente, com a taquicardia do exercício, há normalização do ritmo, que passa a ser sinusal (**Fig. 6-2**).

BAV de Grau I

São comuns as durações do espaço PR entre 200–399 ms atletas supertreinados, porém, durações superiores a 399 ms podem requerer estudos adicionais (**Fig. 6-3**).

BAV de Grau II Tipo Mobitz I

Forma menos comum de arritmia em decorrência do aumento do tônus vagal é a alteração de condução com BAV de grau II tipo Mobitz I (Wenckebach)[5,6,9] (**Fig. 6-4**).

BRD de Graus I e II

Em nenhum atleta com BRD (graus I, II ou III) foi encontrada alteração estrutural patológica.

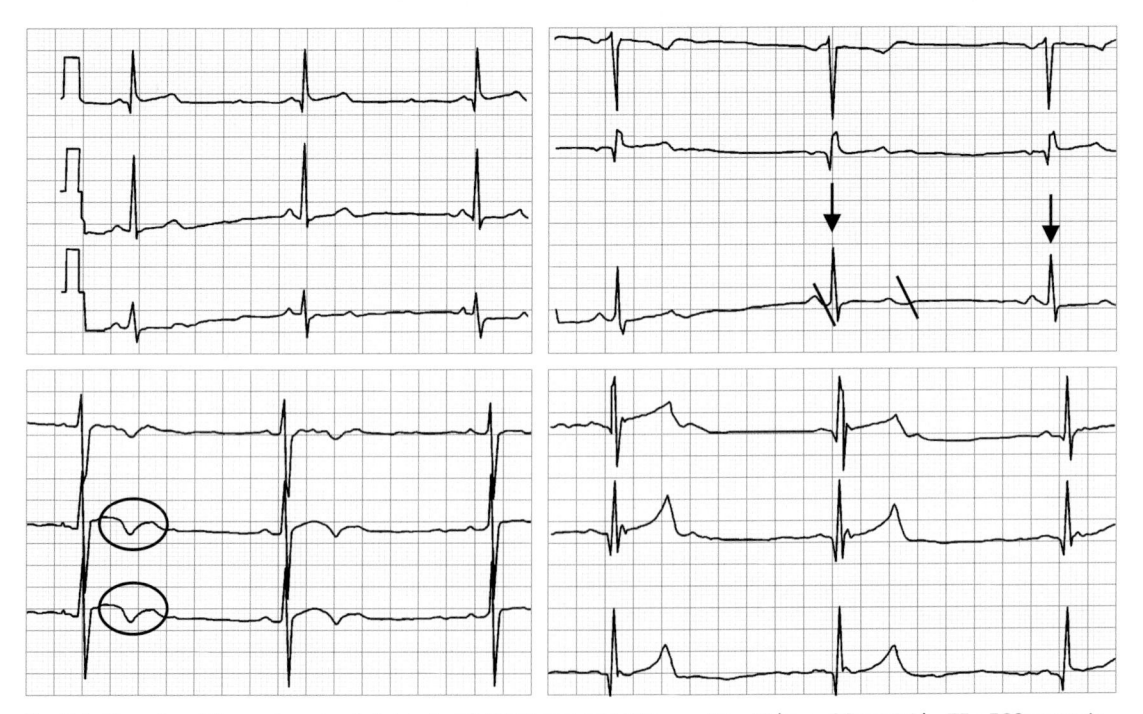

Fig. 6-1. Masculino, 28 anos. Jogador de futebol – BRADICARDIA SINUSAL com FC = 39 bpm. QT corrigido, TE e ECO normais.

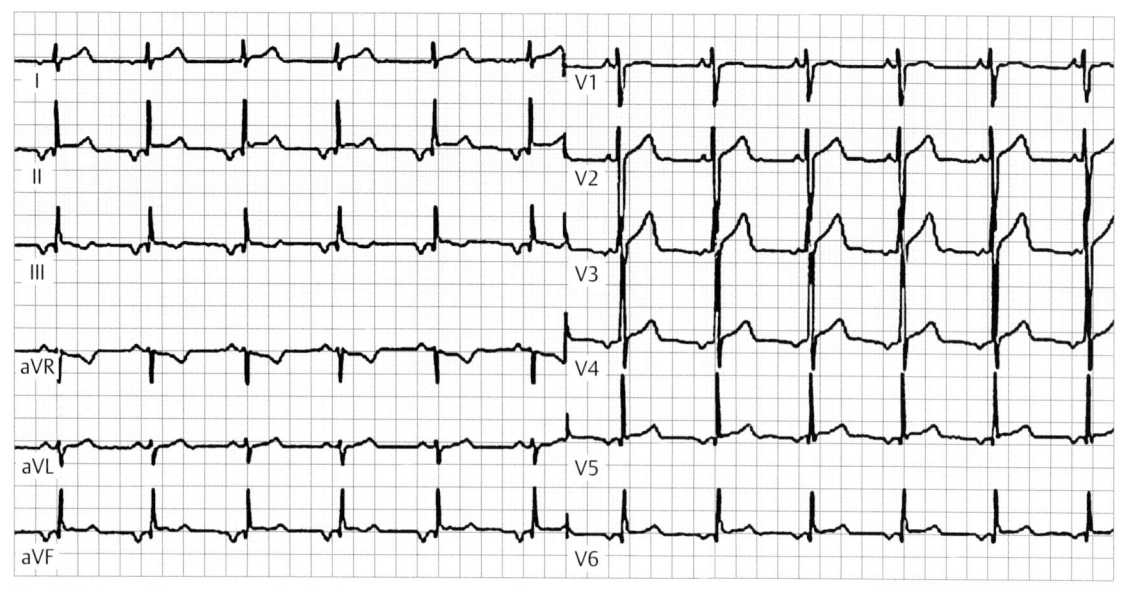

Fig. 6-2. Masculino, 27 anos, futebolista. Ritmo juncional com FC = 73 bpm.

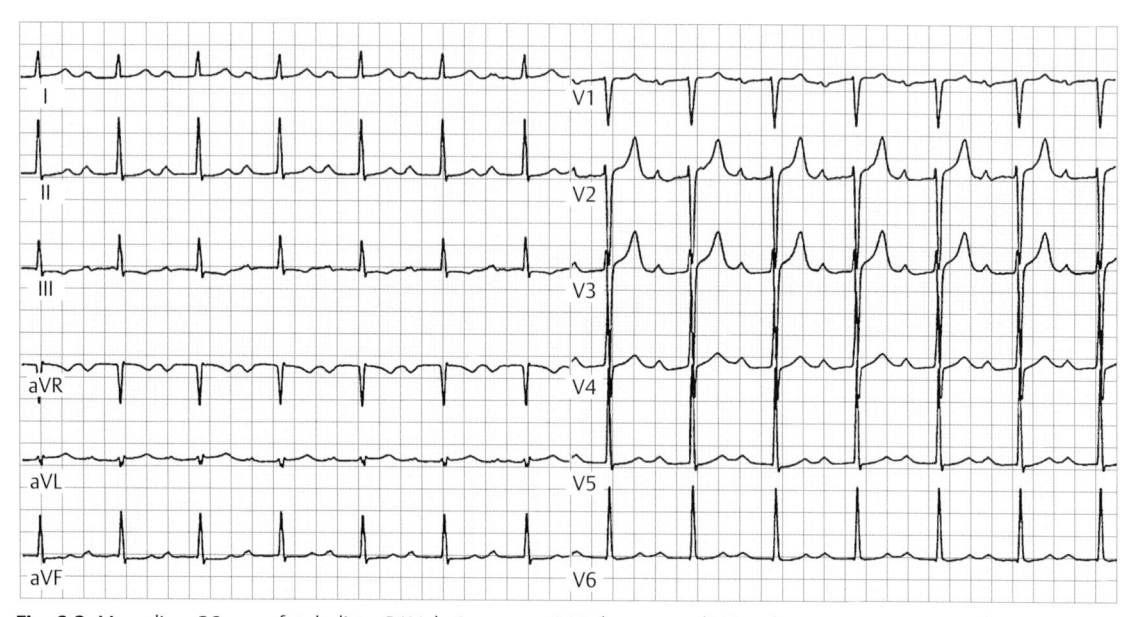

Fig. 6-3. Masculino, 26 anos, futebolista. BAV de 1º grau no ECG de repouso (312 ms) que reverteu com o esforço.

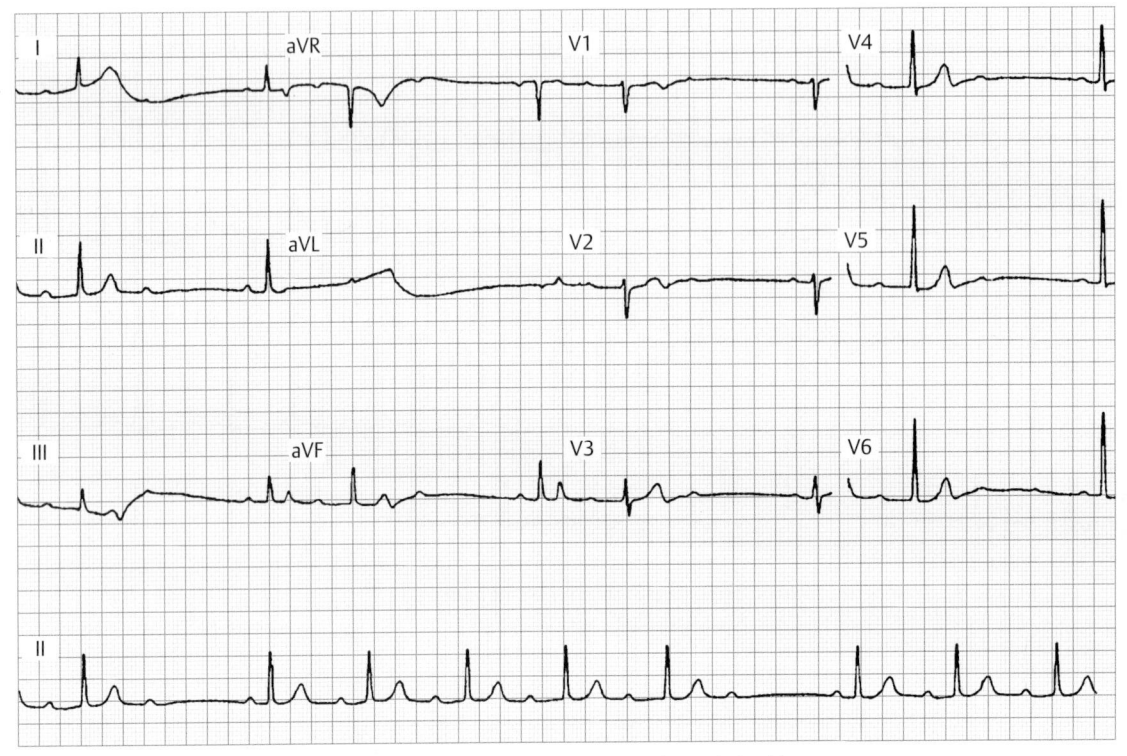

Fig. 6-4. Feminino, 58 anos, maratonista – BAV de 2º grau Mobitz tipo 1 (Wenckebach).

Critério Isolado de Voltagem para HVE

A presença de critérios isolados de voltagem do QRS para HVE é considerada fisiológica, sendo que este achado isolado pode ocorrer em menos de 2% dos casos de cardiomiopatia hipertrófica[10,11] **(Fig. 6-5)**.

O critério de voltagem para a hipertrofia do VD (HVD) também é comum nos atletas, sendo que aproximadamente 13% dos atletas preenchem os critérios do *Sokolow–Lyon index*.[13,14] A voltagem de QRS para HVD, quando presente e isolada, não é cor-

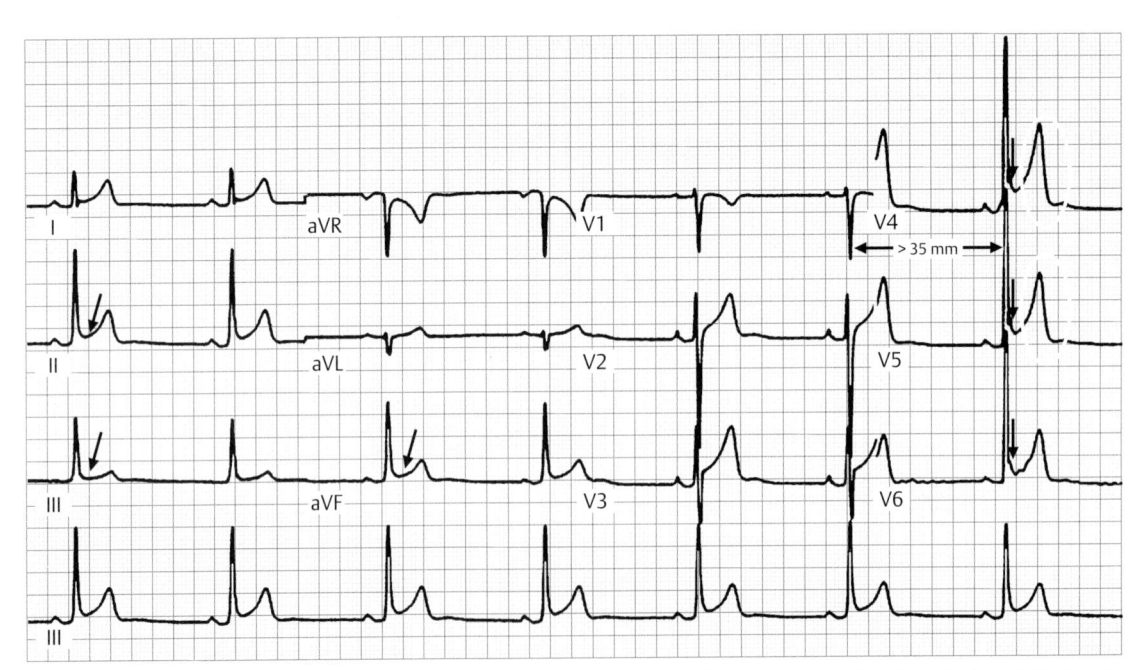

Fig. 6-5. Electrocardiograma de um jogador de futebol de 29 anos, assintomático, mostrando bradicardia sinusal (44 bpm), repolarização precoce em I, II, aVF, V5–V6 (setas), critério de voltagem para HVE (S-V2 + R-V6 > 35 mm), e ondas T altas e apiculadas (círculos). Estes achados são comuns em atletas e não requerem mais investigações.[12]

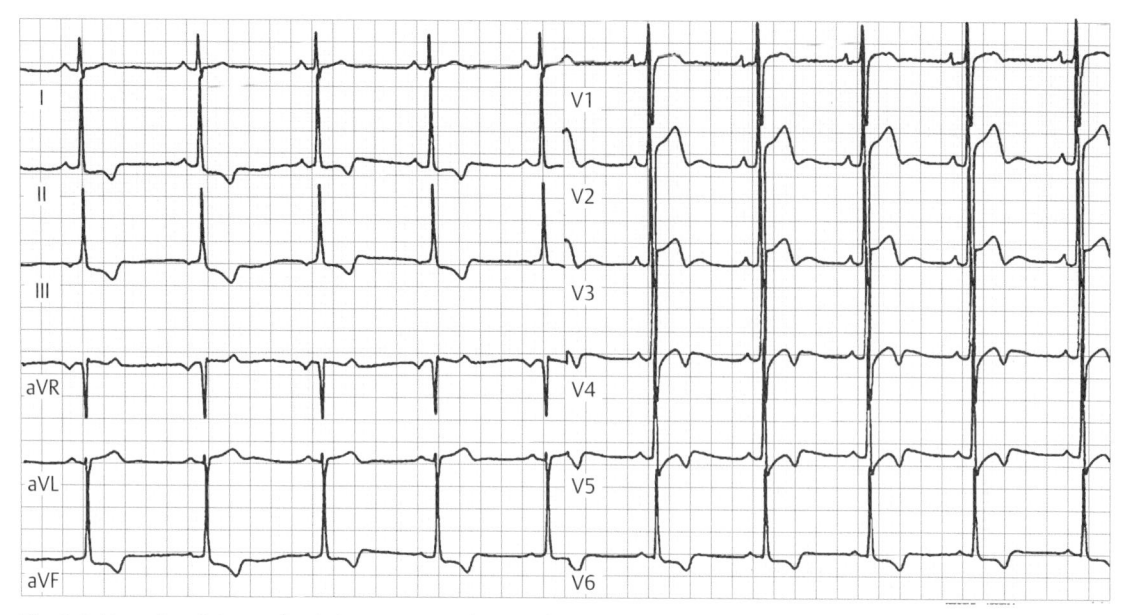

Fig. 6-6. Masculino, 24 anos, futebolista. Nota-se elevação do ponto J em V2 e alterações difusas da repolarização ventricular com onda T negativa em DII, DIII, aVF, V5 e V6, fato marcante no ECG do atleta. Eco e teste de esforço normais.

relacionada com patologias, similarmente ao HVE, também não requerendo avaliações adicionais.[15]

Quando o critério de voltagem do QRS aparece junto com outras alterações, como inversão de onda T em paredes lateral e inferior, depressão de ST ou onda Q patológicas, estaremos diante de uma condição que deve ser investigada, pois há a possibilidade de ser uma HVE patológica[3] **(Fig. 6-6)**.

Repolarização Precoce

A repolarização precoce é definida como a elevação da junção do complexo QRS com o segmento ST (ponto J) ≥ 0,1 mV, frequentemente associado a entalhe e espessamento na porção final do QRS (onda J) afetando as paredes inferior e/ou lateral.[3] A repolarização precoce é comum na população saudável (2-44%), sendo mais prevalente nos atletas, jovens do sexo masculino e de etnia negra.[15-19] A repolarização precoce consiste em elevação do ponto J com elevação do segmento ST e inversão da onda T que se apresenta apiculada (**Fig. 6-7**), presente em 45% dos atletas caucasianos e 63-91% de atletas de origem afro-caribenha.[5,13]

Alguns estudos com sobreviventes de paradas cardíacas após fibrilação ventricular (FV) sugerem uma associação entre repolarização precoce e o risco de FV.[20,21] Embora estudos adicionais sejam necessários para garantir e elucidar totalmente os mecanismos e o prognóstico da repolarização precoce em atletas competitivos, atualmente não há dados que suportem uma associação entre repolarização precoce na parede inferior e morte súbita nos atletas. Com base nas evidências correntes, todos os padrões da repolarização precoce, quando presentes, sem marcadores clínicos de patologia, devem ser considerados variações benignas em atletas.[22-27]

ST Convexo (Dome)

Na **Figura 6-8** observamos a ST em dome e ondas T apiculadas e profundas.

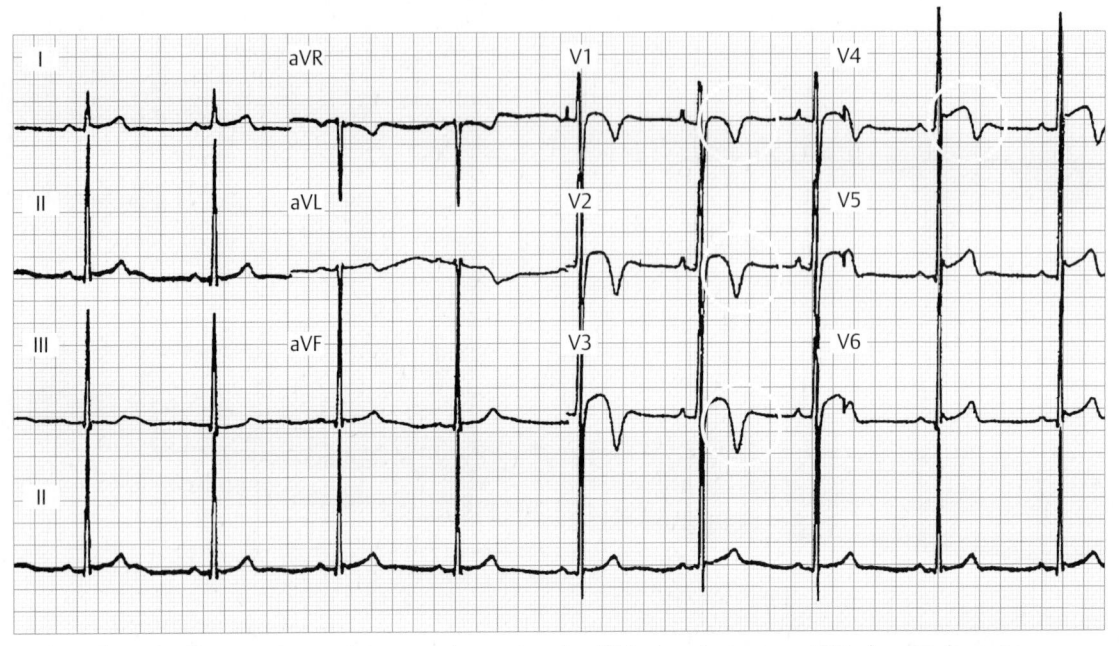

Fig. 6-7. Electrocardiograma de um atleta negro demonstrando critério de voltagem para HVE, elevação do ponto e segmento ST convexo ("dome") seguido de inversão da onda T de V1-V4 (círculos). Este é um padrão de repolarização normal em atletas negros.[7]

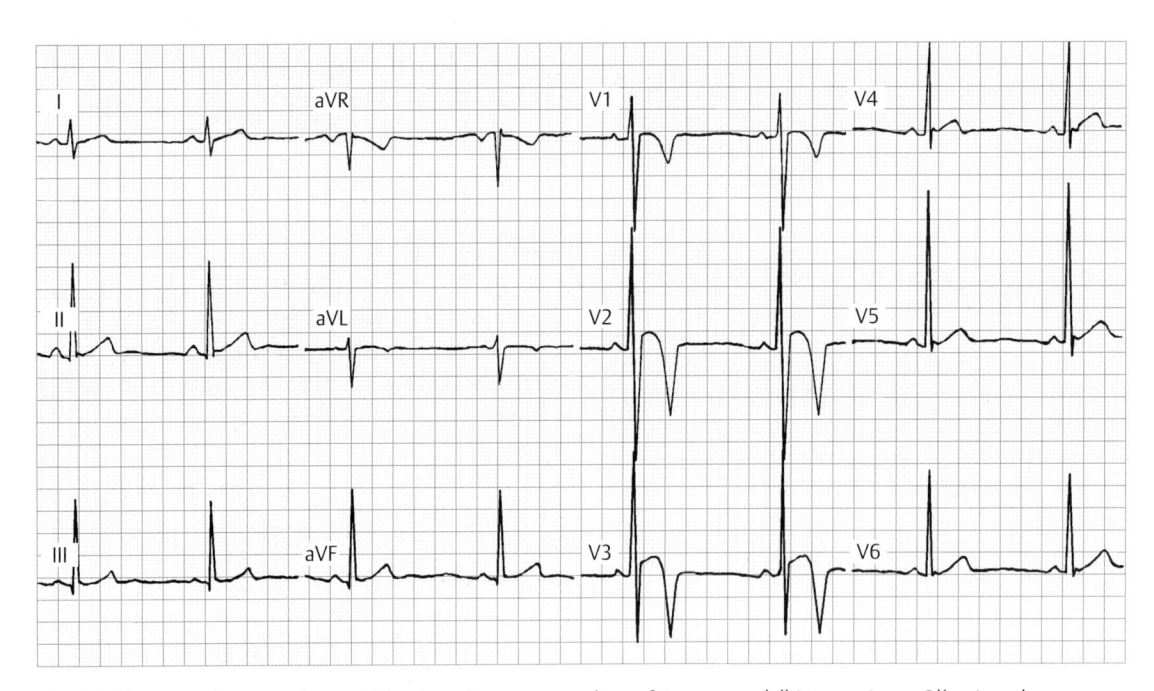

Fig. 6-8. Electrocardiograma de um atleta de *endurance*, masculino, africano e medalhista nos Jogos Olímpicos de Pequim em 2008. Notar a onda T negativa profunda e com segmento ST convexo nas precordiais anteriores (V1 a V3). Foi submetido a avaliações complementares que não revelaram anomalia cardíaca.

Considerações em Atletas com Idades entre 12-16 Anos: o Padrão do ECG 'Juvenil'

A onda T invertida restrita às derivações precordiais anteriores pode ser considerada um padrão normal para atletas adolescentes até 16 anos. O termo ECG juvenil é usado para denotar onda T invertida ou bifásica além da derivação V2 em adolescentes que ainda não atingiram a maturidade física, estando presente em 10 a 15% dos adolescentes caucasianos com até 12 anos atletas, mas somente em 2,5% dos atletas caucasianos com idades entre 14 a 15 anos (**Fig. 6-9**).[3,28,29]

A inversão da onda T na parede anterior além da derivação V2 é rara em atletas caucasianos com mais de 16 anos de idade ou em atletas mais jovens que já tenham completado a puberdade (0,1%).[3,28] Desta forma, as alterações de inversão da onda T em parede anterior (V1–V3) em atletas adolescentes (< 16 anos) não necessitam de investigações adicionais, na ausência de sinais ou sintomas e de história familiar de doença cardíaca.

Achados Menores

Marcadas alterações da repolarização ventricular com onda T invertida e profunda.

1. Depressão do segmento ST;
2. Sobrecarga atrial esquerda;
3. Bloqueio divisional anterossuperior;
4. Bloqueio divisional posterior esquerdo;
5. Bloqueios de ramos avançados (BRD/BRE);
6. Intervalo QT longo ou curto;
7. Alterações da repolarização ventricular tipo Brugada;
8. Arritmias ventriculares.

Depressão do Segmento ST

As depressões de ST geralmente são acompanhadas de alterações da onda T e requerem avaliação complementar para afastar doença coronariana ou cardiomiopatia (**Fig. 6-10**).

Sobrecarga Atrial Esquerda

O critério de voltagem para diagnóstico de crescimento atrial pode ser encontrado em torno de mais de 40% dos ECG de atletas, mas não se correlaciona com patologias cardíacas.[30]

Bloqueio Divisional Anterossuperior

Num estudo com 2.533 atletas com idades compreendidas entre 14-35 anos, e tendo como controle 9.997 indivíduos de idades similares, o estudo ecocardiográfico de 579 atletas e controles com desvio do eixo elétrico isolado ou com critério de voltagem para crescimento atrial não foram correlacionados com algum problema estrutural ou funcional.[30]

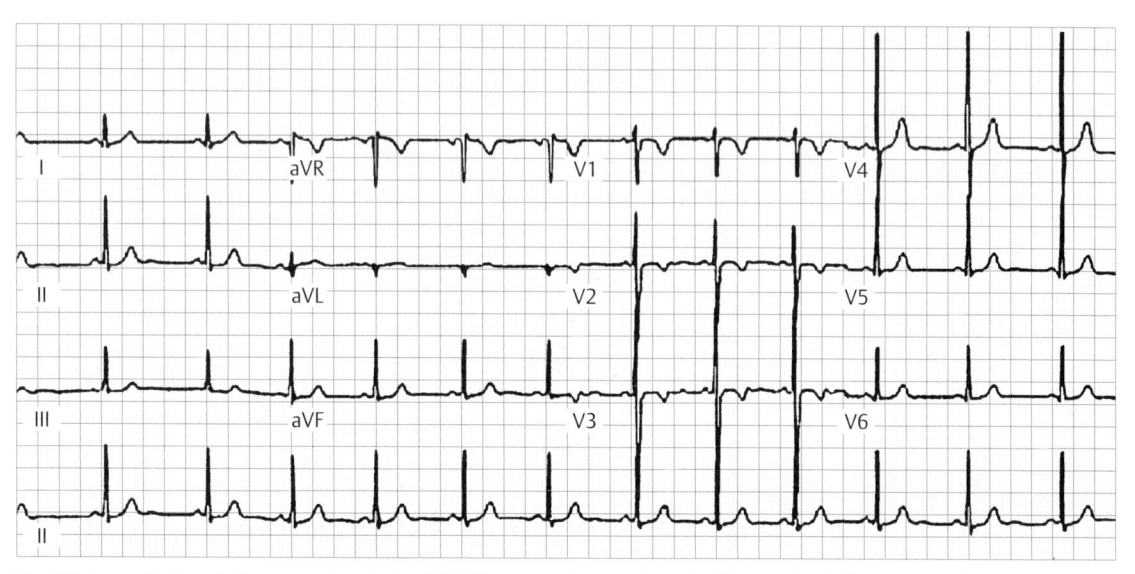

Fig. 6-9. Inversão à onda T na parede anterior (V1-V3) em um jovem atleta de 12 anos de idade, assintomático e sem história familiar de morte súbita, considerado padrão "juvenil" normal.

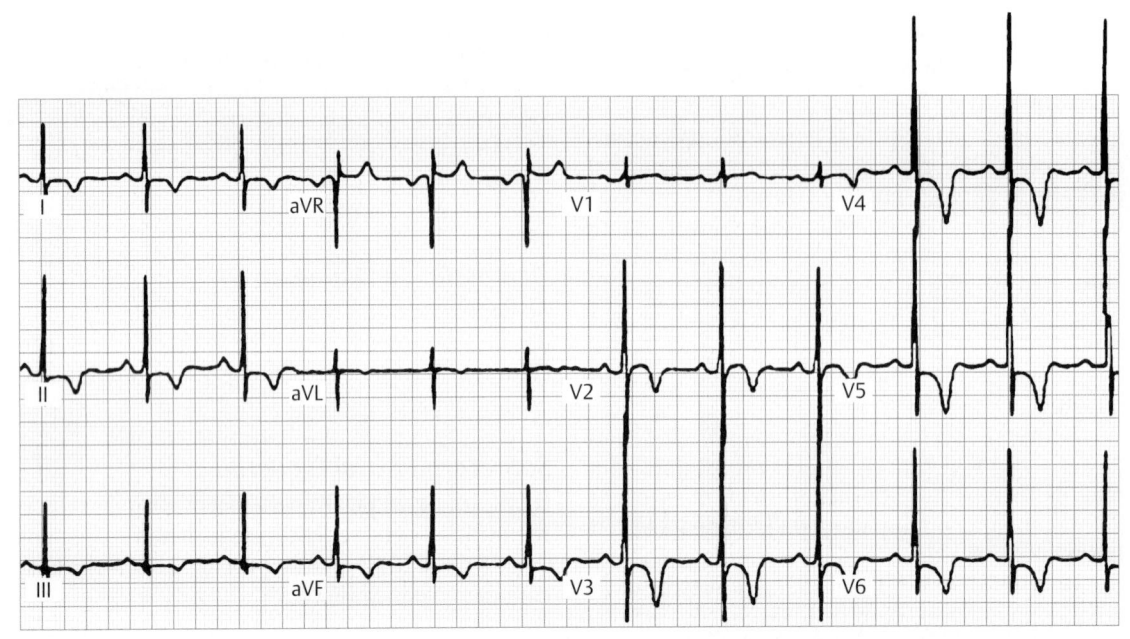

Fig. 6-10. Inversão da onda T na parede inferolateral acometendo as derivações I, II, III, aVF, V2-V6, também com depressão do segmento ST nas derivações II, aVF, V4-V6, num juiz de futebol de 31 anos, assintomático. Estas marcadas anormalidades requerem uma complementar para excluir cardiomiopatia hipertrófica.[12]

Bloqueio Divisional Posteroinferior

Bloqueios de Ramos Avançados (BRD/BRE)

Em nenhum atleta com BRD de grau III foi encontrada alteração estrutural patológica. Estes padrões podem representar, entre os atletas, um espectro de remodelamento fisiológico do coração, caracterizado pela dilatação do VD, levando a um aumento da duração do QRS e a uma relativa redução na função sistólica do VD em repouso[31] **(Fig. 6-11)**.

Com base nas considerações acima. O desvio do eixo elétrico para a esquerda ou para a direita, o crescimento do AE ou do AD e o BRD são considerados variantes limítrofes do normal no atleta. A presença destas variáveis, isoladamente ou em conjunto com outros padrões considerados normais nos atletas, não são indicativos de investigações suplementares, nos atletas assintomáticos e sem história familiar de MSC. Por outro lado, a presença concomitante de mais de um destes tópicos considerados limítrofes coloca o atleta numa categoria anormal, requerendo avaliação adicional.

O BRE é encontrado em menos de 1 em 1.000 atletas, mas é comum em pacientes com cardiomiopatia e cardiopatia isquêmica.[9,27,32-34] Então, o BRE deve ser considerado sempre um achado anormal, requerendo avaliação detalhada (incluindo ecocardiografia, RM e estudo de perfusão) para afastar a possibilidade de patologia cardíaca **(Fig. 6-12)**.

CAPÍTULO 6 ▪ ELETROCARDIOGRAFIA NOS ATLETAS

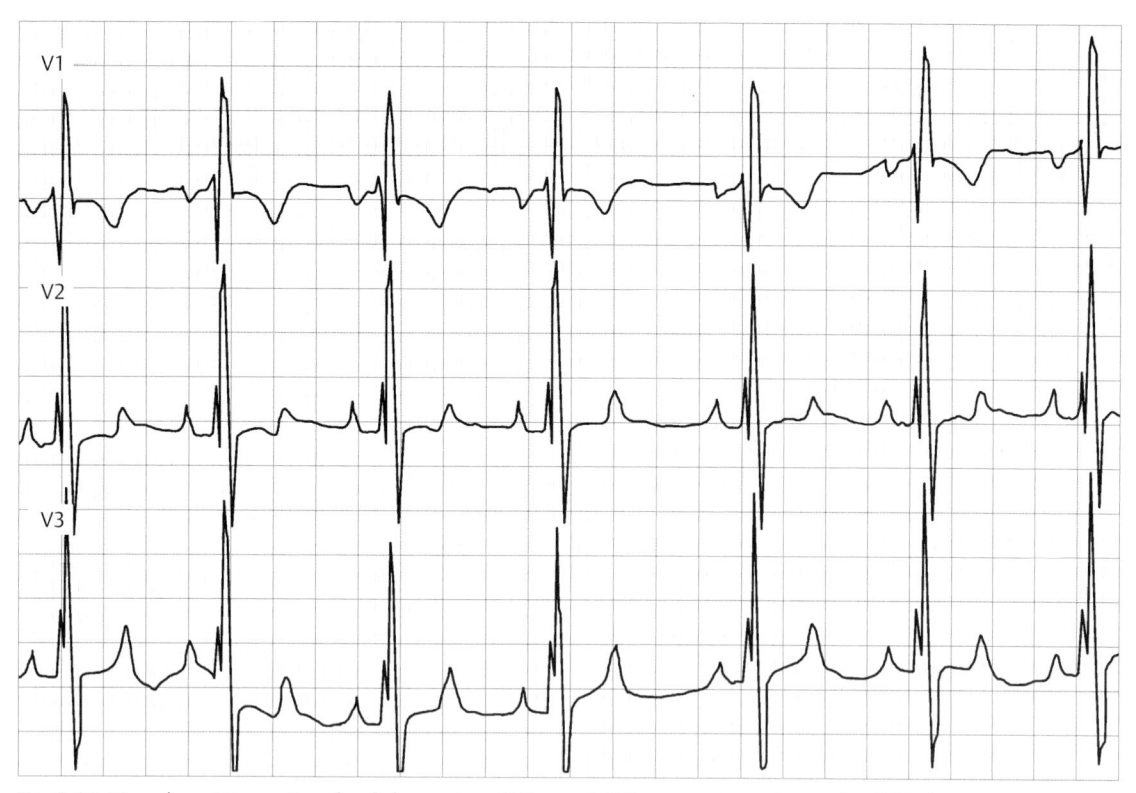

Fig. 6-11. Masculino, 19 anos, jogador de basquete – BRD grau II. CIA – operado e retornou às atividades normais.

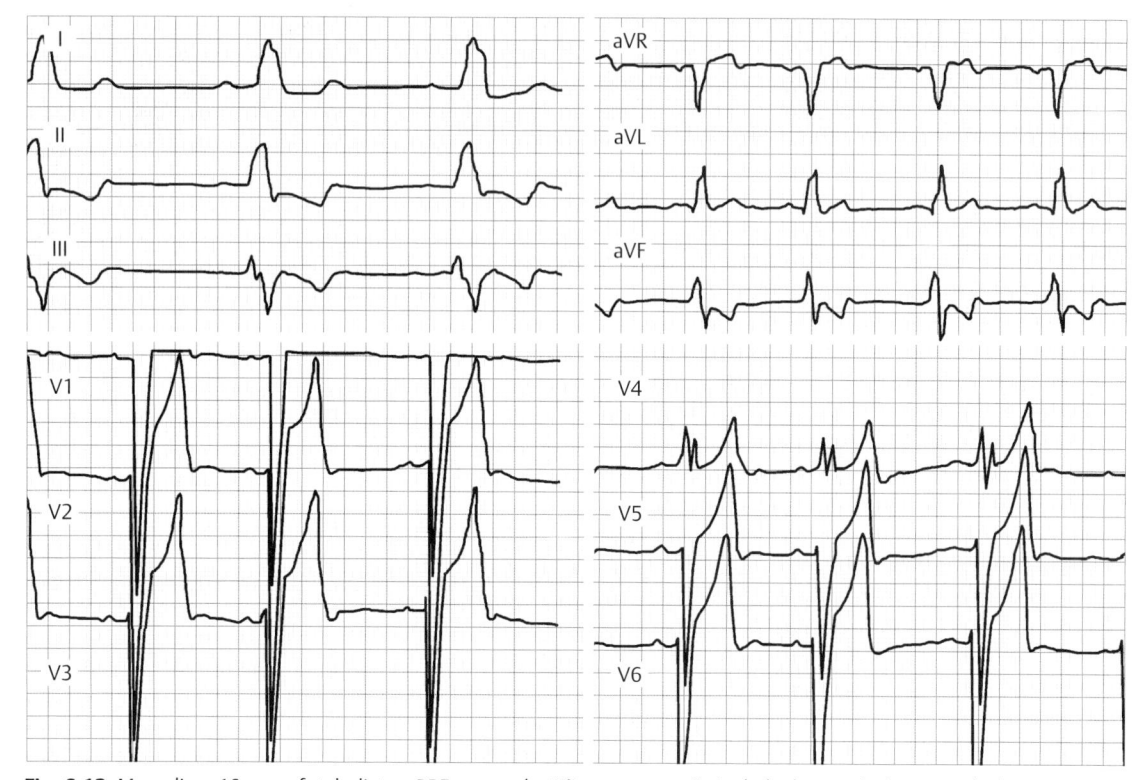

Fig. 6-12. Masculino, 18 anos, futebolista – BRE avançado. Não compactação isolada do ventrículo esquerdo (NCIVE). Afastado das atividades de competição.

Intervalo QT Longo ou Curto

Intervalo QT Longo

No Capítulo 15, a medida do QT e do QTc são amplamente discutidas e o leitor pode referir-se a este capítulo caso queira mais detalhes.

Em decorrência da sobreposição de valores entre indivíduos normais e portadores de síndrome de QT Longo (QTL), o limite da duração do QTc para resultados alterados e que necessitem de aprofundamento das investigações ficou estabelecido para atletas masculinos em QTc > 470ms e para atletas do sexo feminino em QTc > 480 ms.[3,35]

A síndrome QT Longo congênito (SQTL) é potencialmente letal, estando relacionada com arritmia ventricular, sendo estimado que afete 1 em cada 2.000 indivíduos, podendo ser um dado subestimado em decorrência dos indivíduos com os chamados de SQTL escondidos[36] (**Fig. 6-13**).

Intervalo QT Curto

O preciso limite de significância clínica para o intervalo QT curto em atletas é desconhecido. Dados coletados de 18.000 jovens britânicos assintomáticos mostraram que a prevalência do QTc < 320 ms é de 0,1%; sugerindo que seria pragmático um valor limítrofe de < 320ms.[37]

Alterações da Repolarização Ventricular Tipo Brugada

Na síndrome de Brugada tipo I (*coved type*), o ECG é caracterizado por supradesnível do segmento ST > 2 mm em pelo menos duas derivações de V1 a V3, seguido de onda T negativa, condições de anormalidade do ECG potencialmente diagnósticas (**Fig. 6-14**).

Arritmias Ventriculares

Extrassístoles ventriculares (EVs) são comuns em atletas e geralmente são benignas e assintomáticas. Raramente são fatores de risco para morte súbita cardíaca ou taquiarritmias ventriculares sustendadas na ausência de doença cardíaca estrutural.[39] Num estudo com 355 atletas com EVs frequentes (> 2.000/24 horas) e taquicardia ventricular não sustentada, os atletas foram investigados e tiveram acompanhamento. Dentre todos, 1 atleta que tinha evidência de doença cardíaca estrutural faleceu subitamente. Entre os remanescentes, 70 atletas pararam de treinar, sendo que em 50 (71%) houve resolução completa ou parcial (< 500 EVs) e nenhum outro óbito ocorreu durante os 8 anos de acompanhamento deste grupo.[40]

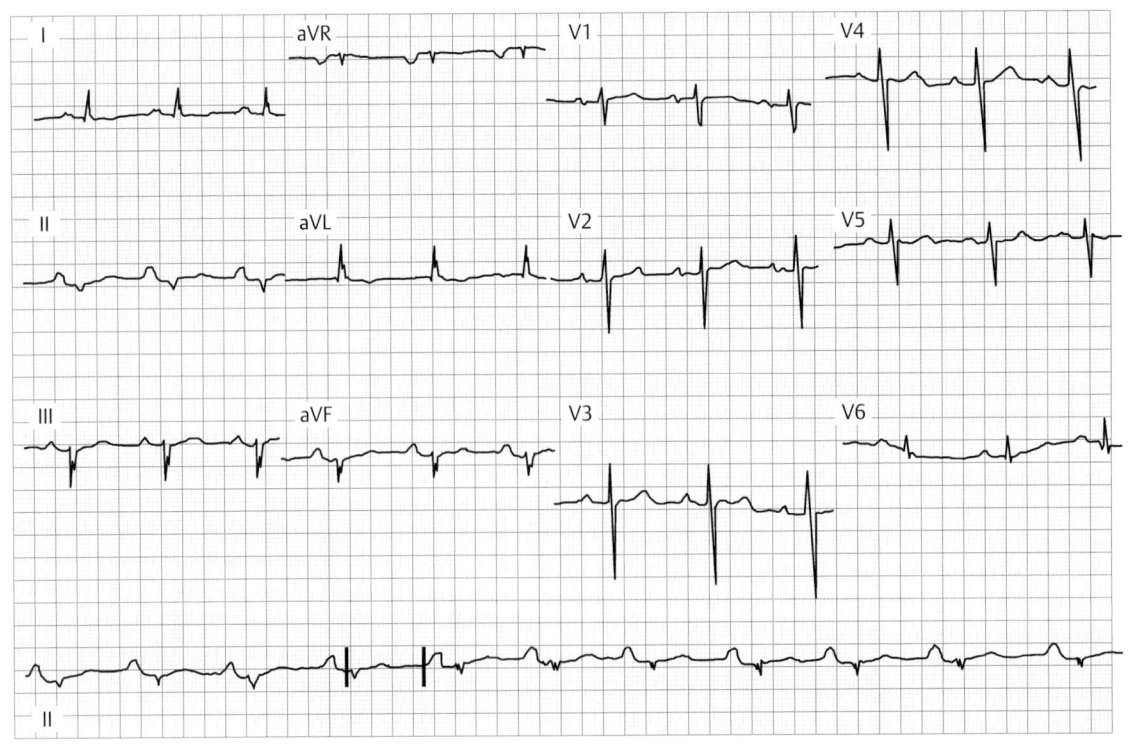

Fig. 6-13. Feminino, 26 anos – ciclismo com QT longo, levando ao afastamento da prática do esporte.

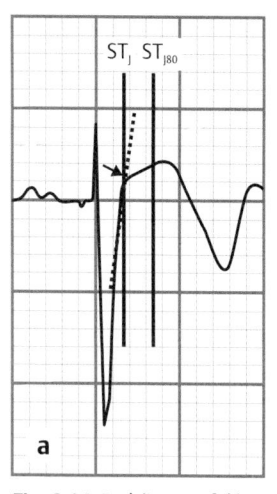

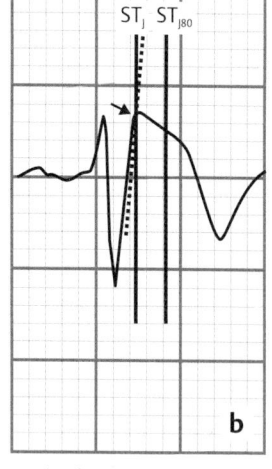

Fig. 6-14. Padrões morfológicos e métodos para medidas da elevação do segmento ST em atletas (**a**) e na síndrome de Brugada (**b**). Linhas verticais são traçadas para marcar os pontos STJ e ST80, onde, então, as amplitudes da elevação de ST são medidas. Quando o final do complexo QRS for difícil de definir, o ponto J deve ser extrapolado como o ponto em que o segmento ST intercepta a tangente da rampa terminal do QRS, que deve ser prolongada para cima (seta).[38]

Extrassistolia (duas ou mais) são incomuns e estão presentes em menos de 1% dos ECGs convencionais dos atletas.[17,41] Embora as extrassístoles múltiplas sejam usualmente benignas, sua presença pode ser indicativa de uma doença cardíaca subjacente.[39,42] As extrassístoles que se originam no trato de saída do VD (padrão de BRE com desvio do eixo) são consideradas benignas quando associadas a um ECG normal.

Extrassístoles ventriculares acopladas (duplas, triplas e TV não sustentada) sempre necessitarão de investigação adicional, visto que são marcadores de cardiopatias ou mesmo podem levar a TVS e MSC.

COMO INTERPRETAR OS ACHADOS MAIORES E MENORES DO ECG DO ATLETA

Nos praticantes de exercícios de alta intensidade, realizados por longo período e de modo regular, produzem-se alterações morfofuncionais do coração que chamamos de achados maiores e que não necessitam de investigação diagnóstica, e aquelas que denominamos de menores e que aumentam a probabilidade de morte súbita, necessitando de uma investigação diagnóstica com outros exames subsidiários a estes achados, sendo que estas, na sua maioria, levam estes indivíduos à desqualificação de esportes competitivos e a uma terapêutica que possa prevenir morte súbita.

PATOLOGIAS DE FÁCIL DETECÇÃO PELO ECG DE REPOUSO

As patologias que colocam em risco o atleta de uma morte inesperada são de fácil diagnóstico pelo rastreio do ECG de repouso, daí a sua importância de realização em todos, como fazemos em nossos protocolos há mais de 30 anos na Instituição onde, a cada ano, avaliamos nossos atletas. Temos que grande parte destas patologias, como as canalopatias e a cardiomiopatia hipertrófica são detectadas por este exame de fácil execução, tendo o médico que ter conhecimento de clínica cardiológica e seus padrões eletrocardiográficos típicos, sendo isto necessário à acurácia de seu diagnóstico para desqualificação destes atletas.

DOENÇAS CONGÊNITAS E RISCO DE MORTE SÚBITA – ACHADOS DO ECG

Em definição tradicionalmente conhecida, a morte súbita cardíaca é aquela que ocorre de modo não esperado, que não seja traumática ou violenta, surgindo dentro de 1 hora desde o início dos sintomas, num indivíduo que não tem uma alteração cardiovascular previamente conhecida. Outra definição seria ocorrer dentro de 6 a 24 horas, desde o início dos sintomas, como citado de forma atraumática, cuja exceção seria o *Commotio Cordis* ou concussão cardíaca, resultado de um choque abrupto sobre o precórdio.

A morte súbita deve-se a doenças congênitas, em geral aquelas que provocam morte súbita nos indivíduos abaixo de 35 anos, sendo que consideramos como doenças adquiridas aquelas que ocorrem em indivíduos acima de 35 anos.

As mais prevalentes em menores de 35 anos são:

- Cardiomiopatia Hipertrófica (CMH);
- Origem anômala das coronárias;
- Displasia do ventrículo direito (DVD), nesta ordem com modificações de acordo com alguns autores e as regiões onde são produzidos estes estudos.

CARDIOMIOPATIA HIPERTRÓFICA

Das doenças congênitas, a mais prevalente para casos de morte súbita em indivíduos abaixo de 35 anos. O ECG está alterado em 75 a 95% dos casos, sendo que a doença caracteriza-se por: ser uma doença congênita autossômica dominante, caracterizada por um desarranjo miofibrilar, em apresentação de um coração com hipertrofia de suas paredes, sendo, por vezes, seu diagnóstico de difícil realização pela impossibilidade de diferenciação da hipertrofia ventricular esquerda do coração do atleta de alta *performance*, sendo, nestes casos, a melhor iniciativa e, de modo simples, promover o destreinamento, provocando o retorno do coração às suas medidas normais.

Naqueles com espessamento da parede ventricular esquerda de 13 a 15 mm sem dilatação da cavidade e comprometimento da contratilidade ventricular esquerda na ausência de movimento

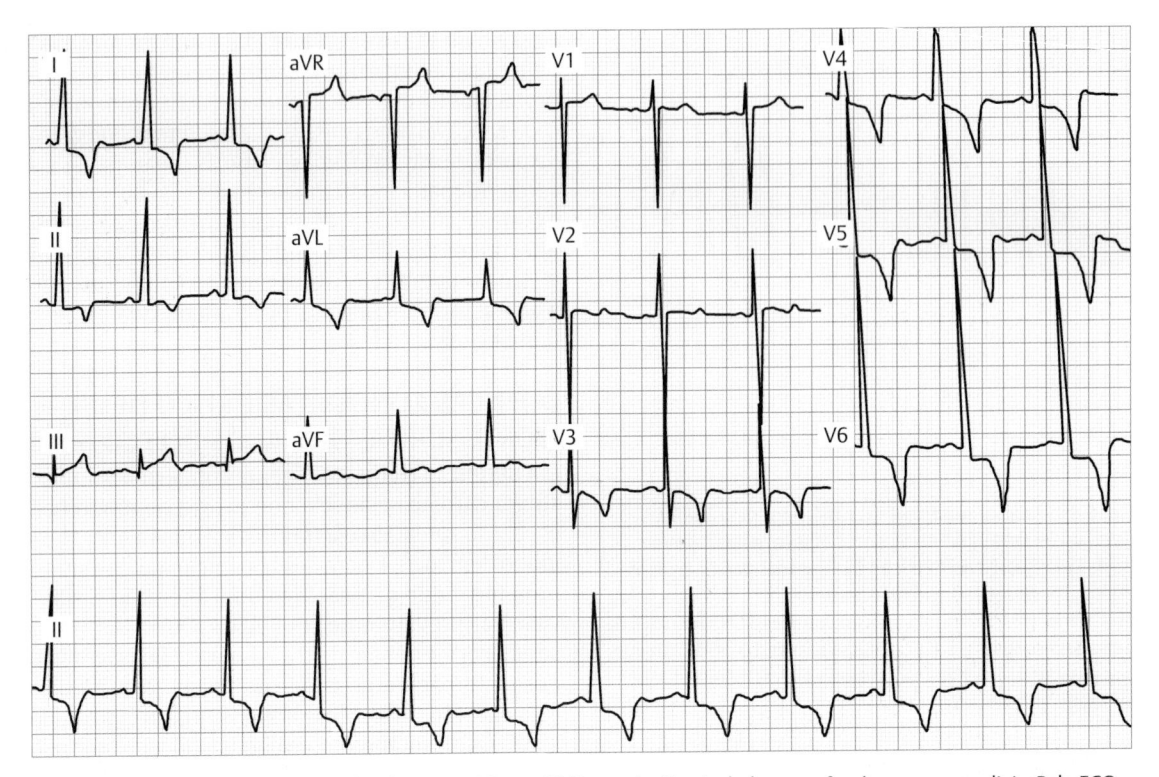

Fig. 6-15. Masculino, 36 anos, corredor de rua – ECG com HVE e ondas T apiculadas e profundas nas precordiais. Pelo ECO foi confirmado o diagnóstico de cardiomiopatia hipertrófica.

sistólico anterior da válvula mitral, caracterizando este achado de zona cinzenta de Maron. Outro dado que chama a atenção para ocorrência de morte súbita nestes indivíduos, além da magnitude da HVE, estão os achados de taquicardia ventricular não sustentada (TVNS) e a síncope de origem inexplicada (**Fig. 6-15**).

Um caso interessante é mostrado na **Figura 6-16**, em que um jovem atleta de futebol que, aos 12 anos, apresentava um ECG normal. Aos 17 anos, ao fazer uma nova avaliação, mostrou um padrão muito alterado no ECG com ondas T negativas, apiculadas e de grande amplitude,[43,44] sendo que no ECO foi estabelecido o diagnóstico de CMPH.

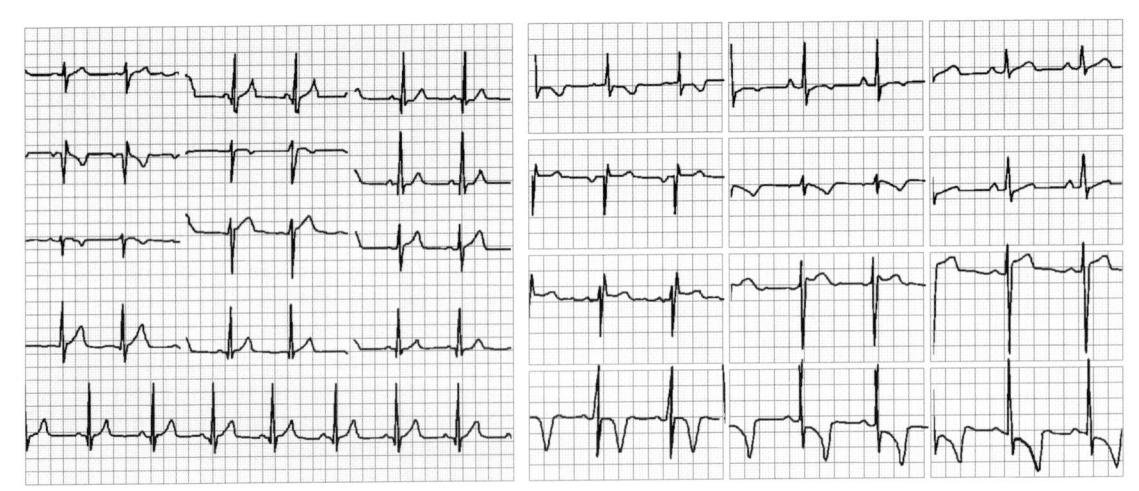

Fig. 6-16. ECG de um jovem futebolista aos 12 anos (normal) e, aos 17 anos, ao fazer uma nova avaliação, mostrou um padrão muito alterado no ECG, e no ECO foi estabelecido o diagnóstico de CMPH.

DISPLASIA DO VENTRÍCULO DIREITO (DVD)

Em ordem de grandeza e comparando-se as populações norte-americana e italiana, o estudo da cidade de Veneto, na Itália, mostrou, diferentemente da estatística norte-mericana, que a primeira causa de morte súbita naquela cidade foi a DVD, cuja prevalência na população geral é de 1:2.000–1:5.000 e mostra nos atletas uma diferença entre norte-americanos e italianos, sendo de 4% nos EUA e 22% na Itália.

Caracteriza-se esta doença por uma dilatação do ventrículo direito e substituição do miocárdio por tecido fibroadiposo, necrose, apoptose e inflamação. Nesta patologia sabemos que o risco de morte súbita cardíaca aumenta até 5 vezes em esportes competitivos. Então, seguindo a Conferência de Bethesda,[45] que reúne especialistas do mundo todo, indica-se a suspensão de indivíduos de esportes competitivos, sendo o diagnóstico suspeitado pela clínica e ECG de repouso e confirmado pela ecocardiografia.

No ECG a presença de onda T negativa de V1 a V3 em indivíduos com mais de 14 anos e sem BRD e a presença de ondas épsilon qualificam o diagnóstico (**Fig. 6-17**).

ORIGEM ANÔMALA DAS CORONÁRIAS

No sequencial dos achados nos estudos americanos temos esta entidade como a terceira causa de morte súbita nos indivíduos abaixo de 35 anos, num percentual que varia de 12–33% destas mortes. O ECG tem limitado potencial para a identificação desta patologia.

CANALOPATIAS E MORTE SÚBITA

Também chamadas de doenças elétricas do coração, são causas de morte súbita inexplicável, principalmente na população pediátrica que, levada à necropsia, tem coração estruturalmente normal, em estudo genético *post mortem* desta faixa de idade mostram as mutações dos canais iônicos. Dentre estas alterações hereditárias podemos citar os seguintes distúrbios de condução que levam à morte súbita cardíaca (MSC).

Síndromes do QT Longo e do QT Curto

Em tópico anterior deste capítulo, bem como no Capítulo 15, podem-se observar detalhes da avaliação do QT.

Taquicardia Ventricular Polimórfica Catecolaminérgica (TVPC)

Afecção rara, com uma prevalência estimada em 1:10.000, sendo manifestada, geralmente, em idades mais precoces – entre 7 e 11 anos de idade. TVPC é caracterizada por taquiarritmia ventricular polimórfica ou batimentos ventriculares prematuros polimórficos em indivíduos geneticamente predispostos, sob estresse físico ou emocional.

Episódios de síncope, provocados por exercício ou emoção aguda, são, frequentemente, o primeiro sintoma observado. A morte súbita pode ser a primeira manifestação da doença num subgrupo de doentes (10-20%).

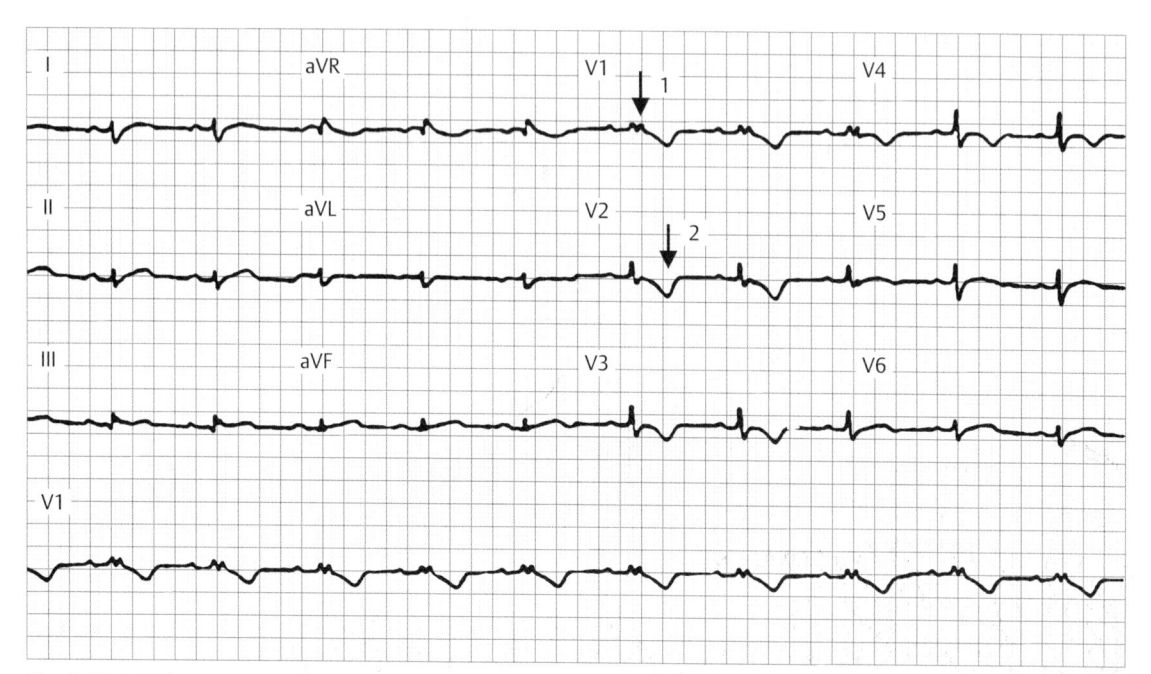

Fig. 6-17. ECG de um jovem atleta mostrando a presença de ondas ϵ (*1*) e ondas T invertidas (*2*) nas derivações pericordias anteriores.[46]

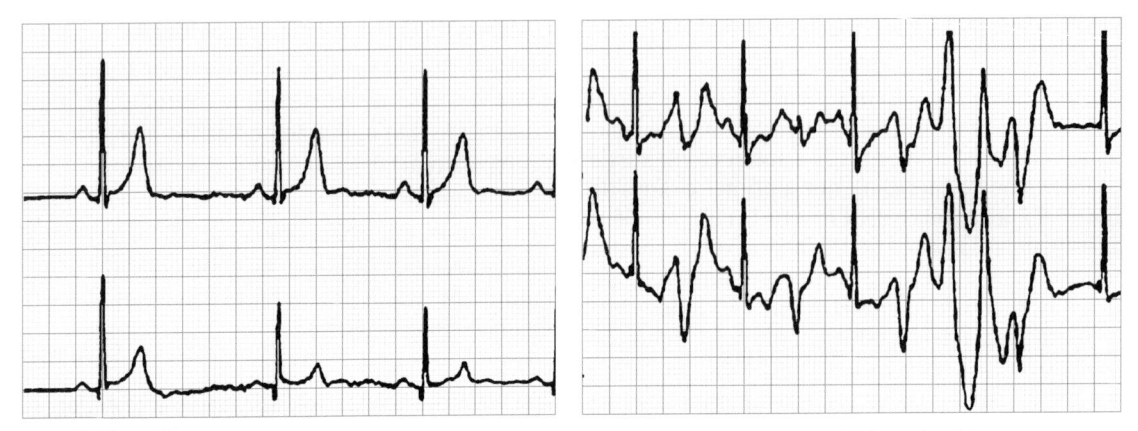

Fig. 6-18. ECG basal com bradicardia (56 bpm). Com o início do exercício ocorreram extrassístoles polimórficas, caracterizando a TVPC.

Mais de 60% dos indivíduos apresentam episódios de síncope ou parada cardíaca até os 20 anos de idade, sendo os pacientes do sexo masculino os que apresentam sintomas significativamente maiores.

O diagnóstico da TVPC é realizado pelo eletrocardiograma (ECG) de esforço, visto que o ECG basal geralmente é normal. Normalmente as arritmias ventriculares são iniciadas ao se atingir uma frequência de 100 a 120 batimentos por minutos, e conforme o exercício seja mantido, há perpetuação da taquicardia ventricular, podendo-se tornar sustentada (**Fig. 6-18**).

Síndrome de Brugada
Já descrita em tópico anterior (**Fig 6-19**).

Wolff–Parkinson–White (WPW)
O padrão de WPW ocorre em 1 de cada 250 atletas.[17,41,47,48] A presença da via acessória predispõe o atleta à morte súbita por causa da rápida condução da fibrilação atrial pela via acessória, podendo levar à fibrilação ventricular (**Fig. 6-20**).

O intervalo PR curto, isoladamente, sem alargamento do QRS ou onda delta em um atleta assintomático, não deve ser considerado para investigações suplementares.[49,50]

CONSIDERAÇÕES FINAIS
Neste capítulo discorremos sobre uma "ferramenta" de avaliação em cardiologia que se evidencia altamente custo-efetiva: o ECG. Sua acurácia está vinculada à correta técnica de realização e à sua interpretação por profissional afeto às alterações

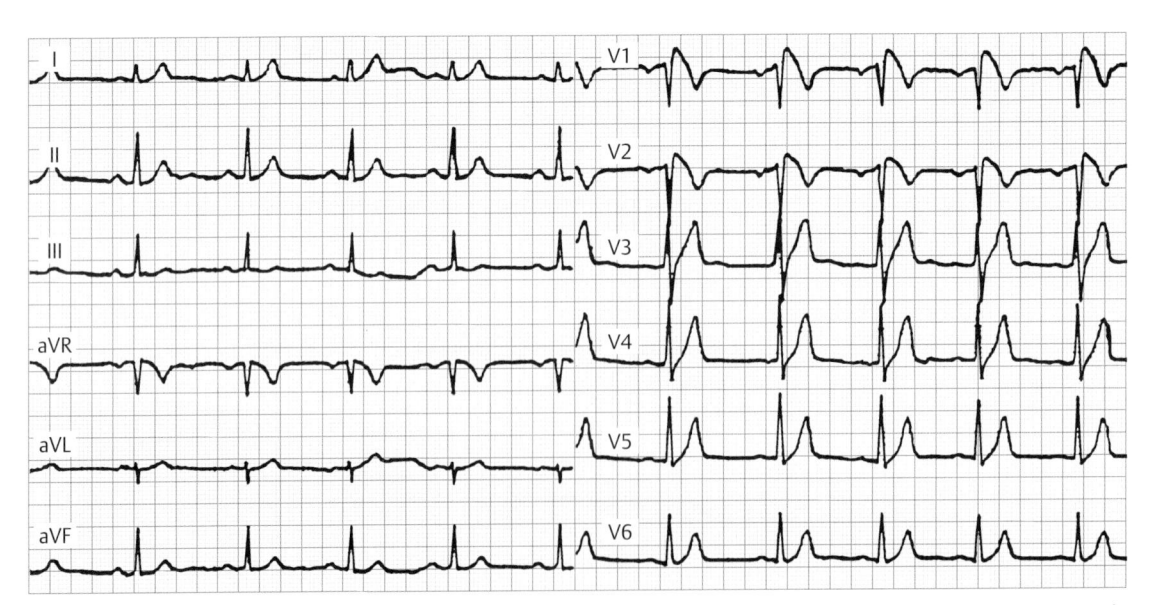

Fig. 6-19. Eletrocardiograma demonstrando a síndrome de Brugada do Tipo 1, com marcada elevação de ST > 2 mm, sendo o ST descendente e com fase acima da linha de base, seguido de onda negativa e simétrica em V1-V2.

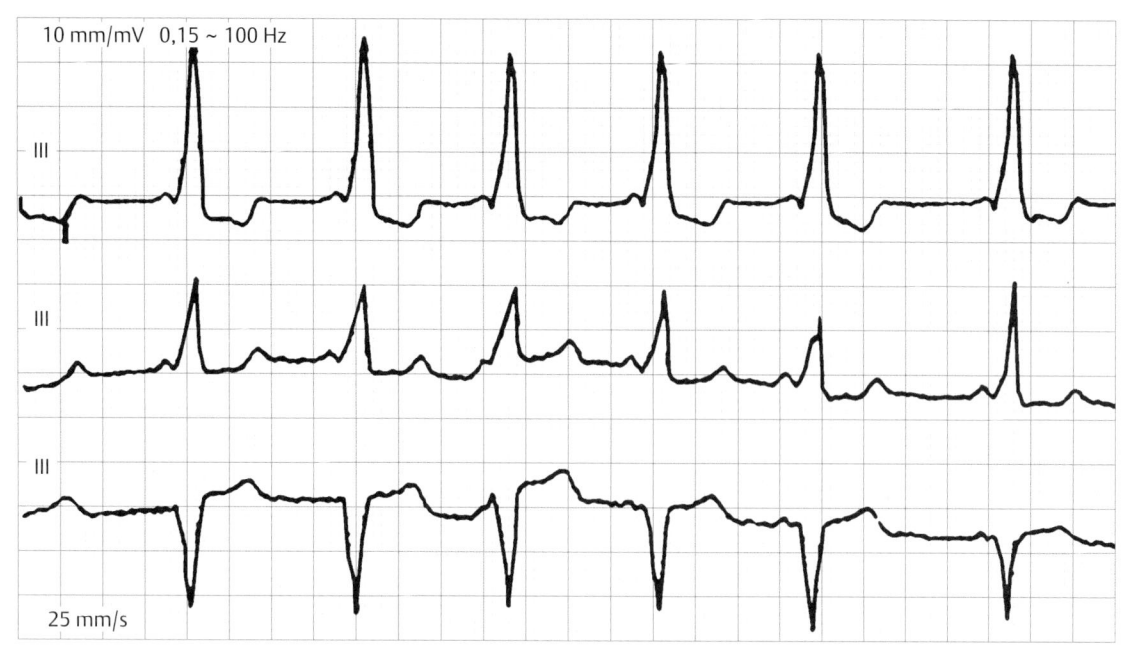

Fig. 6-20. Masculino, 14 anos, jogador de basquete. Pré-excitação (WPW); após ablação houve retorno às atividades de competição.

eletrocardiográficas do coração do atleta, evitando-se, deste modo, afastamento ou permissibilidade aos esportes competitivos, de maneira equivocada, a partir do mais simples dos exames em cardiologia.

Na avaliação do ECG observarmos as recomendações atuais e suas variantes, podendo-se seguir critérios da Sociedade Europeia de Cardiologia,[16] assim como os critérios de Seattle;[3] a limitação deste último é a falta de validação em outros grupos populacionais, visto ter sido realizada em homens, caucasianos e com variabilidade de idade entre 14-35 anos, desta forma é importante que nossas avaliações sejam ampliadas a outros grupos de estudos que englobem outras etnias.

Finalizando, é importante que atentemos para a importância da realização deste exame nas avaliações de atletas competitivos e até mesmo naqueles que praticam esportes recreativos, pelo simples fato de ter o mesmo um custo acessível e desnudar patologias que, muitas vezes, não são demonstradas em esmerado exame físico. Não nos furtamos de, em nossas avaliações, termos nosso maior tripé de avaliação do atleta que é: a história pessoal e desportiva – exame físico e um eletrocardiograma de repouso, seguidos de exames subsidiários que se façam necessários a critério do médico avaliador, que devem ter linhas de ação a partir do tripé citado anteriormente do qual não se pode passar despercebido em hipótese alguma, para segurança do médico avaliador e do atleta avaliado.

REFERÊNCIAS BIBLIOGRÁFICAS

1. Steinvil A, Chundadze T, Zeltser D, Rogowski O, Halkin A, Galily Y, et al. Mandatory electrocardiographic screening of athletes to reduce their risk for sudden death proven fact or wishful thinking? J Am Coll Cardiol. 2011 Mar 15;57(11):1291-6.
2. Zeller L, Giladi H, Golan R, Kobal SL, Constantini N. Sudden death in a young soccer player with marked electrocardiographic repolarization abnormalities. Clin J Sport Med. 2010 Jan;20(1):66-8.
3. Drezner JA, Ackerman MJ, Anderson J, Ashley E, Asplund CA, Baggish AL, et al. Electrocardiographic interpretation in athletes: the 'Seattle Criteria'. Br J Sports Med. 2013;47(3):122-4.
4. Teixeira FP, Ricardo DR, de Castro CLB, de Araújo CGS. Avaliando a atividade vagal cardíaca na eletrocardiografia convencional. Arq Bras Cardiol. 2007;88(4):378-83.
5. Papadakis M, Basavarajaiah S, Rawlins J, Edwards C, Makan J, Firoozi S, et al. Prevalence and significance of T-wave inversions in predominantly caucasian adolescent athletes. Eur Heart J. 2009;30:1728-35.
6. Sharma S, Whyte G, Elliott P, Padula M, Kaushal R, Mahon N, et al. Electrocardiographic changes in 1000 highly trained junior elite athletes. Br J Sports Med. 1999;33:319-24.
7. Stein R, Medeiros CM, Rosito GA, Zimerman LI, Ribeiro JP. Intrinsic sinus and atrioventricular node electrophysiologic adaptations in endurance athletes. J Am Coll Cardiol. 2002;39:1033-8.
8. Northcote RJ, Canning GP, Ballantyne D. Electrocardiographic findings in male veteran endurance athletes. Br Heart J. 1989;61:155-60.
9. Meytes I, Kaplinsky E, Yahini JH, Hanne-Paparo N, Neufeld HN. Wenckebach A-V block: a frequent

feature following heavy physical training. Am Heart J. 1975;90:426-30.
10. Sathanandam S, Zimmerman F, Davis J, Marek J. ECG screening criteria for LVH does not correlate with diagnosis of hypertrophic cardiomyopathy. Circulation. 2009;120:S647.
11. Calore C, Melacini P, Pelliccia A, Cianfrocca C, Schiavon M, Di Paolo FM, et al. Prevalence and clinical meaning of isolated increase of QRS voltages in hypertrophic cardiomyopathy versus athlete's heart: relevance to athletic screening. Int J Cardiol. 2013;168:4494-7.
12. Sharma S, Drezner JA, Baggish A, Papadakis M, Wilson MG, Prutkin JM, et al. International recommendations for electrocardiographic interpretation in athletes. Eur Heart J. 2018;39(16):1466-80.
13. Papadakis M, Carre F, Kervio G, Rawlins J, Panoulas VF, Chandra N, et al. The prevalence, distribution, and clinical outcomes of electrocardiographic repolarization patterns in male athletes of African/Afro-Caribbean origin. Eur Heart J. 2011;32:2304-13.
14. Zaidi A, Ghani S, Sheikh N, Gati S, Bastiaenen R, Madden B, et al. Clinical significance of electrocardiographic right ventricular hypertrophy in athletes: comparison with arrhythmogenic right ventricular cardiomyopathy and pulmonary hypertension. Eur Heart J. 2013;34:3649-56.
15. Drezner JA, Ashley E, Baggish AL, Börjesson M, Corrado D, Owens DS, et al. Abnormal electrocardiographic findings in athletes: recognising changes suggestive of cardiomyopathy. Br J Sports Med. 2013;47:137-52.
16. Corrado D, Pelliccia A, Bjørnstad HH, Vanhees L, Biffi A, Borjesson M, et al. Cardiovascular pre-participation screening of young competitive athletes for prevention of sudden death: proposal for a common European protocol. Consensus Statement of the Study Group of Sport Cardiology of the Working Group of Cardiac Rehabilitation and Exercise Physiology and the Working Group of Myocardial and Pericardial Diseases of the European Society of Cardiology. Eur Heart J. 2005;26:516-24.
17. Pelliccia A, Culasso F, Di Paolo FM, Accettura D, Cantore R, Castagna W, et al. Prevalence of abnormal electrocardiograms in a large, unselected population undergoing pre-participation cardiovascular screening. Eur Heart J. 2007;28:2006-10.
18. Drezner JA, Fischbach P, Froelicher V, Marek J, Pelliccia A, Prutkin JM, et al. Normal electrocardiographic findings: recognising physiological adaptations in athletes. Br J Sports Med. 2013;47(3):125-36.
19. Drezner JA, Ackerman MJ, Cannon BC, Corrado D, Heidbuchel H, Prutkin JM, et al. Abnormal electrocardiographic findings in athletes: recognising changes suggestive of primary electrical disease. Br J Sports Med. 2013;47:153-67.
20. Haïssaguerre M, Derval N, Sacher F, Jesel L, Deisenhofer I, de Roy L, et al. Sudden cardiac arrest associated with early repolarization. N Engl J Med. 2008 May 8;358(19):2016-23.
21. Rosso R, Kogan E, Belhassen B, Rozovski U, Scheinman MM, Zeltser D, et al. J-point elevation in survivors of primary ventricular fibrillation and matched control subjects: incidence and clinical significance. J Am Coll Cardiol. 2008;52:1231-8.
22. Quattrini FM, Pelliccia A, Assorgi R, DiPaolo FM, Squeo MR, Culasso F, et al. Benign clinical significance of J-wave pattern (early repolarization) in highly trained athletes. Heart Rhythm. 2014;11:1974-82.
23. Tikkanen JT, Anttonen O, Junttila MJ, Aro AL, Kerola T, Rissanen HA, et al. Long-term outcome associated with early repolarization on electrocardiography. N Engl J Med. 2009;361:2529-37.
24. Tikkanen JT, Junttila MJ, Anttonen O, Aro AL, Luttinen S, Kerola T, et al. Early repolarization: electrocardiographic phenotypes associated with favorable long-term outcome. Circulation. 2011;123:2666-73.
25. Barbosa EC, Benchimol-Barbosa PR, Bomfim AS, da Rocha PJ, Ginefra P. Repolarização precoce no eletrocardiograma do atleta. Bases iônicas e modelo vetorial. Arq Bras Cardiol. 2002;82(12).
26. Uberoi A, Jain NA, Perez M, Weinkopff A, Ashley E, Hadley D, et al. Early repolarization in an ambulatory clinical population. Circulation. 2011;124:2208-14.
27. Junttila MJ, Sager SJ, Freiser M, McGonagle S, Castellanos A, Myerburg RJ. Inferolateral early repolarization in athletes. J Interv Card Electrophysiol. 2011;31(1):33-8.
28. Migliore F, Zorzi A, Michieli P, Perazzolo Marra M, Siciliano M, Rigato I, et al. Prevalence of cardiomyopathy in Italian asymptomatic children with electrocardiographic T-wave inversion at preparticipation screening. Circulation 2012;125:529-38.
29. Calò L, Sperandii F, Martino A, Guerra E, Cavarretta E, Quaranta F, et al. Echocardiographic findings in 2261 peri-pubertal athletes with or without inverted T waves at electrocardiogram. Heart. 2015;101:193-200.
30. Gati S, Sheikh N, Ghani S, Zaidi A, Wilson M, Raju H, et al. Should axis deviation or atrial enlargement be categorized as abnormal in young athletes? The athlete's electrocardiogram: time for re-appraisal of markers of pathology. Eur Heart J. 2013;34:3641-8.
31. Kim JH, Noseworthy PA, McCarty D, Yared K, Weiner R, Wang F, et al. Significance of electrocardiographic right bundle branch block in trained athletes. Am J Cardiol. 2011;107(7):1083-9.
32. Bent RE, Wheeler MT, Hadley D, Knowles JW, Pavlovic A, Finocchiaro G, et al. Systematic comparison of digital electrocardiograms from healthy athletes and patients with hypertrophic cardiomyopathy. J Am Coll Cardiol. 2015;65:2462-3.
33. Kim JH, Baggish AL. Electrocardiographic right and left bundle branch block patterns in athletes: prevalence, pathology, and clinical significance. J Electrocardiol. 2015;48:380-4.
34. Le VV, Wheeler MT, Mandic S, Dewey F, Fonda H, Perez M, et al. Addition of the electrocardiogram to the preparticipation examination of college athletes. Clin J Sport Med. 2010;20:98-105.
35. Uberoi A, Stein R, Perez MV, Freeman J, Wheeler M, Dewey F, et al. Interpretation of the

electrocardiogram of young athletes. Circulation. 2011;124:746-57.
36. Schwartz PJ, Stramba-Badiale M, Crotti L, Pedrazzini M, Besana A, Bosi G, et al. Prevalence of the congenital long-QT syndrome. Circulation 2009;120:1761-7.
37. Dhutia H, Malhotra A, Parpia S, Gabus V, Finocchiaro G, Mellor G, et al. The prevalence and significance of a short QT interval in 18.825 low-risk individuals including athletes. Br J Sports Med. 2016;50:124-9.
38. Zorzi A, Leoni L, Di Paolo FM, Rigato I. Differential diagnosis between early repolarization of athlete's heart and coved-type Brugada electrocardiogram. Am J Cardiol. 2015;115:529-532.
39. Biffi A, Pelliccia A, Verdile L, Fernando F, Spataro A, Caselli S, et al. Long-term clinical significance of frequent and complex ventricular tachyarrhythmias in trained athletes. J Am Coll Cardiol. 2002;40(3):446-52.
40. Biffi A, Maron BJ, Verdile L, Fernando F, Spataro A, Marcello G, et al. Impact of physical deconditioning on ventricular tachyarrhythmias in trained athletes. J Am Coll Cardiol. 2004;44:1053.
41. Marek J, Bufalino V, Davis J, Marek K, Gami A, Stephan W, et al. Feasibility and findings of large-scale electrocardiographic screening in young adults: data from 32,561 subjects. Heart Rhythm. 2011;8:1555--9.
42. Verdile L, Maron BJ, Pelliccia A, Spataro A, Santini M, Biffi A. Clinical significance of exercise-induced ventricular tachyarrhythmias in trained athletes without cardiovascular abnormalities. Heart Rhythm. 2015;12:78-85.
43. Kim SS, Choi WH, Kim HY, Kim SH, Bang DH, Kang KW, et al. Clinical implications of T-wave inversion in an asymptomatic population undergoing annual medical screening (from the Korean Air Forces Electrocardiogram Screening). Am J Cardiol. 2014;113(9):1561-6.
44. Calore C, Zorzi A, Sheikh N, Nese A, Facci M, Malhotra A, et al. Electrocardiographic anterior T wave inversion in athletes of diferente ethnicities: differential diagnosis between athletes heart and cardiomyopaty. Eur Heart J. 2016 Aug 21;37(32):2515-27.
45. 26th Bethesda Conference: Recommendations for determining eligibility for competition in athletes with cardiovascular abnormalities. J Am Coll Cardiol. 1994;24:845-99.
46. Sharma S, Rawlins J, McKenna WJ. Electrocardiographic manifestations of the athlete's heart and management of arrhythmias in the athlete. In: Saksena S, Camm AJ. Electrophysiological disorders of the heart. (CIDADE?): Saunders; 2012. p. 757-69.
47. Fudge J, Harmon KG, Owens DS, Prutkin JM, Salerno JC, Asif IM, et al. Cardiovascular screening in adolescentes and young adults: a prospective study comparing the Pre-participation Physical Evaluation Monograph 4th Edition and ECG. Br J Sports Med. 2014;48:1172-8.
48. Drezner JA, Prutkin JM, Harmon KG, O'Kane JW, Pelto HF, Rao AL, et al. Cardiovascular screening in college athletes. J Am Coll Cardiol. 2015;65:2353-5.
49. Cohen MI, Triedman JK, Cannon BC, Davis AM, Drago F, Janousek J, et al. PACES/HRS expert consensus statement on the management of the asymptomatic young patient with a Wolff-Parkinson-White (WPW, ventricular preexcitation) electrocardiographic pattern: developed in partnership between the Pediatric and Congenital Electrophysiology Society (PACES) and the Heart Rhythm Society (HRS). Endorsed by the governing bodies of PACES, HRS, the American College of Cardiology Foundation (ACCF), the American Heart Association (AHA), the American Academy of Pediatrics (AAP), and the Canadian Heart Rhythm Society (CHRS). Heart Rhythm. 2012;9:1006-24.
50. Daubert C, Ollitrault J, Descaves C, Mabo P, Ritter P, Gouffault J. Failure of the exercise test to predict the anterograde refractory period of the accessory pathway in Wolff Parkinson White syndrome. Pacing Clin Electrophysiol. 1988;11:1130-8.

TESTE CARDIOPULMONAR DE EXERCÍCIO NOS ATLETAS

Nabil Ghorayeb
Cléa Simone Sabino de Souza Colombo
Rodrigo Otávio Bougleux Alô

"A inteligência cria inquietude em torno do fato."
R. Leriche (1879-1955)

O Teste Cardiopulmonar de Exercício (TCPE) diferencia-se do teste ergométrico convencional pela associação da análise dos gases expirados, pela qual podemos avaliar as respostas ventilatórias e metabólicas durante o esforço. Desta forma é possível determinar a eficiência mecânica e a capacidade aeróbica ou funcional (CF), expressa como consumo máximo de oxigênio ($\dot{V}O_{2máx}$).

O $\dot{V}O_{2máx}$, além de definir a CF para o exercício, é medida de importante valor prognóstico, pois está diretamente relacionado com níveis de melhor sobrevida. A literatura demonstra que indivíduos com CF mais elevadas apresentam menores taxas de mortalidade por todas as causas e não apenas cardiovasculares.[1]

Composição corporal, força muscular, flexibilidade e capacidade aeróbica são elementos essenciais na determinação da aptidão física.

A tolerância ao exercício é determinada por 3 fatores: troca gasosa pulmonar, desempenho cardiovascular (inclusive vascular periférico) e metabolismo muscular esquelético.

Esta correlação está expressa na conhecida equação de Fick, onde:

> Consumo de oxigênio ($\dot{V}O_2$) = débito cardíaco (DC), sendo o DC = [volume sistólico (VS) × frequência cardíaca (FC)] × [saturação de oxigênio arterial – venosa (dif a-$\dot{V}O_2$)].[2]

Sendo assim, o TCPE é considerado o método não invasivo "padrão ouro" para avaliação da aptidão cardiorrespiratória e capacidade de exercício, pois propicia a análise da resposta cardiocirculatória, pulmonar e metabólica ao esforço.

Alterações em qualquer destes componentes (cardiopatias, pneumopatias, anemia, sarcopenia, uso de drogas etc.) podem interferir na capacidade de exercício.[3]

Por outro lado, podemos observar em pessoas saudáveis submetidas a treinamento físico regular, modificações nas respostas fisiológicas, como aumento do VS, da dif a-$\dot{V}O_2$ e do $\dot{V}O_2$máx e diminuição da FC ao repouso.

Portanto, o TCPE é um método útil tanto para diagnóstico e decisão terapêutica em diversas patologias como para avaliação criteriosa do condicionamento físico em atletas. Sua utilização nos atletas destina-se à avaliação do desempenho e no auxílio para prescrição do treinamento aeróbico, principalmente no "ajuste fino", buscando melhora de desempenho.

A atual Diretriz em Cardiologia do Esporte e do Exercício da Sociedade Brasileira de Cardiologia e da Sociedade Brasileira de Medicina do Exercício e Esporte, assim como sua recente atualização em 2019, recomendam a realização do TCPE nos atletas como procedimento de escolha para se obter medida válida e precisa da condição aeróbica, bem como para determinação da FC nos limiares para fins de prescrição do exercício.[4,5]

VARIÁVEIS IMPORTANTES NO TCPE

A realização de exercícios depende da produção de ATP (fonte primária de energia), que pode ser proveniente da via aeróbica, dependente da oferta, captação e utilização do oxigênio (exercícios chamados aeróbicos) ou anaeróbica, através da glicólise (exercícios chamados anaeróbicos).[2]

A obtenção dos parâmetros do desempenho aeróbico de um atleta e a identificação de marcadores metabólicos, como os limiares ventilatórios, nos facilita a prescrição de exercícios, permitindo individualizar os limites da intensidade do exercício, bem como avaliar a resposta ao treinamento.

Segundo a definição de Skinner,[6] podemos dividir o exercício em 3 fases, dependentes da análise das variáveis obtidas durante o TCPE, que permitem a identificação do momento onde há modificação

Figure 7-1

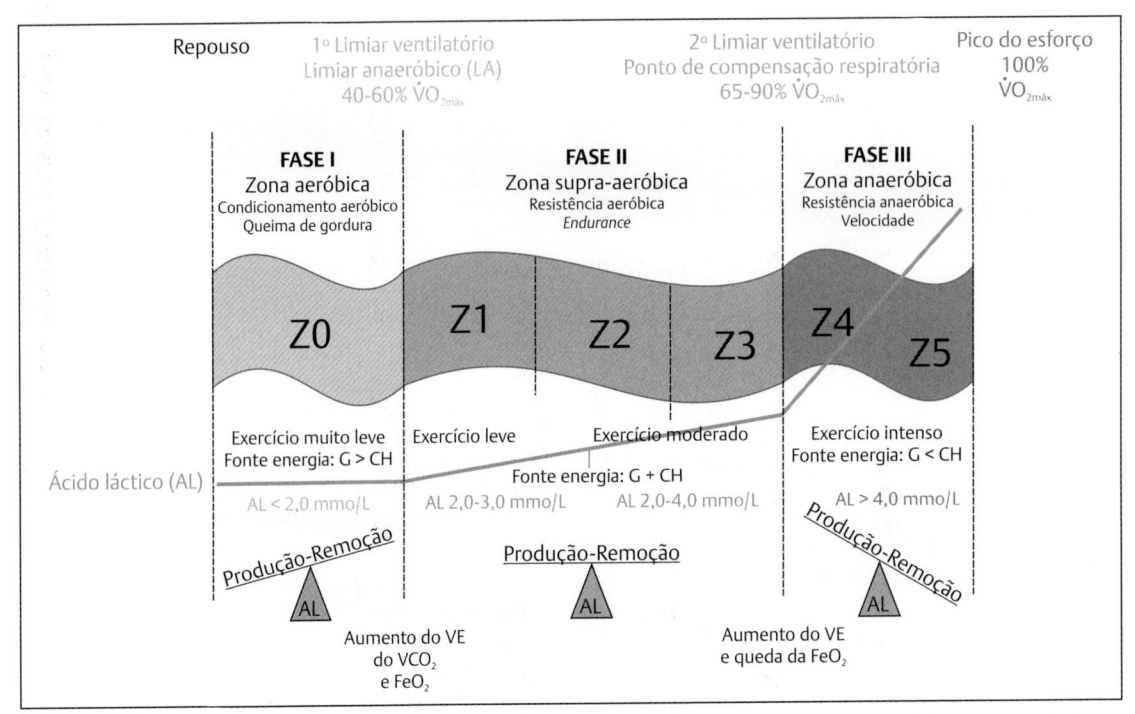

Fig. 7-1. Modelo adaptado de fases de Skinner no TCPE, com zonas de treinamento, substrato energético e características dos limiares. (Modificada de Consolim-Colombo et al., 2015.)[7]

Principais elementos da figura:
- Repouso | 1º Limiar ventilatório / Limiar anaeróbico (LA) 40-60% $\dot{V}O_{2máx}$ | 2º Limiar ventilatório / Ponto de compensação respiratória 65-90% $\dot{V}O_{2máx}$ | Pico do esforço 100% $\dot{V}O_{2máx}$
- **FASE I** – Zona aeróbica – Condicionamento aeróbico / Queima de gordura
- **FASE II** – Zona supra-aeróbica – Resistência aeróbica / *Endurance*
- **FASE III** – Zona anaeróbica – Resistência anaeróbica / Velocidade
- Zonas: Z0, Z1, Z2, Z3, Z4, Z5
- Exercício muito leve – Fonte energia: G > CH – AL < 2,0 mmol/L
- Exercício leve / Exercício moderado – Fonte energia: G + CH – AL 2,0-3,0 mmol/L / AL 2,0-4,0 mmol/L
- Exercício intenso – Fonte energia: G < CH – AL > 4,0 mmol/L
- Produção-Remoção (equilibrada nas fases I e II; desequilibrada na fase III)
- Aumento do VE do $\dot{V}CO_2$ e FeO_2
- Aumento do VE e queda da FeO_2
- Ácido láctico (AL)

na intensidade do exercício e do substrato energético utilizado (**Fig. 7-1**). Estes pontos são de extrema utilidade na prescrição de treinamento.[7]

Fase I

Início do exercício partindo do repouso, com aumento leve de intensidade. Caracterizada pelo aumento da extração de O_2 tecidual e diminuição da fração de O_2 expirado (FeO_2), observa-se aumento da FC, da ventilação (VE), do $\dot{V}O_2$, da produção de CO_2 e volume de CO_2 ($\dot{V}CO_2$) e da fração expirada de CO_2 ($FeCO_2$). Não há acúmulo significativo de lactato. Esta fase corresponde aos exercícios considerados aeróbicos de baixa intensidade, também conhecida como *steady state*, ou estado de equilíbrio entre a extração de O_2 e produção de CO_2, onde o exercício pode-se manter por período prolongado sem atingir a fadiga. O substrato energético utilizado vem, predominantemente, da oxidação de ácidos graxos.

Fase II

Inicia-se no ponto chamado **limiar anaeróbico (LA) ou limiar ventilatório 1 (LV1)**, geralmente correspondente a uma intensidade do exercício cerca de 40-60% do $\dot{V}O_{2máx}$, em indivíduos saudáveis. A FC e o $\dot{V}O_2$ seguem aumentando, mas o aumento da VE e do $\dot{V}CO_2$ é desproporcionalmente maior. A velocidade de produção do lactato começa a ser maior que sua remoção, aumentando sua concentração sanguínea em cerca de 2 vezes em relação ao repouso. Isto resulta em acidose (H^+), que inicialmente é tamponada pelo bicarbonato, com elevação do CO_2 e consequente estímulo ao aumento da VE. Esta compensação é eficaz até o momento, onde o nível de lactato sanguíneo atinge cerca de 4 vezes mais que o repouso. Com a necessidade de maior quantidade de O_2 para suprir a demanda de ATP, diminui a extração do O_2 do volume de ar ventilado e aumenta a FeO_2. Portanto, a determinação do LA e o início da fase II caracteriza-se por aumento da VE, $\dot{V}CO_2$ e FEO_2, sem queda correspondente da $FeCO_2$, sendo o nível de lactato sanguíneo próximo a 2 mmol/L. Considera-se que este ponto seja o limite do exercício confortável, correspondendo aos exercícios aeróbicos de moderada a alta intensidade, utilizando como substrato energético ácidos graxos e carboidratos. Quanto maior for o limiar anaeróbico, maior será a capacidade de exercício de um indivíduo, mesmo sem alterações no $\dot{V}O_{2máx}$. Em atletas, o tempo para se atingir o LA é mais prolongado, podendo corresponder a uma intensidade de até 70-90% do $\dot{V}O_{2máx}$.

Fase III

O início desta fase é marcado pelo chamado **ponto de compensação respiratória (PCR) ou limiar ventilatório 2 (LV2)** e corresponde a 65-90% do $\dot{V}O_{2pico}$, em indivíduos saudáveis não atletas. Nos atletas, pode ultrapassar os 90% do $\dot{V}O_{2máx}$.

A FC e o $\dot{V}O_2$ continuam aumentando progressivamente até atingirem um platô. O organismo já não é mais capaz de remover o lactato produzido, que neste ponto já corresponde a cerca de 4 mmol/L e segue aumentando rapidamente até o $\dot{V}O_{2máx}$. A VE aumenta, mas não é mais capaz de compensar a acidose. A necessidade maior de O_2 para a respiração diminui sua oferta na musculatura esquelética, levando à fadiga muscular. O PCR caracteriza-se pelo aumento acentuado do lactato, da VE e queda da $FeCO_2$. Exercícios nesta fase correspondem à intensidade alta a extrema, muito próximas à exaustão, com componente anaeróbico importante, pois o substrato energético deriva, predominantemente, de carboidratos, inclusive via glicólise anaeróbica. Atletas apresentam uma tolerância aumentada ao exercício nesta intensidade.

O teste deve objetivar o máximo esforço possível para que se tenha uma avaliação precisa do desempenho aeróbico.[8] A escolha do ergômetro, do protocolo e o estímulo constante durante o teste podem interferir no resultado final do rendimento do atleta. O ergômetro escolhido deve ser aquele onde o exercício se aproxima o máximo possível da modalidade e do gesto esportivo de cada atleta, ou seja, ciclistas devem realizar seu exame em cicloergômetros, enquanto corredores em esteiras ergométricas. Existem centros de treinamento de atletas de elite que dispõem de ergômetros específicos adaptados, como remo, esqui e até natação em piscina com ondas. O protocolo mais indicado para se avaliar o desempenho do atleta é o protocolo "em rampa", onde há incremento linear e contínuo de carga, que pode ser individualizado para cada atleta.[9]

$\dot{V}O_{2pico}$ ou $\dot{V}O_{2máx}$

É o valor máximo obtido de consumo de O_2 no pico do esforço, e deve corresponder ao momento de exaustão, utilizado para definir a capacidade aeróbica. Considera-se $\dot{V}O_{2máx}$ "verdadeiro" quando esse pico de $\dot{V}O_2$ se mantém em platô, sustentando o valor atingido por alguns segundos após o pico. Geralmente é atingido apenas por indivíduos atletas muito bem treinados. Portanto, o valor obtido no pico do esforço, caso não seja observado este padrão, convencionou-se chamar $\dot{V}O_{2pico}$, mas são utilizados como sinônimos.

Atletas podem apresentar valores de $\dot{V}O_{2máx}$ muito maiores que os sedentários, sendo descritos valores de até 90 mL/kg/min em alguns ciclistas e atletas de *cross-country*[10] (**Fig. 7-2**).

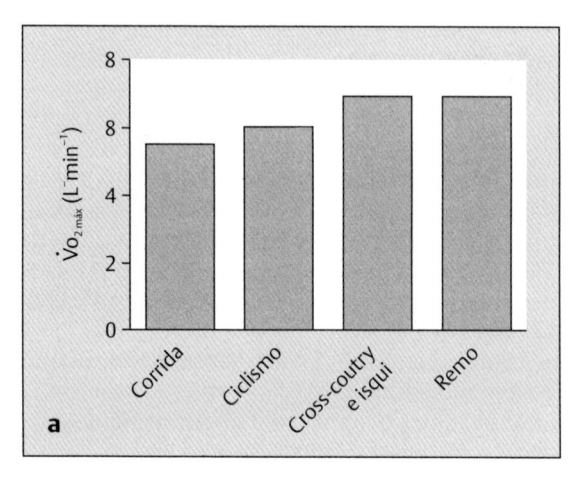

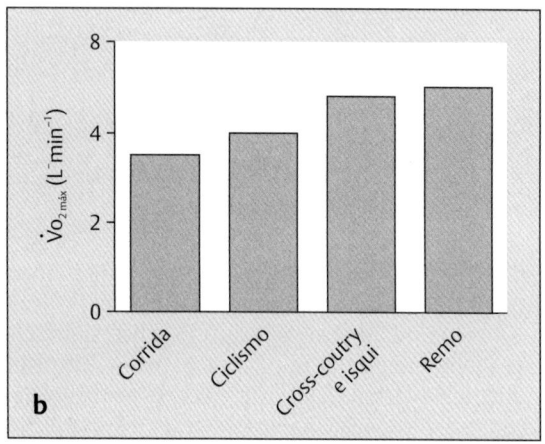

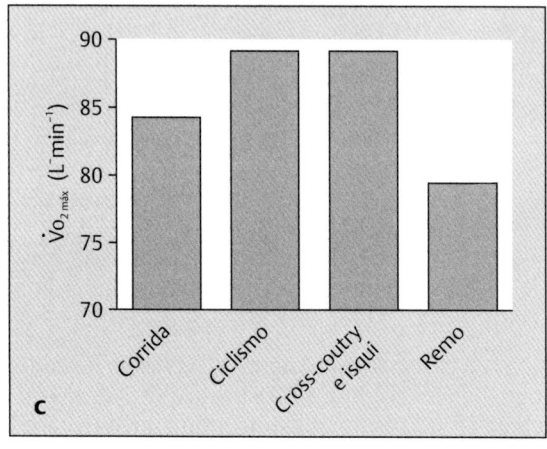

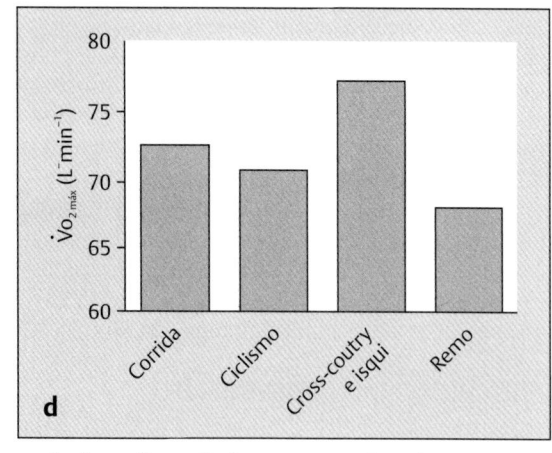

Fig. 7-2. Valores recordes de $\dot{V}O_{2máx}$ absoluto e relativo de homens (**a,c**) e mulheres (**b,d**) em esportes de *endurance*. Legenda: XC = *cross-country*. (Fonte: Haugen T *et al.*, 2018.)[10]

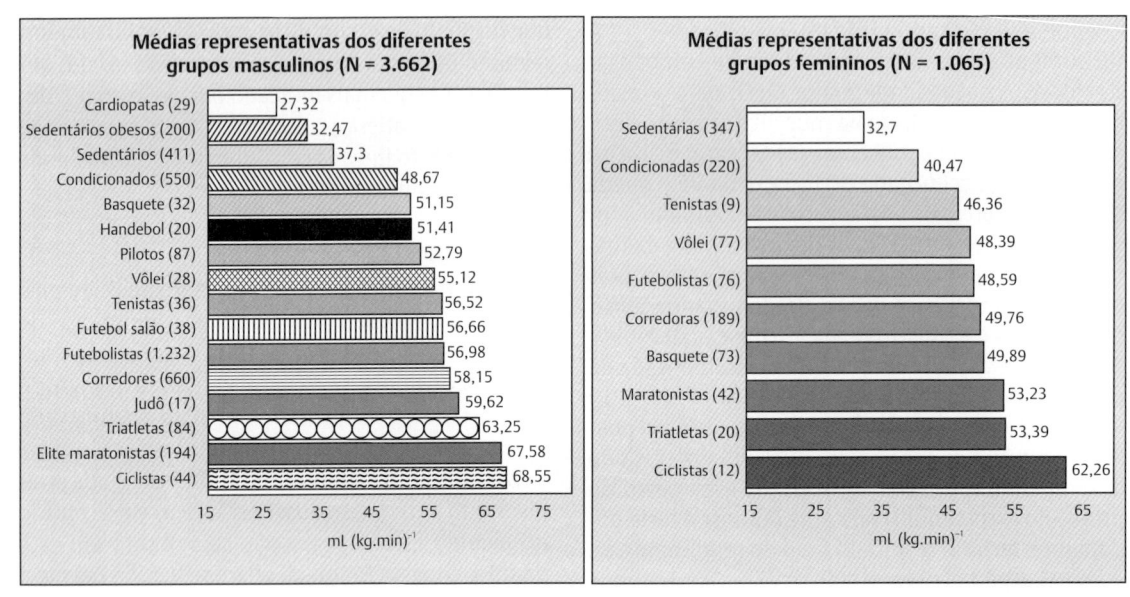

Fig. 7-3. Dados de $\dot{V}O_{2máx}$ de homens e mulheres de diferentes modalidades esportivas em comparativo com sedentários e cardiopatas.

O $\dot{V}O_{2máx}$ varia não só com a idade e o gênero, mas também conforme a modalidade esportiva. Atletas de esportes com componente dinâmico predominante e prolongado (*endurance*) tendem a apresentar níveis maiores comparativamente com os de maior componente estático[11] (**Fig. 7-3**).

Quociente Respiratório ou Razão de Trocas Respiratórias (RER, QR ou Simplesmente R)

É a relação entre a produção de $\dot{V}CO_2$ e o $\dot{V}O_2$ ($\dot{V}CO_2/\dot{V}O_2$), utilizada para definir se o esforço máximo foi atingido, sendo considerado o valor ideal > 1,1 como parâmetro de exaustão.[12] Isto significa que a fonte energética utilizada é basicamente proveniente de carboidratos, o que ocorre no exercício intenso. Em repouso, habitualmente, o RER é próximo de 0,69, correspondendo à utilização de gorduras como substrato, pois a necessidade de energia é menor, sendo possível o tempo de quebra dos lipídios para sua utilização. Portanto, o limite do esforço deve ser baseado não apenas em parâmetros clínicos de percepção subjetiva de esforço, mas também em hemodinâmicos e metabólicos.

É importante que seja atingido esforço máximo durante o teste para que possamos calcular adequadamente as intensidades de exercício desejadas. Estes conceitos e outros fundamentais sobre TCPE serão abordados mais detalhadamente no Capítulo 31.

PRESCRIÇÃO DO TREINAMENTO

A determinação do $\dot{V}O_{2máx}$ atingido é utilizada para classificar a capacidade aeróbica do indivíduo e para o cálculo de intensidade do esforço.

Normalmente a capacidade aeróbica máxima diminui com a idade e melhora com o treinamento, portanto, indivíduos mais velhos e mais jovens, atletas e sedentários, a despeito de trabalharem em um mesmo nível absoluto de esforço, geralmente terão suas intensidades relativas do exercício (p. ex., % $\dot{V}O_{2máx}$) distintas.

Através do TCPE, a intensidade desejada para a prescrição do treinamento pode ser calculada com base nos parâmetros de FC e carga atingidos nos limiares, ou a partir de porcentuais do $\dot{V}O_{2máx}$ ou do $\dot{V}O_2$ de reserva ($\dot{V}O_{2máx} - \dot{V}O_{2máx} \times \%$ de intensidade desejada + $\dot{V}O_{2repouso}$), em vez de porcentuais da FC$_{máx}$ (**Fig. 7-4**).

Para a periodização de treinamento de atletas podem ser definidas "zonas de treino", conforme a intensidade e o objetivo, comumente denominadas de Z0 a Z5, que correspondem a:

- Z0 Zona de queima de gordura, atividades diárias, treino muito leve;
- Z1 Zona de treino regenerativo;
- Z2 Zona de treino de manutenção aeróbica;
- Z3 Zona de treino de resistência aeróbica;
- Z4 Zona de treino muito intenso, corresponde a treinamento intervalado ou "de explosão", como "tiros curtos";
- Z5 Zona de treino de intensidade extrema, resistência anaeróbica, como velocidade prolongada.

A partir daí identificam-se, na tabela de dados metabólicos obtidos no TCPE, os valores da FC e da carga de esforço atingidas no momento da intensidade desejada (calculada) de $\dot{V}O_2$, fazendo uma "tradução" destes pontos para as zonas de treinamento.

Quadro 7-1. Porcentuais correspondentes para cálculo de intensidade do esforço

Intensidade	$\dot{V}O_2$ (%) FCR (5)	5 $FC_{máx}$	% $\dot{V}O_{2máx}$	Percepção subjetiva de esforço (escala Borg 6-20)
Muito eleve	< 30	< 57	< 37	< 9
Leve	30 a < 40	57 a < 64	37 a < 45	9 a 11
Moderada	40 a < 60	64 a < 76	46 a < 64	12 a 13
Vigorosa (exaustiva)	60 a < 90	76 a < 96	64 a < 91	14 a 17
Próximo ao limite/limite	> 90	> 96	> 91	> 18

VO2R = VO_2 de reserva; FCR = frequência cardíaca de reserva; $\dot{V}O_{2máx}$ = VO_2 máximo.

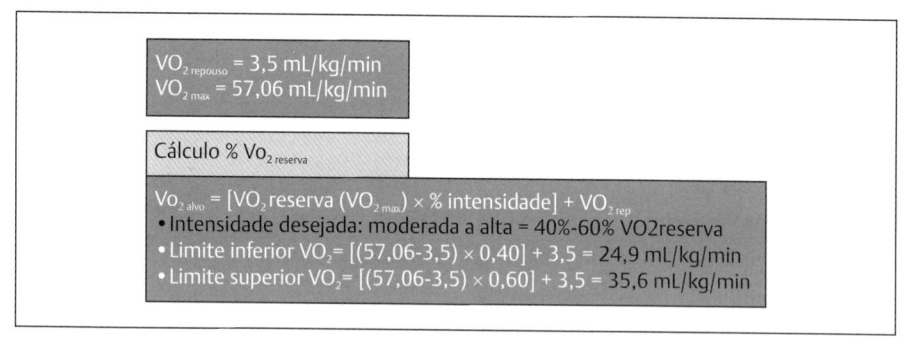

$VO_{2repouso}$ = 3,5 mL/kg/min
VO_{2max} = 57,06 mL/kg/min

Cálculo % $Vo_{2reserva}$

Vo_{2alvo} = [VO_2reserva (VO_{2max}) × % intensidade] + VO_{2rep}
• Intensidade desejada: moderada a alta = 40%-60% VO2reserva
• Limite inferior VO_2 = [(57,06-3,5) × 0,40] + 3,5 = 24,9 mL/kg/min
• Limite superior VO_2 = [(57,06-3,5) × 0,60] + 3,5 = 35,6 mL/kg/min

Fig. 7-4. Cálculo do $\dot{V}O_2$ de reserva com base no resultado de $\dot{V}O_{2máx}$ obtido no TCPE do triatleta.

Como exemplo podemos observar o seguinte caso:

Homem, 26 anos, triatleta; objetivo: prova de triathlon *"Ironman"*.

Realizou TCPE em bicicleta, $\dot{V}O_{2repouso}$ = 3,5 mL/kg/min, $\dot{V}O_{2máx}$ = 57,06 mL/kg/min. Atingiu LA com 74,2% do $\dot{V}O_{2máx}$ atingido e PCR com 93,6% do $\dot{V}O_{2máx}$.

Para se obter melhora do condicionamento aeróbico são necessários treinos de intensidade moderada a alta, intercalando com outros de intensidade muito alta. Se optarmos por um treino de intensidade moderada a alta, corresponderia de 40-60% do $\dot{V}O_2$R. Logo, o limite inferior seria $\dot{V}O_2$ = 24,92 mL/kg/min e o superior = 35,63 mL/kg/min, conforme demonstrado na **Figura 7-4**.

Observando a tabela de dados metabólicos obtida no TCPE realizado em bicicleta, vemos que o limite inferior corresponde a uma FC = 127 bpm e carga = 125 W e o superior FC = 142 bpm e carga = 170 W (**Fig. 7-5**). Desta forma podemos orientar este treino nesse intervalo para que seja atingido o objetivo. Entretanto, para atletas, estes porcentuais podem superestimar a intensidade do esforço, visto que os limiares acontecem em porcentuais maiores do $\dot{V}O_2$, levando o atleta a treinar em intensidade abaixo da desejada. Neste caso podemos observar que os parâmetros obtidos no TCPE seriam diferentes dos obtidos pelo método calculado (**Fig. 7-6**). A alternativa é identificar o $\dot{V}O_2$ nos limiares como limite inferior (LA) e superior (PCR) e utilizar os valores de FC e carga nestes pontos. Este intervalo ainda pode ser dividido em outras "subzonas" de treinamento (Z1 a Z3), calculadas em porcentuais dentro destes limites.

Portanto, o cálculo de intensidade de treino para atletas deve ser individualizado, de preferência observando os parâmetros respiratórios e metabólicos do TCPE, em vez de apenas utilização de porcentuais.

Utilizando o exemplo citado e as zonas de treinamento descritas, podemos orientar o treino conforme a tabela na descrita na **Figura 7-7**.

Tabela de Dados Metabólicos

	Tempo (mm:ss)	FC (bmp)	VE BTPS (l/min)	VO2 STPD (l/mm)	VO2 STPD (l/mm)	VO2 Rel. (ml/kg.min)	VO2 Rel. (ml/kg.min)	SpO2 (%)	R	VE/VO2	VE/VCO2	VO2/FC (ml/b)	FeO2 %	FeCO2 %
100 W	01:49	111	33,9	1,69	1,23	21,39	15,59		0,73	18,6	25,5	15,2	14,54	4,97
105 W	01:59	114	34,2	1,69	1,25	21,41	15,76		0,74	18,6	25,3	14,8	14,57	4,99
110 W	02:09	117	35,1	1,72	1,27	21,75	16,09		0,74	18,8	25,4	14,7	14,62	4,97
115 W	02:19	118	37,2	1,81	1,35	22,96	17,05		0,74	19,0	25,6	15,4	14,65	4,96
120 W	02:29	xxx	xxx	xxx	xxx	xxx	17,33		0,75	19,2	25,5	14,9	14,69	4,98
125 W	02:39	127	40,8	1,99	1,50	25,22	**40% VO2R**			19,1	25,3	15,7	14,65	5,03
130 W	02:49	127	44,1	2,12	1,63	26,85	20,68		0,77	19,5	25,3	16,7	14,73	5,05
135 W	02:59	129	43,9	2,07	1,63	26,16	20,65		0,79	20,1	25,4	16,0	14,85	5,05
140 W	03:09	130	46,4	2,22	1,76	26,15	22,28		0,79	19,7	24,9	17,1	14,73	5,16
145 W	03:19	130	45,7	2,13	1,71	27,00	21,59		0,80	20,2	25,3	16,4	14,88	5,08
150 W	03:29	131	50,9	2,40	1,95	30,39	24,72		0,81	20,1	24,7	18,3	14,81	5,21
155 W	03:39	132	50,4	2,41	1,98	30,56	25,06		0,82	19,9	24,2	18,3	14,71	5,33
160 W	03:49	135	49,7	2,36	1,97	29,87	24,92		0,83	20,1	24,1	17,5	14,75	5,37
165 W	03:59	183	54,2	2,59	2,16	32,76	27,30		0,83	19,9	23,9	14,1	14,72	5,39
170 W	04:09	138	54,4	2,51	2,12	31,78	26,87		0,85	20,6	24,3	18,2	14,90	5,30
175 W	04:19	140	60,3	2,79	2,37	35,34	**60% VO2R**			20,5	24,2	19,9	14,87	5,33
180 W	04:29	142	61,3	2,74	2,38	34,68	29,81		0,86	21,4	24,8	19,3	15,08	5,21
185 W	04:39	240	66,4	3,01	2,58	38,13	32,63		0,86	21,0	24,5	12,6	14,99	5,27
185 W	04:49	218	66,1	2,94	2,55	37,23	32,30		0,87	21,4	24,7	13,5	15,09	5,24
190 W	04:59	146	66,9	2,94	2,58	37,28	32,62		0,88	21,6	24,6	20,2	15,14	5,23
195 W	05:09	148	66,1	2,89	2,55	36,59	32,23		0,88	21,7	24,7	19,5	15,17	5,23
200 W	05:19	166	66,6	2,93	2,59	37,15	32,82		0,88	21,6	24,4	17,7	15,13	5,28
205 W	05:29	150	68,0	3,00	2,64	37,95	33,44		0,88	21,6	24,5	20,0	15,13	5,27
210 W	05:39	152	70,8	3,13	2,77	39,61	35,01		0,88	21,6	24,5	20,6	15,12	5,29
215 W	05:49	154	74,9	3,34	2,97	42,32	37,54		0,89	21,4	24,2	21,7	15,06	5,36
220 W	05:59	157	78,9	3,41	3,11	43,11	39,32		0,91	22,2	24,3	21,7	15,22	5,33
225 W	06:09	155	83,0	3,49	3,23	44,16	40,95		0,93	22,7	24,5	22,5	15,35	5,28

Fig. 7-5. Tabela de dados metabólicos do TCPE do triatleta, com FC e carga correspondentes ao porcentual de $\dot{V}O_2R$ calculado.

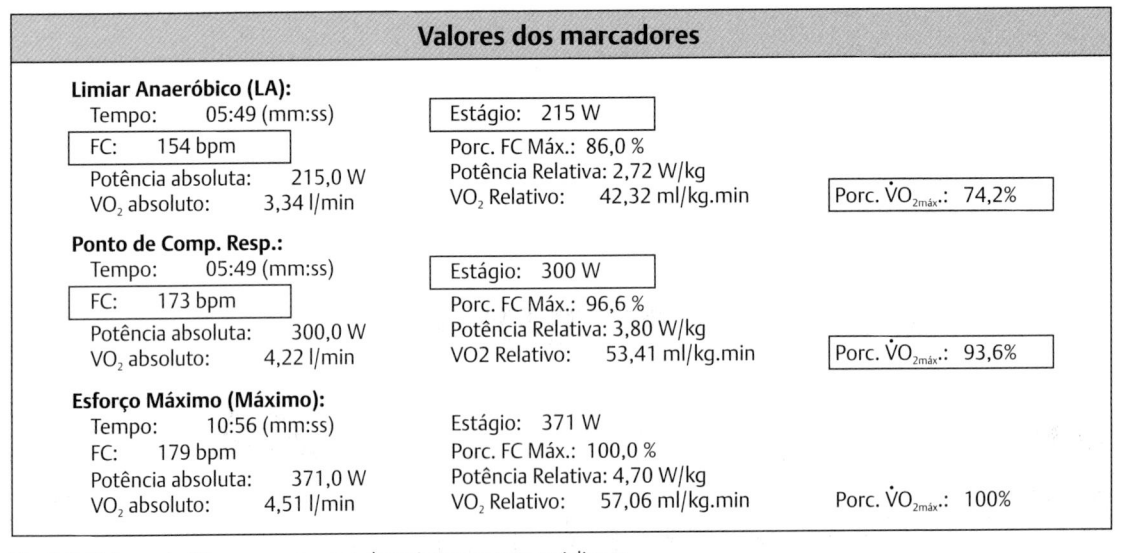

Valores dos marcadores

Limiar Anaeróbico (LA):
Tempo: 05:49 (mm:ss)
FC: 154 bpm
Potência absoluta: 215,0 W
VO_2 absoluto: 3,34 l/min

Estágio: 215 W
Porc. FC Máx.: 86,0 %
Potência Relativa: 2,72 W/kg
VO_2 Relativo: 42,32 ml/kg.min

Porc. $\dot{V}O_{2máx}$: 74,2%

Ponto de Comp. Resp.:
Tempo: 05:49 (mm:ss)
FC: 173 bpm
Potência absoluta: 300,0 W
VO_2 absoluto: 4,22 l/min

Estágio: 300 W
Porc. FC Máx.: 96,6 %
Potência Relativa: 3,80 W/kg
VO2 Relativo: 53,41 ml/kg.min

Porc. $\dot{V}O_{2máx}$: 93,6%

Esforço Máximo (Máximo):
Tempo: 10:56 (mm:ss)
FC: 179 bpm
Potência absoluta: 371,0 W
VO_2 absoluto: 4,51 l/min

Estágio: 371 W
Porc. FC Máx.: 100,0 %
Potência Relativa: 4,70 W/kg
VO_2 Relativo: 57,06 ml/kg.min

Porc. $\dot{V}O_{2máx}$: 100%

Fig. 7-6. Valores de FC e carga por zona de treinamento para ciclismo.

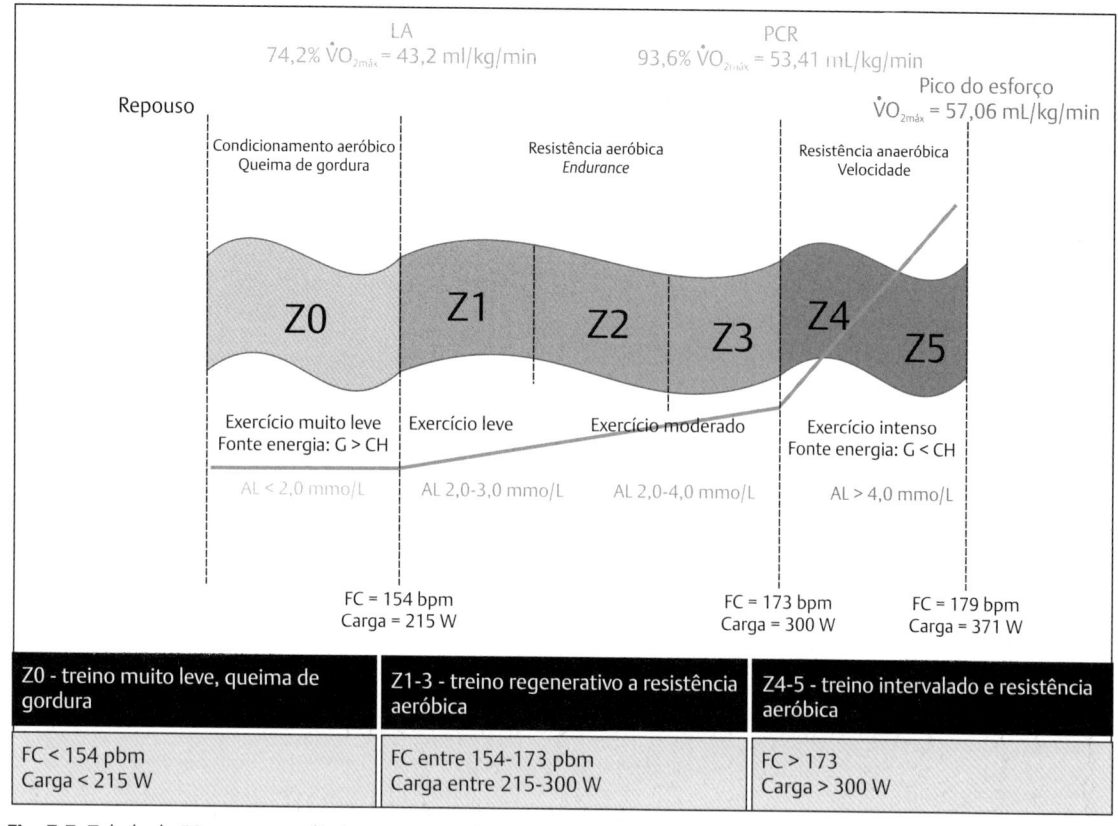

Fig. 7-7. Tabela de FC e carga nos limiares mensurados no TCPE do triatleta.

Dados do gráfico:
- LA: 74,2% $\dot{V}O_{2máx}$ = 43,2 ml/kg/min
- PCR: 93,6% $\dot{V}O_{2máx}$ = 53,41 mL/kg/min
- Pico do esforço: $\dot{V}O_{2máx}$ = 57,06 mL/kg/min

Zonas:
- Z0: Condicionamento aeróbico / Queima de gordura — Exercício muito leve — Fonte energia: G > CH — AL < 2,0 mmol/L
- Z1: Exercício leve — AL 2,0-3,0 mmol/L
- Z2: Resistência aeróbica / Endurance — Exercício moderado — AL 2,0-4,0 mmol/L
- Z3
- Z4: Resistência anaeróbica / Velocidade — Exercício intenso — Fonte energia: G < CH — AL > 4,0 mmol/L
- Z5

Limiares:
- FC = 154 bpm / Carga = 215 W
- FC = 173 bpm / Carga = 300 W
- FC = 179 bpm / Carga = 371 W

Z0 - treino muito leve, queima de gordura	Z1-3 - treino regenerativo a resistência aeróbica	Z4-5 - treino intervalado e resistência aeróbica
FC < 154 pbm Carga < 215 W	FC entre 154-173 pbm Carga entre 215-300 W	FC > 173 Carga > 300 W

OUTRAS APLICAÇÕES DO TCPE EM ATLETAS

"Overtraining"

Atletas de alto rendimento aumentam sua carga de treinamento previamente a competições importantes, podendo ter sua recuperação insuficiente na tentativa da melhora de *performance*. Tal estratégia pode culminar com sensações de fadiga precoce e/ou queda de desempenho. Muitas vezes isto é atribuído pelo atleta "a treinamento insuficiente ou falta de condicionamento", levando o indivíduo a aumentar ainda mais a carga de treinamento, quando o ideal seria descansar mais. Além de avaliação clínica e psíquica detalhada e dosagens laboratoriais e hormonais, o TCPE pode ser uma ferramenta útil no diagnóstico de *overtraining* ou síndrome de excesso de treinamento (SOT).[13] Através da avaliação das respostas metabólicas podem ser identificadas alterações fisiológicas relacionadas com a fadiga precoce.

Como exemplo podemos citar o TCPE de um atleta de alto rendimento, às vésperas de uma competição internacional, que se queixava de queda de *performance*, onde se observou um LA em torno de 55% do $\dot{V}O_{2máx}$. Para um indivíduo normal este valor estaria dentro do esperado, entretanto, para um atleta o valor esperado seria em torno de 70-90% do $\dot{V}O_{2máx}$. Baixos níveis de LA em atletas significam acúmulo precoce e aumento rápido do lactato sanguíneo, refletindo em aumento na acidose muscular, depleção de glicogênio a partir da glicólise anaeróbica, contribuindo assim para a fadiga precoce e redução do desempenho nos exercícios.[14] Desta forma pode-se observar que mesmo sem queda nos valores de $\dot{V}O_{2máx}$, há queda no rendimento. A realização periódica de avaliação da CF e dos limiares dos atletas através do TCPE pode auxiliar na identificação inicial destas alterações, permitindo a adaptação adequada aos períodos de descanso e treinamento.

Diferenciação com Miocardiopatias Incipientes

Um dos dilemas enfrentados pelo cardiologista que atua na área do esporte é a diferenciação entre adaptações cardíacas fisiológicas secundárias ao exercício e cardiomiopatias incipientes, ou em estágio inicial. O TCPE pode ser utilizado como auxiliar no diagnóstico diferencial e tem sido descrito como parte da avaliação destes atletas. Em atletas com hipertrofia ventricular esquerda (HVE), classificados na chamada *gray zone*, onde há suspeita de cardiomiopatia hipertrófica (CMH), a avaliação com TCPE demonstrou que um valor de $\dot{V}O_{2máx}$ maior ou igual a 50 mL/kg/min ou 20% acima do previsto, um LA 55% do $\dot{V}O_{2máx}$ previsto e Pulso de $O_2 = 20$ mL são marcadores de bom prognóstico e diferenciam a HVE fisiológica da MCH.[15]

O TCPE é uma excelente ferramenta para o diagnóstico diferencial entre doenças e alterações fisiológicas adaptativas no atleta, bem como para a avaliação precisa da capacidade física e nível de treinamento, oferecendo informações detalhadas para ajuste da prescrição de intensidade e periodização de treino. Portanto, é considerado padrão ouro para acompanhamento do atleta, objetivando melhora de *performance* com segurança.

REFERÊNCIAS BIBLIOGRÁFICAS

1. Kokkinos P, Myers J, Faselis C, Panagiotakos DB, Doumas M, Pittaras A, et al. Exercise capacity and mortality in older men: a 20-year follow-up study. Circulation. 2010;122(8):790-7.
2. Wasserman K, Whipp BJ. Excercise physiology in health and disease. Am Rev Respir Dis. 1975;112(2):219-49.
3. Balady GJ, Arena R, Sietsema K, Myers J, Coke L, Fletcher GF, et al. Clinician's Guide to cardiopulmonary exercise testing in adults: a scientific statement from the American Heart Association. Circulation. 2010;122(2):191-225.
4. Ghorayeb N, Costa RVC, Castro I, Daher DJ, Oliveira Filho JA, Oliveira MAB, et al. Diretriz em Cardiologia do Esporte e do Exercício da Sociedade Brasileira de Cardiologia e da Sociedade Brasileira de Medicina do Esporte. Arq Bras Cardiol. 2013;100(1):1-41.
5. Ghorayeb N, Stein R, Daher DJ, Silveira ADD, Ritt LEF, Santos DFPD, et al. The Brazilian Society of Cardiology and Brazilian Society of Exercise and Sports Medicine Updated Guidelines for Sports and Exercise Cardiology - 2019. Arq Bras Cardiol. 2019;112(3):326--368.
6. Skinner JS, McLellan TM. The transition from aerobic to anaerobic metabolism. Res Q Exerc Sport. 1980;51(1):234-48.
7. Consolim-Colombo FM, Saraiva JFK, Izar MCO. Tratado de Cardiologia SOCESP. 4. ed. São Paulo: Manole, 2019.
8. Pescatello L, Arena R, Riebe DTP. ACSM's Guidelines for Exercise Testing and Prescription, 9th ed. Philadelphia: Wolters Kluwer/Lippincott Williams & Wilkins, 2014.
9. Meneghelo RS, Araújo CG, Stein R, Mastrocolla LE, Albuquerque PF, Serra SM, et al. III Diretrizes da Sociedade Brasileira de Cardiologia sobre teste ergométrico. Arq Bras Cardiol. 2010;95(5 Suppl 1):1-26.
10. Haugen T, Paulsen G, Seiler S, Sandbakk Ø. New Records in Human Power. Int J Sports Physiol Perform. 2018;13(6):678-86.
11. Araujo WB. Ergometria, reabilitação cardiovascular & cardiologia desportiva. Rio de janeiro: Revinter, 2011.
12. Gibbons RJ, Balady GJ, Bricker JT, Chaitman BR, Fletcher GF, Froelicher VF, et al. ACC/AHA 2002 guideline update for exercise testing: summary article. A report of the American College of Cardiology/American Heart Association Task Force on Practice Guidelines (Committee to Update the 1997 Exercise Testing Guidelines). J Am Coll Cardiol. 2002;40(8):1531-40.
13. Meeusen R, Duclos M, Foster C, Fry A, Gleeson M, Nieman D, et al. Prevention, diagnosis, and treatment of the overtraining syndrome: Joint consensus statement of the european college of sport science and the American College of Sports Medicine. Med Sci Sports Exerc. 2013;45(1):186-205.
14. Theofilidis G, Bogdanis GC, Koutedakis Y, Karatzaferi C. Monitoring exercise-induced muscle fatigue and adaptations: making sense of popular or emerging indices and biomarkers. Sports (Basel). 2018;6(4):153.
15. Sharma S, Elliott PM, Whyte G, Mahon N, Virdee MS, Mist B, et al. Utility of metabolic exercise testing in distinguishing hypertrophic cardiomyopathy from physiologic left ventricular hypertrophy in athletes. J Am Coll Cardiol. 2000;36(3):864-70.

ECOCARDIOGRAFIA NOS ATLETAS

CAPÍTULO 8

Washington Barbosa de Araujo

"A leitura é para mente o que o exercício é para o corpo."
Richard Steele (1672-1679)

INTRODUÇÃO

A ecocardiografia, por ser uma tecnologia simples, de custo relativamente baixo e por não apresentar risco potencial para o examinado, tornou-se um dos métodos mais utilizados pela moderna cardiologia quando se buscam esclarecimentos diagnósticos envolvendo não somente os aspectos anatômicos do coração (dimensões cavitárias, espessuras parietais, vasos e estruturas valvares) como também os aspectos funcionais (contratilidade miocárdica, função diastólica e avaliação de fluxos transvalvares).

A "síndrome do coração do atleta" engloba uma série de adaptações fisiológicas do coração ao esforço, entre elas o crescimento das cavidades (aumento do volume cardíaco) e o espessamento das paredes (aumento da massa).[1] O advento da ecocardiografia tornou possível obter-se, de forma bastante acurada, as dimensões cavitárias e as espessuras parietais, permitindo os cálculos do volume e da massa do ventrículo esquerdo (VE), bem como dos cálculos das funções sistólica (fração de ejeção, débito sistólico, contratilidade segmentar) e diastólica.

A importância da ecocardiografia nos atletas é grande, pois embora não deva ser realizada como uma rotina de *screening*, visto o custo que acarretaria, mas como um passo seguinte à anamnese, ao exame físico e ao ECG, se encontrada alguma anormalidade, se existe história familiar de doenças que possam levar à morte súbita ou se o atleta apresenta uma queixa específica.[2] Mesmo com os achados demonstrados por Gleason *et al.* que em 15 segundos é viável e seguro realizar um ecocardiograma com um equipamento portátil para o *screening* em jovens que estão entrando em programas de competição,[3] achamos desnecessária e custosa essa ação.

A identificação de uma doença cardiovascular no atleta pode ser a base para desqualificá-lo para competições, a fim de diminuir o risco de morte súbita. Em contrapartida, o diagnóstico errôneo de doença cardíaca no atleta pode levar a uma desnecessária suspensão da prática desportiva competitiva, com possíveis reflexos psicológicos e financeiros (perda de renda e tratamentos desnecessários). Dessa forma, pela sua excelência diagnóstica, a ecocardiografia constitui-se uma importante metodologia auxiliar à medicina desportiva.[4-6]

ECOCARDIOGRAMA NORMAL
Exame Ecocardiográfico

O exame ecocardiográfico por via transtorácica (ETT) deve ser realizado com o paciente na posição supina, e dependendo do examinador tanto em decúbito lateral esquerdo quanto direito.

Vários cortes tomográficos do coração podem ser obtidos por essa metodologia, permitindo o estudo das estruturas anatômicas e valvares da contratilidade dos diversos segmentos do VE e das funções sistólica e diastólica (**Fig. 8-1**). Pela metodologia unidimensional é possível a medida das cavidades e das espessuras das paredes, permitindo, a partir dessas medidas, os cálculos da função sistólica, fração de ejeção e massa do VE (**Figs. 8-2 e 8-3**).

O uso do Doppler em cores facilita a identificação de possíveis alterações anatomofuncionais do coração, como regurgitações valvares e *shunts* intracardíacos. O Doppler convencional é a metodologia mais simples que se dispõe para análise da função diastólica.

A ecocardiografia pode ser conjugada com outras técnicas como o teste de esforço, constituindo o "eco de estresse", que também pode ser realizado a partir de estresse farmacológico ou eletrofisiológico (marca-passo). Com essa técnica é possível melhor avaliação da suspeita de isquemia miocárdica e de gradientes transvalvares desencadeados pelo esforço, pois a análise é feita em condição de estresse e não com o paciente em repouso (**Fig. 8-4**).

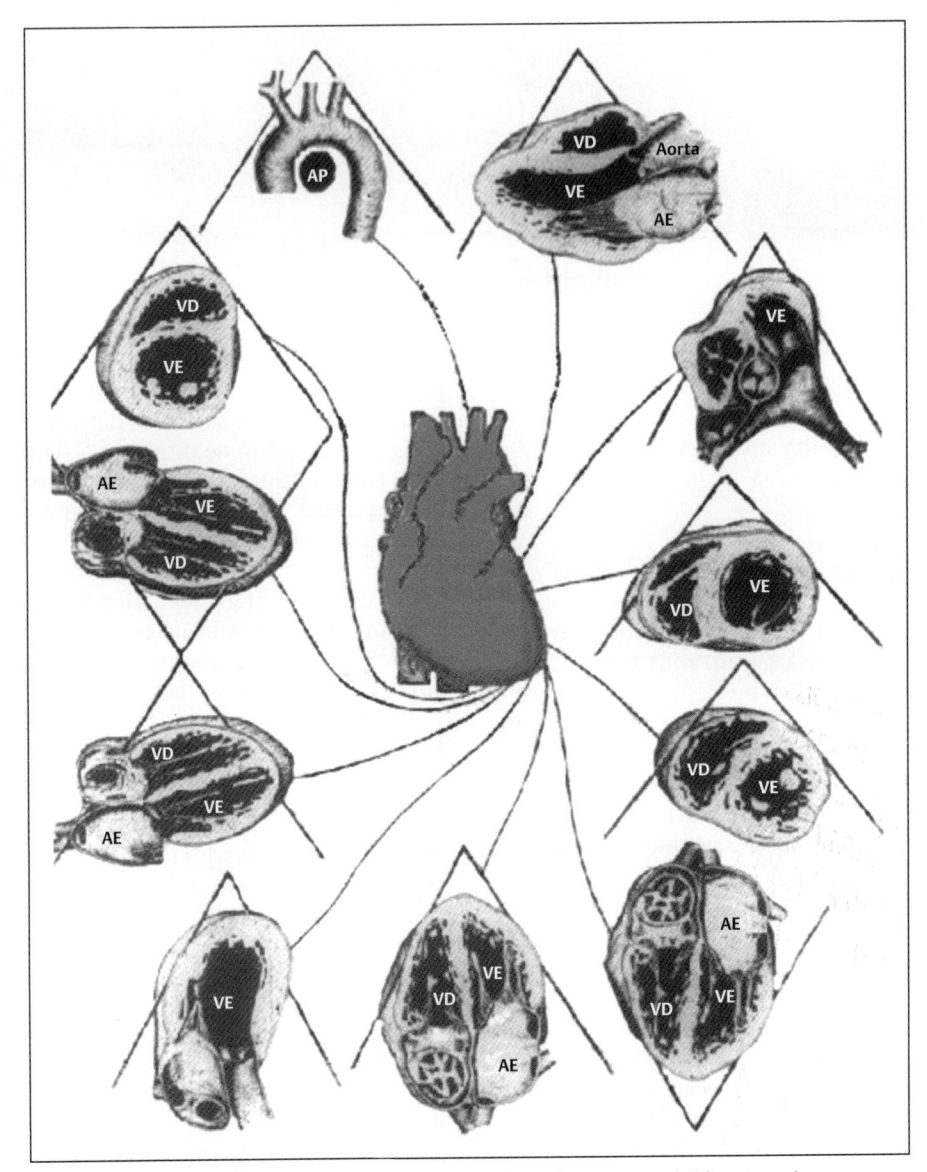

Fig. 8-1. Esquemas representando os cortes tomográficos do coração em diferentes planos, permitindo o estudo das diferentes estruturas intracardíacas.

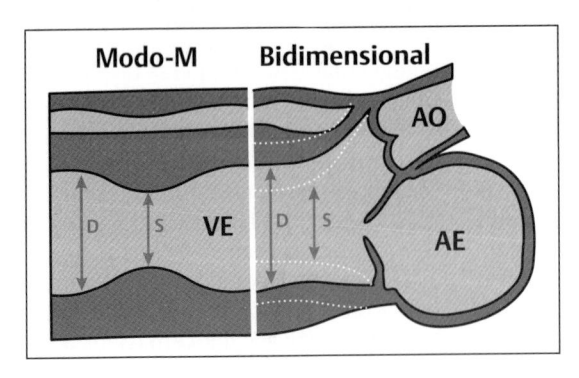

Fig. 8-2. Esquema representando o corte longitudinal do VE e sua correlação com o eco unidimensional.

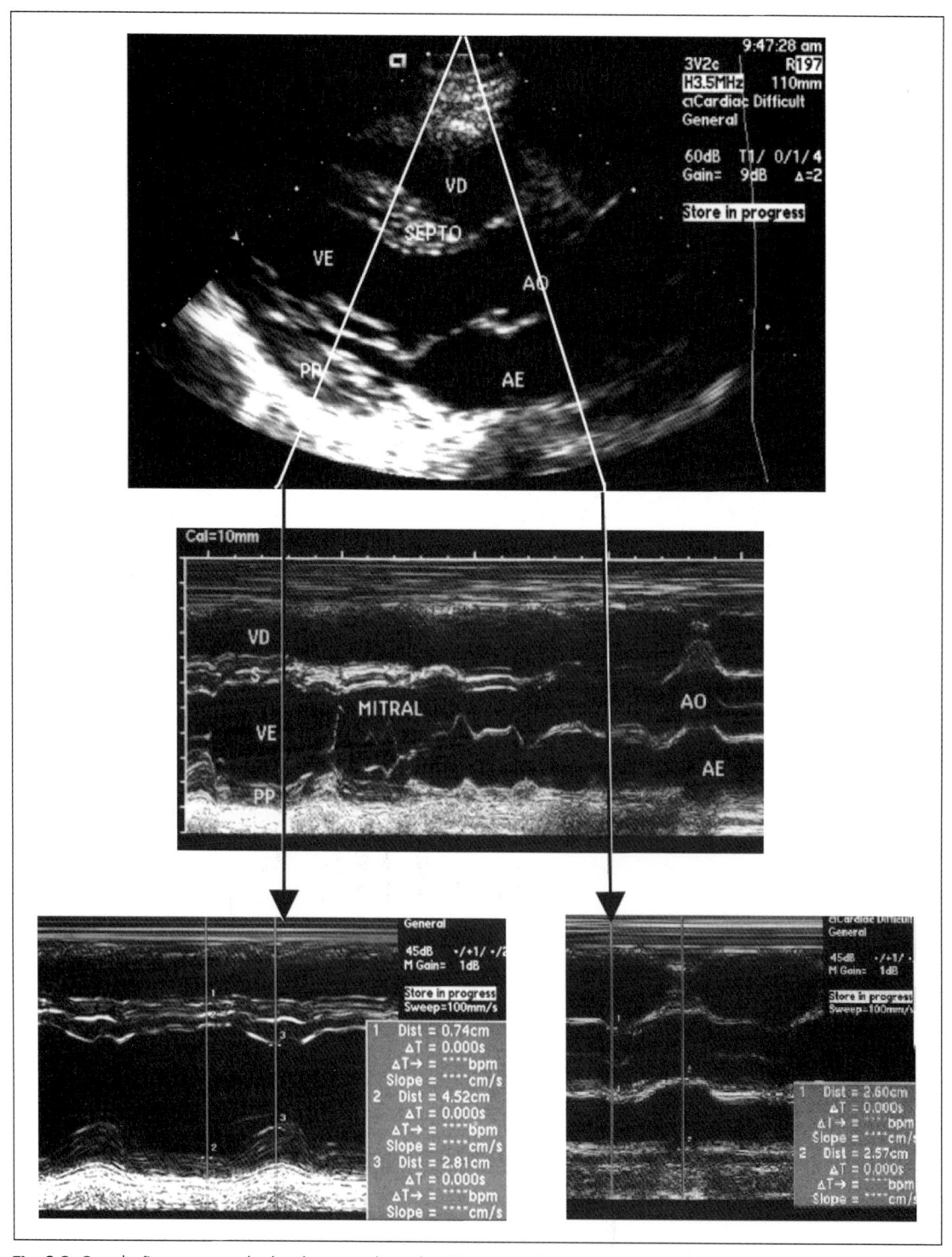

Fig. 8-3. Correlação entre os achados da ecocardiografia bidimensional e unidimensional. A partir da imagem longitudinal do coração (ao eco bidimensional) vista na imagem superior, pode-se obter uma "varredura" unidimensional passando do VE para a aorta e vice-versa (imagem central). Abaixo, à esquerda, observam-se as cavidades ventriculares e a região onde são efetuadas as medidas dos diâmetros cavitários e das espessuras parietais. À direita observa-se o aspecto da aorta e do átrio esquerdo ao eco unidimensional. (Imagens do arquivo do autor.)

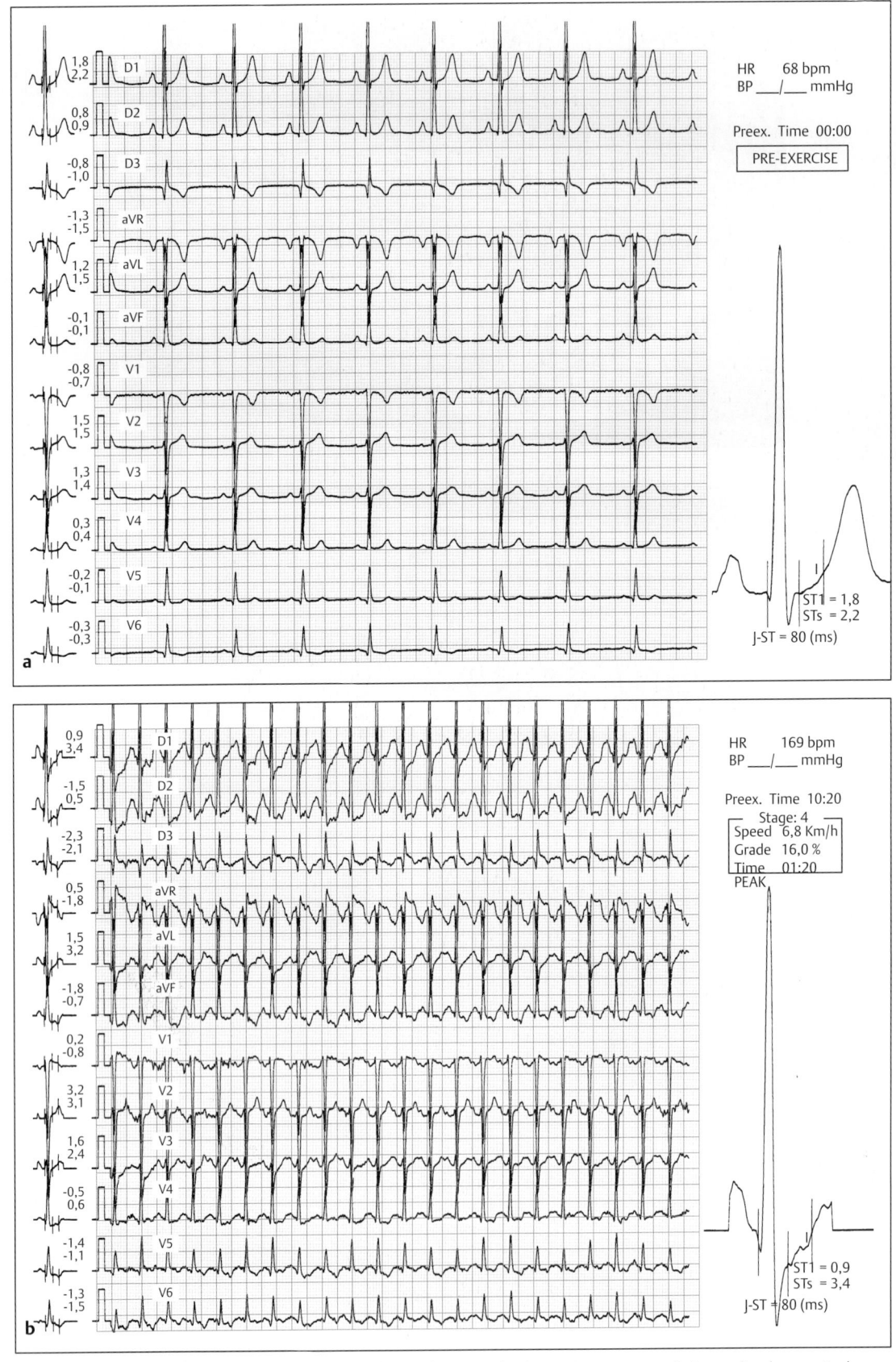

Fig. 8-4. Caso de um corredor de 40 anos que foi submetido a um "*check-up*". O teste ergométrico realizado a partir de um eletrocardiograma em repouso normal (**a**) mostrou alterações de ST (**b**). *(Continua)*

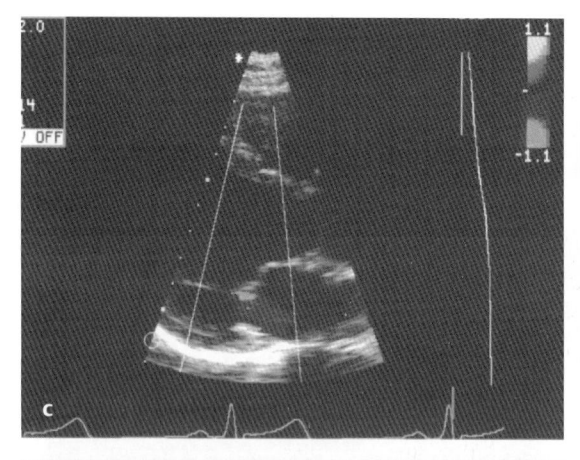

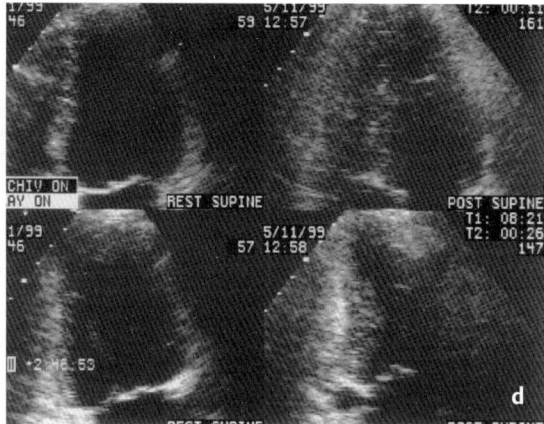

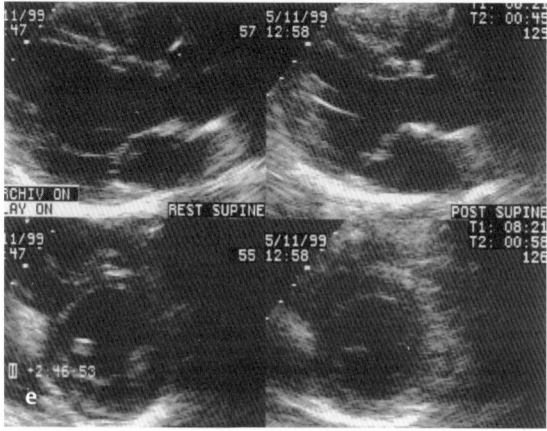

Fig. 8-4. *(Cont.)* O paciente foi levado ao estudo ecocardiográfico, pois apresentava sopro sistólico na região apical, sendo identificado prolapso valvar mitral com regurgitação valvar de grau leve (**c**). Para esclarecimento diagnóstico e para afastar a possível coexistência de patologias (prolapso mitral + doença coronariana) o paciente foi submetido ao eco de estresse por esforço físico (na esteira ergométrica) – (Ver Pranchas em Cores). Em (**d**) e (**e**) observa-se o VE em condição basal à esquerda e imediatamente após o esforço à direita, nas visões longitudinal, transversal apical de quatro câmaras e apical de duas câmaras. (Imagens do arquivo do autor.)

Achados Ecocardiográficos Normais nos Atletas

O Coração do Atleta (CA) apresenta um conjunto de adaptações estruturais e funcionais que ocorrem no coração dos indivíduos que treinam por mais de 1 hora por dia e pelo menos 5 vezes na semana.

O coração passa por todo um processo de remodelamento, em consequência do tipo de exercício desenvolvido pelo indivíduo (**Fig. 8-5**), resultando em mudanças assintomáticas e que se traduzem por uma série de sinais como: bradicardia, sopros e, às vezes, bulhas extras. As alterações eletrocardiográficas são comuns e o diagnóstico é clínico ou por ecocardiografia. Nenhum tratamento será necessário, sendo que a correta identificação do coração do atleta é importante na diferenciação com sérias alterações cardíacas.

Apesar dos vários estudos já desenvolvidos, até o momento ainda não há o completo entendimento sobre a ampla faixa de normalidade da morfologia e da função cardíaca entre os atletas de todas as idades e etnias. O ETT, apesar de todas as novas técnicas de avaliação do coração por imagens, ainda é a de melhor custo-benefício.[8]

A morte súbita em atletas é rara, porém, catastrófica para as famílias, times, ligas esportivas e para as comunidades envolvidas com o esporte. As equipes de treinamento devem ser informadas e treinadas com estratégias para identificar os atletas em potencial risco de morte súbita, pois embora já haja bastante conhecimento sobre o tema entre os atletas de alto nível, ainda há muito mais a ser feito na prevenção destes óbitos.[9]

O papel do ETT em atletas é fundamental no entendimento das adaptações fisiológicas do coração do atleta, de acordo com a modalidade desportiva praticada, ajudando a identificar os atletas que apresentem risco de morte súbita (**Fig. 8-6**).

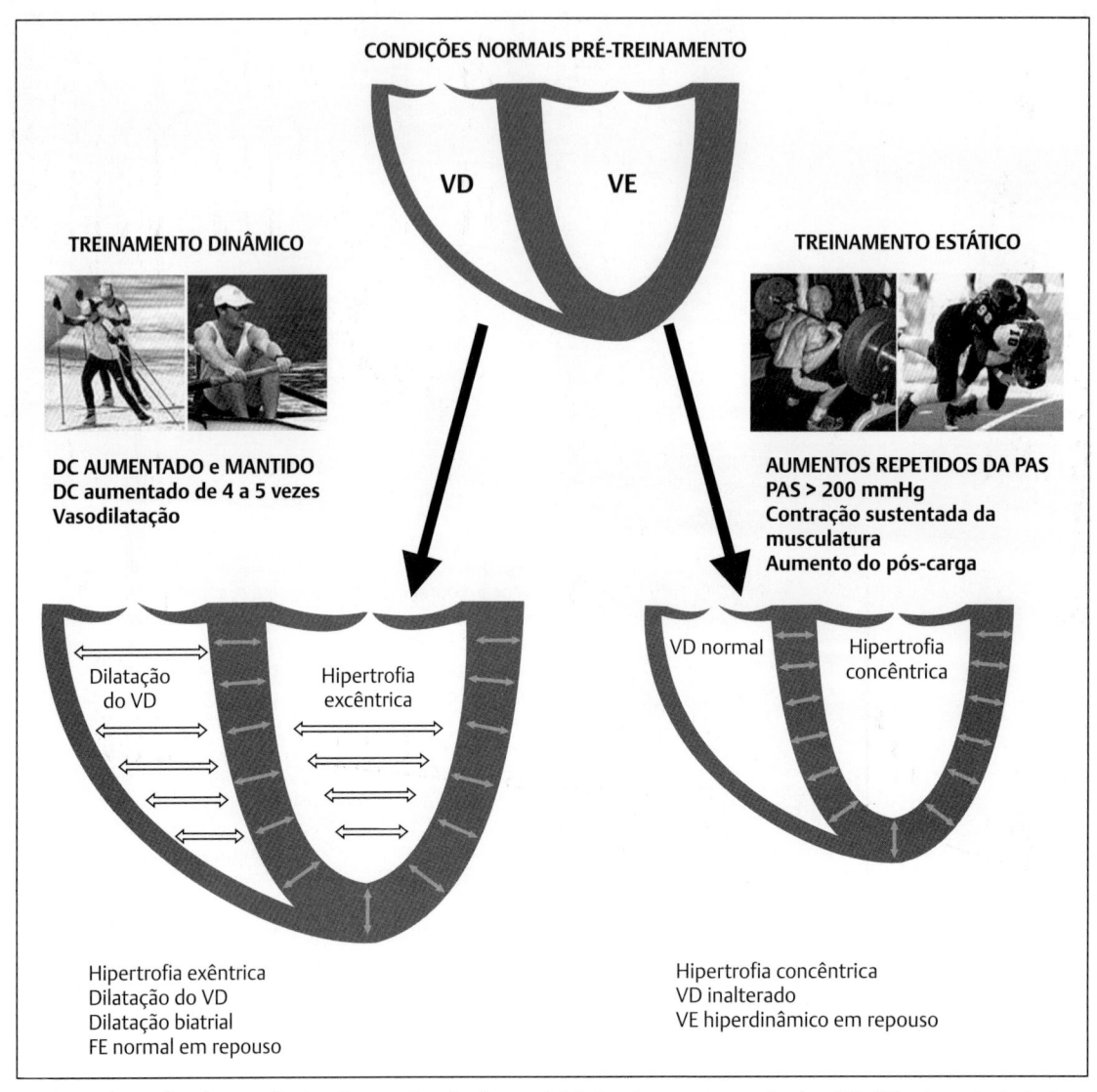

Fig. 8-5. Adaptações do coração do atleta em função das modalidades de esportes praticados. (Modificada e adaptada de Weissman NJ, 2012.)[7]

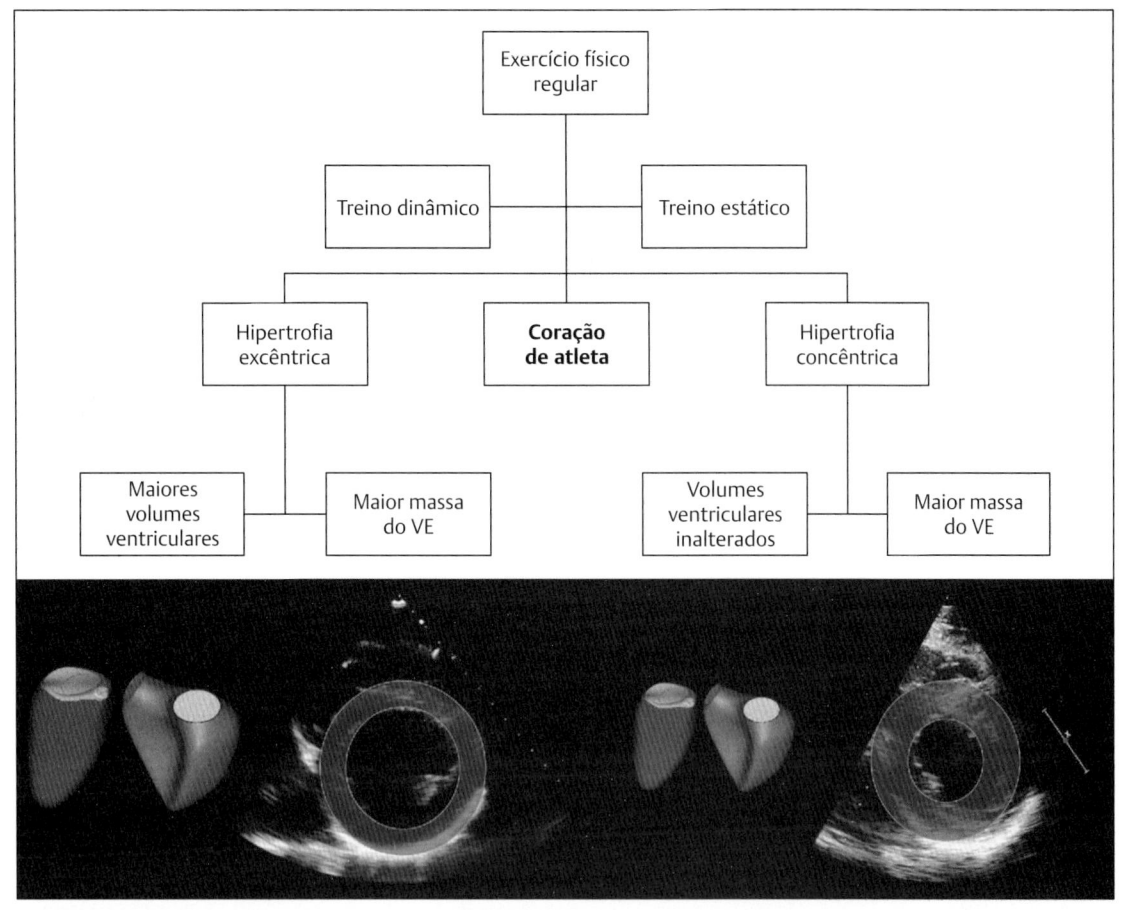

Fig. 8-6. Pelo ETT são facilmente identificadas as adaptações de volume e massa dos ventrículos, consequentes às modalidades de esforço desenvolvidas. Esquema representando o coração de um indivíduo normal e as adaptações que ocorrem nos casos de hipertrofia excêntrica (treinamento com exercícios dinâmicos) e hipertrofia concêntrica (treinamento com exercícios estáticos) do VE. (Ver Pranchas em Cores)

AVALIAÇÃO DAS CÂMARAS CARDÍACAS
Ventrículo Esquerdo
Volume do VE

A prática regular de exercícios, como ocorre nos atletas, promove o remodelamento do VE em razão da necessidade de manusear um volume sanguíneo aumentado de forma intensiva e crônica. Exercícios intensos como ciclismo, canoagem e corrida de longa distância causam substancial aumento do débito cardíaco (igual ou maior que 30 L/min), com diminuição da pós-carga e aumento da pré-carga. O VE dos atletas apresenta a capacidade de ativar efetivamente o mecanismo de Frank-Starling tanto em repouso quanto no esforço.

Um dos achados mais consistentes na ecocardiografia dos atletas é o aumento das dimensões do VE,[10,11] sendo que Weiner[12] relata que entre os atletas universitários americanos, 25% têm o volume do VE acima da média para a idade.

O aumento observado no VE geralmente não é muito acentuado, em torno de 10% em relação aos indivíduos do grupo-controle, ficando, na maioria das vezes, dentro dos limites normais para indivíduos adultos. Deve-se destacar que apesar de não serem muito acentuadas essas diferenças de dimensões do VE nos atletas e no grupo-controle, elas apresentam significado estatístico, que é consistente nos diversos trabalhos existentes sobre o assunto.

Pellicia *et al.*, 1999, mediram o diâmetro diastólico do VE em 1.309 atletas (de 38 modalidades desportivas), altamente treinados, de ambos os sexos e com idades variando entre 13 e 59 anos. Os autores verificaram que o diâmetro diastólico nas mulheres ficou entre 38 e 66 mm (média de 48 mm), e entre 43 e 70 mm (média de 55 mm) nos homens. Esses números mostraram que em 55% dos atletas (725 indivíduos) o diâmetro diastólico ficou dentro dos limites normais. Em 584 dos atletas estudados (45%), o VE teve diâmetro aumentado, sendo que em 185 (14%) o diâmetro maior que 60 mm foi considerado substancialmente aumentado. Outro importante achado desse estudo foi a demonstração que os atletas que apresentavam os maiores diâmetros do VE também apresentavam os sinais de

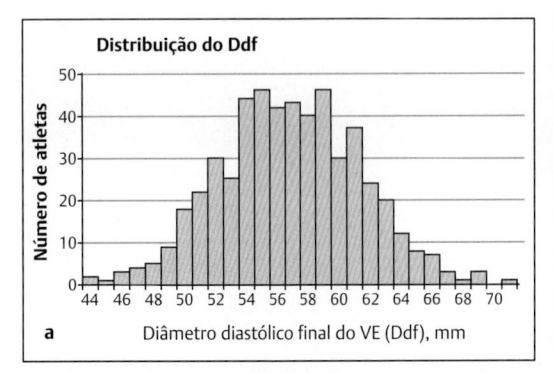

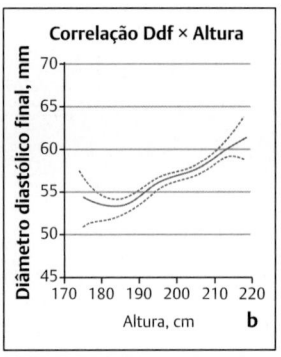

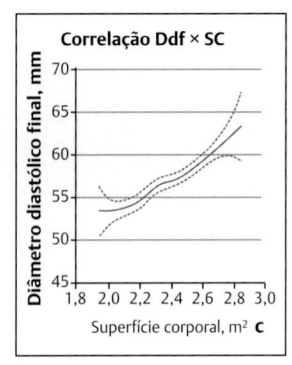

Fig. 8-7. (a-c) São mostradas as medidas do diâmetro diastólico final do VE (DdfVE) de 526 atletas, e suas correlações com a altura e superfície corporal (SC), onde SC = raiz quadrada [altura (cm) × peso (kg)/3600]. (Modificado de Engel et al., 2016.)[14]

adaptações cardiológicas ao esforço mais acentuadas, incluindo as maiores espessuras das paredes do VE, massa ventricular esquerda aumentada e aumento do átrio esquerdo.[13] Estudo similar foi realizado por Engel em profissionais da Liga de Basquete Americana (NBA) (**Fig. 8-7**).[14]

Como no cálculo do volume do VE utiliza-se uma equação em que o diâmetro é elevado ao cubo, um aumento de 10% no diâmetro do VE dos atletas corresponde, na realidade, a um aumento de 33% no volume. Embora o diâmetro diastólico do VE nos atletas situe-se, em média, entre 43 e 57 mm, são relatados casos de acentuado aumento desse diâmetro, como no caso de um campeão de ciclismo do circuito profissional que apresentava a marca de 70 mm.[15]

Espessuras das Paredes e Diâmetro do VE

As adaptações observadas nas espessuras das paredes do VE podem ser explicadas, na grande maioria dos casos, pela aplicação da Lei de Laplace:

$$T = P \times R/2e$$

Onde: **T** = Tensão parietal; **P** = Pressão intracavitária; **R** = Raio da cavidade; **e** = espessura parietal

A tensão parietal mantida normal é importante, pois seu aumento poderia prejudicar o fluxo coronariano (que ocorre, predominantemente, na diástole). Com o aumento do diâmetro do VE observado nos atletas, já comentado anteriormente, há necessidade de aumento da espessura parietal para permitir a manutenção da tensão parietal em limites normais, garantindo o fluxo coronariano normal.

Os dados obtidos em vários estudos apontam para maior espessura das paredes do VE em relação ao grupo controle, mais notadamente no grupo de atletas que praticam modalidades mistas isométricas e de resistência como remadores e ciclistas.[16] Em média são observados aumentos de 14% para a espessura septal e de 19% para a espessura da parede posterior, sendo que na grande maioria dos atletas as espessuras parietais estão dentro dos limites normais para a população adulta.[17] Num grupo de atletas universitários, Weiner et al. não encontraram espessuras parietais > 1,4 cm.[12]

Num estudo de Pellicia et al., dentre 947 atletas estudados, a espessura parietal superior a 1,3 cm somente foi encontrada em 1,7% do grupo, sendo que apenas um atleta mostrou espessura da parede posterior maior que 1,5 cm (**Figs. 8-8 e 8-9**).[18]

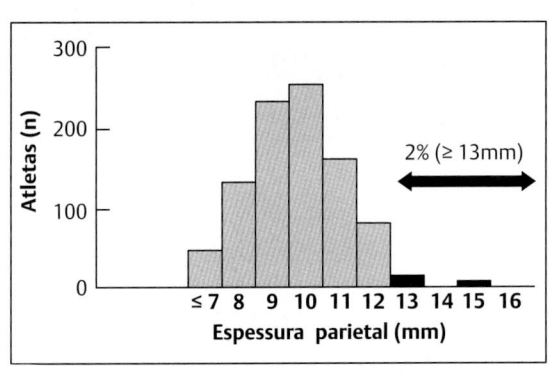

Fig. 8-8. Medidas das espessuras parietais em grupo de atletas adultos (remo, corrida e futebol) onde somente 2% dos atletas apresentaram espessuras iguais ou superiores a 13 mm. (Pelliccia et al., 1991.)[18]

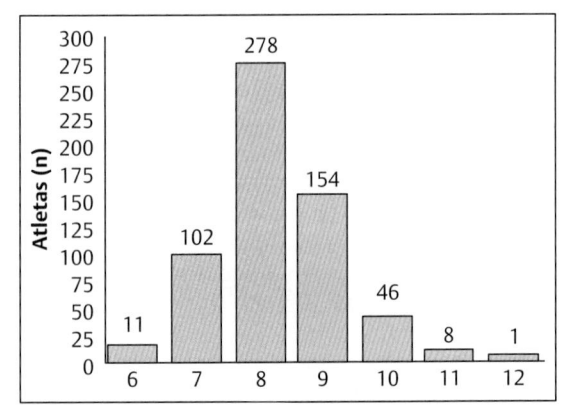

Fig. 8-9. Avaliação das espessuras parietais de 600 atletas do sexo feminino. (Pelliccia et al., 1996.)[19]

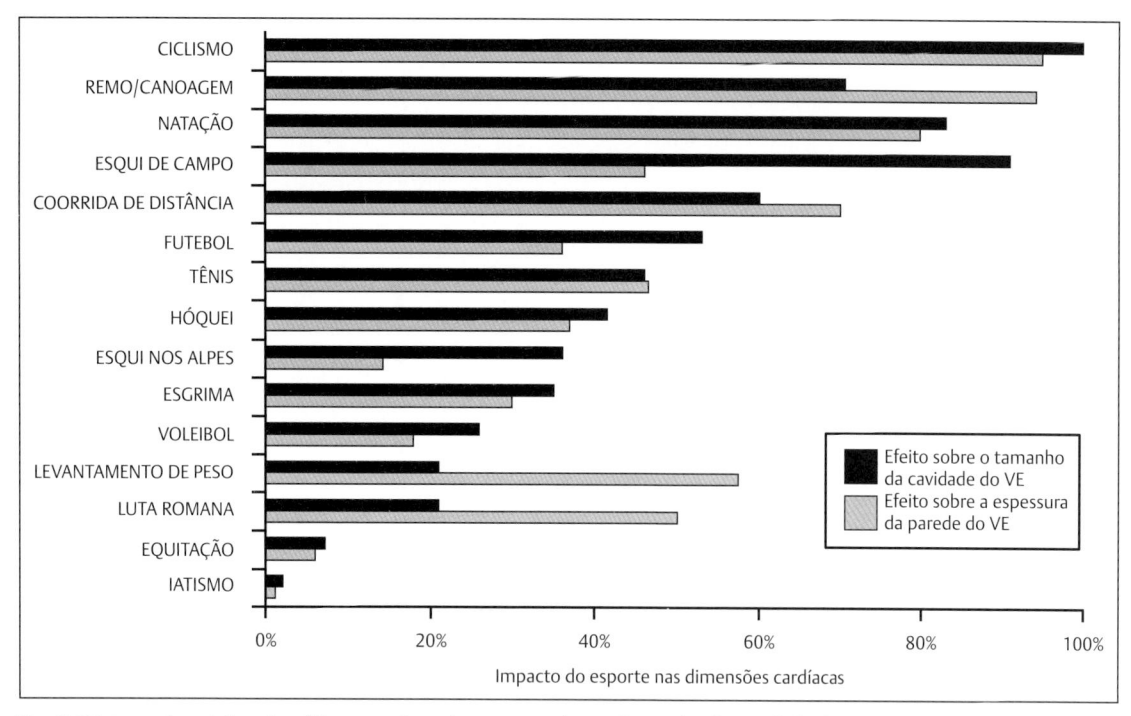

Fig. 8-10. Impacto relativo dos diferentes tipos de esporte sobre a dimensão da cavidade do VE e espessura parietal, expresso como percentagem do máximo. Hóquei = hóquei sobre patins. (Fonte: Pelliccia et al., 1997; com permissão.)[21]

Alberneth et al. estudaram jogadores profissionais de futebol, comparando os achados com os de um grupo-controle de indivíduos sedentários e normais.[20] Os autores verificaram que os jogadores apresentavam dimensões cavitárias e espessuras parietais significativamente maiores que as dos sedentários, sendo que em 17 jogadores (12% do grupo estudado) as espessuras das paredes do VE eram maiores que 12 mm.

Os atletas que realizam exercício isométrico são os que apresentam maiores valores absolutos para as espessuras parietais do VE. Tais atividades esportivas não levam a uma elevação significativa na dimensão diastólica final, mas a natureza do treinamento leva à hipertrofia ventricular esquerda (HVE) simétrica a partir da sobrecarga de pressão (**Fig. 8-10**).[17]

A massa do VE é determinada por meio de uma equação que utiliza os valores obtidos pelas medidas do diâmetro diastólico e das espessuras parietais, devendo ser corrigida e expressa em função da superfície corporal. Na população adulta o limite máximo normal para a massa do VE é de 134 g/m^2 para o sexo masculino e de 96 g/m^2 para o sexo feminino, sendo que a partir destes valores considera-se que o indivíduo tenha HVE. Nos atletas há um aumento médio de 45% da massa do VE em relação aos indivíduos do grupo-controle.[22]

Pelliccia et al. correlacionaram os achados dos eletrocardiogramas de 1.005 atletas de 38 diferentes modalidades com os achados ecocardiográficos. Dos 145 atletas (14%) que apresentaram marcadas alterações eletrocardiográficas, compatíveis com achados em portadores de doenças cardiovasculares, somente em 14 (10%) havia evidências ecocardiográficas de alterações estruturais do coração que pudessem explicar as alterações eletrocardiográficas. Os autores concluem pelo baixo valor do ECG para uma avaliação simples dos atletas, uma vez que apresenta elevada incidência de resultados falsos positivos.[23]

Nishimura et al., estudando ciclistas profissionais com idades de 20 a 29, 30 a 39 e 40 a 49 anos verificaram que os mais velhos que treinavam pelo menos 10 horas por semana mostraram espessura e massa do VE maiores que os atletas mais jovens.[24] Pluim et al. estudaram ciclistas utilizando a ressonância magnética e encontraram resultados que mostravam que a hipertrofia do VE não estava associada a alterações funcionais ou metabólicas, sendo, portanto, um fenômeno fisiológico.[25]

Deve ser salientado que o atleta, quando interrompe o treinamento regular, pode apresentar uma redução das espessuras parietais do VE já a partir da sexta semana de interrupção[26] [Khamis], devendo-se, contudo, ressaltar o grau de treinamento bem como o grau de adaptações já existentes e as variabilidades individuais como fatores que podem fazer variar esse prazo (**Figs. 8-11 e 8-12**).[23,27-29]

Na **Tabela 8-1** estão relacionadas as principais medidas ao ETT em atletas e num grupo-controle.

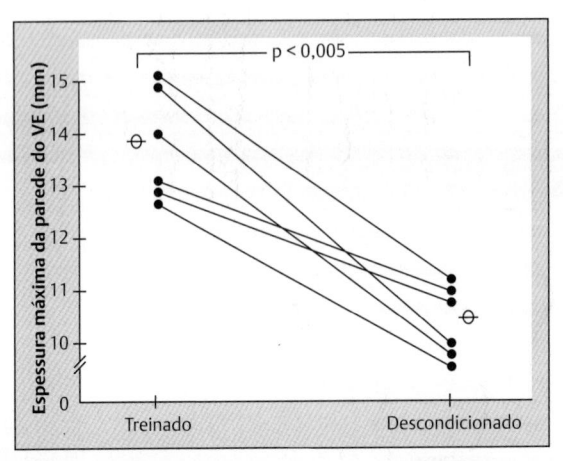

Fig. 8-11. Alterações na espessura parietal ventricular esquerda associadas ao processo de descondicionamento físico em remadores de nível olímpico. As dimensões foram obtidas no auge do treinamento e num período de 6 a 34 semanas de descondicionamento, após as Olimpíadas de 1988. (Reproduzida com permissão de Maron *et al.*, 1993.)[27]

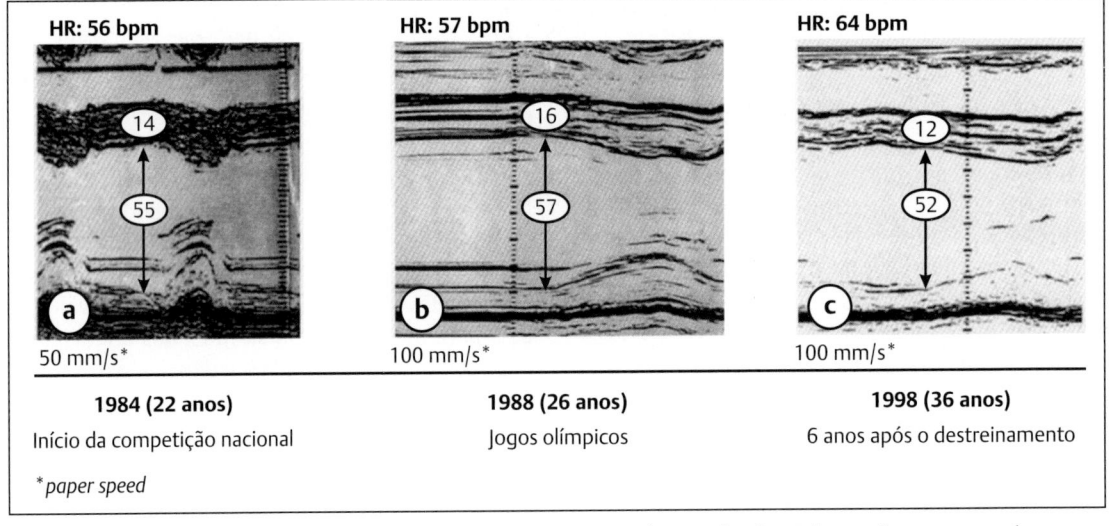

1984 (22 anos) — Início da competição nacional
1988 (26 anos) — Jogos olímpicos
1998 (36 anos) — 6 anos após o destreinamento

*paper speed

Fig. 8-12. Ecos unidimensionais mostrando as variações das espessuras das paredes do VE de acordo com o grau de treinamento e após o período de descondicionamento físico.

Tabela 8-1. Características ecocardiográficas em atletas de elite

	Masculino (n = 2.039)	Feminino (n = 1.242)	Valor de p
Ddf VE, mm	55,3 ± 4,4	49,3 ± 3,9	0,0001
Ddf/SC, mm/m²	28,5 ± 2,8	29,5 ± 2,6	0,0001
Septo, mm	9,2 ± 1,2	7,7 ± 0,9	0,0001
Septo/SC, mm/m²	4,7 ± 0,7	4,6 ± 0,6	0,0001
Parede posterior, mm	8,9 ± 1	7,5 ± 0,9	0,0001
Parede posterior/SC, mm/m²	4,6 ± 0,6	4,5 ± 0,6	0,0001
Vdf VE, mL	150,4 ± 28,8	115,5 ± 21,2	0,0001
Vdf VE/SC, mL/m²	77,2 ± 13,2	68,9 ± 10,9	0,0001
Diâmetro anteroposterior do AE, mm	35,9 ± 4,7	32,1 ± 4,2	0,0001
Diâmetro anteroposterior do AE/SC, mm/m²	18,5 ± 2,6	19,3 ± 2,7	0,0001
Diâmetro superoinferior do AE, mm	52,6 ± 5,9	48,1 ± 5,5	0,0001
Diâmetro superoinferior do AE /SC, mm/m²	27,1 ± 3,4	28,8 ± 3,5	0,0001
Diâmetro superoinferior do AD, mm	54,2 ± 5,6	49 ± 5,3	0,0001
Diâmetro superoinferior do AD /SC, mm/m²	28 ± 3,2	29,4 ± 3,3	0,0001
Massa do VE, g	190 ± 42,9	125,7 ± 29,4	0,0001
Massa do VE /SC, g/m²	97,3 ± 19,6	74,6 ± 14,5	0,0001
Fração de ejeção do VE, %	60,6 ± 7	61,1 ± 6,9	0,038
Onda E , cm/s	85,5 ± 14,2	91,9 ± 13,9	0,0001
Onda A, cm/s	43,1 ± 10,8	44,8 ± 12,6	
DC, L/min	7,9 ± 1,8	6,8 ± 1,6	

Ventrículo Direito

Assim como as demais cavidades, o VD também sofre adaptações em função da prática prolongada de exercícios, com aumento da cavidade e da massa. As dimensões do VD podem ser avaliadas pelo ETT pela medida do diâmetro na via de saída do ventrículo direito (VSVD) e nas regiões basal e média, bem como através das medidas de áreas diastólica e sistólica (**Fig. 8-13**).[30]

Numa população de atletas Olímpicos, 23% mostraram dimensões do VD acima dos limites propostos pela Sociedade Americana de Ecocardiografia, sendo que os atletas de *endurance* tiveram as maiores porcentagens de aumento. Os autores destacaram que a dimensão da VSVD corrigida pela superfície corporal foi maior nas mulheres.[32]

O estudo de metanálise de D'Ascenzi e Pellicia *et al.*, avaliando 46 trabalhos de ETT envolvendo um total de 6.806 atletas competitivos demonstrou que os homens apresentaram remodelamento do VD com dimensões maiores do que na população em geral. Os praticantes de esportes de força (halterofilistas) exibiram os menores graus de remodelamento do VD, enquanto os praticantes dos esportes que combinam exercícios estáticos e dinâmicos (remo e canoagem) exibiram os maiores remodelamentos do VD.[33]

Além da modalidade de esporte praticado, a idade e os anos de treinamento foram identificados como preditores de remodelamento do VD.[34]

O remodelamento cardiovascular induzido pelo exercício está associado não só ao coração, mas também a alterações extracardíacas, incluindo dilatação da veia cava inferior em consequência do aumento do retorno venoso e do DC aumentado.[35]

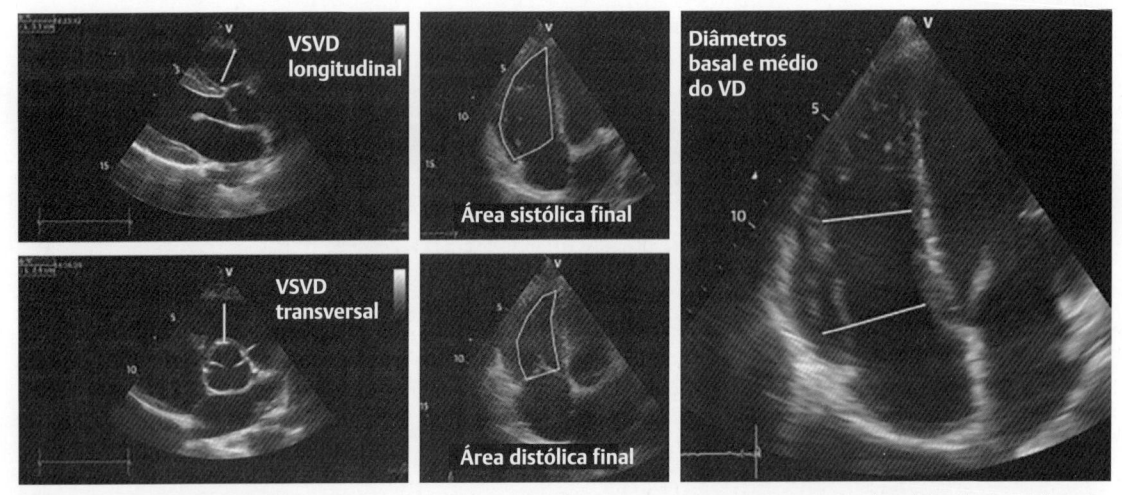

Fig. 8-13. Diferentes formas de medir o VD, através de cortes longitunais, transversais e apicais. (Modificado de Zaidi *et al.*, 2013.)[31]

Função do VD no Atleta

Uma avaliação apropriada do VD deve incluir os indexes mais comuns da função ventricular, incluindo a excursão sistólica do plano do anel tricuspídeo, Doppler tecidual com pico sistólico de velocidade do VD (VD s'), velocidade de relaxamento miocárdico do VD (VD e'), fração de encurtamento da área do VD e *strain* do VD (**Fig. 8-14**).

Na **Tabela 8-2** estão relacionadas as principais adaptações que ocorrem no VD em decorrência do treinamento intenso.

Tabela 8-2. Adaptações fisiológicas do VD ao treinamento intenso

- É esperado o aumento do VD com treinamento de *endurance*
- Aumento das dimensões do VD e sem hipertrofia associado a aumento do VE
- Valores máximos absolutos não são de grande valia nestes casos
- O aumento global do VD não é acompanhado de saculações, dilatação aneurismática, disfunção segmentar ou fibrose
- O Doppler tecidual e o *strain* devem estar preservados ou com função aumentada
- Reserva contrátil preservada

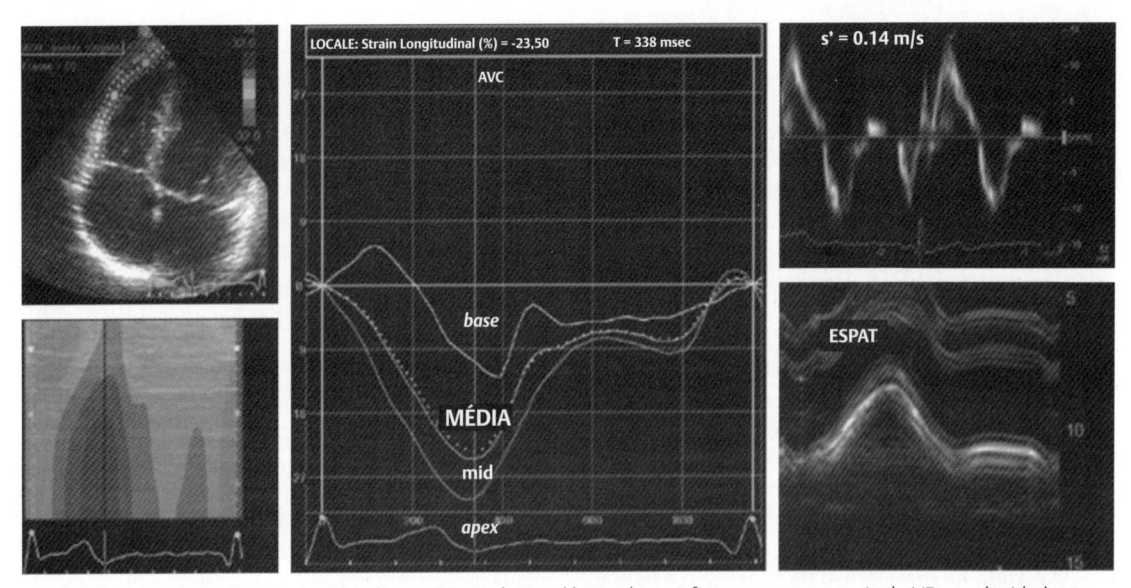

Fig. 8-14. Avaliação da função do VD pelo eco 2D e pelo *Speckle-Tracking*. A figura mostra o *strain* do VD, a velocidade s' e o ESPAT, como medidas da função do VD. ESPAT = excursão sistólica do plano do anel tricuspídeo. (Ver Prancha em Cores.)

Átrio Esquerdo

Também o diâmetro do átrio esquerdo (AE) apresenta-se aumentado nos atletas, em aproximadamente 13% no diâmetro e podendo chegar a 30% no volume, em relação ao grupo-controle. Esse aumento do AE nos atletas geralmente não excede os limites usuais da normalidade para adultos, sendo que o índex de volume do AE em aletas masculinos foi de 35,8 mL/m^2, pouco acima do limite para a população em geral (isto é, < 34 mL/m^2).[36]

O remodelamento do AE é um processo dinâmico conforme mostrado em vários estudos em jogadores de futebol em atletas do sexo feminino. Confirmando que o AE rapidamente se adapta às diferentes cargas de treinamento e que o processo se reverte após um período de descondicionamento físico.[34,37,38]

O CA é caracterizado pelo aumento do AE e do AD, representando um mecanismo de adaptação à sobrecarga de volume induzida pelo treinamento, sendo que o tamanho do átrio não é, intrinsicamente, uma expressão de disfunção atrial. Para tal, a caracterização da função de reservatório do átrio é útil na diferenciação do remodelamento fisiológico pelo exercício das alterações patológicas decorrentes das cardiopatias.

O grau de dilatação do AE parece estar correlacionado com a duração e a intensidade dos treinamentos. Em particular, os ciclistas mais velhos (idades entre 40 e 49 anos) apresentam diâmetro do AE maior do que os dos ciclistas mais jovens.[24]

Lakatos et al. utilizaram o eco-3D para avaliar o AE nos atletas, observaram que quanto maior a dilatação do AE e menor as medidas da função em repouso, melhor o desempenho nos exercícios, sugerindo que os índices de função do AE devem ser preponderantes na análise, sobrepondo o valor do cálculo do volume atrial, enfatizando também que não devemos esquecer que uma excelente capacidade física não exclui uma patologia associada.[39]

Aorta

Pelliccia et al. avaliaram um grupo de 2.317 atletas italianos de diferentes modalidades, encontrando as maiores medidas para a aorta nos atletas de *endurance*, mais especificamente entre ciclistas e nadadores.[40] Digno de nota neste e em outros estudos é que raramente foi observado o diâmetro da aorta maior que o limite normal (40 mm) em atletas, não ultrapassando o limite de 42 mm, sendo sensato concluir que o treinamento físico isoladamente não é uma causa comum para a dilatação da aorta.[41]

Engel et al., estudando 576 jogadores da NBA, indivíduos com grande superfície corporal, verificaram que a relação DAo/SC foi de 16,1 mm/m^2 (15,6 a 16,6 com IC de 95%) para os atletas com DAo maior ou igual a 40 mm, enquanto no grupo com DAo < 40 mm foi de 14,1 mm/m^2 (14,0 a 14,2 com IC de 95%) com p < 0,001. Estes achados sugerem que a SC não é o fator determinante para explicar o aumento do diâmetro da raiz da aorta nestes atletas com os maiores diâmetros da raiz da aorta (**Fig. 8-15**).[14]

Devemos destacar o fato de que estes atletas com DAo > 40 mm apresentaram maior incidência de prolapso valvar mitral (4 de 24 [17%]) comparado com os pacientes com menor diâmetro da raiz aórtica (20 de 502 [4,0%]).[14]

Boraita, estudando atletas de diferentes modalidades e de ambos os gêneros, verificou que somente 1,8% dos homens e 1,5% das mulheres apresentaram valores > 40 mm e 34 mm, respectivamente, sendo que o diâmetro da raiz da aorta é maior nos praticantes de esportes com maior componente dinâmico.[42]

Aparentemente, o diâmetro da raiz da aorta não tem o mesmo padrão fisiológico de adaptação ao exercício observado nas outras estruturas do coração.

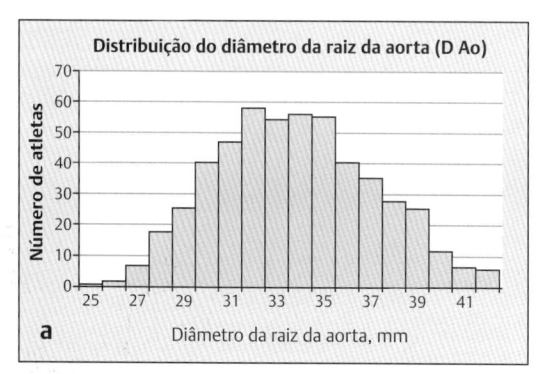

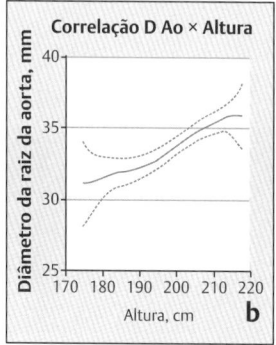

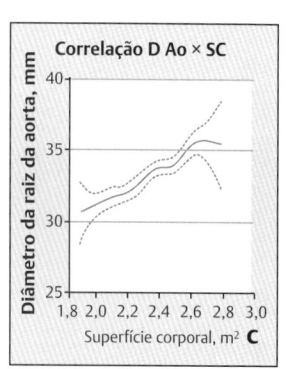

Fig. 8-15. (a-c) Correlação entre o diâmetro da aorta (D Ao) com a altura e a superfície corporal num grupo de atletas de basquetebol profissional nos EUA. (Modificado de Engel D, 2016.)[14]

FUNÇÕES SISTÓLICA E DIASTÓLICA

Função Sistólica

A ecocardiografia é um método de excelência na determinação da função sistodiastólica do VE, sendo o método mais simples e preciso para tal.

Diversos estudos demonstraram que, a despeito da dilatação cavitária e da hipertrofia encontrada nos atletas, a função sistólica do VE mantém-se normal.[43,44]

Função Diastólica

A função diastólica é dependente de vários fatores como frequência cardíaca, pressão arterial sistêmica, perfusão miocárdica, complacência do VE, pressão de enchimento do VE e espessuras parietais do VE.

O interesse no estudo da função diastólica dos atletas decorre do fato já conhecido de a hipertrofia do VE (hipertensão arterial, estenose aórtica) causar disfunção diastólica. Nos atletas foi verificado que a hipertrofia fisiológica causada pelo exercício não está relacionada com a disfunção diastólica.[45-47]

Vários estudos utilizando o eco-Doppler demonstraram que os índices de função diastólica em atletas em condições basais são normais, independentemente da modalidade de esforço desenvolvida.[48-50]

Caselli et al. estudaram um grande grupo de atletas olímpicos (1.145 atletas sendo 61% masculinos) e compararam os achados de função diastólica com os de um grupo-controle de sedentários (154 indivíduos sadios), conforme mostrado na **Tabela 8-3**. Na comparação entre gêneros, chamou a atenção dos autores o fato que os homens tiveram velocidades das ondas E e A, assim como e', relação e'/a' e relação E/e' menores quando comparados com as mulheres.[50]

O estudo fornece os valores para a função diastólica (Doppler espectral e Doppler tecidual) atletas de elite, que poderão ser utilizados como valores de referência na avaliação do CA, tornando-se importante para o entendimento dos limites fisiológicos da adaptação cardíaca nos atletas.

INFLUÊNCIA DO TIPO, DURAÇÃO E INTENSIDADE DO TREINAMENTO NAS MODIFICAÇÕES CARDIOVASCULARES

De uma forma genérica pode-se afirmar que há *predomínio* da dilatação ventricular nos atletas de *endurance* e que a espessura parietal aumentada predomina no grupo de atletas que realizam esforços predominantemente isométricos.[51]

Uma extensa série de artigos tem demonstrado que as modificações cardiovasculares são dependentes do tipo de exercício praticado pelo atleta.[44,52-54] Morganroth et al. foram os que primeiro descreveram que os diferentes padrões de mudanças estruturais do coração eram relacionadas com as diferentes formas de exercícios, ao verificarem que os atletas que realizavam exercícios isotônicos apresentavam aumento da cavidade do VE sem correspondente aumento da espessura parietal.[11]

Outros investigadores não encontraram esse aspecto. Spirito et al. demonstraram, num estudo que envolvia atletas de 27 modalidades, que a uma maior cavidade ventricular se associava uma espessura maior das paredes.[44] Essa parece ser a realidade na maioria dos atletas, um aumento equilibrado e

Tabela 8-3. Comparação dos índices de função diastólica

Variáveis	Atletas (n = 1.145)	Controle (n = 145)	p
Onda E (cm/s)	87 ± 15 (64-112)	89 ± 16 (65-118)	0,134
Onda A (cm/s)	47 ± 10 (32-65)	56 ± 12 (39-78)	< 0,001
E/A	1,93 ± 0,50 (1,27-2,85)	1,63 ± 0,35 (1,08-2,27)	< 0,001
TRIV (ms)	83 ± 13 (60–105)	71 ± 16 (49-100)	< 0,001
Tempo de desaceleração (ms)	203 ± 40 (143-271)	181 ± 36 (137-258)	< 0,001
Onda e' (cm/s)	13,8 ± 2,2 (10,3-17,5)	16,2 ± 3,7 (10,6-22,6)	< 0,001
Onda a' (cm/s)	7,2 ± 1,8 (4,7-10,0)	8,5 ± 2,1 (5,3-12,3)	< 0,001
E'/A'	2,04 ± 0,62 (1,23-3,21)	2,00 ± 0,68 (1,12-3,42)	< 0,494
E/e'	6,37 ± 1,20 (4,63-8,49)	5,72 ± 1,33 (3,98-8,02)	< 0,001
PSAP (mmHg)	23 ± 4 (17-29)	22 ± 4 (18-27)	< 0,939

Médias e desvio-padrão do Doppler espectral e do Doppler tecidual em atletas e controles. Os porcentuais 50 e 95 são mostrados entre parênteses. Significância estatística pelo teste t não pareado também é mostrada.
Fonte: Caselli et al., 2015[50]

Tabela 8-4. Adaptações do VE em atletas de *endurance*

- Hipertrofia excêntrica
- Fração de ejeção normal ou levemente reduzida em repouso
- Doppler tissular e *strain* preservados ou aumentados
- Na maioria das vezes há aumento das outras cavidades
- Valores absolutos de normalidade não são aplicáveis
- Em dúvida, o teste ergométrico comprovando potência aeróbica supranormal é de grande valia

proporcional das dimensões internas do VE e da espessura de suas paredes.

Weisman resumiu, na **Tabela 8-4,** as principais alterações observadas no VE de atletas de *endurance*.

PATOLOGIAS CARDIOVASCULARES EM ATLETAS

As alterações morfológicas do coração do atleta detectadas pela ecocardiografia geralmente são menos pronunciadas do que aquelas observadas em pacientes com carmiodiopatias primárias ou doenças valvares significativas,[17,53] entretanto, em alguns casos, as alterações adaptativas do coração relacionadas com o treinamento são tão pronunciadas que podem suscitar dúvidas se não seriam realmente alterações patológicas.

A correta definição dessa situação é fundamental, pois uma alteração estrutural do coração é associada a maior risco de morte súbita. A identificação de uma patologia cardiovascular num atleta pode resultar no seu afastamento de competições para redução do risco de morte súbita.[55,56] Embora o diagnóstico incorreto possa resultar no afastamento do atleta das competições com todas as consequências possíveis advindas (psicológicas, sociais, financeiras), considera-se que todos os cuidados devem ser dispensados na tentativa de evitar desfechos fatais nas carreiras dos atletas. (**Fig. 8-16**)

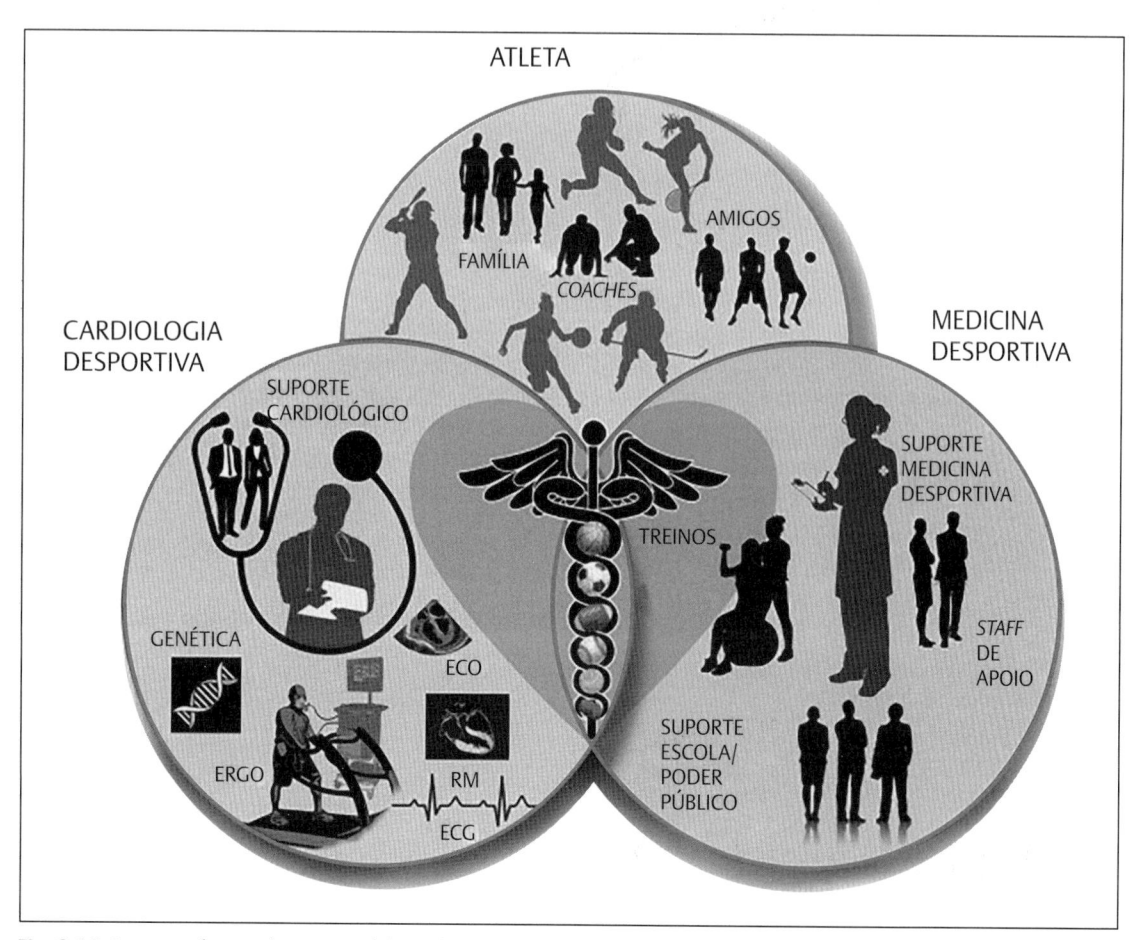

Fig. 8-16. Esquema ilustrando a equipe básica de suporte ao atleta de alto nível, responsável pelo desempenho atlético e pela saúde do atleta. (Modificado de Emery MS, 2018.)[9]

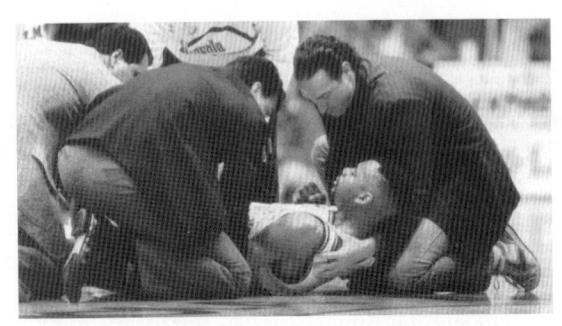

Fig. 8-17. Hanks Gathers sendo atendido no seu último e fatal episódio de síncope, secundário a uma fibrilação ventricular, mesmo após as tentativas de ressuscitação cardiopulmonar, em 5 de março de 1990. (Los Angeles Times, CA, 1990, com permissão.)

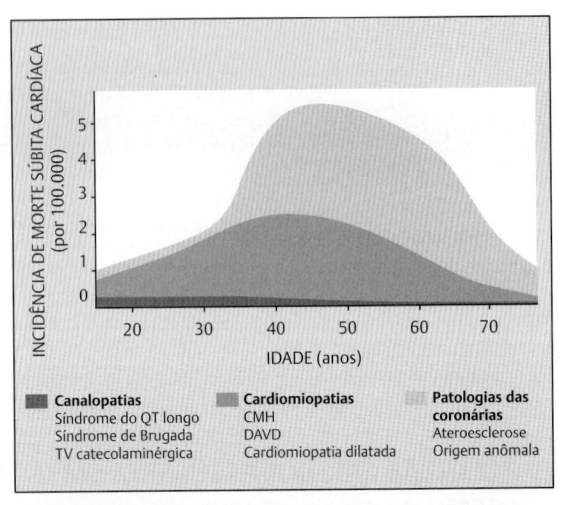

Fig. 8-18. Esquema demonstrando as principais causas de morte súbita nos atletas, correlacionando-as com a frequência que ocorrem e com a idade.

Mesmo sendo incomum, a morte súbita em atletas aparentemente saudáveis tem sido relatada. A maioria das mortes súbitas em atletas (com idades inferiores a 35 anos) ocorre durante treinamento ou competições com a realização de esforços extremos (para os atletas universitários americanos a taxa de óbito é de 1:200.000, com predomínio do sexo masculino)[57] (**Fig. 8-17**). Para os atletas másteres, a doença coronariana é a principal causa do óbito (nesse grupo, numa taxa de 1:15.000 para os praticantes de *jogging* e 1:50.000 para os maratonistas).[11] Na **Tabela 8-5** e na **Figura 8-18** podemos observar as causas mais frequentemente associadas à morte súbita em atletas.

Cardiomiopatias

As cardiomiopatias estão presentes entre as principais *causas mortis* dos atletas, havendo casos em que se observa uma interposição entre os achados no CA e nas cardiomiopatias, cabendo aos cardiologistas a mais correta interpretação dos achados clínicos e dos exames complementares. Na **Figura 8-19** podemos observar estes aspectos.

Tabela 8-5. Condições mais comuns associadas à morte súbita em atletas

Doenças do miocárdio
■ Cardiomopatia hipertrófica (CMH)
■ Displasia arritmogênica do VD (DAVD)
■ Cardiomiopatia dilatada familiar
■ Miocardite aguda e subaguda
Alterações da atividade elétrica e da condução
■ Síndrome do QT longo, congênito ou adquirido
■ Síndrome do QT curto
■ Síndrome de WPW
■ Síndrome de Brugada
■ Taquicardia ventricular polimórfica (catecolaminérgica)
■ *Commotio cordis*
Alterações na circulação coronariana
■ Origem anômala das coronárias
■ Doença aterosclerótica
Alterações das valvas cardíacas
■ Valva aórtica bivalvulada associada à:
• Síndrome de Marfan
• Dilatação significativa da aorta
• Estenose ou regurgitação moderadas ou graves
■ Prolapso da valva mitral (PVM)
■ Estenose pulmonar

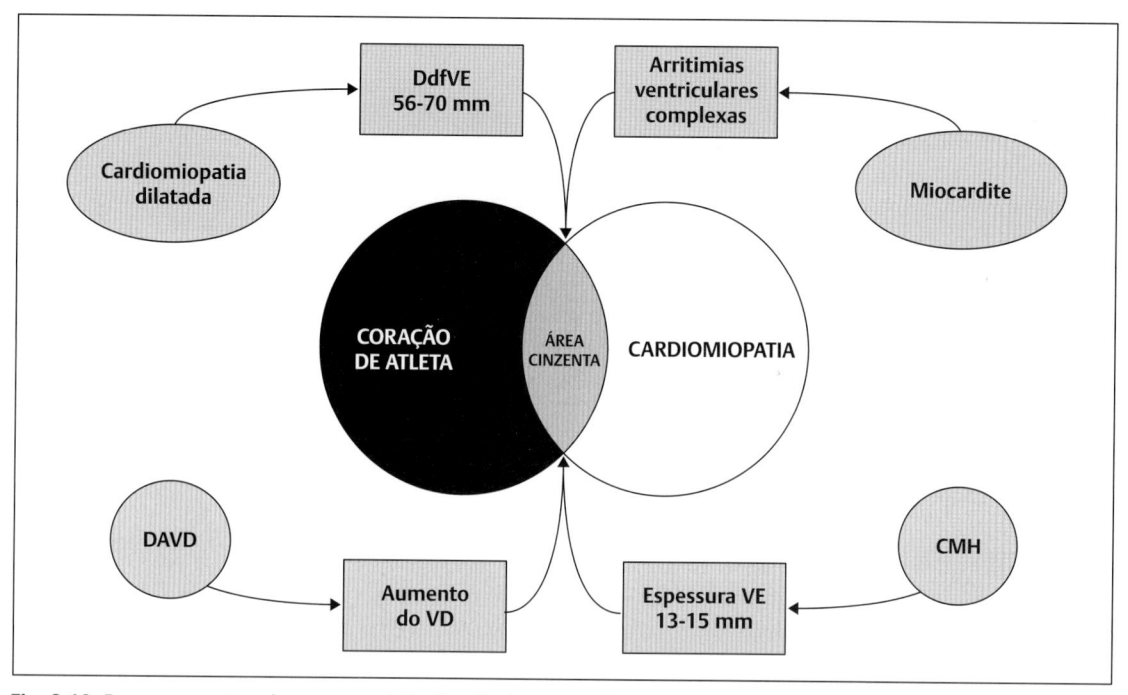

Fig. 8-19. Esquema mostrando a superposição de achados nas cardiomiopatias e no CA.

Cardiomiopatia Hipertrófica

A cardiomiopatia hipertrófica (CMH) é uma patologia de baixa incidência na população em geral. Nos atletas a CMH é a principal causa de óbitos abaixo dos 35 anos.

Nos atletas a espessura da parede septal não costuma ultrapassar 12 mm, porém, alguns atletas podem apresentar espessuras septais de 16 mm ou mais, aparecendo, nesses casos, a hipótese de haver CMH associada, visto que alguns pacientes portadores de CMH podem apresentar espessuras do septo interventricular entre 13 e 15 mm (**Figs. 8-20 e 8-21**).[58]

Nesses atletas que apresentam a espessura septal na faixa de transição, o diagnóstico pode ser mais difícil, principalmente quando baseado apenas no eletrocardiograma, visto sua baixa especificidade para esse diagnóstico nos atletas.[18] Uma possibilidade alternativa seria o estudo com a ergoespirometria para diferenciar esses indivíduos na "zona cinzenta" do diagnóstico, visto que os atletas de elite com HVE terão um desempenho significativamente maior que os portadores de cardiomiopatia hipertrófica.[59]

Grazioli et al. verificaram que o melhor índice de diferenciação entre coração de atleta e cardiomiopatia hipertrófica seria a espessura relativa do septo (ERS) maior que 0,54, onde ERS = 2 × espessura do septo na diástole (mm)/Ddf VE (mm).[60]

Uma cuidadosa revisão dos dados clínicos e a utilização da técnica da ecocardiografia com Doppler, do Doppler tecidual e as medidas do estresse/*Strain* bidimensional permitem a avaliação da função diastólica (normal nos atletas) e da função sistólica.[61]

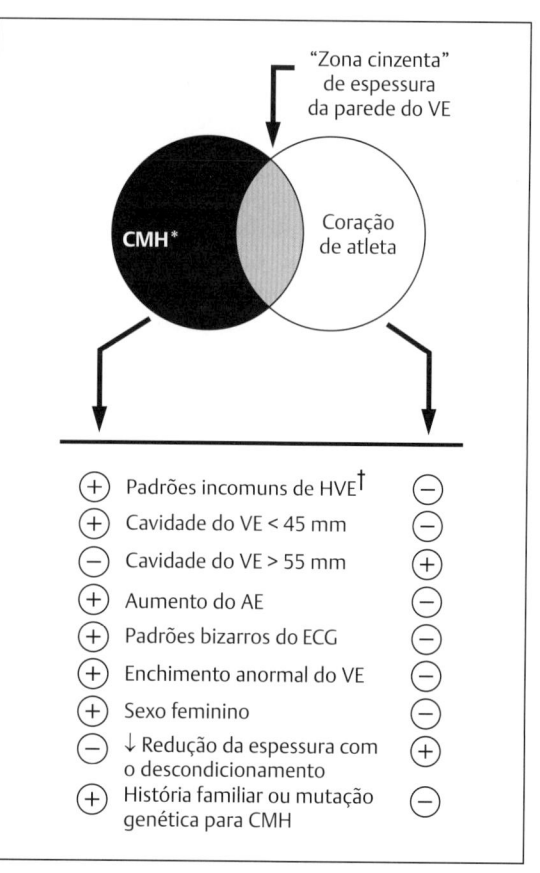

Fig. 8-20. Fluxograma mostrando os principais critérios para diferenciar cardiomiopatia hipertrófica (CMH) da hipertrofia fisiológica do atleta, quando a espessura parietal do VE encontra-se na área de superposição compatível com ambos os diagnósticos.

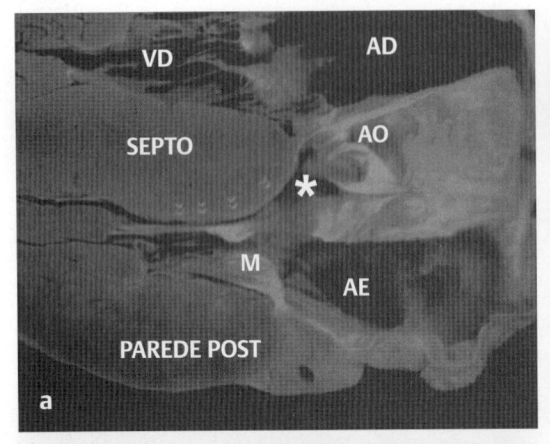

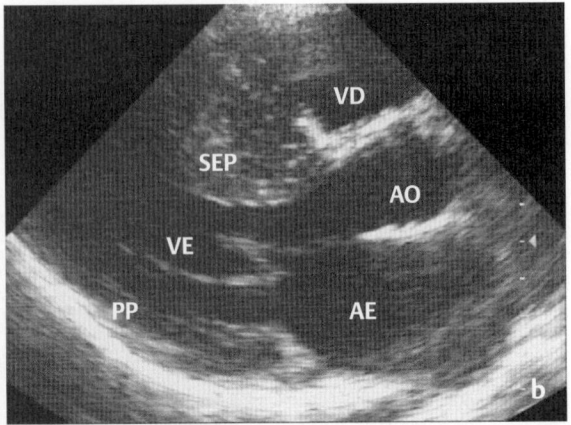

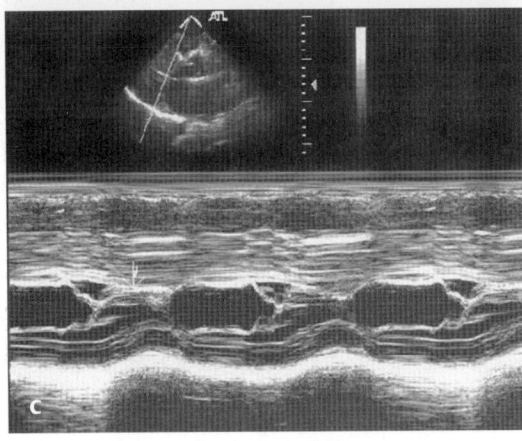

Fig. 8-21. (a) Corte longitudinal de uma peça anatômica mostrando a hipertrofia septal e o estreitamento da via de saída do VE. **(b)** Corte longitudinal ao eco bidimensional mostrando marcada hipertrofia da parede septal do VE, em portador de cardiomiopatia hipertrófica. **(c)** No eco unidimensional observa-se hipertrofia septal, reduzida dimensão da cavidade do VE e movimentação anterior sistólica do aparelho valvar mitral. (Imagens do arquivo do autor).

Kreso *et al.* relatam que a disfunção diastólica geralmente precede a disfunção sistólica, sendo importante destacar que no CA não se observa disfunção sistólica ou diastólica. Os atletas em treinamento têm a função diastólica exacerbada, retratada pelo aumento da onda E e quase ausência da onda A, além de velocidades aumentadas de movimentação do anel mitral (**Fig. 8-22**).[62]

O Doppler tecidual (TDI) mostra velocidade inicial diastólica do miocárdio (e') da região basal do septo e da parede lateral aumentada nos atletas. Por outro lado, a CMH é caracterizada pela redução da onda e' tanto no septo hipertrofiado quanto na parede lateral com espessura normal.[63] Lewis *et al.* sugeriram que a onda e' < 11,5 cm/s no TDI pode levantar a suspeita de HVE patológica (**Fig. 8-23**).[64]

Os atletas não apresentam disfunção diastólica regional (e'/a' < 1), enquanto este achado é evidente em 25% dos segmentos miocárdicos dos pacientes hipertensos e com CMH.[65,66] Finalmente, a relação E/e' é baixa em atletas, mas aumentada em pacientes com CMH. Cotrim *et al.* relatam que em atletas, após exercícios de ultralonga duração, pode ser observada redução da velocidade da onda e' tanto septal quanto lateral.[67]

O CA pode ser considerado um modelo interessante de variação do *strain* sob diferentes condições de carga porque há uma adaptação do VE em repouso (**Fig. 8-24**). Particularmente nos atletas com discreta alteração no *strain* longitudinal global (GLS), tem sido observado menor *strain* radial apical do que nos sedentários do grupo controle, com aumento do *strain* radial e circunferencial basal e médio.[67,68] Os atletas têm maiores valores para o *strain* transverso, radial e circunferencial quando comparado aos pacientes com CM.[68]

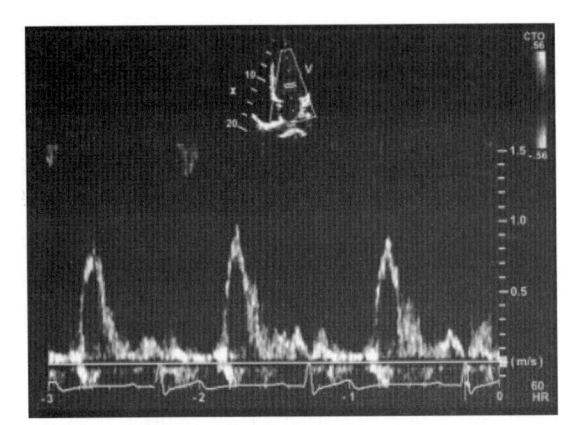

Fig. 8-22. Doppler espectral do fluxo mitral mostrando onda E ampla e onda A reduzida.

CAPÍTULO 8 ▪ ECOCARDIOGRAFIA NOS ATLETAS

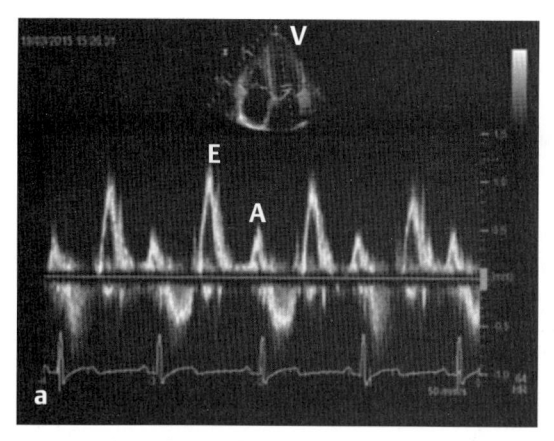

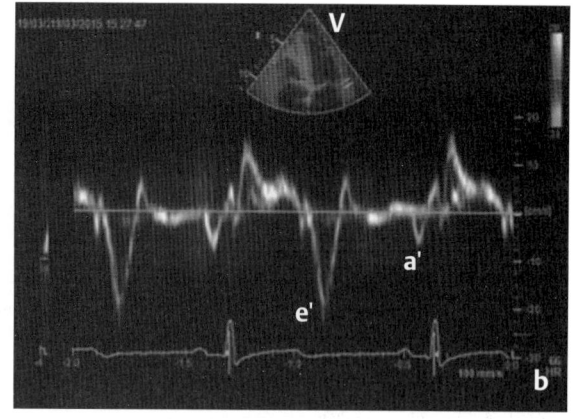

Fig. 8-23. (**a**) Padrão de fluxo transmitral e (**b**) Doppler tecidual de um atleta de *endurance*, mostrando função diastólica "supranormal" nos níveis regionais e global. (Ver Pranchas em Cores.)

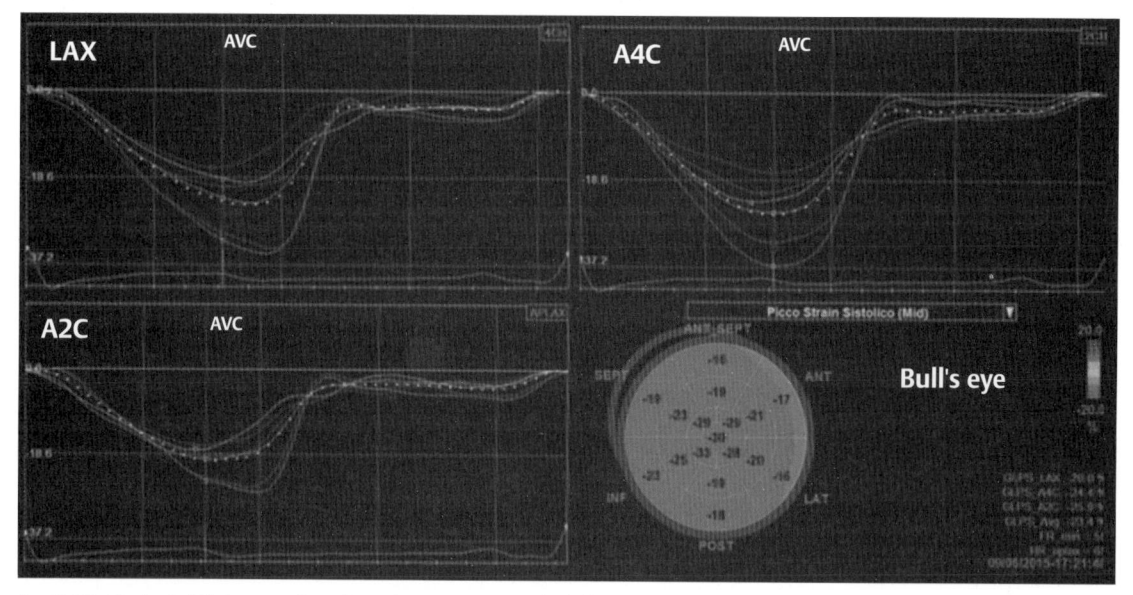

Fig. 8-24. *Strain* do VE de um atleta de *endurance* mostrando deformação longitudinal normal apesar da hipertrofia do VE. *Bull's eye* representa uma única imagem das deformações regionais do coração, da região basal (região externa da imagem) para a apical (centro da imagem). *A4C*, corte apical de 4 câmaras; *A2C*, corte apical de duas câmaras. (Ver Pranchas em Cores.) (Imagem reproduzida com autorização de Paterick *et al.*, 2014.)[61]

A detecção de possível gradiente VE-Aorta (presente na maioria dos casos de CMH com envolvimento do septo basal) facilita muito o diagnóstico correto, podendo, inclusive, utilizar o eco com estresse físico para potencializar o desenvolvimento de gradiente VE-Ao (**Fig. 8-25**).[61,67,69-71]

Algumas vezes o diagnóstico pode ser estabelecido aplicando-se marcadores não invasivos. A CMH geralmente apresenta Ddf VE < 45 mm, padrões não usuais de hipertrofia, inclusive em segmentos não contíguos, disfunção diastólica, marcado aumento do AE, realce tardio com gadolínio na RM e alterações patológicas de mutações dos sarcômeros e história familiar de CMH. Por outro lado, o CA geralmente apresenta Ddf VE ≥ 55 mm),[72] pico $\dot{V}O_2$ > 110% do esperado e a espessura parietal diminui após um período de descondicionamento (**Fig. 8-19**).[23,27]

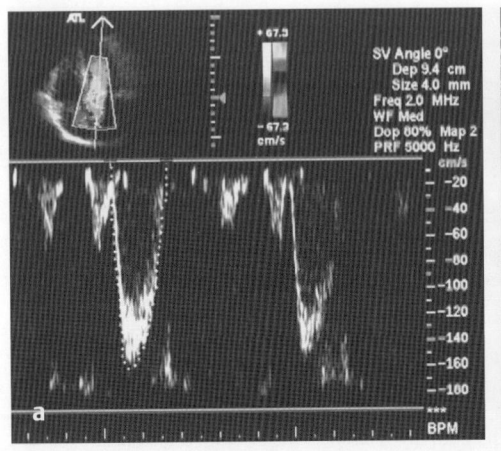

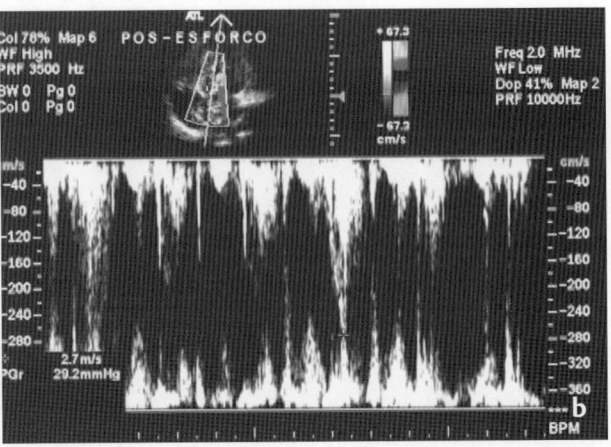

Fig. 8-25. (a) Paciente jovem com HCM no qual se mediu o gradiente VE-Ao basal (10 mm Hg); (b) No pós-esforço imediato o gradiente VE-Ao aumentou para 22 mmHg, sem significado hemodinâmico. (Ver Pranchas em Cores). (Foto: arquivo do autor.)

CMH Apical

O coração de atleta e a cardiomiopatia hipertrófica apical (CMHA) apresentam achados similares no ECG, como ondas R amplas e ondas T amplas e invertidas. Samad *et al.* destacam a importância de uma meticulosa avaliação da região apical pelo ETT.[73]

Os autores apresentaram o caso de um homem de 53 anos, assintomático, e que pedala mais de 160 km/semana que foi avaliado pelo ETT por causa de marcada alteração no ECG (**Fig. 8-26**).

Miocardites e Cardiomiopatias Dilatadas

Esses grupos de patologias apresentam-se ao ecocardiograma com dilatação do VE e déficit da função sistólica.

A miocardite pode ser secundária a um processo infeccioso, mais comumente de etiologia viral. Tem-se visto, com frequência cada vez maior, as miocardites secundárias ao uso de cocaína, droga que pode levar, inclusive, à morte súbita.

Nieminem *et al.* apresentaram os achados em 4 atletas envolvidos em treinamento de força e que usavam quantidades consideráveis de anabolizantes (esteroides). Todos apresentavam hipertrofia cardíaca, dois tinham insuficiência cardíaca e um exibia trombo ventricular. Em um deles a suspensão do anabolizante permitiu a rápida regressão da hipertrofia com melhora da função sistólica.[74]

Gati *et al.* apresentam, na **Figura 8-27,** um algoritmo para acompanhamento dos atletas que apresentaram quadros de miocardite.[75]

A doença de Chagas em áreas endêmicas, ou em indivíduos com história epidemiológica compatível, é uma das causas de cardiomiopatia que pode acometer, principalmente, os atletas da categoria máster.[2]

Paterick *et al.* apresentaram um interessante caso para mostrar a diferença entre o remodelamento do CA de uma cardiopatia estrutural. Um paciente de 74 anos foi encaminhado para avaliação de cardiomiopatia com possível implante de um cardioversor. O paciente tivera um episódio de fadiga durante uma jornada de 64 km pedalando.

A história pregressa mostrava que o paciente pedalava uma média de 64 km/dia e que havia feito, há pouco tempo, uma travessia de costa a costa dos EUA, pedalando durante 2 meses. Um cateterismo prévio havia mostrado normalidade das coronárias e a história familiar era inexpressiva.

O ECG mostrou ritmo sinusal e FC entre 30 a 39 bpm, ondas R amplas e repolarização precoce e no teste ergométrico atingiu 19 METs.

O ETT revelou dilatação das cavidades e sem alterações valvares. A cavidade do VE aparentava a de uma cardiomiopatia dilatada e o VD tinha dimensões relacionáveis com a cardiomiopatia dilatada. As funções diastólica e sistólica do VE estavam normais e a variação da área do VD foi normal, que em conjunto com os achados do teste ergométrico levou à conclusão de que o paciente apresentava alterações acentuadas nos ventrículos, mas por remodelamento fisiológico (**Fig. 8-28**).[61]

CAPÍTULO 8 ■ ECOCARDIOGRAFIA NOS ATLETAS

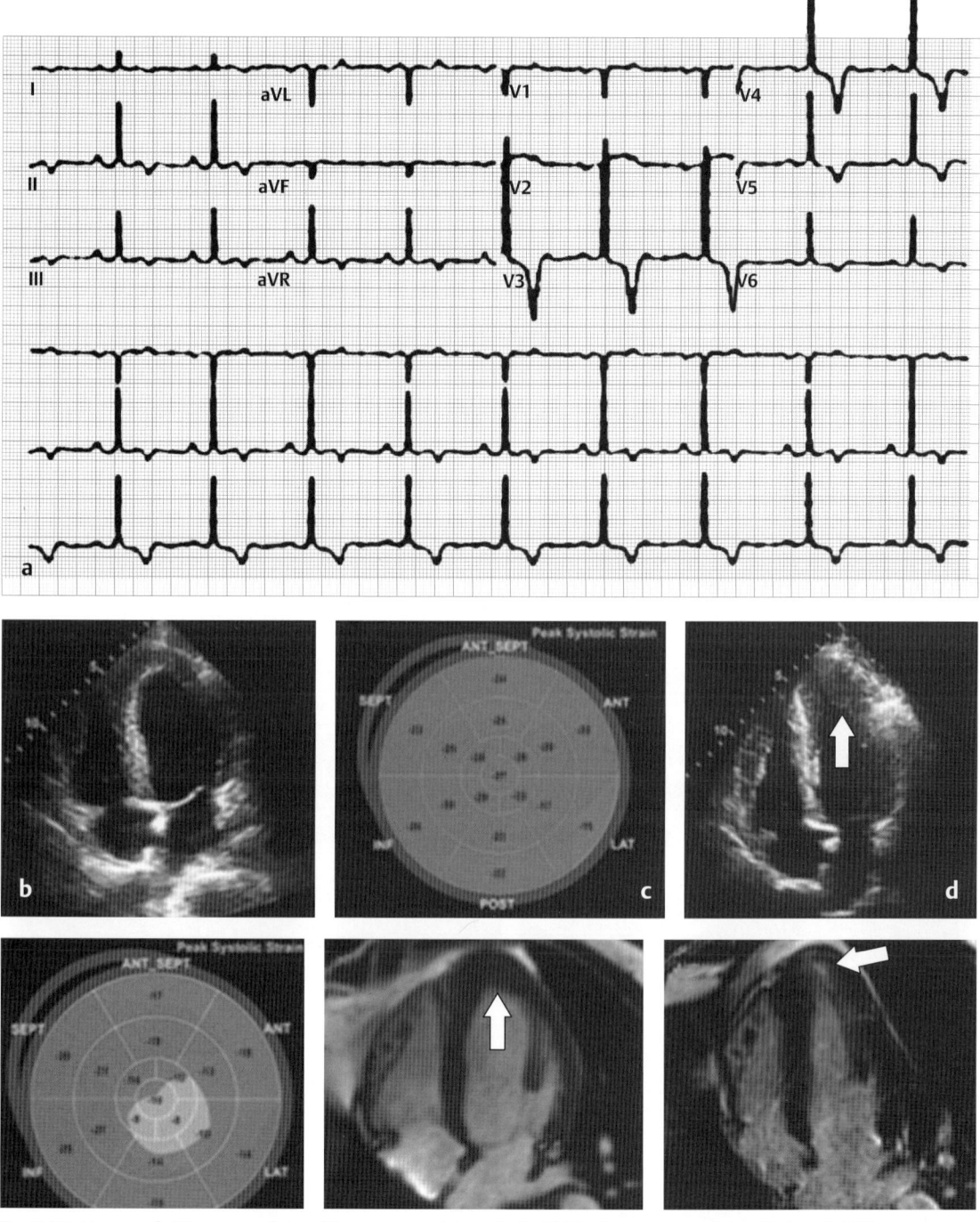

Fig. 8-26. Homem de 53 anos, assintomático, e que pedala mais de 160 km/semana, que foi avaliado pelo ETT por causa de marcada alteração no ECG, onde apresentava onda T invertida e com 15 mm nas derivações anteriores (**a**). O ETT inicial mostrou leve aumento das espessuras das paredes do VE, FE = 67% e *Strain* Global Longitudinal de -23,8% (**b, c**) com diástole normal. Diante da ambiguidade do diagnóstico (coração de atleta × CMHA) foi refeito o ETT com imagem focada na região apical, sendo então identificada espessura apical de 22 mm; o *strain* global e regional (apical) estava reduzido, consistente com CMHA (**d, e**) e com discreta disfunção diastólica. A RM do coração confirmou a hipertrofia assimétrica focal no ápex com espessura de 20 mm (**f**) e com 10% do miocárdio com realce tardio (**g**). – (Ver Pranchas em Cores.)

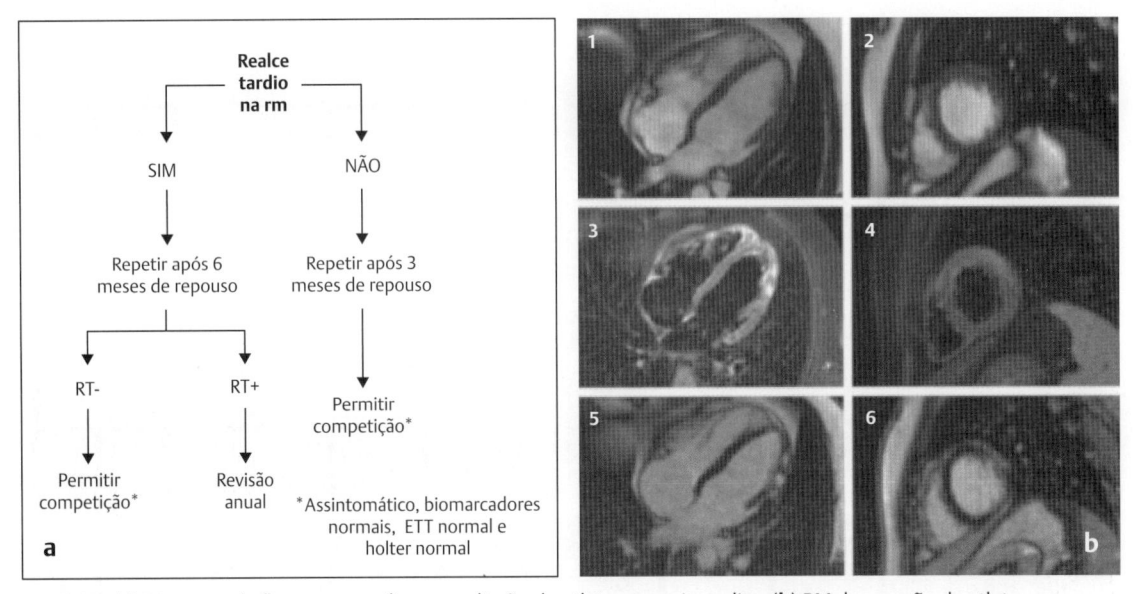

Fig. 8-27. (**a**) Diagrama de fluxo para auxiliar na avaliação do atleta com miocardite. (**b**) RM do coração de atleta com miocardite; (1, 2) mostrando cortes longitudinais e transversal médio ventricular; (3, 4) corte longitudinal com T2 positivo e transversal demosntrando edema/inflamação do miocárdio; (5, 6) realce tardio com gadolínio mostrando fibrose subepicádica. (Modificada de Gati et al., 2018.)[75]

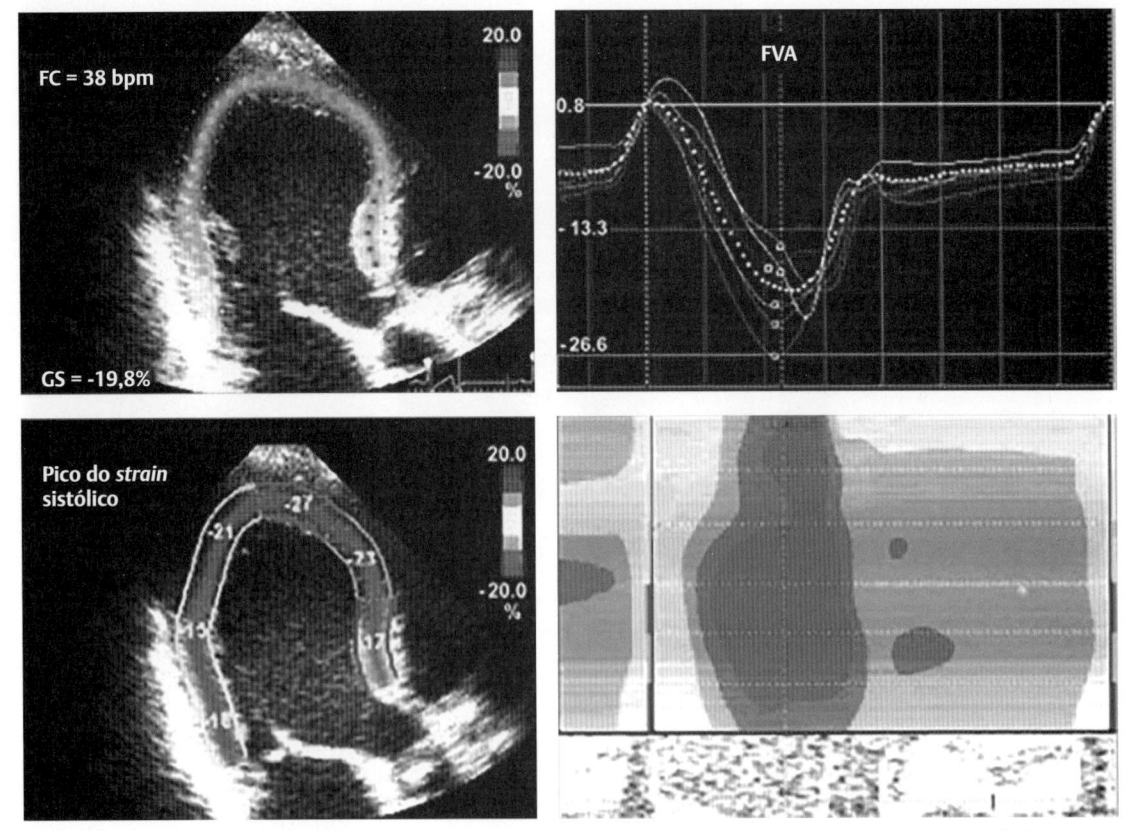

Fig. 8-28. A análise do *strain* revela função mecânica normal com pico do *strain* sistólico igual a −19,8%. (FVA, fechamento da valva aórtica). (Ver Pranchas em Cores). (Reproduzida com modificação de Paterick et al., 2014).[61]

Displasia Arritmogênica do Ventrículo Direito

A displasia arritmogênica ventricular direita (DAVD) é uma cardiomiopatia genética rara que acomete, primariamente, o ventrículo direito, caracterizada pela substituição de tecido miocárdico por tecido fibroso e gorduroso, resultando em dilatação do VD, disfunção sistólica do VD, alterações da onda T no ECG (**Fig. 8-29**) e por arritmias ventriculares,[76] sendo importante causa de óbito em atletas jovens (**Fig. 8-30**). As arritmias letais podem acontecer em indivíduos assintomáticos e geralmente são desencadeadas por exercício.[77,78]

A doença tem caráter familiar, o que justifica sua investigação detalhada em indivíduos sob risco, utilizando-se a ecocardiografia (**Fig. 8-31**), a ressonância nuclear magnética (**Fig. 8-32**) e a estimulação elétrica intracardíaca, sendo hoje a RM considerada a *gold standard* na detecção mais precoce da DAVD.

De acordo com os critérios diagnósticos para a DAVD pelo ETT, é preciso que haja a combinação de VD aumentado, com anormalidade regional da contração e disfunção sistólica. Alguns estudos já mostraram que os valores das medidas do VD observados na DAVD se confundem com as medidas observadas nos atletas, especialmente nas fases iniciais da doença. Uma avaliação criteriosa é necessária para realizar o diagnóstico diferencial, evitando que o atleta fique em risco de morte súbita (**Fig. 8-33**).[76]

A diferença CA × DAVD mais marcante pelo ETT é a presença de alterações regionais da contração do VD. Embora os abaulamentos do VD, discinesias, acinesias e aneurismas sejam achados típicos da DAVD, estes achados não estão presentes no CA (**Fig. 8-34**).[31]

Grande proporção dos atletas de *endurance* apresenta remodelamento do VD que os colocam no grupo com dimensões do VD acima do normal. Jongman *et al.* relatam que a diferenciação CA × DAVD é algo desafiador, e esta distinção não pode ser feita pelo ETT isoladamente.[81] A correlação com os achados do ECG é essencial, sendo frequente a necessidade de outras investigações como RM cardíaca, Holter, história familiar e até mesmo acompanhamento com exames de imagem pode ser necessário para excluir ou confirmar o diagnóstico, sendo que Zaidi *et al.* complementaram destacando que os achados de aumento assimétrico do VD e fração de ejeção do VD reduzida são sugestivos de DAVD (**Tabela 8-6**).[82]

Alguns trabalhos têm destacado a frequência com que atletas têm apresentado alguns critérios para diagnóstico de DAVD, como, por exemplo, as arritmias, que são aparentemente relacionadas com a extensão do aumento do VD.[83] As arritmias podem-se manifestar durante exercícios físicos (embora também ocorra, frequentemente, em repouso), sendo uma causa importante para as mortes súbitas em atletas com idade inferior a 30 anos.

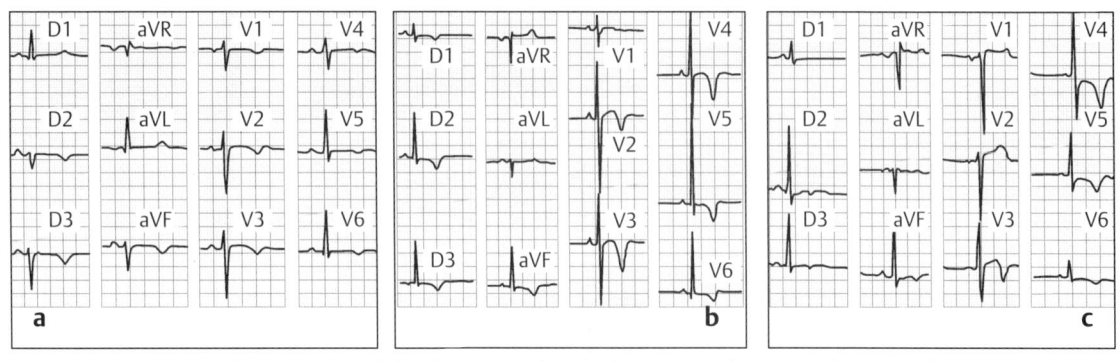

Fig. 8-29. Três eletrocardiogramas (ECGs) de atletas treinados obtidos numa avaliação inicial, mostrando marcadas alterações da repolarização ventricular. (**a**) Observa-se o ECG de um atleta de 24 anos praticante de canoagem que mostra inversão da onda T. O atleta teve morte súbita durante o exercício, cerca de 12 meses após a avaliação, sendo feito o diagnóstico histopatológico de cardiomiopatia arritmogênica do VD. (**b**) Observa-se o ECG de um jogador de futebol de 26 anos de idade que, ao ecocardiograma de avaliação inicial, não apresentava hipertrofia do VE. No ECG há marcado aumento da amplitude das ondas R e S nas derivações precordiais (V2 a V5) associado à inversão da onda T nas derivações (I, II, III, aVF e V2 a V6). O atleta mostrou evidências fenotípicas de cardiomiopatia hipertrófica não obstrutiva 7 anos mais tarde. (**c**) Mostra o ECG de outro jogador de futebol de 29 anos de idade sem evidências de hipertrofia do VE ou de qualquer outra alteração estrutural do coração. O ECG mostra marcadas alterações da repolarização, incluindo depressão do segmento ST e com inversão da onda T nas derivações lateral e inferior. (Pelliccia *et al.*, 2008.)[79]

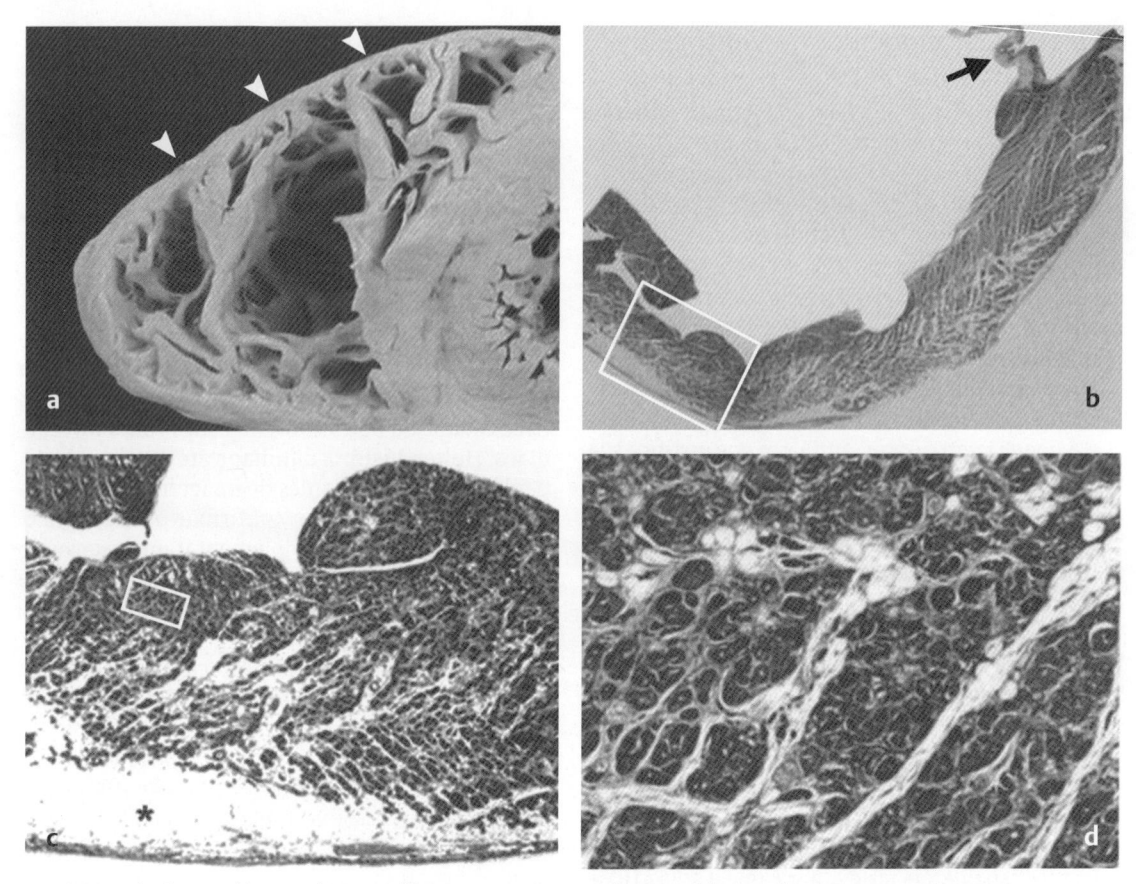

Fig. 8-30. Achados patológicos e histopatológicos em um jovem atleta que faleceu subitamente aos 24 anos por cardiomiopatia arritmogênica do ventrículo direito. O eletrocardiograma desse atleta é mostrado na Figura 8-29a. (**a**) Observa-se um corte do coração com dilatação do ventrículo direito, hipertrofia trabecular subendocárdica e afinamento difuso (1,5 mm de espessura) da parede anterolateral (setas), sem formação aneurismática. (**b**) Mostra o aspecto histológico de um corte na região do trato de saída do VD, incluindo a valva pulmonar (seta). Não são evidenciadas alterações no miocárdio (corante vermelho) com essa magnificação (corante tricrômico de Heidenhain). (**c**) Representa a área dentro do pequeno retângulo demarcado na imagem **b** com maior magnificação, mostrando áreas fibrolipídicas preenchendo as áreas de miocárdio atrofiado. O asterisco indica gordura epicárdica, considerada normal. (**d**) Temos a área do quadro da imagem **c** com maior magnificação. Os miócitos viáveis (corados em vermelho) estão envoltos por tecido fibrótico (corado em azul) e por gordura (corada em branco), achados característicos da cardiomiopatia arritmogênica do VD. (Ver Prancha em Cores.) (Pelliccia et al., 2008.)[79]

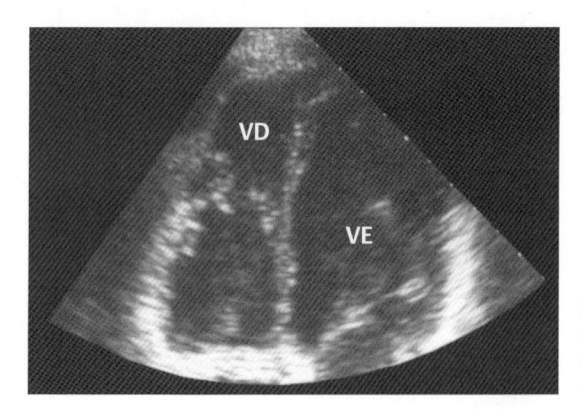

Fig. 8-31. Displasia do VD ao ecocardiograma bidimensional. Notar o afinamento da parede livre do VD. (Imagem do arquivo do autor.)

CAPÍTULO 8 ■ ECOCARDIOGRAFIA NOS ATLETAS 105

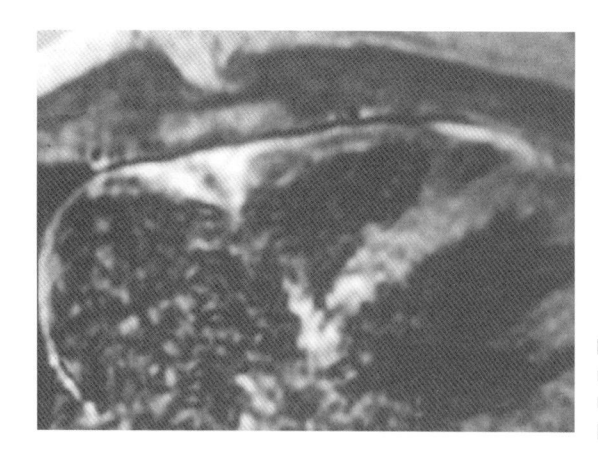

Fig. 8-32. Displasia do VE pela ressonância magnética, na região marcada. (Foto gentilmente cedida pelo Dr. Jorge Neval Moll Filho.)

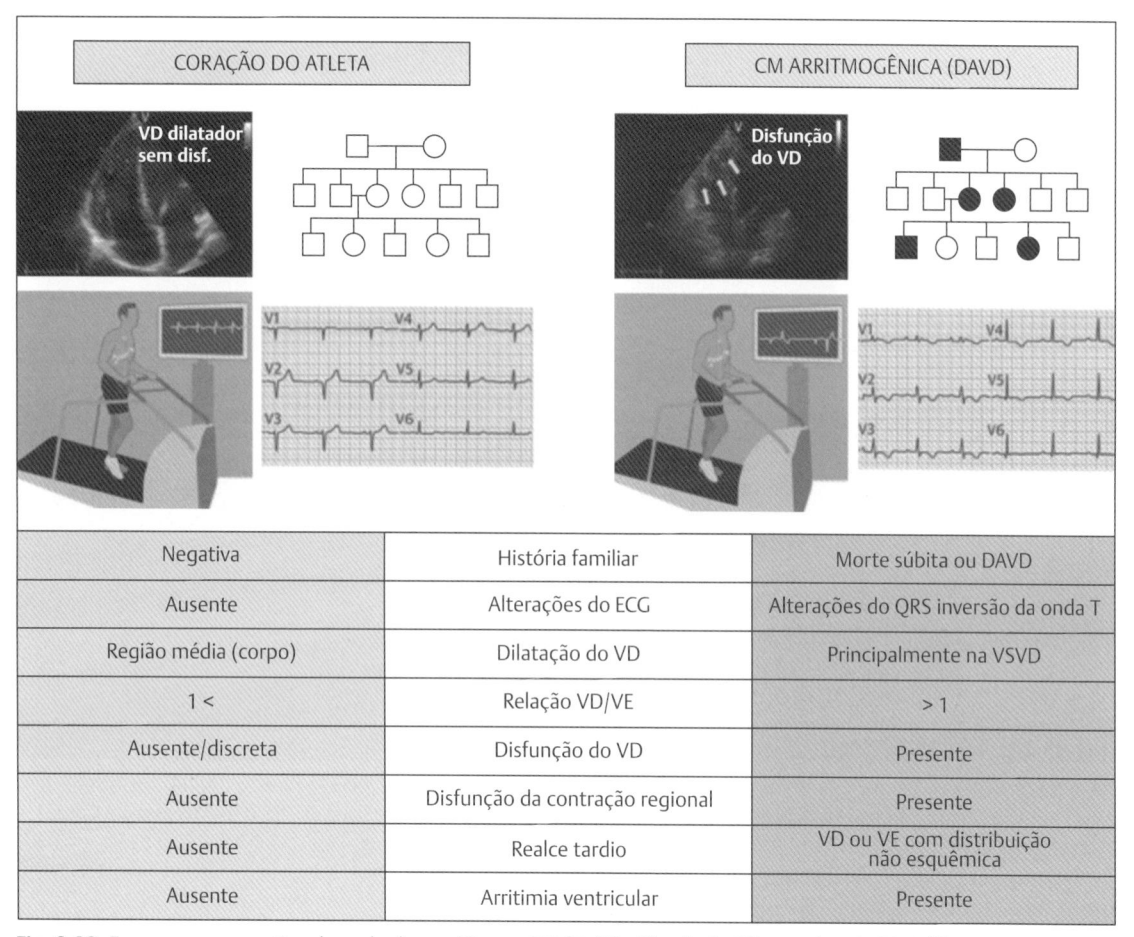

CORAÇÃO DO ATLETA		CM ARRITMOGÊNICA (DAVD)
Negativa	História familiar	Morte súbita ou DAVD
Ausente	Alterações do ECG	Alterações do QRS inversão da onda T
Região média (corpo)	Dilatação do VD	Principalmente na VSVD
1 <	Relação VD/VE	> 1
Ausente/discreta	Disfunção do VD	Presente
Ausente	Disfunção da contração regional	Presente
Ausente	Realce tardio	VD ou VE com distribuição não esquêmica
Ausente	Arritimia ventricular	Presente

Fig. 8-33. Esquema comparativo dos achados no CA e na DAVD. (Modificada de D'Ascenzi *et al.*, 2018.)[80]

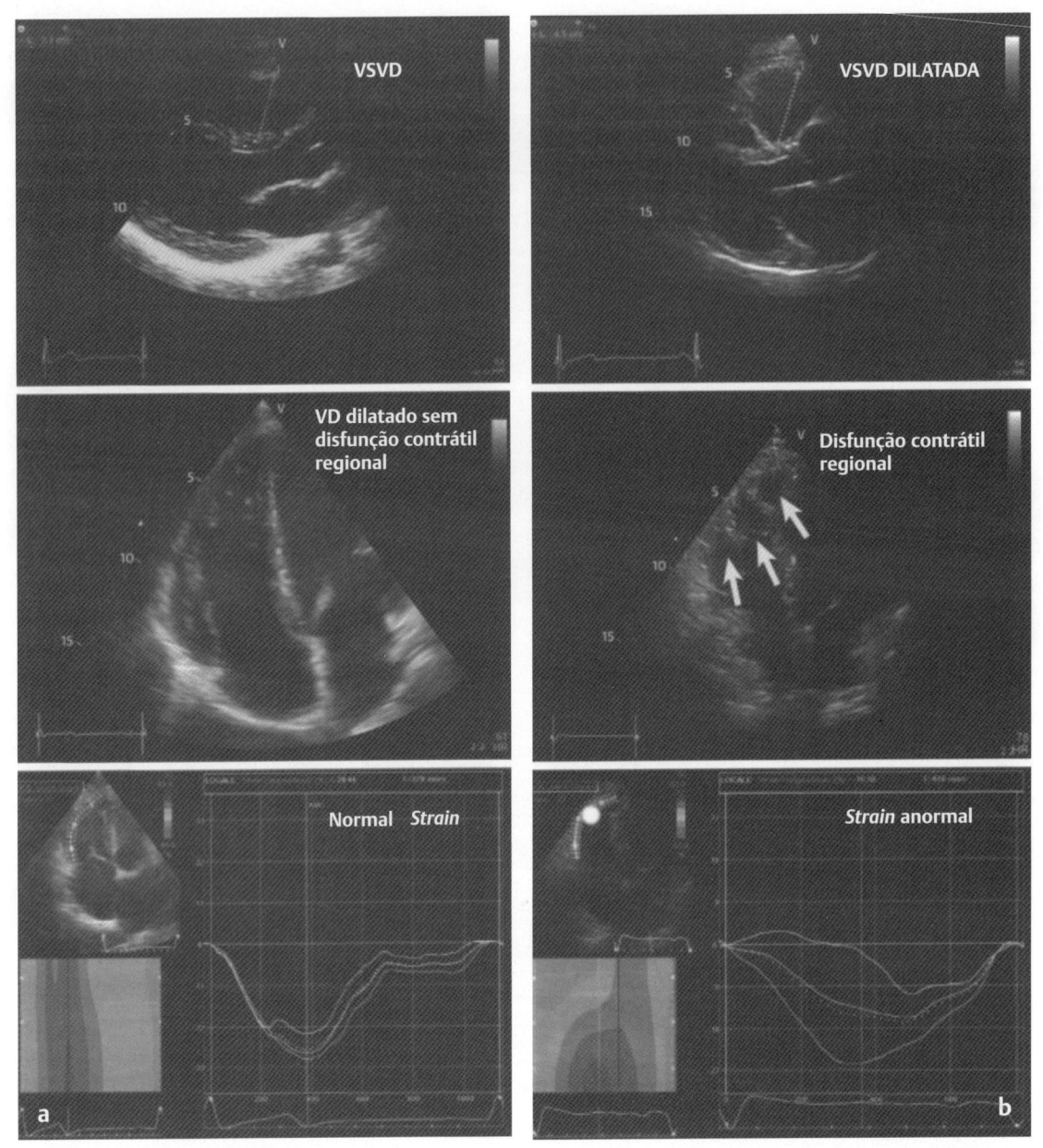

Fig. 8-34. Achados típicos em relação ao tamanho e à função do VD no CA × DAVD. (**a**) Achados no CA. (**b**) Achados na DAVD. As setas indicam as anormalidades de contração típicas da DAVD. *VSVD*, via de saída do VD. (Ver Pranchas em Cores.)

Tabela 8-6. Comparativo entre os achados no coração de atleta (CA) e na displasia arritmogênica do VD (DAVD)

Achados sugestivos de CA	Achados sugestivos de DAVD
■ Simetria nos aumentos cavitários ■ Aumento somente no trato de entrada do VD ■ Repolarização precoce no ECG ■ Critérios para HVE e HVD no ECG	■ Fração de ejeção < 45% ■ Aumento tanto do trato de entrada quanto do trato de saída do VD ■ Anomalias regionais de contração do VD ■ Ondas Q ou QRS precordiais com amplitude < 1,8 mV ■ Realce tardio com gadolínio na RM ■ > 100 ESVs nas 24 horas ■ ESVs ou resposta pressórica atenuada no teste de esforço

ESVs, extrassístoles ventriculares.
Modificada de Zaidi et al., 2015[82]

Alterações das Valvas Cardíacas
Prolapso Mitral

O prolapso da valva mitral é uma entidade de alta prevalência na população (3 a 5%), predominantemente no gênero feminino, de 70 a 90%.[84] A razão para tal discrepância entre os gêneros ainda não foi esclarecida, sendo que nas mulheres também acontecem com mais frequência os prolapsos envolvendo as duas cúspides.[85]

A maioria dos pacientes (> 75%) com PVM relacionado com morte súbita demonstram alterações da onda T negativa na parede inferior (bifásicas ou invertidas).[86]

Basso e cols. examinaram 43 casos de morte súbita em pacientes jovens com PVM, a partir dos registros italianos de patologias cardíacas com morte súbita, realizando as correlações com a RM e a histopatologia.[87] Nos pacientes com morte súbita e arritmias complexas os autores encontraram evidências em alta porcentagem de fibrose focal em músculos papilares ou parede inferobasal (**Fig. 8-35**).

A disjunção do anel mitral (DAM) foi relatada como constantemente presente nos casos de PVM + arritmias complexas + fibrose do VE.[88] A DAM seria decorrente da disjunção da raiz do anel valvar do miocárdio (disjunção ventriculoanular), localizada na base da cúspide posterior.[89]

A **Figura 8-36** mostra um exemplo de um paciente que teve parada cardiovascular em decorrência de fibrilação ventricular e apresentava DAM (12,7 mm pela RM). O ETT foi realizado e também identificou a DAM, mais comum nos casos de degeneração mixomatosa da valva. Uma DAM > 8,5 mm identificou 67% dos pacientes com TV não sustentada pelo Holter.[90]

Como existe uma associação entre PVM e morte súbita, é prudente que haja a devida estratificação de risco destes pacientes. A maioria dos pacientes com PVM que tiveram morte súbita tinha evidências de um gatilho (extrassístoles ventriculares) num substrato de fibrose ou estiramento miocárdico, condições necessárias para iniciar e sustentar uma TV (**Fig. 8-37**).

Estudos longitudinais devem ser aprofundados para permitir o avanço do conhecimento destes mecanismos que levam à TV e à morte súbita, validando os riscos existentes e, melhor ainda, identificando os pacientes com alto risco e que poderão ser beneficiados por medidas preventivas (**Fig. 8-38**).[91]

Burke *et al.* verificaram uma incidência semelhante de morte súbita em portadores de prolapso mitral, independentemente da prática ou não de exercícios.[92] Entre os atletas competitivos, o prolapso mitral representa 2% das causas de morte.[57]

Ghorayeb, num estudo compreendendo 1.514 atletas, verificou que o prolapso mitral (com ou sem regurgitação valvar) foi a afecção mais frequente (26%). Houve um caso de óbito nesse grupo de atletas, o de um jogador de basquete que apresentava regurgitação mitral e arritmia complexa desencadeada pelo esforço, que teve morte súbita logo após um jogo.[93]

Se o indivíduo for assintomático, não apresentar arritmias complexas, não possuir história familiar de morte súbita nem for portador da Síndrome de Marfan, o prolapso mitral não impedirá a prática desportiva.

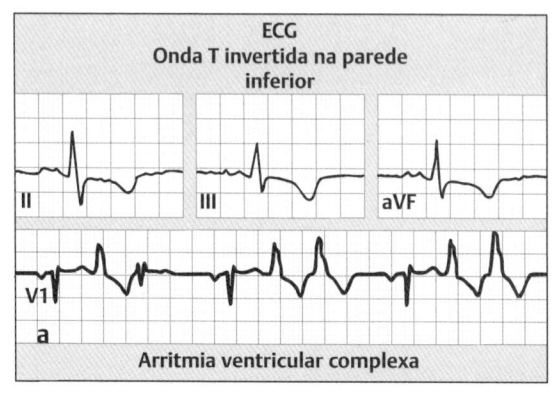

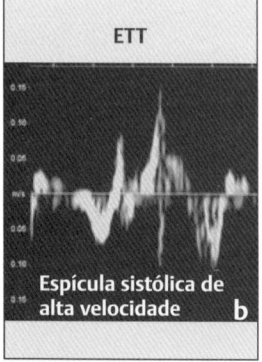

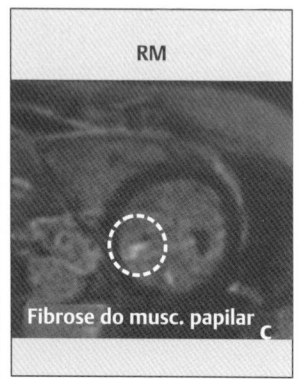

Fig. 8-35. (**a**) ECG mostrando inversão da onda T na parede inferior e arritmia ventricular complexa. (**b**) ETT mostrando espícula sistólica de alta velocidade do anel lateral da mitral – Sinal de Pickelhaube; (**c**) imagem da RM (círculo pontilhado indicando fibrose miocárdica no músculo papilar.

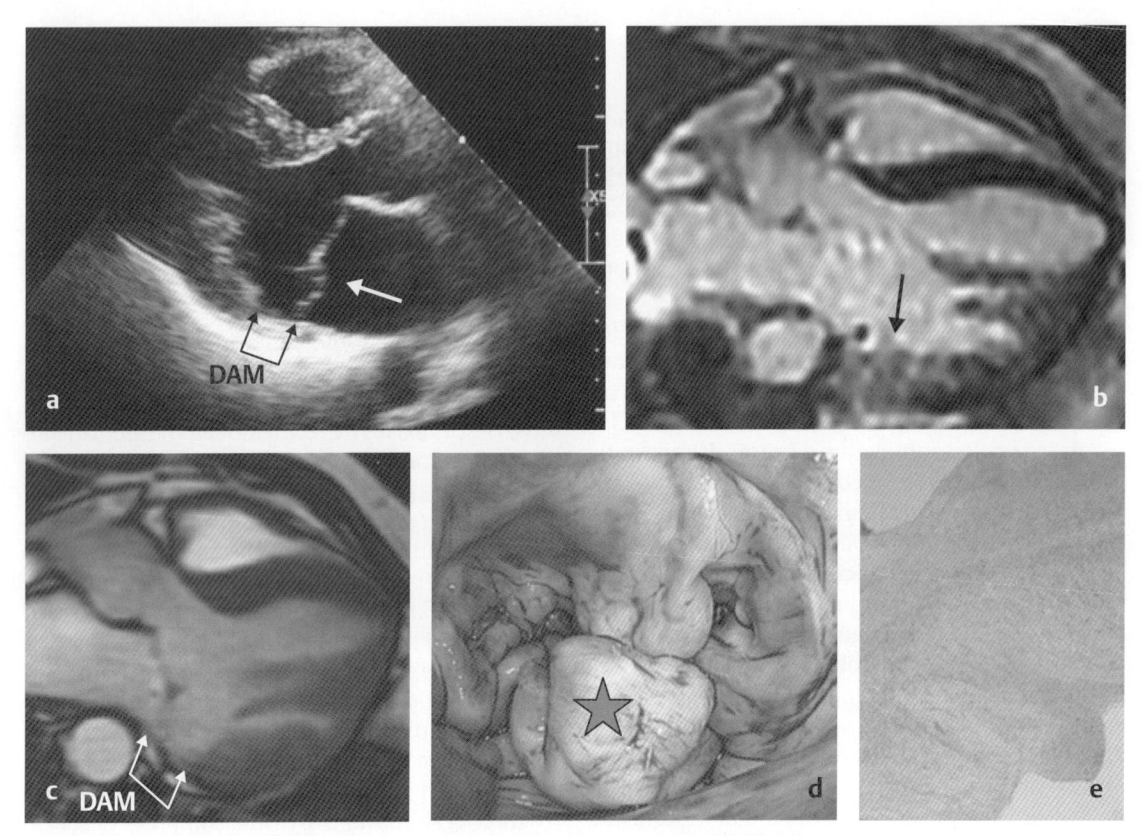

Fig. 8-36. Um homem de meia-idade com PVM (cúspide posterior) e regurgitação moderada, assintomático e com acompanhamento de rotina, deu entrada no hospital após uma parada cardíaca por fibrilação ventricular. (**a**) ETT demonstrando um PVM clássico da cúspide posterior (seta branca) e DAM (seta preta). (**b**) RM cardíaca mostrando realce tardio demonstrando fibrose predominantemente subendocárdica nos segmentos médio inferior e médio inferolateral (seta). (**c**) RM cardíaca (3 câmaras) demonstra DAM de 13 mm (seta). (**d**) Imagem da cirurgia de reparo da valva mitral mostrando degeneração mixomatosa da cúspide posterior (P1-P2) (estrela). (Ver Prancha em Cores.) (**e**) Histopatologia (corante hematoxilina-eosina) demonstrando degeneração mixomatosa da cúspide posterior. (Ver Pranchas em Cores.)

CAPÍTULO 8 ▪ ECOCARDIOGRAFIA NOS ATLETAS

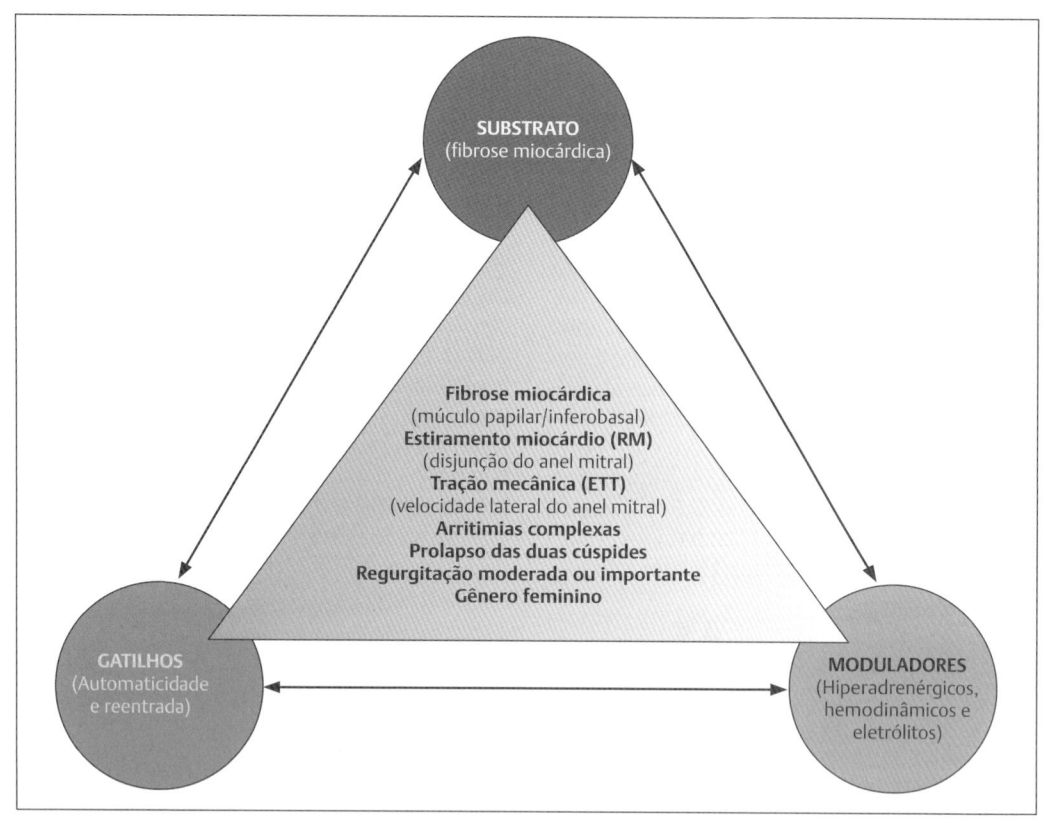

Fig. 8-37. O triângulo central inclui variáveis clínicas e marcadores que têm sido associados a alto risco de desenvolver arritmias ventriculares complexas e sustentadas e morte súbita em pacientes com PVM. Os círculos externos representam a interface entre os fatores que podem contribuir para a morte súbita nos pacientes com PVM, incluindo fibrose miocárdica (substrato), ectopia ventricular (gatilho) e os moduladores transitórios. (Modificada de Miller *et al.*, 2018).[91]

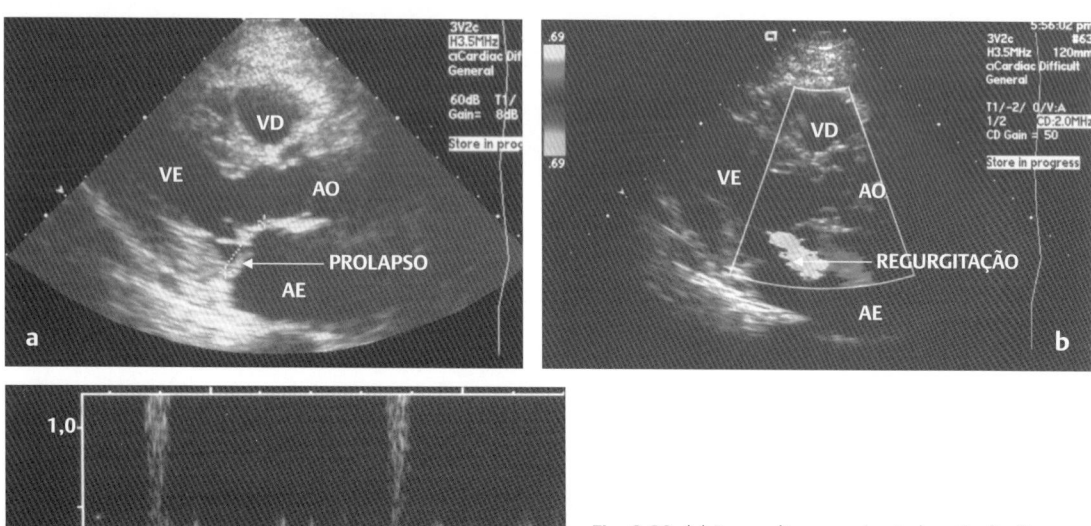

Fig. 8-38. (**a**) Ecocardiograma (corte longitudinal) em que a linha pontilhada demarca o plano do anel mitral, podendo-se observar que a valva mitral, ao se fechar, ultrapassa esse limite em direção ao átrio esquerdo, caracterizando o prolapso valvar mitral. (**b**) Corte longitudinal com mapeamento do fluxo em cores, demonstrando o jato de regurgitação mitral. (Ver Prancha Colorida.) (**c**) Doppler espectral mostrando o fluxo de regurgitação mitral na telessístole. (Imagens do arquivo do autor.)

Valva Aórtica Bicúspide

A valva aórtica bivalvulada (mais comumente conhecida por bicúspide, porém, devemos ressaltar que as valvas semilunares apresentam válvulas e não cúspides) é uma cardiopatia congênita das mais frequentes. A prevalência de valva aórtica bivalvulada (VAB) em atletas que não constituem a elite dos esportes tem sido pouco investigada, talvez por ser uma patologia assintomática até que a estenose e/ou regurgitação se torne evidente. Stefani *et al.*, por um período superior a 3 anos, estudaram 2.273 atletas competitivos de diferentes modalidades, com idades entre 8 e 60 anos através de: anamnese, *check-up* clínico e ecocardiografia, a fim de excluir os indivíduos que fossem portadores de patologias cardíacas congênitas ou adquiridas.[94] VAB foi diagnosticada em 58 atletas (2,5%). Desses, 9 tinham função valvar normal, 47 tinham regurgitação aórtica leve a moderada e dois tinham estenose moderada. As dimensões da raiz da aorta foram significativamente maiores nos atletas com VAB em relação aos atletas com a valva normal.

Esse estudo sugere que a avaliação de atletas jovens em competição e treinamento regulares deveria ser realizada com ecocardiografia pelo menos no início da atividade competitiva.

Na **Figura 8-39** é mostrado um caso de um triatleta, avaliado por apresentar um sopro no coração. O atleta possuía dimensões cavitárias e função sistodiastólica normais. A análise das valvas cardíacas, porém, demonstrou que a valva aórtica era bivalvulada, espessada e com regurgitação de grau leve. Havia também pequeno prolapso valvar mitral e regurgitação fisiológica pelas valvas mitral e tricúspide. Como não havia nenhum comprometimento significativo do coração, o atleta foi liberado para continuar em regime de competição, sendo orientado a repetir o ecocardiograma anualmente.

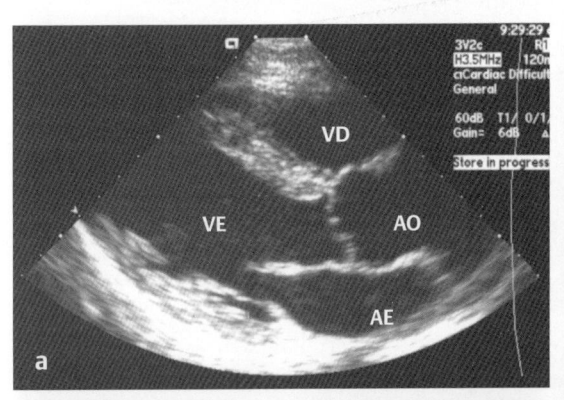

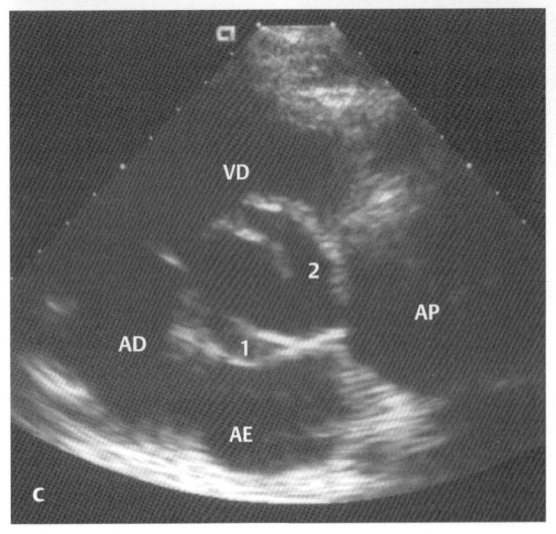

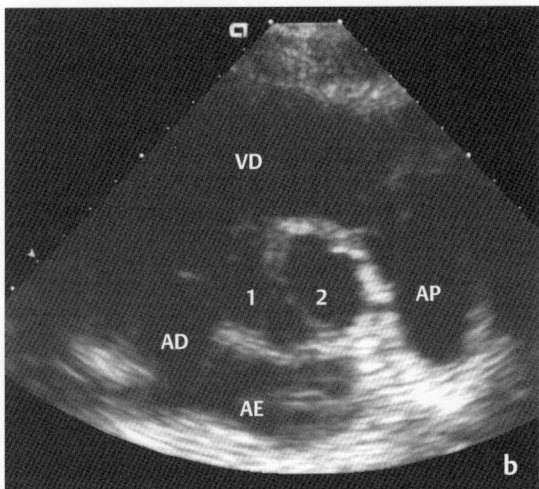

Fig. 8-39. (**a**) Corte longitudinal mostrando a valva aórtica espessada e redundante projetando-se para a cavidade do VE. (**b**) Corte transversal à aorta, mostrando valva aórtica bivalvulada em diástole e (**c**) em sístole. (Imagens do arquivo do autor.)

Valva Aórtica Bivalvulada Associada à Estenose Moderada ou Grave

A estenose aórtica (EAo) tem sido considerada importante causa de morte em indivíduos jovens.[95] A EAo e a dilatação aórtica (DilAo) são raras, mas importantes causas de morte entre atletas competitivos jovens, principalmente entre praticantes de basquete e futebol americano. Quase 75% dos atletas no grupo de óbitos avaliado foram liberados para a prática desportiva, sendo que 1/3 foi examinado por um cardiologista. Apesar da ampla avaliação pré-participação, o processo apresentou falhas para detectar importantes alterações cardiovasculares em 2/3 dos óbitos. No terço restante houve suspeita de alterações cardiovasculares, mas os atletas continuaram competindo.

Os óbitos decorrentes de EAo ocorreram durante ou imediatamente após o exercício em 18 dos 19 casos. Das 16 necropsias avaliadas nos óbitos por EAo, 12 foram em decorrência de valva aórtica bicúspide e em 4 a aorta estava dilatada.

Valva Aórtica Bivalvulada Associada à Dilatação Significativa da Aorta

A dissecção ou ruptura aórtica são condições catastróficas, sendo causa de óbitos durante a prática desportiva.[95]

De 2.588 óbitos avaliados no registro, 44 (1,7 %) foram identificados como eventos relacionados com EAo (n = 19) ou dilatação da aorta (DilAo) (n = 25). A DilAo (incluindo 3 Marfan) foi devida à dissecção em 15, ruptura em 8 e coarctação em 2. A idade dos atletas era de 17,6 ± 5,1 anos (faixa de 11-36); 4 eram do gênero feminino e 40 do gênero masculino.

Os óbitos nos casos de DilAo ocorreram durante o exercício (n = 16), atividades sedentárias (n = 6) ou sono (n = 2). Nas necropsias foi visto tamponamento na maioria dos casos (n = 14) relacionados com dissecção aórtica/ruptura, sendo que nenhum destes atletas passou por cirurgia reparadora de emergência.

Lesões Valvares com Regurgitação

Douglas *et al.* demonstraram, pela ecocardiografia com mapeamento de fluxo em cores, que é alta a prevalência de regurgitação tricúspide e mitral. Em relação à população controle, os autores verificaram que a regurgitação em pelo menos uma das valvas

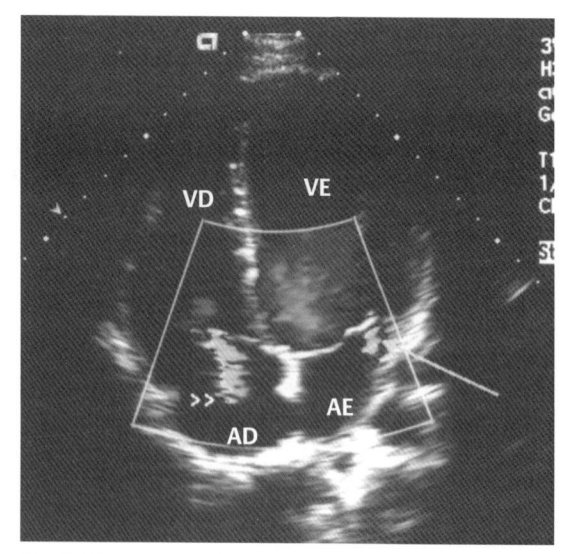

Fig. 8-40. Corte apical mostrando regurgitação fisiológica pelas valvas mitral e tricúspide, com a detecção dos fluxos de regurgitação pelo eco-Doppler em cores. (Ver Pranchas em Cores.) (Imagens do arquivo do autor.)

ocorre em 91% dos atletas contra 38% nos controles (mitral 69% *versus* 27% e tricúspide 76% *versus* 15%), especulando se essa não seria mais uma das adaptações do coração do atleta (**Fig. 8-40**).[96]

Síndrome de Marfan

A Síndrome de Marfan é uma doença hereditária que acomete o tecido conjuntivo e que, nos atletas, pode representar risco de vida. Como esses indivíduos geralmente apresentam estatura elevada, vamos encontrar atletas com essa afecção com maior frequência entre os praticantes de basquete e vôlei.[41]

Esses indivíduos podem apresentar morte súbita decorrente dos processos de dissecção da aorta, regurgitação aórtica aguda e falência ventricular decorrente de doença valvar.

O diagnóstico envolve a história familiar (hereditariedade), alterações musculoesqueléticas (membros alongados, hiperelasticidade das articulações), alterações oculares (subluxação do cristalino) e cardiovasculares.

Pela ecocardiografia, as principais alterações cardiovasculares detectadas são o prolapso da valva mitral e a dilatação da raiz da aorta, que geralmente só vem a se manifestar após a adolescência (**Fig. 8-41**).

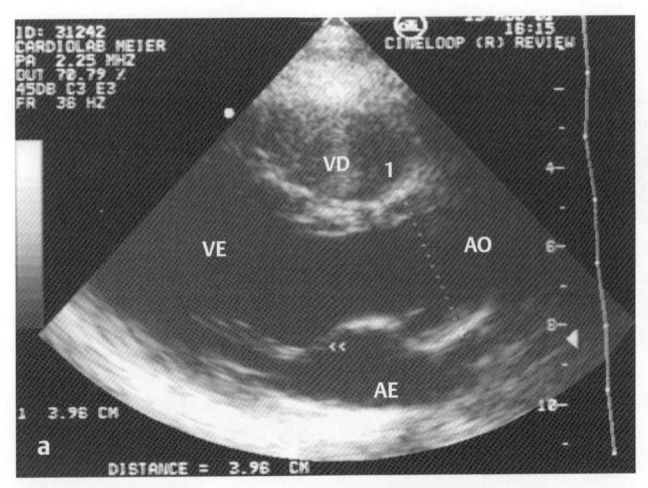

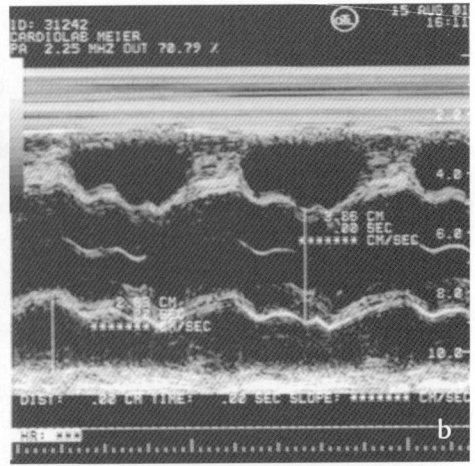

Fig. 8-41. (a) Corte longitudinal mostrando a dilatação da raiz da aorta associada ao prolapso valvar mitral. (b) Traçado unidimensional mostrando o diâmetro aumentado da raiz da aorta com relação ao átrio esquerdo. (Imagens do arquivo do autor.)

Anomalias de Origem das Coronárias

Entre os atletas com idade inferior a 30 anos, a anomalia da origem das artérias coronarianas representa a segunda causa mais comum para a morte durante a prática de exercícios.

Como em atletas jovens consegue-se avaliar, pela ecocardiografia, a origem das artérias coronárias com uma frequência elevada, essa rotina deve ser realizada (**Fig. 8-42**). Em casos de suspeita dessa anomalia da origem da coronária, o indivíduo deve ser afastado dos exercícios e encaminhado para o estudo angiográfico.[97,98]

Na cardiologia atual a ecocardiografia é o principal método não invasivo para avaliar o coração do atleta. A avaliação de todos os atletas pela ecocardiografia (*screening*) é de alto custo e, felizmente, em decorrência da baixa incidência de cardiopatias nos atletas jovens, desnecessária. Um cuidadoso exame clínico e um eletrocardiograma basal são suficientes para a identificação daqueles que vão requerer uma avaliação cardiológica mais apurada, quando, então, a ecocardiografia terá grande importância.

REFERÊNCIAS BIBLIOGRÁFICAS

1. Henschen S, Skilanglauf, Skiwettlauf. Eine medizinische sportstudie. Mitt Med Kim Uppsala (Jena) 1899;2:15-8.
2. Maron BJ, Araújo CG, Thompson PD, Fletcher GF, de Luna AB, Fleg JL, et al. Recommendations for preparticipation; and the assessment of cardiovascular disease in masters athletes. Circulation. 2001;103:327-34.
3. Gleason CN, Kerkhof DL, Cilia EA, Lanyi MA, Finnoff J, Sugimoto D, et al. Early screening for cardiovascular abnormalities with preparticipation echocardiography. Clin J Sport Med. 2017;27(5):423-9.
4. Araujo WB, Moll JN, Weitzel LH, Araujo PP. Ecodopplercardiografia de Esforço — Novo subsídio no diagnóstico da isquemia esforço-induzida. Arq Bras Cardiol. 1988;49(Suppl.1):115.
5. Kraunz K, Kennedy J. Ultrasonic determination of left ventricular wall motion in normal man: Studies at rest and after exercise. Am Heart J. 1970;79:36--43.
6. Myers JH, Stirling MC, Choy M, Buda AJ, Gallagher KP. Direct measurement of inner and outer wall thickening dynamics with epicardial echocardiography. Circulation. 1986;74:164-72.
7. Weissman NJ. The athlete's heart. Critical role of echo. Prog Cardiovasc Dis. 2012;54:380.
8. La Gerche A, Baggish AL, Knuuti J, Prior DL, Sharma S, Heidbuchel H, et al. Cardiac imaging and stress testing asymptomatic athletes to identify those at risk of sudden cardiac death. JACC Cardiovasc Imaging. 2013 Sep;6(9):993-1007.

Fig. 8-42. Exame transesofágico mostrando o tronco da coronária esquerda (TCE) e seus ramos circunflexo (CX) e descendente anterior (DA). (Ver Pranchas em Cores.) (Imagens do arquivo do autor.)

9. Emery MS, Kovacs RJ. Sudden cardiac death in athletes. JACC Heart Failure. 2018;6(1):30-40.
10. Pierard L. Echocardiography in athletes. Curr Cardiol Rep. 2001 Mar;3(2):147-51.
11. Morganroth J, Maron BJ, Henry WL, Epstein SE. Comparative left ventricular dimensions in trained athletes. Ann Intern Med. 1975 Apr;82(4):521-4.
12. Weiner RB, Wang F, Hutter AM Jr, Wood MJ, Berkstresser B, McClanahan C, et al. The feasibility, diagnostic yield, and learning curve of portable echocardiography for out-of-hospital cardiovascular disease screening. J Am Soc Echocardiogr. 2012;25:568-75.
13. Pelliccia A, Culasso F, Di Paolo FM, Maron BJ. Physiologic left ventricular cavity dilatation in elite athletes. Ann Intern Med. 1999 Jan 5;130(1):23-31.
14. Engel DJ, Schwartz A, Homma S. Athletic cardiac remodeling in US professional basketball players. JAMA Cardiol. 2016;1(1):80-7.
15. Rost R. The athlete's heart. Eur Heart J. 1982;3 (Suppl A):193-6.
16. Maron BJ, Maron BA. Revisiting athlete's heart versus pathologic hypertrophy: ARVC and the right ventricle. JACC Cardiovasc Imaging. 2017 Apr;10(4):394-7.
17. Pelliccia A, Avelar E, De Castro S, Pandian N. Global left ventricular shape is not altered as a consequence of physiologic remodeling in highly trained athletes. Am J Cardiol. 2000;86(6):700-2.
18. Pelliccia A, Maron BJ, Spataro A, Proschan MA, Spirito P. The upper limit of physiologic cardiac hypertrophy in highly trained elite athletes. N Engl J Med. 1991;324(5):295-301.
19. Pelliccia A, Maron BJ, Culasso F, Spataro A, Caselli G. Athlete's heart in women. Echocardiographic characterization of highly trained elite female athletes. JAMA. 1996;276(3):211-5.
20. Abernethy WB, Choo JK, Hutter AM Jr. Echocardiographic characteristics of professional football players. J Am Coll Cardiol. 2003 Jan 15;41(2):280-4.
21. Pelliccia A, Spataro A, Di Paolo FM. Determinants and physiological limits of cardiac morphologic adaptations in elite athletes. In: Pellicia A, Caselli G, Bellotti P (Eds.). Advances in sports cardiology. Milan: Springer-Verlag, 1997. p. 27-33.
22. Maron BJ. Structural features of the athlete heart as defined by echocardiography. J Am Coll Cardiol. 1986;7:190-203.
23. Pelliccia A, Maron BJ, De Luca R, Di Paolo FM, Spataro A, Culasso F. Remodeling of left ventricular hypertrophy in elite athletes after long-term deconditioning. Circulation. 2002 Feb 26;105(8):944-9.
24. Nishimura T, Yamada Y, Kawai C. Echocardiographic evaluation of long-term effects of exercise on left ventricular hypertrophy and function in professional bicyclists. Circulation. 1980;61:832-40.
25. Pluim BM, Zwinderman AH, van der Laarse A, van der Wall EE. The athlete's heart. A meta-analysis of cardiac structure and function. Circulation. 2000;101:336-44.
26. Khamis RY, Mayet J. Echocardiographic assessment of left ventricular hypertrophy in elite athletes. Heart 2008;94(10):1254-5.
27. Maron BJ, Pelliccia A, Spataro A, Granata M. Reduction in left ventricular wall thickness after deconditioning in highly trained Olympic athletes. Br Heart J. 1993 Feb;69(2):125-8.
28. Horváth P, Kneffel ZS, Lénárd Z, Kispéter ZS, Petrekanits M, Pavlik G. Echocardiographic parameters in athlete and nonathlete offspring of hypertensive parents. Echocardiography. 2008 Jan;25(1):1-7.
29. Banhegyi A, Pavlik G, Olexo Z. The effect of detraining on echocardiographic parameters due to injury. J Am Coll Cardiol. 2000;35(6):1493-501.
30. D'Andrea A, Riegler L, Golia E, Cocchia R, Scarafile R, Salerno G, et al. Range of right heart measurements in top-level athletes: the training impact. Int J Cardiol. 2013;164(1):48-57.
31. Zaidi A, Ghani S, Sharma R, Oxborough D, Panoulas VF, Sheikh N, et al. Physiological right ventricular adaptation in elite athletes of African and Afro-Caribbean origin. Circulation. 2013;127:1783-92.
32. D'Ascenzi F, Pisicchio C, Caselli S, Di Paolo FM, Spataro A, Pelliccia A. RV remodeling in olympic athletes. J Am Coll Cardiol Img. 2017;10:385-93.
33. D'Ascenzi F, Pelliccia A, Solari M, Piu P, Loiacono F, Anselmi F, et al. Normative reference values of right heart in competitive athletes: a systematic review and meta-analysis. J Am Soc Echocardiogr. 2017;30(9):845-58.
34. D'Ascenzi F, Pelliccia A, Natali BM, Cameli M, Lisi M, Focardi M, et al. Training-induced dynamic changes in left atrial reservoir, conduit, and active volumes in professional soccer players. Eur J Appl Physiol. 2015;115:1715-23.
35. D'Ascenzi F, Caselli S, Solari M, Pelliccia A, Cameli M, Focardi M, et al. Novel echocardiographic techniques for the evaluation of athletes' heart: a focus on speckle-tracking echocardiography. Eur J Prev Cardiol. 2016;23(4):437-46.
36. Lang RM, Badano LP, Mor-Avi V, Afilalo J, Armstrong A, Ernande L, et al. Recommendations for cardiac chamber quantification by echocardiography in adults: an update from the American Society of Echocardiography and the European Association of Cardiovascular Imaging. J Am Soc Echocardiogr. 2015;28:1-39.
37. D'Ascenzi F, Cameli M, Lisi M, Zaca V, Natali B, Malandrino A, et al. Left atrial remodelling in competitive adolescent soccer players. Int J Sports Med. 2012;33:795-801.
38. D'Ascenzi F, Pelliccia A, Natali BM, Zaca V, Cameli M, Alvino F, et al. Morphological and functional adaptation of left and right atria induced by training in highly trained female athletes. Circ Cardiovasc Imaging. 2014;7:222-9.
39. Lakatos BK, Molnár AÁ, Kiss O, Sydó N, Tokodi M, Solymossi B, et al. Relationship between cardiac remodeling and exercise capacity in elite athletes: incremental value of left atrial morphology and function assessed by three-dimensional echocardiography. J Am Soc Echocardiogr. 2020;33(1):101-9.
40. Pelliccia A, Di Paolo FM, De Blasiis E, Quattrini FM, Pisicchio C, Guerra E, et al. Prevalence and clinical significance of aortic root dilation in highly trained competitive athletes. Circulation. 2010;122:698-706.

41. Kinoshita N, Mimura J, Obayashi C, Katsukawa F, Onishi S, Yamazaki H. Aortic root dilatation among young competitive athletes: echocardiographic screening of 1929 athletes between 15 and 34 years of age. Am Heart J. 2000;139:723-8.

42. Boraita A, Heras ME, Morales F, Marina-Breysse M, Canda A, Rabadan M, et al. Reference Values of Aortic Root in Male and Female White Elite Athletes According to Sport. Circ Cardiovasc Imaging. 2016 Oct;9(10):e005292.

43. D'Andrea A, D'Andrea L, Caso P, Scherillo M. Physiological and pathological ventricular hypertrophy. Echocardiography. 2006;23(2):149-57.

44. Spirito P, Pelliccia A, Proschan MA, Granata M, Spataro A, Bellone P, et al. Morphology of the "athlete's heart" assessed by echocardiography in 947 elite athletes representing 27 sports. Am J Cardiol. 1994;74:802-6.

45. Colan SD, Sanders SP, MacPherson D, Borow KM. Left ventricular diastolic function in elite athletes with physiologic cardiac hypertrophy. J Am Coll Cardiol. 1985 Sep;6(3):545-9.

46. Jungblut PR, Osborne JA, Quigg RJ, McNeal MA, Clauser J, Muster AJ, et al. Echocardiographic Doppler evaluation of left ventricular diastolic filling in older, highly trained male endurance athletes. Echocardiography. 2000 Jan;17(1):7-16.

47. Pearson AC, Schiff M, Mrosek D, Labovitz AJ, Williams GA. Left ventricular diastolic function in weight lifters. Am J Cardiol. 1986 Dec 1;58(13):1254-9.

48. Matsuda M, Sugishita Y, Koseki S, Ito I, Akatsuka T, Takamatsu K. Effect of exercise on left ventricular diastolic filling in athletes and nonathletes. J Appl Physiol Respir Environ Exerc Physiol. 1983 Aug;55(2):323-8.

49. Nixon JV, Wright AR, Porter TR, Roy V, Arrowood JA. Effects of exercise on left ventricular diastolic performance in trained athletes. Am J Cardiol. 1991 Oct 1;68(9):945-9.

50. Caselli S, Di Paolo FM, Pisicchio C, Pandian NG, Pelliccia A. Patterns of left ventricular diastolic function in Olympic athletes. J Am Soc Echocardiogr. 2015 Feb;28(2):236-44.

51. Keul J, Dickhuth HH, Simon G, Lehmann M. Effect of static and dynamic exercise on heart volume, contractility, and left ventricular dimensions. Circ Res. 1981 June;48(6 Pt 2):162-70.

52. Longhurst JC, Kelly AR, Gonyea WJ, Mitchell JH. Echocardiographic left ventricular masses in distance runners and weight lifters. J Appl Physiol Respir Environ Exerc Physiol. 1980 Jan;48(1):154-62.

53. Shapiro LM, Smith RG. Effect of training on left ventricular structure and function. An echocardiographic study. Br Heart J. 1984;52:130-5.

54. Venckunas T, Lionikas A, Marcinkeviciene JE, Raugaliene R, Alekrinskis A, Stasiulis A. Echocardiographic parameters in athletes of different sports. J Sports Sci Med. 2008 Mar 1;7(1):151-6.

55. Presti C, Crawford M. Echocardiographic evaluation of athletes. In: Waller B, Harvey WP (Eds.). Cardiovascular evaluation of athletes. New Jersey: Laennec, 1993. p. 63.

56. 26th Bethesda Conference: Recommendations for determining eligibility for competition in athletes with cardiovascular abnormalities. J Am Coll Cardiol. 1994;28:845-55.

57. Maron BJ, Gohman TE, Aeppli D. Prevalence of sudden cardiac death during competitive sports activities in Minnesota High Scholl athletes. J Am Coll Cardiol. 1998;32:1881-4.

58. Sugishita Y, Koseki S, Matsuda M, Yamaguchi T, Ito I. Myocardial mechanics of athletic hearts in comparison with diseased hearts. Am Heart J. 1983 Feb;105(2):273-80.

59. Shapiro LM, McKenna WJ. Left ventricular hypertrophy: Relation of structure to diastolic function in hypertension. Br Heart J. 1984;51:637-41.

60. Grazioli G, Usín D, Trucco E, Sanz M, Montserrat S, Vidal B, et al. Differentiating hypertrophic cardiomyopathy from athlete's heart: An electrocardiographic and echocardiographic approach. J Electrocardiol. 2016 July-Aug;49(4):539-44.

61. Paterick TE, Gordon T, Spiegel D. Echocardiography: profiling of the athlete's heart. J Am Soc Echocardiogr. 2014 Sep;27(9):940-8.

62. Kreso A, Barakovic F, Medjedovic S, Halilbasic A, Klepic M. Echocardiography differences between athlete's heart hearth and hypertrophic cardiomyopathy. Acta Inform Med. 2015 Oct;23(5):276-9.

63. Severino S, Caso P, Galderisi M, De Simone L, Petrocelli A, de Divitiis O, et al. Use of pulsed Doppler tissue imaging to assess regional left ventricular diastolic dysfunction in hypertrophic cardiomyopathy. Am J Cardiol. 1998;82(11):1394-8.

64. Lewis JF, Spirito P, Pelliccia A, Maron BJ. Usefulness of Doppler echocardiographic assessment of diastolic filling in distinguishing "athlete's heart" from hypertrophic cardiomyopathy. Br Heart J. 1992;68(3):296-300.

65. Cardim N, Oliveira AG, Longo S, Ferreira T, Pereira A, Reis RP, et al. Doppler tissue imaging: regional myocardial function in hypertrophic cardiomyopathy and in athlete's heart. J Am Soc Echocadiogr. 2003;16(3):223-32.

66. Zoncu S, Pelliccia A, Mercuro G. Assessment of regional systolic and diastolic wall motion velocities in highly trained athletes by pulsed wave Doppler tissue imaging. J Am Soc Echocardiogr. 2002;15(9):900-5.

67. Matsumura Y, Elliott PM, Virdee MS, Sorajja P, Doi Y, McKenna WJ. Left ventricular diastolic function assessed using Doppler tissue imaging in patients with hypertrophic cardiomyopathy: relation to symptoms and exercise capacity. Heart. 2002;87(3):247-51.

68. Richand V, Lafitte S, Reant P, Serri K, Lafitte M, Brette S, et al. An ultrasound speckle tracking (twodimensional strain) analysis of myocardial deformation in professional soccer players compared with healthy subjects and hypertrophic cardiomyopathy. Am J Cardiol. 2007;100(1):128-32.

69. King GJ, Murph RT, Almuntaser I, Bennett K, Ho E, Brown AS. Alterations in myocardial stiffness in elite

athletes assessed by a new Doppler index. Heartt. 2008;94(10):1323-5.
70. Baggish AL, Wood MJ. Athlete's heart and cardiovascular care of the athlete. Circulation. 2011;123(23):2723-35.
71. Sharma S, Elliott PM, Whyte G, Mahon N, Virdee MS, Mist B, McKenna WJ. Utility of metabolic exercise testing in distinguishing hypertrophic cardiomyopathy from physiologic left ventricular hypertrophy in athletes. J Am Coll Cardiol. 2000 Sep;36(3):864-70.
72. Caselli S, Maron MS, Urbano-Moral JA, Pandian NG, Maron BJ, Pelliccia A. Differentiating left ventricular hypertrophy in athletes from that in patients with hypertrophic cardiomyopathy. Am J Cardiol. 2014;114:1383-9.
73. Samad F, Harland DR, Girzadas M, Jan MF, Tajik AJ. Athlete's heart vs. apical hypertrophic cardiomyopathy: look again! Eur Heart J Cardiovasc Imaging. 2017 Mar 1;18(3):381.
74. Nieminen MS, Rämö MP, Viitasalo M, Heikkilä P, Karjalainen J, Mäntysaari M, et al. Serious cardiovascular side effects of large doses of anabolic steroids in weight lifters. Eur Heart J. 1996 Oct;17(10):1576-83.
75. Gati S, Sharma S, Pennell D. The role of cardiovascular magnetic resonance imaging in the assessment of highly trained athletes. J Am Coll Cardiol Img. 2018;11:247-59.
76. Basso C, Corrado D, Marcus FI, Nava A, Thiene G. Arrhythmogenic right ventricular cardiomyopathy. Lancet. 2009;373:1289-1300.
77. Corrado D, Thiene G, Nava A, Rossi L, Pennelli N. Sudden death in young competitive athletes: clinicopathologic correlations in 22 cases. Am J Med. 1990;89:588-96.
78. Thiene G, Nava A, Corrado D, Rossi L, Pennelli N. Right ventricular cardiomyopathy and sudden death in young people. N Engl J Med. 1988;318:129-33.
79. Pelliccia A, Di Paolo FM, Quattrini FM, Basso C, Culasso F, Popoli G, et al. Outcomes in athletes with marked ECG repolarization abnormalities. N Engl J Med. 2008;358(2):152-61.
80. D'Ascenzi F, Solari M, Corrado D, Zorzi A, Mondillo S. Diagnostic differentiation between arrhythmogenic cardiomyopathy and athlete's heart by using imaging. J Am Coll Cardiol Img. 2018;11(9):1327-39.
81. Jongman JK, Zaidi A, Muggenthaler M, Sharma S. Relationship between echocardiographic right-ventricular dimensions and signal-averaged electrocardiogram abnormalities in endurance athletes. Europace. 2015;17:1441-8.
82. Zaidi A, Sheikh N, Jongman JK, Gati S, Panoulas VF, Carr-White G, et al. Clinical differentiation between physiological remodeling and arrhythmogenic right ventricular cardiomyopathy in athletes with marked electrocardiographic repolarization anomalies. J Am Coll Cardiol. 2015;65(25):2702-11.
83. Prior D, Brosnan M. Echocardiography in athletes. In: Otto C. Practice of clinical echocardiography. (CIDADE?): Elsevier, 2017. p. 744-62.
84. Zuppiroli A, Mori F, Favilli S, Barchielli A, Corti G, Montereggi A, et al. Arrhythmias in mitral valve prolapse: relation to anterior mitral leaflet thickening, clinical variables, and color Doppler echocardiographic parameters. Am Heart J. 1994 Nov;128(5):919-27.
85. Avierinos JF, Inamo J, Grigioni F, Gersh B, Shub C, Enriquez-Sarano M. Sex differences in morphology and outcomes of mitral valve prolapse. Ann Intern Med. 2008;149:787-95.
86. Sriram CS, Syed FF, Ferguson ME, Johnson JN, Enriquez-Sarano M, Cetta F, et al. Malignant bileaflet mitral valve prolapse syndrome in patients with otherwise idiopathic out-of-hospital cardiac arrest. J Am Coll Cardiol. 2013;62:222-30.
87. Basso C, Perazzolo Marra M, Rizzo S, De Lazzari M, Giorgi B, Cipriani A, et al. Arrhythmic mitral valve prolapse and sudden cardiac death. Circulation. 2015;132(7):556-66.
88. Perazzolo Marra M, Basso C, De Lazzari M, Rizzo S, Cipriani A, Giorgi B, et al. Morphofunctional abnormalities of mitral annulus and arrhythmic mitral valve prolapse. Circ Cardiovasc Imaging. 2016 Aug;9(8):e005030.
89. Enriquez-Sarano M. Mitral annular disjunction: the forgotten component of myxomatous mitral valve disease. J Am Coll Cardiol Img. 2017;10:1434.
90. Carmo P, Andrade MJ, Aguiar C, Rodrigues R, Gouveia R, Silva JA. Mitral annular disjunction in myxomatous mitral valve disease: a relevant abnormality recognizable by transthoracic echocardiography. Cardiovasc Ultrasound 2010;8:53.
91. Miller MA, Dukkipati SR, Turagam M, Liao SL, Adams DH, Reddy VY. Arrhythmic mitral valve prolapse: JACC review topic of the week. J Am Coll Cardiol. 2018 Dec 11;72(23 Pt A):2904-14.
92. Burke AP, Farb A, Virmani R, Goodin J, Smialek JE. Sports-related and non-sports-related sudden cardiac death in young adults. Am Heart J. 1991 Feb;121(2 Pt 1):568-75.
93. Ghorayeb N. Coração de atleta. Modificações fisiológicas × supertreinamento e doenças cardíacas. Arq Bras Cardiol. 1995;64(2):161-6.
94. Stefani L, Galanti G, Toncelli L, Manetti P, Vono M, Rizzo M, et al. Bicuspid aortic valve in competitive athletes. Bri J Sports Med. 2008;42(1):31-5.
95. Harris KM, Tung M, Haas T, Maron B. Sudden death in young competitive athletes due to aortic valve and aortic disease. JACC 2013;61(10):E1622-E1622.
96. Douglas PS, Berman GO, O'Toole ML, Hiller WD, Reichek N. Prevalence of multivalvular regurgitation in athletes. Am J Cardiol. 1989 July 15;64(3):209-12.
97. Zeppilli P, dello Russo A, Santini C, Palmieri V, Natale L, Giordano A, et al. In vivo detection of coronary artery anomalies in asymptomatic athletes by echocardiographic screening. Chest. 1998 July;114(1):89-93.
98. Basso C, Maron BJ, Corrado D, Thiene G. Clinical profile of congenital coronary artery anomalies with origin from the wrong aortic sinus leading to sudden death in young competitive athletes. Med Sci Sports Exerc. 2000;35(5)887-90.

RESSONÂNCIA MAGNÉTICA E TOMOGRAFIA COMPUTADORIZADA NA AVALIAÇÃO DO CORAÇÃO DO ATLETA

CAPÍTULO 9

Ibraim Masciarelli Francisco Pinto
Andrei Skromov Albuquerque

"Não é o mais forte que sobrevive, nem o mais inteligente, mas o que melhor se adapta às mudanças."

Charles Darwin 1809-1882

A realização sistemática e constante de atividades físicas intensas, em atletas profissionais, leva ao desenvolvimento de alterações adaptativas que decorrem da necessidade do coração atender às necessidades de oxigênio do organismo frente ao esforço realizado.[1] Dentre estas, destacam-se o aumento do volume das cavidades cardíacas e a hipertrofia miocárdica em graus que variam conforme características genéticas, o sexo, a idade, a intensidade do treinamento e o tipo de esporte praticado.[2-6]

Muitas vezes, na prática clínica, a distinção entre a adaptação fisiológica e algumas cardiopatias, especialmente aquelas que se encontram em estados incipientes, pode representar um desafio diagnóstico em particular diante de sintomas que tanto podem estar relacionados com doenças do coração como a outras condições, como por exemplo, desequilíbrios hidroeletrolíticos, fadiga e erros nutricionais entre outras, como diante de casos de palpitações e síncopes.[1,3,7-9] A prática de atividade física relaciona-se com a redução de eventos cardiovasculares adversos, mas a doença coronária é a principal causa de morte súbita em atletas com mais de 35 anos de idade, faixa etária em que a realização de esportes tem aumentado nos últimos anos.[10] Por isso, o delineamento de estratégias racionais para o rastreio de doença coronária assintomática e a prevenção de desfechos adversos nesta população vem-se mostrando como uma faceta primordial no cuidado cardiológico do atleta profissional ou amador e é um cenário no qual alguns métodos diagnósticos podem vir a exercer papel fundamental.[10,11]

Por outro lado, a investigação em atletas sintomáticos é de extrema importância, pois cardiopatias nesta população associam-se à ocorrência de eventos adversos significativos, sendo o mais temível deles a morte súbita.[6,12-14] Em diferentes países do mundo, diversas cardiopatias figuram como importante causa de mortalidade nestes indivíduos, que muitas vezes apresentam consequências sociais, éticas e jurídicas relevantes e, mais uma vez, a doença coronária deve ser lembrada, em especial em indivíduos com mais de 35 anos de idade.[7,10,13-15]

Por outro lado, muitas vezes, o uso indiscriminado de exames diagnósticos pode implicar aumento desnecessário de custos médicos e levar a decisões clínicas impróprias, até com a suspensão desnecessária de atividades profissionais, sendo, portanto, importante que se analise de forma crítica as principais indicações e limitações de cada exame de imagem, considerando as limitações, e o real valor relativo de cada um dos métodos diagnósticos em atletas.[5,16]

PRINCÍPIOS BÁSICOS DE FORMAÇÃO DE IMAGEM

A seguir apresentaremos algumas informações sobre o processo de obtenção de imagem por tomografia, pois isto se associa à segurança dos exames e a suas potenciais contribuições clínicas.

A tomografia resulta da interação entre um tipo de radiação ionizante (raio X) com o corpo humano e estruturas e materiais no seu interior que atenuem a radiação aplicada. Este exame é disponível na prática clínica há mais de 40 anos e, desde o início do século XXI, passou a ocupar papel central na investigação cardiológica. O equipamento é composto por um tubo gerador de raios X, por elementos detectores que captam a radiação que atravessou o corpo do paciente, e pela maca de exames, sobre a qual o paciente se posiciona e que avança pelo interior do equipamento. Esta técnica caracteriza-se por elevada resolução espacial, o que implica em excelente documentação anatômica, pois se pode reproduzir, de modo não invasivo, estruturas milimétricas. Sua resolução temporal é inferior a de outros métodos, como a ecocardiografia e a ressonância, que também permite melhor caracterização tecidual, muito embora alguns estudos tenham demonstrado que, em certo grau, pode-se identificar a existência de necrose ou fibrose a partir da tomografia.[17]

A tomografia sempre expõe o paciente à radiação ionizante, cujo efeito é habitualmente medido em milisievert, unidade que reflete não apenas a energia com que se geraram os raios X, mas também o efeito biológico causado por estes, e é reduzida a níveis muito seguros, que correspondem, hoje, a 10% ou menos, do que se empregava nos primeiros anos do uso da tecnologia. Paralelamente, houve aprimoramento dos detectores e das técnicas de processamento de imagem, que levam à obtenção de imagens cada vez melhores sem prejuízo da segurança, pois possibilitam obter mais informações anatômicas, a partir de menores níveis de radiação ionizante.[17] Exames para determinar a presença ou não de cálcio nas artérias coronárias podem ser feitos sem contraste, mas grande parte dos casos de atletas submetidos à tomografia requer o uso de meio de contraste iodado. O iodo é utilizado por suas características físicas que tornam factível a análise não invasiva das estruturas vasculares, bem como da irrigação e da perfusão do coração. Dá-se preferência aos materiais não iônicos de baixa osmolalidade e com alta concentração de iodo, pois apresentam baixa taxa de reações adversas (0,2-0,6%) e que raramente são graves (0,01-0,02%). Quando ocorrem, estas reações (que podem ser anafilactoides/idiossincrásicas ou não anafilactoides) surgem, habitualmente, até 1 hora após a injeção, sendo poucas vezes tardias, isto é, que surgem em até 7 dias depois do exame. Dentre os principais fatores de risco para reações anafilactoides, destacam-se evento adverso prévio secundário ao contraste iodado e histórico de doenças alérgicas. Não existe associação confiável com história de alergia a frutos do mar. A utilização de corticosteroides e de anti-histamínicos em pacientes com reações moderadas ou graves prévias pode ser recomendada. As reações não anafilactoides (arritmias, sintomas vasovagais, edema agudo de pulmão e nefropatia induzida) estão relacionadas, também, com o volume de contraste e tem como principais fatores de risco: diabetes, insuficiência renal, paraproteinemias, idade avançada, anemia falciforme, feocromocitoma, hipertireoidismo e uso de betabloqueadores adrenérgicos. A nefropatia pós-constraste surge em 48 horas e tende a reverter em até 10 dias. Hidratação endovenosa antes do exame tem-se mostrado a forma mais efetiva de prevenir esta complicação.

APLICAÇÕES CLÍNICAS DA TOMOGRAFIA NO CORAÇÃO DE ATLETA

Discutiremos a seguir os potenciais usos da tomografia para avaliar o coração de atleta, dando destaque às condições nas quais seu uso apresenta maior contribuição clínica.

Avaliação da Morfologia Cardíaca

A identificação de alterações anatômicas é fundamental para confirmar o diagnóstico de várias condições associadas à morte súbita em atletas, como a cardiopatia arritmogênica do ventrículo direito, cardiomiopatia hipertrófica, cardiomiopatia dilatada, cardiomiopatia restritiva e a origem anômala de artérias coronárias.[8,9,18] Os exames de imagem devem incluir a análise da morfologia das quatro câmaras cardíacas, de modo a permitir a quantificação dos eixos das cavidades e a determinação do aspecto dos átrios e ventrículos, incluindo a determinação da proporção dos eixos. Embora a mensuração dos volumes ventriculares seja habitualmente considerada como parte da análise funcional, a interpretação dos aspectos anatômicos deve incluir o cálculo dos volumes do átrio esquerdo, dos ventrículos ao final de diástole e a relação entre a espessura parietal e os volumes dos ventrículos.

Deve haver cautela, contudo, em relação ao uso isolado dos dados anatômicos, pois alguns atletas podem apresentar resposta fisiológica exacerbada, que dificultam a diferenciação com cardiomiopatias.[9,12,15,18,19] Uma dúvida frequente ao se avaliar atletas é definir se há ou não hipertrofia patológica, pois a presença de cardiomiopatia hipertrófica é um quadro potencialmente grave que pode exigir a suspensão de atividades físicas, sendo esta dificuldade ainda maior em atletas de elite.[20] Em virtude disso desenvolveram-se índices que consideram a relação entre os diferentes parâmetros morfológicos como a espessura miocárdica e os volumes dos ventrículos ao final de diástole. Este índice, que pode ser calculado rapidamente a partir dos dados obtidos na análise rotineira, pode ser utilizado por diferentes exames de imagem.[2,20]

A avaliação da morfometria cardíaca, em especial do ventrículo esquerdo, também pode ser útil na distinção entre casos de adaptação fisiológicas e a presença de doenças cardíacas. Schiros *et al.* demonstraram que tanto os atletas de elite como portadores de regurgitação mitral apresentavam cardiomegalia com aumento significativo dos volumes ventriculares em relação aos casos-controles, nos quais a morfologia elíptica, característica de corações saudáveis, era mantida.[21]

Outras cardiopatias, como a endomiocardiofibrose e o miocárdio não compactado podem ter sua suspeição também feita a partir de dados morfológicos, mas estes parâmetros, isoladamente, podem não levar a resultados definitivos, sempre havendo a possibilidade de as alterações morfológicas resultarem de respostas exacerbadas do miocárdio frente às atividades realizadas. A tomografia, a despeito de ser menos utilizada para este fim, pode ser útil na suspeição de algumas destas condições, como a cardiomiopatia hipertrófica, ou até mesmo para firmar o diagnóstico em outras, como a endomio-

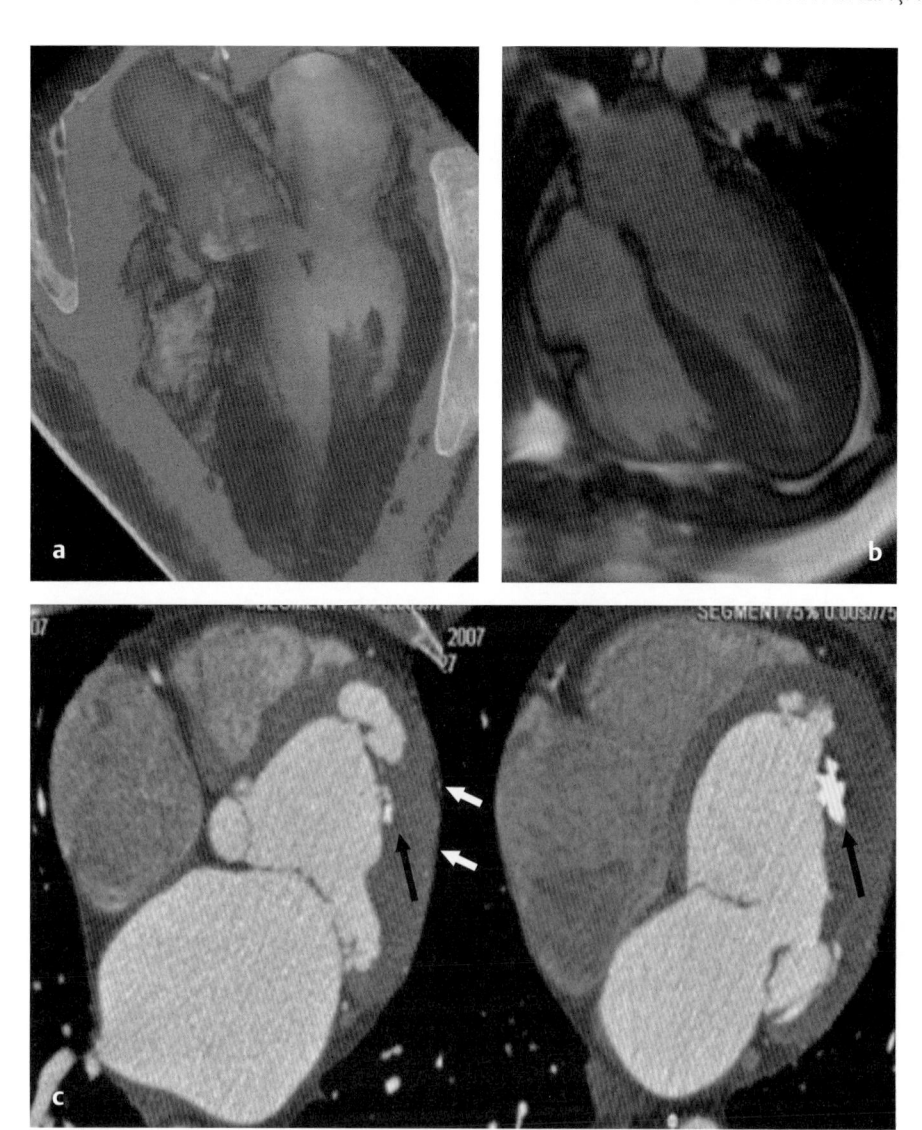

Fig. 9-1. A tomografia permite a identificação de características morfológicas que auxiliam na definição do diagnóstico etiológico de pacientes com suspeita de doenças cardíacas. Neste exemplo vemos imagem de paciente de 38 anos, halterofilista, com queixa de dor precordial (**a,b**) e que não exibia obstruções arteriais, mas mostrava aumento da espessura da porção distal do miocárdio ventricular esquerdo à tomografia (**a**). A ressonância magnética (**b**) confirmou a suspeita de cardiomiopatia hipertrófica na forma apical. Vemos, ainda, (**c**) imagem de paciente de 43 anos, fundista, que apresentou síncope e dispneia progressiva. Existe aumento da espessura da parede lateral distal (**c** - setas brancas) acompanhada de depósitos de cálcio na região subendocárdica (**c** – setas pretas), achados indicativos de endomiocardiofibrose.

cardiofibrose, situação em que a presença de cálcio pode ser um fator determinante para a confirmação etiológica da doença suspeita (**Fig. 9-1**).

Exames de Imagem e Aspectos Funcionais

A despeito da relevância da avaliação anatômica, a análise funcional de atletas com suspeita de cardiomiopatias é fundamental em diversas circunstâncias e deve incluir a análise da função diastólica e/ou sistólica dos ventrículos, a análise da contração regional das paredes ventriculares e o estudo do funcionamento das valvas cardíacas e. Além disso, é a partir da documentação da existência de anormalidades ao esforço, seja espontâneo seja induzido pelo estresse físico ou farmacológico, que se pode confirmar a presença de alterações como cardiomiopatia hipertrófica com estenose subaórtica, cardiopatia arritmogênica do ventrículo direito, disfunção ventricular associada à hipertensão, hipertensão pulmonar, doenças da aorta, e isquemia miocárdica, dentre outras.

A avaliação de dados funcionais pela tomografia é possível e realizada em casos selecionados. Este exame permite avaliar a fração de ejeção de forma precisa, bem como estimar a função diastólica de ambos os ventrículos. Estudos mais recentes têm procurado obter também a análise da deformação miocárdica ao longo do ciclo cardíaco, por meio da quantificação do *strain*. Por ouro lado, a necessidade de se aumentar a exposição do paciente à radiação ionizante tem feito com que sua aplicação clínica fique restrita a casos em que exista contraindicação ao uso da ressonância e nos quais a avaliação por meio da ecocardiografia não tenha oferecido resultados conclusivos.[22]

Em nosso serviço avaliamos 20 pacientes com mais de 35 anos e com fatores de risco para doença coronária, nos quais a presença de obstruções arteriais foi excluída e que mostravam imagens sugestivas de cardiomiopatias. Cardiomiopatia hipertrófica foi encontrada em 12 casos e endomiocardiofibrose em 1, achados que foram confirmados por outros exames. Já nos demais 7, o diagnóstico incluía cardiopatia arritmogênica em 2, cardiomiopatia hipertrófica em 1 e miocardite em 4, a confirmação diagnóstica foi feita apenas por ressonância magnética. Estes resultados ilustram o potencial da tomografia para a avaliação morfofuncional do coração de atletas, mas, ao mesmo tempo, chamam a atenção para o fato de que em muitas condições a análise da tomografia precisa ser complementada por outros métodos diagnósticos (**Fig. 9-2**).

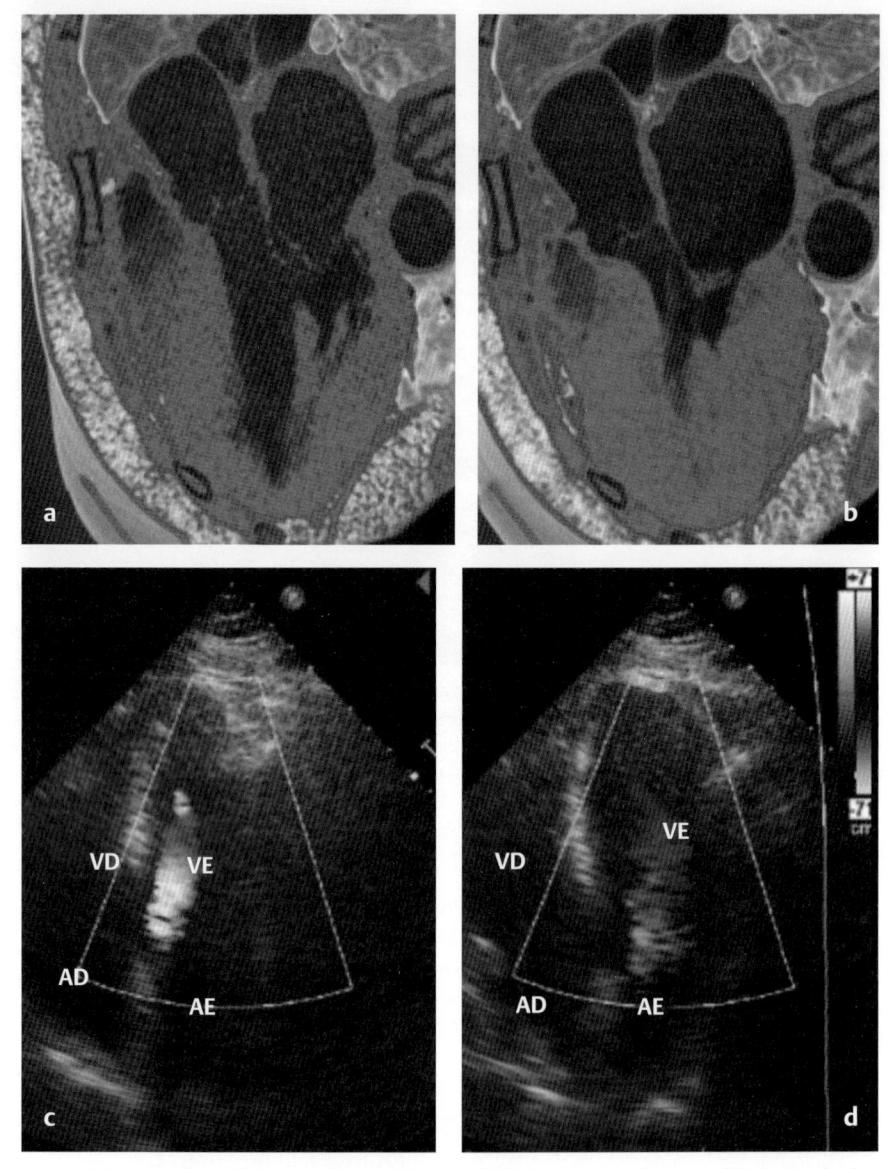

Fig. 9-2. Com o uso da tomografia podem-se realizar análises morfológicas que auxiliem na elaboração do diagnóstico etiológico, ao mesmo tempo em que é possível realizar algumas formas de análises funcionais. Nesta figura vemos imagens adicionais de halterofilista de 38 anos que apresentava dor precordial. A tomografia (**a,b**) permitiu a suspeição de cardiomiopatia hipertrófica, bem como demonstrou que a contratilidade encontrava-se preservada. Contudo, a análise da função diastólica e a determinação se havia ou não gradiente intraventricular só pode ser feita por outros exames, como a Doppler-ecocardiografia (**c,d**). (Ver Pranchas em Cores.)

Exames de Imagem e Caracterização Tecidual

A presença de áreas de inflamação, edema, necrose ou fibrose é um achado que define o caráter patológico de qualquer tipo de alteração encontrada e também permite aprimorar o diagnóstico etiológico de diferentes cardiomiopatias. Diferentes exames tentam, de algum modo, fornecer estas informações, com destaque para a ecocardiografia com o uso do Doppler tecidual e a ressonância magnética com o emprego das técnicas de realce tardio e dos mapas T1 e T2. A tomografia computadorizada apresenta perspectiva animadora com o potencial das técnicas de dupla ou múltipla energia para investigar a presença de anormalidades miocárdicas. Resultados iniciais têm apresentado perspectivas positivas no sentido de indicar a presença de fibrose e até mesmo edema tecidual, aumentando a possibilidade de contribuição diagnóstica deste exame. Contudo, sua aplicação em atletas ainda é limitada e seu uso clínico rotineiro para a avaliação de atletas não pode ser recomendado.[23]

Em nosso serviço logramos encontrar realce tardio em 12 casos de cardiomiopatia hipertrófica e em 16 casos de infarto do miocárdio. Trata-se de atletas sintomáticos que estavam sendo avaliados por suspeita de doença arterial coronária, mas os resultados da tomografia tiveram impacto na definição do diagnóstico etiológico (**Fig. 9-3**). Estes resultados sugerem que este exame tem potencial para auxiliar na caracterização tecidual de esportistas sintomáticos, em especial se houver contraindicação para a realização de ressonância magnética, cujos resultados ainda são superiores neste sentido.

Diagnóstico de Doença Arterial Coronária

A doença arterial coronária permanece uma das principais causas de morte em todo o mundo e sua importância em atletas não pode ser subjugada, mesmo se considerando que a prática regular de atividade física intensa é uma das principais medidas na prevenção de eventos coronários adversos. Além de se apresentar como opção para o diagnóstico não invasivo de obstruções coronárias em atletas com idade mais avançada, a tomografia também permite o diagnóstico incruento de anomalias congênitas das artérias coronárias, que é causa relevante de morte em atletas jovens.[13,14]

A presença de origem atípica das artérias coronárias relacionadas com desfechos desfavoráveis em atletas pode chegar à metade da casuística de morte súbita em alguns relatos[24] e, por isso, deve ser lembrada pelo médico assistente. A investigação quase sempre se inicia pela ecocardiografia, mas a tomografia mostra resultados de excelência nesta

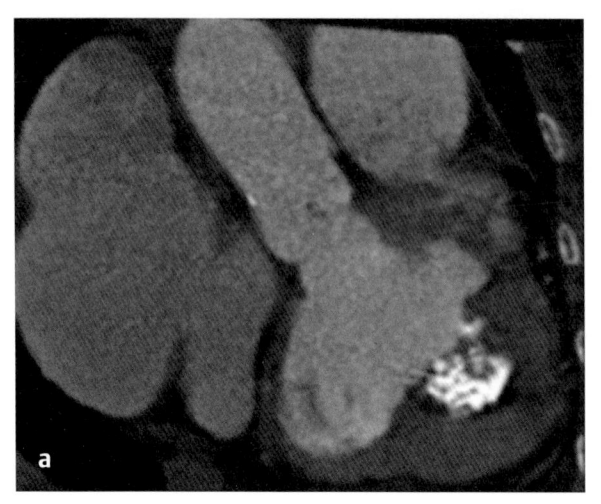

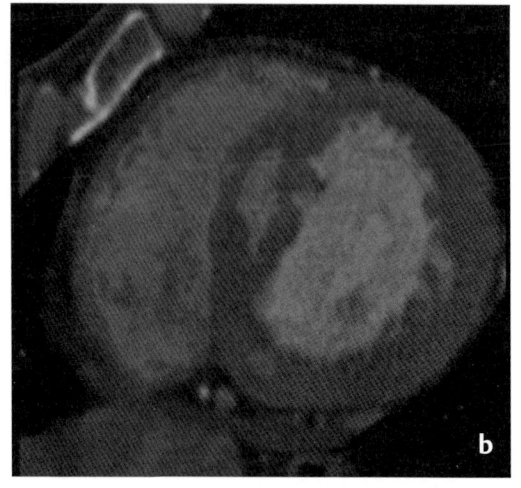

Fig. 9-3. A tomografia permite a caracterização tecidual, ao menos parcial, em diferentes cenários clínicos. Neste exemplo vemos a presença de cálcio intramiocárdico (**a**), situação na qual o exame tem desempenho de excelência. Por outro lado, desde que usados os parâmetros corretos de imagem também é possível encontrar áreas de realce tardio, como a que vemos em **b**. O desempenho do exame ainda é, porém, inferior ao da ressonância magnética neste sentido e tem a desvantagem de exigir dupla exposição à radiação ionizante, mas pode servir de opção quando não se dispõe de outras opções de imageamento cardíaco.

situação uma vez que este exame faculta a análise não apenas da artéria coronária, mas também das demais estruturas cardíacas, o que faculta a identificação de trajetos malignos ou de potencial malignidade, sendo fundamental no planejamento terapêutico.[25] A proporção de doença coronária como causa de morte súbita tem aumentado nos últimos anos, pois os atletas têm exercido suas atividades até faixas etárias mais avançadas e, ao mesmo tempo, indivíduos na quinta e sexta décadas de vida dedica-se a atividades físicas intensas, como a prática de maratonas, corridas de longa distância e até mesmo competem em categorias sêniores.[13] Neste subgrupo, assim como na população em geral, a principal indicação deste exame se dá quando o objetivo principal é excluir a presença de doença arterial coronária como causa dos sintomas, especialmente em casos de pacientes de baixo e intermediário risco.[26] Exames funcionais, por sua vez, são indicados quando se planeja avaliar indivíduos de risco mais elevado, quando o objetivo principal do exame é o de confirmar a presença de aterosclerose que provoque obstruções funcionalmente significativas e, nestes casos, a escolha pode levar ao uso da ecocardiografia por estresse, da ressonância magnética com estresse farmacológico, ou da cintilografia de perfusão miocárdica.[13,26] Quando a suspeita clínica é mais compatível com origem anômala destes vasos, pode-se escolher a ressonância magnética para evitar a exposição do paciente à radiação ionizante, mas a acurácia da reprodução da anatomia é mais fiel pela tomografia computadorizada.[16]

Finalmente, o impacto funcional de estenoses pode ser avaliado também por meio da reserva de fluxo fracionada medida por tomografia computadorizada. Esta é uma forma de avaliar o impacto funcional de uma placa de ateroma, com base na relação entre o fluxo máximo, em condições de hiperemia e sem obstruções, com o fluxo presente, em condições de hiperemia, em vaso comprometido por aterosclerose.[27] O uso desta abordagem iniciou-se na cardiologia invasiva e levou a menor número de revascularizações acompanhadas de significativa redução no número de eventos e do custo, quando comparadas à decisão terapêutica baseada apenas na análise da cinecoronariografia.[28] A utilidade da tomografia para realizar este tipo de avaliação foi testada em vários estudos, dentre os quais o estudo PLATFORM que avaliou 584 pacientes com angina de recente começo, que foram randomizados para serem submetidos ou ao manejo habitual (287) ou à tomografia com o cálculo da FFRct (297). Ao final do período de acompanhamento, os dados obtidos em 581 indivíduos mostraram que não havia diferença em relação ao número de eventos adversos nos dois braços, mas o número de procedimentos invasivos e o custo eram significativamente menores nos pacientes submetidos à tomografia com FFRct.[29] Algumas limitações práticas ainda impedem o uso indiscriminado desta abordagem e seu desempenho em atletas ainda é desconhecido, mas é uma forma de análise não invasiva que pode vir a ocupar papel relevante na pesquisa de isquemia em pacientes com obstruções coronárias. A **Figura 9-4** traz exemplos da contribuição da tomografia na identificação de anormalidades nas artérias coronárias de atletas.

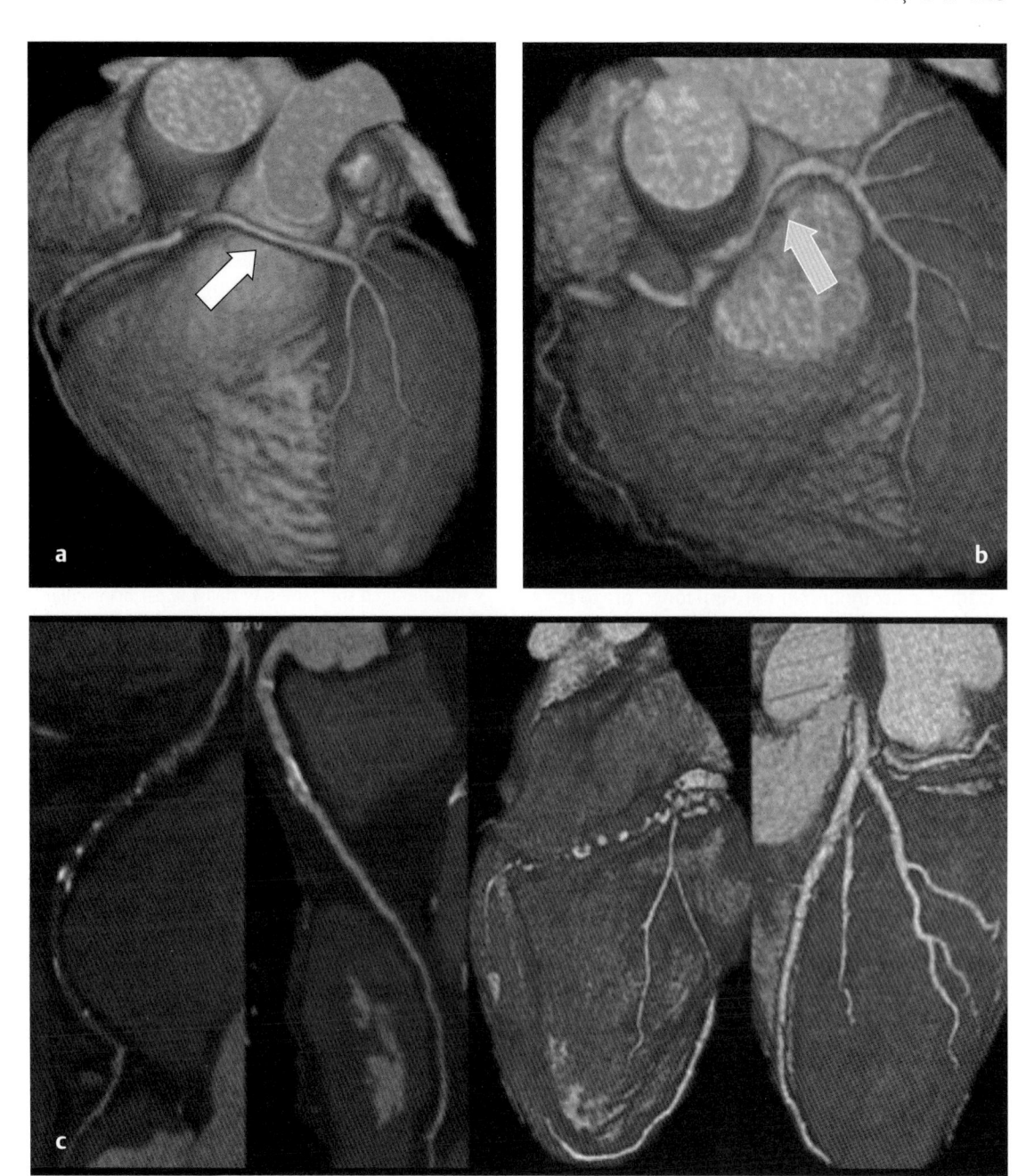

Fig. 9-4. Uma das principais aplicações clínicas da tomografia computadorizada é a avaliação não invasiva das artérias coronárias. Nos atletas pode-se analisar o trajeto na busca de anormalidades congênitas. Nesta figura vemos casos de pacientes que mostram origem atípica das artérias coronárias, que podem surgir como achados incidentais de exames (**a**) uma vez que, a despeito de a coronária esquerda ter sua origem a partir do seio coronário direito ela tem trajeto anterior à via de saída do ventrículo direito e da artéria pulmonar (seta branca), não apresentando sinais de compressão extrínseca. Já na **b** vê-se a imagem de atleta de 27 anos com quadro de síncope e observa-se trajeto do tronco da coronária esquerda entre a aorta e a via de saída do ventrículo direito, o que leva à redução da luz (seta), o que era a condição responsável pelos sintomas. Já a presença de doença arterial coronária é mais prevalente em atletas de idade mais avançada como visto em **c**, que apresenta os achados de maratonista de 37 anos, com história familiar de doença coronária e de uso de esteroides anabolizantes, com queixa de síncope e dispneia de início súbito, que exibe oclusão da artéria coronária direita com opacificação da porção distal do vaso e de seus ramos a partir de circulação colateral. O caráter não invasivo do exame faz dele uma opção interessante para o rastreamento não invasivo de doença coronária em atletas com queixas que possam ser explicadas por obstruções ou alterações congênitas naquele território arterial.

USO DE MÉTODOS DE IMAGEM EM ATLETAS ASSINTOMÁTICOS

Há grande debate envolvendo o uso rotineiro de exames de imagem como primeira linha na triagem de atletas assintomáticos. Alguns autores afirmam que com esta abordagem seria possível encontrar casos de cardiopatias graves em fase pré-clínica, mas que podem levar o atleta à morte no nível de esforço que estes realizam. Outros, contudo, apontam a falta de evidências sólidas que deem base para o uso rotineiro dos exames diagnósticos, afirmando que a aplicação indiscriminada destes exames pode levar a erros diagnósticos, a suspensão desnecessária de atividades físicas com potencial ruína financeira destes atletas e que o número de casos diagnosticados não justifica a utilização de métodos sem base clínica para o uso destes. Alguns afirmam que pode haver até realce tardio, em especial em maratonistas, sem que exista nenhuma cardiopatia subjacente. Contudo, não se dispõe de estudos de acompanhamento em longo prazo para definir-se o real impacto destes achados.

Não há dúvidas, porém, que algum tipo de avaliação de triagem deva ser realizada e que diante da presença de alterações clínicas os exames de imagem, quando adequadamente indicados, contribuirão de modo decisivo para o manejo adequado destes casos.

A **Tabela 9-1** sintetiza as principais indicações da tomografia em atletas.

Tabela 9-1. Principais indicações clínicas da tomografia em atletas

- Avaliação de anomalias congênitas das artérias coronárias
- Pesquisa de DAC em atletas com risco pré-teste intermediário
- Pesquisa de DAC em atletas com dor precordial
- Pesquisa de cardiomiopatias em pacientes que não podem ser submetidos à ressonância magnética

REFERÊNCIAS BIBLIOGRÁFICAS

1. Baggish AL, Wood MJ. Athlete's heart and cardiovascular care of the athlete: scientific and clinical update. Circulation. 2011;123(23):2723-35.
2. De Castro S, Pelliccia A, Caselli S, Di Angelantonio E, Papetti F, Cavarretta E, et al. Remodelling of the left ventricle in athlete's heart: a three dimensional echocardiographic and magnetic resonance imaging study. Heart. 2006;92(7):975-6.
3. Sechtem U. The athlete's heart revisited. Eur Heart J. 1996;17(8):1138-40.
4. Shapira Y, Sagie A, Paz R. [Athlete's heart, or: where is the cut-off point between a healthy adaptive response and heart disease? Part I]. Harefuah 1998;135(12):610-4.
5. Pelliccia A, Caselli S, Sharma S, Basso C, Bax JJ, Corrado D, et al. Internal reviewers for and Eacvi. European Association of Preventive Cardiology (EAPC) and European Association of Cardiovascular Imaging (EACVI) joint position statement: recommendations for the indication and interpretation of cardiovascular imaging in the evaluation of the athlete's heart. Eur Heart J. 2018;39(21):1949-69.
6. Naylor LH, George K, O'Driscoll G, Green DJ. The athlete's heart: a contemporary appraisal of the 'Morganroth hypothesis'. Sports Med. 2008;38(1):69-90.
7. Shephard RJ. The athlete's heart: is big beautiful? Br J Sports Med. 1996;30(1):5-10.
8. Petersen SE, Selvanayagam JB, Francis JM, Myerson SG, Wiesmann F, Robson MD, et al. Differentiation of athlete's heart from pathological forms of cardiac hypertrophy by means of geometric indices derived from cardiovascular magnetic resonance. J Cardiovasc Magn Reson. 2005;7(3):551-8.
9. Zaidi A, Sharma S. The athlete's heart. Br J Hosp Med (Lond). 2011;72(5):275-81.
10. Braber TL, Mosterd A, Prakken NH, Rienks R, Nathoe HM, Mali WP, et al. Occult coronary artery disease in middle-aged sportsmen with a low cardiovascular risk score: The Measuring Athlete's Risk of Cardiovascular Events (MARC) study. Eur J Prev Cardiol. 2016;23(15):1677-84.
11. DeFina LF, Radford NB, Barlow CE, Willis BL, Leonard D, Haskell WL, et al. Association of all-cause and cardiovascular mortality with high levels of physical activity and concurrent coronary artery calcification. JAMA Cardiol. 2019;4(2):174-81.
12. Scharhag J, Urhausen A, Schneider G, Rochette V, Kramann B, Kindermann W. [Left ventricular mass in endurance-athletes with athlete's heart and untrained subjects--comparison between different echocardiographic methods and MRI]. Z Kardiol. 2003;92(4):309-18.
13. Prakken NH, Velthuis BK, Cramer MJ, Mosterd A. Advances in cardiac imaging: the role of magnetic resonance imaging and computed tomography in identifying athletes at risk. Br J Sports Med. 2009;43(9):677-84.
14. Prakken NH, Cramer MJ, Olimulder MA, Agostoni P, Mali WP, Velthuis BK. Screening for proximal coronary artery anomalies with 3-dimensional MR coronary angiography. Int J Cardiovasc Imaging. 2010;26(6):701-10.
15. Pavlik G, Major Z, Varga-Pinter B, Jeserich M, Kneffel Z. The athlete's heart Part I (Review). Acta Physiol Hung. 2010;97(4):337-53.
16. La Gerche A, Baggish AL, Knuuti J, Prior DL, Sharma S, Heidbuchel H, Thompson PD. Cardiac imaging and stress testing asymptomatic athletes to identify those at risk of sudden cardiac death. JACC Cardiovasc Imaging 2013;6(9):993-1007.
17. Sara L, Szarf G, Tachibana A, Shiozaki AA, Villa AV, de Oliveira AC, et al. [II Guidelines on Cardiovascular Magnetic Resonance and Computed Tomography of the Brazilian Society of Cardiology and the Brazilian College of Radiology]. Arq Bras Cardiol. 2014;103(6 Suppl 3):1-86.
18. Utomi V, Oxborough D, Whyte GP, Somauroo J, Sharma S, Shave R, et al. Systematic review and meta-analysis of training mode, imaging modality

and body size influences on the morphology and function of the male athlete's heart. Heart. 2013;99(23):1727-33.
19. Zandrino F, Molinari G, Smeraldi A, Odaglia G, Masperone MA, Sardanelli F. Magnetic resonance imaging of athlete's heart: myocardial mass, left ventricular function, and cross-sectional area of the coronary arteries. Eur Radiol. 2000;10(2):319-25.
20. Scharf M, Brem MH, Wilhelm M, Schoepf UJ, Uder M, Lell MM. Cardiac magnetic resonance assessment of left and right ventricular morphologic and functional adaptations in professional soccer players. Am Heart J. 2010;159(5):911-8.
21. Schiros CG, Ahmed MI, Sanagala T, Zha W, McGiffin DC, Bamman MM, et al. Importance of three-dimensional geometric analysis in the assessment of the athlete's heart. Am J Cardiol. 2013;111(7):1067-72.
22. Galderisi M, Cardim N, D'Andrea A, Bruder O, Cosyns B, Davin L, et al. The multi-modality cardiac imaging approach to the Athlete's heart: an expert consensus of the European Association of Cardiovascular Imaging. Eur Heart J Cardiovasc Imaging. 2015;16(4):353.
23. Ko SM, Hwang SH, Lee HJ. Role of cardiac computed tomography in the diagnosis of left ventricular myocardial diseases. J Cardiovasc Imaging. 2019;27(2):73-92.
24. Mavrogeni SI, Tsarouhas K, Spandidos DA, Kanaka-Gantenbein C, Bacopoulou F. Sudden cardiac death in football players: Towards a new pre-participation algorithm. Exp Ther Med. 2019;17(2):1143-8.
25. Palmieri V, Gervasi S, Bianco M, Cogliani R, Poscolieri B, Cuccaro F, et al. Anomalous origin of coronary arteries from the "wrong" sinus in athletes: Diagnosis and management strategies. Int J Cardiol. 2018;252:13-20.
26. Grupo de Estudo em Ressonância e Tomografia Cardiovascular (GERT) do Departamento de Cardiologia Clínica da Sociedade Brasileira de Cardiologia, Rochitte CE, Pinto IM, Fernandes JL, Filho CF, Jatene A, et al. Cardiovascular magnetic resonance and computed tomography imaging guidelines of the Brazilian Society of Cardiology. Arq Bras Cardiol. 2006;87(3):e60-100.
27. Pijls NH, De Bruyne B, Peels K, Van Der Voort PH, Bonnier HJ, Bartunek J Koolen JJ, et al. Measurement of fractional flow reserve to assess the functional severity of coronary-artery stenoses. N Engl J Med. 1996;334(26):1703-8.
28. Pijls NH, van Schaardenburgh P, Manoharan G, Boersma E, Bech JW, van't Veer M, et al. Percutaneous coronary intervention of functionally nonsignificant stenosis: 5-year follow-up of the DEFER Study. J Am Coll Cardiol. 2007;49(21):2105-11.
29. Douglas PS, De Bruyne B, Pontone G, Patel MR, Norgaard BL, Byrne RA, et al. 1-Year outcomes of FFRCT-guided care in patients with suspected coronary disease: The PLATFORM Study. J Am Coll Cardiol. 2016;68(5):435-45.

TOMO II
EXERCÍCIO FÍSICO NAS DOENÇAS CARDIOVASCULARES

Parte 4 O EXERCÍCIO NA ISQUEMIA

FISIOPATOLOGIA DA ISQUEMIA MIOCÁRDICA NO ESFORÇO

CAPÍTULO 10

Dalton Bertolim Précoma

"Quem não sabe o que busca, não identifica o que acha."
Immanuel Kant 1724-1804

A doença arterial coronariana é uma das principais causas de morte em todo o mundo.[1] No Brasil, são mais de 300 mil óbitos anualmente, por doenças cardiovasculares, incluindo o infarto do miocárdio e o acidente vascular cerebral.[2] O estudo INTERHEART demonstrou que os principais fatores de risco para o desenvolvimento da aterosclerose foram a dislipidemia, o tabagismo, a diabetes melito (DM), a hipertensão arterial, a obesidade, o sedentarismo e o estresse. Por outro lado, este estudo, realizado em 52 países e em 5 continentes, demonstrou que a atividade física diminuiu a incidência da doença coronariana, ao lado da alimentação saudável.[3]

Há duas classificações distintas no contexto fisiopatológico e clínico, a doença coronariana crônica (DCC) e as síndromes coronarianas agudas (SCA). Na DCC a evolução da obstrução coronariana é lenta, com uma placa estável. Ao contrário, nas SCA, as placas possuem um conteúdo inflamatório exacerbado e, após a ruptura, por conta de uma erosão ou fissura da placa, expõe seu conteúdo ocasionando a obstrução do vaso. Esta obstrução pode ser parcial na angina instável (AI) ou no infarto agudo do miocárdio sem supradesnível do segmento ST (IAMSSST). Quando a obstrução do vaso é total, temos o infarto do miocárdio com supradesnível do segmento ST (IAMCSST). Há cinco tipos de infarto do miocárdio (IAM), segundo a Quarta Definição Universal do Infarto do Miocárdio, publicada em 2018.[4]

- **Tipo I:** é o mais frequente, correspondendo a aproximadamente 70% dos casos, onde é encontrada a ruptura por fissura ou erosão da placa.
- **Tipo II:** é ocasionada pelo desequilíbrio entre a oferta e a demanda de O_2. Aqui são representadas as oclusões críticas por complexo tromboplaquetário, espasmo coronariano, além de etiologia por vasospasmo e dissecção não aterosclerótica da placa.
- **Tipo III:** é a morte súbita, onde o presumível diagnóstico é realizado pelo quadro clínico, porém, antes da obtenção dos marcadores de necrose.
- **Tipo IV:** são os casos pós-angioplastia, sendo:

- **IVa:** quando ocorre antes das 48 horas do procedimento e.
- **IVb:** quando a reestenose do *stent* ocorre por trombo recente, semelhante ao tipo I.
- **IVc:** corresponde ao IAM relacionado com o procedimento da angioplastia.
- **Tipo V:** relacionados com a revascularização cirúrgica do miocárdio.

As SCA que possuem a formação de trombo são uma das maiores causas de morte por conta da presença de complicações, principalmente por arritmia cardíaca, morte súbita e insuficiência cardíaca. As complicações mecânicas são graves, a maioria de indicação cirúrgica, são menos frequentes, geralmente são graves e a maioria tem indicação cirúrgica, como a ruptura de parede livre do ventrículo esquerdo, comunicação intraventricular, insuficiência mitral aguda, além de outras. O papel do atendimento imediato, com adequado diagnóstico e tratamento por meio de angioplastia primária, trombolíticos, antitrombóticos e antiplaquetários, que atuam no trombo oclusivo parcial ou total, representam o pilar do tratamento do paciente.

Uma causa menos comum é a obstrução dinâmica, que pode ser desencadeada por espasmo focal intenso de um segmento coronariano epicárdico (Angina de Prinzmetal). Esse espasmo local é causado pela alteração do tônus vasomotor da musculatura lisa vascular e/ou por disfunção endotelial. O espasmo dos vasos mais calibrosos pode ocorrer na região de uma placa desestabilizada, resultando, então, num processo misto de desencadeamento da AI/INQ (infarto sem onda Q). A obstrução dinâmica também pode ocorrer em consequência de disfunção difusa da microvasculatura, como por exemplo, no caso de disfunção endotelial ou constrição anômala dos vasos intramurais. O espasmo coronariano também é a causa presumível para IA/INQ induzida pela cocaína.

O IAMSSST, antigamente chamado de infarto sem onda Q, difere do IAMCSST, com a presença de onda de Q de necrose após a fase aguda sem tratamento, também chamado transmural em decorrência do acometimento de artérias epicárdicas e de maior proporção e possibilidade de complicação.

No IAMSSST, a função ventricular é preservada, possui pior prognóstico quando associada à isquemia residual. Sua importância se deve à maior chance de reinfarto nas primeiras semanas.

ANATOMIA CORONARIANA, MICROCIRCULAÇÃO E RESERVA CORONÁRIA

Anatomia Coronariana

A anatomia dos vasos coronarianos possui adequada correlação com as paredes do ventrículo direito e esquerdo e as derivações do eletrocardiograma. Isto é bem conhecido dos cardiologistas, com avaliação adequada pelos métodos de imagem, tanto pela angiografia coronariana quanto pela angiotomografia computadorizada. Além do acesso à anatomia, o que é fundamental para a prática clínica é a avaliação da microcirculação, que está intimamente relacionada com os fenômenos isquêmicos. A partir dos seios aórticos surgem os óstios da coronária direita e esquerda. A artéria coronária direita corre no sulco atrioventricular e origina os ramos atriais e ventriculares anteriores, o ramo marginal e o ramo interventricular posterior. A artéria coronária esquerda dá origem a dois ramos, o interventricular anterior e o circunflexo. Em 20-30% dos casos em corações normais, há presença de um ramo *diagonalis*.[5]

Microcirculação

A microcirculação constitui uma rede de vasos transmurais, subepicárdicos e subendocárdicos, com mecanismos específicos de controle dos vasos de resistência

Wacker et al.[6] conseguiram, em seus experimentos com RM, avaliar pela primeira vez a ativação da microcirculação cardíaca consequente a uma estenose coronariana. Hong et al.,[7] em modelo experimental em suínos, verificaram que uma lesão coronariana epicárdica que cause importante redução de fluxo distal, ocasionando hibernação de uma região miocárdica, também ocasionará remodelamento nas arteríolas intramiocárdicas, com espessamento parietal e redução do lúmen. Essas alterações estruturais restringirão ainda mais o fluxo para a região hibernante e pode ser a explicação fisiopatológica para uma alteração do fluxo coronariano após a revascularização. Esses achados foram confirmados por Sorop et al.,[8] que também verificaram que esses vasos passam a ser hiper-responsivos à ação vasoconstritora da endotelina-1, o que agravaria ainda mais a condição isquêmica dessa região.

Alguns autores têm se dedicado a buscar a maior eficiência da análise investigativa da microcirculação, principalmente de forma não invasiva, onde se destaca o método do PET.[9,10] Buscam também essa evidenciação precoce nas mulheres, destacadamente na fase pós-menopausa.[11]

Reserva Coronariana

O tônus dos vasos de resistência coronarianos é resultado de uma miríade de influências vasodilatadoras e vasoconstritoras, que são exercidas pelo miocárdio, endotélio e fatores neuro-humorais. Em contraste com a visão tradicional que a isquemia miocárdica produz dilatação máxima na microcirculação, foi visto em estudos mais recentes que a microvasculatura retém uma reserva de vasodilatação e se mantém responsiva aos estímulos vasoconstritores.[12]

Nos pacientes com Síndrome X foi verificado que há alterações reológicas do sangue que contribuem significativamente na fisiopatologia da doença, afetando, de forma adversa, o fluxo na microcirculação coronariana. Medidas terapêuticas que visem normalizar a reologia do fluxo devem ser a melhor alternativa a ser explorada.[13]

DISFUNÇÃO ENDOTELIAL, ATEROSCLEROSE E TÔNUS VASOMOTOR

Disfunção Endotelial

O termo "função endotelial" refere-se às múltiplas funções fisiológicas exercidas pelo endotélio vascular que mantém a homeostase da parede vascular, incluindo a vasomotilidade normal, a inibição da agregação plaquetária e a geração de trombos, além de manter a relativa impermeabilidade.

Os fatores de risco cardiovasculares (sedentarismo, obesidade, hipercolesterolemia, hiper-homocisteinemia, hipertensão, diabetes, resistência à insulina, fumo e idade) ativam os processos pró-oxidativos que reduzem a ação do óxido nítrico (NO), fazendo parte da transição da função endotelial normal para a disfunção endotelial.

A disfunção endotelial é um dos estágios mais precoces da aterosclerose, precedendo a formação do ateroma. Uma das principais consequências é a ação reduzida dos vasodilatadores, principalmente do NO, dando lugar ao aumento dos fatores de contração do vaso, sendo que este desequilíbrio constitui a disfunção endotelial.[14-17]

Tônus Vasomotor

O endotélio vascular é um importante modulador do tônus vasomotor por meio da produção de substâncias vasodilatadoras e vasoconstritoras. No vaso normal existe um equilíbrio entre a vasodilatação, cuja substância principal é o óxido nítrico (NO) e fatores relaxantes derivados do endotélio (EDRF) e a vasoconstrição (sendo os principais a endotelina e a angiotensina II). Além disso, os fatores proliferativos sintetizados pelo vaso contribuem com a evolução do processo aterosclerótico e a obstrução do vaso.[18]

Papel dos Vasodilatadores

Os principais vasodilatadores que abordaremos neste contexto serão o NO, a adenosina, o fator relaxante derivado do endotélio (EDRF), as cininas e os eicosanoides.

No contexto da vasomotricidade, o NO desempenha um papel fundamental. Molécula sintetizada pelo endotélio vascular é um vasodilatador endógeno que permitiu novo entendimento do comportamento biológico vascular. A isquemia miocárdica seguida de reperfusão coronária resulta em disfunção endotelial caracterizada por reduzida liberação de NO, não influenciando diretamente sobre o tamanho do infarto. Seu papel, talvez, seja a manutenção do equilíbrio entre os fatores vasoconstritores (endotelina, prostaglandina H2) e os fatores vasorrelaxantes, determinando o tônus vascular na circulação.[18,19]

O NO aumenta o fluxo sanguíneo durante o estímulo metabólico. A inibição do NO reduz a magnitude da hiperemia metabólica em animais e nas circulações periférica e coronariana em humanos. A produção de NO aumenta em resposta ao estímulo metabólico em razão de pelo menos dois mecanismos: pela hipóxia, que é um estímulo para que o endotélio libere NO e, porque o NO é o principal mediador da dilatação dependente do fluxo.[18,19]

Embora a hipóxia possa iniciar a hiperemia, a dilatação mediada pelo fluxo a mantém e até mesmo a aumenta. Em suporte a esse fato, pode-se observar que a inibição do NO atenua a fase tardia da hiperemia reativa, quando a dilatação mediada pelo fluxo seria esperada.

O efeito relaxante do NO é mediado por sua difusão pelas células do músculo liso, nas quais causa ativação intracelular da guanilato-ciclase, aumento na guanosina monofosfato cíclica (GMPc), e consequente queda do cálcio intracelular. Uma vez liberado pelas células endoteliais, o NO tem uma meia-vida curta, limitada pela interação com outros radicais livres nos tecidos, principalmente o superóxido, e pela entrada nas hemácias para reagir com a oxi-hemoglobina. Em alguns leitos vasculares o NO é continuamente liberado, contribuindo para a manutenção do estado de vasodilatação.

O óxido nítrico endotelial sintetase produz o NO a partir da conversão do aminoácido L-arginina para a L-citrulina na presença de tetra-hidrobiopterina (BH4) e cálcio-modulina. O NO é considerado o mais importante elemento vasorrelaxante do endotélio. Também tem a função de inibição plaquetária, leucocitária e atua modulando a proliferação nas células musculares lisas.[20]

A liberação do NO acima deste nível basal é estimulada pela acetilcolina (ACH), por produtos do processo da trombose (por exemplo, a trombina), pelos agregantes plaquetários (por exemplo, serotonina, ADP), por outras substâncias (por exemplo, histamina e bradicinina), e pelo aumento do *shear stress* resultante de aumento do fluxo sanguíneo; sendo este último responsável pela vasodilatação mediada pelo fluxo. A vasoconstrição, tal como a induzida pelos agonistas alfa-adrenérgicos, também pode estimular a liberação de NO. Embora seu efeito final seja a vasoconstricção, no caso de haver vasodilatação dependente do endotélio haverá atenuação do efeito vasoconstritor.[18,20]

Sabe-se que a célula endotelial que reveste todo o sistema circulatório não representa apenas barreira passiva de difusão de elementos do sangue para os tecidos, mas exerce uma variedade de funções biológicas. O endotélio modula o tônus do músculo liso vascular, liberando simultaneamente fatores relaxantes derivados do endotélio (EDRFS) e fatores constritores derivados do endotélio (EDCFs). Em condições fisiológicas, o endotélio também regula o crescimento do músculo liso vascular e a agregação e adesão plaquetárias, controlando, assim, as funções cardiovasculares. O desequilíbrio na produção e/ou liberação de EDRFs e EDCFs pode contribuir, portanto, para a gênese de doenças cardiovasculares.[21]

Talvez a mais importante substância vasodilatadora produzida pelas células endoteliais seja o EDRF. A descoberta do EDRF em 1980, por Furchgott, resultou da observação que havia necessidade de o endotélio estar íntegro para que ocorresse a vasodilatação induzida pela acetilcolina (ACH).[22] Com o endotélio íntegro, a ACH produz vasodilatação dose-dependente, caso contrário a ACH induz somente a vasoconstrição.

Ludmer *et al.* demonstraram a vasoconstrição paradoxal da acetilcolina em segmentos de artérias ateroscleróticas, onde predominam as substâncias vasoconstritoras. Este estudo foi fundamental para a explicação do predomínio da ação vasoconstritora na aterosclerose.[23] Outro estudo analisou 19 pacientes com respostas vasoconstritoras à acetilcolina, inicialmente semelhantes, sendo que um grupo (10 pacientes) foi submetido a quatro semanas de exercício físico. O objetivo foi a verificação da resposta à acetilcolina com doses progressivas e a análise do diâmetro vascular por angiografia quantitativa. O grupo submetido a exercício teve melhora da vasodilatação dependente do endotélio nas coronárias epicárdicas e nos vasos de resistência.[24] Portanto, a ACH tem duas ações distintas e opostas nos vasos sanguíneos: a dilatação mediada pelo endotélio e a vasoconstrição mediada pela musculatura lisa, sendo o efeito final em qualquer vaso o resultado dessas duas ações. Na maioria das artérias sadias, a vasodilatação induzida pelo endotélio predomina sobre a vasoconstrição. O EDRF foi identificado como o radical NO. O fator hiperpolarizante derivado do endotélio (EDHF) tem sido demonstrado em coronárias de humanos e nas arteríolas periféricas *in vitro*, sendo que o NO inibe a produção de EDHF. Alguns pesquisadores têm sugerido que a doença, ao reduzir a biodisponibilidade do NO, reduz o efeito inibitório, mantendo então a função de vasodilatação endotelial através da regulação pelo EDHF. A idade e a hipercolesterolemia parecem reduzir tanto a EDHF quanto o NO nas arteríolas periféricas humanas. Assim como o NO, o EDHF é uma substância multipotente com propriedades anti-inflamatórias, cuja significância na fisiologia das coronárias normais em humanos ainda não foi estabelecida.[25]

A adenosina é um potente dilatador coronariano, sendo considerado importante mediador na ativação da vasodilatação induzida pelo metabolismo, quando da diminuição da perfusão coronariana. A produção de adenosina aumenta durante o desequilíbrio entre a demanda e a oferta de oxigênio, sendo que a concentração intersticial de adenosina tem um paralelismo com o aumento do fluxo coronariano. A adenosina tem significante papel na regulação do fluxo coronariano na hiperemia reativa, na hipóxia, na estimulação inotrópica com isoproterenol e com dobutamina e no estresse mental. Por outro lado, a adenosina não atua na vasodilatação coronariana na estimulação inotrópica com norepinefrina ou com estresse induzido pelo marca-passo atrial.[26]

Outras substâncias endoteliais que dilatam as coronárias são a serotonina, a histamina, a bradicinina e a substância P.

A ativação da cascata do ácido araquidônico tem sido descrita nas doenças das artérias coronarianas, entretanto, uma ligação clara entre essa ativação e as manifestações clínicas da isquemia ainda não foi demonstrada.[27]

Os eicosanoides representam uma família de ácidos graxos que possuem um complexo efeito biológico. Os três principais grupos de produtos que são sintetizados a partir do ácido araquidônico via distintos processos enzimáticos, incluindo as prostaglandinas, os leucotrienos, os tromboxanos e os epóxidos.[28]

A prostaciclina é um potente vasodilator derivado do endotélio pela ação da ciclo-oxigenase. Seu papel no controle do tônus vascular era controverso até recentemente. A administração de aspirina tem pouco efeito na pressão arterial, sugerindo que a inibição da ciclo-oxigenase não causa vasoconstrição sistêmica generalizada. A administração de indometacina reduz o fluxo coronariano na condição de repouso, mas este efeito vasoconstritor pode não ser secundário à inibição da síntese das prostaciclinas. Pacientes com aterosclerose têm a produção de prostaciclina aumentada. Nesses pacientes, a administração de aspirina para inibir a ciclo-oxigenase revelou que a prostaciclina contribui significativamente no tônus vasodilatador das artérias epicárdicas e, nas arteríolas de resistência e atua na dilatação coronariana mediada pelo fluxo e pelo metabolismo. A vasodilatação coronariana mediada pela prostaciclina parece ser a mais importante num cenário caracterizado pela deficiência do NO, provendo importante mecanismo compensatório.[29]

O papel dos leucotrienos no processo isquêmico seria o de prover o sinal quimiotático para o recrutamento dos neutrófilos na zona isquêmica, atuando como mediador no processo inflamatório, por aumentar a permeabilidade endotelial.[30] Os epóxidos estariam envolvidos na modulação da homeostase intracelular do cálcio.[31]

Papel dos Vasoconstritores (Endotelina e Angiotensina II)

A Endotelina-1 (ET-1) é um peptídeo com 21 aminoácidos secretado pelas células endoteliais e que possui potente ação vasoconstritora. Posteriormente foram identificados mais dois peptídeos dessa mesma família, que foram denominados Endotelinas 2 e 3 (ET-2 e ET-3), que não são secretados pelo endotélio. A vasoconstrição mediada pela ET-1 é de início lento e permanece por minutos a horas. A ação da ET-1 é desencadeada por vários fatores (hipóxia, *shear stress*, trombina, angiotensina, epinefrina, vasopressina) exercendo sua função por influenciar o tônus vasoconstritor. Por outro lado, o peptídeo atrial natriurético, a ET-3, prostaglandina E2 e a prostaciclina atuam reduzindo a secreção da ET-1.

A concentração plasmática da ET-1 está elevada em inúmeros casos de alterações vasculares, incluindo hipercolesterolemia, hipertensão, aterosclerose, IAM e cardiomiopatia dilatada. Além do endotélio vascular, macrófago e células da musculatura lisa são fontes de ET-1 na parede vascular, estando presentes em quantitativo considerável no caso de placas vulneráveis ou que sofreram rupturas. Consistente com isso é o achado de que placas obstrutivas na síndrome coronariana aguda mostram maior concentração de ET-1 do que as placas avaliadas nos casos de angina estável.

Além da influência no tônus vascular, a ET-1 estimula a proliferação da musculatura lisa, o remodelamento vascular e a adesão dos leucócitos. Esses fatores têm papel importante na inflamação e na aterogênese, atuando possivelmente também na reestenose após trombólise ou ATC com ou sem implante de *stent*.[32]

A angiotensina II (Ang II) é o elemento principal na resposta vasoconstritiva através da ativação do receptor Ang II tipo I (AT1-R) das células musculares lisas. Ela também induz a atividade da NAD(P)H-oxidase e aumenta as espécies reativas de oxigênio.[33]

Regulação Neural da Resistência Vascular Coronariana

O controle neural da circulação coronariana complementa esses efeitos locais. As artérias epicárdicas e as arteríolas coronárias são extensivamente inervadas pelas fibras simpáticas e parassimpáticas, além de apresentarem receptores adrenérgicos e muscarínicos.

Controle Simpático

Vasoconstrição Alfa-Adrenérgica
Quando as ações de inotropismo e cronotropismo cardíaco pela ativação das fibras simpáticas são bloqueadas pelos antagonistas adrenorreceptores beta, ocorre vasoconstrição mediada pelos receptores alfa.

Vasoconstrição Reflexa Alfa-Adrenérgica
Hipotensão leva à ativação das fibras simpáticas e à inibição da estimulação vagal.

A vasoconstrição coronariana alfa-adrenérgica pode ser demonstrada pela ativação de outra via reflexa simpática, como o *cold pressor test* (imersão de uma mão dentro da água com gelo).

Vasodilatação Beta-Adrenérgica
A ativação dos receptores beta leva à vasodilatação coronariana, mediada, principalmente, pelo receptor β1 em artérias mais calibrosas, e pelos receptores β2 nas arteríolas de resistência.

Dakak *et al.*[34] verificaram que o estresse mental causa vasoconstrição na microcirculação coronariana nos portadores de DAC ao contrário do observado em indivíduos normais, porém, não influencia a circulação coronariana epicárdica.

Aterosclerose
A lesão inicial da aterosclerose envolve a íntima da artéria, constituindo o acúmulo e a agregação de partículas de lipoproteínas de baixa densidade (LDL) na camada endotelial. A passagem das partículas do LDL se faz através das junções celulares e, em conjunto com a apolipoproteína B (apo B), interagem com os monócitos formando um processo inflamatório. O LDL se modifica e sofre um processo de oxidação, lipólise, proteólise e agregação, formando a célula espumosa (**Fig. 10-1**) e, na sequência, através de um contínuo recrutamento de células para o espaço endotelial através das moléculas de adesão e migração leucocitária, formando, na sequência, a placa aterosclerótica. Este processo ainda envolve uma sequência de etapas que contam com a contribuição dos fatores de risco, da disfunção endotelial, dos mecanismos inflamatórios, fatores imunológicos, além de outros.[18,19,35] Marcadores do estresse oxidativo são bons preditores não só da doença vascular aterosclerótica,[36-38] mas também do prognóstico a longo prazo.[39,40] A mieloperoxidase no soro e no plasma[37,41] e o isoprostano parecem ser importantes marcadores prognósticos. Além disso, a forma reduzida da glutationa e da cisteína, e a dosagem da peroxidação dos lipídios no sangue são achados com forte e independente correlação com a espessura médio-intimal nas carótidas e disfunção endotelial.[41-44]

Estudo de Sloan *et al.*[45] demonstrou que os exercícios de alta intensidade e a longo prazo podem regular a liberação das citocinas e exercer efeitos anti-inflamatórios. Neste estudo, realizado em 61 pessoas saudáveis e sedentárias, com a média de 32,5 anos, foram randomizadas em dois grupos e submetidos a exercício de moderada e alta intensidade, por 12 semanas. O grupo de exercícios de alta intensidade teve redução dos níveis de citocinas.

Após as fases iniciais da aterosclerose, caracterizada pela disfunção endotelial e a agregação e migração de macrófagos e linfócitos para a íntima do vaso coronariano, a camada de células musculares lisas (CML) desempenham importante papel na síntese celular, além de seu fenótipo contrátil, participando na

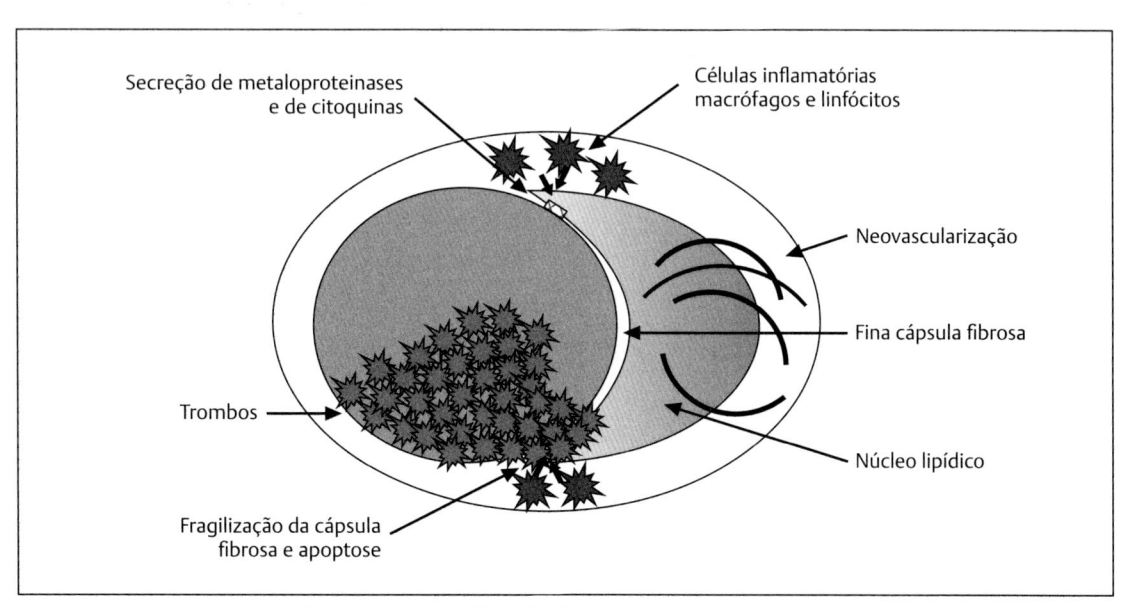

Fig. 10-1. Os monócitos se transformam em macrófagos *lipid-laden* ou *foam cells* (células espumosas), como consequência do acúmulo de lipoproteínas e subsequente liberação de citoquinas, oxidantes e matriz de metaloproteinase

produção de matriz extracelular, na migração e proliferação celular, além de seus fenótipos contráteis. Também estimulam o acúmulo de células espumosas a captação de receptores inflamatórios e moléculas de adesão, além da produção de citocinas.[46]

Três fatores de risco coronariano merecem destaque na formação da aterosclerose: a dislipidemia, a hipertensão arterial e o diabetes.

Na dislipidemia, os níveis elevados das lipoproteínas (VLDL e LDL) possuem considerável potencial aterogênico, pela ação do processo oxidativo. Há evidência que a β-VLDL poderia ativar as funções inflamatórias das células endoteliais. As partículas de HDL podem exercer a neutralização dos efeitos pró-inflamatórios pelo transporte de enzimas antioxidantes, como os fatores de ativação plaquetários e paraoxonase.[47,48]

Na hipertensão arterial, o elemento principal na participação da aterosclerose é a angiotensina II (AII), que, além das propriedades vasoconstritoras, pode estimular o processo inflamatório da íntima pela ação dos ânions superóxidos nas células endoteliais. Outra importante ação é nas células musculares lisas das artérias, aumentando a produção de citocinas pró-inflamatórias, como a interleucina (IL-6) e a proteína-1 quimioatrativa dos monócitos (MCP-1) e a adesão de leucócitos nas células endoteliais.[49-51]

No diabetes, a hiperglicemia pode ocasionar modificações de macromoléculas pela formação de glicanos (AGE). Também, pela ação nos receptores de superfície da AGE, pelas proteínas modificadas, pode ocorrer aumento da secreção das citocinas pró-inflamatórias e a ativação de outras vias inflamatórias nas células endoteliais. Além da hiperglicemia, o diabetes promove estresse oxidativo mediado pelos grupos carbonil.[52] Tchaikovski et al.[53] verificaram que nos diabéticos existe redução da quimiotaxia dos monócitos em resposta ao fator de crescimento do endotélio vascular (VEGF), ao mesmo tempo em que ocorre aumento da resposta que envolve a migração de células, incluindo a p-38 mitogênio proteinoquinase ativada. Constatou-se assim um paradoxo; aumento das vias de ativação dos monócitos, basalmente, e redução da resposta destes monócitos ao VEGF.[54]

Moléculas de Adesão Celular e a Resposta Inflamatória na Aterosclerose

A resposta inflamatória é iniciada por uma lesão endotelial causada por fatores diversos como já visto anteriormente: LDL oxidadas, radicais livres e alguns patógenos (virais e bacterianos). As células endoteliais lesionadas recrutam os leucócitos circulantes para o local da lesão, sendo que a interrupção da barreira endotelial permite a infiltração leucocitária na parede do vaso.

O recrutamento e a infiltração dos leucócitos na parede vascular são um processo complexo e envolvem uma série de adesões e liberações de moléculas nas células endoteliais ativadas e nos leucócitos.[55]

A desintegrina e as metaloproteases (ADAMs) são glicoproteínas e enzimas regulatórias que se ancoram na membrana celular levando à adesão celular, e também atuam como conversores proteolíticos das proteínas ligadas às membranas em proteínas solúveis.[56-58] Os processos de interação entre as membranas e as superfícies moleculares são mediados pelas ADAMs no recrutamento dos leucócitos e no controle das interações entre as células vasculares e não vasculares. ADAM-15 está hiperativada nas lesões ateroscleróticas, sugerindo que as ADAMs participam na formação das lesões.

O endotélio expressa várias moléculas de adesão celular como a P-selectina, E-selectina, a molécula de adesão das células vasculares (VCAM-1) e a molécula de adesão intracelular (ICAM-1). Estas moléculas influenciam as plaquetas, através da P-selectina e nos leucócitos, através da E-selectina, VCAM-1 e ICAM-1.[59] Estes elementos são essenciais no início da aterosclerose e na sua progressão.

Vários estudos demonstram que somente o exercício intenso aumenta os níveis de ICAM-1 e P-selectina.[60-63] O exercício moderado não altera os níveis de E-selectina, VCAM-1 ou ICAM-1.[62] A intensidade da liberação destas moléculas, influenciadas pelo sistema adrenérgico, pode estar relacionada com a força de cisalhamento.[61]

Papel da Infecção na Aterosclerose

Estudos epidemiológicos sugerem uma associação entre alguns patógenos e a aterosclerose, como: *Chlamydia pneumoniae, cytomegalovirus, Helicobacter pylori*, e bactérias associadas à doença periodontal.[64] Tem sido sugerido que estes patógenos influenciam a biologia do ateroma pela modulação das interações macrófagos-lipoproteínas. O aumento da oxidação do LDL expressa a adesão das moléculas e as citoquinas inflamatórias e atividade protrombótica. A clamídia tem propriedades aterogênicas independentes através da proteína-60 (HSP-60).[65,66] Os citomegalovírus produzem uma proteína que se liga e inativa os p53, resultando em proliferação celular e aumento da produção da Lp(a) e fibrinólise.[67]

Vários trabalhos têm demonstrado a relação entre eventos cardiovasculares e doença periodontal. Particularmente a *Porphyromonas gingivalis* tem sido associada ao desenvolvimento de placas ateroscleróticas. Piconi et al. verificaram, num estudo longitudinal, que os biomarcadores inflamatórios, a adesão de moléculas endoteliais, a ativação dos marcadores de leucocitose e o espessamento do complexo médio intimal podem ser beneficiados pelo tratamento da periodontopatia isoladamente.[68]

ALTERAÇÕES ESTRUTURAIS E ADAPTAÇÕES DO CORAÇÃO FRENTE AO EXERCÍCIO

O exercício de resistência pode levar à hipertrofia miocárdica, aumentado a massa ventricular até em 30%, através de aumento dos miócitos e artérias coronárias, sem alterar o colágeno extracelular. Estas adaptações visam ao melhor desempenho do coração. Isto é observado no exercício pelo aumento da demanda de oxigênio do miocárdio através do aumento do fluxo sanguíneo, promovido pela dilatação dos vasos de resistência no músculo esquelético.[63] Em condições basais o coração necessita de 10 a 20% do consumo total de oxigênio para o metabolismo basal, principalmente para a contração miocárdica.[69,70] Os mecanismos que fazem a elevação do débito cardíaco e a pressão arterial durante o exercício dependem de frequência cardíaca, contratilidade e desempenho ventricular. O aumento da FC é responsável por 50 a 70% do aumento do consumo de oxigênio durante o exercício.[71-73] A contratilidade é aumentada pelo estímulo adrenérgico.[71]

Durante o exercício, uma estenose coronariana possui uma adaptação para manter o fluxo sanguíneo através da "autorregulação", que é definida como a capacidade de manter o fluxo mediante a mudança de pressão de perfusão, com as necessidades metabólicas constantes. As artérias epicárdicas são os vasos de condutância e contribuem muito pouco para a resistência coronária total. Isto pode mudar através da "autorregulação" quando a obstrução da luz do vaso se torna crítica (acima de 70% da área transversal), provocando aumento na resistência proximal e a diminuição na pressão de perfusão distal. A reserva de fluxo (que é a razão entre o fluxo coronariano máximo e basal) é atenuada. Na progressão da obstrução coronariana, a autorregulação se esgota, diminuindo o fluxo basal, ocorrendo a hipoperfusão miocárdica e a isquemia.[74,75]

Um dos fatores que eleva o débito cardíaco (DC) através da FC e contratilidade ventricular esquerda é o aumento do tônus simpático. O exercício promove uma redistribuição sanguínea pelos órgãos e o acúmulo de metabólicos nos músculos de contração ocasiona vasodilatação nas arteríolas nos músculos esqueléticos. Este aumento do DC chega de 4 a 6 vezes mais no exercício em relação ao repouso. A pressão arterial sistólica aumenta em decorrência da elevação do DC e a pressão diastólica permanece igual ou menor. Nos exercícios isométricos (de resistência), aumenta a atividade simpática e consequente aumento da FC.[75]

Estudo demonstrou que em condições normais, os vasos arteriais com o diâmetro superior a 1.700 μ são responsáveis por 25% da resistência coronária total, e os vasos menores de 1.000 micras por 40%. Nestes vasos coronarianos menores que 1.000, ocorre o efeito da vasodilatação metabólica e a autorregulação.[76-78]

Nos corações normais o fluxo coronariano está intimamente relacionado com o MVO_2. Esta relação direta acontece uma vez que o miocárdio depende quase que completamente do metabolismo aeróbico. O conteúdo de oxigênio no sangue venoso coronariano é baixo, permitindo pequena extração adicional de oxigênio pelo miocárdio que, por sua vez, também armazena baixo volume de oxigênio. Mudanças no equilíbrio do metabolismo do oxigênio pelo miocárdio levam a alterações imediatas (menos que 1 segundo) na resistência vascular coronariana. Por exemplo, a oclusão de uma artéria coronária por menos de 1 segundo produz aumento no fluxo coronariano acima do nível basal, após a liberação da oclusão, sendo essa reação chamada de hiperemia coronariana reativa. Os mecanismos que ligam a atividade metabólica cardíaca com a resistência vascular coronariana têm sido intensivamente investigados. Estas investigações apontaram a adenosina e outros nucleotídeos, o óxido nítrico (NO), as prostaglandinas, o dióxido de carbono e o íon de hidrogênio como os mais prováveis mediadores.[79,80]

O subendocárdio é mais vulnerável às lesões isquêmicas que a região média do endocárdio ou que o subepicárdio. Estenoses das coronárias epicárdicas são associadas a reduções na relação entre os fluxos subendocárdico/subepicárdico. Esse padrão de redistribuição de fluxos pelo endocárdio é mais exagerado durante o exercício, no estresse mental e na taquicardia induzida pelo marca-passo. Potentes vasodilatadores arteriolares, como dipiridamol e adenosina, também causam redistribuição de fluxo sanguíneo do endocárdio para o epicárdio.[79,80]

Quando o fluxo sanguíneo é restrito, como na presença de estenose epicárdica, essa redistribuição transmural leva ao fenômeno de roubo coronariano, com o fluxo subendocárdico caindo abaixo dos níveis observados em repouso. A marcada hipertrofia do VE induzida pelo aumento da PA, assim como a cardiomiopatia dilatada com aumento da pressão diastólica final também podem reduzir a relação entre os fluxos endocárdico/epicárdico. Quando o marcado aumento da pressão diastólica final do VE na cardiomiopatia dilatada é corrigido, a reserva de fluxo coronariano subendocárdico (RFC) é restaurada e a relação entre os fluxos endocárdico/epicárdico é normalizada.[79]

Uma relação de fluxo subendocárdico/subepicárdico reduzida pode ser aumentada pela elevação da pressão aórtica, que, preferencialmente, aumentará a perfusão da região subendocárdica, cujas arteríolas já estão dilatadas ao máximo e que o fluxo é dependente da pressão. A hiperperfusão da região epicárdica é prevenida pela constrição arteriolar autorreguladora. Potentes vasoconstritores, como a ET-1 e os agonistas alfa-adrenérgicos, ou inibidores da dilatação arteriolar induzida pela adenosina, como a teofilina, causam contrição arteriolar e redistribuição do fluxo sanguíneo para o endocárdio. À medida que o fluxo não esteja apreciavelmente reduzido, haverá redução do processo de isquemia miocárdica. A redução da necessidade miocárdica de oxigênio leva à redução do fluxo epicárdico e aumenta a pressão de perfusão e, então, aumenta o fluxo para a região isquêmica subendocárdica.[79]

EXERCÍCIO E ISQUEMIA MIOCÁRDICA

A isquemia miocárdica se caracteriza pelo desiquilíbrio entre a oferta e a demanda de oxigênio (**Fig. 10-2**). A isquemia ocasionada pela diminuição da oferta geralmente é transmural, encontrada na obstrução coronariana crítica, que pode ser resultante de uma oclusão temporária em decorrência do vasospasmo coronariano ou trombose transitória. A isquemia ocasionada pelo aumento da demanda geralmente é subendocárdica e ocasionada pela insuficiência de fluxo em resposta ao aumento do consumo de oxigênio miocárdico.[77]

No exercício, o fluxo coronariano pode aumentar de 5 a 6 vezes em relação ao basal. Essa capacidade adaptativa das coronárias permite que, em situações de repouso, o fluxo se mantenha adequado mesmo com lesões de até 70%. As alterações fisiológicas que ocorrem na isquemia decorrente de uma oclusão coronariana, resultam na diminuição da saturação de oxigênio venoso coronariano, provocando uma queda da produção de ATP. Com isso, ocorre uma diminuição da contratilidade regional, depois evoluindo para área discinética em minutos. Na sequência há alteração da contratilidade global, aumento progressivo da pressão diastólica final do ventrículo esquerdo (VE) e queda da pressão sistólica. No início da isquemia há um comprometimento da função diastólica que difere entre a isquemia provocada pela oferta, onde é encontrada uma complacência aumentada do VE. Na isquemia ocasionada pela demanda, esta complacência é diminuída.[80]

Na isquemia acentuada com grande diminuição do oxigênio, os ácidos graxos não podem ser oxidados e a glicose é quebrada em lactato; o pH intracelular cai, assim como as reservas da ATP e creatina. A redução do O_2 no local da isquemia leva a um acréscimo do H^+ intracelular, que interfere no acoplamento do cálcio com as proteínas contráteis, restringindo a liberação do cálcio sarcoplasmático. A membrana celular com sua função comprometida causa rápida perda de K^+ e influxo de Na^+, que resulta na corrente diastólica de lesão. O metabolismo anaeróbico responsável pelo aumento do H^+ também leva ao acúmulo de ácido láctico, que resulta em inibição da enzima fosfoquinase, reduzindo a utilização do glicogênio. O aumento do ácido láctico no seio coronariano foi demonstrado como elemento depressor da função sistólica do VE, com redução do débito cardíaco, o que deteriora ainda mais a perfusão coronariana.[80]

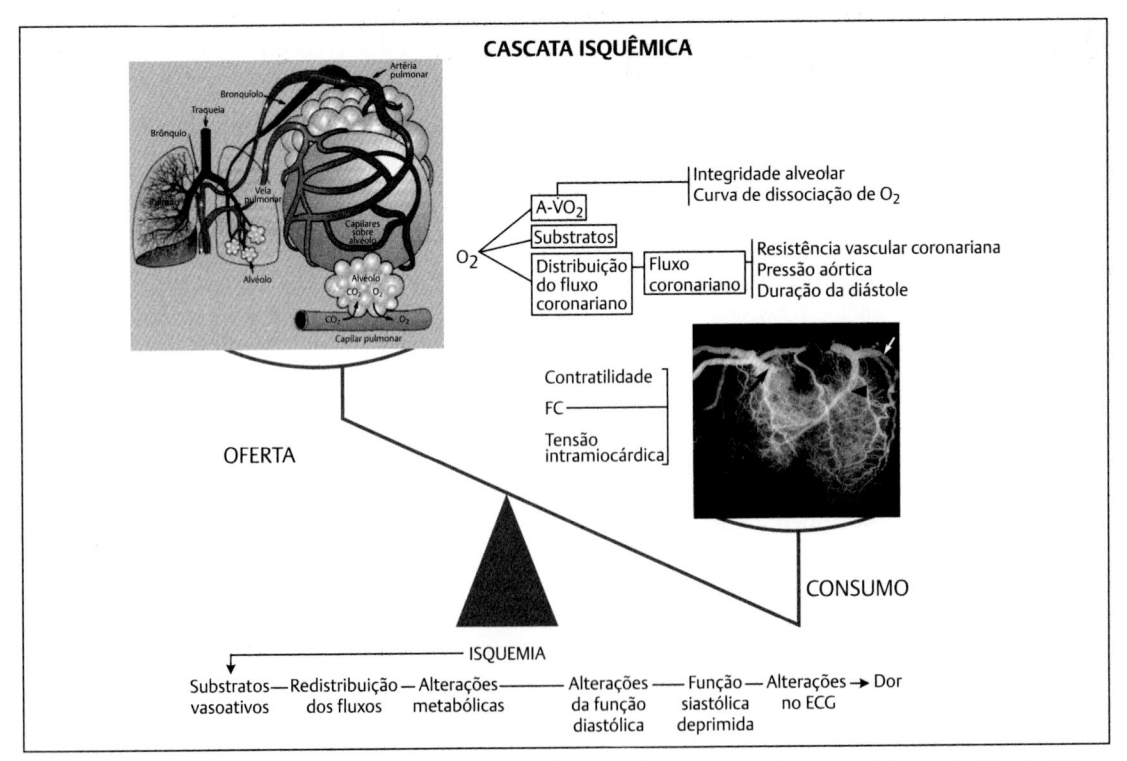

Fig 10-2. Relação entre a oferta e o consumo de oxigênio pelo miocárdio no desencadeamento da isquemia. (Araujo WB. Ergometria, reabilitação cardiovascular & cardiologia desportiva. Rio de Janeiro, Revinter, 2011)

Estudo descreve que genes endoteliais são regulados pelo estresse de cisalhamento, (termo em inglês, *shear stress*), incluindo agrupamentos de fatores de transcrição, antioxidantes, moléculas de sinalização celular, reguladores de ciclo celular e genes envolvidos na diferenciação celular. Estas ações são responsáveis pelo estabelecimento e manutenção do fenótipo endotelial adaptado ao fluxo.[81,82]

O exercício promove a restauração de parte da disfunção endotelial, aumentando a produção do NO, da geração de espécies reativas de oxigênio, ativa as células progenitoras endógenas, que por sua vez induzem a angiogênese e promovem a expressão miocárdica dos fatores de crescimento vascular, auxiliando no remodelamento de arteríolas preexistentes[45,52] e na arteriolarização dos capilares. Estas ações são mediadas pelo fator de crescimento endotelial vascular (VEGF), fator de crescimento transformador Beta (TGF), fator de crescimento derivado de plaquetas (PDGF), fator de crescimento derivado dos fibroblastos 1 e 2 (FGFs) e fator de crescimento semelhante à insulina (IGF).[82] Estes fatores vasculares são importantes para o desenvolvimento da arteriogênese e vasos colaterais, porém, este fato depende da progressão lenta das obstruções coronarianas, com isquemia mínima para garantir a adaptação destes fatores. Ao contrário, no infarto agudo do miocárdio, os estímulos para a arteriogênese são muito fracos.[81]

Outro aspecto que influencia isquemia, principalmente na microcirculação, é a viscosidade sanguínea, que, por sua vez, se relaciona com alguns fatores, entre eles hematócrito, fibrinogênio e plaquetas. Estudos demonstram a relação inversa do exercício físico e a viscosidade sanguínea.[83-85]

O treinamento físico regular também suprimiu a atividade de coagulação, pela diminuição do fibrinogênio, fator VIIIc, fator von Willebrand, fator VIIc e complexo trombina-antitrombina I11 e prolongamento do tempo da tromboplastina parcial ativada.[85]

A isquemia que leva à rápida perda de K^+ intracelular, o que resulta na corrente diastólica de lesão, na maioria das vezes ocorre com maior intensidade na região subendocárdica, atrasando a propagação da onda de ativação e, consequentemente, da onda de repolarização, causando inversão de polaridade do segmento ST, da onda T ou de ambos, com o aparecimento do "vetor isquemia".

O vetor isquemia originado na região subendocárdica reflete-se no ECG como infradesnível do segmento ST com ou sem inversão da onda T, sendo que quanto maior o número de derivações monitorizadas maior a probabilidade de sua detecção (**Fig. 10-3**).[86,87]

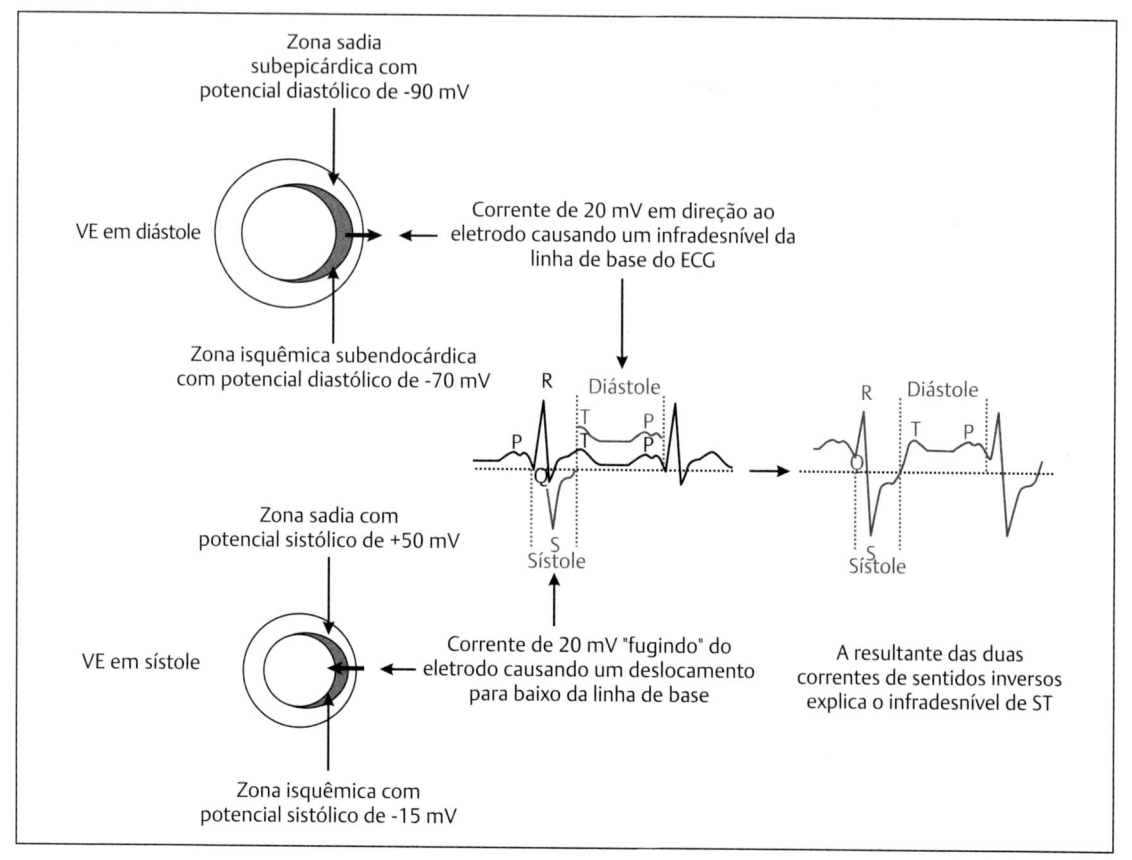

Fig 10-3. Ocorrência de infradesnível do segmento ST em razão de isquemia subendocárdica. (Araujo WB. Ergometria, reabilitação cardiovascular & cardiologia desportiva. Rio de Janeiro, Revinter; 2011.)

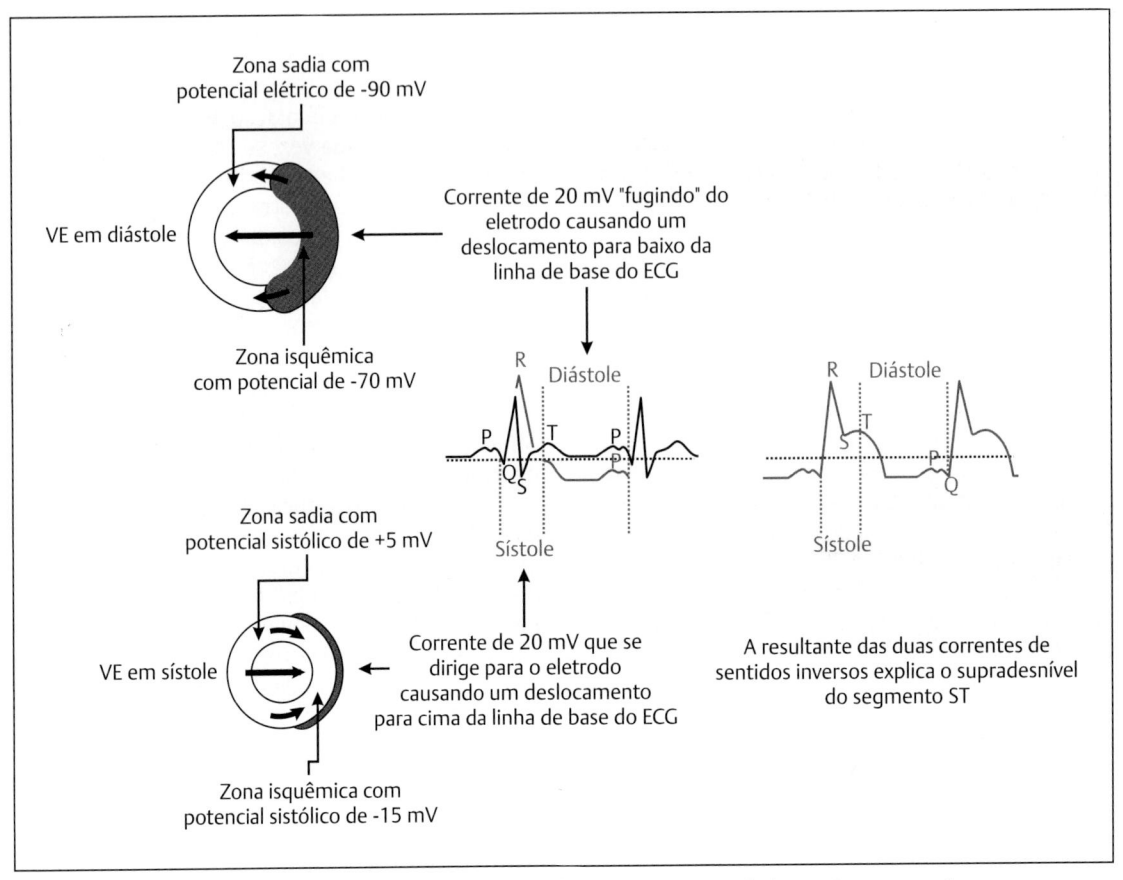

Fig 10-4. Ocorrência de supradesnível do segmento ST secundário a um processo de isquemia transmural.

Nos casos de importante isquemia transmural, ela é identificada pelo supradesnível do segmento ST, como pode ser visto nos casos de vasospasmo em obstruções proximais da coronária descendente anterior (**Fig. 10-4**)

Os efeitos cardiovasculares do exercício promovem adaptações do coração, contribuindo para o remodelamento arterial das artérias coronárias de condutância, de resistência, arteríolas e capilares, melhorando o suprimento sanguíneo arterial. Como prevenção secundária, promovem a melhora de vários fatores que causam a isquemia miocárdica, num complexo mecanismo molecular que envolve o endotélio, a camada muscular média e a *vasa vasorum*. A atividade física exerce ação contra a disfunção endotelial, diminuindo a progressão da aterosclerose. Os efeitos são observados no conjunto de elementos facilmente detectados em uma avaliação clínica ou complementar, como a bradicardia, diminuição do limiar da angina, o aumento da capacidade funcional, além de outras. Os estudos clínicos comprovam pela diminuição dos desfechos clínicos maiores.

REFERÊNCIAS BIBLIOGRÁFICAS

1. World Health Organization. (WHO). 65th World Health Assembly document A65/54: Second report of Committee A, 2012. [Internet] [Cited in 2019 May 20]. Available from: http://apps.who.int/gb/ebwha/pdf_files/ WHA65/ A65_54-en.pdf
2. Nascimento BR, Brant LCC, Oliveira GMM, Malachias MVB, Reis GMA, Teixeira RA, et al. Cardiovascular Disease Epidemiology in Portuguese- Speaking Countries: data from the Global Burden of Disease, 1990 to 2016. Arq Bras Cardiol. 2018;110(6):500-11.
3. Yusuf S, Hawken S, Ounpuu S, Dans T, Avezum A, Lanas F, et al. Effect of potentially modifiable risk factors associated with myocardial infarction in 52 countries (the INTERHEART study): case-control study. Lancet. 2004;364(9438):937-52.
4. Thygesen K, Alpert JS, Jaffe AS, Chaitman BR, Bax JJ, Morrow DA, et al. Fourth universal definition of myocardial infarction. Journal of the American College of Cardiology. 2018;72(18):2231-64.
5. Popma JJ, Kinlay S, Bhatt DL. Arteriografia coronariana e imagem intracoronária. In: Mann DL, Zipes DP, Libby P, Bonow RO. Braunwald Tratado de Doenças Cardiovasculares. Tradução da 10ª Edição. 2018. p. 409-39.
6. Wacker CM, Bauer WR. Myocardial microcirculation in humans - new approaches using MRI. Herz. 2003;28(2):74-81.

7. Hong H, Aksenov S, Guan X, Fallon JT, Waters D, Chen C. Remodeling of small intramyocardial coronary arteries distal to a severe epicardial coronary artery stenosis. Arterioscler Thromb Vasc Biol. 2002;22(12):2059-65.
8. Sorop O, Merkus D, de Beer VJ, Houweling B, Pistea A, McFalls EO, et al. Functional and structural adaptations of coronary microvessels distal to a chronic coronary artery stenosis. Circ Res. 2008;102(7):795-803.
9. Pries AR, Habazettl H, Ambrosio G, Hansen PR, Kaski JC, Schächinger V, et al. A review of methods for assessment of coronary microvascular disease in both clinical and experimental settings. Cardiovasc Res. 2008;80(2):165-74.
10. Campisi R. Noninvasive assessment of coronary microvascular function in women at risk for ischaemic heart disease. Int J Clin Pract. 2008;62(2):300-7.
11. Jeanes H, Newby D, Gray GA. Cardiovascular risk in women: the impact of hormone replacement therapy and prospects for new therapeutic approaches. Exp Opi Pharmacotherapy. 2007;(8):3,279-88.
12. Duncker DJ, Merkus D. Regulation of coronary blood flow. Effect of coronary artery stenosis. Arch Mal Coeur Vaiss. 2004;97(12):1244-50.
13. Lee BK, Durairaj A, Mehra A, Wenby RB, Meiselman HJ, Alexy T. Microcirculatory dysfunction in cardiac syndrome X: role of abnormal blood rheology. Microcirculation. 2008 July;15(5):451-9.
14. Bonetti PO, Lerman LO, Lerman A. Endothelial dysfunction: a marker of atherosclerotic risk. Arterioscler Thromb Vasc Biol. 2003 Feb 1;23(2):168-75.
15. Verma S, Buchanan MR, Anderson TJ. Endothelial function testing as a biomarker of vascular disease. Circulation. 2003;108:2054 -9.
16. Halcox JP, Schenke WH, Zalos G, Mincemoyer R, Prasad A, Waclawiw MA, et al. Prognostic value of coronary vascular endothelial dysfunction. Circulation. 2002;106(6):653-8.
17. Afilalo J, Karunananthan S, Eisenberg MJ, Alexander KP, Bergman H. Relation of vigorous exercise to risk of atrial fibrillation. Am J Cardiol. 2009;103(11):1572-7.
18. Vanhoute PM, Shimokawa H, Tang EHC, Feletou M. Endothelial dysfunction and vascular disease. Acta Physiol. 2009;196:193-222.
19. Ghisi GLM, Durieux A, Pinho R, Benetti M. Exercício físico e disfunção endotelial. Arq Bras Cardiol. 2010;95(5):e130-e137.
20. Baeyens N, Bandyopadhyay C, Coon BG, Yun S, Schwartz MA. Endothelial fluid shear stress sensing in vascular health and disease. J Clin Invest. 2016 Mar 1;126(3):821-8.
21. Vrints G, German AG. Role of the endothelium in the regulation of coronary artery tone. Acta Cardiol. 1991;46:399-418.
22. Furchgott RF, Zawadzki JV. The obligatory role of endothelial cells in the relaxation of arterial smooth muscle by acetylcholine. Nature. 1980;27;288(5789):373-6.
23. Ludmer PL, Selwyn AP, Shook TL, Wayne RR, Mudge GH, Alexander RW, et al. Paradoxical vasoconstriction induced by acetylcholine in atherosclerotic coronary arteries. N Engl J Med. 1986 Oct 23;315(17):1046-51.
24. Hambrecht R, Wolf A, Gielen S, Linke A, Hofer J, Erbs S, et al. Effect of exercise on coronary endothelial function in patients with coronary artery disease. N Engl J Med. 2000 Feb 17;342(7):454-60.
25. Ozkor MA, Quyyumi AA. Endothelium-Derived Hyperpolarizing Factor and Vascular Function Cardiol Res Pract. 2011;2011:156146.
26. Li JM, Fenton RA, Cutler BS, Dobson JG Jr. Adenosine enhances nitric oxide production by vascular endothelial cells. Am J Physiol. 1995;269(2 Pt 1):C519-23.
27. Jouve R, Larrue J. Eicosanoids, myocardial ischemia and sudden death. Arch Mal Coeur Vaiss. 1985;78 Spec No:49-55.
28. Entman ML, Michael L, Rossen RD, Dreyer WJ, Anderson DJ, Taylor AA, et al. Inflammation in the course of early myocardial ischemia. FASEB J. 1991;5(11):2529-37.
29. Gimbrone Jr MA, Alexander RW. Angiotensin II stimulation of prostaglandin production in cultured human vascular endothelium. Science 1975;189(4198): 219-20.
30. Jiang W, Hall SR, Moos MP, Cao RY, Ishii S, Ogunyankin KO, et al. Endothelial Cysteinyl Leukotriene 2 Receptor Expression Mediates Myocardial Ischemia-Reperfusion Injury. Am J Pathol. 2008;172(3):592-602.
31. Karmazyn M. Myocardial ischemia: mechanisms, reperfusion, protection. Birkhäuser, 1996. 515 pp.
32. Lyzohub VH, Savchenko OV, Bondarchuk OM, Dykukha IS, Voloshyna OO, Boh-dan TV, et al. Connection of endothelial dysfunction and level of blood leukocytes with clinical course of stable angina pectoris in patients with ischemic heart disease. Lik Sprava. 2008;(1):67-714.
33. Adams V, Linke A, Kränkel N, Erbs S, Gielen S, Möbius-Winkler S, et al. Impact of regular physical activity on the NAD(P)H oxidase and angiotensin receptor system in patients with coronary artery disease. Circulation. 2005;111(5):555-62.
34. Dakak N, Quyyumi AA, Eisenhofer G, Goldstein DS, Cannon RO 3rd. Sympathetically mediated effects of mental stress on the cardiac microcirculation of patients with coronary artery disease. Am J Cardiol. 1995;76(3):125-30.
35. Libby P. History of discovery: inflammation in atherosclerosis. Arterioscler Thromb. 2012;32:2045-51.
36. Hulthe J, Bokemark L, Fagerberg B. Antibodies to oxidized LDL in relation to intima-media thickness in carotid and femoral arteries in 58-year-old subjectively clinically healthy men. Arterioscler Thromb Vasc Biol. 2001;21:101-7.
37. Lamon BD, Hajjar DP. Inflammation at the Molecular Interface of Atherogenesis. Am J Pathol. 2008;173:1253-64.
38. Shishehbor MH, Aviles RJ, Brennan ML, Fu X, Goormastic M, Pearce GL, et al. Association of nitrotyrosine levels with cardiovascular disease and modulation bystatin therapy. JAMA 2003;289:1675-80.

39. Brennan ML, Penn MS, Van Lente F, Nambi V, Shishehbor MH, Aviles RJ, et al. Prognostic value of myeloperoxidase in patients with chest pain. N Engl J Med 2003;349(17):1595- 604.
40. Blankenberg S, Rupprecht HJ, Bickel C, Torzewski M, Hafner G, Tiret L, et al. Glutathione peroxidase activity and cardiovascular events in patients with coronary artery disease. N Engl J Med. 2003;349(17):1605-13.
41. Jones DP, Carlson JL, Mody VC Jr, Cai J, Lynn MJ, Sternberg P Jr. Redox state of glutathione in human plasma. Free Radical Biol Med. 2000;28:625-35.
42. Jones D. Redox potential of GSH/GSSG couple: assay and biological significance. Methods Enzymol. 2002;348:93-112.
43. Ashfaq S, Beinart SC, Abramson JL, Rhodes SD, Jurkovitz C, Vaccarino V, et al. Plasma glutathione redox state: a novel marker of oxidative stress, correlates with early atherosclerosis in humans. J Am Coll Cardiol. 2003;41(Suppl A):293A-4A.
44. Buffon A, Santini SA, Ramazzotti V, Rigattieri S, Liuzzo G, Biasucci LM, et al. Large, sustained cardiac lipid peroxidation and reduced antioxidant capacity in the coronary circulation after brief episodes of myocardial ischemia. J Am Coll Cardiol. 2000;35(3):633-39.
45. Sloan RP, Shapiro PA, Demeersman RE, McKinley PS, Tracey KJ, Slavov I, et al. Aerobic exercise attenuates inducible TNF production in humans. J Appl Physiol. 2007;103:1007-11.
46. Kalil R, Fuster V, Albuquerque CP. Medicina cardiovascular. Reduzindo o impacto das doenças. São Paulo: Ed. Atheneu, 2016. p. 384.
47. Dichtl W, Nilsson L, Goncalves I, Ares MP, Banfi C, Calara F, et al. Very low-density lipoprotein activates nuclear factor-kappaB in endothelial cells. Circ Res. 1999;84:1085-94.
48. Mackness MI, Mackness B, Durrington PN, Fogelman AM, Berliner J, Lusis AJ, et al. Paraoxonase and coronary heart disease. Curr Opin Lipidol. 1998;9(4):319-24.
49. Griendling KK, Ushio-Fukai M, Lassègue B, Alexander RW. Angiotensin II signaling in vascular smooth muscle. New concepts. Hypertension. 1997 Jan;29(1 Pt 2):366-73.
50. Kranzhöfer R, Schmidt J, Pfeiffer CA, Hagl S, Libby P, Kübler W. Angiotensin induces inflammatory activation of human vascular smooth muscle cells. Arterioscler Thromb Vasc Biol. 1999 July;19(7):1623-9.
51. Hernández-Presa M, Bustos C, Ortego M, Tuñon J, Renedo G, Ruiz-Ortega M, et al. Angiotensin-converting enzyme inhibition prevents arterial nuclear factor-kappa B activation, monocyte chemoattractant protein-1 expression, and macrophage infiltration in a rabbit model of early accelerated atherosclerosis. Circulation. 1997 Mar 18;95(6):1532-41.
52. Baynes JW, Thorpe SR. Role of oxidative stress in diabetic complications: a new perspective on an old paradigm. Diabetes. 1999;48(1):1-9.
53. Tchaikovski V, Olieslagers S, Bohmer F, Waltenberger J. Diabetes mellitus activates signal transduction pathways resulting in vascular endothelial growth factor resistance in human monocytes. Circulation. 2009;120:150-9.
54. Simons M. Diabetic monocyte and vascular endothelial growth factor signaling impairment. Circulation. 2009;120:104-5.
55. Ponnuchamy B, Khalil RA. Role of ADAMs in endothelial cell permeability: cadherin shedding and leukocyte rolling. Circulation Research. 2008;102:1139-42.
56. Herren B. ADAM-mediated shedding and adhesion: a vascular perspective. News Physiol Sci. 2002;17:73-6.
57. Moss ML, Lambert MH. Shedding of membrane proteins by ADAM family proteases. Essays Biochem. 2002;38:141-53.
58. Becherer JD, Blobel CP. Biochemical properties and functions of membrane-anchored metalloprotease-disintegrin proteins (ADAMs). Curr Top Dev Biol. 2003;54:101-23.
59. Gearing AJ, Newman W. Circulating adhesion molecules in disease. Immunol Today 1993;14:506.
60. Jilma B, Eichler HG, Stohlawetz P, Dirnberger E, Kapiotis S, Wagner OF, et al. Effects of exercise on circulating vascular adhesion molecules in healthy men. Immunobiology. 1997;197(5):505-12.
61. Akimoto T, Furudate M, Saitoh M, Sugiura K, Waku T, Akama T, et al. Increased plasma concentrations of intercellular adhesion molecule-1 after strenuous exercise associated with muscle damage. Eur J Appl Physiol. 2002 Jan;86(3):185-90.
62. Baum M, Liesen H, Enneper J. Leucocytes, lymphocytes, activation parameters and cell adhesion molecules in middle-distance runners under different training conditions. Int J Sports Med. 1994;15(Suppl. 3):S122-6.
63. Rehman J, Mills PJ, Carter SM, Chou J, Thomas J, Maisel AS. Dynamic exercise leads to an increase in circulating ICAM-1: further evidence for adrenergic modulation of cell adhesion. Brain BehavImmun. 1997;11:343-51.
64. Cheng JWN, Rivera NG. Infection and atherosclerosis-focus on cytomegalovirus and chlamydia pneumoniae. Ann Pharmacother. 1998;32:1310-6.
65. Kalayoglu MV, Libby P, Byrne GI. Chlamydia pneumoniae as an emerging risk factor in cardiovascular disease. JAMA. 2002;288(21):2724-31.
66. Fabricant CG, Fabricant J, Litrenta MM. Virus induced atherosclerosis. J Exp Med. 1978;148:335-40.
67. Gerrity RG. The role of the monocyte in atherogenesis. Transition of blood borne monocytes into foam cells in fatty lesions. Am J Pathol. 1981;103:181-90.
68. Piconi S, Trabattoni D, Luraghi C, Perilli E, Borelli M, Pacei M, et al. Treatment of periodontal disease results in improvements of endothelial dysfunction and reduction of the carotid intima-media thickness. FASEB J. 2009;23(4):1196-204.
69. Möckel M, Ulrich NV, Heller G Jr, Röcker L, Hansen R, Riess H, et al. Platelet activation through triathlon competition in ultra-endurance trained athletes: impact of thrombin and plasmin generation and catecholamine release. Int J Sports Med. 2001;22(5):337-43.

70. Koch-Weser J, Blinks JR. The influence of the interval between beats on myocardial contractility. Pharmacol Ver. 1963;15:601-52.
71. Jorgensen CR, Gobel FL, Taylor HL, Wang Y. Myocardial blood flow and oxygen consumption during exercise. Ann NY Acad Sci. 1977;301:213-23.
72. Graham TP Jr, Covell JW, Sonnenblick EH, Ross J Jr, Braunwald E. Control of myocardial oxygen consumption: relative influence of contractile state and tension development. J Clin Invest. 1968;47:375-85.
73. Gorman MW, Tune JD, Richmond KN, Feigl EO. Feedforward sympathetic coronary vasodilation in exercising dogs. J Appl Physiol. 2000;89:1892-902.
74. Britman NA, Levine HJ. Contractile element work: a major determinant of myocardial oxygen consumption. J Clin Invest. 1964;43:1397-408.
75. Heiss HW, Barmeyer J, Wink K, Hell G, Cerny FJ, Keul J, et al. Studies on the regulation of myocardial blood flow in man. I.: Training effects on blood flow and metabolism of the healthy heart at rest and during standardized heavy exercise. Basic Res Cardiol. 1976;71(6):658-75.
76. Canty JM Jr, Smith TP Jr. Adenosine-recruitable flow reserve is absent during myocardial ischemia in unanesthetized dogs studied in the basal state. Circ Res. 1995;76:1079-87.
77. Duncker DJ, Bache RJ. Regulation of coronary vasomotor tone under normal conditions and during acute myocardial hypoperfusion. Pharmacol Ther. 2000;86:87-110.
78. Clausen JP. Circulatory adjustment stodynamic exercise and effect of physical training in normal subjects and in patients with coronary artery disease. Progress in Cardiovascular Diseases. 1976;18(6):459-95.
79. Canty Jr JM, Dincker DJ. Fluxo sanguíneo coronariano e isquemia miocárdica. In: Mann DL, Zipes DP, Libby P, Bonow RO. Braunwald Tratado de Doenças Cardiovasculares. Tradução da 10ª Edição. 2018. p. 2695-754.
80. Hillis LD, Braunwald E. Myocardial ischemia. N Engl J Med. 1977;296:971-8.
81. Jones CJ, Kuo L, Davis MJ, Chilian WM. Regulation of coronary blood flow: coordination of heterogeneous control mechanisms in vascular microdomains. Cardiovasc Res. 1995;29:585-96.
82. Wasserman SM, Mehraban F, Komuves LG, Yang RB, Tomlinson JE, Zhang Y, et al. Gene expression profile of human endothelial cells exposed to sustained fluid shear stress. Physiol Genomics. 2002;12(1):13-23.
83. Schaper W. Collateral circulation: past and present. Basic Res Cardiol. 2009;104(1):5-21.
84. Brun JF, Khaled S, Raynaud E, Bouix D, Micallef JP, Orsetti A. The triphasic effects of exercise on blood rheology: which relevance to physiology and pathophysiology? Clin Hemorheol Microcirc. 1998;19(2):89-104.
85. Ernst E. Influence of regular physical activity on blood rheology. Eur Heart J. 1987;8(Suppl G):59-62.
86. Kornreich F, Selvester RH, Montague TJ, Rautaharju PM, Saetre HA, Ahmad J, et al. Discriminant analysis of the standard 12 lead ECG for diagnosingnon-Q wave infarction. J Electrocardiol. 1992;24 Suppl:163-72.
87. Araujo WB, Araujo PP, Godinho LCP. Importância da utilização de múltiplas derivações para o registro do ECG de esforço. Arq Bras Cardiol 1985;45(Suppl.I):51.

Parte 5 EXERCÍCIO FÍSICO NO DIAGNÓSTICO

TESTE DE EXERCÍCIO – ERGOMETRIA

CAPÍTULO 11

SEÇÃO 11-1

INDICAÇÕES E CONTRAINDICAÇÕES PARA O TESTE ERGOMÉTRICO

Maurício Batista Nunes
Jorge Alberto Magalhães Torreão *(in memorian)*
Paula Pimentel de Araujo *(in memorian)*

"Todo homem precisa crer, ainda que seja apenas por algum tempo, que a sua vida tem um sentido e um valor."

Georges Gusdof, 1912-2000

As indicações para a realização de um teste ergométrico (TE) foram consideravelmente ampliadas nos últimos anos. Desde seus primórdios, com Master,[1,2] quando sua indicação era restrita à avaliação da dor precordial, muitas outras indicações foram introduzidas, tornando a ergometria importante instrumento de diagnóstico e avaliação para o cardiologista e o clínico. A abrangência da ergometria nos dias de hoje pode ser bem avaliada pelo destaque que suas indicações têm tanto nas Diretrizes de Ergometria,[3,4] quanto no Consenso das Sociedades Americanas de Cardiologia.[5,6]

A ergometria, por ser um método incruento, possibilita sua repetição sem acrescentar riscos de monta aos pacientes, permitindo o acompanhamento dos indivíduos ao longo dos anos e fornecendo ao médico assistente importantes subsídios quanto à conduta e ao prognóstico.[7]

Com base nos últimos consensos[4,6] usaremos também a codificação da importância da indicação do teste de acordo com a seguinte classificação por GRAUS DE RECOMENDAÇÃO e por NÍVEIS DE EVIDÊNCIAS:

Grau de recomendação:

- GRAU A
  - Condições em que existem evidências e/ou concordância geral de que determinado procedimento ou tratamento é útil, seguro e efetivo.

- GRAU B
  - Condições em que o procedimento é seguro e aceitável, clinicamente útil, porém, ainda não há indicação absoluta para sua realização.
    - B1: Considerado o exame de escolha.
    - B2: Considerado exame opcional ou alternativo.
- GRAU C
  - Condições em que haja evidências/opiniões de que o procedimento ou tratamento não é útil/efetivo e, em alguns casos, pode mesmo oferecer risco ao paciente.

Nível de evidência:

1. Dados derivados de múltiplos estudos envolvendo grande número de pacientes.
2. Dados derivados de um número limitado de estudos que incluíram um pequeno número de pacientes ou de análise cuidadosa de estudos ou registros observacionais.
3. Quando a base primária para recomendação relacionou-se com informações provenientes de um consenso de especialistas.

INDICAÇÕES DO TESTE ERGOMÉTRICO NA DOENÇA CORONARIANA

Além da precordialgia, o sintoma mais evidente da Doença Arterial Coronariana (DAC), outros sinais e sintomas podem sugerir alta probabilidade de DAC: dispneia de esforço, alterações no ECG basal ou múltiplos fatores de risco para aterosclerose. A isquemia miocárdica é a principal causa de precordialgia, sendo comumente secundária ao processo aterosclerótico que acomete as coronárias. A DAC que não resulta na obstrução luminal suficiente para causar obstrução coronariana e isquemia de esforço pode causar eventos isquêmicos secundários a espasmo, à ruptura de placa ou trombose, devendo-se, contudo, ressaltar que a maioria dos eventos coronarianos catastróficos estão relacionados com aterosclerose importante.[6]

Avaliação da Dor Precordial

Sem dúvida a avaliação da dor precordial continua sendo a indicação mais frequente à realização do teste ergométrico com o intuito de confirmar ou afastar a doença isquêmica do miocárdio como causa da dor. No caso da dor aguda veremos as indicações, contraindicações e os procedimentos no capítulo específico de teste ergométrico na unidade de dor torácica (Capítulo 11-10).

Um fator que sempre deve ser considerado na análise de um teste ergométrico para diagnóstico de dor precordial é o grupo de prevalência da doença no qual o paciente se enquadra. Assim, além das alterações eletrocardiográficas, hemodinâmicas e clínicas, devemos atentar também para o sexo do paciente, a faixa etária, os antecedentes familiares de doença cardiovascular, o hábito de fumar, o fato de praticar exercícios regularmente ou não, o nível plasmático de lipídios etc. Desta forma procura-se realizar uma análise multifatorial que, indubitavelmente, aumenta a capacidade diagnóstica do teste ergométrico.

- Grau A (Nível 1)

Avaliação de Homens Assintomáticos com Fatores de Risco

De acordo com os estudos que avaliam o prognóstico do teste ergométrico, homens com mais de 40 anos e que tenham um ou mais fatores de risco (hipercolesterolemia > 240 mg/dL, hipertensão: PAS > 140 mm Hg e/ou PAD > 90 mm Hg, diabetes, fumo ou história familiar de doença coronariana em idade inferior a 60 anos) podem obter excelentes dados prognósticos a partir da ergometria. Quanto maior o número de fatores de risco que o paciente apresente (maior probabilidade pré-teste), mais ele se beneficiará do resultado do exame.[8,9] Nos indivíduos com menos de 40 anos e sem história familiar e/ou fatores de risco para a DAC, o teste ergométrico não acrescenta dados significativos.[8]

- GRAU A
  - Avaliação de indivíduos com história familiar de DAC precoce ou morte súbita (Nível 2)
- GRAU B1
  - Avaliação de candidatos a programas de exercício (homem > 40 anos e mulher > 50 anos) (Nível 3)
  - Avaliação de indivíduos com ocupações especiais responsáveis pela vida de outros (Nível 3)

- GRAU B2
  - Avaliação inicial de atletas de competição (Nível 2)
  - Avaliação funcional seriada de atletas para ajustar o treinamento físico (Nível 2)
  - Avaliação de risco em cirurgias não cardíacas (Nível 2)

Avaliação de Mulheres com Dor Torácica Sugestiva DAC

O diagnóstico de DAC em mulheres sempre representa um desafio para a ergometria, pois quando comparadas aos homens existem diferenças quanto à fisiologia do exercício, fisiologia das coronárias, hormonais e da prevalência da DAC entre as mulheres. Nas mulheres pós-menopausa há maior correlação entre os achados do TE e doença coronariana.

- Grau B2

Avaliação Prognóstica e Evolutiva dos Portadores de Coronariopatia Crônica

A indicação do teste ergométrico nesse grupo de pacientes tem por finalidade principal a avaliação da terapêutica (medicamentosa ou cirúrgica), da progressão da doença e do prognóstico. A importância desse tema é abordada em detalhes no Capítulo 11-4.

- Grau B2 (Nível 2)

Modificações do Quadro Clínico/ Eletrocardiográfico

- GRAU B2
  - Alterações da repolarização no ECG de repouso (Nível 2)
  - Mudanças no padrão eletrocardiográfico que não excedam 1 mm de infradesnível de ST (mesmo que em uso de digoxina ou com critérios para HVE).
- GRAU C
  - Angina instável progressiva ou de repouso
  - IAM em evolução
  - BRE de grau III
  - Infradesnível de ST superior a 1 mm
  - Síndrome de WPW
  - Marca-passo

Avaliação de Terapêutica Farmacológica

A realização de testes seriados em pacientes submetidos às diversas formas terapêuticas (medicamentosa ou cirúrgica) fornece ao médico assistente importantes informações quanto à eficácia do tratamento e da evolução da patologia básica.

Nos coronariopatas observa-se que certas drogas podem levar à melhora da capacidade funcional, à redução do duplo produto e à melhora dos sintomas.

- Grau B1 (Nível 2)

Avaliação Pós-IAM em Evolução Precoce ou Tardia

Sob determinadas condições os pacientes podem ser submetidos a um teste ergométrico entre o 4º e o 21º dias de evolução do IAM.

Na avaliação dos pacientes com história prévia de IAM, sabe-se que a incapacidade de aumentar a pressão sistólica em mais de 30 mm Hg é um importante preditor independente para uma evolução de mau prognóstico.[10-15]

As indicações, contraindicações, a metodologia e os resultados destes testes são bem demonstrados em outro capítulo.

- GRAU A
  - Antes da alta hospitalar para determinar o prognóstico, prescrição de atividades e avaliação da terapêutica instituída. (Nível 1)
  - Após a alta hospitalar para determinação do prognóstico, avaliação terapêutica e prescrição de exercícios físicos (reabilitação cardiovascular). (Nível 1)
- GRAU B1
  - Após alta hospitalar para prescrição de exercícios de reabilitação em pacientes que foram revascularizados. (Nível 2)
- GRAU B2
  - Antes da alta hospitalar nos pacientes que foram cateterizados para determinar área e coronárias comprometidas.
  - Pacientes com as seguintes alterações no ECG basal:
    - BRE de grau III
    - Síndrome de pré-excitação
    - HVE
    - Infradesnível de ST > 1 mm no ECG basal
    - Uso de digoxina
    - Uso de marca-passo
  - Monitoramento periódico de pacientes em programa de atividades físicas e/ou reabilitação cardiovascular.
- GRAU C
  - Comorbidade severa que limite a expectativa de vida e/ou candidatos à revascularização miocárdica.

Pré e Pós-Angioplastia Transluminal Coronariana

- GRAU B1
  - Demonstração da isquemia antes do procedimento. (Nível 1)
- GRAU B2
  - Detecção de reestenose no grupo de pacientes de alto risco. (Nível 2)
- GRAU C
  - Monitoramento de rotina em assintomáticos e de baixo risco, após a angioplastia.

Pré e Pós-Cirurgia de Revascularização Miocárdica

Nos revascularizados é importante o acompanhamento seriado com testes ergométricos, pois pode-se detectar mais precocemente a disfunção da revascularização.

- GRAU B1
  - Demonstração de isquemia antes da revascularização. (Nível 1)
  - Avaliação de pacientes com sintomas recorrentes após a revascularização, sugerindo processo isquêmico. (Nível 1)
  - Após a alta hospitalar, a fim de planejar a reabilitação cardiovascular. (Nível 2)
- GRAU B2
  - Monitoramento periódico dos pacientes de alto risco de apresentar progressão da doença e/ou obstrução das pontes. (Nível 2)
- GRAU C
  - Localização da isquemia para determinar o local da intervenção.

Avaliação Inicial e Seriada nos Pacientes em Programa de Reabilitação Cardiovascular

Embora pequeno, o risco de morte súbita durante a sessão de exercícios nos portadores de coronariopatia (estimado em 1 para cada 784.000 horas) é muito maior do que na população em geral.[16]

Na reabilitação cardiovascular é de suma importância a determinação do nível de consumo de O_2 (ou da frequência cardíaca) em que o indivíduo apresenta sintomas e/ou limitações. A partir desses dados fica segura a prescrição de exercícios nesse grupo de pacientes, passando-se também a dispor de dados que permitam a avaliação das respostas ao exercício para futuras comparações.

- Grau B2

Complementação de Estudos com Outros Métodos que Tenham Evidenciado Possível DAC

- Grau B2 (Nível 2)

Avaliação de Alterações do ECG Basal

Frequentemente o indivíduo, sintomático ou não, ao submeter-se a um eletrocardiograma convencional, pode apresentar alterações de repolarização ventricular que podem gerar dúvidas quanto à etiologia dessas alterações. Dessa forma tem sido comum a indicação do teste ergométrico para avaliar as alterações encontradas no ECG basal como infradesníveis de J-ST e/ou onda T negativa em algumas derivações. No capítulo referente à análise do eletrocardiograma de esforço encontraremos estes aspectos em mais detalhes.

- Grau B2 (Nível 2)

Avaliação Cardiológica em Perícia Médica para Fins Trabalhistas e em Exames Periódicos

A ergometria também tem sido indicada para complementar os exames periódicos de caráter preventivo. A grande maioria dos indivíduos submetidos à ergometria com essa indicação apresenta testes normais, tanto no aspecto eletrocardiográfico quanto no hemodinâmico. Todavia, existe um pequeno percentual de indivíduos que apresenta anomalia do comportamento da pressão arterial, e um número menor ainda apresenta alterações isquêmicas no ECG, inclusive em nossos casos temos 4 pacientes que necessitaram de revascularização miocárdica após o teste ergométrico do exame periódico.

- Grau B2 (Nível 3)

Avaliação da Potência Aeróbica

A parada cardiovascular acontece muito mais comumente durante exercícios do que em repouso, sendo essa associação muito mais comum nos sedentários. Os sedentários, quando iniciam um plano de condicionamento físico, têm esse período inicial como de maior risco. O Dr. Kenneth Cooper,[17] em seu primeiro livro sobre condicionamento físico, já salientava a necessidade da realização de um teste ergométrico em indivíduos com mais de 30 anos que desejassem realizar um plano de condicionamento físico. Recomenda-se que indivíduos sedentários com mais de 40 anos se submetam ao teste ergométrico antes de iniciar um programa de exercícios que seja mais vigoroso que uma caminhada.

A avaliação da potência aeróbica tem grande importância quando desejamos prescrever exercícios físicos para indivíduos hígidos, sendo indispensável na prescrição de exercícios em reabilitação cardiovascular. Uma vez determinado o $\dot{V}O_{2máx}$ em indivíduos sadios, pode-se prescrever exercícios de forma dosada, sempre respeitando os limites individuais.[18-20]

Nos pacientes com história prévia de IAM, a determinação da potência aeróbica é uma ferramenta importante na determinação do prognóstico, pois a incapacidade de alcançar 5 METs está relacionada com um prognóstico pior.[12,21-23]

- Grau B2 (Nível 2)

Indicações do Teste Ergométrico em Situações sem DAC
Avaliação da Resposta Pressórica ao Esforço

Vários trabalhos têm demonstrado a relação entre a chamada "resposta hipertensiva ao esforço" e o posterior desenvolvimento de hipertensão arterial.[24-28] Diante desta relação a ergometria assume importante papel na medicina preventiva, pois permite detectar os indivíduos com maior risco de se tornarem hipertensos, possibilitando que medidas que venham a reverter esta expectativa possam ser tomadas (por exemplo, a redução da massa corporal, a redução da ingestão de sal, a realização de exercícios etc.).

Nos hipertensos pode-se ter melhor acompanhamento da ação das drogas anti-hipertensivas, inclusive nos hipertensos lábeis que, de acordo com a resposta pressórica apresentada, alguns autores preconizam a utilização de drogas anti-hipertensivas.[29]

Nos exames com finalidade de diagnóstico de DAC,[30] este deverá ser realizado após a interrupção das drogas que interfiram na resposta coronariana (bloqueadores de cálcio e nitratos) ou na obtenção da $FC_{máx}$ (betabloqueadores). Não há necessidade de interrupção de outras drogas como IECA, antagonistas dos receptores da angiotensina II ou diuréticos.[6]

Maiores detalhes sobre a avaliação da resposta pressórica ao esforço podem ser obtidos nas Seções 11-3 e 11-13 deste capítulo.

- GRAU A
  - Investigação de DAC em indivíduos hipertensos com mais de 1 fator de risco. (Nível 1)
- GRAU B1
  - Estudo da resposta pressórica ao esforço em indivíduos com história familiar de HAS ou com suspeita de síndrome plurimetabólica.
- GRAU B2
  - Investigação de HAS em pacientes com evidências de comportamento anômalo da PA. (Nível 2)
  - Diagnóstico de DAC em pacientes com HAS e SVE. (Nível 2)
  - Diagnóstico de DAC em pacientes com HAS em uso de drogas que alteram a resposta cardiovascular. (Nível 2)
- GRAU C
  - Avaliação de pacientes com HAS descompensada (PA > 240/120 mm Hg). (Nível 3)

Cabe aqui a ressalva que apesar de esses serem os valores que constam na Diretriz do DERC, em nosso serviço contraindicamos o início do teste em pacientes com PAS > 180 mm Hg ou PAD > 115 mm Hg.

Avaliação de Cardiopatias Não Isquêmicas

O prolapso mitral, as cardiomiopatias e as alterações endócrinas com repercussões cardiovasculares também podem ser avaliadas pela ergometria. Interessantes aspectos da ergometria nesses grupos de patologias são abordados nas Seções 11-3 e 11-6 deste capítulo.

Avaliação de Cardiomiopatias

O teste ergométrico ganhou significativa importância para o manuseio dos portadores de cardiomiopatias com insuficiência ventricular esquerda ao se introduzir nessa rotina a ergoespirometria. Vários trabalhos relacionam o prognóstico desses pacientes com o $\dot{V}O_{2máx}$, sendo que atualmente a ergoespirometria serve como um parâmetro inclusive para a indicação dos pacientes que devem ser submetidos aos programas de transplante cardíaco.[31]

- GRAU A
  - Investigação de DAC como causa da ICC em pacientes sem etiologia definida. (Nível 1)
  - Teste de análise de gases para seleção de pacientes para transplante cardíaco. (Nível 1)
  - Identificação dos mecanismos fisiopatológicos e esclarecimentos de sintomas. (Nível 2)
- GRAU B2
  - Para a elaboração da prescrição de exercício. (Nível 2)
  - Determinação do nível necessário de supervisão e monitoramento do programa de exercício. (Nível 2)
  - Avaliação da gravidade da síndrome. (Nível 2)
  - Avaliação da resposta às intervenções terapêuticas. (Nível 2)
- GRAU C
  - Miocardite e pericardite agudas. (Nível 2)
  - Seleção para transplante cardíaco sem a análise dos gases expirados. (Nível 2)
  - Para diagnóstico de insuficiência cardíaca. (Nível 3)

Avaliação de Orovalvopatias

A ergometria tem sido utilizada nos portadores de orovalvulopatias para a avaliação da capacidade funcional, no esclarecimento de sintomas não definidos (precordialgia em portadores de prolapso mitral) e como coadjuvante na indicação de cirurgia.[32-34] Alguns aspectos da ergometria em portadores de doenças orovalvulares são abordados na Seção 11-3 deste capítulo.

- GRAU A
  - Avaliação da capacidade funcional e de sintomas em pacientes com insuficiência aórtica e sintomatologia duvidosa ou de origem não esclarecida. (Nível 2)

- GRAU B1
  - Avaliação da capacidade funcional de pacientes com valvopatia leve a moderada para esclarecer sintomas, orientar atividade física ou auxiliar na indicação cirúrgica. (Nível 2)
  - Avaliação prognóstica antes da troca valvar em pacientes com IAo e IVE. (Nível 2)
  - Avaliação em pacientes com IAo para detectar piora na capacidade funcional. (Nível 2).
- GRAU B2
  - Quando associado ao ecocardiograma para avaliação de pacientes com estenose mitral leve (área valvar entre 1,5 e 2 cm²), sintomáticos (capacidade funcional II-IV). (Nível 2)
- GRAU C
  - Diagnóstico de DAC em pacientes com valvopatia. (Nível 2)
  - Avaliação da capacidade funcional em pacientes com lesão aórtica ou mitral grave. (Nível 2)

Avaliação de Arritmias

A ergometria tem sido indicada, principalmente, na avaliação de sintomas que podem ser correlacionados com taquiarritmias desencadeadas pelo esforço.[35] Excetuando-se os casos em que a arritmia é desencadeada pelo esforço, acreditamos que o sistema Holter de eletrocardiografia dinâmica é superior à ergometria na detecção e análise das arritmias.

Nos pacientes em uso de antiarrítmicos, a ergometria pode ser útil na avaliação da eficácia da droga. Por diversas vezes já verificamos sensível redução do número de extrassístoles, ou mesmo total regressão da arritmia em indivíduos que repetem o teste ergométrico em uso de antiarrítmicos.

Portadores de bradiarritmias, de marca-passo e de desfibriladores implantáveis também podem-se beneficiar do teste ergométrico.[36] Esses tópicos serão detalhadamente discutidos no Capítulo 12-4: TE nos Portadores de Marca-passo.

- GRAU A
  - Identificação dos ajustes apropriados dos marca-passos adaptativos pela FC (*Rate-adaptative pace makers*)
  - Recuperados de PCR para identificação de DAC ou de arritmias esforço-induzidas. (Nível 2)
  - Avaliação da resposta cronotrópica ao exercício em portadores de BAVT congênito. (Nível 2)
  - Avaliação da resposta cronotrópica ao exercício em portadores de doença do nó sinusal.
- GRAU B1
  - Avaliação dos pacientes com arritmia induzida pelo esforço (conhecida ou suspeita). (Nível 2)
  - Avaliação terapêutica em pacientes com arritmia induzida pelo esforço. (Nível 2)
  - Estratificação de risco para desenvolvimento de arritmias na Síndrome de WPW. (Nível 2)

- Detecção de arritmias em portadores de cardiomiopatia hipertrófica. (Nível 2)
- GRAU B2
  - Avaliação de pacientes com arritmias em programas de condicionamento físico. (Nível 2)
  - Síndrome do QT longo com antecedentes ou história familiar de síncope ou morte súbita. (Nível 2)
  - Investigação de arritmia ventricular isolada em pacientes de meia-idade sem outras evidências de DAC. (Nível 3)
- GRAU C
  - Investigação de batimentos ectópicos isolados em indivíduos jovens.
  - Arritmias paroxísticas em crise. (Nível 2)
  - Arritmias complexas não controladas (Nível 2)
  - Avaliação de pacientes em uso de MP com frequência fixa. (Nível 2)
  - BAV de grau elevado com resposta ventricular lenta. (Nível 2)

Avaliação da Capacidade Laborativa

São exames geralmente realizados com fins periciais. Têm por finalidade avaliar o risco que o indivíduo pode estar submetido ao realizar determinadas funções, como a de um mergulhador,[37] ou avaliar se determinadas patologias são incapacitantes ou não (hipertensão arterial, coronariopatia, doença de Chagas etc.).[38]

- Grau B2 (Nível 2)

Avaliação de Crianças

A ergometria em crianças tem indicações diversas, tanto em crianças hígidas que querem submeter-se a treinamento físico intenso,[39-41] como nas portadoras de cardiopatias congênitas,[42] na avaliação de hipertensão arterial,[40,43] após cirurgias corretivas,[44-46] nos distúrbios do crescimento e na avaliação de pneumopatias restritivas, como a asma brônquica induzida pelo esforço,[47,48] e a fibrose cística.[49]

Aspectos quanto à metodologia e às variáveis normais são encontrados na Seção 11-7 deste capítulo.

- GRAU A
  - Avaliação da potência aeróbica de crianças ou adolescentes com história de cardiopatia congênita, no pós-operatório de cardiopatias congênitas e nas crianças com valvopatia ou cardiomiopatias adquiridas.
  - Avaliação dos raros casos de crianças com precordialgia típica.
  - Avaliação do comportamento do marca-passo com o exercício.
  - Avaliação de sintomas relacionados com o exercício em atletas jovens.
- GRAU B1
  - Avaliação da resposta terapêutica (medicamentosa, cirúrgica ou ablação) em crianças com taquiarritmia desencadeada pelo esforço durante teste ergométrico antes da terapia.
  - Como coadjuvante na avaliação da severidade de lesões congênitas ou adquiridas, principalmente na estenose aórtica.
  - Avaliação do ritmo durante o exercício em pacientes com arritmia induzida pelo esforço (suspeita ou conhecida).
- GRAU B2
  - Na avaliação de crianças ou adolescentes com história familiar de morte súbita durante exercício.
  - No acompanhamento de crianças com anomalias cardíacas com possível envolvimento coronariano tardiamente (Kawasaki, Lúpus).
  - Avaliação de crianças e adolescentes com BAV total congênito.
  - Avaliação da resposta da FC em crianças tratadas com betabloqueadores, a fim de estimar a adequação da terapia com esse grupo de drogas.
  - Na avaliação o QT em crianças com história familiar de QT longo.
  - Avaliação da resposta pressórica após cirurgia de correção da coarctação da aorta.
  - Avaliação do grau de insaturação com o exercício, em crianças com doença congênita cianogênica.
- GRAU C
  - Avaliação de crianças e adolescentes saudáveis antes de competição atlética.
  - Uso de rotina na avaliação de dor torácica em crianças.
  - Avaliação de extrassístoles atriais ou ventriculares em indivíduos saudáveis.

Avaliação de Episódios de Síncope

A ergometria pode ser indicada nos episódios de síncope relacionados com o esforço.

A síncope tanto pode ser consequente ao desenvolvimento de bloqueio AV de grau II ou III, sendo o diagnóstico confirmado com o aparecimento do BAV mesmo que não ocorra a síncope.[50,51]

Outra situação é a síncope que ocorre imediatamente após o esforço concomitante com quadro de hipotensão.[52-54]

- GRAU A
  - Avaliação de pacientes que tiveram síncope durante ou imediatamente após a prática de exercícios.

CONTRAINDICAÇÕES ABSOLUTAS AO TESTE ERGOMÉTRICO

De modo a garantir a realização de uma prova ergométrica com um máximo de segurança, e, consequentemente, com um mínimo de riscos, consideram-se como situações de contraindicação absoluta para sua realização aquelas circunstâncias em que se antecipa um possível e intenso agravamento do estado clínico/hemodinâmico durante o esforço.

Com a expansão de conhecimentos em torno de certas patologias e ampliação de recursos diagnósticos e terapêuticos, foram necessárias revisões periódicas destas listas de contraindicações. Temos, por exemplo, o caso do infarto do miocárdio[55] e, mais recentemente, as unidades de dor torácica nas emergências.

Como parte de protocolos para estudos específicos, a prova de esforço pode-se constituir em excelente método diagnóstico e de investigação terapêutica para insuficiência cardíaca e arritmias graves, em instituições com interesses voltados para estas áreas.[56-58] Além do mais, as contraindicações não são necessariamente observadas da mesma forma em diferentes centros ou instituições, dependendo da experiência local, do grau de recursos assistenciais disponíveis para o paciente, e das finalidades do teste em si mesmo. Deste modo, o grau de restrição à execução da prova ergométrica será, obrigatoriamente, maior quando esta for realizada em consultórios ou ambulatórios, enquanto será mais liberal em determinados centros especializados com assistência hospitalar.

A **Tabela 11-1-1** relaciona as contraindicações absolutas para realização de prova de esforço com finalidade diagnóstica.[59]

Doença Arterial Coronariana

A avaliação de insuficiência coronariana se constitui na mais frequente indicação para realização de um prova de esforço, quer para gradação das alterações isquêmicas já manifesta, quer para detecção de casos assintomáticos. Dentro do espectro de apresentação de insuficiência coronariana existem três condições em que a realização da prova de esforço encontra-se contraindicada.

Tabela 11-1-1. Contraindicações ao teste ergométrico

1. IAM em evolução instável
2. Angina instável progressiva ou de repouso
3. Arritmias ventriculares complexas não controladas e sintomáticas
4. Estenose aórtica grave ou sintomática
5. Dissecção aórtica aguda
6. Embolia pulmonar
7. Miocardites e pericardites agudas
8. Endocardite
9. Insuficiência ventricular esquerda não compensada
10. Qualquer enfermidade aguda, febril ou grave
11. Limitação física ou emocional
12. Intoxicação medicamentosa

Infarto do Miocárdio Recente

Na vigência do infarto do miocárdio a prova de esforço é absolutamente contraindicada. Nos casos de estabilidade clínica, pode-se avaliar o paciente antes da alta hospitalar, conforme as observações relatadas na Seção 11-10 deste capítulo.

Angina do Peito Instável

Este é um grupo de pacientes que compreende diversas formas de apresentação da doença, a saber: angina de recente começo, de esforço ou não; angina de repouso; angina progressiva e síndrome intermediária. A rigor, a situação considerada pela maioria dos cardiologistas como de contraindicação absoluta é a síndrome intermediária, onde o episódio de dor prolongada, frequentemente, não pode ser diferenciado de um infarto em evolução.

Nas outras formas de apresentação da angina instável, o exame geralmente vem sendo realizado em unidades de investigação da dor torácica para esclarecimento diagnóstico, principalmente nos pacientes com dor torácica aguda e condições hemodinâmicas, laboratoriais e eletrocardiográficas estáveis.

Lesão de Tronco de Coronária Esquerda

Aqueles pacientes previamente arteriografados e que apresentam lesão importante do tronco da coronária esquerda, ou seu equivalente e que, por algum motivo, não tenham sido encaminhados à cirurgia, não devem se submeter à prova de esforço como método de controle de eficácia terapêutica clínica, em função do potencial de extensão de área isquemiada, com complicações já conhecidas nestes casos.

Arritmias Potencialmente Graves

Extrassistolia ventricular frequente ou documentação de taquicardia ou fibrilação ventriculares se constituem em condições de risco aumentado para a realização da prova, embora observações levadas a efeito por centros especializados contestem esta afirmação.[60]

A rigor, o teste não deve ser realizado em pacientes em crises paroxísticas e em portadores de arritmias ventriculares complexas não controladas. Na Síndrome de WPW, o teste ergométrico estará contraindicado no caso de pesquisa de DAC.

Valvopatias

Na maioria das circunstâncias de orovalvopatias, o fator determinante da contraindicação à prova de esforço reside na limitação funcional imposta pela sobrecarga hemodinâmica. Nos casos de lesão de grau importante, o teste está contraindicado, devendo-se destacar o caso da estenose aórtica grave em que, a despeito do intenso grau de restrição à ejeção ventricular, pode haver capacidade funcional aparentemente preservada. Há registro em literatura, em casos assim, de complicação fatal, de assistolia precedida por queda da pressão arterial, havendo, por isto, uma contraindicação absoluta para realização da prova de esforço nesta condição.

Na estenose mitral moderada/importante, o risco de complicações como edema agudo de pulmão sobrepõe aos benefícios que poderiam ser obtidos com a avaliação da capacidade funcional do paciente.

Nos portadores de valvopatias com regurgitação valvar importante, o TE está contraindicado.

Distúrbios Funcionais

É assim considerada a hipertensão arterial não controlada e, independentemente da cardiopatia subjacente, a arritmia potencialmente grave e os graus mais avançados de bloqueios atrioventriculares.

Hipertensão Arterial Não Controlada

Embora não exista unanimidade quanto aos níveis pressóricos a partir dos quais seja absolutamente contraindicada uma prova de esforço, considera-se que pacientes que em repouso apresentem pressão arterial diastólica igual ou superior a 115 mm Hg e/ou pressão arterial sistólica igual ou superior a 180 mm Hg não devem se submeter à prova, apesar de a atual Diretriz da SBC não comentar a PA como fator de contraindicação ao teste.[61]

Bloqueios Atrioventriculares Avançados

Bloqueios AV adquiridos do tipo Mobtiz II e do 3° grau e com resposta ventricular de baixa frequência representam contraindicação absoluta para realização da prova ergométrica, pela instabilidade elétrica e hemodinâmica que estes pacientes podem apresentar durante o esforço.

Já os pacientes com bloqueios atrioventriculares congênitos, com QRS de curta duração, toleram bem esta prova, que é comumente utilizada para avaliação da capacidade de elevação da frequência ventricular perante estímulo apropriado.

Outras Patologias Cardiovasculares

O potencial de risco de complicações graves torna proibitiva a realização de prova de esforço, por razões óbvias, em casos de recente acidente vascular cerebral, aneurisma dissecante de aorta, e doenças tromboembólicas.

Embora miocardites agudas e miopericardites possam trazer alguma confusão diagnóstica com coronariopatia, sob o ponto de vista clínico e, principalmente, sob o ponto de vista eletrocardiográfico há, nestes casos, forte recomendação terapêutica de repouso. Nesses casos a avaliação ecocardiográfica seria de maior valor diagnóstico e sem expor o paciente à condição de risco.

Condições Sistêmicas Agudas

Em infecções agudas com repercussões sistêmicas; desequilíbrio metabólico, como diabetes descompensado, hiper e hipotireoidismo importantes; alterações eletrolíticas como hipocalemia e hipocalcemia; anemia grave; insuficiência hepática ou renal; embolia pulmonar; limitação física ou emocional e intoxicação medicamentosa. Nestes casos em que a homeostase cardiocirculatória se adapta menos adequadamente às solicitações aumentadas pelo esforço da prova, os pacientes seriam expostos a respostas cardiocirculatórias imprevisíveis e potencialmente arriscadas. Além do mais, a dificuldade esperada da interpretação dos resultados obtidos torna contraindicada a realização da prova nestas circunstâncias.

CONTRAINDICAÇÕES RELATIVAS AO TESTE ERGOMÉTRICO

Existe um número de condições em que as contraindicações para realização do teste se fundamentam mais precisamente no pouco benefício a ser alcançado pelo mesmo, quando se considera o tipo de condições subjacentes, as dificuldades para execução da prova e a confiabilidade dos resultados obtidos.

A seguir são listadas na **Tabela 11-1-2** as condições de contraindicação relativa ao esforço.

Condições de Benefício Duvidoso

Nestas condições como em insuficiência respiratória, hipertensão pulmonar, caquexia, frequentemente uma avaliação da capacidade funcional poderá ser obtida de maneira menos laboriosa, bem como informações concernentes à reserva coronariana serão de difícil interpretação, além de, possivelmente, assumirem papel secundário no contexto geral do paciente.

Tabela 11-1-2. Contraindicações relativas

São situações nas quais devem ser tomadas precauções adicionais para a realização do teste
1. Dor torácica aguda, exceto quando os protocolos disponíveis em unidades de dor torácica forem seguidos
2. Importante lesão do tronco da coronária esquerda ou equivalente
3. Estenoses valvares moderadas
4. Insuficiências valvares graves
5. Hipertensão arterial severa (sistólica > 180 mm Hg e diastólica > 115 mm Hg)
6. Taquiarritmias, bradiarritmias e arritmias ventriculares
7. Cardiomiopatia hipertrófica com obstrução ao trato de saída do VE desencadeada pelo esforço
8. Distúrbios hidroeletrolíticos e metabólicos
9. Afecções não cardíacas capazes de agravamento pelo TE e/ou de impedimento para realização do TE (p. ex.: infecções, hipertireoidismo, insuficiência renal, hepática ou respiratória, obstrução arterial periférica, lesões musculares, ósseas ou articulares, deslocamento da retina e afecções psiquiátricas)

Condições que Dificultam a Execução da Prova Ergométrica

Por razões óbvias, certas enfermidades osteoarticulares, como artropatias dolorosas ou deformantes, enfermidades neurológicas e neuromusculares, tornam ocasionalmente impossível a realização de prova ergométrica, ou obrigam à sua execução em condições especiais.

Condições que Dificultam a Interpretação da Prova Ergométrica

Estas condições dizem mais respeito às alterações do padrão eletrocardiográfico de repouso e em resposta ao esforço, e que, frequentemente, mimetizam aquelas causadas por insuficiência coronariana. Este é o caso, por exemplo, de pacientes que apresentam extensas zonas inativas em parede anterior, com elevação persistente do segmento ST ou de portadores de sobrecarga de ventrículo esquerdo com padrão de *strain* em derivações esquerdas. A mesma dificuldade existe em casos de bloqueio completo do ramo esquerdo, síndrome de WPW e com o uso de drogas como os digitálicos.

Em relação à fibrilação e o *flutter* atrial, não apenas a frequência ventricular pode fugir ao controle, como a própria oscilação da linha de base dificulta a interpretação do traçado. A utilização de métodos que avaliem déficit perfusional, outros que não o eletrocardiograma, dirime esta dificuldade.

Condições de Alto Risco para o TE

São aquelas que permitem a execução do TE sob cuidados especiais, sempre obedecendo aos critérios de contraindicações. Deve ser realizado sempre em ambiente hospitalar visto o maior risco a que os pacientes são expostos. Por questões legais, nesses casos é indispensável a obtenção do consentimento assinado pelo paciente e/ou responsável.

- IAM não complicado.
- Angina instável estabilizada.
- Angina estável grau IV.
- Dor torácica aguda na sala de emergência, após realização de dosagens enzimáticas e ECGs seriados.
- Lesão conhecida e tratada de TCE ou equivalente.
- Arritmias ventriculares complexas.
- Arritmias com repercussões clínicas e hemodinâmicas sob controle.
- Síncopes por provável etiologia arritmogênica.
- BAV avançado.
- Portadores de desfibriladores implantados.
- Insuficiência cardíaca compensada.
- Lesões valvares estenóticas moderadas ou graves.
- Hipertensão pulmonar.
- Cardiomiopatias hipertróficas.
- Insuficiência respiratória, renal ou hepática.

INDICAÇÕES PARA INTERRUPÇÃO DO TESTE ERGOMÉTRICO

O teste ergométrico é um procedimento não invasivo que consiste em submeter o indivíduo a um exercício físico crescente e programado, com a finalidade de avaliar as respostas de adaptação do coração (elétrica e mecânica) ao esforço, em particular, e às adaptações periféricas e pulmonares em geral.

Os critérios para interrupção do teste ergométrico diferem conforme a evolução das adaptações perante o esforço realizado. Nas provas com evolução normal, a FC que é o espelho fiel da intensidade do exercício realizado foi tomada como referência para estabelecer o alvo a ser alcançado,[55] devendo-se buscar sempre realizar os testes-sintoma limitados.

Quando o teste ergométrico tem evolução anormal, os critérios para finalização do mesmo são amplos. Nos casos em que essas alterações alcançam níveis críticos que, por sua natureza, tornam a prova bastante desconfortável, ou mesmo coloca em risco a vida do paciente, a interrupção do teste estaria indicada. Estas condições estão listadas nas **Tabelas 11-1-3** e **11-1-4**.[5,62]

Tabela 11-1-3. Critérios absolutos de interrupção de esforço

1. Queda da PAS (> 10 mm Hg) a despeito do aumento da carga de esforço, quando acompanhada por outra evidência de isquemia.
2. Angina severa ou moderada
3. Sintomas neurológicos (ataxia, tonteira, pré-síncope)
4. Sinais de baixo débito (cianose, palidez)
5. Taquicardia ventricular sustentada ou outra arritmia (incluindo BAV de segundo ou terceiro grau) que interfira na manutenção de um débito cardíaco adequado durante o exercício
6. Supradesnível de ST (> 1,0 mm) em derivações sem onda Q (que não sejam V1, aVL ou aVR)
7. Dificuldades técnicas de monitoramento do ECG ou da PA
8. Por solicitação do paciente
9. Alcançar o diagnóstico procurado

Tabela 11-1-4. Indicações relativas para interrupção do esforço

1. Acentuadas alterações de ST ou QRS, tais como depressão de ST > 2 mm
2. Arritmias como taquicardia ventricular não sustentada, taquicardia supraventricular, BAV e bradiarritmias
3. Desenvolvimento de bloqueios de ramos de difícil diferenciação com taquicardia ventricular
4. Resposta hipertensiva importante, caracterizada por PAS > 260 mm Hg e PAD > 120 mm Hg em normotensos e > 140 mm Hg em hipertensos
5. Fadiga, dispneia acentuada, claudicação
6. Dor torácica crescente

Dor Torácica Sugestiva de Angina

Ao exigirmos que a dor tenha determinada intensidade, estamos aumentando a especificidade do teste, afastando outras causas extracardíacas que poderiam desencadear dor. Por outro lado, existem pacientes que conseguem "ultrapassar" a sua angina, numa situação controlada, que geralmente ocorre no início do exercício, desaparecendo a dor antes de alcançar níveis críticos, não mais voltando a ocorrer durante o restante da prova. É importante o reconhecimento desse grupo de paciente, porque talvez represente indivíduos com adaptações periféricas ou de circulação coronária colateral diferente ("*Walking Through One's angina*").[5]

Sinais de Insuficiência Ventricular Esquerda Cardíaca

Dispneia intensa desproporcional à intensidade do esforço realizado (estertores pulmonares etc.)

Comportamento Anômalo da Pressão Arterial

Numa prova normal a pressão arterial diastólica permanece praticamente inalterada durante a realização do teste e a PA sistólica aumenta de forma linear com o aumento da carga de esforço.

A ausência de progressão da PA sistólica com exercício ou mesmo a sua queda é sinal de descompensação hemodinâmica importante, sendo imperiosa a interrupção do teste, no ponto em que ocorrem essas alterações.

Do mesmo modo, o aumento exagerado da pressão arterial, pelos riscos advindos da sobrecarga pressórica (mal tolerada pelo coração) ou riscos de acidente cerebrovascular é critério para a interrupção do teste. Para Fox o teste deveria ser suspenso se a PA sistólica excedesse 250 mm Hg,[63] enquanto pela Diretriz da SBC esse limite seria de 260 mm Hg para a PAS e de 120 mm Hg ou 140 mm Hg para a pressão diastólica dos normotensos ou hipertensos respectivamente.[61]

Sinais Sugestivos de Insuficiência Circulatória Periférica

Claudicação dos MMII (dor forte nas panturrilhas) traduzindo processo isquêmico grave dos MMII; palidez cutaneomucosa; cianose de extremidade do nariz ou lóbulos da orelha, sudorese fria, sinais de insuficiência cerebrovascular (tonturas, confusão mental, amaurose etc.) são sinais clínicos para interrupção do teste.[64]

Fatores Eletrocardiográficos Limitantes

Arritmias

Determinadas arritmias são potencialmente perigosas, ocorrendo especialmente durante o esforço, por alterar significativamente a hemodinâmica do coração, ou marcar o início de transtornos de ritmo que podem, inclusive, levar à morte. O teste ergométrico deverá ser suspenso se ocorrerem as seguintes alterações eletrocardiográficas:[63]

1. Taquicardias ventriculares ou supraventriculares, regulares ou irregulares.
2. Extrassístoles ventriculares prematuras de frequência crescente, extrassístoles ventriculares multifocais, extrassístoles com o fenômeno R sobre T, ou salvas de 3 ou mais batimentos ventriculares consecutivos (taquicardia ventricular).
3. Bloqueio atrioventricular de 2° e 3° grau.
4. Alterações do segmento ST (supra ou infradesníveis acentuados).

Nos casos de infradesnível de ST maior ou igual a −0,3 mV, adicional aos valores em repouso, está indicada a interrupção do teste. Da mesma forma, o supradesnível de ST maior que 0,1 mV em área sem infarto prévio determina a interrupção do teste.

Complicações do Teste Ergométrico

A simplicidade de execução do TE aliada à facilidade de interpretação e ao relativo baixo custo de sua aplicação fizeram o TE um dos métodos diagnósticos mais populares na cardiologia moderna. Por sua vez, a crescente popularização desse exame, somada à experiência que vem se acumulando com sua execução e com o enriquecimento progressivo da literatura especializada, ampliaram os limites e conceitos envolvidos na execução do TE.

Como fundamentos básicos de segurança à vida dos pacientes, é necessário que no ambiente onde os testes se realizam se encontre:[65]

- Médico habilitado na realização do teste ergométrico e equipe auxiliar treinada em suporte básico (se possível no nível avançado) da vida.
- Todo o equipamento de ressuscitação em local de fácil acesso, incluindo desfibrilador, bomba de sucção/aspiração, dispositivos para manter as vias aéreas pérvias, oxigênio e as drogas e dispositivos de infusão necessários.
- Manual de procedimentos de emergência, com base nos recursos locais e no caso de laboratório ambulatorial, os contatos para remoção e internação, se necessário for.

Disso resulta, por um lado, que patologias como infarto do miocárdio, arritmias cardíacas, estenose aórtica, insuficiência cardíaca compensada e angina de recente começo, além de idade superior a 70 anos, que outrora eram consideradas, sumariamente, como contraindicações à realização de um TE, hoje já não constituem barreiras à sua execução, desde que se proceda ao exame sob condições especiais de controle.

Igualmente, quadros clínicos como angina *pectoris* e hipertensão arterial, antes descritos como complicações decorrentes da execução do TE, são avaliados, atualmente, não mais como acidentes, mas indicadores diagnósticos de cardiopatias.

Fatores Determinantes de Complicações

As complicações cardíacas e não cardíacas decorrentes da execução de um TE são comumente determinadas pelos seguintes fatores:

- Idade.
- Doença subjacente.
- Protocolo.
- Instalações.

Idade

Já há algum tempo a idade superior a 70 anos não mais constitui contraindicação à execução do TE. Ao contrário, o que se observa, nos laboratórios de ergometria, é a presença de um número cada vez maior de pacientes nesta faixa etária. A cinecoronariografia e a cirurgia de revascularização do miocárdio, em pacientes idosos, constituem práticas que não só têm auxiliado a demolir as barreiras que se levantavam contra a execução do TE, como também tornaram obrigatória a realização do teste nesses pacientes. Sua prática, entretanto, demanda cuidados especiais com relação a protocolos e equipamentos.

Doença Subjacente

Existem patologias cardíacas que, na história médica, pela possibilidade de aumento do risco na execução de um TE, incluíam-se no grupo de afecções com contraindicação absoluta, e que passaram, ao longo da prática clínica da cardiologia, para o grupo que requer exame em condições especiais. São elas:

- Infarto do miocárdio.
- Arritmias cardíacas.
- Estenose aórtica.
- Aneurisma do ventrículo esquerdo.
- Vasculopatias periféricas.
- Cardiomiopatias.

Protocolo

À medida que a seleção de pacientes tornou-se mais abrangente, o protocolo sofreu sucessivas transformações, adaptando-se às novas indicações e exigências. Na próxima seção deste capítulo há ampla discussão sobre esse tema.

Complicações Cardiovasculares

Entre as complicações mais frequentes durante e/ou após a execução de um TE, estão:[66]

- Arritmias.
- Hipertensão arterial.
- Infarto agudo do miocárdio.
- IVE - Insuficiência ventricular esquerda.
- Óbito.

Arritmias

Entre as complicações cardíacas registradas, as arritmias são as que merecem maior atenção, em virtude dos seguintes aspectos que configuram:

- Maior frequência de aparecimento.
- Possibilidade de correlação com o ECG basal.
- Mecanismo de morte súbita.

O aparecimento de arritmias durante a execução de um TE não é, necessariamente, sinônimo de doença cardíaca. No entanto, deve-se atentar para o controle de algumas variáveis, como a frequência de ocorrência das arritmias, sua relação com o aumento da frequência cardíaca, surgimento de novos focos e precocidades. Somente agindo desse modo estabelecem-se os critérios necessários à classificação do comportamento das arritmias, diante do TE, em benignas ou malignas.

Incluem-se entre as arritmias benignas as extrassístoles ventriculares ou supraventriculares isoladas, unifocais, esporádicas, tardias, sem relação direta com o esforço físico. As malignas caracterizam-se pelo aparecimento em salvas, polifocais, precoces, com períodos de bigeminismo ou trigeminismo e, por fim, com episódios de taquicardia, aqui considerados pela ocorrência de três ou mais batimentos ectópicos consecutivos.

Torreão et al.[67] analisaram 2.325 testes, relacionando-os com o ECG basal. Demonstraram que 81% da população submetida ao teste apresentavam ECG normal, sendo que apenas 6,6% destes desenvolveram arritmias; desde fibrilação atrial paroxística, extrassístoles ventriculares com características malignas, até taquicardia ventricular e taquicardia supraventricular paroxística. Nos 19% restantes da população, que apresentava ECG alterado, aí incluídas a sobrecarga ventricular esquerda, zona inativa, distúrbio de condução e síndrome de PR curto, a possibilidade de ocorrência de arritmias foi de 43%.

Entre as arritmias apontadas, merecem especial destaque as extrassístoles ventriculares e a taquicardia ventricular, particularmente quando relacionadas com alterações do ECG, do tipo zona inativa e sobrecarga ventricular esquerda, para as quais se registraram índices de 35,3 e 31,7%, respectivamente.

O risco de uma população de pacientes com ECG alterado apresentar arritmias em um TE, é 11 vezes maior quando comparada com uma população de pacientes com ECG normal.[67]

Em relação às marcadas alterações do ritmo observaram-se 8 casos (0,003%) de fibrilação ventricular, sendo necessária a cardioversão em 7 pacientes. Ocorreram 62 casos (0,02%) de fibrilação atrial dos quais em 38 (61%) houve reversão espontânea. Em

20 casos (32%) a reversão se fez imediatamente após o uso de drogas, e em 4 casos (7%) necessitaram de internação hospitalar. De todos os casos com resposta hipertensiva ao esforço, em 61 (0,02%) houve necessidade de uso de drogas.[7]

Hipertensão Arterial

A hipertensão arterial somente pode ser considerada como complicação quando acompanhada de alterações neurológicas ou IVE, do contrário, tal como a angina de esforço, a hipertensão seria tão somente esforço-dependente, regredindo aos padrões próximos aos basais no período do pós-esforço. Em nossa casuística abrangendo hoje um universo de mais de 1.000.000 de testes ergométricos houve raros caso que necessitaram de intervenção medicamentosa para restabelecimento da PA a níveis seguros.[7]

Morte e Infarto Agudo do Miocárdio

Torreão *et al.*, reunindo 18.000 exames de quatro centros cardiológicos de Salvador, não registraram casos de óbitos, sendo relatados 2 casos de IAM. Deve-se ressaltar que estes pacientes acometidos de infarto deram entrada no laboratório com queixa de dor torácica atípica com ECG normal. A comprovação do infarto deu-se pela elevação de enzimas e pela cinecoronariografia posterior.[67] Estes dados vêm confirmar a experiência de McHenry,[68] que reuniu 12.000 exames sem um só caso de morte súbita.

Rochimis e Blackburn[69] reuniram 170.000 exames realizados em 73 centros médicos dos Estados Unidos, registrando uma proporção de mortalidade de 1/10.000 pacientes, enquanto a de morbidade (incluídos o infarto agudo do miocárdio e arritmia grave) situava-se em 4/10.000

Em 1977, inspecionando 1.375 centros, Ellestad[64] reuniu 444.396 testes em esteira, 44.460 testes em bicicleta ergométrica e 25.592 testes de Master, realizados no ano anterior. As complicações registraram 7 infartos e 1 morte por 20.000 testes realizados.

Ainda segundo Ellestad,[64] em 353.638 exames realizados em populações selecionadas de atletas, relatados por Scherer e Kaltenbach, não apresentaram mortalidade nem morbidade. Entretanto, os mesmos autores, analisando 712.285 pacientes coronarianos, registraram 17 mortes e 96 complicações com risco de vida, principalmente fibrilação ventricular.

Araujo *et al.* evidenciaram temos baixa incidência de morte (1 caso para cada 166.000 testes) e 8 casos de IAM (0,0003%). Cabe a ressalva que em nosso grupo realizamos apenas exames ambulatoriais e de pacientes em condições clínicas favoráveis (pós--infarto somente após 30 dias do evento).[7]

Complicações Não Cardíacas

Entre as complicações não cardíacas registradas em decorrência da execução de um TE, estão:

Acidente Vascular Cerebral

O acidente vascular cerebral tem sido descrito como de rara ocorrência. Na casuística de Araujo *et al.* houve um caso de AVC com hemiplegia esquerda sem alteração hipertensiva, com reversão da lesão motora após 23 dias.[7]

Distensão Muscular e Traumas

Embora se reconheça a ocorrência de distensão muscular durante e/ou após a execução de um TE, não há relato na literatura revista. Trata-se de complicação benigna que pode, perfeitamente, ser evitada, desde que sejam assegurados os cuidados impostos pelas condições de cada paciente.

Araujo relatou um caso em que a esteira perder o controle da velocidade, aumentando-a subitamente, o que ocasionou a queda da paciente que se submetia ao teste. Em consequência à queda, a paciente teve que se submeter a uma cirurgia reparadora do joelho.[70]

EQUIPAMENTOS E DROGAS PARA EMERGÊNCIAS

O laboratório de ergometria deverá estar equipado, obrigatoriamente, com todo o material de emergência cardiovascular e de reanimação cardiopulmonar.

Os equipamentos devem ser submetidos a revisões periódicas. Se identificado algum problema, os testes devem ser suspensos até a total recuperação de todos os instrumentos.

Da mesma forma, os medicamentos devem ter suas validades observadas periodicamente.

Espera-se que todo o pessoal envolvido na área de testes ergométricos/reabilitação cardiovascular seja adequadamente treinado para as manobras de suporte à vida, sendo que somente estas pessoas devam ter acesso aos equipamentos e drogas para atender uma emergência.[71]

O ideal é que sempre haja um coordenador de equipe de ressuscitação, bem como é aconselhável que haja um manual de procedimentos e rotinas a serem seguidas, sempre em local de fácil acesso. A equipe deve estar sempre pronta para lidar com os piores desfechos em cada caso.

Tais procedimentos, embora visem à segurança do paciente, leva em conta a possibilidade, contudo rara, de surgimento de complicações cardíacas, do tipo arritmias graves e/ou parada cardíaca, em pacientes com grande potencial de complicação.

Outra importante providência que os laboratórios de ergometria em regime ambulatorial devem tomar é manter convênios com serviços de remoção de pacientes graves bem como com unidades coronarianas para atendimento em situações de emergência.[71]

- **Equipamentos para Emergência**
  - Desfibrilador de onda senoidal.
  - Laringoscópio e lâminas curva e reta.
  - Cânulas orotraqueais adulto e adolescente.
  - Bomba de sucção/aspiração.
  - Cilindro de oxigênio medicinal.
  - Máscara de ventilação.
  - Bolsa tipo Ambu.
  - Agulha e cateter para punção de subclávia.
  - Seringas descartáveis e agulhas.
  - Escalpes e jelcos.
  - Equipos para infusão venosa.
  - Esparadrapo, gaze, algodão e álcool.
  - Luva e óculos.

- **Medicação Necessária para Emergência**
  - Adrenalina milesimal.
  - Atropina 0,25 mg.
  - Álcool etílico iodado.
  - Aminofilina injetável.
  - Amiodarona, verapamil e procainamida injetáveis.
  - Bicarbonato de sódio a 8,4%.
  - Captopril.
  - Cedilanide ou digoxina injetáveis.
  - Dobutamina.
  - Dopamina.
  - Éter etílico.
  - Furosemida injetável.
  - Glicose hipertônica.
  - Gluconato de cálcio a 10%.
  - Hidrocortisona injetável 500 mg.
  - Morfina ou derivados.
  - Nifedipina oral.
  - Nitritos sublinguais.
  - Propranolol oral 10 e 20 mg.
  - Salbutamol *spray*.
  - Soro glicosado a 5%.
  - Soro fisiológico.
  - Xilocaína a 2% sem vasoconstritor.

REFERÊNCIAS BIBLIOGRÁFICAS

1. Master AM, Oppenheimer EJ. A simple exercise tolerance test for circulatory efficiency with standard tables for normal individuals. Am J Med Sci. 1929;177:223.
2. Mater AM, Jaffe HL. The electrocardiographic changes after exercise in angina pectoris. J Mt Sinai Hosp. 1941;7:629.
3. Consenso Nacional de Ergometria. Departamento de Ergometria e Reabilitação Cardiovascular da Sociedade Brasileira de Cardiologia. Arq Bras Cardiol. 1995;65(2):189-211.
4. Andrade J, Brito FS, Vilas-Boas F, Castro I, Oliveira JA, Guimarães JI, et al. II Diretrizes da Sociedade Brasileira de Cardiologia sobre teste ergométrico. Arq Bras Cardiol 2002;78(5):1-18.
5. Gibbons RJ, Balady GJ, Beasley JW, Bricker JT, Duvernoy WF, Froelicher VF, et al. ACC/AHA Guidelines for Exercise Testing A Report of the American College of Cardiology/American Heart Association Task Force on Practice Guidelines (Committee on Exercise Testing). J Am Coll Cardiol. 1997;30(1):260-315.
6. Gibbons RJ, Balady GJ, Bricker JT, Chaitman BR, Fletcher GF, Froelicher VF, et al. ACC/AHA 2002 Guideline update for exercise testing. Circulation. 2002;106:1883-92.
7. Araujo WB, Godinho LCP, Batista RMD, Alonso RAG, Amorim CF. Morbi-mortalidade do teste ergométrico em regime ambulatorial. Arq Bras Cardiol 1997;69 (sup I).
8. Livschitz S, Sharabi Y, Yushin J, Bar-On Z, Chouraqui P, Burstein M, et al. Limited clinical value of exercise stress test for the screening of coronary artery disease in young, asymptomatic adult men. Am J Cardiol. 2000;86(4):462-4.
9. Grundy SM. Obesity, metabolic syndrome and coronary atherosclerosis. Circulation. 2002;105:2696-8.
10. Naughton JP, Haider R. Methods of exercise testing. Reports of Arlie House Conference Center. Virginia, 1972.
11. Wilson MF, Sung BH, Pincomb GA, Lovallo WR. Exaggerated pressure response to exercise in men at risk forsystemic hypertension. Am J Cardiol 1990;66(7):731-6.
12. Manolio TA, Burke GL, Savage PJ, Sidney S, Gardin JM, Oberman A. Exercise blood pressure response and 5-year risk of elevated blood pressure in a cohort of young adults: The CARDIA Study. Am J Hypertens. 1994;7(3):234-41.
13. Bruce RA, Cobb LA, Katsura S. Exertional hypotension in cardiac patients. Circulation. 1959;19:543-51.
14. Dubach P, Froelicher VF, Klein J, Oakes D, Grover-McKay M, Friis R. Exercise-induced hypotension in a male population. Circulation. 1988;78(6):1380-7.
15. Blacher C, Manfroi W, Fernandes BS. Valor atual do teste ergométrico para estratificação de risco pós-infarto agudo do miocárdio. Arq Bras Cardiol. 1999;73(6):527-31.
16. Yu CM, Lau CP, Cheung BM, Fong YM, Ho YY, Lam KB, et al. Clinical predictors of morbidity and mortality in patients with myocardial infarction or revascularization who underwent cardiac rehabilitation, and importance of diabetes mellitus and exercise capacity. Am J Cardiol. 2000;85(3):344-9.
17. Cooper KH. The aerobics way. New York: Bantam Books, 1977.
18. Araujo WB, Araujo WB, Araujo PP. Programação de planos de condicionamento físico e reabilitação utilizando-se microcomputadores. Arq Bras Cardiol. 1982;(XXXIX Sup 1):40.
19. American College of Sports Medicine. Guidelines for exercise testing and prescription, 3rd ed. Lea & Febiger, 1986.
20. Hellerstein HK, Hirsch EZ, Ader R, Greenblott N, Siegel M. Principles of exercise prescription for normals and cardiac subjects. In: Blackburn H (Ed.). Exercise testing and exercise training in coronary heart disease. Springfield: Charles C Thomas Publisher, 1969.

21. Paffenbarger RS, Lee IM. Intensity of physical activity to incidence of hypertension and all-cause mortality: Na epidemiologic view. Blood Press Monit. 1997;2(3):115-23.
22. Kokkinos PF, Narayan P, Fletcher RD, Tsagadopoulos D, Papademetriou V. Effects of aerobic training in African-Americans with severe systemic hypertension treated with indapamide ± verapamil ± enalapril. Am J Cardiol. 1997;1424-6.
23. Bruce RA, DeRouen T, Peterson DR, Irving JB, Chinn N, Blake B, et al. Non-invasive predictors of sudden cardiac death in men with coronary disease. Predictive value of maximal stress testing. Am J Cardiol. 1977 May 26;39(6):833-40.
24. Sesso HD, Paffenbarger RS, Lee IM. Physical activity and coronary heart disease in men. The Harvard Alumni health study. Circulation. 2000;102:975-80.
25. Criqui MH, Haskell WL, Heiss G, Tyroler HA, Green P, Rubenstein CJ. Predictors of systolic blood pressure response to treadmill exercise the lipid research clinics program prevalence study. Circulation. 1983;68(2):225-33.
26. Naughton J. Exercise testing may refine the classification of hypertensive subjects. Inter J Cardiol. 1982;1:383-5.
27. Wilson NV, Meyer BM. Early prediction of hypertension using exercise blood pressure. Prev Med. 1981;10(1):62-8.
28. Singh JP, Larson MG, Manolio TA, O'Donnell CJ, Lauer M, Evans JC, et al. Blood pressure response during treadmill testing as a risk factor for new-onset hypertension: the Framinghan heart study. Circulation. 1999;99(14):1831-6.
29. Allison TG, Cordeiro MA, Miller TD, Daida H, Squires RW, Gau GT. Prognostic significance of exercise-induced systemic hypertension in healthy subjects. Am J Cardiol. 1999 Feb 1;83(3):371-5.
30. Sbissa AS. Contribuição da ergometria para a avaliação do paciente hipertenso. Rev Bras Clin Terap. 1984;XIII (7):269-73.
31. Pardaens K, Van Cleemput J, Vanhaecke J, Fagard RH. Peak oxygen uptake better predicts outcome than submaximal respiratory data in heart transplant candidates. Circulation. 2000;101(10):1152-7.
32. Bonow RO, Borer JS, Rosing DR, Henry WL, Pearlman AS, McIntosh CL, et al. Preoperative capacity in simptomatic patients with aortic regurgitation as a prediction of postoperative left ventricular function and long-term prognosis. Circulation. 1980;62(6):1280-90.
33. Greenberg B, Massie B, Thomas D, Bristow JD, Cheitlin M, Broudy D, et al. Association between the exercise ejection fraction response and systolic wall stress in patients with chronic aortic insufficiency. Circulation. 1985;71(3):458-65.
34. Gencbay M, Degertekin M, Ermeydan C, Unalp A, Turan F. Exercise electrocardiography test in patients with aortic stenosis differential features from that of coronary artery disease. Intern J Cardiol. 1999;69:281-7.
35. Elhendy A, Chandrasekaran K, Gersh BJ, Mahoney D, Burger KN, Pellikka PA. Functional and prognostic significance of exercise-induced ventricular arrythmias in patients with suspected coronary artery disease. Am J Cardiol. 2002;90(2):95-100.
36. Vanhees L, Schepers D, Heidbüchel H, Defoor J, Fagard R. Exercise performance and training in patients with implantable cardioverter-defibrillators and coronary heart disease. Am J Cadiol. 2001;87:712-5.
37. US Navy Diving Manual. NAVSEA 0994-LP-001-9010, Navy Department, Washington, DC. Distributed by Best Bookbinders, Carson, California: 1979.
38. Carta P, Aru G. Prove da sforzo a carico crescente: confronto tra protocolli e valori di riferimento cardiorespiratori in lavoratori sani. G Ital Med Lav Ergon. 2001;23(1):5-11.
39. Alpert BS, Dover EV, Booker DL, Martin AM, Strong WB. Blood pressure response to dynamic exercise in healthy children. Black vs. White. J Pediatr. 1981;99:556-60.
40. Cummings GR, Everatt D, Hastman L. Bruce treadmill test in children: Normal values in a clinic population. Am J Cardiol 1978;41:69-75.
41. Karila C, de Blic J, Waernessyckle S, Benoist MR, Scheinmann P. Cardiopulmonary exercise testing in children: an individualized protocol for workload increase. Chest. 2001 July;120(1):81-7.
42. Davies H, Gazetopoulos N. Hemodynamic changes on exercise in patients with left to right shunts. Br Heart J. 1966;28:579-89.
43. Blumenthal S, Epps RP, Heavenrich R, Lauer RM, Lieberman E, Mirkin B, et al. Report of the task force on blood pressure control in children. Pediatrics. 1977;59(5 2 suppl):I-II, 797-820.
44. Epstein SE, Beiser GD, Goldstein RE, Rosing DR, Redwood DR, Morrow AG. Hemodynamic abnormalities in response to mild and intense upright exercise following correction of ventricular septal defect in tetralogy of Fallot. Circulation. 1973;47(5):1065-70.
45. Rhodes J, Patel H, Hijazi ZM. Effect of transcatheter closure of atrial septal defect on the cardiopulmonary response to exercise. Am J Cardiol. 2002;90:803-6.
46. Ohuchi H, Yasuda K, Suzuki H, Arakaki Y, Yagihara T, Echigo S. Ventilatory response to exercise in patients with major aortopulmonary collateral arteries after definitive surgery. Am J Cardiol. 2000;85(10):1223-9.
47. Cropp GJA. Exercise induced asthma. Pediatrics Clin North Am. 1975;22(1):63-76.
48. Cropp GJA. Grading time course, and incidence of exercise induced airway obstruction and hiperinflation in asthmatic children. Pediatrics. 1975;56:868-79.
49. Goodfrey S, Mearns M. Pulmonary function and response to exercise in cystic fibrosis. Arch Dis Child. 1971;46:144-51.
50. Woelfel AK, Simpson RJ Jr, Gettes LS, Foster JR. Exercise-induced distal atrioventricular block. J Am Coll Cardiol. 1983;2:578-81.
51. Wissocq L, Ennezat PV, Mouquet F. Exercise-induced high-degree atrioventricular block. Arch Cardiovasc Dis. 2009;102:733–735.
52. Colivicchi F, Ammirati F, Biffi A, Verdile L, Pelliccia A, Santini M. Exercise-related syncope in young competitive athletes without evidence of structural heart disease. Clinical presentation and long-term outcome. Eur Heart J. 2002;23:1125-30.

53. Sneddon JF, Scalia G, Ward DE, McKenna WJ, Camm AJ, Frenneaux MP. Exercise induced vasodepressor syncope. Br Heart J. 1994;71:554-7.
54. Sakaguchi S, Shultz JJ, Remole SC, Adler SW, Lurie KG, Benditt DG. Syncope associated with exercise, a manifestation of neurally mediated syncope. Am J Cardiol. 1995;75:476-81.
55. De Busk RF, Haskell W. Symptoms-limited versus heart-rate limited exercise testing soon after myocardial infarction. Circulation. 1980;61:738.
56. Benge W, Litchield RL. Exercise capacity in patients with severe left ventricular dysfunction. Circulation. 1980;61:955.
57. Jelinek MV, Lown B. Exercise stress testing for exposure of cardiac arrhythmia. Prog Cardiovasc Dis. 1974;16(5):497-522.
58. Lown B, Graboys TB. Management of patients with malignant ventricular arrhythmias. Am J Cardiol. 1977;39(6):910-8.
59. Garner KJ, Pomeroy W, Arnold JJ. Exercise stress testing: indications and common questions. Am Fam Physician. 2017 Sep 1;96(5):293---299A.
60. Young DZ, Lampiert S, Graboys T, Lown B. Safety of maximal exercise testing in patients at high risk for ventricular arrhythmias. Circulation. 1984;70:184.
61. Sociedade Brasileira de Cardiologia. III Diretrizes da Sociedade Brasileira de Cardiologia sobre teste ergométrico. Arq Bras Cardiol. 2010;95(5 Suppl 1):1-26.
62. Fletcher GF, Ades PA, Kligfield P, Arena R, Balady GJ, Bittner VA. Exercise standards for testing and training: a scientific statement from the American Heart Association. Circulation. 2013;128(8):882.
63. Mc Alpin RN, Kattus AA. Adaptation exercise in angina pectoris. Circulation .1966;33:183.
64. Ellestad MH. Prova de esforço. Princípios e aplicações práticas. Tradução de Gilberto Marcondes Duarte e Maurício Leal Rocha, 2.ed. Rio de Janeiro: Editora Cultura Médica Ltda, 1984. 326 p.
65. Colquhoun D, Freedman B, Cross D, Fitzgerald B, Forge B, Hare DL, et al. Clinical exercise stress testing in adults (2014). Heart, Lung and Circulation. 2015;24(8):831-7.
66. Atterhög JH, Bjorn J, Samuelson, R. Exercise testing a prospective study of complication rates. American Heart Journal. 1979;98(5):572-9.
67. Torreão JAM, Souza RE, Brandão JDR, Tadeu E, et al. Identificação de arritmias com teste ergométrico c eletrocardiografia dinâmica - correlação com padrão eletrocardiográfico inicial. Trabalho apresentado no XXXIX Congresso da Sociedade Brasileira de Cardiologia. Salvador, 1983.
68. McHenry PL. Risks of graded exercise testing. Am J Cardiol. 1977;39(6):935.
69. Rochimis P, Blackburn H. Exercise test: a survey of procedures, safety and litigation experience in approximately 170.000 tests. JAMA. 1971;217:1061.
70. Araujo WB. Ergometria, reabilitação cardiovascular & cardiologia desportiva. Rio de Janeiro: Revinter; 2011.
71. Myers J, Arena R, Franklin B, Pina I, Kraus WE, McInnis K, et al. Recommendations for clinical exercise laboratories: a scientific statement from the American Heart Association. Circulation. 2009;119(24):3144-61.

SEÇÃO 11-2

LABORATÓRIO DE ERGOMETRIA E METODOLOGIAS DO TE

Luiz Carlos Pimenta Godinho
Washington Barbosa de Araujo

"Qualquer tecnologia suficientemente avançada é indistinguível da magia."
Arthur C. Clarke (1917-2008)

INTRODUÇÃO

A metodologia do teste ergométrico (TE) teve seu grande desenvolvimento a partir dos anos 1950, principalmente com a introdução de novos e modernos ergômetros. Até então predominavam os testes em bancos de pequenos degraus que foram praticamente abandonados. A escada de Kaltenback e os protocolos de Master,[1-3] Nagle[4] e Balke foram as principais referências, para esses ergômetros.

Um grande avanço no método viria com o advento da bicicleta ergométrica, sendo os protocolos de Astrand[5] e o de Balke[6] os mais utilizados. Com o desenvolvimento da esteira rolante, que permitiu uma forma de esforço bastante familiar à maioria dos pacientes, diversos protocolos foram surgindo, como o de Bruce,[7] que se tornou o mais tradicional. Atualmente, entretanto, a aplicação de modelos em rampa (essenciais no teste cardiopulmonar de esforço) tem crescido de forma notável.

Desde os primeiros testes de banco até os dias de hoje, muitos recursos tecnológicos foram incorporados aos exames ergométricos, como os sistemas computadorizados que integraram monitoramento, comando dos ergômetros, cálculos das principais variáveis fisiológicas e a impressão dos registros eletrocardiográficos com múltiplas derivações. Além disso, destacamos os *softwares* desenvolvidos para programar o exercício em protocolos de rampa e a associação da ergometria a outros métodos de diagnóstico por imagem, como a medicina nuclear a ecocardiografia e a ressonância magnética (**Fig. 11-2-1**).

CONSTITUIÇÃO DE UM LABORATÓRIO DE ERGOMETRIA

Espaço Físico

É fundamental que o espaço físico seja suficiente para acomodar toda a aparelhagem necessária e confortável ao avaliador e ao paciente, permitindo bom fluxo de atendimento e de cuidados emergenciais eventuais, com rota de fuga bem planejada.[8]

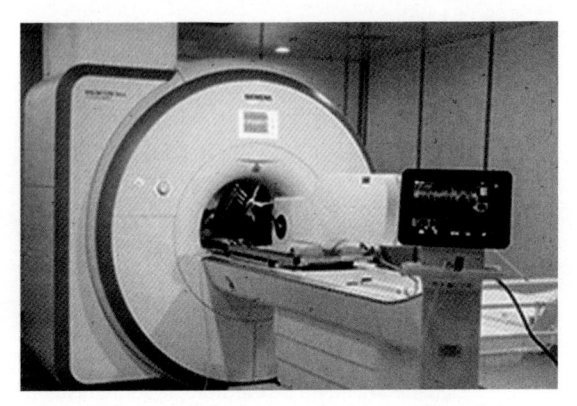

Fig. 11-2-1. Realização de ressonância magnética do coração associada ao exercício, em cicloergômetro.

São necessárias uma boa luminosidade e climatização do ambiente, com a temperatura da sala oscilando entre 20 a 23 graus Celsius. A umidade relativa do ar não deve ser superior a 60%. Para que o traçado eletrocardiográfico seja de boa qualidade é importante o correto aterramento das instalações elétricas. A impressora deve estar, idealmente, na mesa de comando, pois o nível de definição do registro eletrocardiográfico impresso é superior ao do padrão observado ao monitor. O material de emergência poderá estar presente na própria sala de exame ou próximo a ela (**Fig. 11-2-2** e **Tabela 11-2-1**).

Equipe de Avaliadores

Para o cumprimento adequado das rotinas de um TE, bem como atender às resoluções do Conselho Federal de Medicina, é necessária a presença de um médico na sala de exames, podendo contar com um auxiliar (técnico de enfermagem) de acordo com as necessidades do serviço. O preparo de quem conduz o teste é muito importante, devendo o profissional estar apto para contraindicar ou interromper o procedimento ao detectar situação de risco para o paciente, bem como a atender às intercorrências, inclusive realizando as manobras de ressuscitação cardiorrespiratória, quando for preciso.[8,9] O treinamento para estas situações incluirá toda a equipe de apoio e deve haver previsão para o rápido acionamento de UTI móvel.

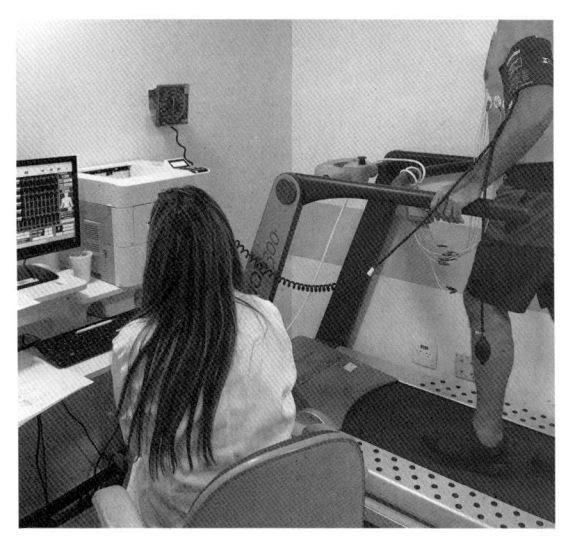

Fig. 11-2-2. Aspecto de um laboratório de ergometria durante a realização de um teste ergométrico.

Tabela 11-2-1. Laboratório de esgoespirometria

Ambiente
1. O ambiente deve ser amplo, iluminado, com temperatura e umidade do ar controladas e permitir a livre movimentação nos casos de emergência
2. Deve haver equipamentos e medicamentos para atender às emergências na própria sala de exame ou junto a ela
Equipamentos de ergometria
1. Registrador de 12/13 derivações
2. Eletrodos descartáveis
3. Monitor com o mínimo de 3 derivações
4. Esfigmomanômetro
5. Esteira ergométrica e/ou bicicleta ergométrica
Equipamentos de espirometria
1. Aparelhos para medida de volume e fluxo
2. Analisadores de gases
3. Oxímetro
4. Material para calibração do sistema
5. Materiais descartáveis

TIPOS DE ERGÔMETROS

O TE pode ser realizado em diversos equipamentos (ergômetros de mão, bicicletas ergométricas ou esteiras rolantes), com variados tipos de exercícios (isométricos ou, mais comumente, os isocinéticos) e recrutando diferentes grupamentos musculares.

Por sua ampla difusão, vamos dar ênfase especial aos aspectos relacionados com as bicicletas e com as esteiras ergométricas, nas quais são realizados exercícios isocinéticos com envolvimento de grandes massas musculares.

Ergômetros de Mão

Apesar de raramente serem utilizados nos laboratórios de ergometria, os ergômetros de mão podem ser empregados na avaliação de pacientes incapazes de pedalar ou deambular por motivos neurológicos, ortopédicos ou vasculares. As respostas eletrocardiográficas, hemodinâmicas e metabólicas atendem às necessidades diagnósticas para doença arterial coronariana.[10] Devemos ressaltar, entretanto, que essa abordagem tem sido progressivamente substituída pelos testes de estresse farmacológico.[11]

Bicicletas Ergométricas

Elas podem ser classificadas, de acordo com o tipo de frenagem, em mecânicas e eletromagnéticas. As bicicletas com frenagem eletromagnética oferecem melhor graduação e controle do esforço realizado.

A má adaptação à bicicleta ergométrica, em nosso meio, tem limitado a expansão do uso deste modelo de exercício. Frequentemente observamos pacientes que não conseguem manter o ritmo das pedaladas, apresentando fadiga precoce dos membros inferiores sem que seja alcançada a frequência cardíaca (FC) submáxima.

As principais vantagens que apresentam em relação às esteiras rolantes são: menor nível de ruído, facilitando a verificação da pressão arterial (PA); maior estabilidade do tórax dos pacientes, melhorando a qualidade dos traçados do eletrocardiograma (ECG); menor custo; maior segurança para pacientes com limitações físicas e maior precisão no cálculo da carga de trabalho.[11-13]

Bicicleta com Frenagem Mecânica

Esse foi o primeiro modelo das bicicletas e já foi muito utilizado, principalmente, pelo seu menor custo. A potência do pedal é dada em kpm/min, sendo a resistência do sistema gerada por fricção mecânica. Cargas elevadas de trabalho podem gerar erros de 15 a 20% na potência desenvolvida. Ao longo do exame o atrito da frenagem aquece o sistema, o que pode vir a ser a principal causa nos erros de medida. O número de rotações por minuto deve permanecer mais ou menos constante, pois a variação no ritmo das pedaladas irá alterar a carga de trabalho (**Tabela 11-2-2**).[11]

Tabela 11-2-2. Correspondência de valores entre Kp, Kpm e Watt

Kp*	Kpm**	Watt***
1	300	50
2	600	100
3	900	150
4	1.200	200
5	1.500	250
6	1.800	300
7	2.100	350

*Kp = força que age sobre a massa de 1 kg na aceleração normal da gravidade.
**Kpm = força que age para elevar 1 kg à altura de 1 metro.
***Watt = unidade de potência utilizada na bicicleta elétrica.

Bicicleta com Frenagem Eletromagnética

Nesse ergômetro, a resistência dos pedais é dada por um sistema de frenagem provocado por um campo eletromagnético que possui regulagem eletrônica da potência de saída, mantendo constante a carga de trabalho entre as variações de 40 a 110 rotações por minuto (rpm).[14] Nos testes que realizamos, utilizamos como padrão 60 rpm, preferência de vários autores que consideram esse ritmo bastante confortável para o paciente.[15,16]

Nesse modelo, a potência é indicada diretamente no painel de controle do aparelho. Fixando as rotações por minuto, o indivíduo despenderá uma energia de acordo com a potência (em watts) preestabelecida, ou seja: Energia = watts × minutos.

Esteiras Ergométricas

A grande vantagem deste ergômetro é permitir a realização de um exercício bastante natural a todos os indivíduos, que é o de caminhar, mesmo considerando que a caminhada ocorra numa esteira rolante.

Na esteira, o exercício é mais fisiológico e de mais fácil adaptação, além de obrigar o paciente a manter um ritmo constante de esforço. Por conta disso obtemos níveis mais elevados de FC e de consumo de oxigênio ($\dot{V}O_2$) do que os verificados na bicicleta, para um mesmo grupo de pacientes.[17] Entretanto, devemos considerar que um dos fatores de modificação do valor do $\dot{V}O_{2máx}$ (consumo máximo de oxigênio) é o fato de se permitir ou não o apoio das mãos nas barras da esteira. No cálculo desta variável, pela equação de Bruce, foi previsto o apoio de um ou dois dedos na barra frontal. Mas, se utilizarmos as barras da esteira como suporte, de forma mais intensa, teremos como resultado FC e $\dot{V}O_{2máx}$ menores (**Fig. 11-2-3**).[18,19] Entretanto, Foster *et al.* elaboraram equações[20,21] para a execução do exame, com e sem o apoio das mãos, encontrando valores de $\dot{V}O_{2máx}$ mais próximos da realidade, possibilitando a execução de um TE com maior segurança e resultados mais fidedignos.

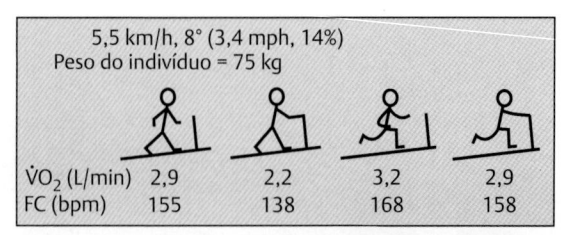

Fig. 11-2-3. Esquemas demonstrando as variações da FC e do O_2 em função do tipo de movimentação (andar ou correr) e da presença de apoio na barra frontal. Mesmo indivíduo numa esteira com velocidade constante de 5,5 km/h e 14% de inclinação. (Modificada de Åstrand.)[19]

SISTEMAS DE REGISTROS DO ECG NO TESTE DE EXERCÍCIO

Sistema Mason-Likar

A disposição dos eletrodos no sistema proposto por Mason e Likar[22] é das mais conhecidas. Nesse sistema, os eletrodos dos braços e das pernas são colocados, respectivamente, abaixo das clavículas e acima das cristas ilíacas anterossuperiores. Os eletrodos precordiais são posicionados da maneira tradicional (**Fig. 11-2-4** e **Tabela 11-2-3**).

Existem pequenas variações entre o ECG realizado convencionalmente e o obtido no padrão proposto por Mason e Likar (**Figs. 11-2-5 e 11-2-6**).

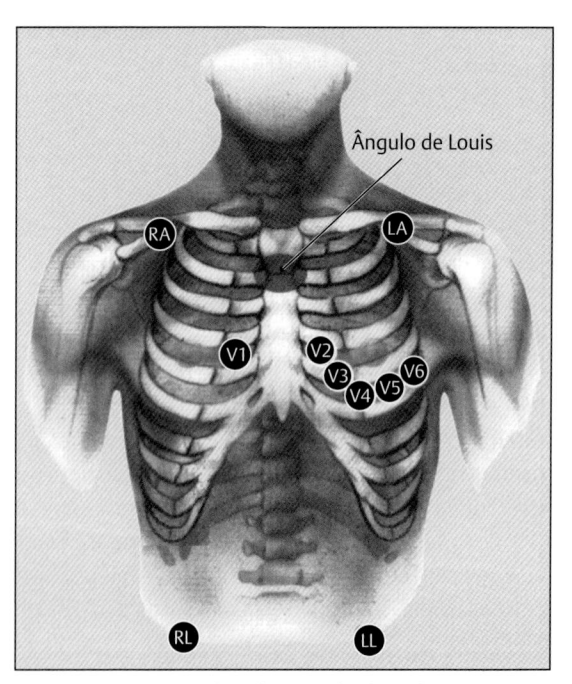

Fig. 11-2-4. Esquema de colocação de eletrodos no tórax do paciente segundo o padrão de Mason e Likar.

CAPÍTULO 11 ■ TESTE DE EXERCÍCIO – ERGOMETRIA

Tabela 11-2-3. Sistema Mason e Likar

Eletrodos	Disposição no corpo
Braço direito	2° Espaço intercostal direito
Braço esquerdo	2° Espaço intercostal esquerdo
Perna esquerda	Acima da crista ilíaca sup. esq.
Perna direita	Acima da crista ilíaca sup. dir.
Precordiais	De V1 a V6 como no ECG convencional

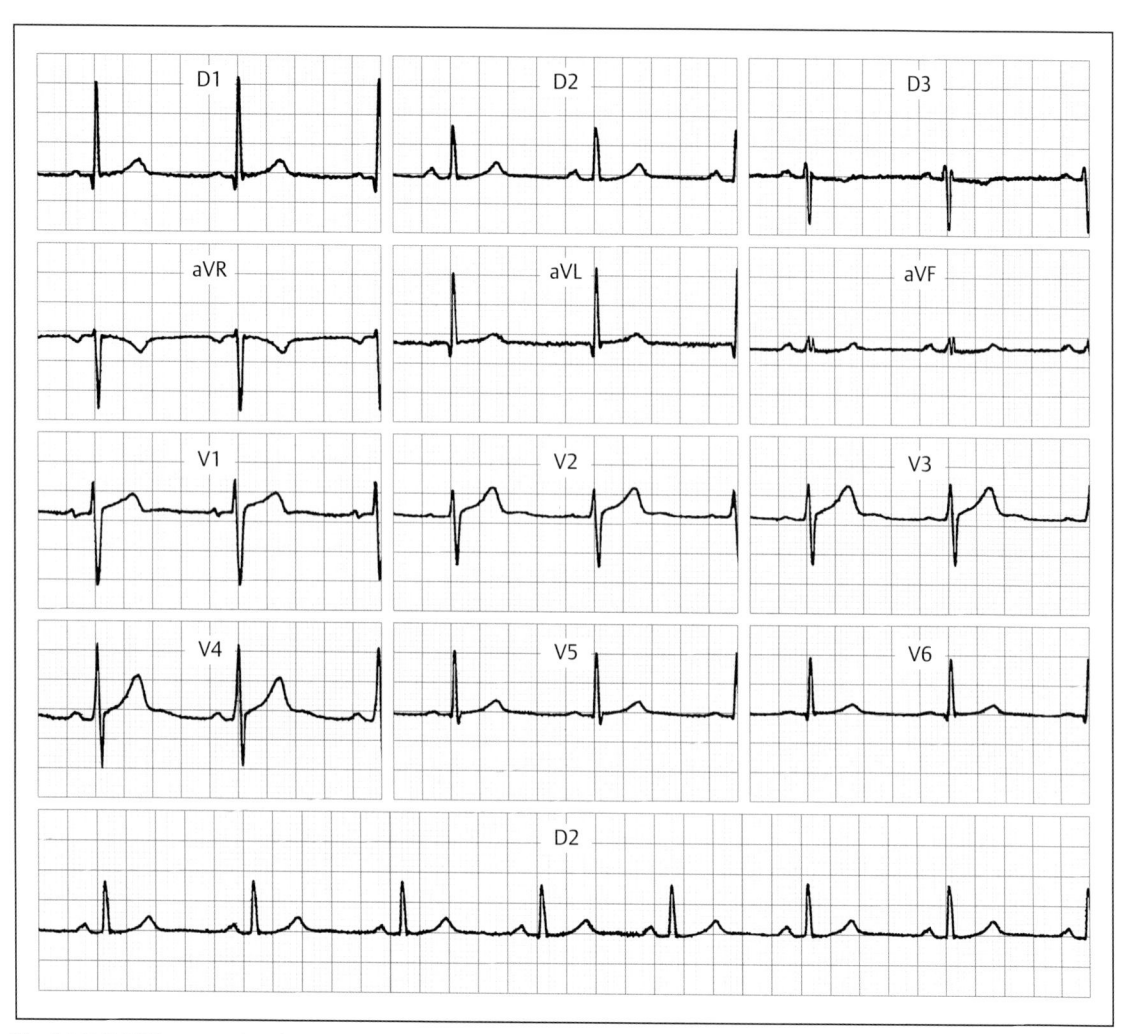

Fig. 11-2-5. ECG convencional com o paciente deitado.

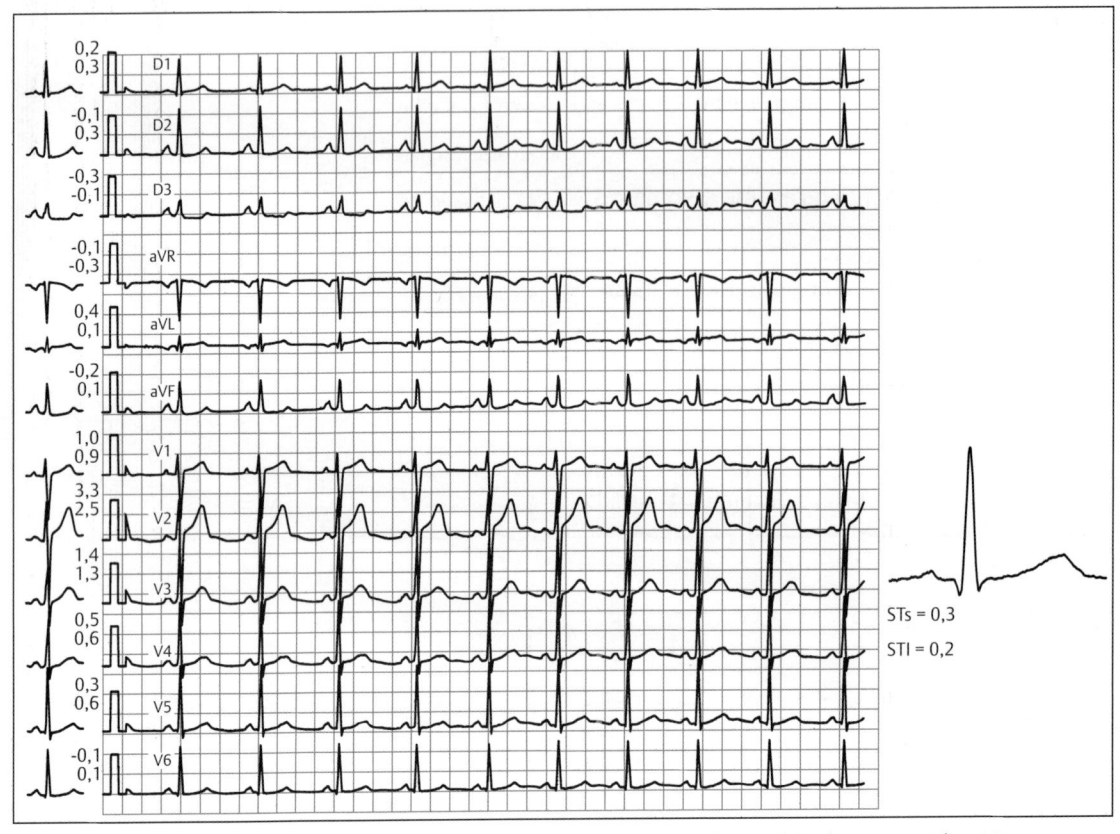

Fig. 11-2-6. ECG basal com o paciente de pé, com os eletrodos no tórax segundo o padrão de Mason e Likar. Mesmo paciente da Figura 11-2-5.

Sistema Mason-Likar Modificado

Em 1981 começamos a realizar pioneiramente, em nosso país, os exames de ergometria com o registro de 12 derivações.[23] Para trabalharmos com a derivação CM5, que tem maior sensibilidade para a detecção de isquemia,[24] adaptamos o posicionamento dos eletrodos, inicialmente descrito por Mason e Likar (**Fig. 11-2-7**). O deslocamento dos eletrodos das cristas ilíacas para as últimas costelas melhorou, também, a estabilidade no registro de DII, DIII e aVF durante o exercício. Com essa disposição observamos, por vezes, a ausência da onda Q, nestas mesmas derivações, em pacientes com história de infarto prévio de parede inferior. Nestes casos podemos deslocar o eletrodo correspondente à perna esquerda para a crista ilíaca esquerda. Não utilizamos este posicionamento de forma rotineira, pois essa é uma região de acúmulo de tecido adiposo que pode produzir mais oscilações no eletrodo e, assim, maior flutuação na linha de base do ECG, ao contrário do que ocorre quando o fixamos sobre uma região mais firme, como uma costela.

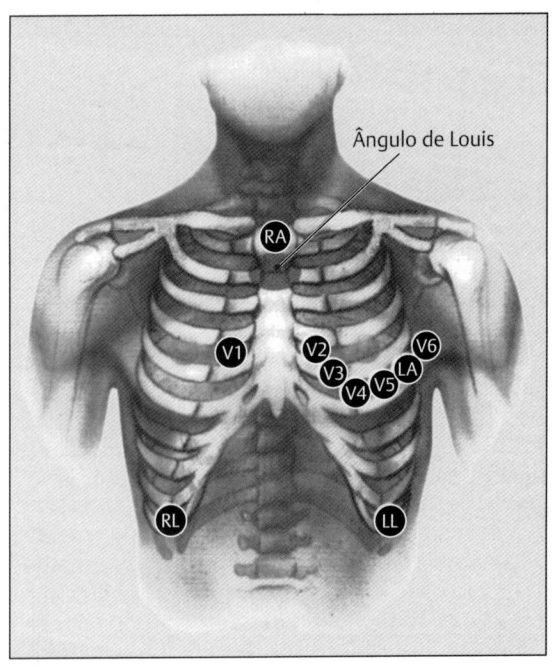

Fig. 11-2-7. Esquema de colocação de eletrodos no tórax do paciente segundo o padrão de Mason e Likar modificado.

Posteriormente (com outro equipamento) passamos a realizar os registos em 13 derivações (CM5 mais as 12 convencionais), utilizando 11 eletrodos, conforme o modelo inicial de Mason e Likar, porém, colocando o 11º eletrodo no manúbrio e deslocando os das cristas ilíacas para as últimas costelas.

Para o monitoramento do exame ergométrico recomenda-se o uso de pelo menos três derivações simultâneas, que, neste caso, deveriam ser CM5, DII ou aVF e V1 ou V2. Entretanto, devemos utilizar o maior número de derivações possível para aumentar a sensibilidade do TE.[23-25] Além disso, a gravidade do acometimento isquêmico do paciente se correlaciona com o número de derivações com alteração típica do segmento ST. Acrescentamos, ainda, que a identificação de arritmias e de distúrbios da condução, dos mais diversos tipos, fica mais facilitada quando dispomos de múltiplas derivações para essa interpretação.[26]

ROTINAS PRÉVIAS À REALIZAÇÃO DO TE

Orientações Básicas

O adequado preparo dos pacientes é necessário para a maior eficácia do TE. Eles devem ser orientados a não realizar este exame em jejum, face ao risco de hipoglicemia. O ideal é que o teste seja executado, pelo menos, 2 horas após uma refeição leve, evitando a maré alcalina pós-prandial e possíveis alterações do ECG, por distúrbios eletrolíticos.[27] A ingestão de cafeína correspondente a 2 xícaras de café (200 mg) é suficiente para causar redução da reserva de fluxo coronariano,[28] sendo recomendada sua suspensão no dia do exame.

Outras orientações importantes incluem a abstenção do fumo e evitar esforços físicos intensos (no dia do teste), além de trajar vestimenta adequada que, no caso das mulheres, inclui o uso de sutiãs com alças ajustáveis, possibilitando maior estabilidade no traçado eletrocardiográfico.

Uso de Medicação

Um ponto fundamental é o que se refere à suspensão temporária de certos medicamentos. Num exame para diagnóstico, o ideal seria a interrupção de todas as drogas que, de alguma forma, pudessem interferir significativamente nos resultados. Essa situação nem sempre é possível, como no caso de pacientes que dependam dos medicamentos para se manterem estáveis. Dessa forma, para que haja o melhor aproveitamento do método, o médico solicitante deveria, ao indicar o exame, fazer a distinção entre avaliação diagnóstica e terapêutica, orientando o paciente quanto à suspensão prévia das drogas, particularmente aquelas que possam interferir na frequência cardíaca ou na repolarização ventricular (**Tabela 11-2-4**). Como o fenômeno de rebote pode ser evidenciado na suspensão dos bloqueadores

Tabela 11-2-4. Sugestão de tempo de suspensão dos medicamentos para realização do TE (se possível), quando a finalidade é diagnóstica

Medicação	Dias de suspensão
Amiodarona	30
Betabloqueadores	De 4 a 8
Bloqueadores dos canais de cálcio	De 1 a 4
Digoxina	De 7 a 10
Diuréticos	3
Antiarrítmicos	De 3 a 5
Nitrato	1
Metildopa e clonidina	1

Obs: considerando-se que o fenômeno de rebote pode ser evidenciado na suspensão dos betabloqueadores e de alguns agentes anti-hipertensivos, salienta-se a necessidade de retirada gradual desses fármacos antes do exame.

beta e de alguns agentes anti-hipertensivos, a retirada gradual desses fármacos deve ser considerada.

Na Seção 11-9 sobre efeitos das drogas no teste ergométrico veremos mais detalhadamente estes tópicos.

Horário de Agendamento

A correlação entre o ciclo circadiano e o desenvolvimento do IAM tem sido descrita, considerando que haveria maior número de ocorrências no período da manhã.[29] Este fenômeno seria mediado pelo aumento do cortisol e das catecolaminas,[30] elevação da FC e da PA,[31] aumento da agregabilidade plaquetária,[32] da viscosidade sanguínea[33] e do tônus vasomotor, em conjunção com a diminuição da atividade fibrinolítica.[34]

O exercício produz marcado aumento das catecolaminas séricas,[35] causando elevação da PA[36] e da FC,[37] podendo contribuir para o aumento de eventos cardíacos.

Little[38] aventou a possibilidade de o exercício, realizado na parte da manhã, apresentar maior risco de episódios de isquemia ou de IAM. Num total de 252.602 horas de exercícios de reabilitação (das quais 168.111 horas realizadas pela manhã), os autores não observaram diferenças entre exercícios matutinos e vespertinos, porém, não puderam extrapolar os achados para exercícios máximos.

Numa revisão de 14.430 casos de ergometria realizados em um de nossos laboratórios no período de setembro de 1995 a agosto de 1997, verificamos que 7.800 testes (54,05%) foram realizados na parte da manhã e 6.630 (45,95%) foram realizados na parte da tarde. Deste total pudemos detectar 721 casos (4,99%) de respostas isquêmicas. No grupo das respostas isquêmicas, observou-se que 351 casos (48,68 %) ocorreram no período matutino e 371 (51,32%) casos no período vespertino, achado sem diferença estatística, o que nos levou a concluir que não há influência do ciclo circadiano no desenvolvimento de resposta isquêmica, no teste ergométrico.[39] Pelo exposto, não há razão técnica para que o agendamento do exame seja feito num período específico do dia.

Consentimento Informado

Na recepção do laboratório onde será realizado o teste ergométrico, entre outros procedimentos, o paciente deverá ler e assinar o termo de consentimento informado. Este documento explica objetivamente como se processa o exame, seus riscos e benefícios.[40] Esse tema será abordado, com mais detalhes, ao final desta seção.

Preparo da Pele

A obtenção de um ECG de boa qualidade está condicionada a um preparo adequado da pele, com redução da resistência elétrica da epiderme em um nível inferior a 5.000 ohms. Após a tricotomia, devemos friccionar a pele com gaze embebida em álcool, nos locais onde serão colocados os eletrodos. Esse procedimento, importante para desengordurar e retirar a camada de células mortas da superfície epidérmica, deve ser feito com cuidado, gradualmente, até que ela fique discretamente avermelhada.

Em alguns pacientes de pele mais sensível, esse processo pode causar certo grau de desconforto. Entretanto, sem o preparo correto, não obteremos registros eletrocardiográficos confiáveis.

Eletrodos e Cabos

Por questões de praticidade e higiene utilizamos eletrodos descartáveis, da melhor qualidade, permitindo a condução do sinal elétrico com baixo índice de ruídos e alta adesão à pele, evitando perda de contato, durante o exercício, causada pelo suor.

Atenção especial também deve ser dada aos cabos, pois é frequente o mau contato entre o cabo e o eletrodo, razão de interferência no sinal do ECG. A utilização de cabos de baixo peso, com boa presilha para o eletrodo e a fixação suplementar com fita adesiva, quando preciso, são fatores que melhoram o contato cabo-eletrodo. Na **Figura 11-2-8** mostramos um exemplo da presilha de alta qualidade entre os vários modelos que já testamos.

Outra medida que contribui para a obtenção de bons registros eletrocardiográficos é o uso dos filtros, presentes na maioria dos equipamentos atuais, que atenuam artefatos musculares ou elétricos.

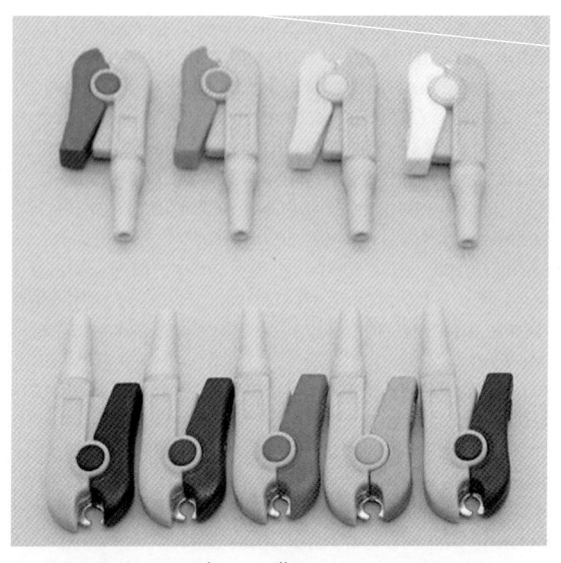

Fig. 11-2-8. Aspecto das presilhas que, em nossa experiência, promovem ótima conexão cabo-eletrodo.

ECG Basal

Alguns ergometristas estão habituados a realizar o ECG basal com o paciente deitado. Preferimos, no entanto, fazê-lo com o paciente de pé, na esteira, pois existem pequenas diferenças nos registros obtidos dessas duas maneiras, em virtude da localização dos eletrodos dos membros e da posição espacial do coração (**Figs. 11-2-9** e **11-2-10**). Procedendo dessa forma, teremos o mesmo padrão de comparação entre o eletrocardiograma basal e os realizados durante o de esforço e na fase de recuperação. Entretanto, eventualmente, realizamos um ECG basal convencional, quando o obtido de pé, na esteira, nos gera dúvida quanto à possível modificação recente, sugestiva de isquemia.[41]

O eletrocardiograma após período de hiperventilação, muito utilizado no passado, foi abolido no II Consenso Nacional de Ergometria.[42]

Anamnese e Exame Físico

Após anamnese e exame físico objetivos (em relação às queixas do paciente e ao que foi relatado no pedido médico) e análise do ECG basal, o ergometrista deverá avaliar se o teste pode ser iniciado, se sua execução seria mais adequada em ambiente hospitalar ou se há contraindicações, absolutas ou relativas ao exame.

Não havendo impedimento, o procedimento será explicado ao paciente e o exercício terá início. A escolha do protocolo é discutida, de forma abrangente, após a abordagem do próximo tópico.

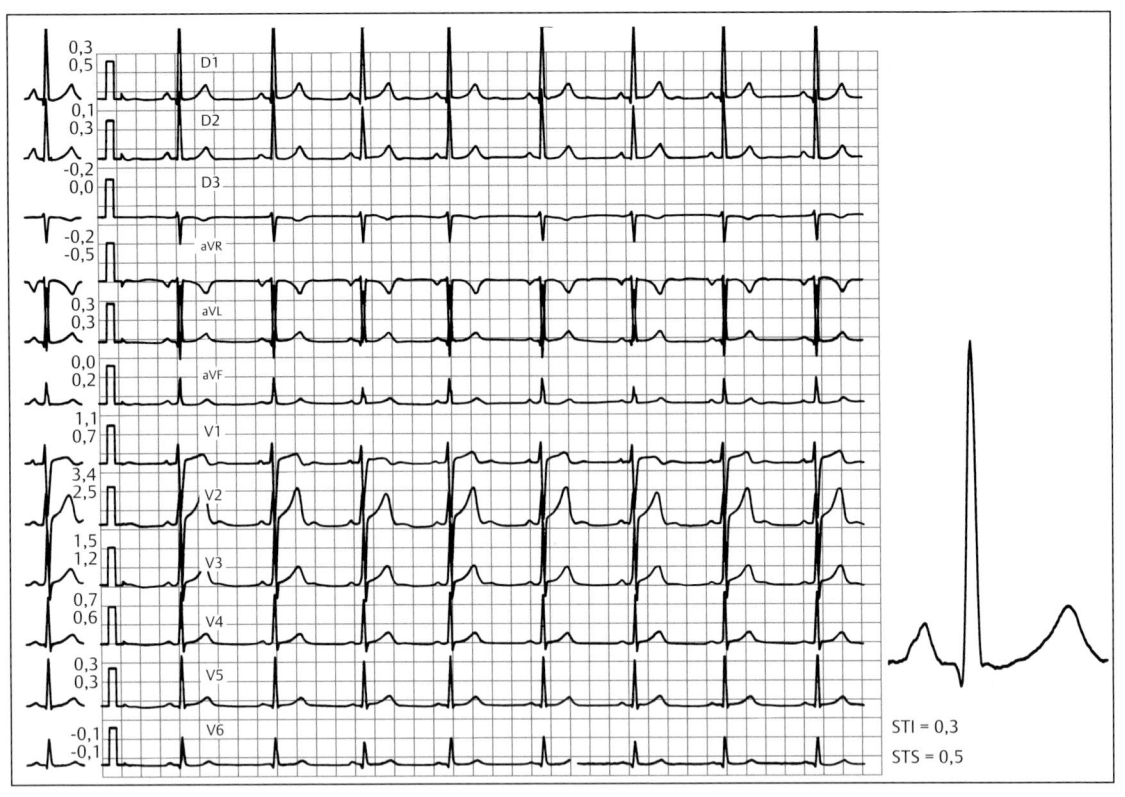

Fig. 11-2-9. Traçado obtido com o paciente deitado, com os eletrodos posicionados no tórax do paciente segundo o padrão de Mason e Likar modificado.

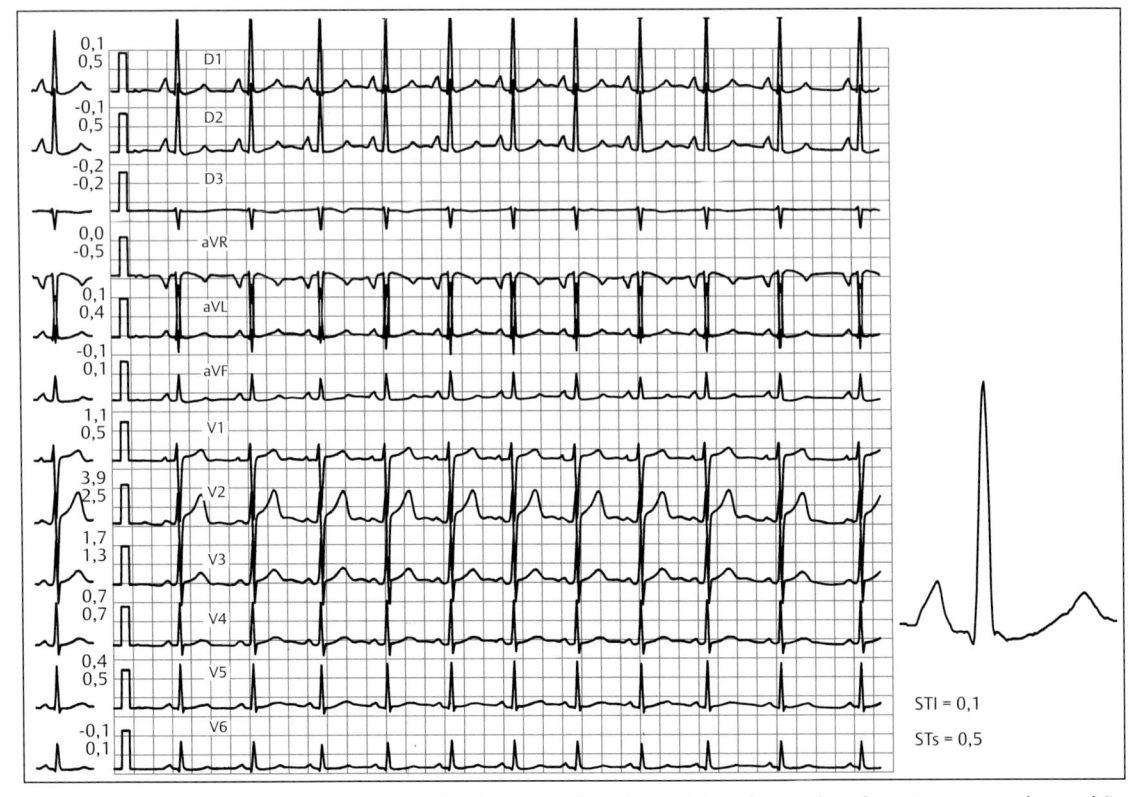

Fig. 11-2-10. Traçado obtido com o paciente de pé, com os eletrodos posicionados no tórax do paciente segundo o padrão de Mason e Likar modificado. Mesmo paciente da Figura 11-2-9.

ROTINAS DURANTE A REALIZAÇÃO DO TE

Cuidados durante o Exercício

Durante o teste, a pressão arterial será aferida ao final de cada estágio ou quando for necessário.

O ECG será monitorado ao longo de todo o exame, sendo feitos registros (de pelo menos alguns segundos) de todas as derivações, ao final de cada estágio ou quando adequado. A vantagem de se utilizar 12 ou 13 derivações é perdida, em grande parte, quando são obtidos traçados de apenas algumas derivações, enquanto as demais são representadas pelo QRS médio, criado pelo computador (registros de ½ página). Esse recurso, na interpretação das variações do segmento ST, só é válido quando os traçados são absolutamente estáveis e sem arritmias (**Fig. 11-2-11**).

Todo o empenho deve ser feito para obtermos registros que permitam uma análise conclusiva, incluindo eventual substituição de eletrodos, durante o exercício. Por vezes ocorre interferência no ECG em razão da contratura da musculatura peitoral. Isso acontece, geralmente, por conta de um esforço excessivo dos membros superiores no apoio nas barras da esteira. A orientação ao paciente para um posicionamento mais ereto, tentando realizar menos esforço com as mãos, pode ser suficiente para eliminar os artefatos. Outra opção é o deslocamento dos eletrodos posicionados sob as clavículas, para a parte superior do ombro, sobre a estrutura óssea, o que pode reduzir esse tipo de interferência.

Como último recurso, a redução da velocidade da esteira por alguns segundos (com mínima redução da FC) pode possibilitar um eletrocardiograma passível de interpretação. Se o registro do pico do esforço não for satisfatório, a realização de um ECG no pós-esforço imediato pode ser bastante esclarecedora. Por fim, a gravação de todo o exame, ao seu final, dá margem para que, analisando todo o material registrado, possamos obter traçados de melhor qualidade ou de arritmias que não foram percebidas.

O médico ficará atento a qualquer manifestação clínica ou outras condições que possam determinar o encerramento da fase de esforço. Particularmente em testes ergoespirométricos, é bastante útil o posicionamento, em frente ao ergômetro, de uma tabela que quantifique o grau de fadiga para que o paciente indique a evolução de sua tolerância ao exercício. Os critérios que determinam a interrupção do exercício[11,43,44] são apresentados na **Tabela 11-2-5**.

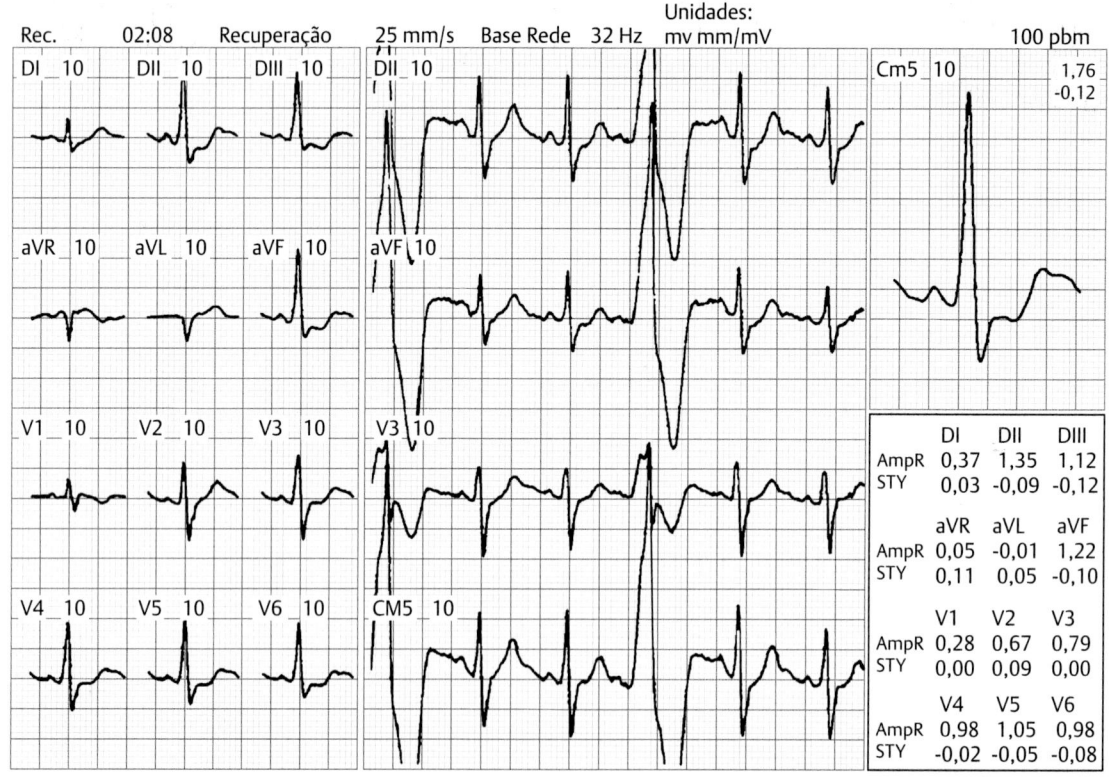

Fig. 11-2-11. Influência de uma extrassístole ventricular sobre o padrão do QRS médio criado pelo *software* do equipamento, produzindo falso infradesnível do segmento ST em DII, aVF e CM5.

Tabela 11-2-5. Critérios para a interrupção do TE

- Qualquer sintoma que impossibilite a continuação do exercício
- Surgimento de angina típica (moderada ou severa)
- Dispneia ou sibilos
- Claudicação de membros inferiores
- Sinais de baixa perfusão periférica, como palidez ou cianose
- Alterações do sistema nervoso central, como ataxia ou tonteira
- Taquicardia ventricular sustentada (TVS)
- Outras arritmias com potencial de se tornarem mais complexas
- Outras arritmias com potencial de causar instabilidade hemodinâmica
- Distúrbio da condução difícil de diferencial de uma TVS
- BAV do 2º ou do 3º grau
- Incapacidade de aumentar a FC com o incremento do exercício
- Queda sustentada da PAS > ou = 10 mm Hg, com o aumento da carga e evidência de isquemia
- Elevação da PAS > 250 mm Hg ou PAD > 115 mm Hg
- Supra desnível do ST > 1 mm (exceto em VI, aVR, aVL ou derivações com IM prévio)
- Infradesnível do ST horizontal ou descendente > 2 mm em paciente com provável isquemia
- Exigência do paciente
- Falha na capacidade de monitoramento do equipamento.

Cuidados na Fase de Recuperação

A parada abrupta do exercício não deve ser uma prática, pois pode causar hipotensão arterial sintomática, particularmente em indivíduos fisicamente mal condicionados. Para a análise da FC após o 1º minuto de recuperação (e avaliação de possível redução da atividade vagal e suas consequências) foi estabelecida, como padrão, uma velocidade de 2,4 km/h e inclinação de 2,5%, considerando-se normal uma queda de pelo menos 12 batimentos em relação à FC obtida no pico de esforço.[45]

É recomendável que o período de recuperação seja de cerca de 6 minutos ou de quanto for necessário até que haja retorno às condições clínicas, eletrocardiográficas e hemodinâmicas semelhantes às basais. Em todo esse tempo persiste o monitoramento eletrocardiográfico, os registros periódicos do ECG, da PA e o acompanhamento clínico.

Ao final, todos os dados do exame serão salvos e deve haver um sistema que garanta o *backup* destas informações.

CLASSIFICAÇÕES DOS TESTES ERGOMÉTRICOS

Quanto ao Tipo de Carga

Provas de Carga Única

Têm muito pouca aceitação entre os cardiologistas. Entretanto, são valorizadas em medicina desportiva, principalmente na avaliação do efeito do treinamento em atletas. Como o próprio nome indica, é utilizada uma única carga em apenas uma etapa de trabalho. Os exemplos clássicos são os protocolos submáximos de Åstrand[5] e de Fox.[46]

Provas de Cargas Múltiplas

São as mais utilizadas. Estas provas consistem na aplicação de cargas progressivas a intervalos de tempo determinados, como na maioria dos protocolos conhecidos.

Quanto ao Tipo de Esforço Empregado

Provas Isométricas (Estáticas)

Nestas provas o músculo realiza um trabalho contra uma resistência fixa, produzindo tensão sem encurtamento do sarcômero. Seu valor tem sido reconhecido como meio de avaliação das respostas cardiovasculares a esse tipo de esforço físico, pois estados de isometria frequentemente acontecem em nossa prática diária como, por exemplo, carregar objetos pesados. Existem alguns estudos associando o teste na esteira ao teste isométrico.

Na **Figura 11-2-12** vemos exemplos de dinamômetros (*hand-grip*), que são os ergômetros mais utilizados nestas provas. O ideal é que a leitura seja sempre indexada à massa corporal, permitindo compararmos indivíduos diferentes.

Provas Isotônicas (Dinâmicas)

Estas provas têm seu emprego já consagrado, com vantagens sobre as provas estáticas, pois nelas estão envolvidos os maiores grupos musculares, consequentemente promovendo maiores valores de consumo de oxigênio e de frequência cardíaca. Como exemplo podemos citar os protocolos tradicionais dos testes ergométricos.

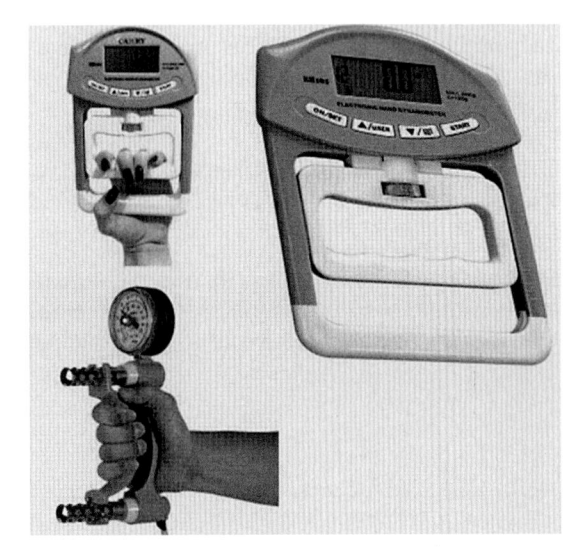

Fig. 11-2-12. Modelos de dinamômetros usados nos testes isométricos.

Quanto ao Consumo de Oxigênio e FC Obtidas

Provas Máximas
São aquelas que são interrompidas no máximo do desempenho do indivíduo, ou seja, na fase de seu consumo máximo de oxigênio. A outra opção para interrupção num teste máximo é o aparecimento de sinais ou sintomas limitantes. Em termos de diagnóstico, são as mais utilizadas, mas devem ser consideradas com cautela em pacientes com limitações físicas ou com maior risco de eventos cardiovasculares.

Provas Supramáximas
Quando ultrapassam a região do máximo consumo de oxigênio, com predomínio quase exclusivo dos sistemas anaeróbicos de produção de energia. A dosagem do ácido lático sanguíneo, durante o esforço, pode revelar uma prova supramáxima. Estas provas, como frequentemente terminam em exaustão, não são aconselhadas aos pacientes cardiopatas e sedentários. Sua utilização como meio diagnóstico em cardiologia não é necessária, sendo mais aplicadas em atletas de alto nível.

Provas Submáximas
São consideradas provas submáximas os testes suspensos quando alcançam valor determinado (absoluto ou percentual) inferior a $FC_{máx}$ ou ao $\dot{V}O_{2máx}$ previstos. Na prática falamos em prova submáxima quando a frequência cardíaca obtida for inferior a 85% da $FC_{máx}$ prevista para idade. Como a FC guarda uma relação quase linear com o consumo de oxigênio, obviamente um teste suspenso em $FC_{submáx}$ apresentará também um $\dot{V}O_2$ submáximo. São utilizadas em unidades de dor torácica e na avaliação de pacientes após infarto do miocárdio, como critério de alta e prognóstico. São aplicáveis, também, em pacientes com limitações físicas ou doenças crônicas, no acompanhamento de programas de reabilitação.[11,47]

Quanto à Forma de Progressão do Exercício

Testes Escalonados
São aqueles nos quais a carga de esforço se mantém constante por 2 ou 3 minutos, sendo alcançado o estado de equilíbrio no consumo de oxigênio (*steady-state*), seguindo-se significativo aumento de carga, que será mantida por intervalo de tempo idêntico e, assim, sucessivamente, até que seja atingido o objetivo proposto. São aplicáveis tanto em esteiras como em bicicletas ergométricas, com estágios padronizados e grande variedade de modelos, constituindo os protocolos historicamente mais utilizados e tradicionais.

Testes em Rampa
Nesses modelos, também utilizados em bicicletas e esteiras ergométricas, cargas de trabalho menores são aplicadas em intervalos de tempo mais curtos, sem que seja alcançado o *steady state*, possibilitando melhor adaptação do paciente ao ergômetro e, teoricamente, atingindo um $\dot{V}O_{2máx}$ mais elevado. Existe comprovação de que o protocolo de rampa é o mais indicado quando se realiza a medida direta de consumo de O_2 e quando se avaliam atletas ou pacientes com insuficiência cardíaca.

PROTOCOLOS PARA BICICLETA ERGOMÉTRICA

Protocolos Submáximos
Não são os recomendados para o diagnóstico de disfunções cardiológicas, sendo úteis, particularmente, em medicina desportiva, na avaliação do condicionamento físico.

Protocolo de Åstrand-Rhyming[5]
É um modelo com um único estágio com 6 minutos de duração, num ritmo de 50 pedaladas por minuto, tentando-se obter, ao final do exame, uma FC entre 125 e 170 bpm. A carga de trabalho é definida em função do condicionamento físico e do sexo do paciente:

- Homem sedentário: 50 ou 100 W
- Homem ativo: 100 ou 150 W
- Mulher sedentária: 50 ou 75 W
- Mulher ativa: 75 ou 100 W

O $\dot{V}O_{2máx}$ (em L/min) é determinado no nomograma criado pelos autores quando traçamos uma reta que une a FC obtida à carga alcançada (**Fig 11-2-13**).[48] O valor encontrado deve ser multiplicado pelo fator de correção, relacionado com a idade (**Tabela 11-2-6**). Cumming[49] considera que o nomograma de Åstrand-Rhyming pode subestimar o consumo de O_2 em até 20%.

Protocolo de Fox[46]

Consiste na aplicação de uma carga única de 150 W para um tempo de 5 minutos, após aquecimento. No final do 5º minuto são registrados o ECG, FC e PA. Esse modelo tem importância prática em medicina esportiva, na avaliação dos efeitos do condicionamento físico. Pode ser utilizado tanto para homens quanto para mulheres, entretanto, a fórmula do cálculo de $\dot{V}O_{2máx}$ não é válida para pacientes do sexo feminino.

$$\dot{V}O_{2máx} (L/min) = 6{,}3 - (0{,}0193 \times FC)$$

Para indivíduos com menos de 25 anos deve-se multiplicar o valor encontrado (em litros/minutos) pelo fator de correção proposto por Åstrand-Ryhming.

Protocolo P.W.C. – 170: Physical Work Capacity[50]

Esse protocolo consiste na aplicação de cargas submáximas até que se obtenha uma FC de 170 bpm. A carga inicial é de 40 watts (240 kpm/min), podendo-se adicionar esse mesmo valor a cada intervalo de tempo de 4 a 6 minutos. O teste é suspenso assim que o objetivo é alcançado, determinando-se então a maior carga alcançada. Pela sua praticidade é bastante útil em medicina desportiva, principalmente no controle do treinamento físico.

Protocolos Máximos

São os recomendados para avaliar a função cardíaca durante o esforço. As formas contínuas são mais práticas, tendo a preferência da maioria dos autores.

Protocolo de Åstrand[5,50]

O modelo de Åstrand consiste na aplicação de cargas progressivas de 25 watts, a cada 3 minutos, até o esforço máximo ou qualquer outra situação que limite a continuação do exercício, incluindo alterações no ECG (**Fig. 11-2-14**). A frequência cardíaca é registrada a cada minuto, e a pressão arterial e o ECG, ao final de cada carga. O consumo máximo de oxigênio pode ser obtido, indiretamente, pela fórmula do ACSM:

$$\dot{V}O_{2máx} (mL/kg/min) = 12 \times Carga\ em\ W + 300/peso\ em\ kg$$

- Aplicação de cargas no 1º Estágio:
  - Cardiopatas: 10 W.
  - Mulheres: 25 W.
  - Homens: 50 W.

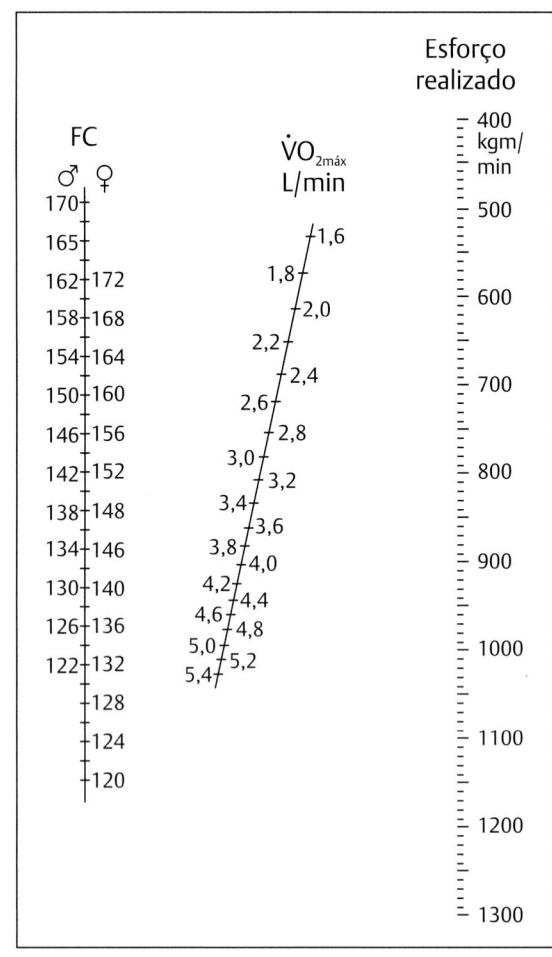

Fig. 11-2-13. O $\dot{V}O_{2máx}$, em L/min, é encontrado na coluna central, ao unirmos por uma reta a FC e a carga obtidas ao final do exercício. Esse valor deve ser multiplicado pelo fator de correção.

Tabela 11-2-6. Fator de correção relacionado com a idade

Idade	Fator de correção
15 anos	– 1,1
25 anos	– 1,0
35 anos	– 0,87
40 anos	– 0,83
45 anos	– 0,78
50 anos	– 0,75
55 anos	– 0,71
60 anos	– 0,68
65 anos	– 0,65

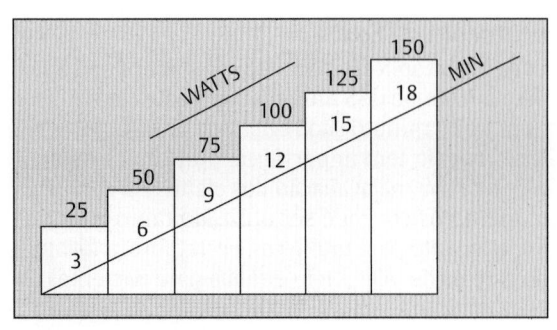

Fig. 11-2-14. Esquema mostrando a progressão de cargas no protocolo de Åstrand.

Protocolo de Balke[6]

No modelo de Balke empregamos cargas progressivas de 25 watts, a cada 2 minutos, até o esforço máximo ou qualquer circunstância que recomende a interrupção do exercício. O consumo de oxigênio pode ser estimado pela fórmula do ACSM (**Fig. 11-2-15**). Esse modelo é mais utilizado para sedentários e cardiopatas. A carga inicial empregada é a seguinte:

- Homens: 50 W.
- Mulheres: 25 W.
- Cardiopatas: pedal livre.

Protocolo de Mellerowicz[51]

Este modelo é mais indicado para avaliação de atletas. Nesse protocolo as cargas são aplicadas a cada 2 minutos até o esforço máximo ou situação que contraindique o prosseguimento do teste. Para homens, começamos com uma carga de 150 watts, adicionando 50 watts a cada estágio. A carga inicial para o sexo feminino é de 100 watts. Em nosso meio, comumente, utilizamos 100 e 50 watts, respectivamente. Pessoas sedentárias, quando submetidas a esse protocolo, interrompem precocemente o exame em razão da excessiva sobrecarga de trabalho nas pernas e coxas. O consumo indireto de oxigênio pode ser fornecido por meio da fórmula do ACSM (**Fig. 11-2-16**).

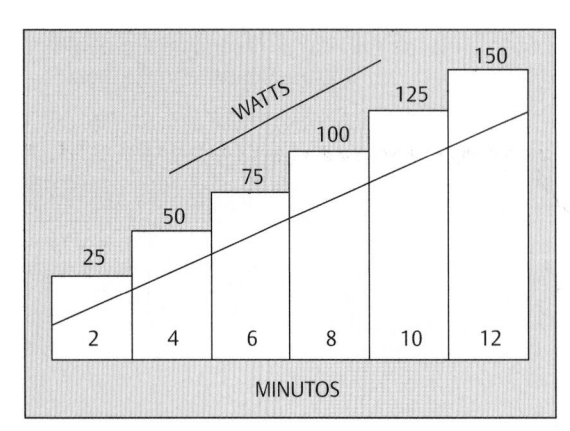

Fig. 11-2-15. Esquema mostrando a progressão de cargas no protocolo de Balke.

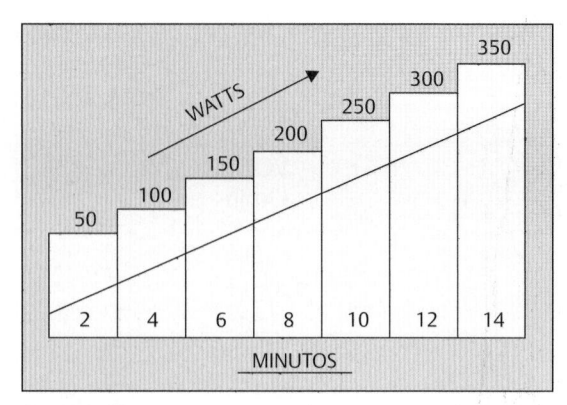

Fig. 11-2-16. Esquema mostrando a progressão de cargas no protocolo de Mellerowicz.

Protocolo de Jones[52]

Nesse protocolo, pequenas cargas (100 kpm/min ou 16,6 watts) são acrescentadas, de maneira contínua, a cada intervalo de tempo de 1 minuto. A frequência cardíaca e a pressão arterial são registradas no final de cada estágio. O ECG é registrado no esforço máximo ou quando se fizer necessário. O consumo indireto de oxigênio é obtido pela fórmula de Balke. De modo geral não utilizamos esse protocolo em nosso laboratório, já que optamos pelo protocolo de Balke, descrito anteriormente. Entretanto, algumas vezes, o aplicamos em pacientes idosos e cardiopatas que apresentaram melhor desempenho com incrementos de pequenas cargas (**Fig. 11-2-17**).

Fórmulas de Regressão para o Cálculo do $\dot{V}O_{2máx}$ em Bicicleta

Fórmula do American College of Sports Medicine[53]

Nos testes de esforço máximo em bicicleta ergométrica essa fórmula tem sido a referência, para muitos serviços, nos cálculos de $\dot{V}O_{2máx}$.

- Bicicleta Mecânica

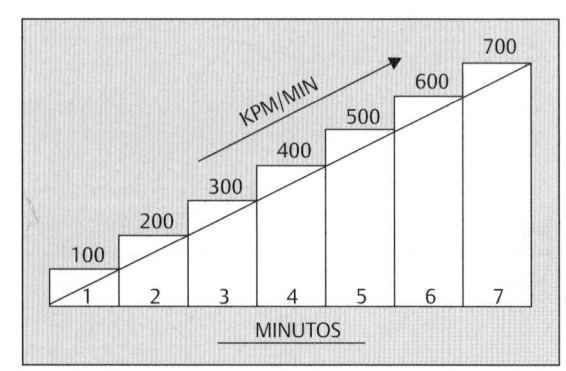

$$\dot{V}O_{2máx} \text{ (mL/kg/min)} = kpm \times 2 + 300/\text{peso em kg}$$

Fig. 11-2-17. Esquema mostrando a progressão de cargas no protocolo de Jones.

Tabela 11-2-7. $\dot{V}O_{2máx}$ em função da carga e do peso, pela equação do ACSM

Carga de trabalho		Peso corporal em kg						
watts	kpm/min	50	60	70	80	90	100	110
25	150	12,0	10,0	8,6	7,5	6,7	6,0	5,5
50	300	18,0	15,0	13,0	11,3	10,0	9,0	8,2
100	600	30,0	25,0	21,4	18,8	16,7	15,0	13,6
200	1200	54,0	45,0	38,6	33,8	30,0	27,0	24,5
250	1500	66,0	55,0	47,1	41,3	36,7	33,0	30,0
300	1800	78,0	65,0	55,7	48,8	43,3	39,0	35,5
350	2100	90,0	75,0	64,3	56,3	50,0	45,0	40,9

- Bicicleta Elétrica

$$\dot{V}O_{2máx} \text{ (mL/kg/min)} = \text{watts} \times 12 + 300/\text{peso em kg}$$

Nesta fórmula vemos que cada kpm consome 2 mL de O_2 por quilo de peso/minuto (portanto, cada W = 12 mL de O_2). A soma de 300 mL de O_2 é correspondente à energia basal para se pedalar sem qualquer carga.

Na **Tabela 11-2-7** observa-se o cálculo do $\dot{V}O_{2máx}$ em função da carga e do peso do paciente.

Fórmula de Quiret[54]

- Normais:

$$\dot{V}O_{2máx} \text{ (mL/kg/min)} = 0,15 \text{ watts} + 10,6$$

- Coronariopatas:

$$\dot{V}O_{2máx} \text{ (mL/kg/min)} = 0,16 \text{ watts} + 9,2$$

Fórmula de Nazzari[54]

- Indivíduos normais:

$$\dot{V}O_{2máx} \text{ (mL/kg/min)} = 0,14 \times \text{(watts)} + 6,43$$

- Indivíduos coronariopatas:

$$\dot{V}O_{2máx} \text{ (mL/kg/min)} = 0,13 \times \text{(watts)} + 4,91$$

Equação de Bruce[55]

$$\dot{V}O_{2máx} \text{ (L/min)} = 0,129 + 0,014 \text{ (watts)} + 0,075$$

Para o emprego desta equação, deve-se utilizar protocolo contínuo com acréscimos de 25-50 W a cada 3 minutos.

Equação de Balke[6]

$$\dot{V}O_{2máx} \text{ (mL/kg/min)} = 200 + (12 \times W)/P$$

W = carga máxima em watts.
P = massa corpórea em quilos.

Equação de Jones[52]

$$\dot{V}O_{2máx} \text{ (L/min)} = (W \times 2) - (P \times 3,5)$$

W = carga máxima em kpm/min.
P = massa corpórea em quilos.

Na **Tabela 11-2-8** observa-se a comparação do $\dot{V}O_{2máx}$ obtido por diferentes equações.

Tabela 11-2-8. Comparação de $\dot{V}O_{2máx}$ máx obtido indiretamente pelas fórmulas de ACSM (paciente de 70 kg), Quiret e Nazzari – valores em mL/kg/min

Watts	ACSM	Quiret	Nazzari
25	8,6	14,4	9,9
50	13,0	18,1	13,4
100	21,4	25,6	20,4
200	38,6	40,6	34,4
250	47,1	48,1	41,4
300	55,7	55,6	48,4
350	64,3	63,1	55,4
400	72,9	70,6	63,4

PROTOCOLOS PARA ESTEIRAS ERGOMÉTRICAS

Protocolo de Rampa

A incorporação de *softwares* que programam a rampa nas esteiras ergométricas, transmitindo automaticamente as velocidades e inclinações previstas e realizando os cálculos das principais variáveis do exame, facilitou e popularizou a utilização deste protocolo, neste ergômetro.

De modo geral, devemos realizar um teste ergométrico orientados pelos seguintes preceitos: teste máximo (sintoma limitado) e de cargas múltiplas. É recomendável que os pacientes permaneçam em exercício durante um período de 8 a 12 minutos para permitir adequada mobilização das reservas cardiopulmonar e circulatória. Para isso é fundamental a determinação, no pré-teste, do $\dot{V}O_{2máx}$ estimado, possibilitando a escolha do protocolo mais indicado para cada pessoa.

Na busca por este protocolo ideal procurou-se utilizar modelos individualizados que produzissem incrementos de carga pequenos e contínuos e que determinassem um tempo de exercício adequado (entre 8 e 12 minutos). Para viabilizar estes conceitos foram criados os protocolos de rampa.

Eles têm como grande vantagem a melhor adaptação do paciente ao ergômetro, uma vez que as velocidades e inclinações da esteira aumentam de forma suave, em curtos intervalos de tempo (frações de minuto), não havendo os períodos de equilíbrio ("*steady-state*") observados nos protocolos escalonados, até o término do exercício, programado a partir do $\dot{V}O_{2máx}$ previsto para cada indivíduo.[56-61]

Dessa forma, evita-se uma interrupção precoce, decorrente de transição abrupta na intensidade do esforço, não suportável pelo paciente. Além disso, podem ser alcançados FC e $\dot{V}O_{2máx}$ mais altos.

Questionou-se a utilização deste protocolo para o diagnóstico de isquemia induzida pelo esforço, visto que o aumento gradual da carga poderia ocasionar o fenômeno de "*warm-up*", segundo Noël *et al.*[62] Talvez a pequena amostragem (18 pacientes) tenha constituído uma limitação a conclusões mais definitivas. Adicionalmente, outros estudos, inclusive do mesmo autor, não mostraram diferença significativa na capacidade de detectar isquemia miocárdica, quando se utilizavam protocolos de rampa ou escalonados.[63,64]

Nos exames de cintilografia de perfusão miocárdica com estresse físico, em que a administração do radiofármaco deve ocorrer pouco antes do pico do esforço, temos conseguido infundir o traçador em momento mais adequado, usando o protocolo de rampa, devido a maior previsibilidade da tolerância do paciente ao exercício realizado com pequenos incrementos de carga.

Entretanto, o modelo de rampa mais utilizado em nosso meio estima o $\dot{V}O_{2máx}$, levando em conta apenas a idade e o sexo[58] (sem considerar outros dados, como a aptidão física ou o peso do paciente), aplicando as fórmulas:

$$\dot{V}O_{2máx} \text{ previsto (homens)} = 1{,}11 \times (60 - 0{,}55 \times \text{idade})$$

$$\dot{V}O_{2máx} \text{ previsto (mulheres)} = 1{,}11 \times (48 - 0{,}37 \times \text{idade})$$

Desse modo, é essencial que o ergometrista tenha certa experiência para criticar e, frequentemente, refazer as sugestões de velocidade e inclinação iniciais e as previstas para 8 minutos de exame.

Formulários como o do *Veterans Specific Activity Questionnaire* (VSAQ), revistos e avalizados por autores nacionais,[65] podem ajudar a estimar qual seria o $\dot{V}O_{2máx}$ de um indivíduo, com base nas atividades comuns ou exercícios praticados por ele e quantificados em METs (**Tabela 11-2-9**).

Usando a equação de regressão, descrita a seguir, em que a idade e o score do VSAQ foram comprovadamente parâmetros importantes, pode-se encontrar o $\dot{V}O_{2máx}$ previsto, em METs:[66]

$$\dot{V}O_{2máx} \text{ previsto (em METs)} = 4{,}7 + (0{,}97 \times \text{VSAQ } score) - (0{,}06 \times \text{idade})$$

Os mesmos autores apresentaram um nomograma relacionando a idade e o *score* obtidos no VSAQ, a 4 padrões de rampa (**Fig. 11-2-18**).

Há sugestões de protocolos de rampa padronizados, com grau de intensidade variável, como os do Boston Medical Center,[11] que podem auxiliar o ergometrista na escolha do modelo a ser usado, em função do nível de atividade física ou de limitações clínicas do paciente (**Tabela 11-2-10**).

Tabela 11-2-9. Formulário, em português, adaptado do VSAQ. Caso o paciente não tenha o costume de realizar determinada atividade, ele deve imaginar como seria se fizesse

<u>Sublinhe</u> a atividade que lhe causaria cansaço, falta de ar, desconforto no peito ou qualquer outra razão que o faça querer parar, mesmo que você não faça determinada atividade, tente imaginar como seria se você fizesse

METs	Atividades
1	Comer, vestir-se, trabalhar sentado
2	■ Tomar uma ducha, fazer compras em *shoppings* e lojas de roupa, cozinhar ■ Descer oito degraus
3	■ Caminhar devagar em uma superfície plana, por um ou dois quarteirões ■ Carregar compras, fazer serviços domésticos de intensidade moderada, como varrer o chão e passar o aspirador de pó
4	■ Trabalho leve no quintal ou jardim, como juntar e colocar folhas numa sacola ou saco plástico, semear, varrer ou empurrar um cortador de grama a motor ■ Pintura ou carpintaria leve
5	■ Caminhar rápido ■ Dançar socialmente, lavar o carro
6	■ Jogar golfe (9 buracos) carregando os próprios tacos ■ Carpintaria pesada, empurrar cortador de grama sem motor
7	■ Subir ladeira caminhando, fazer trabalho pesado no exterior da casa, como cavar um buraco com pá, arar o solo ■ Carregar pesos com cerca de 25 kg
8	■ Mover móveis pesados ■ Corrida leve em superfície plana, subir escadas rapidamente; carregar sacolas de supermercado escada acima
9	Andar de bicicleta em ritmo moderado, serrar lenha, pular corda (devagar)
10	Natação acelerada, pedalar morro acima, andar rapidamente morro acima, correr a cerca de 9,5 km/h
11	■ Subir 2 lances de escada carregando algo pesado, como lenha ou uma criança no colo ■ Andar de bicicleta em ritmo acelerado continuamente
12	Correr rápida e continuamente (plano horizontal, 5 minutos para cada 1 km)
13	■ Qualquer atividade física competitiva, incluindo aquelas com corrida acelerada (*sprint*) intermitente ■ Correr, remar, ou pedalar de forma competitiva

O ACSM *Guidelines for Exercise Testing and Prescription*[48] apresenta gráficos que correlacionam idade, sexo, porcentagem da capacidade de exercício e $\dot{V}O_2$ (em METs), em sedentários, ativos e cardiopatas. Estas informações permitem elaborar um modelo de rampa de forma mais consistente.

O protocolo de Bruce rampeado[67] pode ser útil para o ergometrista com pouca experiência na elaboração de um protocolo de rampa, por agregar os benefícios deste modelo à facilidade de se usar um protocolo com o qual ele está habituado (**Tabela 11-2-11**). A inclusão desse modelo no *software* mais utilizado em nosso meio poderia ser feita pela criação de um novo protocolo, em moldes idênticos ou aproximados, o que seria bastante trabalhoso. Porém, utilizando como velocidade e inclinação iniciais e aos 8 minutos, respectivamente, 0,8 mph/8,8% e 3,2 mph/13,6%, obteremos valores muito próximos (**Tabela 11-2-12**).

Destacamos, por fim, que se o paciente possuir um exame ergométrico anterior (com as devidas considerações quanto às condições nas quais ele se encontrava, na ocasião em que foi realizado), os dados presentes no laudo serão muito úteis na elaboração de um modelo de rampa, mais adequado para esse indivíduo.

Infelizmente, o mau uso do protocolo de rampa, com a intenção de realizar testes com maior rapidez do que o que seria recomendável, tem sido motivo de crítica. Mas, a nosso ver, o que deve ser questionado não é o modelo de exercício, mas o profissional que o aplica de forma inadequada.

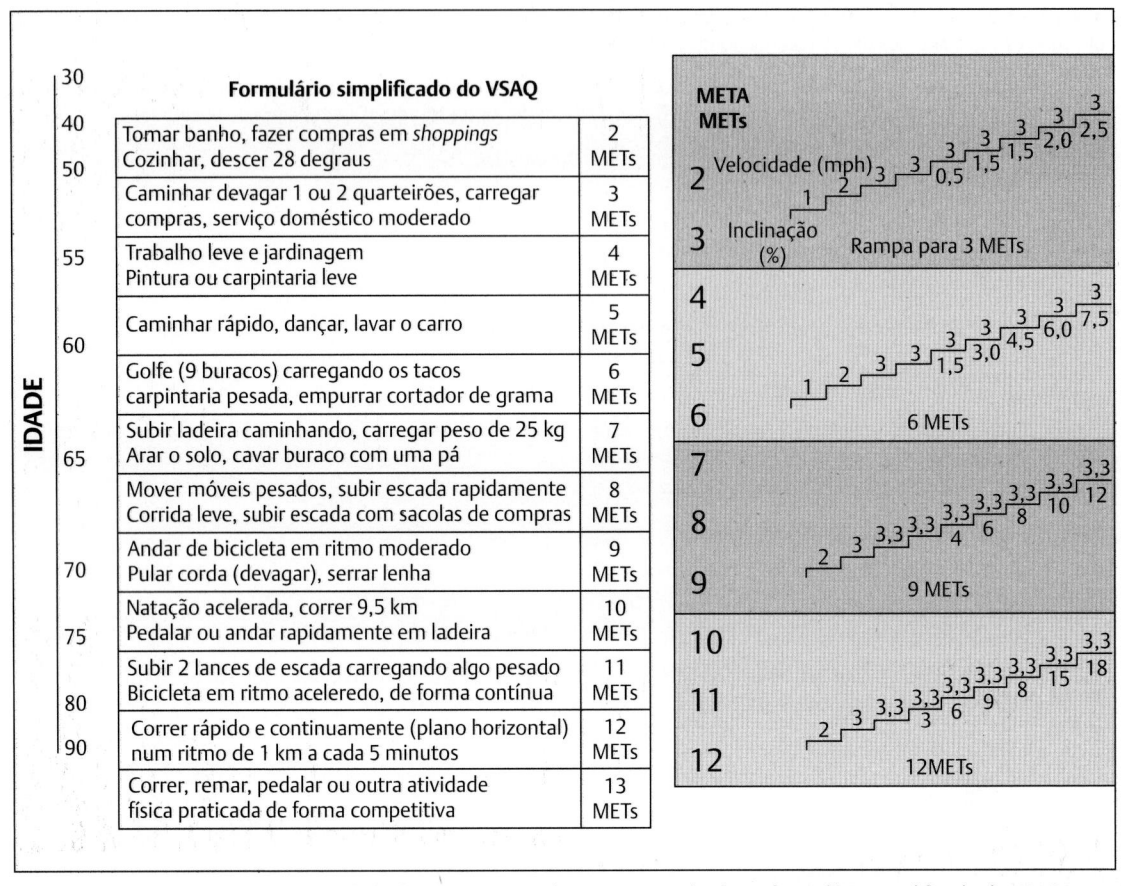

IDADE	Formulário simplificado do VSAQ	
30		
40	Tomar banho, fazer compras em *shoppings* Cozinhar, descer 28 degraus	2 METs
50	Caminhar devagar 1 ou 2 quarteirões, carregar compras, serviço doméstico moderado	3 METs
55	Trabalho leve e jardinagem Pintura ou carpintaria leve	4 METs
60	Caminhar rápido, dançar, lavar o carro	5 METs
	Golfe (9 buracos) carregando os tacos carpintaria pesada, empurrar cortador de grama	6 METs
65	Subir ladeira caminhando, carregar peso de 25 kg Arar o solo, cavar buraco com uma pá	7 METs
	Mover móveis pesados, subir escada rapidamente Corrida leve, subir escada com sacolas de compras	8 METs
70	Andar de bicicleta em ritmo moderado Pular corda (devagar), serrar lenha	9 METs
75	Natação acelerada, correr 9,5 km Pedalar ou andar rapidamente em ladeira	10 METs
80	Subir 2 lances de escada carregando algo pesado Bicicleta em ritmo aceleredo, de forma contínua	11 METs
90	Correr rápido e continuamente (plano horizontal) num ritmo de 1 km a cada 5 minutos	12 METs
	Correr, remar, pedalar ou outra atividade física praticada de forma competitiva	13 METs

Fig. 11-2-18. Unindo por uma reta a idade do paciente ao valor, em METs, obtido no formulário simplificado do VSAQ, encontramos um modelo de rampa apropriado para o indivíduo. Este modelo, com incremento de carga a cada minuto, pode ser fracionado em cargas e intervalos menores.

Tabela 12-10. Tabela adaptada do Boston Medical Center com 5 opções de protocolo de rampa

	Rampa muito suave			Rampa suave			Rampa moderada			Rampa forte			Rampa muito forte		
Tempo	mph	%	METs	mph	%	METs	mph	%	METs	mph	%	METs	mph	%	METs
Inicial	1	0		1	0		1,5	1,5		2,1	3		1,8	0	
2 min	1,3	0,6	2,1	1,3	1,5	2,3	1,8	3	3,1	2,4	5,5	4,6	2,7	1,5	3,6
4 min	1,7	1,4	2,6	1,7	3,5	3,1	2,2	5	4,2	2,8	8,5	6,4	3,9	3,5	6,1
6 min	2,1	2,2	3,2	2,1	5,5	4,2	2,6	7	5,5	3,2	11,5	8,5	5,1	5,5	10,6
8 min	2,5	3	3,9	2,5	7,5	5,5	3	9	7	3,6	14,5	10,9	6,3	7,5	13,8
10 min	1,9	3,8	4,7	2,9	9,5	7	3,4	11	8,7	4	17,5	13,3	7,5	9,5	17,3

Tabela 11-2-11. Sugestão de rampeamento do protocolo de Bruce. Seria necessário criar esse protocolo no equipamento, adaptando essas informações às possibilidades do mesmo

Protocolo de Bruce rampeado					Protocolo de Bruce rampeado				
Tempo	Estágio	Milhas/h	%	METs	Tempo	Estágio	Milhas/h	%	METs
00:00	1	1,7	0	1,8	07:40	24	3,1	13,4	7
00:20	2	1,7	1,3	1,9	08:00	25	3,2	13,6	7
00:40	3	1,7	2,5	2	08:20	26	3,3	13,8	7,6
01:00	4	1,7	3,7	2,3	08:40	27	3,4	14	7,6
01:20	5	1,7	5	2,6	09:00	28	3,5	14,2	7,9
01:40	6	1,7	6,2	2,7	09:20	29	3,6	14,4	8,1
02:00	7	1,7	7,5	2,7	09:40	30	3,7	14,6	8,8
02:20	8	1,7	8,7	3,1	10:00	31	3,8	14,8	9
02:40	9	1,7	10	3,4	10:20	32	3,9	15	9,3
03:00	10	1,8	10,2	3,8	10:40	33	4	15,2	9,6
03:20	11	1,9	10,2	4,2	11:00	34	4,1	15,4	9,9
03:40	12	2	10,5	4,6	11:20	35	4,2	15,6	10,1
04:00	13	2,1	10,7	4,8	11:40	36	4,2	16	10,1
04:20	14	2,2	10,9	4,8	12:00	37	4,3	16,2	10,4
04:40	15	2,3	11,2	5,3	12:20	38	4,4	16,4	10,4
05:00	16	2,4	11,2	5,3	12:40	39	4,5	16,6	11,1
05:20	17	2,5	11,6	5,5	13:00	40	4,6	16,8	11,1
05:40	18	2,5	12	5,5	13:20	41	4,7	17	11,4
06:00	19	2,6	12,2	6,1	13:40	42	4,8	17,2	11,7
06:20	20	2,7	12,4	6,3	14:00	43	4,9	17,4	12,5
06:40	21	2,8	12,7	6,5	14:20	44	5	17,6	12,8
07:00	22	2,9	12,9	6,8	14:40	45	5,1	18	12,8
07:20	23	3	13,1	7	15:00	46	5,1	18	13,1

Tabela 11-2-12. Valores de velocidade e inclinação obtidos a cada 3 minutos com os valores sugeridos para simplificar a crição de modelo rampeado do protocolo de Bruce

Estágio	Tempo [mm:ss]
1,7 mph 10,3%	03:00
2,6 mph 12,3%	06:00
3,5 mph 14,3%	09:00
4,4 mph 16,3%	12:00
5,3 mph 17,8%	15:00

Protocolo de Bruce[68-70]

É o protocolo mais tradicional e, provavelmente, o mais utilizado nos testes em esteira, ainda nos dias de hoje. Entretanto, apresenta algumas limitações como os grandes incrementos de carga a cada estágio (aproximadamente 3 Mets), não sendo, portanto, a melhor opção para indivíduos muito sedentários, obesos, idosos e nos casos de infarto recente (**Tabela 11-2-13**). Ressaltamos que Bader et al.[71] não observaram diferença significativa no $\dot{V}O_{2máx}$ nos protocolos de Rampa e de Bruce, em pacientes idosos, porém hígidos e habituados a praticar caminhadas.

Cálculo do $\dot{V}O_{2máx}$

- Homens sedentários

$$\dot{V}O_{2máx} \, (mL/kg/min) = 3,29 \times (min) + 4,07$$

- Homens ativos

$$\dot{V}O_{2máx} \, (mL/kg/min) = 3,78 \times (min) + 0,19$$

- Homens cardiopatas

$$\dot{V}O_{2máx} \, (mL/kg/min) = 2,33 \times (min) + 9,48$$

- Mulheres

$$\dot{V}O_{2máx} \, (mL/kg/min) = 3,36 \times (min) + 1,06$$

Protocolo de Bruce Modificado

Quando, ao empregarmos o protocolo de Bruce, percebemos certa dificuldade de adaptação do paciente, que nos parece transitória, podemos utilizar 1 ou 2 estágios intermediários até que seja atingida a carga inicial prevista. Assim o 1º estágio é realizado sem inclinação e o 2º com 5%, mantendo-se a velocidade de 1,7 mph. Outros optam por apenas 1 estágio intermediário com inclinação de 5%.

Convém ressaltar que, para a aplicação da equação de Bruce, o tempo a ser considerado é contado a partir do momento em que a inclinação passa a ser de 10%, como no protocolo original.

Protocolo de Ellestad[72]

Esse protocolo apresenta cargas progressivas, por variação da velocidade ou da inclinação, a intervalos de 2 minutos. Em decorrência de suas características, esse modelo é mais bem tolerado pela população treinada, pois o incremento na velocidade faz com que a maioria dos pacientes tenha que correr após o 4º minuto de exame, ao passo que, no protocolo de Bruce, isso ocorreria após o 9º minuto. Entretanto, em relação ao consumo de oxigênio, é semelhante ao de Bruce, a cada estágio (**Tabela 11-2-14**).

Protocolos de Balke[6]

Estes são protocolos de pequeno incremento de trabalho a cada estágio (1 × 1 MET). A velocidade é fixa, fazendo-se apenas variações na inclinação da esteira. A equação de Balke é genérica e pode ser aplicada a qualquer protocolo para teste em esteira.

$$\dot{V}O_{2\,máx} = v \times w \times (0,073 + cc/100) \times 1,8$$

$\dot{V}O_2$ medido em mL/min (CNTP)
v = velocidade da esteira em m/min.
w = massa corpórea em kg.
cc = ângulo da esteira em %.
1,8 – fator constante que representa a necessidade de O_2 em mL/min para 1 kgm de trabalho.

Tabela 11-2-13. Protocolo de Bruce

Estágio	mph	% Inclinação	$\dot{V}O_{2máx}$ em ml/kg/min	METs	Min
1	1,7	10%	15	4	3
2	2,5	12%	25	7	3
3	3,4	14%	35	10	3
4	4,2	16%	45	13	3
5	5,0	18%	55	16	3
6	5,5	20%	65	19	3
7	6,0	22%	75	22	3

Tabela 11-2-14. Protocolo de Ellestad

Estágio	mph	Inclinação	$\dot{V}O_{2máx}$ em mL/kg/min	METs	Min
1	1,7	10%	15	4	2
2	3,0	10%	25	7	2
3	4,0	10%	35	10	2
4	5,0	10%	45	13	2
5	5,0	10%	55	16	2
6	6,0	15%	65	19	2
7	7,0	15%	75	22	2

Modelo I – Protocolo de Balke – Ware (Clássico)[6]

Neste modelo é mantida uma velocidade fixa de 3,4 milhas por hora e ocorrem inclinações de 2% a cada 2 minutos, conforme mostrado na **Tabela 11-2-15**. Sua indicação, a nosso ver, é mais apropriada para o indivíduo sedentário de condição física moderada, com uma fase inicial de aquecimento. Indivíduos treinados, em razão do pequeno aumento de carga por estágio, acham esse modelo muito monótono, pois frequentemente o exame torna-se bastante prolongado. Na **Tabela 11-2-16** é mostrado o Modelo II do Protocolo de Balke, que apresenta, em relação ao modelo clássico, uma velocidade fixa menor (3 mph), porém, incrementos de inclinação superiores (2,5%).

Tabela 11-2-15. Protocolo de Balke-Ware

Estágio	mph	% Inclinação	$\dot{V}O_{2\,máx}$ em mL/kg/min	METs	Min
1	3,4	2%	14,1	4	2
2	3,4	4%	17,6	5	2
3	3,4	6%	21,1	6	2
4	3,4	8%	24,6	7	2
5	3,4	10%	28,1	8	2
6	3,4	12%	31,6	9	2
7	3,4	14%	35,1	10	2
8	3,4	16%	38,6	12	2
9	3,4	18%	42,1	14	2

Tabela 11-2-16. Protocolo de Balke (M-II)

Estágios	mph	% Inclinação	$\dot{V}O_{2\,máx}$ em mL/kg/min	METs	Min
1	3,0	2,5%	14,0	4	2
2	3,0	5,0%	17,5	5	2
3	3,0	7,5%	21,0	6	2
4	3,0	10,0%	24,6	7	2
5	3,0	12,5%	28,1	8	2
6	3,0	15,0%	31,6	9	2
7	3,0	17,5%	35,0	10	2
8	3,0	20,0%	38,5	11	2
9	3,0	22,5%	42,0	12	2

3,0 milhas por hora = 80 m/min.
*A fórmula de Balke para cálculo de consumo de oxigênio em esteira rolante pode ser aplicada a qualquer protocolo de esteira, até velocidade de 4 a 4,5 milhas por hora, pois essa fórmula prediz o O_2 máx de marcha.

Modelo III – Protocolo de Balke Modificado

Esse protocolo tem aplicações práticas, especialmente na avaliação de pacientes idosos e cardiopatas. O estágio inicial de adaptação (1,5 mph a 0%) permite passarmos para o estágio seguinte com mais segurança (**Tabela 11-2-17**).

Protocolos de Naughton[73,74]

Modelo I

O protocolo de Naughton é um dos mais conhecidos, principalmente pela sua utilização em pacientes cardiopatas e idosos, desde que possam andar a 2 milhas por hora. Diversos serviços têm empregado esse modelo para avaliação na fase recente, após infarto do miocárdio. É uma boa opção entre os protocolos escalonado, para testar os indivíduos com menor potência aeróbica quando o protocolo de Bruce se mostra inadequado (**Tabela 11-2-18**).

Protocolo de Kattus[75,76]

Protocolo suave, de pequeno gasto metabólico em cada estágio de 3 minutos. Apresenta variações de velocidade de 1,5 até 4 milhas por hora. Quanto à elevação, esta se mantém fixa em 10% até o 6° estágio, quando passa a sofrer variações de 4% em cada nova etapa. Quanto à sua aplicabilidade, este

Tabela 11-2-17. Protocolo de Balke modificado

Estágios	mph	% Inclinação	$\dot{V}O_{2\,máx}$ em mL/kg/min	METs	Min
1	1,5	0%	7,0	2,0	2
2	2,0	5%	12,2	3,5	2
3	2,0	10%	17,5	5,0	2
4	2,0	15%	21,8	6,2	2
5	2,0	20%	26,2	7,2	2

$\dot{V}O_2$ máx é calculado pela fórmula de Balke para esteira.

Tabela 11-2-18. Protocolo de Naughton

Estágios	mph	% Inclinação	$\dot{V}O_{2\,máx}$ em mL/kg/min	METs	Min
1	1,0	0%	5,4	1,5	2
2	2,0	0%	7,0	2,0	2
3	2,0	3,5%	10,5	3,0	2
4	2,0	7,0%	14,0	4,0	2
5	2,0	10,5%	17,5	5,0	2
6	2,0	14,0%	21,0	6,0	2
7	2,0	17,5%	24,5	7,0	2

Tabela 11-2-19. Protocolo de Kattus

Estágios	mph	% Inclinação	$\dot{V}O_{2máx}$ em mL/kg/min	METs	Min
1	1,5	10%	12,4	3,5	3
2	2,0	10%	16,6	4,7	3
3	2,5	10%	21,0	6,0	3
4	3,0	10%	25,0	7,1	3
5	3,5	10%	29,0	8,3	3
6	4,0	10%	33,2	9,5	3
7	4,0	14%	40,7	11,6	3
8	4,0	18%	48,3	19,8	3
9	4,0	22%	56,0	16,0	3

*Cálculo de $\dot{V}O_2$ máx pela fórmula de Balke para Esteira Rolante.

modelo traz algumas dificuldades. Por exemplo, para indivíduos sedentários alcançarem um $\dot{V}O_{2máx}$ acima de 30 mL.(kg.min)$^{-1}$, o tempo de exame é de, pelo menos, 18 minutos. Também não seria a melhor opção para pacientes cardiopatas em razão das velocidades mais altas que podem ser exigidas (**Tabela 11-2-19**).

Equações Genéricas para Cálculo do $\dot{V}O_{2máx}$ no TE em Esteira

Equação de Shepphard[77]

$$\dot{V}O_{2\,máx} = v \times [4,61 + (0,37 \times I)] + 7,7$$

v = velocidade em mph.
I = inclinação em %.

Esta equação deve ser aplicada, preferencialmente, para velocidades que exijam que o indivíduo corra na esteira.

Equações de Pollock[70,78]

- Homens

$$\dot{V}O_{2máx} = 4,33 \, (min) - 4,7$$

- Mulheres ativas

$$\dot{V}O_{2máx} = 4,38 \, (min) - 3,9$$

Equação de Froelicher[79]

$$\dot{V}O_{2máx} = 4,77 \, (min) - 8,38$$

Utilizada para homens sadios, ativos ou sedentários.

Equações do American College of Sports Medicine (ACSM)[80]

Caminhada horizontal ou com inclinação (velocidades geralmente inferiores a 100 m/min.)

$$\dot{V}O_{2máx} = (0,1 \times v) + (1,8 \times v \times \% \text{ de elevação}) + 3,5$$

v = velocidade (m/min.).

Corrida horizontal ou com inclinação (velocidade geralmente superior a 134 m/min.)

$$\dot{V}O_{2máx} = (0,2 \times v) + (0,9 \times v \times \% \text{ de elevação}) + 3,5$$

Velocidades entre 100 e 134 m/min podem determinar um ritmo de caminhada ou corrida, dependendo do paciente.

Equação de Foster para TE sem o Apoio das Mãos[20]

$$\dot{V}O_{2máx} = 0,869 \times \dot{V}O_{2(ACSM)} - 0,07 \, (r = 0,955)$$

$\dot{V}O_{2(ACSM)} = \dot{V}O_{2máx}$ obtido pela equação do ACSM.

Equação de Foster para TE com o Apoio das Mãos[20]

$$\dot{V}O_{2máx} = 0,694 \times \dot{V}O_{2(ACSM)} + 3,33 \, (r = 0,833)$$

$\dot{V}O_{2(ACSM)} = \dot{V}O_{2máx}$ obtido pela equação do ACSM.

TESTES DE CAMINHADA E DE PISTA

Com o intuito de avaliar, fora do ambiente do laboratório, grandes grupos de indivíduos de maneira econômica, foram desenvolvidos os testes de pista ou de campo.[81] Eles avaliam a capacidade cardiovascular e possibilitam uma classificação da população estudada em diversos níveis de aptidão. Podem ser aplicados em indivíduos saudáveis ou em pacientes com doenças crônicas, acompanhando sua evolução. Nesse último caso geralmente são submáximos, sendo o mais comum o da caminhada de 6 minutos, que correlaciona a distância alcançada à capacidade de o paciente se exercitar, obtendo dados prognósticos e avaliando a resposta funcional a tratamentos ou procedimentos realizados.[11,48,82]

Entre os testes de pista, apropriados para indivíduos com menos restrições físicas ou com menor risco cardiovascular, se destaca o de 12 minutos, em que se observa boa correlação entre a distância alcançada e o $\dot{V}O_{2máx}$.[83]

As equações para determinar o $\dot{V}O_{2máx}$ em testes de pista têm grande importância na elaboração dos planos de condicionamento físico, pois nos permitem determinar a distância e a velocidade para alcançar determinado $\dot{V}O_{2máx}$, possibilitando que o condicionamento seja feito dentro de doses de treinamento ideais. As equações do ACSM,[80] bem com a de Cooper[81] (quando não houver inclinação), podem ser empregadas. A partir da distância percorrida num teste de Cooper (12 minutos de corrida), pode-se extrapolar o $\dot{V}O_{2máx}$ alcançado:

- Equação de Cooper

$$\dot{V}O_{2máx} = (D - 504)/45$$

$\dot{V}O_2$ em mL/kg/min.
D = distância percorrida em metros.

Fontana,[84] em um estudo comparativo medindo o $\dot{V}O_2$ diretamente e aplicando a equação de Cooper para testes de pista, encontrou uma boa correlação entre o $\dot{V}O_{2máx}$ medido direta e indiretamente (r = 0,86), o que, sem dúvida, valoriza a aplicação do teste de pista, quando se deseja avaliar grandes grupos de indivíduos e não se dispõe de equipamento adequado.

Protocolo para Exercício Isométrico ou Estático

São bem conhecidos os efeitos desse tipo de exercício (que aumenta a tensão muscular sem encurtamento das fibras) sobre o aparelho cardiovascular. Durante a contração estática (*handgrip*, por exemplo) existe um grande aumento da pressão arterial e um incremento leve a moderado da frequência cardíaca. Arritmias cardíacas podem ser precipitadas ou agravadas por esse tipo de esforço.[85,86]

Quanto à sua metodologia, é utilizado um dinamômetro (**Fig. 11-2-19**) no qual o indivíduo faz uma compressão, com uma das mãos (*handgrip*), por tempo determinado. Os esforços correspondentes a 10% da força máxima causam apenas pequenos aumentos da frequência cardíaca e da pressão arterial. Acima de 15% parece haver uma proporcionalidade entre esforço e respostas hemodinâmicas. Os esforços mantidos com 20% da força máxima do indivíduo por um período de tempo superior a 5 minutos, em geral, causam certo desconforto e, às vezes, dor. Contrações mantidas em esforços acima de 50% da força máxima determinam fadiga muscular em curto período de tempo (geralmente em 1 a 2 minutos). Os aumentos da pressão e da frequência cardíaca são mais acentuados com contrações mantidas que se prolongam por cerca de 1 minuto a 60% da força máxima. Atkins,[87] em estudos sobre arritmias, demonstrou que o esforço estático com 50% da força voluntária máxima foi mais eficaz do que 25%, na avaliação e interpretação dos resultados. Outros autores aconselham a realização de teste estático em associação ao dinâmico.[88,89]

IMPLICAÇÕES MÉDICO-LEGAIS DO TE

A despeito dos riscos controlados inerentes à prova de esforço e da mínima morbimortalidade, relacionada diretamente com o procedimento (ocorrência de óbito em cerca de 1/10.000 testes[90,91] ou inferior),[92] deve-se ter pleno conhecimento das possíveis implicações jurídicas nas intercorrências potencialmente letais ou deletérias ao paciente. Essa recomendação se baseia no Código de Ética Médica, no Código Civil Brasileiro e no Código de Proteção ao Consumidor. Citaremos alguns itens dessas publicações que consideramos importantes.

Código de Ética Médica
Capítulo I – Princípios Fundamentais:
III – A fim de que possa exercer a medicina com honra e dignidade, o médico deve ter boas condições de trabalho e ser remunerado de forma justa.

Capítulo III – Responsabilidade Médica:
Art. 2º – É vedado ao médico delegar a outros profissionais atos ou atribuições exclusivos da profissão médica.
Art. 3º – É vedado ao médico deixar de assumir responsabilidade sobre procedimento médico que indicou ou participou mesmo quando vários médicos tenham assistido ao paciente.

Capítulo IV – Direitos Humanos:
Art. 22º – É vedado ao médico deixar de obter consentimento do paciente ou de seu representante legal após esclarecê-lo sobre o procedimento a ser realizado, salvo em caso de risco eminente de morte.

Capítulo V – Relação com Paciente e Familiares:
Art. 32º – É vedado ao médico deixar de utilizar todos os meios disponíveis de promoção de saúde e de prevenção, diagnóstico e tratamento de doenças, cientificamente reconhecidos e a seu alcance, em favor do paciente.

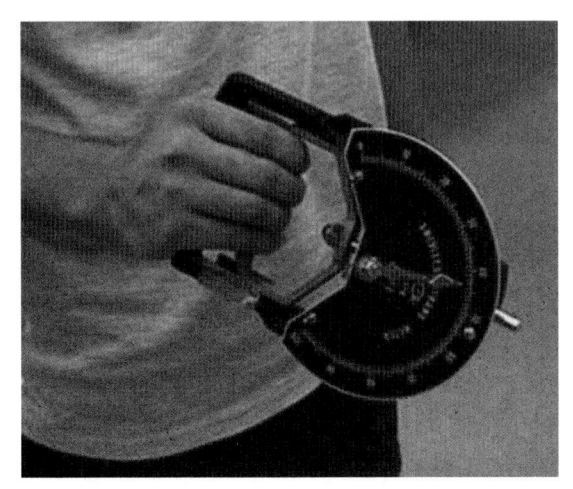

Fig. 11-2-19. Dinamômetro de mão.

Código Civil Brasileiro:
Art. 186º - Aquele que, por ação ou omissão voluntária, negligência ou imprudência, violar direito, ou causar prejuízo a outrem, fica obrigado a reparar o dano.

Código de Defesa do Consumidor:
Art. 6º - São direitos básicos do consumidor:
I - a proteção da vida, saúde e segurança contra os riscos provocados por práticas no fornecimento de produtos e serviços considerados perigosos ou nocivos.
III - a informação adequada e clara sobre os diferentes produtos e serviços, com especificação correta de quantidade, características, composição, qualidade, tributos incidentes e preço, bem como sobre os riscos que apresentem.
Art. 14º - O fornecedor de serviços responde, independentemente da existência de culpa, pela reparação dos danos causados aos consumidores por defeitos relativos à prestação dos serviços, bem como por informações insuficientes ou inadequadas sobre sua função e riscos.
Parágrafo 1º - O serviço é defeituoso quando não fornece a segurança que o consumidor dele pode esperar, levando-se em consideração as circunstâncias relevantes, entre as quais:
I- o modo do seu fornecimento;
II- o resultado e os riscos que razoavelmente dele se esperam;
III- a época em que foi fornecido.

Considerando as informações expostas anteriormente como passíveis de serem aplicadas a um serviço prestado, há necessidade de se definir as responsabilidades médicas básicas que podem ser traduzidas, como nos dizeres de Duarte[93] e Alfieri, de duas maneiras:

1) o paciente deve ser conscientizado dos riscos previsíveis do procedimento, além de consentir na sua realização.
2) o procedimento deve ser realizado cuidadosamente e com todas as providências para minimizar os riscos.

A realização de procedimentos diagnósticos, em cardiologia, deve ser precedida de solicitação médica escrita. O procedimento será realizado, em todas as suas etapas, por médico habilitado. Deve incluir história clínica, exame físico, eletrocardiograma basal e a realização do teste, conforme solicitado. No pós-esforço, registros eletrocardiográficos deverão ser realizados. O paciente será liberado da sala de exame, após seu restabelecimento às condições basais adequadas. A emissão de laudo será precedida de interpretação clínica e eletrocardiográfica, além de orientação ao paciente, até o seu retorno ao médico assistente. A remuneração do profissional deve atender a todos os itens anteriormente citados, sendo vedada ao médico a realização de testes que não contemplem adequadamente os honorários médicos.

O Consenso Nacional de Ergometria[42] recomendou (conforme descrito no Código de Ética Médica) a utilização do termo de informação e consentimento a ser firmado pelo paciente, previamente à realização do exame.

Este documento é fundamental em um processo jurídico, no qual o cliente alega não ter sido avisado sobre os riscos inerentes ao procedimento. Portanto, ele deve explicar, de forma bem clara, ao leigo, o propósito do exame, como ele será aplicado, seus riscos e benefícios, qual a estrutura de suporte de emergência está disponível, além de oferecer a oportunidade para que qualquer dúvida seja esclarecida com o médico que irá acompanhá-lo no exame. Apresentamos um modelo, como sugestão, que pode ser livremente adaptado:

"O teste ergométrico é um exame amplamente utilizado na medicina que, entre outras aplicações, pode identificar isquemia miocárdica, arritmias, respostas inadequadas da pressão arterial, além de avaliar a aptidão cardiorrespiratória e orientar uma atividade física com maior segurança.

Para o correto registro do eletrocardiograma, fundamental para a interpretação do exame, será necessário friccionar a pele de algumas regiões do tórax com gaze e álcool. Esse procedimento normalmente é bem tolerado pela grande maioria dos pacientes, mas, eventualmente, pode ocorrer irritação local por reação alérgica ou sensibilidade individual. Recomendamos evitar a exposição da pele incomodada diretamente ao sol nos dias subsequentes ao exame, podendo ser usado hidratante ou creme dermatológico sob orientação médica.

O esforço será progressivo até que algum sintoma importante (geralmente cansaço ou dor nas pernas) impossibilite a continuação do exercício. A qualquer momento a interrupção do exame pode ser solicitada pelo paciente ou ocorrer por decisão médica.

Durante todo o procedimento o eletrocardiograma, pressão arterial, frequência cardíaca e sintomas serão monitorados por um médico habilitado.

Deve-se caminhar da forma mais natural possível, com uma postura ereta e apoiando, de forma bem suave, as mãos ou a ponta dos dedos nas barras. Mesmo com esses cuidados existe a possibilidade de desequilíbrio e queda da esteira ergométrica. Portanto, qualquer dificuldade deve ser informada, imediatamente, ao médico. Há, também um botão vermelho de emergência que pode ser acionado em situação excepcional, interrompendo instantaneamente o exercício.

Apesar de todas as medidas preventivas recomendados, podem surgir intercorrências relacionadas diretamente com a gravidade da situação clínica do paciente que, mesmo com doença importante, pode não apresentar sintomas. Assim, podem ocorrer dor no peito, arritmias e, embora muito raramente, infarto, acidentes vasculares cerebrais e morte (1/10.000 exames). Esses eventos excepcionais quase sempre são passíveis de controle clínico pelo médico, equipe e estrutura de suporte presentes. A mesma situação, que poderia ocorrer em outro ambiente, certamente teria um desfecho menos favorável. Desta forma, o benefício de identificar doença coronariana grave (muitas vezes sem sintomas evidentes) é muito superior ao risco de realizar o exame neste tipo de paciente, pois permite instituir tratamento adequado que pode salvar muitas vidas. Ou seja: não havendo contraindicações, o risco de não fazer o exame, nestes pacientes, é muito maior do que o de fazer.

Diante do que foi exposto e sendo esclarecidas minhas dúvidas a respeito do exame, concordo em realizar o teste ergométrico solicitado por meu médico assistente para complementação de sua avaliação, declarando, ainda, que informei meu histórico de saúde e medicações utilizadas."

Este documento deverá ser assinado pelo paciente e por duas testemunhas. Na eventualidade de acidentes de natureza grave ou fatal decorrentes do procedimento, sugere-se a comunicação e a solicitação de parecer da comissão de ética e/ou do Conselho Regional de Medicina, de grande valia em caso de contestações jurídicas.

REFERERÊNCIAS BIBLIOGRÁFICAS

1. Master AM, Oppenheimer EJ. A simple exercise tolerance test for circulatory efficiency with standard tables for normal individuals. J Med Sci. 1929;177:223.
2. Master AM. The two step test of myocardial function. Am Heart J. 1935;10:495.
3. Master AM, Rosenfeld I. Two step test: current status after twenty five years. Mod Concep Cardiovasc Dis. 1967;36:19.
4. Nagle F, Balke B, Baptista G. Compatibility of progressive treadmill, bicycle and step tests based on oxygen uptake responses. Med Sci Sports. 1971;3(4):149-54.
5. Åstrand PO, Rhyming I. A nomogram for calculation of aerobic capacity (physical fitness) from pulse rate during submaximal work. J Appl Physiol. 1954;7:218.
6. Balke B, Ware RW. An experimental study of physical fitness of air force personel. US Armed Forces Med J. 1959;10:675-88.
7. Bruce RA. Methods of exercise testing – Step test, bicycle, treadmill, isometrics. Am J Cardiol. 1974;33:715-20.
8. Guimarães JI, Stein R, Vilasboas F, Galvão F, Nóbrega ACL, Brito FS, et al. Normatização de técnicas e equipamentos para a realização de exames em ergometria e ergoespirometria. Arq Bras Cardiol. 2003;80(4):458-64.
9. Gibbons RJ, Balady GJ, Bricker JT, Chaitman BR, Fletcher GF, Froelicher VF, et al. ACC/AHA 2002 Guideline update for exercise testing. Circulation 2002;106:1883-92.
10. Ilias NA, Xian H, Inman C, Martin WH 3rd. A prognostic scoring system for arm exercise stress testing. Am Heart J 2009;157:69-76.
11. Zipes DP, Libby P. Braunwald's heart disease: a textbook of cardiovascular medicine, 11th ed. Elsevier, 2019.
12. Costa RVC, Carreira MAMQ. Ergometria, ergoespirometria e ecocardiografia de esforço. Atheneu, 2007.
13. Beltz NM, Gibson AL, Janot JM, Kravitz L, Mermier CM, Dalleck LC. Graded exercise testing protocols for the determination of VO2 max: historical perspectives, progress and future considerations. J Sports Med (Hindawi Publ Corp) 2016;2016(10):1-12.
14. Smodlaka VN, Mellerowicz H. Ergometry. Baltimore: Medical Publishers, 1981.
15. Andersen KL, Shepard RJ, Denolin, H, Varnauskas E, Masironi R. Fundamentals of exercise testing. Genebra: WHO, 1971.
16. Holmgren A, Mattsson KH. A new ergometer with constant work load at varying pedalling rate. Scand J Clin Lab Invest. 1954;6(2):137-40.
17. Shephard RJ, Allen C, Benade AJ, Davies CT, Di Prampero PE, Hedman R, et al. The maximum oxygen intake. An international reference standard of cardiorespiratory fitness. Bull World Health Organ. 1968;38(5):757-64.
18. McConnell TR, Foster C, Conlin NC, Thompson NN. Prediction of functional capacity during treadmill testing: effect of handrail support. J Cardiopulm Rehab. 1991;11:255-60.
19. Åstrand PO. Principles in ergometry and their implications in sports practice. Sports Med. 1984;1:1-5.
20. Foster C, Crowe AJ, Daines E, Dumit M, Green MA, Lettau S, et al. Predicting functional capacity during treadmill testing independent of exercise protocol. Med Sci Sports Exerc. 1996;28(6):752-6.
21. Peterson MJ, Pieper CF, Morey MC. Accuracy of VO2 max prediction equations in older adults. Med Sci Sports Exerc. 2003;35(1):145-9.
22. Mason RE, Likar I. A new system of multiple-lead exercise electrocardiography. Am Heart J. 1966;71(2):196-205.
23. Araujo WB, Araujo PP, Godinho LCP, et al. Importância da utilização de múltiplas derivações para o registro do ECG de esforço. Arq Bras Cardiol. 1985;45(Supl I):51.
24. Chaitman BR, Bourassa MG, Wagniart P, Corbara F, Ferguson RJ. Improved efficiency of treadmill exercise testing using a multiple lead ECG system and basic hemodynamic exercise response. Circulation. 1978;57(1):71-9.
25. Simoons ML, Block P. Toward the optimal lead system and optimal criteria for exercise electrocardiography. Am J Cardiol. 1981;4796):1366-74.
26. Fletcher GF, Ades PA, Kligfield P, Arena R, Balady GJ, Bittner VA, et al. Exercise standards for testing and

training: A scientific statement from american heart association. Circulation. 2013;128(8):873-934.
27. Kearney MT, Charlesworth A, Cowley AJ, MacDonald IA. William Heberden revisited: Postprandial angina – Interval between food and exercise and meal composition are important determinants of time to onset of ischemia and maximal exercise tolerance. J Am Coll Cardiol. 1997;29(2):302-7.
28. Namdar M, Koepfli P, Grathwohl R, Siegrist PT, Klainguti M, Schepis T, et al. Caffeine decreases exercise-induced myocardial flow reserve. J Am Coll Cardiol. 2006;47(2):405-10.
29. Muller JE, Tofler GH, Stone PH. Circadian variation and triggers of onset of acute cardiovascular disease. Circulation. 1989;(79):733-43.
30. Brezinski DA, Tofler GH, Muller JE, Pohjola-Sintonen S, Willich SN, Schafer AI, et al. Morning increase in platelet aggregability. Circulation. 1988;78(1):35-40.
31. Panza JA, Epstein SE, Quyyumi AA. Circadian variation in vascular tone and its relation to alpha-sympathetic vasoconstrictor activity. N Engl J Med. 1991;325(14):986-90.
32. Tofler GH, Brezinski D, Schafer AI, Czeisler CA, Rutherford JD, Willich SN, et al. Concurrent morning increase in platelet aggregability and the risk of myocardial infarction and sudden cardiac death. N Engl J Med. 1987;316(24):1514-8.
33. Ehrly AM, Jung J. Circadian rhythm of human blood viscosity. Biorheology. 1973;10(4):577-83.
34. Andreotti F, Davies GJ, Hackett DR, Khan MI, De Bart AC, Aber VR, et al. Major circadian fluctuations in fibrinolytic factors and possible and relevance to time of onset of myocardial infarction, sudden cardiac death and stroke. Am J Cardiol. 1988;62(9):635-7.
35. Dimsdale JE, Hartley LH, Guiney T, Ruskin JN, Greenblatt D. Postexercise peril: plasma cathecolamines and exercise. JAMA. 1984;251(5):630-2.
36. Barbosa EC, Oliveira MAB, Oliveira MB, Aló A, Lima GSPL, et al. Avaliação em pacientes com pressão arterial limítrofe e levemente aumentada pelo teste ergométrico. Há influência do ritmo circadiano? Rev SOCERJ. 1993;(6):167-9.
37. Lanza GA, Stazi F, Colonna G, Pedrotti P, Manzoli A, Crea F, et al. Circadian variation of ischemic threshold in syndrome X. Am J Cardiol. 1995;75:683-6.
38. Little W, Herrington DM, Zornosa J, Murray P. Relative risks of morning versus evening exercise. In: Fletcher GF. Cardiovascular response to exercise. Mount Kisco: Futura Publishing Co., 1994. p. 283-9.
39. Araujo WB, Araujo PP, Destro CRS. Influência do ciclo circadiano na positividade do teste ergométrico: estudo retrospectivo. Natal: V Congresso Nacional de Ergometria, 1998.
40. Godinho L. Discutindo a crescente necessidade do consentimento informado. Cardiologia do Exercício. 2006;(30):4-5.
41. Gamble P, McMannus H, Jensen D, Froelicher V. A comparison of the standard 12-lead electrocardiogram to exercise electrode placements. Chest. 1984;85(5):616-22.
42. Andrade J, Brito FS, Vilas-Boas F, Castro I, Oliveira JÁ, Guimarães JI, et al. II Diretrizes da sociedade brasileira de cardiologia sobre teste ergométrico. Arq Bras Cardiol. 2002;78(Supl II):1-17.
43. Marcadet DM, Pavy B, Bosser G, Claudot F, Corone S, Douard H, et al. French society of cardiology guidelines on exercise tests (part 1): Methods and interpretation. Arch Cardiov Dis. 2018;111:782-90.
44. Fowler GC, Choby BA, Iyengar D, O'Connell TX, O'Connor FG, Reddy B, et al. Pfenninger and Fowler's: Procedures for primary care, 4th ed. Elsevier, 2019.
45. Cole CR, Blackstone EH, Pashkow FJ, Snader CE, Lauer MS. Heart-rate recovery immediately after exercise as a predictor of mortality. N Eng J Med. 1999;(341):1351-54.
46. Fox SM, Naughton JP, Haskell WL. Physical activity and prevention of coronary heart disease. Ann Clin Res. 1971;3(6):404-32.
47. American College of Sports Medicine. Guidelines for exercise testing and prescription, 9th ed. Philadelphia: Wolters Kluwer, Lippincott Williams & Wilkins, 2014.
48. American College of Sports Medicine. Guidelines for exercise testing and prescription, 10th ed. Philadelphia: Wolters Kluwer, 2018.
49. Cumming GR. Comparison of treadmill and bicycle ergometer exercise in middle-aged males. Am Heart J. 1977;93(2):261.
50. Åstrand PO, Rodahl K. Textobook of work physiology, 2nd ed. New York: McGraw-Hill, 1977.
51. Hulleman KD. Medicina esportiva clínica e prática. São Paulo: EPU, 1978.
52. Jones HL. Clinical exercise testing. Philadelphia: WB Saunders, 1975.
53. American College of Sports Medicine. Guidelines for Graded Exercise Testing and Exercise Prescription. Philadelphia: Lea & Febiger, 1980.
54. Nazzari E, Caponneto S, et al. La consomation x l'oxygene pendant l'effort chez les sujets sains et les coronariens. Coeur. 1979;10(6).
55. Bruce RA. Exercise testing methods and interpretation. Ad Cardiol. 1978;(24):6-15.
56. Myers J, Buchanan N, Walsh D, Kraemer M, McAuley P, Hamilton-Wessler M, et al. Comparison of the ramp versus standard exercise protocols. J Am Coll Cardiol. 1991;17(6):1334-42.
57. Porszasz J, Casaburi R, Somfay A, Woodhouse LJ, Whipp BJ. A treadmill ramp protocol using simultaneous changes in speed and grade. Med Sci Sports Exerc. 2003;35(9):1596-603.
58. Silva OB, Sobral Filho DC. A new proposal to guide velocity and inclination in the ramp protocol for the treadmill ergometer. Arq Bras Cardiol. 2003;81(1):40-53.
59. Maeder M, Wolber T, Atefy R, Gadza M, Ammann P, Myers J, et al. A nomogram to select the optimal treadmill ramp protocol in subjects with high exercise capacity: validation and comparison with the Bruce protocol. J Cardiopulm Rehabil. 2006;26(1):16-23.
60. Aksut SV, Pancholy S, Johnson J, Walter JD, DiMarzio D, Cave V, et al. Comparison of left ventricular performance in healthy young women and men during exercise. J Nucl Cardiol. 1996;(3):415-21.
61. Araujo WB. Protocolo de rampa: nunca, as vezes ou sempre? Rev DERCAD, 2007.

62. Noël M, Jobin J, Poirier P, Dagenais GR, Bogaty P. Different thresholds of myocardial ischemia in ramp and standard Bruce protocol exercise tests in patients with positive exercise stress tests and angiographically demonstrated coronary arterial narrowing. Am J Cardiol. 2007;(99):921-4.
63. Macedo Junior AR, Silva OB. Acurácia do protocolo em rampa na detecção de isquemia miocárdica. Rev DERC. 2015;(21)4.
64. Noël M, Jobin J, Marcoux A, Poirier P, Dagenais G, Bogaty P. Comparation of myocardial ischemia on the ergocycle versus the treadmill in patients with coronary heart disease. Am J Cardiol. 2010;(105):633-9.
65. Maranhão Neto GA, Leon ACP, Farinatti PTV. Validade e equivalência da versão em português do Veterans Specific Activity Questionnaire. Arq Bras Cardiol. 2011;97(2)130-5.
66. Sadik J, Myers J, Froelicher V. A modified nomogram for ramp treadmill testing using the Veterans Specific Activity Questionnaire. Am J Cardiol. 2014;114(5):803-5.
67. Bires AM, Lawson D, Wasser TE, Raber-Baer D. Comparison of Bruce treadmill exercise test protocols: is ramped Bruce equal or superior to standard Bruce in producing clinically valid studies for patients presenting for evaluation of cardiac ischemia or arrhythmia with body mass index equal to or greater than 30? J Nucl Med Technol. 2013;41(4):274-8.
68. Bruce RA. Exercise testing of patients with coronary heart disease. Principles and normal standards for evaluation. Ann Clin Res. 1971;3(6):323-32.
69. Bruce RA, Kusumi F, Hosmer D. Maximal oxygen intake and nomographic assessment of functional aerobic impairment in cardiovascular disease. Am Heart J. 1973;85(4):546-62.
70. Pollock ML, Bohannon RL, Cooper KH, Ayres JJ, Ward A, White SR, et al. A comparative analysis of four protocols for maximal treadmill stress testing. Am Heart J. 1976;92(1):39-46.
71. Bader DS, Maguire TE, Balady GJ. Comparison of ramp versus step protocol exercise testing in patients > or = 60 years of age. Am J Cardiol. 1999;83(1):11-4.
72. Ellestad MH, Allen W, Wan MC, Kemp GL. Maximal stress testing for cardiovascular evaluation. Circulation. 1969;39(4):517.
73. Naughton J, Balke B, Sevelius G. Physiological responses of normal and pathological subjects to a modifield work capacity test. J Sports Med. 1963;3:201-7.
74. Naughton J, Balke B, Nagle F. Refinements in method of evaluation and physical conditioning before and after myocardial infarction. Am J Card. 1964;14:837-43.
75. Kattus AA, Zohman LR, Young JL. Treadmill walking prococol for the diagnostic evaluation and exercise programing of cardiac patients. Am J Card. 1983;51(7):1081-6.
76. American Heart Association. Exercise testing and training of apparently healthy individuals: a handbook for physicians. American Heart Association, 1972.
77. Shephard RJ. Alive man! The physiology of physical activity. Springfield: Charles C. Thomas-Publisher, 1972.
78. Pollock ML, Foster C, Schmidt D, Hellman C, Linnerud AC, Ward A. Comparative analysis of physiologic responses to three different maximal graded exercise test protocols in healthy women. Am Heart J. 1982;103(3):363-73.
79. Froelicher VF, Thompson A, Noguera I. Prediction of maximal oxygen comsumption. Comparison of the Bruce and the Balke treadmill protocols. Chest. 1975;(68):331-6.
80. American College of Sports Medicine. Guidelines for exercise testing and prescription, 6th ed. Baltimore: Lippincott Williams & Wilkins, 2000.
81. Cooper KH. A means of assessing maximal oxygen intake. JAMA. 1968;203(3):201-4.
82. American Thoracic Society. ATS statement: Guidelines for the six-minute walk test. Am J Respir Crit Care Med. 2002;(166):111.
83. Wasserman K, Hansen JE, Sue DY, Casaburi R, Whipp BJ. Prova de esforço: princípios e interpretação. Rio de Janeiro: Revinter, 2005.
84. Fontana KE. Comparação do $VO_{2máx}$ através de metodologias de avaliação direta e indireta em esteira rolante e pista. Rev Bras Cienc Esp. 1983;4(3):78-90.
85. Kivowitz C, Parmley WW, Donoso R, Marcus H, Ganz W, Swan HJ. Effects of isometric exercise on cardiac performance. Circulation. 1971;44(6):994-1002.
86. Krayenbuehl HP, Rutishauser W. Hemodynamic consequences and clinical significance of the handgrip test. Eur J Cardiol. 1973;1(1):5-9.
87. Atkins JM, Matthews OA, Blomqvist CG, Mullins CB. Incidence of arrhythmias induced by isometric and dynamic exercise. Brit Heart J. 1976;38(5):465-71.
88. Sigel W, Gilbert CA, Nutter DO, et al. A comparison of isometric and treadmill exercise response in atherosclerotic heart disease. Am J Cardiol. 1970;(26):660.
89. DeBusk RF, Valdez R, Houston N, Haskell W. Cardiovascular responses to dynamic and static effort soon after myocardial infarction. Application to occupational work assessment. Circulation. 1978;58(2):368-85.
90. Stuart Jr RJ, Ellestad MH. National survey of exercise stress testing facilities. Chest. 1980;77(1):94-7.
91. Araujo WB, et al. Morbi-mortalidade do teste ergométrico em regime ambulatorial. Arq Bras Cardiol. 1997;69(Supl I).
92. American Thoracic Society/American College of Chest Physicians. ATS/ACCP statement on cardiopulmonary exercise testing. Am J Respir Crit Care Med. 2003;167(2):211-77.
93. Duarte GM. Ergometria: Bases da reabilitação cardiovascular. Rio de Janeiro: Cultura Médica, 1988.

SEÇÃO 11-3
AVALIAÇÃO HEMODINÂMICA E METABÓLICA

Washington Barbosa de Araujo

"As coisas mais lindas da vida não podem ser vistas nem tocadas.... mas sentidas pelo coração."

(autor desconhecido)

No teste de exercício, a avaliação dos parâmetros hemodinâmicos e metabólicos assume uma importância tão grande quanto a avaliação eletrocardiográfica; a análise multiparamétrica no teste é essencial para o diagnóstico e para o prognóstico.

Nesta Seção abordaremos estes parâmetros que podem ser avaliados pela ergometria e procuraremos interpretá-los de modo a obter informações para aplicações clínicas.

FREQUÊNCIA CARDÍACA

A frequência cardíaca (FC) é o parâmetro hemodinâmico de mais fácil determinação no teste ergométrico, sendo a FC de fundamental importância no aumento do débito cardíaco durante o esforço.

O aumento da FC é linear com a carga de esforço, podendo mesmo aumentar antes do início do exame face à "reação de antecipação", que precede o exame (**Fig. 11-3-1**). Pode-se observar pelo gráfico que a FC aumenta mais rapidamente com cargas maiores, e que se estabiliza nos períodos de *"steady-state"* ao final de cada estágio. Os protocolos de Rampa se caracterizam pela ausência de *"steady-state"*, visto que apresentam aumento contínuo de carga.

A FC, assim como o consumo de O_2 ($\dot{V}O_2$), tende a crescer com o aumento da carga de esforço, havendo uma correlação linear entre a variação da FC e do $\dot{V}O_2$[1-3] permitindo, inclusive, que através de nomogramas possa ser extrapolado o $\dot{V}O_2$ a partir da $FC_{máx}$ (**Fig. 11-3-2**).

Em alguns indivíduos observa-se a "reação de antecipação" que antecede o início do exame, que se caracteriza por marcado aumento da FC na fase pré-teste. Esse aumento da FC é decorrente de estresse mental e, segundo Jouven *et al.*, tem

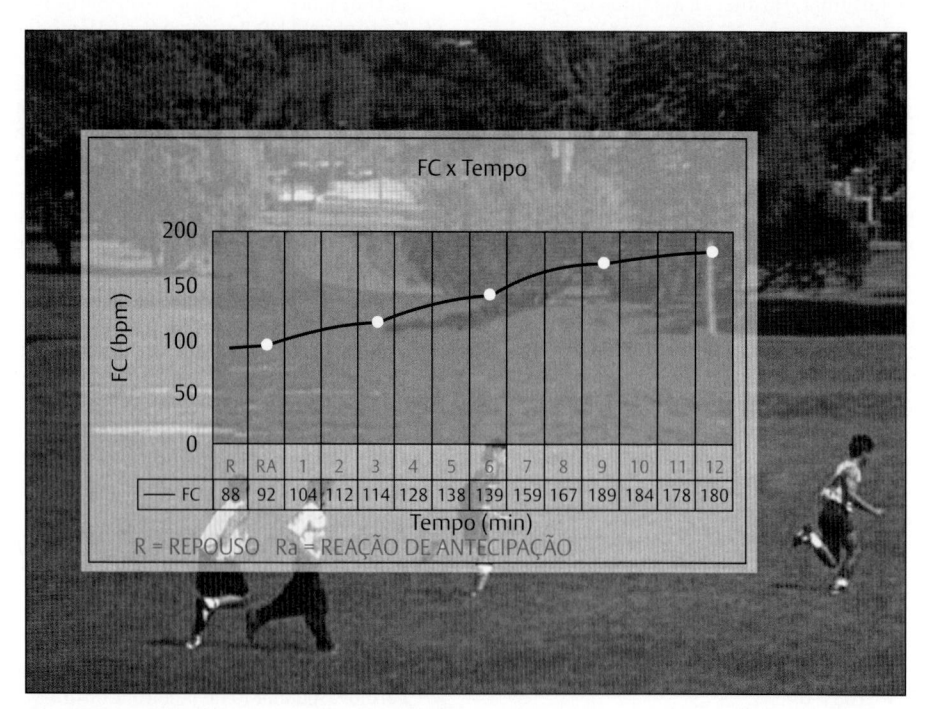

Fig. 11-3-1. Gráfico representando a variação da FC em função da carga de esforço (estágio) de um teste na esteira, segundo o protocolo de Bruce. Observar o aumento da FC mais acentuado no início de cada estágio, bem como o discreto aumento que antecede o início do esforço (reação de antecipação). O início de cada estágio está marcado com um ponto branco.

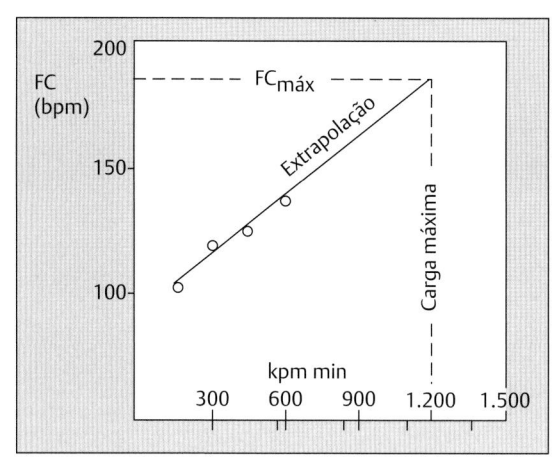

Fig. 11-3-2. A FC obtida em pelo menos 3 cargas de esforço submáximo pode ser extrapolada para a $FC_{máx}$ prevista. A linha vertical para a escala de intensidade estima a intensidade máxima de exercício. (Adaptada de Blair SN.)[4]

correlação com morte súbita a longo prazo, tendo valor preditivo para tal.[5]

A FC máxima ($FC_{máx}$) obtida no esforço parece ser inerente ao indivíduo,[6] tem grande reprodutibilidade, embora haja ampla variação interindividual. A variação da FC com o esforço também tem correlação com a idade do indivíduo, sendo que a $FC_{máx}$ decresce, em média, de 1 batimento por ano de idade.[7-9] Para determinar a $FC_{máx}$ prevista no teste de esforço, temos utilizado a equação de Karvonen,[10] porém, com as devidas ressalvas em função do amplo desvio padrão:

1. $FC_{máx} = 220 - (\text{idade em anos})$

Existem, contudo, outras equações que também podem ser utilizadas, fornecendo resultados similares:

2. $FC_{máx} = 210 - 0{,}65 \times (\text{idade}) \pm 10 \text{ bpm}$;[11]

3. $FC_{máx} = 206 - 0{,}597 \times (\text{idade}) - \text{bpm}$: para mulheres;[12]

4. $FC_{máx} = 205 - 0{,}41 \times (\text{idade})$: para homens sedentários;[13]

5. $FC_{máx} = 198 - 0{,}41 \times (\text{idade})$: para homens ativos;[13]

6. $FC_{máx} = 201 - 0{,}6 \times (\text{idade}) \pm 10 \text{ bpm}$: para homens;[14]

7. $FC_{máx} = 192 - 0{,}7 \times (\text{idade})$: para mulheres;[14]

8. $FC_{máx} = 208 - 0{,}7 \times (\text{idade})$ desvio padrão 7 a 11 bpm;[15]

A $FC_{máx}$ alcançada sofre influência direta do ergômetro utilizado (na esteira são alcançadas FC mais elevadas),[16] do protocolo escolhido[17] e do sexo (FC maior no sexo masculino) (**Fig. 11-3-3**).[18] O condicionamento físico parece não influenciar a $FC_{máx}$,[19] ao contrário do que ocorre com a FC_{basal} e a FC em exercícios submáximos que são mais baixas nos indivíduos treinados.[20]

Papadopoulou et al.,[21] examinando um grupo de mulheres jovens e treinadas, observaram que para este grupo a melhor equação para predizer a $FC_{máx}$ foi a de Tanaka [$FC_{máx} = 208 - 0{,}7 \times (\text{idade})$].[14]

Como existe variabilidade interindividual, na realidade devemos considerar como $FC_{máx}$, a FC prevista ± 10 bpm. Optamos por utilizar como rotina a equação de Karvonen por ser a de mais fácil aplicação, e por não mostrar diferença significativa das demais. Cabe salientar que esses valores são de referência, não devendo ser tomados como indicadores para a interrupção do teste. A interrupção do teste ergométrico deve ser sempre sintoma-dependente.

Define-se como frequência cardíaca submáxima ($FC_{submáx}$) a frequência correspondente a 85% da $FC_{máx}$. A grande importância de definir-se a $FC_{submáx}$ se deve ao fato de que para o traçado eletrocardiográfico obtido no exame obter sua plenitude prognóstica há necessidade da FC alcançada no teste ser igual ou superior à $FC_{submáx}$, caso contrário a sensibilidade do teste será reduzida.

Segundo Ellestad, para uma boa avaliação da resposta cronotrópica ao esforço, devem-se utilizar curvas de normalidade (95% de intervalo de confiança) específicas para sexo e idade.[22] Para atingirmos tal objetivo desenvolvemos curvas de normalidade para testes em esteira, pelo protocolo de Bruce (**Figs. 11-3-4** a **11-3-17**).[23-26]

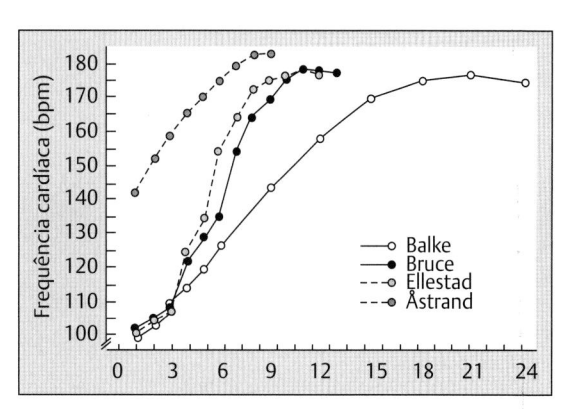

Fig. 11-3-3. Comparação da variação da FC obtida em quatro protocolos diferentes para esteira ergométrica, em um grupo de 51 homens com idades entre 35 e 55 anos. (Extraída de Pollock ML et al.)[17]

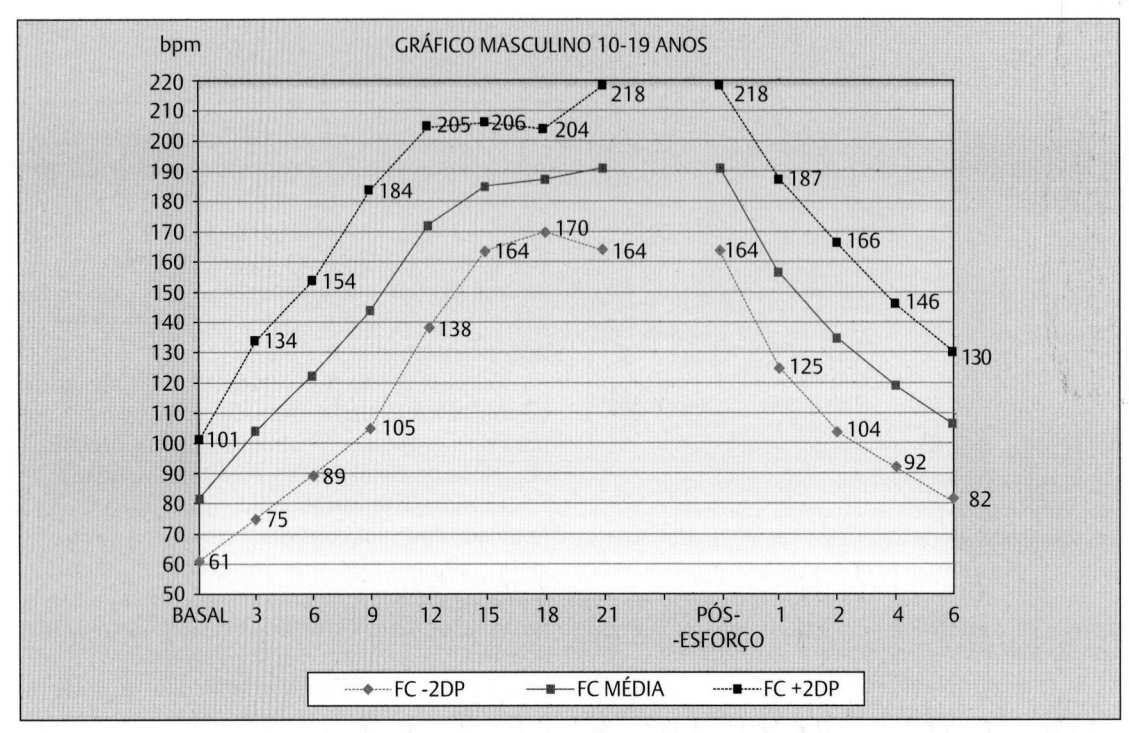

Fig. 11-3-4. Correlação entre a FC e o tempo de exame para indivíduos do sexo masculino entre 10-19 anos. (Intervalo de confiança de 95%.)

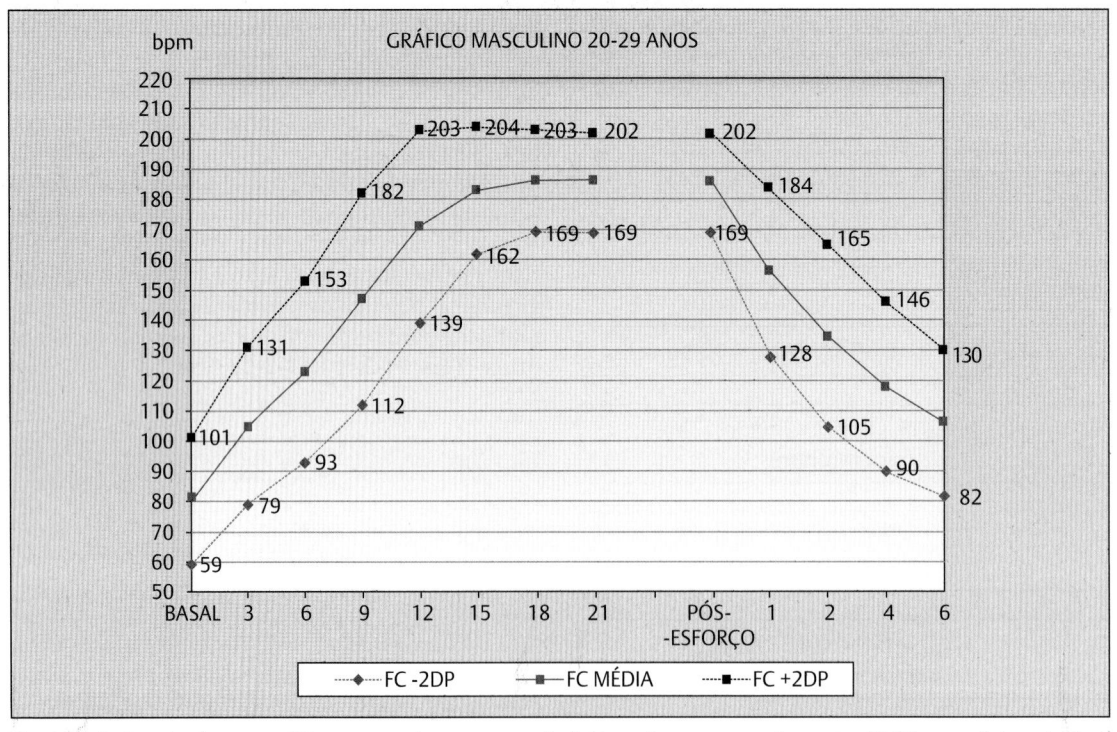

Fig. 11-3-5. Correlação entre a FC e o tempo de exame para indivíduos do sexo masculino entre 20-29 anos. (Intervalo de confiança de 95%.)

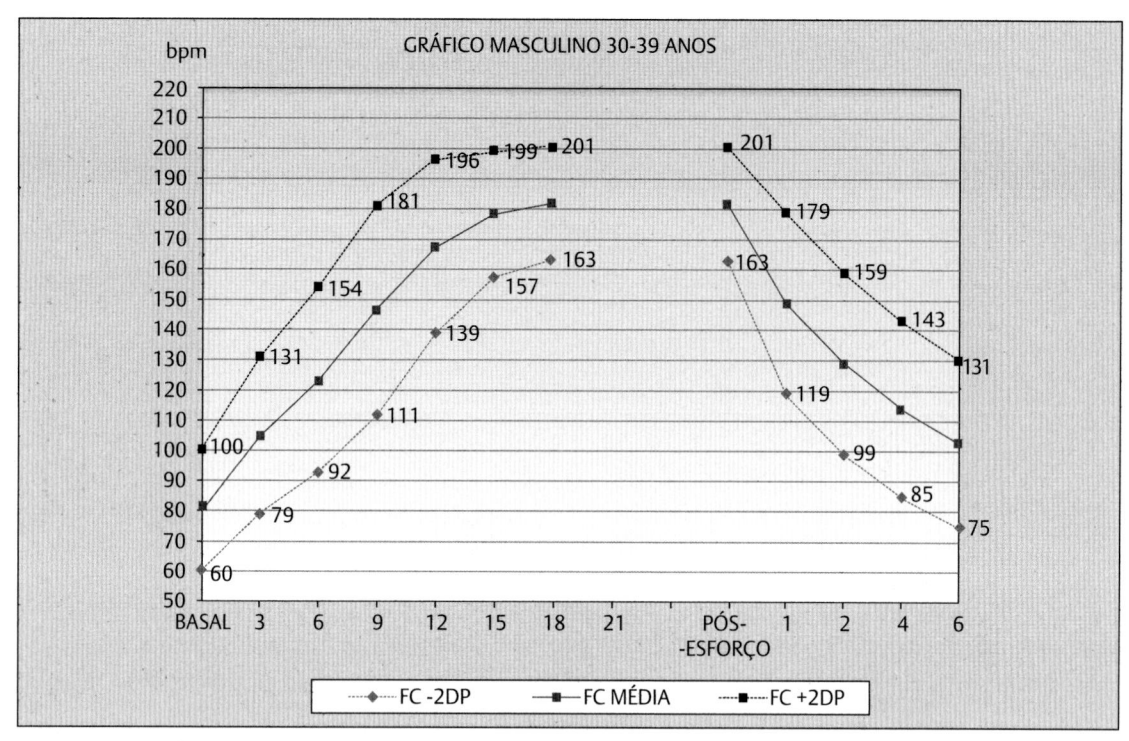

Fig. 11-3-6. Correlação entre a FC e o tempo de exame para indivíduos do sexo masculino entre 30-39 anos. (Intervalo de confiança de 95%.)

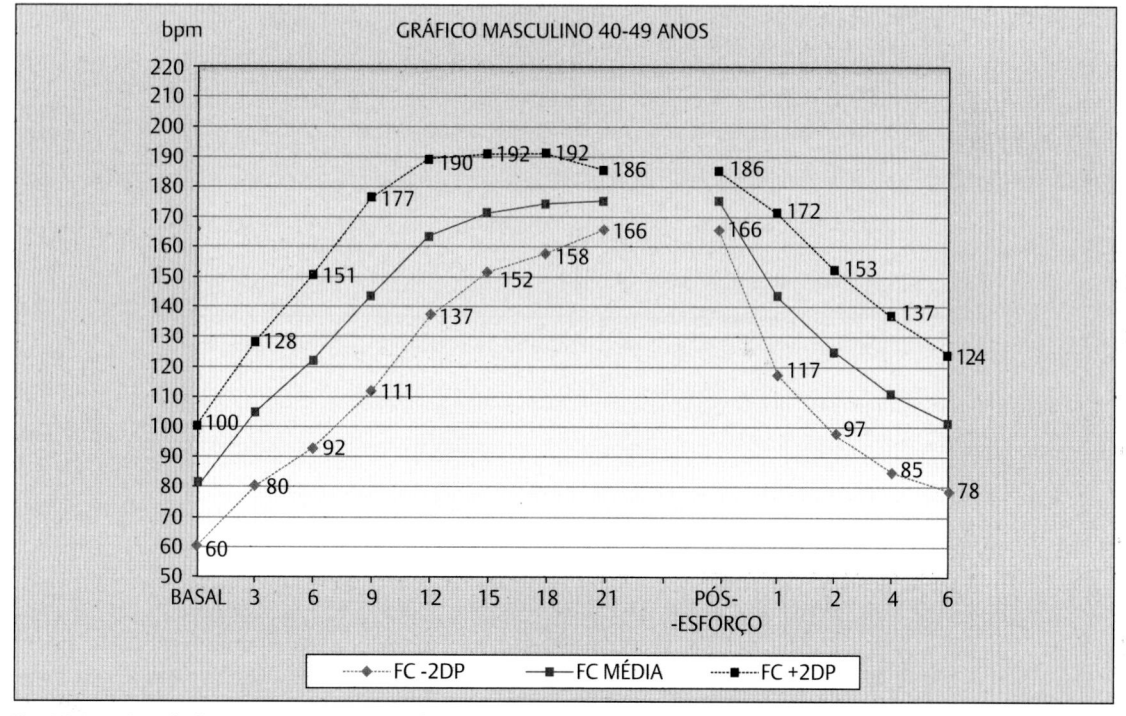

Fig. 11-3-7. Correlação entre a FC e o tempo de exame para indivíduos do sexo masculino entre 40-49 anos. (Intervalo de confiança de 95%.)

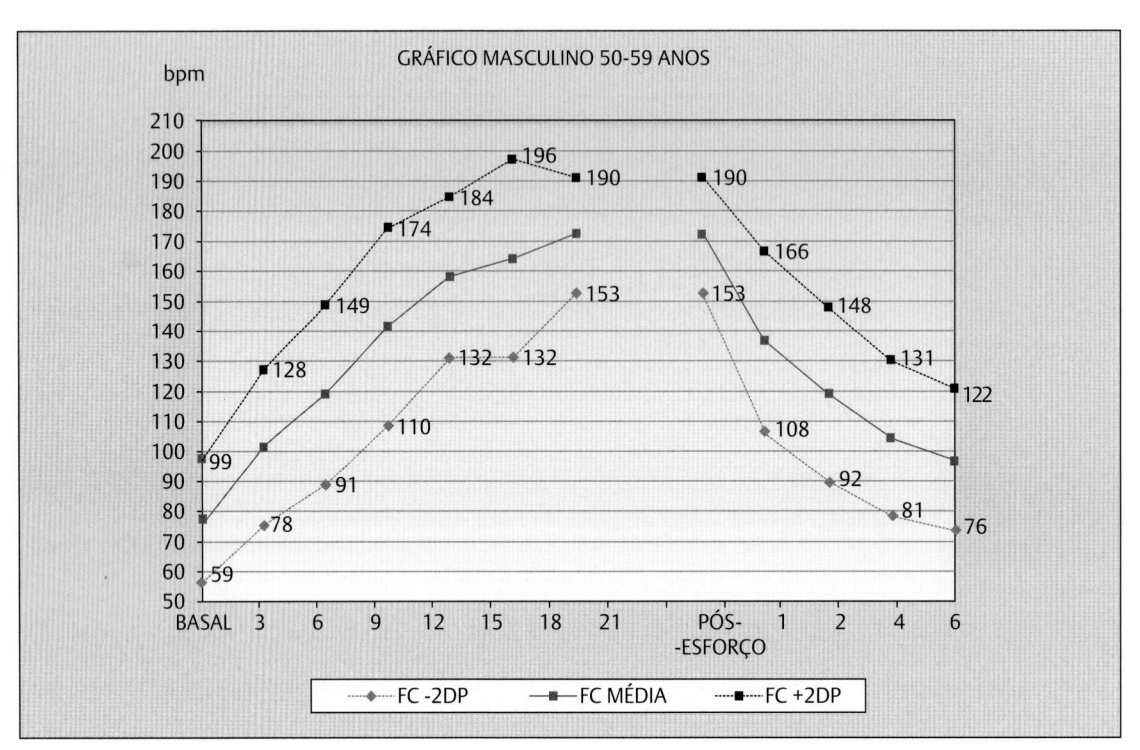

Fig. 11-3-8. Correlação entre a FC e o tempo de exame para indivíduos do sexo masculino entre 50-59 anos. (Intervalo de confiança de 95%.)

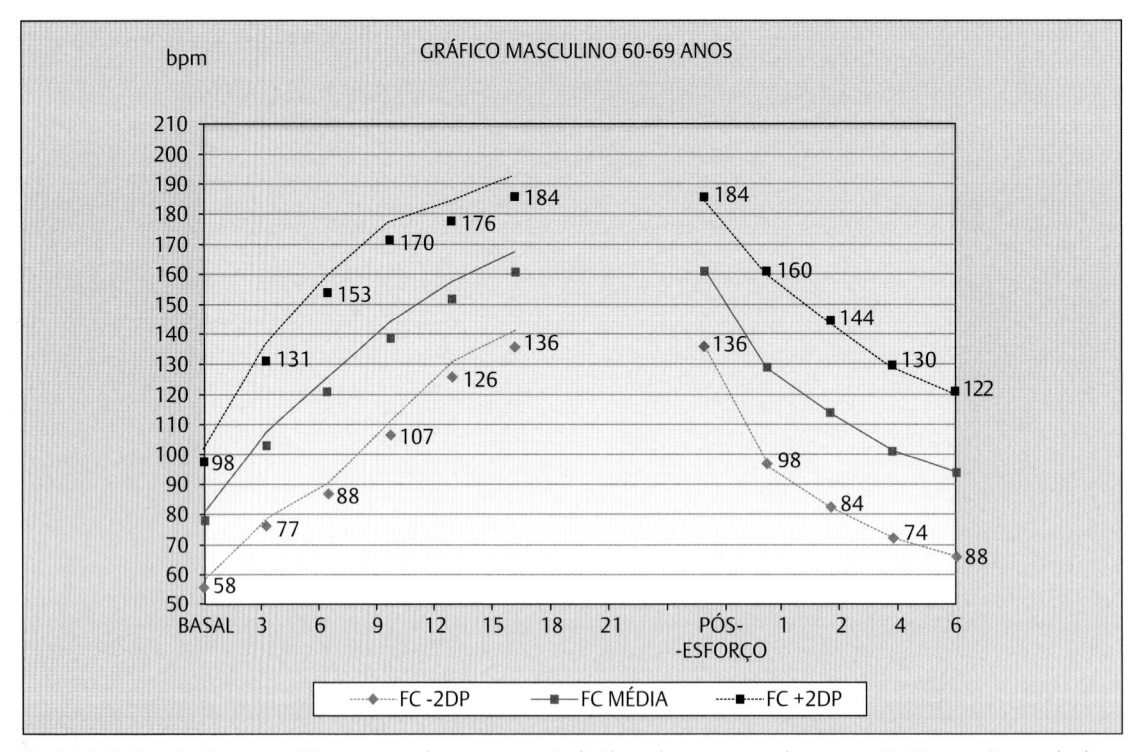

Fig. 11-3-9. Correlação entre a FC e o tempo de exame para indivíduos do sexo masculino entre 60-69 anos. (Intervalo de confiança de 95%.)

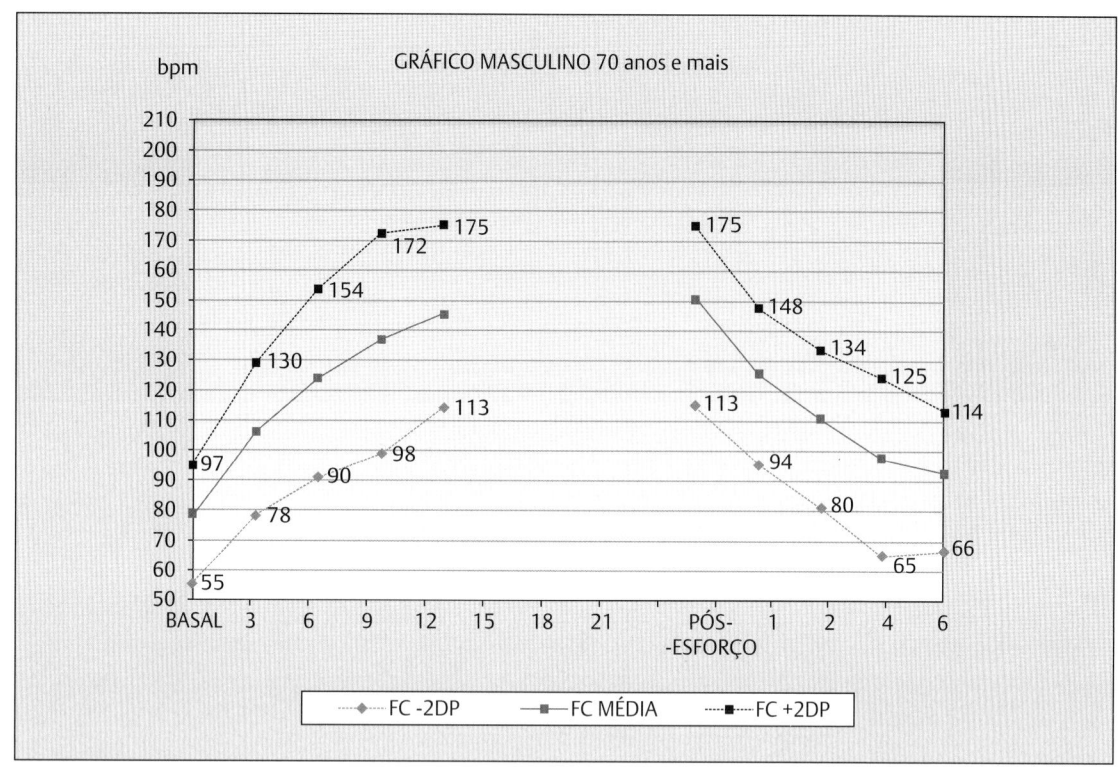

Fig. 11-3-10. Correlação entre a FC e o tempo de exame para indivíduos do sexo masculino com mais de 70 anos. (Intervalo de confiança de 95%.)

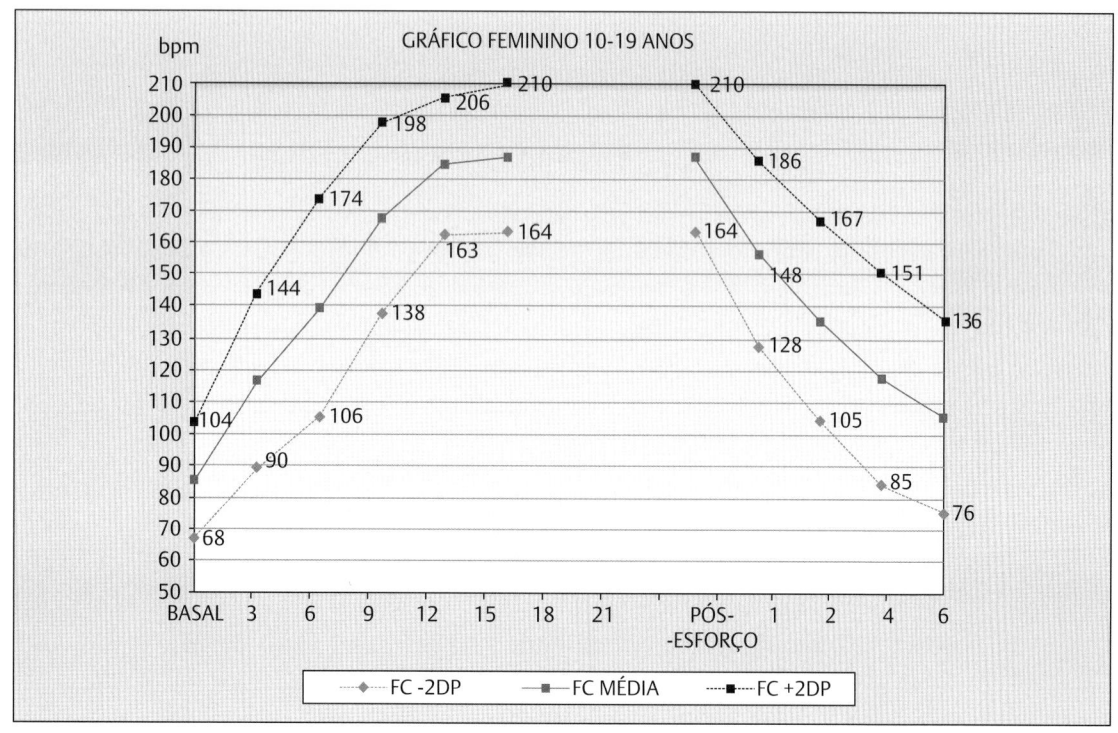

Fig. 11-3-11. Correlação entre a FC e o tempo de exame para indivíduos do sexo feminino entre 210 10-19 anos. (Intervalo de confiança de 95%.)

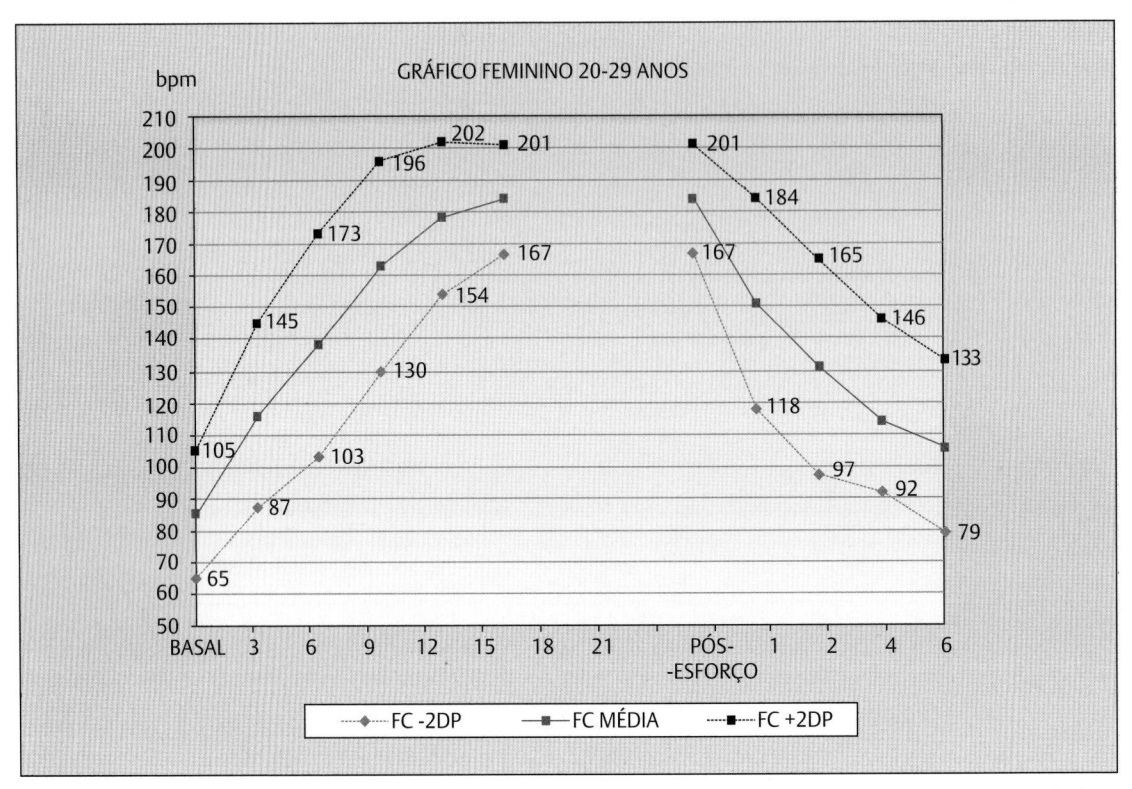

Fig. 11-3-12. Correlação entre a FC e o tempo de exame para indivíduos do sexo feminino entre 20-29 anos. (Intervalo de confiança de 95%.)

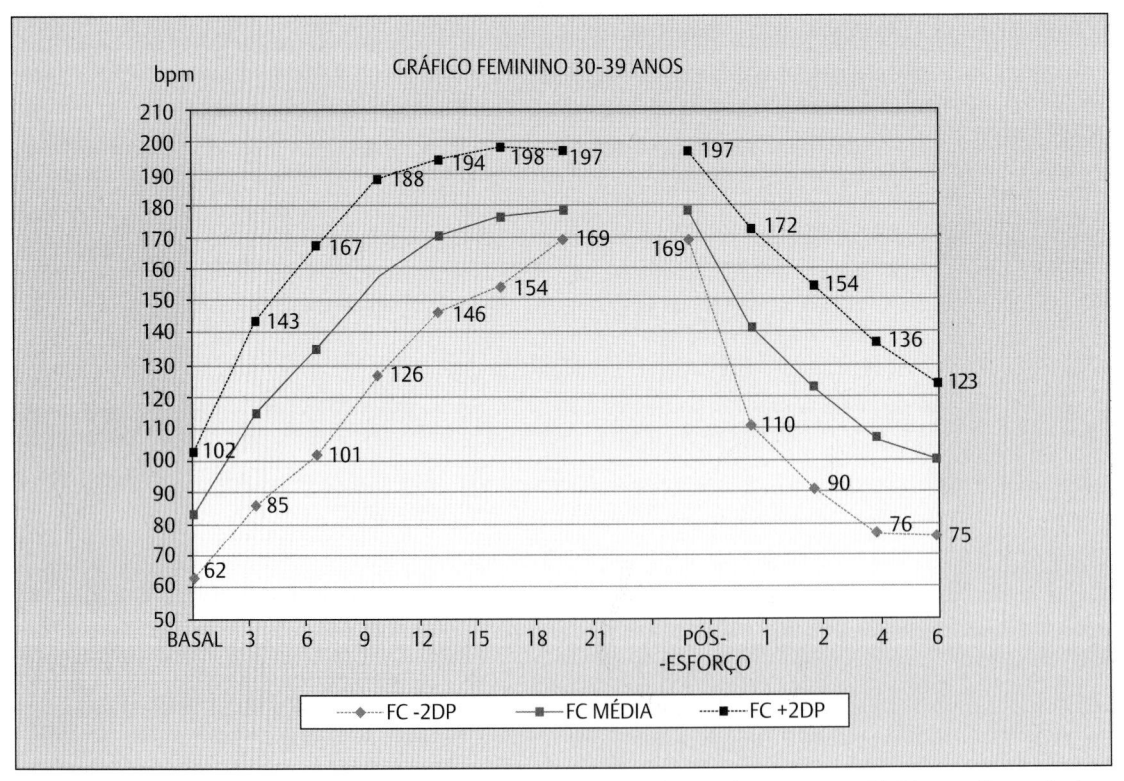

Fig. 11-3-13. Correlação entre a FC e o tempo de exame para indivíduos do sexo feminino entre 30-39 anos. (Intervalo de confiança de 95%.)

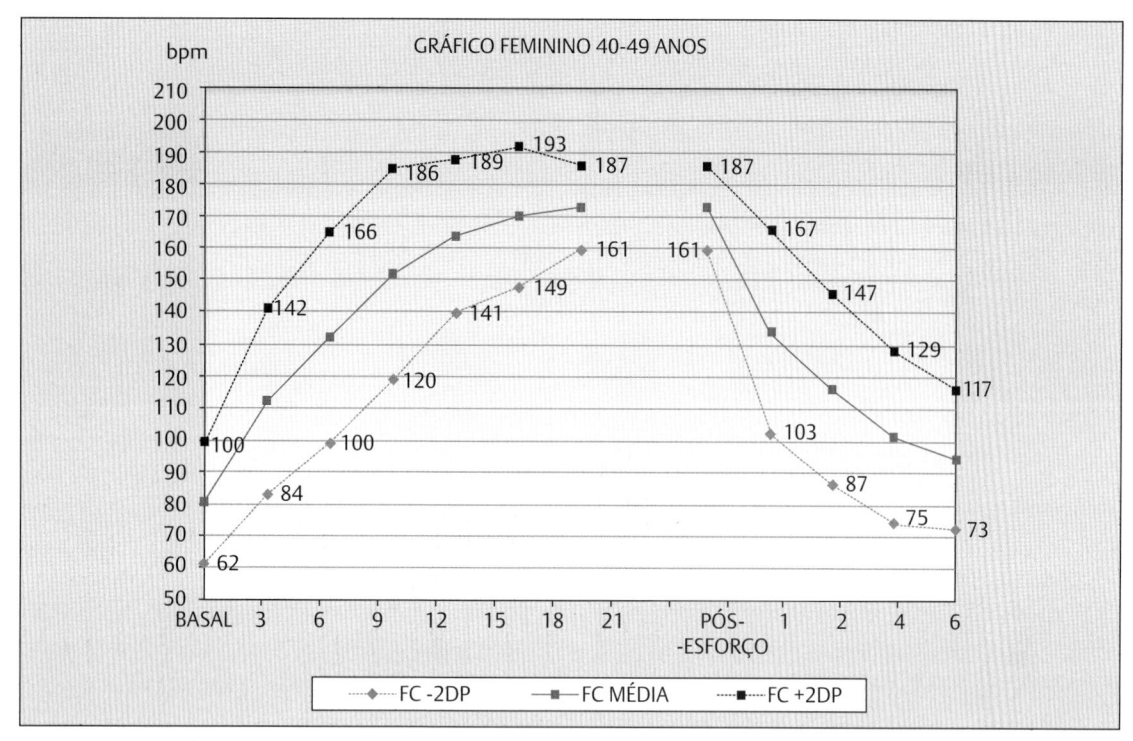

Fig. 11-3-14. Correlação entre a FC e o tempo de exame para indivíduos do sexo feminino entre 40-49 anos. (Intervalo de confiança de 95%.)

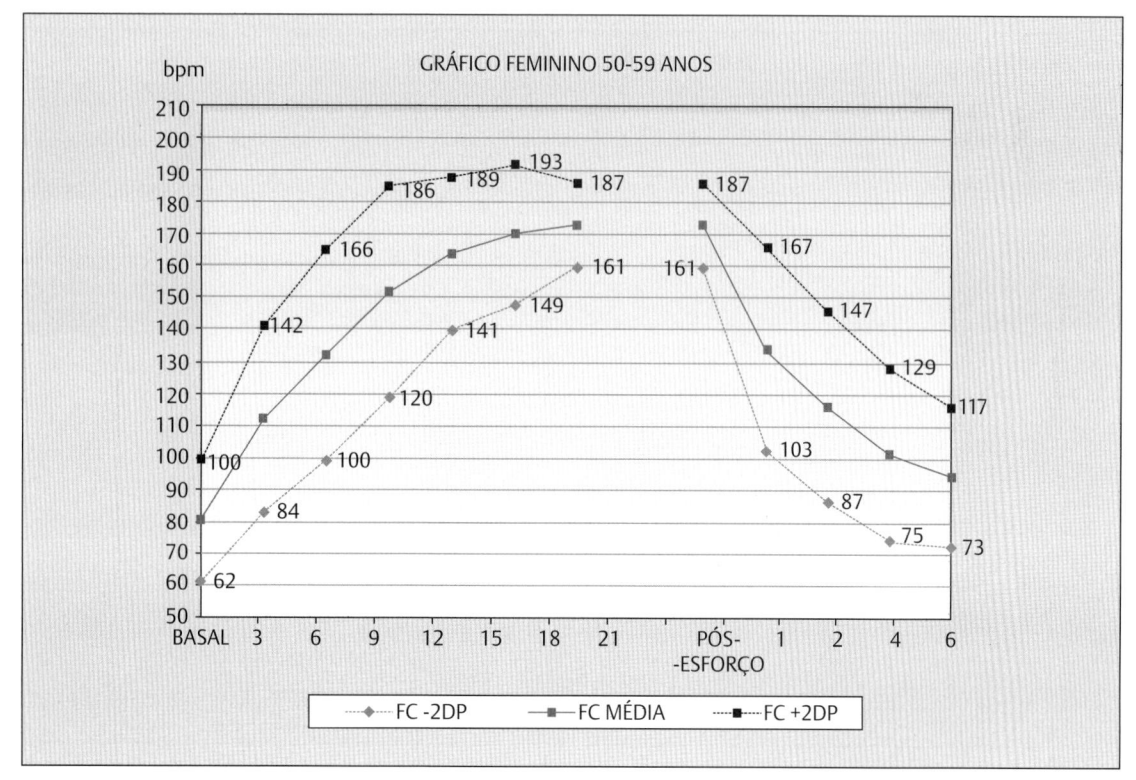

Fig. 11-3-15. Correlação entre a FC e o tempo de exame para indivíduos do sexo feminino entre 50-59 anos. (Intervalo de confiança de 95%.)

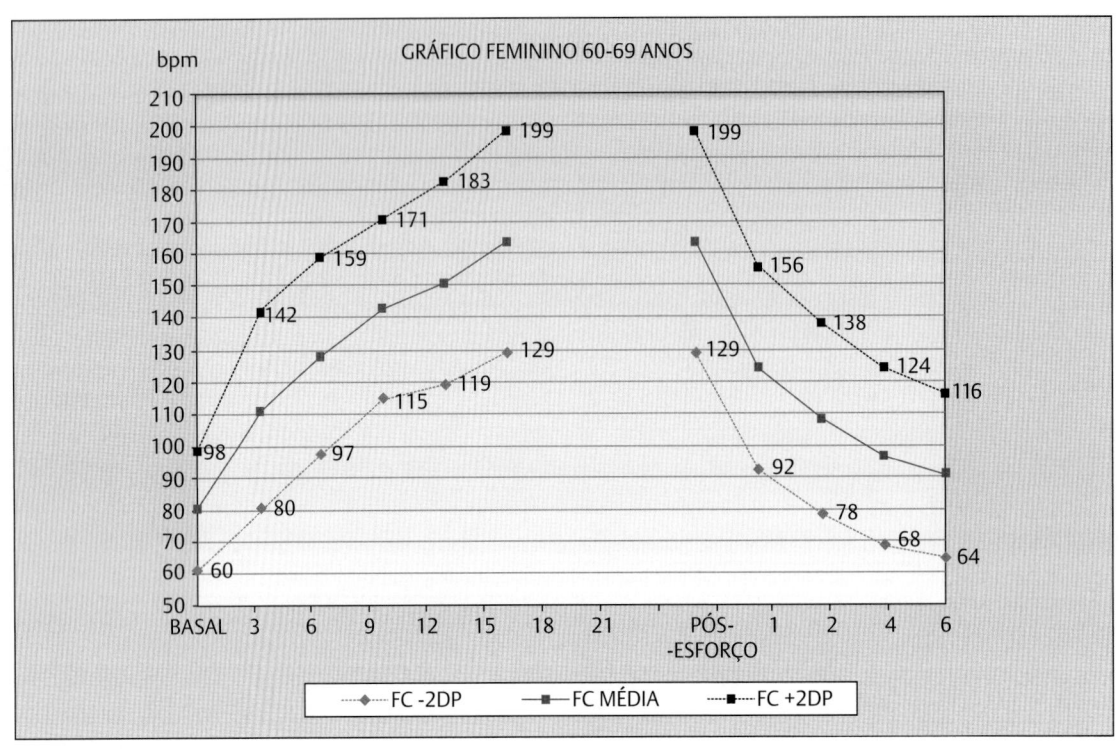

Fig. 11-3-16. Correlação entre a FC e o tempo de exame para indivíduos do sexo feminino entre 60-69 anos. (Intervalo de confiança de 95%.)

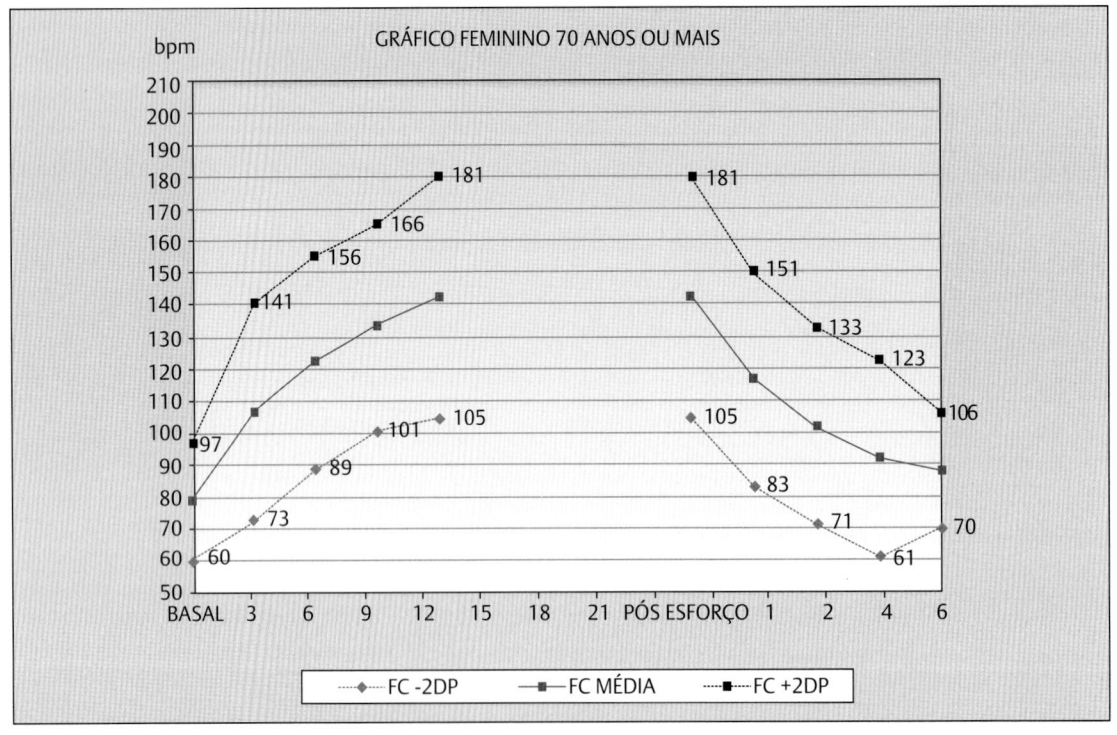

Fig. 11-3-17. Correlação entre a FC e o tempo de exame para indivíduos do sexo feminino acima de 70 anos. (Intervalo de confiança de 95%.)

Destacamos alguns fatores que influenciam a variação da FC com o esforço. Entre esses fatores podemos destacar o mau condicionamento físico que pode levar à rápida ascensão da FC. Outros fatores que podem desencadear rápido aumento da FC são a astenia neurocirculatória[27] e mesmo a ansiedade que precede o exame. Por outro lado, há um pequeno grupo de indivíduos com baixa capacidade física e que rapidamente entra em exaustão muscular nos membros inferiores, ocorrendo a interrupção do teste ergométrico sem que seja alcançada a $FC_{submáx}$. Nesses casos temos observado que após um período de condicionamento físico esses indivíduos geralmente ultrapassam a $FC_{submáx}$ em um novo teste ergométrico.

Reserva da Frequência Cardíaca (FCR)

O conceito de reserva se refere à diferença entre o valor máximo alcançado no exercício e o valor basal, para uma determinada medida, buscando-se capacidades preditivas mais acuradas.

Reserva Cronotrópica (RC)

Bruce, tentando separar indivíduos normais de cardiopatas pela análise da FC de esforço, definiu a Reserva Cronotrópica como sendo a diferença entre a $FC_{máx}$ e a FC_{basal}, obtendo valores diferentes de acordo com os grupos estudados, tendo maior importância nas programações de exercícios (**Tabela 11-3-1**).

$$RC = FC_{máx} - FC_{basal}$$

Índice Cronotrópico (ICr)

$$ICr = [(FC_{máx} - FC_{basal})/(220 - idade - FC_{basal})] \times 100,$$

Considerando normal o valor superior a 80%, e nos casos de pacientes em uso de β-bloqueadores, os valores normais seriam superiores a 62%.[28] Bangalore et al. usaram esse conceito nos exames de eco de estresse com dobutamina, sendo que os pacientes com baixo ICr e teste positivo tiveram pior prognóstico.[29]

Elhendy et al. avaliaram 3.221 pacientes (1.701 homens) com idade média de 59 anos (47 a 71), verificando que o ICr baixo foi observado em 793 pacientes (25%). Após um período de 3,2 anos, ocorreram 129 óbitos, dos quais 41 por causas cardíacas. Os pacientes com ICr abaixo do normal tiveram maior incidência de mortes por todas as causas, de mortes por causas cardíacas e maior incidência de infartos não fatais, demonstrando que a incapacidade de atingir o ICr está relacionada com significativo risco de óbito.[30]

Índice da Resposta Cronotrópica (IRCro)

Índice de Resposta Cronotrópica (IRCro) foi definido por Wilkoff e Miller como a razão entre reserva metabólica e a reserva de FC. Um parâmetro para medir a incompetência cronotrópica deve ser baseado no fato de que uma medida válida da resposta da FC deve considerar a idade, a FC_{basal} e a capacidade física.[31]

Para tal os autores relacionaram a variação da FC com a variação dos METs, de forma que:

$$IRCro = \% RM / \% IC$$

IRCro = Índice de Resposta Cronotrópica
RM = Reserva Metabólica
IC = Índice Cronotrópico

$$IRCro = [(MET_{estágio} - MET_{basal})/(MET_{máx} - MET_{basal})] / [(FC_{máx} - FC_{basal})/(220 - idade - FC_{basal})]$$

onde o valor ideal seria 1 e os valores abaixo de 0,8 seriam considerados abaixo da normalidade.

Esta forma de avaliar a resposta cronotrópica leva em conta a idade, a potência aeróbica e FC de repouso; não é meramente um reflexo do treinamento físico ou do tempo de exercício. O IRCro não está relacionado com a atividade física ou a potência aeróbica, não está elevado entre os pacientes com baixa capacidade funcional, não tem correlação com o protocolo utilizado e não influenciado pelo estágio do exercício em que foi feita a avaliação (este índice é acurado, a despeito da natureza submáxima do exercício, em razão da relação linear entre a FC e a carga de trabalho durante o exercício).[31,32] Lauer verificou que o IRCro abaixo de 0,80 está relacionado com maior mortalidade, incidência de DAC e morte cardiovascular (**Fig. 11-3-18**).[33]

Tabela 11-3-1. Reserva cronotrópica

Clínica	bpm
Normais	109+/−14
Hipertensos	95+/−22
IAM prévio	80+/−22
Angina	73+/−24

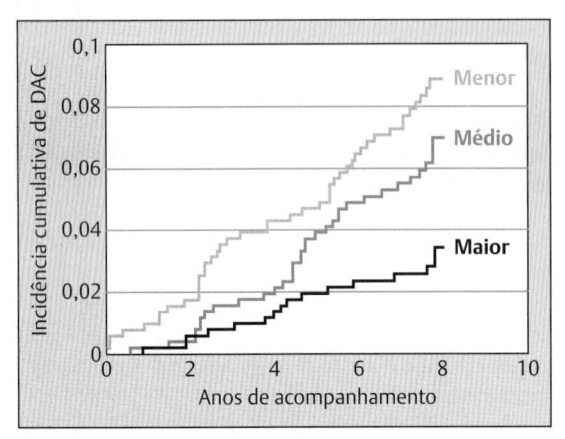

Fig. 11-3-18. Curva de Kaplan-Meier mostrando a incidência acumulada de DAC de acordo com 3 faixas de percentis para o IRCro, uma medida de resposta cronotrópica ao exercício relacionada com idade, potência aeróbica e FC_{basal}. (Modificada de Lauer et al.[33])

Incompetência Cronotrópica (InCro)

A Incompetência Cronotrópica (InCro) ou Déficit Cronotrópico ocorre quando a FC alcançada fica abaixo da faixa normal (média - 2 DP) para o sexo e a idade. Ellestad considera o déficit cronotrópico como um dos fatores indicativos para diagnóstico de doença coronariana, mesmo que não ocorram alterações marcadas do segmento ST, dando grande importância ao déficit cronotrópico em sua análise multivariada. Este fenômeno, relatado como "bradicardia relativa sustentada",[22] poderia ser correlacionado com isquemia do nó sinusal. Estudos histopatológicos, porém, não demonstraram alterações isquêmicas do nó sinusal desse grupo de indivíduos (**Tabela 11-3-2**).

A incompetência cronotrópica é um preditor de mortalidade em populações sadias.[38]

Como a resposta cronotrópica ao exercício reflete o equilíbrio entre os sistemas simpático e parassimpático, uma resposta anormal da FC pode ser imputada ao desequilíbrio autonômico. Chaitman afirma que: "O mecanismo pelo qual a incompetência cronotrópica prediz a mortalidade é muito pouco compreendido", complementando: "O mecanismo do aumento da mortalidade seria mais relacionado a uma disfunção autonômica do que à presença ou extensão da doença coronariana".[39]

Lauer et al. demonstraram, num estudo que correlacionava o teste ergométrico com o eco de esforço, que a InCro foi preditiva de eventos coronarianos ao afastarem os casos isquêmicos do estudo estatístico.[40]

Myers et al. verificaram que, em relação à mortalidade cardiovascular, a InCro apresentou maior valor preditivo do que a resposta inadequada da FC no pós-esforço.[41] Adabaq et al. estudaram 12.555 pacientes de meia-idade sem evidências clínicas de DAC e verificaram que aqueles que interromperam o esforço com FC abaixo de 85% da $FC_{máx}$ tiveram maior risco de morte súbita. A InCro tem-se mostrado como fator preditivo importante para a mortalidade por qualquer causa.[42]

Savonen et al. estudaram os efeitos da InCro num grupo de homens assintomáticos e sem história de DAC prévia, que tiveram acompanhamento pelo período de 11 anos.[43] Os autores verificaram que os pacientes cuja FC aumentou menos que 46 bpm ao variar a carga de esforço entre 40 e 100% da carga máxima, tiveram risco de IAM 3,1 vezes maior que os demais. Esse item, *variação da FC entre 40 e 100% da carga máxima foi um preditor independente de IAM em assintomáticos sem história de DAC*.

Após acompanharem por 25 anos um grupo de 12.555 pacientes (de 35 a 57 anos no início do estudo) sem clínica de DAC, porém, classificados como acima da média pela avaliação de risco de Framingham, Adabag et al., verificaram que o grupo de pacientes que não alcançou 85% da $FC_{máx}$ prevista teve maior risco de morte súbita.[42] Também demonstraram que a FC de repouso elevada, a menor variação da FC com esforço, o menor decréscimo da FC no pós-esforço e o tempo de duração do exercício são preditores independentes para mortalidade, de qualquer que seja a causa.

Outro aspecto que devemos considerar na análise da FC é o uso de drogas, pois várias delas atuam reduzindo a FC de esforço (betabloqueadores, nifedipina, verapamil, digital etc). Khan et al. estudaram, prospectivamente, 3.736 homens de meia-idade em uso de betabloqueadores e verificaram que a InCro é um preditor independente de óbito. *Nos testes com finalidade diagnóstica preconiza-se a suspensão prévia das drogas, sempre que o quadro clínico do paciente permitir.*[44]

Em pacientes com insuficiência cardíaca com tratamento otimizado, a redução do ICr < 0,62 foi associado a uma evolução adversa, segundo Dobre et al., que preconizaram que mesmo em pacientes em uso de betabloqueadores, o alvo terapêutico deverá permitir um ICr > 0,62. Os autores verificaram que cada unidade de 0,1 abaixo de 0,60 foi associado a aumento de 17% no risco de mortalidade por todas as causas.

Lauer et al., 1999, verificaram que a incompetência cronotrópica por qualquer um dos índices está consistentemente associada a aumento da mortalidade cardiovascular e por todas as causas, mes-

Tabela 11-3-2. Caracterização da incompetência cronotrópica

- FC alcançada fica abaixo da faixa normal (média - 2 DP)[22]
- Incapacidade de alcançar 85% da FC estimada para o esforço máximo[34,35]
- Índice cronotrópico (ICr) < 0,80[31,36,37]

mo após os ajustes demográficos e de fatores de riscos associados.[37,45]

Dewey *et al.* estudaram a variabilidade da FC (HRV) durante e imediatamente após o teste ergométrico e verificaram que a variabilidade da FC induzida pelo exercício é um forte preditor não só de morte cardiovascular como também da mortalidade total, de forma independente, aos fatores clínicos e aos demais achados do teste ergométrico.[46]

Jae *et al.* estudaram e verificaram que é alta a correlação da InCro com a aterosclerose carotídea.[47]

Um achado raro, mas com alta correlação com doença isquêmica, é a queda da FC com a progressão do esforço, razão de interrupção do teste (**Fig. 11-3-19**).

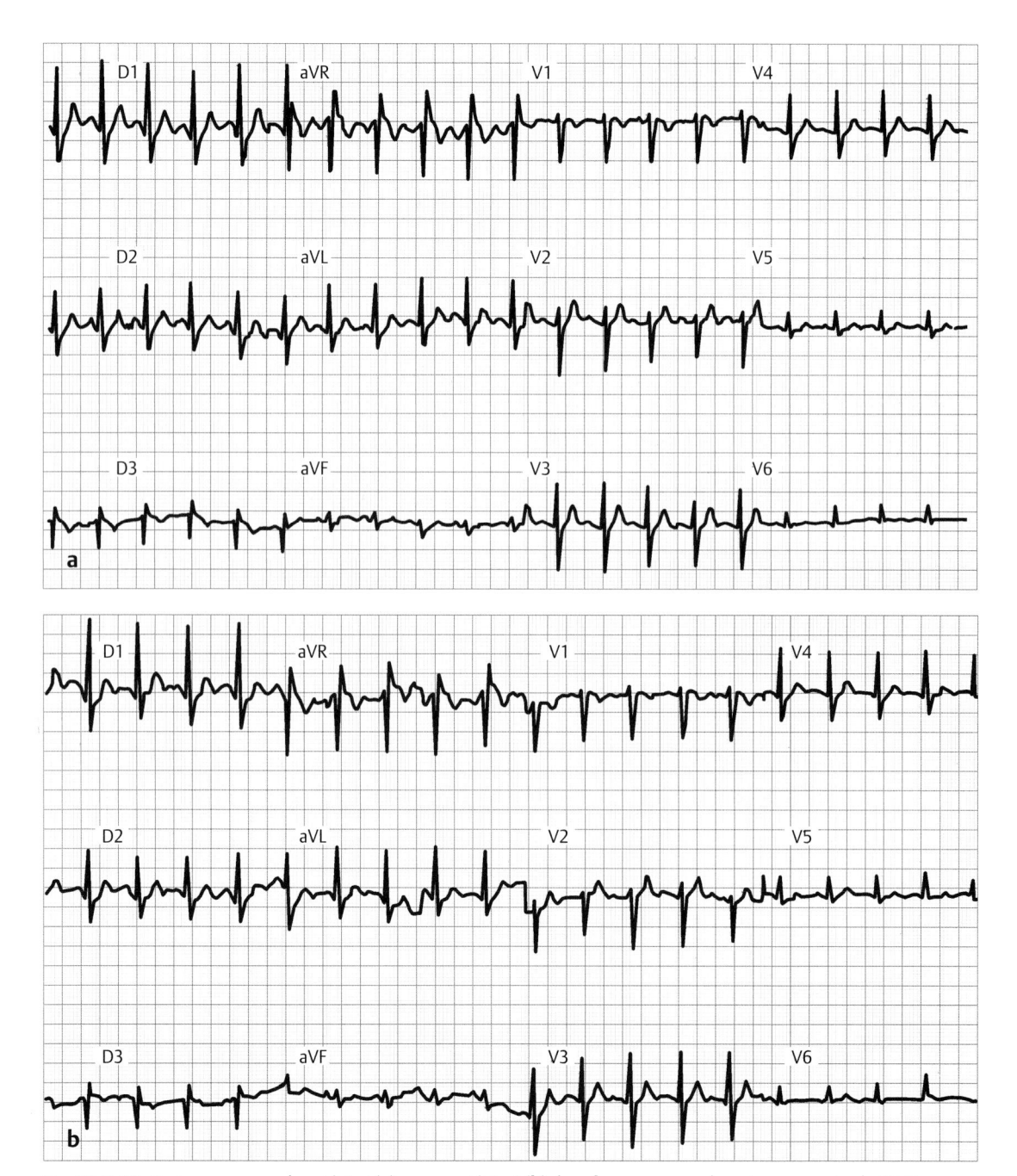

Fig. 11-3-19. Com a passagem do estágio I (**a**) para o estágio II (**b**) do esforço, o esperado seria o aumento da FC. Como a FC caiu (de 119 para 111 bpm), o teste foi interrompido pela incompetência cronotrópica. Na coronariografia, o paciente de 66 anos apresentou lesão de 2 vasos.

Gradiente da FC de Exercício (GFCEx)

Em 2015, Duarte *et al.*[48] descreveram um novo índice para predizer a mortalidade por todas as causas.

O estudo envolveu 1.476 pacientes (937 masculinos) com idades entre 41 e 79 anos, que realizaram um TCPE e que não utilizavam drogas com ação negativa no cronotropismo ou marca-passo.

Há necessidade de determinar a RC ($FC_{máx} - FC_{basal}$) e RedFCPE ($FC_{máx}$ – FC 1 min pós-esforço) e de dividi-las em quintis. Na determinação da GFCEx é necessário que se obtenha a soma dos quintis, que ficarão numa faixa de 2 a 10, refletindo a magnitude dos transientes de FC no exercício. A análise da sobrevida é realizada utilizando o GFCEx, a RC e a RedFCPE em seus quintis mais baixos (Q1).

Os autores concluem que a GFCEx, este novo índice combinando RC e RedFCPE, é melhor indicador do risco de mortalidade em relação a cada índice isoladamente.

Na **Tabela 11-3-3** estão relacionados os valores de referência dos Quintis de RC e RedFCPE. Desta forma, ao classificarmos os valores obtidos de um paciente, de acordo com os respectivos quintis e assim determinar o GFCEx.

Na **Figura 11-3-20** observa-se a sobrevida comparando-se os grupos com GFCEx baixo (2) e alto (7-10) e com as análises isoladas da RC e da RedFCPE.

Tabela 11-3-3. Valores dos quintis para a RC e a RedFCPE na população em geral

Quintil	RC (bpm)	RedFCPE (bpm)
Primeiro	24-80	0-27
Segundo	81-94	28-33
Terceiro	95-104	34-39
Quarto	105-113	40-45
Quinto	114-151	46-87

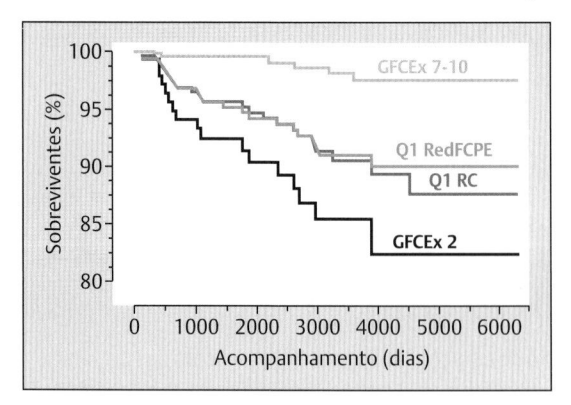

Fig. 11-3-20. Gráficos comparativos da sobrevida em 10 anos de acordo com a classificação de risco pela RC, RedFCPE, GFCE 2 e GFCE 7-10.

Mais recentemente, Chang *et al.*[49] avaliaram o efeito dos betabloqueadores neste índice. Os autores verificaram que o GFCEx é superior tanto à RC quanto à RedFCPE para predizer a mortalidade, mas que não tem efetividade no grupo em uso de betabloqueadores.

FC no Pós-Esforço

No pós-esforço ocorre redução progressiva da FC (vide gráficos), sendo que, em média, após o 6º minuto, a FC é inferior a 120 bpm. Esse efeito é devido à reativação do sistema vagal que, durante o esforço, havia sido sobrepujado pela intensa atividade adrenérgica desencadeada pelo exercício. Como a queda da FC no pós-esforço é mediada pela ação vagal, o uso de betabloqueadores que tanto influencia durante o esforço, não interfere na FC do pós-esforço. Em alguns casos, quando o esforço foi muito acentuado (tendo sido ultrapassada a $FC_{máx}$), a FC pode permanecer superior a 120 bpm além do 6º minuto do pós-esforço.

Redução da FC no Pós-Esforço (RedFCPE)

$$RedFCPE = Fc_{máx} - FC\ 1\ min\ pós\text{-}esforço$$

Peçanha *et al.* relataram, com base em vários estudos já publicados, que a redução da FC no pós-esforço (RedFCPE) pode ser modelada por uma curva exponencial, com decaimento formado por um componente rápido e um lento.[50] O componente rápido é devido à reativação do sistema parassimpático,[51] provavelmente pela desativação de um mecanismo central acionado por um reflexo mecânico, disparado imediatamente após a finalização do exercício. Por outro lado, o componente lento pode ser determinado pela momentânea ausência de atuação do sistema simpático, provavelmente decorrente de reflexos metabólicos e mecanismos termorreguladores. Estes mecanismos parecem ser afetados pela DAC, explicando a diminuição da RedFCPE nestes pacientes, além de relacionar-se com maior taxa de mortalidade de indivíduos que apresentam diminuição da RedFCPE.

Cole *et al.*[52] relataram que um retardo na diminuição da FC no 1º minuto do pós-esforço poderia refletir uma diminuição da atividade vagal, achado correlacionado como grande preditor de mortalidade por todas as causas, com risco relativo igual a 2 ou mais (redução inferior a 12 bpm quando a recuperação é ativa com o paciente caminhando na esteira a 1 mph e 0% de inclinação).

Watanabe *et al.*, ao analisarem a FC no pós-esforço usando a FC de corte de 18 bpm no primeiro minuto (com o paciente em posição supina), verificaram o alto valor preditivo para óbito, independentemente se havia ou não disfunção do VE.[53] Uma série de estudos posteriores levou-os a concluir que há relevância no estudo da queda da FC no pós-esforço imediato, sendo considerado um fator de pior prognóstico (não há valor diagnóstico, nisso os autores concordam).[54]

A resposta anormal da FC associa-se a aumento dos marcadores inflamatórios (PCR e leucócitos), o que poderia contribuir para alta incidência de doenças cardiovasculares nesses indivíduos.[55]

Aijaz *et al.* avaliaram pacientes com DAC estável que estavam submetidos à reabilitação cardiovascular. Nestes pacientes a recuperação anormal da FC (inferior a 12 batimentos no 1º minuto) identificou o grupo de pacientes com maior mortalidade após 10 anos (13,6% contra 5,6% do grupo que ultrapassou 12 batimentos) (**Tabela 11-3-4**).[56]

Sydó *et al.* demonstraram que a diminuição da RedFCPE está associada a vários fatores de risco cardiovascular como diabetes melito tipo 2, hipertensão, tabagismo, sedentarismo, IMC e perímetro abdominal aumentados e síndrome metabólica. Demonstraram também que a RedFCPE se aplica igualmente em pacientes estratificados pelo gênero, pela idade, obesidade, hipertensão ou diabetes melito.[57]

A recuperação do tônus vagal no pós-esforço desempenharia um forte papel na prevenção de arritmias potencialmente letais e de morte súbita. A diminuição da RedFCPE está relacionada com maior risco de morte súbita pós-IAM.[58]

Yang *et al.* verificaram que o desequilíbrio simpático-vagal indicado pela diminuição da RedFCPE está associada ao enrijecimento das paredes arteriais em pacientes normotensos e sem sinais de aterosclerose.[59] Além disso, a íntima relação entre diminuição da RedFCPE e enrijecimento das paredes das carótidas induzido pelo exercício é devida à função autonômica pós-exercício. Achados semelhantes também são descritos por Jae *et al.*[47]

Kim *et al.* avaliaram um total de 976 pacientes (47,5% masculinos e idade média de 55 anos) sem DAC significativa através de teste ergométrico na esteira e de teste provocativo com ergonovina, a fim de avaliar a relação entre angina vasoespática e RedFCPE, sendo que em 30,7% dos pacientes (300/976) a resposta à ergonovina foi positiva. A RedFCPE com resultado < 12 bpm foi um fator preditivo independente para a angina vasoespática, sendo que idade, fumo e gênero masculino acentuaram os aspectos preditivos.[60]

Dogan *et al.*, partindo da tese que a atividade simpática aumentada e a disfunção endotelial seriam os mecanismos de base para a reação hipertensiva ao esforço (PAS 210 mm Hg nos homens e > 190 mm Hg nas mulheres), resolveram testar a hipótese de que a RedFCPE estaria alterada neste grupo de pacientes.[61] A RedFCPE deprimida foi observada em normotensos que desenvolveram reação hipertensiva ao esforço, enquanto nos pacientes com resposta pressórica normal foi observada uma correlação linear entre o grau de RedFCPE e a redução da PA durante o período de recuperação.

Polónia *et al.*, estudando o comportamento da FC no pós-esforço em pacientes hipertensos e correlacionando com a avaliação pela Monitorização Arterial da Pressão Arterial (MAPA), observaram que os pacientes com menor recuperação da FC no primeiro minuto foram aqueles que se comportaram como "*non dippers*" na MAPA.[62] Esse grupo com menor recuperação do sistema parassimpático constitui o grupo de pacientes que têm maior probabilidade de vir a apresentar lesão de órgão-alvo, secundária à hipertensão. Curtis *et al.* verificaram que esse grupo de pacientes também tem maior propensão a apresentar disfunção endotelial.[63]

Skaluba *et al.* verificaram que há correlação entre a redução da FC no pós-esforço e a pressão de enchimento do VE estimada pelo eco-Doppler, sendo que os pacientes com recuperação da FC alterada também apresentam pressão de enchimento do VE aumentada.[64] Nanas *et al.* verificaram que a diminuição da RedFCPE é um importante e independente preditor de risco também nos portadores de cardiomiopatia dilatada.[65]

Chang *et al.* realizaram interessante estudo em que verificaram que a função renal expressa como eGFR ou em estágios de insuficiência renal crônica são significativas e independentemente associadas à redução da FC no primeiro minuto do pós-esforço, entretanto, a relação causal ainda não foi esclarecida.[66]

Nissinen *et al.* verificaram que a alteração da RedFCPE no teste pré-alta hospitalar no pós-IAM identificaria o grupo com maior mortalidade e que requereria maior cuidado.[67]

Aijaz *et al.* avaliaram pacientes com DAC estável que estavam submetidos à reabilitação cardiovascular. Nestes pacientes a diminuição da RedFCPE identificou o grupo de pacientes com maior mortalidade após 10 anos (13,6% contra 5,6%).[56] Já Hao *et al.* verificaram num grupo de pacientes também em reabilitação cardiovascular (com e sem eventos coronarianos recentes), que após 12 semanas de treinamento houve significativo aumento na queda da FC no primeiro minuto do pós-esforço (teste sintoma-limitado e recuperação ativa).[68] Höchsmann *et al.* verificaram que as melhoras observadas na RedFCPE após treinamento físico foram devidas ao aumento da potência aeróbica, concomitante com a redução de peso obtida.[69]

Tabela 11-3-4. Redução normal da FC no primeiro min pós-esforço

Atividade	Velocidade	Redução da FC
Caminhando[52]	mph/2,5% inclinação	> 12 bpm
Supina[53]	–	> 18 bpm

Qiu *et al.*, num importante estudo de metanálise, evidenciaram que a RedFCPE deprimida está associada a aumento do risco de eventos cardiovasculares e da mortalidade por todas as causas na população em geral, sendo mandatória esta avaliação, o que possibilita que medidas preventivas sejam tomadas com maior rigor.[70] A incorporação desta avaliação no teste de exercício deve ser feita de forma rotineira, face à importância na avaliação de risco de mortalidade por todas as causas, tendo maior valor que o escore de Duke.

Enfim, a RedFCPE deprimida é um importante fator prognóstico, porém, não tem valor diagnóstico, fato de concordância entre a maioria dos autores.

PRESSÃO ARTERIAL

A avaliação da pressão arterial sistêmica (PA) é de grande importância na análise do teste ergométrico, pois, juntamente com a FC, constitui-se um bom índice para avaliarmos indiretamente, o desempenho do coração como bomba e também a resposta cardiovascular ao esforço. À medida que maior atenção vem sendo dada à Medicina Preventiva, passou-se a utilizar a medida da PA de esforço para avaliar a propensão ao desenvolvimento de hipertensão arterial.

Como já foi visto, o esforço aumenta a FC e a PA,[71] resultado das adaptações agudas ao exercício, com significativas variações do Débito Cardíaco (DC) e da Resistência Vascular Periférica (RVP). Com o esforço o DC pode aumentar de 5 a 7 vezes, às custas do aumento do débito sistólico (DS) e da FC, ficando então fácil perceber a necessidade de marcada queda da RVP para que a pressão possa manter-se em limites normais. Uma vez que PAS = DC × RVP, se não houvesse queda da RVP, a PA aumentaria na mesma proporção do aumento do DC. Desse modo podemos concluir que o controle da PA durante o exercício envolve uma complexa interação entre os vasos periféricos e o coração. Esta interação parece ser modulada pelo sistema nervoso central via o sistema nervoso simpático, bem como por fatores locais responsáveis pela autorregulação a nível arteriolar.[72] Nos indivíduos da raça negra a RVP mostra-se mais elevada durante o exercício, achado consistente com a maior incidência de hipertensão basal nesses indivíduos (**Fig. 11-3-21**).[73,74]

É sabida a dificuldade em se obter a medida da pressão arterial durante o teste ergométrico,[67,74,75] principalmente se utilizamos a esteira como ergômetro. Apesar dessas dificuldades, um examinador bem treinado consegue resultados satisfatórios que apresentam boa correlação tanto com os resultados obtidos por mecanismos eletrônicos de medida da PA[76] quanto com os resultados obtidos pela medida intra-arterial.[73,74,77] A medida da PA diastólica é um pouco mais difícil, devendo-se tomar como base a cifra correspondente ao desaparecimento dos ruídos de Korotkoff (fase V).[78] Em alguns casos, contudo, os ruídos permanecem até uma pressão de 0 mm Hg, o que, sem dúvida, trata-se de um artefato que impossibilita a medida da PAD. Um aspecto importante da avaliação da PA de esforço é a sua reprodutibilidade em exames seriados.[79,80]

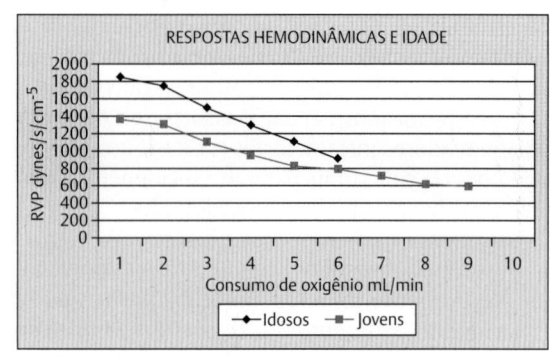

Fig. 11-3-21. Relação entre o consumo de O_2 e a RVP observada entre um grupo de jovens e de idosos, mostrando que nos indivíduos jovens a redução da RVP é mais acentuada.

Alguns cuidados são necessários para que seja obtida uma leitura da PA o mais fidedigna possível. Desta forma devem-se utilizar esfigmomanômetros adequados (de coluna de mercúrio ou anaeroide com um grande mostrador) e calibrados regularmente. Deve-se ter atenção também para não permitir que o paciente realize exercício isométrico ao apoiar-se no ergômetro, o que elevaria sua PA.

Palatini relata que a resposta pressórica obtida na esteira pode subestimar a resposta pressórica obtida em exercícios de campo, em função de motivação, temperatura e resistência do ar (este fator é mais pronunciado para os ciclistas).[81]

Resposta Pressórica Fisiológica

Ainda não existe um acordo entre os diversos autores, determinando os valores normais para variação da PA no esforço e no pós-esforço imediato. Por muito tempo utilizou-se como faixa de normalidade a variação da PA, entre 7,5 e 12 mm Hg/MET. Posteriormente, estes valores foram reconsiderados pelo próprio autor, pois permitiam que PAS superiores a 240 mm Hg fossem consideradas normais (**Tabelas 11-3-5 e 11-3-6**).[78]

A resposta pressórica máxima normal ao esforço pode ser determinada por valores absolutos ou por valores relativos à carga total de esforço realizada, que é o procedimento mais correto. Para tal, vários autores têm desenvolvido gráficos demonstrando a variação da PA em função do tempo de exame.[23,84,85]

A partir de 78.453 exames realizados no período de 1997 a 2007, desenvolvemos curvas de normalidade de variação da PA com esforço, separando os pacientes por sexo e faixas etárias e utilizando intervalos de confiança de 95% (**Figs. 11-3-22 a 11-3-35**).[24]

Tabela 11-3-5. Aumento cumulativo da PAS em relação aos METs alcançados durante o teste ergométrico em homens sadios

Faixa de idade (anos)	METs						
	4	5	6	7	8	9	10
20-29	25	32	36	39	47	51	59
30-39	25	32	40	45	54	61	67
40-49	26	38	43	47	51	57	61
50-59	29	41	48	58	64	71	59
Total	26	35	42	47	54	60	66

Reproduzida com permissão de Fox SM 3rd et al.[82]

Tabela 11-3-6. Tabela demonstrando o comportamento da PA e da relação PAS/MET em indivíduos sadios submetidos à ergometria em esteira[83]

Faixa etária	ΔPAD		ΔAPAS		ΔPAS/MET	
	Masculino	Feminino	Masculino	Feminino	Masculino	Feminino
20 a 29	1,5	1,0	53,5	31,7	4,8	4,2
30 a 39	2,6	4,3	58,6	38,5	5,6	5,3
40 a 49	5,3	6,4	61,4	42,7	6,5	7,2
50 a 59	8,0	6,5	64,5	47,8	7,1	7,8
60 e mais	6,4	4,0	54,2	49,3	7,7	10,5

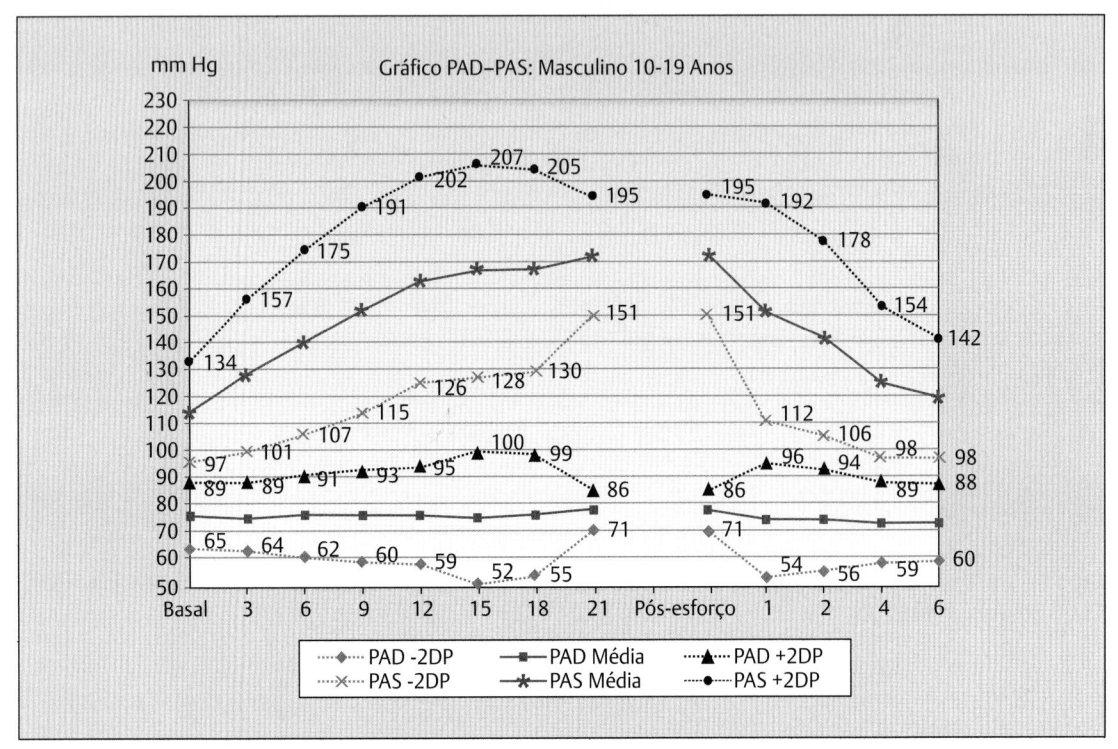

Fig. 11-3-22. Correlação entre a PA e o tempo de exame para indivíduos do sexo masculino entre 10 e 19 anos. (Intervalo de confiança de 95%.)

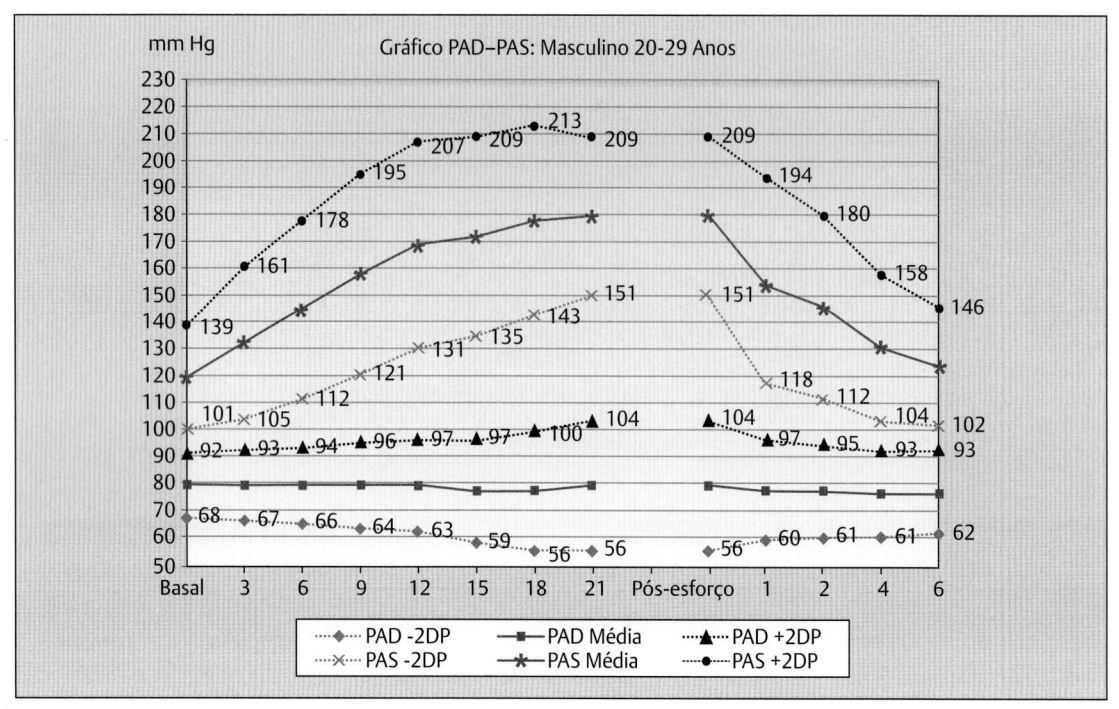

Fig. 11-3-23. Correlação entre a PA e o tempo de exame para indivíduos do sexo masculino entre 20 e 29 anos. (Intervalo de confiança de 95%.)

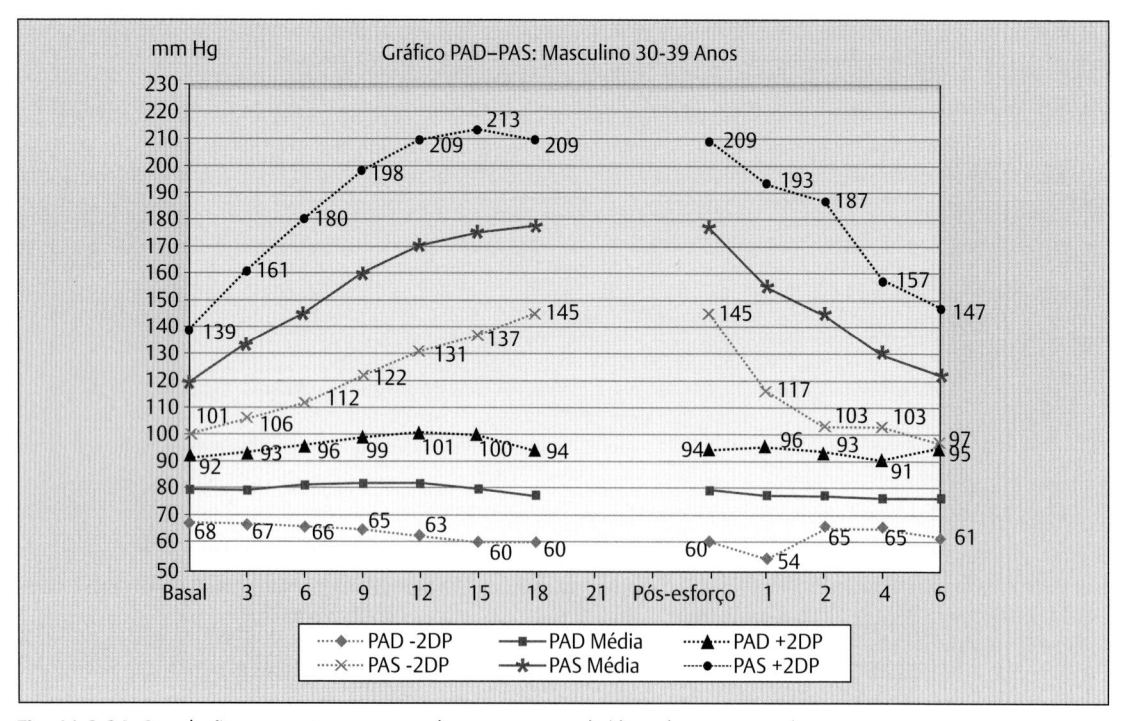

Fig. 11-3-24. Correlação entre a PA e o tempo de exame para indivíduos do sexo masculino entre 30 e 39 anos. (Intervalo de confiança de 95%.)

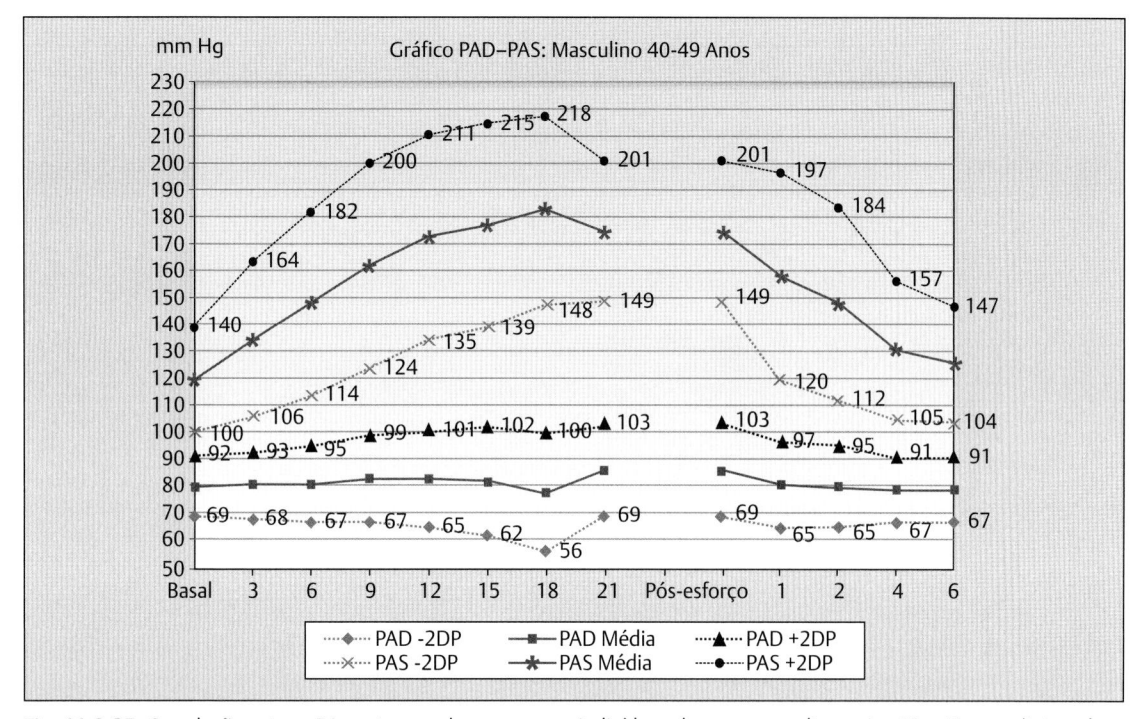

Fig. 11-3-25. Correlação entre a PA e o tempo de exame para indivíduos do sexo masculino entre 40 e 49 anos. (Intervalo de confiança de 95%.)

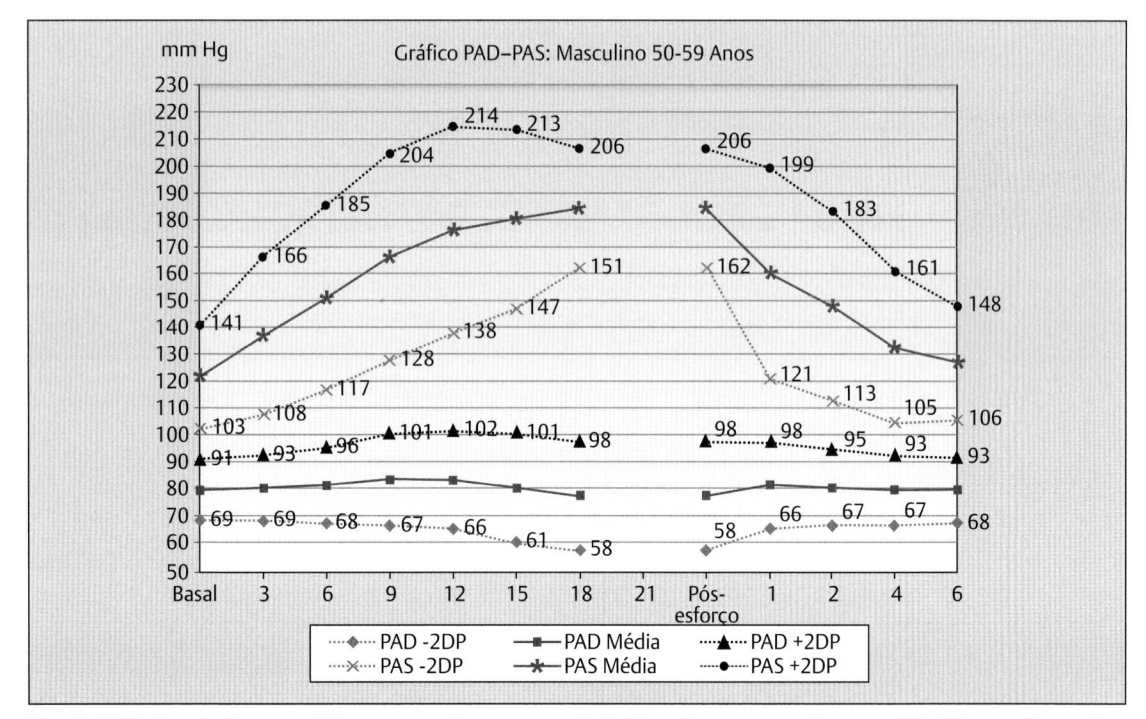

Fig. 11-3-26. Correlação entre a PA e o tempo de exame para indivíduos do sexo masculino entre 50 e 59 anos. (Intervalo de confiança de 95%.)

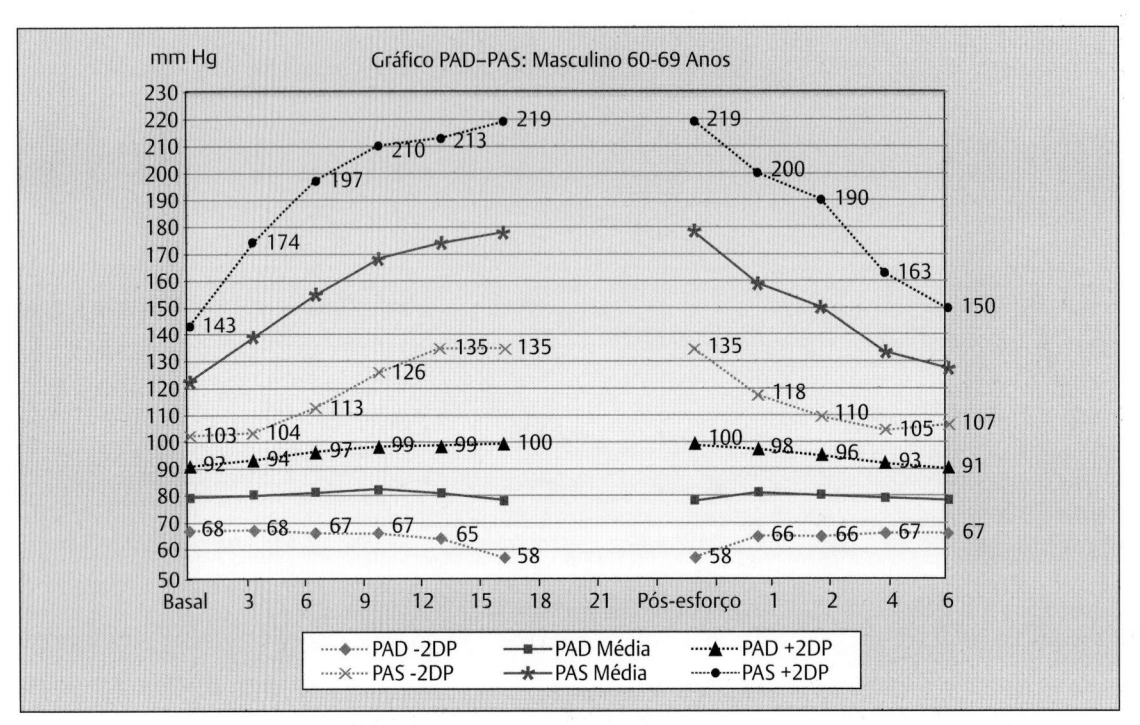

Fig. 11-3-27. Correlação entre a PA e o tempo de exame para indivíduos do sexo masculino entre 60 e 69 anos. (Intervalo de confiança de 95%.)

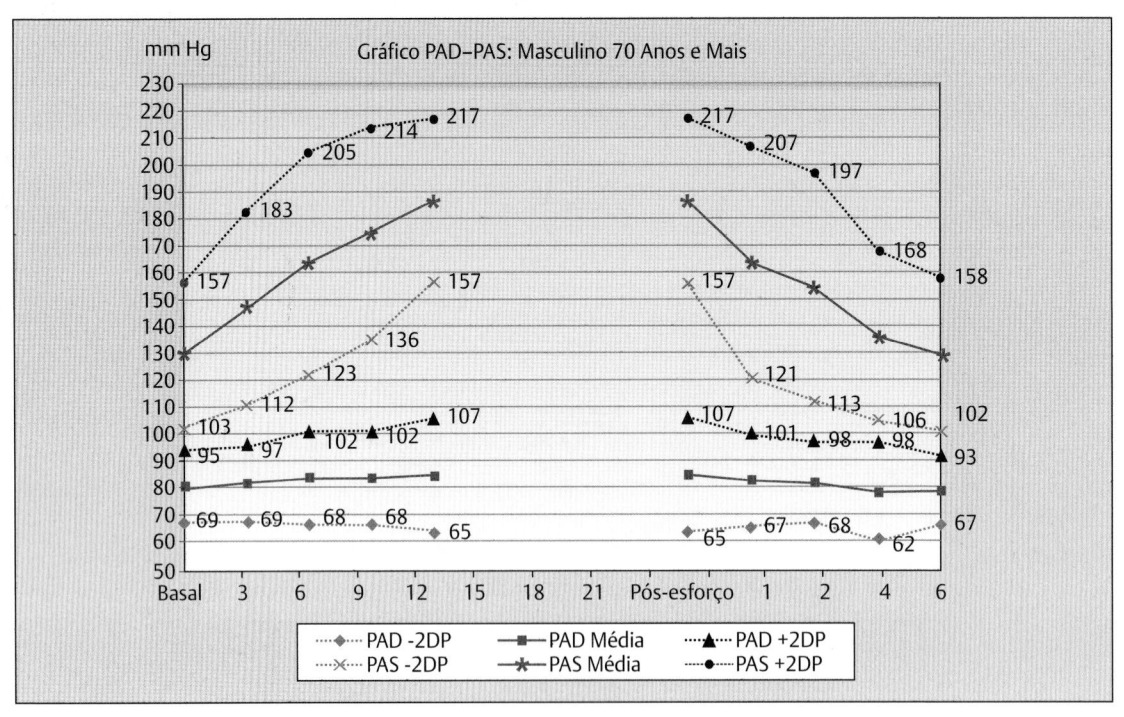

Fig. 11-3-28. Correlação entre a PA e o tempo de exame para indivíduos do sexo masculino com idade superior a 70 anos. (Intervalo de confiança 220 de 95%.)

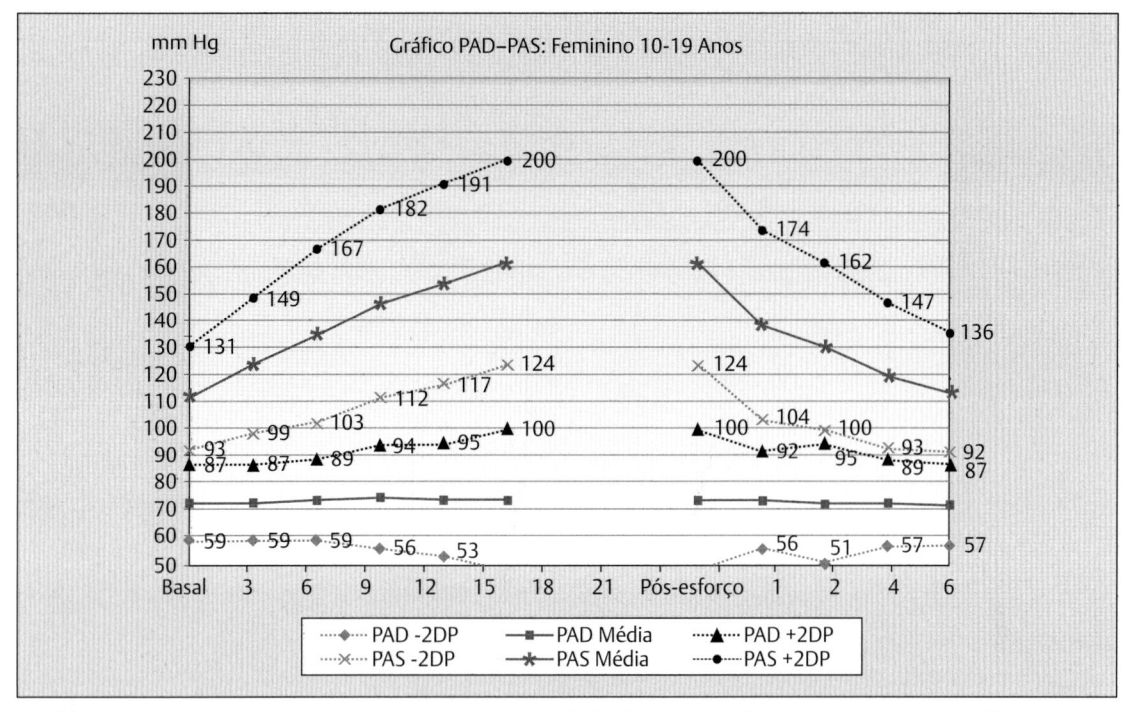

Fig. 11-3-29. Correlação entre a PA e o tempo de exame para indivíduos do sexo feminino entre 10-19 anos. (Intervalo de confiança de 95%.)

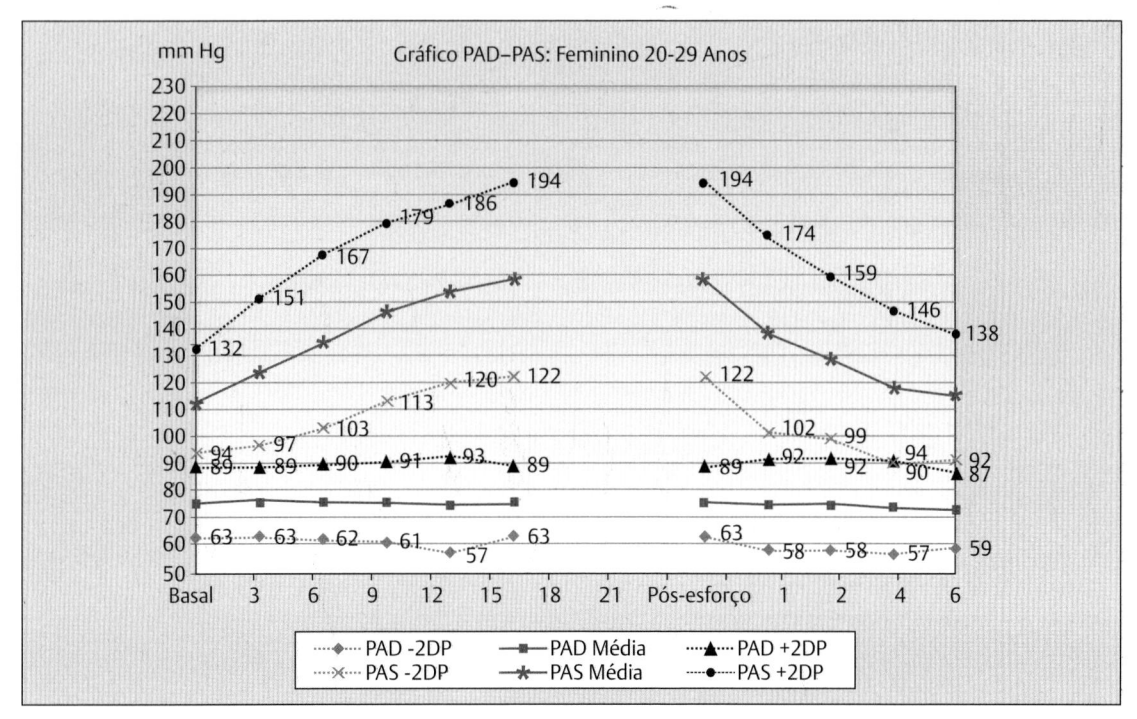

Fig. 11-3-30. Correlação entre a PA e o tempo de exame para indivíduos do sexo feminino entre 20-29 anos. (Intervalo de confiança de 95%.)

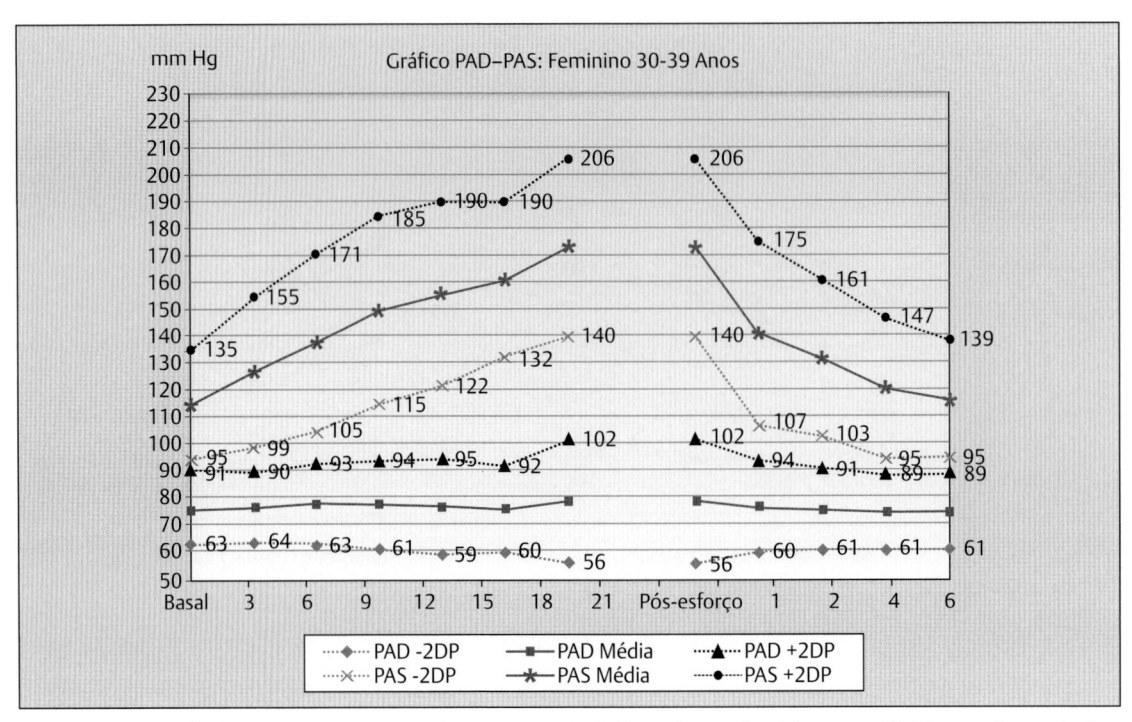

Fig. 11-3-31. Correlação entre a PA e o tempo de exame para indivíduos do sexo feminino entre 30-39 anos. (Intervalo de confiança de 95%.)

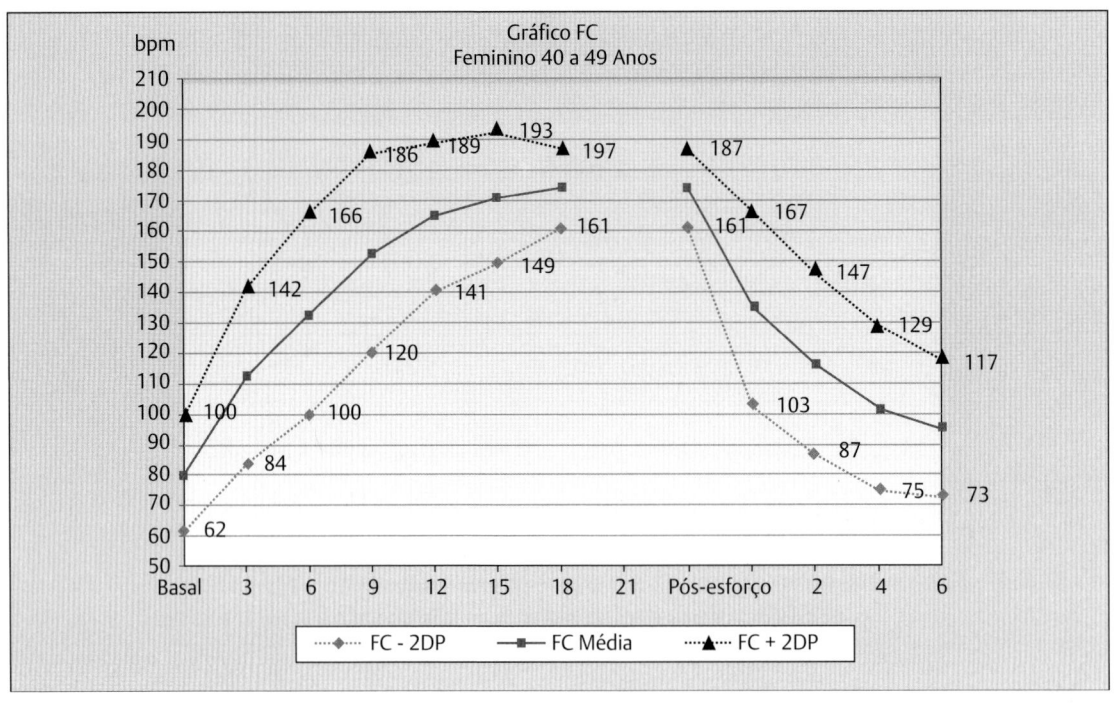

Fig. 11-3-32. Correlação entre a PA e o tempo de exame para indivíduos do sexo feminino entre 40-49 anos. (Intervalo de confiança de 95%.)

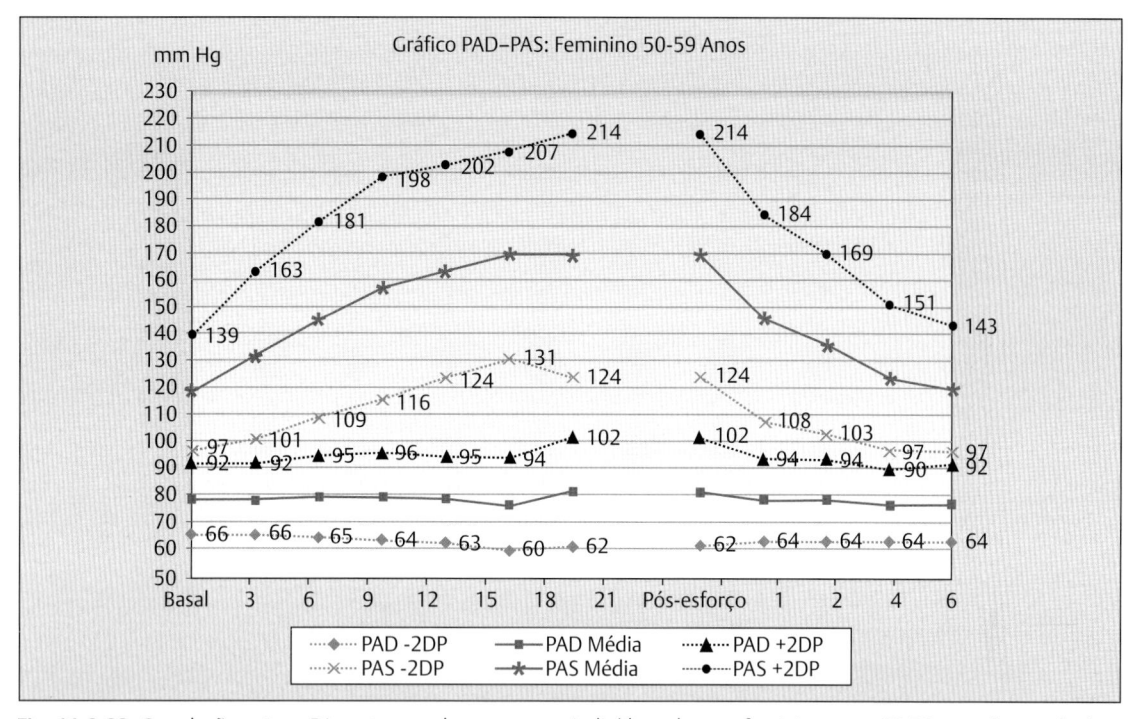

Fig. 11-3-33. Correlação entre a PA e o tempo de exame para indivíduos do sexo feminino entre 50-59 anos. (Intervalo de confiança de 95%.)

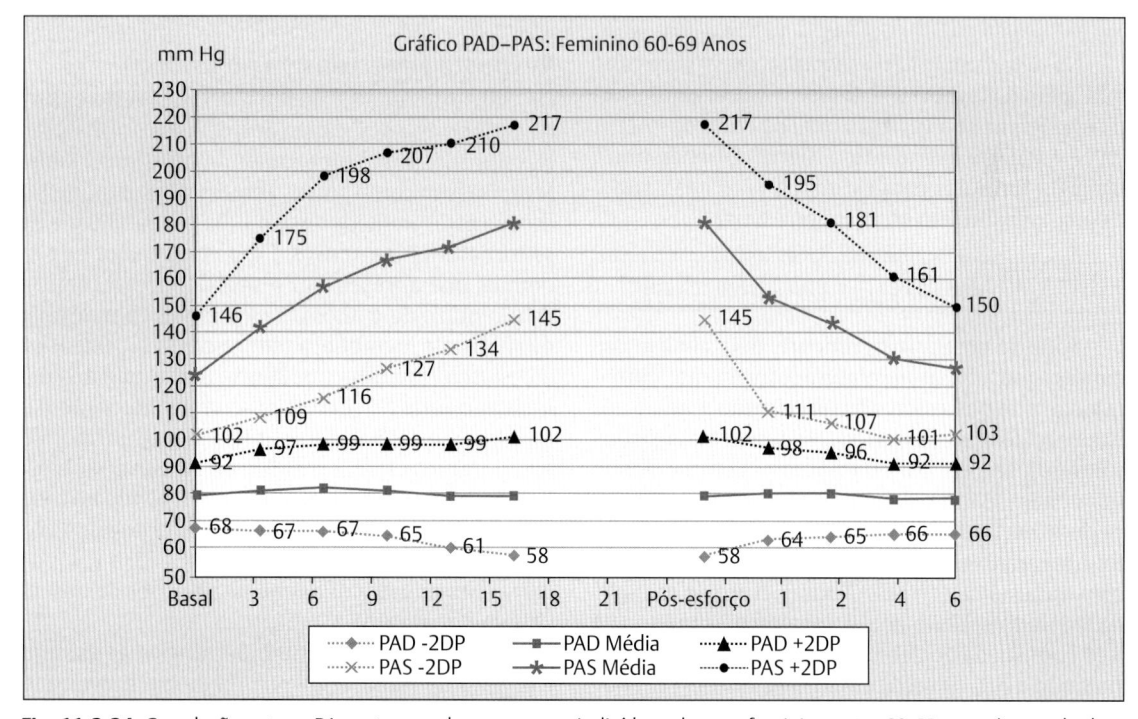

Fig. 11-3-34. Correlação entre a PA e o tempo de exame para indivíduos do sexo feminino entre 60-69 anos. (Intervalo de confiança de 95%.)

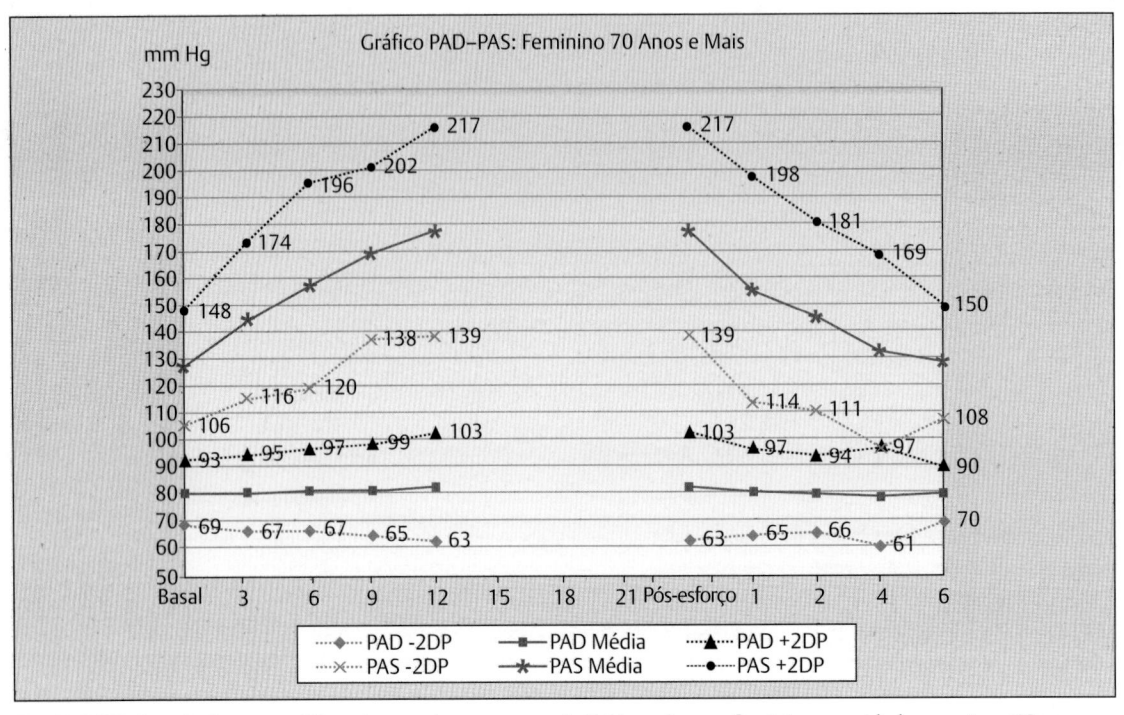

Fig. 11-3-35. Correlação entre a PA e o tempo de exame para indivíduos do sexo feminino com idade superior a 70 anos. (Intervalo de confiança de 95%.)

Na determinação da resposta pressórica normal, além dos gráficos já demonstrados, alguns autores referem-se à variação total da PAS e da PAD (Δ PAS e Δ PAD), e outros como Nigro[83] e Hellerstein[86] utilizam fórmulas para estimar a PA e a FC para o esforço máximo em bicicleta ou esteira.

$$PAS_{máx} = 1,15 \times (\% FC_{máx}) + 85,72 \text{ [Hellerstein}^{86}\text{]}$$

Pode-se observar facilmente, pela análise das curvas, que a PA aumenta gradativamente com o esforço, e no pós-esforço há um retorno gradual aos valores próximos aos basais, tendendo a chegar aos valores basais em 6 a 10 minutos, eventualmente, mantendo-se um pouco mais elevada durante um período de 1 ou 2 horas. Em pacientes hipertensos foi observado um efeito hipotensivo do exercício com duração de cerca de 2 horas, fruto de redução da RVP num período inicial, seguido de aumento da RVP com queda do débito cardíaco. Forjaz *et al.*, estudando o pós-esforço pela MAPA, verificaram que a queda da PA foi mais expressiva nos indivíduos que tinham PA basal mais elevada.[87]

O exercício físico regular e de moderada intensidade (maior que 2500 kcal/semana), além de facilitar o controle do peso corporal, atua de forma positiva na prevenção da hipertensão arterial e na redução da morbi-mortalidade,[88] principalmente em mulheres na pós-menopausa.

Resposta Hipertensiva ao Esforço

Os indivíduos que alcançam níveis de PA de esforço superiores aos índices considerados normais são classificados como hiper-reatores ao esforço. Keller *et al.*,[89] assim como outros autores, têm demonstrado que estes indivíduos têm uma probabilidade de se tornarem hipertensos 4 a 5 vezes maior que os demais que apresentam resposta normal (dentro de um prazo de 4 anos).[90-92] Pacientes com história de síndrome metabólica têm resposta hipertensiva ao esforço com uma frequência maior que nos demais pacientes.[93,94] Zanettini acompanhou, ambulatorialmente, 69 pacientes, inicialmente normotensos, durante 8,1 anos e verificou que a variação da PAS corrigida para o trabalho desenvolvido no teste ergométrico é melhor preditor de HAS do que a PAS de pico. O valor de 11,1 mm Hg/MET foi o valor de corte para os indivíduos com maior risco de desenvolvimento de HAS.[95]

Este achado, a reação hipertensiva ao esforço, é de grande importância na medicina preventiva, pois permite que o clínico interfira nesta tendência, podendo mudar a história natural de uma doença futura (como, por exemplo, programando a correção do peso do indivíduo com dieta alimentar apropriada e prescrevendo exercícios físicos). Boutcher *et al.* verificaram que pacientes hipertensos submetidos a exercícios intervalados de alta intensidade tiveram maiores reduções da PA do que com os exercícios aeróbicos de média intensidade.[96] Karabulut et al. verificaram que o exercício de moderada intensidade e longa duração atua na elasticidade da parede arterial reduzindo a resistência vascular.[97]

Chang et al. verificaram que adultos de idade média com resposta hipertensiva ao esforço apresentam disfunção endotelial conforme avaliações pela ultrasssonografia,[98] achados corroborados no trabalho de Tzemos et al.[99] Esta associação de disfunção endotelial e hipertensão arterial, sem dúvida, representa alto risco de doença cardiovascular. A precoce identificação dessa situação permite a possibilidade de reversão dessa expectativa.

Singh et al. seguiram um grupo de 1.026 homens e 1.284 mulheres por um período de 8 anos e verificaram que um aumento exagerado da PAD foi preditivo de hipertensão tanto nos homens quanto nas mulheres e a PAS elevada no pós-esforço foi preditiva de hipertensão nos homens.[100] Esses autores consideraram que a resposta hipertensiva ao esforço seria decorrente da deficiência da vasodilatação periférica em função da disfunção endotelial que esses pacientes apresentam.

Oliveira et al. compararam pela MAPA o comportamento da PA em pacientes normotensos com e sem resposta hipertensiva. Os autores verificaram que os pacientes com resposta hipertensiva mostraram valores normais, porém, mais elevados que o do grupo com resposta pressórica normal.[101]

Foi especulado se esta seria uma resposta supernormal deste grupo de pacientes, havendo também a hipótese de esses pacientes estarem numa fase hiperdinâmica da hipertensão.[102,103] Estes dados têm grande importância, pois permitem que um planejamento preventivo seja estabelecido, diminuindo-se a incidência de hipertensão arterial neste grupo de indivíduos com resposta hipertensiva.[104]

Kjeldsen et al. verificaram, num estudo de acompanhamento, durante 14 anos, de indivíduos aparentemente normais entre 40-59 anos, que uma resposta hipertensiva acentuada ao teste em bicicleta (PAS > 200 mm Hg) levou a um risco de eventos coronarianos duas vezes maior do que no grupo que não atingiu aquelas cifras, mesmo nos que tinham PAS basal > 140 mm Hg.[105] O'Donnell et al., estudando 18.682 indivíduos num período de 11,7 anos, acharam resultados semelhantes quanto ao risco de eventos cardiovasculares.[106]

A resposta hipertensiva ao esforço tem sido correlacionada com o risco do aumento da massa do VE.[107,108] A identificação desse grupo de pacientes (massa do VE aumentada pelo ecocardiograma, resposta hipertensiva ao esforço e ECG basal normal) pode explicar o aparecimento de infradesnível de ST em pacientes com baixo risco de DAC.[88] Existem evidências também que os pacientes com aumento da massa do VE (detectada pela resposta hipertensiva ou pelo ecocardiograma) têm menor desempenho no teste ergométrico.[109] Curiosamente, esses pacientes, quando submetidos a tratamento medicamentoso, mesmo após a redução da massa do VE, não mostraram aumento da potência aeróbica.

Campbell et al. num estudo de 6 anos com pacientes submetidos à cintilografia miocárdica (por suspeita ou por doença coronariana conhecida), verificaram que homens que alcançaram PAS maior que 210 mm Hg e mulheres que tiveram PAS maior que 190 mm Hg, tiveram menor probabilidade de apresentar defeitos de perfusão miocárdica, além de não terem taxa de mortalidade aumentada.[110] Schrager fez interessante correlação em que os indivíduos que apresentaram reação hipertensiva, concomitantemente com infradesnível do segmento ST, teriam menor probabilidade de apresentar eventos coronarianos do que aqueles que tiveram resposta isquêmica sem hipertensão.[72] Neste grupo de pacientes a resposta hipertensiva reflete boa função ventricular, pequeno envolvimento coronariano e bom prognóstico quanto ao aparecimento de eventos coronarianos, daí poder atingir cifras elevadas de duplo produto.[109,111]

A variação acentuada da PAD (maior que 15 mm Hg) foi considerada anormal[112,113] e correlacionada com maior prevalência de doença coronariana, mesmo sem alterações significativas do segmento ST. Lewis et al. verificaram que em 3.045 pacientes (média de 43 anos) de um grupo dos estudos de Framingham, que a PAD medida no segundo estágio de Bruce (para não haver influência da potência aeróbica nos valores pressóricos alcançados) e na recuperação, foi de maior importância do que a PAS na determinação do risco de doença cardiovascular.[114] Cabizuca, em 55 pacientes estudados pela cineangiocoronariografia, não encontrou a variação da PAD como fator significativo para o diagnóstico de doença coronariana.[115] Comess interroga a validade desses dados em decorrência da sabidas dificuldades da medida da PAD (**Fig. 11-3-36** e **Tabela 11-3-7**).[116]

Em alguns pacientes temos observado uma resposta pressórica muito acentuada, ultrapassando a cifra de 250 mm Hg, o que nos tem feito interromper o exame por medida de segurança para o paciente, a despeito de não haver relato de acidente vascular por resposta hipertensiva ao teste ergométrico, numa casuística que envolve mais de 750.000 exames realizados ambulatorialmente, por nosso grupo nos últimos 40 anos.

Vários autores também recomendam a interrupção do teste se a PAS atingir 250 mm Hg ou se a distólica ultrapassar 115 mm Hg,[117] sendo que outros como Mallion somente recomendam a interrupção do exame com PAS de 300 mm Hg ou PAD de 150 mm Hg.[76]

Kurl et al. verificaram que nos pacientes com resposta hipertensiva a variação da PA de esforço superior a 19,7 mm Hg/MET foi preditiva de AVC num acompanhamento de 10,4 anos.[118]

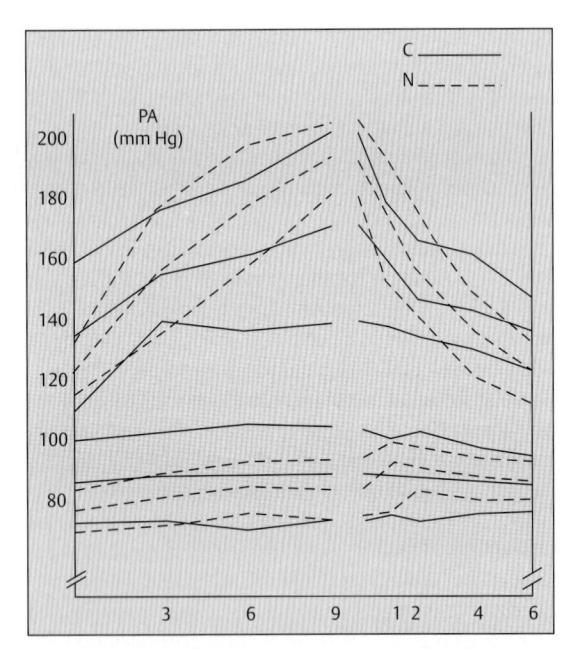

Fig. 11-3-36. Estudo comparativo para a PA de esforço em indivíduos normais (N) e coronariopatas (C) de mesma faixa etária.

Tabela 11-3-7. Tabela demonstrado a variação da PA de esforço em pacientes com testes ergométricos com resposta isquêmica e que foram submetidos à cineangiocoronariografia. Grupo-controle normal da mesma faixa etária[116]

	ΔPAS	ΔPAS/MET	ΔPAD	Nº casos
Sem lesão	49 ± 23	5,6 ± 2,1	8 ± 6,2	22
1 vaso	40 ± 26	5,4 ± 2,3	7 ± 5,9	26
2 vasos	39 ± 25	5,1 ± 2,5	8 ± 6	27
3 vasos	30 ± 14	4,1 ± 2,9	9 ± 6,4	17
Normais	64 ± 19	7,1 ± 2,4	8 ± 5,9	68

Em pacientes hipertensos, porém, controlados com medicação, o teste ergométrico para avaliar a resposta pressórica deve ser realizado, pois a pressão basal normal não garante pressão de esforço em limites normais. Isto tem particular importância quando os hipertensos submetem-se à prática regular de exercícios.[119]

Resposta Hipotensiva ao Esforço

A definição mais comumente utilizada é que a resposta hipotensiva ao esforço seria a ausência de progressão da PAS ou sua queda abaixo dos níveis basais. É de incidência muito rara entre indivíduos normais, sendo que ocorre em menos de 1% dos indivíduos que fazem o teste ergométrico para avaliar dor precordial.[119]

Alguns autores utilizam a $PAS_{máx}$ de 130 mm Hg como limite para determinação de resposta hipotensiva, sendo que Hammermeister considera que 40 mm Hg é a variação mínima normal.[120] Bruce, 1959, por sua vez, define a resposta hipotensiva como decorrente de um aumento da PAS menor que 10% do valor basal.[121] Dubach *et al.* relatam que a resposta hipotensiva que ocorre, usualmente, relacionada com isquemia ou infarto prévio traduz alto risco de eventos coronarianos.[122]

Gupta *et al.* avaliaram 6.145 pacientes com o teste ergométrico, subdividindo-os em 2 grupos: Grupo A – variação da PAS de até 43 mm Hg e Grupo B – variação da PAS igual ou superior a 44 mm Hg. Após um acompanhamento de 6 anos, os autores observaram que os pacientes do Grupo B tiveram uma sobrevida 23% maior que os do Grupo A, independentemente de outros achados do teste ergométrico.[123]

Assaf *et al.* acompanharam um grupo de 7.810 pacientes por um período superior a 12 anos, na Mayo Clinic.[124] Todos fizeram o TE pelo protocolo de Bruce e foram grupados de acordo com a $PAS_{máx}$ alcançada.

O grupo de pacientes com as menores $PAS_{máx}$ (percentil 10) foi o grupo que apresentou maior mortalidade total e por causas cardiovasculares (CV). Já o grupo "*borderline*" baixo (percentil 10 a 25) apresentaram mortalidade mais acentuada apenas para as causas CV (**Fig. 11-3-37**).

Os autores concluíram que uma $PAS_{máx}$ baixa é um fator preditivo independente de mortalidade total e cardiovascular.

Há uma série de fatores que podem determinar déficit inotrópico ao esforço, estando listadas na **Tabela 11-3-8** as principais causas. Destas causas podemos comentar que os mecanismos básicos da resposta hipotensiva são a incapacidade de aumentar o débito cardíaco adequadamente e/ou a vasodilatação periférica. Como fatores de baixo débito ao esforço encontramos as cardiomiopatias, as valvopatias com estenose e, em menor grau, com insuficiência (mitral ou aórtica) e as arritmias, além das drogas que deprimem a função de bomba do coração. Como causadores de vasodilatação periférica encontramos algumas drogas hipotensivas, alguns psicotrópicos com atuação nos receptores alfa-adrenérgicos, a simpatectomia e a excessiva produção de ácido lático quando o limiar anaeróbico é ultrapassado. Este último caso ocorre, geralmente, com grande carga de esforço, e FC elevada. Cordovil, numa série de 800 exames, verificou que a incidência de hipotensão desencadeada pela exaustão é superior à hipotensão desencadeada por isquemia miocárdica.[125] No caso da astenia neurocirculatória, os pacientes apresentam débito sistólico normal, mas a capacidade de trabalho está marcadamente reduzida em razão da falta de regulação na distribuição do fluxo sanguíneo.

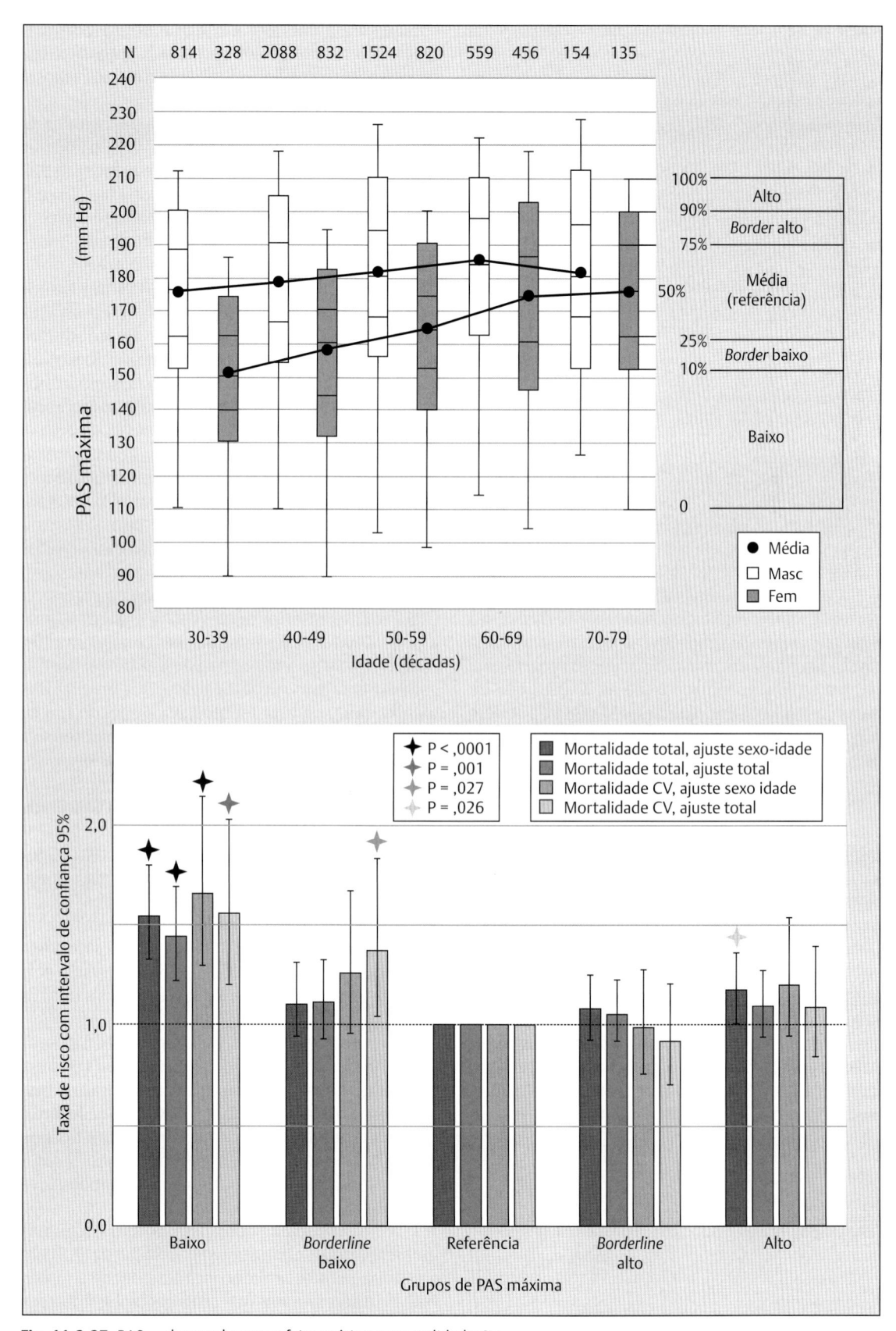

Fig. 11-3-37. PAS$_{máx}$ de acordo com a faixa etária e a mortalidade CV.

Tabela 11-3-8. Causas de resposta hipotensiva ao esforço

- Disfunção de contração do VE
- Isquemia
- Cardiomiopatia
  - Obstrutiva
  - Congestiva
- Doença valvar
  - Reumática
  - Senil
  - Prolapso mitral
- Doenças congênitas
  - Valvar
  - *Shunt* intracardíaco
  - Coarctação da aorta
- Arritmias
- Hipovolemia
- Drogas
  - Anti-hipertensivas
  - Bloqueadoras de cálcio
  - Betabloqueadores
  - Psicotrópicos
- Astenia neurocirculatória
- Simpatectomia
- Ultrapassar o limiar anaeróbico

A resposta hipotensiva ao esforço assume importante papel prognóstico na avaliação da doença isquêmica do miocárdio. Thomson, estudando pela cineangiocoronariografia, 15 pacientes com resposta hipotensiva, encontrou lesão de 3 vasos em 12. Desta forma concluiu que "a queda da PAS reflete isquemia aguda do miocárdio, induzindo disfunção de contração em uma grande área do VE".[126]

Irving considera que em coronariopatas a $PAS_{máx}$ inferior a 140 mm Hg tem maior importância como fator preditivo do que o infradesnível de ST.[127] Também foi visto em seu trabalho que a pequena variação da PAS se correlacionava com doença de mais de um vaso coronariano, ou fração de ejeção reduzida, ou com a combinação desses dois fatores (**Tabela 11-3-9**).

Weiner, num grupo de 47 pacientes com resposta hipotensiva ao esforço, encontrou lesão de três vasos coronarianos ou do tronco de coronária esquerda em 55% dos pacientes. Estes foram divididos em dois grupos randomizados, um para tratamento medicamentoso e outro para tratamento cirúrgico. Posteriormente, ao reavaliar os dois grupos, verificou que os submetidos a tratamento medicamentoso ainda apresentavam resposta hipotensiva, enquanto os tratados cirurgicamente tiveram resposta pressórica normal.[128]

Naughton *et al.* acompanharam dois grupos de pacientes durante 3 anos, um com 319 pacientes com IAM submetidos à reabilitação e outro com 322 com IAM prévio e que não submetidos à reabilitação (grupo-controle), podendo constatar que a $PAS_{máx}$ < 140 mm Hg é um preditor de mortalidade, independente da reabilitação cardiovascular.[129]

Fisman *et al.*, ao avaliarem 1.435 indivíduos aparentemente normais, encontraram resposta hipotensiva em 23. Estes 23 pacientes foram submetidos ao eco de esforço e à cintilografia miocárdica, sendo que em 87% houve hipocinesia. Num acompanhamento de 4 anos, 33% deles passaram a apresentar resposta isquêmica ao esforço.[130]

A resposta hipotensiva tem sido muito valorizada na análise do teste ergométrico, principalmente quando utiliza-se análise multifatorial para diagnóstico de isquemia miocárdica,[131] pois a resposta hipotensiva geralmente é associada à maior gravidade da lesão coronariana,[132,133] sendo que Thomson[126] verificou grande incidência de lesão da coronária descendente anterior nesses casos (maior ou igual a 90%). Levites,[80] entretanto, não conseguiu diferenciar o grau de lesão entre pacientes com doença coronariana com resposta pressórica normal dos que tiveram resposta hipotensiva. Segundo Hakki, o principal determinante da resposta hipotensiva é a área isquêmica desencadeada pelo esforço (segundo avaliação por ergometria com Thallium-201), e não o número de vasos lesados e/ou a função de contração basal.[134] Tem sido descrito que os pacientes com resposta hipotensiva ao esforço têm maior incidência de fibrilação ventricular no pós-esforço e de morte súbita.[127]

Acreditamos que os pacientes que apresentam resposta hipotensiva concomitante com a resposta isquêmica devam ser estudados invasivamente, pois é grande a probabilidade de apresentarem doença coronariana importante.[135]

Pacientes que apresentaram resposta hipotensiva e que foram submetidos a um novo teste ergométrico após a revascularização tiveram a resposta pressórica normalizada.[136] Martin e Ehsani[137] relataram que num grupo de coronariopatas que foram submetidos a treinamento físico durante 1 ano, puderam observar que a resposta hipotensiva foi abolida.

Temos observado que atletas jovens e algumas mulheres apresentam pequena variação da PAS com o esforço, sem haver concomitante decréscimo da PAD. Não acreditamos que estes pacientes apresentem déficit inotrópico ao esforço, e sim uma adaptação hemodinâmica que os permite realizar o exercício sem que haja significativo aumento da PAS.

Tabela 11-3-9. Correlação entre $PAS_{máx}$ e taxa de morte súbita

$PAS_{máx}$ (mm Hg)	Taxa anual de morte súbita
< 1,40	97,0
140-199	25,3
> 200	6,6

Reproduzida com permissão de Irving JB et al.[109]

Um fato que devemos ressaltar é a queda acentuada da PA (sistólica e diastólica) que pode ocorrer no pós-esforço, geralmente acompanhada de sudorese, palidez, náusea e tonteira em pacientes que atingiram a exaustão física. Parece que esta queda acentuada da PA no pós-esforço está ligada a efeito vasovagal.[79] Besser acredita que este fenômeno ocorra em razão do esgotamento dos mecanismos auxiliares da manutenção da homeostase circulatória, especialmente o retorno venoso, nos exercícios extenuantes.[138] Uma forma de prevenir estes incidentes é evitar a interrupção brusca do exercício. Se mesmo com esta precaução ocorrer hipotensão, deve-se colocar o paciente em decúbito dorsal com os membros inferiores elevados, sendo que geralmente utilizamos a própria esteira para o paciente deitar com os MMII elevados.

Pacientes em uso de drogas anti-hipertensivas também podem apresentar resposta hipotensiva não relacionada à doença coronariana.

Resposta Pressórica em Pacientes Hipertensos

Um dos fatores que mais dificultam a análise da PA em pacientes hipertensos é a utilização de drogas anti-hipertensivas, que nem sempre podem ser suspensas.

Como a PA basal pode aumentar pela simples antecipação do exame, à semelhança da FC, devemos medir a PA com o paciente já familiarizado com o ergômetro e com o teste a que será submetido. Uma regra que utilizamos é medir a PA 2 ou 3 vezes, principalmente nos pacientes ansiosos, taquicárdicos e com a PA elevada.

Ewing[139] e Sannerstedt,[140] em estudos comparativos entre normotensos e hipertensos, verificaram respostas pressóricas similares, embora os pacientes hipertensos tivessem começado e terminado com PA maiores. Porém, uma série de outros estudos[24,83,85,141] tem demonstrado que o comportamento da PA dos hipertensos (lábeis ou não) difere dos normotensos. Na série de Aoki foi verificado que a PAS teve maior aumento nos hipertensos limítrofes e lábeis, em relação aos normotensos e aos hipertensos estabelecidos, enquanto a PAD sofreu aumento significativamente maior nos hipertensos (lábeis, limítrofes e estabelecidos) do que nos normais.[142] Na **Figura 11-3-38** verificam-

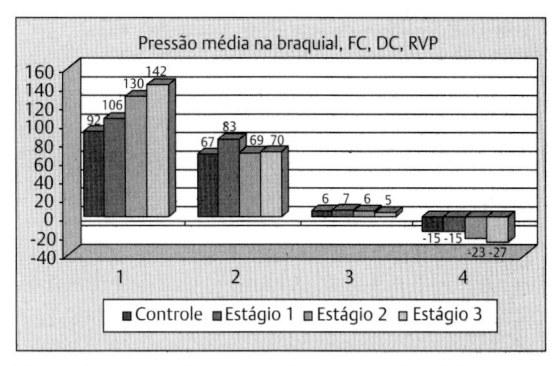

Fig. 11-3-38. Estudo comparativo entre a PA média, a FC, o DC e a RVP em indivíduos normais (grupo-controle) e hipertensos nos estágios I, II e III. Foram obtidos os valores em repouso e as variações com o esforço.

-se as variações da pressão arterial média, da FC, do débito cardíaco (DC) e da resistência vascular periférica (RVP) num grupo de pacientes normais (controle) e em pacientes com hipertensão nos estágios I, II e III.

Chaix, estudando a relação PAS/FC, construiu curvas de normalidade que permitiram diferenciar o comportamento da PA em indivíduos normais, hipertensos limítrofes e hipertensos.[143] Através dessas curvas o autor sugere ser possível, em exames seriados, a identificação dos hipertensos limítrofes que evoluiriam para hipertensão fixa.

Sbissa sugere que o grupo de pacientes hipertensos lábeis com resposta pressórica aumentada, desencadeada e mantida pelo esforço, deva ter acompanhamento mais específico e mesmo tratamento, pois constituiria um grupo de maior morbidade.[144] Refere também que no caso de utilização de drogas elas devem ser efetivas para normalizar a PA de esforço. Ren *et al.* também enfatizam que a PA de esforço deve ser considerada na avaliação terapêutica anti-hipertensiva, pois verificaram que a $PAS_{máx}$ superior a 190 mm Hg é um forte indicador de hipertrofia miocárdica.[145] Desta forma acreditam que a $PAS_{máx}$ mantida abaixo de 190 mm Hg retardaria o processo de hipertrofia.

Carrasco[146] e Candau[147] estudaram o efeito de drogas hipotensoras durante o teste ergométrico e verificaram que as curvas de PA obtidas durante o uso de drogas foi similar às curvas controles, porém, os valores absolutos da PA a cada estágio de esforço foram menores nos testes em uso de drogas.

Resposta Pressórica Sistólica no Pós-Esforço (RPSPE)

A resposta pressórica sistólica no pós-esforço (RPSPE) é definida como a relação entre a pressão sistólica do terceiro minuto do pós-esforço e a pressão sistólica no pico do esforço (ou no 1º minuto da recuperação, considera-se a maior).

Amon *et al.* verificaram que em alguns pacientes a PAS no pós-esforço imediato aumentava ou sofria uma redução muito lenta, relacionando esse processo com a maior prevalência de doença isquêmica.[147] Os autores referiram como normais os seguintes valores para a relação PAS no pós-esforço/PAS no pico de esforço (**Tabela 11-3-10**).

Em nossa casuística temos observado este comportamento da PA em alguns pacientes isquêmicos; porém, não encontramos com a mesma frequência descrita pelo autor.

Abe *et al.* utilizaram a relação PAS no 3º minuto do pós-esforço/PAS no pico, com valor de corte de 0,86, para identificar doença coronariana nos pacientes com evidências eletrocardiográficas de hipertrofia do VE e com resposta isquêmica ao teste ergométrico.[148] Os autores postulam que essa relação da PAS > 0,86 e infradesnível de ST > 0,1 mV tem valor preditivo de 85% para DAC.

Alihanoglu *et al.* observaram que alterações da RPSPE, quando associadas à depressão da RFCPE no grupo de pacientes com síndrome metabólica, podem ser especialmente úteis na identificação dos pacientes com alto risco de doenças cardiovasculares, a despeito de o teste de esforço ter sido normal.[149]

O aumento da PA no pós-esforço em pacientes com resposta isquêmica é indicativa de isquemia miocárdica severa, sendo consequente ao aumento do débito sistólico após a recuperação da isquemia esforço-induzida (**Fig. 11-3-39**).[150] Laukkanen *et al.* verificaram que o aumento da PAS de 10 mm Hg/min, bem como a PAS superior a 195 mm HG no pós-esforço seriam indicadores de maior risco de IAM independentemente da resposta eletrocardiográfica.[151]

Keith Ellis *et al.* estudaram mais de 12.000 pacientes hígidos na Cleveland Clinic e não obtiveram correlação entre a regressão da PAS no terceiro minuto do pós-esforço e a mortalidade, a despeito das evidências correlacionando essa recuperação anormal da PAS com a DAC.[152]

Yosefi *et al.* também estudaram o comportamento da PA no pós-esforço em indivíduos basalmente normotensos.[153] Os autores verificaram que os pacientes que apresentaram PA maior ou igual a 160/90 mm Hg no 5º minuto do pós-esforço foram os que, após 5 anos, apresentaram maior incidência de colesterol elevado, hipertensão em repouso e eventos cardiológicos bem como cerebrovascular.

Huang *et al.* acompanharam por 10 anos um grupo de 3.054 pacientes submetidos ao TE.[154] Ao final do período tinham ocorrido 346 óbitos, sendo que 129 por causa cardiovascular. Os autores verificaram que o pior prognóstico foi o do grupo que teve resposta isquêmica associada à resposta paradoxal da pressão (pressão no 3º minuto do pós-esforço superior à pressão do 1º minuto pós-esforço).

Lewis *et al.* verificaram que em 3.045 pacientes (média de 43 anos) de um grupo dos estudos de Framingham a PAD medida no segundo estágio de Bruce (para não haver influência da potência aeróbica nos valores pressóricos alcançados) e na recuperação, foi de maior importância do que a PAS na determinação do risco de doença cardiovascular.[114]

Tabela 11-3-10.

Tempo	Normais	Coronariopatas
1º minuto	0,85 + 0,07	0,97 ± 0,12
2º minuto	0,79 + 0,17	0,97 ± 0,11
3º minuto	0,73 ± 0,006	0,93 ± 0,13

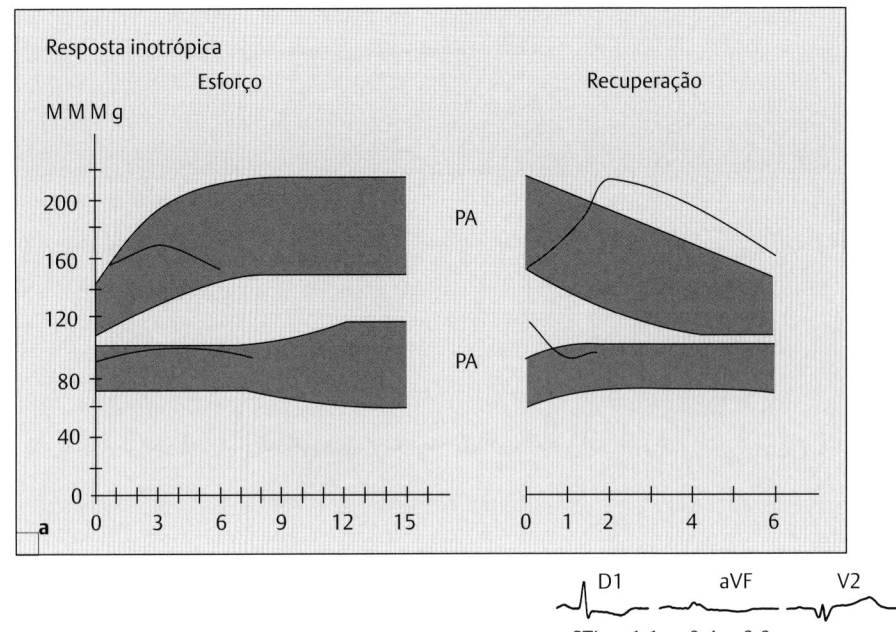

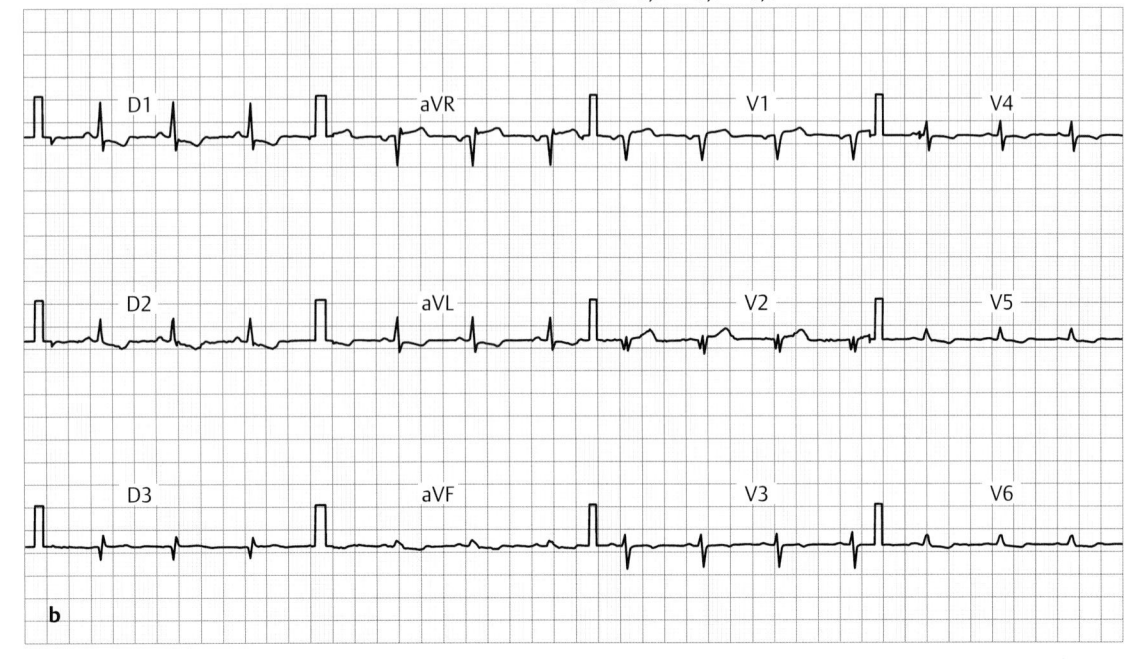

Fig. 11-3-39. Curva de PA no esforço e no pós-esforço (**a**). Observa-se aumento da PAS no pós-esforço imediato. As faixas pontilhadas representam as variações normais. O ECG basal estava alterado (**b**), sofrendo acentuação das alterações durante o esforço (**c**) e no pós-esforço (**d**). *(Continua)*

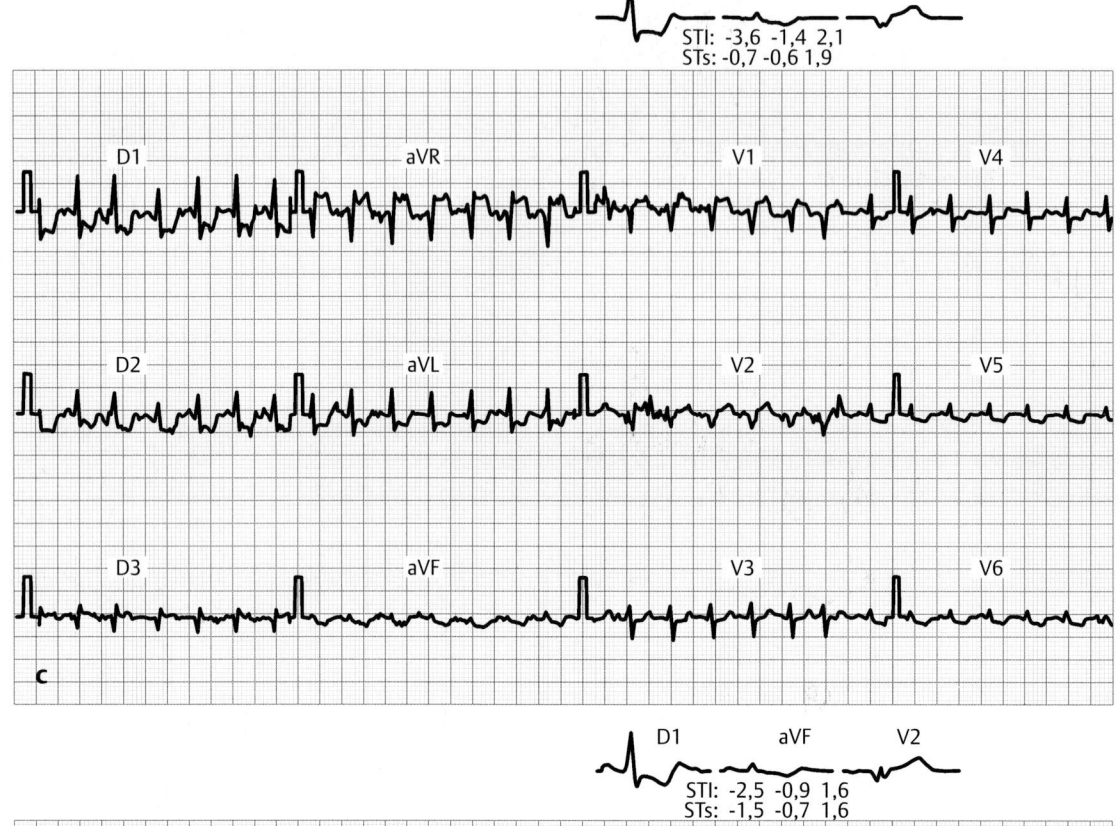

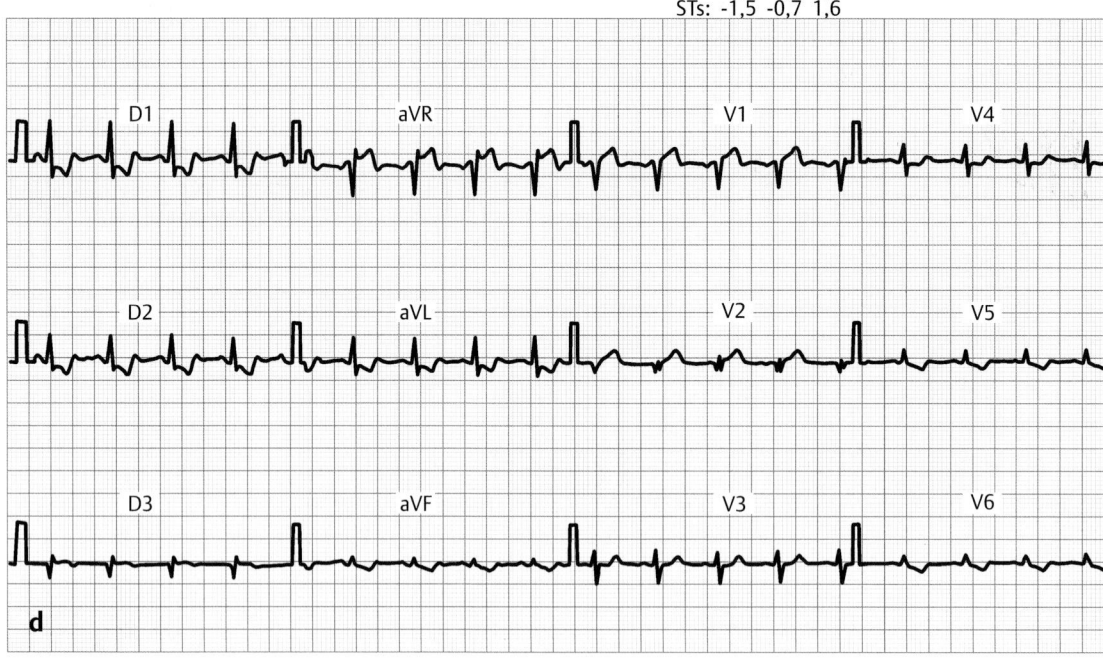

Fig. 11-3-39. *(Cont.)*

POTÊNCIA AERÓBICA MÁXIMA – $\dot{V}O_{2MÁX}$

O transporte eficiente de O_2 é um processo que ocorre em múltiplos estágios, necessitando de uma perfeita coordenação entre partes anatômicas e funcionais. Alterações agudas e crônicas ocorrem no organismo para levar a adaptações que atendam a situações como o exercício ou a hipóxia ambiental. Durante os desafios fisiopatológicos que enfrentamos, as mesmas respostas são necessárias para compensar a diminuição da função em um ou mais degraus da cascata do transporte de oxigênio. O objetivo, em todos os casos, é manter a homeostase dos organismos, garantindo o adequado suprimento de oxigênio para todos os órgãos e tecidos.[155]

O consumo máximo de oxigênio ($\dot{V}O_{2máx}$) representa a maior quantidade de O_2 que o organismo consegue extrair do ar inspirado, no pico do esforço **(Fig. 11-3-40)**.[130]

Por definição:

$$\dot{V}O_{2máx} = \text{Débito cardíaco máx.} \times \text{diferença A} - \dot{V}O_2$$

O débito cardíaco é o principal determinante do $\dot{V}O_{2máx}$ em indivíduos normais uma vez que a capacidade de transporte de oxigênio é praticamente uma constante. Dessa forma, o $\dot{V}O_{2máx}$ seria uma forma indireta de avaliar a reserva da função de bomba do coração, na grande maioria dos indivíduos.

MET

Sigla para *Metabolic EquivalenT*, **MET**, é uma das unidades de medida de consumo de oxigênio. Um indivíduo em repouso, sentado, consome 3,5 mLO_2/kg/min, sendo esta considerada a unidade de consumo de oxigênio em condições basais.

$$1 \text{ MET} = 3,5 \text{ } mLO_2/kg/min$$

O $\dot{V}O_2$ aumenta com a carga de esforço desenvolvido pelo indivíduo, até atingir um ponto a partir do qual o consumo de O_2 encontra seu estado de equilíbrio, não mais aumentando, mesmo que seja aumentada a carga de esforço. A partir desse ponto ($\dot{V}O_{2máx}$) o indivíduo tende a entrar em metabolismo anaeróbico; com glicólise e produção de ácido lático, que logo o levará à exaustão.

Nos indivíduos hígidos o $\dot{V}O_{2máx}$ varia diretamente com o peso corporal, especialmente o peso magro[156] e inversamente com a idade,[157] sofrendo influência também de fatores genéticos.[158] É maior nos homens do que nas mulheres e maior nos atletas do que nos sedentários, apresentando também correlação linear com a FC.[159-161] No entanto, em pacientes com insuficiência cardíaca, a capacidade de realizar exercício (tempo na esteira), não tem correlação com a função ventricular esquerda, efeito ainda não totalmente compreendido pelos estudiosos da fisiologia do exercício.[162-165]

Equações para Estimar o $\dot{V}O_{2máx}$

Existem várias equações, nomogramas e questionários para que se possa estimar o consumo máximo de O_2 de um indivíduo antes da realização do teste ergométrico, procedimento ideal para escolha do protocolo de exame a ser utilizado.

Para se utilizar o protocolo de Rampa é imperioso que a estimativa de $\dot{V}O_{2máx}$ seja determinada, permitindo a programação de variações de velocidades e inclinações da esteira (ou cargas na bicicleta) de forma que a duração do teste fique entre 8 e 12 minutos.

a) Equações de Lange-Andersen *et al.*[71] para estimar o $\dot{V}O_{2máx}$

Homens:

$$\dot{V}O_{2máx} = 60 - 0,55 \text{ (idade)} \pm 7,5 \text{ } mLO_2/kg/min$$

Mulheres:

$$\dot{V}O_{2máx} = 48 - 0,37 \text{ (idade)} \pm 7,0 \text{ } mLO_2/kg/min$$

b) Equação de Morris[166] para estimar o $\dot{V}O_{2máx}$

Homens ativos:

$$\text{METs} = 18,7 - (0,15 \times \text{idade})$$

Homens sedentários

$$\text{METs} = 16,6 - (0,16 \times \text{idade})$$

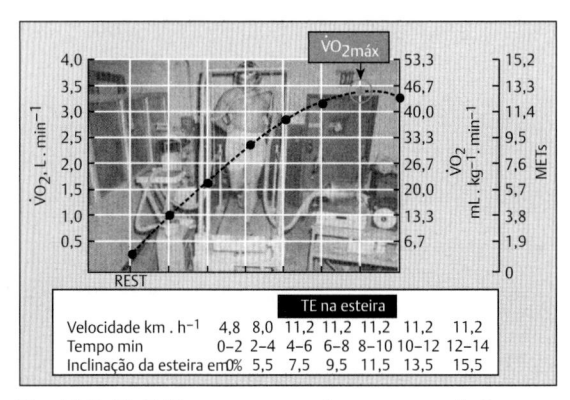

Fig. 11-3-40. Gráfico representando o consumo de O_2 em função da carga de esforço. O ponto a partir do qual o $\dot{V}O_2$ deixa de aumentar ou sofre discreta redução representa o $\dot{V}O_{2máx}$. (Foto cedida por cortesia de J. Graves, Exercise Science Laboratory, Syracuse University.)

c) Equação de Gulati[167] para estimar o $\dot{V}O_{2máx}$
   Mulheres ativas:

   > METs = 17,9 − (0,16 × idade)

   Mulheres sedentárias

   > METs = 14,0 − (0,12 × idade)

d) Equações de Wasserman[168] *et al.* para estimar o $\dot{V}O_{2máx}$ em exames de bicicleta ergométrica:
   Homens:

   > $\dot{V}O_{2máx}$ = P × [56,36 − (0,413 × L)] mLO$_2$/min

   ou

   Para indivíduos com sobrepeso. Neste caso o sobrepeso é considerado quando P > (0,79 × A) − 60,7

   > $\dot{V}O_{2máx}$ = [(0,79 × A) − 60,7] × [56,36 − (0,413 × L)] mLO$_2$/min

   Mulheres:

   > $\dot{V}O_{2máx}$ = P × [44,37 − (0,413 × L)] mLO$_2$/min

   Ou para o caso de sobrepeso, no qual P > (0,79 × A) − 68,2

   > $\dot{V}O_{2máx}$ = [(0,79 × A) − 68,2] × [44,37 − (0,413 × L)] mLO$_2$/min

   P = peso em kg.
   I = idade.
   A = altura em cm.

e) Equação do grupo FRIEND[169] para estimar o $\dot{V}O_{2máx}$
   Equação desenvolvida pelo *Fitness Registry and the Importance of Exercise National Database* (FRIEND), que se apresentou mais fidedigna à medida direta do consumo de O$_2$, tendo sido avaliados 7.783 indivíduos saudáveis de ambos os sexos e com idades entre 20 e 79 anos.

   > $\dot{V}O_{2máx}$ = 79,9 − (0,39 × idade) − (13,7 − sexo) − [(0,127 × Peso (libras)]

   Sexo: masculino = 0 e feminino = 1.
   Peso: libra = kg × 2.205.

f) Equação de Byrne para estimar o $\dot{V}O_{2máx}$[170]
   Byrne *et al.*, visto a variabilidade que obtiveram ao estudar 49 homens e 49 mulheres usando a calorimetria direta, verificaram que a composição corporal foi a principal causa da variabilidade dos valores medidos, propondo então a seguinte equação:

   > $\dot{V}O_2$ = (mLO$_2$/kg/min) = 3,6145 − 0,0367 × IMC − 0,0038 × idade + 0,1790 × sexo

   IMC = índice de massa corporal kg/m^2
   Sexo: feminino = 1 e masculino = 2.

Medida do $\dot{V}O_2$

O $\dot{V}O_2$ pode ser obtido por meio de medidas diretas (ergoespirometria) ou estimado por equações de regressão. As metodologias de medidas diretas podem ser classificadas em sistemas "abertos" ou "fechados". Nos sistemas abertos o indivíduo respira o ar ambiental, com uma concentração de O$_2$ assumida de 20,95%. Nos sistemas fechados o indivíduo respira uma mistura com um percentual de O$_2$ fixo e conhecido. Existem limitações à medida direta de O$_2$, sendo as principais o alto custo do equipamento e a dificuldade do indivíduo em se adaptar à aparelhagem de medida (respirar através de válvulas especiais durante a realização do teste ergométrico), o que torna, na prática, a avaliação indireta a mais comum (**Fig. 11-3-41**). É boa a correlação entre os valores obtidos diretamente e os determinados pelas equações de regressão.

Para que se obtenham medidas precisas do $\dot{V}O_2$, existem condições básicas que devem ser observadas, como:[130]

a) O exercício deve ser realizado por grandes grupos musculares;
b) O exercício deve ter aumentos progressivos de carga até levar o indivíduo à exaustão, devendo ser facilmente reprodutível (preferencialmente usando-se protocolos de Rampa).
c) O exercício deve ter duração reduzida (cerca de 8 a 12 minutos);
d) A técnica de medidas das trocas gasosas deve ser precisa.

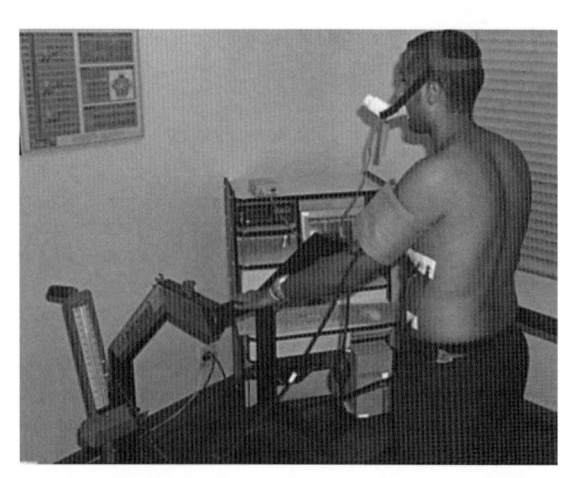

Fig. 11-3-41. Medida direta de O$_2$ durante um teste na esteira ergométrica.

Por essas razões a esteira ergométrica tem sido considerada como o melhor ergômetro para avaliação do $\dot{V}O_{2máx}$, quer seja por método direto quer indireto.

Como existe boa correlação entre o $\dot{V}O_{2máx}$ direto e o obtido indiretamente,[130] e pela maior simplicidade e menor custo do método indireto, este tornou-se o mais aplicado.

Na prática para a obtenção do $\dot{V}O_{2máx}$ de forma indireta aplicam-se equações de regressão em que o tempo de duração do exame é o principal fator, sendo que o sexo, a atividade física e o peso também podem ser considerados. Froelicher verificou, em testes seriados, que o indivíduo pode aumentar o tempo de exame sem aumentar o O_2 proporcionalmente.[130] Pensa-se que este fenômeno seria devido à melhor eficiência mecânica do paciente já habituado ao exercício na esteira. Em outro trabalho, Froelicher demonstra que o $\dot{V}O_{2máx}$ pode variar entre indivíduos que realizam o mesmo tempo de exercício na esteira, mas enfatiza que na ausência de equipamentos para medida direta, o tempo do exercício pode ser utilizado como índice indireto para determinar o $\dot{V}O_{2máx}$.[171] Åstrand e Bruce também verificaram que é pequena a variação do $\dot{V}O_{2máx}$ em um mesmo indivíduo submetido a exames seriados.[159,172]

Para determinação do $\dot{V}O_{2máx}$ em testes em bicicletas são utilizados tabelas, nomogramas ou equações. Como já foi citado, o $\dot{V}O_{2máx}$ obtido na bicicleta é menor do que o obtido na esteira para um mesmo indivíduo.[171,173] A variação do $\dot{V}O_2$ obtido na esteira e na bicicleta, verificada por diversos autores, foi desde 5%[174] até 11,2%,[175] chegando até 17%.[176] Em média, considera-se que o $\dot{V}O_2$ obtido na esteira é 8% maior do que o obtido na bicicleta. Este fenômeno decorre do fato de o exercício em esteira mobilizar maior massa muscular.

Em recente estudo multicêntrico nos EUA, Kaminsky et al.[173] avaliaram 22.379 testes (16.278 na esteira e 6.101 na bicicleta ergométrica) no período de janeiro de 1968 a março de 2021. Os autores verificaram que tanto nos homens quanto nas mulheres, o percentil 50 tanto para esteira quanto para a bicicleta diminuiu com a progressão da idade, sendo maior nos homens na esteira em comparação com a bicicleta. A taxa de declínio por década após a 6ª década, foi de 13,5%, 4,0 $mLO_2/kg/min$ na esteira e 16,4%, 4,3 $mLO_2/kg/min$ nos testes no cicloergômetro, conforme mostrado na **Tabela 11-3-11**.

Tabela 11-3-11. Resultados obtidos nos testes na esteira e na bicicleta, classificados por faixas etárias

	Grupos de faixas etárias							
	20-29	30-39	40-49	50-59	60-69	70-79	80-90	Todos
				Esteira				
Homens	n = 1.278	n = 1.473	n = 2.119	n = 2.082	n = 1.663	n = 776	n = 173	n = 9.564
$\dot{V}O_{2pico}$ $mLO_2 \cdot kg^{-1} \cdot min^{-1}$	45,2 ± 11,8	40,0 ± 11,8	35,8 ± 10,8	30,2 ± 9,7	25,4 ± 8,3	21,2 ± 6,5	17,9 ± 3,9	33,2 ± 12,6
$FC_{máx}$ bpm	185,8 ± 17,7	178,9 ± 18,2	169,3 ± 20,7	158,1 ± 22,3	144,2 ± 24,7	132,4 ± 25,2	130,9 ± 21,5	162,1 ± 27,2
Taxa de trocas resp.	1,19 ± 0,11	1,20 ± 0,40	1,18 ± 0,10	1,18 ± 0,10	1,17 ± 0,10	1,15 ± 0,09	1,13 ± 0,08	1,18 ± 0,18
Mulheres	n = 1.142	n = 1.043	n = 1.372	n = 1.457	n = 1.045	n = 549	n = 106	n = 6.714
$\dot{V}O_{2pico}$ $mLO_2 \cdot kg^{-1} \cdot min^{-1}$	36,3 ± 10,2	29,5 ± 9,0	26,6 ± 8,1	23,8 ± 6,6	20,0 ± 5,5	17,5 ± 4,2	15,9 ± 4,8	26,2 ± 9,7
$FC_{máx}$ bpm	183,218,9	174,6 ± 20,6	168,0 ± 20,0	159,920,9	146,8 ± 23,4	135,3 ± 24,2	123,9 ± 26,6	162,9 ± 25,9
Taxa de trocas resp.	1,16 ± 0,10	1,180,10	1,170,10	1,170,10	1,160,59	1,130,09	1,120,08	1,160,25
				Cicloergômetro				
Homens	n = 367	n = 251	n = 446	n = 601	n = 465	n = 257	n = 52	n = 2.439
$\dot{V}O_{2pico}$ $mLO_2 \cdot kg^{-1} \cdot min^{-1}$	45,1 ± 13,3	32,4 ± 12,8	28,9 ± 9,0	26,2 ± 8,8	22,7 ± 7,3	18,9 ± 6,4	13,8 ± 5,1	28,5 ± 12,5
$\dot{V}O_{2pico}$ $1 \cdot min^{-1}$	3,61 ± 1,00	2,92 ± 0,86	2,65 ± 0,67	2,420,67	2,040,58	1,630,46	1,190,38	2,510,93
Carga pico, W	285 ± 70	236 ± 73	220 ± 64	197 ± 64	162 ± 54	129 ± 42	86 ± 34	197 ± 77
$FC_{máx}$ bpm	180,9 ± 16,7	165,5 ± 18,8	158,6 ± 18,2	149,3 ± 20,2	139,4 ± 19,8	127,8 ± 22,4	108,4 ± 25,9	151,9 ± 25,7
Taxa de trocas resp.	1,20 ± 0,10	1,17 ± 0,08	1,16 ± 0,08	1,16 ± 0,08	1,16 ± 0,07	1,16 ± 0,09	1,13 ± 0,11	1,17 ± 0,09
Mulheres	n = 411	n = 377	n = 674	n = 1.115	n = 750	n = 308	n = 27	n = 3.662
$\dot{V}O_{2pico}$ $mLO_2 \cdot kg^{-1} \cdot min^{-1}$	32,0 ± 10,6	23,0 ± 8,5	20,0 ± 6,0	17,6 ± 4,5	16,13,6	14,4 ± 3,0	11,74,2	19,6 ± 7,8
$\dot{V}O_{2pico}$ $1 \cdot min^{-1}$	2,11 ± 0,62	1,74 ± 0,48	1,57 ± 0,38	1,400,30	1,230,24	1,050,23	0,82 ± 0,27	1,48 ± 0,47
Carga pico, W	168 ± 50	135 ± 37	121 ± 33	105 ± 27	91 ± 21	76 ± 20	57 ± 21	110 ± 39
$FC_{máx}$ bpm	178 ± 16,5	166,5 ± 16,7	157,5 ± 17,5	150,3 ± 17,8	141,6 ± 17,3	129,7 ± 17,4	102,9 ± 26	152,2 ± 22,0
Taxa de trocas resp.	1,21 ± 0,79	1,16 ± 0,09	1,15 ± 0,08	1,15 ± 0,07	1,15 ± 0,08	1,15 ± 0,07	1,11 ± 0,09	1,16 ± 0,27

Reserva do $\dot{V}O_2$ ($\dot{V}O_2R$)

Representa a diferença entre o $\dot{V}O_{2máx}$ alcançado no exercício e o $\dot{V}O_2$ basal, uma grandeza mais utilizada na cardiologia desportiva, sem grande significado na cardiologia clínica, visto a fraca correlação entre a $\dot{V}O_2R$ e a FCR.[177]

POTÊNCIA CIRCULATÓRIA (PCirc)

Índice obtido a partir do TCPE, é determinado pelo produto do $\dot{V}O_{2máx}$ pela $PAS_{máx}$,[178] representando o triplo produto, de uma forma não invasiva e de fácil obtenção. Os valores normais para o PCirc podem ser verificados na **Tabela 11-3-12**, variando na faixa de 3.000 a 8.000 mm Hg × mL/kg/min, sendo os valores mais elevados obtidos em atletas jovens e nos pacientes hipertensos com função sistólica normal. A potência circulatória é um dado muito interessante, pois sumariza a interação entre as variações da FC, VS, PA e da diferença arteriovenosa de O_2 cada um destes parâmetros podendo sofrer diferentes alterações dependendo da condição fisiopatológica, sendo um belo exemplo das possibilidades do TCPE de explorar a função sistólica do VE.

Tang et al.[179] estabeleceram o valor de 1.738 mm Hg × mL/kg/min como o valor crítico para o PCirc, de forma que valores abaixo deste limiar representariam pior prognóstico, com menor taxa de sobrevida (75,3% vs. 97,7%; $P < 0,001$) e risco maior de eventos cardíacos (taxa de risco: 12,7; 95% IC, 1,7-94,2) em 5 anos.

Nos pacientes com insuficiência cardíaca, o PCirc seria um bom preditor prognóstico independente.[180]

A PCirc também se mostra como importante fator prognóstico nas cardiopatias congênitas, sendo que valores ≤ 1,76 mm Hg × mL/kg/min estão associados a um risco de morte 15,4 vezes maior, para um período de 4 anos.[181]

Aspectos Clínicos da Avaliação do $\dot{V}O_{2máx}$

Kasser et al., em um estudo comparativo entre 62 jovens sadios, 117 homens de meia-idade sem cardiopatia aparente e 117 coronariopatas, encontraram $\dot{V}O_{2máx}$ diferentes para cada um dos grupos.[182] Os jovens tiveram média de 43,2 mLO_2/kg/min, enquanto os homens de meia-idade e os coronariopatas alcançaram, respectivamente, 35,8 e 21,9 mLO_2/kg/min. Estes achados foram confirmados posteriormente por Patterson, que verificou que cardiopatas com $\dot{V}O_{2máx}$ inferior a 22 mLO_2/kg/min apresentam limitação da capacidade funcional, sendo que a

Tabela 11-3-12. Valores normais para PCirc

Parâmetros	Valores normais			Fórmulas
	Idade (anos)	Masculino	Feminino	
$\dot{V}O_{2pico}$ mL/min	20-29	3,250-2,970	2,000-1,840	**Masculino sedentário** [50,72 − (0,372*idade)]*peso **Feminino sedentário** [22,78 − (0,17*idade)]*(peso+43)
	30-39	2,950-2,690	1,820-1,660	
	40-49	2,670-2,400	1,640-1,490	
	50-59	2,380-2,130	1,470-1,320	
	60-69	2,110-1,840	1,300-1,140	
	70-80	1,820-1,570	1,120-940	
		Masculino	Feminino	
Pulso de oxigênio$_{previsto}$, mL/batimento	20-29	16,2-15,6	10-9,6	$\dot{V}O_{2previsto}$/$FC_{prevista}$
	30-39	15,5-14,9	9,6-9,2	
	40-49	14,8-14,1	9,1-8,7	
	50-59	14-13,2	8,6-8,2	
	60-69	13,1-12,2	8,1-7,5	
	70-80	12,1-11,1	7,4-6,7	
		Masculino	Feminino	
mL/kg/min × mm Hg	20-39	8,600-7,000	6.660-5.600	[$\dot{V}O_{2pico}$/peso]*$PAS_{máx}$
	40-59	7,050-5,680	5,480-4,400	
	60-80	5,630-4,200	4,320-3,140	

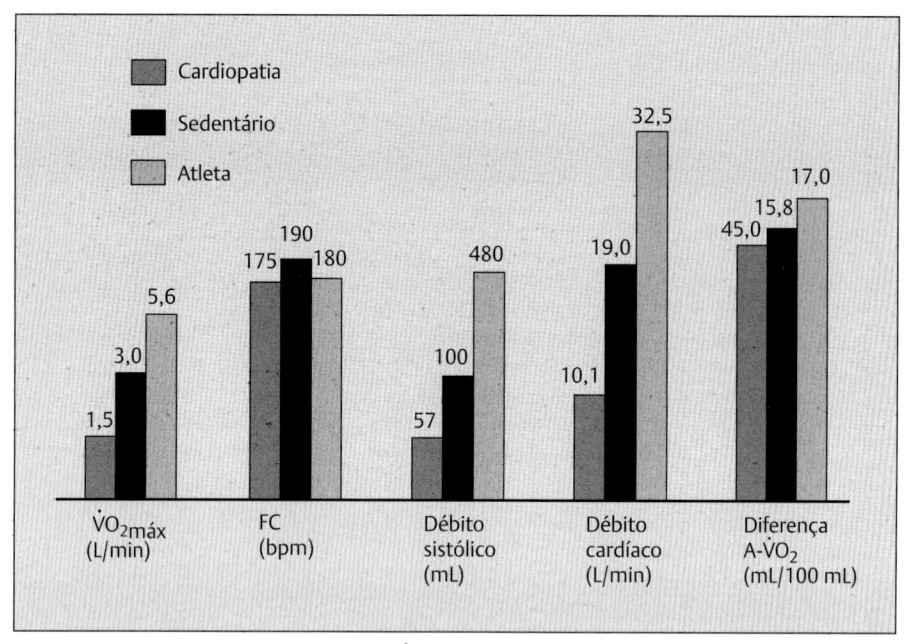

Fig. 11-3-42. Valores de $\dot{V}O_{2máx}$, $FC_{máx}$, DS, $\dot{Q}$ e diferença A-$\dot{V}O_2$ obtidos de um paciente com cardiopatia, um indivíduo normal sedentário e um atleta. (Reproduzida com permissão de Blomqvist G.)[184]

potência aeróbica inferior a 14 $mLO_2/kg/min$ torna o prognóstico reservado (**Fig. 11-3-42**).[183]

Laukkanen et al. acompanharam, durante 10,7 anos, um grupo de 1.294 homens que no início do estudo não apresentavam coronariopatia e/ou câncer.[185] Todos os pacientes foram submetidos ao teste ergométrico com medida direta do consumo de O_2, sendo divididos em dois grupos: descondicionados com $\dot{V}O_{2máx} < 27,6$ $mLO_2/kg/min$ e condicionados com $\dot{V}O_{2máx} > 37,1$ $mLO_2/kg/min$. Os descondicionados tiveram um risco relativo de morte cardiovascular de 3,09 (intervalo de confiança de 95%) quando comparados aos pacientes condicionados. Os autores concluem que o $\dot{V}O_{2máx}$ tem valor preditivo de mortalidade de igual importância a PAS, fumo, obesidade e diabetes. Achados similares foram encontrados por Katzmarzyk et al., que verificaram que tanto a potência aeróbica quanto a obesidade são importantes preditores da doença cardiovascular.[186]

Kokinos et al., estudando a relação entre $\dot{V}O_2$ e mortalidade entre 6.749 homens negros e 8.911 homens brancos, com idade média de 58 anos, verificaram que os que alcançaram de 7,1 a 10 METs tiveram um risco de mortalidade 50% menor do que o grupo que não alcançou 5 METs.[187] Já o grupo que ultrapassou 10 METS teve seu risco de mortalidade reduzido em 70% em relação ao grupo que não alcançou 5 METS, sendo esses resultados independentes da raça do paciente. Achados semelhantes também foram obtidos por Baht et al., que verificaram que os pacientes com resposta isquêmica no teste ergométrico e que tiveram alta capacidade aeróbica (igual ou maior que 10 METS) apresentaram eco de estresse não isquêmico e baixa taxa de mortalidade tardia (1 óbito em 104 pacientes com acompanhamento por 7,2 anos).[188]

Popovic et al. realizaram TCPE em indivíduos com obstruções coronarianas de 1, 2 ou 3 vasos e verificaram que os pacientes com lesões de 1 ou 2 vasos tiveram melhores desempenhos que os pacientes com lesões de 3 vasos. Verificaram também o alto valor preditivo da medida da rampa de $VE/\dot{V}CO_2$ na diferenciação do grau da lesão, concluindo que o TCPE teria valor tanto na identificação do grau de severidade quanto no prognóstico da DAC, quando comparado ao TE isolado.[189] Estes achados foram corroborados no trabalho de Öxyürek et al., que afirmaram que o $VE/\dot{V}CO_2$ deve ser utilizado na avaliação de pacientes com angina e dispneia.[190] Foi observado que a taxa de mortalidade dos pacientes que atingem uma rampa de $VE/\dot{V}CO_2 \geq 35$ era similar às taxas de mortalidade do grupo com baixos níveis de $\dot{V}O_2$.[191]

Corrà sugeriu que o equivalente ventilatório de consumo de oxigênio ($VE/\dot{V}CO_2$) deva ser utilizado no diagnóstico de DAC no grupo de pacientes que não alcança a FC preconizada ou que não apresente alterações isquêmicas no ECG.[192]

Para este grupo de pacientes que não alcançam a $FC_{máx}$, foi preconizada, também, a utilização do Ponto Ótimo Cardiorrespiratório (POC). O POC consiste no valor mínimo do $VE/\dot{V}O_2$ obtido no TCPE, e representaria a melhor integração entre os sistemas respiratório e cardiovascular (**Fig. 11-3-43**).[193,194]

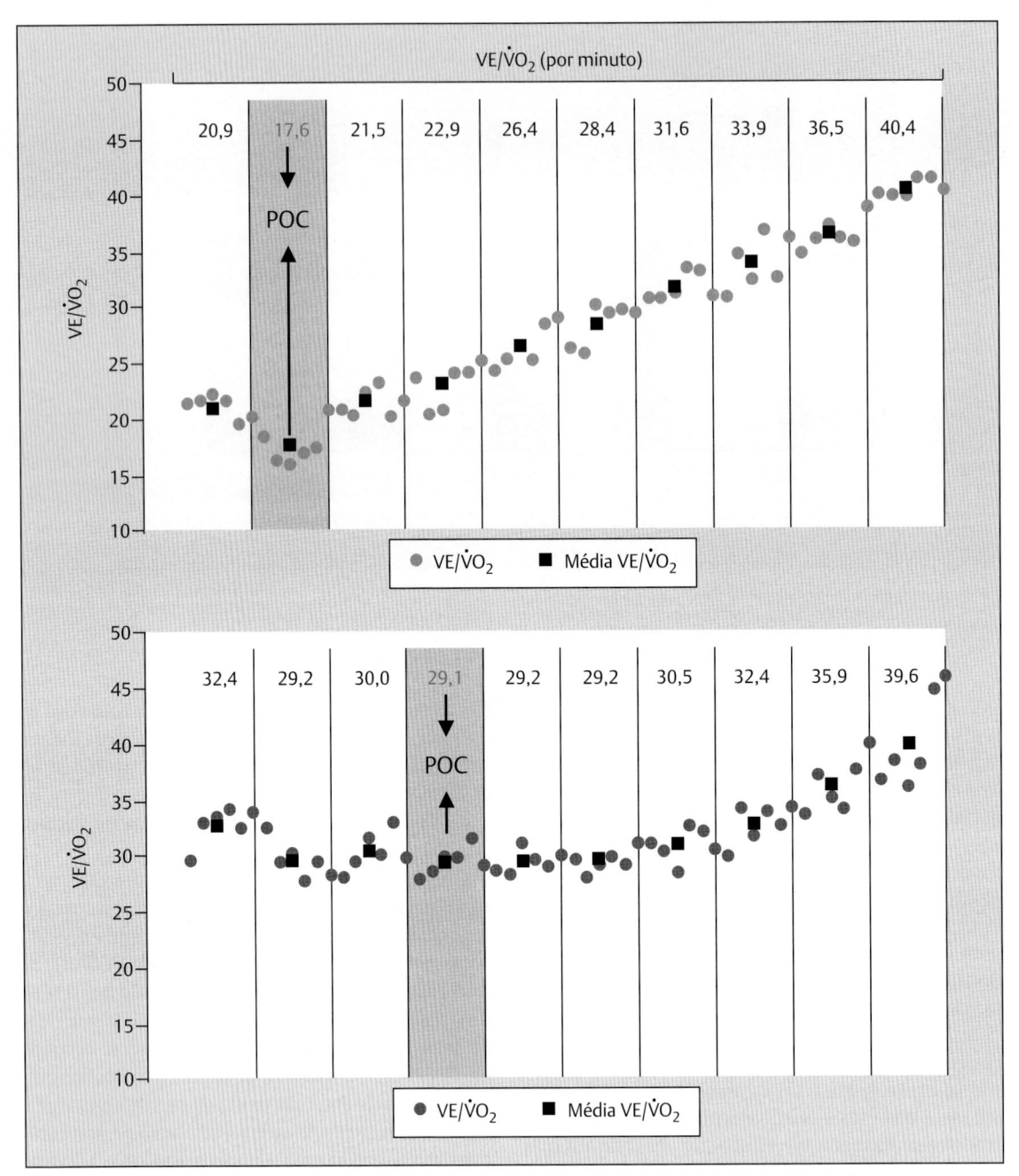

Fig. 11-3-43. Identificação do POC no TCPE máximo, realizado num cicloergômetro segundo Protocolo de Rampa. POC: Ponto ótimo cardiorrespiratório; TCPE: Teste cardiopulmonar de exercício; VE/$\dot{V}O_2$: equivalente ventilatório do consumo de oxigênio (média de seis amostras de 10s). (Modificado de Ramos e cols.)[193]

Ramos *et al.* sugeriram que POC > 30, isoladamente ou em combinação com o $\dot{V}O_2$ baixo, se mostra como um bom preditor de mortalidade por todas as causas.[195] Os pacientes com POC > 30 tiveram mortalidade 6 vezes maior que o grupo que apresentou POC < 22, mesmo após ajuste por sexo, idade e IMC.

Nos pacientes assintomáticos e com escore de cálcio aumentado, o $\dot{V}O_{2máx}$ superior a 35 $mLO_2/kg/$min seria indicativo de baixo risco quanto ao acontecimento futuro de eventos coronarianos, independente de outros fatores de risco e da resposta eletrocardiográfica.[196]

Myers *et al.* estudaram 6.213 pacientes pela ergometria, tendo acompanhado este grupo por 6,2 +/- 3,7 anos. Os autores ao final do estudo verificaram que o $\dot{V}O_{2máx}$ alcançado foi o mais forte preditor de risco de morte, sendo mais importante que o percentual alcançado para a idade. Para cada 1 MET obtido pelo exercício físico continuado verificaram que haveria aumento na sobrevida em 12%.[197] Os autores concluíram que a potência aeróbica é o mais poderoso preditor de mortalidade dentre todos os fatores de risco para doenças cardiovasculares (**Fig. 11-3-44 e 11-3-45**)

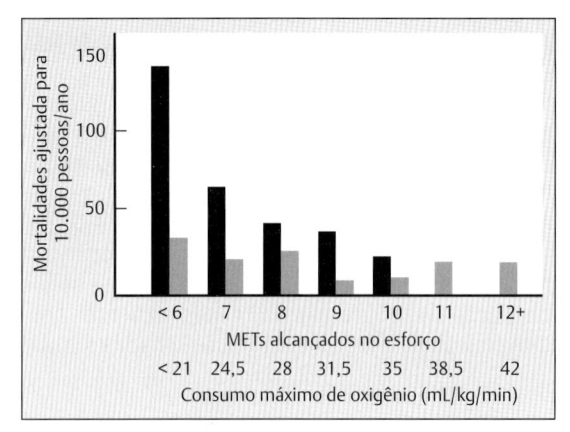

Fig. 11-3-44. Mortalidade por todas as causas, ajustadas pela idade, com as taxas relacionadas para 10.000 pessoas-anos de acompanhamento por categoria de potência aeróbica num grupo de 3.120 mulheres e 10.224 homens do Aerobics Center Longitudinal Study.[206]

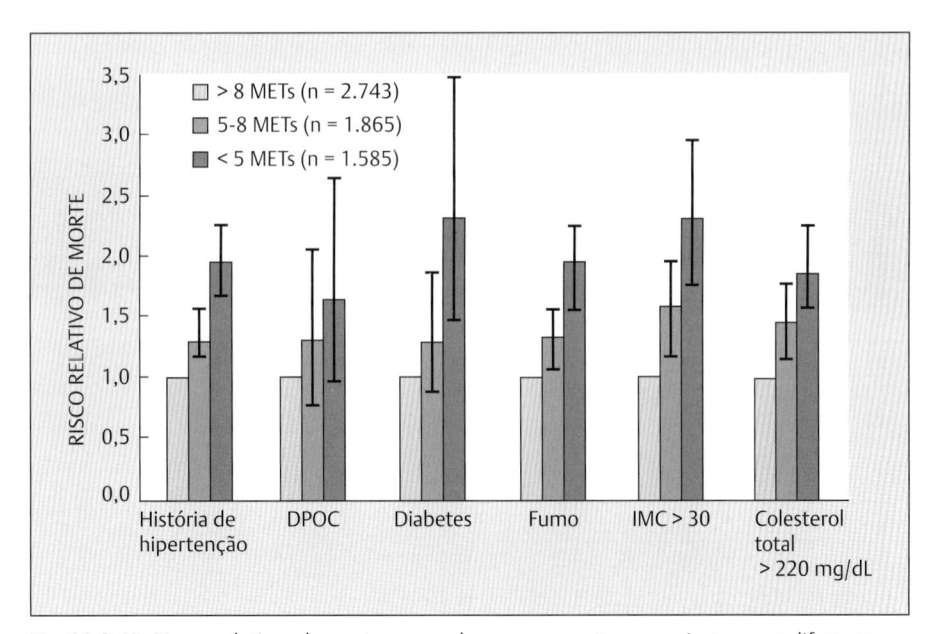

Fig. 11-3-45. Riscos relativos de morte por qualquer causa, entre os pacientes com diferentes fatores de risco que tiveram, no teste ergométrico, potências aeróbicas menores que 5 METs ou entre 5 e 8 METs, comparados a pacientes que alcançaram mais que 8 METs. Barras mostram intervalos de confiança de 95% para os riscos relativos.[197]

A boa tolerância ao esforço (maior que 13 METs) está correlacionada a um bom prognóstico, mesmo em pacientes com DAC reconhecida.[198] Chatziioannou *et al.* verificaram que nesse grupo com boa tolerância ao esforço a cintilografia miocárdica tem melhor efeito discriminante e prognóstico da DAC que o teste ergométrico.[199]

Ehsani, estudando coronariopatas assintomáticos, verificou que o grupo que apresentava queda da fração de ejeção (avaliada por técnicas utilizando radionuclídeos) tinha o $\dot{V}O_{2máx}$ limitado em 21 ± 4 $mLO_2/kg/min$ contra 27 ± 4 $mLO_2/kg/min$ daqueles que tiveram a fração de ejeção aumentada.[200] O autor verificou também que houve limitação na progressão da FC nos pacientes com diminuição da potência aeróbica. Achados similares quanto à redução do $\dot{V}O_{2máx}$ foram observados por Rodrigues *et al.*[201]

Hultgren *et al.*, estudando comparativamente por um período de 5 anos um grupo de coronariopatas sob tratamento cirúrgico e medicamentoso, verificou que o grupo cirúrgico apresentou melhor desempenho (no tocante ao $\dot{V}O_{2máx}$, FC, PAS e DP) no final do primeiro ano.[202] Com 5 anos de evolução, apesar de o rendimento do grupo cirúrgico ter diminuído, os resultados ainda foram melhores que os encontrados no grupo medicamentoso (**Fig. 11-3-46**). Para os pacientes com história de IAM antigo, Bigi *et al.* preconizam a determinação do débito cardíaco no limiar anaeróbico (pela ergoespirometria) como o melhor determinante prognóstico nesse grupo de pacientes (DCLA > 7,3 L/min).[203]

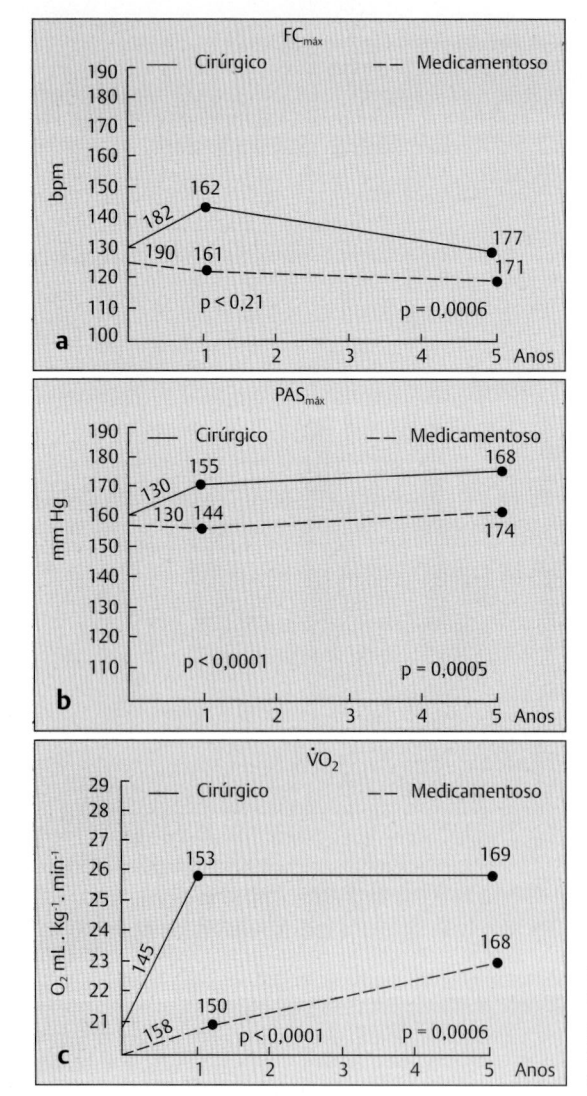

Fig. 11-3-46. Médias da $FC_{máx}$ (**a**), $PAS_{máx}$ (**b**) e $\dot{V}O_{2máx}$ (**c**) para os grupos tratados por cirurgia e por drogas, obtidas basalmente, após 1 ano e após 5 anos. Entre parênteses, o número de pacientes testados.

Em pacientes com doença coronariana e que já tiveram infarto ou já sofreram cirurgia de revascularização miocárdica, e que são capazes de realizar um teste ergométrico até a exaustão, o $\dot{V}O_{2máx}$ é um preditor independente de mortalidade por causa cardiovascular.[200,204]

Peterson *et al.* verificaram que os pacientes que não alcançaram 85% do O_2 estimado têm risco 2,36 maior de ter eventos coronarianos num período de 3 anos.[205]

Foi observado por Kokinos *et al.* que entre os pacientes classificados como pré-hipertensos existe uma forte e inversa correlação entre a potência aeróbica e a mortalidade por todas as causas.[206] O efeito protetor da boa capacidade física se fez mais acentuado nos indivíduos mais jovens.

A medida do $\dot{V}O_{2máx}$ tem grande importância clínica quando se trata de pacientes com cardiomiopatia dilatada, principalmente naqueles em fase avançada da doença e com indicação de transplante cardíaco ($\dot{V}O_2 < 15$ mLO_2/kg/min). O $\dot{V}O_{2máx}$ é o mais importante preditor de mortes por doença cardiovascular, sendo que os pacientes podem ser classificados em baixo risco ($\dot{V}O_2 > 22$ mLO_2/kg/min), médio risco ($\dot{V}O_2 < 22$ e > 15 mLO_2/kg/min) e alto risco ($\dot{V}O_2 < 15$ mLO_2/kg/min).[207] Segundo Robbins *et al.*, a incompetência cronotrópica e a relação VE/$\dot{V}O_2$ seriam os únicos índices isolados com valor preditivo para óbito em cardiomiopatas.[208]

DÉFICIT AERÓBICO FUNCIONAL (FAI)

Bruce definiu o FAI como sendo a relação entre o $\dot{V}O_{2máx}$ previsto para o sexo e a idade e o $\dot{V}O_{2máx}$ obtido no teste ergométrico.[209] Em seu trabalho, Bruce utilizou intervalo de confiança de 95% ($\pm 1,65$ desvios-padrão). Desta forma, a faixa normal para o FAI situa-se entre -27% e $+26\%$. Normalmente seria esperado FAI igual a zero, ou seja, o $\dot{V}O_2$ previsto deveria ser igual ao obtido. O FAI, quando positivo, mostra o percentual que o indivíduo afastou-se da média esperada para seu sexo e idade. Quando o FAI é negativo mostra que o indivíduo atingiu um $\dot{V}O_2$ superior ao previsto.

$$FAI = (\dot{V}O_{2máx} \text{ previsto} - \dot{V}O_{2máx} \text{ obtido}) \times 100 / \dot{V}O_{2máx} \text{ previsto}$$

O $\dot{V}O_{2máx}$ previsto pode ser obtido a partir das seguintes equações de regressão:[209]

1. Homens ativos

$$\dot{V}O_{2máx} = 69,7 - 0,6142 \times (\text{anos})$$

2. Homens sedentários

$$\dot{V}O_{2máx} = 57,8 - 0,445 \times (\text{anos})$$

3. Mulheres ativas

$$\dot{V}O_{2máx} = 44,4 - 0,343 \times (\text{anos})$$

4. Mulheres sedentárias

$$\dot{V}O_{2máx} = 41,2 - 0,343 \times (\text{anos})$$

Quando o teste for realizado pelo protocolo de Bruce, podem-se utilizar nomogramas para determinação do FAI (**Figs. 11-3-47** e **11-3-48**). No caso de ser utilizado outro protocolo para o teste ergométrico, o FAI deve ser obtido através das equações.

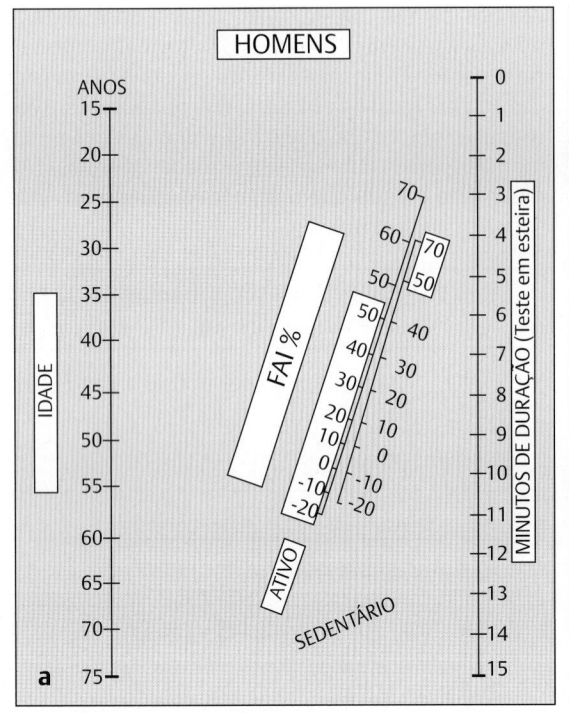

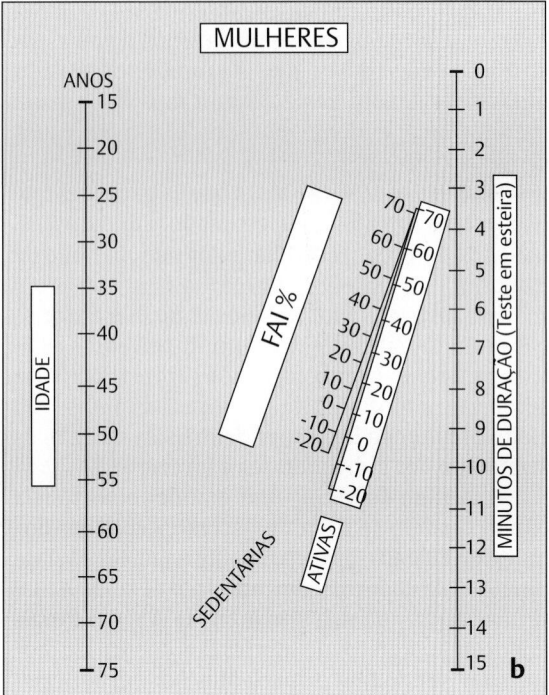

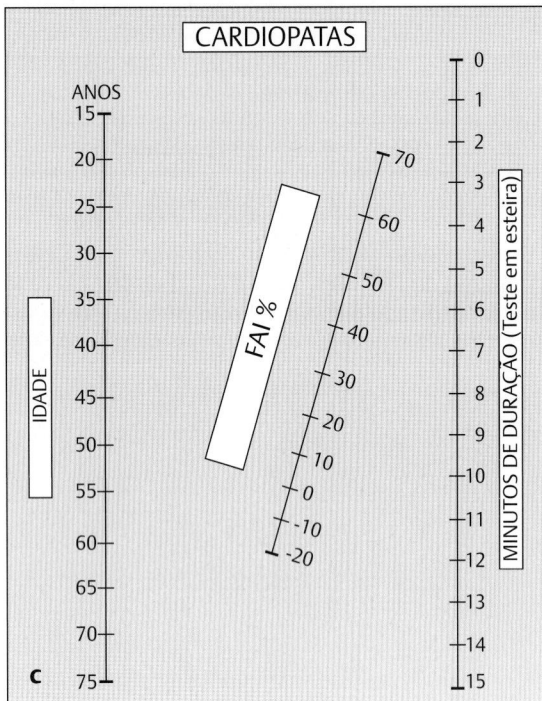

Fig. 11-3-47. (a) Nomograma para determinar o desvio percentual do $\dot{V}O_{2máx}$ em relação ao $\dot{V}O_{2máx}$ previsto para a idade do indivíduo. O "FAI" é obtido projetando-se uma linha desde a "idade" até a "duração do exercício", e lendo-se o valor que esta linha determina ao cruzar a diagonal correspondente à atividade física habitual.
(b) Nomograma para ser aplicado em mulheres. Para detalhes, veja a legenda da Figura 11-3-35a.
(c) Nomograma para determinar o FAI de homens cardiopatas.

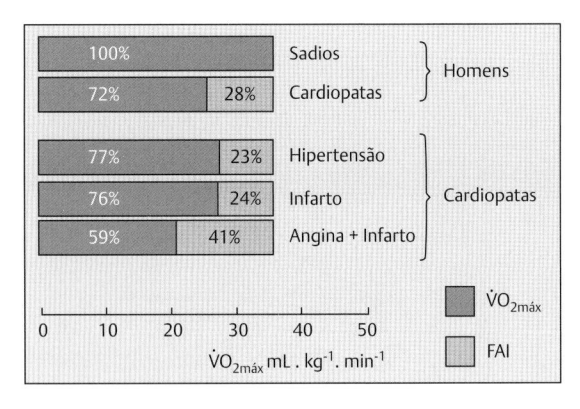

Fig. 11-3-48. Comparação entre o $\dot{V}O_{2máx}$ e FAI obtido em indivíduos normais e cardiopatas. Notar que o FAI é maior para os coronariopatas com angina do que para os hipertensos e aqueeles com infarto cicatrizado. (Reproduzida com autorização de Bruce RA et al.[209])

DÉBITO DE OXIGÊNIO

Como o exercício consome as reservas energéticas musculares, ao final do esforço é necessário que o metabolismo mantenha-se em níveis elevados, para que rapidamente as reservas musculares de ATP sejam recompostas (**Fig. 11-3-49**).

O tempo necessário para que o $\dot{V}O_2$ retorne para seu nível basal está aumentado em pacientes com cardiomiopatia, sendo que quanto maior o tempo de recuperação maior a severidade da disfunção do VE e, consequentemente, pior o prognóstico.[210,211]

LACTATO

Quando o exercício atinge níveis mais altos e o $\dot{V}O_{2máx}$ é alcançado, o nível de lactato se eleva. A determinação da lactacidemia não é uma rotina nos testes ergométricos para diagnóstico da DAC, estando reservado para atletas e/ou pacientes com cardiomiopatia dilatada em que se busca o treinamento nos limites de cada indivíduo.

Nos atletas foi verificado que o treinamento causa aumento da atividade das enzimas mitocondriais, o que ocasiona melhor desempenho mecânico nesses indivíduos pelo aumento da oxidação das gorduras e pela diminuição do acúmulo de ácido lático para determinado nível de $\dot{V}O_2$.[212]

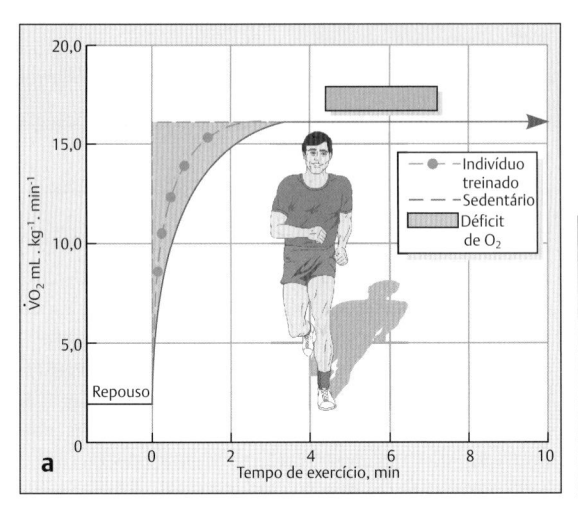

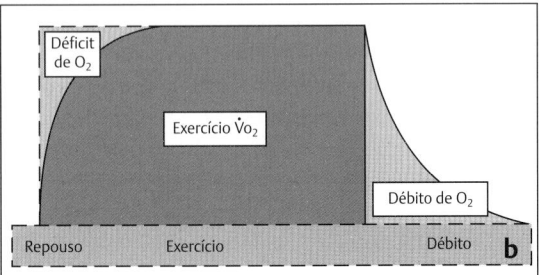

Fig. 11-3-49. Gráfico representando o déficit (**a**) e o débito de oxigênio (**b**) com relação ao esforço realizado.

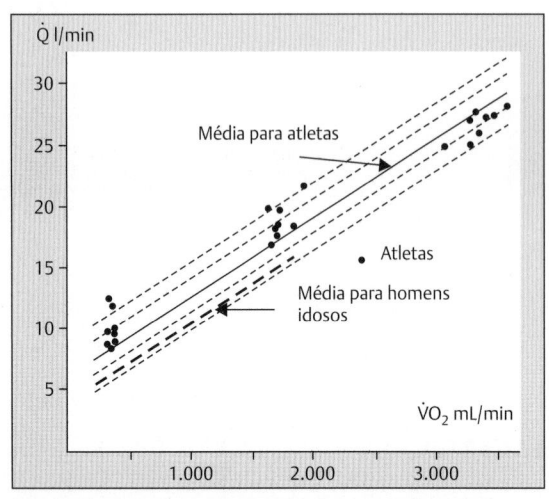

Fig. 11-3-50. Relação entre débito cardíaco ($\dot{Q}$) em L/min e $\dot{V}O_2$ em mL/min, em repouso e durante exercício em posição supina. A linha contínua representa a média de $\dot{V}O_2$ obtido e as linhas pontilhadas representam o desvio-padrão. (Reproduzida com autorização de Ekelund & Holmgren.)[214]

DÉBITO CARDÍACO ($\dot{Q}$)

Como foi visto no tópico sobre potência aeróbica, $\dot{V}O_{2máx} = \dot{Q} \times$ dif A-V O_2. A diferença A-V O_2 varia dentro de estreitos limites (15 a 17%), comportando-e, na prática, como uma constante, observa-se que o $\dot{V}O_{2máx}$ tem correlação linear com o $\dot{Q}$, podendo-se considerar que há aumento de 6 litros no débito cardíaco para cada 1 litro de O_2 captado (**Fig. 11-3-50**).[213]

Desta forma foi possível estabelecer relações matemáticas entre $\dot{V}O_{2máx}$ e $\dot{Q}$, obtendo-se equações de regressão para determinação indireta do $\dot{Q}$. Estas equações desenvolvidas por Hossack apresentam, obviamente, algumas limitações, sendo a principal o fato de utilizarem o $\dot{V}O_2$ obtido indiretamente.[215,216] No entanto, o autor demonstra ser alta a correlação entre o $\dot{Q}$ medido diretamente pelo método de Fick e pela aplicação de suas equações. Em razão desta alta correlação temos utilizado estas fórmulas para o cálculo do $\dot{Q}$ e do débito sistólico (DS).

- Homens sadios

$$\dot{Q} = \dot{V}O_2 \times \text{peso} \times 0,0046 + 5,31 + 1,24 \text{ L/min } (r = 0,94)$$

$$\dot{Q}_{máx} \text{ previsto} = 26,5 - 0,17 \times (\text{idade})$$

Faixa normal entre 13,4 e 24,9 L/min

- Mulheres sadias

$$\dot{Q} = \dot{V}O_2 \times \text{peso} \times 0,00407 + 4,72$$

$$\dot{Q}_{máx} \text{ previsto} = 15 - 0,071 \times (\text{idade})$$

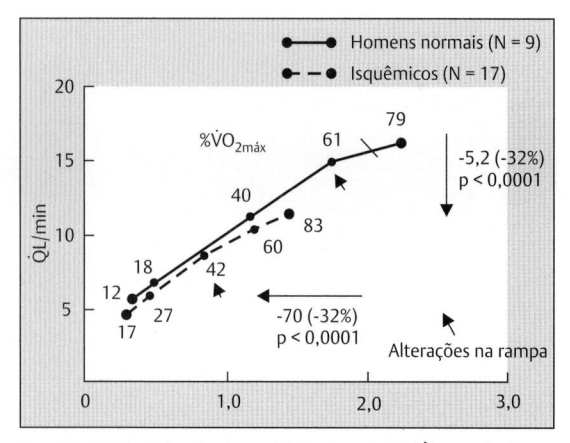

Fig. 11-3-51. Relação entre débito cardíaco ($\dot{Q}$) em L/min e consumo de O_2 ($\dot{V}O_2$ em L/min) em homens normais e em pacientes com cardiopatia isquêmica. (Reproduzida com permissão de Bruce RA *et al.*)[218]

- Homens cardiopatas

$$\dot{Q} = \dot{V}O_2 \times \text{peso} \times 0,0046 + 3,1 \ (r = 0,93)$$

Para determinação do débito sistólico temos que aplicar a seguinte correlação:

$$\dot{Q} = DS \times FC, \text{ logo } DS = Q/FC \text{ (mL/batimento)}$$

Os valores normais estimados para o DS podem ser obtidos através das seguintes equações:

- Homens sadios

$$DS = 112 - 0,363 \times (\text{idade})$$

- Mulheres sadias

$$DS = 74 - 0,172 \times (\text{idade})$$

McDonough *et al.*, ao estudarem o débito cardíaco em coronariopatas, concluíram que a queda do débito cardíaco foi a principal alteração hemodinâmica durante o esforço. A redução do desempenho do ventrículo esquerdo decorrente da isquemia, refletida pela diminuição do débito sistólico e pelo aumento da pressão arterial pulmonar, parece ser o fator limitante do débito cardíaco (**Fig. 11-3-51**).[217]

CONSUMO DE OXIGÊNIO PELO MIOCÁRDIO (M$\dot{V}O_2$)

Na busca continuada de índices que permitam a melhor avaliação de pacientes coronariopatas, faz-se necessária a distinção entre trabalho externo (realizado pelo sistema musculoesquelético) e trabalho interno, representado pelo desempenho mecânico do coração. Este, devido ao metabolismo aeróbico do coração,[219] está diretamente relacionado com o consumo de oxigênio pelo miocárdio (M$\dot{V}O_2$).[220]

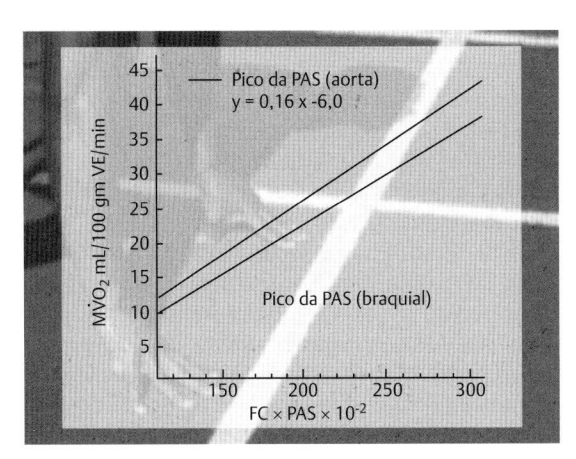

Fig. 11-3-52. Correlação entre o consumo de O_2 pelo miocárdio (M) e o produto da FC pela PAS, obtida em indivíduos jovens sadios durante testes ergométricos na esteira. (Modificada de Hellerstein HK et al.[86])

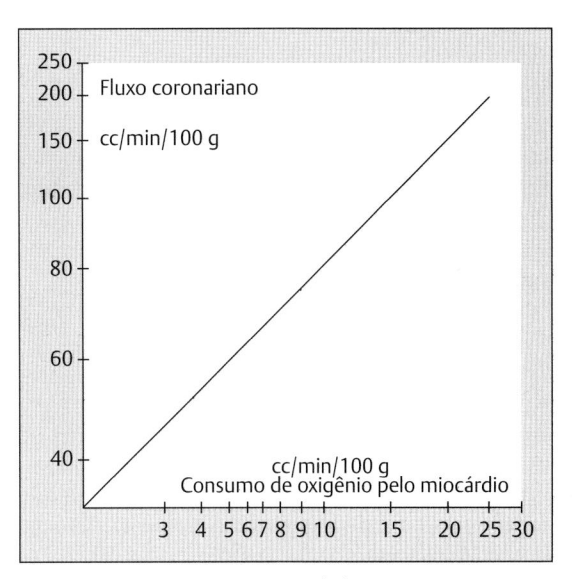

Fig. 11-3-53. Em repouso, o miocárdio extrai praticamente todo o oxigênio trazido pelo sangue a cada ciclo. Dessa forma, durante o esforço é necessário que o fluxo coronariano aumente linearmente com o aumento da demanda de oxigênio pelo miocárdio. (Modificada de Ellestad MH.[22])

Quanto ao trabalho externo (representado pelo $\dot{V}O_2$), foi verificado que sua capacidade de avaliar o desempenho cardíaco é reduzida,[221] sendo que não existe correlação direta entre o $M\dot{V}O_2$ e o $\dot{V}O_{2máx}$.[222] O $M\dot{V}O_2$ não pode ser medido diretamente por técnicas não invasivas, entretanto, pode ser estimado através de dois dos seus principais fatores determinantes: frequência cardíaca e tensão intramiocárdica (**Fig. 11-3-52**).

Sarnoff foi um dos primeiros a se dedicar ao estudo do $M\dot{V}O_2$, tendo concluído, em suas experiências com cães, que o melhor índice para determinação do $M\dot{V}O_2$ é o índice tensão × tempo (ITT), obtido pela planimetria da área da curva de pressão do VE.[223]

Foi observado por outros autores[224,225] que existe correlação linear entre o $M\dot{V}O_2$ e o fluxo sanguíneo miocárdico (MBF). Posteriormente foi verificado que o produto da $FC_{máx}$ pela $PAS_{máx}$, conhecido como Duplo Produto (DP) reproduzia com grande correlação os dados obtidos pela medida direta do $M\dot{V}O_2$ (**Fig. 11-3-53**). Nelson verificou boa correlação do DP com o $M\dot{V}O_2$ tanto em medida direta da PA (r = 0,88) quanto na medida indireta (r = 0,85); tendo verificado, também, que a diferença A-V de O_2 nas coronárias aumenta quando aumenta o DP.[226] Amsterdan ressalta que apesar da boa correlação entre o DP obtido com medida indireta da PAS (pressão braquial) e o DP obtido com medida direta da PAS, os valores absolutos obtidos indiretamente são maiores, pois a PA braquial é maior (em razão do efeito de somação de ondas de pressão incidentes e refletidas).[219]

Na prática utiliza-se o Duplo Produto (Frequência Cardíaca × Pressão Arterial Sistólica) para a medida indireta do $M\dot{V}O_2$, em função da boa correlação desse índice com os valores obtidos com medidas diretas.

Equações para Determinações do $M\dot{V}O_2$

$$DP = PAS_{máx} \times FC_{máx} \text{ (mm Hg.bpm)}$$

$$M\dot{V}O_2 = DP \times 0{,}0014 - 6{,}3 \text{ (mLO}_2/100 \text{ gVE/min)}$$
[Hellerstein][227]

$$M\dot{V}O_2 = (0{,}24 \times FC_{máx}) + (0{,}16 \times PAS_{máx}) - 29{,}9$$
$$(\text{mLO}_2/100 \text{ gVE/ min})^{228}$$

$$M\dot{V}O_2 = 0{,}18 \, (FC_{máx} \times PAS_{máx} \times 0{,}01) - 11{,}54$$
$$(\text{mLO}_2/100 \text{ gVE/ min})^{226}$$

Em nossa rotina temos utilizado apenas as duas primeiras fórmulas, sendo que para a equação de Hellerstein pode-se calcular o déficit aeróbico do miocárdio (MAI) através da seguinte relação:

$$MAI = (M\dot{V}O_2\text{previsto} - M\dot{V}O_2\text{alcançado}/ M\dot{V}O_2\text{previsto}) \times 100$$

onde

$$M\dot{V}O_2\text{previsto} = 364 - (\text{idade}) \times 0{,}58$$

Rafiea *et al.* definiram a Reserva de Duplo Produto (RDP) como a diferença entre o duplo produto no pico do esforço e o duplo produto em repouso:[225]

$$RDP = ([FC_{máx} \times PAS_{máx}] - [FC_{repouso} \times PAS_{repouso}])$$

Foram estudados 1.759 pacientes masculinos na faixa etária de 57 12 anos, que foram seguidos por 5,4 ± 2,1 anos, período em que ocorreram 153 mortes, das quais 53 de origem cardiovascular (34%). Os autores verificaram que este índice, RDP, quando menor que 10.000 mm Hg.bpm, mostrou maior poder prognóstico para uma evolução desfavorável do que o número de METs alcançado, do que a $FC_{máx}$ ou mesmo que a recuperação da FC no pós-esforço.

Relação $M\dot{V}O_2$ × Isquemia Miocárdica

A relação entre o $M\dot{V}O_2$ e a isquemia está representada na **Figura 11-3-54,** que mostra a cascata isquêmica. Existe um limiar isquêmico (valor do duplo produto em que ocorre o fenômeno isquêmico) relativamente fixo para cada indivíduo, sendo reprodutível e independente do tipo e da duração do exercício. Dessa forma o DP mostra-se um índice confiável na avaliação longitudinal de um mesmo paciente, refletindo as alterações desencadeadas pelas intervenções medicamentosas, cirúrgicas, ou mesmo pela deterioração do quadro clínico.[229,230]

Eventualmente alguns pacientes hipertensos podem apresentar duplo produto elevado, apresentando características eletrocardiográficas de isquemia, porém, sem apresentar DAC. O $M\dot{V}O_2$ muito elevado (pacientes com resposta pressórica acentuada) tem sido descrito como causa de padrão eletrocardiográfico de isquemia induzida pelo esforço, sem constatação de doença coronariana.[231]

Fornitano *et al.* analisaram, retrospectivamente, 246 pacientes que haviam sido submetidos a teste ergométrico num período máximo de 30 dias antes do estudo cineangiocoronariográfico por suspeita de coronariopatia obstrutiva.[232] Desses pacientes, 165 tiveram teste ergométrico positivo. Com base nos dados obtidos dessa investigação, os autores verificaram que o duplo produto elevado (acima de 30.000 mm Hg.bpm) constituiu-se em uma variável importante para prever a ausência de coronariopatia obstrutiva significante em indivíduos com teste ergométrico positivo, podendo tornar-se ferramenta útil na tomada de decisão clínica (**Tabela 11-3-13**).

O uso de drogas como nitratos e betabloqueadores reduz o duplo produto e retarda o tempo para ser alcançado o limiar de angina; permitindo que o paciente realize maior carga de esforço no ergômetro (**Fig. 11-3-55**). Este fenômeno deve-se à ação primária das drogas sobre os fatores determinantes do $M\dot{V}O_2$, e não a um aumento da perfusão miocárdica.[233]

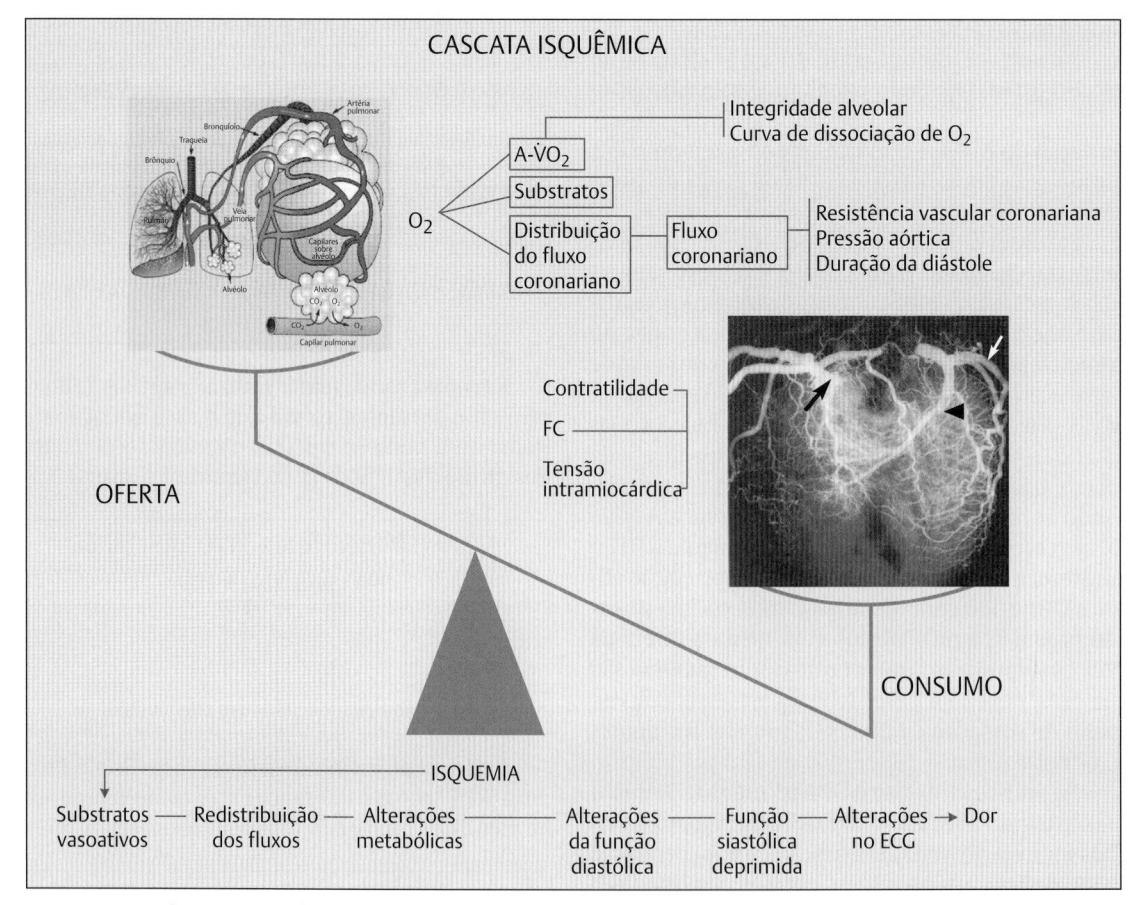

Fig. 11-3-54. Relação entre a oferta e o consumo de oxigênio pelo miocárdio no desencadeamento da isquemia.

Tabela 11-3-13. Distribuição das frequências de pacientes de acordo com o valor do duplo produto e a presença ou não de doença arterial coronariana de grau importante à cinecoronariografia

	DAC leve ou ausente	DAC importante	Total
DP > 30.000 mm Hg.bpm	12	38	50
DP < 30.000 mm Hg.bpm	56	59	115
Total	68	97	165

DP = duplo produto; DAC = doença arterial coronariana; teste exato de Fischer (P = 0,0034).

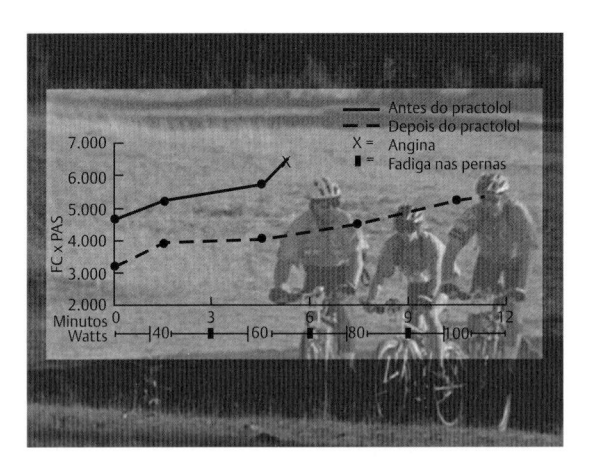

Fig. 11-3-55. Duplo produto obtido num teste em bicicleta ergométrica de um paciente coronariopata antes e após uso de practalol. Observa-se que o duplo produto é atenuado com o uso da droga, resultando em aumento do tempo de duração do exercício. A interrupção do segundo teste foi por fadiga muscular e não por angina, como no primeiro teste. (Reproduzida com permissão de Amsterdan EA et al.[219])

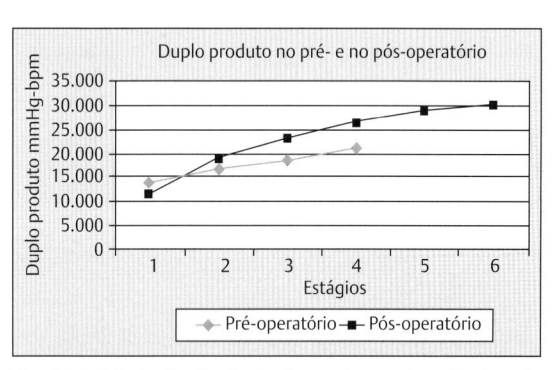

Fig. 11-3-56. Avaliação do duplo produto pré e pós-cirurgia de revascularização miocárdica. Após a cirurgia se pode observar aumento da duração do exercício, elevação do duplo produto e abolição da angina.

Os efeitos da revascularização miocárdica nos determinantes do $M\dot{V}O_2$ são substancialmente diferentes dos efeitos secundários das drogas. Estando pérvias as pontes coronarianas, verifica-se que ocorre aumento do $M\dot{V}O_2$ e do $\dot{V}O_{2máx}$. No caso de ocorrer angina, esta acontecerá a um nível de duplo produto superior ao obtido antes da cirurgia (**Fig. 11-3-56**).[234] Tem sido utilizado o parâmetro de duplo produto igual ou superior a 25.000 mm Hg.bpm como indicativo de perviedade das pontes.[235]

Para pacientes submetidos à trombólise pós-IAM, Villella et al. verificaram que um duplo produto inferior a 21.700 mm Hg.bpm é um índice preditivo de maior taxa de mortalidade num período de 6 meses após o procedimento.[236]

DETERMINAÇÃO DA APTIDÃO CARDIORRESPIRATÓRIA E DA CLASSE FUNCIONAL

Uma vez determinado o $\dot{V}O_{2máx}$ podem-se utilizar tabelas para classificar os indivíduos de acordo com a aptidão cardiorrespiratória e a capacidade funcional.

As tabelas de aptidão cardiorrespiratória mais utilizadas têm sido a da American Heart Association[237] e a do Prof. K. Cooper.[238] Ambas utilizam o $\dot{V}O_{2máx}$ obtido no teste ergométrico, porém, referem-se a uma população com características diferentes da nossa.

A fim de obtermos uma classificação da aptidão cardiorrespiratória que melhor reproduzisse o perfil de nossa população, estudamos um grupo de 1.300 indivíduos normais.[239] Como a grande maioria dos serviços de ergometria ainda não dispõe do equipamento de medida direta do $\dot{V}O_{2máx}$, simplificamos nossa tabela utilizando o tempo de exame como fator discriminativo. A limitação da classificação ora apresentada é que sua aplicação direta é apenas para os testes em esteira pelo protocolo de Bruce (**Tabelas 11-3-14** a **11-3-16**).

Tabela 11-3-14. Classificação da aptidão cardiorrespiratória

Mulheres	Consumo máximo de oxigênio mL.kg^{-1}.min^{-1}				
Idade (anos)	Muito fraca	Fraca	Razoável	Boa	Excelente
20-29	24	24-30	31-37	38-48	49 +
30-39	20	20-27	28-33	34-44	45 +
40-49	17	17-23	24-30	31-41	42 +
50-59	15	15-20	21-27	28-37	38 +
60-69	13	13-17	18-23	24-34	35 +
Homens	Consumo máximo de oxigênio mL.kg^{-1}.min^{-1}				
Idade (anos)	Muito fraca	Fraca	Razoável	Boa	Excelente
20-29	25	25-33	34-42	43-52	53 +
30-39	23	23-30	31-38	39-48	49 +
40-49	20	20-26	27-35	36-44	45 +
50-59	18	18-24	25-33	34-42	43 +
60-69	16	16-22	23-30	31-40	41 +

Exercise testing and training of apparently healthy individuals: A handbook for physicians Dallas: American Heart Association, 1972.[237]

Tabela 11-3-15. Classificação de aptidão cardiorrespiratória segundo Cooper[238]

Homens	Consumo máximo de oxigênio mL.kg^{-1}.min^{-1}					
Faixa etária	Muito fraca	Fraca	Regular	Boa	Excelente	Superior
13-19	– 35	35,1-38,3	38,4-45,1	45,2-50,9	51,0-55,9	+ 56,0
20-29	– 33	33,1-36,4	36,5-42,4	42,5-46,4	46,5-52,4	+ 52,5
30-39	– 31,5	31,6-35,4	35,5-40,9	41,0-44,9	45,0-49,4	+ 49,5
40-49	– 30,2	30,3-33,5	33,6-38,9	39,0-43,7	43,8-48,0	+ 48,1
50-59	– 26,1	26,2-30,9	31,0-35,7	35,8-40,9	41,0-45,3	+ 45,4
+60	– 20,5	20,6-26,0	26,1-32,2	32,3-36,4	36,5-44,2	+ 44,3
Mulheres	Consumo máximo de oxigênio mL.kg-1.min-1					
Faixa etária	Muito fraca	Fraca	Regular	Boa	Excelente	Superior
13-19	– 25	25,1-30,9	31,0-34,9	35,0-38,9	39,0-41,9	+ 42,0
20-29	– 23,6	23,7-28,9	29,0-32,9	33,0-36,9	37,0-40,9	+ 41,0
30-39	– 22,8	22,9-26,9	27,0-31,4	31,5-35,6	35,7-40,0	+ 40,1
40-49	– 21,0	21,1-24,4	24,5-28,9	29,0-32,8	32,9-36,9	+ 37,0
50-59	– 20,2	20,3-22,7	22,8-26,9	27,0-31,4	31,5-35,7	+ 35,8
+60	– 17,5	17,6-20,1	20,2-24,4	24,5-30,2	30,3-31,4	+ 31,5

Tabela 11-3-16. Classificação de aptidão cardiorrespiratória segundo Åstrand[175]

Homens	$\dot{V}O_{2máx}$ em mL.kg^{-1}.min^{-1}				
Faixa etária	Muito fraca	Fraca	Regular	Boa	Excelente
20-29	– 38	39/43	44/51	52/56	57 +
30-39	– 34	35/39	40/47	48/51	52 +
40-49	– 30	31/35	36/43	44/47	48 +
50-59	– 25	26/31	32/39	40/43	44 +
60-69	– 21	22/26	27/35	36/39	40 +
Mulheres	$\dot{V}O_{2máx}$ em mL.kg^{-1}.min^{-1}				
Faixa etária	Muito fraca	Fraca	Regular	Boa	Excelente
20-29	– 28	29/34	35/43	44/48	49 +
30-39	– 27	28/33	34/41	42/47	48 +
40-49	– 25	26/31	32/40	41/45	46 +
50-65	– 21	22/28	29/36	37/41	42 +

Classe Funcional

O teste ergométrico também tem sido utilizado para determinar a classe funcional dos indivíduos, havendo correlação entre o $\dot{V}O_{2máx}$ e a classe funcional da New York Heart Association (**Fig. 11-3-57**).[240]

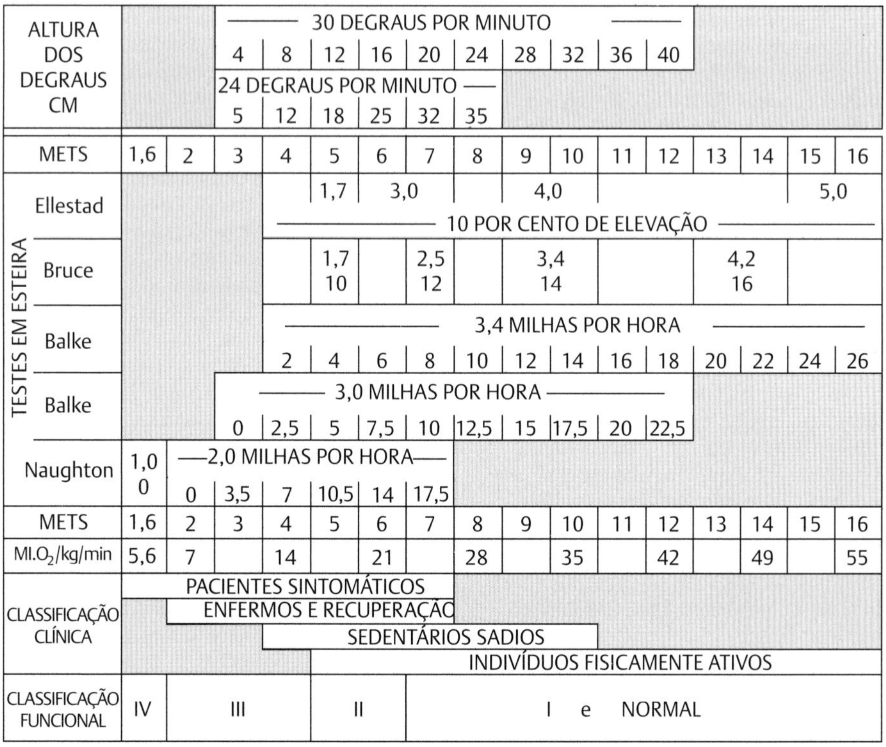

Fig. 11-3-57. Relação entre o consumo de O_2 ($\dot{V}O_{2máx}$) obtido nos diversos protocolos de ergometria e a classificação funcional clínica. (Reproduzida com permissão de Fox SM 3rd et al).[82]

REFERÊNCIAS BIBLIOGRÁFICAS

1. Åstrand I, Åstrand PO, Christensen EH, Hedman R. Circulatory and respiratory adaptation to severe muscular work. Acta Physiol Scand. 1960;50:254-8.
2. Asmussen E, Hemmingsen I. Determination of maximum working capacity at different ages in work with the legs or with the arms. Scand J Clin Lab Invest. 1958;10:67-71.
3. Alpert BS, Dover V, Booker DL, Martin AM, Strong WB. Blood pressure response do dynamic exercise in healthy children black vs white. Pediatrics 1981;99(4):556-60.
4. Blair SN. Behavorial health: a handbook of health enhancement and disease prevention. In: Matarazzo JD et al.(eds.) New York: John Wiley & Sons, 1984. p. 438.
5. Jouven X, Schwartz PJ, Scolano S, et al. Excessive heart rate increase during mild mental stress in preparation for exercise predicts sudden death in the general population. Eur Heart J. 2009;30(14);1703-10.
6. Ingelsson E, Larson MG, Vasan RS, O'Donnell CJ, et al. Heritability, linkage, and genetic associations of exercise treadmill test responses. Circulation. 2007;115:2917-24.
7. Åstrand I, Åstrand PO, Rodhal K. Maximal heart rate during work in older men. J Appl Physiol. 1959;14:562-6.
8. Kostis JB, Moreyra AE, Amendo MT, et al. The effect of age on heart rate in subjects free of heart disease. Circulation. 1982;65(1):141-5.
9. Profant GR, Early RG, Nilson KL, Kusumi F, Hofer V, Bruce RA. Responses to maximal exercise in healthy middle aged women. J Appl Physiol. 1972;33(5):595-9.
10. Karvonen JJ, Kentala E, Mustala O. The effects of training on heart rate. A "longitudinal" study. Ann Med Exp Biol Fenn. 1957;35:307.
11. Jones NL, Campbell EJM, Edwards RHT, Robertson DG. Clinical exercise testing. Philadelphia: WB Saunders, 1975. p. 12.
12. Hossack KF, Kusumi F, Bruce RA. Approximate normal standards of maximal cardiac output during upright exercise in women. Am J Cardiol. 1981;47:1080-6.
13. Sheffield LT, Holt JH, Reeves TJ. Exercise graded by heart rate in electrocardiographic testing for angina pectoris. Circulation. 1965;32:622-9.
14. Calvert AF, Bernstein L, Bailey IK. Physiological responses, to maximal exercise in a normal Australian population-comparative values in patients with anatomically defined coronary artery diseases. Aust N Z J Med. 1977 Oct;7(5):497-506.
15. Tanaka H, Monahan KD, Seals DR. Age-predicted maximal heart rate revisited. J Am Coll Cardiol. 2001 Jan;37(1):153-6.
16. Araújo CGS, Pinto VLM. Maximal heart rate in exercise tests on treadmill and in a cycloergometer of lower limbs. Arq Bras Cardiol. 2005;85(1):45-50.
17. Pollock ML, Bohannon RL, Cooper KH, Ayres JJ, Ward A, White SR, et al. A comparative analysis of four protocols for maximal treadmill stress testing. Am Heart J. 1976 July;92(1):39-46.
18. Whinnery JE, Froelicher VF, Stewart AL, Longo MR, Treibwasser JH. The electrocardiographic response to maximal treadmill exercise of an assymptomatic man with right bundle branch block. Chest. 1977;71(3):335-40.
19. Ekblom B, Åstrand PO, Saltin B, Stenberg J, Wallstrom B. Effect of training on circulatory response to exercise. J Appl Physiol. 1968;24(4):518-28.
20. Bruce RA. Principles of exercise testing. In: Naughton J, Hellerstein HK, Moler IC (Eds.) Exercise testing and exercise training in coronary heart disease. New York: Academic Press, 1973. p. 46.
21. Papadopoulou SD, Papadopoulou SK, Alipasali F, Hatzimanouil D. Validity of prediction equations of maximal heart rate in physically active female adolescents and the role of maturation. Medicin. 2019;55:735-43.
22. Ellestad MH. Stress testing. Principles and practic, 2nd Edition. Philadelphia: FA Davis Company, 1980.
23. Araujo WB, Araujo PP, Weaver GEC, Alves LN, Cabizuca SV, Albanesi FM, et al. Avaliação da resposta pressórica ao esforço: dados normais da população brasileira. Arq Bras Cardiol. 1983;41(supl. 1):61.
24. Araujo WB. Parâmetros hemodinâmicos e metabólicos avaliados pela ergometria. In: Araujo WB. Ergometria, reabilitação cardiovascular & cardiologia desportiva. Rio de Janeiro: Revinter, 2011. p. 89-132.
25. Godinho LCP, Araujo P, Araujo WB, Gomes, PF, Mazzini RC, Moll J. Avaliação das respostas cronotrópica e inotrópica ao esforço, em mulheres normais. Arq Bras Cardiol. 1985;XLV(supl. 1):116.
26. Weaver GEC, Araujo WB, Araujo PP, Moll JN. Obtenção de curvas normais de resposta cronotrópica ao esforço. Trabalho apresentado no XXXIX Congresso Brasileiro de Cardiologia, 1983.
27. Besser HW, Guedes R, Silva JAF. O teste ergométrico na astenia neurocirculatória. Arq Bras Cardiol. 1981;XXXVII (supl. 1):96.
28. Bangalore S, Yao SS, Chaudry FA. Comparison of heart rate reserve versus 85% of age-predicted maximum heart rate as a measure of chronotropic response in patients undergoing dobutamine stress echocardiography. Am J Cardiol. 2006;97(5):742-7.
29. Dobre D, Zannad F, Keteyian SJ, et al. Association between resting heart rate, chronotropic index, and long-term outcomes in patients with heart failure receiving β-blocker therapy: data from the HF-ACTION trial. Eur Heart J. 2013;34(29):2271-80.
30. Elhendy A, Mahoney DW, Khandheria BK, et al. Prognostic significance of impairment of heart rate response to exercise: impact of left ventricular function and myocardial ischemia. J Am Coll Cardiol. 2003;42:823.
31. Wilkoff BL, Miller RE. Exercise testing for chronotropic assessment. Cardiol Clin. 1992;10:705-17.
32. Lauer MS, Miller TD. The exercise treadmill test: Estimating cardiovascular prognosis. Cleveland Clinic Journal of Medicine. 2008;75(6):424-30.
33. Lauer MS, Okin PM, Larson MG, et al. Impaired heart rate response to graded exercise. Prognostic implications of chronotropic incompetence in the Framingham Heart Study. Circulation. 1996;93:1520-6.

34. Hinkle LE, Carver ST, Plakun A. Slow heart rates and increased risk of cardiac death in middle-aged mend. Arch Int Med. 1972;129:732.
35. Katritsis D, Camm AJ. Chronotropic incompetence: a proposal for definition and diagnosis. BR Heart J. 1993;70:400-2.
36. Okin PM, Lauer MS, Kligfield P. Chronotropic response to exercise. Improved performance of ST-segment depression criteria after adjustment for heart rate reserve. Circulation. 1996;94:3226-31.
37. Lauer MS, Francis GS, Okin PM, Pashkow FJ, et al. Impaired chronotropic response to exercise stress testing as a predictor of mortality. JAMA. 1999;281:524-9.
38. Ellestad MH, Wan MK. Predictive implications of stress testing: follow-up of 2700 subjects after maximum treadmill stress testing. Circulation. 1975;51:363-9.
39. Chaitman BR. Abnormal heart rate responses to exercise predict increased long-term mortality regardless of coronary disease extent. The question is why? J Am Coll Cardiol. 200342(5):839-41.
40. Lauer MS, Mehta R, Pashkow FJ, Okin P, et al. Association of chronotropic incompetence with echocardiographic ischemia and prognosis. J Am Coll Cardiol. 1998;32:1280-6.
41. Myers J, Kaminsky LA, Lima R, Christle JW, et al. A reference equation for normal standards for VO_2 max: analysis from the Fitness Registry and the Importance of Exercise National Database (FRIEND Registry). Progr Cardiovasc Dis. 2017;60:21-49.
42. Adabaq S, Granditis GA, Prineas RJ, Crow RS, et al. Relation of heart rate parameters during exercise test to sudden death and all-cause mortality in asymptomatic men. Am J Cardiol. 2008;101(10):1437-43.
43. Savonen KPA, Lakka TAA, Laukannenn JA, et al. Usefulness of chronotropic incompetence in response to exercise as a predictor of myocardial infarction in middle-aged men without cardiovascular disease. Am J Cardiol. 2008;101(7):992-8.
44. Khan MN, Pothier CE, Lauer MS. Chronotropic incompetence as a predictor of death among patients with normal electrograms taking beta blockers (Metoprolol or Atenolol). Am J Cardiol. 2005;96(9):1328-33.
45. Azarbal B, Hayes SW, Lewin HC, et al. The incremental prognostic value of percentage of heart rate reserve achieved over myocardial perfusion single-photon emission computed tomography in the prediction of cardiac death and all-cause mortality: superiority over 85% of maximal age-predicted heart rate. J Am Coll Cardiol. 2004;44:423.
46. Dewey FE, Freeman JV, Engel G, Oviedo R, et al. Novel predictor of prognosis from exercise stress testing: Heart rate variability response to the exercise treadmill test. Am Heart J. 2007;153(2):281-8.
47. Jae S, Fernhall B, Heffernan K, Kang M, Lee M-K, Choi YH. Chronotropic response to exercise testing is associated with carotid atherosclerosis in healthy middle-aged men. European Heart Journal. 2006;27(8):954-59.
48. Duarte CV, Myers J, Araujo CGS. Exercise heart rate gradient: A novel index to predict all-cause mortality. Europ J Preven Cardiol. 2015;22(5):629-35.
49. Wang S, Muller J, Goeder D, Araujo CGS, Silva CG, Myers J. Effect of beta-blocker use on exercise heart rate gradient and reclassification of mortality risk in patients referred for exercise testing. Am J Cardiol. 2020;130:152-6.
50. Peçanha T, Silva-Júnior ND, Forjaz CL. Heart rate recovery: autonomic determinants, methods of assessment and association with mortality and cardiovascular diseases. Clin Physiol Funct Imaging. 2014;34(5):327-39.
51. Pierpont GL, Stolpman DR, Gornick CC. Heart rate recovery post-exercise as an index of parasympathetic activity. J Auton Nerv Syst. 2000;80(3):169-74.
52. Cole CR, Blackstone EH, Pashkow FJ, Snader CE, Lauer MS. Heart-rate recovery immediately after exercise as a predictor of mortality. N Engl J Med. 1999;341:1351-7.
53. Watanabe J, Thamilarasan M, Blackstone EH Tomas JD, Lauer MS. Heart rate recovery immediately after treadmill exercise and left ventricular systolic dysfunction as predictor of mortality: the case of stress echocardiography. Circulation. 2001;104(16):1911-6.
54. Gera N, Taillon LA, Ward RP. Usefulness of abnormal heart rate recovery on exercise stress testing to predict high-risk findings on single-photon emission computed tomography myocardial perfusion imaging in men. Am J Cardiol. 2009;103(5):611-4.
55. Jae SY, Kurl S, Laukkanen JA, Yoon ES, Choi YH, Fernhall B, et al. Relation of heart rate recovery after exercise testing to coronary artery calcification. Ann Med. 2017;49(5):404-10.
56. Aijaz B, Squires RW, Thomas RJ, Johnson BD, Allison TG. Predictive value of heart rate recovery and peak oxygen consumption for long-term mortality in patients with coronary heart disease. Am J Cardiol. 2009;103(12):1641-6.
57. Sydó N, Sydó T, Gonzalez KAC, Hussain N. Prognostic performance of heart rate recovery on an exercise test in a primary prevention population. J Am Heart Assoc. 2018 Mar 26;7(7):e008143.
58. Jouven X, Empana JP, Schwartz PJ, Desnos M, Courbon D, Ducimetière P. Heart-rate profile during exercise as a predictor of sudden death. N Engl J Med. 2005;352(19):1951-8.
59. Yang IH, Hwang HJ, Jeon HK, Sohn IS, et al. Slow heart rate recovery is associated with increased exercise-induced arterial stiffness in normotensive patients without overt atherosclerosis. J Cardiovasc Imaging. 2019 July;27(3):214-23.
60. Kim H, Cho SH, Cho KI, Kim BJ, et al. Blunted heart rate recovery is associated with coronary artery spasm in patients with suspected vasospastic angina. Clin Hypertens. 2017 Dec 12;23:24.
61. Dogan U, Duzenli MA, Ozdemir K, Gok H. Blunted heart rate recovery is associated with exaggerated blood pressure response during exercise testing. Heart and Vessels 2013;28(6):750-6.

62. Polónia J, Amaral C, Bertoquini S, Martins L. Attenuation of heart rate recovery after exercise in hypertensive patients with blunting of the night time blood pressure fall. Intnl J Cardiol. 2006;106(2):238-43.
63. Curtis BM, O'Keefe Jr JH. Autonomic tone as a cardiovascular risk factor: the dangers of chronic fight or flight. Mayo Clin Proc. 2002;77(1):45-54.
64. Skaluba SJ, Litwin SE. Doppler-derived left ventricular filling pressures and the regulation of heart rate recovery after exercise in patients with suspect coronary artery disease. Am J Cardiol. 2005;95:832-7.
65. Nanas S, Nanas M, Dimopoulos S, et al. Early heart rate recovery after exercise predicts mortality in patients with chronic heart failure. Int J Cardiol. 2006;110(3):393-400.
66. Chang RY, Tsai HL, Hsiao PG, Tan CW, Lee CP, Chu IT, et al. Association between heart rate recovery after exercise and renal function in patients referred for treadmill exercise test. PLoS One. 2019 Sep 6;14(9):e0222236.
67. Nissinen SI, Mäkikallio TH, Seppänen T, Tapanainen JM, et al. Heart rate recovery after exercise as a predictor of mortality among survivors of acute myocardial infarction. Am J Cardiol. 2003;91:711-3.
68. Hao SC, Chai A, Kligfield P. Heart recovery response to symptom-limited treadmill exercise after cardiac rehabilitation in patients with coronary artery disease with and without recent events. Am J Cardiol. 2002;90:763-5.
69. Höchsmann C, Dorling JL, Apolzan JW, Johannsen NM, et al. Effect of different doses of supervised aerobic exercise on heart rate recovery in inactive adults who are overweight or obese: results from E-MECHANIC. Eur J Appl Physiol. 2019 Sep;119(9):2095-103.
70. Qiu S, Cai X, Sun Z, Li L, Zuegel M, Steinacker JM, et al. Heart rate recovery and risk of cardiovascular events and all-cause mortality: a meta-analysis of prospective cohort studies. J Am Heart Assoc. 2017 May 9;6(5):e005505.
71. Andersen KL, Shephard RJ, Denolin H, Varnauskas E, Masironi R. Fundamentals of exercise testing. Geneva: WHO, 1971.
72. Schrager B, Ellestad MH. The importance of blood pressure measurement during exercise testing. Cardiov Rev Report. 1983;4(3):381-93.
73. Karlefors T, Nilsen R, Westling H. On the accuracy of indirect auscultatory blood pressure measurements during exercise. Acta Med Scand. 1968;449(suppl):81-7.
74. Kirkendall WM, Feinleib M, Freis ED, Mark AL. Recommendations for human blood pressure determination by sphygmomanometers. Subcommittee of the AHA Postgraduate Education Committee. Circulation. 1980 Nov;62(5):1146A-1155A.
75. Henschel A, Vega F, Taylor HL. Simultaneous direct and indirect blood pressure measurements in man at rest and work. J Appl Physiol 1954; 6:506-8.
76. Mallion JM, Debru JL, Doyon B, Morin B, Perdrix A, Cau G. Devenir dans le temps du profil tensionnel d'effort de sujets qui présentent une hypertension artérielle labile. Arq Mal Coeur. 1979;73:39-45.
77. Glasser SP, Ramsey III MR. An automated system for blood pressure determination during exercise. Circulation. 1981;63(2):348-53.
78. Naughton JP. Exercise testing may help refine the classification of hypertensive subjects. Inter J Cardiol. 1982;1:383-5.
79. Bruce RA. Principles of exercise testing. Virginia: Arlie House, Conference Center Arlie, 1972.
80. Levites R, Baker T, Anderson G. The significance of hypotension developing during treadmill exercise testing. Am Heart J. 1978;95:747-53.
81. Palatini P. Exercise haemodynamics: field versus laboratory tests. Blood Monitor Press 1997;2:133-7.
82. Fox SM 3rd, Naughton JP, Haskell WL. Physical activity and the prevention of coronary heart disease. Ann Clin Res. 1971;3(6):404-32.
83. Nigro DR, Bendersky M, Piernas JM, Ingratta RA, Esquinasy S, Baldino C, et al. Comportamiento de las cifras tensionales frente al esfuerzo estandarrizado en sujetos normales segun sexo y edad. Rev FA Cordoba. 1982;XI(1):23-90.
84. Araujo WB. Avaliação da pressão arterial em indivíduos aparentemente normais durante o teste ergométrico. Tese de Mestrado. Rio de Janeiro: UERJ, 1986.
85. Gallardo ER, Adaglio IM, Pérrigo DT, Nigro DRA. Pendientes de tension arterial sistólicas y diastólicas, en sujetos normotensos, frente al esfuerzo graduado, segun grupos etareos y sexo. Rev. Fac. Cienc Med Cordoba. 1982;40:25-39.
86. Hellerstein HK, Hirsch EZ, Ader R, Greenblott N, Siegel M. Principles of exercise prescription for normals and cardiac subjects. Virginia: Arlie House, Conference Center Arlie, 1972.
87. Forjaz CLM, Tinucci T, Ortega KC, Santaella DF, et al. Factors affecting post-exercise hypotension in normotensive and hypertensive humans. Blood Press Monit. 2000;5(6):255-62.
88. Paffenbarger RS, Lee I-Min. Intensity of physical activity to incidence of hypertension and all-cause mortality: an epidemiologic view. Blood Press Monit. 1997;2:115-23.
89. Keller K, Stelzer K, Olstad A, Post F. Impact of exaggerated blood pressure response in normotensive individuals on future hypertension and prognosis: Systematic review according to PRISMA guideline. Adv Med Sci. 2017;62(2):317-29.
90. Dlin RA, Hanne N, Silverberg DS, Bar-Or O. Follow-up of normotensive men with exaggerated blood pressure response to exercise. Am Heart J. 1983;106(2):316-20.
91. Wilson NV, Meyer BM. Early prediction of hypertension using exercise blood pressure. Prev Med. 1981;10(1):62-8.
92. Miller-Craig M, Balkasubramanian V, Mann S. Use of graded exercise testing in assessing the hypertensive patient. Clin Cardiol. 1980;3:236-40.
93. Côté CE, Rhéaume C, Poirier P, Després JP. Deteriorated cardiometabolic risk profile in individuals with excessive blood pressure response

to submaximal exercise. Am J Hypertens. 2019 Sep 24;32(10):945-52.
94. Tsioufis C, Kasiakogias A, Tsiachris D, Kordalis A, Thomopoulos C, Giakoumis M, et al. Metabolic syndrome and exaggerated blood pressure response to exercise in newly diagnosed hypertensive patients. Eur J Prev Cardiol. 2012 June;19(3):467-73.
95. Zanettini JO. Resposta hipertensiva no teste ergométrico: critérios diagnósticos e desempenho prognóstico de hipertensão arterial e alterações cardíacas. Tese de Doutorado. Universidade Federal do Rio Grande do Sul, 2008.
96. Boutcher YN, Boutcher SH. Exercise intensity and hypertension: what's new? J Hum Hypertens. 2017 Mar;31(3):157-64.
97. Karabulut M, Lopez JA, Karabulut U. Aerobic training session length affects arterial elasticity. Clin Physiol Funct Imaging. 2020 Jan;40(1):14-20.
98. Chang JH, Choi SY, Yoon MH, Hwang GS, Shin JH, Tahk SJ, et al. Endothelial dysfunction in patients with exagerated blood pressure response during treadmill test. Clin Cardiol. 2004;27:421-5.
99. Tzemos N, Lim PO, MacDonald TM. Is exercise blood pressure a marker of vascular endothelial function? Q J Med. 2002;95:423-9.
100. Singh JP, Larson MG, Manolio TA, O'Donnell CJ, et al. Blood pressure response during treadmill testing as a risk factor for new-onset hypertension. Circulation. 1999;99:1831-6.
101. Oliveira LB, Cunha AB, Martins WA, Abreu RFS, et al. Monitorização ambulatorial da pressão arterial e pressão casual em hiper-reatores ao esforço. Arq Bras Cardiol. 2007;88(5):565-72.
102. Iskandrian AS, Heo J. Exaggerated systolic blood pressure response to exercise: a normal variant or a hyperdynamic phase of essential hypertension? Int J Cardiol. 1988;18:207-17.
103. Zachariah PK. Is exercise-induced exacerbated blood pressure response a predictor of hypertension? Int J Cardiol. 1988;18:219-21.
104. Mundal R, Kjeldsen SE, Sandvik L, Eriksen G, et al. Predictors of 7-year changes in exercise blood pressure: effects of smoking, physical fitness and pulmonary function. J Hypertens. 1997;15:245-9.
105. Kjeldsen SE, Mundal R, Sandvik L, Eriksen G, et al. Exercise blood pressure predicts cardiovascular death and myocardial infarction. Blood Monitor Press. 1977; 2:147-53.
106. O'Donnell CJ, Ridker PM, Glynn RJ, Berger K, et al. Hypertension and borderline isolated systolic hypertension increase risks of cardiovascular disease and mortality in male physicians. Circulation. 1997;95:1132-7.
107. Lima EG, Herkenhoff F, Vasquez EC. Reatividade da pressão arterial durante o exercício físico. Arq Bras Cardiol. 1994;63:51-4.
108. Molina L, Elosua R, Marrugat J, Pons S, et al. Relation of maximum blood pressure during exercise and regular physical activity in normotensive men with left ventricular mass and hypertrophy. Am J Cardiol. 1999; 84:890-3.
109. Irving JB, Bruce RA, DeRoven TA. Variations in and significance of systolic pressure during maximal exercise (treadmill) testing. Am J Cardiol. 1977;39:841-8.
110. Campbell L, Marwick TH, Pashkow FJ, Snader CE, Lauer MS. Usefulness of an exaggerated systolic blood pressure response to exercise in predicting myocardial perfusion defects in known or suspected coronary artery disease. Am J Cardiol. 1999;84:1304-10.
111. Lauer MS, Pashkow FJ, Harvey SA, Marwick TH, Thomas JD. Angiographic and prognostic implications of an exaggerated exercise systolic blood pressure response and rest systolic blood pressure in adults undergoing evaluation for suspected coronary artery disease. J Am Coll Cardiol. 1995;26:1630-6.
112. Sheps D, Ernst JC, Briese FW, Myeburg RJ. Exercise induced increase in diastolic pressure: indicator of servere coronary artery disease. Am J Cardiol. 1979;43:708-12.
113. Akhras F, Upward J, Jackson G. Increased diastolic blood pressure response to exercise testing when coronary artery disease is suspected. An indication of severity. Br Heart J. 1985;53:598-602.
114. Lewis GD, Gona P, Larson MG, Plehn JF, et al. Exercise blood pressure and the risk of incident cardiovascular disease (from the Framingham Heart Study). Am J Cardiol. 2008;101(11):1614-20.
115. Cabizuca SV, Anselmo LCE, Carvalho FJ, Bozza A, Weaver GEC. Seriam as elevações da pressão arterial diastólica no T.E. indicadoras de doença coronária severa? Arq Bras Cardiol. 1982;39(supl. 1):34.
116. Comess KA, Fenster PA. Clinical implications of the blood pressure response to Exercise. Cardiology 1981;68:233-44.
117. Fletcher GF, Ades PA, Kligfield P, Arena R, Balady GJ, Bittner VA, et al. Exercise standards for testing and training: a scientific statement from the American Heart Association. Circulatin. 2013;128:873-934.
118. Kurl S, Laukkanen JA, Rauramaa R, Lakka TA, Sivenius J, Salonen JT. Systolic blood pressure response to exercise stress test and risk of stroke. Stroke. 2001;32(9):2036-41.
119. Kokkinos PF, Narayan P, Fletcher RD, Tsagadopoulos D, Papademetriou V. Effects of aerobic training on exaggerated blood pressure response to exercise in African-Americans with severe systemic hypertension treated with indapamide +/- verapamil +/- enalapril. Am J Cardiol. 1997 May 15;79(10):1424-6.
120. Hammermeister KE. Is exertional hypotension a useful indicator of high risk coronary artery disease? Int J Cardiol. 1984;5:757-61.
121. Bruce RA, Cobb LA, Katsura S, Morledge JH, Andrus WW, Fuller TJ. Exertional hypotension in cardiac patients. Circulation. 1959 Apr;19(4):543-51.
122. Dubach P, Froelicher VF, Klein J, Oakes D, et al. Exercise-induced hypotension in a male population. Circulation. 1988;78:1380-7.
123. Gupta MP, Polena S, Coplan N, Panagopoulos G, Dhingra C, Myers J, et al. Prognostic significance of systolic blood pressure increases in men during exercise stress testing. Am J Cardiol. 2007;100:(11):1609-13.

124. Assaf Y, Barout A, Al-Mouakeh A, Alhamid A, et al. Peak systolic blood pressure during the exercise test: reference values by sex and age and association with mortality. Hypertension. 2021;77:1906-14.
125. Cordovil IL, Besser HW, Hellmuth B, Silva JA. A hipotensão arterial no teste ergométrico. Arq Bras Cardiol. 1981;37(supl. 1):96.
126. Thomson P, Lelemen M. Hypotension accompanying the onset on exertional angina. Circulation. 1975;52:28-32.
127. Irving JB, Bruce RA. Exertional hypotension and postexertional ventricular fibrillation in stress testing. Am J Cardiol. 1977;39:849.
128. Weiner DA, McCabe CH, Cuttler SS, Ryan TJ. Decrease in systolic blood pressure during exercise testing: Reproducibility, response to coronary bypass surgery and prognostic significance. Am J Cardiol. 1982;49:1627-31.
129. Naughton J, Dorn J, Oberman A, Gorman PA, Cleary P. Maximal exercise systolic pressure, exercise training, and mortality in myocardial infarction patients. Am J Cardiol. 2000 Feb 15;85(4):416-20.
130. Froelicher VF, Lancaster MC. The prediction of maximal oxygen consumption from a continuous exercise treadmill protocol. Am Heart J. 1974;87(4):445-50.
131. Ellestad MH, Savitz S, Bergadau D, Teske J. The false positive stress testing: multivariate analysis of 215 subjects with hemodynamic, angiographic and clinical data. Am J Cardiol. 1977;40:681-5.
132. Sanmarco ME, Pontius S, Selvester RH. Abnormal blood pressure response and marked ischemic S-T segment depression as predictors of severe coronary artery disease. Circulation. 1980;61:572-8.
133. Smith EE, Guyton AC, Manning RD, White RS. Integrated mecanisms of cardiovascular response and control during exercise in the normal human. Prog Cardiovasc Dis. 1976;18:421-43.
134. Hakki AH, Munley BM, Hadjimiltiades S, Meissner MD, Iskandrian AS. Determinants of abnormal blood pressure response to exercise in coronary artery disease. Am J Cardiol. 1986;57:7175.
135. Araujo PP, Araujo WB, et al. Avaliação da resposta pressórica em pacientes coronariopatas durante e após o teste ergométrico. Arq Bras Cardiol. 1985;45(Suppl. 1):38.
136. Wi L, Riggins RC, Anderson RP. Reversal of exertional hypotension after coronary bypass grafting. Am J Cardiol. 1979;44:607-11.
137. Martin WH, Ehsani AA. Reversal of exertional hypotension by prolonged exercise training in selected patients with ischemic heart disease. Circulation. 1987;76:548-55.
138. Besser HW. O fenômeno da exaustão física no teste ergométrico. Arq Bras Cardiol. 1985;45(supl. 1):24.
139. Ewing DJ, Irving JB, Kerr F, Kirky BJ. Static exercise in untreated systemic hypertension. Br Heart J. 1977;335:413-21.
140. Sannerstedt R. Haemodynamic response to exercise in patients with arterial hypertension. Acta Med Scand Suppl. 1966;458:1-83.
141. Mazzini RC, Araujo WB, Araujo PP, Gomes PF, et al. Comportamento da pressão arterial de coronariopatas durante o teste ergométrico. Arq Bras Cardiol. 1985;45(suppl. 1):37.
142. Aoki K, Kato S, Mochizuki A, Kawaguchi Y, Yamamoto M. Abnormal response of blood presure to Master's two steps exercise in patients with essential hypertension. JPN Circ J. 1982;46:261-6.
143. Chaix RL, Dimitriu VM, Wagniart PR, Safar ME. A simple exercise test in borderline and sustained essential hypertension. Inter J Cardiol. 1982;1:371-82.
144. Sbissa AS. Contribuição da ergometria para a avaliação do paciente hipertenso. Rev Bras Clin Terap. 1984;13(7):269-73.
145. Ren JF, Hakki A-H, Kotler MN, Iskandrian A. Exercise systolic blood pressure: a powerful determinant of increased left ventricular mass in patients with hypertension. J Am Coll Cardiol. 1985;5(5):1224-31.
146. Carrasco RM, Rocha MM, Luna RL. Comportamento da curva tensional ao esforço ergométrico, em hipertensos tratados e não tratados. Arq Bras Cardiol. 1981;36(1):24-32.
147. Amon KW, Richards KL, Crawford MH. Usefulness of the postexercise response of systolic blood pressure in the diagnosis of coronary artery disease. Circulation. 1984;70:951-6.
148. Abe K, Tsuda M, Hayashi H, Hirai M, et al. Diagnostic usefulness of postexercise systolic blood pressure response for detection of coronary artery disease in patients with electrocardiographic left ventricular hypertrophy. Am J Cardiol. 1995;76:892-5.
149. Alihanoglu YI, Yildiz BS, Kilic ID, Uludag B. Impaired systolic blood pressure recovery and heart rate recovery after graded exercise in patients with metabolic syndrome. Medicine (Baltimore). 2015;94(2):e428.
150. Hashimoto M, Okamoto M, Yamagata T, Yamane T, et al. Abnormal systolic blood pressure response during exercise recovery in patients with angina pectoris. J Am Coll Cardiol. 1993;22:659-64.
151. Laukkanen JA, Kurl S, Salonen R, Lakka TA, Rauramaa R, Salonen JT. Systolic blood pressure during recovery from exercise and the risk of acute myocardial infarction in middle-aged men. Hypertension. 2004;44(6):820-5.
152. Ellis K, Pothier CE, Blackstone EH, Lauer MS. Is systolic blood pressure recovery after exercise a predictor of mortality? Am Heart J. 2004 Feb;147(2):287-92.
153. Yosefy C, Jafari J, Klainman E, Brodkin B, Handschumacher MD, Vaturi M. The prognostic value of post-exercise blood pressure reduction in patients with hypertensive response during exercise stress test. Int J Cardiol. 2006 Aug 28;111(3):352-7.
154. Huang CL, Su TC, Chen WJ, Lin LY, Wang WL, Feng MH, et al. Usefulness of paradoxical systolic blood pressure increase after exercise as a predictor of cardiovascular mortality. Am J Cardiol. 2008;102(5):518-23.
155. Dominelli PB, Wiggins CC, Roy TK, Secomb TW. The oxygen cascade during exercise in health and disease. Mayo Clin Proc. 2021;96(4):1017-32.

156. Taylor HL, Buskirk E, Henschel A. Maximal oxygen intake as an objective measure of cardiorespiratory performance. J Appl Physiol. 1955;8:72.
157. Robinson S. Experimental studies of physical fitness in relation to age. Arheits Physiologie. 1938;10:251.
158. Bouchard C, An P, Rice T, et al. Familial aggregation of VO2 max response to exercise training: results from the HERITAGE Family Study. J Appl Physiol. 1999;87:1003-8.
159. Åstrand PO. Aerobic work capacity in men and women with special reference to age. Acta Physiol Scand. 1960;49(suppl. 169):1.
160. Åstrand PO, Saltin B. Oxygen uptake during the first minutes of heavy muscular exercise. J Appl Physiol. 1961;16:971.
161. Shephard RV, Aleen C, Benade AVS, Davies CTM, Merriman JE, Myhre K, et al. The maximun oxygen intake. An international reference standard of cardiorespiratory fitness. Bull. WHO. 1968;38:757.
162. Franciosa JA, Park M, Levine TB. Lack of correlation between exercise capacity and indexes of resting left ventricular performance in heart failure. Am J Cardiol. 1981;47:33-9.
163. Franciosa JA, Ziesche S, Wilen M. Functional capacity of patients with chronic left ventricular failure. Am J Med. 1979 Sep;67(3):460-6.
164. Wilson JR, Rayos G, Yeoh TK, Gothard P. Dissociation between peak exercise oxygen consumption and hemodynamic dysfunction in potential heart transplant candidates. J Am Coll Cardiol. 1995;26:429-35.
165. Yasaka Y, Yamabe H, Yokoyama H. Dependence of peak oxygen uptake on oxygen transport capacity in chronic heart failure: comparison of graded protocol and fixed protocol. Int J Cardiol. 1997;59:149-56.
166. Morris CK, Myers J, Froelicher VF, Kawaguch T, Ueshima K, Hideg A. Nomogram based on metabolic equivalents and age for assessing aerobic exercise capacity in men. J Am Coll Cardiol. 1993;22:175-82.
167. Gulati M, Black HR, Shaw LJ, Arnsdor MF, et al. The prognostic value of a nomogram for exercise capacity in women. N Engl J Med. 2005;353(5):468-75.
168. Hansen JE, Sue DY, Wasserman K. Predicted values for clinical exercise testing. Am Rev Respir Dis. 1984 Feb;129(2 Pt 2):S49-55.
169. Kaminsky LA, Arena R, Myers J. Reference standards for cardiorespiratory fitness measured with cardiopulmonary exercise testing: data from the fitness registry and the importance of exercise national database Mayo Clin Proc. 2015;90(11):1515-23.
170. Byrne NM, Hills AP, Hunter GR, Weinsier RL, Schutz Y. Metabolic equivalent: one size does not fit all. J Appl Physiol. 2005;99:1112-9.
171. Froelicher VF, Brammel H, Davis G, Noguera L, Stewart A, Lancaster MC. A comparison of the reproducibility and physiologic response to three maximal treadmill exercise protocols. Chest. 1974;65(5):512-7.
172. Bruce RA, Gey GO, Cooper MN, Fisher LD, Petterson DL. Seattle Heart Watch. Initial clinical, circulatory and electrocardiographic responses to maximal exercise. Am J Cardiol. 1974;33(4):459-69.
173. Kaminsky LA, Arena R, Myers J, Peterman JE, et al. Updated reference standards for cardiorespiratory fitness measured with cardiopulmonary exercise testing: data from the Fitness Registry and the Importance of Exercise National Database (FRIEND). In press: 2021 Mayo Foundation for Medical Education and Research. Published by Elsevier Inc. This is an open access article under the CC BY-NC-ND license (http://creativecommons.org/licenses/by-nc-nd/4.0/) n Mayo Clin Proc. 2021;nn(n):1-9.
174. McArdle WD, Katch FI, Pechar GS. Comparison of continuous and discontinuous treadmill and bicycled tests for max VO2. Med Sci Sports. 1973;5:156-60.
175. Åstrand PO, Rodhal L. Textbook of work physiology, 2nd Ed. New York: McGraw Hill, 1977.
176. Wicks JR, Sutton JR, Oldridge NB, et al. Comparison of electrocardiographics changes induced by maximum exercise test with treadmill and cycle ergometer. Circulation. 1978;57:1060-70.
177. Solheim TJ, Keller BG, Fountaine CJ. VO2 reserve vs. heart rate reserve during moderate intensity treadmill exercise. Int J Exerc Sci. 2014 Oct 1;7(4):311-7.
178. Cohen-Solal A, Tabet JY, Logeart D, Bourgoin P, Tokmakova M, Dahan M. A non-invasively determined surrogate of cardiac power ('circulatory power') at peak exercise is a powerful prognostic factor in chronic heart failure. Eur Heart J. 2002;23:806-14.
179. Tang Y, Yao L, Liu Z, et al. Peak circulatory power is a strong prognostic factor in patients with idiopathic pulmonary arterial hypertension. Respir Med. 2018;135:29-34.
180. Tabet JY, Metra M, Thabut G, Logeart D, et al. Prognostic value of cardiopulmonary exercise variables in chronic heart failure patients with or without beta-blocker therapy. American Journal of Cardiology. 2006;98(4):500-3.
181. Madan N, Beachler L, Konstantinopoulos P, Worley S, et al. Peak circulatory power as an indicator of clinical status in children after fontan procedure. Pediatric Cardiology. 2010;31:1203-8.
182. Kasser IS, Bruce RA. Comparative effects of aging and coronary heart disease on submaximal and maximal exercise. Circulation. 1969;39:759-74.
183. Patterson J, Naughton J, Pietras R, et al. Treadmill exercise in assessment of the functional capacity of patients with cardiac disease. Am J Cardiol. 1972;30:757.
184. Blomqvist G. Exercise physiology related to diagnosis of coronary artery disease. In: Fox III SM (Ed). Coronaryheart disease: prevention, detection, rehabilitation with emphasis on exercise testing. Denver, Dept. of Professional Education, Inter Medical Corp:, 1974. p. 2-1 a 2-26.
185. Laukkanen JA, Lakka TA, Rauramaa R, et al. Cardiovascular fitness as predictor of mortality in men. Arch Intern Med. 2001;161(6):825-31.
186. Katzmarzyk PT, Gagnon J, Leon AS, et al. Fitness, fatness, and estimated coronary heart disease risk:

the HERITAGE Family study. Med Sci Sports Exerc. 2001;33(4):585-90.
187. Kokkinos P, Myers J, Kokkinos JP, Pittaras A, Narayan P, et al. Exercise Capacity and Mortality in black and white Men. Circulation. 2008;117:614-22.
188. Bhat A, Desai A, Amsterdam E. Usefulness of high functional capacity in patients with exercise-induced ST-Depression to predict a negative result on exercise echocardiography and low prognostic risk. Am J Cardiol. 2008;101(11):1541-3.
189. Popovic D, Guazzi M, Jakovljevic DG, Lasica R. Quantification of coronary artery disease using different modalities of cardiopulmonary exercise testing. Int J Cardiol. 2019;285:11-3.
190. Özyürek BA, Bozbaş SS, Aydınal A, Bozbaş H. Value of cardiopulmonary exercise testing in the diagnosis of coronary artery disease. Tuberk Toraks. 2019;67(2):102-7.
191. Van de Veire NR, Van Laethem C, Philippé J, De Winter O, et al. VE/VCO2 slope and oxygen uptake efficiency slope in patients with coronary artery disease and intermediate peakVO2. Eur J Cardiovasc Prev Rehabil. 2006;13:916-23.
192. Corrà U, Mezzani A, Bosimini E, Scapellato F, Imparato A, Giannuzzi P. Ventilatory response to exercise improves risk stratification in chronic heart failure patients with intermediate functional capacity. Am Heart J. 2002;143:418-26.
193. Ramos PS, Ricardo DR, Araújo CGS. Cardiorespiratory optimal point: a submaximal variable of the cardiopulmonary exercise testing. Arq Bras Cardiol. 2012;99(5):988-96.
194. Laukkanen JA. O ponto ótimo cardiorrespiratório medido durante o teste cardiopulmonar de exercício máximo é um indicador relevante de desempenho esportivo? Int J Cardiovasc. Sci. 2018;31(4).
195. Ramos PS, Araújo CGS. Cardiorespiratory optimal point during exercise testing as a predictor of all-cause mortality. Revista Portuguesa de Cardiologia. 2017;36(4):261-9.
196. LaMonte MJ, Fitzgerald SJ, Levine BD, Church TS, Kampert JB, Nichaman MZ, et al. Coronary artery calcium, exercise tolerance, and CHD events in asymptomatic men. Atherosclerosis. 2006;189(1):157-62.
197. Myers J, Prakash M, Froelicher V, Do D, et al. Exercise capacity and mortality among men referred for exercise testing. N Engl J Med. 2002;346:793-801.
198. Bruce RA, DeRouen TA, Hossack KF. Value of maximal exercise tests in risk assessment of primary coronary heart disease events in healthy men: five year experience of The Seattle Heart Watch Study. Am J Cardiol. 1980;46:371-8.
199. Chatziioannou SN, Moore WH, Ford PV, et al. Prognostic value of myocardial perfusion imaging in patients with high exercise tolerance. Circulation. 1999;99:867-72.
200. Ehsani AA, Biello D, Seals DR, Austin MB, Schultz L. The effect of left ventricular systolic function on maximal aerobic exercise capacity in asymptomatic patients with coronary artery disease. Circulatin. 1984;70(4):552-60.
201. Rodrigues LOCR, Silami-Garcia E, Moreira MCV, Ribeiro GA. Avaliação da capacidade funcional através da medida consumo oxigênio em portadores de provável cardiopatia assintomática. Arq Bras Cardiol. 1999;73(1):1-5.
202. Hultgren H, Peduzzi P, Shapiro W, Heeckeren D. Effect of medical versus surgical treatment on exercise perfomance at five years. Prog Cardio Dis. 1986;28(4):279-84.
203. Bigi R, Desideri A, Rambaldi R, Cortigiani L, et al. Angiographic and prognostic correlates of cardiac output by cardiopulmonary exercise testing in patients with anterior myocardial infarction. Chest 2001;120(3):825-33.
204. Vanhees L, Fagard R, Thijs L, Staessen J, et al. Prognostic significance of peak exercise capacity in patients with coronary artery disease. J Am Coll Cardiol. 1994;23:358-63.
205. Peterson PN, Magid DJ, Ross C, Ho PM, Rumsfeld JS, Lauer MS. Association of exercise capacity on treadmill with future cardiac events in patients referred for exercise testing. Arch Intern Med. 2008;168(2):174-9.
206. Kokkinos P, Myers J, Doumas M, Faselis C, Manolis A, Pittaras A, et al. Exercise capacity and all-cause mortality in prehypertensive men. Am J Hypertens.s 2009;22(7):735-41.
207. Kavanagh T, Mertens DJ, Hamm LF, et al. Prediction of long-term prognosis in 12 169 men referred for cardiac rehabilitation. Circulation. 2002;106:666-71.
208. Robbins M, Francis G, Pashkow FJ, et al. Ventilatory and heart rate response to exercise better predictors of heart failure mortality than peak oxygen consumption. Circulation. 1999;100:2411-7.
209. Bruce RA, Kusumi F, Hosmer D. Maximal oxygen intake and nomographic assessment of functional aerobic impairment in cardiovascular disease. Am Heart J. 1973;85(4):546-62.
210. Myers J, Gianrossi R, Schwitter J, Wagner D, Dubach P. Effect of exercise training on postexercise oxygen uptake kinetics in patient with reduced ventricular function. Chest. 2001;120(40):1206-11.
211. Pavia L, Myers J, Cesare R. Recovery kinetics of oxygen uptake and heart rate in patients with coronary artery disease and heart failure. Chest. 1999;116(3):808-13.
212. Basset DR, Howley ET. Limiting factors for maximum oxygen uptake and determinants of endurance performance. Med Sci Sports Exerc. 2000;32(1):70-84.
213. Mitchell JH, Sproule BJ, Chapman CB. The physiological meaning of the maximal oxygen intake test. J Clin Invest. 1958;37:538.
214. Ekelund LG, Holmgren A. Central hemodynamics during exercise. Circ Res. 1967;20/21(Suppl 1):I33.
215. Hossack KF, Bruce RA, Kusumi F, Kannagi T. Prediction of maximal cardiac output in preoperative patients with coronary heart disease. Am J Cardiol. 1983;52(7):721-6.
216. Hossack KF, Bruce RA, Green B, Kusumi F, DeRouen TA, Trimble S. Maximal cardiac output during upright exercise. Approximate normal standards

217. McDonough JR, Danielson RA, Wills RE, et al. Maximal cardiac output during exercise in patients with coronary heart disease. Am J Cardiol. 1974;33:23.
218. Bruce RA, Petersen JL, Kusumi F. Hemodynamic responses to exercise in the upright posture in patients with ischemic heart disease. Recent Adv Stud Cardiac Struct Metab. 1973;3:849-65.
219. Amsterdan EA, Mason DT. Exercise testing and indirect assessment of myocardial oxygen consumption in evaluation of angina pectoris. Arlie House, Conference Center Arlie, Virginia, 1972.
220. Sonnenblick EH, Skelton CL. Oxygen consumption of the heart: physiological principles and clinical implications. Mod Concepts Cardiovasc Dis. 1971;40:9.
221. Mitchell JH, Blomquist G. Maximal oxygen uptake. New Engl J Med. 1971;284:1018-22.
222. Kal JE, Van Wezel HB, Vergroesen I. A critical appraisal of the rate pressure product as index of myocardial oxygen consumption for the study of metabolic coronary flow regulation. Int J Cardiol. 1999;71(2):141-8.
223. Sarnoff SJ, Braunwald E, Welch GH, Case RB, Stainsby WN, Macruz R. Hemodynamic determinants of oxygen consumption of the heart with special reference to the tension-time-index. Am J Physiol. 1958;192(1):148-56.
224. Gobel FL, Nordstrom LA, Nelson RR, Jorgensen CR, Wang Y. The rate-pressure product as an index of myocardial oxygen consumption during exercise in patients with angina pectoris. Circulation. 1978;57(3):549-56.
225. Rafiea AHS, Sungarb GW, Deweyb FE, Hadleyc D, Myers J, Froelicher VF. Prognostic value of double product reserve. Eur J Cardiovasc Prev Rehabil. 2008;14:215-21.
226. Nelson RR, Gobel FL, Jorgensen CR, Wang K, Wang Y, Taylor HL. Hemodynamic predictions of myocardial oxygen consumption during static and dynamic exercise. Circulation. 1974;50:1179-89.
227. Hellerstein HK, Frankein BA. Rehabilitation of the coronary patient. New York: John Wiley & Sons, 1978.
228. Kitamura K, Jorgensen CR, Gobel F, et al. Hemodynamic correlates of myocardial oxygen consumption during upright exercise. J Appl Physiol. 1972;32:516-22.
229. Panza JA, Quyumi AA, Diodati JG, Callahan TS, et al. Prediction of the frequency and duration of ambulatory myocardial ischemia in patients with stable coronary artery disease by determination of the ischemic threshold from exercise testing: importance of the exercise protocol. J Am Coll Cardiol. 1991;17:657-63.
230. Benhorin J, Pinsker G, Moriel M, Gavish A, et al. Ischemic threshold during two exercise testing protocols and during ambulatory electrocardiographic monitoring. J Am Coll Cardiol. 1993;22:671-7.
231. Redwood DR, Rosing DR, Epstein SE. Circulatory and symptomatic effects of physical training in patients with coronary artery disease and angina pectoris. New Engl J Med. 1972;286:959-65.
232. Fornitano LD, Godoy MF. Duplo produto elevado como preditor de ausência de coronariopatia obstrutiva de grau importante em pacientes com teste ergométrico positivo. Arq Bras Cardiol. 2006;86.
233. Robinson BF. Relation of heart rate and systolic blood pressure to the onset of pain in angina pectoris. Circulation. 1967;35:1073.
234. Amsterdam EA, Iben A, Hurley EJ. Saphenous vein bypass graft for refractory angina pectoris: physiologic evidence for enhance blood flow to the ischemic myocardium. Am J Cardiol. 1970;26:623.
235. Duarte GM. Controvérsias em ergometria, valor prognóstico do teste de esforço. O valor do teste ergométrico na avaliação da cirurgia de revascularização do miocárdio. Ars Curand Cardiol. 1979;1(10):50-60.
236. Villella M, Villella A, Barlera S, Franzosi MG, Maggioni AP. Prognostic significance of double product and inadequate double product response to maximal symptom-limited exercise stress testing after myocardial infarction in 6296 patients treated with thrombolytic agents. Am Heart J. 1999;137(3):443-52.
237. American Heart Association. Exercise testing and training of apparently healthy individuals. A handbook for physicians. New York. American Heart Association, 1972.
238. Cooper K. The new aerobics. New York: M Evans and Company Inc, 1970.
239. Araujo WB, Araujo PP, et al. Aptidão cardiorrespiratória. Uma nova tabela com dados da população brasileira. Arq Bras Cardiol. 1986;47(supl.).
240. The Criteria Committee of the New York Heart Association. Nomenclature and criteria for diagnosis of diseases of the heart and great vessels, 9th ed. Boston, Mass: Little, Brown & Co, 1994. p. 253-6.

SEÇÃO 11-4
INTERPRETAÇÃO ELETROCARDIOGRÁFICA DO TESTE ERGOMÉTRICO

Washington Barbosa de Araujo

"Não andes na minha frente, eu poderia não te seguir.
Não andes atrás de mim, eu não saberia te conduzir.
Ande a meu lado e sempre seremos amigos!"

(Provérbio chinês)

O teste ergométrico ainda tem como sua principal indicação a avaliação da doença coronariana, principalmente em pacientes nos quais não existe configuração clínica/eletrocardiográfica de isquemia miocárdica instalada. Desta forma a interpretação do ECG obtido no esforço assume grande importância para a análise do teste. Ao aliarmos o ECG de esforço aos achados clínicos, hemodinâmicos e metabólicos obtidos durante a ergometria, aumentaremos substancialmente as probabilidades de identificarmos os portadores de isquemia esforço-induzida.

Nesta seção abordaremos os aspectos da análise eletrocardiográfica do teste ergométrico. A análise das manifestações clínicas e o significado prognóstico serão analisados na próxima Seção.

ANÁLISE ELETROCARDIOGRÁFICA

Quando estudamos o ECG de esforço devemos procurar trabalhar com o maior número possível de derivações eletrocardiográficas, para aumentarmos a sensibilidade de nosso método diagnóstico. É sabido que a grande maioria das alterações do tipo isquemia esforço-induzida é detectada pela derivação CM5,[1] contudo, temos alguns casos em que a alteração eletrocardiográfica ocorreu isoladamente em outras derivações (**Fig. 11-4-1**).

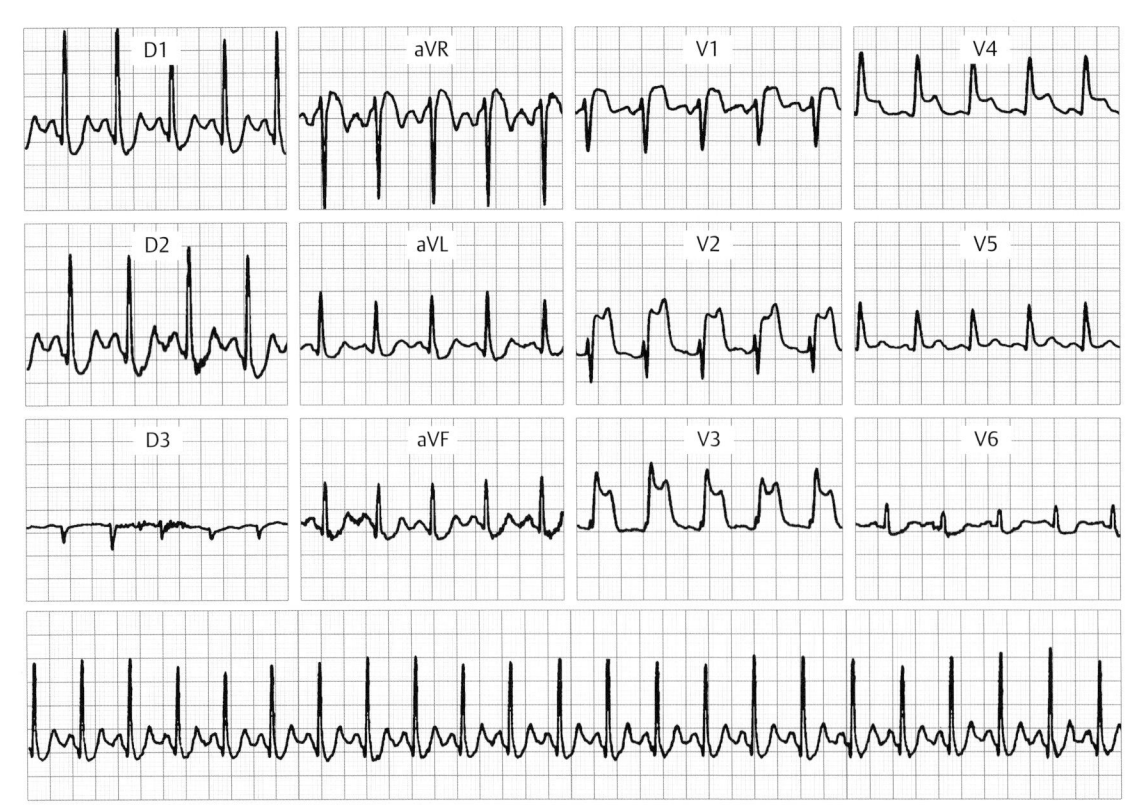

Fig. 11-4-1. Alterações isoladas de supradesnível de ST de V1 a V4. Em CM5 e V5 não há alteração patológica de ST. (Fonte: Arquivo de imagens dos autores.)

Tabela 11-4-1. Achados eletrocardiográficos em 100 exames consecutivos com diagnóstico de isquemia esforço-induzida[2]

Alterações	Derivações											
	DI	DII	DIII	aVR	aVL	aVF	V1	V2	V3	V4	V5	V6
ST infra (Y 1,5)	98%	61%	–	–	14%	6%	–	9%	12%	12%	14%	3%
ST supra	–		14%	89%			47%	25%				
ST infra 1,0 < Y < 1,5	–	31%	3%	–	61%	36%	–	8%	8%	14%	33%	33%

*Dois casos mostraram alterações somente nas derivações precordiais (V2, V3, V4).

Assim optamos por trabalhar com o registro de 12 derivações durante o teste ergométrico, em razão de maior probabilidade diagnóstica e pela facilidade de obter este tipo de registro em virtude dos equipamentos por nós utilizados desde 1981.[2-5] Atualmente os equipamentos destinados à ergometria mostram, em sua totalidade, esse potencial, sendo o registro em 12 derivações o padrão convencional (**Tabela 11-4-1**).

VARIAÇÕES FISIOLÓGICAS COM O ESFORÇO

Quando ocorre a taquicardia decorrente do esforço, observam-se variações de morfologia das diversas ondas do ECG. Antes de detalharmos estas alterações fisiológicas do ECG durante o esforço, vamos definir alguns pontos que utilizamos como referência no ECG de esforço (**Fig. 11-4-2**).

Uma vez estabelecidos os pontos objetos de nosso estudo, apresentaremos as principais modificações que ocorrem no ECG de esforço normal.

Na **Figura 11-4-3** podemos observar um traçado basal normal, o seu correspondente no pico do esforço e o 2º minuto do pós-esforço, servindo de ilustração para as modificações fisiológicas que ocorrem no ECG durante o esforço e que serão discutidas nos próximos tópicos.

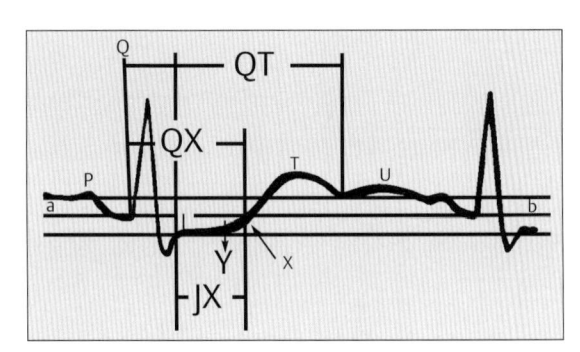

Fig. 11-4-2. Esquema mostrando os principais pontos de referência no ECG de esforço. (Reproduzida com permissão de Alfieri *et al.* [38])

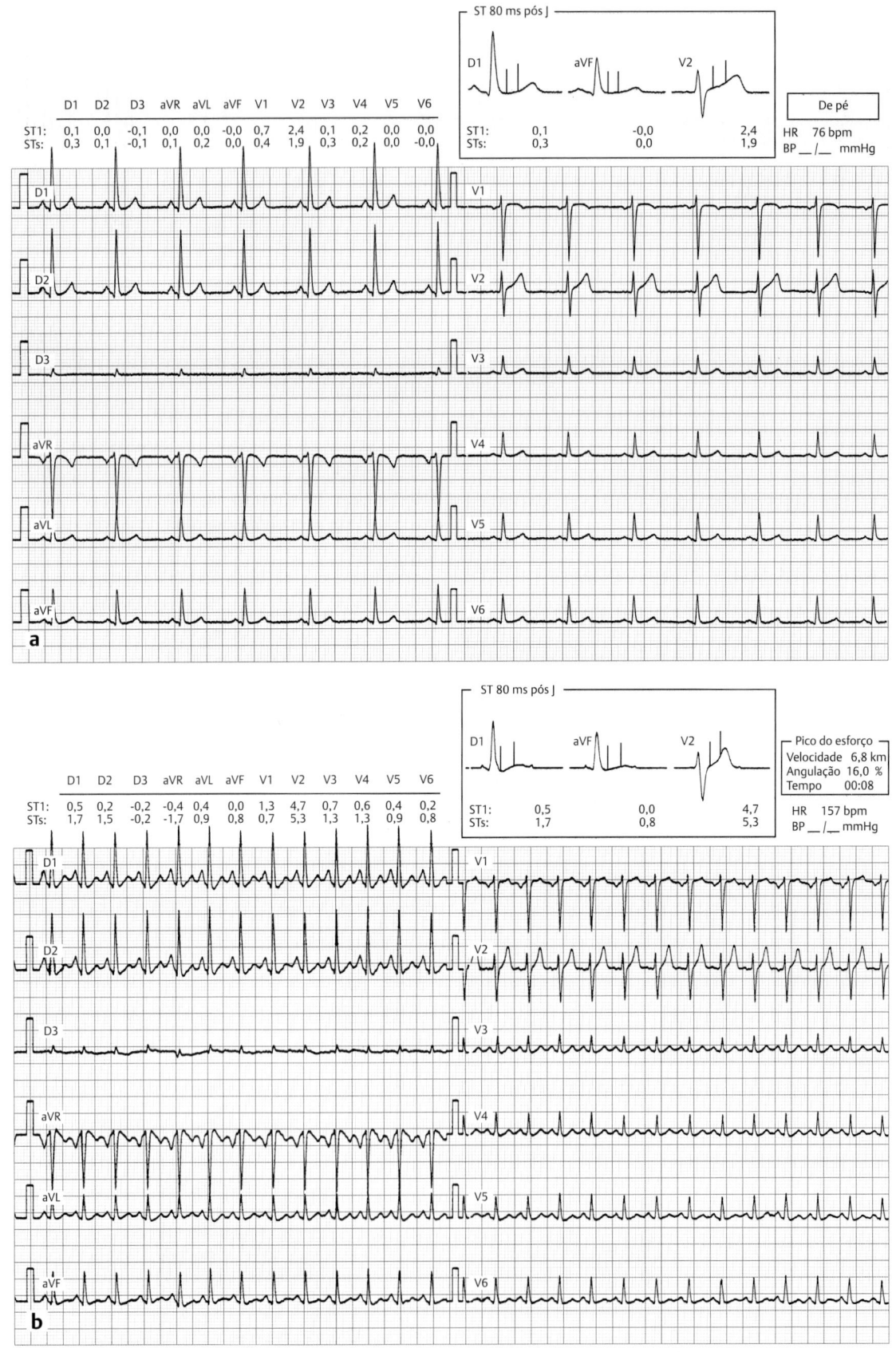

Fig. 11-4-3. (a) Traçado basal com 12 derivações, normal, obtido com o paciente de pé na esteira. (b) Pico do esforço, ECG normal. *(Continua)*

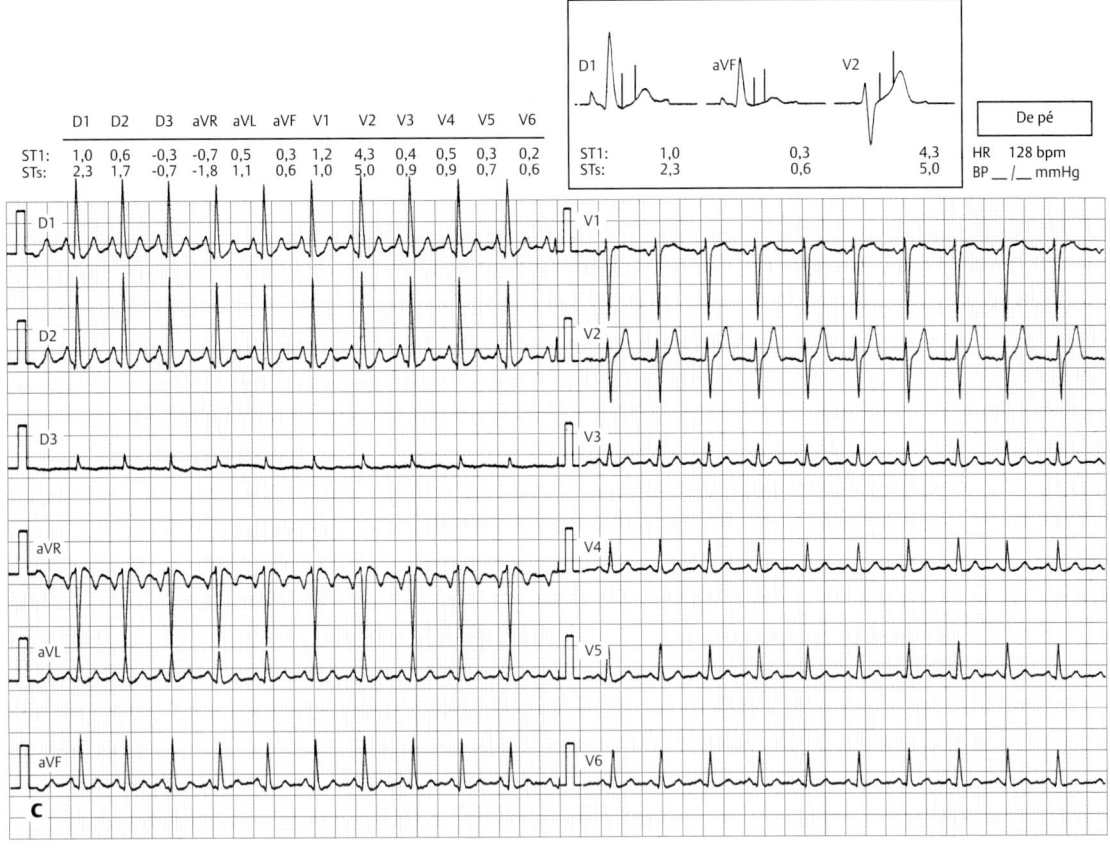

Fig. 11-4-3. *(Cont.)* (**c**) Segundo minuto do pós-esforço. (Arquivo de imagens dos autores.)

Onda P

Com a taquicardia a onda P aumenta a amplitude e se torna mais apiculada,[6] notadamente nas paredes inferiores, sendo que não parece haver rotação significativa do eixo de P para explicar este fenômeno.[7] Maia[8] refere que este aumento da amplitude da onda P poderia estar correlacionado com a exacerbação do tônus simpático que ocorre com o exercício.

Quanto ao intervalo P-R, ocorre diminuição logo no início do esforço.[9] A onda de repolarização atrial (Ta) pode estender-se durante a inscrição do complexo QRS e segmento ST modificado, a amplitude da onda S e a depressão do ponto J. Este efeito é mais observado nas derivações inferiores, mas pode ocorrer também em CM5.[10] Nos portadores de PR curto, a onda de repolarização atrial pode manifestar-se sobre o segmento ST causando o infradesnível deste, simulando uma resposta isquêmica (**Fig. 11-4-4**).

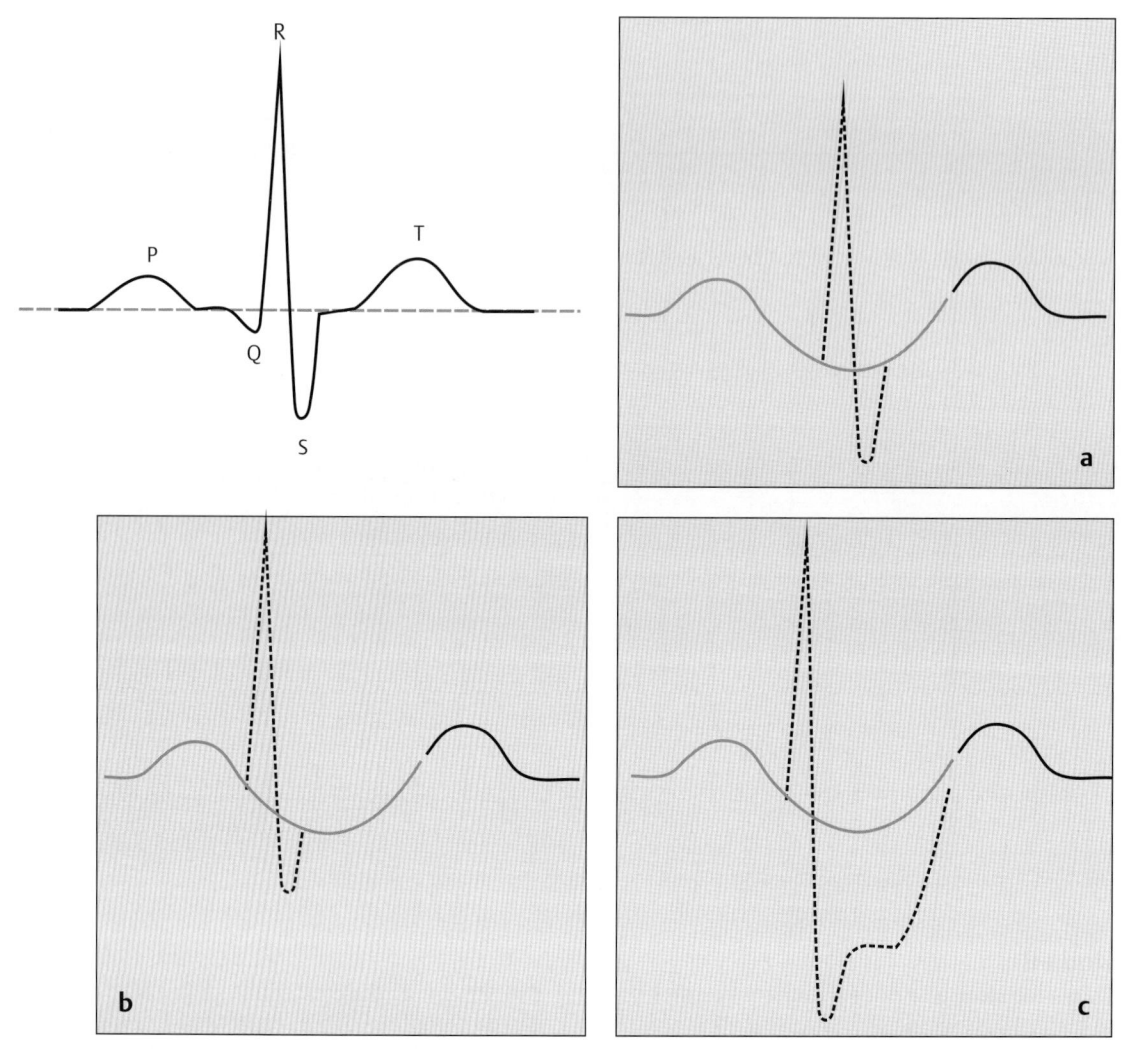

Fig. 11-4-4. Influência da onda de repolarização atrial (Ta) no segmento ST. (**a**) Ao longo do exercício, a onda Ta aumenta (representada em cinza claro) e abaixa o segmento PQ e o ponto J. (**b**) O segmento ST sofre infradesnível se o PR é curto ou se Ta for ampla. (**c**) Geralmente essas alterações são mais pronunciadas em DIII e aVF, devendo esse efeito ser conhecido para evitar falsos diagnósticos de isquemia. (Reproduzida com permissão de Marcardet DM in Encyclopédie Médico-Chirurgicale: Cardiologie-Angéiologie, 1998.)

Onda Q
Com a taquicardia, as ondas Q tendem a sofrer aprofundamento, tornando-se mais negativas nas paredes laterais.[11]

Onda R
A variação prevista como normal para a onda R durante o esforço máximo é a diminuição de sua amplitude.[12] As variações de amplitude da onda R são caracterizadas por aumento de sua amplitude até FC entre 130 e 140 bpm, passando então a ter sua amplitude reduzida em FC superior a 140 bpm. Estes aspectos serão abordados com maiores detalhes no tópico de alterações patológicas.

Onda S
Observa-se, frequentemente, o aumento de amplitude da onda S nas derivações laterais e inferiores. Esta alteração parece decorrer do desvio do eixo elétrico e/ou alterações na condução,[9,13] e não parece estar correlacionada com a contratilidade ventricular.[13]

Considerando-se as ondas R e S em conjunto, verifica-se que com o esforço a onda R tende a diminuir e a onda S a aumentar, desta forma, no pico do esforço, o somatório das variações de R e S deve ser próximo de zero. Como no 1º minuto de recuperação a onda R tende a diminuir mais ainda sem concomitante aumento da onda S, pode-se verificar, então, que o somatório das variações de R e S passa a ser negativo (**Fig. 11-4-5a,b**).[14]

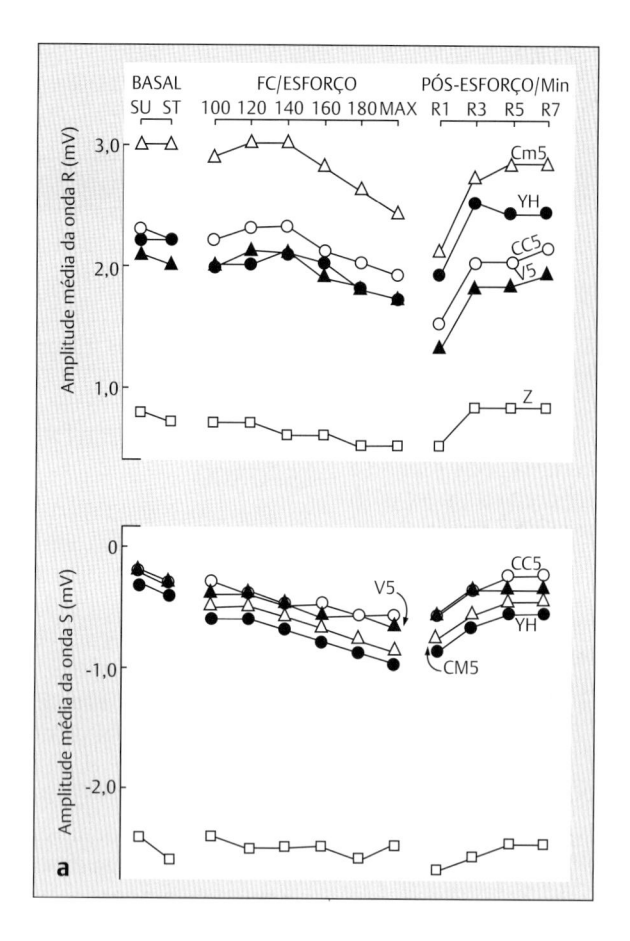

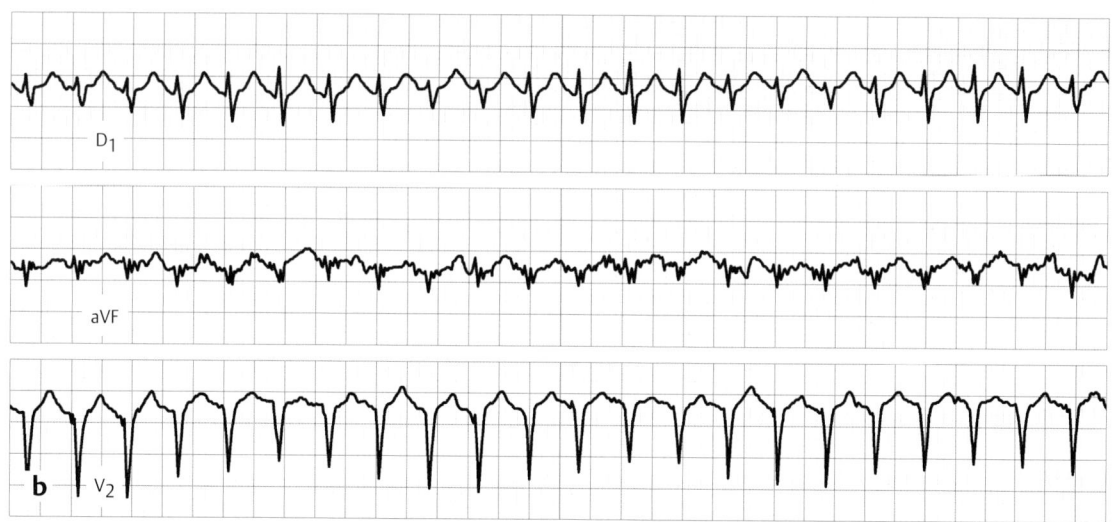

Fig. 11-4-5. (a) Na parte superior, é mostrada a média das amplitudes da onda R nas diversas derivações. Na parte inferior, é mostrada a média das amplitudes da onda S. (Modificada de Wolthuis RA et al.)[15] **(b)** Observa-se, num traçado, a variação que pode ocorrer nas amplitudes de R e S em função do ciclo respiratório.

Ponto J

Normalmente ocorre infradesnível do ponto J[15] que se mantém durante alguns minutos após término do exercício.

Segmento ST

O segmento ST com o esforço apresenta-se ascendente rápido, sendo que a inclinação da rampa de ST varia de acordo com a derivação e com a magnitude do infradesnível do ponto J, porém, alcançando a linha de base dentro de 80 ms.[15]

Onda T

No início do esforço a amplitude da onda T tende a diminuir, para, progressivamente, ir aumentando e atingir sua amplitude máxima no 1º minuto do pós-esforço.[16]

Onda U

A onda U nem sempre é observada e seu significado exato ainda não foi esclarecido. Funcionalmene, a onda U representa a fase tardia da repolarização ventricular.

Ondas U proeminentes são características da hipocalemia e associadas ao uso de certas drogas como sotalol, quinidina e fenotiazídicos.

Intervalo QT

O intervalo QT (**Fig. 11-4-6**) absoluto diminui. O intervalo QT corrigido pela FC (QTc) aumenta no início do exercício e depois diminui com as FC mais altas.

O intervalo QT corrigido (QTc) é calculado pela equação de Bazzet,[17] sendo que o QTc será considerado anormal se for > 450 ms em homens e > 470 ms em mulheres. O QTc prolongado é fator de risco para os pacientes.[18]

$$QTc = QT/\sqrt{RR}$$

Para facilitar o cálculo há também a fórmula de Hodges:[19]

$$QTc\ (ms) = QT\ (ms) + 1,75\ (FC - 60)$$

VARIAÇÕES PATOLÓGICAS COM O ESFORÇO

As alterações do ECG basal interferem na correta interpretação do ECG obtido no pico do esforço, havendo condições em que as alterações do ECG basal são tão marcadas que poderá ser necessário um teste de imagem para complementar a avaliação obtida pelo teste ergométrico. Na **Tabela 11-4-2** estão listadas as alterações do ECG basal que prejudicam a análise do ECG obtido no esforço.

Onda P

Myrianthefs *et al.* demonstraram que a duração da onda P aumenta quando ocorre isquemia. Os autores referem que em decorrência da isquemia a Pd2 do VE aumenta e, consequentemente, leva à distensão atrial, o que reduz a velocidade de condução.[20] Ressaltam também que por conta das baixas voltagens é uma medição difícil de ser realizada (**Fig. 11-4-7**).[21]

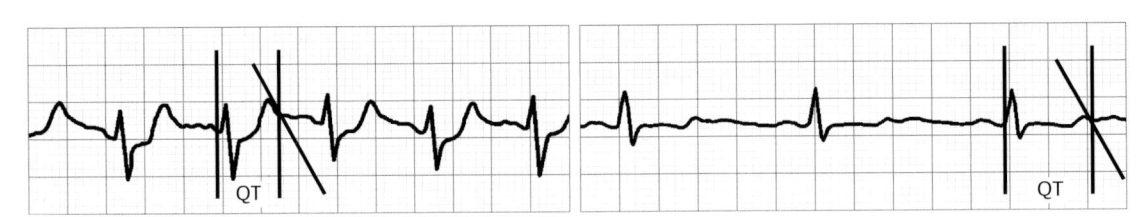

Fig. 11-4-6. Ilustrações de como medir corretamente o intervalo QT, devendo-se traçar uma reta tangente à fase terminal da onda T para facilitar a determinação do final da onda T.

Tabela 11-4-2. Condições em que o ECG basal alterado leva à indicação de teste de imagem na pesquisa da DAC [Gibbons]

- Depressão de ST > 1 mV (1 mm)
- BRE
- HVE com alterações da repolarização ventricular
- Ritmo ventricular
- BRD impede interpretação de V1 a V3
- WPW
- Impregnação digitálica

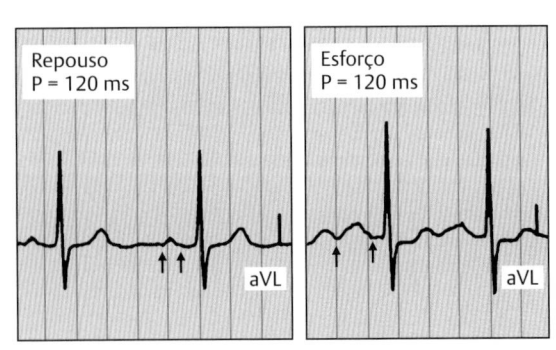

Fig. 11-4-7. Aumento da duração da onda P com o esforço, aumentando de 120 ms para 200 ms.

Quando o aumento da duração da onda P (> 20 ms) é combinado com infradesnível de ST, a sensibilidade do teste aumenta para 79%, o que aumenta significativamente o valor diagnóstico.[22]

Hespanha verificou o aumento da negatividade da onda P em V1 em dois pacientes isquêmicos e em um paciente com regurgitação aórtica (**Fig. 11-4-8**), concluindo que a negativação da onda P poderia ser correlacionada com aumento da Pd2 do VE.[23,24]

Dunbar *et al.*, estudando a onda P, verificaram que o aumento da fase negativa da onda P em V1 maior que -0,025mV numa carga correspondente a 50% do esforço máximo seria preditivo de DAC.[25]

Na **Figura 11-4-9** observa-se um exemplo de marcado aumento da amplitude da onda P com o esforço, inclusive de sua fase negativa em V1. No pico do esforço houve infradesnível de ST.

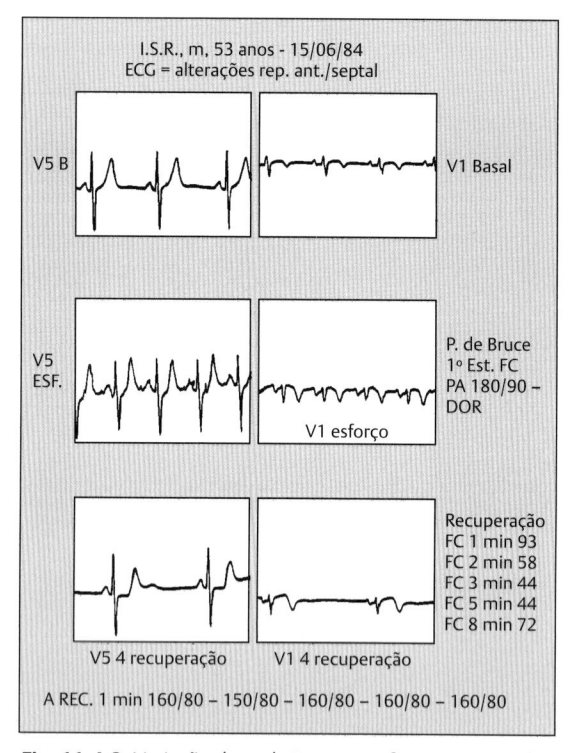

Fig. 11-4-8. Variação da onda P com o esforço. No traçado basal, a onda P era positiva em V1, tornando-se negativa com o esforço, em paciente portador de coronariopatia. (Traçado gentilmente cedido por Dr. Raimundo Hespanha.)

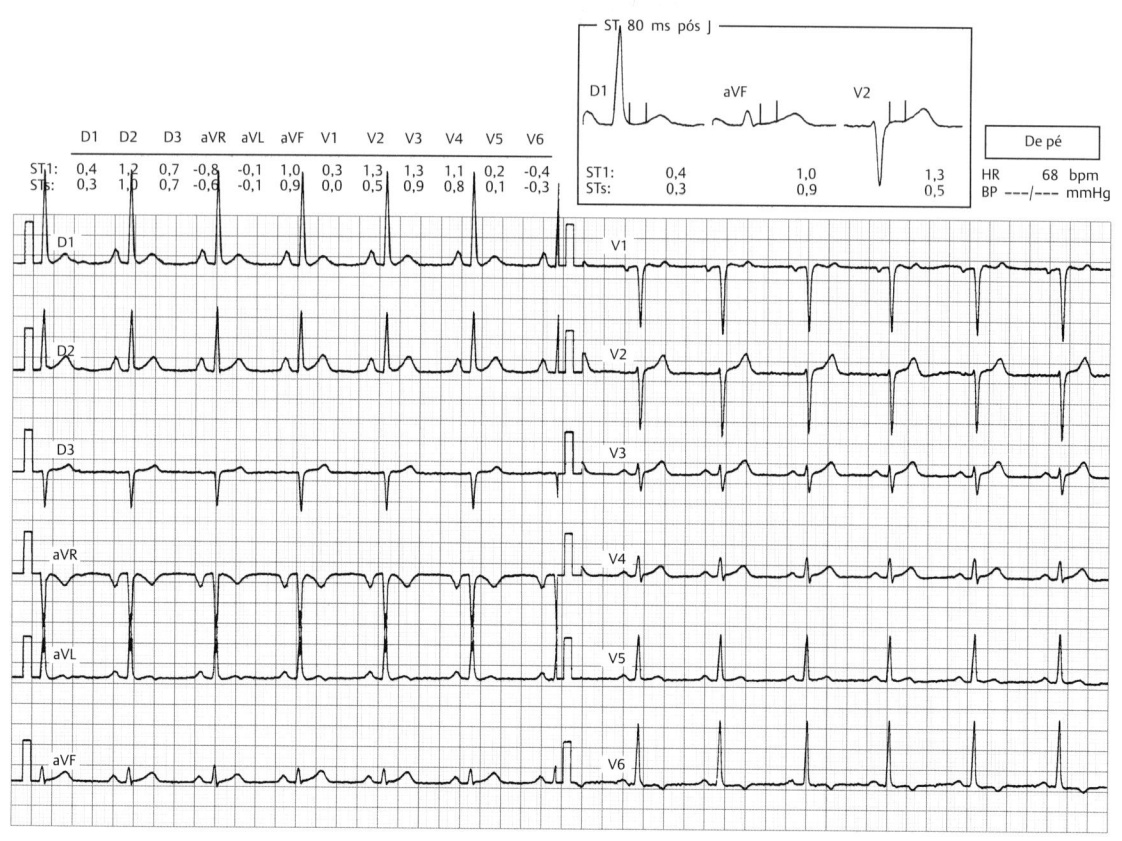

Fig. 11-4-9. (**a**) No traçado basal observa-se a onda P com amplitude de 0,25 mV e duração de 100 ms. *(Continua)*

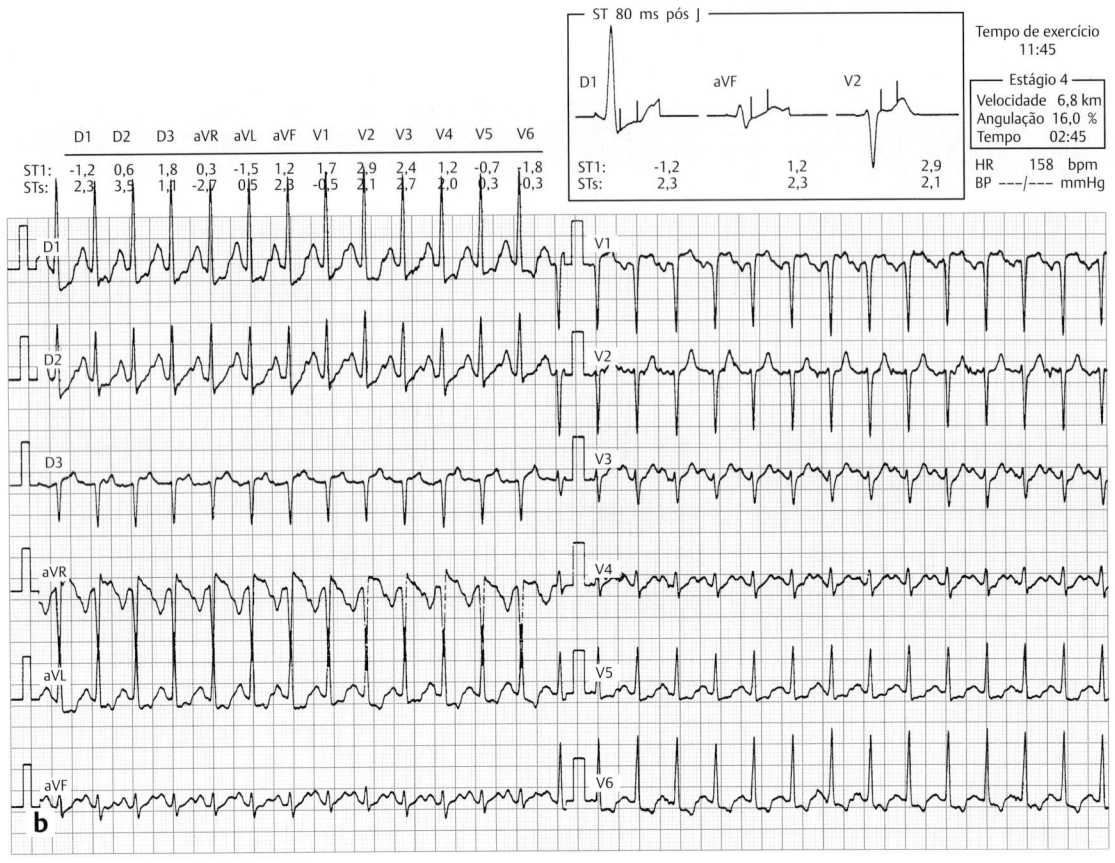

Fig. 11-4-9. *(Cont.)* (**b**) No pico do esforço, a onda P em DII aumentou para 0,4 mV e manteve a duração de 100 ms. Na derivação V1, a onda P aumentou de –0,1 mV para –0,2 mV concomitante com o supra desnível do segmento ST nessa derivação e o infra desnível em CM5 (DI), V5 e V6. (Fonte: Arquivo de imagens dos autores.)

Onda Q

A onda Q teve seu comportamento estudado em diversos trabalhos.[11,26,27] Os autores verificaram que o crescimento de Q era a resposta normal ao exercício, sendo mais acentuada nos atletas, e que CM5 era a melhor derivação para visualizá-la.

Morales-Ballejo *et al.* descreveram a resposta contrária obtida em coronariopatas.[11] Nestes, a onda Q não crescia, ou mesmo diminuía com o exercício. Eles observaram, também, que nestes pacientes, em relação aos indivíduos normais, a onda Q era maior em repouso e após o esforço (**Fig. 11-4-10**).

Eles observaram, também, que nos coronariopatas, em relação aos indivíduos normais, a onda Q era maior em repouso e após o esforço. Usando tanto a resposta anormal de ST como a da onda Q, a sensibilidade do teste ergométrico para doença isquêmica do miocárdio aumentava significativamente e a especificidade e o valor preditivo permaneciam inalterados.

O aumento da onda Q associado à depressão do segmento ST identificava "falsa positividade" em 75% dos casos e a sua redução de Q aliada à depressão do ST identificava "positividade verdadeira" em 100% dos casos.

Estes achados foram reproduzidos com algumas variações por vários autores. O'Hara[28] e Dovard[29] encontraram entre as respostas anormais de Q e ST uma equivalência de capacidade discriminativa para identificar testes "positivos". Observaram, também, maior redução na onda Q nos pacientes com passado de IAM.

Famularo encontrou correlação nítida entre a redução da onda Q e lesão da descendente anterior.[27] Enfim, os registros da literatura sugerem que a diminuição ou a incapacidade de crescimento da onda Q com o esforço é um sinal útil de isquemia miocárdica e que seu aumento com o exercício pode ser de valor para identificar uma resposta "falso-positiva" do segmento ST.

Michaelides *et al.* verificaram que em pacientes com infarto prévio e comprometimento univascular o aumento da duração da onda Q com o esforço identificaria os pacientes que teriam viabilidade miocárdica na região peri-infarto.[30]

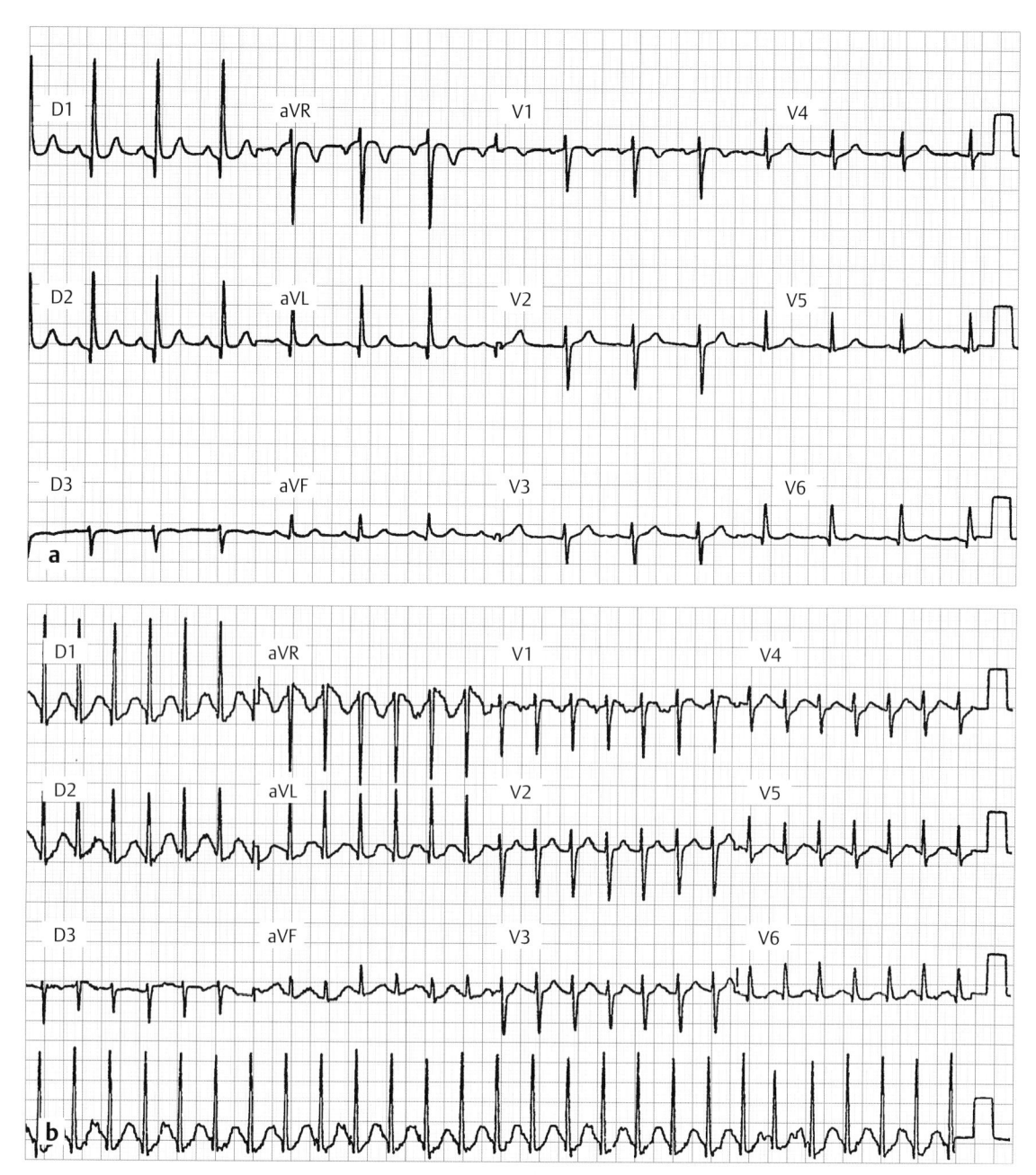

Fig. 11-4-10. (**a**) Traçado basal com onda Q bem marcada em CMS (DI); DIII e aVL. (**b**) Com o esforço ocorreu redução da onda Q nestas derivações. (Fonte: Arquivo de imagens dos autores.)

Onda R

Observações ao longo das últimas décadas, sobre o comportamento da onda R durante o teste ergométrico, tem estabelecido um conceito de resposta normal e anormal, de acordo com a variação de sua amplitude, medida em derivação lateral. A diminuição da amplitude durante o esforço máximo é considerada resposta normal, enquanto a não variação e, principalmente, seu crescimento seria sugestivo de doença coronariana, segundo a maioria dos autores, destacando-se que a onda R só começa a decrescer com FC superiores a 130 bpm.[31,32]

Poyatos *et al.*, realizando estudo prospectivo durante 6 anos, encontraram uma incidência significativamente maior de eventos coronarianos em pacientes com resposta anormal da onda R ao esforço.[33] Entretanto, diversos outros trabalhos demonstram resultados contrários, sendo este critério considerado de pouco valor ou mesmo sem nenhuma utilidade.[34-36]

Segmento ST

Como visto na **Figura 11-4-2**, o segmento ST engloba os pontos J, Y (80 ms após o ponto J) e X (onde o segmento ST cruza a linha de base). Na definição de resposta isquêmica ao esforço encontramos diversos parâmetros com base na morfologia e na duração do segmento ST,[37] e do infradesnível do ponto Y.[38]

Para ter significado clínico, as variações do segmento ST devem estar presentes em pelo menos três batimentos consecutivos na mesma derivação. A linha horizontal unindo os pontos terminais do segmento PR é a referência para as medidas de desníveis de ST. A utilização das médias computadorizadas é uma ferramenta auxiliar que deve ser confirmada visualmente pelo examinador.

Braat *et al.* relatam que encontraram grande correlação entre o desvio do segmento ST (supra ou infradesnível) de pelo menos 1 mm em V4R e a presença de lesão proximal em coronária direita.[39]

Basicamente as alterações do segmento ST com esforço podem-se manifestar de três modos distintos: infradesnível (o mais comum), supradesnível e normalização de um supra ou infradesnível preexistente. Na **Figura 11-4-11** temos representações esquemáticas de várias formas de ST no esforço. Na **Fig. 11-4-11b,c**, depressão horizontal do segment ST, a medida do infradesnível é feita a 80 ms do ponto J. Na **Fig. 11-4-11d** o segmento ST descendente, a depressão é medida também a 80 ms do ponto J.

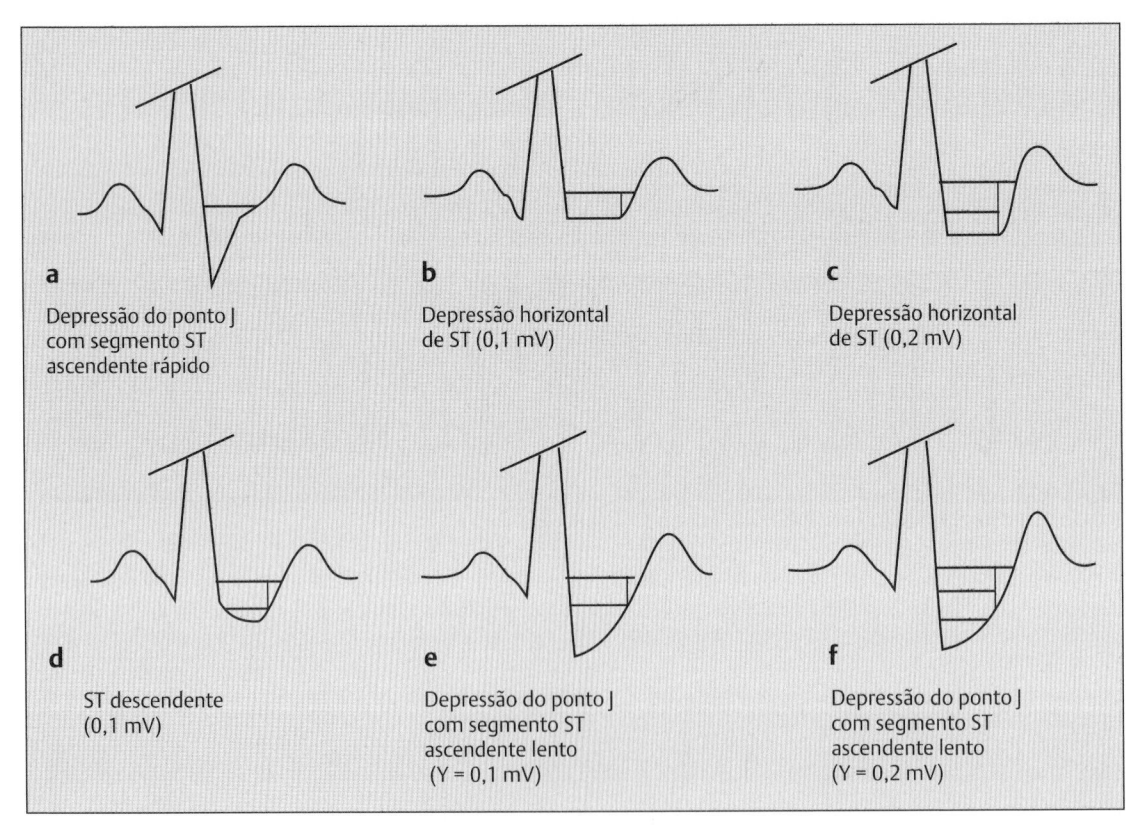

Fig. 11-4-11. Diferentes tipos de depressão do segmento ST induzidos pelo esforço. (**a**) Normal. (**b-d**) Depressão isquêmica. (**e, f**) Ascendente lento.

Vetor Isquemia

A isquemia, na maioria das vezes, ocorre na região subendocárdica, atrasando a propagação da onda de ativação e, consequentemente, da onda de repolarização, causando inversão de polaridade do segmento ST, da onda T ou de ambos, com o aparecimento do "vetor isquemia".

O vetor isquemia originado na região subendocárdica reflete-se no ECG como infradesnível do segmento ST com ou sem inversão da onda T, sendo que quanto maior o número de derivações monitorizadas maior a probabilidade de sua detecção (**Fig. 11-4-12**.

Nos casos de importante isquemia transmural ela é identificada pelo supradesnível do segmento ST, como pode ser visto nos casos de espasmo em obstruções proximais da coronária descendente anterior (**Fig. 11-4-13**).

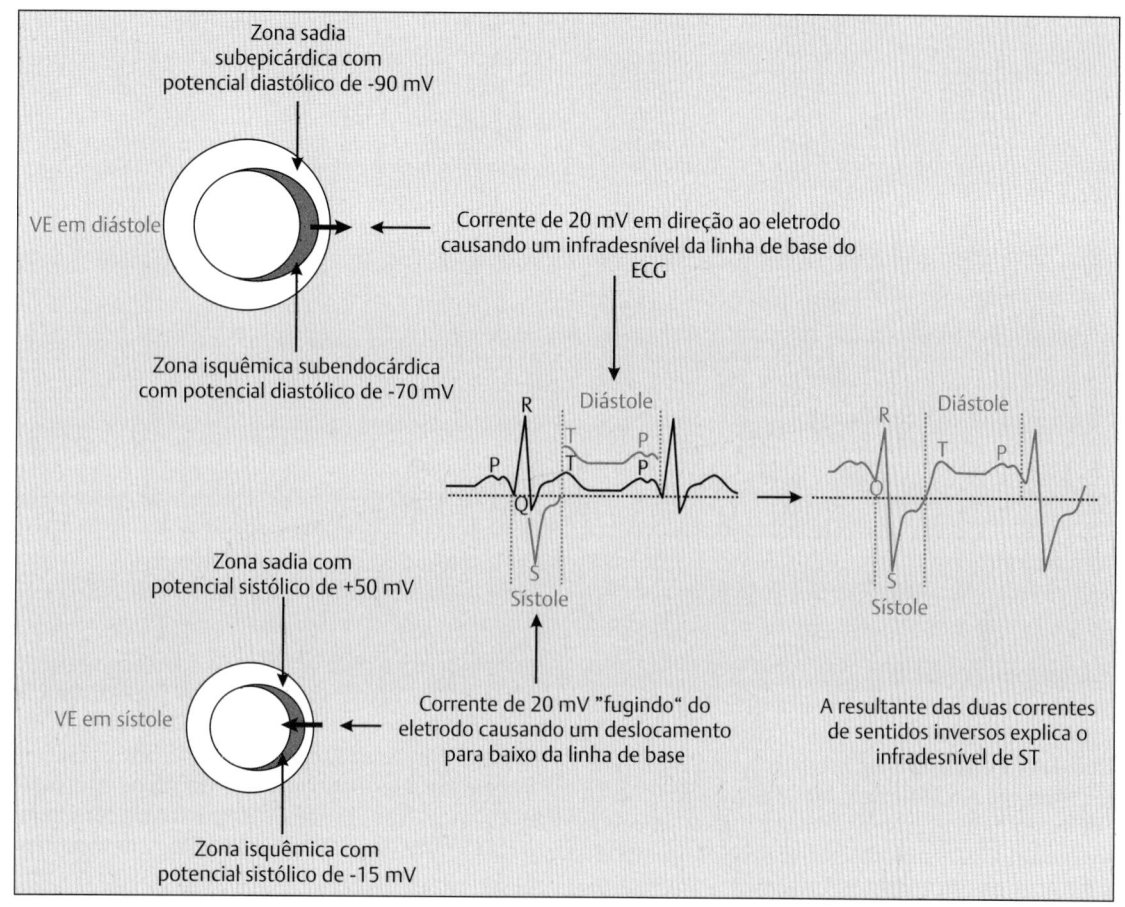

Fig. 11-4-12. Ocorrência de infradesnível do segmento ST em decorrência de isquemia subendocárdica. (Reproduzida com permissão de Marcardet DM in Encyclopédie Medico-Chirurgicale: Cardiologie-Angéiologie, 1998.)

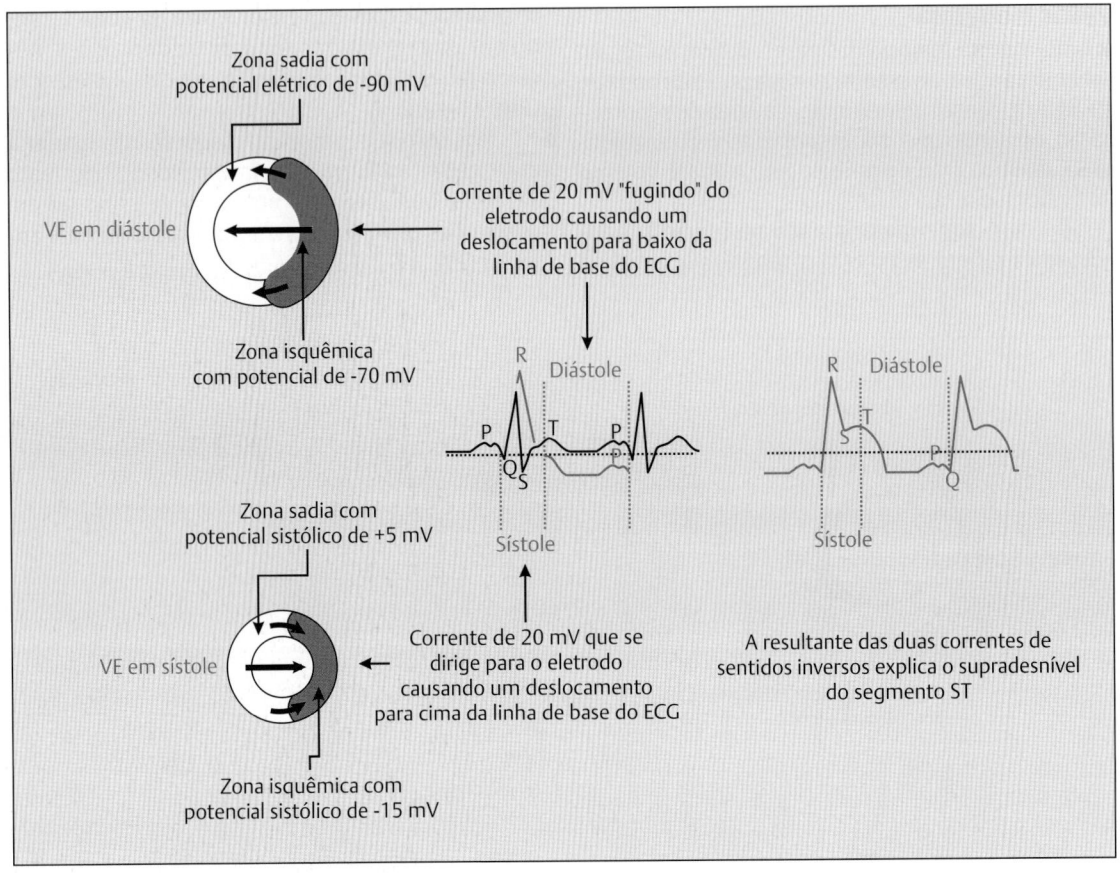

Fig. 11-4-13. Ocorrência de supradesnível do segmento ST secundário a um processo de isquemia transmurral. (Reproduzida com permissão de Marcardet DM in Encyclopédie Medico-Chirurgicale: Cardiologie-Angéiologie, 1998.)

Infradesnível de ST

Hakki et al.[40] estudaram um grupo de 81 pacientes com coronariopatia por meio da ergometria com Tálio-201 e da cineangiocoronariografia, e verificaram que nos pacientes em que a onda R no esforço era menor que 11 mm não houve infradesnível do segmento ST. Os autores correlacionaram a onda R de pequena amplitude com a ausência de infradesnível patológico de ST e propuseram, nestes casos, que seja realizada a ergometria com Tálio-201, para melhor avaliação diagnóstica. Estes achados são coerentes com os descritos por Gerson et al.[41] que encontraram correlação entre a amplitude de R, o somatório das ondas R e S no esforço e a magnitude do infradesnível do segmento ST. Os autores propuseram que índices de correção fossem criados em função da relação infradesnível de ST/amplitude da onda R, para melhorar a sensibilidade da ergometria no diagnóstico da doença coronariana.

Outros achados têm sido correlacionados com a ausência de infradesnível do segmento ST na presença de coronariopatia, incluindo presença de lesões com menos de 70% de obstrução, infarto anterior extenso e disfunção ventricular esquerda.[42,43] Kramer[44] verificou que pacientes com disfunção ventricular esquerda apresentam menor incidência de alterações do segmento ST do que os pacientes com coronariopatia e com função de contração preservada. Num grupo de 97 pacientes com infarto transmural cicatrizado, Castellanet demonstrou que nos pacientes com infarto anterosseptal a probabilidade de ocorrer infradesnível de ST é menor do que nos pacientes com infarto inferior. O autor postulou que as forças elétricas geradas pelo aneurisma e por outras áreas isquêmicas se anulariam, não ocorrendo, desta forma, nem supra nem infradesnível de ST.[45]

Abordaremos os aspectos do infradesnível de ST descritos como indicativos de resposta isquêmica ao esforço. Na **Tabela 11-4-3** mostramos diversas causas não isquêmicas para a depressão do segmento ST e na **Tabela 11-4-4** as condições que interferem no ST de pacientes com DAC (falso-positivos).

A depressão patológica do segmento ST pode apresentar-se como ascendente lento, horizontal ou descendente.

Tabela 11-4-3. Condições que alteram o segmento ST independente de lesão coronariana (exames "falso-positivos")

- Hipertrofia ventricular esquerda
- Cardiomiopatias
- Depressão de ST não específica (cardiomiopatia incipiente)
- Síndrome X (mulheres jovens)
- Astenia neurocirculatória
- Distúrbios hormonais (estrogênio, hipotireoidismo)
- Hipocalemia e outros distúrbios eletrolíticos
- Alterações pós-prandiais (carga de glicose)
- Hipoglicemia
- Hiperventilação e anormalidades da repolarização
- BRE/BRD/bloqueios intramiocárdicos.
- Síndromes de pré-excitação
- Taquicardia supraventricular
- Ritmo ventricular
- Labilidade da onda T
- Drogas (digital)
- Vasospasmo ou doença microvascular
- Hipertensão e duplo produto elevado
- Pericardiopatias
- Valvopatias (estenose aórtica, regurgitação aórtica)
- Prolapso mitral
- Coração de atleta
- Cardiopatias congênitas
- Anemia
- Hipóxia
- Carga súbita
- *Pectus excavatum*
- Derivação inadequada
- Critérios de interpretação impróprios

Tabela 11-4-4. Condições em que não ocorrem alterações do segmento ST na presença de lesão obstrutiva de coronárias (exames "falso-positivos")

- Obstrução de um vaso não dominante
- Obstrução de um vaso dominante com extensa área de infarto
- Cancelamento de vetores
- $FC_{submáx}$
- Uso de drogas (vasodilatores, betabloqueadores etc).
- PAD elevada
- BRE/BRD
- Sexo masculino
- Uso de derivações impróprias

Ascendente Lento

Stuart e Ellestad[46] demonstraram que o segmento ST do tipo ascendente lento e com ponto Y a 2 mm da linha da base tem o mesmo valor prognóstico do infradesnível de ST do tipo horizontal. Já Desai *et al.*,[47] avaliando por cintilografia miocárdica os pacientes que tiveram ST ascendente lento (com ponto de corte de Y a -1,5 mm), não verificaram diferença em termos prognósticos em relação aos que apresentaram ST ascendente rápido (ponto Y -1,0 mm). Ressalte-se aqui a diferença do ponto de corte, pois Ellestad considera -0,2 mV, enquanto Desai trabalhou com -0,15 mV.

Brody *et al.*[48] demonstraram que o infradesnível do ponto Y entre -0,05 e -0,14 mV apresentam incidência de 2,5% de doença coronariana, percentual igual ao apresentado pelo grupo de pacientes com segmento ST normal (**Fig. 11-4-14**).

Senso *et al.*[49] estudaram 199 pacientes com teste ergométrico e cintilografia miocárdica e verificaram que não houve aumento ou decréscimo na acurácia do exame ao considerarem o infradesnível do ponto Y de -0,15 ou -0,2 mV.

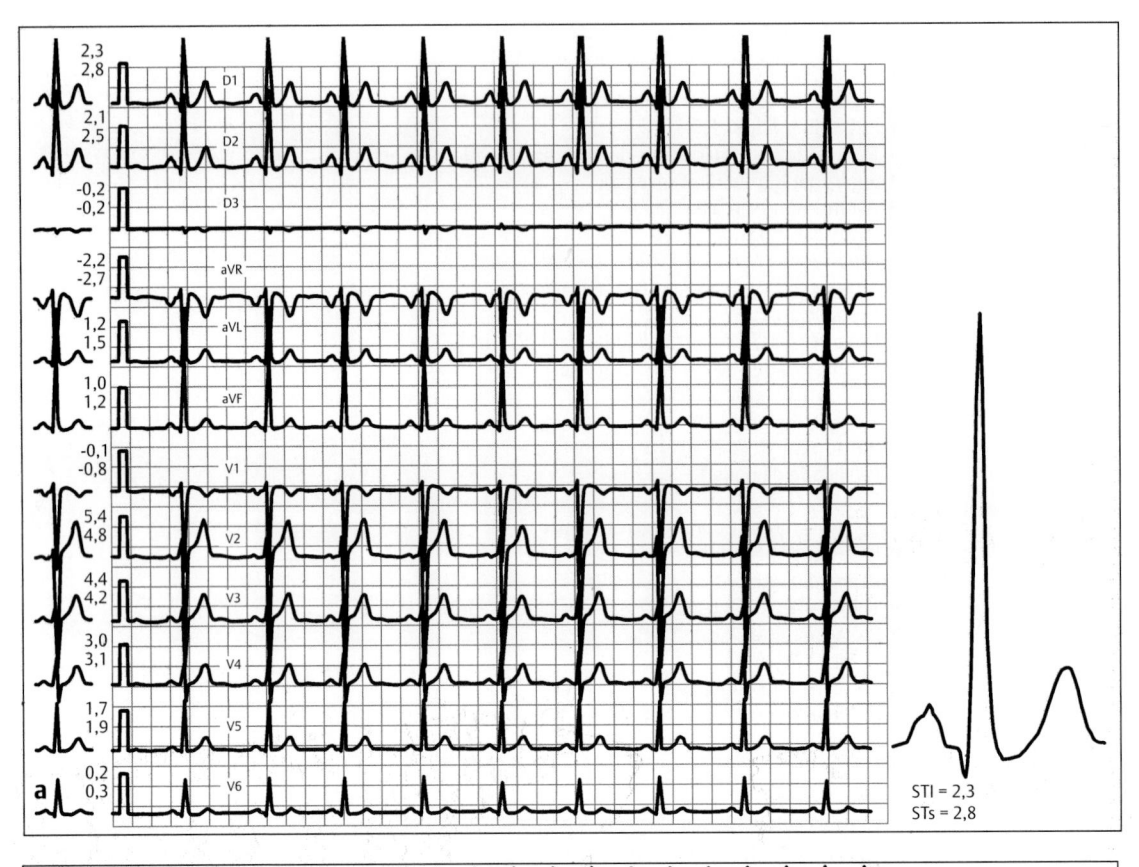

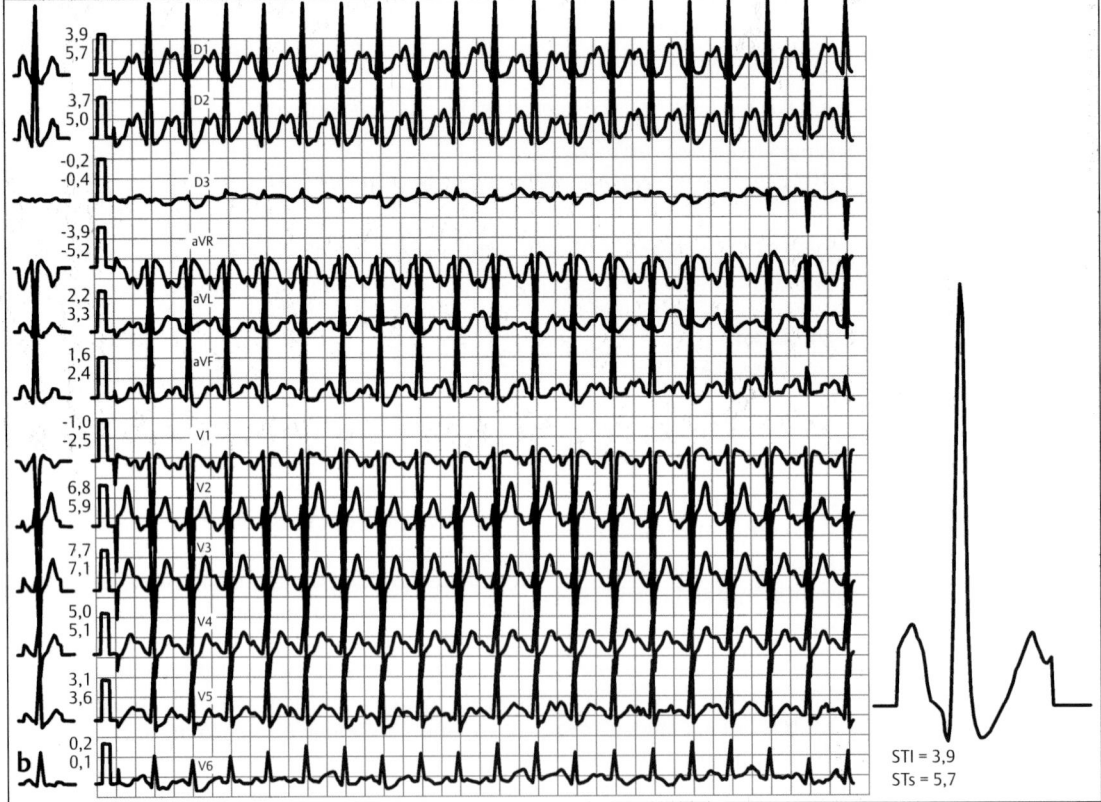

Fig. 11-4-14. (a) Traçado basal. (b) No pico do esforço, observa-se segmento ST ascendente lento. (Fonte: Arquivo de imagens dos autores.)

Horizontal

Infradesníveis horizontais de ST, iguais ou maiores que -0,1 mV, apresentam alta correlação com a doença coronariana (**Figs. 11-4-15** e **11-4-16**).

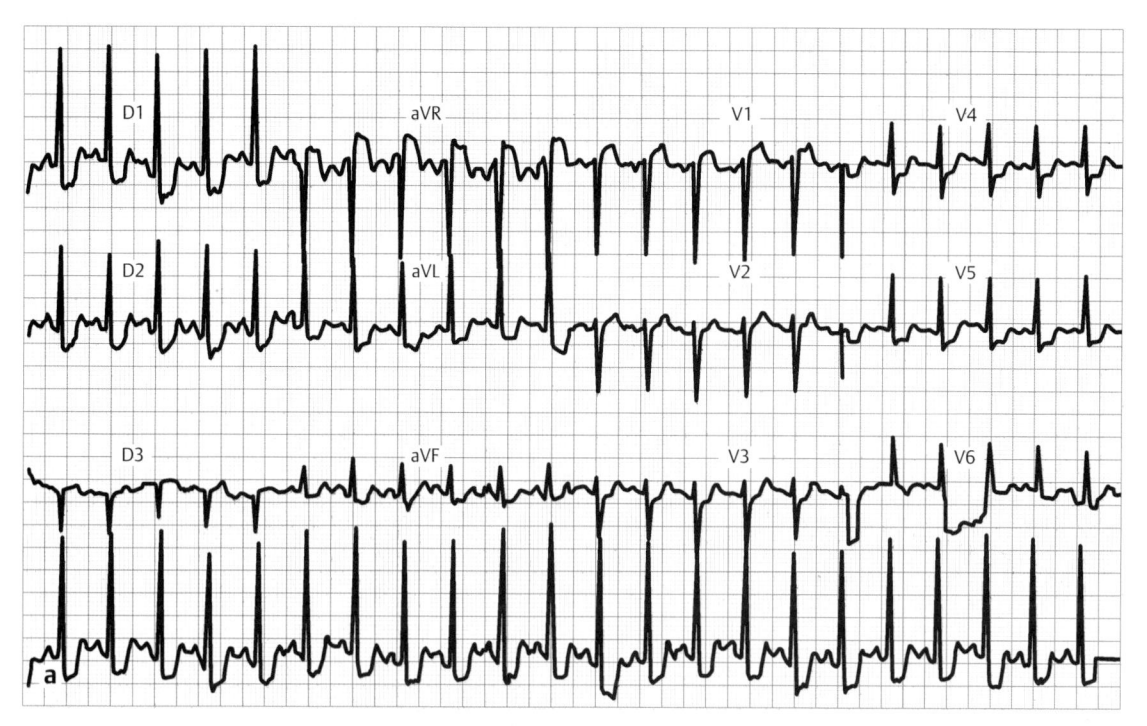

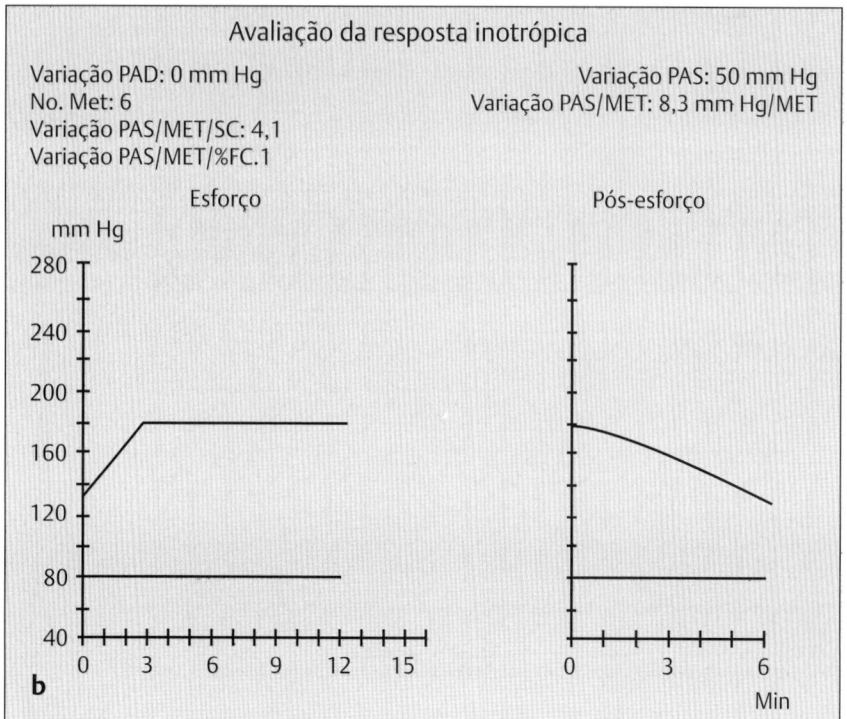

Fig. 11-4-15. (a) Paciente do sexo feminino com 68 anos e história de precordialgia. No 6º minuto do esforço, no protocolo de Naughton houve marcado infradesnível horizontal do segmento ST. (b) A curva de PA mostra evolução em platô da PAS a partir do 2º minuto. (Fonte: Arquivo de imagens dos autores.)

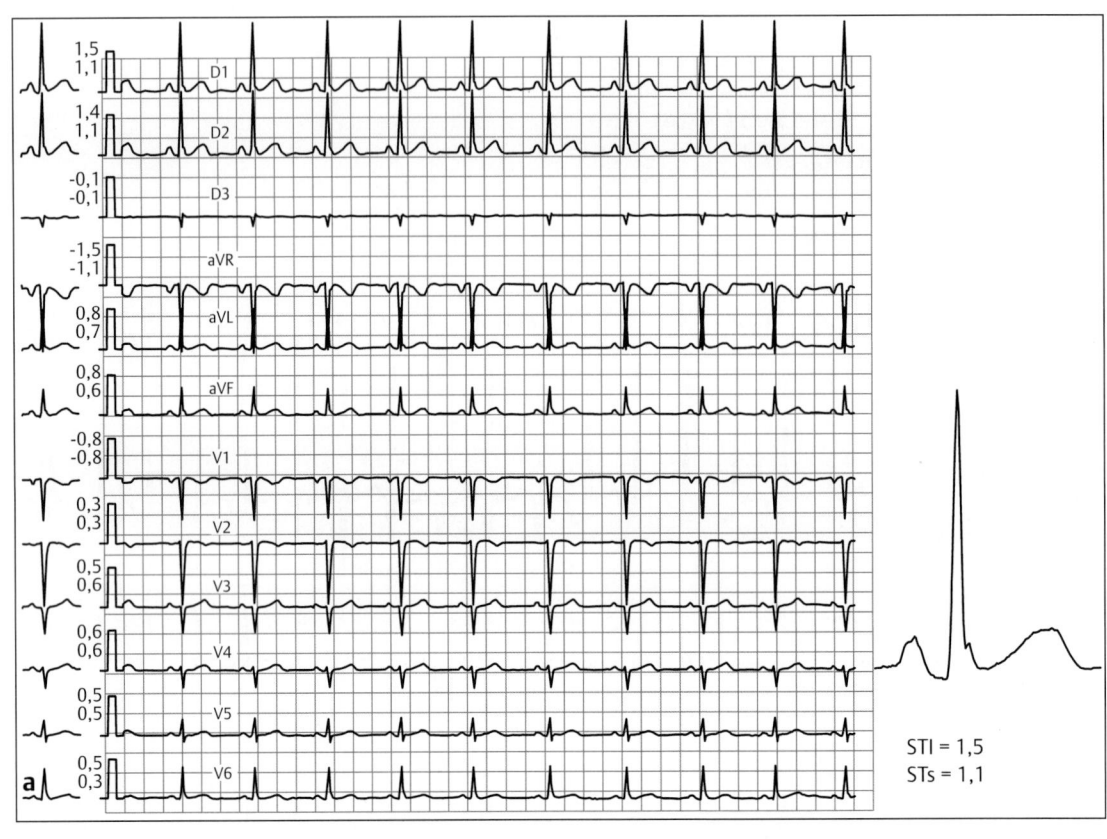

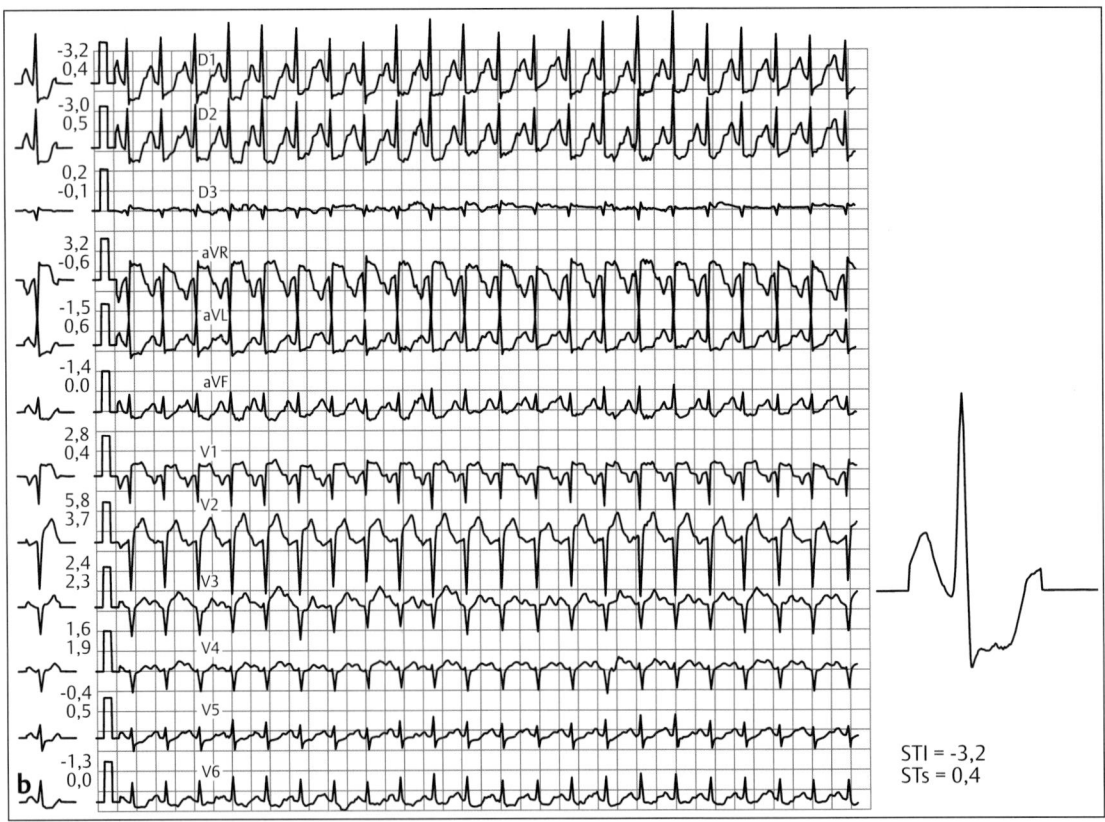

Fig. 11-4-16. (a) Paciente de 54 anos revascularizando há 1 ano. ECG basal com padrão QS de V1 a V3. **(b)** No pico do esforço, houve marcado infradesnível do segmento ST, horizontalizado em várias derivações e com supradesnível de ST de V1 a V3. (Fonte: Arquivo de imagens dos autores.)

Descendente

A depressão de ST do tipo descendente tem maior valor prognóstico (**Figs. 11-4-17 e 11-4-18**) e temos observado que este dado é verdadeiro mesmo quando se apresenta somente no pós-esforço, resultado da progressão do segmento ST horizontal durante o esforço (**Fig. 11-4-19**).

Bertella *et al.* relataram que a depressão de ST do tipo descendente indica uma área isquêmica maior, com envolvimento do músculo na região subendocárdica também. Eles referem que o padrão envolvendo V3 e V4 pode ser devido aos efeitos da isquemia subendocárdica da parede anterior, superposta à isquemia transmural da parede posterior.[50]

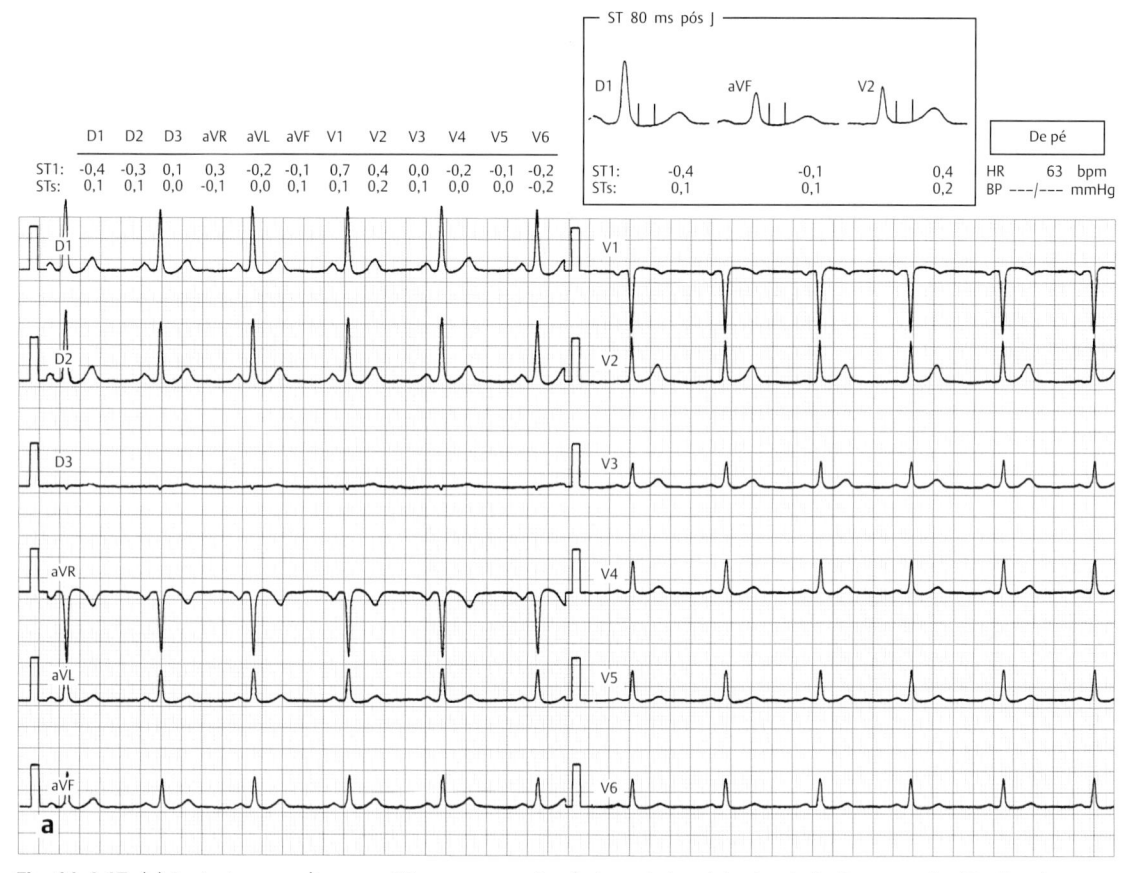

Fig. 11-4-17. (**a**) Paciente masculino com 58 anos apresentando traçado basal dentro de limites normais. *(Continua)*

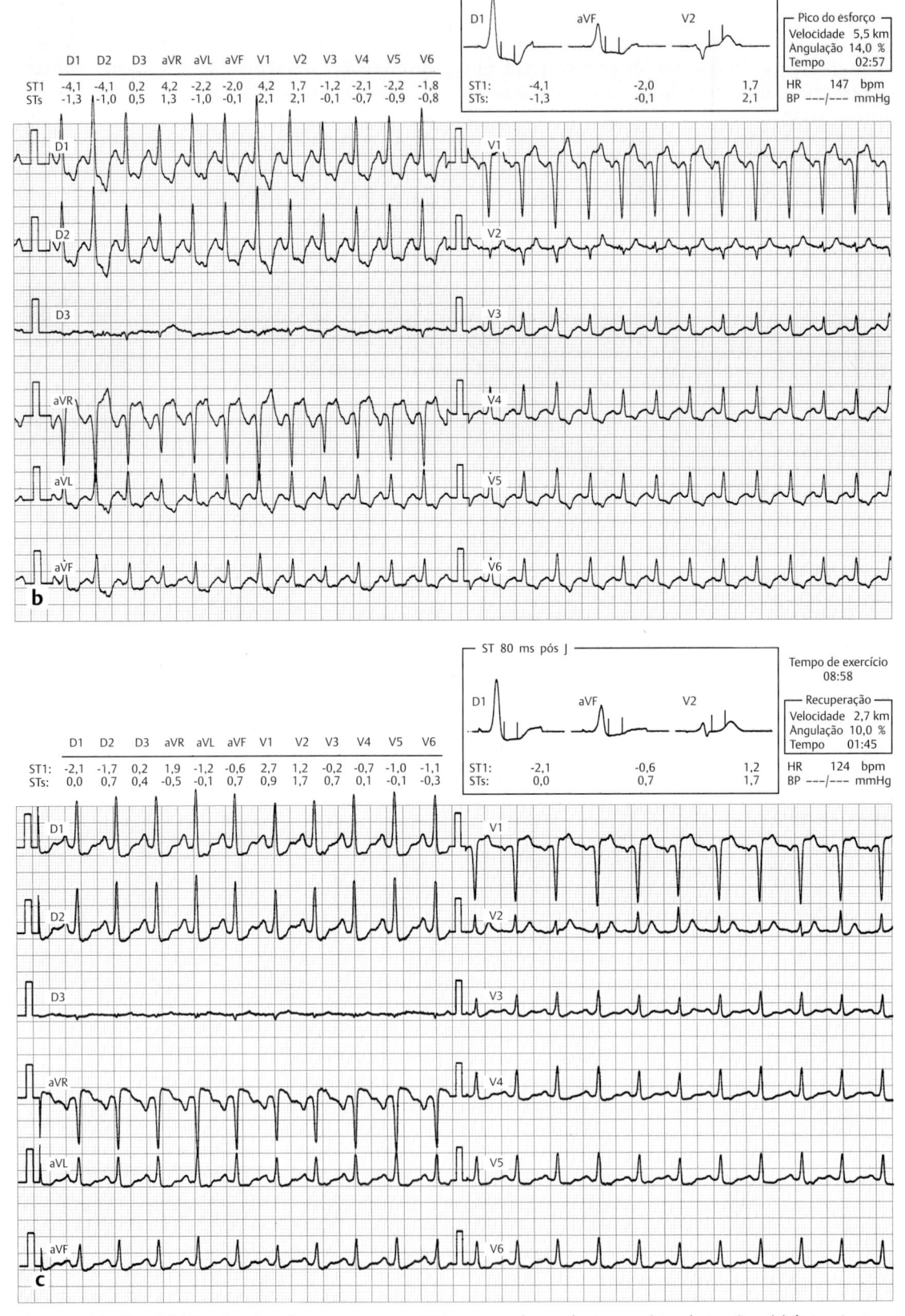

Fig. 11-4-17. *(Cont.)* **(b)** No pico do esforço, o segmento ST tornou-se descendente em várias derivações. **(c)** Dois minutos após o esforço, o segmento ST mostrou-se com infradesnível horizontal. (Fonte: Arquivo de imagens dos autores.)

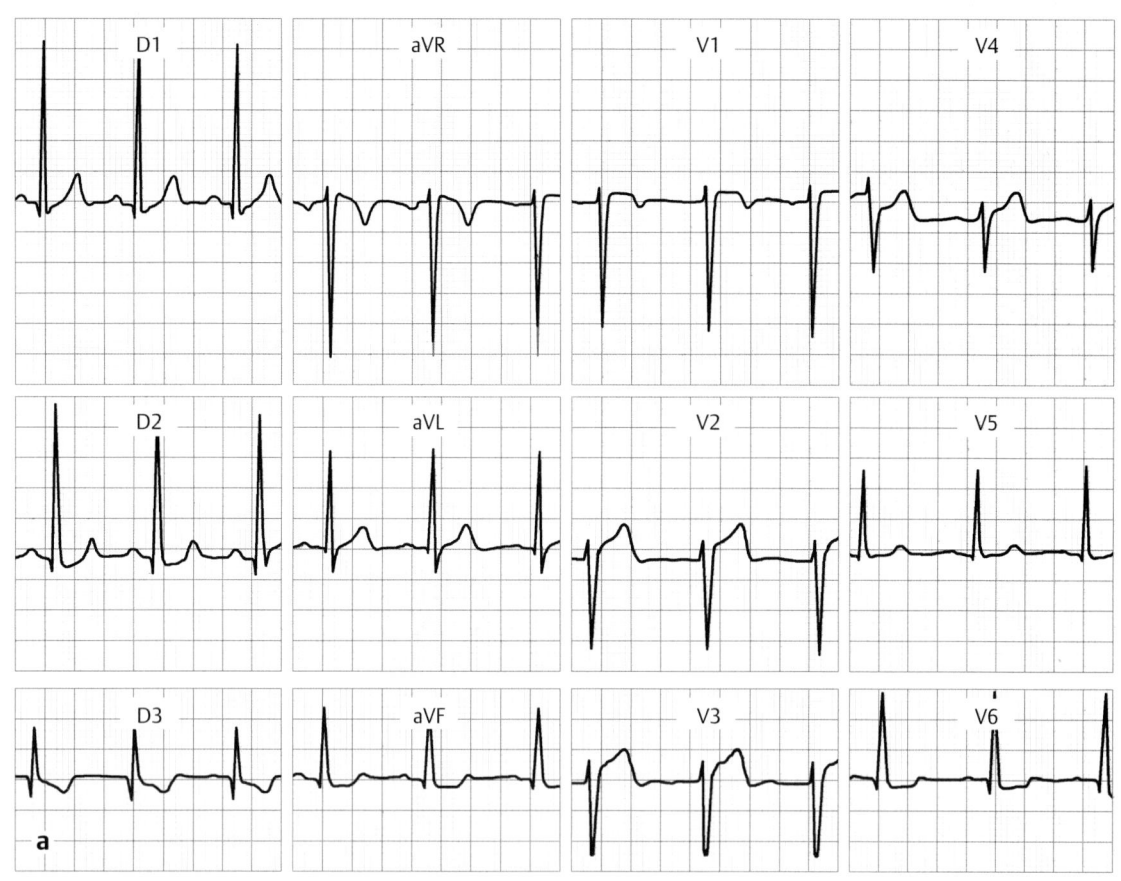

Fig. 11-4-18. (**a**) ECG basal com alterações secundárias de ST. *(Continua)*

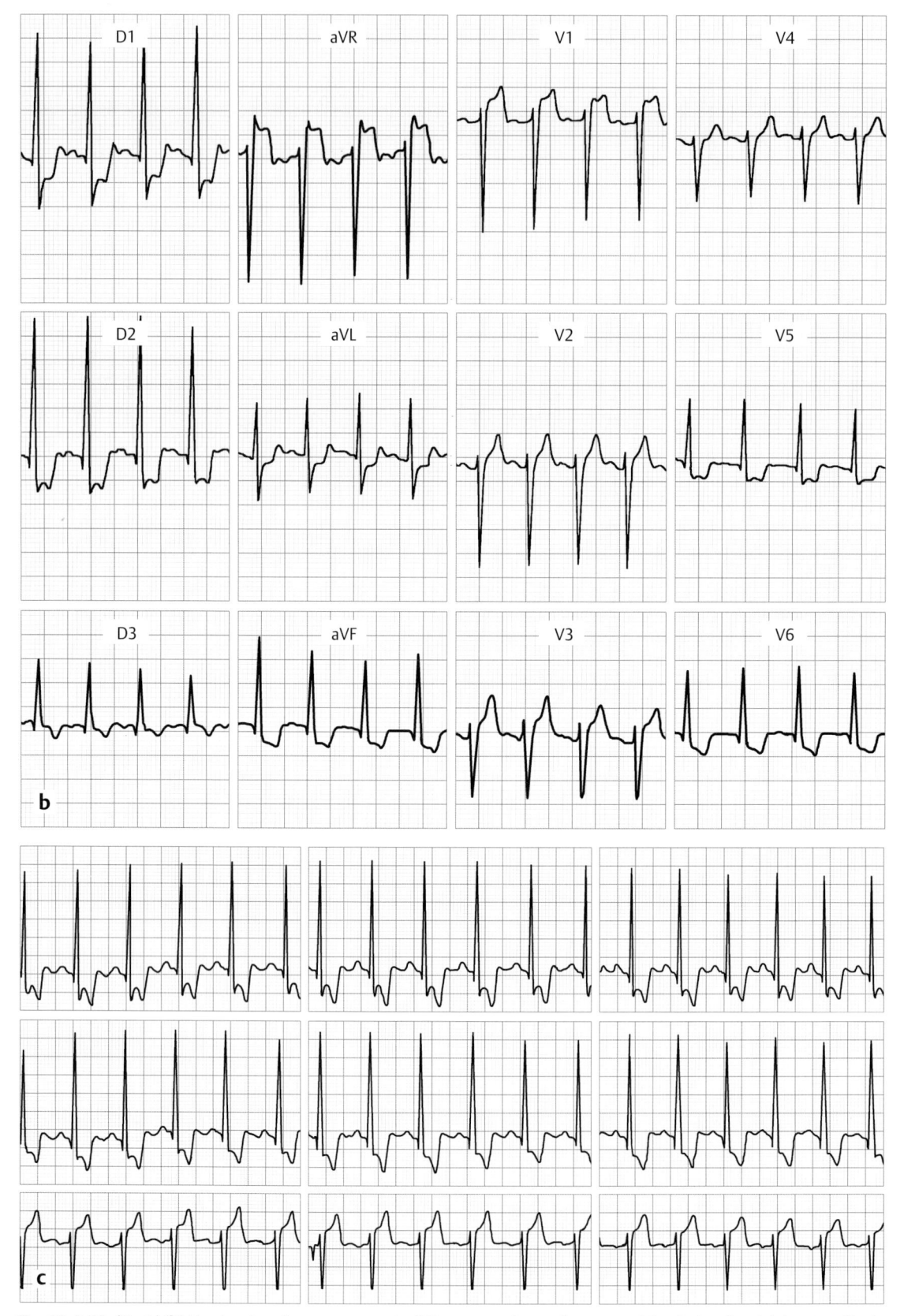

Fig. 11-4-18. *(Cont.)* (**b**) No pico do esforço, o segmento ST tornou-se descendente em várias derivações. (**c**) Acentuação do padrão descendente no pós-esforço. (Fonte: Arquivo de imagens dos autores.)

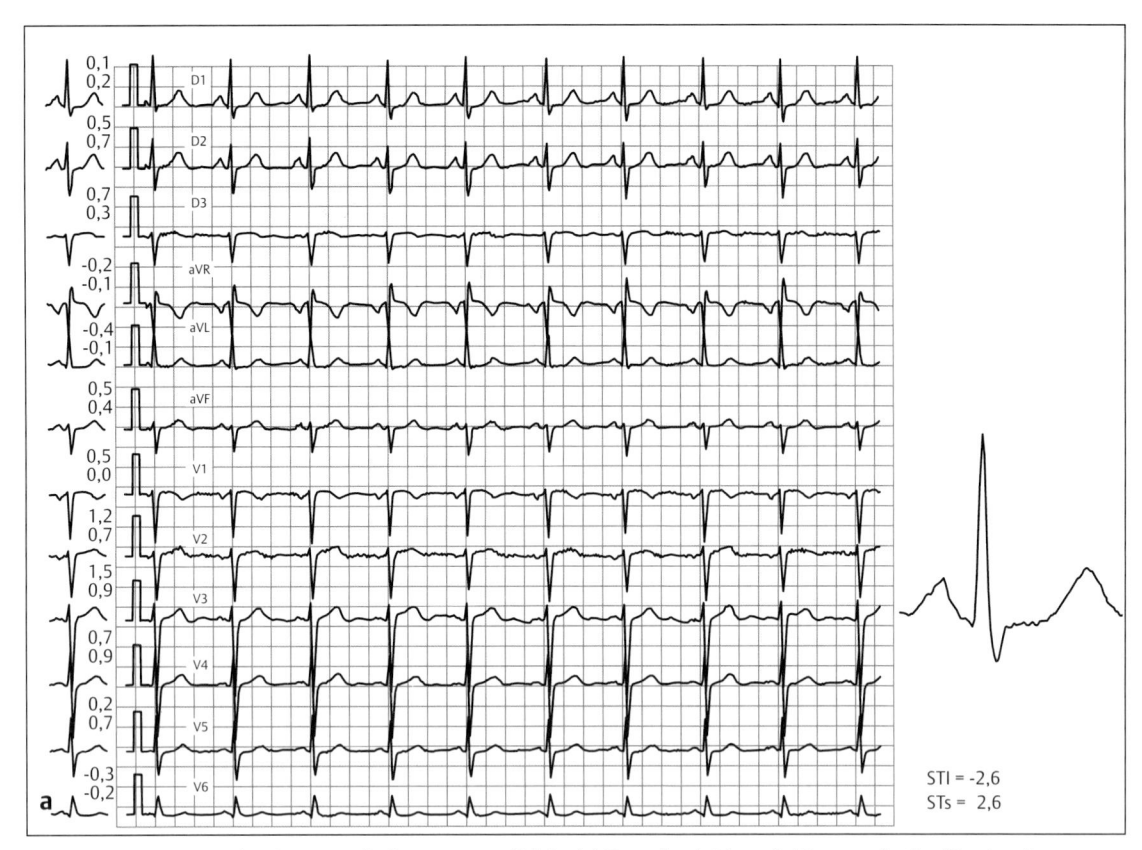

Fig. 11-4-19. Paciente de 70 anos avaliado por precordialgia. (**a**) Traçado obtido após hiperventilação. *(Continua)*

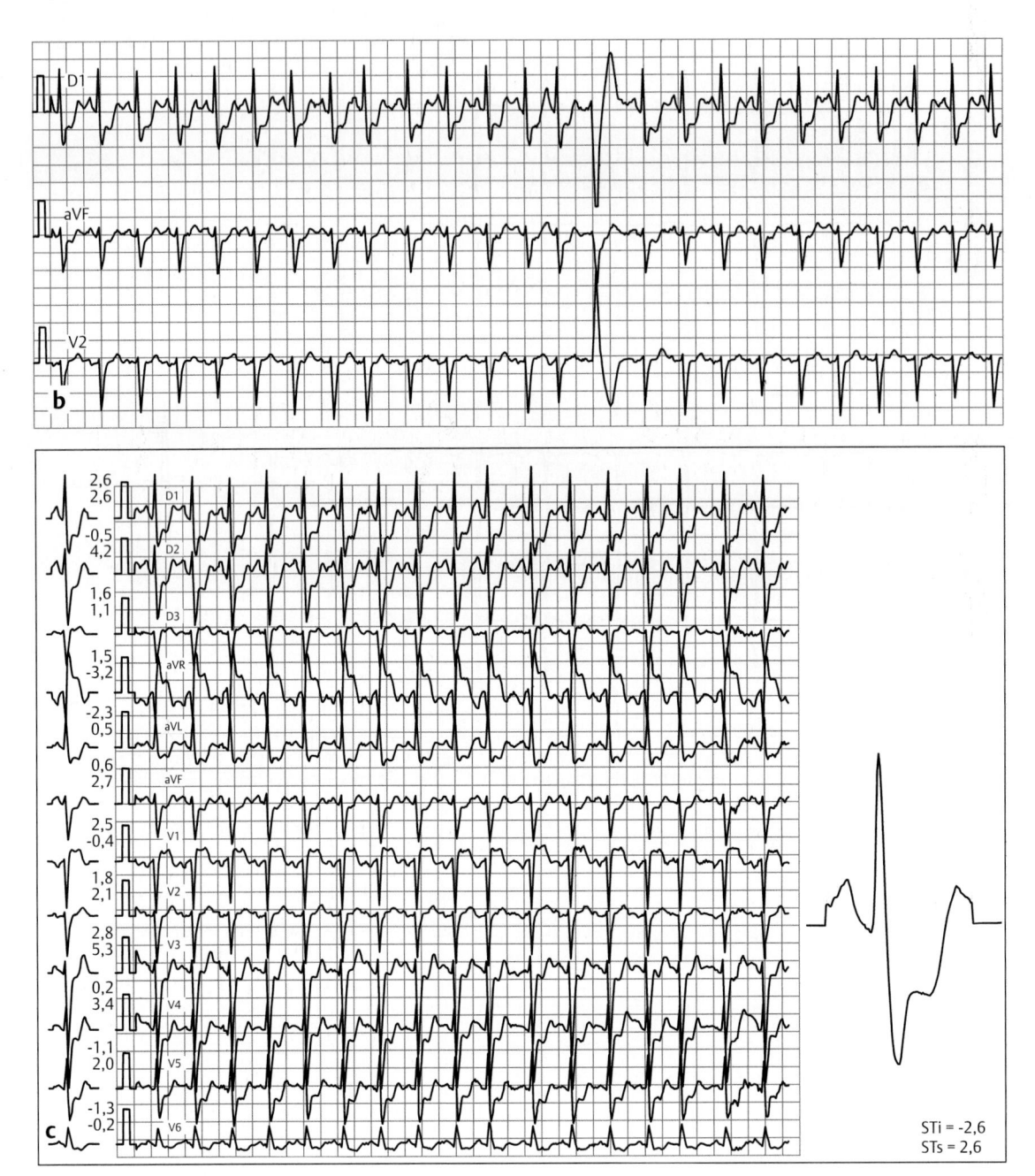

Fig. 11-4-19. *(Cont.)* (**b** e **c**) Traçados obtidos no pico do esforço com ST horizontal. *(Continua)*

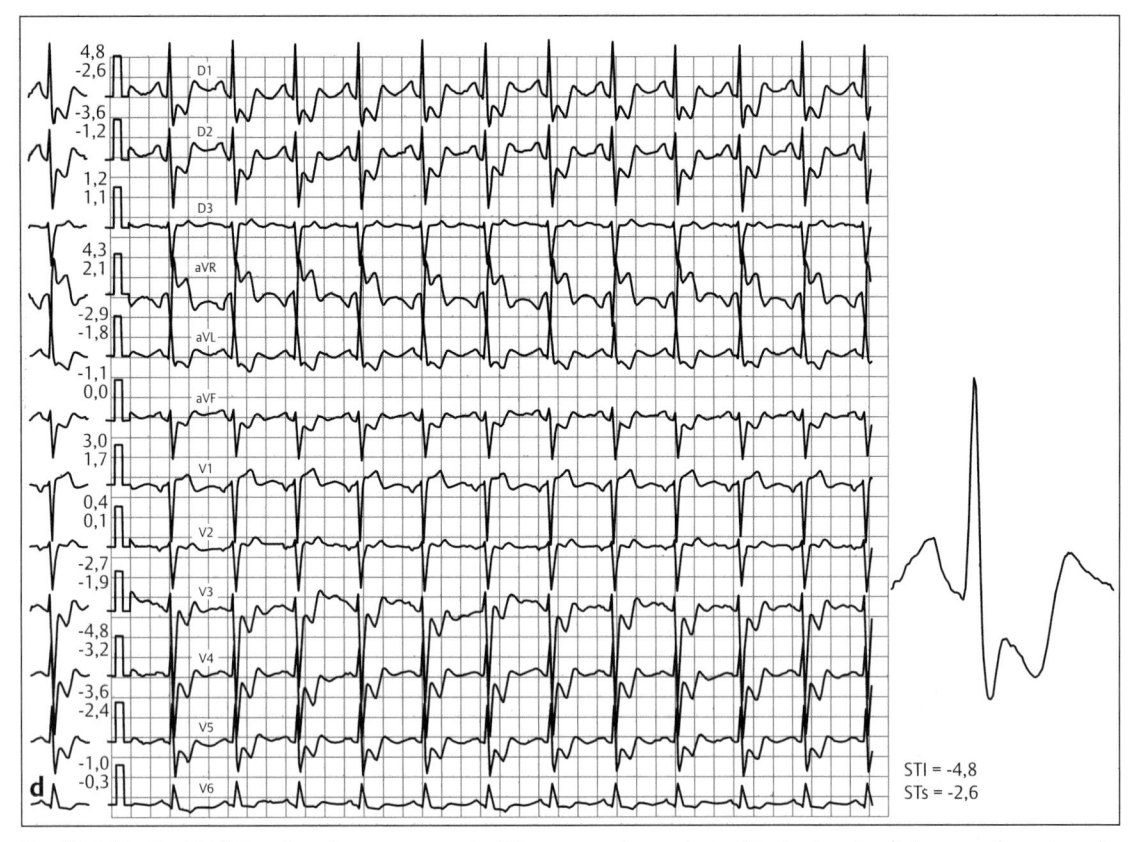

Fig. 11-4-19. *(Cont.)* (**d**) No pós-esforço, o segmento ST tornou-se descendente. (Fonte: Arquivo de imagens dos autores.)

Mulheres × Homens

O gênero afeta o resultado do teste ergométrico de forma que não pode ser explicada apenas pelas diferenças hormonais.[51] Foi sugerido que a menor especificidade do infradesnível de ST nas mulheres seja decorrente de diferenças hemodinâmicas e de concentração de hemoglobina.[52]

Barolsky et al.,[53] estudando 85 homens e 92 mulheres, verificaram que o infradesnível de 1 mm do ponto Y determinou valor preditivo significativamente maior nos homens do que nas mulheres, apesar de não haver diferença significativa da prevalência da doença nos dois grupos estudados. Desta forma concluíram que em paciente com precodialgia e sem infarto prévio, o valor preditivo do teste ergométrico nos homens é maior que nas mulheres, o que não pode ser explicado pela simples diferença na prevalência da doença, pois nos grupos estudados elas eram similares (36% para os homens e 33% para as mulheres).

Contrariamente aos achados de Barolsky, Hakki et al., utilizando um grupo de 29 mulheres e 60 homens com doença coronariana conhecida, submetidos a teste ergométrico com perfusão miocárdica por Tálio, verificaram que não houve diferença no comportamento do segmento ST nos dois sexos.[54] Os autores concluíram que na presença de lesões coronarianas equivalentes não existe diferença no comportamento eletrocardiográfico em resposta ao esforço.

Ellestad considera que o padrão ideal de análise de alterações do segmento ST ainda não foi estabelecido, e ressalta que em mulheres na fase pré-climatério é mais difícil a interpretação dos achados do ECG.[55] Alfieri propôs critérios mais rígidos quando analisa os ECG de esforço em mulheres pré-climatério (Y > 2 mm para o segmento ST horizontalizado/descendente e Y ≥ 3 mm para o segmento ST ascendente) o que, sem dúvida, aumenta a especificidade, mas às custas de redução da sensibilidade.[38]

Como é sabido, ao utilizarmos critérios mais rígidos, melhoramos a especificidade, mas há perda quanto à sensibilidade diagnóstica. Godoy verificou que em mulheres normais o ponto Y tende a apresentar infradesníveis mais acentuados à medida que aumenta a idade. Desta forma preconiza que sejam determinados padrões diferentes de acordo com as faixas etárias, e estabelece 1,5 mm como média para o infradesnível patológico do ponto Y em mulheres (**Fig. 11-4-20**).[56]

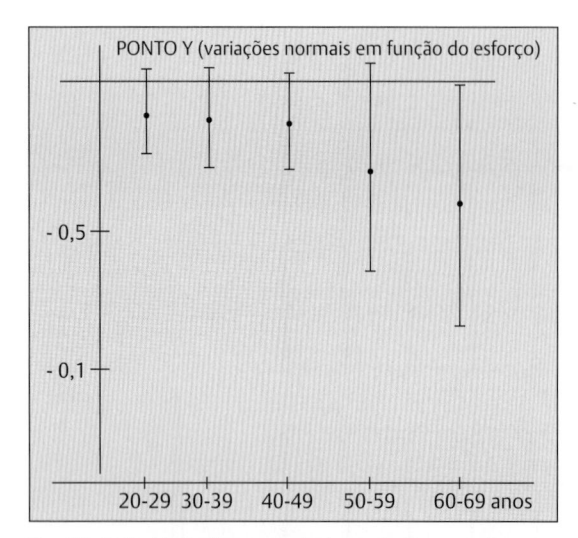

Fig. 11-4-20. Variações normais do ponto Y em mulheres. (Adaptada de Godoy M, 1986.)[56]

Tabela 11-4-5. Critérios eletrocardiográficos para isquemia esforço-induzida

Tipo de ST	Homens	Mulheres com idade > 55 anos	Mulheres com idade < 55 anos
ST horizontal/ descendente	Y ≥ 1,0	Y ≥ 1,0	Y ≥ 1,5
ST ascendente lento	Y ≥ 2,0	Y ≥ 2,0	Y ≥ 2,5

Tabela 11-4-6. Variação da amplitude das ondas Q e R com o esforço

Número de vasos afetados	Nº	ΔR +	Qbas	ΔQ –	Infra-ST
Normais	15	3	7	0	0
1 vaso	17	10	9	4	12
2 vasos	11	5	9	7	6
3 vasos	17	10	10	9	14

Nº = número de pacientes coronariografados; ΔR + = número de pacientes com aumento de onda R; Qbas = número de pacientes com onda Q no basal; Q – = número de pacientes com diminuição da onda Q no esforço.
Fonte: Araujo WB et al.[36]

Linhart estudou 98 mulheres, por ergometria e cineangiografia, 24 das quais com doença coronariana, verificando 71% de sensibilidade e 78% de especificidade para diagnóstico de isquemia pela ergometria, entretanto, a maioria dos seus achados "falso-positivos" ocorreu em mulheres com ECG basal com alterações inespecíficas ou em uso de digital.[57]

Num grupo de 112 mulheres sem infarto prévio, submetidas à cineangiocoronariografia, foi verificado que a sensibilidade do infradesnível de ST de 0,1 mV foi de 79% para obstrução coronariana de pelo menos 70% da luz do vaso, e a especificidade foi de 66%. Os autores relataram que a ausência de sintomas de precordialgia e as alterações do segmento ST restritas ao período de esforço ocasionaram um índice de "falso-positivo" de 77%.[58]

Segundo McCarthy, um teste ergométrico sem alterações isquêmicas em mulheres que apresentam precordialgia atípica tem grande probabilidade de afastar doença coronariana, principalmente do tronco de coronária esquerda ou doença de vários vasos.[59] Em mulheres com sintomas típicos o teste tem valor similar ao encontrado para os homens, principalmente em mulheres no pós-climatério. Entretanto, a despeito dos sintomas, um teste com alterações isquêmicas em mulheres tem menor valor preditivo que nos homens.

Acreditamos que o teste ergométrico deve ser utilizado como uma primeira etapa na avaliação de precordialgia em mulheres, levantando-se em consideração as alterações de ST no esforço e no pós-esforço, a presença ou ausência de precordialgia típica e a faixa etária da paciente. Num passo seguinte a avaliação com perfusão miocárdica por Tálio-201 poderá complementar o diagnóstico de isquemia esforço-induzida.

Em nosso serviço temos usado o critério de -0,5 mV para ST horizontalizado e -0,25 mV para ST ascendente nas mulheres em fase pré-climatério. Para as mulheres pós-climatério utilizamos os mesmos parâmetros que utilizamos para os homens: -0,1 mV para ST horizontalizado e -0,20 mV para ST ascendente (**Tabelas 11-4-5** e **11-4-6**).

Até então abordamos tão somente as modificações do segmento ST que ocorrem com o esforço, suas variações e limitações diagnósticas. Tem-se também tentado avaliar quantitativamente as alterações do segmento ST de forma a identificar-se os portadores de doença de vários vasos coronarianos ou portadores de lesão do tronco da coronária esquerda.

Supradesnível de ST

O supradesnível do segmento ST ocorre em menos de 1% dos exames, sendo de baixa sensibilidade e de alta especificidade para o diagnóstico de isquemia esforço-induzida. Em contraste com a depressão do segmento ST, que é usualmente precedida de aumento na demanda miocárdica de oxigênio, a elevação do segmento ST pode aparecer espontaneamente ou relacionada com alterações na função de contração do VE induzidas pelo esforço. A fisiopatologia da elevação do segmento ST (espontânea ou esforço induzida) é complexa, sendo que estas alterações transitórias de ST são frequentemente associadas à diminuição do fluxo sanguíneo regional e isquemia miocárdica transmural.[60]

Parece existir certa correlação entre a derivação que ocorre o supradesnível de ST e a localização da lesão coronariana.[61] Fortuin *et al.* encontraram correlação do supradesnível de V2 a V4 com lesão em coronária descendente anterior e de supradesnível em derivações inferiores com lesão em coronária direita.[62]

Sriwattanakomen *et al.* verificaram, numa série de 1.620 testes ergométricos, que ocorreu supradesnível de ST em 3,8% dos casos. Ao correlacionar os casos de supradesnível de ST com os achados da cineangiocoronariografia e da cineventriculografia, verificaram que o supradesnível de ST na ausência de onda Q indicava importante lesão coronariana proximal, enquanto na presença de onda Q o supradesnível de ST correlacionava-se com a presença de aneurisma ventricular.[61]

Particularmente acreditamos que em pacientes com história de infarto prévio, é impossível predizer, a partir do supradesnível de ST, se é um caso de discinesia ou de isquemia esforço-induzida, ou se os dois fatores coexistem, o que seria um indicativo de viabilidade miocárdica.

Supradesnível de ST sem Infarto Prévio

O desenvolvimento de supradesnível de ST esforço-induzido em pacientes sem história prévia de infarto é considerado importante fator preditivo para doença coronariana.[61] Stiles *et al.*[63] não encontraram diferença no grau de severidade das lesões em função de infra ou supradesnível de ST.

Como rotineiramente trabalhamos com 12 derivações, temos visto, com certa frequência, o aparecimento de supradesnível de J-ST em aVR, V1 e V2, sempre associado a marcados infradesníveis de ST em CM5, DII, aVL e V5. Acreditamos que estas alterações de supradesnível de ST na realidade representam imagem em espelho do infradesnível obtido nas outras derivações, sendo que essa associação de infradesnível e supradesnível é um marcador de respostas isquêmicas mais intensas (**Fig. 11-4-21**).

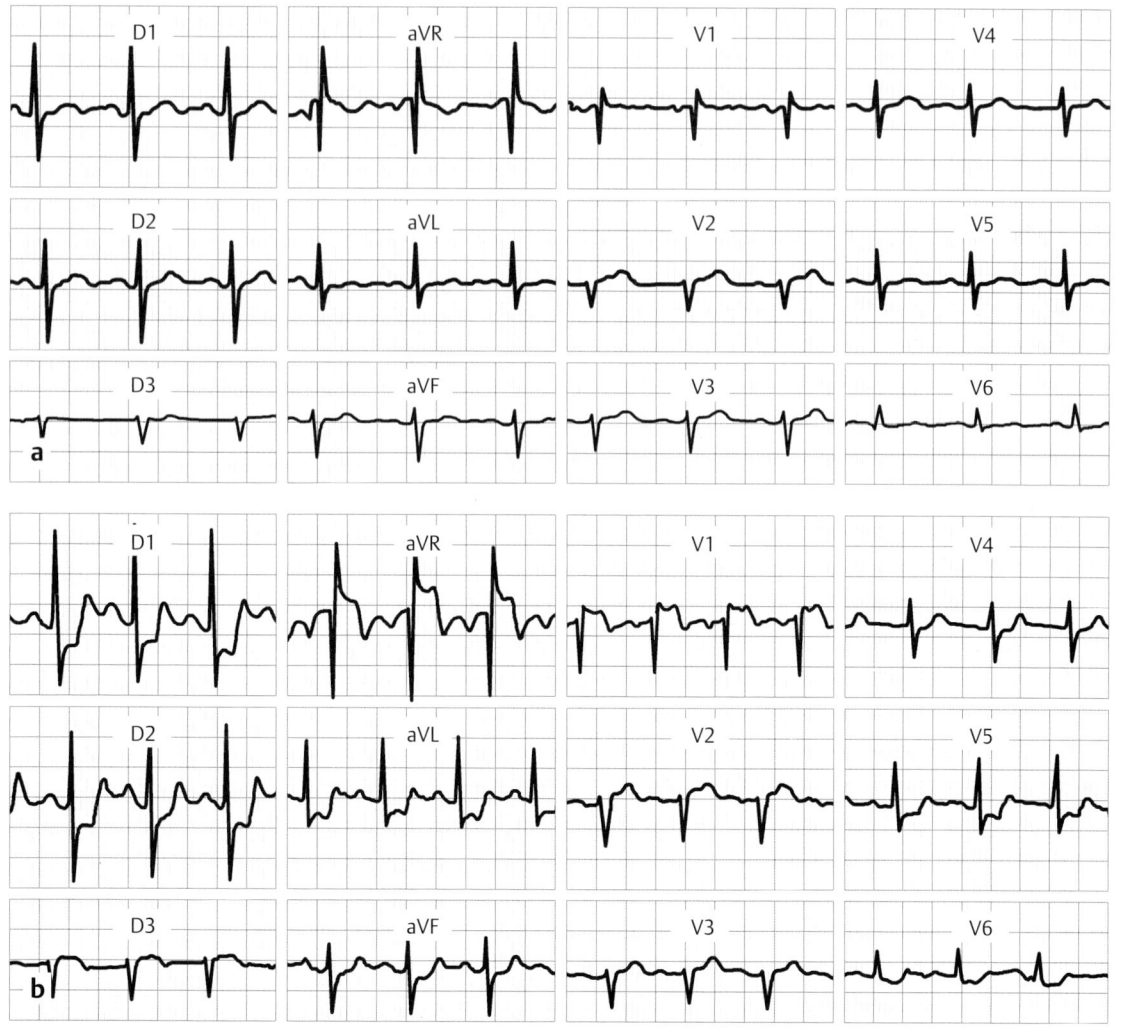

Fig. 11-4-21. (a) Traçado basal com alterações de ST. (b) No pico do esforço, observa-se infradesnível isquêmico em CM5, DII e aVL e imagem em espelho (supradesnível de ST) em V1 e V2. (Fonte: Arquivo de imagens dos autores.)

Dunn et al.[64] e Neill et al.[65] encontraram alta correlação entre supradesnível de ST em V1 ou aVL com lesão da coronária descendente anterior, mesmo nos casos em que houve infradesnível de ST concomitante em outras derivações.

Longhurst et al.[66] estudaram, por coronariografia, 46 pacientes que apresentaram supradesnível de ST, sem infarto do miocárdio prévio. A doença coronariana obstrutiva (70% de estreitamento do vaso) foi detectada em 40 dos 46 pacientes, sendo que os autores concluem que o desenvolvimento de supradesnível de ST em parede anterior (VI-V3) em pacientes sem infarto prévio, frequentemente, correlaciona-se com obstrução proximal da coronária descendente anterior. Aygul et al.[67] observaram o caso de um paciente que, no teste ergométrico, apresentou supradesnível de ST concomitantemente nas paredes anterior e inferior. O paciente foi levado ao estudo cineangiográfico onde foi detectada importante lesão proximal na DA.

Michaelides et al.[68] verificaram que os pacientes que apresentaram supradesnível de ST em V1 e aVR concomitante com infradesnível de ST em V5 ou isoladamente supradesnível de ST em V1, seriam aqueles que teriam lesão isolada na artéria coronária anterior. Já o grupo de pacientes que apresentaram supradesnível de ST em aVR e infradesnível de ST em V5, sem supradesnível de ST em V1, seriam os pacientes que teriam lesão de dois vasos: coronária direita e descendente anterior.

Viik et al. relatam que observaram supradesnível de ST em aVR sem infradesnível concomitante em outras derivações, num número significativo de pacientes, considerando este achado um sinal importante de isquemia.[69]

Na **Figura 11-4-22** observa-se o caso de um paciente com ECG normal e queixa de dor aos esforços, que no teste ergométrico primeiro apresenta BRD + HBAE com supradesnível de ST de V1 a V4. No pós-esforço após a regressão dos bloqueios de condução e do supradesnível de ST manifesta-se o infradesnível de ST em DI, DII, aVL e aVF.

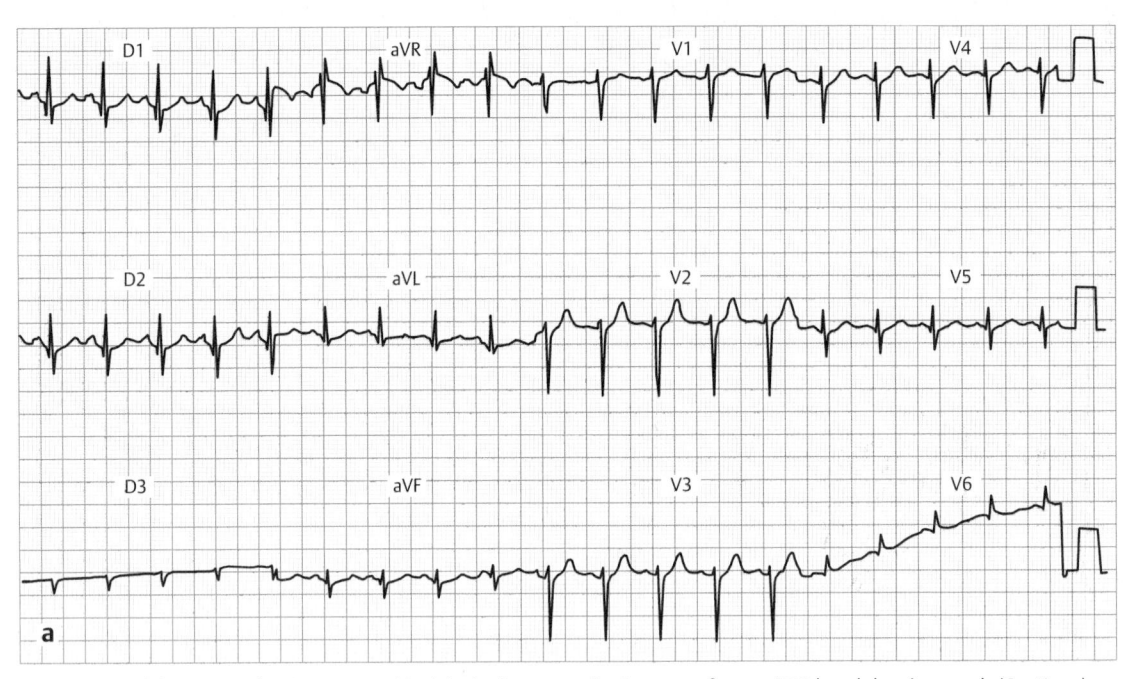

Fig. 11-4-22. (a) Paciente de 50 anos com história de dor mesogástrica aos esforços. ECG basal de pé normal. *(Continua)*

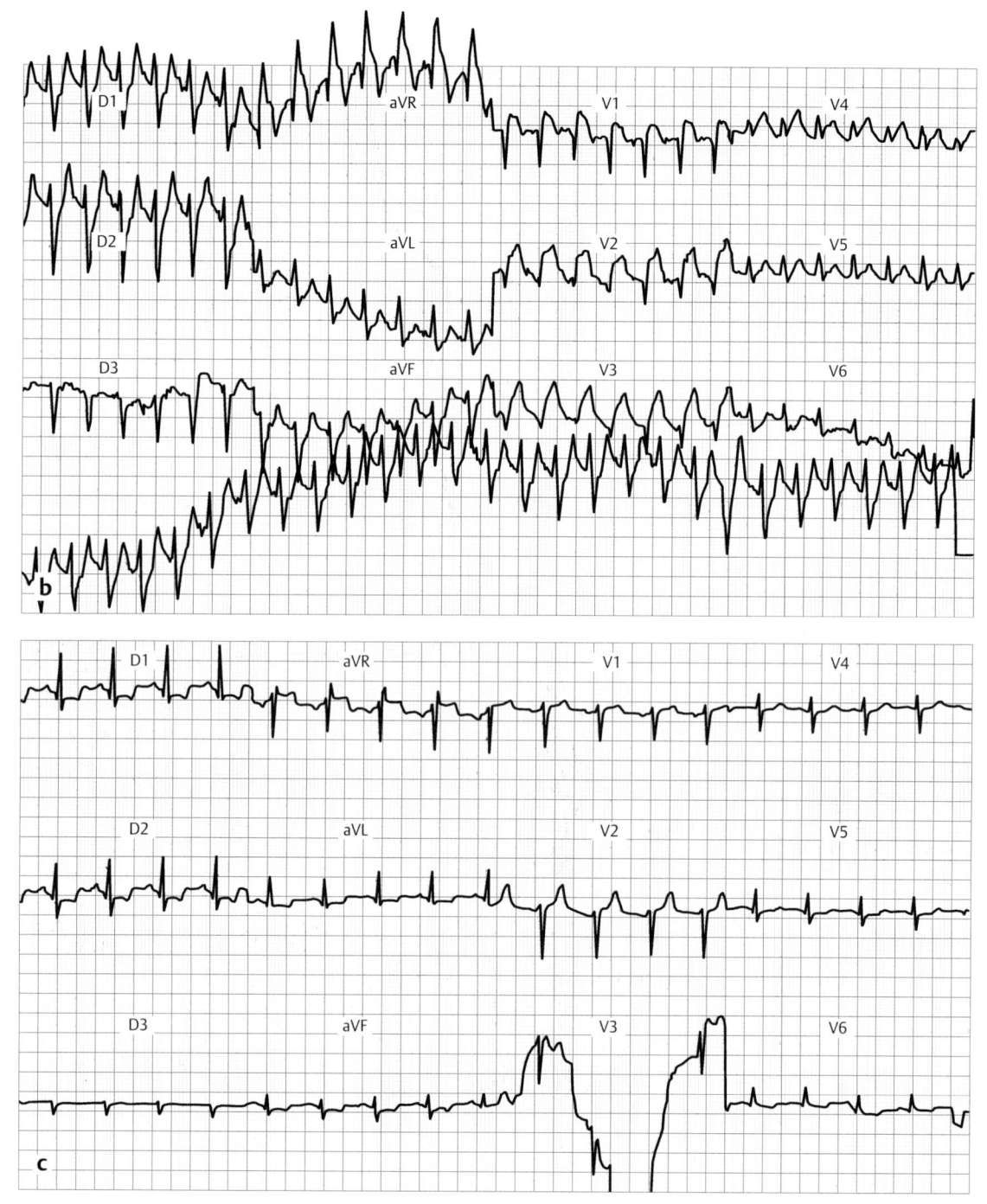

Fig. 11-4-22. *(Cont.)* (**b**) No pico do esforço desenvolveu BRD de grau I + HBAE com supradesnível de ST de V1 a V4. (**c**) No 2º minuto do pós-esforço, a onda T ficou negativa em CM5, DII, aVL, aVF e de V4 a V6, sem supradesnível de ST de V1 a V4, mas com infradesnível em CM5 e DII. (Fonte: Arquivo de imagens dos autores.)

Supradesnível de ST com Infarto Prévio

Uma associação bem mais frequente é a ocorrência de supradesnível do segmento em ST durante o esforço em pacientes com história prévia de infarto miocárdico. Nestes casos parece que o supradesnível de ST está correlacionado à presença de isquemia peri-infarto ou à presença de zona discinética.[64,66-68,70-73] Stiles,[63] estudando comparativamente a ocorrência de elevação de segmento ST em pacientes com e sem infarto prévio, verificou que nos pacientes com infarto prévio a elevação do segmento ST parece indicar diminuição da função ventricular esquerda (**Fig. 11-4-23**).

Gewirtz *et al.* estudaram o papel da isquemia miocárdica na gênese do supradesnível de ST em pacientes com infarto cicatrizado de parede anterior.[74] Estes pacientes foram submetidos a teste ergométrico com Tálio-201 e os autores verificaram que: apenas 50% dos pacientes que apresentaram isquemia comprovada pela cintigrafia miocárdica desenvolveram supradesnível de ST; a isquemia miocárdica não foi condição necessária para a ocorrência de supradesnível de ST e que o supradesnível de ST primariamente reflete lesão ventricular importante e geralmente disfunção de contração em repouso.

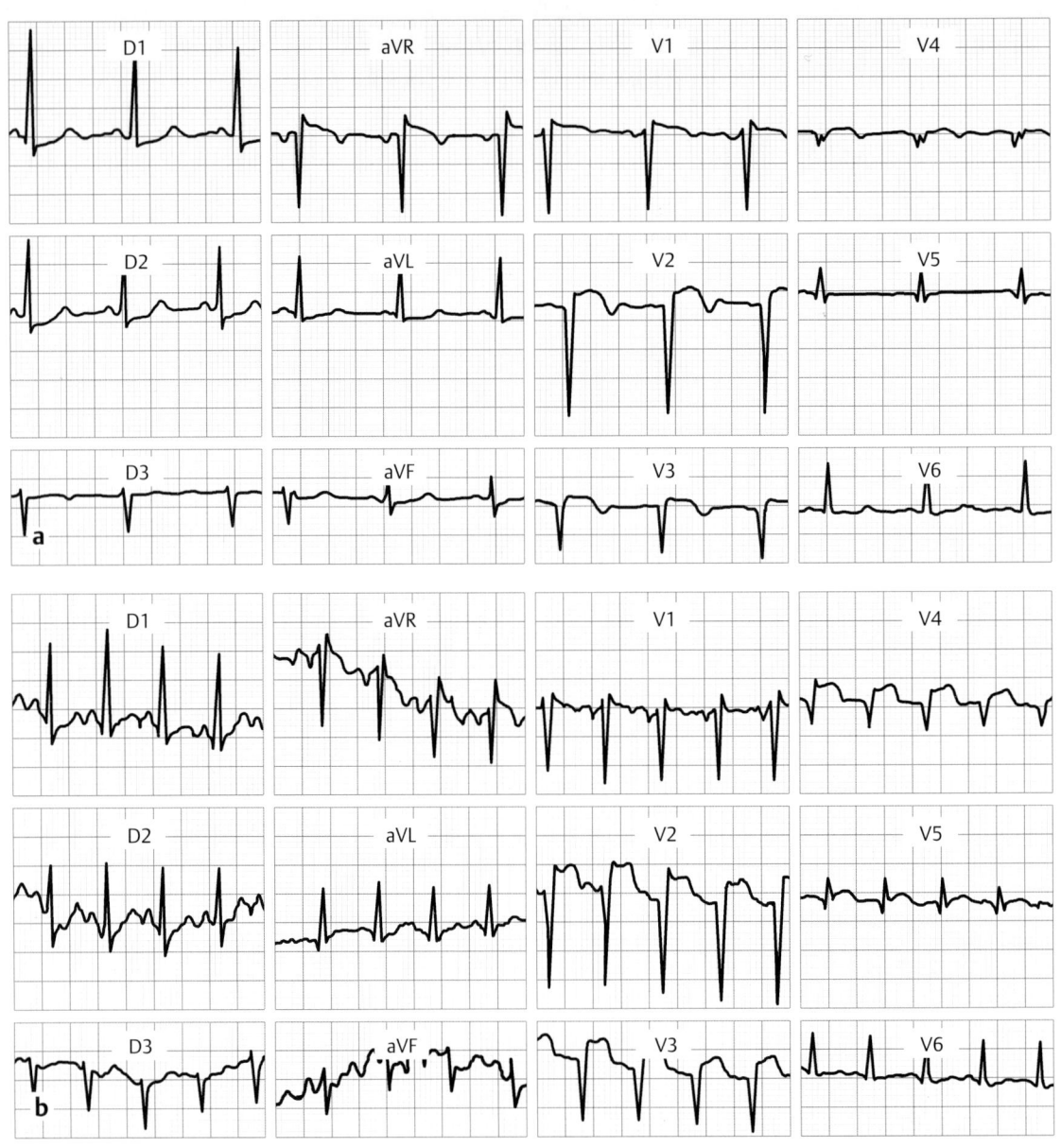

Fig. 11-4-23. (**a**) ECG basal com padrão QS de V1 a V4 com ST supra. (**b**) Marcada acentuação do supradesnível com o esforço, devendo-se observar que o ST é normal em CM5. (Fonte: Arquivo de imagens dos autores.)

Sriwattanakomen et al.,[61] estudando angiograficamente pacientes com história de infarto prévio e que apresentaram supradesnível de ST no esforço, verificaram que esse achado em pacientes com infarto prévio correlaciona-se com a localização da discinesia (90% dos casos). Os autores referiram, também, que isquemia e discinesia poderiam ocorrer independente ou associadamente na gênese do supradesnível de ST nesse grupo de pacientes.

O prognóstico dos pacientes com infarto prévio e que desenvolvem supradesnível de ST com o esforço é pior que o prognóstico daqueles que não apresentam esta alteração. Tem sido relatada a ocorrência de eventos cardíacos em 20 a 30% dos pacientes que apresentam ST supra no esforço, ao longo do primeiro ano de pós-infarto.[75,76]

Karnegis et al.[77] estudaram, por cineventriculografia, 280 pacientes com história de infarto prévio e verificaram que o supradesnível de ST induzido pelo esforço pode ocorrer sem que haja evidência de disfunção do VE em repouso, e que a área lesionada é muito maior nos pacientes que apresentam supradesnível do que naqueles que apresentam infradesnível de ST. Os autores também verificaram que o supradesnível de ST não era uma consequência obrigatória do padrão Q/QS, porque o infradesnível ocorreu em pelo menos 50% desses casos. Foi referido, também, que 36% dos casos com supradesnível de ST houve infradesnível concomitante, em outras derivações. Esse achado pode, pelo menos em parte, levá-los a concluir sobre a existência de fenômeno elétrico recíproco ("imagem em espelho").

Castellanet et al.[55] verificaram que a presença de onda Q no ECG basal (em derivações precordiais) diminui a sensibilidade do teste ergométrico em 33%. Os autores explicam este fato pela presença de aneurisma ventricular anterior que geraria forças elétricas contrárias ao vetor isquemia, levando então a um cancelamento de forças elétricas, e não gerando, então, deslocamento do segmento ST.

Supradesnível de ST na Angina Variante de Prinzmetal

O supradesnível de ST desencadeado pela angina esforço-induzida tem sido descrito em vários trabalhos sobre ergometria em pacientes com angina variante.[78-82] A elevação do segmento ST é observada nas mesmas derivações em que ocorre alteração nos ataques espontâneos de angina.

Yasue et al.[83] documentaram espasmo coronariano em 9 pacientes que estavam realizando exercício com os braços no momento em que ocorreu o supradesnível do segmento ST. Sete pacientes apresentaram obstrução total e 2 tiveram obstrução subtotal, que reverteram com nitroglicerina.

Somente 10-15% dos casos de angina variante são primariamente diagnosticados por ergometria, principalmente porque a seleção de casos enviados para ergometria, em geral, evita que pacientes com angina em repouso sejam levados à ergometria em regime ambulatorial.

A fisiopatogenia da elevação do segmento ST nesses pacientes é complexa, parecendo ter correlação com o nível sanguíneo de cálcio e hidrogênio,[83] sendo mais comum a ocorrência dos casos de espasmo pela manhã.[84,85] A hiperventilação forçada levando à alcalose pode provocar espasmo coronariano conforme demonstrado por Girotti[86] e Mortensen.[87]

Apesar de o supradesnível de ST ocorrer comumente na fase intraesforço, foram descritos alguns casos em que o espasmo ocorreu no período pós-esforço. Na **Figura 11-4-1** apresentamos um caso em que o espasmo foi documentado no pós-esforço, aspecto também já observado por Alfieri et al.[88]

Boden et al.[89] observaram um raro caso de paciente que apresentou espasmo coronariano associado à infradesnível do segmento ST. A coronariografia não demonstrou doença coronariana obstrutiva subjacente, e o tratamento com dinitrato de isosorbide e nifedipina levou à reversão do quadro e melhora da capacidade aeróbica.

Alguns autores,[75-77] estudando o infradesnível de ST que ocorreu juntamente com o supradesnível de ST durante o exercício em pacientes com angina variante, verificaram que pelos achados da cintigrafia miocárdica, nesse grupo de pacientes, a depressão de ST representava um fenômeno elétrico recíproco.

Normalização do Segmento ST

Com o esforço pode acontecer a normalização do segmento ST que se apresenta basalmente alterado (depressão do segmento ST ou inversão da onda T), podendo ser consequente a fenômeno isquêmico ou não.

Em pacientes jovens, com padrão de repolarização precoce no ECG basal, temos visto ocorrer a normalização da repolarização em cargas de esforço elevadas, sendo considerada uma resposta normal (**Fig. 11-4-24**).

Chahine et al. verificaram que cerca de 25% dos pacientes que apresentavam discinesia do VE tiveram seu ECG de esforço normalizado ou com mínima elevação do segmento ST.[72]

Nobel[90] e Sweet[91] relataram casos de normalização da depressão do segmento ST e de onda T negativa de pacientes isquêmicos que ocorreram com o esforço. Esta "pseudonormalização" do segmento ST, na realidade, deve ser encarada como decorrente do efeito de cancelamento elétrico que neutraliza o infradesnível de ST preexistente. Essa "normalização" de um infradesnível de ST deve ser encarada como uma elevação do segmento ST associada à isquemia transmural, principalmente nos casos em que o paciente apresentar sinais ou sintomas de equivalentes anginosos.[92]

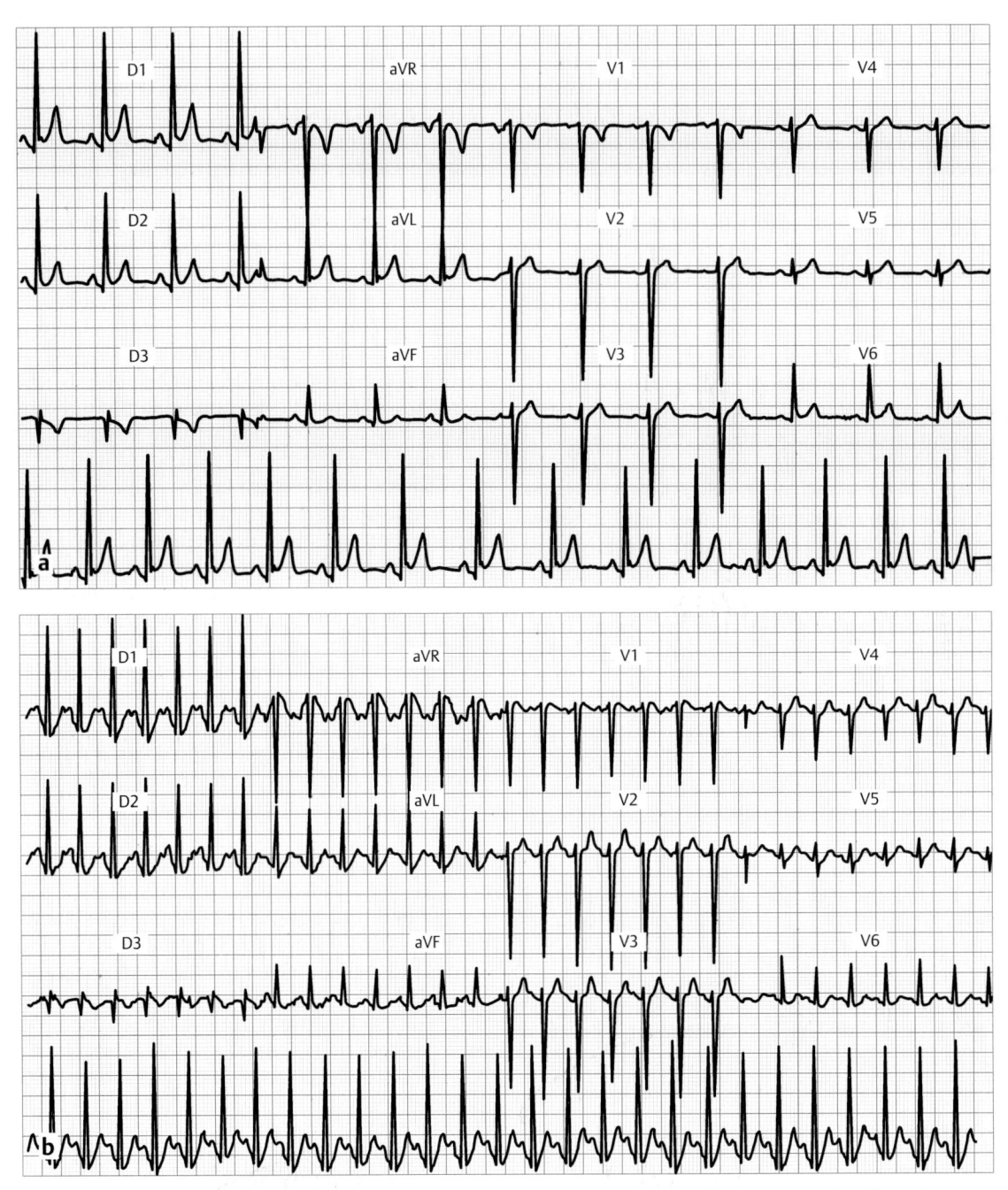

Fig. 11-4-24. (a) ECG com padrão de repolarização precoce. (b) O supradesnível de ST regride no pico do esforço. (Fonte: Arquivo de imagens dos autores.)

Outras Formas de Alterações do Segmento ST

Segmento ST Basal Alterado

Uma das principais causas de erro no diagnóstico de doença coronariana pelo teste ergométrico ocorre quando analisamos um exame no qual existe depressão de ST-T no traçado basal, principalmente nas pacientes do sexo feminino.

Kansal *et al.*[93] estabeleceram como critério para positividade do exame quanto ao diagnóstico de isquemia miocárdica a variação de 1 mm além da alteração já existente no traçado basal. Em razão do grande número de "falso-positivos" gerados por este critério, temos adotado o valor de 1,5 mm de acréscimo ao infradesnível basal, para diagnosticarmos isquemia esforço-induzida. Este padrão não deve ser utilizado para pacientes com BRE, hipertrofia ventricular esquerda e em uso de digital (**Fig. 11-4-25**). Os testes de imagem associados ao estresse físico apresentam maior sensibilidade na avaliação desses pacientes.

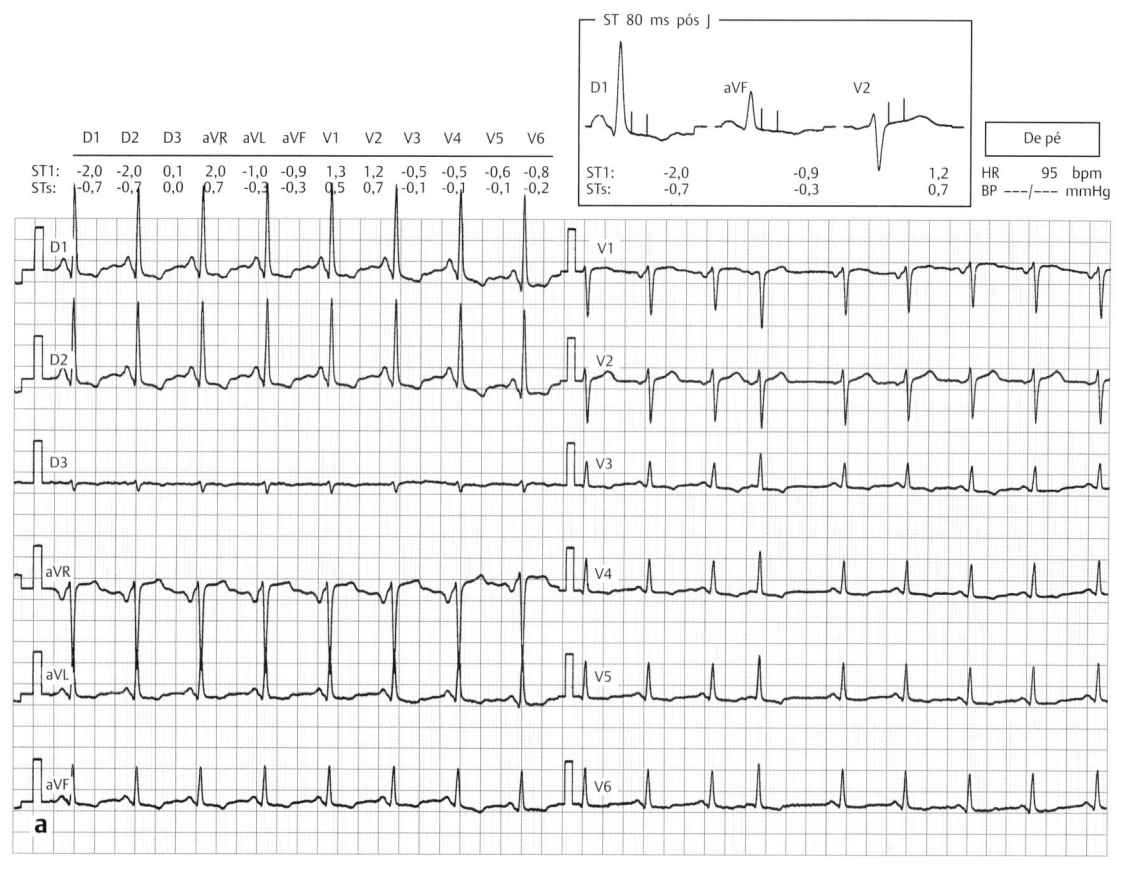

Fig. 11-4-25. (**a**) Marcadas alterações da repolarização ventricular acometendo várias derivações. *(Continua)*

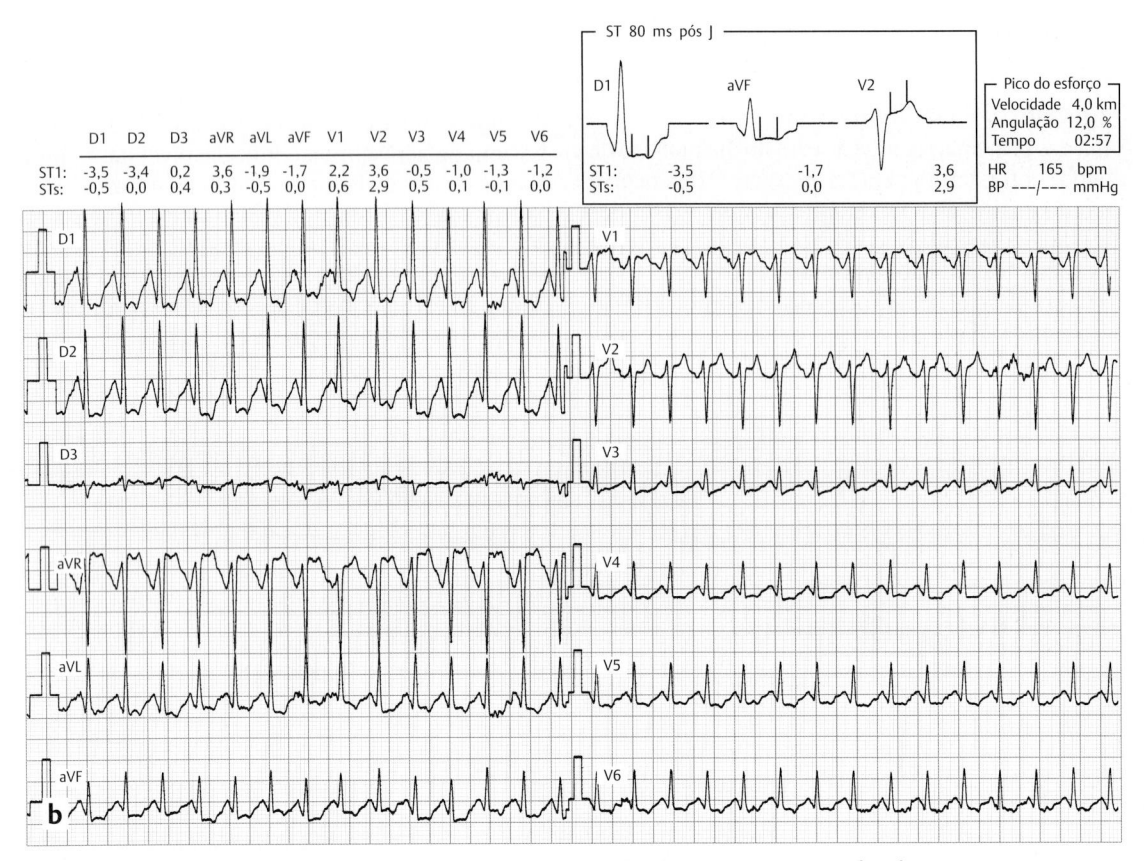

Fig. 11-4-25. *(Cont.)* (**b**) No pico do esforço observa-se ST horizontalizado e com o ponto Y sofrendo aumento no infradesnível superior a 1,5 mm. (Fonte: Arquivo de imagens dos autores.)

Depressão de ST no Pós-Esforço

Temos verificado que algumas vezes o segmento ST somente se mostra alterado no período pós-esforço, sendo este, entre outros motivos, uma importante razão do monitoramento do ST no pós-esforço.

Quando a alteração é acentuada e ocorre logo no início do pós-esforço, está correlacionada com a doença isquêmica, mesmo que não haja alteração do ST durante o esforço.[94,95]

A depressão de ST no pós-esforço, em continuidade à depressão ocorrida durante o esforço, é um indicativo de DAC severa.[96]

Mais frequentemente, o infradesnível de ST ocorre no pós-esforço tardio, após o 4º minuto, nestes casos acreditamos que estas alterações sejam decorrentes do débito de oxigênio, principalmente, se ocorrem em pacientes que atingiram FC elevadas e não apresentam sinais de isquemia esforço-induzida (**Fig 11-4-26**).

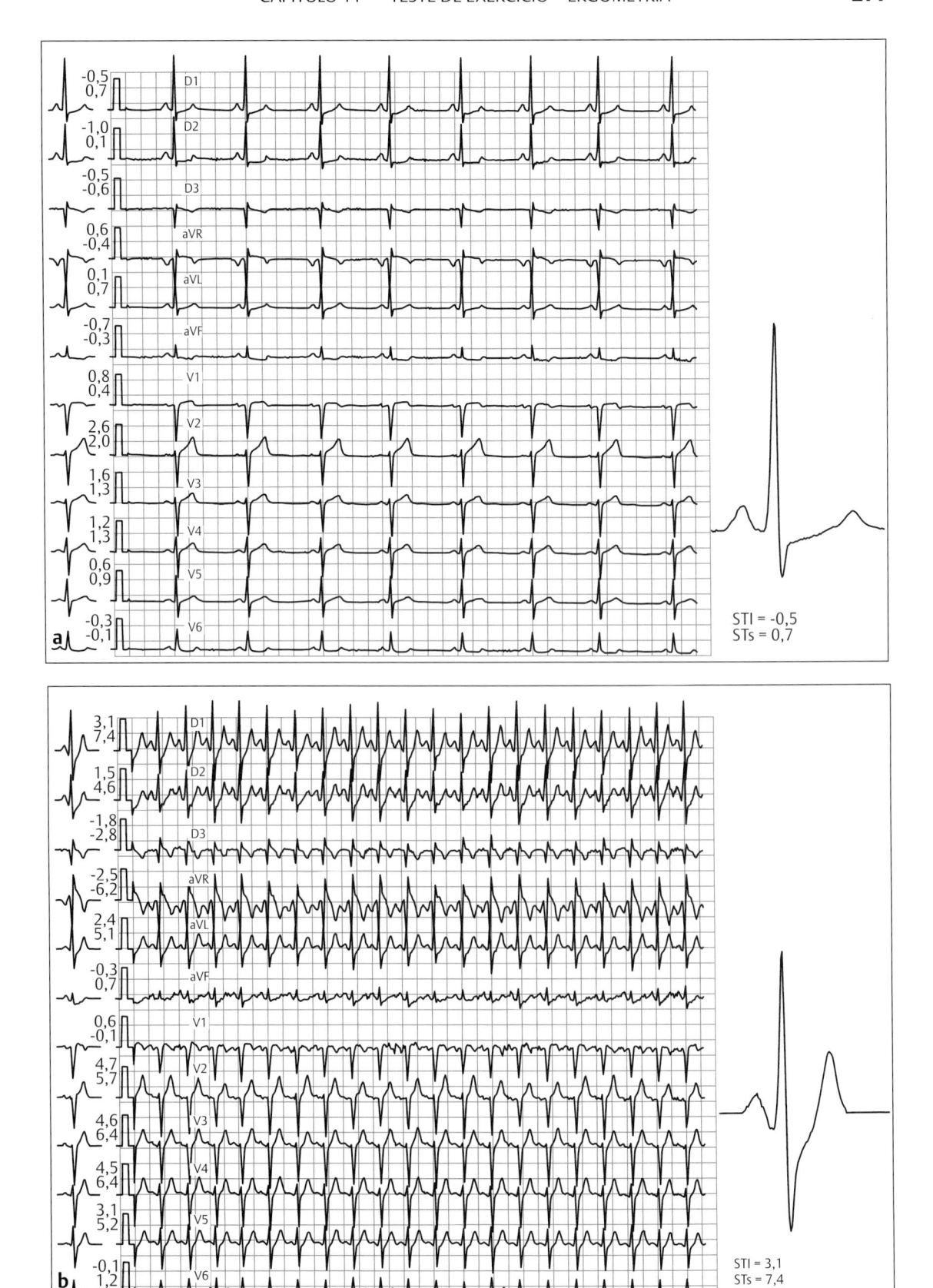

Fig. 11-4-26. (a) ECG basal com discretas alterações da repolarização ventricular. (b) Pico do esforço (14 minutos do protocolo de Bruce) com padrão normal de ST. *(Continua)*

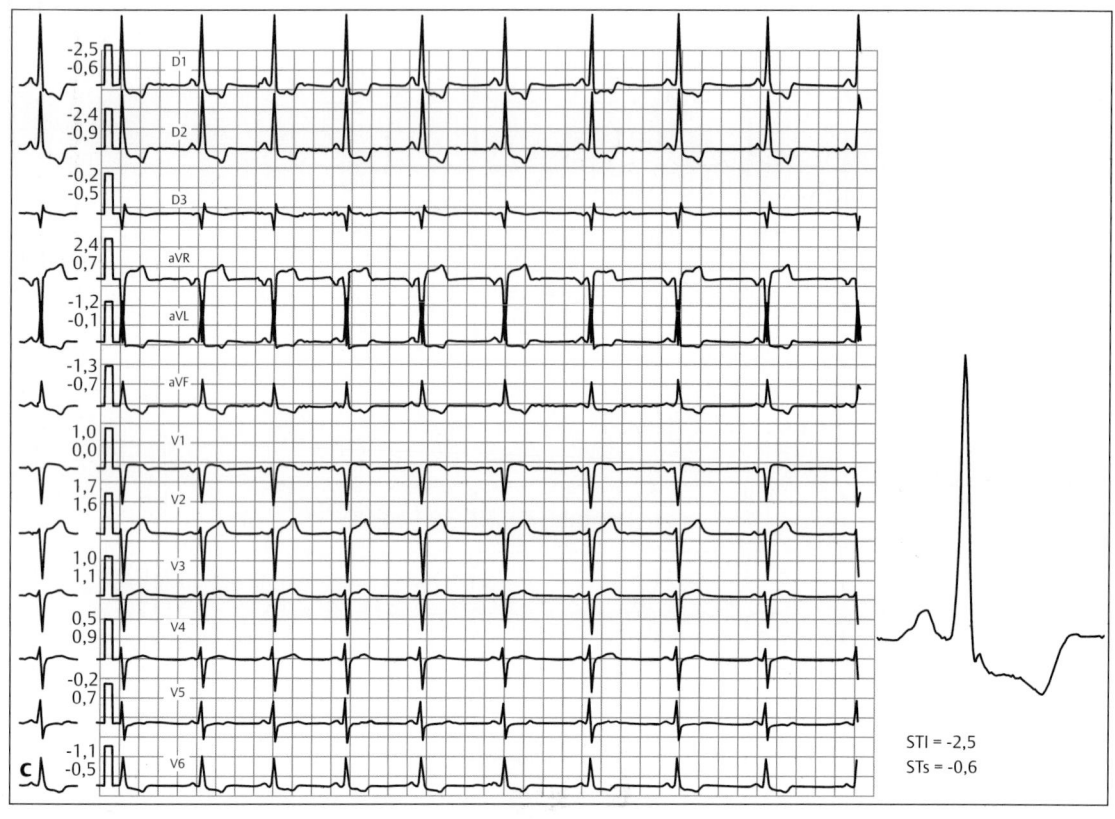

Fig. 11-4-26. *(Cont.)* **(c)** No 7º minuto do pós-esforço, o segmento ST tornou-se descendente. (Fonte: Arquivo de imagens dos autores.)

Síndrome X

A associação de dor precordial, teste ergométrico com depressão do segmento ST e coronariografia normal é conhecida como Síndrome X. Ellestad[94] acredita que estes pacientes apresentem uma forma incipiente de miocardiopatia, pois a maioria deles apresentam discretas alterações de contratilidade.

Zehetgruber *et al.*[97] estudaram a velocidade de fluxo no seio coronariano por ecocardiograma transesofágico e verificaram que os portadores da Síndrome X tinham menor reserva coronariana do que o grupo controle. Lupi *et al.*[98] observaram que, ao realizar dois testes com intervalos de 10 minutos, os pacientes com angina estável mostravam melhores resultados no segundo teste (maior FC, PA e tempo para aparecimento de infradesnível de 1 mm do segmento St), o que não ocorreu nos portadores da Síndrome X.

Bellini[99] mostrou interessante caso em que um paciente apresentou teste ergométrico com importante infradesnível de ST, e à coronariografia, 2 dias depois, não foram observadas lesões. Como o paciente havia feito uso de dinitrato de isosorbida minutos antes da coronariografia, a mesma foi repetida no dia seguinte, sem uso de drogas, quando então foi evidenciado importante espasmo da artéria coronária direita. Este caso fatalmente seria classificado como Síndrome X se não houvesse sido recateterizado sem uso de droga e identificado o espasmo. Fica o alerta quanto essa possível causa de um falso diagnóstico de Síndrome X.

Alterações do estrogênio nas mulheres pós-climatério,[100] no tônus da microcirculação coronariana durante o esforço[101] e na reserva coronariana[97] também são citados como causas de manifestação da síndrome X.

Variação da Depressão de ST

De ocorrência bastante rara, a variação da magnitude do infradesnível de ST está invariavelmente associada à isquemia severa.[94]

Síndrome de Reynolds

Descrita por Ellestad,[94] caracteriza-se por labilidade da onda T associada ao infradesnível de ST, que ocorre no pico ou imediatamente após o esforço, regredindo ao padrão normal em pouco tempo.

Ellestad credita estas alterações aos pacientes com tônus simpático elevado, e sugere que essa síndrome possa ser uma variante de astenia vasorreguladora descrita por Holmgren.[102] Entretanto, não há limitação da potência aeróbica nestes pacientes, ao contrário do encontrado nos portadores de astenia vasorregulatória. Na **Figura 11-4-27** temos um exemplo das alterações características dessa síndrome.

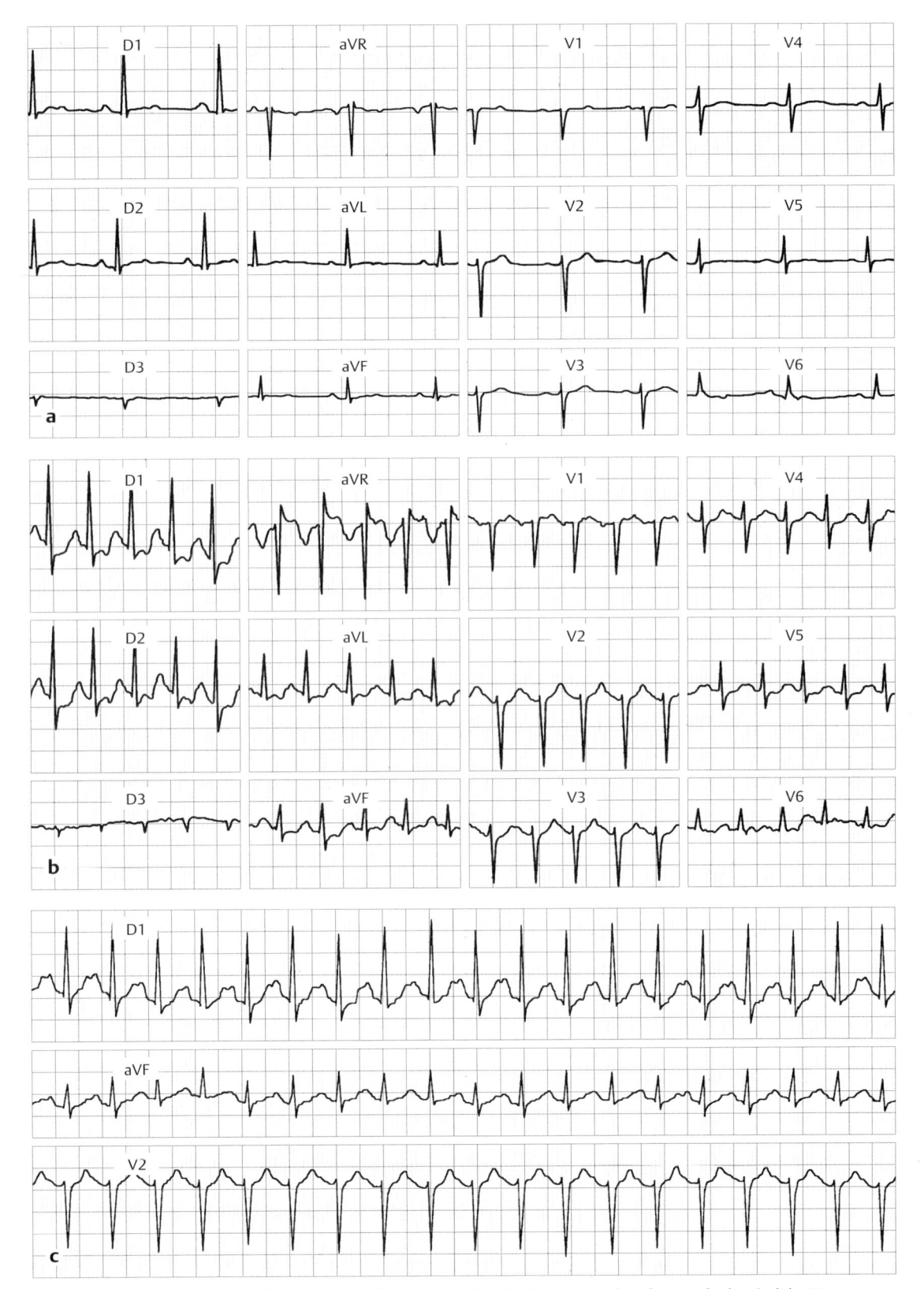

Fig. 11-4-27. (**a**) ECG basal com discretas alterações de repolarização. (**b**) No pico do esforço, infradesnível de ST com acentuação de sua porção terminal. (**c**) No pós-esforço imediato, normalização do ST. (Fonte: Arquivo de imagens dos autores.)

"Walk-Through Angina"

Fenômeno descrito por Osler e Wenkenbach na década de 2020 do século passado, é relativamente raro de ser observado na ergometria, consiste na melhora ou mesmo remissão da angina com a progressão do esforço.[103] A precisa fisiopatologia dessa isquemia permanece desconhecida, embora o aumento do tônus coronariano e a consequente redução do fluxo no início do esforço sejam fatos reconhecidos Acredita-se que este fenômeno esteja relacionado não só com melhor adaptação periférica após o início do exercício, como também pelo recrutamento da circulação colateral para a região isquêmica com consequente redução do $M\dot{V}O_2$ e melhora da angina e do traçado eletrocardiográfico.[104]

Ozakaki et al.[105] referiram que este fenômeno possa ser decorrente da diminuição regional do $M\dot{V}O_2$, mediada pela ativação dos receptores da adenosina A_1.

Um caso que observamos foi de um paciente masculino de 69 anos. Com o início do esforço houve infradesnível de ST e dor, que melhoram com a progressão do exercício. Com uma carga maior de esforço o paciente voltou a apresentar sintomas e interrompemos o teste (**Fig. 11-4-28**).

Mais recentemente foi descrito o efeito do pré-condicionamento isquêmico que teria como expressão clínica o fenômeno conhecido como *warm-up*.[106] Maybaum et al.[107] referem que a proteção desenvolvida durante testes ergométricos repetidos sugerem que qualquer fator isquêmico repetido, quer por redução de fluxo quer por aumento da demanda levaria ao pré-condicionamento.

Noels et al.[108] estudaram um grupo de 18 pacientes sabidamente isquêmicos pelos protocolos de Bruce e de Rampa. Os autores verificaram que pelo protocolo de Bruce todos os pacientes apresentaram resposta isquêmica, enquanto pelo Protocolo de Rampa apenas 12 pacientes tiveram isquemia. Os 6 outros pacientes tiveram resposta isquêmica atenuada em relação aos padrões obtidos pelo Protocolo de Bruce. Entre as possíveis explicações para essa diferença, os autores interrogam o efeito *warm-up* como causa do abrandamento da resposta isquêmica pelo protocolo de Rampa.

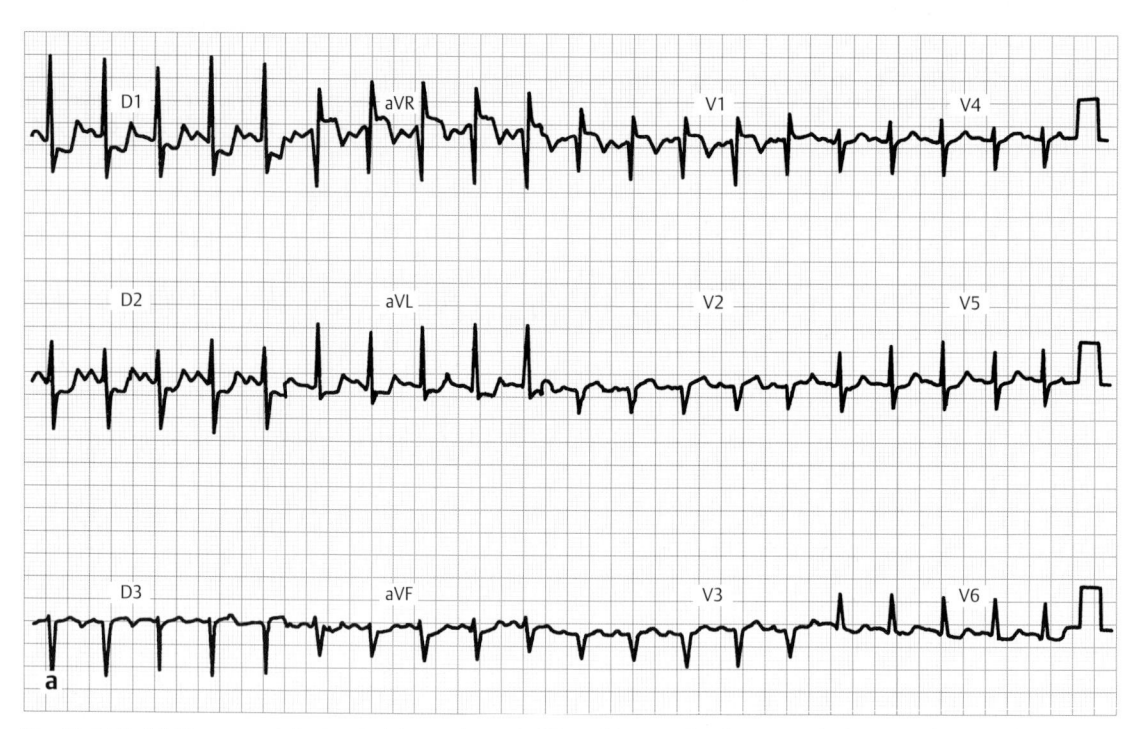

Fig. 11-4-28. (a) Observa-se infradesnível descendente de ST aos 30 segundos do protocolo de Bruce. *(Continua)*

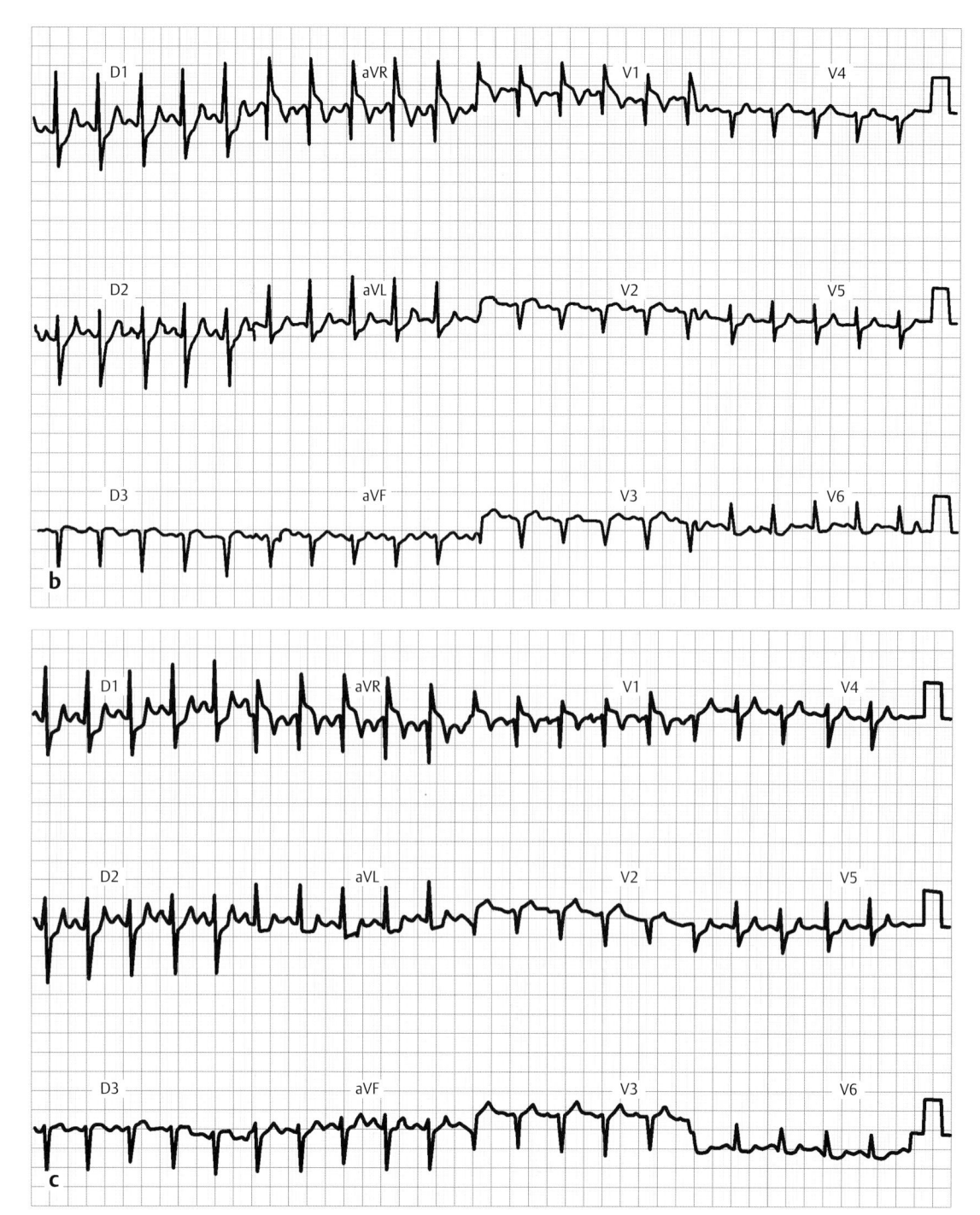

Fig. 11-4-28. *(Cont.)* (b) Aos 1'30", segmento ST ascendente com ponto Y a –0,15 mV. (**c**) Com 4' de esforço, precordialgia com ponto Y a –0,25 mV e ST horizontalizado. *(Continua)*

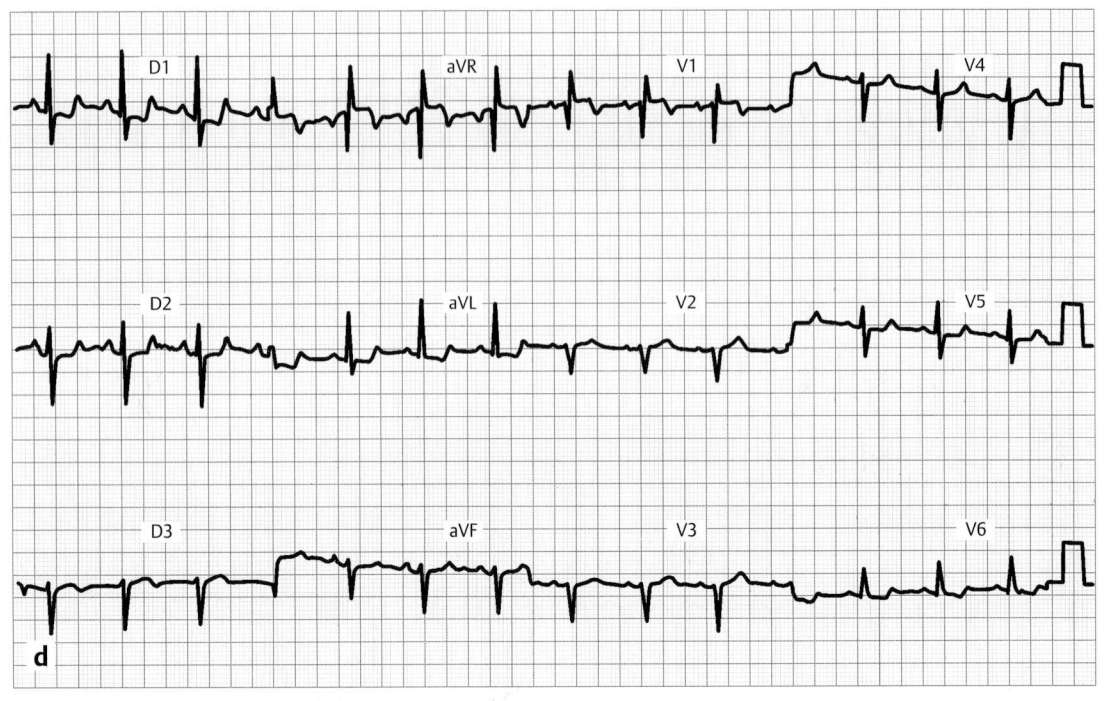

Fig. 11-4-28. *(Cont.)* (**d**) Padrão aos 2' do pós-esforço. (Fonte: Arquivo de imagens dos autores.)

Avaliação Quantitativa das Alterações do Segmento ST

a. Início da depressão do ST. Tem sido verificado que quanto mais precocemente ocorrer depressão do segmento ST, mais importante deve ser a lesão coronariana, sendo que Mukharji et al.[109] verificaram que alterações isquêmicas com baixa carga de esforço em pacientes que não estavam em uso de drogas tiveram sensibilidade de 92% e especificidade de 58% de identificar lesão de tronco ou de três coronárias. Weiner,[110] estudando um grupo de 35 pacientes com lesão de tronco e 89 pacientes com lesão de três vasos, verificou que as alterações isquêmicas apareceram mais precocemente nos pacientes que tinham lesão de tronco (2,1 ± 1,4 min contra 2,8 ± 1,7 p > 0,05).

Cole,[111] em estudo retrospectivo de 7 anos, verificou que a incidência de eventos coronarianos foi duas vezes maior nos pacientes que apresentaram manifestação com carga de esforço inferior a 4 METs do que naqueles que a alteração ocorreu com 8 METs.

b. Amplitude da depressão de ST. O segmento ST horizontalizado ou descendente com ponto Y a -0,2 mV pode ser considerado uma marca para separar as respostas isquêmicas mais intensas, pois somente cerca de 10% dos pacientes com lesão de três vasos ou lesão de tronco não apresentam, no mínimo, este infradesnível de ST no pico do esforço.[110,112] Nos pacientes com hipertrofia do VE e com as alterações eletrocardiográficas secundárias ao HVE essa regra não pode ser aplicada.[113]

c. Número afetado de derivações. Quanto maior o número de derivações em que a depressão isquêmica de ST manifesta-se, maior será a área isquêmica e, consequentemente, o comprometimento coronariano. Weiner[110] verificou que um infradesnível de ST de 2 mm em 5 ou mais derivações teria valor preditivo de 74% e sensibilidade de 49% para identificar lesão de tronco ou de três vasos coronarianos (**Fig. 11-4-29**).

d. Tempo de duração do infradesnível de ST. Quanto maior o grau de isquemia desenvolvida pelo esforço, maior será o tempo de normalização do ECG, sendo que Weiner[110] considera que a associação de duração do infradesnível superior a 3 minutos, início da depressão de ST no primeiro estágio e depressão de mais de 2 mm em pelo menos 3 derivações, leva o teste a apresentar sensibilidade e valor preditivo superior a 50% para identificar lesão de 3 vasos ou do tronco de coronária esquerda.

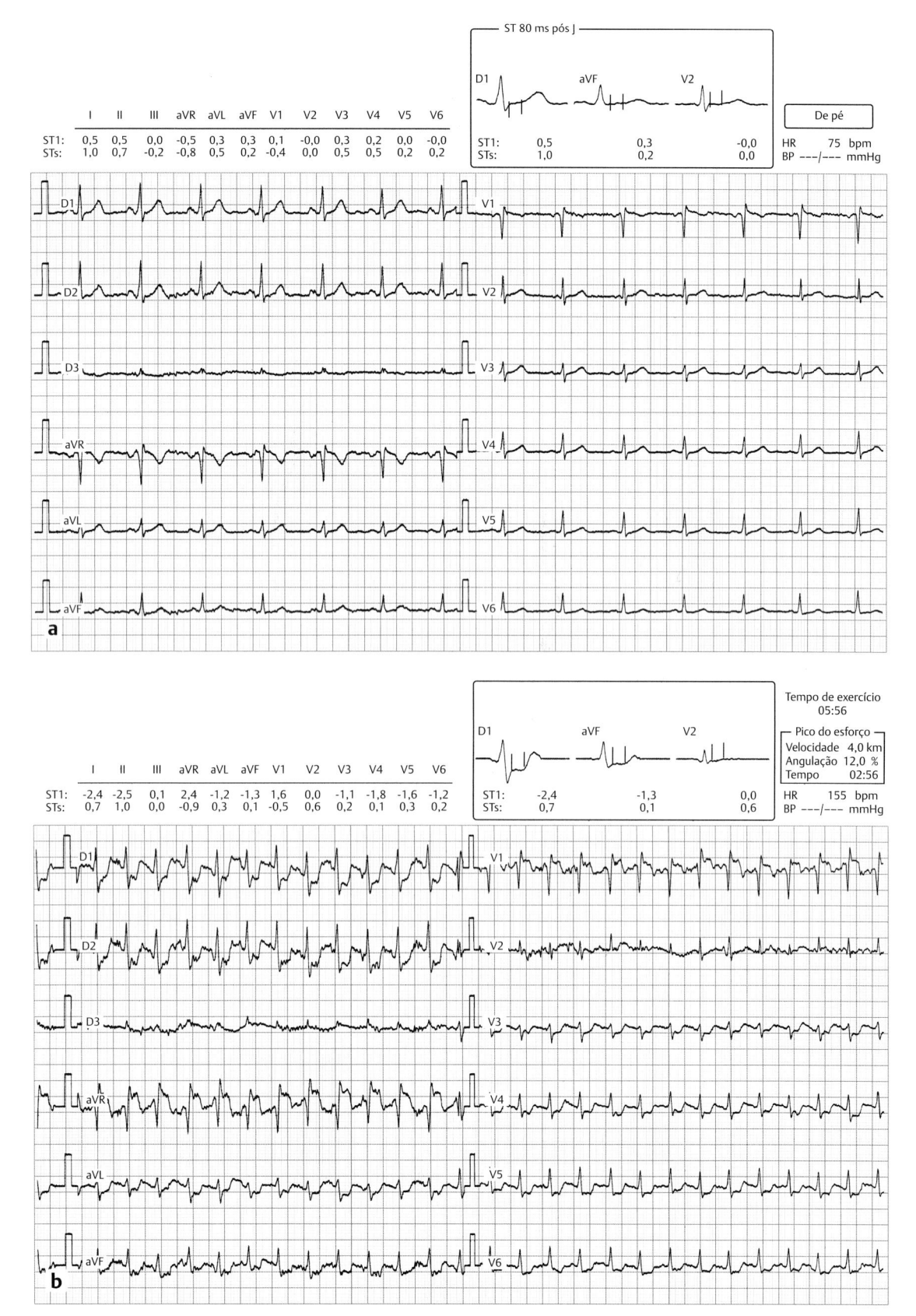

Fig. 11-4-29. (**a**) No traçado basal observam-se discretas alterações do segmento ST. (**b**) No pico do esforço o acentuado infradesnível de ST pode ser observado em várias derivações, concomitante com supradesnível em aVR e V1. (Fonte: Arquivo de imagens dos autores.)

Onda T

As variações da onda T com o esforço têm seu significado controverso, com alguns autores valorizando-as como indicativas de isquemia esforço-induzida,[114] e outros não dando valor diagnóstico às alterações da onda T,[87,90,93] mesmo quando ocorrem após extrassístoles.[115]

Brito[116] refere que as alterações isoladas da onda T carecem de significado clínico como critério de resposta isquêmica, e que qualquer que seja o comportamento da onda T durante o esforço, ele não invalida as manifestações clássicas de angina.

A alternância da onda T pode ser obtida indiferentemente nos testes na bicicleta ou na esteira.[117] Nieminen,[118] avaliando a alternância da onda T no domínio do tempo, com a FC abaixo de 125 bpm durante o esforço, constataram que um valor de 65 μV seria discriminante para identificar o risco de morte súbita (risco relativo de 7,4), de mortalidade cardiovascular (risco relativo de 6) e mortalidade geral (risco relativo de 3,3).

A dispersão da onda T foi avaliada num grupo de pacientes submetidos à cintilografia miocárdica com Tálio. Em 25% dos pacientes os autores não conseguiram determinar a dispersão da onda T no pico do esforço e no grupo que a dispersão no esforço foi medida, os autores não encontraram correlação com a magnitude nem com a extensão da isquemia detectada pela cintilografia.[119]

As alterações isoladas da onda T com o esforço podem ser divididas em: apiculamento, negativação e positivação.

Apiculamento da Onda T

É encontrado com certa frequência, principalmente em indivíduos jovens e em crianças. Miller,[120] realizando um trabalho com mapeamento torácico e análise computadorizada do ECG, verificou que em um grupo de indivíduos normais o aumento da amplitude da onda T variou entre 30 e 260%, retornando ao padrão basal 5 a 10 minutos após o exercício.

Pacientes com doença coronariana comprovada foram avaliados pelo eco de estresse com dobutamina, sendo observado que o início das alterações contráteis foi marcado por infradesnível de ST ou por aumento da amplitude da onda T.[121]

Lee *et al.* descreveram o aumento da onda T nas derivações precordiais acompanhado de precordialgia como sendo um aspecto isquêmico.[122] A onda T apiculada no pico do exercício, que tenha aumentado pelo menos 2,5 mm em relação ao traçado basal, tem especificidade de 95%, porém, uma sensibilidade de apenas 15%, sendo mais comum em V2, podendo ocorrer, também, em V3 e V4, sendo este achado considerado uma variante do supradesnível de ST.[123]

Manankil *et al.* mostraram que alguns pacientes podem apresentar ondas T apiculadas e discreto supradesnível do ponto J durante o exercício, o que pode representar uma forma não usual e apresentação de isquemia reversível (**Fig. 11-4-30**).

Negativação ou Achatamento da Onda T

A negativação da onda T com o esforço é comum em pacientes com disfunção da contração por hipertensão ou miopatias não específicas.[95]

Apesar de pouco comum, vimos alguns casos de coronariopatia manifestos por alteração da onda T, porém, com outros parâmetros hemodinâmicos também alterados.

Positivação da Onda T

Parece que a positivação da onda T com o esforço tem maior correlação com o diagnóstico de isquemia miocárdica do que as demais alterações de onda T induzidas pelo esforço. A "pseudonormalização" da onda T em zona eletricamente inativa tem sido associada às áreas de viabilidade miocárdica.

Aravindakshan *et al.*[125] compararam a resposta da onda T ao esforço em pacientes isquêmicos e indivíduos assintomáticos portadores de alterações primárias de onda T. Eles demonstraram que 27% dos pacientes com doença isquêmica apresentaram positivação da onda T, enquanto 57% dos indivíduos sem coronariopatia tiveram a onda T positivada pelo exercício. Os autores também referem que a normalização da onda T, concomitante com depressão do segmento ST, ocorreu em 90% dos pacientes isquêmicos (**Fig. 11-4-31**).

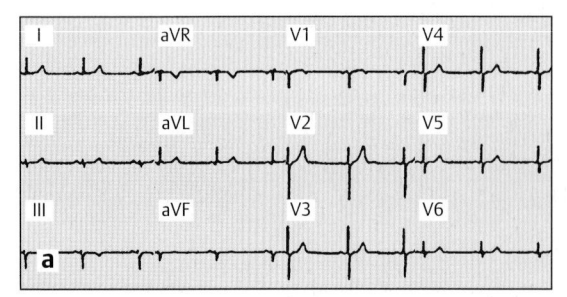

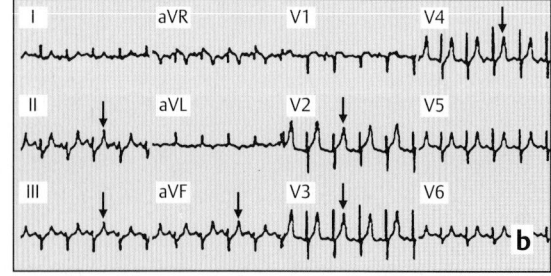

Fig. 11-4-30. (**A**) ECG basal normal. (**B**) Eletrocardiograma durante o TE pelo protocolo de Bruce (estágio 3) mostrando ondas T apiculadas (setas) e também evidências de elevação do ponto J de V1 a V3 e em aVR.

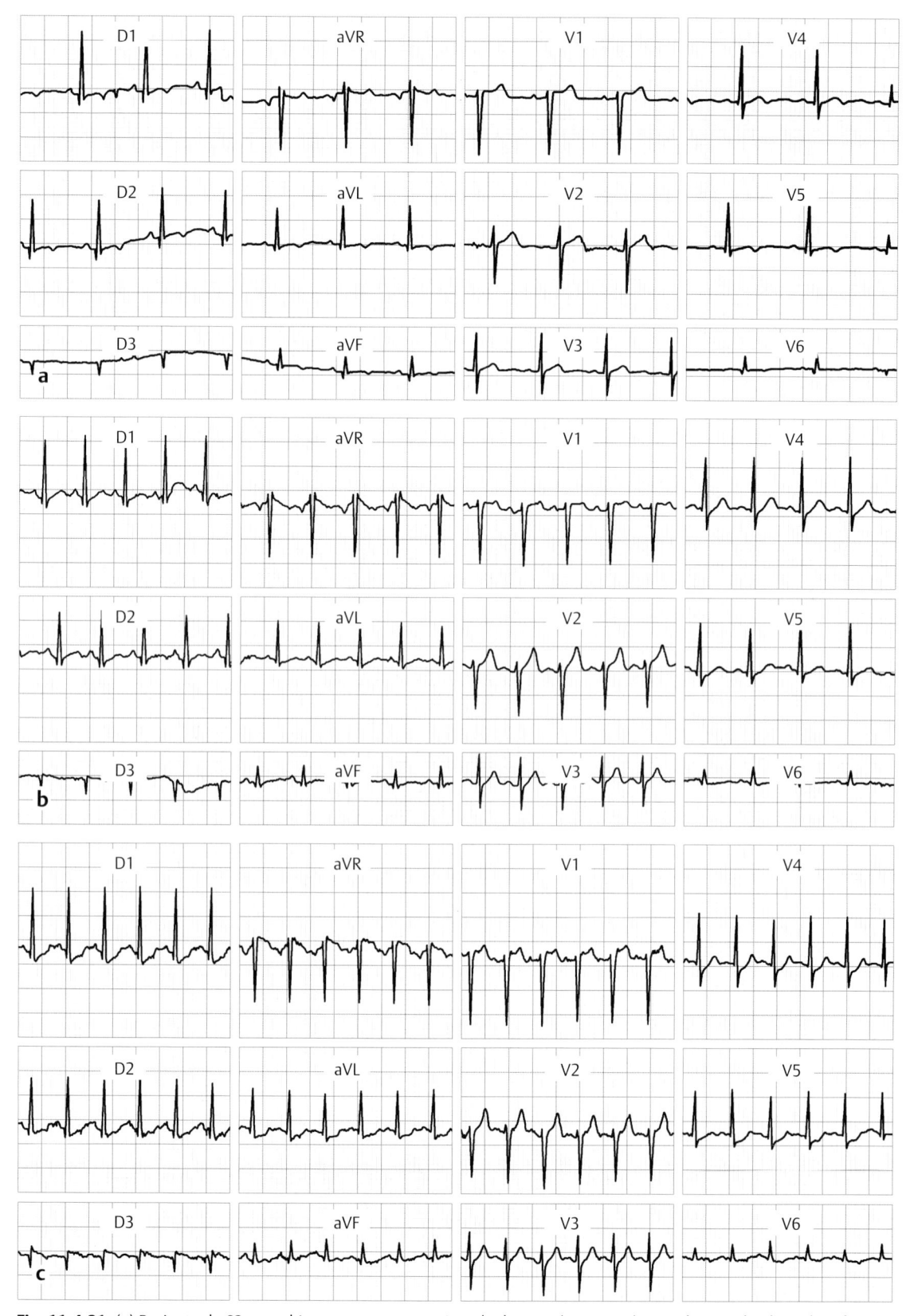

Fig. 11-4-31. (a) Paciente de 63 anos, hipertenso e com queixas de dor epigástrica e náuseas desencadeadas pelo esforço, mostrando traçado basal com onda T negativa. (b) No início do esforço observa-se positivação da onda T. (c) Evolução para infradesnível do ponto J com ST ascendente lento. *(Continua)*

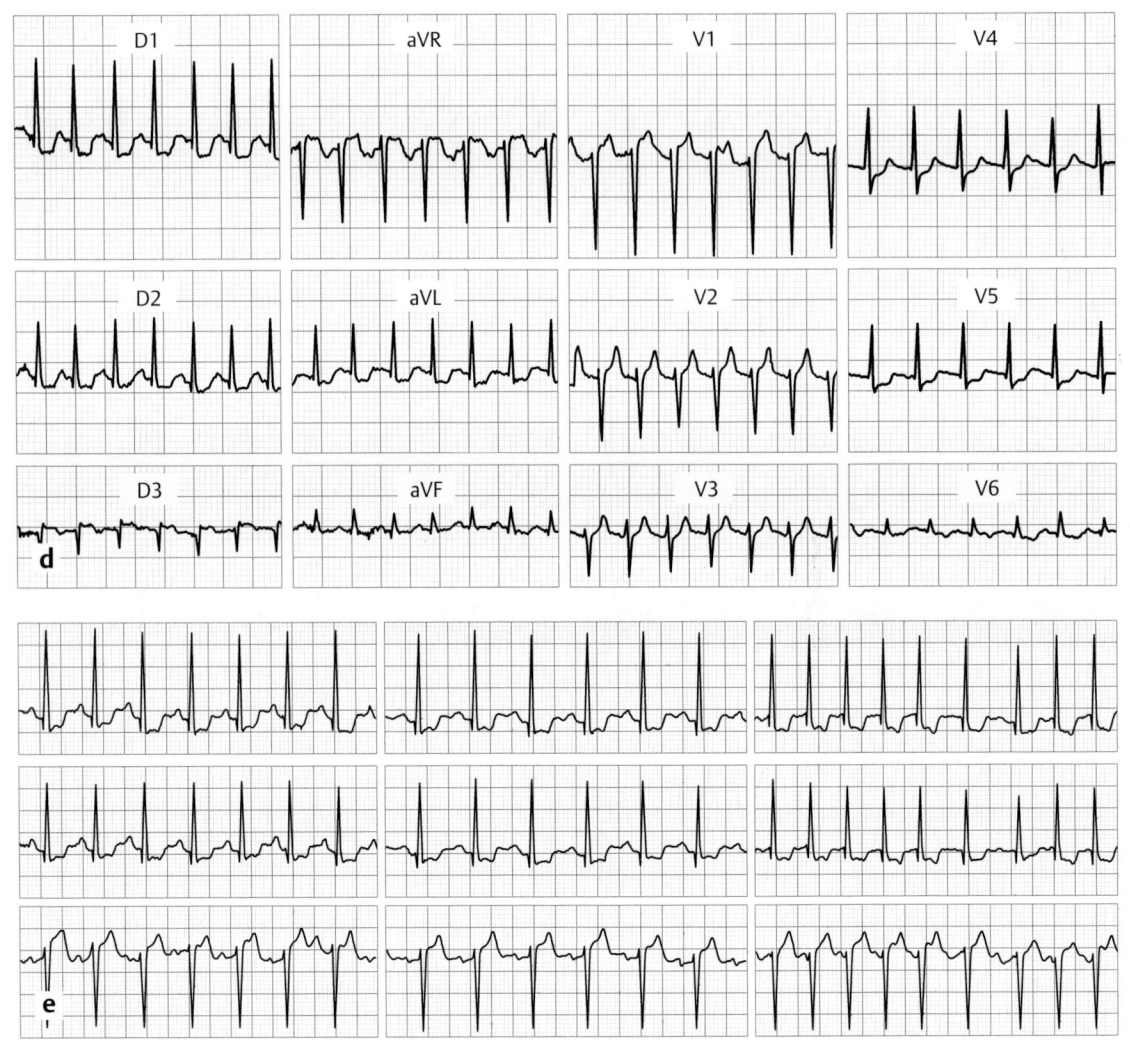

Fig. 11-4-31. *(Cont.)* (**d, e**) E, então, para horizontalização de ST em várias derivações com supradesnível de ST em V1 e V2. (**E**) No pós-esforço, o segmento ST torna-se descendente. (Fonte: Arquivo de imagens dos autores.)

Todos os pacientes sem doença isquêmica que tiveram a onda T positivada pelo esforço não apresentaram infradesnível de ST concomitante (**Fig. 11-4-32**). Farris *et al.*[126] relataram que a inversão da onda T, usualmente no pós-esforço, pode ser um importante preditor de doença isquêmica, mesmo na ausência de alterações de ST, contudo, é um achado infrequente.

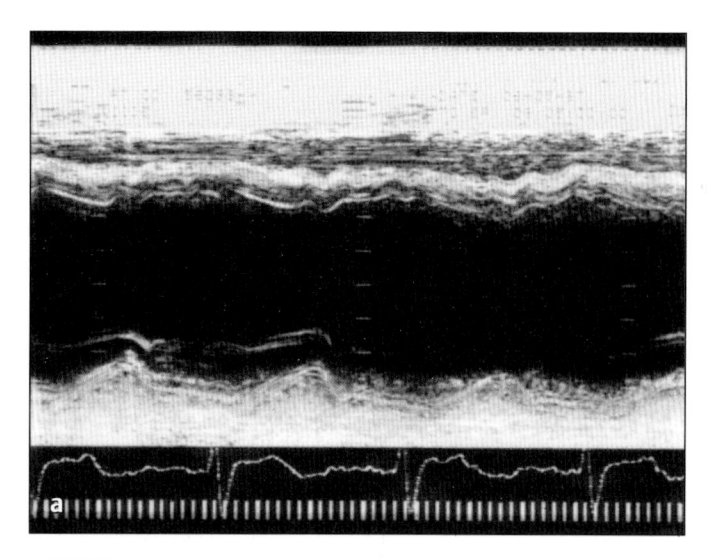

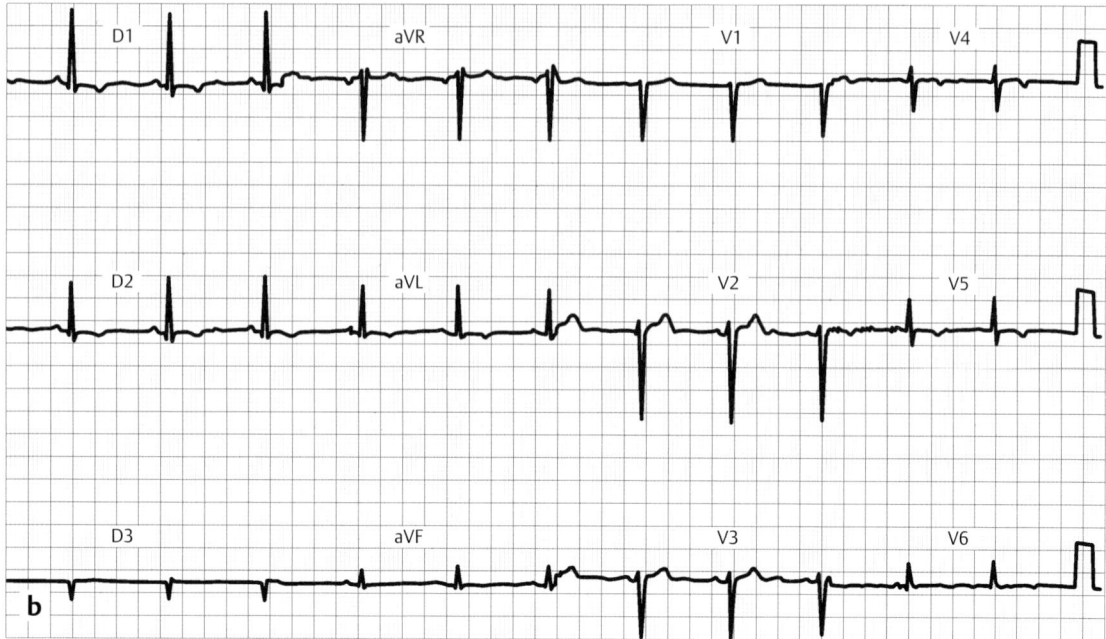

Fig. 11-4-32. (**a**) Paciente de 18 anos com cardiomiopatia dilatada apresentando ao ecocardiograma aumento das dimensões do VE e déficit da função sistólica. (**b**) O ECG basal mostra onda T negativa em várias derivações. (Fonte: Arquivo de imagens dos autores.) *(Continua)*

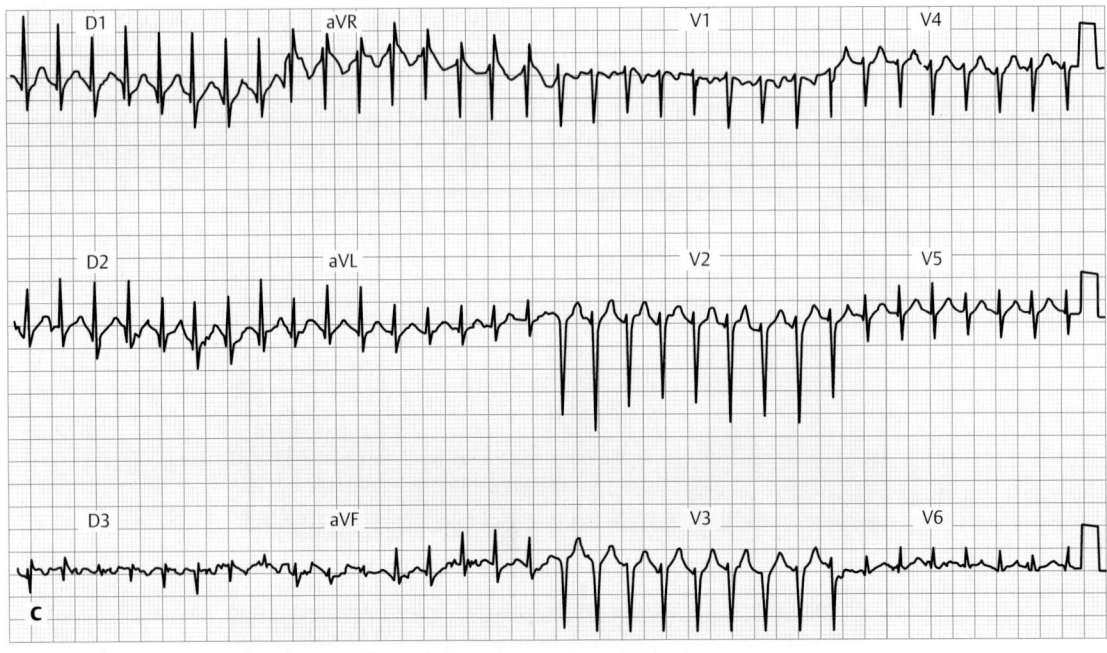

Fig. 11-4-32. *(Cont.)* **(c)** No pico do esforço houve positivação da onda T.

Onda T do Tipo -/+

Temos observado, com certa frequência, que alguns portadores de Prolapso da Valva Mitral (PVM) quando realizam um teste ergométrico, no pico do esforço apresentam um segmento ST com tendência para convexidade superior e onda T do tipo -/+.[127] Na **Figura 11-4-33** vemos um caso de um paciente que, ao realizar um teste ergométrico para avaliação pré-prática desportiva, apresentou alterações no ECG no pico do esforço, sendo então encaminhado para a realização de um estudo com eco de estresse físico. No ecocardiograma basal foi detectado o PVM com regurgitação mitral leve e no exame após o estresse verificou-se contratilidade normal do VE, afastando causa isquêmica para a alteração observada no ECG.

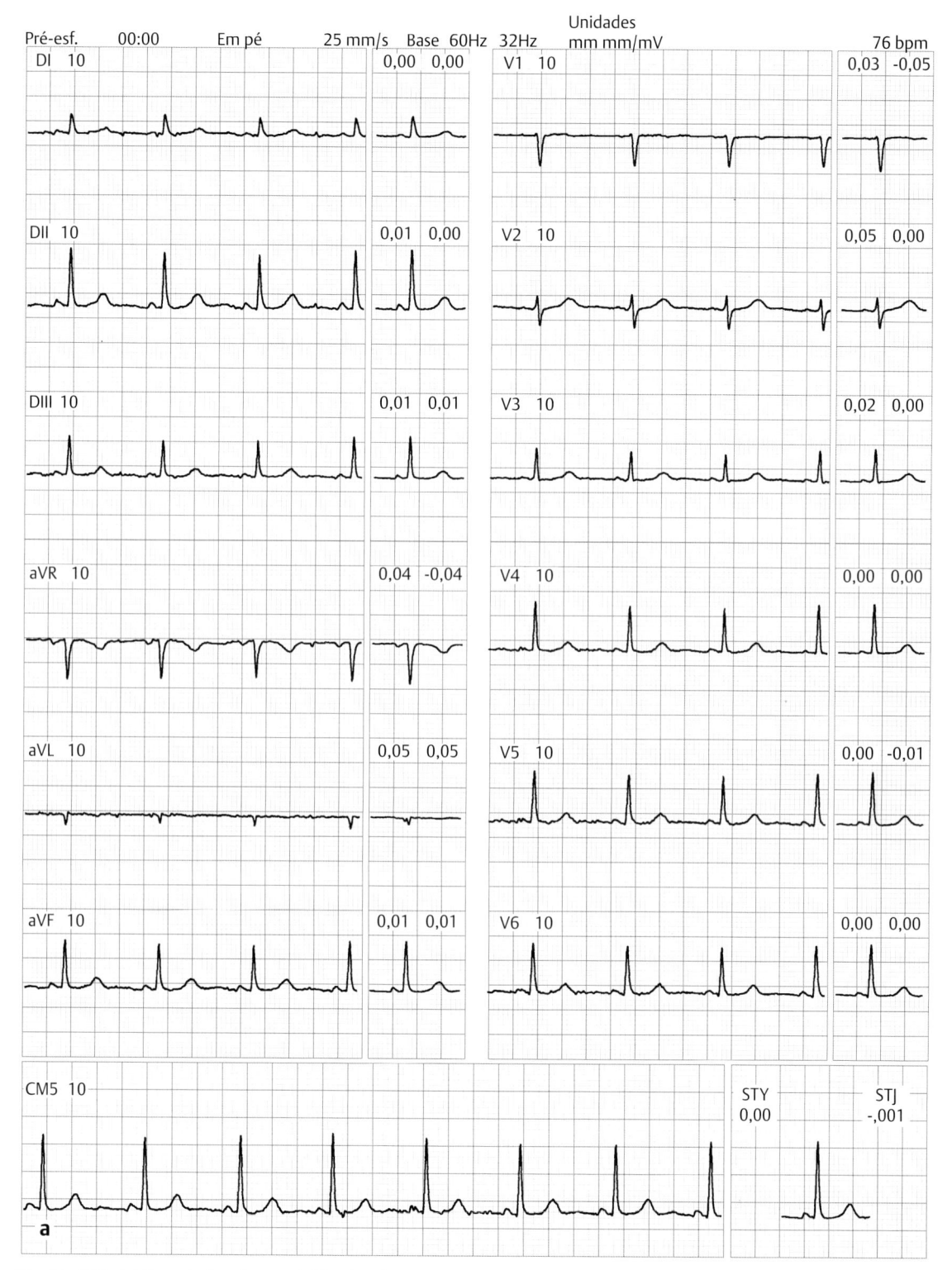

Fig. 11-4-33. (a) Traçado basal normal. *(Continua)*

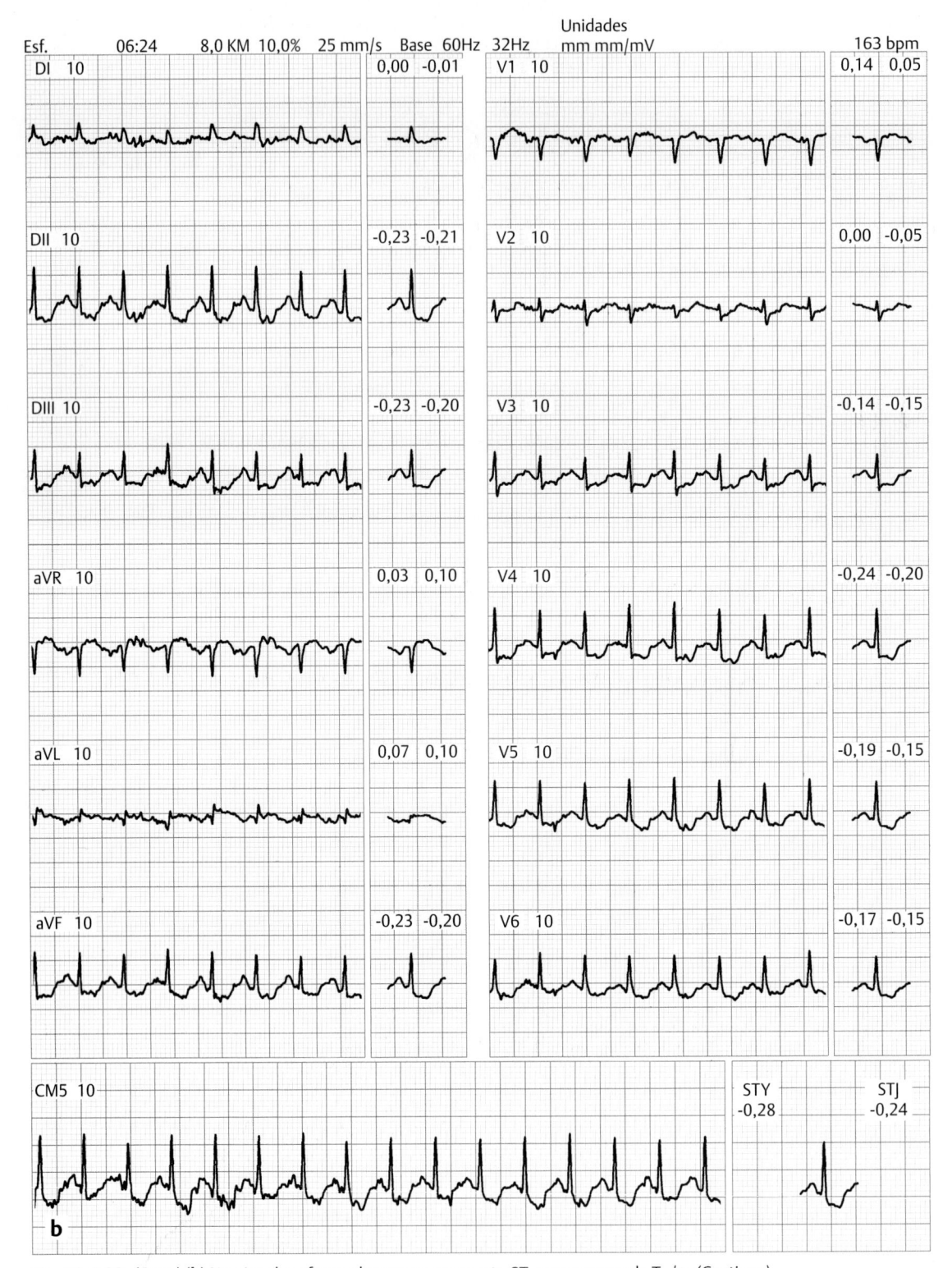

Fig. 11-4-33. *(Cont.)* **(b)** No pico do esforço observa-se segmento ST convexo e onda T -/+. *(Continua)*

CAPÍTULO 11 ■ TESTE DE EXERCÍCIO – ERGOMETRIA   291

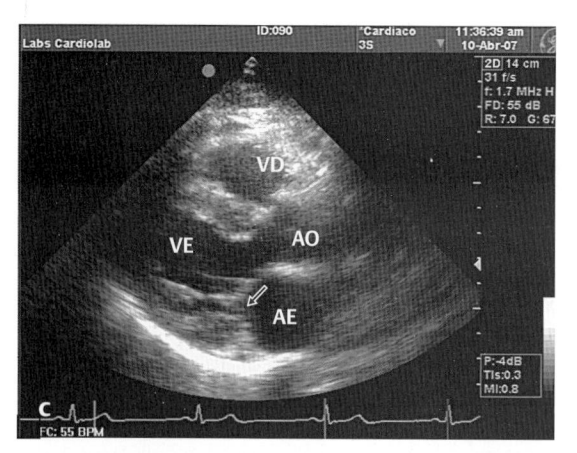

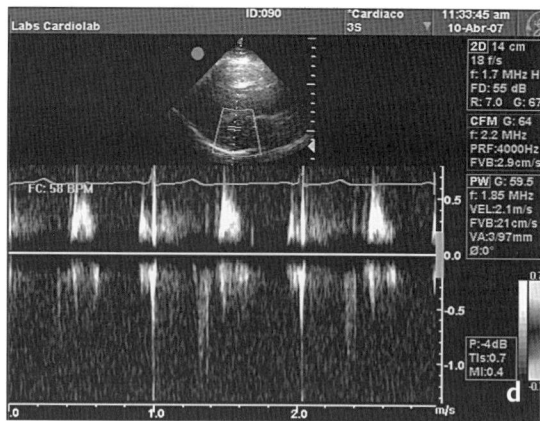

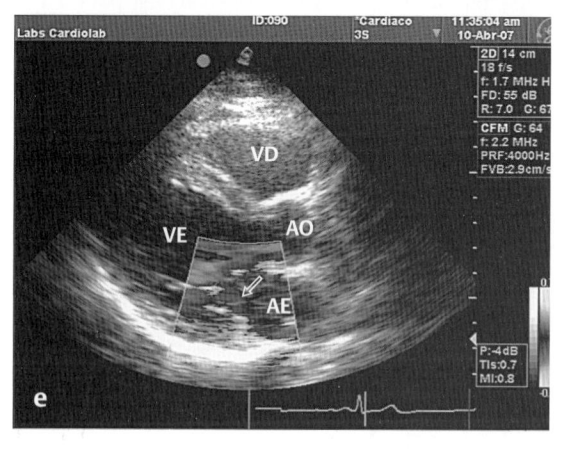

Fig. 11-4-33. *(Cont.)* (**c**) Corte longitudinal no ecocardiograma mostrando pequeno prolapso da cúspide posterior da mitral. (**d**) Doppler espectral mostrando regurgitação mitral telessistólica. (Ver Prancha em Cores.) (**e**) Com o Doppler em cores fica evidenciada a regurgitação mitral. (Ver Prancha em Cores.)

Onda U

A onda U é um tema controvertido em ergometria e sua origem é ainda incerta.[128,129] Na **Figura 11-4-34** são mostradas as alterações fisiológicas da onda U. Watanabe propôs que seria originada da repolarização das fibras de Purkinje tendo em vista a duração mais longa do potencial de ação destas fibras. Entretanto, a maioria dos autores defende a teoria do relaxamento ventricular, segundo a qual a onda U seria formada por algum tipo de pós-potencial gerado durante a distensão do miocárdio ventricular na fase de enchimento rápido. Desta forma, a inversão da onda U ocorreria em consequência de alterações na distensibilidade mioendocárdica.[130,131]

Sabe-se que a onda U tem aproximadamente a mesma polaridade da onda T e, quando presente, é mais bem visualizada nas precordiais direitas e em CM5.[132,133] Sua inversão em DI, DII, DIII ou nas derivações precordiais é considerada um achado anormal[144] quase sempre confinado aos cardiopatas[140] e que vem, na grande maioria dos casos, associado a outras alterações eletrocardiográficas.

Kishida *et al.*,[135] estudando 488 pacientes com inversão de onda U, observaram que 39,5% eram hipertensos; 33,2% eram coronariopatas; 15,4% tinham valvopatia mitral ou aórtica e que apenas 7,2% não manifestaram doença cardíaca. Outros autores[136] obtiveram resultados semelhantes, mostrando que a inversão da onda U é sinal altamente específico para doença cardíaca.

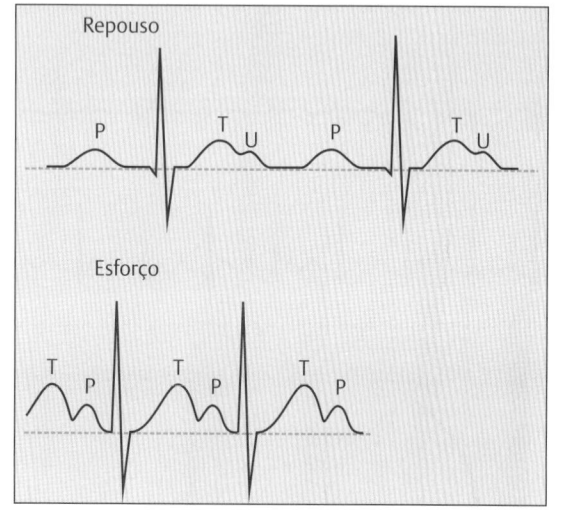

Fig. 11-4-34. Esquema demonstrando o comportamento da onda U. À medida que a FC aumenta, a onda U, que era visível no traçado basal, sofre gradual fusão com as ondas T e P. (Reproduzida com permissão de Marcardet DM in Encyclopédie Médico-Chirurgicale: Cardiologie-Angéiologie, 1998.)

A inversão da onda U ainda pode ocorrer em consequência de hipertrofia ventricular[137,138] ou pelo uso de quinidina, mas a maioria dos trabalhos se refere à correlação com a doença coronariana, seja como única manifestação de angina ou infarto, seja na angina variante[135] ou na isquemia induzida pelo exercício.[139,140]

Palmer[141] descreveu, em 1948, a inversão da onda U após angina desencadeada pelo esforço. Em 1958, Lepeschkin e Surawicz[140] relataram variações da onda U e do segmento ST com o teste de Master em pacientes com clínica de coronariopatia. Reportaram que em pacientes com DAC a incidência da onda U invertida ou difásica está em torno de 30% em repouso e em 62% após o exercício. Diversos trabalhos seguiram confirmando esta correlação.[142,143]

Gerson et al. estudaram a inversão da onda U com o esforço em 248 pacientes coronariografados. Verificaram que este achado tinha uma sensibilidade de 21%, especificidade de 99% e valor preditivo de 97% para a identificação de doença coronariana significativa. Era específica em 98% dos casos para lesão de descendente anterior ou tronco de CE e foi o único sinal encontrado em 5% dos coronariopatas. Os autores concluíram que a inversão da onda U era altamente preditiva de doença coronariana e, mais especificamente, para lesão significativa da descendente anterior ou tronco da coronária esquerda. Os achados foram concordantes com os de outros autores.[129]

Uma onda U proeminente em pacientes com infarto anterior é um marcador altamente específico, porém, de baixa sensibilidade para o diagnóstico de obstrução da artéria circunflexa ou da coronária direita (**Figs. 11-4-35 e 11-4-36**).[144]

Na prática diária, entretanto, encontramos dificuldades para a identificação da onda U durante o teste ergométrico. São necessárias medidas dos espaços PR e QT, em várias derivações; para a sua correta localização. Além disso, com o aumento da frequência cardíaca e a consequente aproximação das ondas T e P, há perda da definição da onda U.

Concluímos, portanto, que a inversão da onda U durante o esforço tem alta especificidade para doença coronariana e pode aumentar a sensibilidade do método. Entretanto, consideramos que é um achado pouco frequente e de difícil comprovação na prática diária de ergometria.

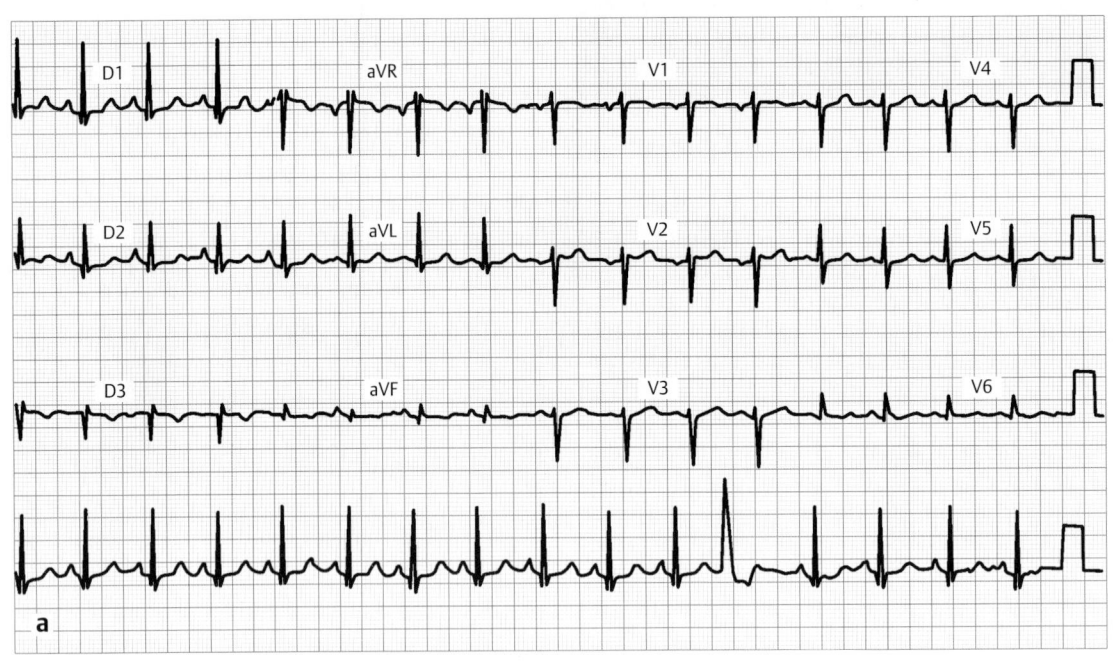

Fig. 11-4-35. (a) Mulher de 63 anos apresentando ECG basal normal. *(Continua)*

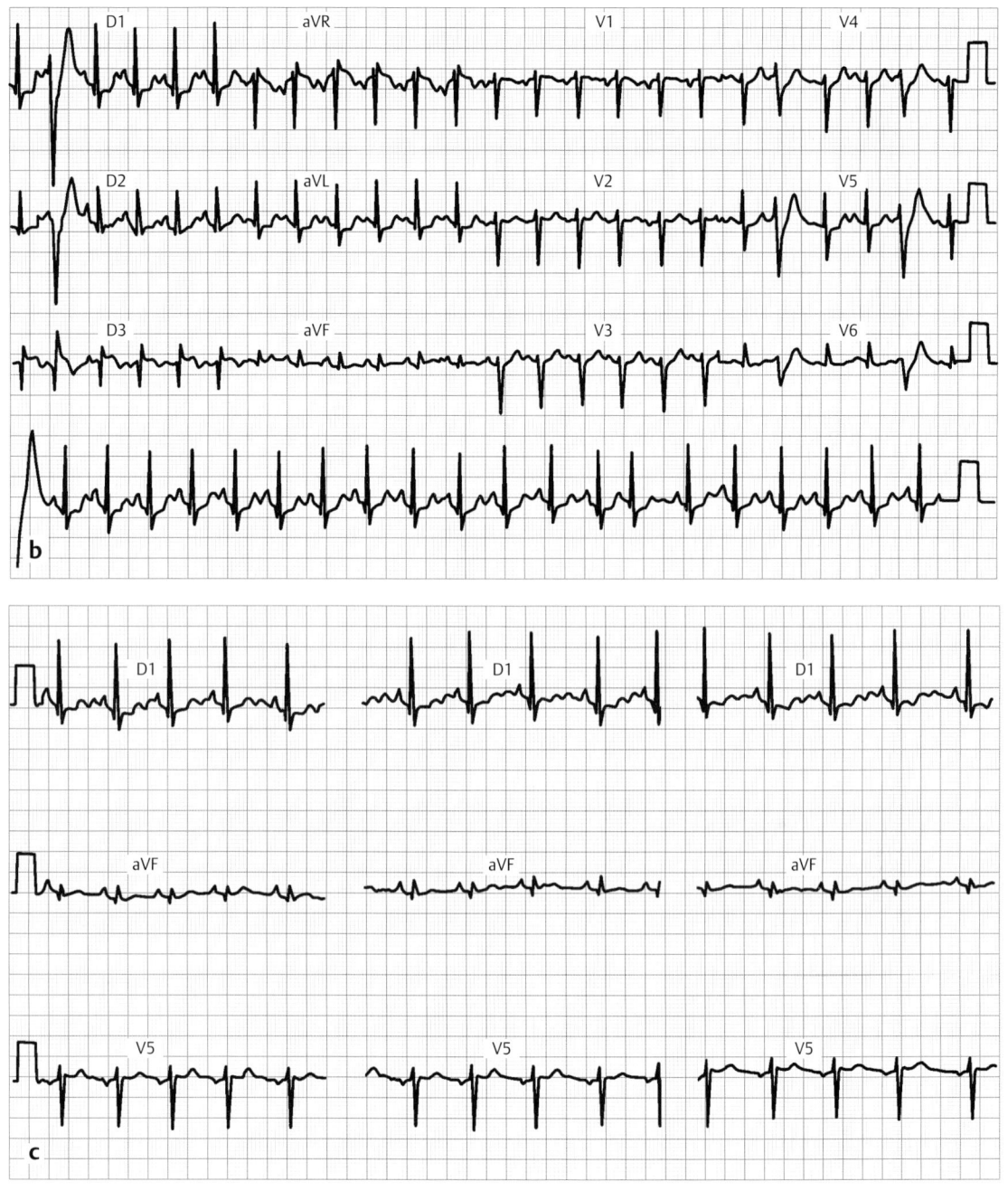

Fig. 11-4-35. *(Cont.)* (**b**) Sem alterações isquêmicas no pico do esforço. (**c**) No pós-esforço, onda U negativa. (Fonte: Arquivo de imagens dos autores.)

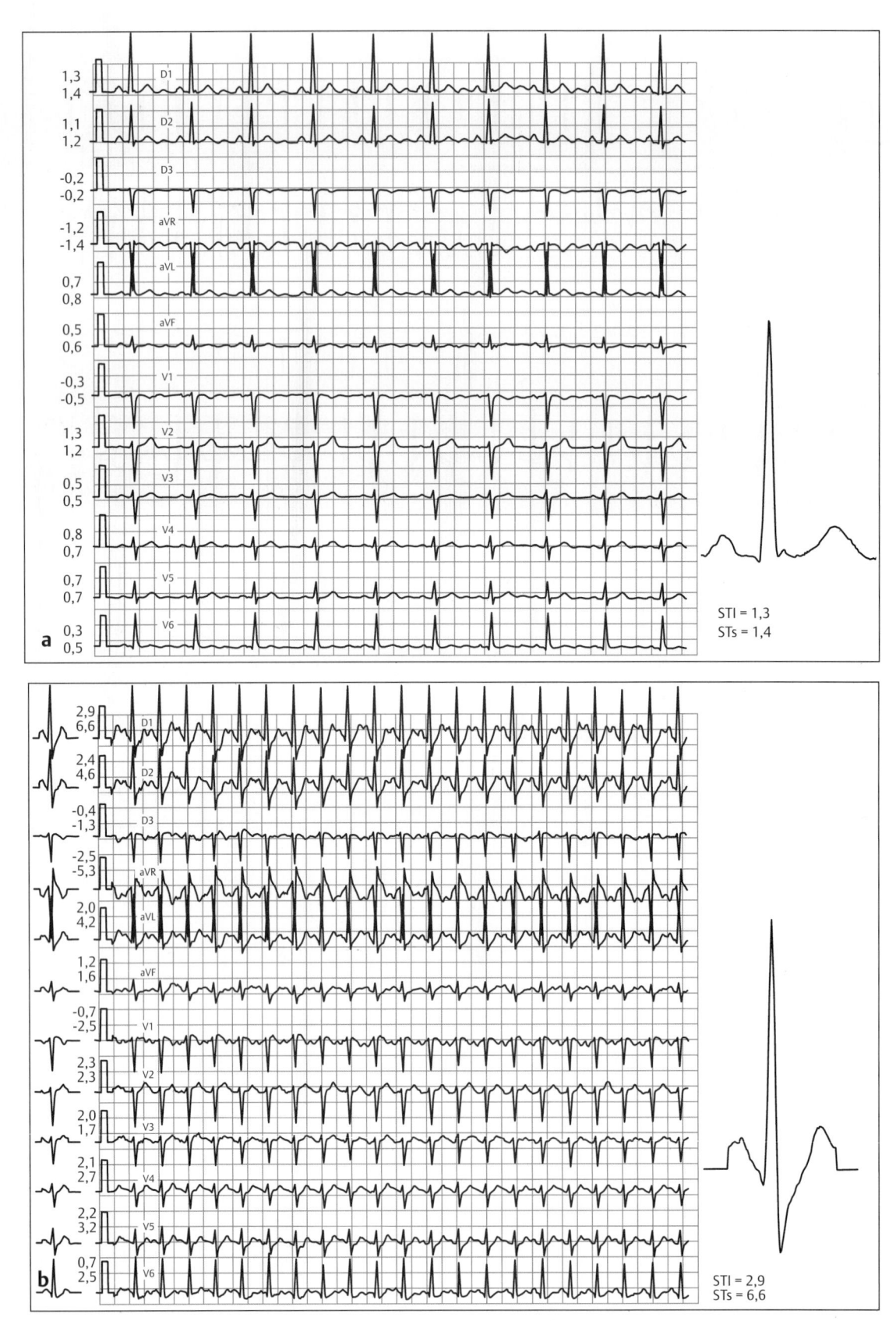

Fig. 11-4-36. (a) Traçado com onda U no repouso, (b) que desaparece ao esforço. *(Continua)*

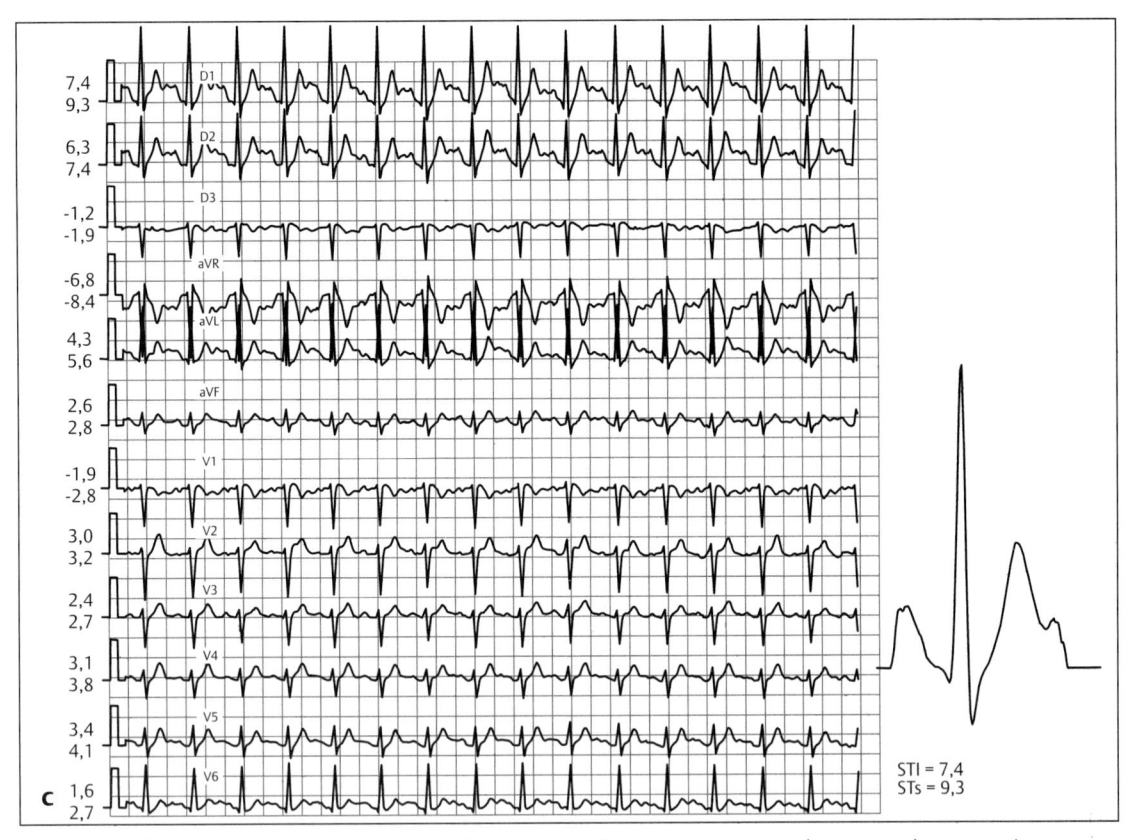

Fig. 11-4-36. *(Cont.)* **(c)** E reaparece na FC de 119 bpm no pós-esforço. (Fonte: Arquivo de imagens dos autores.)

ÍNDICES PARA AUMENTAR A ACURÁCIA DO ECG OBTIDO NO ESFORÇO

Relação ST/R

É a relação entre a magnitude da depressão do segmento ST e a amplitude da onda R. A onda R é medida na derivação com maior magnitude da depressão do segmento ST.

Hakki *et al.* estudaram um grupo de 81 pacientes com coronariopatia por ergometria com Tálio-201 e da cineangiocoronariografia e verificaram que nos pacientes em que a onda R no esforço era menor que 11 mm não houve infradesnível do segmento ST.[54] Os autores correlacionaram a onda R de pequena amplitude com a ausência de infradesnível patológico de ST e propuseram nestes casos que seja realizada a ergometria com Tálio-201, para melhor avaliação diagnóstica. Estes achados são coerentes com os descritos por Gerson *et al.*[129] que encontraram correlação entre a amplitude de R, o somatório das ondas R e S no esforço e a magnitude do infradesnível do segmento ST. Os autores propuseram que índices de correção fossem criados em função da relação infradesnível de ST/amplitude da onda R, para melhorar a sensibilidade da ergometria no diagnóstico da doença coronariana.

Ellestad *et al.* propuseram como limite normal o valor de 0,1 para o quociente da relação ST/R (medidos em mm), na determinação da resposta isquêmica. Usando-se os valores maiores que 0,1 na identificação das respostas isquêmicas seria possível aumentar a sensibilidade do teste, principalmente nos pacientes com onda R de pequena amplitude.[145]

Polizos *et al.* sugerem que a utilização dessa relação seja rotineira, evitando-se falso-positivos nos pacientes com onda R amplas e os falso-negativos nos casos de onda R de pequena amplitude. Na presença de onda R igual ou inferior a 10 mm, o índice melhorou a sensibilidade de 31% para 82%. Na presença de onda R igual ou superior a 20 mm o índice melhorou a especificidade de 22 para 78%. Entre os pacientes com isquemia miocárdica, 62% apresentavam onda R < 10 mm em V5 e 41% dos pacientes sem isquemia tinham ondas R pequenas.[146]

ΔST/ΔFC

Determinado a partir do cálculo da variação do infradesnível de ST $(ST_{pico} - ST_{basal})/(FC_{máx} - FC_{basal})$ com *limite de normalidade até 1,6 μV/bpm.*[147]

Para esta determinação devemos obter a variação do ST em μV, para tal devemos estar atentos à transformação da medida do infradesnível do ST em mm para microvolt (μV), que é obtida multiplicando-se por 100. Basta, então, dividir o valor obtido pela variação da FC.

Em 12.866 pacientes com idades entre 35 e 37 anos e assintomáticos, foi verificado que um índice > 1,6 μV/bpm estava associado a um risco de 4:1, enquanto um índice > 3,3 μV/bpm estava associado a um índice 9:1 de eventos coronarianos em relação ao grupo com índice < 1 μV/bpm.[148,149]

Rampa ST/FC

Elamin *et al.* descreveram uma metodologia em que relacionavam a variação do segmento ST (ponto Y) com a variação da FC durante o esforço. Através desta relação ST/FC os autores construíram curvas de regressão para indivíduos normais e portadores de lesão obstrutiva em 1, 2 ou mais vasos. A partir destes achados os autores consideram ser possível a separação entre normais (valores até 2,4 μV/bpm) e coronariopatas, e neste grupo relataram ser possível a diferenciação dos pacientes de acordo com o número de vasos lesados (**Fig. 11-4-37**).[150,151]

Kligfield *et al.*, estudando um grupo de coronariopatas pela ergometria, pela angiocardiografia nuclear e pela cineangiocoronariografia, verificaram que para portadores de lesão de 3 vasos a relação ST/FC maior ou igual a 6 μV/bpm tem sensibilidade de 89% e especificidade de 88%.[152]

Este método de avaliação do ECG de esforço foi considerado importante para identificar e avaliar os coronariopatas,[153,154] bem como para avaliar os pacientes que foram submetidos à angioplastia coronária e revascularização miocárdica.[155,156] Entretanto, Quyyumi *et al.*[157] e Balcon *et al.*,[158] tentando reproduzir os achados de Elamin, não encontraram os mesmos resultados e postulam que a relação ST/FC não tem a importância diagnóstica referida por Elamin *et al.*[150]

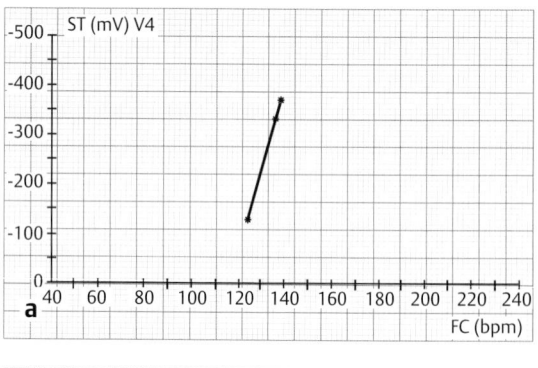

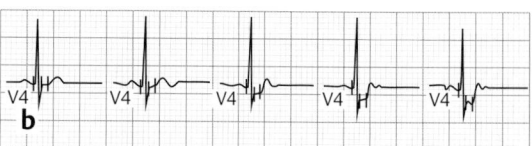

Fig. 11-4-37. (**a**) Rampa ST/FC representando uma alteração isquêmica correspondente (**b**) ao ST descendente de V4 (16,97 microvolts/batimento).[150]

Variabilidade RR

A análise no domínio do tempo e da frequência da variabilidade de R-R realizada nos dois primeiros e dois últimos minutos de esforço e nos dois primeiros do pós-esforço foi um forte preditor de morte cardíaca e não cardíaca na população estudada, independente do resultado do teste.[159]

QRS de Alta Resolução

Componentes de alta frequência do complexo QRS na faixa de 150 a 250 Hz diminuem durante a isquemia.[160]

Duração do QRS

A diferença na duração do QRS entre o repouso e o exercício pode ser um marcador de isquemia miocárdica. Um prolongamento súbito na duração do QRS de 15 ms indica alto risco de taquicardia ventricular isquemia-induzida. Um sistema computadorizado foi desenvolvido para melhor avaliação nas diferenças de duração do QRS durante o esforço, sendo aplicado para detecção de isquemia em mulheres e após angioplastia.[146]

Histerese ST/FC

A análise do *loop* de recuperação da relação ST/FC no pós-esforço imediato (ou histerese ST/FC) é um dos recursos que podem ser utilizados para aumentar a sensibilidade em relação ao teste ergométrico convencional.

Nesta análise é feita a relação ST/FC continuamente, do início do esforço até os 3 primeiros minutos do pós-esforço, sendo traçado um gráfico com essas medidas. A análise deverá ser feita sempre na derivação em que ocorrer a maior depressão de ST. O gráfico (*loop*) poderá ser inscrito no sentido horário ou anti-horário, dependendo se a resposta for isquêmica (horário) ou não, sendo que a orientação da inscrição do *loop* independe da magnitude da resposta isquêmica.

Há necessidade de utilização de um *software* específico para determinar a integral das áreas das curvas de esforço e pós-esforço. A limitação é que este *software* não está disponível na maioria dos equipamentos de registro da ergometria (**Fig. 11-4-38**).

Índice proposto por Lehtinen *et al.*, que verificaram que este índice tem maior reprodutibilidade que a relação ST/FC e que a medida do ST, isoladamente, que teria maior acurácia que a medida de ST, isoladamente, principalmente quando esta for feita a 60 ms do ponto J.[161] Já Deluche *et al.*[162] verificaram que a o índice ST/FC e a análise convencional de isquemia foram superiores aos achados do "*loop*" de recuperação da relação ST/FC no pós-esforço imediato tanto em relação à sensibilidade quanto à especificidade.

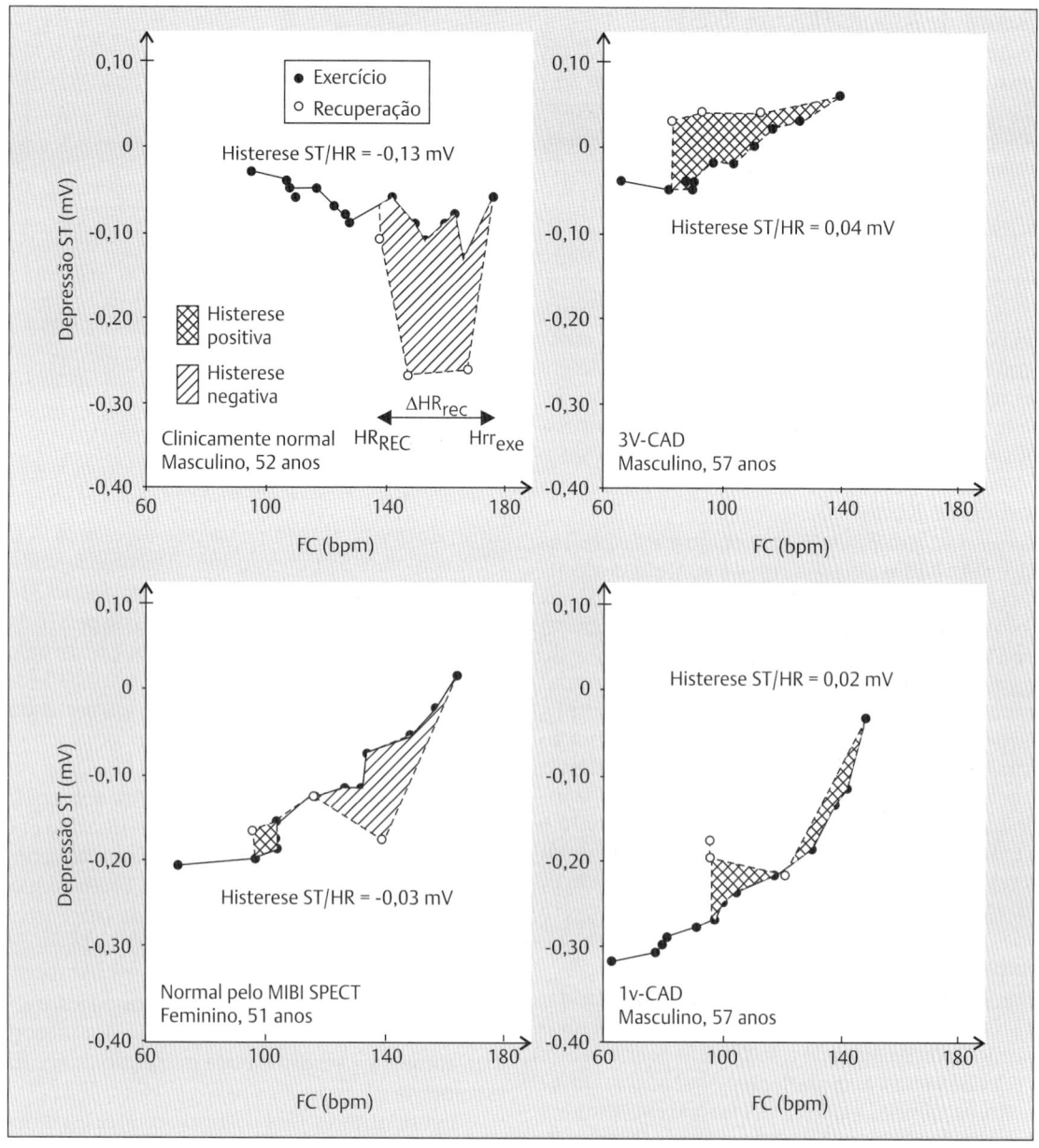

Fig. 11-4-38. Gráficos representando a depressão de ST contra a FC, no pico do esforço e nos 3 primeiros minutos do pós-esforço. No superior esquerdo observa-se o padrão normal característico, com histerese negativa. No superior direito, uma histerese positiva, geralmente isquêmica. Gráficos ST/FC mais complexos são mostrados nos quadros inferiores, onde, à esquerda, tem-se um paciente normal e na direita um coronariopata, nos quais a direção da histerese muda na fase de recuperação. 1v-CAD = doença de 1 vaso; 3v-CAD = doença de 3 vasos; $HR_{exe} = FC_{máx}$; $HR_{rec} = FC_{mín}$ na recuperação; HRrec = $FC_{máx} - FC_{mín}$ na recuperação; MIBI SPECT = cintilografia miocárdica com tecnécio.[161]

Viik[163] e Hakan[164] verificaram que os índices obtidos no esforço e no pós-esforço podem, potencialmente, ter valores diagnósticos independentes e que, por esta razão, deve haver a valorização dos dados obtidos no pós-esforço e a obtenção da curva durante o esforço e o pós-esforço.

A histerese de ST/FC tem mostrado significativa melhora na detecção de DAC, sofrendo menor influência das derivações escolhidas e do ponto de medida, tem melhor reprodutibilidade além de apresentar melhores resultados entre as mulheres,[165] sempre que comparada ao sistema tradicional de medidas. Outros grupos usando metodologias similares, combinando a análise de ST durante o esforço e no pós-esforço, obtiveram melhora da acurácia diagnóstica em relação à avaliação tradicional. Alguns autores referem a importância deste índice também na avaliação prognóstica.[166,167]

Escore de Atenas (Escore QRS)

As alterações isoladas das ondas Q, R e S mostram baixo valor preditivo para doença coronariana. Michaelides *et al.* propuseram um índice que, combinando as mudanças de amplitude das três ondas, atingiu a sensibilidade de 75% e especificidade de 73%.[168]

$$\Sigma \text{ ondas} = (\Delta R - \Delta Q - \Delta S)aVF + (\Delta R - \Delta Q - \Delta S)V5$$

O valor normal de corte é de 5 mm, tanto para homens quanto para mulheres. O escore QRS mostrou-se eficaz ao aumentar a acurácia do teste ergométrico nas mulheres, predominantemente ao reduzir a alta prevalência de testes falso-positivos (de 60% para 6%).[169]

Índice de Koide

Koide *et al.* propuseram uma combinação dos índices já citados acima a fim de aumentar a acurácia do teste ergométrico na detecção da doença coronariana. Para isso associaram o infradesnível de ST (medido a 60 ms após o ponto J; maior ou igual a -0,1 mV para ST descendente ou horizontal e maior ou igual a -0,2 mV para ST ascendente) à dispersão do QT imediatamente após o exercício (maior ou igual a 60 ms) e ao escore de Atenas (menor ou igual a 5 mm). Dessa forma, utilizando a avaliação passo a passo, avalia-se primeiro o ST, depois o QT e, finalmente, o QRS. Consideram o teste positivo quando dois ou três dos índices foram positivos.[170]

Relação QX/QT

Lepeschkin, na tentativa de melhorar a especificidade da ergometria no diagnóstico de isquemia miocárdica, propôs que a relação QX/QT superior a 50% poderia identificar os pacientes isquêmicos. Entretanto, os próprios autores referem que encontraram o índice alterado em 13% de indivíduos normais.[140] Este índice não tem sido aplicado por ser considerado de baixa especificidade para a identificação de isquemia esforço-induzida.[171]

Intervalo Q-T

Os estudos do intervalo Q-T demonstram sua variabilidade com a frequência cardíaca, diminuindo à medida que a FC aumenta, e a necessidade da determinação do Q-T corrigido para a frequência (QTc).[172] Yu *et al.*[173] relataram que em pacientes isquêmicos e hipertensos havia aumento do QTc.

Demirtaş *et al.*[174] relataram que o QT avaliado no pós-esforço imediato tem-se mostrado um fator para aumentar a sensibilidade do TE, principalmente nos exames onde há associação de resposta isquêmica e prolongamento do QT (**Fig. 11-4-39**), sendo que o QT no pós-esforço tem maior valor pre-

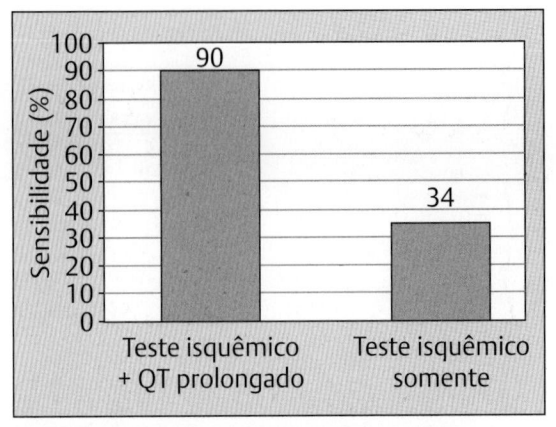

Fig. 11-4-39. Comparação da sensibilidade do TE em pacientes isquêmicos, com e sem avaliação do QT. (Modificada de Demirtaş & Urgun.)[174]

ditivo do que o QT medido no pico do esforço.[175] O QT medido imediatamente após o esforço foi indicativo de maior risco de mortalidade quando > 316 ms.[176] Ozdemir *et al.* verificaram que a dispersão do QT nas mulheres aumenta o valor diagnóstico do TE.[177] Desta forma os autores referem a facilidade da medida do QT e indicam sua avaliação em pacientes com testes isquêmicos para identificar os pacientes que tem DAC crítica.[174]

O'Donnel *et al.*[178] utilizaram computadores para realizar a medida do QTc (QT/QTc) e verificaram que a relação QT/QTc maior que 1,08 não é um indicador de coronariopatia, como postulavam Greenberg *et al.*, pois foi encontrada em um grande percentual de indivíduos normais.[179]

Parece que avaliação computadorizada da relação QT/QTc, associada a outros dados do teste ergométrico como ascensão lenta de ST e dor precordial, aumenta a especificidade e a sensibilidade da ergometria.

Alguns autores têm utilizado o teste ergométrico para identificar a síndrome do QT longo congênito, através do estudo do QTc no pós-esforço.[180]

Hommer *et al.* verificaram que o aumento paradoxal do QTc na fase de recuperação do TE distingue as síndromes de QT longo, particularmente os pacientes com LQT1 dos pacientes de controle, mesmo quando em repouso o QTc está em limites normais. Com um QTc não diagnóstico em repouso, se aos 3 minutos do pós-esforço há variação com $\Delta QTc \geq 30$ ms, a probabilidade de o teste genético mostrar alteração tipo LQT1 é de 75% (**Fig. 11-4-40**).[181]

Alguns autores consideram o QTc melhor que o QT-D na identificação dos pacientes com infarto prévio com maior risco de morte súbita.[182,183]

A aplicabilidade desse dado em ergometria é pequena em razão da dificuldade de realização da medida do QT em frequências cardíacas e elevadas.

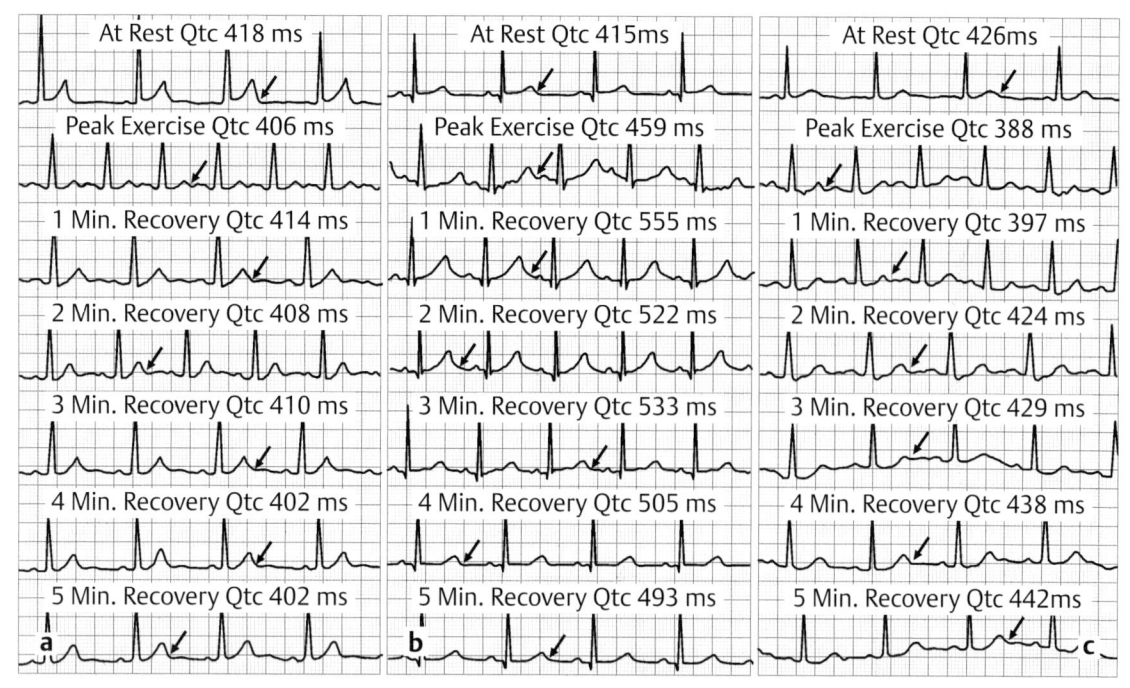

Fig. 11-4-40. Exemplos de perfis de QTc obtidos no TE: (**a**) controle normal; (**b**) portador da síndrome LQT1 e (**c**) portador da síndrome LQT2. Notar que no paciente normal há, inicialmente, um decréscimo no QTc no pico do exercício e com gradual retorno aos padrões basais na recuperação. Por outro lado, o paciente com LQT1 inicialmente aumenta a duração no pico do exercício e continua com a má adaptação/paradoxal aumento do QTc durante a recuperação. Finalmente o paciente com LQT2 mostra uma redução inicial do QTc no pico do exercício; entretanto, continua a aumentar a duração do QTc durante a recuperação, além do valor basal. O final da onda T, em cada exemplo, está marcado com uma seta.

Dispersão do QT

A dispersão do QT (QT-D) é obtida a partir de um ECG de 12 derivações, subtraindo-se o QT mínimo do maior QT obtido no ECG. Valores de QT-D superiores a 60 ms no pico do esforço associado à depressão de ST aumentam sobremaneira a especificidade do teste em mulheres.[184]

Barutcu et al. observaram aumento no QT-D em pacientes com ponte miocárdica. Esse aumento do QT-D pode ser decorrente de isquemia induzida pelo esforço na região perfundida pela artéria comprimida pela ponte miocárdica.[176]

Histerese do Intervalo QT

Caracterizada quando, para eterminado intervalo RR, o intervalo QT é menor na fase de recuperação quando comparado com o QT da fase de exercício. Valores de histerese 375 são considerados indicativos de isquemia miocárdica, independente da presença do desnível do segmento ST.[146] A avaliação de índices baseados na repolarização ventricular, particularmente no intervalo QT e em intervalos da onda T, mostram resultados promissores.

Escore de Uchida

Uchida et al. desenvolveram um índice para graduar a resposta isquêmica ao esforço.[185] Para tal, determina-se o escore da resposta isquêmica de acordo com os dados das **Tabelas 11-4-7 a 11-4-9**.

Tabela 11-4-7. Magnitude dos desvios do segmento ST

Descrição	Pontuação
Ausência de desvios do segmento ST	0
Desvio do segmento ST inferior a 1 mm	1
Desvio do segmento ST de 1,0 a 1,5 mm	2
Desvio do segmento ST de 1,6 a 2,0 mm	3
Desvio do segmento ST superior a 2,0 mm	4

Tabela 11-4-8. Morfologia dos desvios do segmento ST

Descrição	Pontuação
Depressão ascendente do segmento ST	0
Depressão convexa do segmento ST	1
Depressão horizontal do segmento ST	2
Depressão descendente do segmento ST	3
Elevação do segmento ST	4

Tabela 11-4-9. Momento dos desvios do segmento ST

Descrição	Pontuação
Pico transitório	0
Exercício e/ou recuperação	1
Precoce com reversão rápida	2
Precoce com reversão lenta	3
Muito precoce	4

Duração da onda P + supradesnível de ST em aVR + infradesnível de ST

Manganis *et al.* verificaram que ao associarem estes 3 parâmetros na busca do diagnóstico de isquemia induzida pelo esforço.[186]

Quando o supradesnível de ST em aVR ≥ 1 mm e ΔP ≥ 20 ms são avaliados em conjunto, a especificidade do teste aumenta para 96%. Se for adicionado o infradesnível de ST > 1 mV na análise, a especificidade aumenta para 100%, assim como o VPP.

REFERÊNCIAS BIBLIOGRÁFICAS

1. Chaitman BR, Waters DD, Bourassa MG, Tubau JF, Nagniart P, Ferguson RA. The importance of clinical subsets in interpreting maximal treadmill exercise test results: The role of multiple lead ECG Systems. Circulation. 1979;59(3):560-70.
2. Araujo WB, Araujo PP, Godinho LCP, Mazzini R, Tessarolo LE, Moll J. Importância da utilização de múltiplas derivações para o registro do ECG de esforço. Arq Bras Cardiol. 1985;45(Supl. 1):51.
3. Chaitman BR, Bourassa MG, Wagniart P, Corbara F, Ferguson RJ. Improved efficiency of treadmill exercise testing using a multiple lead ECG system and basic hemodynamic exercise response. Circulation. 1978;57(1):71-9.
4. Simoons ML, Block P. Toward the optimal lead system and optimal criteria for exercise eletrocardiography. Am J Cardiol. 1981;47(6):1366-74.
5. Tubau JF, Chaitman BR, Bourassa MG, Waters DD. Detection of multivessel coronary disease after myocardial infarction using exercise stress testing and multiple ECG lead systems. Circulation. 1980;61(1):44-52.
6. Bellet S, Eliakim M, Deliyiamis S, Fialho EM. Radioeletrocardiographic changes during strenuous exercise in normal subjects. Circulation. 1962;25:686.
7. Simoons ML, Ingenholtz PG. Gradual changes of ECG and waveform during and after exercise in normal subjects. Circulation. 1976;53(1):73.
8. Maia IG. Comunicação pessoal, 1985.
9. Kahn KA, Simonson E. Changes of mean spatial QRS and T vectors and of conventional electrodiographic items in hard anaerobic work. Cir Res. 1957;9:629.
10. Riff D, Carleton R. Effect of exercise on the atrial recovery wave. Am Heart J. 1971;82:759.
11. Morales-Ballejo H, Greenberg P, Ellestad MH. Septal Q wave in exercise testing angiographic correlation. Am J Cardiol. 1981;48:247-51.
12. Bonoris PE, Greenberg PS, Castellanet MJ, et al. Significance of changes in R-wave amplitude during treadmill stress testing: angiographic correlation. Am J Cardiol. 1978;41:846.
13. Froelicher VF. Exercise testing & training. New York: Le Jacq Publishing Inc., 1983. p. 47.
14. Katzeff IE, Edwards H. Exercise testing: Does the S wave voltage change with increasing work rate? S Afr Med J. 1974;49:1088.
15. Wolthuis RA, Froelicher VF, Hopkirk A, Fischer JR, Keiser N. Normal eletrocardiographic waveform characteristics during treadmill exercise testing. Circulation. 1979;60(5):1028-35.
16. Mirvis DM, Keller DW, Cox JR JW, et al. Left precordial isopotential mapping during supine exercise. Circulation. 1977;56:245.
17. Bazett HC. An analysis of the time-relations of electrocardiogram. Heart. 1920;7:353-70.
18. Mohebi R, Jehan A, Grober A, Froelicher V. Percentile categorization of QT interval as an approach for identifying adult patients at risk for cardiovascular death. Heart Rhythm. 2017 Aug;14(8):1210-6.
19. Hodges M, Salerno D, Erlien D. Bazett's QT correction reviewed. Evidence that a linear QT correction for heart rate is better. J Am Coll Cardiol 1983;1:694.
20. Myrianthefs MM, Ellestad MH, Startt-Selvester RH, Crump R. Significance of signal averaged P waves changes during exercise in patients with coronary disease. Am J Cardiol. 1991 Dec 15;68(17):1619-24.
21. Myrianthefs MM, Shandling AH, Startt-Selvester RH, Bernstein SB, Crump R, Lorenz LM, et al. Analysis of the signal averaged P wave duration in patients with PTCA. Am J Cardiol. 1992 Sep 15;70(7):728-32.
22. Maganis JC, Gupta B, Gamie S, LaBarbera JJ, et al. Usefulness of P-wave duration to identify myocardial ischemia during exercise testing. Am J Cardiology. 2010;105(10):1365-70.
23. Vivacqua RC, Hespanha R, Azevedo L, Melo J, Jablonka AL. Alteração da onda P no teste ergométrico e sua correlação com doença arterial coronariana. Arq Bras Cardiol. 1985; XLV (supl. 1):49.
24. Heikkila J, Hugenholtz PG, Tabakin BS. Prediction of left heart filling pressure and its sequential change in acute myocardial infarction from the terminal force of the P wave. Por Heart J. 1973;35:142-51.
25. Dunbar CC, Saul BI, Kassotis J, Badillo L. Usefulness of P-wave morphology during submaximal treadmill exercise to predict coronary artery disease. Am J Cardiol. 2005;96(6):781-3.
26. Bruce R, Mazzarella J, Jorden J, Green E. Quantitation of QRS and ST segment responses to exercise. Am Heart J. 1966;71:455-66.
27. Famularo MA, Paliwal Y, Redd R, Ellestad MH. Identification of septal ischemia during exercise by Q-wave analysis: correlation with coronary angiography. Am J Cardiol. 1983;51:440-3.

28. O'Hara MJ, Subramanian VB, Davies AB, Raftery EB. Changes of Q wave amplitude during exercise for the prediction of coronary artery disease. Int J Cardiol. 1984;6:35-45.
29. Dovard H, Broustet JP. Valeur diagnostique des variations d'amplitude de 1' onde q à 1' électrocardiogramme d'effort informatisé. Arch Mal Coeur. 1985;78(3):415-9.
30. Michaelides A, Dilaveris P, Pomadaki Z, et al. Exercise-induced prolongation of the infarcted-related Q-waves as a marker of myocardial viability in the infarcted area. Intl J Cardiol. 2004;94:261-7.
31. Bonoris PE, Greenberg PS, Christison GW, Castellanet MJ, Ellestad MH. Evaluation of R wave amplitude changes versus ST-segment depression in stress testing. Circulation. 1978;57(5):90510.
32. Baron DW, Isley C, Sheiban I, Poole-Wilson PA, Rickards AF. R wave amplitude during exercise. Relation to left ventricular function and coronary artery disease. Br Heart J. 1980;44:512-7.
33. Poyatos ME, Lerman J, Estrada A, Chiozza M, Perosio A. Predictive value of changes in R-wave amplitude after exercise in coronary heart disease. Am J Cardiol. 1984;54:1212-5.
34. Fox K, England D, Jonathan A, Selwyn A. Inability of exercise-induced R-wave changes to predict coronary artery disease. Am J Cardiol. 1982;49:674-9.
35. Wagner S, Cohn K, Selzer A. Unreability of exercise-induced R-wave changes as indexes of coronary artery disease. Am J Cardiol. 1979;44:1241-5.
36. Araujo WB, Cabizuca SV, Carvalho FJ, Araujo PP, Drumond Neto C, Reis NB. Analise crítica dos parâmetros de positividade do teste ergométrico em correlação com a cineangiocoronariografia. Arq Bras Cardiol. 1982;39(Supl. 1):40.
37. Andersen KL, Shephard RJ, Denolin H, et al. Fundamentals of exercise testing. Geneva: WHO, 1971.
38. Alfieri RG, Godoy M, Pereyra PLA, et al. Aspectos do teste de esforço na cardiopatia isquêmica. Rev Bras Med. 1982;1(3):178-90.
39. Braat SH, Kingma JH, Brugada P, Wellens HJJ. Value of lead V4R in exercise testing to predict proximal stenosis of the right coronary artery. J Am Coll Cardiol. 1985;5:1308-11.
40. Hakki AH, Iskandrian AS, Kutalek S, Hare TW, Sokoloff NM. R-wave amplitude: a new determinant of failure of patients with coronary heart disease to manifest ST segment depression during exercise. J Am Coll Cardiol. 1984;3(5):1155-60.
41. Gerson MC, Morris SN, McHenry PL. Relation of exercise induced physiologic S-T segment depression to R wave amplitude in normal subjects. Am J Cardiol. 1980;46:778-82.
42. Goldschager N, Selzer A, Cohn K. Treadmill stress tests as indicators of presence and severity of coronary artery disease. Ann Intern Med. 1976;85:277-86.
43. Hakki AH, De Pace NL, Colby J, Iskandrian AS. Implications of normal exercise electrocardiograms in patients with angiographically documented coronary artery disease: correlation with left ventricular function and myocardial perfusion. Am J Med. 1983;75:439-44.
44. Kramer N, Susmano A, Shekelle RB. The "false-negative" treadmill exercise test and left ventricular dysfunction. Circulation. 1978;57:7368.
45. Castellanet MJ, Greenberg PS, Ellestad MH. Comparison of S-T segment changes on exercise testing with angiographic findings in patients with prior myocardial infarction. Am J Cardiol. 1978;57:763-8.
46. Stuart RJ, Ellestad MH. Upslopipng S-T segment in exercise stress testing. Am J Cardiol. 1976;37:19.
47. Desai MY, Crugnale S, Mondeau J, Helin K, Mannting F. Slow upsloping ST-segment depression during exercise: does it really signify a positive stress test? Am Heart J. 2002;143(3):482-7.
48. Brody AJ. Masters two-steps exercise test in clinically unselect patients. JAMA. 1959;171:1195.
49. Sansoy V, Watson DD, Beller GA. Significance of slow uslopping ST-segment depression on exercise. Am J Cardiol. 1977;79:709-12.
50. Bertella M, Nann M, Vanoli E, Scalise F. Assessing the pattern of ST-segment depression during subendocardial ischemia using a computer simulation of the ventricular electrogram. J Electrocardiol. 2009 Jan-Feb;42(1):12-8.
51. Jafe MD. Effect of oestrogens on postexercise electrocardiogram. Br Heart J. 1976;38:1299-303.
52. James FW, Chung EK (Eds.). Exercise ECG test in children. In: Exercise electrocardiography: a pratical approach, 2nd ed. Baltimore: Williams and Wilkins, 1983. p. 132.
53. Barolsky SM, Gilbert CA, Faruqui A, Nutter DO, Schlant RC. Differences in electrocardiography response to exercise of women and men: a non-bayesian factor. Circulation. 1979;60(5):1021-7.
54. Hakki AH, Iskandrian AS, Colby J. Similarity between men and women in the manifestation of myocardial ischemia during exercise. Int J Cardiol. 1984;5:721-6.
55. Ellestad MH. Comunicação pessoal, 1985.
56. Godoy M. Teste ergométrico em mulheres. Mesa-redonda no V Simpósio Brasileiro de Ergometria, 1986.
57. Linhart JW, Laws JG, Satinsky JD. Maximum treadmill exercise electrocardiography in female patients. Circulation. 1974;30:1173-8.
58. Val PG, Chaitman BR, Waters DD, Bourassa MG, Scholl JM, Ferguson RJ, et al. Diagnostic accuracy of exercise ECG lead systems in clinical subjects of women. Circulation. 1982;65(7):1465-73.
59. McCarthy DM. Stress electrocardiography in women. Int J Cardiol. 1984;5:727-9.
60. Chaitman B, Waters DD. Exercise ECG test in patients with coronary artery spasm. In: Chung EX. Exercise electrocardiography:practical approach, 2nd ed. Baltimore: Williams & Wilkins, 1983.
61. Sriwattanakomen S, Ticzon A, Zubritzky S, et al. ST elevation during exercise. Am J Cardiol. 1980;45:762.
62. Fortuin NJ, Friesinger GC. Exercise induced ST segment elevation. Am J Med. 1979;49:459.
63. Stiles G, Rosati RA, Wallace AG. Clinical relevance of exercise-induced ST segment elevation. Am J Cardiol. 1980;46:931-6.

64. Dunn RF, Freedman B, Kelly DT, Bailey IK, Mc Laughlin A. Exercise-induced S-T Segment elevation in leads V1 or aVL: A predictor of anterior myocardial ischemia and left anterior descending coronary artery disease. Circulation. 1981;63(6):1357-63.
65. Neill J, Shannon HJ, Morton A, Muir AR et al. Segment elevation in lead aVR during exercise testing is associated with LAD stenosis. Eur J Nucl Med Mol Imaging. 2007;34:338-45.
66. Longhurst JC, Kraus WL. Exercise-induced ST elevation in patients without myocardial infarction. Circulation. 1979;60(3):616-29.
67. Aygul N, Ozdemir K, Aydin UM, Duzenli MA. Combined anterior and inferior ST segment elevation during the exercise stress testing. Int J Cardiol. 2008;130(3):490-3.
68. Michaelides AP, Psomadaki ZD, Aigyptiadou MN, Richter DJ, Andrikopoulos GK, et al. Significance of exercise-induced ST changes in leads aVR, V5, and V1. Discrimination of patients with single or multivessel coronary artery disease. Clin Cardiol. 2003 May;26(5):226-30.
69. Viik J. Modes of heart rate compensations during exercise ECG test. Anadolu Kardiyol Derg. 2005;5:312-4.
70. Gorlin R, Klein MD, Sullivan JM. Prospective correlative study of ventricular aneurysm: mechanistic concept and clinic recognition. Am J Med. 1967;42:512.
71. Manvi KN, Ellestad MH. Elevated ST segments with exercise in ventricular aneurysm. J Electrocardiol. 1972;5:317.
72. Chahine RA, Raizner AE, Ishimori T. The clinical significance of exercise-induced ST-segment elevation. Circulation. 1976;54:209.
73. Simoons ML, van der Brand M, Hugenholtz PG. Quantitative analysis of exercise electrocardiograms and left ventricular angiocardiograms in patients with abnormal QRS complexes at rest. Circulation. 1977;55:55.
74. Gewirtz H, Sullivan M, O'Reilly G, Winter S, Most A. Role of myocardial ischemic in the genesis of stress-induced S-T segment elevation in previous anterior myocardial infarction. Am J Cardiol. 1983;51:1289-93.
75. Smith JW, Dennis CA, Gassmann A, et al. Exercise testing three weeks after myocardial infarction. Chest. 1979;75:12.
76. Candell RJ, Santana BC, Amadans GL et al. Comparison of patientes with anterior wall healed myocardial infarction with and without exercise-induced ST-segment elevation. Am J Cardiol. 1998;81:12-6.
77. Karnegis JN, Matts J, Tuna N, Amplatz K, Moore RB, Buchwald H. Directional ST-segment deviation in graded exercise tests correlated with motion of the individual segments of the left ventricular wall. Am J Cardiol. 1983;52:449-52.
78. Waters DD, Chaitman BR, Dupras G, et al. Coronary artery spasm during exercise in patients with variant angina. Circulation. 1979;59(3):580-4.
79. Waters DD, Chaitman BR, Bourassa MG, et al. Clinical and angiographic correlates of exercise-induced S-T segment elevation: Increased detection with multiple ECG leads. Circulation. 1980;61(2):286-96.
80. Maseri A, Severi S, De Nes M, et al. "Variant" angina: one aspect of a continous spectrum of vasospatic myocardial ischemia: Pathogenetic mechanisms, estimated incidence and clinical and coronary arteriographic fmdings in 138 patients. Am J Cardiol. 1978;42:1019.
81. Exercise-induced S-T elevation, coronary artery disease and variant angina. Am J Cardiol. 1981 May;47(5):1181-2.
82. Spechia G, DeServi S, Falcone C, et al. Significance of exercise induced ST-segment elevation in patients without myocardial infarction. Circulation. 1981;63(1):46-53.
83. Yasue H, Omote S, Takizawa A, et al. Comparison of coronary arteriographic findings during angina pectoris associated with ST elevation or depression. Am J Cardiol. 1981;47:539.
84. Fleckstein A, Nakayama K, Fleckenstein-Grün G, Byon YK. Interations of hydrogen ions, calcium antagonistic drugs and cardiac glycosides with excitation-contration coupling of vascular smooth muscle. In: Betz E (Eds.) Ionic actions on vascular smooth muscle. Berlin, Heidelberg: Springer, 1976. p. 117-23.
85. Yasue H, Omote S, Takizawa A, Nagao M, Miwa K, Tanaka S. Cicardian variation of exercise capacity in patients with Prinzmetal's variant angina: role of exercise-induced coronary arterial spasm. Circulation. 1979;59(5):938-47.
86. Girotti LA, Crossato JR, Messuti H, et al. The hyperventilation test as a method for developing successful therapy in Prinzmetal's angina. Am J Cardiol. 1982;49:834-41.
87. Mortensen SA, Vilhelmsen R, Sandie E. Prinzmetal's variant angina. Circadian variation in response to hyperventilation. Acta Med Scand. 1981;644:38-41.
88. Alfiere RG, Moffa PJ, Del Nero Jr E, Yazbek Jr P, Pillegi F. Espasmo coronariano durante o teste de esforço. Apresentação de um caso. Arq Bras Cardiol. 1984;43(5):327-30.
89. Boden WW, Bough EW, Korr KS, Benham L, Gheorghiade M, Caputi A, et al. Exercise-induced coronary spasm with S-T segment depression and normal coronary arteriography. Am J Cardiol. 1981;48:193-7.
90. Nobel RJ, Zombam DA, Knobel SB, et al. Normalization of abnormal T waves in ischemia. Arch Intern Med. 1976;136:391.
91. Sweet RL, Sheffield LT. Myocardial infarction after exercise-induced electrocardiographic changes in a patient with variant angina peitoris. Am J Cardiol. 1974;33:813.
92. Lipkin DP, Canepa-Anson R, Stephens MR, Poole-Wilson PA. Factors determining symptons in heart failure: comparison of fast and slow exercise tests. Br Heart J. 1986;55:439-45.
93. Kansal S, Roitman D, Sheffield LT. Stress testing with ST-segment depression at rest. An agiographic correlation. Circulation. 1976;54:636-9.
94. Ellestad MH. Stress testing. Principles and practice, 2nd ed. Philadelphia: FA Davis Co, 1980.

95. Weizman AV, Chow CM. Does recovery-limited ST segment depression during exercise ECG stress testing confer the same prognosis as that occurring during exercise? A case and a review of the literature. J Insur Med. 2009;41(1):72-6.
96. Callaham PR, Thomas L, Ellestad MH. Prolonged ST-segment depression following exercise predicts significant proximal left coronary stenosis. Circulation 1987;76(suppl IV):IV-253.
97. Zehetgruber M, Mundigler G, Christ G, Mörti D, et al. Estimation of coronary flow reserve by transesophageal coronary sinus Doppler mesurements in patients with significant left coronary artery disease. J Am Coll Cardiol. 1995;25:1039-45.
98. Lupi A, Lanza GA, Lucent M, Crea F, Proietti I, Maseri A. The warm-up phenomen occurs in patients with chronic stable angina but not in patients with syndrome X. Am J Cardiol. 1988;81:123-7.
99. Bellini AJ. Curso de Ergometria no XLI Congresso da Sociedade Brasileira de Ergometria, 1985.
100. Rosano GMC, Peters NS, Lefroy D, Lindsay DC, et al. 17-Beta-Estradiol therapy lessens angina in postmenopausal women with syndrome X. J Am Coll Cardiol. 1996;28:1500-5.
101. Lanza GA, Manzoli A, Pasceri V, Colonna G, et al. Ischemic-like ST-segment changes during Holter monitoring in patients with angina pectoris and normal coronary arteries but negative exercise testing. Am J Cardiol. 1997;791-6.
102. Holmgren A, Jonsson B, Levander M, Linderholm H, Sjostrand T, Strom G. ECG changes in vasoregulatory asthenia and the effect of physical training. Acta Med Scand. 1959 Nov 18;165:259-71.
103. Wenkenbach KF. Angina pectoris and the possibilities of its surgical relief. Br Med J. 1928;1:1809.
104. Bogaty P, Poirier P, Boyer L, Jobin J, Dagenais GR. What induces the warm-up ischemia/angina phenomenon: exercise or myocardial ischemia? Circulation. 2003;107:1858-63.
105. Ozakaki Y, Kodama K, Sato H, et al. Atuation of increased regional myocardial oxygen consumption during exercise as a major cause of warm-up phenomenon. J Am Coll Cardiol. 1993;23:1597-604.
106. Marber MS, Joy MD, Yellon DM. Is warm-up in angina ischemic preconditioning? Br Heart J. 1994;72:213-5.
107. Maybaum S, Ilan M, Mogilevsky J, Tzivoni D. Improvment in ischemic parameters during repeated exercise testing: a possible model for myocardial preconditioning. Am J Cardiol. 1996;78:1087-91.
108. Noels M, Jobin J, Poirier P, Dagenais GR, Bogaty P. Different tresholds of myocardial ischemia in Ramp and standard Bruce protocol exercise tests in patients with positive exercise stress tests and angiographically demonstrated coronary arterial narrowing. Am J Cardiol. 2007;99:921-4.
109. Mukharji A, Kremers M, Lipscomb K, Blomqvist G. Early positive exercise test and extensive coronary disease: effect of antianginal therapy. Am J Cardiol. 1985;55:267-70.
110. Weiner DA, McCabe CH, Ryan TJ. Identification of patients with left main and three vessel coronary disease with clinical and exercise test variables. Am J Cardiol. 1980;46(1):21-7.
111. Cole JP, Ellestad MH. Significance of chest pain during treadmill exercise: correlation with coronary events. Am J Cardiol. 1978;41(2):227-32.
112. Hauser TH, Dorbala S, Sulaiman A, Di Carli MF. Quantitative relation of ST-segment depression during exercise to the magnitude of myocardial ischemia as assessed by single-photon emission computed tomographic myocardial perfusion imaging. Am J Cardiol. 2004;94:703-8.
113. Patel D, Bamn TS, Beller GA. Comparison of the predictive value of exercise-induced ST depression versus exercise technetium-99m Sestamibi single-photon emission computed tomographic imaging for detection of coronary artery disease in patients with left ventricular hypertrophy. Am J Cardiol. 2004;93:333-6.
114. Yu PN, Bruce RA, Lovejoy FW, Pearson R. Observations on the change of ventricular systole (QT interval) during exercise. J Clin Invest. 1950 Mar;29(3):279-89.
115. Leachman R, Dehmer GJ, Firth BG, Markham RV, Winnifond MD, Hillis LD. Evaluation of post extrasystolic T wave alterations in identification of patients with coronary artery disease on left ventricular dysfunction. Am Heart J. 1981;102(4):658-63.
116. Brito AHX. Valor da onda T como resposta isquêmica. I Simpósio Nacional de Ergometria, 1982.
117. Bloomfield DM, Magnano AR, Parides MK. Comparison of T-wave alternas testing during treadmill and bicycle exercise in patients with congestive heart failure. Am J Cardiol. 2003;91:1493-7.
118. Nieminen T, Lehtimäki T, Viik J, Lehtinen R. T-wave alternans predicts mortality in a population undergoing a clinically indicated exercise test. European Heart Journal 2007;28(19):2332-7.
119. Schmidt M, Schneider C, Theissen P, Erdmann E, Schicha H. QT dispersion in comparison to Tl-201-SPECT for detection of myocardial ischaemia. Itnl J Cardiol. 2006;113(3):327-31.
120. Miller NT, Spach MS, Narren RB. Total body surface potencial mapping during exercise: QRS-T-wave changes in normal young adults. Circulation. 1980;62(3):632-45.
121. Fantini F, Barletta G, Del Bene R. T-wave alterations at the onset of wall motion abnormalities during dobutamine echocardiographic stress testing. Am J Cardiol. 1997;79:78-81.
122. Lee JH, Crump R, Ellestad MH. Significance of precordial T-wave increase during treadmill stress testing. Am J Cardiol. 1995;76:1297-9.
123. Ellestad MH. Unconventional electrocardiographic signs of ischemia during exercise testing. Am J Cardiol. 2008;102(7):949-53.
124. Manankil MF, Wang T, Bhat PK. Transient peaked T waves during exercise stress testing: an unusual

manifestation of reversible cardiac ischemia. Journal of Electrocardiology. 2011;44(1):23-6.
125. Aravindaksham V, Surawicz B, Allen RD. ECG exercise test in patients with abnormal T waves at rest. Am Heart J. 1977;93:706.
126. Farris SV, McHenry PL, Morris SN. Concepts and applications of treadmill exercise testing and the exercise electrocardiogram. Am Heart J. 1978;95:102-9.
127. Araujo WB. Teste ergométrico. In: Araujo WB. Métodos não invasivos: diagnóstico e conduta na doença coronariana. Rio de Janeiro: Revinter, 2002. p. 57-9.
128. Kishida H, Cole JS, Surawicz B. Negative U wave: a highly specific but poorly understood sign of heart disease. Am J Cardiol. 1982;49:2030-5.
129. Gerson MC, Phillips JF, Morris SN, McHenry PL. Exercise-induced U-wave inversion as a marker of stenosis of the left anterior descending coronary artery. Circulation. 1979;60(5):1014-20.
130. Lepeschkin E. Physiologic basis of the U wave. In: Schlant RC, Hurst JW (Eds.). Advances in electrocardiography. New York: London Grune & Straton, 1972. p. 431-47.
131. Millard RW, Hodgkin BC, Nelson CV. Effect of ventricular end-diastolic volume on vectocardiographic potentials of the pig. Am J Physiol. 1978;235:H182-7.
132. Lepeschkin E. The U wave of the electrocardiogram. Mod Concepts Cardiovasc Dis. 1969;38:39.
133. Surawicz B, Kenip RL, Bellet S. Polarity and amplitude of the U wave of the eletrocardiogram in relation to the T wave. Circulation. 1957;15:90-7.
134. Surawicz B, Lepeschkin E. Discussion of the U wave of the electrocardiogram. Arch Intern Med. 1955;96:600-2.
135. Kishida H, Cole JS, Surawicz B. Negative U wave: Clinical. significance and possible mechanism (abst). Circulation. 1978;58(suppl. II):II-239.
136. Holzmann H, Zurukzoglu N. Die Klinshe Bedeutung der negativen und diphasischen U-Nellen in mens chilchen EKG. Cardiologia. 1955;27:202-14.
137. Cooksey JD, Dunn M, Massie E. Clinical vectocardiography, 2nd ed. Chigaco: Year Book Medical Pub, 1977. p. 94.
138. Kast G, Klepzig H. Clinical significance of negative U waves in the exercise test. Z. Kerislaufforsch. 1965;54:1156.
139. Matsuguchi T, Koiwaya Y, Nakageki O, Nakamura M. Negative U waves and peaked T waves during spontaneous and ergonovine-induced vasospastic angina. Am Heart J. 1982;102:918.
140. Lepschkin E, Surawicz B. Characteristics of true-positive and false-positive results of electrocardiography Master two-step exercise tests. N Engl J Med. 1958;258:511.
141. Palmer JH. U wave inversion. Br Heart J. 1948;10:247.
142. Duke M. Isolated U wave inversion in acute myocardial infarction. Cardiology. 1975;60:220.
143. Matsuguchi T, Koiwaya Y, Nakagaki O, Takeshita A, Nakamura M. Transient U wave inversion during variant angina. Am Heart J, 1984;1018:899-904.
144. Chikamori T, Takata J, Matsumara, Y Kitaoka H, et al. Diagnostic significance of an exercise-induced proeminent U wave in acute myocardial infarction. Am J Cardiol. 1996;78:1277-81.
145. Ellestad MH, Crump R, Surber M. Significance of lead strenght on ST changes during treadmill stress tests. J Electrocardiog. 1993;25(suppl.):31-4.
146. Polizos G, Ellestad MH. Significance of lead strength during exercise testing. Ann Noninvasive Electrocardiol. 2007;12(1):59-63.
147. Abboud S, Zlochiver S. High-frequency QRS electrocardiogram for diagnosing and monitoring ischemic heart disease. J Electrocardiol. 2006;39(1):82-6.
148. Okin PM, Grandits G, Rautaharju PM, Prineas RJ, et al. Prognostic value of heart adjustment of exercise-induced ST-segment depression in multiple risk factor intervention trial. J Am Coll Cardiol. 1996;27:1437-43.
149. Okin PM, Prineas RJ, Grandits G, Rautaharju PM, et al. Heart rate adjustment of exercise-induced ST-segment depression identifies men who benefit from a risk factor reduction program. Circulation. 1997;96:2899-904.
150. Elamin MS, Boyle R, Kardash MN, Smith DR, Stoker JB, Whitaker W, et al. Accurate detection of coronary heart disease by new exercise test. Br Heart J. 1982;48:311-20.
151. Elamin MS, Mary DASG, Smith DR, Linden RJ. Prediction of severity of coronary artery disease using slope of submaximal ST. segment/heart rate relationship. Cardiovasc Res. 1980;14:681-91.
152. Kligfield P, Okin PM, Ameisen O, Wallis J, Boer JS. Correlation of the exercise ST/HR slope with anatomic and radionuclide cineangiographic findings in stable angina pectoris. Am J Cardiol. 1985;56:41821.
153. Fox KM. Exercise heart -rate/ST segment relation: Perfect predictor of coronary disease? Br Heart J. 1982;48:308-10.
154. Berkenboom GM, Abramowicz M, Vandermoten P, Degre SG. Role of alpha-adrenergic coronary tone in exercise-induced angina pectoris. Am J Cardiol. 1986 Feb 1;57(4):195-8.
155. Silverton NP, Elamin MS, Smith DR, Ionescu MI, Kardash MM, Whitaker W, et al. Use of the exercise maximal ST segment/heart rate slope in assessing the results of coronary angioplasty. Br Heart J. 1984;51:379-85.
156. Kardash MM, Boyle RM, Watson DA, Stoker JB, Mary DAGS, Linden RJ. Assessment of aortocoronary bypass grafting using exercise ST segment/heart rate relation. Br Heart J. 1984;51:386-94.
157. Quyyumi AA, Raphael MJ, Wright C, Bealing L, Fox KM. Inability of the ST segment/heart rate slope to predict accurately the severity of coronary artery disease. Br Heart J. 1984 Apr;51(4):395-8.
158. Balcon R, Brooks N, Làyton C. Correlation of heart rate/ST slope and coronary angiographic findings. Br Heart J. 1984;52:304-7.
159. Dewey FE, Freeman JV, Engel G, Oviedo R, Abrol N, Ahmed N, et al. Novel predictor of prognosis from exercise stress testing: Heart rate variability response to the exercise treadmill test. Am Heart J. 2007;153:281-8.

160. Lauer MS, Pothier CE, Chernyak YB, Brunken R, Lieber M, Apperson-Hansen C, et al. Exercise-induced QT/R-R-interval hysteresis as a predictor of myocardial ischemia. J Electrocardiol. 2006 July;39(3):315-23.
161. Lehtinen R, Släven H, Viik J, Turjanmaa V, et al. Accurate detection of coronary artery disease by integrated analysis of the ST-segment depression/heart-rate patterns during the exercise and recovery phases of the exercise electrocardiography test. Am J Cardiol. 1996;78(9):1002-6.
162. Deluche L, Douard H, Binquet C, Chene G, Broustet JP. Arch Mal Coeur Vaiss. 1998 Mar;91(3):287-94.
163. Viik J, Lehtinen R, Malvivno J. Detection of coronary artery disease using maximum value of ST/HR hysteresis using a different number of leads. J Electrocardiol. 1999;32:70-5.
164. Kronander H, Hammar N, Fischer-Colbrie W, Nowak J, Brodin LÅ, Elmqvist H. Analysis of ST/HR hysteresis improves long-term prognostic value of exercise ECG test. Int J Cardiol. 2011 Apr 1;148(1):64-9. Epub 2009 Nov 8.
165. Svart K, Lehtinen R, Nieminen T, Nikus K, Lehtimäki T, Kööbi T, et al. Exercise electrocardiography detection of coronary artery disease by ST-segment depression/heart rate hysteresis in women: The Finnish Cardiovascular Study. Int J Cardiol. 2010 Apr 15;140(2):182-8. Epub 2008 Dec 7.
166. Lauer MS, Pothier CE, Chernyak YB, Brunken R, Lieber M, et al. Exercise-induced QT/R-R–interval hysteresis as a predictor of myocardial ischemia. Journal of Electrocardiology. 2006;39(3):315-23.
167. Wu R, Patwardhan A. Effects of rapid and slow potassium repolarization currents and calcium dynamics on hysteresis in restitution of action potential duration. Journal of Electrocardiology. 2007;40(2):188-99.
168. Michaelides AP, Triposkiadis FK, Boudoulas H, Spanos AM, Papadopoulos PD, Kourouklis KV, et al. New coronary disease index based on exercise-induced QRS changes. Am Heart J. 1990;120:292-302.
169. Michaelides AP, Fourlas CA, Chatzistamatiou EI, Andrikopoulos GK, Soulis D, Psomadaki ZD, et al. QRS score improves diagnostic ability of treadmill exercise testing in women. Coronary Artery Disease. 2007;18(4):313-8.
170. Koide Y, Yotsukura M, Yoshiro H, Ishikawa K. A new coronary artery disease index of treadmill exercise electrocardiograms based on set-up diagnostic method. Am J Cardiol. 2001;87:147-9.
171. Roman L, Bellet S. Significance of the QX/QT ratio and the QT ratio (QTr) in the exercise electrocardiogrann. Circulation. 1965;32:435.
172. Simonson E, Cady LD, Woodbury M. The normal Q-T interval. Am Heart J. 1962;63:747.
173. Yu GL, Cheng IR, Zhao SP, Zhuang HP, et al. Clinical significance of QT dispersion after exercise in patients with previous myocardial infarction. Int J Cardiol. 1998;65:25-260.
174. Demirtaş AO, Urgun OD. Can QT interval prolongation or dispersion detected in a positive exercise ECG test predict critical coronary artery disease? Arch Med Sci Atheroscler Dis. 2019;4:e7–e12.
175. Akyuz A, Alpsoy S, Akkoyun DC, et al. Maximal exercise-corrected qt as a predictor of coronary artery disease: comparison of simpler heart rate corrections. Korean Circ J. 2013;43:655-63.
176. Barutcu I, Sezgin AT, Gullu H, Topal E, Acikgoz N, Ozdemir R. Exercise-induced changes in QT interval duration and dispersion in patients with isolated myocardial bridging. 2004;94(2):177-80.
177. Ozdemir K, Altunkeser BB, Aydin M, et al. New parameters in the interpretation of exercise testing in women: QTc dispersion and QT dispersion ratio difference. Clin Cardiol. 2002;25:187-92.
178. O'Donnell J, Knoebell SB, Lovelace DE, McHenry PL. Computer quantitation of Q-T and terminal T wave (at-et) intervals during exercise: methodology and results in normal men. Am J Cardiol. 1981;47:1168-72.
179. Greenberg PS, Friscia DA, Ellestad MH. Predictive accuracy of Q-X/Q-T ratio, Q-Tc interval, S-T depression and R wave amplitude during stress testing. Am J Cardiol. 1979;44:18-23.
180. Dillenburg RF, Hamilton RM. Is exercise testing useful in identifying congenital long QT syndrome? Am J Cardiol. 2002;89:233-6.
181. Homer JM, Homer M. The diagnostic utility of recovery phase QTc during treadmill exercise stress testing in the evaluation of long QT syndrome. Heart Rhythm. 2011;8(11):1698-2704.
182. Stoletiy LN, Pai RG. Value of QT dispersion in the interpretation of exercise stress test in women. Circulation. 1997;96:904-10.
183. Takenaka K, Ai T, Shimizu W, et al. Exercise stress test amplifies genotype-phenotype correlation in the LQT1 and LQT2 forms of the long-QT syndrome. Circulation. 2003;107:838-44.
184. Yi G, Crook R, Guo HX, et al. Exercise-induced changes in the QT interval duration and dispersion in patients with sudden cardiac death after myocardial infarction. Int J Cardiol. 1998;63:271-9.
185. Uchida AH, Moffa P, Riera AR. Exercise testing score for myocardial ischemia gradation. Indian Pacing Electrophysiol J. 2007 Jan 1;7(1):61-72.
186. Maganis JC, Drimmer DA, Rojo FB, et al. Enhanced recognition of ischemia by three variable analysis of the exercise stress test. Journal of Electrocardiology. 2013;46(6):644-64.

SEÇÃO 11-5

DISTÚRBIOS DA CONDUÇÃO NO TESTE ERGOMÉTRICO

Washington Barbosa de Araujo

"Um homem não morre quando deixa de viver, mas quando deixa de amar."

(Charlie Chaplin)

BLOQUEIO ATRIOVENTRICULAR

Primeiro Grau

Em alguns dos casos de pacientes com ECG basal apresentando BAV de grau I, temos observado que a frequência cardíaca aumenta (ainda que a $FC_{máx}$ não seja alcançada) e o intervalo PR diminui, podendo, inclusive, normalizar-se.

Nos pacientes com bloqueio AV, o exercício pode melhorar a condução e diminuir o nível do bloqueio, o que é usualmente atribuído a uma causa supranodal e requer tratamento. Entretanto, uma piora do grau de bloqueio é atribuída a doenças infranodais, o que requer investigação e mesmo intervenção.

Já o bloqueio desenvolvido pelo exercício pode ser secundário a vasospasmo e/ou DAC, sendo necessária a investigação para DAC, caso esta seja a suspeita.

A administração de sulfato de atropina é uma alternativa para desmascarar um bloqueio AV fisiológico.

Segundo Grau

Durante o exercício ocorre encurtamento do intervalo PR à medida que a FC aumenta em resposta à atividade simpática que aumenta gradativamente com o esforço. No entanto, se um bloqueio AV de segundo grau ocorre, ou se há progressão para um grau mais avançado durante o exercício, pode ser reflexo de uma doença severa no sistema de condução.[1]

Em nosso laboratório este evento foi de rara incidência (6 casos de 14.300 exames em estudo retrospectivo), sendo que não encontramos resposta isquêmica associada nos 6 casos.

O primeiro caso que tivemos foi de uma jovem de 27 anos que no ECG basal apresentava BAV de grau I (PR de 400 ms) e com extrassístoles ventriculares. Teve boa tolerância ao esforço (estágio IV de Bruce) e atingiu frequência de 108 bpm (**Fig. 11-5-1**). Outro caso que mostramos na (**Fig. 11-5-2**) é o de uma mulher de 64 anos que apresentava BRD no ECG basal, com FC = 64 bpm. Ao final do primeiro estágio apresentava FC de 108 bpm, e logo no início do segundo estágio do esforço apresentou BAV 2:1 com queda da frequência ventricular para 55 bpm. No pós-esforço ocorre a volta ao ritmo sinusal com BAV de grau I. Em todos os casos os pacientes não foram levados à cineangiocoronariografia por falta de evidências de coronariopatia.

Anderegg et al.[2] relataram um caso de paciente jovem com súbita intolerância ao esforço em face ao desenvolvimento de bloqueio AV 2:1.

Tasaki et al.[3] relataram um caso de uma paciente de 62 anos que apresentava sintomas de dispneia aos esforços, sem história patológica pessoal ou familiar de significância. O TE reproduziu os sintomas e foi detectado um bloqueio AV 2:1 desencadeado pelo exercício. Foi implantado um MP de dupla câmara e os sintomas desapareceram. Embora o MP seja uma terapia estabelecida e eficiente como terapia para o BAV de grau II, a investigação para uma doença subjacente deve ser realizada, numa boa conduta da prática médica.

A paciente tinha HAS tratada com anlodipina 2,5 mg/dia, com controle adequado da PA, tendo passado a presentar dispneia e fadiga quando subia escadas, cerca de 30 dias antes de ser submetida ao TE. A seguir passou a presentar outros sintomas como tonteira e visão turva quando caminhava em torno de 1 km, bem como fadiga.

Os ECGs anteriores (nove últimos anos) mostravam BRD de grau III e o ECG realizado antes da internação mostrava BRD de grau III, BAV de grau I e BAV de 2:1 com FC de 94 bpm, sendo que não apresentava sintomas durante o BAV 2:1 no ECG em repouso (**Fig 11-5-3**).

Foi realizado, então, o TE pelo protocolo de Bruce modificado a fim de investigar por um grau mais avançado de BAV ou de DAC, que pudessem ser correlacionados aos sintomas. Quando a FC alcançou 107 bpm, aos 2:30 de exercício ocorreu um bloqueio de grau II tipo Wenckebach (**Fig. 11-5-4a-a**). Quando a FC sinusal ultrapassou 120 bpm, subsequentemente, levou a um BAV 2:1 (**Fig. 11-5-4a-b**) que continuou até final do exame aos 7:42, sendo a interrupção em decorrência ao aparecimento de tonteira e dispneia (**Fig. 11-5-4b-a**).

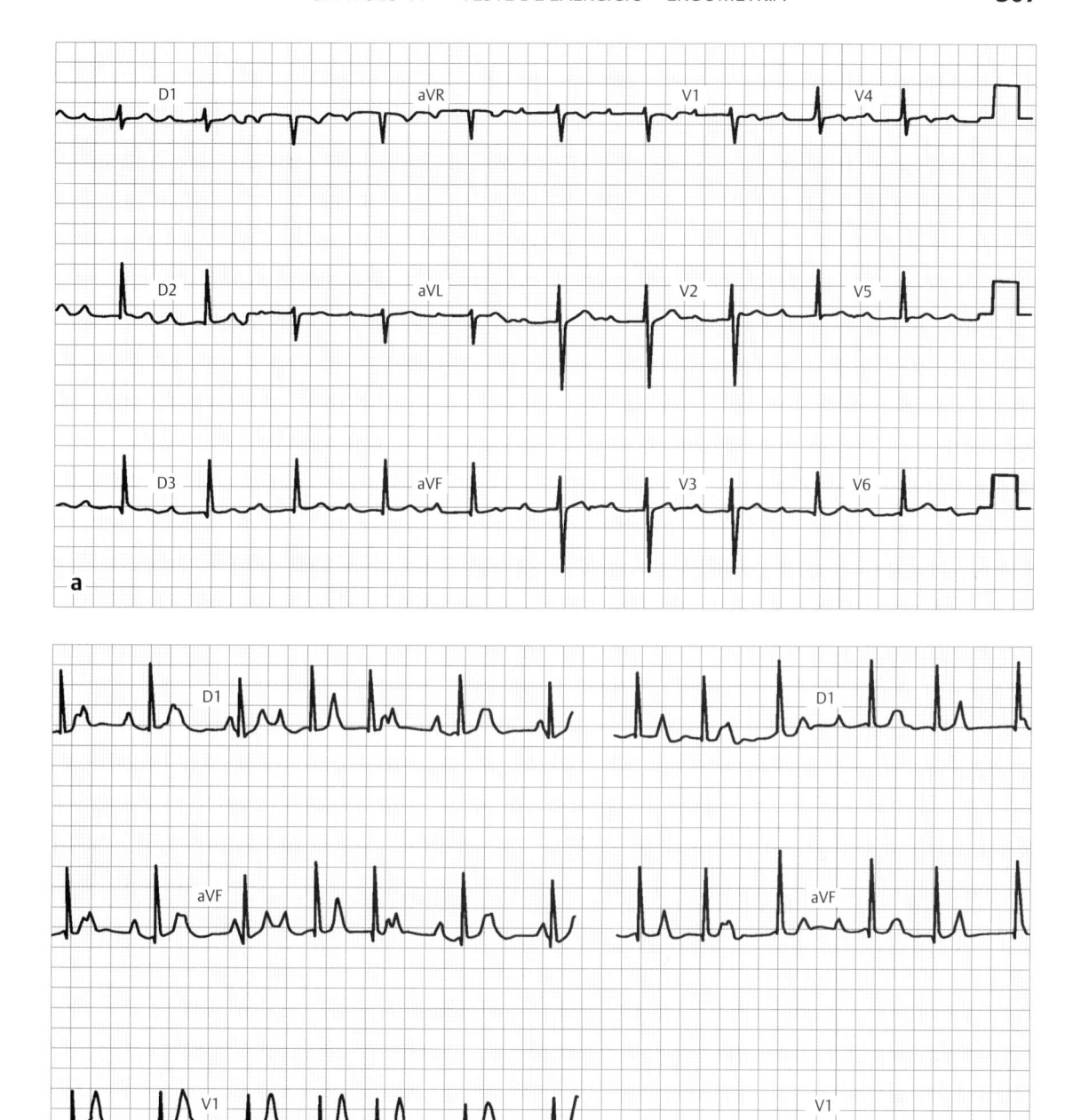

Fig. 11-5-1. (**a**) Basalmente havia BAV de grau I com PR = 400ms. (**b**) No pós-esforço imediato apresentou BAV 2:1 alternando com períodos de dissociação A-V.

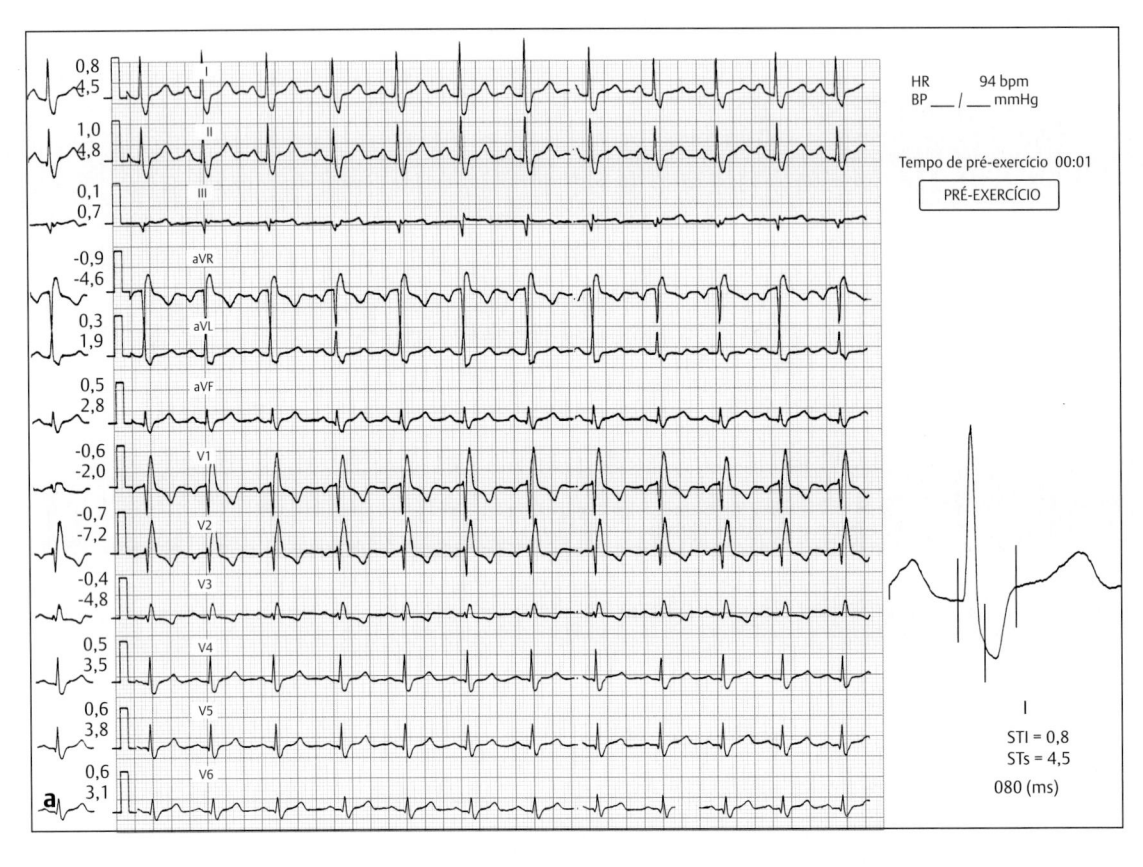

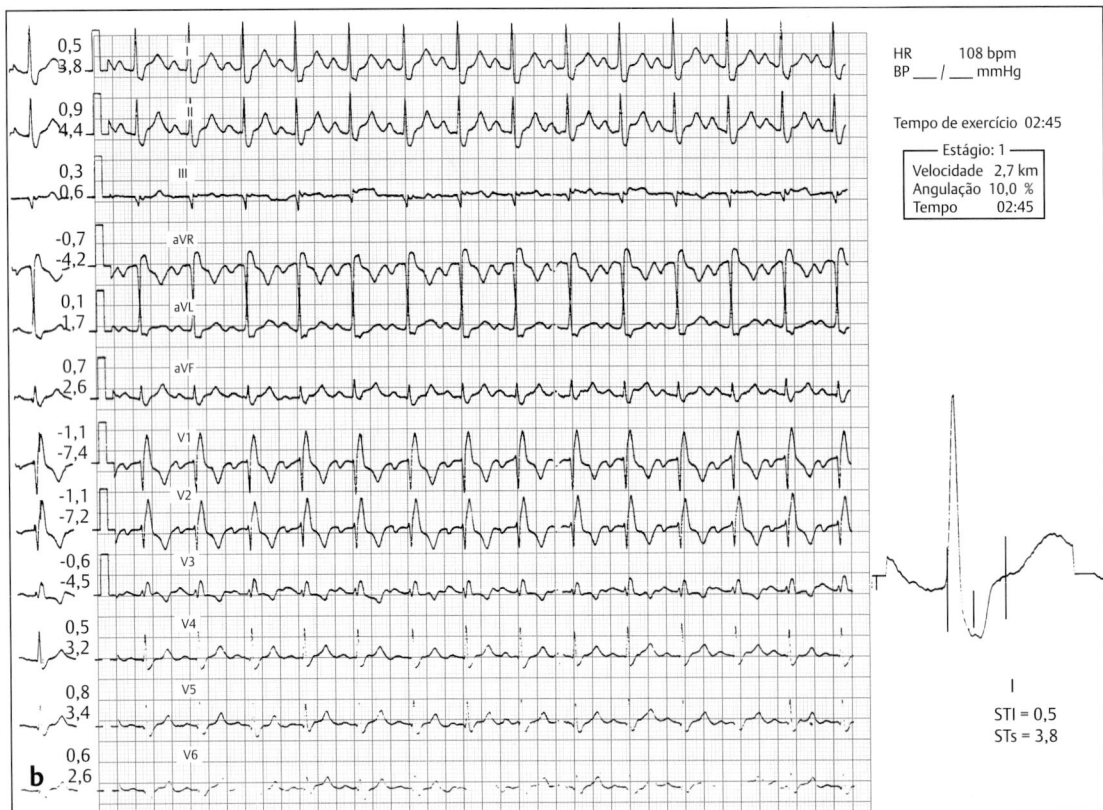

Fig. 11-5-2. (**a**) Traçado basal com BRD de grau II. (**b**) BRD e FC = 108 bpm ao final do estágio I. *(Continua.)*

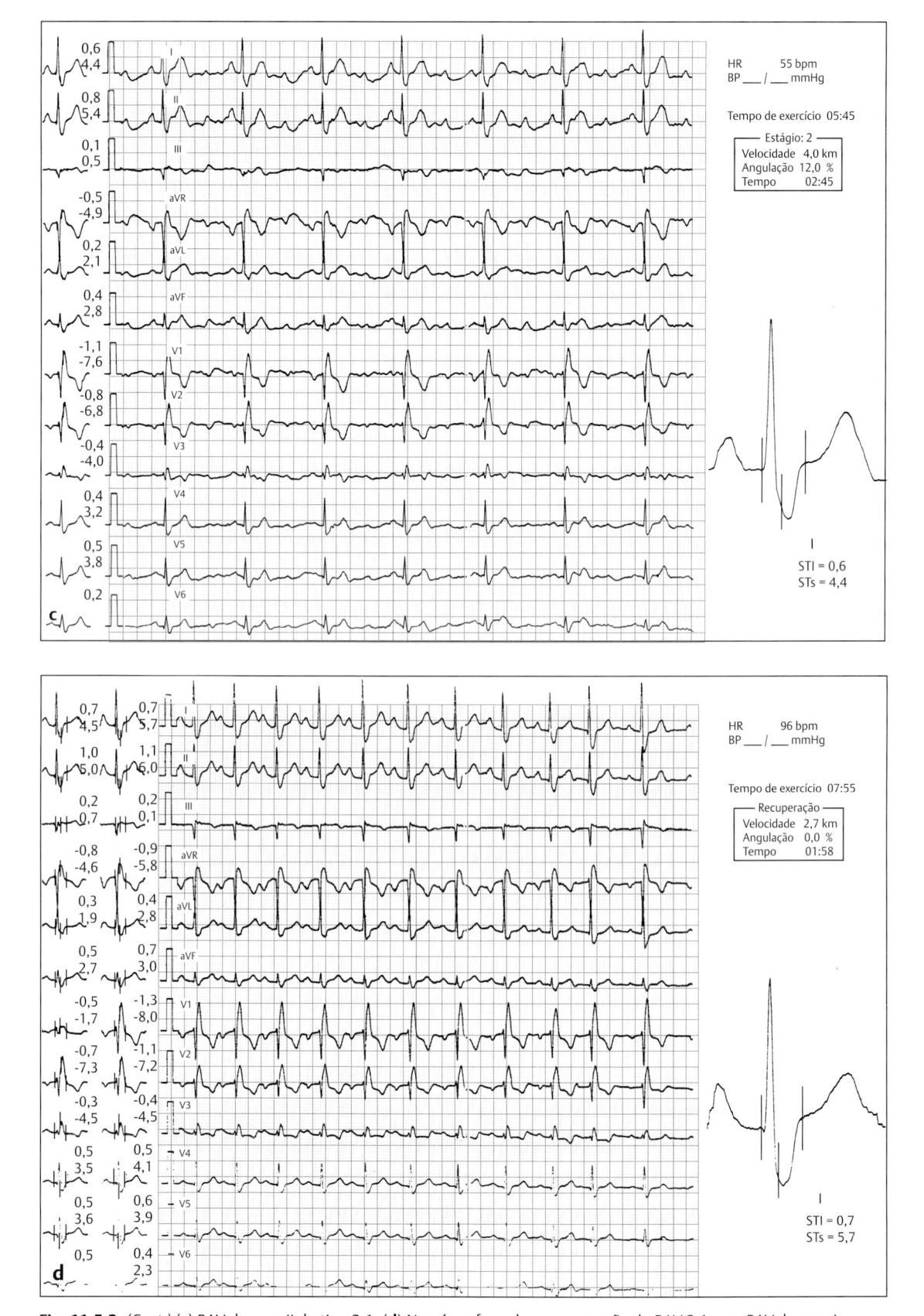

Fig. 11-5-2. *(Cont.)* (**c**) BAV de grau II do tipo 2:1. (**d**) No pós-esforço houve regressão do BAV 2:1 para BAV de grau I. (Fonte: arquivo de imagens dos autores.)

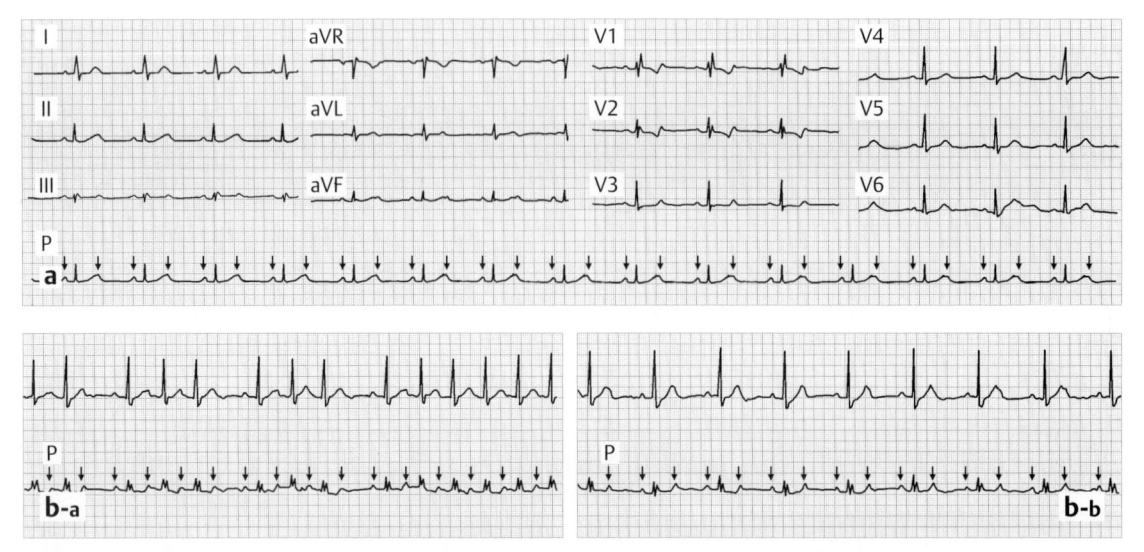

Fig. 15-3. (a) O ECG de 12 derivações em repouso mostra eixo normal, BRD grau II, BAV de grau I e BAV 2:1. As setas na derivação DII indicam as ondas P. **(b)** O monitoramento pelo Holter durante as atividades diárias revelam: **(b-a)** BAV grau I, BAV grau II tipo Wenckebach e **(b-b)** BAVB 2:1 com FC em torno de 100 bpm. Setas no canal 2 (Ch 2) indicam as ondas P. CRBBB: BRD grau III.

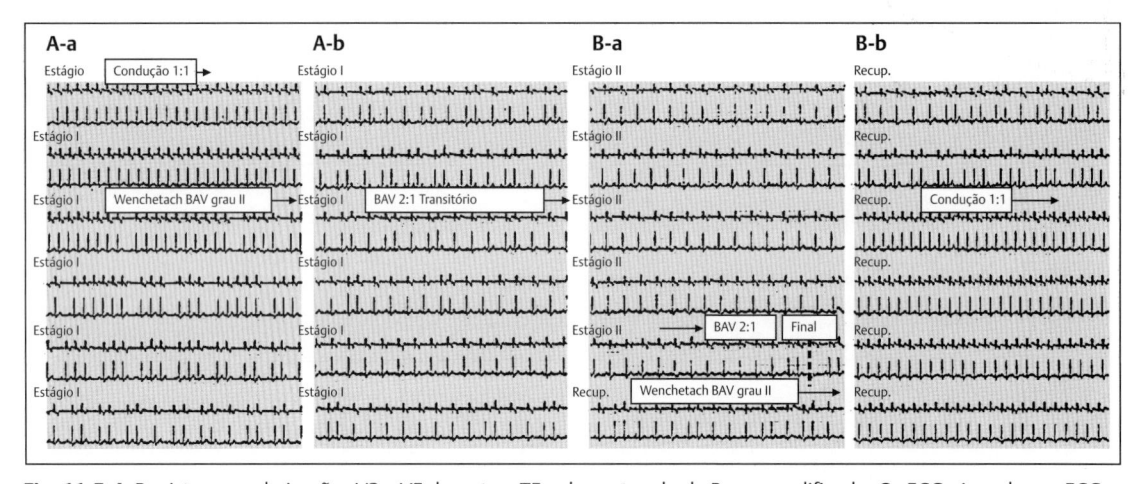

Fig. 11-5-4. Registros nas derivações V2 e V5 durante o TE pelo protocolo de Bruce modificado. Os ECGs A-a e b e os ECGs B-a e b são contínuos em cada derivação. Bloqueio de Wenckebach apareceu durante o exercício e, transitoriamente, mudou para BAV 2:1 frequência-dependente, sendo que o BRD de grau III se manteve durante o TE.

Numa revisão de 40.715 pacientes testados na Mayo Clinic entre 2006 a 2010, o BAV de segundo grau doi detectado em 19 pacientes exclusivamente no TE (0,05%; 5 mulheres e 14 homens), sendo bloqueio tipo Mobitz II em 4 pacientes e tipo Mobitz I nos outros 15, em três destes pacientes o bloqueio ocorreu somente no pós-esforço.

O bloqueio foi intermitente em 11 pacientes e persistente em 8, sendo a FC_{pico} maior no grupo com bloqueio intermitente (126 ± 39 vs. 88 ± 28 bpm, P < 0,01), assim como a capacidade funcional (87% ± 20% vs 59% ± 14%, P < 0,01).

Dos 8 pacientes que tiveram BAV persistente durante o TE, 7 receberam implante de MP, concluindo os autores que o BAV de segundo grau desencadeado pelo exercício, apesar de raro é uma condição que pode requerer o implante do MP em função da intolerância ao exercício, sendo mais rara ainda a necessidade de intervenção no grupo de pacientes com BAV de grau II na forma intermitente durante o TE.[4]

Segundo o 2018 Japan Circulation Society (JCS)/Japan Heart Rhythm Society (JHRS) *Guidelines on Non-Pharmacotherapy of Cardiac Arrhythmias*,[5] o implante de MP tem recomendação IIa para os pacientes assintomáticos com BAV de grau II se o bloqueio piora com o exercício ou com o sulfato de atropina.

Terceiro Grau

Em pacientes jovens, portadores de BAV congênito, o teste ergométrico pode ser realizado para a avaliação da capacidade cardiorrespiratória e para a avaliação de arritmias e da reserva cronotrópica. Gooch e Evans[6] relataram um caso de BAV congênito em que a frequência cardíaca aumentou de 46 para 106 bpm.

O BAV de grau III induzido pelo esforço, em paciente com ECG basal normal, não é algo comum, sendo que o aparecimento desta alteração leva a uma obrigatória investigação se há ou não DAC concomitante.[7]

Vilela et al.[8] relataram o caso de um paciente de 72 anos, ativo, hipertenso, obeso e com dislipidemia, que após episódios recorrentes de tonteira e cansaço em atividades cotidianas, foi encaminhado para realizar um TE.

O ECG basal apresentava ritmo sinusal com intervalo PR limítrofe, bloqueio divisional anterossuperior e BRD de grau II (**Fig. 11-5-5**). Precedendo o TE foi realizado um ETT que demonstrou leve aumento do AE e o Holter mostrou ritmo sinusal e extrassístoles supraventriculares frequentes e raras extrassístoles ventriculares. O TE foi realizado pelo Protocolo de Bruce mostrou extrassístoles ventriculares isoladas até os 07:30 do teste, quando o exame foi interrompido por desconforto generalizado e subsequente síncope, com a documentação de BAV completo, primeiro sem ritmo de escape ventricular e cerca de 30 segundos após com FC ventricular de cerca de 30 bpm (**Fig. 11-5-6**).

O paciente foi atendido segundo as recomendações do European Resuscitation Council Guidelines,[9] com implante de marca-passo temporário, sendo realizada uma coronariografia para avaliar a presença de DAC, frente ao perfil de risco do paciente. O cateterismo mostrou coronária direita dominante e ausência de coronariopatia significativa. Frente ao quadro os aa. optaram pelo implante de um MP permanente, havendo a remissão dos sintomas.

Outro interessante caso descrito foi de um paciente de 68 anos, revascularizado a 5 anos, que apresentou quadro de pré-síncope relacionada com o esforço.[10] O ECG basal mostrava BAV de grau I (**Fig. 11-5-7**) e durante o TE o paciente desenvolveu BAV de grau III e tonteira (**Fig. 11-5-8**). A coronariografia revelou lesão severa na coronária direita, que não existia na ocasião da revascularização. Foram implantados *stents* na lesão estenótica e o novo teste ergométrico mostrou resolução do BAV (**Fig. 11-5-9**).

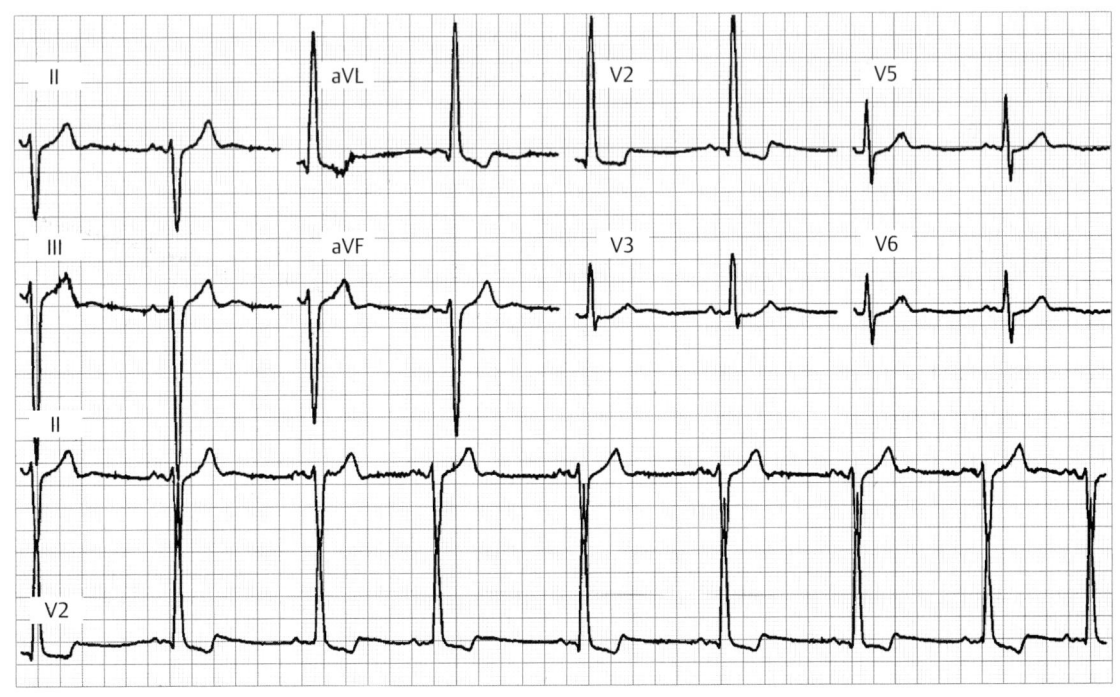

Fig. 11-5-5. ECG basal demonstrando ritmo sinusal e intervalo PR limítrofe, BRD e bloqueio fascicular anterossuperior.

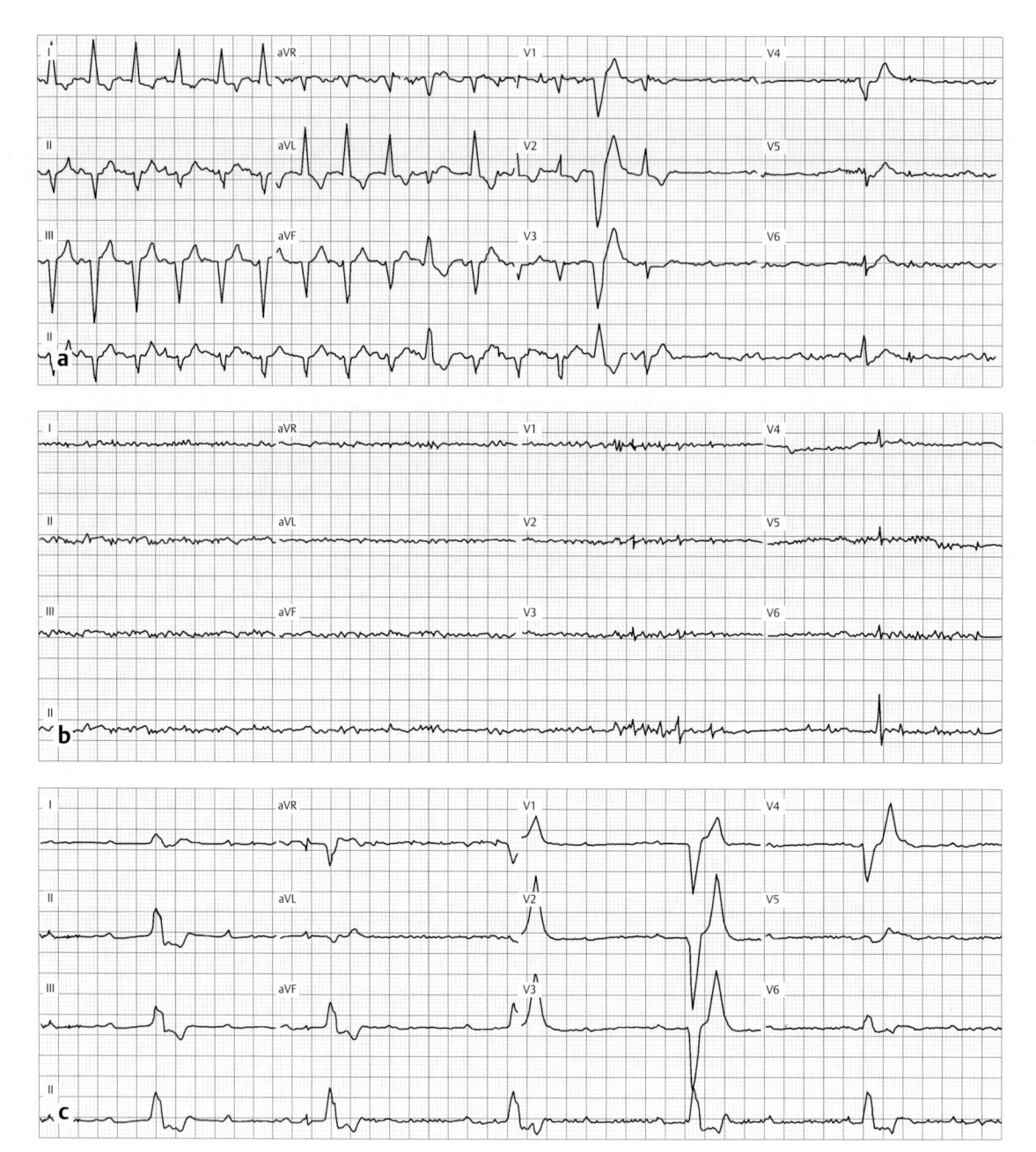

Fig. 11-5-6. (**a**) Aparecimento de BAV total durante o TE. (**c**) BAV total com ritmo de escape de 30 bpm durante a fase de recuperação

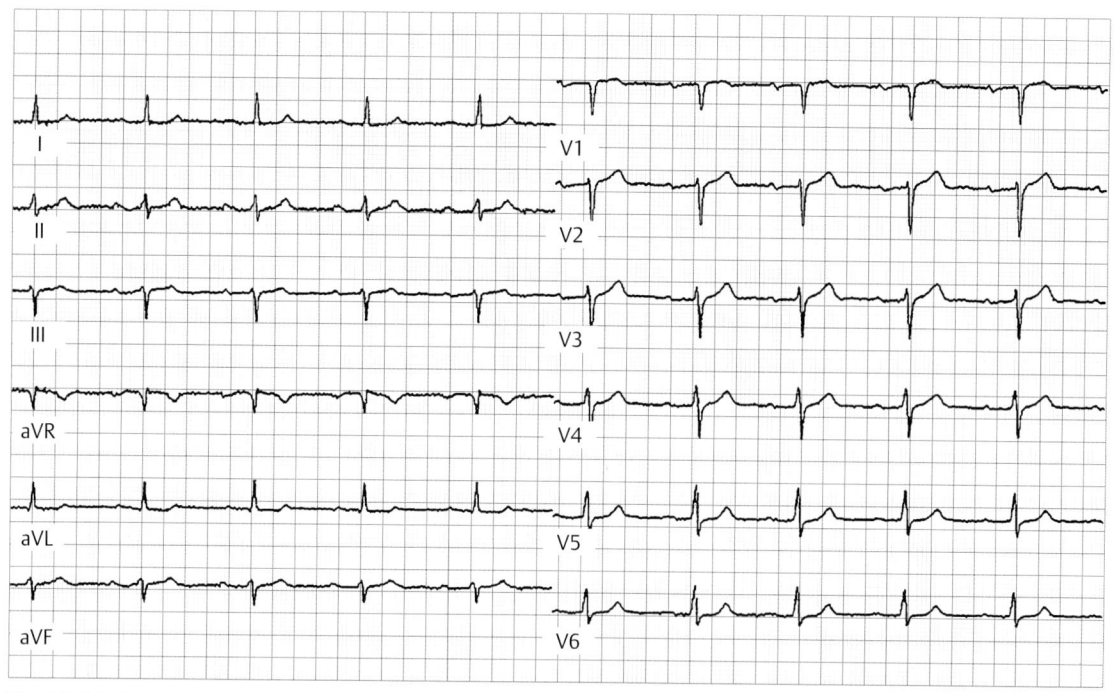

Fig. 11-5-7. O ECG em repouso mostrava BAV de grau I e sem alterações significativas da repolarização ventricular.

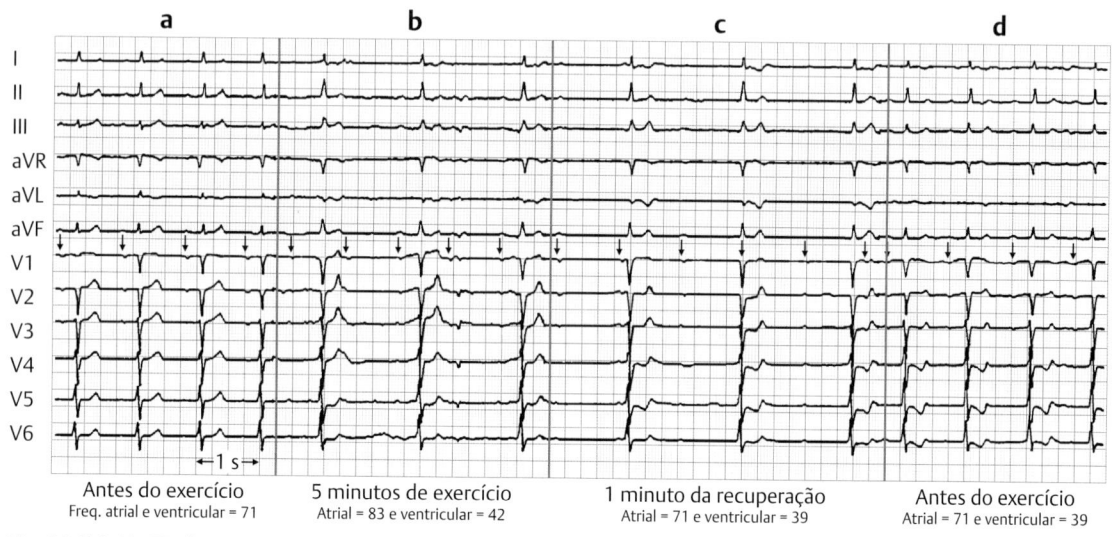

Fig. 11-5-8. No TE observamos: (**a**) ECG basal sem alterações de ST e com condução AV 1:1. (**b**) BAV e grau II que apareceu em torno de 5 minutos de exercício (frequência máxima de P = 92/min). (**c**) O BAV progrediu para o grau III juntamente com depressão de ST nas derivações V3 a V6. (**d**) A condução AV retornou para 1:1 após 5 minutos da recuperação. As setas indicam as ondas P em V1.

| A | B | C |

Antes do exercício
Frequência atrial
e ventricular = 83 bpm

7 minutos de exercício
Frequência atrial
e ventricular = 128 bpm

3 minutos da recuperação
Frequência atrial
e ventricular = 95 bpm

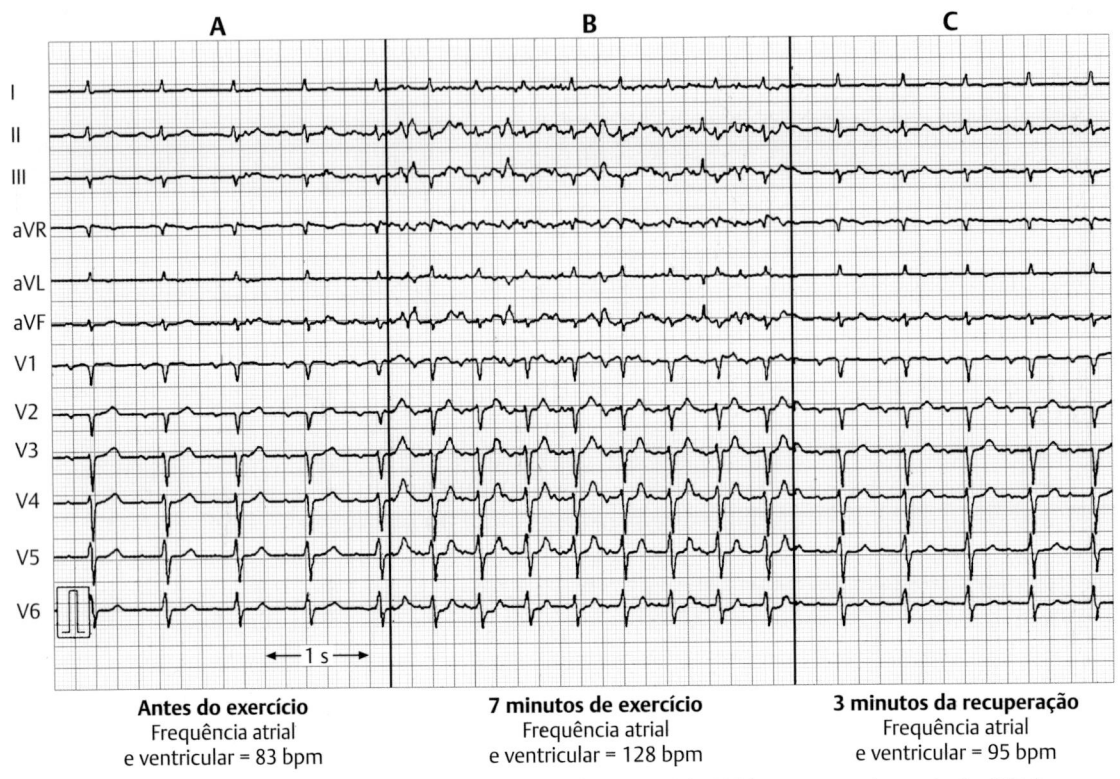

Fig. 11-5-9. TE realizado após o implante do *stent*. O paciente alcançou FC de 128 bpm mantendo condução AV 1:1, sem aparecimento de sintomas.

BLOQUEIO DO RAMO ESQUERDO

A prevalência do BRE na população é de 1,5%,[11] 0,43% para os homens e 0,28% para as mulheres, na meia-idade.[12]

O BRE induzido pelo exercício (BRE IE) é uma condição transitória e infrequente, ocorrendo em 0,4-0,5% dos pacientes submetidos as TE.[13-15] Grady *et al.*[16] mostraram que o BRE IE transitório é um preditor independente de morbimortalidade cardiovascular.

O mecanismo do BRE IE transitório permanece obscuro, visto que pode refletir diferentes condições como presença de doença valvar, cardiomiopatias, cardiopatias congênitas, anormalidades da condução e DAC. Um estudo longitudinal demonstrou que a DAC e a insuficiência cardíaca são mais prevalentes em pacientes com BRE IE.[14]

O desenvolvimento de BRE induzido pelo esforço é mais comumente atribuído ao fenômeno frequência-dependente, decorrente do efeito da frequência cardíaca sobre o período refratário dos ramos do feixe de His[16-19] (**Figs. 11-5-10 a 11-5-12**), contudo, a isquemia miocárdica transitória não foi definitivamente afastada como gênese do BRE induzido pelo esforço (**Fig. 11-5-13**).[20,21]

Em alguns pacientes o BRE IE pode ser a primeira manifestação de doença cardíaca difusa, sendo sua presença associada a um pior prognóstico em relação aos pacientes com condução intraventricular normal e mesmo em relação aos pcientes com BRD sem outras complicações cardíacas.[24]

Stein *et al.*[14] acompanharam um grupo de veteranos de guerra nos EUA por período de 9 anos e verificaram que o BRE induzido pelo esforço é um achado raro, sendo que estes indivíduos apresentam maior mortalidade por todas as causas quando comparados aqueles com TE normal. No entanto, tal fato foi explicado por esses pacientes serem significativamente mais velhos e por apresentarem mais enfermidades cardiovasculares associadas.

Alguns autores consideram que o BRE poderia estar correlacionado, também, com outras cardiopatias,[25] podendo mesmo ocorrer em indivíduos sem cardiopatias.[26] Whinery[27] refere que o BRE de esforço pode estar correlacionado com algum grau de disfunção do VE, enquanto Wong[26] não encontrou diminuição da função do VE durante o desenvolvimento de BRE intermitente em indivíduos sem cardiopatia comprovada. Ellestad[28] refere que em indivíduos jovens ele não correlaciona o desenvolvimento de BRE de esforço com coronariopatia.

A interpretação do teste ergométrico em pacientes portadores de BRE no ECG basal é difícil e controversa.[29-31] Embora de grande utilidade na avaliação funcional, tem limitações no diagnóstico de DAC.

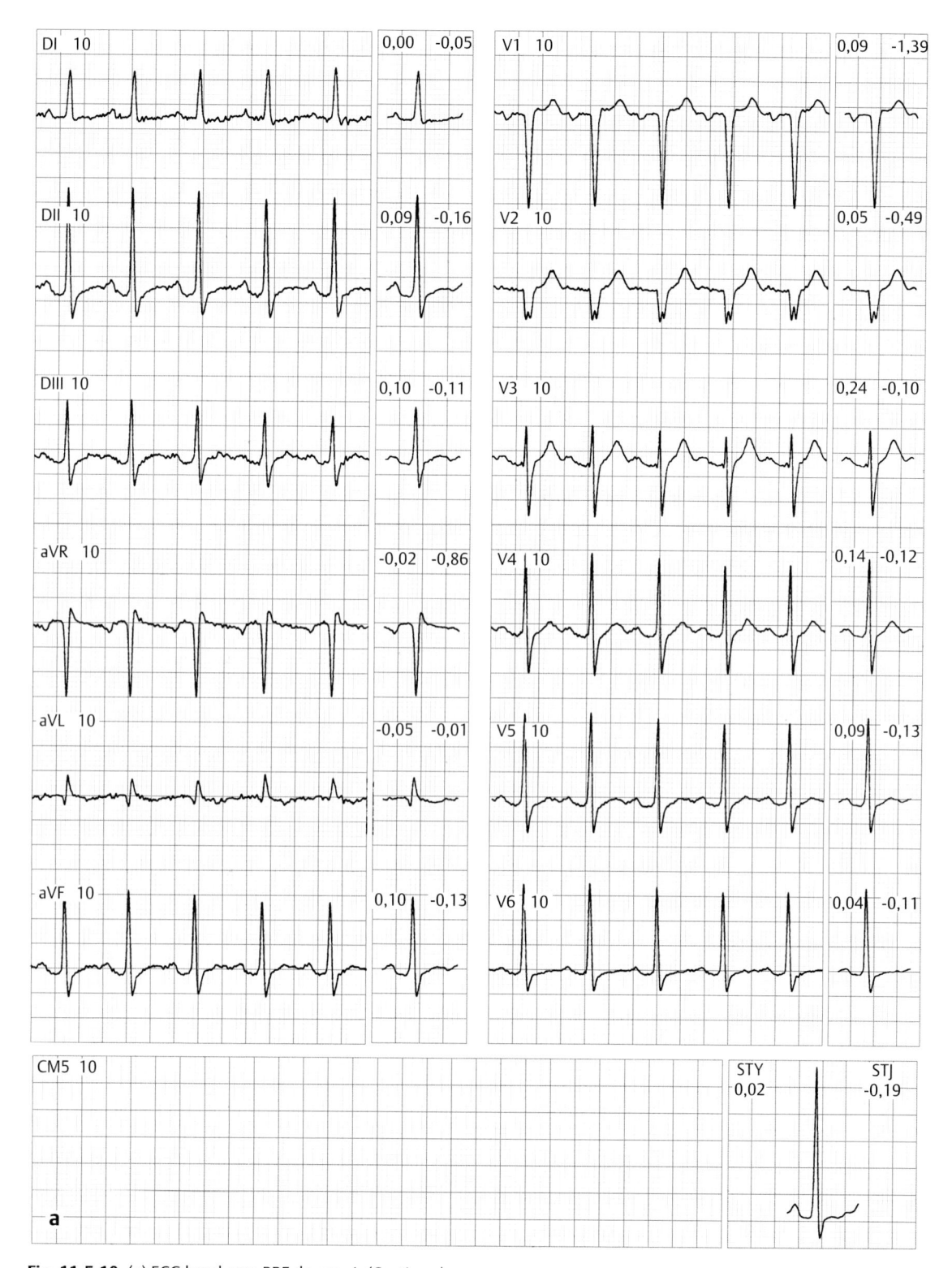

Fig. 11-5-10. (a) ECG basal com BRE de grau I. *(Continua.)*

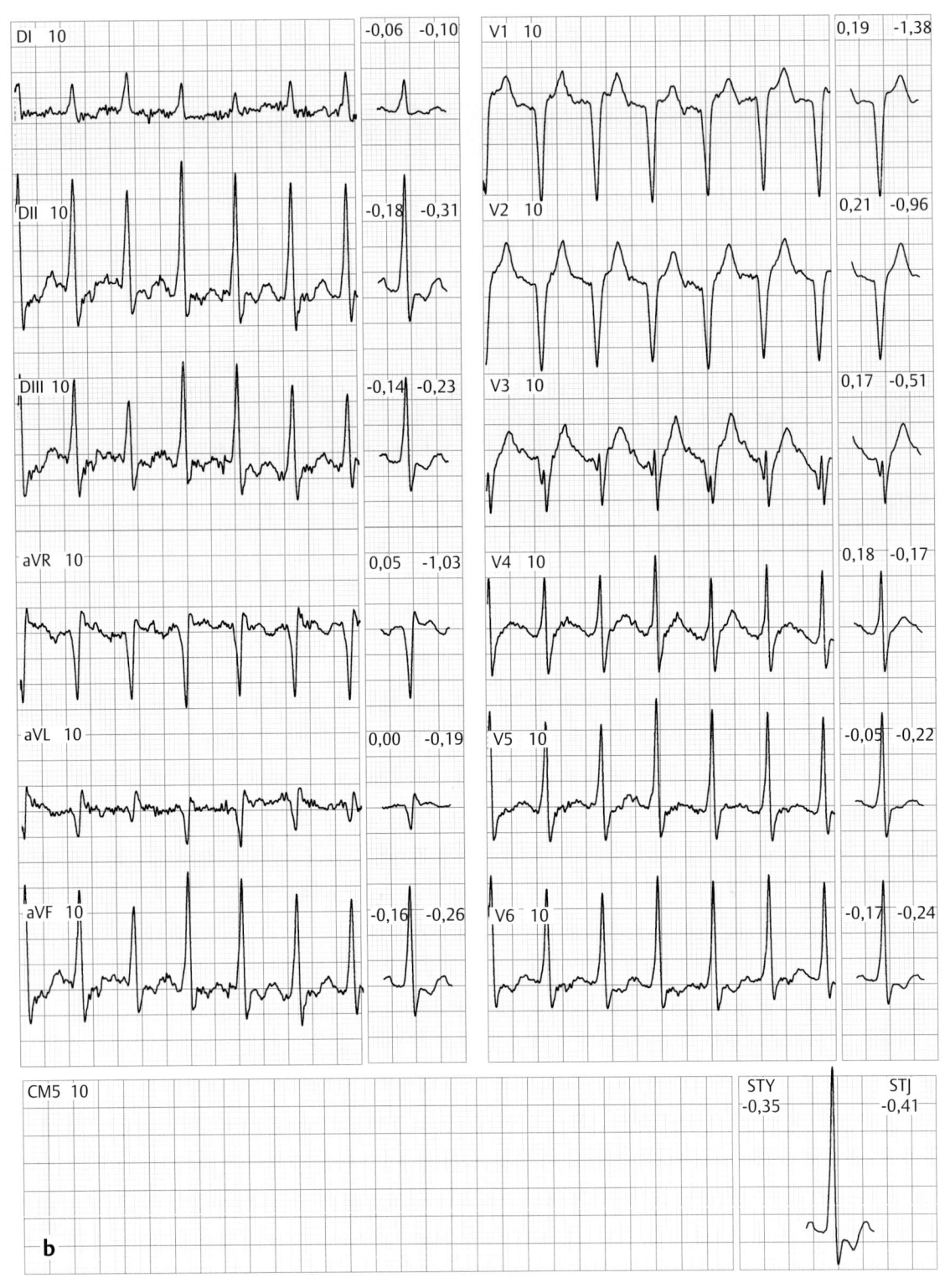

Fig. 11-5-10. (b) Aos 6 minutos de esforço com FC = 135 bpm observa-se BRE grau II. *(Continua.)*

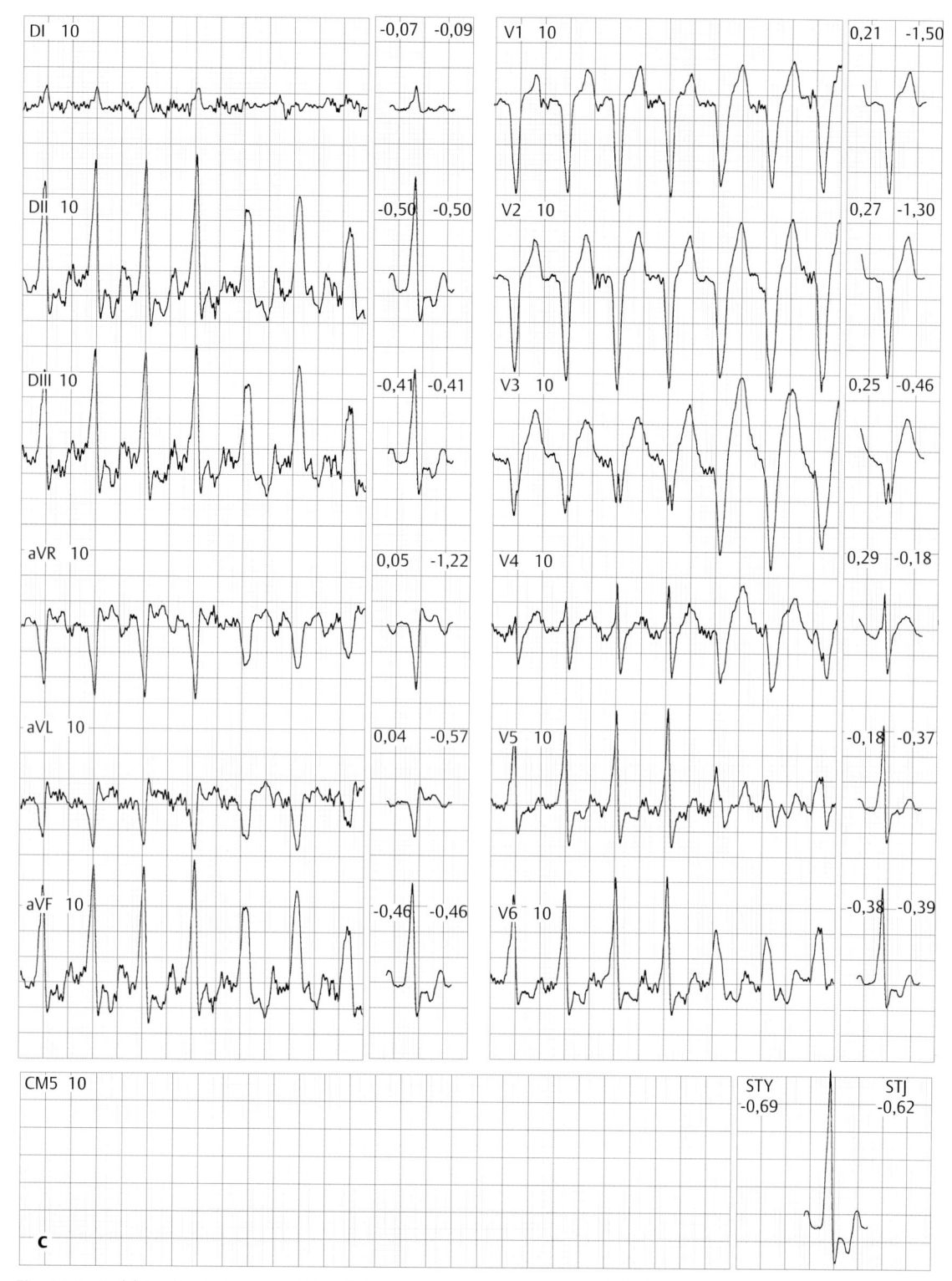

Fig. 11-5-10. (**c**) Aos 9 minutos, com FC = 147 bpm observa-se a passagem do BRE de grau II para o grau III. *(Continua.)*

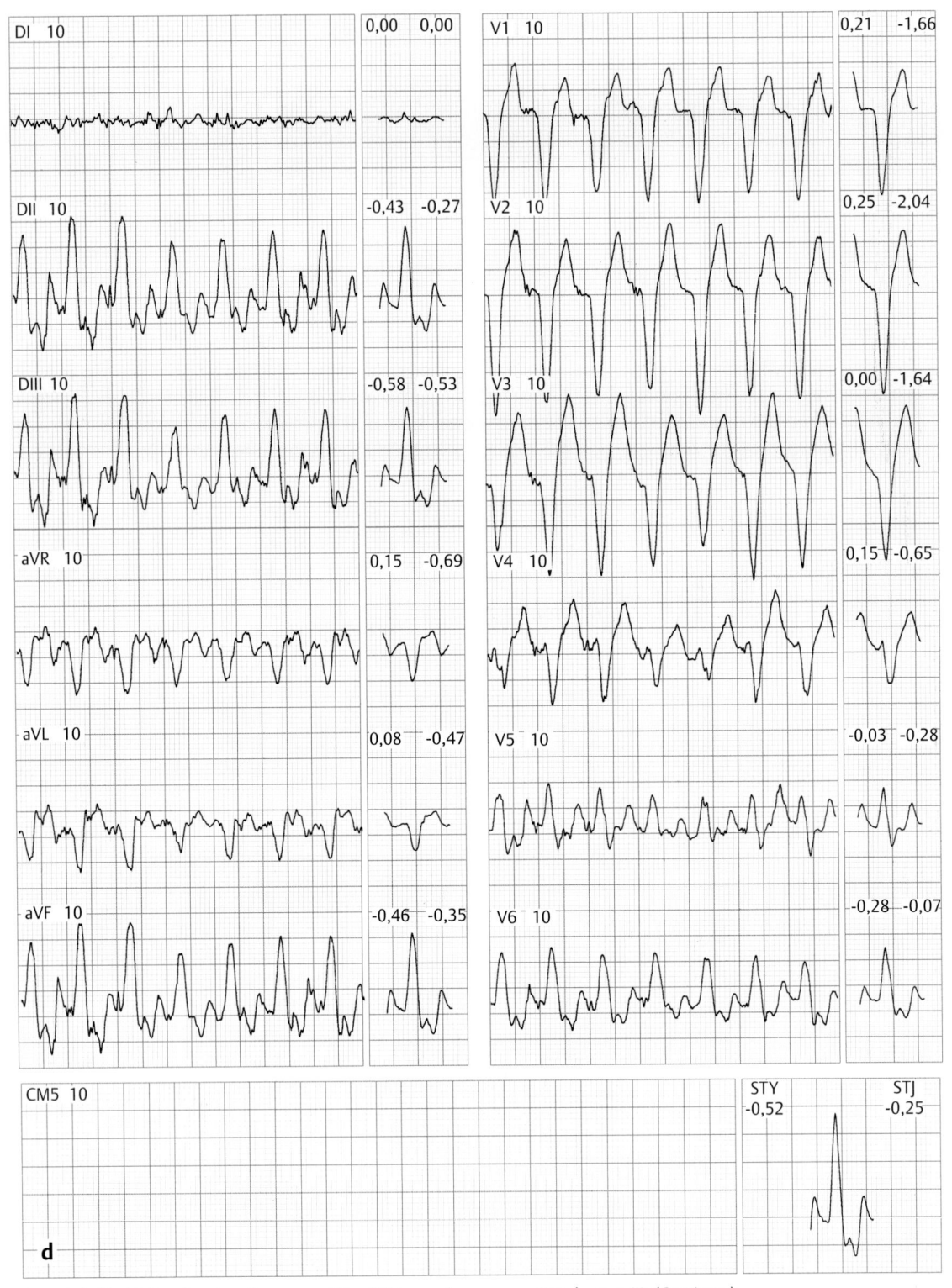

Fig. 11-5-10. (**d**) No pico do esforço com FC = 148 bpm observa-se o BRE de grau III. *(Continua.)*

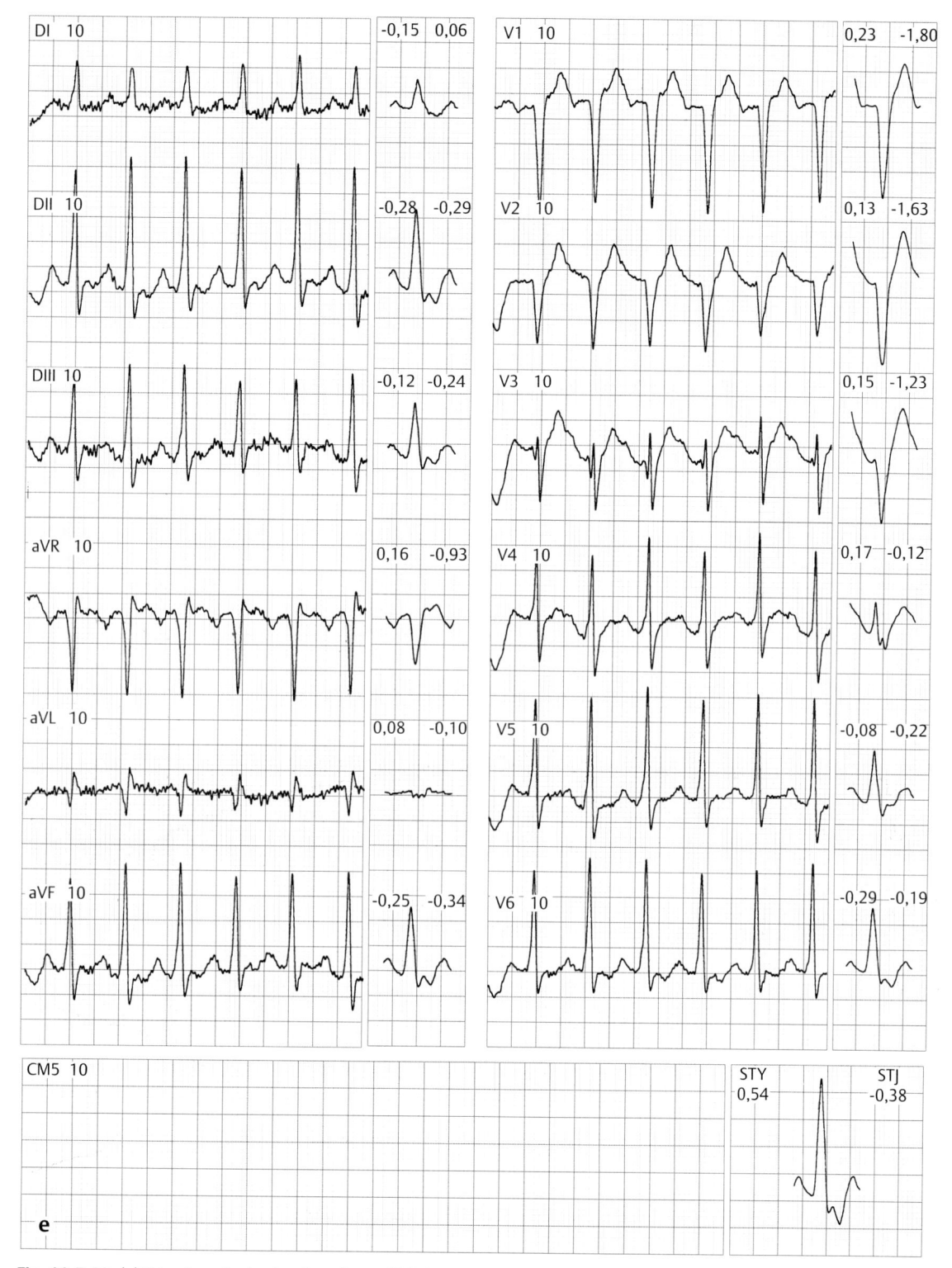

Fig. 11-5-10. (**e**) Primeiro minuto do pós-esforço, BRE de grau II com FC = 131. *(Continua.)*

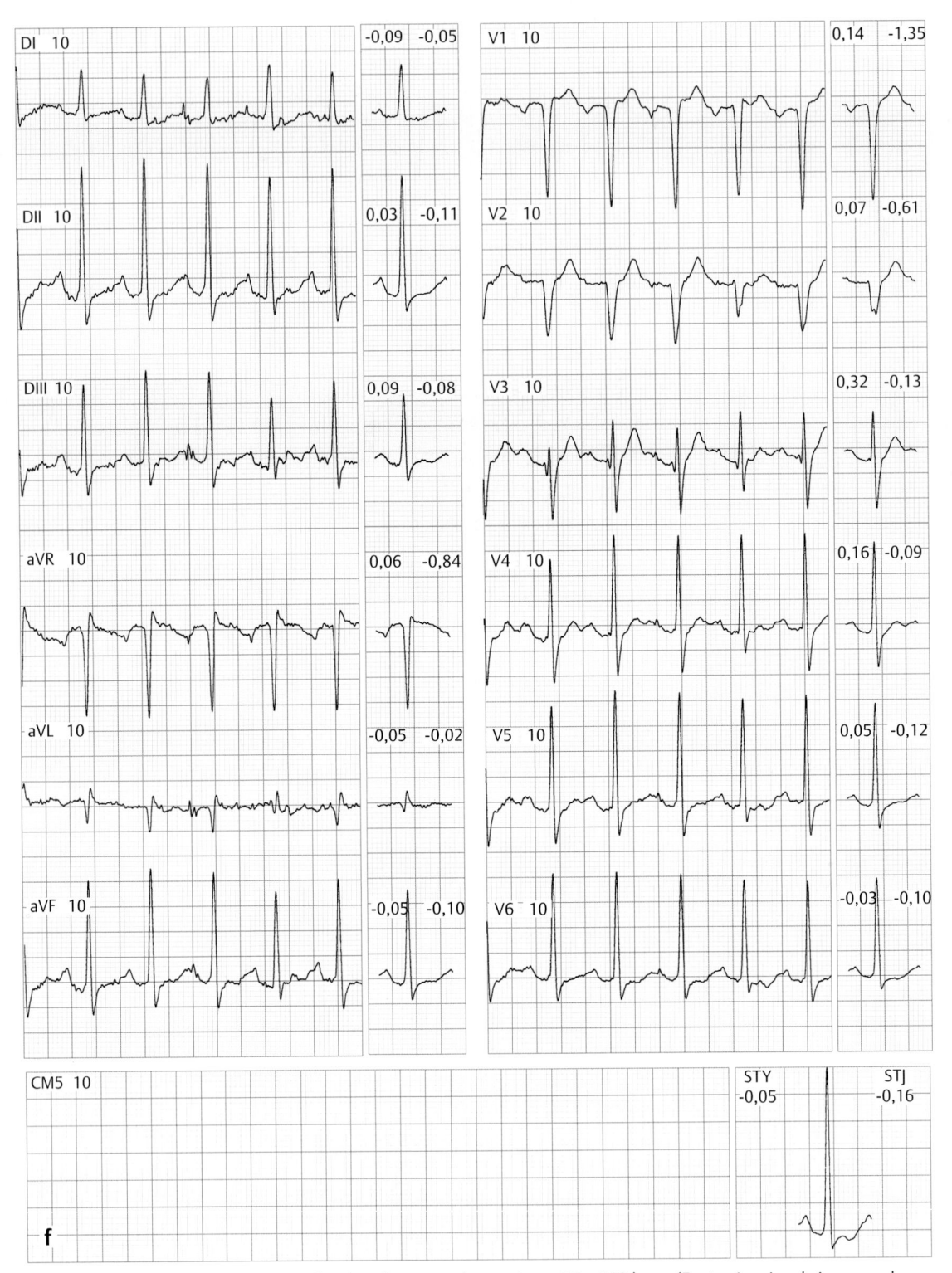

Fig. 11-5-10. *(Cont.)* **(f)** Aos 3 minutos do pós-esforço BRE de grau I com FC = 102 bpm. (Fonte: Arquivo de imagens dos autores.)

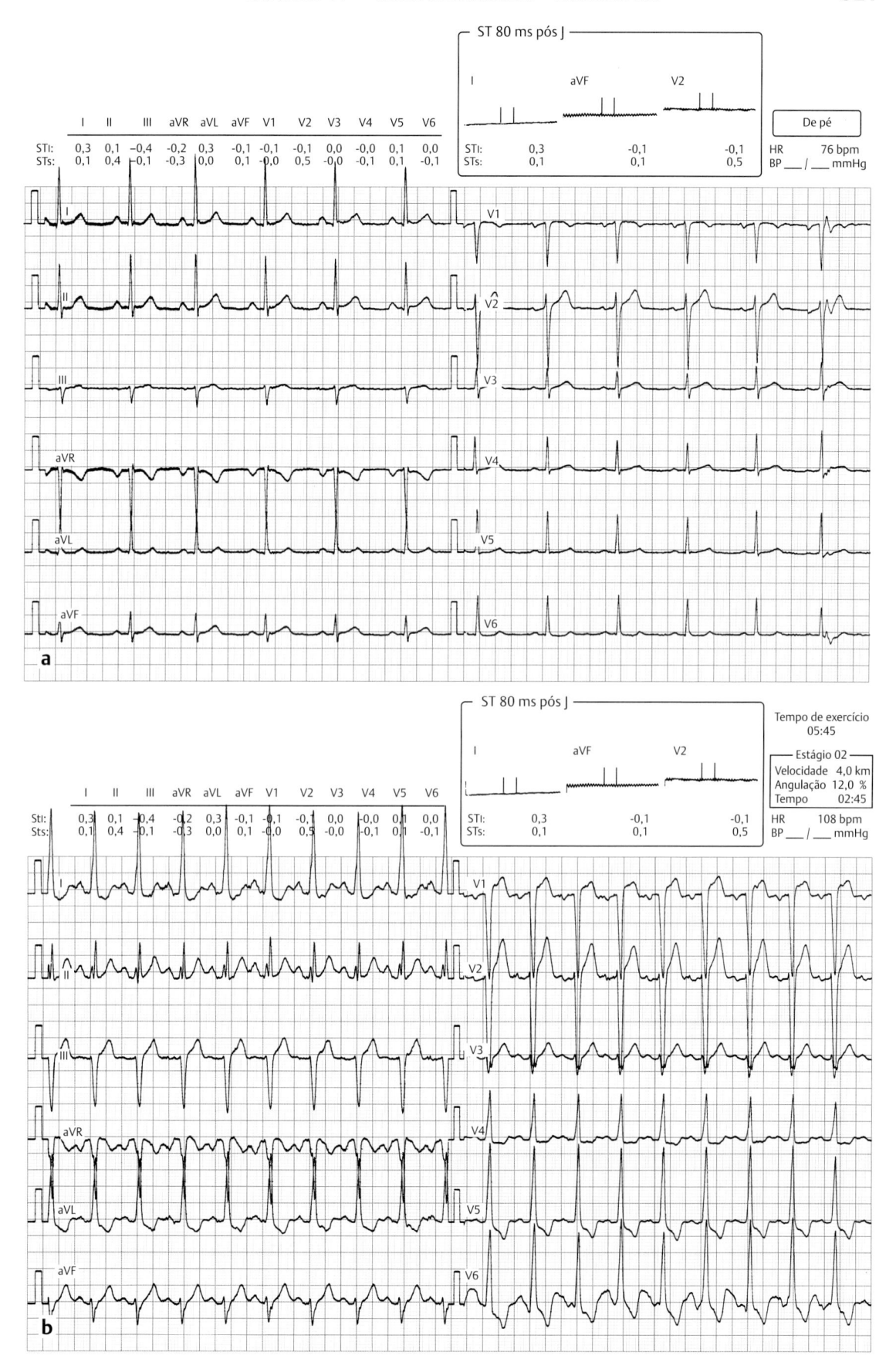

Fig. 11-5-11. (a) ECG basal normal. (b) Com o esforço evoluiu para BRE II e a seguir para BRE de grau III. *(Continua.)*

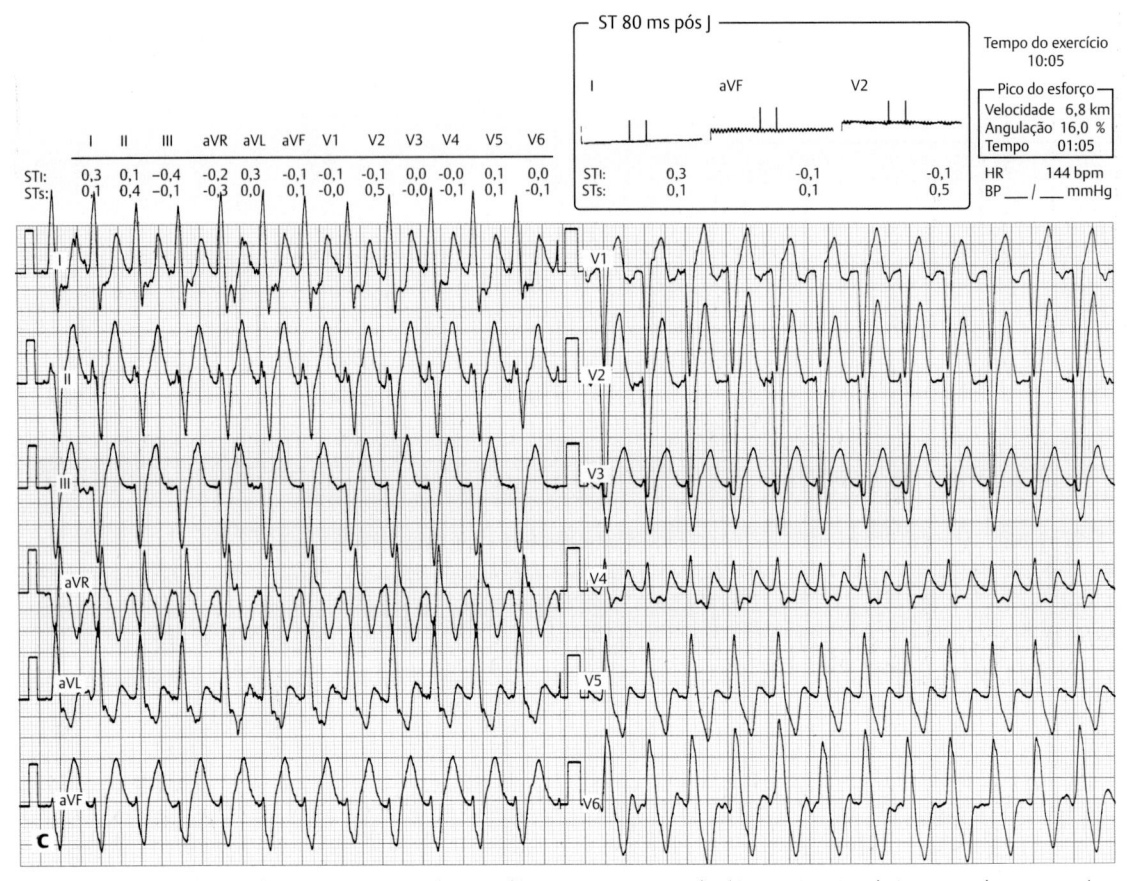

Fig. 11-5-11. *(Cont.)* (**c**) Inclusive com rotação do eixo elétrico para a esquerda. (Fonte: Arquivo de imagens dos autores.)

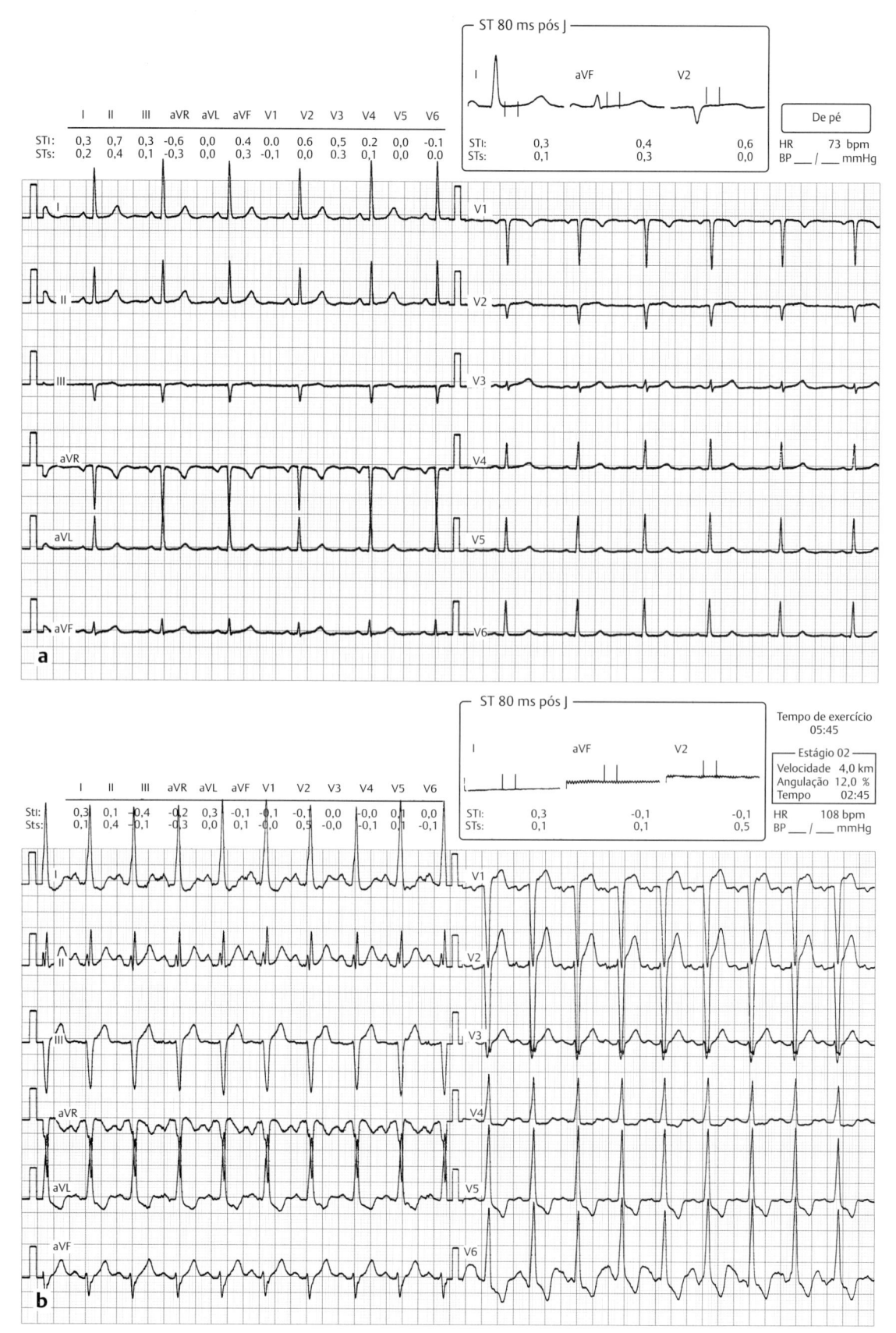

Fig. 11-5-12. (a) Paciente do sexo feminino de 52 anos submetida a *check-up*. O ECG basal tem alterações secundárias da repolarização. (b) No pico do esforço, BRE de grau III. *(Continua.)*

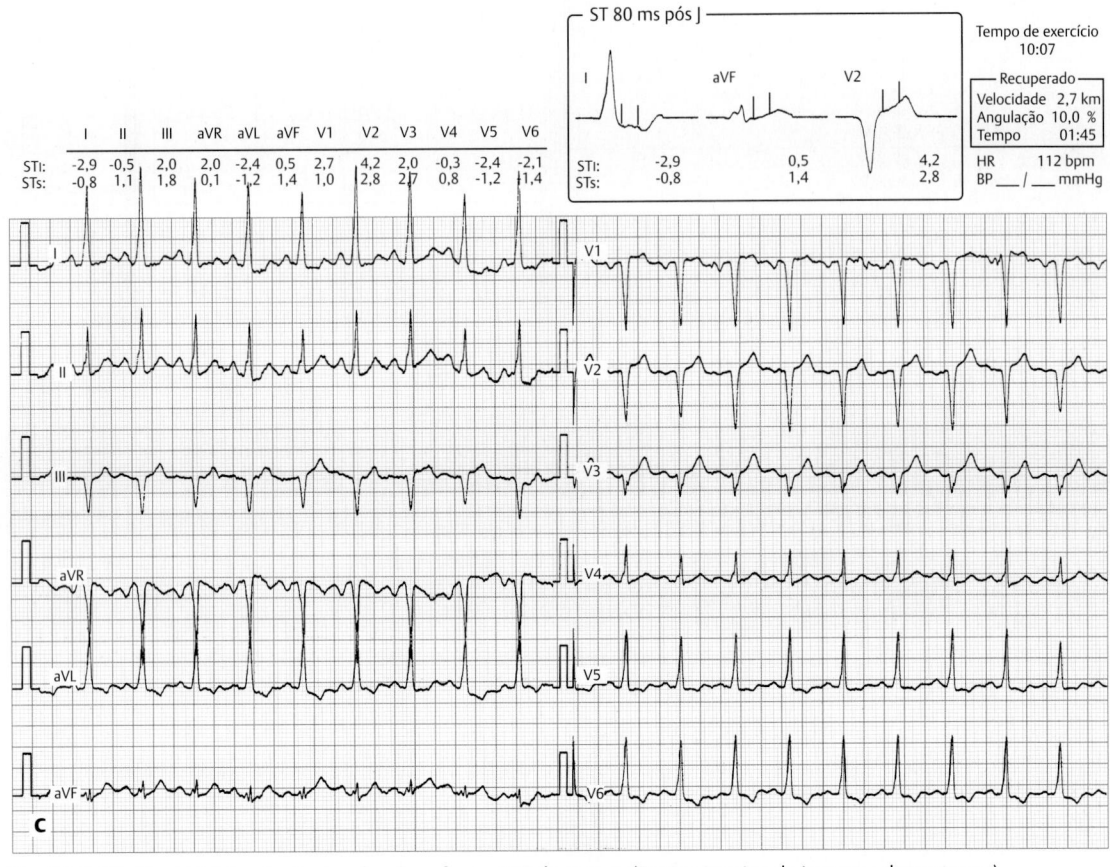

Fig. 11-5-12. *(Cont.)* **(c)** Aos 2 minutos do pós-esforço, BRE de grau II. (Fonte: Arquivo de imagens dos autores.)

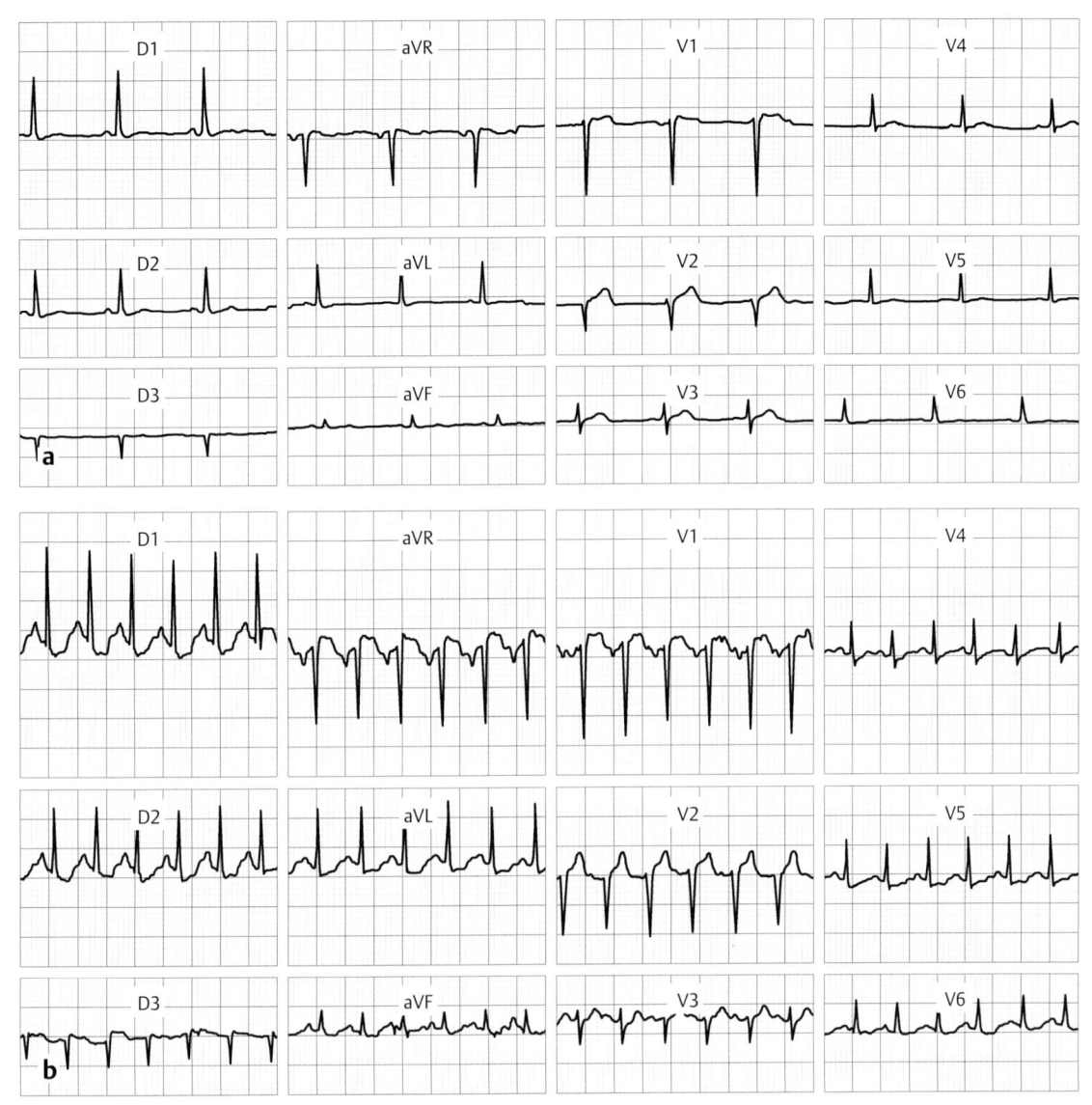

Fig. 11-5-13. (a) ECG basal com alterações secundárias de repolarização ventricular. (b) Aos 9 minutos do esforço, desenvolve padrão eletrocardiográfico de isquemia. *(Continua.)*

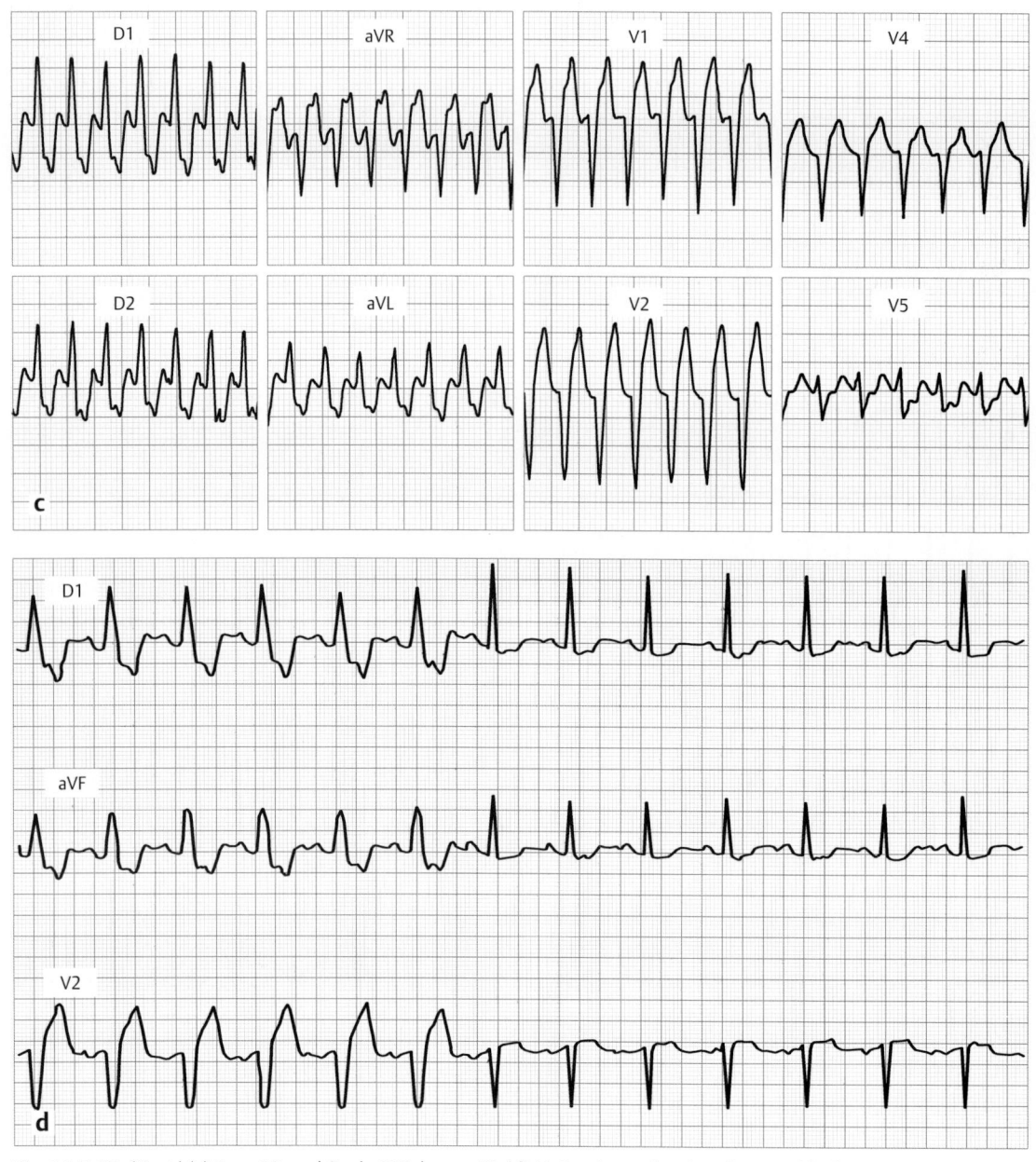

Fig. 11-5-13. *(Cont.)* (**c**) E aos 10, padrão de BRE de grau III. (**d**) No 1º minuto do pós-esforço, saída do BRE para o padrão isquêmico.

Alguns autores consideram que um aumento do infradesnível de ST maior que 2 mm seria indicativo de isquemia induzida pelo esforço,[32,33] enquanto outros consideram que a própria alteração da repolarização decorrente do BRE impossibilitaria a análise do ECG,[27,31,34] com o que concordamos (**Fig. 11-5-14**). Nesses casos preferimos sempre realizar uma análise global, envolvendo não só os achados do ECG como também os aspectos hemodinâmicos, metabólicos e clínicos, onde a presença de precordialgia e o comportamento tanto da frequência cardíaca quanto o da pressão arterial sejam importantes fatores a serem considerados.

Kafka[35] relatou um caso de dor torácica desencadeada juntamente com BRE durante o teste ergométrico, em que a cineangiocoronariografia e a cintilografia miocárdica foram normais. Em uma oportunidade observamos evento semelhante (BRE e dor epigástrica desencadeadas simultaneamente pelo esforço), sendo que a cintigrafia miocárdica mostrou-se alterada e a cineangiocoronariografia foi normal, sugerindo comprometimento de microcirculação coronariana.

Heinsimer et al.[36] avaliaram, durante um período médio de 6 anos e meio, um grupo de 15 pacientes que desenvolveram BRE no esforço, sendo que 7 tinham coronárias normais e 8 tinham DAC. Durante este período, 8 desenvolveram BRE permanente, sendo 7 do grupo com DAC. Destes pacientes 4 morreram, 3 passaram a ser classificados como portadores de DAC grave e 1 desenvolveu cardiomiopatia dilatada. Os autores concluíram que o BRE esforço induzido em pacientes sem cardiopatia de base não tende a progredir e não se constitui em fator de risco, achados similares também foram descritos por Williams et al.[37]

Said et al.[38] mostraram um caso de um paciente de 80 anos, em tratamento de HAS e com história de fibrilação atrial paroxística sob controle, que desenvolveu dor precordial exagerada após esforço físico e que regrediu com nitroglicerina sublingual. Na admissão o exame físico foi normal, PA = 129/81 mm Hg e FC = 60 bpm. O ECG de repouso mostrou ritmo sinusal, desvio do eixo elétrico para a esquerda e progressão lenta da onda R de V_{1-4}. (**Fig. 11-5-15-A**). O eco transtorácico (ETT) mostrou FEVE normal (0,64%), HVE, dilatação biatrial, hipocinesia inferior e regurgitação leve pela mitral e pela tricúspide, com PSAP estimada de 20 mm Hg.

No TE o paciente alcançou 87% da $FC_{prevista}$, tendo desenvolvido BRE IE na FC = 80 bpm (**Fig. 11-5-15-B**) e que persistiu até o terceiro minuto do pós-es-

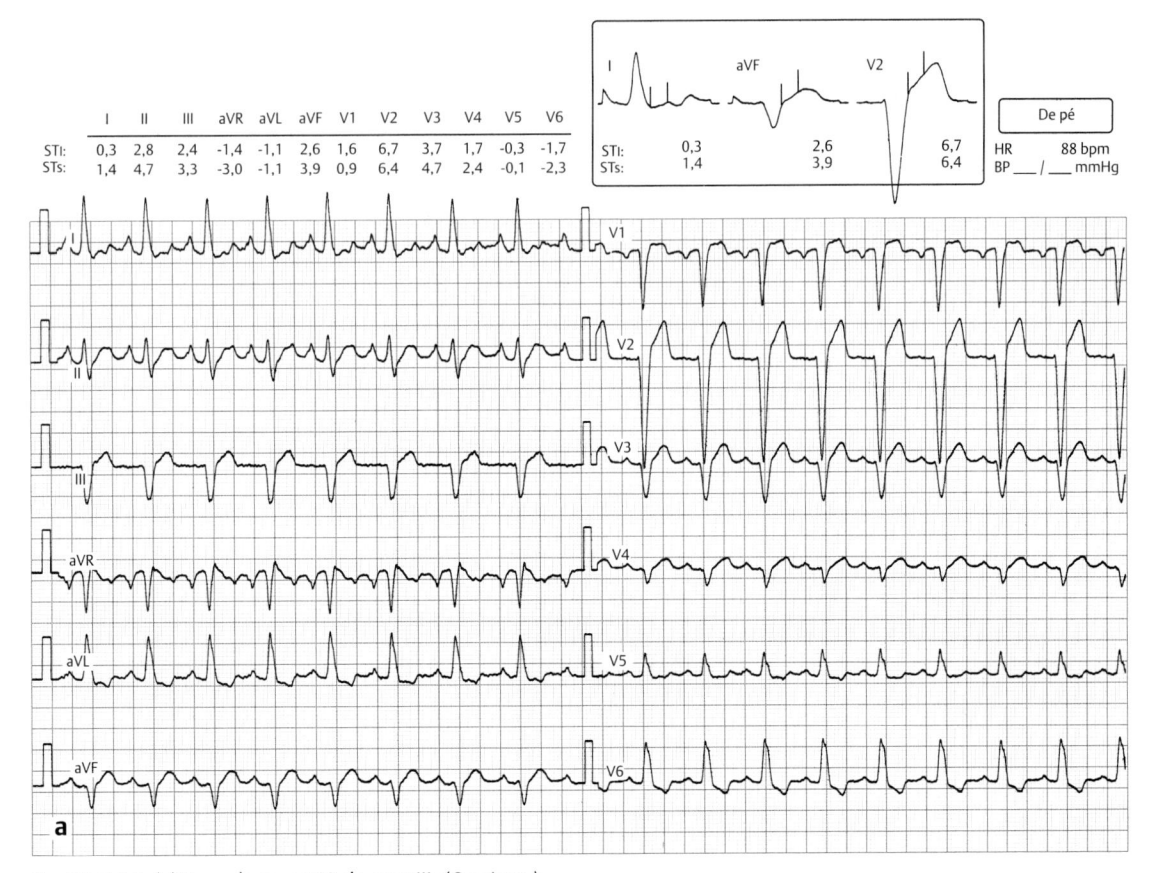

Fig. 11-5-14. (a) Traçado com BRE de grau III. *(Continua.)*

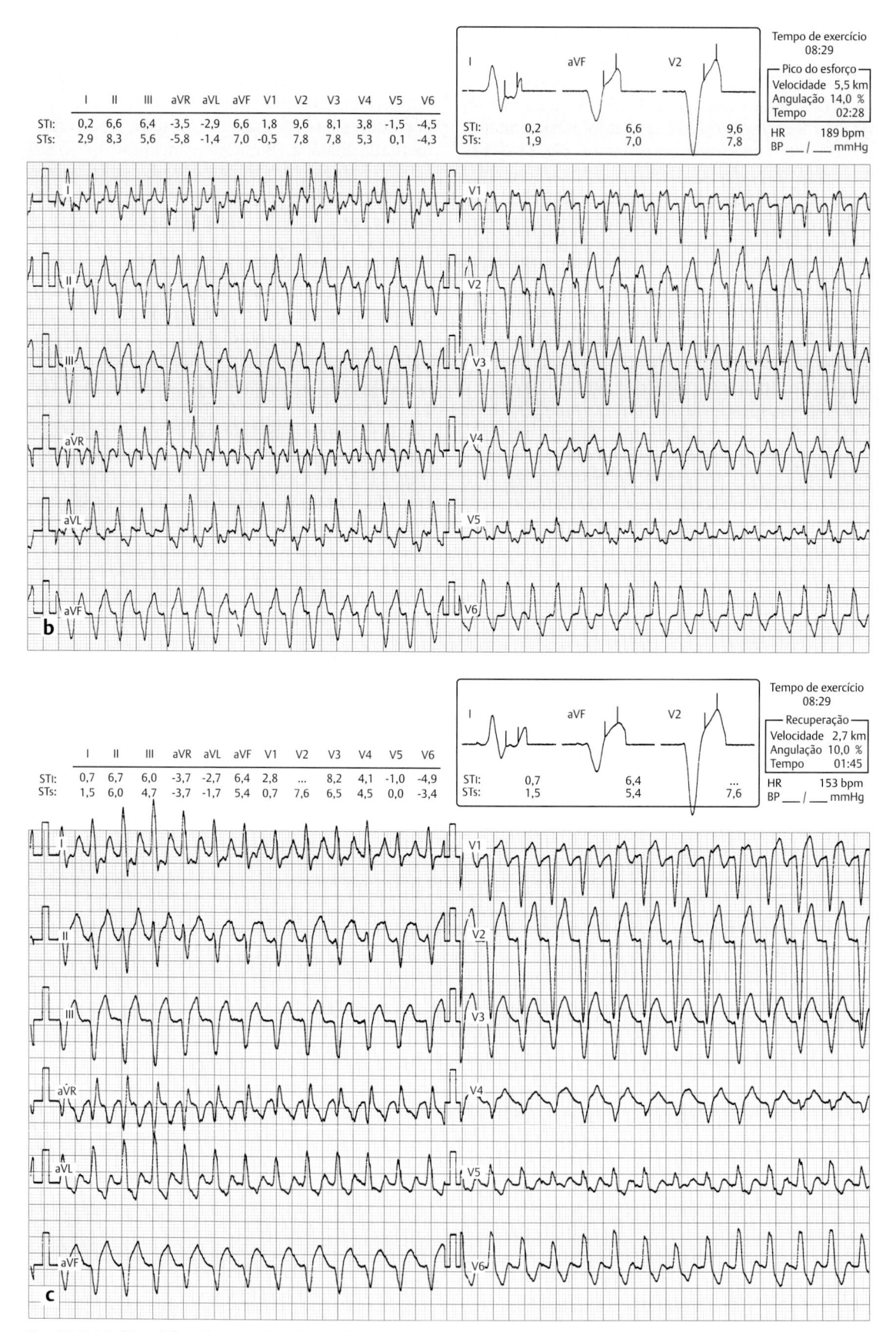

	I	II	III	aVR	aVL	aVF	V1	V2	V3	V4	V5	V6
STi:	0,2	6,6	6,4	-3,5	-2,9	6,6	1,8	9,6	8,1	3,8	-1,5	-4,5
STs:	2,9	8,3	5,6	-5,8	-1,4	7,0	-0,5	7,8	7,8	5,3	0,1	-4,3

	I	aVF	V2
STi:	0,2	6,6	9,6
STs:	1,9	7,0	7,8

Tempo de exercício 08:29
— Pico do esforço —
Velocidade 5,5 km
Angulação 14,0 %
Tempo 02:28
HR 189 bpm
BP ___ / ___ mmHg

	I	II	III	aVR	aVL	aVF	V1	V2	V3	V4	V5	V6
STi:	0,7	6,7	6,0	-3,7	-2,7	6,4	2,8	...	8,2	4,1	-1,0	-4,9
STs:	1,5	6,0	4,7	-3,7	-1,7	5,4	0,7	7,6	6,5	4,5	0,0	-3,4

	I	aVF	V2
STi:	0,7	6,4	...
STs:	1,5	5,4	7,6

Tempo de exercício 08:29
— Recuperação —
Velocidade 2,7 km
Angulação 10,0 %
Tempo 01:45
HR 153 bpm
BP ___ / ___ mmHg

Fig. 11-5-14. *(Cont.)* **(b, c)** No pico do esforço observou-se acentuado aumento do infradesnível de ST em várias derivações, bem como do supradesnível de ST em V1 e V2. (Fonte: Arquivo de imagens dos autores.)

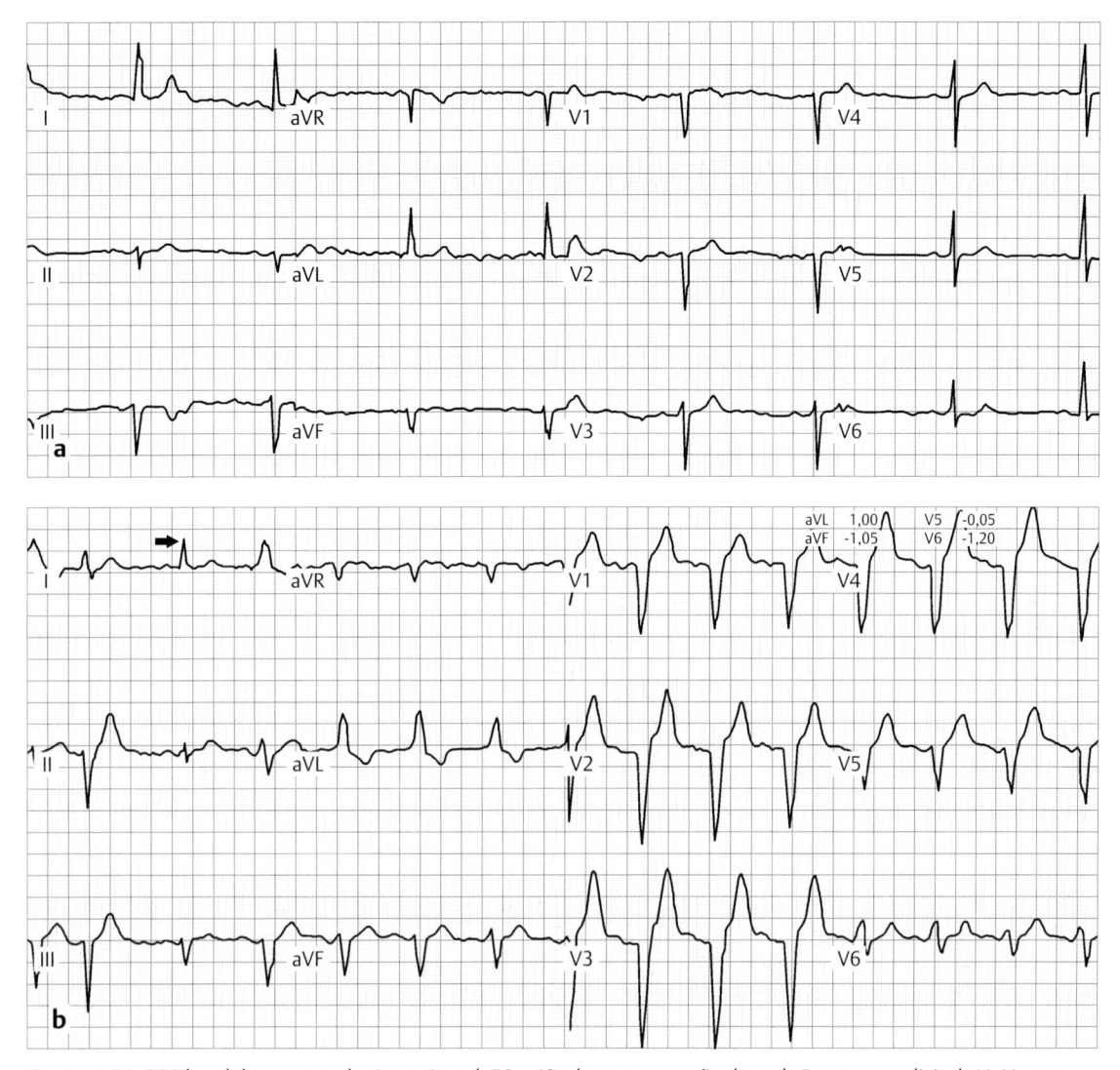

Fig. 11-5-15. ECG basal demonstrando ritmo sinusal, FC = 48 e lenta progressão da onda R nas precordiais de V_1-V_4, sem bloqueio de condução (**a**) e durante o TE na FC = 80 bpm apareceu o BRE que se manteve até o período de recuperação (**b**).

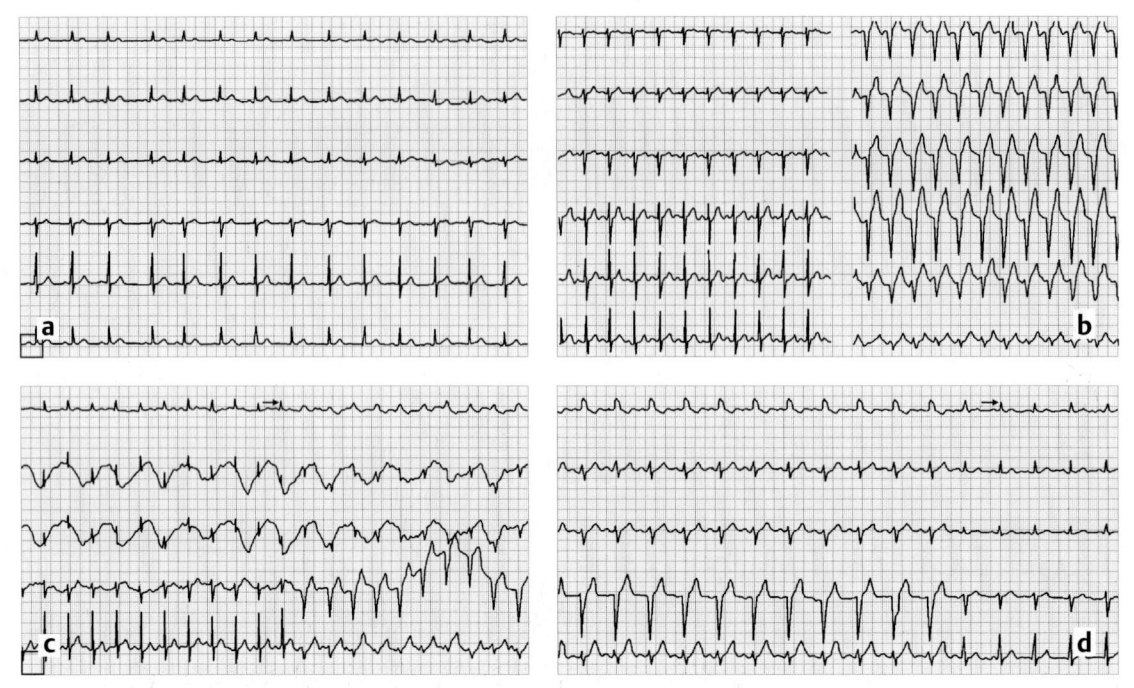

Fig. 11-5-16. O ECG em repouso mostra ritmo sinusal com FC = 85 bpm e condução normal (**a**); durante o TE a condução foi normal até a FC = 129 bpm (painel esquerdo) e na FC de 141 bpm (painel direito) ocorreu o BRE IE, que se recuperou na FC = 96 bpm (não documentado) (**b**). Em TE repetidos, em uso de betabloqueadores, o BRE IE ocorreu com FC de 129 bpm (**c**) e desapareceu na FC = 100 bpm (**d**). As setas indicam a transição entre condução normal/anormal e vice-versa.

forço. A cineangiocoronariografia mostrou estenose significativa nas artérias descendente anterior e circunflexa, sendo então colocados *stents* e prescritas as medicações necessárias.

Outro caso descrito por Said *et al.*[38] foi de uma mulher de 58 anos com hipotireoidismo subclínico e sem fatores de risco para DAC, submetida a uma avaliação em razão da queixa de dor torácica opressiva, relacionada com o esforço.

O exame clínico não mostrou alterações, com FC = 85 bpm e PA = 117/770 mm Hg. O ecocardiograma foi normal e o ECG não mostrou alterações significativas (**Fig. 11-5-16a**), com FEVE = 65%. Na cintilografia miocárdica não apresentou lesões (reversíveis ou não), mas durante o exercício desenvolveu BRE IE na FC = 141 bpm (**Fig. 11-5-16b**) com QRS de duração de 138, acompanhado de dor torácica. O BRE IE regrediu na FC = 96 bpm. Foi iniciado tratamento com betabloqueador e quando o exame foi repetido 1 mês depois, o BRE IE acompanhado de dor torácicas ocorreu numa FC = 129 bpm, menor do que na primeira avaliação, com regressão na FC = 100 bpm (**Fig. 11-5-16d**). Por conta da persistência das queixas de dor torácica e a ocorrência do BRE IE

na cintilografia que não mostrou alterações de perfusão, optoi-se pelo estudo coronariográfico, sendo então identificadas coronárias normais, necessitando ser discontinuada a terapia com betabloqueador.

Hertzeanu *et al.*[39] sugeriram que a FC de início do BRE IE seria um fator prognóstico, isto é, se o BRE IE iniciar numa FC ≤ 120-125 bpm haverá correlação com maior ocorrência de DAC oclusiva, como no caso da **Figura 11-5-5**. Já os indivíduos que desenvolverem BRE IE em FC ≥ 120-125 bpm geralmente apresentam boa trama coronariana e um prognóstico melhor, conforme mostrado na **Figura 11-5-16**.

O BRE IE com dor precordial persiste como um dos dilemas clínicos de difícil tomada de decisão. Ilustrativamente, Deora *et al.* apresentarem dois casos muito ilustrativos.[40]

O primeiro paciente tinha coronárias normais e fluxo lento, uma entidade rara (**Fig. 11-5-17**).

O segundo paciente tinha dor típica e DAC com um único vaso comprometido. O BRE IE ocorreu no primeiro estágio do TE e persistiu por aproximadamente 4 horas, tendo revertido espontaneamente (**Fig. 11-5-18**).

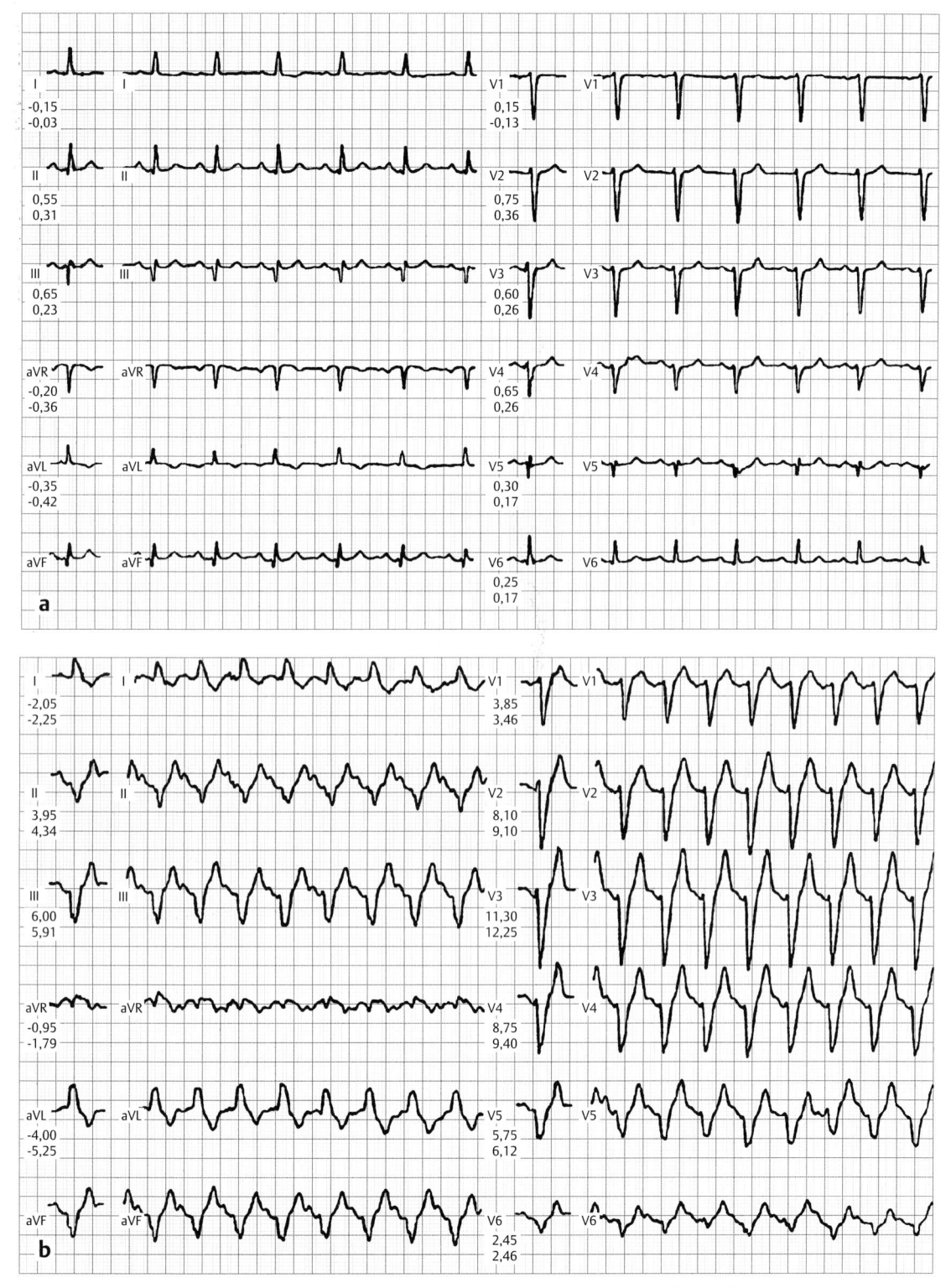

Fig. 11-5-17. (a) ECG basal com pequena progressão à onda R nas precordiais direitas. (b) ECG durante o exercício na esteira mostrou BRE IE na FC de 134/min.

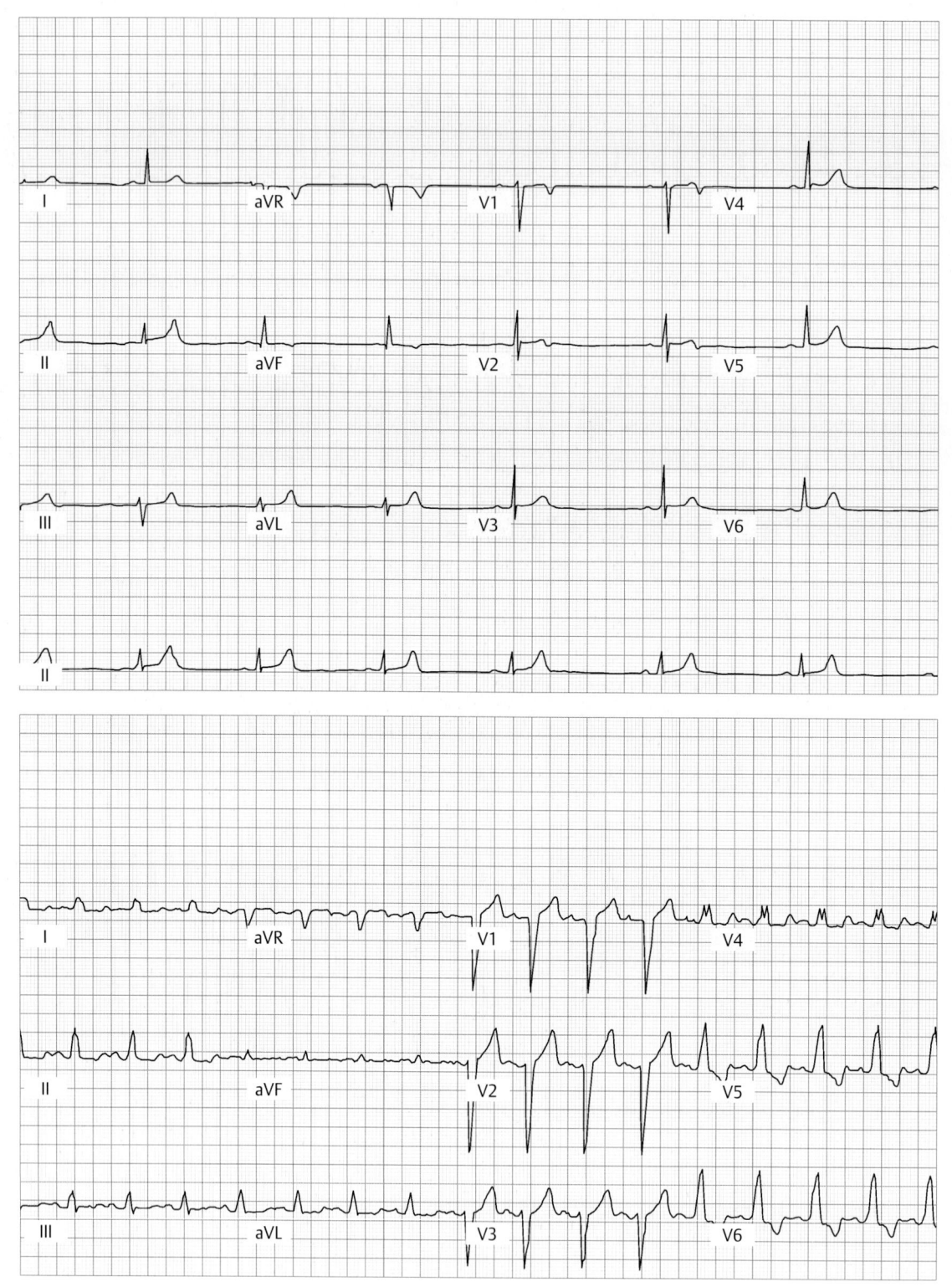

Fig. 11-5-18. (a) EG basal mostrando bradicardia sinusal e inversão da onda T em V1-2. (b) No TE o ECG mostra BRE iniciado com a FC = 97/min.

BLOQUEIO DO RAMO DIREITO

O Bloqueio do Ramo Direito (BRD) ocorre em 0,2 a 1,3% da população geral, sendo um achado incidental, entretanto, estudos conflitantes têm mostrado que o prognóstico continua controverso, principalmente pela baixa prevalência e pela necessidade de estudos populacionais massivos.

Quando consideramos o TE, a presença de BRD não interfere na análise da repolarização ventricular nas derivações precordiais esquerdas ou em CM5. Dessa forma, apesar de o desenvolvimento de BRD com esforço não ter grande correlação com coronariopatia,[41] no caso do BRD estar associado ao infradesnível de ST em CM5 deve-se considerar a hipótese de doença coronariana (**Figs. 11-5-19 e 11-5-20**). Deve-se atentar, principalmente, para as alterações de repolarização em precordiais esquerdas, já que as alterações ocorridas em VI, V2 e V3, na maioria das vezes, decorrem de alterações da repolarização secundárias ao bloqueio de ramo.[42]

Bussink et al.[43] postularam que um BRD recente na população adulta estaria associado a um risco aumentado de IAM bem como de implante de marca-passo, porém, não observou maior risco para insuficiência cardíaca, fibrilação atrial ou DPOC. O BRD estaria relacionado com aumento do risco cardiovascular e para mortalidade por todas as causas em homens e mulheres, sendo que o aparecimento de BRD num indivíduo assintomático deve chamar atenção pelo consequente aumento do risco cardiovascular.

Num estudo com 19 trabalhos cooperativos, envolvendo mais de 200.000 pacientes e com tempo de acompanhamento de 1 a 246 meses, os autores verificaram que o BRD está associado a uma taxa de mortalidade aumentada na população em geral e, principalmente, no grupo com cardiopatia.[44]

Já Alventosa-Zaidin et al.,[45] em outro estudo multicêntrico reunindo mais de 2.000 pacientes sem cardiopatia, 8% tinham BRD, com maior prevalência entre os homens e entre os mais idosos, sendo que o BRD de grau III teriam maior taxa de mortalidade por todas as causas, achados corroborados por Pedrotty et al.[46] Os autores também relatam que os pacientes com bloqueio intermitente que evoluíram para bloqueio permanente tiveram maior taxa de mortalidade por doenças cardiovasculares, sendo que o bloqueio intermitente não influenciou a taxa de morbimortalidade.

No acompanhamento de 9.623 veteranos nos EUA, que foram seguidos por uma média de 9 anos, Stein et al.[47] verificaram que o BRD IE é de rara incidência na rotina clínica dos TE e aparenta ser benigno.

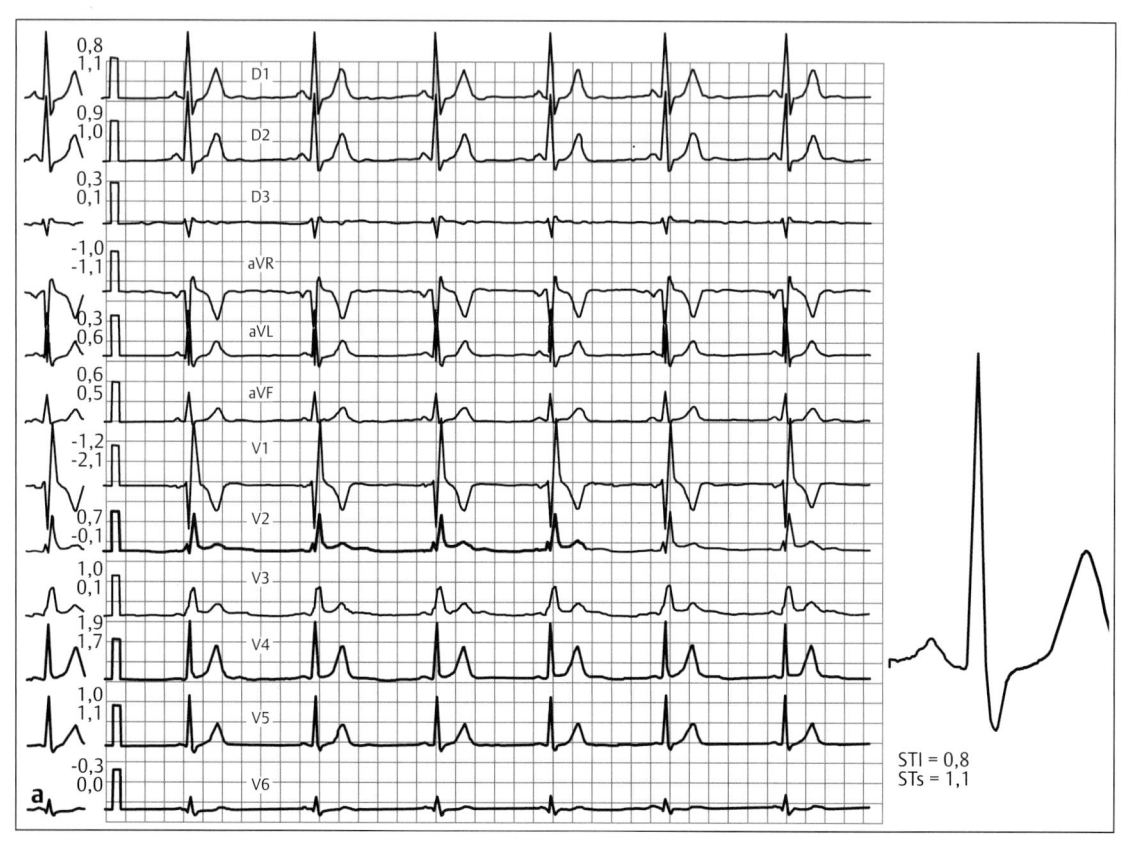

Fig. 11-5-19. (**a**) Traçado basal com BRD de grau II. *(Continua.)*

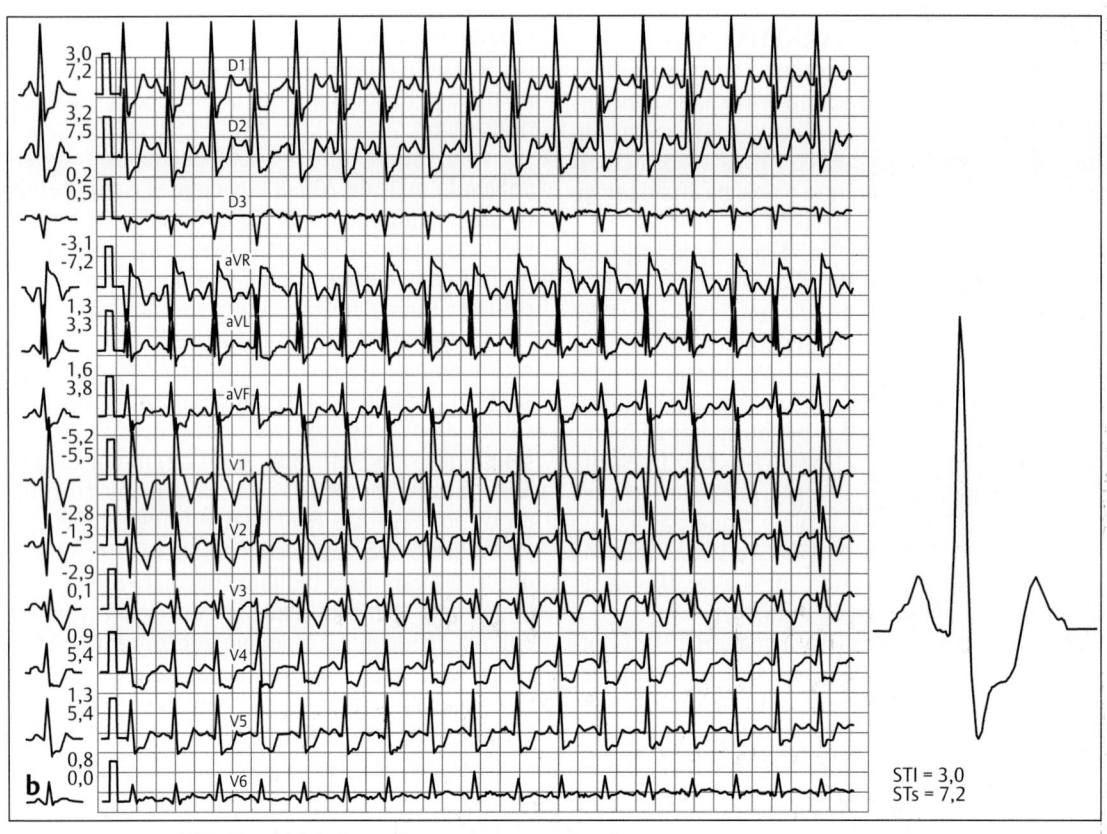

Fig. 11-5-19. *(Cont.)* (**b**) No pico do esforço observa-se resposta isquêmica.

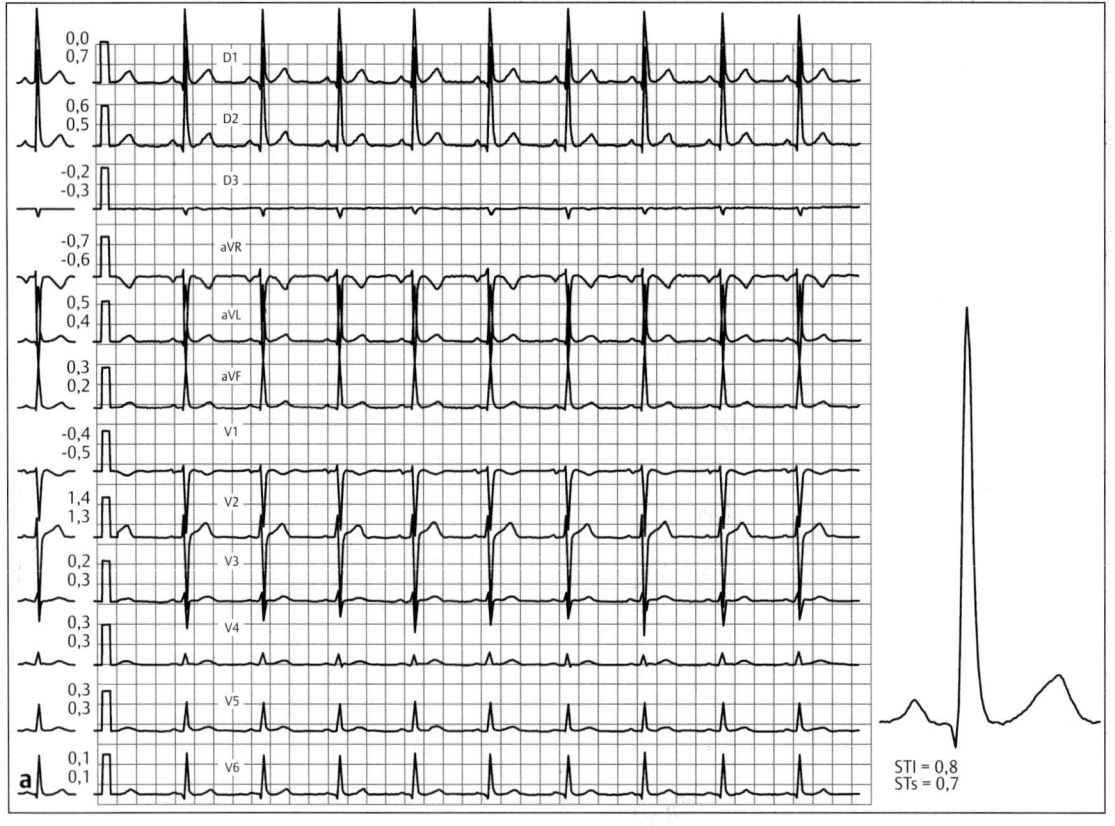

Fig. 11-5-20. (**a**) EG basal normal. *(Continua.)*

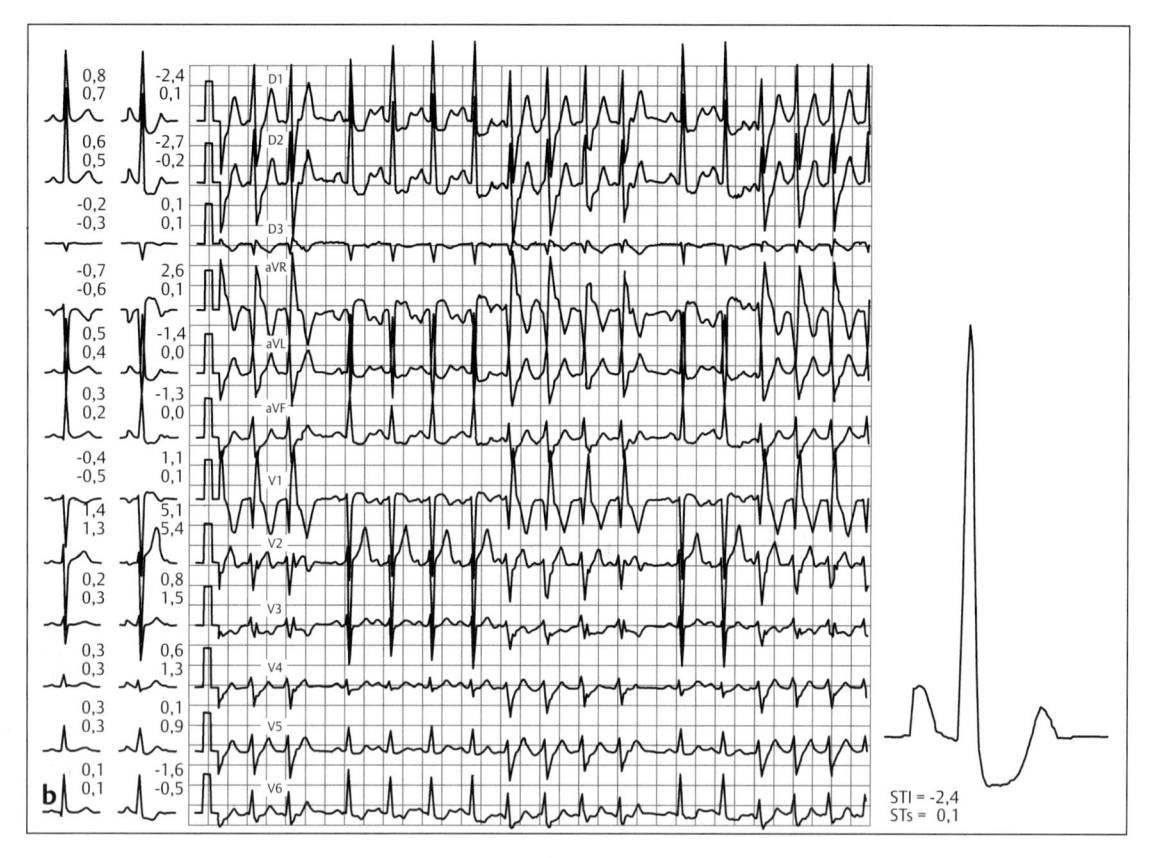

Fig. 11-5-20. *(Cont.)* **(b)** No pico do esforço intermitência entre BRD de grau III e condução normal com ST isquêmico.

Na **Figura 11-5-21** pode-se observar um caso de BRD de grau II que desaparece com o esforço (fenômeno de facilitação) e que reaparece no pós-esforço. De forma inversa, pode-se também observar a progressão do grau de bloqueio. Na **Figura 11-5-22** observa-se o caso de um paciente de 62 anos que basalmente apresentava BRD de grau I/II e que no pico do esforço apresentou precordialgia concomitante ao desenvolvimento de BRD de grau III.

Em nosso laboratório tivemos a oportunidade de observar o caso de um paciente masculino de 58 anos que desenvolveu BRD com isquemia em CM5, DII, V5 e V6, vindo a falecer subitamente 2 dias após o exame.

Singh et al.[48] apresentaram interessante caso de um paciente de 78 anos que foi encaminhado ao TE (**Fig. 11-5-23**). Ele desenvolveu BRD IE de grau II no primeiro estágio do exercício (**Fig. 11-5-24**) e, logo depois, intermitência entre os graus II/III de BRD, com alternância de batimentos (2:1) (**Fig. 11-5-25**). No 1º minuto da recuperação ele desenvolveu BRD de grau III em todos os batimentos (1:1), (**Fig. 11-5-26**) sendo que retornou ao padrão basal no 3º minuto do pós-esforço (**Fig. 11-5-27**).

Peteiro et al.[49] estudaram, retrospectivamente, os dados de 703 pacientes com BRD que foram submetidos ao TE e ao eco de estresse por indicação clínica. Estes pacientes tiveram acompanhamento por 4,1 ± 4,5 anos, tendo ocorrido 130 óbitos. Foram analisados a história de DAC, wall motion escore, o número de METs alcançados, o duplo produto e a variação da FEVE com o exercício. Nem a clínica nem o ECG positivo foram preditivos, sendo a redução da FEVE durante o esforço o principal fator preditivo dos eventos em portadores de BRD.

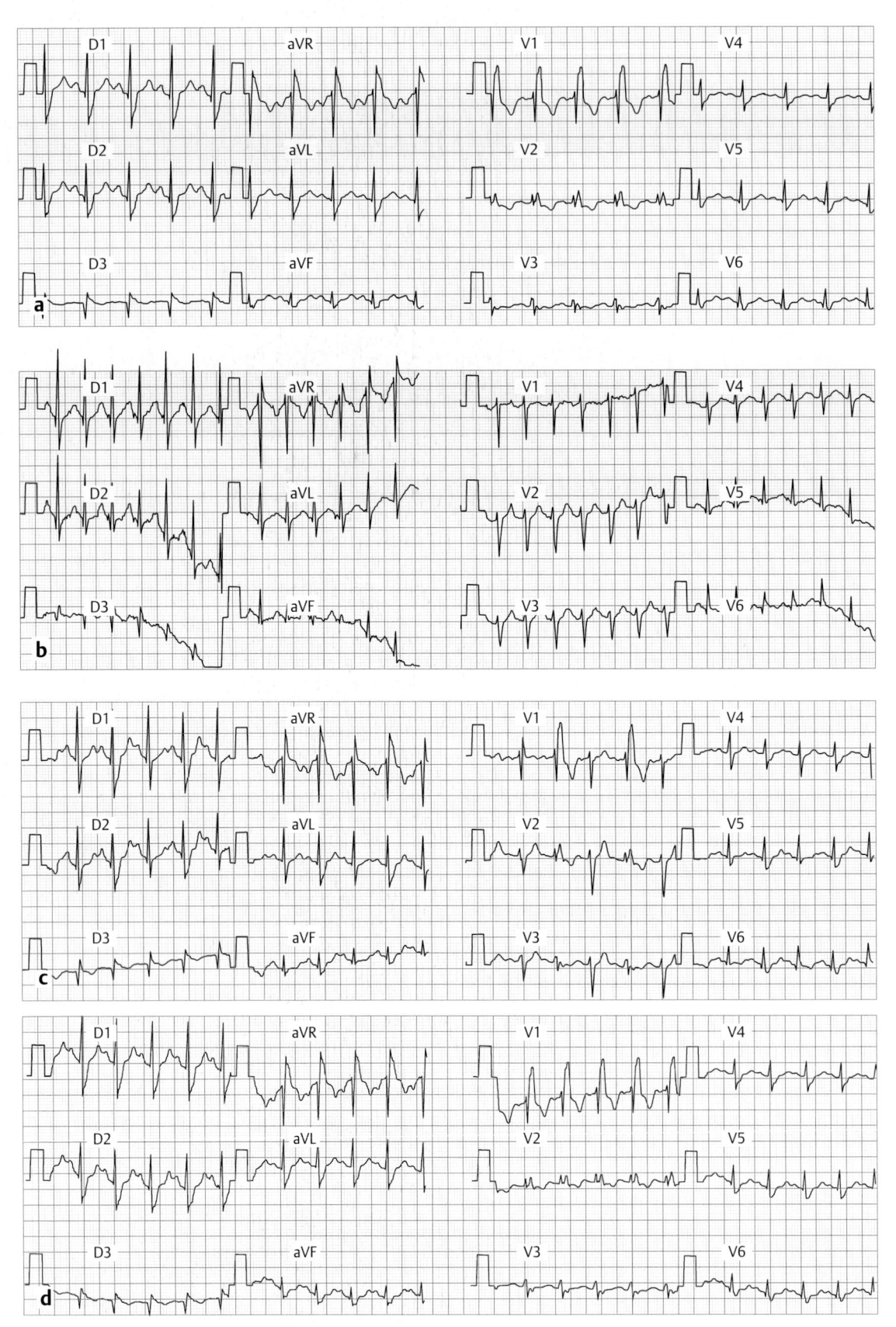

Fig. 11-5-21. (**a**) Basalmente havia BRD de grau III. (**b**) No pico do esforço, condução normal. (**c**) Quarto minuto do pós-esforço com intermitência da condução. (**d**) E no 6º minuto, retorno ao BRD.

CAPÍTULO 11 ■ TESTE DE EXERCÍCIO – ERGOMETRIA

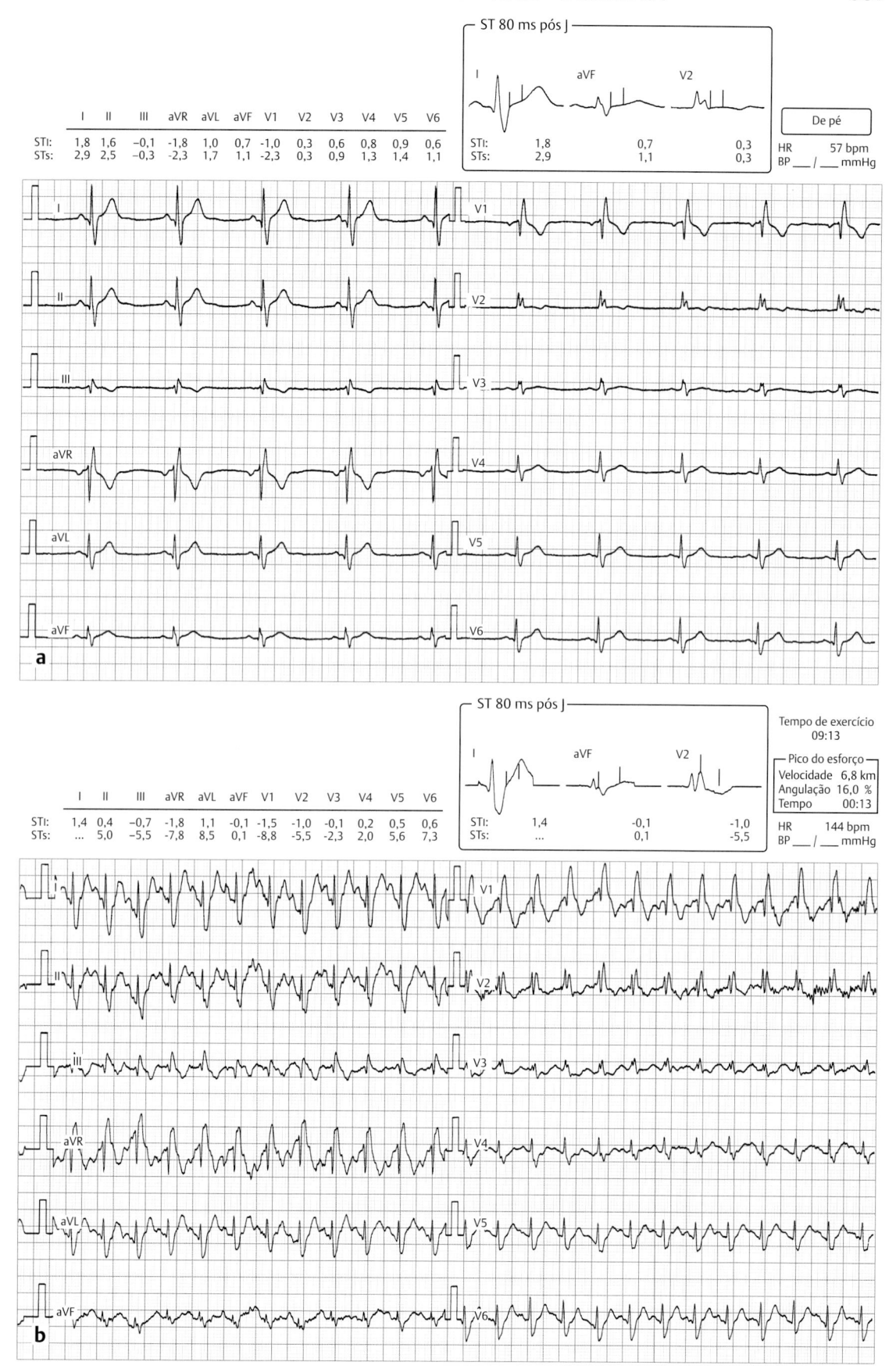

	I	II	III	aVR	aVL	aVF	V1	V2	V3	V4	V5	V6
STI:	1,8	1,6	−0,1	−1,8	1,0	0,7	−1,0	0,3	0,6	0,8	0,9	0,6
STs:	2,9	2,5	−0,3	−2,3	1,7	1,1	−2,3	0,3	0,9	1,3	1,4	1,1

ST 80 ms pós J

	I	aVF	V2
STI:	1,8	0,7	0,3
STs:	2,9	1,1	0,3

De pé
HR 57 bpm
BP ___ / ___ mmHg

	I	II	III	aVR	aVL	aVF	V1	V2	V3	V4	V5	V6
STI:	1,4	0,4	−0,7	−1,8	1,1	−0,1	−1,5	−1,0	−0,1	0,2	0,5	0,6
STs:	...	5,0	−5,5	−7,8	8,5	0,1	−8,8	−5,5	−2,3	2,0	5,6	7,3

ST 80 ms pós J

	I	aVF	V2
STI:	1,4	−0,1	−1,0
STs:	...	0,1	−5,5

Tempo de exercício 09:13

Pico do esforço
Velocidade 6,8 km
Angulação 16,0 %
Tempo 00:13

HR 144 bpm
BP ___ / ___ mmHg

Fig. 11-5-22. (**a**) Basalmente, o traçado mostra BRD de grau I/II. (**b**) No pico do esforço observa-se BRD de grau III. (Fonte: Arquivo de imagens dos autores.)

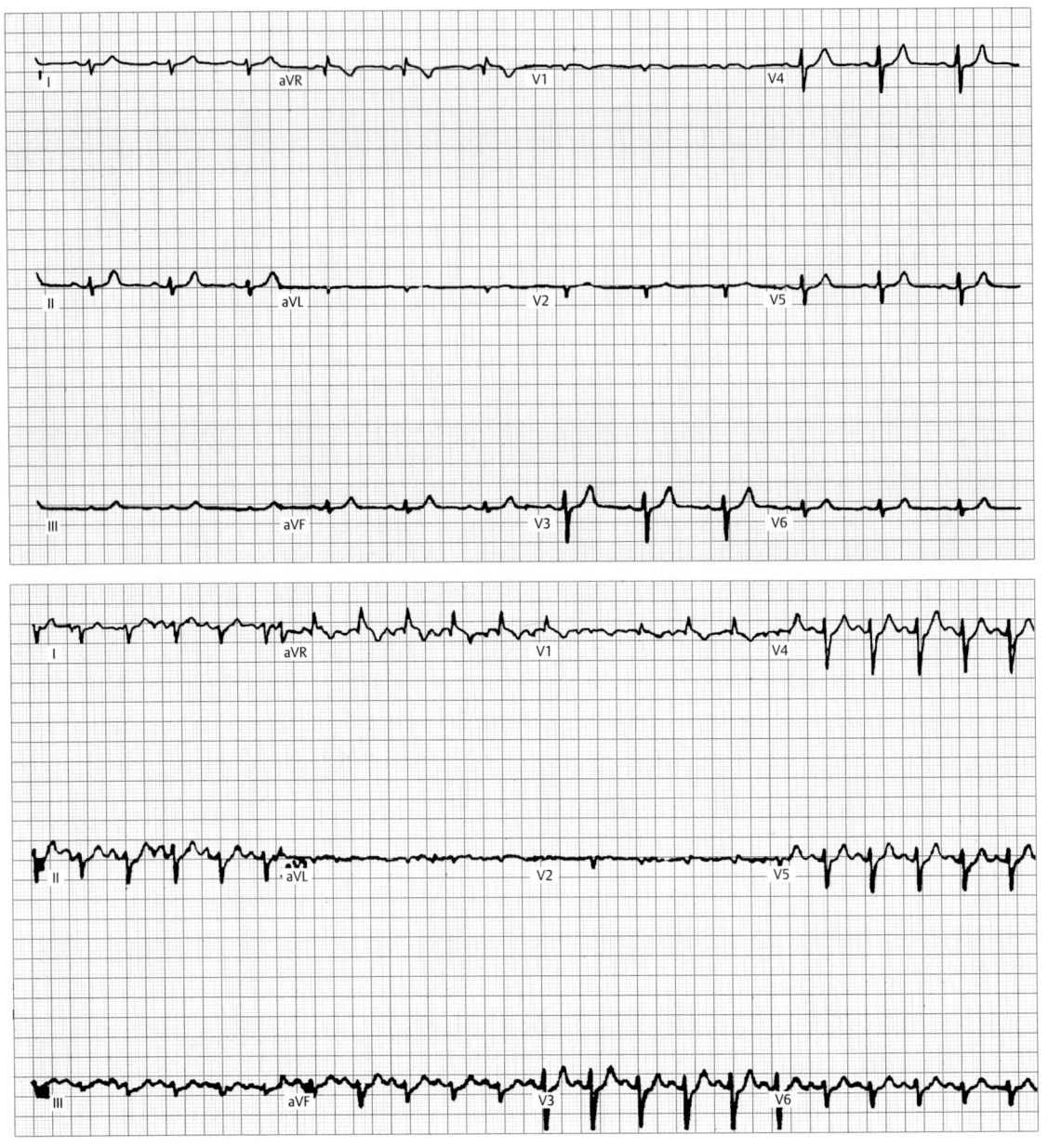

Fig. 11-5-23. ECG basal com padrão rS em V1.

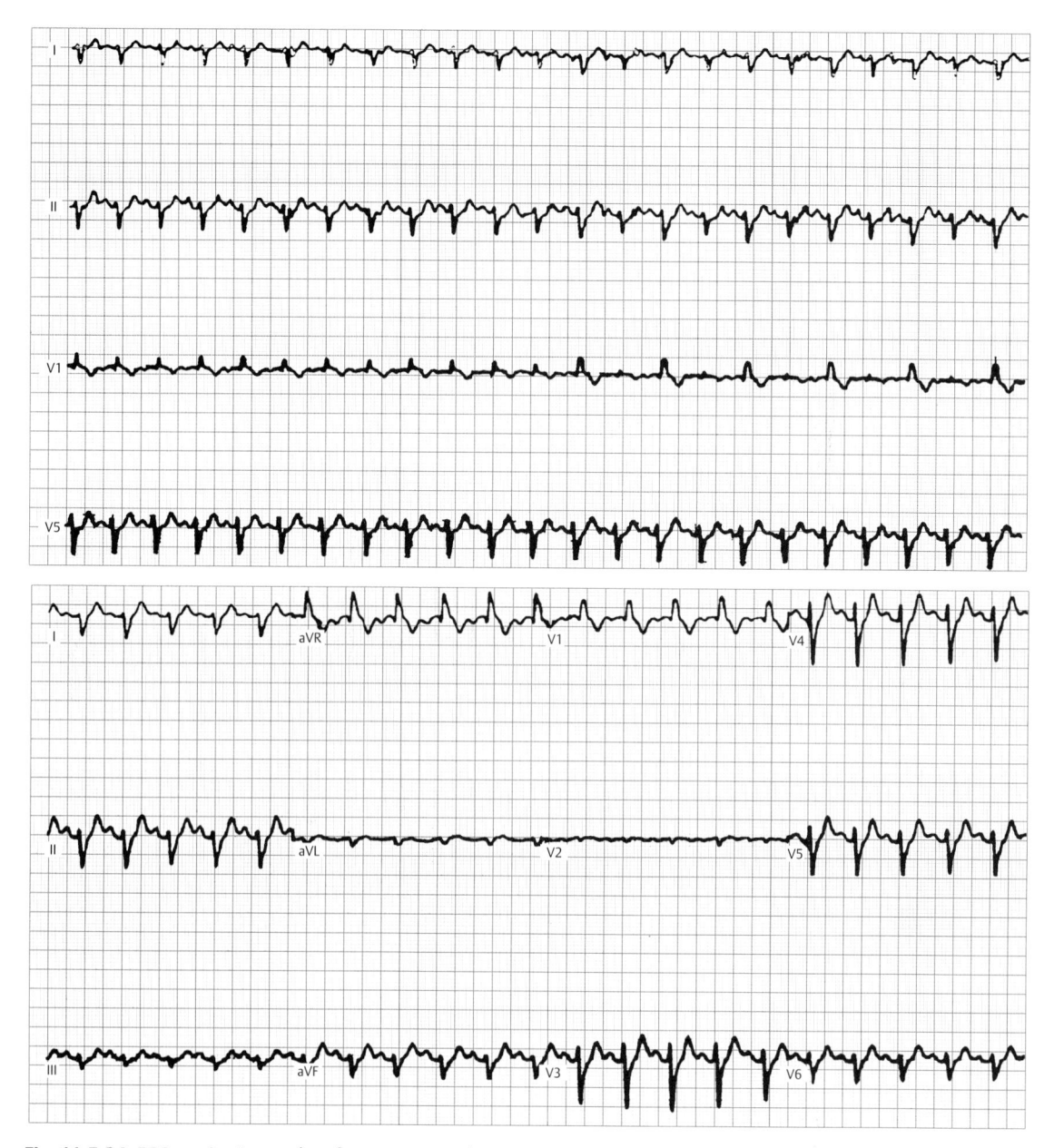

Fig. 11-5-24. ECG aos 3 minutos de esforço com BRD de grau II.

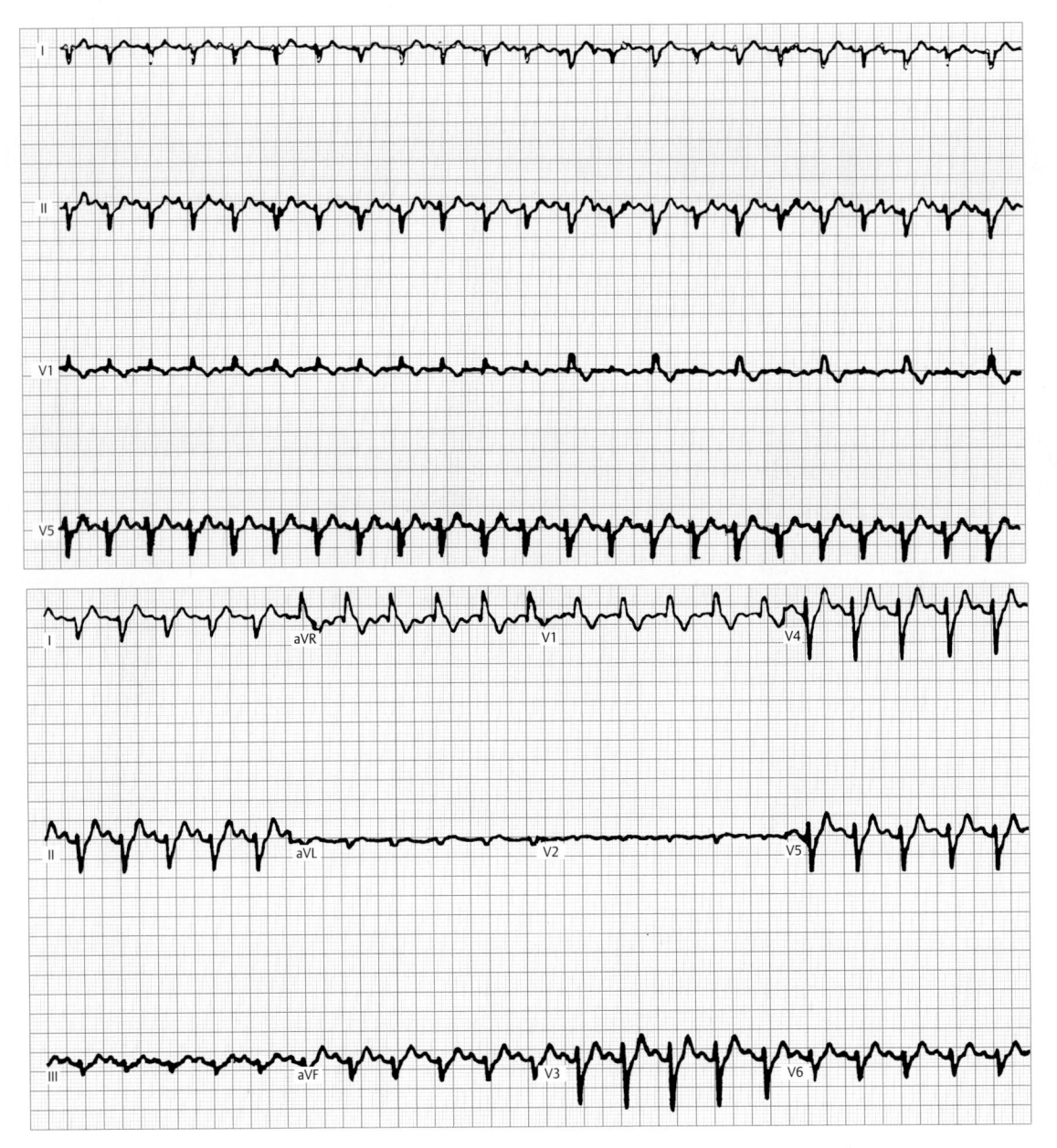

Fig. 11-5-25. Aos 3:12 de esforço o ECG mostra alternância de BRD graus II e III.

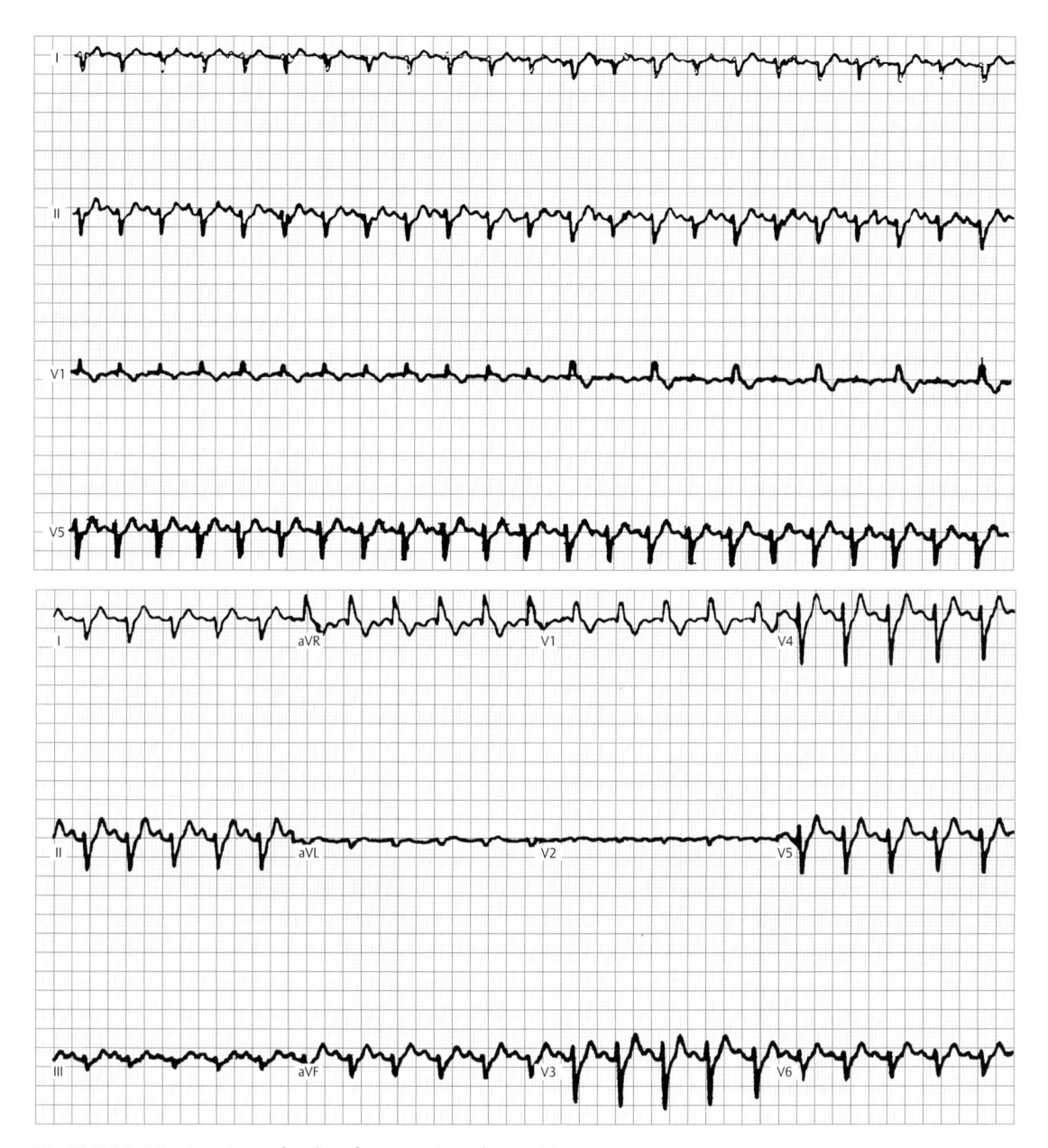

Fig. 11-5-26. Primeiro minuto do pós-esforço com BRD de grau III.

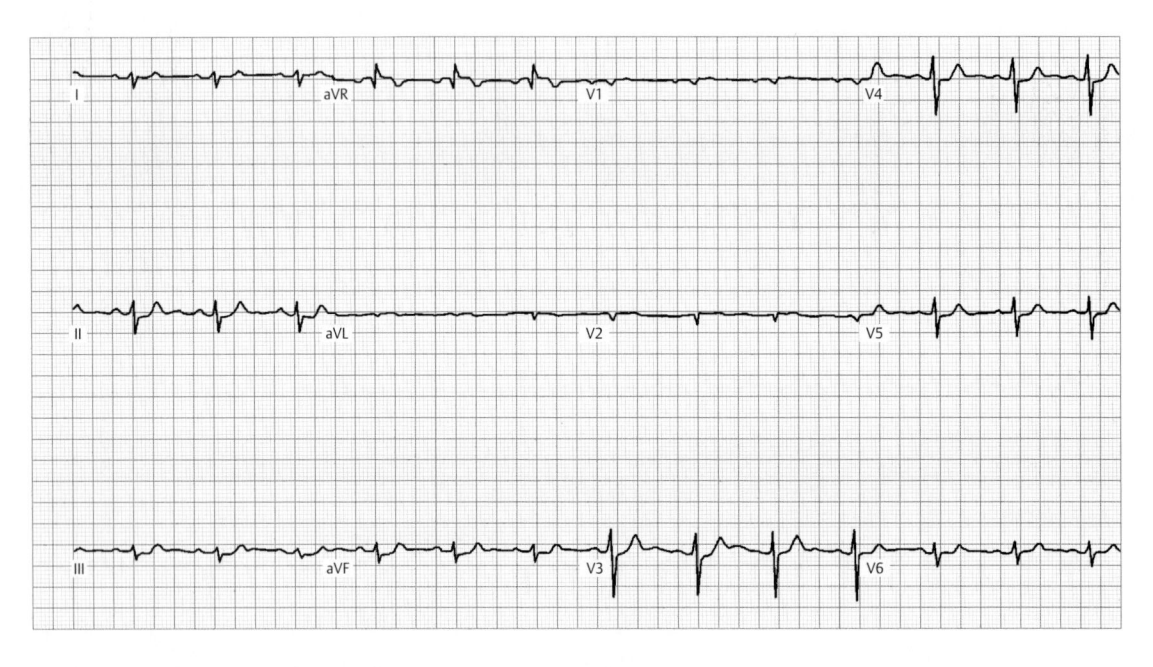

Fig. 11-5-27. Aos 3 minutos do pós-esforço ocorreu a regressão do BRD.

BLOQUEIO DIVISIONAL ANTEROSSUPERIOR

Dos distúrbios de condução desencadeados pelo esforço o Bloqueio Divisional Anterossuperior (BDAS) é o mais comum em nossa casuística, apresentando-se com importante rotação do eixo elétrico para a esquerda. Acreditamos que este bloqueio seja do tipo frequência-dependente.

Na **Figura 11-5-28** observa-se um caso de BDAS no traçado basal que sofre rotação do eixo elétrico com a taquicardia do esforço, com desaparecimento do padrão de bloqueio.

Uma associação também observada com certa frequência no teste ergométrico é o BDAS + BRD. Na **Figura 11-5-29** observa-se no traçado basal o padrão de BDAS (A). Com o esforço desenvolve-se, também, BRD de grau III (B) e retornando ao BDAS no pós-esforço (C). Mais raramente pode-se observar a evolução do BDAS para BRE de grau III (**Fig. 11-5-30**).

Oliveros et al.[50] e Boran et al.[20] verificaram que a associação de distúrbio da condução durante o teste ergométrico, precordialgia e alterações isquêmicas tem alta correlação com lesão de coronária descendente anterior. Nesse grupo de pacientes o distúrbio de condução mais frequente foi o BDAS. Kodama et al. verificaram que a ocorrência transitória do desvio do eixo elétrico para a esquerda durante o teste ergométrico ou durante a angioplastia coronariana, concomitante com infradesnível de ST, é fortemente sugestivo de DAC significativa acometendo a porção proximal da coronária descendente anterior.[51]

Foi descrito um interessante caso em que o BDAS induzido pelo esforço foi revertido com trinitrato de glicerila. A cinecoronariografia realizada após o TE mostrou obstrução de 90% na artéria descendente anterior e houve regressão do BDAS IE após a revascularização.[52]

O prognóstico do BDAE isolado em repouso é incerto, e o BDAS IE é desconhecido. Os TE em pacientes com BDAE isolado são frequentemente anormais, sugerindo que haja uma associação à DAC significativa. Há a probabilidade de o BDAS IE ser um sinal de DAC com comprometimento da artéria descendente anterior.[53]

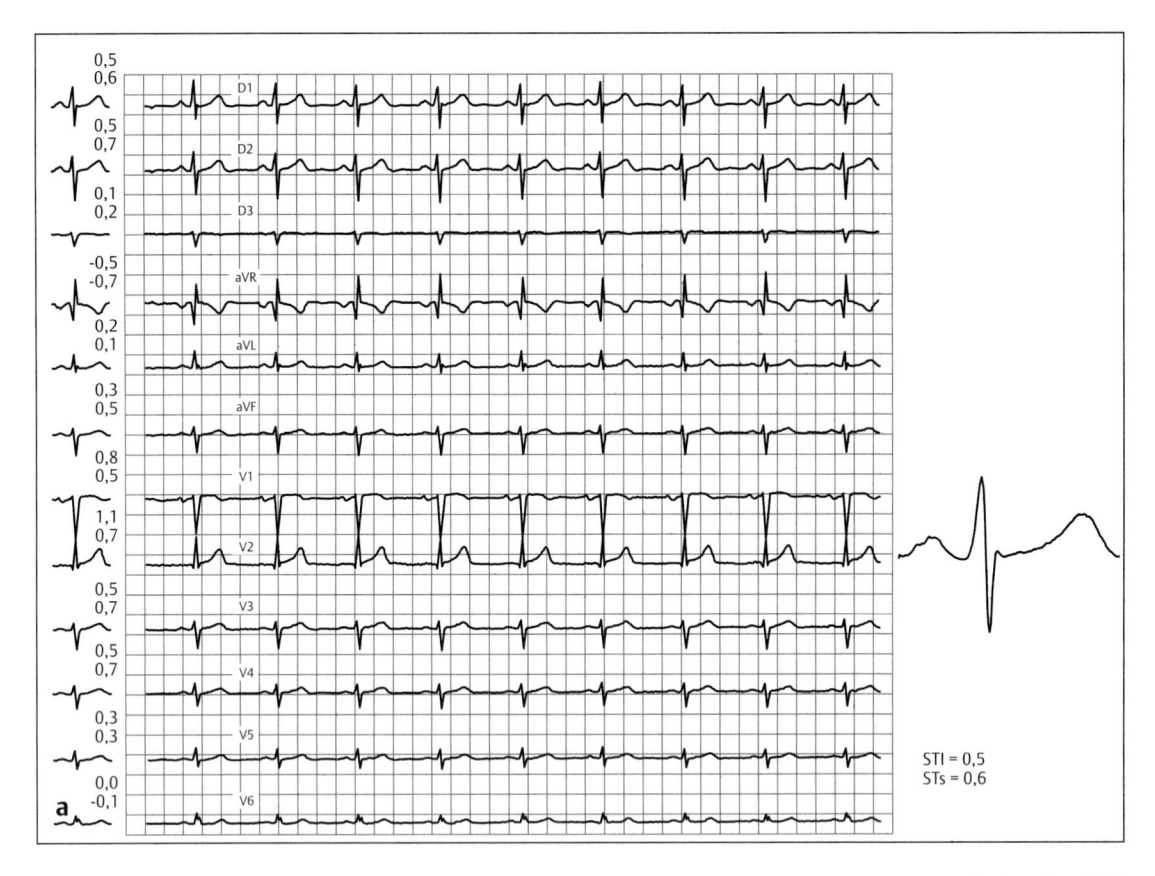

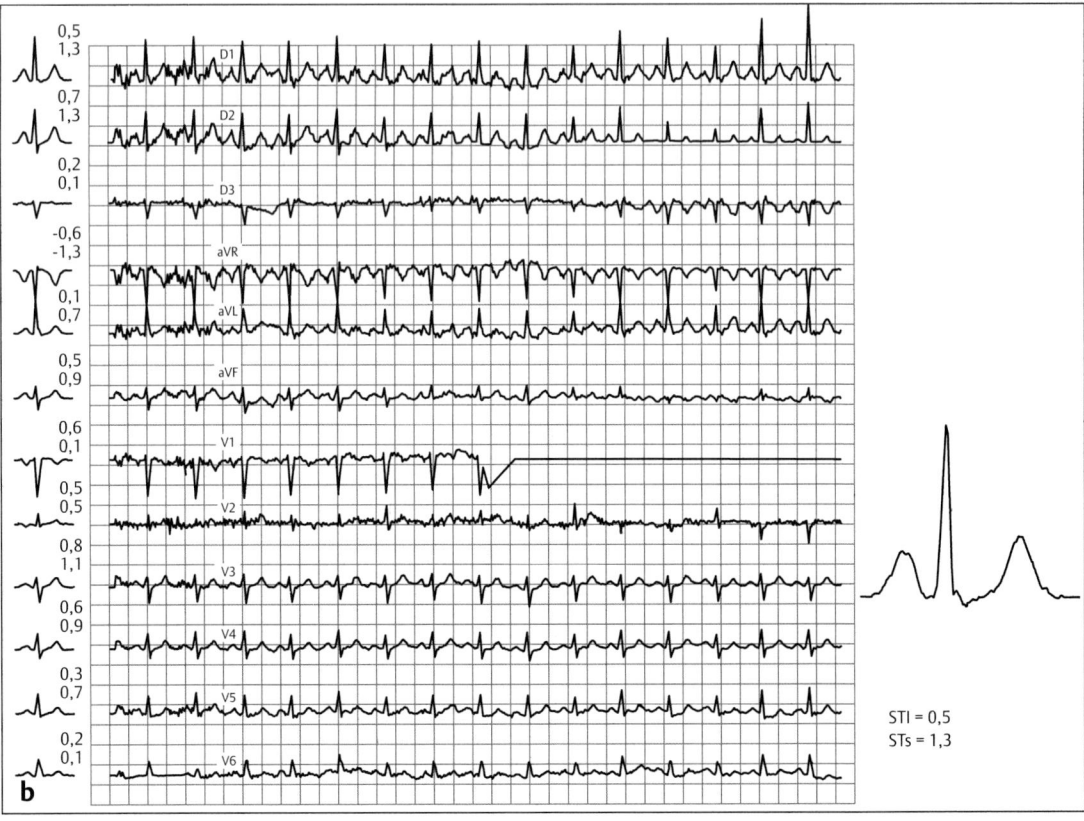

Fig. 11-5-28. (a) No traçado basal, observa-se padrão de HBAE. (b) No pico do esforço, houve regressão do padrão de HBAE. *(Continua.)*

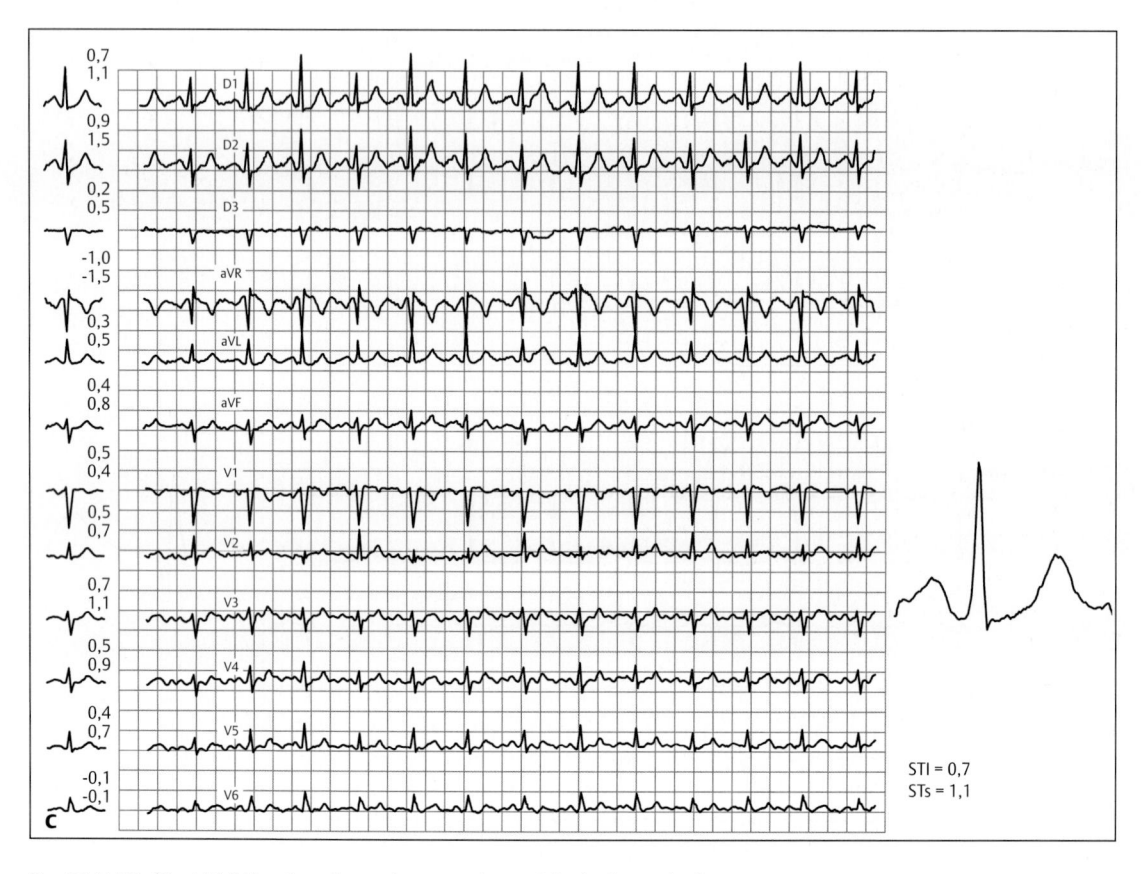

Fig. 11-5-28. *(Cont.)* **(c)** No pós-esforço observa-se intermitência de condução.

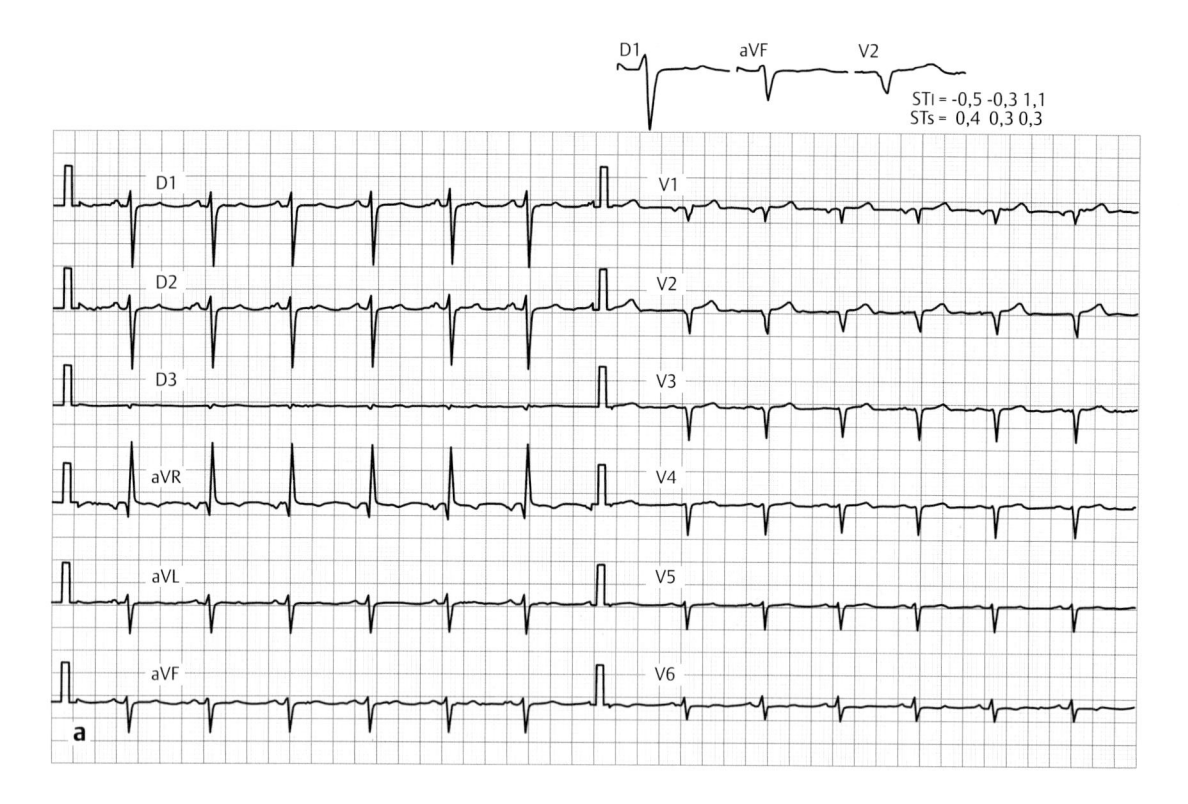

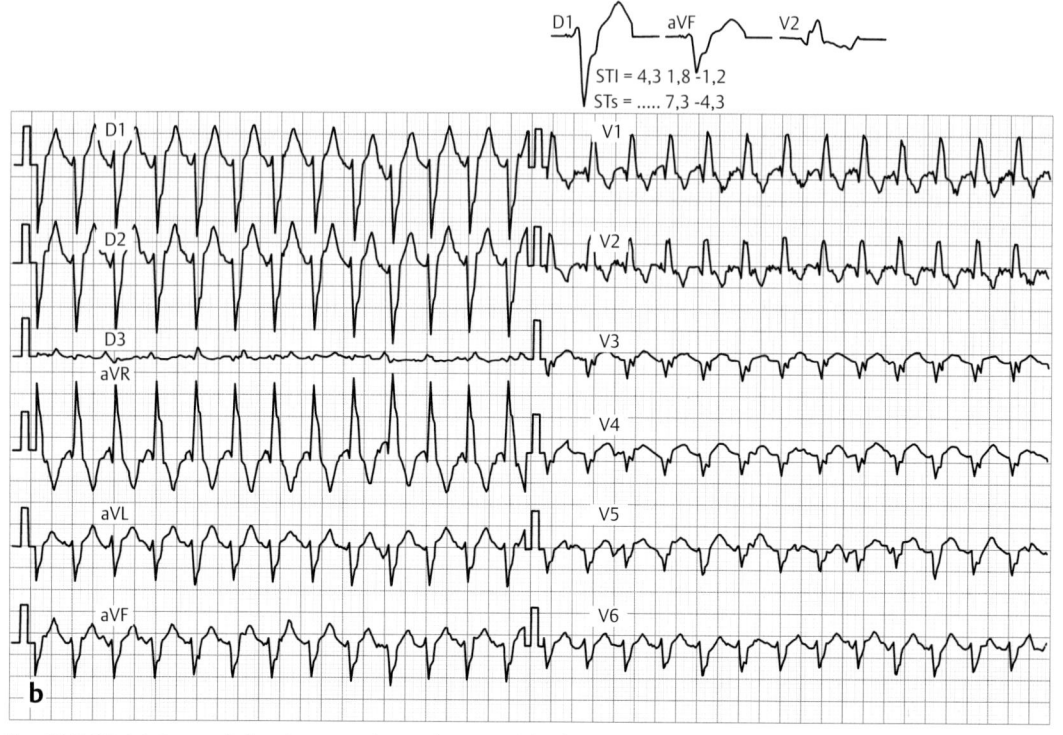

Fig. 11-5-29. (a) O traçado basal mostra desvio do eixo médio de QRS para a esquerda. (b) No 7º minuto do esforço instalou-se o BRD. *(Continua.)*

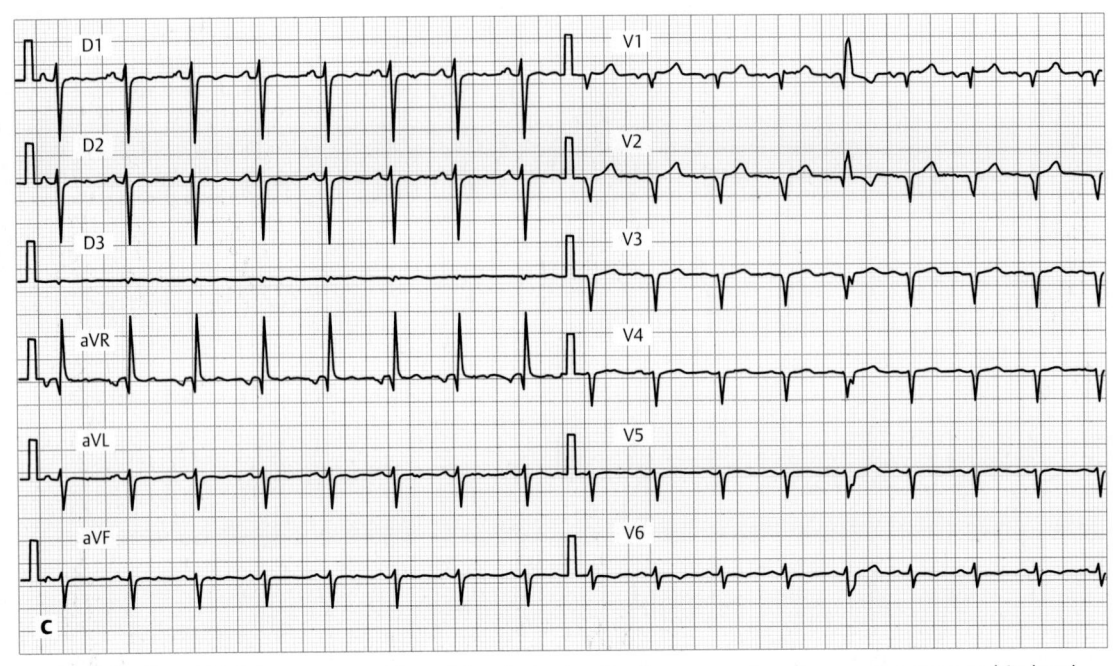

Fig. 11-5-29. *(Cont.)* (c) Que semanteve até o quinto minuto do pós-esforço, quando voltou a apresentar o padrão basal.

BLOQUEIO DIVISIONAL POSTEROINFERIOR

Com certeza é a condição mais rara de distúrbio de condução induzido pelo exercício. Madias et al.[54] descreveram o caso de um paciente de 75 anos com lesão coronariana de 2 vasos, que desenvolveu BDPI durante o TE. A anormalidade da condução intraventricular mostrou uma alternância entre a condução normal e BDPI, sendo normalizado no primeiro minuto do pós-esforço. Tanto o TE quanto a cintilografia com Tálio-201 revelaram isquemia miocárdica severa.

RITMO JUNCIONAL

Em três casos verificamos a mudança de comando do marca-passo, passando de ritmo sinusal para ritmo juncional. Como não houve alterações isquêmicas associadas à mudança do marca-passo, estes pacientes não foram levados a estudo cineangiocoronariográfico (**Figs. 11-5-31 e 11-5-32**).

Na **Figura 11-5-33** observa-se um caso de taquicardia juncional sustentada.

OO et al.[55] mostraram o caso de uma paciente de 65 anos, com dor precordial que foi submetida ao TE para a devida avaliação (**Fig. 11-5-34**). Ele atingiu 5 minutos no Protocolo de Bruce, com equivalente metabólico de 7 METs. Durante a fase de recuperação, a paciente desenvolveu ritmo juncional seguido de síncope, sendo imediatamente instituído o tratamento adequado, tendo-se recuperado sem complicações (**Fig. 11-5-35**).

Frente ao evento isolado de bradicardia após o esforço, os aa. optaram por realizar um monitoramento cardíaco mais longo em vez de implantar um marca-passo permanente. Foi instalado um equipamento de Holter por *looping*, sendo que a paciente não apresentou outros episódios de bradiarritmia desde a alta hospitalar.

As evidências na literatura a cerca de como manusear uma dissociação AV induzida pelo esforço, com aparecimento de ritmo juncional, permanecem carentes de esclarecimento.

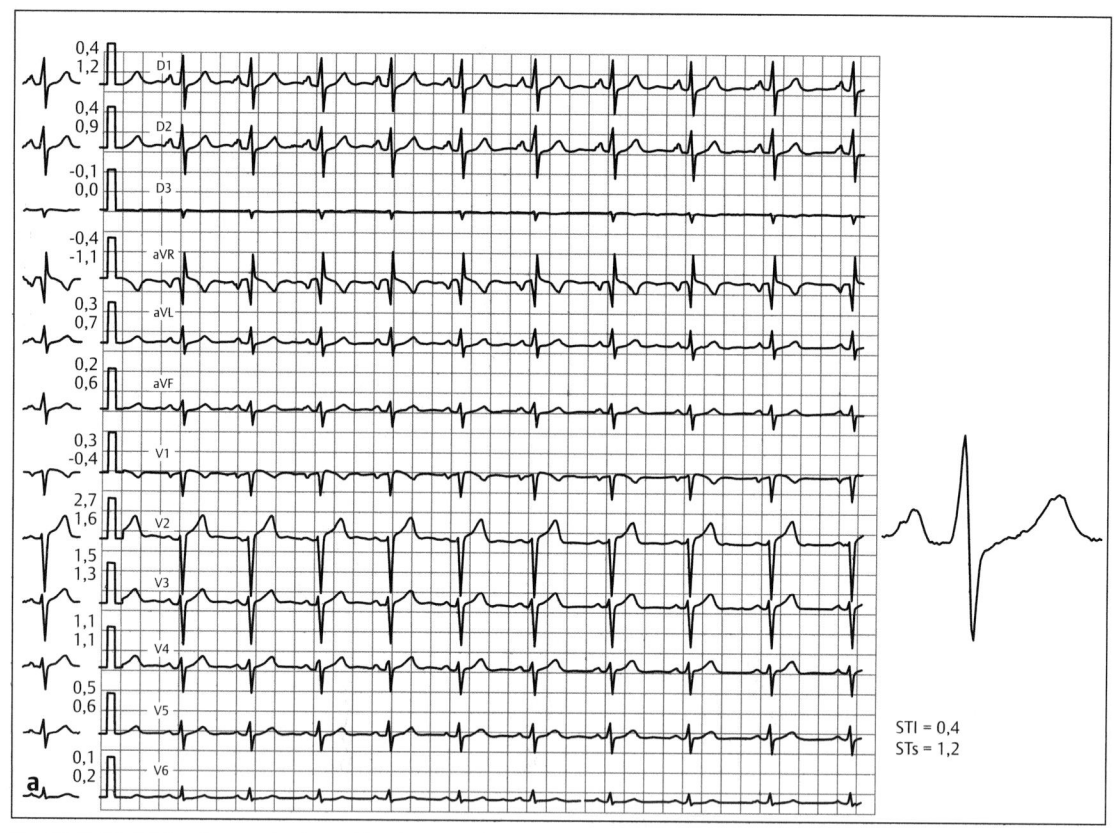

Fig. 11-5-30. (a) Basalmente havia padrão de HBAE. *(Continua.)*

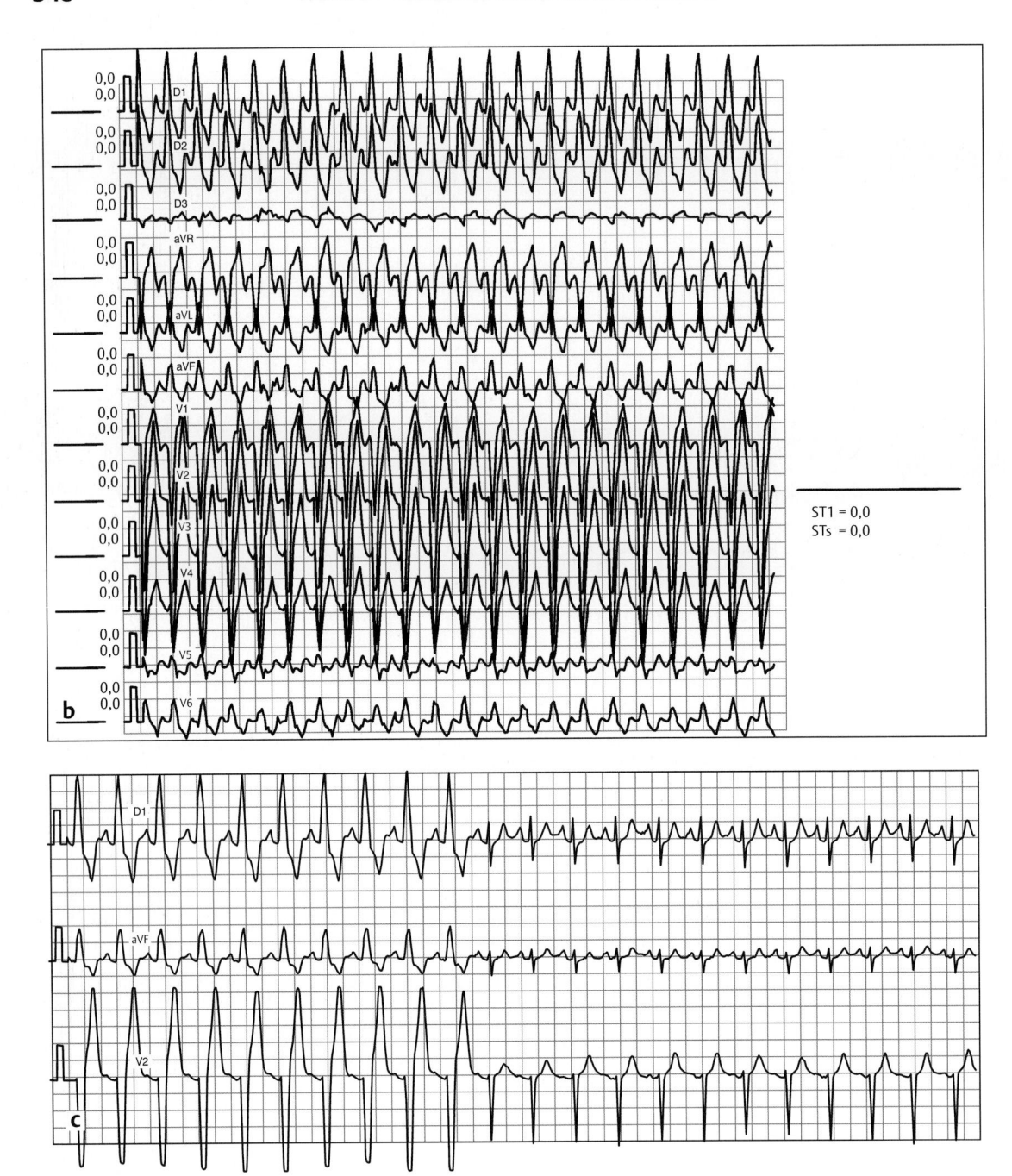

Fig. 11-5-30. *(Cont.)* (**b**) No início do 4º estágio instalou-se BRE de grau III. (**c**) Que se manteve até o 3º minuto do pós-esforço.

STI = 2,5 1,0 2,2
STs = 1,9 0,7 1,5

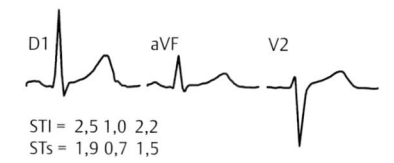

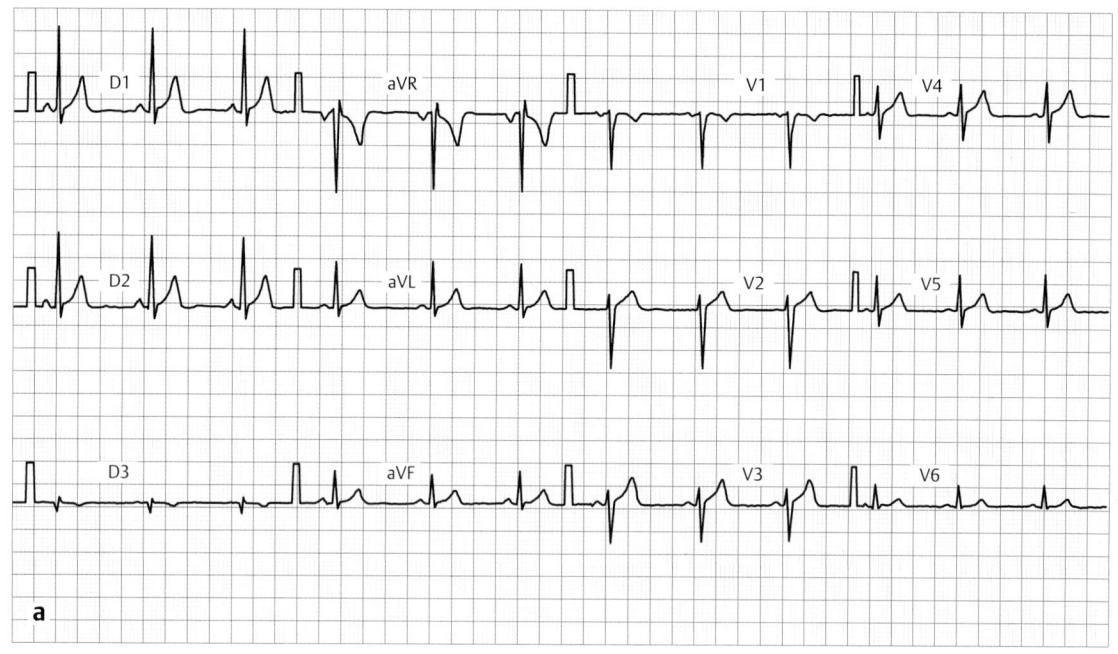

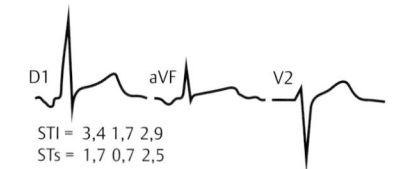

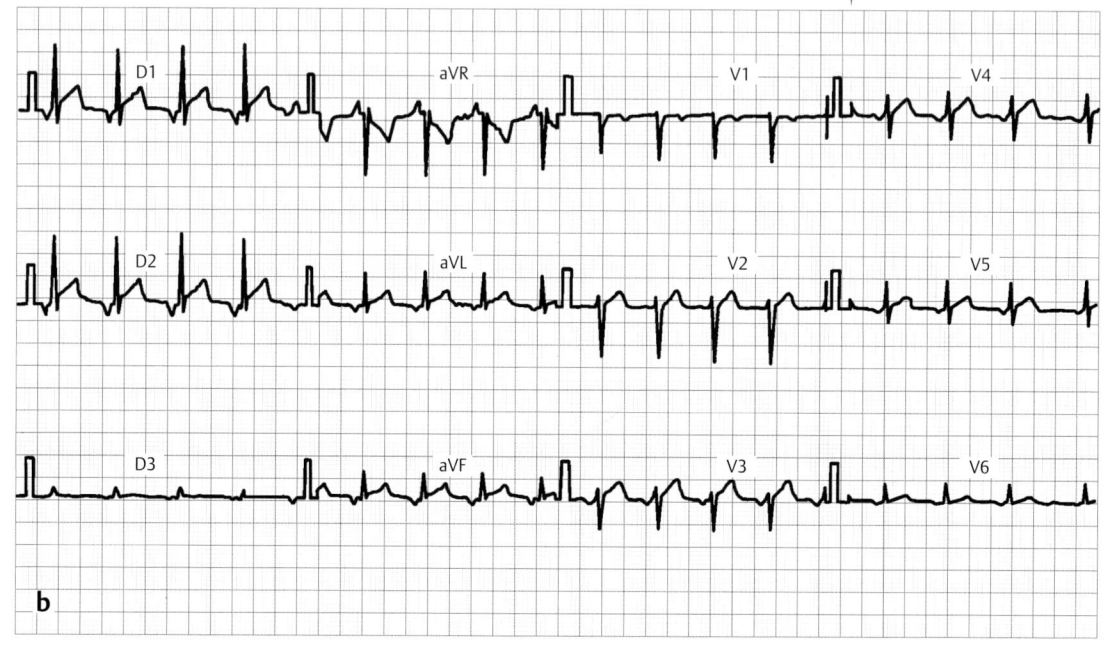

STI = 3,4 1,7 2,9
STs = 1,7 0,7 2,5

Fig. 11-5-31. (a) ECG basal normal. (b) Na hiperventilação observou-se ritmo juncional. *(Continua.)*

D1 aVF V2
STI = 4,2 1,1 4,2
STs = 8,4 3,0 3,8

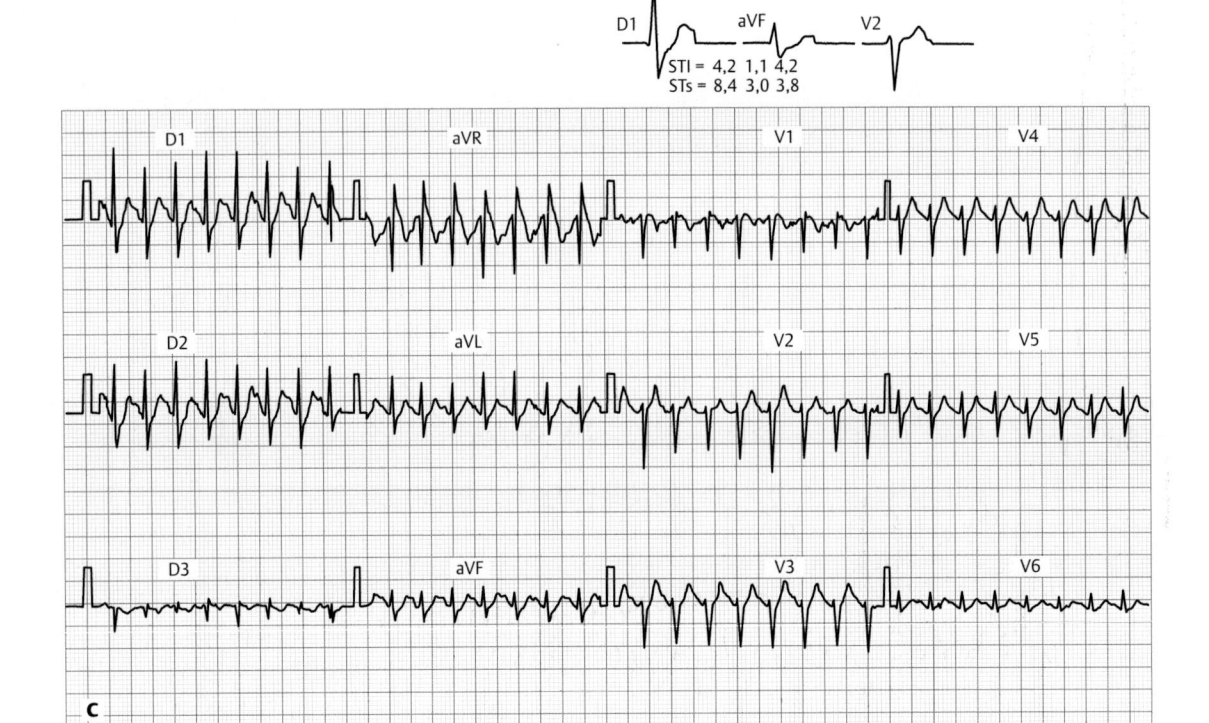

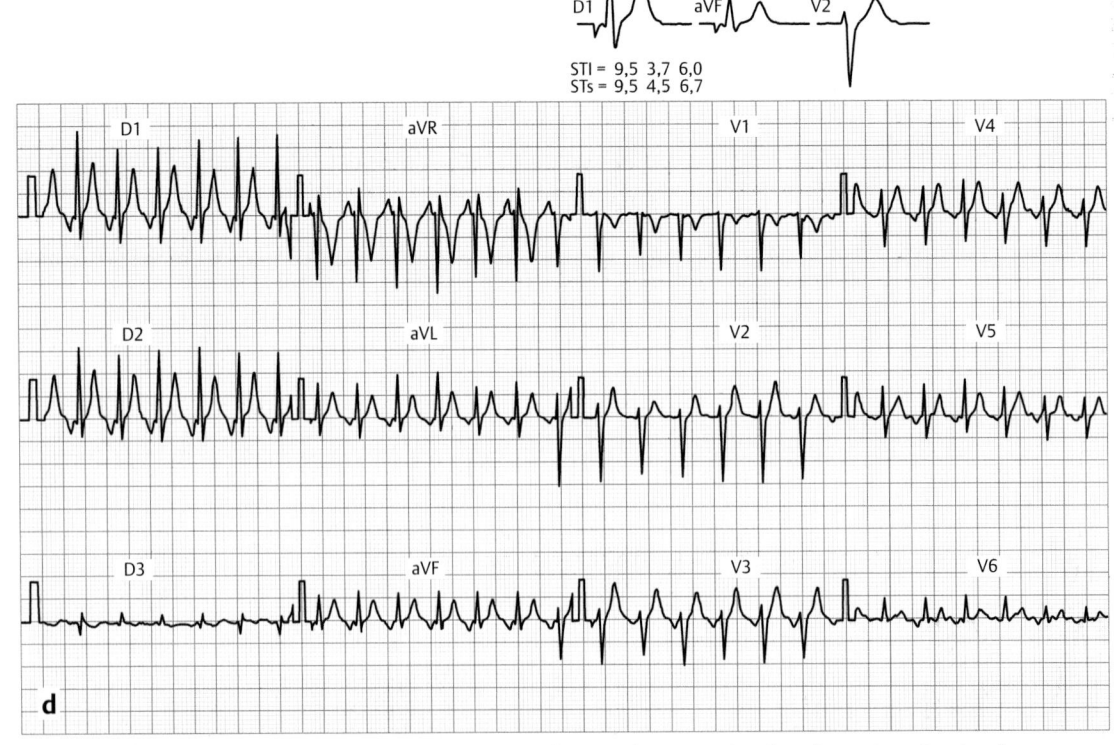

D1 aVF V2
STI = 9,5 3,7 6,0
STs = 9,5 4,5 6,7

Fig. 11-5-31. *(Cont.)* **(c)** Pico do esforço com ritmo sinusal. **(d)** Segundo minuto do pós-esforço, ritmo juncional.

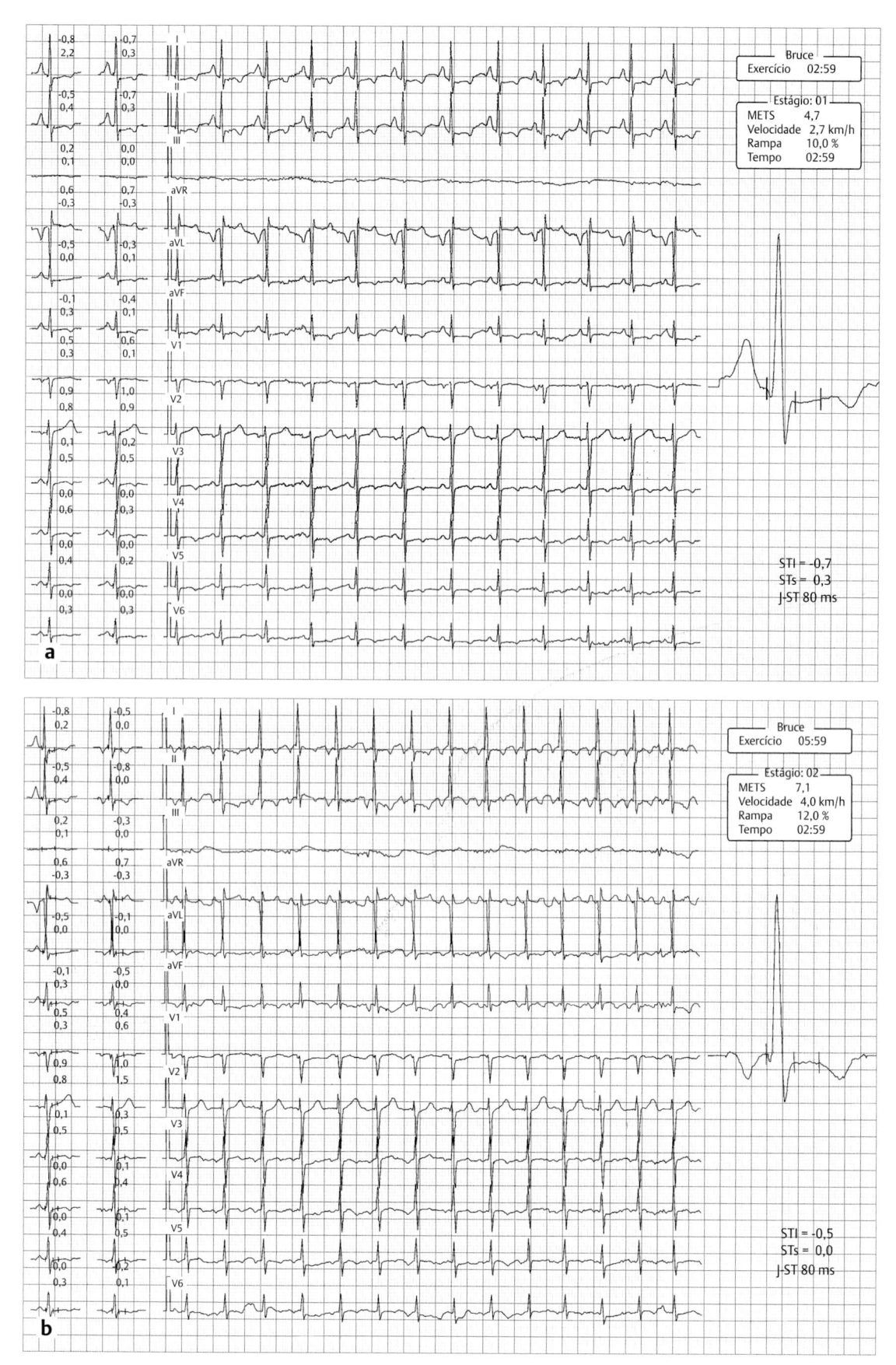

Fig. 11-5-32. (a) Primeiro estágio do esforço em ritmo sinusal. (b) No 2º estágio do esforço observa-se negativação da onda P. *(Continua.)*

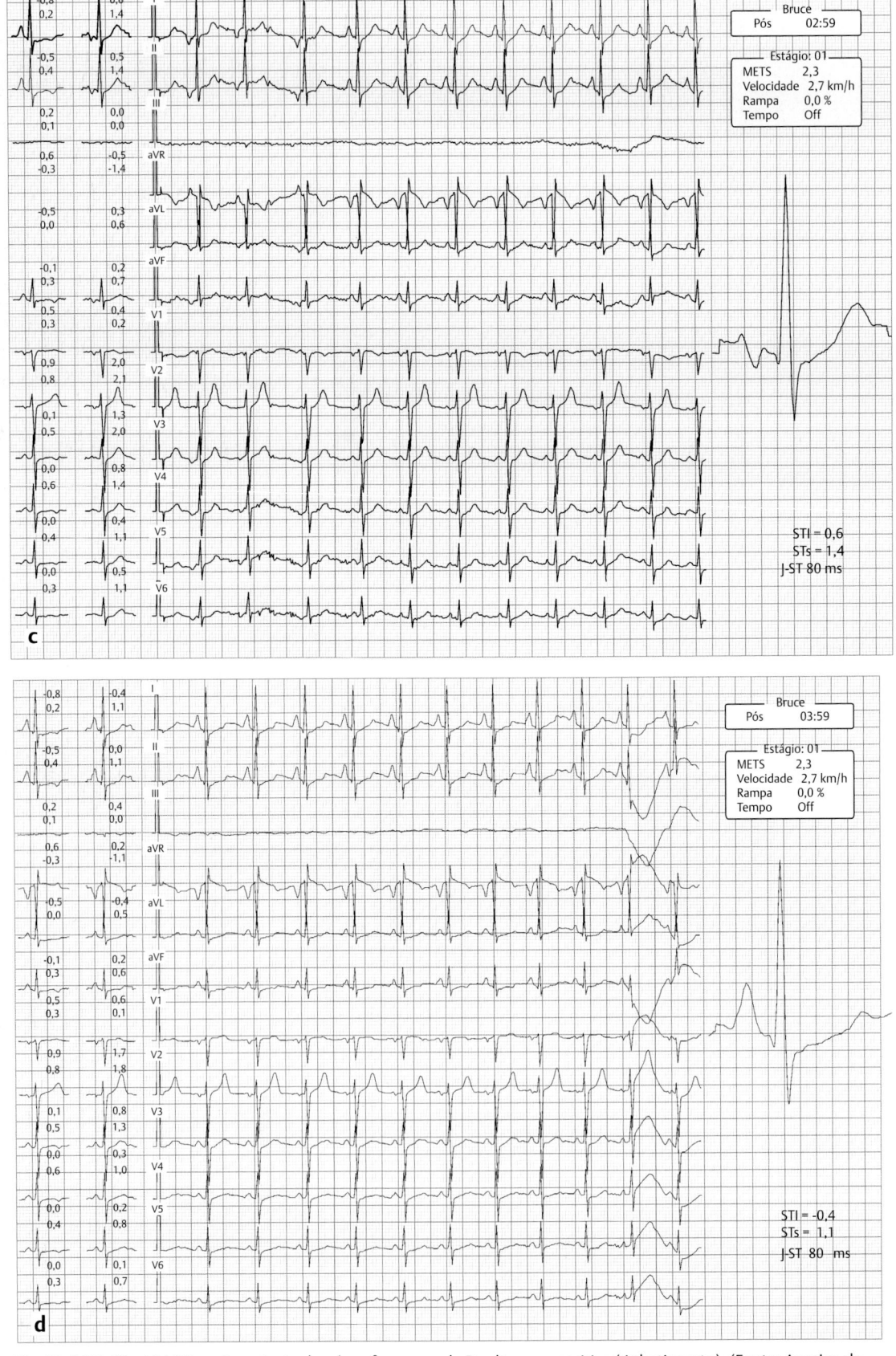

Fig. 11-5-32. *(Cont.)* (c) Terceiro minuto do pós-esforço a onda P volta a ser positiva (4º batimento). (Fonte: Arquivo de imagens dos autores.

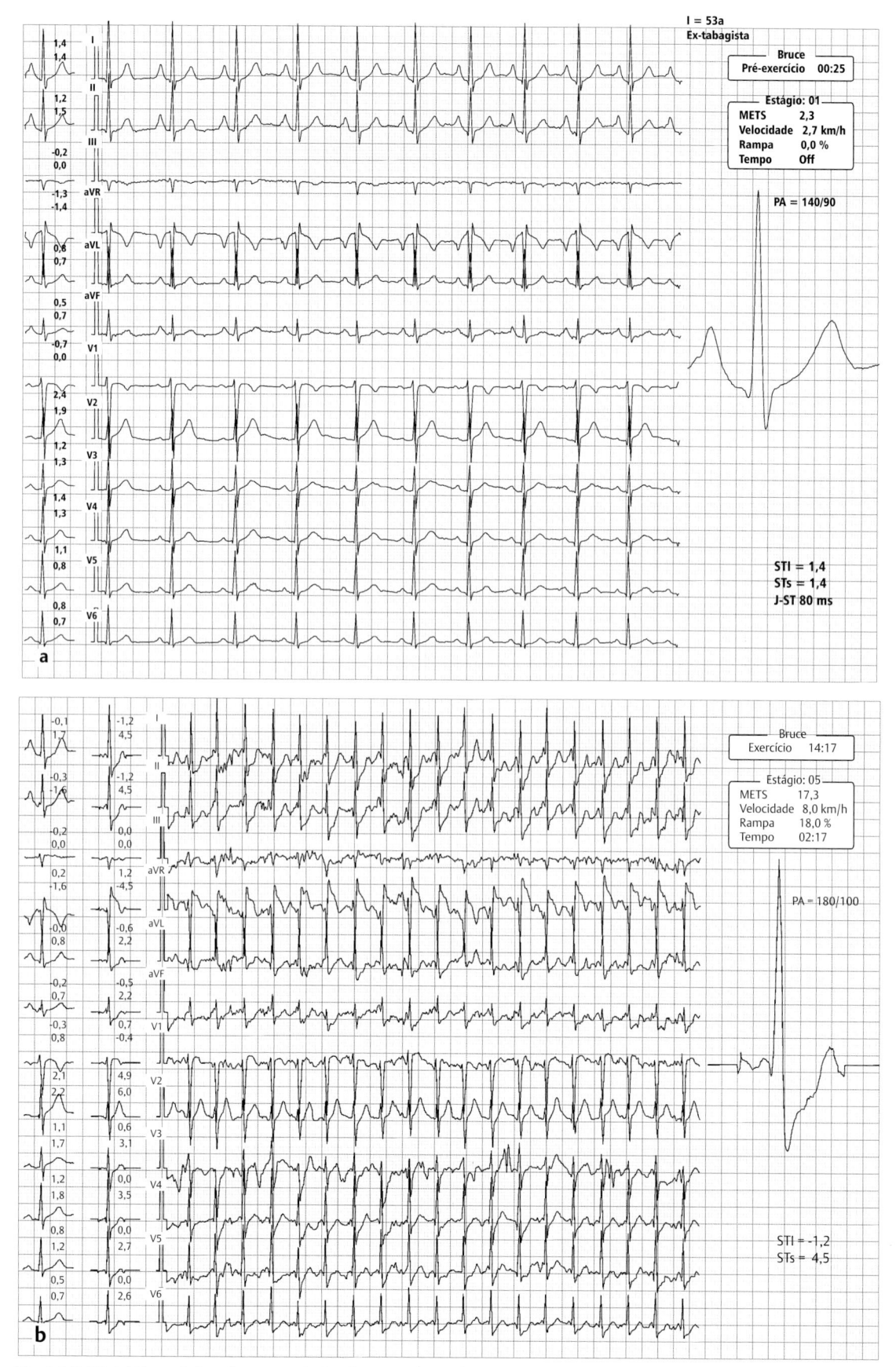

Fig. 11-5-33. (**a**) Traçado basal com repolarização normal e onda P ampla. (**b**) No pico do esforço, taquicardia juncional sustentada (QRS estreito). *(Continua.)*

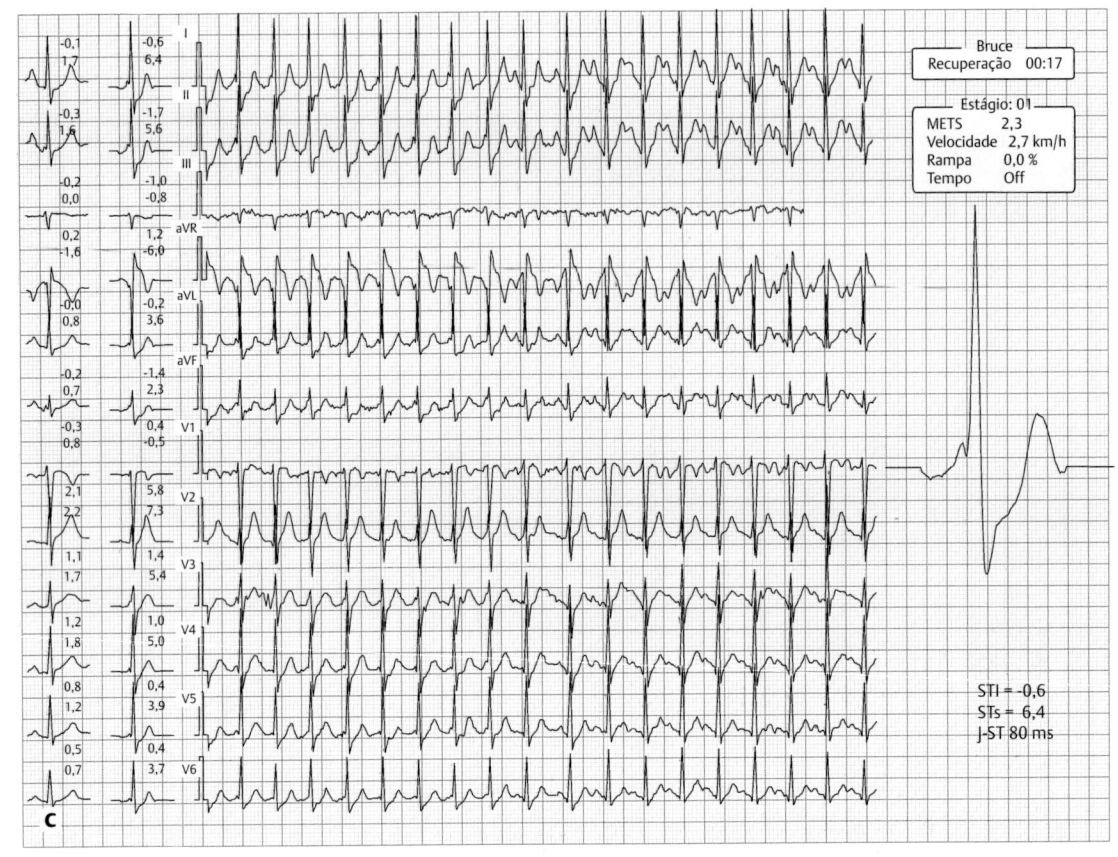

Fig. 11-5-33. *(Cont.)* (C) Pós-esforço imediato com transição entre ritmo juncional e ritmo sinusal. *(Continua.)*

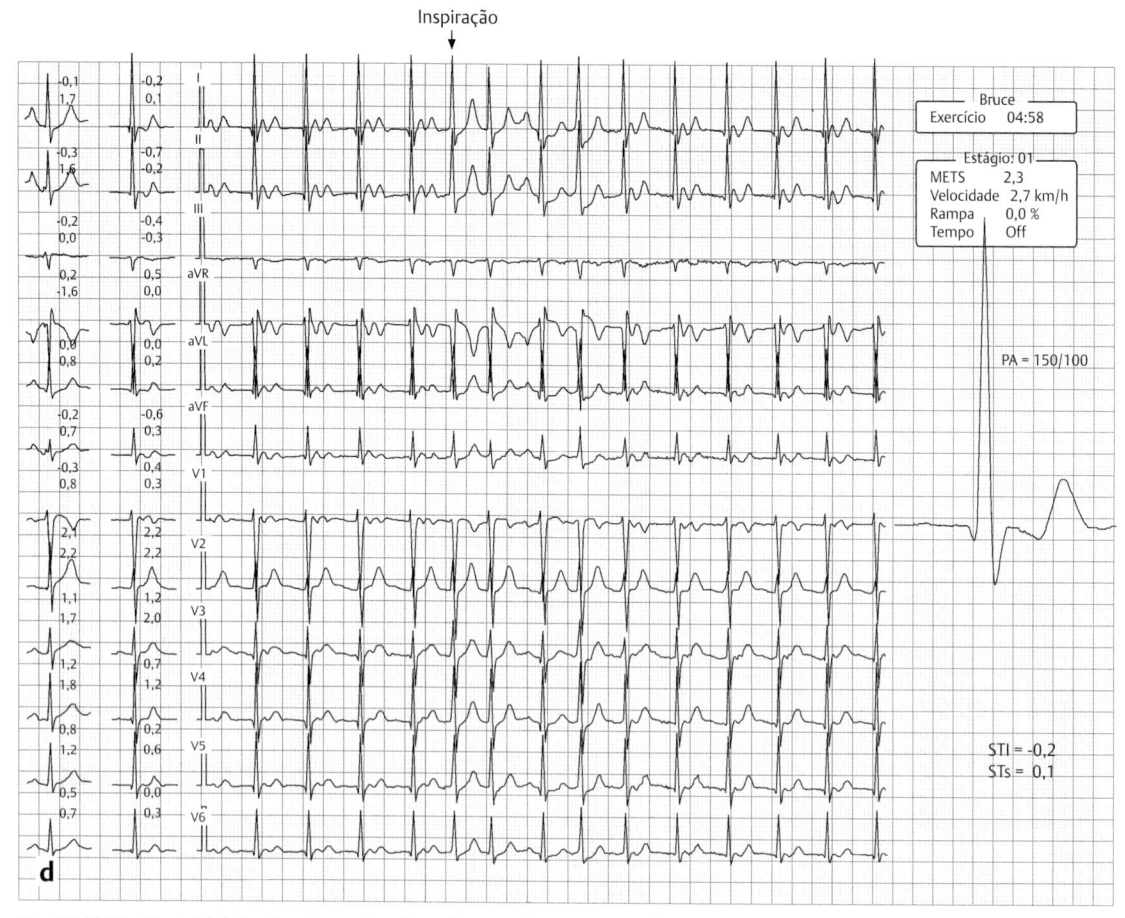

Fig. 11-5-33. *(Cont.)* (**d**) No 5º minuto do pós-esforço após inspiração observa-se ritmo sinusal E. No 7º minuto do pós-esforço observa-se onda delta e infradesnível de ST. (Fonte: Arquivo de imagens dos autores.)

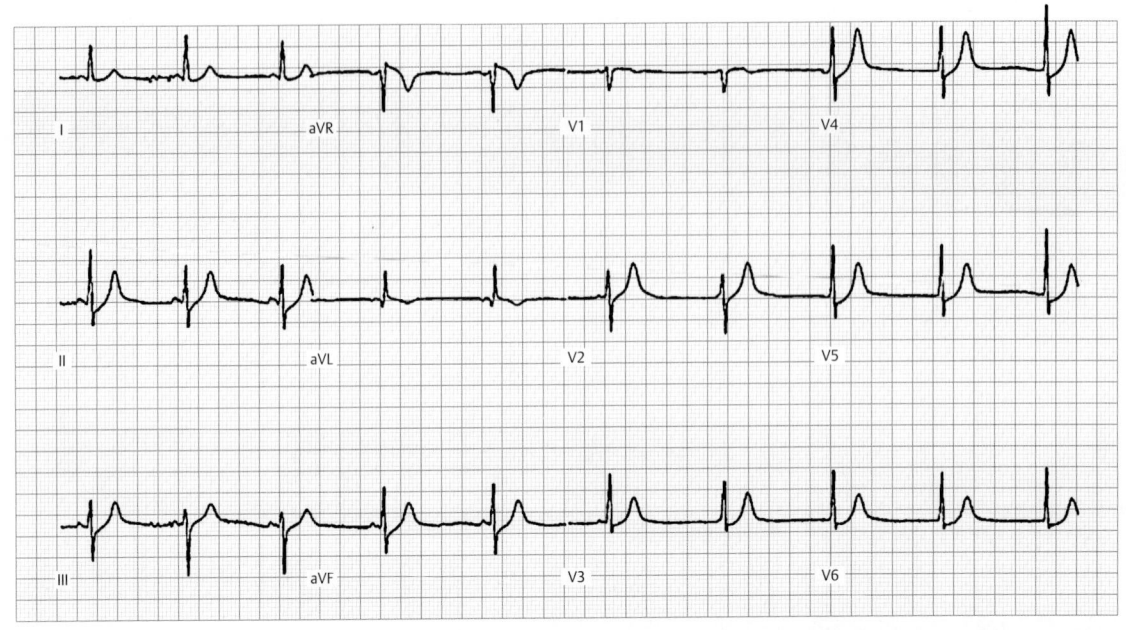

Fig. 11-5-34. O ECG em repouso mostra bradicardia sinusal e alterações inespecíficas da onda T.

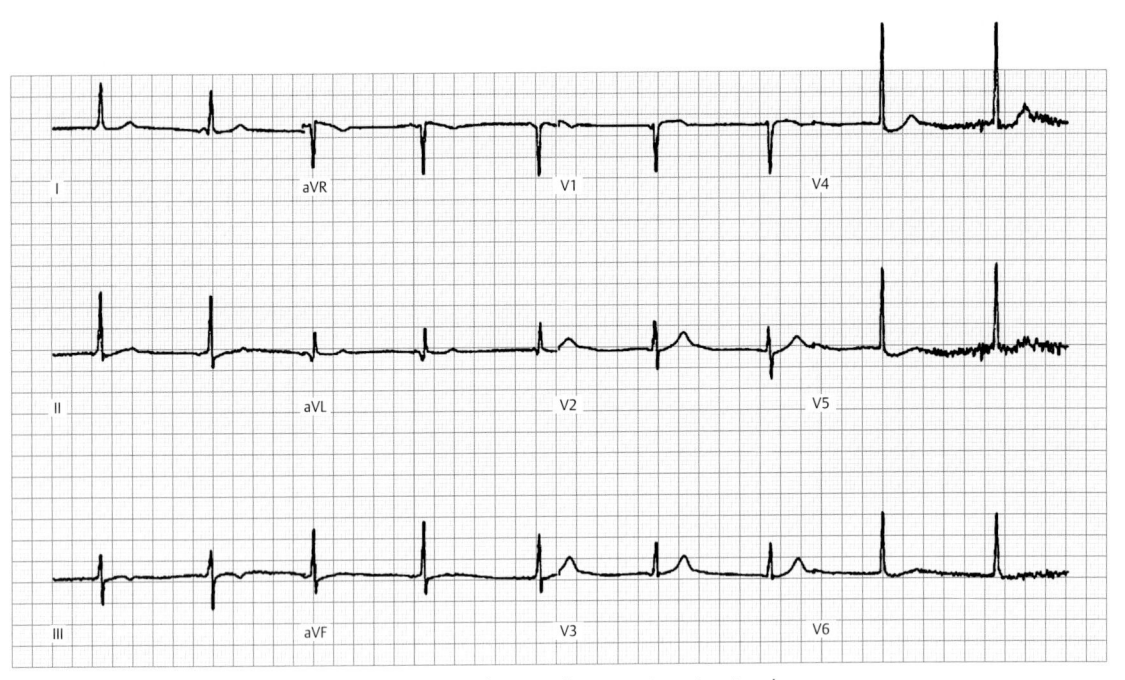

Fig. 11-5-35. Na recuperação, a 1 minuto e 19 segundos, instalou-se o ritmo juncional.

REFERÊNCIAS BIBLIOGRÁFICAS

1. Aizawa Y, Kawamura A. Exercise-induced atrioventricular block intern med. 2021;60(6):827-28.
2. Anderegg M, Schwick N, Schmid JP. Suddenly occurring exercise intolerance. Schweiz Rundsch Med Prax. 2007;96(38):1435-8.
3. Tasaki H, Nagao S, Nakamizo R, et al. Correlation between transient hypotension and exclusively exercise-induced symptoms of two-to-one atrioventricular block. Intern Med. 2021;60:891-6.
4. Bonikowske AR, Barout A, Fortin-Gamero S, Barrillas MI, et al. Frequency and characteristics of exercise-induced second-degree atrioventricular block in patients undergoing stress testing. J Electrocardiol. 2019;54:54-60.
5. Kurita T, Nogami A, Abe H, et al. 2018 JCS/JHRS Guideline on Non-Pharmacotherapy of Cardiac Arrhythmias.
6. Gooch AS, Evans JM. Extended applications of exercise electrocardiography. Med Am DC. 1969;38:80.
7. Medeiros A, Iturralde P, Millán F, Colín L, et al. A complete atrioventricular block during exertion. Arch Inst Cardiol Mex.1999;69(3):250-7.
8. Vilela EM, Torres S, Gonçalves H, Primo J, Teixeira M, Braga P. Complete atrioventricular block during exercise: New insights from an old test. Monaldi Arch Chest Dis. 2019 Jan 29;89(1).
9. Soar J, Nolan JP, Böttiger BW, Perkins GD, Lott C, Carli P, et al. European Resuscitation Council Guidelines for Resuscitation 2015: Section 3. Adultadvanced life support. Resuscitation. 2015;95:100-47.
10. Yamazaki S, Kato T, Ushimaru S, Yokoi H, et al. Exercise-induced atrioventricular block with coronary artery stenosis that appeared five years after bypass surgery. Intern Med. 2018;57(3):363-6.
11. Eriksson P, Hansson PO, Eriksson H, Dellborg M. Bundle-branch block in a general male population: the study of men born 1913. Circulation. 1998;98:2494-500.
12. Hardarson T, Arnason A, Elíasson GJ, Pálsson K, Eyjólfsson K, Sigfússon N. Left bundle branch block: prevalence, incidence, follow-up and outcome. Eur Heart J. 1987;8:1075-9.
13. Williams MA, Esterbrooks DJ, Nair CK, Sailors MM, Sketch MH. Clinical significance of exercise-induced bundle branch block. Am J Cardiol. 1988;61:346-8.
14. Stein R, Ho M, Oliveira CM, Ribeiro JP, Lata K, Abella J, et al. Exercise-induced left bundle branch block: prevalence and prognosis. Arq Bras Cardiol. 2011;97:26-32.
15. Grady TA, Chiu AC, Snader CE, Marwick TH, Thomas JD, Pashkow FJ, et al. Prognostic significance of exercise-induced left bundle-branch block. JAMA. 1998;279:153-6.
16. Chapman JH. Intermittent left bundle branch block in the athletic heart syndrome. Chest. 1977;71:776-9.
17. Denes P, Wu D, Dhingra RC, Anat-Y-Leon E, Wyndham C, Rosen KM. Electrophysyological observations in patients with ratedependent bundle branch block. Circulation. 1975;51:244.
18. Vieweg WVR, Stanton KC, Alpert JS, Hagan AD. Rate-dependent left bundle branch block with angina pectoris and normal coronary arteriograms. Chest. 1976;69:123-4.
19. Virtanen KS, Heikilla L, Kala R, Siltanen P. Chest pain and rate-dependent left bundle branch block in patients with normal coronary arteriograms. Chest. 1982;81:326-31.
20. Boran KJ, Oliveros RA, Boucher CA, Beckmann CH, Seaworth JF. Ischemia associated intraventricular conduction disturbances during exercise testing as a predictor of proximal left anterior descending coronary artery disease. Am J Cardiol. 1983;51:1098.
21. Pules O, Verani MS, Wyndham CR, Hixson J, Raizner AE. Exercise-induced left bundle branch block: resolution after coronary - angioplasty. Am Heart J. 1984;108(5).
22. Blair SN. Behavorial health: a handbook of health enhancement and disease prevention. In: Matarazzo JD, et al. (Eds.). New York: John Wiley & Sons, 1984. p. 438.
23. Pollock ML, Bohannon RL, Cooper KH, Ayres JJ, Ward A, White SR, et al. A comparative analysis of four protocols for maximal treadmill stress testing. A Heart J. 1976;92:399-46.
24. Breithardt G, Breithardt OA. Left bundle branch block, an old-new entity. J Cardiovasc Transl Res. 2012;5:107-16.
25. Wayne VS, Bishop RL, Cook L, Spodick DH. Exercise-induced bundle branch block. Am J Cardiol. 1983;52(2):283-6.
26. Wong B, Rinkenberger R, Dunn M, Goodyer A. Effect of intermittent left bundle branch block on left ventricular performance in the normal heart. Am J Cardiol. 1977;39:459.
27. Whinnery JE, Froelicher VF, Stewart AJ, Longo MR, Triebwasser JH, Lan Caster MC. The electrocardiographic response to maximal treadmill exercise of asymptomatic men with left bundle branch block. Am Heart J. 1977;94:316-24.
28. Ellestad MH. Comunicação Pessoal. 1985.
29. Lewis CM, Dagenais GR, Friesinger GC, Ross RS. Coronary arteriographic appearances in. patients with left bundle branch block. Circulation. 1970;41(2):299-307.
30. Linhart JW, Tumoft FIB. Maximum treadmill exercise test in patients with abnormal control electrocardiograms. Circ. 1974;49:667-72.
31. Orzan F, Garcia E, Mathur VS, Hall RJ. Is the treadmill exercise test useful for evaluating coronary artery disease in patients with complet left bundle branch block? Am J Cardiol. 1978;42:36-40.
32. Cooksey JO, Parker BM, Bahl OP. The diagnostic contribution of exercise testing in left bundle: branch block. Am Heart J. 1974;88:482-6.
33. Feil H, Brofman BL. The effect of exercise on the electrocardiogram of bundle branch block. Am Heart J. 1953;45:665-75.
34. Duarte GM. Ergometria, bases de reabilitação cardíaca. Rio de Janeiro: Editora Cultura Médica, 1986.
35. Kafka H, Burggraf GW. Exercise-induced left bundle branch block and chest discomfort without myocardial ischemia. Am J Cardiol. 1984 Sep 1;54(6):676-7.
36. Heinsimer JA, Irwin JM, Basnight LL. Influence of underlying coronary artery disease on the natural history and prognosis of exercis-induced left bunle branch block. Am J Cardiol. 1987;60:1065--7.

37. Williams MA, Esterbrooks DJ, Nair CK, Sailors MM, Sketch MH. Clinical significance of exercise-induced bundle branch block. Am J Cardiol. 1998;61:346-8.
38. Said SAM, Bultje-Peters M, Nijhuis RLG. Exercise-induced left bundle branch block: an infrequent phenomenon: Report of two cases. World J Cardiol. 2013;5(9):359-63.
39. Hertzeanu H, Aron L, Shiner RJ, Kellermann J. Exercise dependent complete left bundle branch block. Eur Heart J. 1992;13:1447-51.
40. Deora S, Sharma JB, Choudhary R, Kaushik A. Chest pain and exercise induced left bundle branch block - A clinical dilema. J Family Med Prim Care. 2019;8(10):3434-6.
41. Ellestad MH. Stress testing, principles and practice. Philadelphia: FA Davis Company, 1983.
42. Tanaka T, Friedman MJ, Okada RO, Buckels LJ, Marars F. Diagnostic value of exercise-induced S-T segment depression in patients with right bundle branch block. Am J Cardiol. 1978;41:670-3.
43. Bussink BE, Holst AG, Jespersen L, Deckers JW, Jensen GB, Prescott E. Right bundle branch block: prevalence, risk factors, and outcome in the general population: results from the Copenhagen City Heart Study. Eur Heart J. 2013;34:138-46.
44. Xiong Y, Wang L, Liu W, Hankey GJ, Xu B, Wang S. The prognostic significance of right bundle branch block: a meta-analysis of prospective cohort studies. Clin Cardiol. 2015;38(10):604-13.
45. Alventosa-Zaidin M, Guix Font L, Benitez Camps M, Roca Saumell C, Pera G, Alzamora Sas MT, et al. Right bundle branch block: Prevalence, incidence, and cardiovascular morbidity and mortality in the general population. Eur J Gen Pract. 2019;25(3):109-15.
46. Pedrotty D, Allison T, Kapa S. Prevalence and significance of a right bundle branch block in patients without cardiovascular disease undergoing an exercise stress test. Circulation. 2017;136:suppl_1.
47. Stein R, Nguyen P, Abella J, Olson H, Myer J, Froelicher V. Prevalence and prognostic significance of exercise-induced right bundle branch block. Am J Cardiol. 2010;105(5):677-80.
48. Singh S. The mischievous bundle: A case of varying degrees of right bundle branch block on alternate beats during exercise test. Ann Noninvasive Electrocardiol. 2013;18(3):299-303.
49. Peteiro J, Bouzas-Mosquera A, Broullón J, et al. Exercise left ventricular ejection fraction predicts events in right bundle branch block. Scand Cardiovasc J. 2016;50(2):108-13.
50. Oliveros RA, Seaworth J, Weiland FL, Boucher CA. Intermittent left anterior hemiblock during treadmill exercise test. Correlation with coronary arteriogram. Chest. 1977 Oct;72(4):492-4.
51. Kodama K, Hamada M, Hiwada K. Transient leftward QRS axis shift during treadmill exercise testing or percutaneous transluminal coronary angioplasty is a highly specific marker of proximal left anterior descending coronary artery disease. Am J Cardiol. 1977;79:1530-4.
52. Chandrashekhar Y, Kalita HC, Anand IS, et al. Left anterior fascicular block: an ischaemic response during treadmill testing. Heart J. 1991;65:51-2
53. Miller AB, Naughton J, Gorman PA. Left axis deviation. Diagnostic contribution to exercise stress testing. Chest. 1973;63:159-64.
54. Madias JE, Knez P. Transient left posterior hemiblock during myocardial ischemia-eliciting exercise treadmill testing: a report of a case and a critical analysis of the literature. J Electrocardiol. 1999;32(1):57-64.
55. Oo ZT, Bhavsar D, Aung TPP, Ayala-Rodriguez CE, Kyaw H. Exercise stress test-induced atrioventricular dissociation with syncope. Ochsner J. 2021;21(3):319-24.

SEÇÃO 11-6

AVALIAÇÃO E DIAGNÓSTICO DAS ARRITMIAS CARDÍACAS

Fábio Sandoli de Brito

"Ouse conquistar a si mesmo".
Friedrich Nietzsche 1844-190

O teste ergométrico (TE) é um método hoje universalmente aceito para o diagnóstico das doenças cardiovasculares, sendo também muito útil na determinação prognóstica, avaliação da resposta terapêutica e da tolerância ao exercício. Seu baixo custo no Brasil e alta reprodutibilidade possibilitaram sua disseminação por todas as regiões do país, tornando-se instrumento importante na tomada de decisão em várias situações clínicas, incluindo as arritmias cardíacas.

As suas indicações vêm sendo progressivamente ampliadas, precedendo ou em associação a métodos de imagem e complementado ou substituído quando indicado pelos testes de estresse farmacológico.

HISTÓRICO

O teste ergométrico em cicloergômetro é realizado no Brasil desde 1960, quando passou a ser realizado no Instituto de Cardiologia do Estado da Guanabara, atual Instituto Estadual de Cardiologia Aloyzio de Castro. Entretanto, reconhece-se que somente a partir de 1972, com a criação do Serviço de Reabilitação Cardiovascular do Instituto Dante Pazzanese de Cardiologia, pelos doutores Jozef Fehér e Hélio M. Magalhães, o teste ergométrico, então sendo realizado também na esteira ergométrica, passou a ser incorporado à prática clínica, sendo utilizado na rotina de diversas instituições em todo o país. Laboratórios de ergometria foram organizados em todo o Brasil, destacando-se inúmeros com serviços de reabilitação como a Fitcor, capitaneada pelo Dr Milton Godoy e o Procordis dirigido pelo Dr. Fábio Sândoli de Brito. A formação na Sociedade Brasileira de Cardiologia do Grupo de Estudos em Ergometria e Reabilitação, inicialmente coordenada pelo Dr. Álvaro José Bellini e sua posterior evolução para o Departamento de Ergometria, Reabilitação Cardíaca e Exercício, com seu congresso anual, configurou-se marco relevante para consolidação definitiva do método em nosso meio.[1,2]

INDICAÇÕES DO TESTE ERGOMÉTRICO NA AVALIAÇÃO DAS ARRITMIAS CARDÍACAS

O teste ergométrico é um procedimento onde o paciente é submetido a esforço físico programado, individualizado e controlado, com a finalidade de avaliar as respostas clínica, hemodinâmica e eletrocardiográfica ao exercício. Essa avaliação possibilita ao médico detectar isquemia miocárdica, reconhecer arritmias cardíacas e distúrbios hemodinâmicos induzidos pelo esforço, avaliar a capacidade funcional; diagnosticar e estabelecer o prognóstico de doenças cardiovasculares, prescrever exercícios, avaliar objetivamente os resultados de intervenções terapêuticas, demonstrar ao paciente e familiares suas reais condições físicas e fornecer dados para perícia médica. Além dessas indicações genéricas, reconhecem-se indicações em grupos e situações específicas. Considerando-se que o teste ergométrico é exame de baixo custo, fácil execução, com alta reprodutibilidade e concebendo a realidade social de vários municípios do país, o mesmo poderá ter indicação ainda muito mais abrangente na prática clínica, incluindo-se o estudo de uma arritmia cardíaca.

A importância das arritmias cardíacas e sua relação com o exercício físico cresceu de forma exponencial após o advento e consolidação da reabilitação cardíaca e da massificação da prática regular de exercícios pela população geral com finalidades preventivas. O exercício físico pode interferir no ritmo cardíaco, por vários mecanismos que podem ser agrupados em neuro-humorais, eletrofisiológicos e hemodinâmicos. Através do teste ergométrico é que se faz a avaliação dos indivíduos que apresentam sintomas suspeitos de dependerem de arritmias esforço-induzidas ou daqueles assintomáticos que tiveram uma arritmia fortuitamente detectada durante ou imediatamente após a prática de exercício.

As arritmias graves e a morte súbita provocada pelo exercício geralmente dependem de cardiopatia orgânica[3] e as principais cardiopatias e síndromes arritmogênicas são a cardiopatia isquêmica, a cardiomiopatia hipertrófica, a displasia arritmogênica de ventrículo direito, a síndrome do QT longo, a síndrome de WPW e a síndrome de Brugada. Como causa de arritmias graves ou morte durante o exercício, até a idade de 30 anos, a cardiomiopatia hipertrófica é a mais importante e, após essa idade, a cardiopatia isquêmica responde pela quase totalidade (98,5%) dos casos. Na experiência da literatura,[4] o condicionamento físico em portadores de cardiopatia isquêmica é benéfico, reduzindo em quase 40% as arritmias ventriculares esforço-induzidas. Há referências a um evento grave arrítmico para cada 50 mil horas-exercício, o que indica serem os programas de condicionamento físico, benéficos e seguros desde que seguidas as diretrizes de avaliação nas quais o teste ergométrico surge como um dos principais, senão o mais importante.

MODIFICAÇÕES DURANTE O EXERCÍCIO E SUA RELAÇÃO COM AS ARRITMIAS CARDÍACAS

Modificações Neuro-Humorais

Iniciado um exercício de intensidade moderada, ocorrem grandes modificações na modulação autonômica do coração. Há um bloqueio progressivo da atividade vagal e aumento do tônus simpático com elevação das catecolaminas circulantes. Esta condição autonômica determina o aumento da frequência sinusal.[5,6] Há, portanto, um aumento do automatismo do tecido do nó sinusal. Nestas condições, uma arritmia preexistente poderá ser suprimida pela simples elevação da frequência sinusal. Este fenômeno é conhecido como *"over-drive supression"*.

Alterações Eletrofisiológicas

O tecido dos sistemas excitocondutor e de Purkinje contém focos automáticos e também podem abrigar focos ectópicos. Com o exercício e consequente aumento do tônus simpático, estes focos passam a apresentar um aumento na velocidade de despolarização diastólica (fase 4 do potencial de ação) e, desta forma, podem gerar arritmias. Isso também poderá aumentar a frequência de uma arritmia preexistente, fato que é mais observado nos corações anormais.

O aumento da atividade simpática favorece o fluxo dos íons-cálcio para o interior da célula, o que pode gerar pós-potenciais de ação, subliminares ou supraliminares.[6] Nesta última condição aparecem as ectopias. Este mecanismo é conhecido como atividade deflagrada. Atualmente, com o auxílio da eletrocardiografia de alta resolução, podemos identificar os casos que, já em repouso, possuem potenciais tardios e que, obviamente, ao serem submetidos a um exercício, estarão mais sujeitos a apresentarem as alterações eletrofisiológicas anteriormente referidas.

Alterações Hemodinâmicas

O exercício, ao aumentar o tônus adrenérgico, eleva a frequência cardíaca, a pressão arterial e também a velocidade e força de contração do músculo cardíaco. Como estes elementos são os determinantes do consumo de oxigênio do miocárdio, em condições de doença obstrutiva das artérias coronárias, poderá ocorrer isquemia. Resultará, então, em um metabolismo anaeróbico das fibras miocárdicas, alterações do pH celular e modificações críticas de suas propriedades eletrofisiológicas. As alterações mais importantes são o aumento do automatismo dos tecidos isquêmicos pelo aumento da velocidade de despolarização espontânea na fase 4 e alterações nas propriedades de condução e refratariedade, tanto dos tecidos normais como daqueles com isquemia. Estabelece-se, assim, durante o exercício, uma condição caracterizada pela falta de homogeneidade na despolarização das diferentes células, com zonas de condução lenta ou bloqueios resultando em fenômenos de reentrada. Este mecanismo pode ocorrer em qualquer parte do coração, gerando arritmias atriais, juncionais ou ventriculares. Ainda como fenômenos hemodinâmicos, temos a disfunção ventricular esquerda global ou regional provocada pela isquemia e agravada pelo aumento na pós-carga. Estas anomalias do inotropismo determinam aumento da distensão do miocárdio, que, por si só, pode gerar no subendocárdio aumento do automatismo e, consequentemente, arritmias. Como resultado da disfunção ventricular esquerda, associada à redução da complacência miocárdica, eleva-se a pressão diastólica final do ventrículo esquerdo, aumentando a isquemia. O aumento de pressão transmite-se para o átrio esquerdo, alterando a tensão em sua parede, o que pode provocar arritmias atriais semelhantes àquelas observadas na insuficiência cardíaca congestiva, condição que também apresenta aumento na pressão dos átrios.

As modificações desencadeadas pelo esforço persistem após a cessação do exercício ativo[7,8] e, desta forma, explicam-se as arritmias que aparecem no período de recuperação dos testes de esforço. Cerca de um terço das arritmias ventriculares que aparecem no teste de esforço o fazem exclusivamente no período de recuperação. Também as arritmias malignas, como a fibrilação ventricular e a taquicardia ventricular sustentada, são descritas como ocorrendo após a cessação do exercício no teste ergométrico, inclusive sendo citado serem as arritmias graves observadas nos laboratórios de ergometria, mais frequentes no período de recuperação. Entre os mecanismos evocados para explicar a gênese das arritmias cardíacas após um exercício, está a queda da frequência cardíaca, eliminando a *"over drive supression"*, e a venodilatação periférica, reduzindo o retorno venoso para o coração direito. A queda do débito cardíaco que resulta destas condições prejudica o enchimento das coronárias, provoca ou acentua a isquemia e favorece o aparecimento de arritmias. Todos estes fatos são agravados se, após a interrupção de um exercício de moderada para grande intensidade, o indivíduo permanecer em pé, permitindo que mais de 60% do volume sanguíneo possa ficar retido nos membros inferiores. Daí a importância do período de desaquecimento ativo após o término de um exercício, com o retorno venoso sendo mantido pelas contrações da musculatura esquelética dos membros inferiores.

A interação destes mecanismos neuro-humorais, eletrofisiológicos e hemodinâmicos se faz em intensidades variáveis de caso para caso, explicando as diferentes respostas do ritmo cardíaco em indivíduos aparentemente com condições cardiológicas semelhantes. A extrema variabilidade que se observa na modulação autonômica do coração de um mesmo indivíduo, em momentos diferentes, explica também a baixa reprodutibilidade das arritmias cardíacas quando estudadas pelo teste de esforço.

AVALIAÇÃO DE PACIENTES COM ARRITMIAS ESFORÇO-INDUZIDAS

A arritmia esforço-induzida, seja durante ou imediatamente após o exercício, pode ser totalmente assintomática, sendo detectada fortuitamente por um exame clínico ou se manifestar por sintomas que podem variar desde uma simples palpitação transitória até uma síncope. Uma vez suspeitada ou constatada uma arritmia, o indivíduo deverá submeter-se a um exame clínico completo, e exames complementares entre os quais o mais importante será o teste ergométrico.

Embora nem sempre vá se conseguir reproduzir exatamente no ergômetro a intensidade e as características do exercício habitual, será o teste ergométrico, sem dúvida alguma, o método de investigação mais adequado na tentativa de estudar e expor algum distúrbio do ritmo induzido pelo esforço, sendo obrigatória sua indicação em indivíduos com arritmias relacionadas com o esforço. A realização do exame, indiscriminadamente, em atletas ou em normais que se exercitam regularmente, mostra dados semelhantes ao da eletrocardiografia ambulatorial, com arritmias pouco expressivas.

A ocorrência de arritmias ventriculares aumenta quando os testes atingem níveis próximos à frequência cardíaca máxima teórica. Sua análise mais detalhada está no próximo item deste texto.

Indivíduos que desenvolvem arritmias supraventriculares durante o exercício, geralmente mostram frequências muito elevadas em virtude do tônus adrenérgico elevado nestas condições. Os sintomas de palpitações e, por vezes, pré-síncope são os mais frequentes e as taquiarritmias supraventriculares são autolimitadas com a cessação do exercício.[9,10] No teste ergométrico, sua exata natureza (taquicardias atriais, fibrilação atrial e taquicardias por reentrada intranodal) poderá ser determinada com as implicações terapêuticas adequadas. O uso de qualquer procedimento terapêutico, terminada a investigação destes pacientes, impõe reavaliações de sua eficácia com novos testes de esforço em tempos adequados.

O comportamento do ritmo durante o teste ergométrico poderá ser definitivo para o diagnóstico desejado e tomada de decisão ou conduta clínica, mas poderá, também, indicar a necessidade de investigação mais ampla, incluindo os exames eletrofisiológicos invasivos.

As indicações do teste ergométrico na investigação das arritmias esforço-induzidas ou dos sintomas que possam ser dependentes de arritmias, vistos à luz das Diretrizes da Sociedade Brasileira de Cardiologia,[2] são as seguintes:

- Classe I
  - Palpitação, síncope, pré-síncope e equivalentes sincopais, mal-estar indefinido ou palidez relacionados com o exercício físico ou esforço físico.
  - Assintomáticos que tiveram constatada ou suspeitada arritmia de qualquer natureza durante ou imediatamente após esforço físico ou exercício.
- Classe IIa
  - Avaliação da terapêutica antiarrítmica médica ou ablação que tenha sido, eventualmente, instituída em casos de arritmias esforço-induzidas.

AVALIAÇÃO DE PACIENTES COM ARRITMIAS VENTRICULARES CONHECIDAS E ESTRATIFICAÇÃO PARA RISCO DA MORTE SÚBITA CARDÍACA

Nos jovens que morrem subitamente durante a prática de exercícios, a cardiopatia isquêmica representada pelas anomalias congênitas das artérias coronárias surge como uma das principais causas, sendo a cardiomiopatia hipertrófica a principal causa.

Na população adulta, acima dos 35 anos, a doença isquêmica do coração é responsável por 98,5% das mortes ocorridas durante o exercício, incluindo os atletas e a população aparentemente normal que se exercita. Considerando-se ainda que o teste de esforço é o método mais prático, barato e de fácil realização para detectar-se a isquemia sintomática ou silenciosa, entende-se o destaque que é dado ao método.[11-15]

É considerada indicação fundamental para a realização do teste ergométrico, todo adulto com arritmias ventriculares que apresentem uma probabilidade intermediária ou alta de ter doença coronária, seja pela idade, sexo e/ou sintomas.

Constituem ainda uma importante indicação para o teste de esforço, os casos independentes de idade, portadores ou suspeitos de apresentarem arritmias ventriculares esforço-induzidas. Incluem-se aqui as taquicardias ventriculares catecolaminérgicas, onde o teste poderá fornecer o diagnóstico, provocando arritmia e, ainda, determinar a resposta individual daquele paciente à taquicardia.

Outra indicação classe relevante, teríamos na avaliação da resposta terapêutica médica ou por ablação de pacientes com arritmias esforço-induzidas conhecidas.

O teste ergométrico ainda pode estar incluso na investigação de qualquer arritmia ventricular, mesmo com baixa probabilidade de doença isquêmica, como os jovens com arritmias ventriculares frequentes e monomórficas. Nestes casos a ergometria estuda o comportamento da arritmia frente ao exercício, possibilitando a liberação ou não para atividade física, assim como a possibilidade da indicação de exames mais complexos.

Um interessante caso foi apresentado pelo Dr. Mauro Augusto dos Santos na X Imersão em Ergometria e Reabilitação (RJ-2009). Tratava-se de uma paciente que praticava atividade física regular (corrida de rua). Após um mês sentindo um cansaço muito maior que o habitual e discreta tonteira, foi submetida a um TE. O traçado basal estava normal (**Fig. 11-6-6-1a**). Após mais de 4 minutos de esforço com o ECG normal, a paciente subitamente apresentou TVS (**Fig. 11-6-6-1b**) que regrediu com cerca de 1 minuto no pós-esforço (**Fig. 11-6-6-1c**). A investigação progrediu sendo o eco e a RM normais. No estudo eletrofisiológico foi identificado foco ectópico no trato de saída do VD e e feito o diagnóstico de taquicardia ventricular monomórfica de Galavardin. Como a manifestação desta arritmia é exercício-dependente, a utilização de testes provocativos é importante no diagnóstico e na diferenciação com os paroxismos da TVS idiopática.[16]

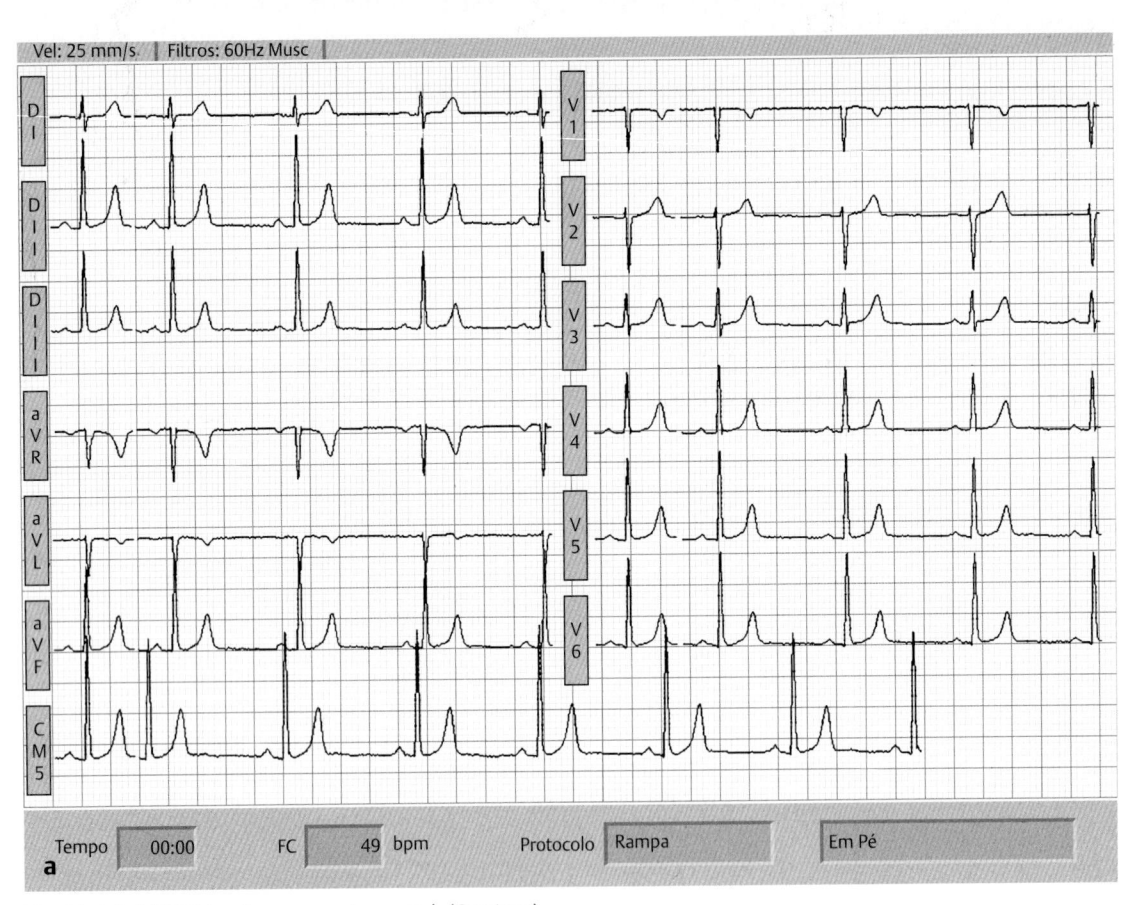

Fig. 11-6-1. (a) ECG basal com aspecto normal. *(Continua)*

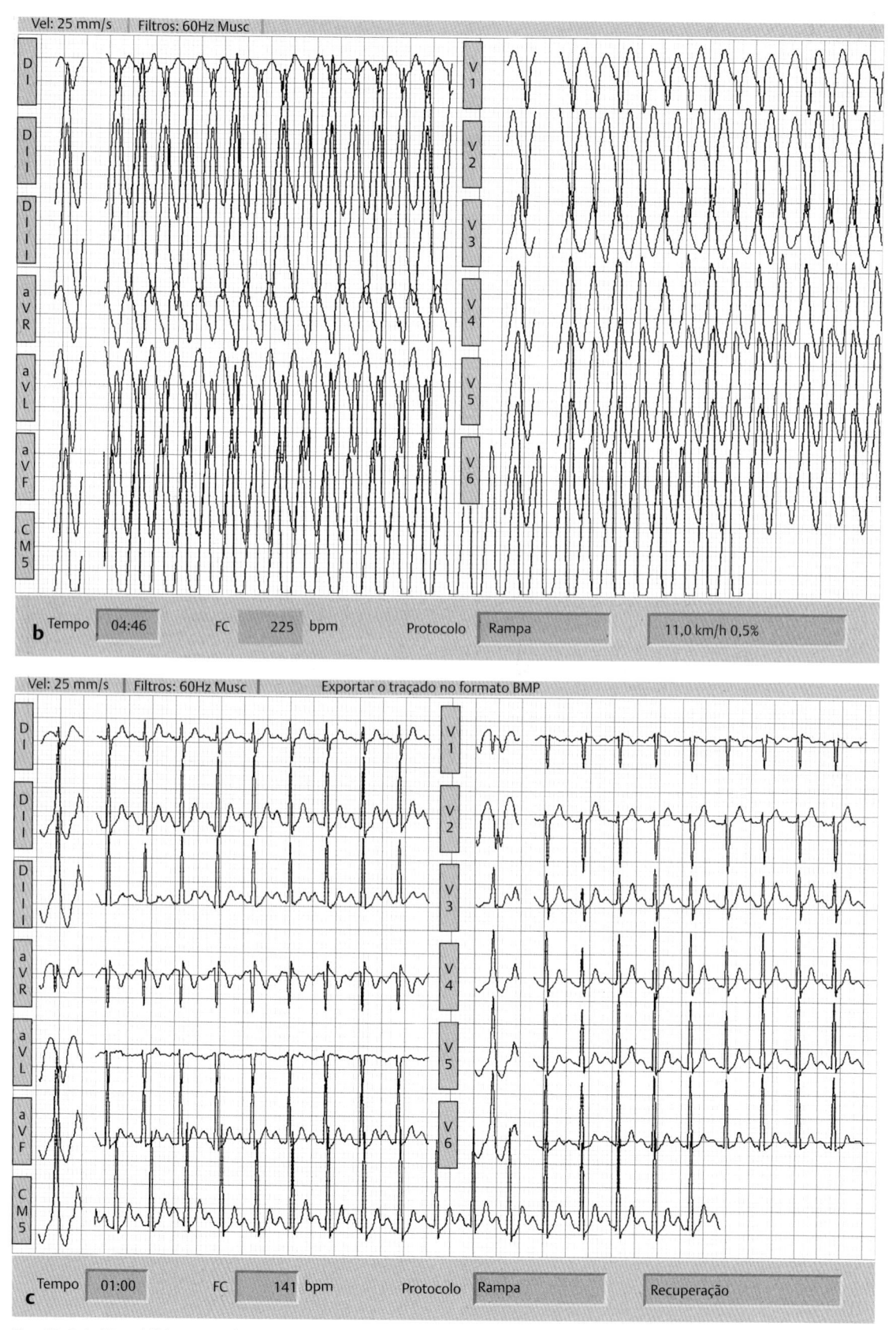

Fig. 11-6-1. *(Cont.)* (**b**) Desenvolvimento de taquicardia ventricular, sem queixa prévia e que regrediu com a interrupção do esforço. (**c**) No pós-esforço imediato o ECG voltou a ser normal. (Fonte: Imagens gentilmente cedidas pelo Dr. Mauro Augusto dos Santos.)

AVALIAÇÃO DE PACIENTES COM CARDIOPATIAS E SÍNDROMES ARRITMOGÊNICAS

Inúmeras condições clínicas presentes em qualquer cardiopata, e mesmo em indivíduos normais, favorecem o aparecimento de arritmias, espontâneas ou desencadeadas pelo esforço. Entre elas citaríamos o intervalo QT longo secundário a drogas, a acidose, os distúrbios eletrolíticos, o hipertireoidismo e o uso de drogas simpaticomiméticas. Estas situações devem ser de conhecimento do clínico, porém, não serão comentadas, pois fogem do objetivo deste texto. São analisadas as condições cardiológicas orgânicas que mais frequentemente relacionam arritmias, morte súbita e prática de exercício.

Em revisão ampla e ricamente documentada, Amsterdam[3] refere que morte súbita e exercício sempre estão associados à presença de uma cardiopatia orgânica e tem como principal mecanismo a fibrilação ventricular. A morte súbita durante o exercício ou prática esportiva é uma condição muito difícil de ser prevenida nos jovens atletas ou esportistas, pois eles, em geral, são totalmente assintomáticos e desconhecem o fato de serem cardiopatas. A detecção de qualquer arritmia durante a prática de exercícios impõe a realização imediata do teste ergométrico e, em caso de arritmia grave, o caso deve ser submetido a uma investigação minuciosa, geralmente com exames complexos e de elevado custo para os pacientes ou para sua instituição nem sempre disponíveis na maior parte das cidades. Se as conclusões forem de ausência de cardiopatia, deveremos ter em mente que podemos estar diante de um caso em que a doença ainda está numa fase muito precoce e, portanto, não aparente, ou lembrar a possibilidade de que os meios de investigação ainda não sejam suficientemente precisos para surpreender este caso em especial.

Apresentamos o caso de um paciente jovem, 21 anos, acadêmico de medicina que passou a apresentar queixa de mal-estar e tonteira ao tentar jogar futebol (2 episódios, logo no início do jogo). Ao realizar o TE na esteira pelo protocolo de Bruce, logo no primeiro estágio apresentou quadro de *flutter* atrial com condução 1:1 e imediatamente reportou os sintomas, sendo o teste encerrado e logo a seguir o paciente recuperou o ritmo sinusal (**Fig. 11-6-2**).

Cardiopatia Isquêmica

O esforço físico é o principal fator que pode desencadear as manifestações da cardiopatia isquêmica e, entre elas, as arritmias cardíacas. Seu aparecimento pode depender apenas das modificações autonômicas provocadas pelo exercício na presença de um substrato anatômico, prescindindo da existência de isquemia naquele determinado momento.

O uso do teste de esforço para a avaliação do risco de taquicardia ventricular sustentada (TVS) e Morte Súbita Cardíaca (MSC) se baseia na capacidade deste procedimento provocativo em produzir durante e após o exercício, alterações neuro-humorais, eletrofisiológicas e hemodinâmicas já descritas e que podem estar envolvidas na gênese de arritmias. É, no entanto, em razão da importância da isquemia na etiologia da TVS e da MS, e à alta prevalência da doença isquêmica na população geral que o uso do teste ergométrico se justifica nesta avaliação, como método de baixo custo, fácil realização e acessível, praticamente, a qualquer centro em que haja um cardiologista.

Os parâmetros extraídos do teste ergométrico e que são indicadores de maior risco para eventos como a TVS e a MS incluem o aparecimento de arritmia ventricular complexa ou sua exacerbação, caso preexistente.

Outros elementos, no entanto, se agregam aos distúrbios do ritmo ventricular para, numa análise multiparamétrica, permitir estratificar adequadamente este risco para TVS ou MSC,[2] são mostrados na **Tabela 11-6-1**.

Os elementos das arritmias complexas detectadas nos testes de esforço, que devem ser considerados como indicativos de gravidade da doença coronária e maior risco para a MSC provocada pelo exercício, são listados na **Tabela 11-6-2**.

Quando as arritmias ventriculares na cardiopatia isquêmica são avaliadas por teste ergométrico, seu grande valor está na possibilidade da coleta de dados multifatoriais que permitem excelente estratificação de risco para morte súbita, morte cardíaca ou eventos arrítmicos graves.

Tabela 11-6-1.

- Trabalho total inferior a 6,5 METs
- Tempo total de exercício inferior a 200 segundos utilizando o protocolo de Bruce
- Frequência cardíaca inferior a 120 bpm no esforço máximo sintoma limitado
- Elevação da pressão arterial sistólica igual ou inferior a 30 mm Hg ou queda intraesforço
- Depressão isquêmica do segmento ST maior que 2 mm
- Depressão isquêmica do segmento ST em várias derivações
- Supradesnível do segmento ST em derivação sem onda Q patológica
- Persistência das alterações isquêmicas por mais de 6 minutos no período de recuperação

Tabela 11-6-2.

- Baixa carga
- Níveis de frequência cardíaca submáxima ou abaixo
- Alterações severas do segmento ST
- Dor anginosa
- Resposta deprimida ou queda intraesforço da frequência cardíaca e da pressão arterial sistólica

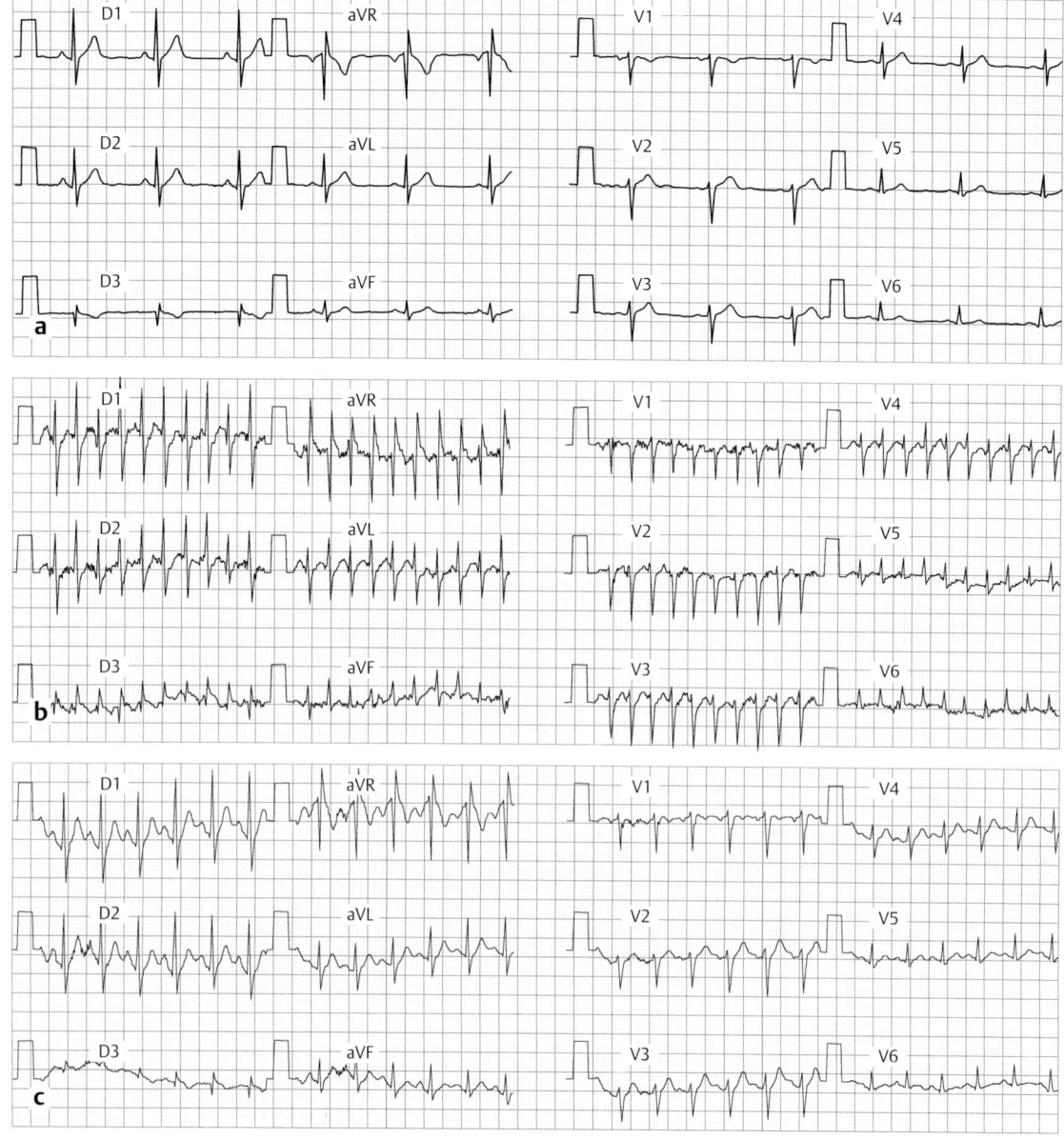

Fig. 11-6-2. (a) Basalmente, o ECG era normal. **(b)** E no pico do esforço, *flutter* 1:1. **(c)** No pós-esforço imediato houve regressão da taquiarritmia. (Fonte: Arquivo de imagens dos autores.)

A incidência de arritmias ventriculares esforço-induzidas, que não ultrapassa 16% na população aparentemente normal,[17] varia de 36 a 60% nos coronarianos comprovados,[15] variação dependente dos critérios utilizados na seleção. O registro de taquicardia ventricular sustentada no teste ergométrico é bastante raro, mesmo na presença de depressões significativas do segmento ST. Existe boa correlação entre a presença de arritmias ventriculares complexas, arritmias ventriculares benignas ou ausência de arritmias no teste ergométrico, e a gravidade da cardiopatia isquêmica, esta avaliada pelo número de vasos comprometidos e grau de disfunção ventricular.[18] Alguns estudos de sobrevida destes três grupos de ocorrência das arritmias ventriculares, no entanto, não apresentam diferenças com força estatística, para que se possam considerar as arritmias ventriculares esforço-induzidas como um marcador de risco para a morte súbita.[13,14]

Outro aspecto a ser considerado na cardiopatia isquêmica é o efeito benéfico do condicionamento físico sobre as arritmias ventriculares espontâneas e esforço-induzido. O treinamento resulta em benefícios, pois haverá diminuição do tônus adrenérgico, diminuição do consumo de oxigênio do miocárdio para uma determinada carga e, portanto, redução das respostas isquêmicas, estabelecendo-se condições que dificultam a desestabilização do ritmo cardíaco.[4] Aqui também o teste ergométrico aparece como método de maior utilidade para avaliação deste efeito terapêutico do exercício.

Prolapso da Valva Mitral

Trata-se da síndrome arritmogênica mais prevalente, pois é encontrada em 6 a 10% da população geral. O diagnóstico de certeza é feito pelo ecocardiograma, embora o mesmo possa ser suspeitado pela ausculta. O ecocardiograma, além de nos fornecer o diagnóstico, informar-nos-á sobre a presença ou não de insuficiência mitral e suas repercussões hemodinâmicas e anatômicas. Está demonstrado que a presença e a complexidade das arritmias ventriculares, na síndrome do prolapso da valva mitral, se correlacionaram com a existência de regurgitação mitral e com sua maior repercussão hemodinâmica (**Fig. 11-6-3**). Em população não selecionada de portadores de prolapso de valva mitral, a prevalência de arritmias ventriculares simples ou complexas não é diferente daquela esperada para a população geral. Já as arritmias supraventriculares, principalmente as salvas de extrassístoles e os episódios curtos de taquicardia supraventricular, são mais frequentes nos portadores de prolapso mitral, elemento que cresce quando são selecionados indivíduos com sintomas tipo palpitações.

No portador de prolapso de valva mitral sintomático ou com arritmias já conhecidas, o teste ergométrico deverá ser indicado para que se conheça o seu comportamento durante e após o esforço, além de permitir a orientação para a prática de atividades físicas recreativas ou competitivas. É sabido que esta síndrome frequentemente se acompanha de precordialgia atípica e, curiosamente, não é raro o registro de depressões do segmento ST, observadas em quase um terço dos casos. A investigação mais profunda com a cintilografia do miocárdio ou mesmo a cineangiocoronariografia deverá ser cogitada de acordo com a prevalência da doença isquêmica na população estudada.

Nos vários estudos e revisões sobre morte súbita durante a prática de exercícios, em atletas ou não, todos documentados com necropsia, o prolapso da valva mitral raramente é citado e a ocorrência de síncope e morte súbita em indivíduos apenas com prolapso da valva mitral deve ser considerada uma associação rara e dependente do acaso.[11] Detalhes mais específicos destas alterações pelo PVM podem ser vistos no Capítulo 8, nas **Figuras 8-35** e **8-36**.

Considerando-se que a grande maioria das arritmias da síndrome do prolapso de valva mitral é benigna, com exceção de alguns casos que deverão ser exaustivamente investigados, os portadores desta síndrome não apresentam restrições para a prática de atividades físicas, mesmo competitivas. Deverá ser desqualificado aquele com associações documentadas com a síndrome do QT longo, síndrome de Marfan, insuficiência mitral importante, antecedentes de síncope e antecedentes familiares de morte súbita.

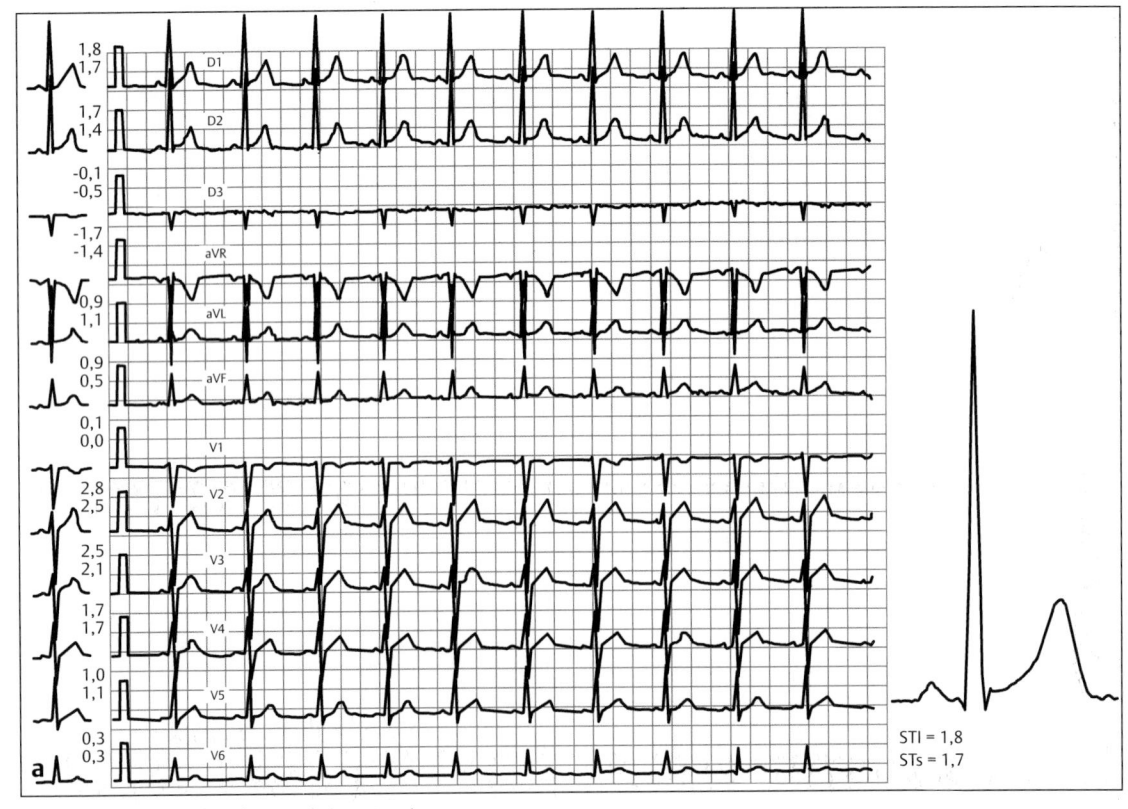

Fig. 11-6-3. (a) ECG basal normal. *(Continua)*

CAPÍTULO 11 ▪ TESTE DE EXERCÍCIO – ERGOMETRIA

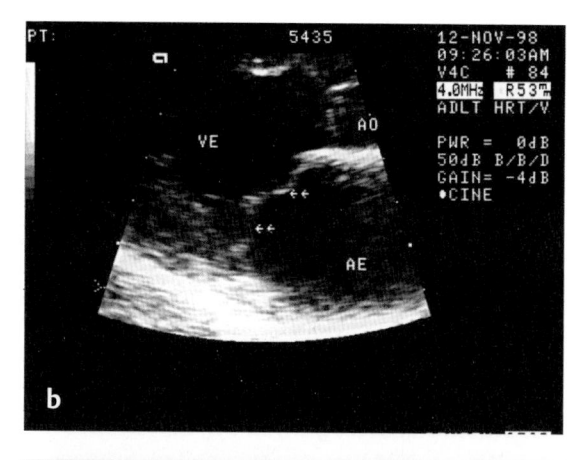

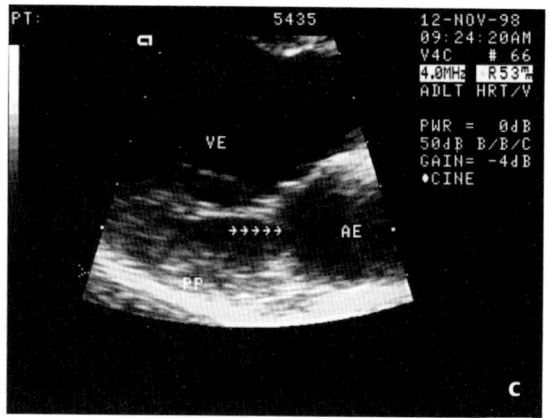

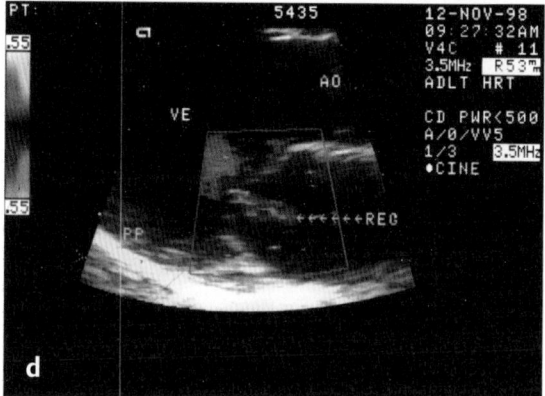

Fig. 11-6-3. *(Cont.)* (**b**,**c**) Prolapso de ambas as cúspides da mitral. (**d**) Regurgitação de grau leve (Ver Prancha em Cores). (**e**) Com 1' de esforço houve taquicardia ventricular que regrediu espontaneamente. (**d**: Ver Pranchas em Cores.)

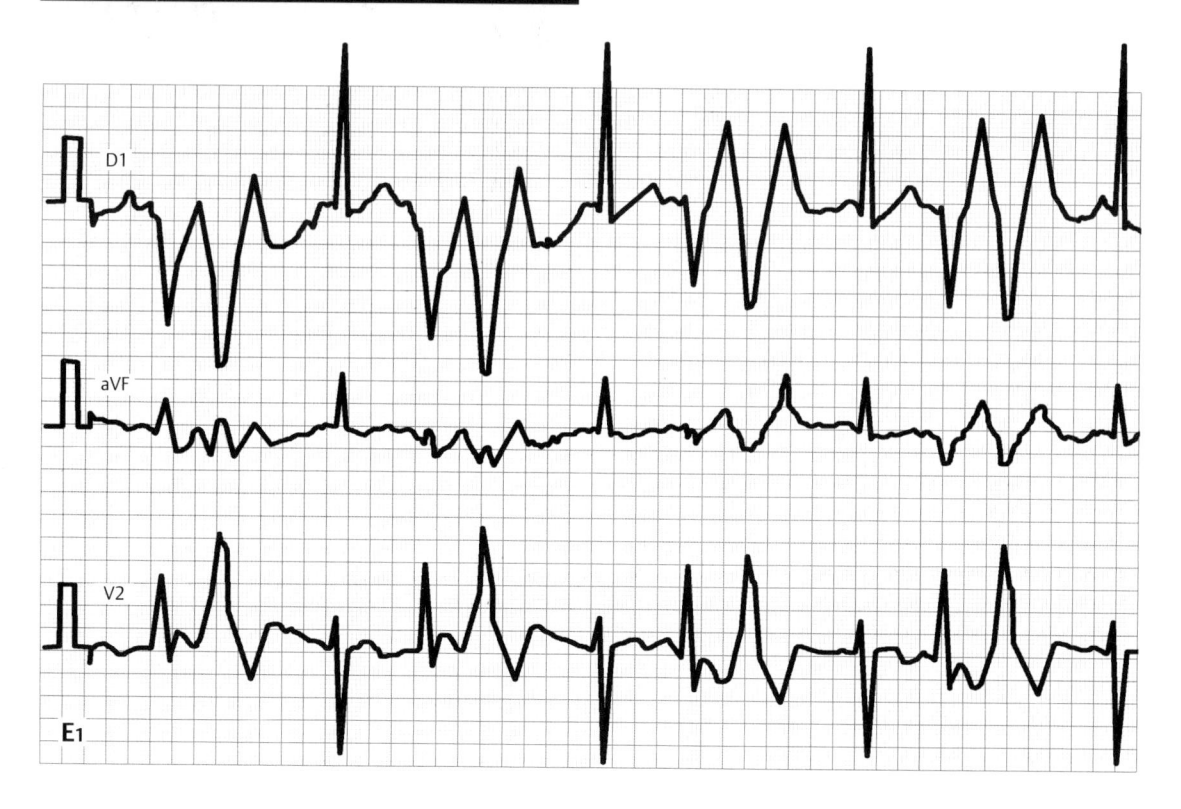

Cardiomiopatia Hipertrófica

A cardiomiopatia hipertrófica é uma afecção que se caracteriza, basicamente, por uma hipertrofia ventricular esquerda, associada ou não à hipertrofia ventricular direita. A hipertrofia septal assimétrica é a forma mais comum, ocorrendo em 95% dos casos. A presença ou ausência de gradiente sistólico na via de saída do ventrículo esquerdo a classifica em forma obstrutiva e não obstrutiva. As principais manifestações da cardiomiopatia hipertrófica são as palpitações, a angina de esforço, pré-síncope, síncope e morte súbita. Outros sintomas como fadiga e dispneia em repouso ou de esforço dependem da desadaptação hemodinâmica, principalmente representada pela disfunção diastólica secundária à hipertrofia. Todos os portadores desta cardiomiopatia deverão ser investigados, mesmo que assintomáticos, quanto à presença de arritmias. As arritmias ventriculares na cardiomiopatia hipertrófica apresentam importante valor prognóstico, mesmo que assintomáticas. A presença de taquicardia ventricular monomórfica não sustentada durante o monitoramento ambulatorial é um dos elementos de grande valor preditivo para a morte súbita, igualando-se a outros parâmetros, como o grau de hipertrofia, a massa ventricular e o gradiente sistólico. Nos estudos de Mckenna,[19] a mortalidade no grupo com taquicardia ventricular não sustentada no Holter foi sete vezes maior do que no grupo sem esta arritmia em acompanhamento de 3 anos.

O teste ergométrico é menos útil que o Holter para a detecção de arritmias e estratificação de risco nos portadores de cardiomiopatia hipertrófica. Trata-se, no entanto, de procedimento indispensável à orientação sobre a prática de atividades físicas. Vários estudos sobre o comportamento do ritmo durante o teste ergométrico neste grupo de pacientes mostraram ocorrência em torno de 50% das arritmias ventriculares complexas e episódios curtos, assintomáticos e autolimitados, de taquicardia ventricular não sustentada. Estas arritmias apresentam boa reprodutibilidade no teste ergométrico e, geralmente, não desaparecem com o uso de betabloqueadores. Nos portadores de cardiomiopatia hipertrófica, grande parte dos casos de morte súbita ocorre durante a prática de atividades físicas, principalmente nos pacientes jovens onde até 70% do total de mortes acontece durante o esforço. A mortalidade súbita esperada nesta patologia é de 2 a 3% para a população adulta e cresce para cerca de 6% entre os adolescentes e crianças. A cardiomiopatia hipertrófica aparece com números expressivos, quase sempre em primeiro lugar, como causa de morte durante a atividade física. Numa análise conjunta dos principais trabalhos disponíveis na literatura, a cardiomiopatia hipertrófica é responsável por cerca de 25% das mortes até os 30 anos, e 3% após essa idade.[3,11,19,20] Dessa forma, deverão ser proibidas as atividades competitivas e desaconselhada a prática de exercícios vigorosos aos portadores desta cardiopatia.

Displasia Arritmogênica do Ventrículo Direito

A displasia ventricular direita arritmogênica é uma cardiopatia onde o miocárdio do ventrículo direito é substituído, parcialmente, por tecido gorduroso e fibroso, resultando numa câmara de parede fina, dilatada e hipocontrátil. As alterações anatômicas e hemodinâmicas favorecem o aparecimento de alterações eletrofisiológicas geradoras de arritmias, frequentemente complexas e graves, potencialmente causadoras de morte súbita. O acompanhamento a médio e longo prazos dos casos com esta cardiopatia documentada mostra que a grande maioria apresentará taquicardia ventricular espontânea, cerca de 50% sintomas graves, incluindo a síncope, e 6 a 10% a morte súbita como evento final.[11]

Nas amplas revisões sobre morte durante a atividade física, a displasia ventricular direita quase sempre aparece como uma das causas ou, em caso negativo, é lembrada para que o clínico fique atento ao seu diagnóstico e elevado potencial arritmogênico. Quando é estabelecido o diagnóstico pelo eletrocardiograma ou por método de imagem (**Figs. 8-29 a 8-34 do Capítulo 8**), impõe-se o teste ergométrico para avaliação do potencial arritmogênico, da classificação da arritmia provocada, estratificação do risco para MSC e adequação das atividades do paciente.

O diagnóstico desta cardiopatia implica terapêutica antiarrítmica otimizada, incluindo-se o implante de desfibrilador e afastamento de atividades físicas. A eventual liberação estaria vinculada à eliminação das arritmias com a terapêutica farmacológica, sendo obrigatória a documentação, com teste ergométrico máximo e não indução de taquicardia ventricular no estudo eletrofisiológico.

Síndrome do QT Longo

O prolongamento do intervalo QT, medido no eletrocardiograma, frequentemente se associa a uma forma peculiar de taquicardia ventricular, a Torsades de Pointes (torção das pontas). É uma taquicardia de alta frequência, geralmente autolimitada e repetitiva, não sendo rara a degeneração para fibrilação ventricular e morte súbita.

A síndrome do QT longo pode ser adquirida ou congênita. A adquirida geralmente é secundária a distúrbios eletrolíticos ou ação de drogas, podendo ocorrer em qualquer indivíduo cardiopata ou não. Na síndrome do QT longo congênita ou idiopática a taquicardia ventricular geralmente surge após um estímulo adrenérgico, físico ou emocional. Não depende da presença de pausas ou bradicardia, podendo aparecer durante frequências sinusais elevadas. É suprimida pelos bloqueadores beta-adrenérgicos e exacerbada pelas drogas simpaticomiméticas. As manifestações clínicas das diferentes formas congênitas da síndrome surgem na infância ou início da idade adulta e são representadas por síncopes de repetição ou distúrbios convulsivos desencadeados por esforços físicos ou estímulos emocionais. A Torsades de Pointes, que é a arritmia causadora das manifestações clínicas, já foi documentada durante momentos de aumento da carga adrenérgica, como o esforço súbito, o susto, a dor, ruídos intensos e relação sexual. Embora a taquicardia ventricular geralmente seja de curta duração e possa decorrer anos para que se repita este evento num determinado paciente, a morte súbita em decorrência de fibrilação ventricular é comum nesta população. Os betabloqueadores são muito úteis na profilaxia das recorrências da Torsades de Pointes, sendo preconizado seu uso em todos os casos da síndrome do QT longo com taquicardia ventricular assintomática documentada, mesmo que apenas no teste ergométrico, nos sintomáticos e naqueles com antecedentes familiares de síncope ou morte súbita. Observa-se redução expressiva da mortalidade nos pacientes tratados de 78% para 6%. Ocasionalmente, a necessidade do uso de doses elevadas dos betabloqueadores implica implantação de marca-passo elétrico artificial a fim de contornar os efeitos da bradicardia excessiva. Mesmo nos casos de aparente êxito com o procedimento cirúrgico, o uso dos betabloqueadores deve ser mantido. Atualmente, deve ser cogitada a possibilidade de implantação do desfibrilador automático como alternativa terapêutica para a síndrome do QT longo congênita sintomática ou com Torsades de Pointes documentada.[11]

O teste ergométrico é o exame fundamental na avaliação dos pacientes com síndrome do QT longa documentada e naqueles com eletrocardiograma normal, porém, com história familiar. Quando se consegue reproduzir no laboratório de ergometria as arritmias ventriculares malignas, mesmo que assintomáticas, o teste será imprescindível para as reavaliações periódicas dos procedimentos terapêuticos que forem adotados.

Síndrome de Wolf-Parkinson-White (WPW)

A síndrome de WPW, que depende da presença de uma via de condução atrioventricular anômala, pode-se manifestar clinicamente por taquiarritmias paroxísticas. A presença de um período refratário muito curto da via anômala e eventual ocorrência de fibrilação atrial poderá resultar numa resposta ventricular muito elevada com consequências hemodinâmicas e eletrofisiológicas que podem determinar o aparecimento da fibrilação ventricular e morte súbita. Não há dados exatos sobre a real incidência desta condição, porém, a possibilidade de sua ocorrência, ainda mais como primeira manifestação da síndrome de WPW, exige, nos casos com documentação eletrocardiográfica, uma minuciosa investigação, onde o teste ergométrico novamente aparece como exame fundamental (**Fig. 11-6-4**).[11]

Não é rara a associação da síndrome de WPW com o prolapso da valva mitral, a doença de Ebstein, a cardiomiopatia hipertrófica, a comunicação interatrial, a comunicação interventricular e a valva aórtica bicúspide.

O teste ergométrico, embora pouco sensível para provocar as arritmias comuns na síndrome de WPW, ao ser realizado oferece dados interessantes, pois a resposta eletrocardiográfica e de ritmo serão úteis para a estratificação do risco. Um desaparecimento súbito da pré-excitação durante a elevação da frequência cardíaca indica um período refratário anterógrado longo da via anômala em relação ao tecido atrioventricular normal e, portanto, baixo risco de taquiarritmia com elevada resposta ventricular (**Fig. 11-6-5**).

Os estudos sobre morte súbita durante o exercício fazem pouca referência sobre casos de WPW. No entanto, deve ser lembrado que poucos se referem à realização de exames histológicos dos tecidos de condução com o intuito de identificar a presença desta anomalia, fato que sempre deixará aberta a possibilidade de uma subquantificação deste diagnóstico.

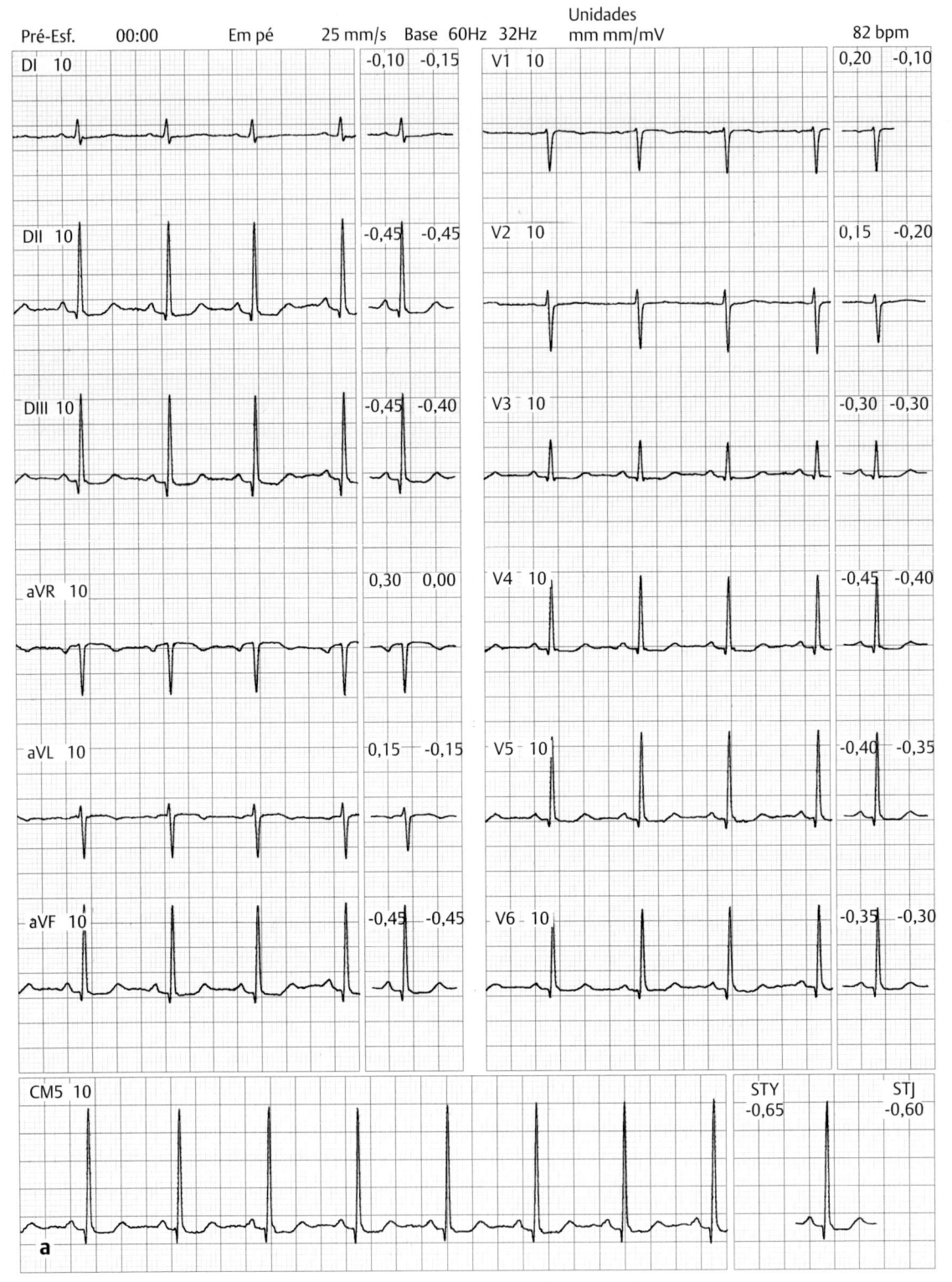

Fig. 11-6-4. (a) Traçado basal com discretas alterações da repolarização ventricular e PR de 140 ms e FC de 82 bpm. No pico do esforço não houve alteração isquêmica. *(Continua)*

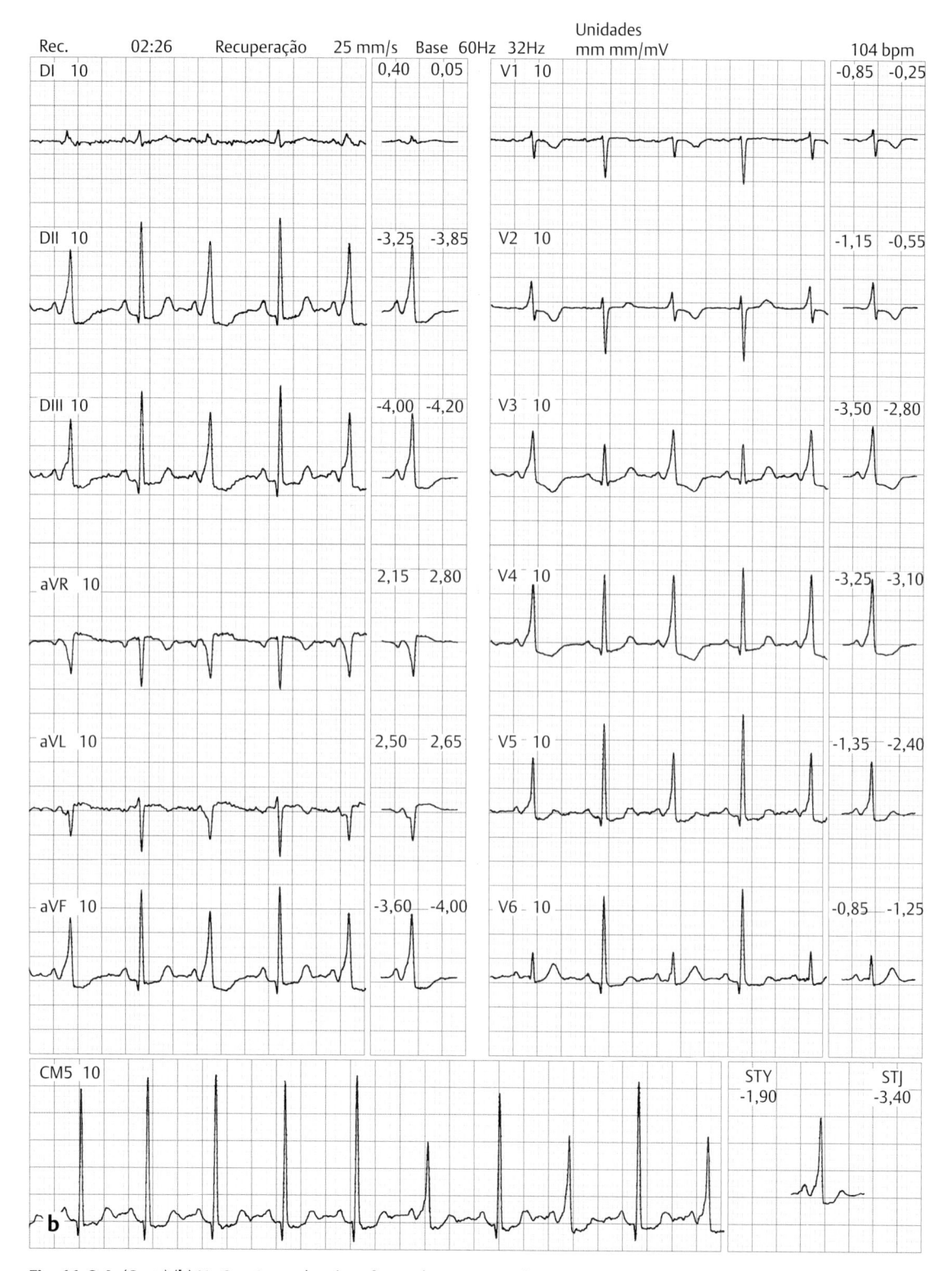

Fig. 11-6-4. *(Cont.)* **(b)** No 2º minuto do pós-esforço observaram-se batimentos com PR curto (100 ms) e onda delta. *(Continua)*

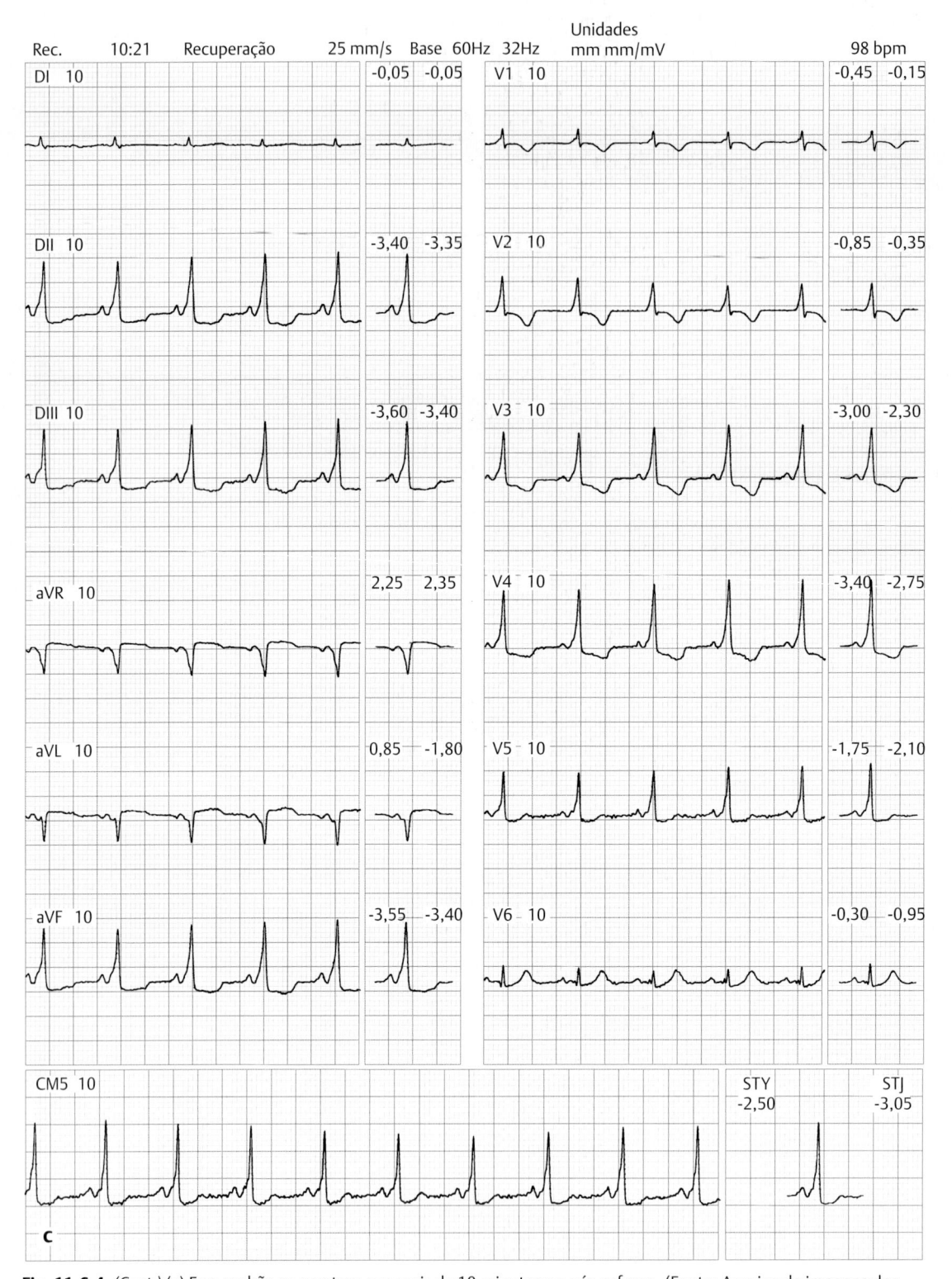

Fig. 11-6-4. *(Cont.)* **(c)** Esse padrão se manteve por mais de 10 minutos no pós-esforço. (Fonte: Arquivo de imagens dos autores.)

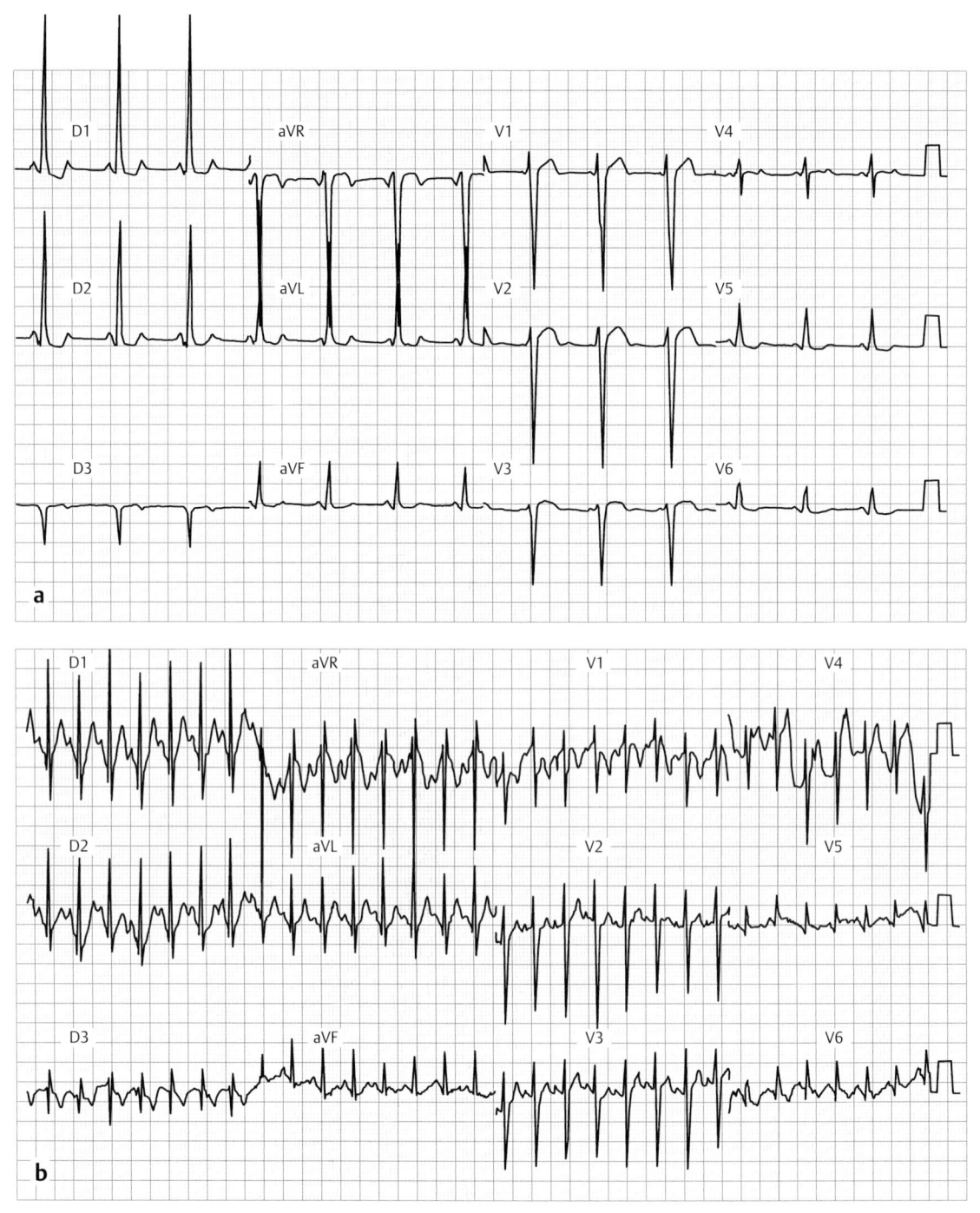

Fig. 11-6-5. (**a**) O traçado basal mostra PR curto com onda delta. (**b**) No pico do esforço, condução normal. (Fonte: Arquivo de imagens dos autores.)

Taquicardia Ventricular Catecolaminérgica

O teste ergométrico é útil na avaliação dos distúrbios do ritmo adrenérgico dependente, em especial as taquicardias ventriculares polimórficas catecolaminérgicas que ocorrem na ausência de doença cardíaca estrutural. É uma entidade rara com dados de ocorrência familiar e dependente de uma herança autossômica dominante.[11] Afeta, principalmente, crianças entre 4 e 8 anos e esta idade refere-se ao momento do aparecimento dos sintomas que podem variar de palpitações induzidas nos esforços habituais das crianças desta idade ou mesmo síncope e parada cardíaca. Há referências a casos raros em adultos e lactentes. A marca registrada desta doença é a sua reprodutibilidade diante do estresse físico. Não há prolongamento do intervalo QT. O Teste Ergométrico avalia os indivíduos sintomáticos e a resposta à terapêutica instituída (betabloqueadores). O teste dará, ainda, informações prognósticas sobre estes pacientes, pois o nível de carga de exercício, a resposta hemodinâmica, a duração da taquicardia e suas características eletrocardiográficas guardam relação estreita com os índices de mortalidade. O teste determina, ainda, o nível de frequência sinusal que precede a eclosão da TV e que nunca deverá ser ultrapassado nas atividades diárias.

Seguindo as recomendações das III Diretrizes da Sociedade Brasileira de Cardiologia,[2] são as seguintes as recomendações para uso do teste ergométrico na estratificação de risco para morte súbita cardíaca e nas síndromes arritmogênicas e síndromes elétricas primárias.

- Classe I
  - Adultos com arritmias ventriculares e que apresentem probabilidade intermediária ou elevada de terem doença coronária. Objetivo; detectar alterações isquêmicas ou arritmias ventriculares. Nível de evidência B.
  - Independente da idade, o teste de esforço deverá ser realizado em indivíduos com arritmias ventriculares esforço-induzidas conhecidas ou suspeitadas, incluindo a taquicardia ventricular catecolaminérgica. Objetivo: provocar a arritmia, confirmar o diagnóstico e determinar a tolerância à arritmia. Nível de evidência B.
  - Em casos de taquicardias ventriculares catecolaminérgicas, avaliação da terapêutica com betabloqueadores e possível indicação de cardiodesfibrilador implantável.
- Classe IIa
  - Avaliação de pacientes recuperados de PCR antes da liberação para vida normal e para programação de atividades.
- Classe IIb
  - Avaliação de pacientes com síndrome de WPW para estudo do comportamento da condução pela via anômala e do potencial arritmogênico esforço-induzido.
  - Avaliação de pacientes com cardiomiopatia hipertrófica sem obstrução grave para avaliação do potencial arritmogênico e liberação e programação de atividade física.
  - Avaliação para estratificação de risco, potencial arritmogênico e liberação para atividades físicas em casos de displasia arritmogênica do ventrículo direito com diagnóstico firmado por método de imagem.
  - Avaliação para estratificação de risco, potencial arritmogênico e de terapêutica com betabloqueador em pacientes com a síndrome do QT longo.
  - Avaliação de pacientes assintomáticos com síndrome do QT longo, mas com antecedentes familiares de morte súbita ou síncope.
  - Avaliação periódica de pacientes com arritmias conhecidas em programas de reabilitação.
  - Adultos com baixa probabilidade de doença coronária e que tenham arritmia ventricular conhecida. Nível de evidência C.
  - Investigação de pacientes de meia-idade ou idosos com extrassístoles ventriculares isoladas.
- Classe III
  - Arritmia não controlada, sintomática ou com comprometimento hemodinâmico.

AVALIAÇÃO DE PACIENTES COM FIBRILAÇÃO ATRIAL PERMANENTE (FA)

A fibrilação atrial é a mais prevalente de todas as condições arrítmicas após a 6ª década da vida. Acontece tanto em pacientes com graves cardiopatias orgânicas e disfunção ventricular crítica como também em pessoas com coração estruturalmente normal para os critérios de idade. Considerando-se que a prevalência da cardiopatia isquêmica coincide com a mesma população da grande maioria dos casos de FA permanente, entende-se que caso o teste ergométrico tenha indicação para a investigação da doença coronária, deverá ser realizado a menos que haja resposta ventricular não controlada ou insuficiência cardíaca não compensada. Os critérios para diagnóstico de isquemia são os mesmos utilizados nos pacientes sem fibrilação atrial com cuidados especiais para a interpretação dos desníveis do segmento ST, pois pode haver a influência de fenômenos de aberrância de condução, bastante comuns e de intensidade variável durante a fibrilação atrial. A associação aos métodos de imagem quase sempre será útil, aprimorando o diagnóstico.

A avaliação do comportamento e o grau de controle da frequência ventricular aparecem, no entanto, como a indicação mais importante do teste ergométrico para os pacientes com fibrilação atrial permanente.[2] Devemos lembrar que este controle é feito no nó atrioventricular e sua velocidade de repolarização e período refratário efetivo determinarão a quantidade de impulsos que alcançam os ventrículos. Um efetivo controle da frequência ventricular em repouso não significa que haja resposta adequada frente ao exercício e daí, então, poderá haver sugestões de ajustes nos fármacos que estão sendo utilizados. É frequente no teste de pacientes com FA, um pequeno declínio inicial da frequência cardíaca seguido de rápida e desproporcional elevação frente a baixas cargas de exercício. O tempo de persistência da resposta elevada após a cessação do exercício também é parâmetro que deve ser considerado. A grande maioria dos pacientes em FA, no entanto, sob a ação de drogas, apresentará respostas cronotrópicas anormais durante o teste. Também relevante serão o comportamento clínico e a tolerância destes pacientes durante o teste, elementos muito importantes para a adequada programação de atividade física e reabilitação. A associação ao teste cardiopulmonar nos casos com insuficiência cardíaca obviamente trará importantes dados adicionais. Considera-se que um caso de FA estará tanto mais bem controlado quanto mais seu comportamento cronotrópico se aproximar daquele esperado para o paciente sem FA. Ajustes na terapia farmacológica far-se-ão necessários caso a frequência cardíaca máxima atingida ultrapasse 110% em relação à frequência máxima prevista pré-teste (**Fig. 11-6-6**).

Seguindo as III Diretrizes da Sociedade Brasileira de Cardiologia[2] são seguintes as recomendações para o uso do teste ergométrico na avaliação de pacientes com fibrilação atrial permanente.

- Classe II b
  - Avaliação da resposta de frequência ventricular frente ao esforço físico. Objetivo: adequação da terapêutica farmacológica e programação de atividade física ou reabilitação.

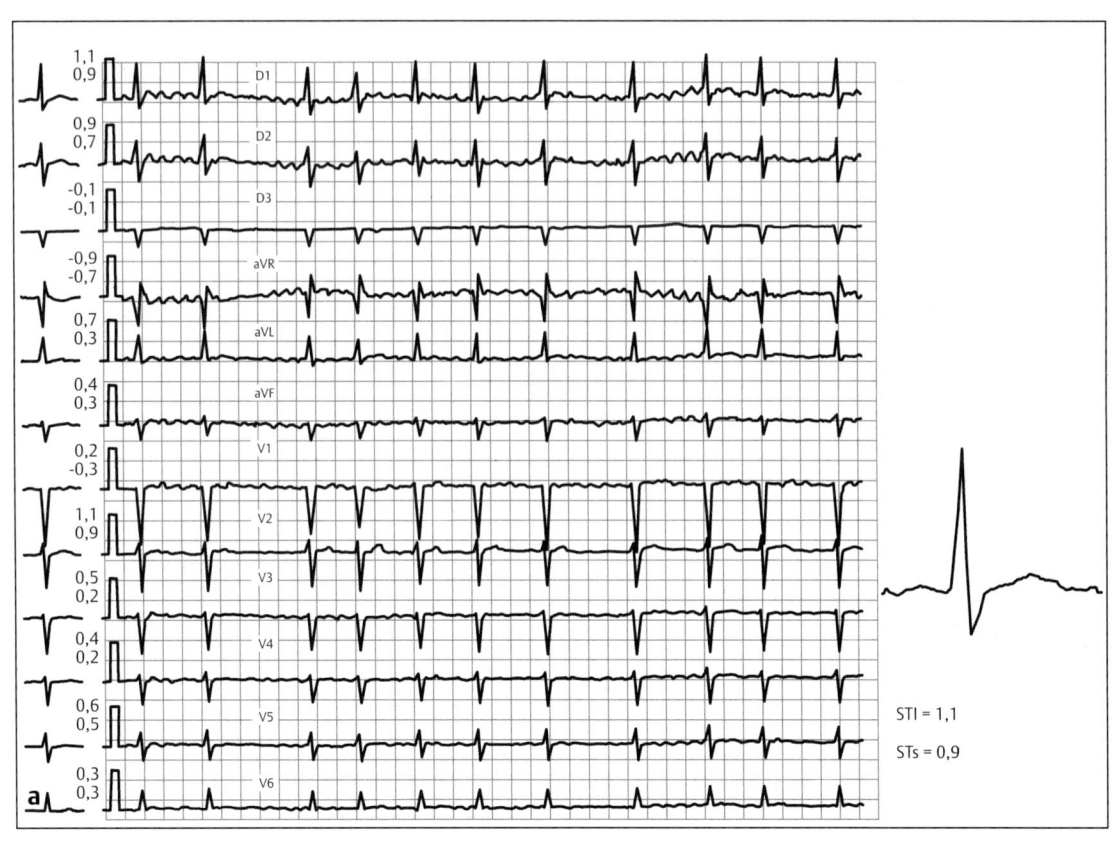

Fig. 11-6-6. (**a**) Paciente de 41 anos com fibrilação atrial. *(Continua)*

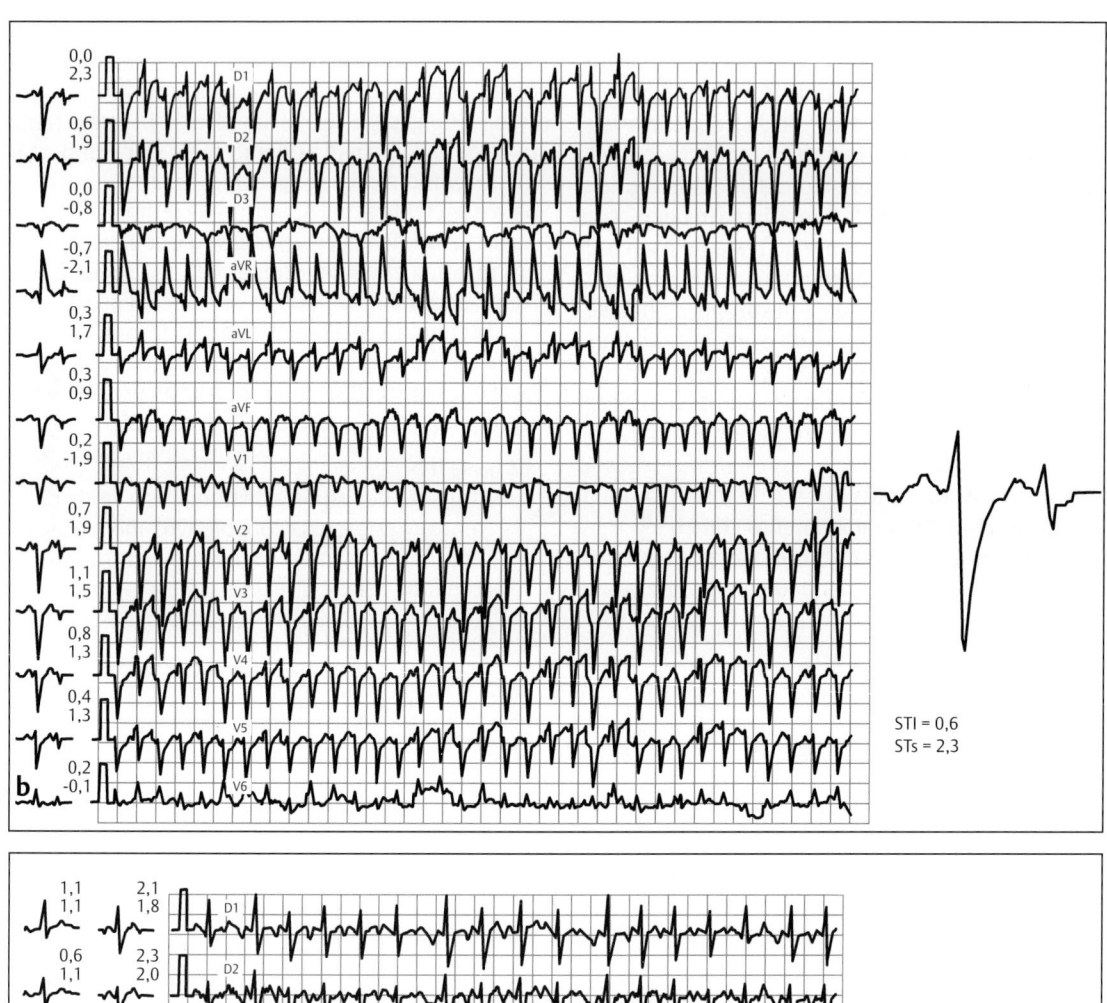

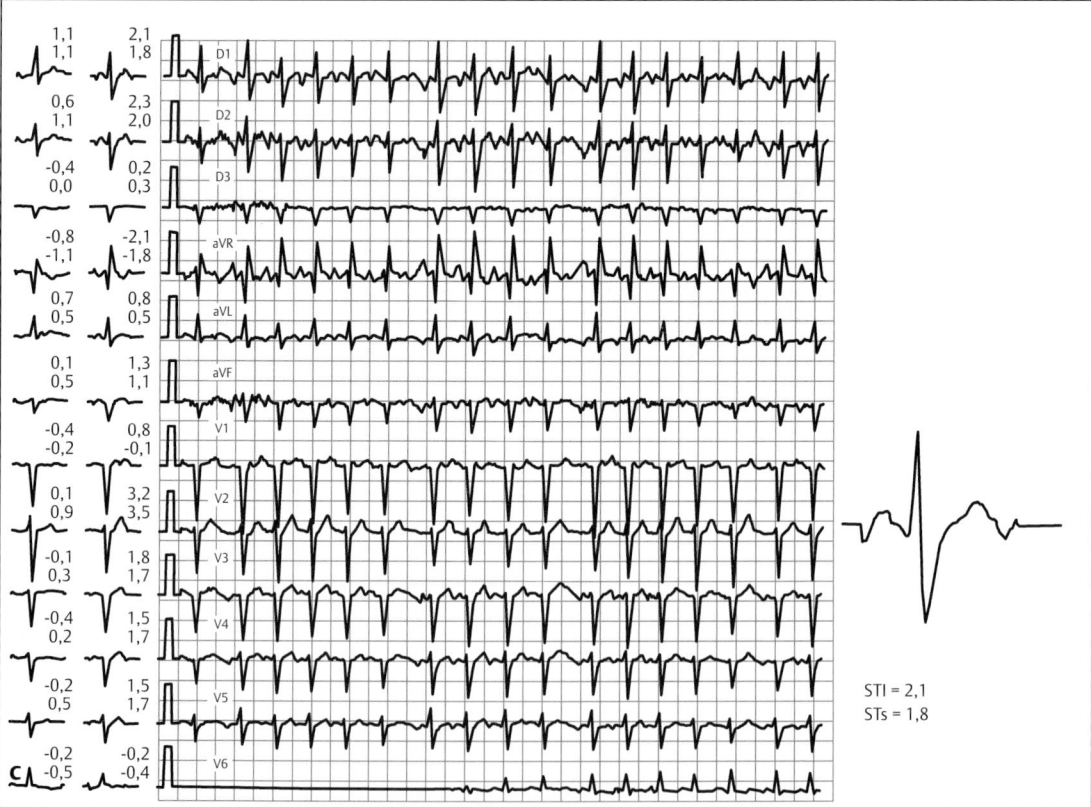

Fig. 11-6-6. *(Cont.)* (**b**) Com o esforço, evoluiu para *flutter* 1:1. (**c**) No pós-esforço evoluiu para *flutter* 2:1. *(Continua)*

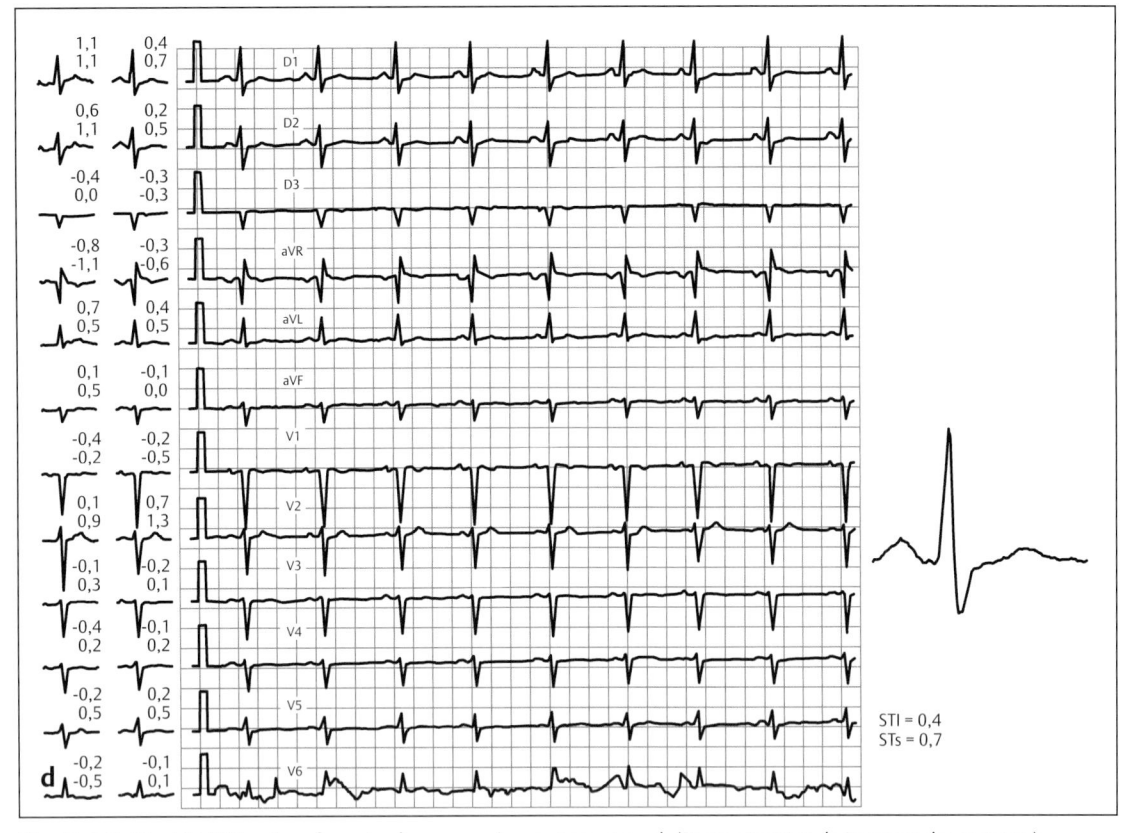

Fig. 11-6-6. *(Cont.)* **(d)** No pós-esforço tardio, regressão ao ritmo sinusal. (Fonte: Arquivo de imagens dos autores.)

AVALIAÇÃO DE PACIENTES COM DISFUNÇÃO DO NÓ SINUSAL E BRADIARRITMIAS

O teste de esforço é de grande utilidade para a distinção da bradicardia importante em repouso, mas com uma resposta normal frente ao exercício (esportistas e atletas bem treinados e indivíduos vagotônicos) daqueles com disfunção sinusal que mostram a bradicardia em repouso e que falham em conseguir adequada resposta de frequência durante o exercício.[21-23] A incompetência cronotrópica é aceita quando não é alcançado o nível de 85% da frequência máxima prevista para a idade. De modo geral, esta resposta de frequência ao teste de esforço é apenas um dos elementos para o diagnóstico preciso da disfunção do nó sinusal, mas é, seguramente, o mais importante para a escolha do tipo e características do sensor caso haja a indicação para o implante de marca-passo. Deverá ainda, nestes casos, ser o método usado para avaliação da programação do sensor de frequência utilizado.

Para os casos de bloqueio atrioventricular total (BAVT) congênitos, a avaliação da resposta de frequência do foco juncional que comanda o ritmo ventricular é fundamental para a escolha do momento ideal da indicação do implante do marca-passo.

Teste Ergométrico em Portadores de Marca-passo Cardíaco

O teste ergométrico tem mostrado dupla utilidade com relação aos marca-passos cardíacos (MP): na indicação do modelo do MP e na avaliação do paciente já portador de MP.[2]

A diversidade dos modelos existentes de MP tornou a escolha do gerador mais difícil. Atualmente, ao implantarmos um MP devemos avaliar o distúrbio elétrico, mas também a contratilidade miocárdica, o desempenho ventricular, a fração de ejeção de ventrículo esquerdo, a estabilidade atrial e, sempre que possível, estabelecer os equivalentes metabólicos e o consumo de oxigênio que serão gastos nas atividades do paciente. Como podemos ver, a utilidade do teste ergométrico na indicação e avaliação dos MP não é substituível por nenhum outro método. Muitas vezes também serão necessários outros métodos para uma correta avaliação, como ecocardiograma, Holter, ou estudos eletrofisiológicos.

Maior detalhamento sobre este tópico poderá ser obtido no Capítulo 12, Seção 12-4, dedicado ao estudo dos MP pelo teste de exercício.

Conforme as III Diretrizes da Sociedade Brasileira de Cardiologia[2] seguem as indicações do teste ergométrico na avaliação de bradiarritmias e marca-passos:

- Classe I:
  - Avaliação da resposta cronotrópica ao exercício em portadores de BAVT congênito (nível B).
  - Avaliação da resposta cronotrópica da onda P, em portadores de BAVT congênito (nível C).
  - Indicação da resposta cronotrópica ao exercício em portadores de doença do nó sinusal (nível B).
- Classe IIa:
  - Avaliação funcional de portadores de marca-passo com biossensores (nível B).
  - Avaliação associado a métodos de imagem para o diagnóstico de DAC (nível B).
- Classe IIb:
  - Avaliação de portadores de desfibrilador cardíaco implantável (nível B).
- Grau III:
  - Avaliação de pacientes com marca-passo com frequência fixa (nível B).
  - BAVT com baixa resposta da frequência ventricular (nível B).

REFERÊNCIAS BIBLIOGRÁFICAS

1. Andrade J, Brito FS, Castro I, Guimarães JI, et al. Sociedade Brasileiro de Cardiologia II Diretriz sobre teste ergométrico. Arq Bras Cardiol. 2002;78(supl2):1-16.
2. Meneghelo RS, Araújo CGS, Mastrocolla LE, Albuquerque PF, Serra SM, et al. Sociedade Brasileira de Cardiologia III Diretrizes da Sociedade Brasileira de Cardiologia sobre Teste Ergométrico. Arq Bras Cardiol. 2010;95(5 supl.1):1-26.
3. Amsterdam EA. Sudden death during exercise. Cardiology. 1990;77:411-7.
4. Fleg JL, Piña IL, Balady GJ, et al. Assessment of functional capacity in clinical and research applications: an advisory from the Committee on Exercise, Rehabilitation, and Prevention, Council on Clinical Cardiology, American Heart Association. Circulation. 2000;102:1591-7.
5. Kjaer M. Epinephrine and some other hormonal responses to exercise in man: With special reference to physical training. Int J Sports Med. 1989 Feb;10(1):2-15.
6. Hauswirth O, Noble D, Tsien RR. Adrenaline: mechanism of action of the pacemaker potential in cardiac Purkinje fibers. Science, 1968;162:916-9.
7. Young DB, Srivastava TN, Fitzovich DE, Kivlighn SD, Hamaguchi M. Potassium and catecholamine concentrations in the immediate postexercise period. Am J Med Sci. 1992 Sep;304(3):150-3.
8. Frolkis JP, Pthier CE, Blackstone EH, Lauer MS. Frequent ventricular ectopy after exercise as a predictor of death. N Engl J Med. 2003;348(9):781-90.
9. Maurer MS, Shefrin EA, Fleg JL. Prevalence and prognostic significance of exercise-induced supraventricular tachycardia in apparently healthy volunteers. Am J Cardiol. 1995;75(12):788-92.
10. Bunch TJ, Chandrasekaran K, Gersh BJ, Hammill SC, Hodge DO, Khan AH, et al. The prognostic significance of exercise-induced atrial arrhythmias. J Am Coll Cardiol. 2004;43(7):1236-40.
11. European Heart Rhythm Association; Heart Rhythm Society, Zipes DP, Camm AJ, Borggrefe M, Buxton AE, et al. ACC/AHA/ESC 2006 Guidelines for Management of Patients with Ventricular Arrhythmias and the Prevention of Sudden Cardiac Death. JACC. 2006;48(5):e247-e346.
12. Ades PA. Preventing sudden death: cardiovascular screening of young athletes. Phys Sportsmed. 1992;20(9):75-89.
13. Fontaine JM. Evaluation of patients with complex ventricular arrhytmias: current noninvasive and invasive methods. Am Heart J. 1992;123:1123-9.
14. Helfant RH, Pine R, Kabde V, Banka VS. Exercise related ventricular premature complexes in coronary heart disease. Ann Intern Med. 1974;80(5):589-92.
15. McHenry PL, Morris SN, Kavalier M, Jordan JW. Comparative studies of exercise-induced ventricular arrhythmias in normal subjects and in patients with documented coronary artery disease. Am J Cardiol. 1976;37(4):609-16.
16. Hoffmann E, Reithmann C, Neuser H, Nimmermann P, Remp T, Steinbeck G. Repetitive monomorphe ventrikuläre Tachykardie (Typ Gallavardin): Klinische und elektrophysiologische Charakteristika von 20 Patienten [Repetitive monomorphic ventricular tachycardia (Gallavardin type): clinical and electrophysiological characteristics in 20 patients]. Z Kardiol. 1998 May;87(5):353-63.
17. McHenry PL, Morris SN, Kavalier M, Jordan JW. Comparative studies of exercise-induced ventricular arrhythmias in normal subjects and in patients with documented coronary artery disease. Am J Cardiol. 1976 Mar 31;37(4):609-16.
18. McKenna WJ, Chetty S, Oakley M, Goodwin JF. Arrhythmias in hypertrophic cardiomyopathy: exercise and 48 hours ambulatory electrocardiographic assessment with and without beta adrenergic blocking therapy. Am J Cardiol. 1980;45:1-5.
19. Couniham PJ, Frenneaux MP, Webb DJ, McKenna WJ. Abnormal vascular responses to supine exercise in hypertrophic cardiomyopathy. Circulation. 1991;84:686-96.
20. Abbott JA, Hiirschfeld DS, Kunkel FW, Scheinman MM. Graded exercise testing in patients with sinus node dysfunction. Am J Cardiol. 1977;62:330-8.
21. Lauer MS, Francis GS, Okin PM, Pashkow FJ, Snader CE, Marwick TH. Impaired chronotropic response to exercise stress testing as a predictor of mortality. JAMA. 1999;281;524-9.
22. Lauer MS, Okin PM, Larson MG, Evans JC, Levy D. Impaired heart rate response to graded exercise: prognostic implications of chronotropic incompetence in the Framingham heart Study. Circulation. 1996;93:1520-6.
23. Cole CR, Blackstone EH, Pashkow FJ, Snaider CE, Lauer MS. Heart rate recovery immediately after exercise as a predictor of mortality. N Engl J Med. 1999;341;1351-7.

SEÇÃO 11-7

AVALIAÇÃO MULTIPARAMÉTRICA E PROGNÓSTICA

Iran Castro
Hugo Fontana Filho

"Quando é óbvio que os objetivos não podem ser alcançados, não ajuste as metas, mas sim as etapas da ação."
Confúcio 551-479 a.C.

INTRODUÇÃO

O teste ergométrico talvez seja a ferramenta em cardiologia que o médico mais deva prestar atenção a múltiplos parâmetros, que, tal como nosso paciente, contam, cada um, parte da história do risco cardiovascular global, mas que, quando analisados em conjunto, conseguem dizer muito mais a respeito do prognóstico do que isoladamente.

QUADRO CLÍNICO

A análise dos sintomas é tão importante quanto a eletrocardiográfica.[1,2] A dor deve ser identificada, e suas características descritas. O sintoma angina típica durante o esforço, mesmo quando não acompanhado de alterações significativas do segmento ST, prediz infarto agudo do miocárdio e mortalidade cardiovascular.[1,2] Quanto ao sintoma dispneia, apesar de inespecífico, o simples fato de a indicação do exame ser dispneia já confere pior prognóstico ao paciente.[3] Quando o sintoma que provocou a interrupção do teste for dispneia, apesar de inespecífico, a possibilidade de equivalente anginoso deve ser considerada e também confere pior prognóstico ao paciente.[4] Além disso, a possibilidade de insuficiência cardíaca com fração de ejeção preservada deve ser considerada.[5] No entanto, os parâmetros clínicos são ainda mais associados à DAC quando acompanhados de baixa capacidade funcional ou alterações do segmento ST.[6] Portanto, quando o único critério alterado no exame for dor torácica ou dispneia, a análise cuidadosa de todos os parâmetros auxilia na melhor avaliação diagnóstica e definição da necessidade do uso de métodos de imagem ou encaminhamento direto para a cineangiocoronariografia.

CAPACIDADE FUNCIONAL

A análise da capacidade funcional (CF) é um forte preditor de eventos cardiovasculares tanto em homens como em mulheres, com DAC conhecida ou não.[7] A medida mais adequada é a realizada através da ergoespirometria, porém, quando não disponível ou não indicada, fórmulas podem predizer os equivalentes metabólicos (METS) esperados conforme sexo e idade com relativa acurácia:[4]

- Homens: METS previstos = 18 - (0,15 × idade)
- Mulheres: METS previstos 14,7 - (0,13 × idade)

A medidas de METS pode ser calculada com base no tempo de duração do exame no protocolo de Bruce e idade:[8]

- Homens: $\dot{V}O_2$ calculado = (2,9 × tempo em minutos) + 8,33
- Mulheres: $\dot{V}O_2$ calculado = (2,74 × tempo em minutos) + 8,03

Para transformar em METS, divide-se por 3,5.

O fato de um paciente não conseguir realizar um teste de esforço ou ser direcionado diretamente ao teste farmacológico o confere pior prognóstico.[9]

A definição exata dos limiares dos METS que estão associados a melhor ou pior prognóstico varia entre os diversos estudos. Um estudo com 6.213 homens com e sem DAC, utilizando o protocolo Rampa, associou a incapacidade de alcançar 5 METS com pior prognóstico e a capacidade de atingir pelo menos 8 METS com melhor prognóstico, associando cada MET a mais de capacidade funcional (CF) à redução de 12% do risco CV.[10] Uma grande metanálise, que incluiu mais de 100.000 homens e mulheres sem DAC conhecida, com múltiplos protocolos de esforço, definiu como ponto de corte para aumento do risco de eventos cardiovasculares e mortalidade geral CF < 7,9 METS.[11]

Estudos avaliaram a relação entre capacidade funcional no teste ergométrico, subsequentes alterações em exames de imagens e mortalidade. Pacientes sem DAC conhecida, quando realizaram protocolo de Bruce e tiveram uma carga de trabalho ≥ 10 METS, tiveram uma incidência de alterações em exames de imagem de 6% e uma mortalidade anual de 0,1%.[12] Portanto, neste cenário, pacientes com capacidade funcional > 10 METS e alterações do segmento ST, na grande maioria dos casos, não necessitam prosseguir a investigação.

Já no cenário da DAC estável, a incapacidade de alcançar 5 METS identifica um subgrupo de pacientes com pior prognóstico.[13]

FREQUÊNCIA CARDÍACA

A análise da frequência cardíaca (FC) confere múltiplas informações ao exame.[14] Este parâmetro isoladamente é multiparamétrico, ajudando a avaliar, conjuntamente com o protocolo utilizado, a intensidade do exercício, a adequação do protocolo, efeitos da medicação (no caso de testes para avaliação terapêutica), o quanto o aumento inadequado poderia estar contribuindo para a intolerância aos esforços e o prognóstico geral do paciente. A análise prognóstica da frequência cardíaca começa antes mesmo do esforço, sendo que pacientes com FC > 79 bpm antes de iniciarem o teste apresentam aumento da mortalidade geral.[15] A fórmula mais amplamente utilizada para avaliar a $FC_{máx}$ prevista é 220 - idade, que tem um desvio padrão de 11 batimentos e tem sua maior aplicabilidade a homens de meia-idade, apresentando ampla variabilidade, principalmente, em pacientes idosos e em uso de betabloqueadores.[14,16,17] A incapacidade para alcançar 85% da FC é, independentemente, associada a aumento da mortalidade.[4] Quando é evidenciada hipoperfusão em exames de imagens no contexto da incompetência cronotrópica, o prognóstico é pior. O dado da FC que talvez seja, isoladamente, o mais importante, é a redução da FC no primeiro e no segundo minuto de recuperação ativa, sendo que a redução menor que 12 ou 22 minutos, respectivamente, está, independentemente, associada a pior prognóstico.[18-20] Esta falha na rápida recuperação da frequência cardíaca parece estar relacionada com a inabilidade de o sistema nervoso parassimpático reassumir o controle da FC, o que poderia predispor os pacientes a arritmias ventriculares.

PRESSÃO ARTERIAL

A avaliação dos números adequados da resposta pressórica ainda carece um consenso. Livros-textos definem como valores máximos aceitáveis para pressão sistólica no esforço 210 mm Hg para homens e 190 mm Hg para mulheres. A diretriz brasileira define como valor máximo, independentemente do sexo, 220 mm Hg para a PS e refere que a pressão diastólica deve elevar-se menos que 15 mm Hg em relação ao valor de repouso.[8] Com relação ao prognóstico que a análise da variação da pressão arterial nos oferece, a elevação acima de 180/90 mm Hg no segundo estágio de Bruce em indivíduos não hipertensos está associada a aumento do risco cardiovascular.[21] A presença de resposta hipertensiva no teste ergométrico em indivíduos normotensos em repouso pode ser preditiva de hipertensão e eventos cardiovasculares no futuro.[22]

A queda da pressão arterial durante o esforço, usualmente definida como redução de 20 mm Hg ou mais da pressão arterial sistólica em relação ao basal, principalmente quando associada a outros achados, como infradesnível do segmento ou angina com baixa carga, está associada a pior prognóstico principalmente em homens.[9] Também está associada a aumento da incidência de fibrilação atrial.[23] No cenário da estenose aórtica, a queda da pressão arterial abaixo dos níveis basais durante o esforço,[24] a queda de 20 mm Hg da PAS durante o esforço[25] e a incapacidade de elevar pelo menos 20 mm

Hg a PAS durante o esforço[26] parecem identificar pacientes assintomáticos com pior prognóstico e que devem ser submetidos à troca valvar. Em pacientes com cardiomiopatia hipertrófica, apesar da ausência de uniformidade na definição de resposta inadequada durante o esforço, as diretrizes consideram que a queda da PAS de 20 mm Hg após aumento inicial ou a incapacidade de elevação da PAS em pelo menos 20 mm Hg em relação ao basal são fatores adjuvantes na avaliação da necessidade de implante de cardiodesfibrilador em pacientes com menos de 40 anos, sendo que este achado em maiores de 40 anos tem significado incerto.[27,28]

ALTERAÇÕES DO SEGMENTO ST

Apesar de por muito tempo serem consideradas a principal variável a ser analisada no teste ergométrico, atualmente as alterações do segmento ST detêm papel secundário na avaliação prognóstica dos pacientes, atrás da capacidade funcional e da avaliação da frequência cardíaca.[9] No entanto, quando analisadas neste contexto, podem auxiliar na avaliação da cardiopatia isquêmica, sendo que infradesníveis do segmento ST em derivações outras que não aVF, DII e DIII, com baixa carga, em múltiplas derivações, que não se normalizem no primeiro minuto de recuperação, estão associadas a pior prognóstico.[1-29]

ESCORES

Galileu Galilei, filósofo e pai da metodologia científica, já no século XVI, orientava medir o que pode ser medido e tornar mensurável o que ainda não é. Baseado nisso, escores têm o poder de, através de múltiplas variáveis, predizer o risco e o prognóstico dos pacientes.

Investigadores da Universidade de Duke avaliaram, de maneira consecutiva, retrospectivamente, testes ergométricos de 2.758 pacientes com idade média de 49 anos e, predominantemente, homens (70%) em investigação de dor torácica e que, posteriormente, foram encaminhados à cineangiocoronariografia.[30] Com base neste estudo foi criado o escore de Duke:

> Tempo de exercício em minutos – 5 × infradesnível do ST em mm – 4 × escore de angina (0 se não teve angina, 1 se teve angina não limitante e 2 se teve angina como motivo de interrupção do teste)

Com base neste escore, os pacientes foram classificados em alto risco se escore ≤ -11, risco intermediário se escore entre -10 e +4, e baixo risco se escore ≥ +5. Análises subsequentes dessa coorte que objetivaram predizer lesões significativas (≥ 75%) e gravidade (lesão de 3 vasos ou de tronco de coronária esquerda), através de um modelo de regressão logística, e sobrevida, por meio de uma análise de regressão de COX, concluíram que entre os pacientes com baixo risco (escore ≥ +5), 60% não tinham lesões significativas e 16% tinham lesões de somente 1 vaso, com mortalidade em 5 anos de apenas 3%. Já entre os pacientes com risco elevado (escore ≤ -11), 74% tinham lesões em 3 vasos ou tronco da coronária esquerda, e mortalidade em 5 anos de 35%.[31] A análise subsequente de 613 pacientes consecutivos em investigação de DAC comprovou a acurácia do teste em predizer mortalidade, demonstrando 99% de sobrevida em 4 anos nos pacientes com escore ≥ +5 (risco anual de mortalidade de 0,25%), enquanto entre os pacientes com escore ≤ -11 observou-se sobrevida em 4 anos de 79% (taxa anual de mortalidade de 5%).[32] Em mulheres, apesar das dúvidas iniciais, o Escore de Duke parece ter até mesmo melhor capacidade de excluir DAC em pacientes com baixo escore.[33]

Posteriormente, investigadores desenvolveram o Escore de Cleveland, um normograma derivado da avaliação de mais de 30.000 pacientes, que além da capacidade funcional, alterações do ST e sintomas, agrega outros fatores associados a pior prognóstico, como idade, sexo, tabagismo, hipertensão, diabetes melito, além da recuperação da frequência e arritmias no período de recuperação, o que demonstrou melhorar ainda mais a avaliação do prognóstico em relação ao escore de Duke.[34] A crítica quanto a este escore é a maior complexidade para utilizá-lo.

Um novo escore, o FIT escore, analisou 58.020 pacientes sem DAC conhecida, com média de idade de 53 anos, 49% mulheres, seguidos por 10 anos. Após idade e sexo, a porcentagem da $FC_{máx}$ predita e a capacidade funcional foram os melhores preditores de mortalidade.[7] A seguinte fórmula foi desenvolvida:

> Escore FIT = % da $FC_{máx}$ predita + 12 × METS alcançados – 4 × idade + 43 se sexo feminino

O escore variou de -200 a 200, apresentando variação normal e maior sobrevida em 10 anos quanto mais próximo a 200. Pacientes com escore > 100 tiveram sobrevida de 98% em 10 anos. Posteriormente, 262 pacientes com DAC conhecida submetidos a um programa de reabilitação cardíaca foram avaliados retrospectivamente utilizando o mesmo escore. O aumento de 18,2 pontos no escore FIT foi associado a uma redução de 21% na mortalidade, demonstrando que o escore pode ser útil na quantificação da redução do risco relacionada com o programa de reabilitação cardíaca.[35]

Apesar de diretrizes recentes relegarem ao teste ergométrico um papel secundário na avaliação da cardiopatia isquêmica,[36] esta ferramenta barata, amplamente disponível e que não expõe o paciente à radiação, quando bem indicada, consegue identificar adequadamente pacientes com bom ou mau prognóstico. Pacientes com boa capacidade funcional, respostas hemodinâmicas normais, assintomáticos e que, mesmo com alterações eletrocardiográficas, tenham normalização destas no início do período de recuperação, certamente têm excelente prognóstico e, na grande maioria das vezes, não necessitam de exames adicionais. Cabe ao médico bem preparado saber indicá-lo e, principalmente, interpretá-lo adequadamente, sabendo, quando necessário, lançar mão de exames adjuvantes para melhor individualização do risco e do prognóstico dos pacientes.

REFERÊNCIAS BIBLIOGRÁFICAS

1. Christman MP, Bittencourt MS, Hulten E, et al. Yield of downstream tests after exercise treadmill testing: a prospective cohort study. J Am Coll Cardiol. 2014;63:1264-74.
2. Ahmed HM, Blaha MJ, Nasir K, et al. Effects of physical activity on cardiovascular disease. Am J Cardiol. 2012;109:288-95.
3. Argulian E, Agarwal V, Bangalore S, et al. Meta-analysis of prognostic implications of dyspnea versus chest pain in patients referred for stress testing. Am J Cardiol. 2014;113(3):559-64.
4. Fletcher GF, Ades PA, Kligfield P, et al. Exercise standards for testing and training: a scientific statement from the American Heart Association. Circulation. 2013;128(8):873-934.
5. Nasim S, Nadeem N, Zahidie A, Sharif T. Relationship between exercise induced dyspnea and functional capacity with doppler-derived diastolic function. BMC Res Notes. 2013;6:150.
6. Weiner DA, McCabe C, Hueter DC, Ryan TJ, Hood WB Jr. The predictive value of anginal chest pain as an indicator of coronary disease during exercise testing. Am Heart J. 1978;96:458-62.
7. Ahmed HM, Al-Mallah MH, McEvoy JW, et al. Maximal exercise testing variables and 10-year survival: fitness risk score derivation from the FIT Project. Mayo Clin Proc. 2015;90:346-55.
8. Meneghelo RS, Araújo CGS, Stein R, Mastrocolla LE, Albuquerque PF, Serra SM, et al. III Diretrizes da Sociedade Brasileira de Cardiologia sobre teste ergométrico. Arq Bras Cardiol São Paulo. 2010;95(5, Supl.1):1-26.
9. Zipes DP, Libby P, Bonow RO, Mann DL, Tomaselli GF. Braunwald's heart disease: a textbook of cardiovascular medicine, 11th ed. Philadelphia, PA: Elsevier/Saunders, 2019.
10. Myers J, Prakash M, Froelicher V, Do D, Partington S, Atwood JE. Exercise capacity and mortality among men referred for exercise testing. N Engl J Med. 2002;346:793-801.

11. Kodama S, Saito K, Tanaka S, et al. Cardiorespiratory fitness as a quantitative predictor of all-cause mortality and cardiovascular events in healthy men and women: a meta-analysis. JAMA. 2009;301(19):2024-35.
12. Beri N, Dang P, Bhat A, Venugopal S, Amsterdam EA. Usefulness of excellent functional capacity in men and women with ischemic exercise electrocardiography to predict a negative stress imaging test and very low late mortality. Am J Cardiol. 2019;124(5):661-5.
13. Arena R, Myers J, Williams MA, et al. Assessment of functional capacity in clinical and research settings: a scientific statement from the American Heart Association Committee on Exercise, Rehabilitation, and Prevention of the Council on Clinical Cardiology and the Council on Cardiovascular Nursing. Circulation. 2007;116(3):329-43.
14. Brubaker PH, Kitzman DW. Chronotropic incompetence: causes, consequences, and management. Circulation. 2011;123:1010-20.
15. Fagundes JE, Castro I. Predictive value of resting heart rate for cardiovascular and all-cause mortality. Arq Bras Cardiol. 2010;95(6).
16. American College of Sports Medicine. Guidelines for Exercise Testing and Prescription, 10th ed. Philadelphia: Lippincott Williams Wilkins, 2017.
17. Brawner CA, Ehrman JK, Schairer JR, Cao JJ, Keteyian SJ. Predicting maximum heart rate among patients with coronary heart disease receiving beta-adrenergic blockade therapy. Am Heart J. 2004;148(5):910-4.
18. Lauer MS. Exercise electrocardiogram testing and prognosis. Novel markers and predictive instruments. Cardiol Clin. 2001;19(3):401-14.
19. Cole CR, Blackstone EH, Pashkow FJ, Snader CE, Lauer MS. Heart-rate recovery immediately after exercise as a predictor of mortality. N Engl J Med. 1999;341:1351-7.
20. Shetler K, Marcus R, Froelicher VF, Vora S, Kalisetti D, Prakash M, et al. Heart rate recovery: validation and methodologic issues. J Am Coll Cardiol. 2001;38:1980-7.
21. Weiss SA, Blumenthal RS, Sharrett AR, et al. Exercise blood pressure and future cardiovascular death in asymptomatic individuals. Circulation. 2010;121:2109-16.
22. Allison TG, Cordeiro MA, Miller TD, Daida H, Squires RW, Gau GT. Prognostic significance of exercise-induced systemic hypertension in healthy subjects. Am J Cardiol. 1999;83:371-5.
23. O'Neal WT, Qureshi WT, Blaha MJ, et al. Relation of risk of atrial fibrillation with systolic blood pressure response during exercise stress testing (from the Henry Ford Exercise Testing Project). Am J Cardiol. 2015;116:1858-62.
24. Baumgartner H, Falk V, Bax JJ, De Bonis M, Hamm C, Holm PJ, et al. 2017 ESC/EACTS Guidelines for the management of valvular heart disease. Eur Heart J. 2017 Sep 21;38(36):2739-91.
25. Tarasoutchi F, Montera MW, Ramos AIO, Sampaio RO, Rosa VEE, Accorsi TAD, et al. Atualização das Diretrizes Brasileiras de Valvopatias: abordagem das lesões anatomicamente importantes. Arq Bras Cardiol. 2017;109(6, suppl. 2):1-34.
26. Rafique AM, Biner S, Ray I, Forrester JS, Tolstrup K, Siegel RJ. Meta-analysis of prognostic value of stress testing in patients with asymptomatic severe aortic stenosis. Am J Cardiol. 2009;104(7):972.
27. Geske JB, Ommen SR, Gersh BJ. Hypertrophic cardiomyopathy. J Am Coll Cardiol HF. 2018;6(5):364-75.
28. Authors/Task Force members, Elliott PM, Anastasakis A, et al. 2014 ESC Guidelines on diagnosis and management of hypertrophic cardiomyopathy: the Task Force for the Diagnosis and Management of Hypertrophic Cardiomyopathy of the European Society of Cardiology (ESC). Eur Heart J. 2014;35:2733-79.
29. Chow R, Fordyce CB, Gao M, et al. The significance of early post-exercise ST segment normalization. J Electrocardiol. 2015;48:803-8.
30. Mark DB, Hlatky MA, Harrell FE Jr, Lee KL, Califf RM, Pryor DB. Exercise treadmill score for predicting prognosis in coronary artery disease. Ann Intern Med. 1987;106(6):793.
31. Shaw LJ, Peterson ED, Shaw LK, Kesler KL, DeLong ER, Harrell FE Jr, et al. Use of a prognostic treadmill score in identifying diagnostic coronary disease subgroups. Circulation. 1998;98(16):1622.
32. Mark DB, Shaw L, Harrell FE Jr, Hlatky MA, Lee KL, Bengtson JR, et al. Prognostic value of a treadmill exercise score in outpatients with suspected coronary artery disease. N Engl J Med. 1991;325(12):849.
33. Alexander KP, Shaw LJ, Shaw LK, Delong ER, Mark DB, Peterson ED. Value of exercise treadmill testing in women. J Am Coll Cardiol. 1998;32(6):1657.
34. Lauer MS, Pothier CE, Magid DJ, Smith SS, Kattan MW. An externally validated model for predicting long-term survival after exercise treadmill testing in patients with suspected coronary artery disease and a normal electrocardiogram. Ann Intern Med. 2007;147(12):821.
35. Cuenza LR, Yap EML, Ebba E. Assessment of the prognostic utility of the FIT treadmill score in coronary artery disease patients undergoing cardiac rehabilitation. J Cardiovasc Thorac Res. 2019;11(1):8-13.
36. Knuuti J, Wijns W, Saraste A, Capodanno D, Barbato E, Funck-Brentano C, et al. The Task Force for the diagnosis and management of chronic coronary syndromes of the European Society of Cardiology (ESC). Eur Heart J. 2020;41(3):407-77.

SEÇÃO 11-8

ESCORES NA AVALIAÇÃO DIAGNÓSTICA E PROGNÓSTICA DO TESTE ERGOMÉTRICO

Washington Barbosa de Araujo

"Nenhum vento é favorável ao navegante que não sabe para qual porto ir."

(Sêneca)

Por maior que seja a experiência do ergometrista ou do cardiologista que assista o paciente suspeito de DAC, a aplicação das regras de probabilidade na avaliação do teste pode contribuir no aprimoramento da capacidade de raciocínio clínico e na tomada de decisão.

Ao avaliar um paciente, conviria proceder de tal modo que todos os dados pertinentes obtidos pudessem ser classificados em categorias inequívocas e que esses dados não possuíssem mais de um sentido ou não se prestassem a mais de uma interpretação. Assim poderiam, então, ser classificados, com segurança, em "normais" e "anormais". Infelizmente esses dados ideais raramente são obtidos na clínica[1] e também no teste ergométrico.

O laudo do teste na avaliação da cardiopatia isquêmica se mostra muito enriquecido quando apresenta informações prognósticas, estas sempre como fruto de integração e interpretação de dados da história do paciente e os dados obtidos no teste, aliados à experiência do avaliador. Os escores diagnósticos visam maximizar as experiências dos examinadores experimentados, permitindo que haja uma difusão nesta capacidade de análise.

TESTES FALSO-POSITIVOS E FALSO-NEGATIVOS

Com a aplicação do teste ergométrico na avaliação diagnóstica de coronariopatia, a cineangiocoronariografia foi tomada como padrão de comparação para os achados do teste ergométrico, mais notadamente para as variações do segmento ST. Denominaram-se testes falso-positivos aqueles que tinham ECG no esforço com características isquêmicas, porém, com coronariografia normal e testes falso-negativos aqueles na condição contrária.

Por algum tempo estas relações foram consideradas verdadeiras, porém, atualmente, questiona-se a impropriedade destes termos,[2-4] pois a correlação entre alteração do segmento ST × coronariografia é falha, já que identificam fenômenos diferentes. Enquanto as alterações do segmento ST identificam desequilíbrio metabólico entre a oferta/demanda de O_2 a nível celular, a cineangiocoronariografia identifica lesões obstrutivas das principais artérias coronarianas, não traduzindo as alterações na microcirculação. Blomqvist[5] demonstrou que na presença de circulação colateral adequada, uma artéria coronariana obstruída não leva ao desequilíbrio entre a oferta e a demanda de O_2, demonstrando, pois, a dificuldade de se tentar correlacionar diretamente o resultado da ergometria com os achados da cineangiocoronariografia.

Com base na comparação teste ergométrico × cineangiocoronariografia foram então estabelecidos quatro termos para classificar os resultados da ergometria:

- **Testes positivos (TP)**: quando há alterações isquêmicas de ST concomitante com a identificação de lesões coronarianas.
- **Testes negativos (TN):** teste ergométrico sem alterações isquêmicas de ST e coronárias sem lesões obstrutivas.
- **Testes falso-positivos (FP):** quando há alterações isquêmicas de ST e a coronariografia não demonstra lesões obstrutivas.
- **Testes falso-negativos (FN):** quando não ocorrem alterações isquêmicas de ST e há lesões coronarianas obstrutivas.

A partir destes dados vários autores procuraram definir a sensibilidade, a especificidade e o valor preditivo do teste ergométrico (**Fig. 11-8-1**).[6]

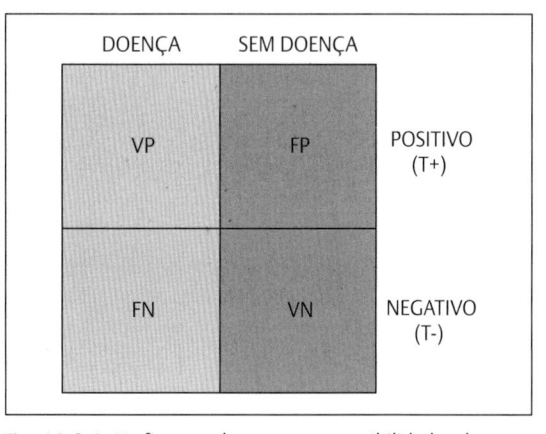

Fig. 11-8-1. Na figura colocam-se as possibilidades de resultados (positivos e negativos) ao investigar-se uma população de indivíduos com e sem a doença investigada. VP = verdadeiro-positivo; FP = falso-positivo; VN = verdadeiro-negativo; FN = falso-negativo.

Sensibilidade

É a capacidade do teste em identificar os indivíduos portadores de determinada patologia. Quanto maior a sensibilidade de um teste, maior a sua capacidade de identificar os portadores de patologia.

É a probabilidade (P) que o teste será positivo (T⁺), desde que os pacientes tenham a doença (D).

$$S (\%) = P [T^+/D]$$

ou
S = Sensibilidade
VP = Verdadeiro-positivo
FN = Falso-negativo

Especificidade

É a capacidade do teste em identificar os indivíduos sem a patologia pesquisada (isto é, quanto mais específico, menor o índice de falso-positivos).

É a probabilidade (P) que o teste será negativo (T⁻), desde que os pacientes não tenham a doença (ND).

$$E (\%) = P [T^-/ND]$$

ou
E = Especificidade
VN = Verdadeiro-negativo
FP = Falso-positivo

Verifica-se, analisando as fórmulas, que o cálculo da sensibilidade e da especificidade se limita a informar sobre a proporção de pacientes com e sem a doença que terão, respectivamente, resultados do teste positivos e negativos (**Tabela 11-8-1**).

O conhecimento desses princípios é fundamental para o clínico que terá suas ações terapêuticas baseadas no teste ergométrico. A maioria dos trabalhos apresenta a ergometria como um exame de baixa especificidade no diagnóstico de DAC. Isso se deve a um vício estatístico observado nesses trabalhos, pois, na realidade, somente vão ao estudo angiocoronariográfico os pacientes com teste ergométrico alterado. Em consequência há uma sensibilidade mais alta e uma especificidade mais baixa. Froelicher et al.[7] estudaram 814 pacientes e todos foram submetidos ao estudo coronariográfico, independente do resultado do teste ergométrico. A sensibilidade foi baixa (45%), mas a especificidade teve valor bastante razoável (85%) para o diagnóstico de DAC, definida como obstrução igual ou superior a 50%.

A chave desse problema reside no fato de que, muitas vezes, **se procura pela lesão errada, se procura responder à pergunta errada e também são usados os métodos errados.**

- *Procura pela lesão errada*: o ECG obtido no esforço é baseado na presença de obstrução hemodinamicamente significativa; uma lesão de 50% que sabidamente limita o fluxo coronariano pode não produzir isquemia eletrocardiográfica (por exemplo, se houver ativação das colaterais).
- *Responder à pergunta errada*: os pacientes levados ao teste ergométrico, na sua grande maioria, têm algum grau de DAC, a grande questão para os clínicos é se a doença é importante o suficiente para o paciente ser referenciado para a cirurgia de revascularização miocárdica ou para se submeter a uma agressiva terapia medicamentosa. A grande questão, então, é avaliar o prognóstico e não tão somente o diagnóstico. Dessa forma a pesquisa da DAC pela ergometria deve ser muito mais *baseada na predição de eventos em vez de predizer achados angiográficos.*
- *Métodos errados:* o teste ergométrico envolve muito mais que o ECG de esforço, sendo importantes variáveis do teste ergométrico e que sempre devem ser consideradas: a capacidade funcional, o comportamento da FC e da PA e as arritmias.

A probabilidade de uma doença não pode ser estimada diretamente desde a sensibilidade e a especificidade obtidas através de estudos preliminares, visto que está relacionada com a real **prevalência** da doença na população total.[8]

Tabela 11-8-1. Sensibilidade e especificidade de um teste

Resultado do teste	D		D̄		Total
Positivo (T+)	PV	a	b	PF	a+b
Negativo (T−)	NF	c	d	NV	c+d
Total	a+c		b+d		a+b+c+d

D = distúrbio presente
D̄ = distúrbio ausente
PV = verdadeiro-positivo
PF = falso-positivo
NF = falso-negativo
NV = verdadeiro-negativo
a = número de pacientes com T+ e D = PV
b = número de pacientes com T+ e D̄ = PF
c = número de pacientes com T− e D = NF
d = número de pacientes com T− e D̄ = NV
Taxa de PV = a/a+c = sensibilidade
Taxa de NV = d/b+d = especificidade
Taxa de PF = b/b+d = 1 − especificidade
Taxa de NF = c/c+a = 1 − sensibilidade

Prevalência

Prevalência de uma doença se refere à fração de um grupo de pessoas que apresenta certa patologia em determinado momento da linha do tempo.[9,10]

> PREV = Número de pessoas com a condição clínica/Número total de pessoas

A população-alvo total da pesquisa consiste na proporção (p) de pessoas que realmente estão com a doença, e as restantes que não a apresentam (1 − p). A proporção dessas pessoas com teste positivo será (pa) onde "a" é a proporção de pessoas com a doença e testes positivos no estudo preliminar (sensibilidade), mais (1 − p) (1 − d), onde "d" é a proporção de pessoas do grupo normal cujo teste é negativo no estudo preliminar (especificidade). Por conseguinte, a proporção de pessoas na população total com um teste negativo consistirá em p (1 − a) + (1 − p) d (**Tabela 11-8-2**).

Tabela 11-8-2. Cálculo do valor preditivo

	Doença	
	P	1 − P
Teste +	TPV (a)	TPF (b)
Teste −	TNF (c)	TNV (d)

VP (+) = pa / pa + (1 − pb) b
VP (−) = (1 − p) d / (1 − p) d + (pc)

P = proporção de pessoas com a doença.
TPV = taxa de verdadeiros positivos ou sensibilidade (a).
TNV = taxa de verdadeiros negativos ou especificidade (d).
TPF = taxa de falso-positivos (b) ou 1 − especificidade.
TNF = taxa de falso-positivos (c) ou 1 − sensibilidade.

Analisando-se a **Tabela 11-8-2**, verifica-se que (pa) é igual à proporção de pessoas com a doença (p), multiplicada pela taxa de verdadeiros positivos ou sensibilidade (s) do teste (a); e que (1 − p) d é igual à proporção de pessoas sem a doença, multiplicada pela taxa de verdadeiros negativos ou especificidade do teste. A **Tabela 11-8-3** mostra outra notação.

Concluindo, podemos afirmar que é inapropriado avaliar o resultado de um teste sem levar em conta a prevalência da doença. Se a prevalência da doença é baixa, cresce o número de resultados falso-positivos.

Na prática clínica fica fácil entendermos o conceito e a aplicação prática da prevalência. Na formulação das hipóteses diagnósticas para um paciente, o racional é pensar primeiro nas causas mais comuns, sendo necessário, entretanto, levar em conta o universo do paciente, em vez do local onde está recebendo assistência médica. Assim poderíamos dizer que seria sensato pensar em HIV frente a um paciente do grupo de alto risco (promiscuidade sexual, uso de drogas injetáveis etc.) que apresente um quadro infeccioso.

Como a razão do clínico solicitar um teste é a dúvida entre o paciente ter ou não determinada patologia, o simples conhecimento da sensibilidade e da especificidade do teste não responde a essa questão. O que o clínico pretende, na realidade, é conhecer a probabilidade do teste produzir o diagnóstico correto; ou seja, caso o resultado seja positivo ou negativo, qual seria a modificação na probabilidade da presença ou ausência da doença.

Para a determinação da probabilidade da presença ou ausência de uma doença é necessário, então, que se determine o valor preditivo do teste.

Tabela 11-8-3. Proporção de pessoas na população total com ou sem doença e a proporção de testes positivos e negativos

Classificação	População total	Teste positivo	Teste negativo
Com a doença	p	pa	p (1 − a)
Sem a doença	(1 − p)	(1 − p) (1 − d)	(1 − p)
Total	p + (1 − p)	pa + (1 − p) (1 − d)	p (1 − a) (1 − p) d

Extraído de Vecchio TJ, 1996[11]
p = proporção de pessoas com a doença.
(1 − p) = proporção das pessoas sem a doença.
"a" = proporção de pessoas com a doença e testes positivos.
"d" = proporção de pessoas sem a doença e testes negativos.

Valor Preditivo Positivo (VP⁺)

É a capacidade do teste em prever que um teste anormal seja realmente anormal.

Probabilidade (P) de a doença estar presente (D), desde que o resultado do teste seja positivo (T⁺).

$$VP^+ (\%) = P[D/T^+]$$

ou

$$VP^+ (\%) = S \times Prev / (S \times Prev) + (1 - E) \times (1 - Prev)$$

Valor Preditivo Negativo (VP⁻)

É a capacidade do teste em prever que um teste normal seja realmente normal.

Probabilidade (P) de a doença estar ausente (ND), desde que o resultado do teste seja negativo (T⁻).

$$VP^- (\%) = P[ND/T^-]$$

ou

$$VP^- (\%) = E \times (1 - Prev) / E \times (1 - Prev) + (1 - S) \times Prev$$

Observa-se que o **VP⁺ e o VP⁻** indicam os pacientes que foram corretamente diagnosticados, respectivamente, como positivos e negativos (**Fig. 11-8-2**).

Nas **Tabelas 11-8-4 a 11-8-6** vemos diversos fatores que podem implicar a variação dos índices de exames FP ou FN.

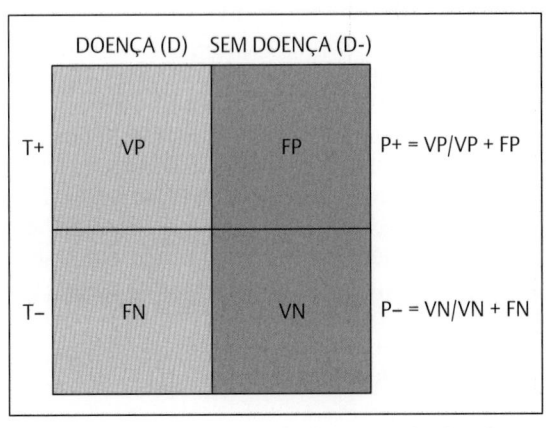

Fig. 11-8-2. Tabela binária para a determinação do valor preditivo positivo (P+) e negativo (P–) dos resultados de um teste. D = número de pacientes com a doença; D– = número de pacientes sem a doença; T+ = teste positivo; T– = teste negativo; VP = número verdadeiro de pacientes com T+; FP = número de pacientes com T+ falsos; FN = número de pacientes com T– falsos; VN = número verdadeiro de pacientes com T–.

Tabela 11-8-4. Diferenças na definição angiográfica de doença coronariana (50 ou 75% da redução da luz do vaso)

Valores de sensibilidade ou especificidade (%)	Sensibilidade Número de estudos		Especificidade Número de estudos	
	50% Redução	75% Redução	50% Redução	75% Redução
31-40	2	0	0	0
41-50	3	0	2	0
51-60	3	3	0	0
61-70	4	2	1	2
71-80	3	1	1	3
81-90	2	7	6	4
91-100	0	1	7	5
Total	17	14	17	14

Tabela 11-8-5. Achados angiográficos e hemodinâmicos associados a testes ergométricos falso-positivos

A. Anatomia Coronariana	%
1. Sem oclusões	76
2. 5-30% de obstrução	9
3. 31-50% de obstrução	15
B. Função ventricular	
1. Sem oclusões	
2. Síndrome de hiperdinamia	
3. Cardiomiopatia com fração de ejeção reduzida	
4. Insuficiência aórtica mitral leve (incluindo prolapso)	
5. Insuficiência aórtica leve	
6. Hipertensão (PA 160/100 mm Hg)	

Quando A2, A3 e B1 a 6 foram considerados em conjunto, somente 13% dos pacientes não apresentavam anormalidades.
Fonte: Ellestad MH; 1980.[12]

Tabela 11-8-6. Diferenças na definição de um teste anormal (grau de depressão de ST)

Valores de sensibilidade ou especificidade (%)	Sensibilidade			Especificidade		
	≥ 0,5 mm ↓	≥ 1 mm ↑	≥ 2 mm ↑	≥ 0,5 mm ↓	≥ 1 mm ↓	≥ 2 mm ↓
11-20	0	0	2	0	0	0
21-30	0	0	3	0	0	0
31-40	1	2	2	0	0	0
41-50	1	2	1	0	2	0
51-60	3	5	0	1	3	0
61-70	0	6	1	1	3	0
71-80	0	5	0	3	4	0
81-90	3	8	0	3	9	1
91-100	0	1	0	0	11	8
Total	8	29	9	8	29	9

TEOREMA DE BAYES

O Teorema de Bayes é um método quantitativo destinado a incorporar um novo dado ao processo de formular hipóteses diagnósticas.

- **Probabilidade prévia**: é a estimativa da probabilidade de doença antes da realização de um teste, em certo paciente e não em uma população. Devemos, pois, compreender a diferença entre probabilidade prévia e prevalência, onde essa se refere a uma população estudada.
- **Probabilidade posterior**: destina-se a indicar a fração de resultados do teste que reflete o verdadeiro estado do paciente. Enquanto no cálculo do valor preditivo utiliza-se o conceito de prevalência de uma doença na população estudada, na determinação da probabilidade posterior será utilizada como base a probabilidade prévia.

A interpretação apropriada de um teste depende da estimativa prévia que o médico faz sobre a probabilidade da doença, ou seja, da probabilidade prévia ou pré-teste. A **Tabela 11-8-7** exemplifica essa afirmativa.

Na avaliação da probabilidade de um indivíduo ser portador de uma doença, seria interessante (porém, ainda inexequível para a maioria das patologias pela ausência de adequadas bases de dados) a aplicação do teorema de Bayes. Assim, a partir dos conhecimentos da probabilidade prévia da doença e das características dos dados produzidos pelo teste, seria possível determinar com maior precisão as probabilidades de certeza do diagnóstico.

Tabela 11-8-7. A-C. Três exemplos ilustrativos da influência exercida pela estimativa clínica da probabilidade prévia (PP) da doença no cálculo da probabilidade posterior

	DAC				DAC				DAC	
	Presente Nº 500	Ausente Nº 500			Presente Nº 900	Ausente Nº 100			Presente Nº 900	Ausente Nº 100
TE +	400 (a)	(b) 130		TE +	720 (a)	(b) 26		TE +	80 (a)	(b) 230
TE −	100 (c)	(d) 370		TE −	180 (c)	(d) 74		TE −	20 (c)	(d) 670
	S = 80% E = 74%				S = 80% E = 74%				S = 80% E = 74%	
	PPT (+) = 400 / 400 + 130 = 75%				PPT (+) = 720 / 746 = 97				PPT (+) = 80 / 310 = 26%	
	PPT (−) = 370 / 370 + 100 = 79%				PPT (−) = 74 / 254 = 29				PPT (−) = 670 / 690 = 79%	
	A				**B**				**C**	

Embora a sensibilidade e a especificidade do teste sejam constantes, a probabilidade posterior (PPT) varia de acordo com a probabilidade prévia de DAC = doença da artéria coronária; TE = teste de esforço; S = sensibilidade; E = especificidade; A, B e C representam 3 grupos de pacientes com valores diferentes de probabilidade prévia de DAC.
Adaptada de Griner PF, Mayeski RJ, Mushilin AI, Greenland P. Ann Intern Med 1981;94(Part 2):555-70(229).

O teorema de Bayes declara, essencialmente, que a probabilidade de um paciente com um conjunto pessoal de manifestações de uma moléstia (sintomas, sinais ou resultado de um exame complementar) estar com determinada doença é diretamente proporcional à probabilidade da ocorrência desse conjunto de manifestações na população geral.[15] Portanto, o teorema de Bayes é uma relação entre probabilidades que permitem ao médico modificar seu grau de crença em cada hipótese, à medida que recolhe nova informação.[16]

> **Probabilidade posterior** é a probabilidade da doença ou evento, após ser agregada nova informação ao processo diagnóstico; é também conhecida como probabilidade pós-teste ou probabilidade revisada. Para sua determinação é necessário que se apliquem os fundamentos do teorema de Bayes.

A probabilidade posterior é mais apropriada para expressar a incerteza a respeito do verdadeiro estado de saúde de um paciente individual (**Fig. 11-8-3**).

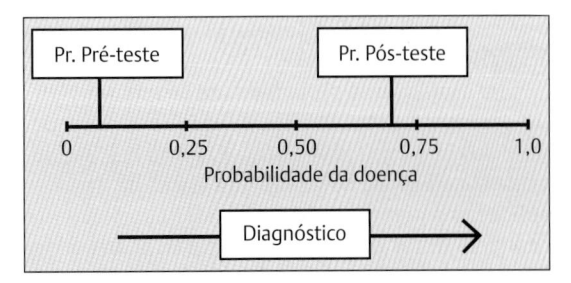

Fig. 11-8-3. Cálculo da probabilidade pós-teste.

Como para o cálculo do teorema de Bayes é complexo e foge ao nosso objetivo, mostramos na **Figura 11-8-4** um nomograma para facilitar essa operação.

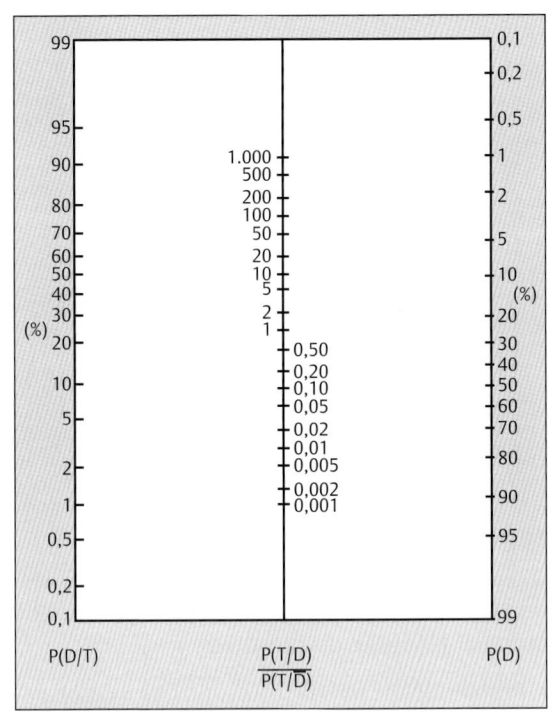

Fig. 11-8-4. Nomograma para o teorema de Bayes. P(D) = probabilidade de o paciente estar com a doença antes de conhecido o resultado do teste; P(D/T) = probabilidade de o paciente estar com a doença após o resultado do teste; P(T/D) = probabilidade do resultado do teste se o paciente estiver com a doença; P ($\overline{T/D}$) = probabilidade do resultado do teste caso o paciente não esteja com a doença. Essa terminologia é útil tanto para resultados de testes positivos quanto negativos. (Modificada de Fagan TJ. N Engl J Med. 1975;293:257.)

Philbrick et al.[17] revisaram os resultados de 33 trabalhos diferentes que envolveram 7.501 pacientes submetidos à ergometria e à cineangiocoronariografia. Os autores verificaram que, a despeito de falhas metodológicas em alguns trabalhos, e da correta aplicação de fórmulas baseadas no teorema de Bayes, a determinação da sensibilidade, especificidade e valor preditivo do teste ergométrico esbarra na limitação da coronariografia utilizada como padrão para identificação de doença isquêmica. As **Tabelas 11-8-8** a **11-8-12** mostram os diversos recursos que podemos aplicar na interpretação do TE e que permitem a identificação dos pacientes com quadros mais graves da DAC.

Tabela 11-8-8. Estudos de avaliação do valor de previsão e sensibilidade do teste de esforço para identificar pacientes com grave doença do tronco da coronária esquerda

Principal pesquisador	Nº de pacientes com doença do tronco da coronária esquerda	Critério	Valor de previsão (%)	Sensibilidade (%)
Mc Neer[18]	108 (1.472)	0,1 mv no estágio I ou II	23	47
Weiner[19]	35 (436)	"Acentuadamente positivo" Hipotensão de esforço	32 23	74 23
Blumenthal[20]	14 (40)	0,2 mV de depressão anterior e depressão inferior Hipotensão de esforço	38 57 75	100 93 21
Goldschlanger[21]	15 (410)	0,1 mV de depressão descendente	8	67
Nixon[22]	26 (115)	Angina ou 0,1 mV de depressão com baixa carga de trabalho	19 26	96 54
Levits[23]	11 (75)	0,2 mV de depressão na etapa I	50 24	82 63
Sanmarco[24]	29	Apenas hipotensão de esforço	15 15	24 28
Morris[25]	18	Hipotensão de esforço	27 14	35 17

Valor de previsão = % daqueles com resposta anormal (conforme definido pelo critério) que tem doença de tronco da coronária esquerda.
Sensibilidade = % daqueles com doença de tronco da coronária esquerda que têm uma resposta anormal, conforme definida pelos pesquisadores.

Tabela 11-8-9. Condições que alteram o segmento ST independentemente de lesão coronariana (exames falso-positivos)

- Hipertrofia ventricular esquerda
- Cardiomiopatias
- Depressão de ST não específica (cardiomiopatia incipiente)
- Síndrome X (mulheres jovens)
- Astenia neurocirculatória
- Sexo feminino/uso de estrogênio
- Hipocalemia e outros distúrbios eletrolíticos
- Alterações pós-prandiais (carga de glicose)
- Hipoglicemia
- Hiperventilação e anormalidades da repolarização
- BRE/BRD/bloqueios intramiocárdicos
- Síndromes de pré-excitação
- Taquicardia supraventricular
- Ritmo ventricular
- Labilidade da onda T
- Drogas (digital)
- Vasospasmo ou doença microvascular
- Hipertensão e duplo produto elevado
- Pericardiopatias
- Valvopatias (estenose aórtica grave, regurgitação aórtica)
- Prolapso mitral
- Coração de atleta
- Cardiopatias congênitas
- Anemia
- Hipóxia
- Carga súbita
- *Pectus excavatum*
- Derivação inadequada
- Critérios de interpretação impróprios

Tabela 11-8-10. Condições em que não ocorrem alterações do segmento ST na presença de lesão obstrutiva de coronárias (exames falso-negativos)

- Obstrução de um vaso não dominante
- Obstrução de um vaso dominante com extensa área de infarto
- Cancelamento de vetores
- $FC_{submáx}$
- Uso de drogas (vasodilatores, betabloqueadores etc.)
- PAD elevada
- BRE/BRD
- Sexo masculino
- Uso de derivações impróprias

Tabela 11-8-11.

Variáveis clínicas	Número de estudos/ equações	Preditor
Sexo	20/20	100%
Dor torácica	17/18	94%
Idade	19/27	70%
Hipercolesterolemia	13//8	62%
Diabetes	6//14	43%
Fumo	4//12	33%
ECG repouso alterado	4//17	24%
Hipertensão	1//8	13%
Hist. familiar DAC	0//7	0%

Variáveis do teste	Número de estudos/ equações	Preditor
Rampa de ST	14/22	64%
Depressão de ST	17/28	61%
$FC_{máx}$	16/28	57%
$\dot{V}O_2$	11//24	46%
Angina induzida	11//26	42%
Duplo produto	2//13	15%
$PAS_{máx}$	1//12	8%

ESCORES

Face às dificuldades diagnósticas inerentes aos diversos testes em Medicina e, em particular, ao TE, conforme discutido anteriormente, buscam-se, continuamente, ferramentas para conseguirmos informações de melhor qualidade a partir do TE. Buscando-se correlacionar as informações da história do paciente (pessoal e familiar) com os dados avaliados no TE, foram desenvolvidos algoritmos diversos buscando aumentar a capacidade diagnóstica e prognóstica do TE.

A partir do brilhante trabalho inicial de Ellestad[12] buscando correlacionar os diversos dados do paciente e os obtidos no teste, foram criados escores para facilitação e sistematização das análises.

Os escores podem ser calculados com base nos dados dos pacientes (sintomas e históricos pessoais e familiares), nos dados de resultados de exames tradicionais (lipidemia, função endotelial etc.), bem como em outros aspectos funcionais e hemodinâmicos obtidos no TE. Há um volume crescente de estudos preconizando o uso de escores, alguns já conhecidos e em uso na prática clínica/diagnóstica, havendo também a proposição de vários novos tipos de escores, escalas, índices e equações.[26-28]

A diretriz do ACC/AHA sugeriu a utilização dos escores para aumentar a capacidade preditiva dos testes ergométricos. A capacidade de qualquer escore para diagnosticar uma doença depende de quanto o escore é capaz de diferenciar os pacientes com e sem a doença.[29]

Inicialmente propostos como prognósticos, os escores também têm grande aplicação na estratificação dos pacientes suspeitos de DAC, subdividindo-os em categorias de risco em vez de classificá-los simplesmente pela dicotomia positivo/negativo.

Lipinski et al.[30] compararam os achados obtidos com os escores com as análises realizadas tanto por médicos experientes em ergometria quanto por cardiologistas clínicos e internistas. Os autores verificaram que as estimativas de presença de DAC severa confirmada pela angiografia são obtidas com maior precisão pelos escores do que pelos médicos e/ou pela análise isolada de ST. As estimativas de prognósticos obtidas pelos escores são similares

Tabela 11-8-12. Achados no teste ergométrico que apontam para alta morbimortalidade cardiovascular

1. Baixa potência aeróbica (< 5 METs)
2. $PAS_{máx}$ < 130 mm Hg, ou queda de 10 mm Hg com relação ao basal
3. Angina induzida pelo esforço, principalmente com baixa carga
4. Depressão de ST 2 mm em baixa carga (estágio II de Bruce ou FC < 120 bpm)
5. Depressão de ST de início precoce (estágio I de Bruce) ou de duração prolongada (> 5 min no pós-esforço)
6. Depressão de ST em múltiplas derivações (5 ou mais)
7. Supradesnível de ST (excluindo aVR e derivações com onda Q)
8. Taquicardia ventricular não sustentada (> 2 batimentos) sustentada (> 30 s) ou taquicardia ventricular sintomática
9. Recuperação anormal da FC no pós-esforço

Tabela 11-8-13. Probabilidade percentual de DAC obstrutiva considerando-se sexo, faixa etária e tipo de dor

	Dor não anginosa				Angina atípica				Angina típica			
	Masc		Fem		Masc		Fem		Masc		Fem	
Idade	BR	AR	BR	AR	BR	AR	BR	AR	BR	AR	BR	AR
35	3	35	1	19	8	59	2	39	30	88	10	78
45	9	47	2	22	21	70	5	43	51	92	20	79
55	23	59	4	25	45	79	10	47	80	95	38	82
65	49	69	9	29	71	86	20	51	93	97	56	84

AR: alto risco; BR: baixo risco. Modificada de Diamond GA, Forester JS e III Diretrizes da Sociedade Brasileira de Cardiologia sobre teste ergométrico.[13,14]

aos resultados obtidos pelos médicos experientes, sendo superior aos prognósticos estimados pelos outros médicos.

Bonikowske et al. avaliaram pelo TE e seguiram um grupo de 19.551 durante 17 anos, verificando que múltiplas alterações no TE, na ausência de fatores de risco, representa maior risco de mortalidade. Quando somados aos fatores de risco tradicionais, as alterações do TE são fortes e independentes preditores de prognóstico, potencializando a estratificação de risco para a doença cardiovascular.[31]

Fardman et al. destacam a importância de identificar a baixa capacidade funcional ($\dot{V}O_2$ baixa) como um forte e independente preditor para a morbimortalidade cardiovascular nos adultos assintomáticos. A adoção do $\dot{V}O_2$ nos algoritmos para avaliar o risco cardiovascular aumenta em muito a acurácia dos modelos.[32]

Existem vários algoritmos para determinar o diagnóstico e o prognóstico do teste ergométrico, que podem ser classificados de acordo com a forma que os algoritmos são estruturados.

Probabilidade Prévia

Utilizam somente variáveis clínicas como dados de avaliação, são chamados de pré-testes e, na realidade, demonstram a **probabilidade prévia**.

A avaliação pela ergometria é indicada para os pacientes com risco alto ou intermediário de DAC de acordo com a avaliação pré-teste, segundo as diretrizes do Colégio Americano de Cardiologia e a III Diretriz de Ergometria da SBC (**Tabela 11-8-13**).

Escore de Morise

O escore de Morise é aplicado na determinação da probabilidade pré-teste, sendo recomendado aos pacientes suspeitos de DAC.[33,34] Embora validado para a avaliação prognóstica, esse escore não deve ser aplicado em pacientes com DAC conhecida, nos assintomáticos e nos portadores de ECG basal não interpretável (**Tabela 11-8-14**).

De acordo com o somatório de pontos, os pacientes podem ser classificados em:

- **Baixa Probabilidade:** < 9 pontos
- **Média Probabilidade:** entre 9 e 15 pontos
- **Alta Probabilidade:** > 15 pontos

Posteriormente, Morise et al.[35] validaram esse escore também para os pacientes submetidos ao eco de estresse físico ou farmacológico, sendo que não se aplica aos pacientes com DAC conhecida nem aos pacientes com marcadas alterações no ECG basal.

Tabela 11-8-14.

Variável		Pontos	Soma
Idade	Homem < 40 Mulher < 50	3	
	Homem 40-55 Mulher 50-65	6	
	Homem > 55 Mulher > 65	9	
Estrógeno	Presente	-3	
	Ausente	3	
Diabetes	Presente	2	
Hiperlipidemia	Presente	1	
Hipertensão	Presente	1	
Fumo	Presente	1	
História de angina	Típica	5	
	Atípica	3	
	Não cardíaca	1	
DAC familiar	Presente	1	
Obesidade – IMC	Presente	1	

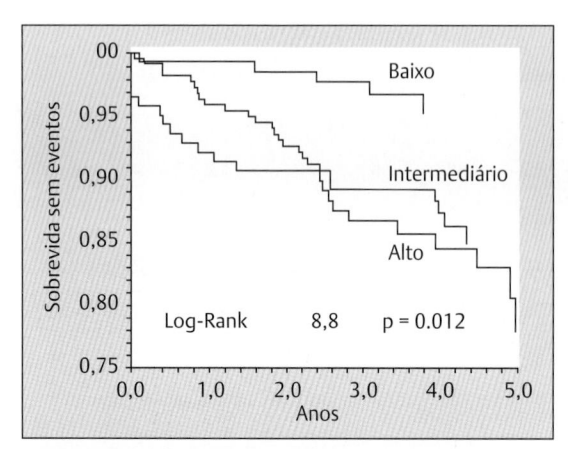

Fig. 11-8-5. Curvas de Kaplan-Meier representando o prognóstico para 4 pontos terminais combinados (morte, IAM, AVC e revascularização tardia) do escore pré-teste com seus 3 subgrupos. Há nítida separação entre o grupo de baixo risco e os outros ao longo de 4 anos. Os grupos intermediário e de alto risco estão separados ao longo do 1º 1,5 ano, após esse período, a separação mostra-se menos nítida.

Na **Figura 11-8-5** observa-se gráfico de sobrevida de mulheres de acordo com a estratificação de risco e na **Tabela 11-8-15** observa-se o prognóstico e o *"acompanhamento"* de acordo com seus subgrupos, com determinação da causa do final do período de avaliação.

Escore de Hubard

Hubard et al.[36] desenvolveram um escore baseado na idade, gênero e na presença de fatores clínicos como angina de peito, diabetes e passado de IAM.

Na **Tabela 11-8-16** são listados os itens avaliados bem como a pontuação dada a estes itens.

O escore varia de zero a 10 pontos, estimando a probabilidade de coronariopatia em 3 grupos: alta (> 5 pontos), intermediária (igual a 5 pontos) e baixa (< 5 pontos).

Probabilidade Posterior

Utilização de parâmetros do TE para indicar a probabilidade pós-teste ou **probabilidade posterior** de DAC.

Também conhecidos como Escores de Múltiplos Parâmetros, utilizam variáveis clínicas e parâmetros do TE. Com esses algoritmos podem-se obter dados diagnósticos e prognósticos.

Escore de Hubard Modificado por Storti

Storti et al. publicaram uma variação do escore de Hubard, ao acrescentarem os achados de alterações de ST no TE.[37]

Em função deste novo parâmetro, o valor de corte passou para mais de 6 pontos na identificação dos pacientes com probabilidade alta de DAC (**Tabela 11-8-17**).

A curva de sobrevida mostrou uma incidência de óbito após a randomização diferente naqueles com escore > 6 pontos (p = 0,07), e uma incidência de eventos combinados diferente entre pacientes com escore < 6 e > 6 pontos (p = 0,02). Este novo escore demonstrou consistência na avaliação prognóstica do coronariopata estável multiarterial.[37]

Tabela 11-8-15.

Final da evolução	Baixa (n = 164)		Intermediária (n = 245)		Alta (n = 154)		
	n	% (TEA)	n	% (TEA)	N	% (TEA)	p
Morte	5	3,0 (0,9)	10	4,1 (1,2)	9	5,8 (1,7)	0,46
IAM	1	0,9 (0,2)	2	0,8 (0,3)	4	2,6 (08)	0,20
AVC	2	1,2 (0,4)	6	2,4 (0,8)	6	3,9 (1,1)	0,31
Revascularização	9	5,5 (1,6)	27	11,0 (3,2)	38	24,7 (7,3)	0,001
Revascularização tardia	0	0	13	5,3 (1,6)	13	8,4 (2,5)	0,001
Morte/IAM	5	3,0 (0,9)	12	4,9 (1,4)	13	8,4 (2,5)	0,09
Morte/IAM/AVC	7	4,3 (1,3)	18	7,4 (2,2)	17	11,0 (3,2)	0,07
Morte/IAM/AVC/Revasc.	7	4,3 (1,3)	28	11,4 (3,4)	27	17,5 (5,2)	0,001

TEA = taxa de eventos atualizada.
(Morise: Am Heart J 2004;147(6):1085-92.)

Tabela 11-8-16. Escore de Hubard

Variável clínica	Categorias	Pontuação
Faixa etária (anos)	< 40	0
	40 - 49	1
	50 - 59	2
	60 - 69	3
	70 - 79	4
	> 80	5
Gênero	Feminino	0
	Masculino	1
Angina	Atípica	0
	Típica	1
IAM	Não	0
	Sim	1
Diabetes	Não	0
	Não insulinodependente	1
	Insulinodependente	2

Escore de Raxwal-Morise

Raxwal[38,39] e Morise[40] criaram escores derivados de equações multivariadas com o intuito de determinar a probabilidade de DAC obstrutiva.

Utilizando-se a **Tabela 11-8-18** obtém-se o escore para os homens e, na **Tabela 11-8-19,** o escore para as mulheres.

- **Mulheres**
  - **Baixa Probabilidade:** < 37 pontos.
  - **Média Probabilidade:** entre 37 e 57 pontos.
  - **Alta Probabilidade:** > 57 pontos.
- **Homens**
  - **Baixa Probabilidade:** < 40 pontos.
  - **Média Probabilidade:** entre 40 e 60 pontos.
  - **Alta Probabilidade:** > 60 pontos.

Tabela 11-8-17. Variáveis do novo escore com a pontuação correspondente

Variáveis	Pontuação
Sexo	
Feminino	0
Masculino	1
História de infarto do miocárdio	
Não	0
Sim	1
Angina pectoris	
Atípica	0
Típica	1
Diabetes Melito	
Ausente	0
Não insulinodependente	1
Insulinodependente	2
Faixa etária	
< 40 anos	0
40 a 49 anos	1
50 a 59 anos	2
60 a 69 anos	3
70 a 79 anos	4
Igual ou superior a 90 anos	5
Teste ergométrico	
Negativo	0
Positivo	1

Tabela 11-8-18.

Variável	Resposta	Pontos
$FC_{máx}$	< 100 bpm	30
	100 a 129	24
	130 a 159	18
	160 a 189	12
	190 a 200	6
Depressão ST ao esforço	1 a 2	15
	> 2 mm	25
Idade	> 55 anos	20
História de angina	Típica	5
	Atípica	3
	Dor não cardíaca	1
Hipercolesterolemia	Presente	5
Diabetes	Presente	5
Angina de esforço	Presente	3
	Razão de interrupção	5

O somatório determina a probabilidade pré-teste.
Baixa probabilidade < 40 pontos.
Média probabilidade entre 40 e 60 pontos.

Tabela 11-8-19.

Variável	Resposta	Pontos
FC$_{máx}$	< 100 bpm	20
	100 a 129	16
	130 a 159	12
	160 a 189	8
	190 a 200	4
Depressão ST ao esforço	1 a 2	6
	> 2 mm	10
Idade	50 a 65 anos	15
	> 65 anos	25
História de angina	Típica	10
	Atípica	6
	Dor não cardíaca	2
Tabagismo	Presente	10
Diabetes	Presente	10
Estrogênio	Presente	−5
	Ausente	5
Angina de esforço	Presente	9
	Razão de interrupção	15

O somatório determina a probabilidade pré-teste.
Baixa probabilidade < 37 pontos.
Média probabilidade entre 37 e 57 pontos.
Alta probabilidade > 57 pontos.

Escore de Duke (DTS)

O escore de Duke[41] é um índice composto, desenhado para prover a estimativa de sobrevida baseada nos dados obtidos no TE. Por utilizar apenas 3 variáveis e pela boa avaliação prognóstica que fornece, tornou-se o mais utilizado entre os clínicos.

Seguramente é o escore mais difundido e utilizado dentro da prática do TE.

$$DTS = (\text{tempo de esforço em minutos no Protocolo de Bruce}) - (5 \times \text{maior infradesnível de ST em mm}) - (4 \times \text{índice de angina})$$

Índice de angina:
0 = sem angina
1 = angina não limitante
2 = angina limitante

Na **Figura 11-8-6** tem-se o nomograma para facilitar a obtenção do escore de Duke. A **Tabela 11-8-20** mostra as classes de risco e as respectivas taxas de mortalidade em 5 anos na avaliação pelo DTS.

É preditor de mortalidade por todas as causas e da taxa de eventos cardiovasculares em pacientes com ou sem DAC, correlacionando-se com a gravidade da DAC e com o prognóstico em ambos os sexos.[42]

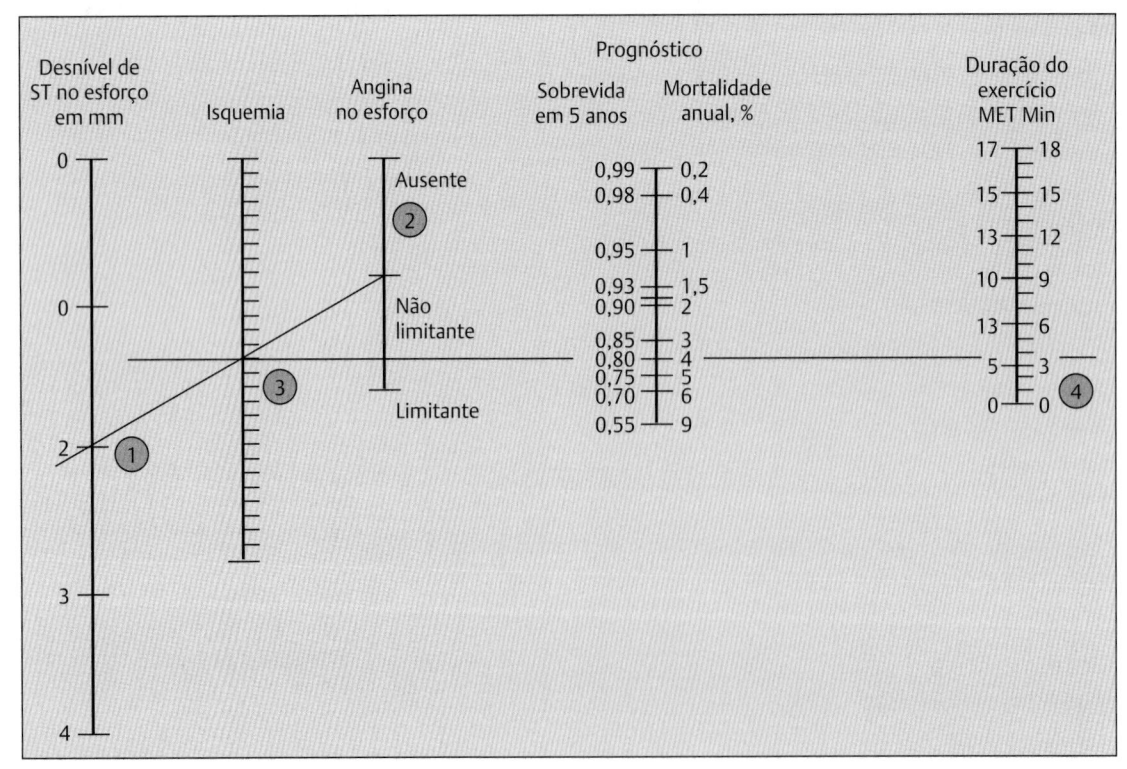

Fig. 11-8-6. Nomograma para determinação do escore de Duke. 1. Unir o ponto que representa o desnível de ST com o ponto que determina o tipo de angina. 2. Unir o ponto em que essa 1ª reta corta a linha de isquemia com o ponto que quantifica o esforço (min no protocolo de Bruce ou em METs). 3. Ler, na escala de prognóstico, o ponto que ela é cortada por essa 2ª reta.

Tabela 11-8-20.

Classe	Mortalidade	DTS
Baixo risco	3%	> 5
Risco intermediário	10%	> –11 e < 5
Alto risco	35%	< –11

Alexander et al.[43] demonstraram que o DTS, efetivamente, estratifica as mulheres em categorias de risco tanto diagnóstico quanto prognóstico.

Morise et al.[44] compararam a utilização do escore pré-teste e do escore pós-teste com o DTS para estratificar mulheres com baixa prevalência de DAC. Os autores constataram que os escores pré e pós-teste, embora desenhados como escores angiográficos, foram superiores ao DTS para estratificar as mulheres tanto para prognóstico como para os achados da angiografia (**Tabela 11-8-21**).[40]

Como foi desenvolvido em estudos com população com sintomas de DAC, o escore de Duke pode ter limitações quando aplicado para avaliar o prognóstico em assintomáticos, nos pós-revascularizados e no pós-IAM.[45]

Kwok et al.,[46] ao utilizarem o DTS em pacientes com ECG basal alterado, obtiveram resultados similares aos obtidos com pacientes com ECG normal. Já para idosos (idade maior que 75 anos) o DTS não mostrou eficácia na estratificação prognóstica.[47] Pela sabida limitação da aplicação do DTS em pacientes com idades superiores a 65 anos, Lai et al.[48] propuseram que um novo e específico escore seja desenvolvido para ser aplicado nesse grupo de pacientes.

Dentre os pacientes classificados como de baixo risco, 60% não têm DAC significativa e 16% têm lesão de apenas um vaso (maior ou igual a 70% da luz do vaso). Já no grupo de pacientes categorizados como de alto risco, 74% têm lesão de três vasos ou de tronco.

No grupo de pacientes de risco intermediário, o estudo cintilográfico do miocárdio é importante, pois se for normal ou levemente alterado, o paciente pode ser classificado como de baixo risco para eventos coronarianos.

Nishime et al.[49] consideraram que a recuperação da FC no pós-esforço deve ser utilizada de rotina nos TE visto que se mostrou mais eficaz que o DTS na avaliação prognóstica.

Já Rafie et al.,[50] após seguirem 1.759 pacientes por um período de 5,4 anos, testaram uma série de variáveis adicionalmente às do DTS e verificaram que, adicionando a idade e a reserva do duplo produto, uma melhor estimativa prognóstica de eventos coronários anuais era obtida.

[idade – DTS – 3 × (reserva DP /1.000)]

Escore Simplificado do Veterans Affairs

A partir dos escores pré-teste[38] e pós-testes desenvolvidos para o grupo do Veterans Affairs (VA) foi desenvolvido o escore simplificado do VA[51] com a equação mostrada a seguir:

$$VA = (6 \times FC_{máx}) + (5 \times \text{Depressão ST} <> \text{Código}) + (4 \times \text{Idade} <> \text{Código}) + (\text{Angina Pectoris} <> \text{Código}) + (\text{Hipercolesterolemia}) + (\text{Diabetes}) + (\text{Índice de angina ao esforço})$$

Para a simplicidade desse cálculo utiliza-se a **Tabela 11-8-22**.

Na **Figura 11-8-7** observa-se gráfico demonstrando a superioridade do escore do VA sobre o DTS e sobre a análise isolada do ST.

Tabela 11-8-21.

	Escore pré-teste			Escore do exercício			DTS		
		DAC	DMA		DAC	DMA		DAC	DMA
	n	(%)	(%)	n	(%)	(%)	n	(%)	(%)
Baixa	164	12	4	83	13	4	46	15	4
Intermediária	245	22	9	74	30	19	126	29	17
Alta	154	49	24	32	53	31	17	35	24
p		<,001	<,001		<,001	<,001		,12	,06

DMA = doença multiarterial. (Morise: Am Heart J 2004;147(6):1085-1092.)

Tabela 11-8-22.

Variável		Pontos	Soma
FC$_{máx}$	< 100 bpm	30	
	entre 100 e 129	24	
	entre 130 e 159	18	
	entre 160 e 189	12	
	> 190 bpm	6	
Depressão ST ao esforço	de 1 a 2	15	
	> 2 mm	25	
Idade	> 55 anos	20	
	40 a 55 anos	12	
História de angina	Típica	5	
	Atípica	3	
	Dor não cardíaca	1	
Hipercolesterolemia	Presente	5	
Diabetes	Presente	5	
Teste ergométrico	Angina presente?	3	
	Angina interrompeu teste?	5	
	Total		
Baixa probabilidade			< 40
Probabilidade intermediária			40 a 60
Alta probabilidade			> 60

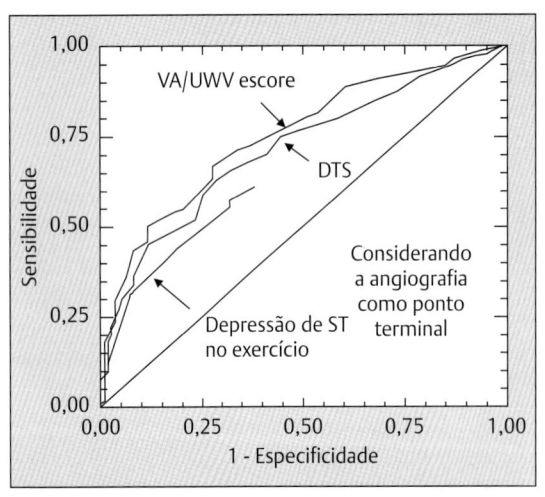

Fig. 11-8-7. Curvas comparativas entre os achados de 2 escores, Veterans Affairs/University of West Virginia (VA/UWV) e DTS, em pacientes com idades iguais ou superiores a 65 anos. Observam-se resultados com melhores sensibilidades para a curva do VA quando se considera a avaliação tendo como ponto terminal a angiografia.

Escore Detrano

Detrano et al.[52] desenvolveram um escore a partir de dados colhidos de 3.549 pacientes de instituições dos EUA e da Europa que foram submetidos à ergometria e à cineangiocoronariografia. A DAC foi definida pela presença de estreitamento superior a 50% em pelo menos 1 vaso coronariano. De acordo com esse critério, a prevalência da DAC foi de 64% para esse grupo.

O escore de Detrano é calculado pela seguinte equação:

$$\text{Detrano} = 1,9 + (0,025 \times \text{Idade}) - (0,6 \times \text{Sexo}) - (0,1 \times \text{Sintomas}) - (0,05 \times \text{METs}) - (0,02 \times FC_{máx}) + (0,36 \times \text{Angina induzida pelo esforço}) + (0,6 \times \text{Depressão de ST em milímetros}).$$

Sexo é codificado como 1 para Feminino e –1 para Masculino. Sintomas foram classificados em 4 categorias: típica = 1; atípica = 2; dor anginosa = 3 e ausência de dor = 4. Angina induzida pelo exercício foi codificada como 1, se presente, e –1, se ausente.

Índice de Variáveis Múltiplas (IVM)

Desenvolvemos esse índice a partir da casuística de nossos laboratórios de ergometria nos quais já realizamos mais de 950.000 exames ergométricos.[53]

A partir de dados clínicos somados aos dados obtidos na ergometria montamos uma tabela para estratificar o risco para a DAC (**Tabela 11-8-23**).

Para a interpretação dos valores obtidos utilizamos os critérios mostrados na **Tabela 11-8-24**.

Tabela 11-8-23. Índice de variáveis múltiplas

Sexo	Masculino	2	Feminino	1				
Idade	< 50	0	> 50	1	> 65	2		
Fumo	Não	0	Sim	2				
IAM prévio	Não	0	Sim	3				
HAS	Não	0	Sim	2				
Diabetes	Não	0	Sim	2				
Sedentarismo	Não	0	Sim	1				
Precordialgia	Não	0	Atípica	1	Típica	2		
ECG basal	Normal	0	Inespecífico	0	Isquêmico	1		
METs	> 12	− 8	8 a 12	− 3	< 8	2	< 4	4
$FC_{máx}$	> 140	0	Entre 100 e 140	2	< 110	4		
Dor no teste	Não	0	Atípica	2	Típica	4		
Infra de ST	Não	0	1mm	1	2mm	2	> 3 mm	3
Infra-ST adicional*	Até 1 mm	0	> 1 mm	1	> 3 mm	3		
Nº de derivações	Até 2	1	Até 5	2	> 5	3		
Início infra-ST	Estágio IV	0	Estágio III	1	Estágio II	2	Estágio I	4
FC início infra-ST	> 85%	0	< 85%	2				
Tipo ST esforço	Ascendente	0	Horizontal	2	Descendente	3		
Tipo ST pós-esforço	Ascendente	0	Horizontal	1	Descendente	2		
Duração infra-ST	Até 1 min	1	Até 3 min	1	> 3 min	2		
PAS_{pico}	> 200 mm Hg	0	< 200 mm Hg	1	< 140 mm Hg	3		
Queda PA Esforço	Não	0	Sim	2				
Queda FC após 1 min	> 12 bpm	0	< 13 bpm	2				
PAS pós-esforço	Diminui	0	Aumenta	2				

Tabela 11-8-24. Interpretação dos valores obtidos pelo somatório de dados estudados pelo IVM

Classe	IVM
Probabilidade baixa	< 13
Probabilidade intermediária	> 12 e < 20
Probabilidade alta	> 19

Escore FIT

Desenvolvido na Mayo Clinics, o FIT SCORE foi elaborado para ser um escore para predizer a sobrevida por 10 anos.[54]

Estudo retrospectivo envolvendo 58.02 adultos com idades entre 18 e 96 anos (média de 53 anos), sem DAC conhecida, sendo os dados coletados no projeto *Henry Ford Exercise Testing* (FIT). Após 10 anos, 11% dos pacientes foram a óbito.

A idade, o gênero e o percentual da $FC_{máx}$ alcançada foram os principais preditores de sobrevida (**Tabela 11-8-25**).

Guerreiro *et al.*[55] verificaram, numa população de assintomáticos, que o DTS foi um preditor independente para IAM ou revascularização, enquanto o FIT foi preditor de morte por qualquer causa.

Escore da Cleveland Clinic

Os autores estudaram 59.877 pacientes (59,4% masculinos) com idade média de 54 anos, no intuito de avaliar se haveria a necessidade de criar escores específicos para homens e mulheres, buscando melhor estimar as mortes por todas as causas, concluindo por determinar um escore com melhores resultados que o DTS e o FIT.[56]

Em http://www.cleveland-clinic.org/lp/hvi-tools/10YearMortality.html há uma ferramenta para calcular o escore.

Escore de Lauer

Lauer *et al.*[57] estudaram os resultados de cerca de 40 mil testes e desenvolveram um nomograma para avaliar indivíduos assintomáticos e com ECG basal normal, predizendo a sobrevida em 3 e 5 anos. Foram avaliadas diversas variáveis: idade, sexo, tabagismo, hipertensão, diabetes e angina típica, além dos dados obtidos no teste de exercício como: capacidade funcional, alterações de ST, sintomas, recuperação da FC e ectopia ventricular na recuperação.

O escore de Lauer mostrou-se superior ao escore de Duke na estratificação de risco dos pacientes suspeitos de DAC com ECG normal (**Fig. 11-8-8**).

Escore Danami

Escore para avaliação após revascularização por via percutânea ou fibrinólise após IAM.[58] Capaz de estratificar os pacientes: em alto risco (43% de mortalidade em 6 anos), médio risco (16% em 6 anos) e baixo risco (4% em 6 anos), a partir da idade, número de METs, presença de insuficiência cardíaca e fração de ejeção 40%, superando o escore de Duke, o escore do Veterans Affairs e o GISSI-2 na estratificação de risco de pacientes após IAM.

Tabela 11-8-25.

FIT	Risco de óbito em 10 anos
> 100	2%
Entre 0 e 100	3%
Entre 0 e –100	11%
Entre –100 e –200	38%

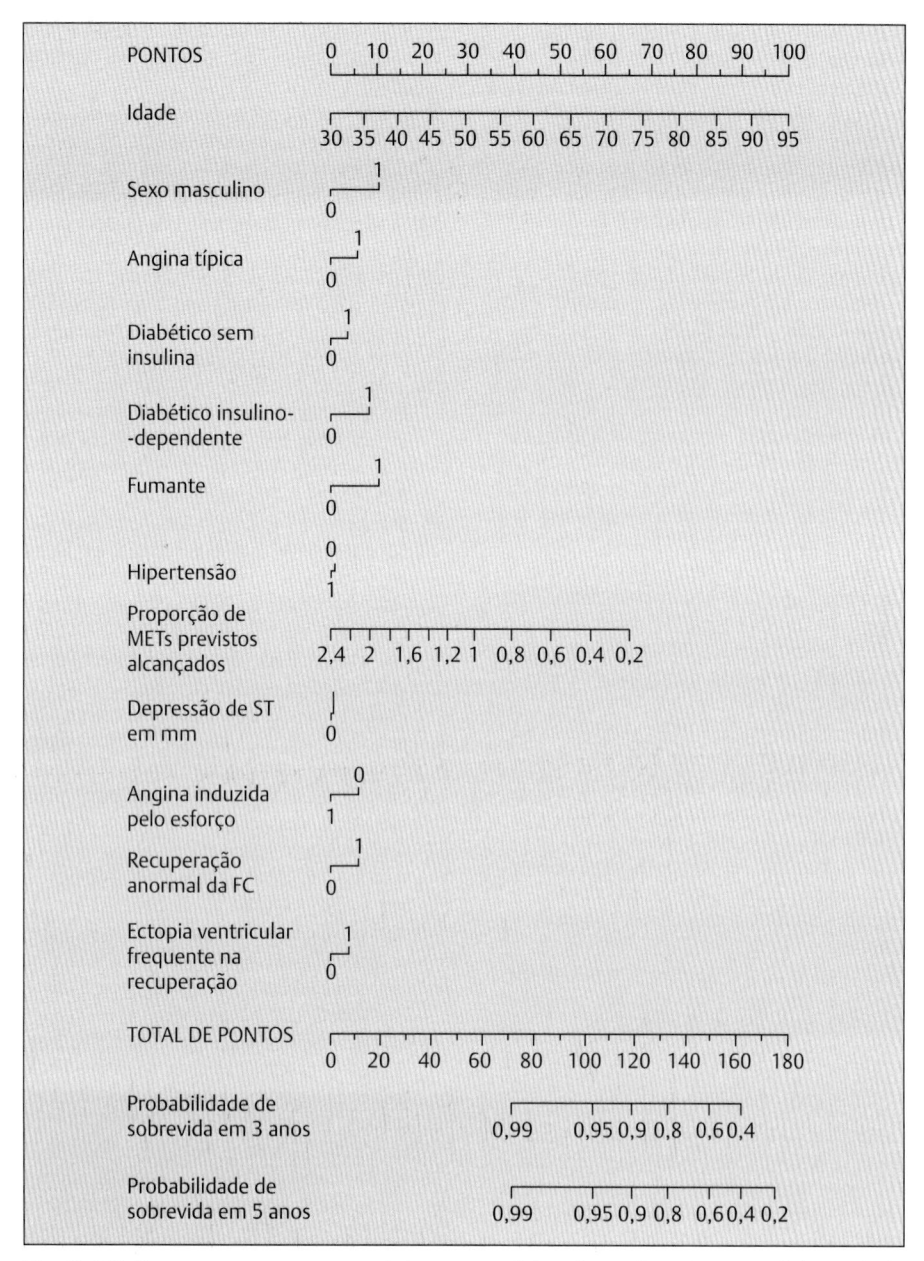

Fig. 11-8-8. Nomograma para o escore de Lauer: para determinar o risco, trace uma linha vertical de cada marca de risco até a linha superior, chamada de "Pontos", para determinar os pontos para cada item de risco. O valor correspondente ao somatório desses pontos é então marcado na linha chamada "Total de Pontos". Trace, então, uma linha vertical desse ponto para as linhas relativas a 3 e 5 anos de probabilidade de sobrevida. Para variáveis binárias 1 significa SIM e significa NÃO.

REFERÊNCIAS BIBLIOGRÁFICAS

1. Murphy EA, Abey H. The normal range – A commom misuse. J Chronic Dis. 1967;20:79-88.
2. Brito AHX. Teste ergométrico sobre falso-positivos e falso-negativos. Arq Bras Cardiol. 1982;39(1):1-3.
3. Erikssen J, Myhre E. False positive exercise ECG: a misnomer? Int J Cardiol. 1984;6:263-8.
4. Ellestad MH, Savitz S, Bergdall D, Teske J. The false positive stress test. Multivariate analysis of 215 subjects with hemodynamic, angiographic and clinical data. Am J Cardiol. 1977;40:681-5.
5. Blomqvist CG. Use of exercise testing for diagnostic and funcitonal evaluation of patients with arteriosclerotic heart disease. Circulation. 1971;44:1120-36.
6. O'Donnell J, Knoebell SB, Lovelace DE, McHenry PL. Computer quantitation of Q-T and terminal T wave (at-et) intervals during exercise: methodology and results in normal men. Am J Cardiol. 1981;47:1168-72.
7. Froelicher VF, Lehmann KG, Thomas R, et al. The electrocardiographic exercise test in a population with reduced work-up bias: diagnostic performance,

computerized interpretation, and multivariable freedom. Ann Intern Med. 1998;128:965-74.
8. Fletcher RH, Fletcher SW, Wagner EH. Epidemiologia clínica, 2.ed. Porto Alegre: Artes Médicas, 1991.
9. Fries JF, Hochberg MC, Medsger Jr TA, Hunder GG, Bombardier C. The American College of Reumatology Diagnostic and Therapeutic Commitee. Criteria for rheumatic disease. Arthritis & Rheumatism. 1994;37:545-62.
10. Edwards W, Lindman H, Savage LJ. Bayesian statistical reference for psychological research. Psychological Review. 1963;70:193-242.
11. Vecchio TJ. Predictive value of a single diagnostic test in unselected populations. N Engl J Med. 1966 May 26;274(21):1171-73.
12. Ellestad MH. Stress testing. Principles and practice, 2nd ed. Philadelphia: FA Davis Co, 1980.
13. Diamond GA, Forrester JS. Analysis of probability as an aid in the clinical diagnosis of coronary-artery disease. N Engl J Med. 1979;300:1350-8.
14. Meneghelo RS, Araújo CGS, Stein R, Mastrocolla LE, Albuquerque PF, Serra SM. Sociedade Brasileira de Cardiologia. III Diretrizes da SBC sobre teste ergométrico. Arq Bras Cardiol. 2010;95(5:1):1-26.
15. Pauker SG, Kassirer JP. Decision analysis. N Engl J Med. 1987;250-8.
16. Melin JA, Nunis W, Vanbutsele RJ, et al. Alternative diagnostic strategies for coronary artery disease in women: demonstration of the usefulnes and efficiency of probability analysis. Circulation. 1985;71(3):535-42.
17. Philbrick JT, Horowitz R, Feinstein AR. Methodologic problems of exercise testing for coronary artery disease: groups, analysis and bias. Am J Cardiol. 1980;46:807-12.
18. Mc Neer JF, Margolis JR, Lee Kl et al. The role of the exercise test in evaluation of patients for ischemic heart disease. Circulation. 1978;57:64-70.
19. Weiner DA, McCabbe CH, Ryan JT. Identification of patients with left main and three vessels coronary disease with clinical and exercise variables. Am J Cardiol. 1980;46(1):21-7.
20. Blumenthal DS, Weiss JL, Mellits ED, Gerstenblith G. The predictive value of a strongly positive stress test in patients with minimal symptoms. Am J Med 1981;70:1005-10.
21. Goldschlanger N, Selzer A, Cohn K. Treadmill stress test as indicators of presence and severity of coronary artery disease. Ann Intern Med. 1976;85:277-86.
22. Nixon 179 Nixon JV, Lipscomb K, Blomqvist CG, Shapiro W. Exercise testing in men with significant left main coronary disease. Br Heart J 1979;42:410-5.
23. Levits 180 Levits R, Anderson GJ. Detection of critical coronary lesions with treadmill exercise testing, fact or fiction? Am J Cardiol. 1978;42:533-28Sanmarco ME, Pontius S, Selverster RH. Abormal blood pressure response and markrd ischemic ST-segment depression as predictors of severe coronary artery disease. Circulation. 1980;61:572-8.
24. Morris SN, Phillips JF, Jordan JW, McHenry PL. Incidence and significance of decreases in systolic blood pressure during graded treadmill exercise testing. Am J Cardiol. 1978;41:221-5.
25. Kligfield P, Lauer MS. Exercise electrocardiogram testing: beyond the ST segment. Circulation. 2006;114(19):2070-82.
26. Froelicher V, Shetler K, Ashley E. Better decisions through science: exercise testing scores. Prog Cardiovasc Dis. 2002;44:395-14.
27. Ashley E, Myers J, Froelicher V. Exercise testing scores as an example of better decisions through science. Med Sci Sports Exerc. 2002;34:13918.
28. Fletcher GF, Ades PA, Kligfield P, et al. Exercise standards for testing and training a scientific statement from the American Heart Association. Circulation. 2013;128(8):873-934.
29. Lipinski M, Froelicher VF, Atwood E, Tseitlin A, Franklin, Osterberg L, et al. Comparison of Treadmill Scores With Physician Estimates of Diagnosis and Prognosis in Patients With Coronary Artery Disease. Am Heart J. 2002;143(4):650-8.
30. Bonikowske AR, Lopez-Jimenez F, Barillas-Lara I, Barout F, et al. Added value of exercise test findings beyond traditional risk factors for cardiovascular risk stratification. International Journal of Cardiology. 2019;292:212-7.
31. Fardman A, Banschick GD, Rabia R, Percik R, et al. Cardiorespiratory Fitness is an Independent Predictor of Cardiovascular Morbidity and Mortality, and Improves Accuracy of Prediction Models. Canadian Journal of Cardiology. 2020.
32. Morise A. Comparison of the Diamond-Forrester method and a new score to estimate the pretest probability of coronary disease before exercise testing. Am Heart J. 1999;183:740-5.
33. Morise AP, Haddad WJ, Beckner D. Development and validation of a clinical score to estimate the probability of coronary artery disease in men and women presenting with suspected coronary disease. Am J Med. 1997;102:3506.
34. Morise A, Evans M, Jalisi F, Shetty R, Stauffer M. A pretest prognostic score to assess patients undergoing exercise or pharmacological stress testing. Heart. 2007;93(2):200-4.
35. Hubard BL, Gibbons RJ, Lapeyre AC, et al. Identification of severe CAD using sampling clinical parameters. Arch Inter Med. 1992;152:309-12.
36. Storti FC, Moffa PJ, Uchida A, Hueb A, et al. Avaliação prognóstica da doença coronariana estável através de um novo escore. Arq Bras Cardiol. 2011;96(5):411-9.
37. Raxwal V, Shetler K, Do D, Froelicher VF. A simple treadmill score. Chest. 2000;113:1933-40.
38. Raxwal V, Shetler K, Morise A, Do D, Myers J, Atwood JE, Froelicher VF. Simple treadmill score to diagnose coronary disease. Chest. 2001;119(6):1933-40.
39. Morise AP, Lauer MS, Froelicher VF. Development and validation of a simple exercise test score for use in women with symptoms of suspected coronary artery disease. Am Heart J. 2002;144:815-25.
40. Mark DB, Shaw LJ, Harrell FE Jr, Hlatky MA, et al. Prognostic value of treadmill exercise score in outpatients with suspected coronary artery disease. N Engl J Med. 1991;325:849-53.
41. Gibons RJ, Hodge DO, Berman DS, et al. Long-term outcome of patients with intermediate-risk exercise electrocardiograms who do not have myocardial

perfusion defects on radionuclide image. Circulation. 1999;100:240-5.
42. Alexander KP, Shaw LJ, DeLong ER, et al. Value of exercise treadmill testing in women. J Am Coll Cardiol. 1998;32:1657-64.
43. Morise AP, Olson MB, Merz CN, Mankad S, Rogers WJ, Pepine CJ, et al. Validation of the accuracy of pretest and exercise test scores in women with a low prevalence of coronary disease: the NHLBI-sponsored Women's Ischemia Syndrome Evaluation (WISE) study. Am Heart J. 2004;147(6):1085-92.
44. Shaw LJ, Peterson ED, Shaw LK, et al. Use of treadmill score in identifying diagnostic coronary disease subgroups. Circulation 1998;98:1622-30.
45. Kwok JM, Miller TD, Christian TF, Hodge DO, Gibbons RJ. Prognostic value of a treadmill exercise score in symptomatic patients with nonspecific ST-T abnormalities on resting ECG. JAMA. 1999;282(11):1047-53.
46. Kwok JM, Miller TD, Hodge DO, Gibbons RJ. Prognostic value of the Duke treadmill score in the elderly. J Am Coll Cardiol. 2002;39(9):1475-81.
47. Lai S, Kaykha A, Yamazaki T, Goldstein M, Spin JM, Myers J, Froelicher VF. Treadmill scores in elderly men. J Am Coll Cardiol. 2004;43:606-615.
48. Nishime EO, Cole CR, Blackstone EH, Pashkow FJ, Lauer MS. Heart rate recovery and treadmill exercise score as predictors of mortality in patients referred for exercise ECG. JAMA. 2000;284(11):1392-8.
49. Rafie AHS, Dewey FE, Sungar GW, Ashley EA, et al. Age and double product (systolic blood pressure × heart rate) reserve-adjusted modification of the duke treadmill score nomogram in men. Am J Cardiol. 2008;102(10):1407-12.
50. Do D, West J, Morise A, Froelicher V. A consensus approach to diagnosing coronary artery disease based on clinical and exercise test data. Chest. 1997;111:1742-9.
51. Detrano R, Bobbio M, Olson H, et al. Computer probability estimates of angiographic coronary artery disease: transportability and comparison with cardiologists's estimates. Comput Biomed Res. 1992;25:468-85.
52. Araujo WB. Teste ergométrico em Métodos não-invasivos: Diagnóstico e conduta na doença coronariana. Rio de Janeiro: Ed. Revinter, 2002.
53. Ahmed MH, Al Mallah MH. Mc Evoy JW. Maximal exercise testing variables and 10 year survival fitness risk score derivation from the FIT PROJECT. Mayo Clinic Proc. 2015;346-55.
54. Guerreiro SL, Ferreira JM, Calqueiro JM, Medeiros MS. Prognostic value of electrocardiogram exercise testing for risk stratification in asymptomatic coronary artery disease. Coron Artery Dis. 2017;28(8):664-9.
55. Cremer PC, Wu Y, Ahmed HM, Pierson LM. Use of specific clinical exercise risk scores to identify patients at increased risk for all-cause mortality. JAMA Cardiol. 2017;2(1):15-22.
56. Lauer MS, Pothier CE, Magid DJ, Smith SS, Kattan MW. An externally validated model for predicting long-term survival after exercise treadmill testing in patients with suspected coronary artery disease and a normal electrocardiogram. Annals of Internal Medicine. 2007;147(12):821-8.
57. Valeur N, Clemmensen P, Grande P, Saunamäki K; DANAMI-2 Investigators. Prognostic Evaluation by Clinical Exercise Test Scores in Patients Treated With Primary Percutaneous Coronary Intervention or Fibrinolysis for Acute Myocardial Infarction (a Danish Trial in Acute Myocardial Infarction-2 Sub-Study). Am J Cardiol. 2007;100(7):1074-80.

SEÇÃO 11-9
EFEITOS DAS DROGAS NO TESTE ERGOMÉTRICO

Leandro Steinhorst Goelzer

"É parte da cura o desejo de ser curado."
                                    Sêneca

O termo droga origina-se da palavra *droog* (holandês antigo), que significa folha seca. Isto porque, antigamente, quase todos os medicamentos eram feitos à base de vegetais. Na atualidade, a medicina define droga como qualquer substância que é capaz de modificar a função dos organismos vivos, resultando em mudanças fisiológicas ou de comportamento.

Uma vez que um número expressivo de indivíduos faz uso de medicamentos para propósitos diversos, há necessidade precípua de se compreender os efeitos cardiovasculares mais relevantes e suas peculiaridades. Além disso, praticamente todas as variáveis do teste de exercício (TE) podem ser influenciadas pela ação de fármacos.

É imprescindível salientar que testes com finalidades terapêuticas requerem o uso pleno da medicação prescrita ao paciente no momento do exame.

A decisão de suspender ou não os medicamentos de ação cardiovascular para realização do TE é dever do médico assistente. Quando o objetivo é o diagnóstico de doença arterial coronariana (DAC), a medicação deve ser suspensa, desde que as condições clínicas do paciente permitam, conforme listado na **Tabela 11-9-1**.

A **Tabela 11-9-2** descreve os mecanismos de ação dos principais fármacos e suas influências nas variáveis do TE.

Tabela 11-9-1. Tempo de suspensão dos fármacos antes do TE com finalidade diagnóstica

Fármacos	Dia(s) de suspensão prévia
Amiodarona	60
Antiarrítmicos	5
Betabloqueadores	7
Bloqueadores dos canais de cálcio	4
Digoxina	7
Metildopa e clonidina	1
Nitrato	1

Tabela 11-9-2. Fármacos mais comumente utilizados e suas ações nas variáveis hemodinâmicas e eletrocardiográficas durante o TE

Fármaco	FC	PAS	PAD	Segmento ST	Intervalo PR	Intervalo QT
Amiodarona	↓	—	—	—	↑	—
Anlodipino	—	↓	↓	m+	—	—
Atenolol	↓	↓	↓	m+	↑	↓
Captopril	—	↓	↓	—	—	—
Clonidina	↓	↓	↓	—	—	—
Digoxina	↓	—	—	a+	↑	↓
Diltiazem	↓	↓	↓	m+	↑	—
Hidroclorotiazida	—	↓	↓	a+	—	—
Indapamida	—	↓	↓	a+	—	—
Losartana	—	—	—	—	—	—
Metildopa	↓	↓	↓	—	—	—
Metoprolol	↓	↓	↓	m+	↑	↓
Propatilnitrato	↑	↓	↓	m+	—	—
Propranolol	↓	↓	↓	m+	↑	↓
Verapamil	↓	↓	↓	m+	+	↑

Nota: ↑ = aumento; ↓ = redução; m+ = mascara a alteração; a+ = acentua a alteração; — = não altera.

AGENTES DE AÇÃO CENTRAL

Agem por meio do estímulo dos receptores α2 que estão envolvidos nos mecanismos simpatoinibitórios,[1] diminuindo a atividade simpática e o reflexo dos barorreceptores, contribuindo para bradicardia relativa e hipotensão observada em ortostatismo; discreta diminuição na resistência vascular periférica (RVP) e no débito cardíaco (DC); redução nos níveis plasmáticos de renina e retenção de fluidos. Fazem parte: metildopa, clonidina, guanabenzo e os inibidores dos receptores imidazolínicos (moxonidina e rilmenidina).[2]

Metildopa

Leva a uma redução da frequência cardíaca (FC) durante o exercício e seu efeito hipotensor se deve, essencialmente, à diminuição da RVP. Apesar de ocorrer aumento do débito sistólico, não parece haver aumento de DC, concomitantemente.[3]

Cordery *et al.* demonstraram não haver diferença no desempenho no teste ergométrico quando compararam o uso da metildopa com placebo (**Fig. 11-9-1**).[4]

Clonidina

Reduz a RVP e o DC, diminuindo a pressão arterial (PA) tanto durante o exercício como no repouso.[5] A redução da FC causada pelo aumento do tônus vagal determina uma queda do DC.[6] Apresenta risco maior do efeito rebote com a descontinuação, sobretudo quando associada a um betabloqueador.[1]

Segundo Ellestad, a dinâmica circulatória observada com o uso de clonidina durante o exercício é considerada mais satisfatória do que com a metildopa.[7]

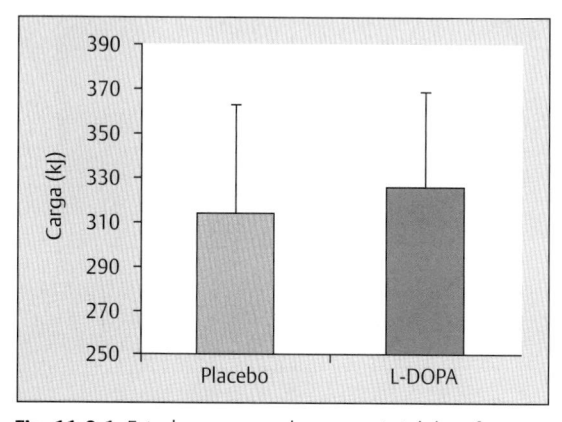

Fig. 11-9-1. Estudo comparando a carga total de esforço alcançada em uso de placebo x L metildopa. Não há diferença de significado estatístico.

Nenhuma modificação do segmento ST tem sido relatada com o uso desses fármacos.

ALFABLOQUEADORES

Agem como antagonistas competitivos dos α1-receptores pós-sinápticos, levando à redução da RVP sem maiores mudanças no DC. Não reduzem o aumento da PAS e o desempenho durante o exercício.[8] A doxazosina, prazosina e terazosina representam essa classe.[2] Como a doxazosina é menos lipossolúvel e tem metade ou menos de afinidade pelos receptores a1 em comparação à prazosina, induz uma queda inicial mais lenta e menos profunda da PA.[9]

ANTIARRÍTMICOS

Amiodarona

Atua sobre o nódulo sinusal, reduzindo a FC em repouso e no exercício. Aumenta o intervalo PR, o complexo QRS e, principalmente, prolonga o intervalo QT. É eficaz na supressão de focos automáticos supraventriculares e ventriculares e como efeito antianginoso,[10] aumentando o tempo de esforço no ergômetro.[11]

Disopiramida

Prolonga o intervalo QT, porém, não deprime a condução nodal AV, além de agravar e até precipitar a insuficiência cardíaca (IC) nos portadores de disfunção ventricular.[12]

Mexiletina

Não aumenta o intervalo QT. Possui efeitos inotrópicos negativos brandos que podem exacerbar a IC nos pacientes com função ventricular comprometida.[13,14]

Propafenona

Bloqueia os canais rápidos de sódio, diminui a excitabilidade e o automatismo sinusal. Além de sua ação antiarrítmica, tanto supraventricular como ventricular, tem efeito cronotrópico negativo sobre todo o sistema específico de condução. Praticamente não afeta o intervalo QT.[15,16]

Procainamida

Pode causar depressão do segmento ST, ocasionando resultados falso-positivos.[17,18]

Quinidina

Prolonga o intervalo QT. Não interfere na tolerância ao exercício. Pode mascarar o infradesnível de ST esforço-induzido e produzir resultados falso-negativos.[18]

BETABLOQUEADORES (BB)

Diminuem a FC (repouso e exercício), a contratilidade e o consumo de oxigênio (O_2) miocárdico. Há maior tolerância ao esforço nos coronariopatas, o que não é observado nas pessoas normais (**Figs. 11-9-2 e 11-9-3**).[19]

Diferenciam-se em três grupos segundo a seletividade:[20]

- **Não seletivos:** bloqueiam os receptores β1 e β2 (propranolol, nadolol, pindolol). O pindolol se destaca pela atividade simpatomimética intrínseca, agindo como um agonista adrenérgico parcial, apresentando menos bradicardia e broncoconstrição.[21]

   O nadolol também se mostrou efetivo no controle da taquicardia ventricular polimórfica catecolaminérgica (TVPC), conforme trabalho de Leren et al (**Fig. 11-9-4**).[22]

- **Cardiosseletivos:** bloqueiam apenas os receptores 1-adrenérgicos, (atenolol, bisoprolol, metoprolol) presentes em maior parte no coração, no sistema nervoso e nos rins e, logo, sem os efeitos de bloqueio periférico indesejáveis, a não ser em doses muito altas.[23,24]

- **Vasodilatadores:** por antagonismo ao receptor alfa-1 periférico (carvedilol e labetalol), e por produção de óxido nítrico no endotélio vascular (nebivolol).[25-27]

Os betabloqueadores atuam, também, como efetivos agentes antiarrítmicos, usados isoladamen-

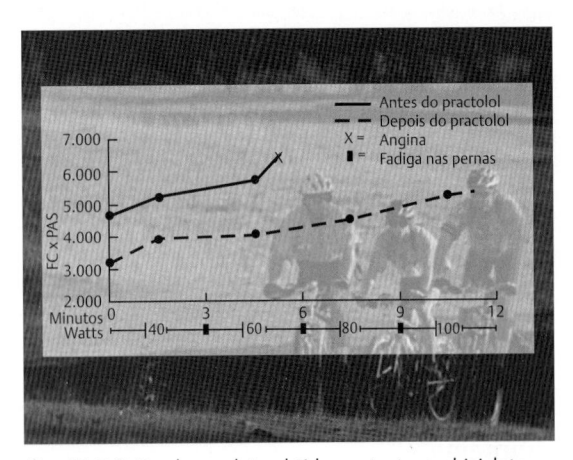

Fig. 11-9-2. Duplo produto obtido em teste em bicicleta ergométrica de um paciente coronariopata antes e após uso de practolol. Observa-se que o duplo produto é atenuado com o uso da droga, resultando em aumento do tempo de duração do exercício. A interrupção do 2º teste foi por fadiga muscular e não por angina, como no 1º teste. (Modificada de Amsterdan EA, et al. Function of the hypoxic myocardium. Am J Cardiol. 1974;32:461-71.)

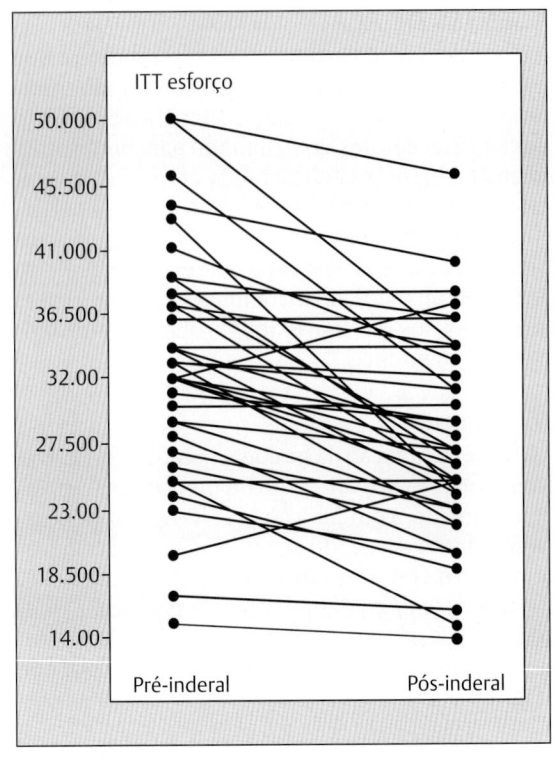

Fig. 11-9-3. Avaliação do efeito do propranolol administrado por via sublingual em coronarianos sobre o tríplice produto (PA sist. × FC × tempo ejeção). Observar a queda do ITT durante o esforço máximo no teste realizado após o inderal.

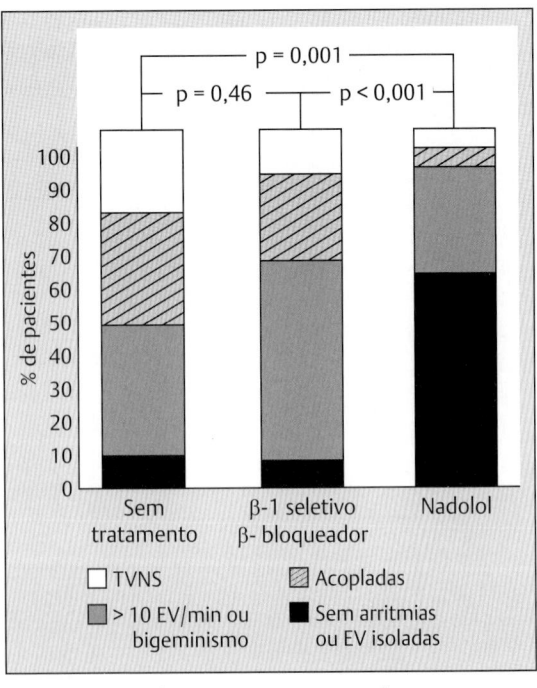

Fig. 11-9-4. Estudo comparativo mostrando a superioridade do nadolol no controle das arritmias.

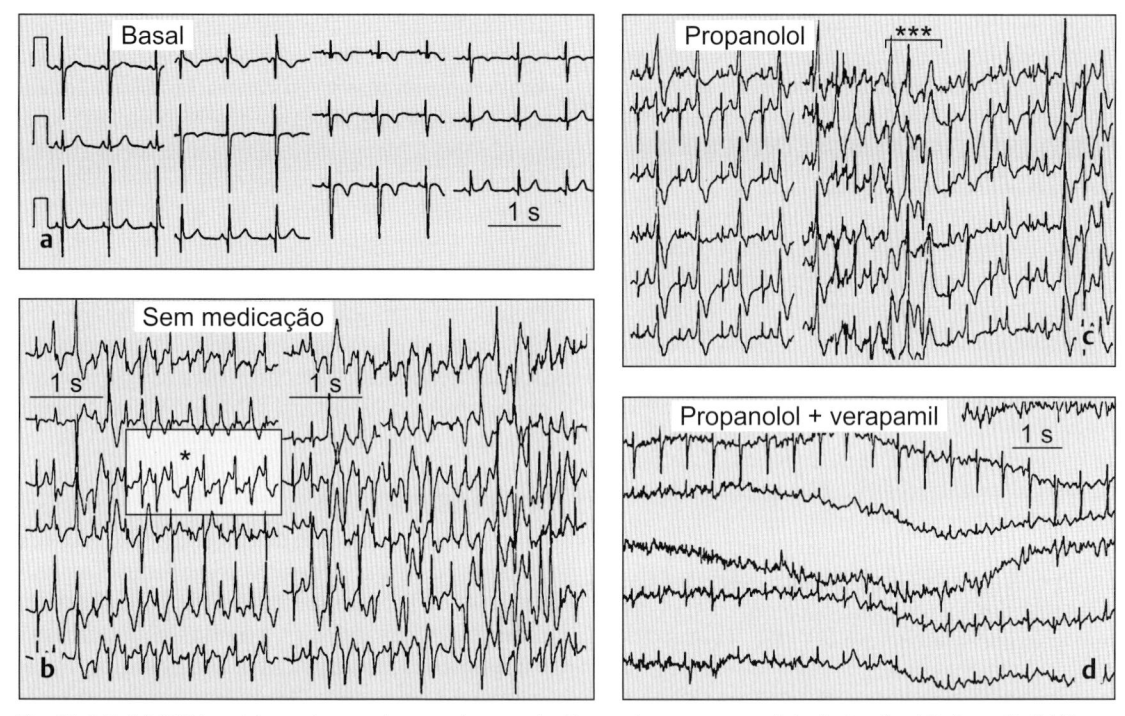

Fig. 11-9-5. (**a**) ECG basal de um jovem observando-se ondas T negativas nas precordiais direitas (padrão juvenil). (**b**) No teste de esforço, no quadro em destaque, e marcado com *, vemos arritmia bidirecional e, a seguir, TVPC. (**C**) Teste de esforço repetido em uso de propranolol com marcada redução da arritmia. (**D**) Novo teste de esforço em uso de propranolol + verapamil, sem arritmias.

te ou em combinação com bloqueadores de canais de cálcio (verapamil), se mostraram eficazes em controlar episódios de TVPC (**Fig. 11-9-5**).[28]

A suspensão abrupta dos BB provoca o fenômeno de rebote, com elevação rápida e significativa da FC e da PA com pouco esforço. O ideal é reduzir a metade da dose por semana (2 ou 3 semanas, a depender da dose) e uma semana sem o fármaco.

BLOQUEADORES DOS CANAIS DE CÁLCIO

Agem, primordialmente, proporcionando redução da RVP como consequência da diminuição da quantidade de cálcio no interior das células musculares lisas das arteríolas, decorrente do bloqueio dos canais de cálcio na membrana dessas células.[29] Reduzem a RVP e o consumo de O_2 miocárdico, aumentam o tempo de exercício e retardam ou suprimem alterações de ST e angina. Classificam-se em dois tipos básicos:

- Os di-hidropiridínicos (anlodipino, nifedipino, felodipino, nitrendipino, manidipino, lercanidipino, levanlodipino, lacidipino, isradipino, nisoldipino, nimodipino) exercem efeito vasodilatador predominante, sendo, mais amiúde, usados como anti-hipertensivos. O nifedipino aumenta a FC, mesmo em repouso.[30,31]
- Os não di-hidropiridínicos, como as fenilalquilaminas (verapamil) e as benzotiazepinas (diltiazem), têm menor efeito vasodilatador e podem ser bradicardizantes e antiarrítmicos.[32]

BLOQUEADORES DOS RECEPTORES AT₁ DA ANGIOTENSINA II (BRA)

Antagonizam a ação da angiotensina II através do bloqueio específico dos receptores AT1, responsáveis pelas ações vasoconstritoras, proliferativas e estimuladoras da liberação de aldosterona. Não modificam a PAS ou a PAD ao esforço máximo.[33]

DIGITÁLICOS

Têm ação inotrópica positiva, efeitos eletrofisiológicos e sobre a musculatura lisa. Podem produzir infradesnível de ST, mesmo em indivíduos sadios, gerando resultados falso-positivos. Segundo Ellestad,[7] depressões de ST acima de 4 mm quase sempre refletem isquemia miocárdica. Ocasionam encurtamento do intervalo QT. Em cardiopatas melhoram a tolerância ao exercício, em especial naqueles com fibrilação atrial, reduzindo também a FC de pico.[34] Não alteram a PA durante o esforço.

DIURÉTICOS

Diminuem o volume plasmático, a RVP e a PA. À exceção dos diuréticos poupadores de potássio, podem causar hipocalemia, ocasionando fadiga muscular, irritabilidade miocárdica (presença de extrassistolia e taquiarritmias) e infradesnível do segmento ST.[6] A clortalidona e a hidroclorotiazida podem provocar hipotensão arterial intraesforço.[35]

INIBIDORES DA ENZIMA CONVERSORA DA ANGIOTENSINA (ECA)

Agem, principalmente, na inibição da enzima conversora de angiotensina I, impedindo a transformação de angiotensina I em angiotensina II, de ação vasoconstritora. Não interferem nas variáveis eletrocardiográficas do TE. Não alteram a FC. Diminuindo a RVP e a pressão diastólica final do VE, reduzem o consumo de O_2 miocárdico. Os que diminuem a PAS e a PAD no pico do exercício são as de lipofilia maior (trandolapril e perindopril). Captopril, a de menor lipofilia, reduz a PA somente até 40% do $\dot{V}O_2$ máximo.[36]

Nos pacientes com cardiomiopatia dilatada e redução da fração de ejeção, os inibidores da ECA aumentam a duração do exercício, reduzem o $VE/\dot{V}CO_2$, sem, contudo, aumentar o $\dot{V}O_2$ (**Fig. 11-9-6**).[37-39]

INIBIDORES DA FOSFODIESTERASE

Representados pela sildenafila, vardenafila e taldanafila. Todos os três medicamentos são seguros do ponto de vista cardiovascular, não apresentando efeitos negativos sobre a função cardíaca nem piorando o quadro clínico de pacientes com DAC estável.[40-42] Porém, por potencializarem o efeito hipotensor dos nitratos orgânicos, são contraindicados a esses pacientes. As alterações no ECG não foram consideradas significantes. Também não causam alteração significativa da PAS e da PAD, nem na FC.[43] Na IC congestiva, sildenafila, além de bem tolerada, aumentou a capacidade destes pacientes aos exercícios.[44,45]

INIBIDORES DIRETOS DA RENINA

Promovem a inibição direta da ação da renina com ulterior diminuição da formação de angiotensina II. O alisquireno, único disponível para uso clínico, tem efeito similar à valsartana sobre a PAS em repouso e durante o exercício.[46,47]

IVABRADINA

É um inibidor específico da corrente If no tecido do nó sinoatrial. Trata-se de uma droga exclusivamente redutora da FC, sem afetar os níveis pressóricos, a contratilidade miocárdica, a condução intracardíaca e a repolarização ventricular. Seu efeito ocorre ao esforço e no repouso. Tem indicação na disfunção de VE sintomática, em paciente com terapêutica otimizada, em ritmo sinusal e com FC ≥ 70 bpm, para redução de hospitalização, morte cardiovascular e morte por IC.[48-50] Em estudos de não inferioridade, sua eficácia antianginosa foi semelhante à do atenolol e à do anlodipino.[51,52]

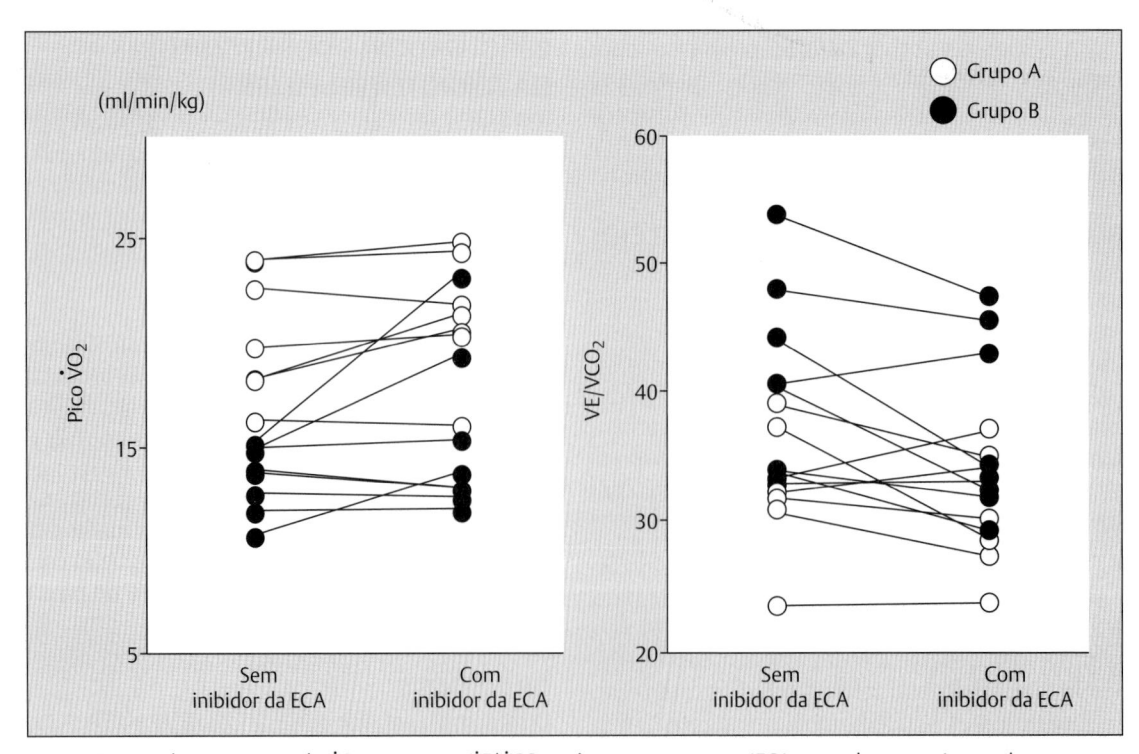

Fig. 11-9-6. Mudanças no pico do $\dot{V}O_2$ e na rampa $\dot{V}E/\dot{V}CO_2$ após tratamento com IECA em todos os pacientes do grupo A (pico do $\dot{V}O_2$ > 16 mL O_2/kg/min) e do grupo B (pico do $\dot{V}O_2$ < 16 mL O_2/kg/min). A rampa $\dot{V}E/\dot{V}CO_2$ mostrou melhora significativa, embora o pico de $\dot{V}O_2$ não tenha sofrido alteração. (Modificada de Kitaoka, et al.[37])

NITRATOS

Atuam como vasodilatadores arteriais e venosos, com predomínio nas grandes veias de capacitância. A dilatação do leito vascular coronário resulta em aumento do fluxo e melhora da perfusão miocárdica. Há diminuição da pré e pós-carga com resultante diminuição do consumo de O_2.[53] Podem retardar o aparecimento da isquemia ou, até mesmo, impedir sua presença, elevando a taxa de falso-negativos. Aperfeiçoam a tolerância ao exercício e pouco interferem nas respostas hemodinâmicas.[54]

VASODILATADORES DIRETOS

A hidralazina e o minoxidil atuam diretamente, relaxando a musculatura lisa arterial, levando à redução da RVP.[1] A hidralazina costuma provocar uma taquicardia reflexa, aumentando o consumo de O_2 miocárdico e o DC, o que pode piorar o quadro anginoso nos portadores de DAC.[55]

Observou-se aumento no nível médio da FC em repouso após o tratamento com minoxidil.[56] Em 90% dos pacientes o início do uso do minoxidil foi associado a alterações inespecíficas da onda T no ECG, consistindo em achatamento ou inversão, de leve a muito acentuada. Elas não são influenciadas pelo exercício ou pelo bloqueio dos receptores beta e geralmente são reversíveis durante o tratamento crônico.[57] Melhoram a tolerância ao exercício, sobretudo naqueles com IC.[58]

ESTROGÊNIOS

Produzem infradesnível do segmento ST, pela ação vasomotora na microcirculação coronária e pelo efeito direto sobre o miocárdio.[59] Verificou-se que mulheres com respostas falso-positivos ao TE tiveram o ST normalizado após terem sofrido ooforectomia bilateral. Logo, quando uma paciente em uso de estrogênio apresentar uma resposta de ST-T anormal durante o TE, deve-se considerar a possibilidade de se tratar de uma resposta induzida por medicamento, especialmente se for numa faixa etária de baixa prevalência de DAC.[60,61]

PSICOTRÓPICOS

Antidepressivos Tricíclicos (ADT)

Os ADT (imipramina, amitriptilina, nortriptilina, desipramina, clomipramina, doxepina, maprotilina) são capazes de promover aumento da FC basal, hipotensão ortostática, retardo da condução cardíaca e incremento da variabilidade do intervalo QT.[62-66]

Inibidores Seletivos da Recaptação de Serotonina (ISRS)

Apareceram no final dos anos 1980, com destaque para fluoxetina, paroxetina, sertralina, citalopram e escitalopram.[67,68]

Podem causar diminuição da FC, efeito mínimo na PA em repouso ou postural e pouca influência no intervalo PR, na duração do QRS ou no intervalo QTc.[69-71] Todavia, há casos de prolongamento do intervalo QTc (principalmente com fluoxetina e citalopram), mas geralmente não levam a arritmias com risco à vida em doses terapêuticas, bloqueio de primeiro grau e hipotensão ortostática.[72,73]

A toxicidade cardiovascular da fluoxetina é muito rara.[74] Da mesma forma, a paroxetina apresenta perfil cardiovascular muito favorável.[75,76] Apesar disso, uma revisão sistemática sobre o uso de metoprolol e paroxetina/fluoxetina concluiu que esta interação deve ser evitada, a menos que se faça um ajuste da dose ou um monitoramento rigoroso dos efeitos colaterais relacionados com o metoprolol.[77]

A sertralina não possui qualquer efeito significativo no ECG.[62,78] Em voluntários saudáveis, um estudo demonstrou prolongamento do QTc na dose de 400 mg/dia no estado estável.[79] É eficaz em pacientes deprimidos com doença cardiovascular. Aqui ela não tem efeito significativo na FC ou PAS ou PAD em supino ou em pé.[80]

O citalopram parece ser mais cardiotóxico (distúrbios de condução e arritmias) entre os ISRS.[72,81] O escitalopram é o isômero terapeuticamente ativo do citalopram.[82] É um ISRS mais seletivo que o citalopram.[67]

Inibidores de Recaptação de Serotonina e Noradrenalina (IRSN)Combinados

A venlafaxina, especialmente quando administrada em doses mais altas, tem uma tendência a aumentar a PAD supina.[83] Quando comparada com o placebo, aumenta a FC em uma média de quatro batimentos por minuto em relação à linha de base.[67] O risco de prolongamento do intervalo QT parece ser muito baixo quando os níveis séricos do medicamento estão dentro da faixa terapêutica.[63]

A duloxetina, um IRSN relativamente equipotente, não foi associada a alterações significativas na PA em pé ou na FC. As medidas da PA em decúbito dorsal mostraram pequenos aumentos na PAS e PAD e pequenas diminuições na FC.[84] Não foram encontradas alterações no ECG clinicamente importantes. A descontinuação abrupta associou-se a um pequeno aumento da FC.[67]

OUTROS ANTIDEPRESSIVOS

A mirtazapina não causa aumento significativo da PA, mas pode aumentar a FC por sua atividade anticolinérgica leve. Possui moderada atividade de bloqueador alfa periférico, o que pode resultar em 7% de incidência de hipotensão ortostática. Não está associada a anormalidades no ECG clinicamente significativas.[67] Parece ser segura no tratamento da depressão em pacientes pós-infarto do miocárdio.[85]

A bupropiona está estruturalmente associada às anfetaminas. Seus efeitos antidepressivos parecem relacionados com a inibição da recaptação de noradrenérgicos e dopamina. Também é um agente eficaz para facilitar a cessação do tabagismo.[86,87] Ela não causa problemas de condução cardíaca, contratilidade ou hipotensão ortostática em pacientes com doença cardíaca preexistente. Pode elevar a PA em certos pacientes, mas não altera a FC.[76,88]

A trazodona tem mínima atividade colinérgica, pode causar hipotensão ortostática e, em excesso, prolongamento do QT e retardo da condução atrioventricular.[72]

Benzodiazepínicos

Têm efeito similar aos nitratos, atenuando angina e infradesnível de ST. Aumentam o fluxo coronariano na presença de DAC, melhorando a contratilidade miocárdica.[89] Ainda, promovem dilatação de grandes vasos com consequente redução da pressão de enchimento do ventrículo esquerdo (VE).[90] Deve-se suspendê-los um dia antes do TE.

Lítio

A inversão da onda T foi o achado de ECG mais frequentemente relatado. Outros achados incluem disfunção do nó sinusal, bloqueios sinoatriais, aumento do intervalo PR, prolongamento do QT e taquiarritmias ventriculares. Verificou-se que as alterações elétricas do lítio dependem da duração do tratamento e do seu nível sérico.[91]

REFERÊNCIAS BIBLIOGRÁFICAS

1. Vongpatanasin W, Kario K, Atlas SA, Victor RG. Central sympatholitic drugs. J Clin Hypertens (Greenwich). Sep 2011;13(9):658-61.
2. Kaplan NM, Victor RG. Clinical hypertension, 11th ed. China: Wolters Kluwer, 2015.
3. Lund-Johansen P. Hemodynamic changes in long-term alpha methyldopa therapy of essential hypertension. Acta Med Scand. Sep 1972;192(3):221-6.
4. Cordery P, James LJ, Peirce N, Maughan RJ, Watson P. A catecholamine precursor does not influence exercise performance in warm conditions. Medicine & Science in Sports & Exercise. 2016;48(3):536-42.
5. Lund-Johansen P. Hemodynamic changes at rest and during exercise in long-term clonidine therapy of essential hypertension. Acta Med Scand. 1979 Jan-Feb;195(1-2):111-5.
6. Lowenthal DT, Affrime MB, Rosenthal L, Gould AB, Borruso J, Falkner B. Dynamic and biochemical responses to single and repeated doses of clonidine during dynamic physical activity. Clin Pharmacol Ther. 1982 July.;32(1):18-24.
7. Ellestad MH. Stress testing: principles and practice, 4th ed. Philadelphia: FA Davis, 1996.
8. Thompson PD, Cullinane EM, Nugent AM, Sady MA, Sady SP. Effect of atenolol or prazosin on maximal exercise performance in hypertensive joggers. Am J Med. 1989 Jan;86(1B):104-9.
9. Arita M, Hashizume T, Wanaka Y, Handa S, Nakamura C, Fujiwara S, Nishio I. Effects of antihypertensive agents on blood pressure during exercise. Hypertens Res. 2001 Nov;24(6):671-8.
10. Rosenbaum MB, Chiale PA, Halpern MS, Nau GJ, Przybylski J, Levi RJ, et al. Clinical efficacy of amiodarone as an antiarrhytmic agent. Am J Cardiol. 1976 Dec;38(7):934-44.
11. Zipes DP, Troup PJ. New antiarrhytmic agents. Amiodarone, aprindine, disopyramide, ethmozin, mexiletine, tocainide, verapamil. Am J Cardiol. 1978 May;41(6):1005-24.
12. Morady F, Scheinman MM, Desai J. Dysopyramide. Ann Inter Med. 1982 Mar;96(3):337-43.
13. Packer M. Hemodynamic consequences of antiarrhytmic drug therapy in patients with chronic congestive heart failure. J Cardiovasc Electrophysiol. 1991;25:240-7.
14. Ravid S, Podrid PJ, Lampert S, Lown B. Congestive heart failure induced by six of the newer antiarrhythmic drugs. J Am Coll Cardiol. 1989 Nov 1;14(5):1326-30.
15. Harron WG, Brogden RN. Propafenone, a review of its pharmacodynamic and pharmacokinetic properties and therapeutic use in the treatment of arrhythmias. Drugs. 1987 Dec;34(6):617-47.
16. Singh BN. Mechanism of action of antiarrhythmic agents: focus on propafenone. J Electrophysiol. 1987 Dec;1(6):503-16.
17. Gey GO, Levy RH, Fisher L, Pettet G, Bruce RA. Plasma concentration of procainamide and prevalence of exertional arrhythmias. Ann Intern Med. 1974 June;80(6):718-22.
18. Surawicz B, Lasseter KC. Effects of drugs on the electrocardiogram. Prog Cardiov Dis. 1970;13:26-55.
19. Lundborg P, Aström H, Bengtsson C, Fellenius E, von Schenck H, Svensson L, et al. Effect of beta-adrenoceptor blockade on exercise performance and metabolism. Clin Sci (Lond). 1981 Sep;61(3):299-305.
20. Che Q, Schreiber MJ, Rafey MA. Beta-blockers for hypertension: are they going out of style? Cleveland Clin J Med. 2009 Sep;76(9):533-42.
21. Frishman W, Silverman R. Clinical pharmacology of the new beta-adrenergic blocking drugs. Part 2. Physiologic and metabolic effects. Am Heart J. 1979 June;97(6):797-807.
22. Leren IS, Saberniak J, Majid E, Haland TF, Edvardsen T, Haugaa KH. Nadolol decreases the incidence and severity of ventricular arrhythmias during exercise. Heart Rhythm. 2016;13(2):433-440.
23. Frishman WH. Drug therapy: atenolol and timolol, two new systemic beta-adrenoceptor antagonists. N Engl J Med. 1982 Jun;306(24):1456-62.
24. Koch-Weser J. Drug therapy: metoprolol. N Engl J Med. 1979 Sep;301(13):698-703.
25. Dulin B, Abraham WT. Pharmacology of carvedilol. Am J Cardiol. 2004 May;93(9A):3B-6B.
26. Pedersen ME, Cockcroft JR. The vasodilatory beta-blockers. Curr Hypertens Rep. 2007 Aug;9(4):269-77.
27. López-Sendón J, Swedberg K, McMurray J, Tamargo J, Maggioni AP, Dargie H, et al. Task

28. Rosso R, Kalman JM, Rogowski O, Diamant S, Birger A, Biner S, et al. Calcium channel blockers and beta-blockers versus beta-blockers alone for preventing exercise-induced arrhythmias in catecholaminergic polymorphic ventricular tachycardia. Heart Rhythm. 2007;4(9):1149-54.
29. Elliot WJ, Ram CV. Calcium channel blockers. J Clin Hypertens (Greenwich). 2011 Sep;13(9):687-9.
30. Nathan S, Pepine CJ, Bakris GL. Calcium antagonists: effects on cardio-renal risk in hypertensive patients. Hypertension. 2005 Oct;46(4):637-42.
31. Messerli FH. Calcium antagonists in hypertension: from hemodynamics to outcomes. Am J Hypertens. 2002 July;15(7):94S-97S.
32. Tang L, Gamal El-Din TM, Lenaeus MJ, Zheng N, Catterall WA. Structural basis for diltiazem block of a voltage-gated Ca^{2+} channel. Mol Pharmacol. 2019 Oct;96(4):485-92.
33. Paterna S, Parrinello G, Amato P, Bologna P, Fornaciari E, Follone G, et al. Can losartan improve cardiac performance during the treadmill exercise test in hypertensive subjects? Drugs Exp Clin Res. 2002;28(4):155-9.
34. Dec GW. Digoxin remains useful in the management of chronic heart failure. Med Clin North Am. 2003 Mar;87(2):317-37.
35. Pollock ML, Schmidt DH. Doença cardíaca e reabilitação, 3.ed. Rio de Janeiro: Revinter, 2003.
36. Carreira MA, Tavares LR, Leite RF, Ribeiro JC, Santos AC, Pereira KG, et al. Teste de esforço em hipertensos em uso de diferentes inibidores da enzima conversora da angiotensina. Arq Bras Cardiol. 2003;80(2):127-32.
37. Kitaoka H, Takata J, Hitomi N, Furuno T, Seo H, Chikamori T, et al. Effect of angiotensine-converting enzyme inhibitor (enalapril or imidapril) on ventilation during exercise in patients with chronic heart failure secondary to idiopathic dilated cardiomyopathy. Am J Cardiol. 2000;85(5):658-69.
38. Creager MA, Faxon DP, Weiner DA, Ryan TJ. Haemodynamic and neurohumoral response to exercise in patients with congestive heart failure treated with captopril. Br Heart J. 1985;53(4):431-55.
39. Franciosa JA, Wilen MM, Jordan RA. Effects of enalapril a new angiotensin-converting enzyme inhibitor in a controlled study in heart failure. J Am Coll Cardiol. 1985.5:101.
40. DeBusk RF, Pepine CJ, Glasser DB, Shpilsky A, DeRiesthal H, Sweeney M. Efficacy and safety of sildenafil citrate in men with erectile dysfunction and stable coronary artery disease. Am J Cardiol. 2004 Jan 15;93(2):147-53.
41. Rosano GM, Aversa A, Vitale C, Fabbri A, Fini M, Spera G. Chronic treatment with tadalafil improves endothelial function in men with increased cardiovascular risk. Eur Urol. 2005 Feb;47(2):214-20.
42. Thadani U, Smith W, Nash S, Bittar N, Glasser S, Narayan P, et al. The effect of vardenafil, a potent and highly selective phosphodiesterase-5 inhibitor for the treatment of erectile dysfunction, on the cardiovascular response to exercise in patients with coronary artery disease. J Am Coll Cardiol. Dec 2002;40(11):2006-12.
43. Kloner RA. Cardiovascular effects of the 3 phosphodiesterase-5 inhibitors approved for the treatment of erectile dysfunction. Circulation. 2004 Nov;110(19):3149-55.
44. Bocchi EA, Guimarães G, Mocelin A, Bacal F, Bellotti G, Ramires JF. Sildenafil effects on exercise, neurohormonal activation, and erectile dysfunction in congestive heart failure: a double-blind, placebo-controlled, randomized study followed by a prospective treatment for erectile dysfunction. Circulation. 2002 Aug;106(9):1097-103.
45. Webster LJ, Michelakis ED, Davis T, Archer SL. Use of sildenafil for safe improvement of erectile function and quality of life in men with New York Heart Association classes II and III congestive heart failure: a prospective, placebo-controlled, double-blind crossover trial. Arch Intern Med. 2004 Mar;164(5):514-20.
46. Müller DN, Derer W, Dechend R. Aliskiren-mode of action and preclinical data. J Mol Med (Berl). 2008 June;86(6):659-62.
47. Lacy PS, Brunel P, Baschiera F, Botha J, Williams B. Effects of exercise on central aortic pressure before and after treatment with renin-angiotensin system blockade in patients with hypertension. J Renin Angiotensin Aldosterone Syst. 2015 Dec;16(4):1052-60.
48. Anantha Narayanan M, Reddy YN, Baskaran J, Deshmukh A, Benditt DG, Raveendran G. Ivabradine in the treatment of systolic heart failure - A systematic review and meta-analysis. World J Cardiol. 2017 Feb 26;9(2):182-90.
49. Patel PA, Ali N, Roy A, Pinder S, Cubbon RM, Kearney MT,et al. Effects of ivabradine on hemodynamic and functional parameters in left ventricular systolic dysfunction: a systematic review and meta-analysis. J Gen Intern Med. 2018 Sep;33(9):1561-70.
50. Swedberg K, Komajda M, Böhm M, Borer JS, Ford I, Dubost-Brama A, et al. Ivabradine and outcomes in chronic heart failure (SHIFT): a randomised placebo-controlled study. Lancet. 2010 Sep;376(9744):875-85.
51. Tardif JC, Ford I, Tendera M, Bourassa MG, Fox K; INITIATIVE Investigators. Efficacy of ivabradine, a new selective I(f) inhibitor, compared with atenolol in patients with chronic stable angina. Eur Heart J. 2005 Dec;26(23):2529-36.
52. Tardif JC, Ponikowski P, Kahan T; ASSOCIATE Study Investigators. Efficacy of the I(f) current inhibitor ivabradine in patients with chronic stable angina receiving beta-blocker therapy a 4-month, randomized, placebo-controlled trial. Eur Heart J. Mar 2009;30(5):540-8.
53. Anderson TJ, Meredith IT, Ganz P, Selwyn AP, Yeung AC. Nitric oxide and nitrovasodilators: similarities, differences and potential interactions. J Am Coll Cardiol. 1994 Aug;24(2):555-66.
54. Thadani U, Maranda CR, Amsterdam E, Spaccavento L, Friedman RG, Chernoff R, et al. Lack of pharmacologic tolerance and rebound angina during

twice daily therapy with isosorbide mononitrate. Ann Intern Med. 1994 Mar;120(5):353-9.
55. Moyer JH. Hydralazine (apresoline) hydrochloride: Pharmacological observations and clinical results in the therapy of hypertension. Arch Intern Med. 1953 Apr;91(4):419-39.
56. Johnson BF, Black HR, Beckner R, Weiner B, Angeletti F. A comparison of minoxidil and hydralazine in non-azotemic hypertensives. J Hypertens. 1983 June;1(1):103-7.
57. Hall D, Froer KL, Rudolph W. Serial electrocardiographic changes during long-term treatment of severe hypertension with minoxidil. J Cardiovasc Pharmacol. 1980;2(2):S200-5.
58. Ginks WR, Redwood DR. Hemodynamic effects os hydralazine at rest and during exercise in patients with chronic heart failure. Br Heart J. 1980;44:259.
59. Dolor RJ, Patel MR, Melloni C, Chatterjee R, McBroom AJ, Musty MD, et al. Noninvasive technologies for the diagnosis of coronary artery disease in women. Rockville (MD): Agency for Healthcare Research and Quality (US), 2012 June. Report No.: 12-EHC034-EF.
60. Araujo WB. Ergometria, reabilitação cardiovascular & cardiologia desportiva. Rio de Janeiro: Revinter, 2011.
61. Marmor A, Zeira M, Zohar S. Effects of bilateral hystero-salpingo-oophorectomy on exercise-induced ST-segment abnormalities in young women. Am J Cardiol. 1993 May;71(12):1118-9.
62. Guy S, Silke B. The electrocardiogram as a tool for therapeutic monitoring: a critical analysis. J Clin Psychiatry. 1990 Dec;51 Suppl B:37-9.
63. Hefner G, Hahn M, Hohner M, Roll SC, Klimke A, Hiemke C. QTc time correlates with amitriptyline and venlafaxine serum levels in elderly psychiatric inpatients. Pharmacopsychiatry. 2019 Jan;52(1):38-43.
64. Kantor SJ, Bigger Jr JT, Glassman AH, Macken DL, Perel JM. Imipramine - induced heart block: a longitudinal case study. JAMA. 1975 Mar;231(13):1364-6.
65. eacute FJ, Nasser FJ, Almeida MM, Silva LS, Almeida RGP, Barbirato G, et al. Psychiatric disorders and cardiovascular system: heart-brain interaction. Int J Cardiovasc Sci. 2016 Mar-June;29(1):65-75.
66. Noordam R, Aarts N, Leening MJ, Tiemeier H, Franco OH, Hofman A, et al. Use of antidepressants and the risk of myocardial infarction in middle-aged and older adults: a matched case-control study. Eur J Clin Pharmacol. 2016 Feb;72(2):211-8.
67. Fernandez A, Bang SE, Srivathsan K, Vieweg WV. Cardiovascular side effects of newer antidepressants. Anadolu Kardiyol Derg. 2007 Sep;7(3):305-9.
68. Tran BX, Ha GH, Vu GT, Nguyen LH, Latkin CA, Nathan K, et al. Indices of change, expectations, and popularity of biological treatments for major depressive disorder between 1988 and 2017: a scientometric analysis. Int J Environ Res Public Health. 2019 June 26;16(13):2255.
69. Glassman AH. Cardiovascular effects of antidepressant drugs: updated. Int Clin Psychopharmacol. 1998;13(5):S25-S30.
70. Muldoon C. The safety and tolerability of citalopram. Int Clin Psychopharmacol. 1996 Mar;11(1):35-40.
71. Upward JW, Edwards JG, Goldie A, Waller DG. Comparative effects of fluoxetine and amitriptyline on cardiac function. Br J Clin. Oct 1998;26(4):399-402.
72. Yekehtaz H, Farokhnia M, Akhonndzadeh S. Cardiovascular considerations in antidepressant therapy: an evidence-based review. J Tehran Heart Cent. Oct 2013;8(4):169-76.
73. Rodriguez de la Torre B, Dreher J, Malevany I, Bagli M, Kolbinger M, Omran H, et al. Serum levels and cardiovascular effects of tricyclic antidepressants and selective serotonin reuptake inhibitors in depressed patients. Ther Drug Monit. 2001 Aug;23(4):435-40.
74. Sheline Y, Freedland KE, Carney RM. How safe are serotonin reuptake inhibitors for depression in patients with coronary heart disease? Am J Med. Jan 1997;102(1):54-59.
75. Edwards JG, Goldie A, Papayanni-Papasthatis S, Punter J, Sedgwick EM. The effect of paroxetine on the electroencephalogram, electrocardiogram, and blood pressure. Acta Psychiatr Scand Suppl. 1989;350:124.
76. Roose SP, Dalack GW, Glassman AH, Woodring S, Walsh BT, Giardina EG. Cardiovascular effects of bupropion in depressed patients with heart disease. Am J Psychiatry. 1991 Apr;148(4):512-6.
77. Bahar MA, Kamp J, Borgsteede SD, Hak E, Wilffert B. The impact of CYP2D6 mediated drug-drug interaction: a systematic review on a combination of metoprolol and paroxetine/fluoxetine. Br J Clin Pharmacol. Dec 2018;84(12):2704-15.
78. Fisch C, Knoebel SB. Electrocardiographic findings in sertraline depression trials. Drug Invest. Nov 1992;4:305-12.
79. Abbas R, Riley S, LaBadie RR, Bachinsky M, Chappell PB, Crownover PH, et al. A thorough QT study to evaluate the effects of a supratherapeutic dose of sertraline on cardiac repolarization in healthy subjects. Clin Pharmacol Drug Dev. 2019 Nov [Epub ahead of print].
80. Roose SP, Spatz E. Treatment of depression in patients with heart disease. J Clin Psychiatry. 1999;60(20):34-7.
81. McClelland J, Mathys M. Evaluation of QTc prolongation and dosage effect with citalopram. Ment Health Clin. 2016 June;6(4):165-70.
82. Gelenberg AJ. S-Citalopram. Biol Ther Psychiatry. 2001;24:8.
83. Thase ME. Effects of venlafaxine on blood pressure: a meta-analysis of original data from 3744 depressed patients. J Clin Psychiatry. 1998 Oct;59(10):502-8.
84. Nemeroff CB, Schatzberg AF, Goldstein DJ, Detke MJ, Mallinckrodt C, Lu Y, et al. Duloxetine for the treatment of major depressive disorder. Psychopharmacol Bull. 2002 Autumn;36(4):106-32.
85. Honig A, Kuyper AM, Schene AH, van Melle JP, de Jonge P, Tulner DM, et al. Treatment of post-myocardial infarction depressive disorder: a randomized, placebo-controlled trial with mirtazapine. Psychosom Med. Sep-Oct 2007;69(7):606-13.
86. Benowitz NL, Pipe A, West R. Cardiovascular safety of varenicline, bupropion, and nicotine patch in

smokers: a randomized clinical trial. JAMA Intern Med. 2018 May;178(5):622-31.
87. Gonzales DH, Nides MA, Ferry LH, Kustra RP, Jamerson BD, Segall N, et al. Bupropion SR as an aid to smoking cessation in smokers treated previously with bupropion: a randomized placebo-controlled study. Clin Pharmacol Ther. 2001 June;69(6):438-44.
88. Teply RM, Packard KA, White ND, Hilleman DE, Dinicolantonio JJ. Treatment of depressivos in patients with concomitant cardiac disease. Prog Cardiovasc Dis. 2016 Mar-Apr;58(5):514-28.
89. Ikram H, Rubin AP, Jewkes RJ. Effect of diazepam on myocardial blood flow of patients with and without coronary artery disease. Br Heart J. 1973 June;35(6):626-30.
90. Côte P, Campeau L, Bourassa MG. Therapeutic implications of diazepam in patients with elevated left ventricular filling pressure. Am Heart J. 1976 June;91(6):747-51.
91. Mehta N, Vannozzi R. Lithium-induced electrocardiographic changes: a complete review. Clin Cardiol. 2017 Dec;40(12):1363-7.

SEÇÃO 11-10

TESTE ERGOMÉTRICO NA UNIDADE DE DOR TORÁCICA

Pedro Ferreira de Albuquerque
Washington Barbosa de Araujo

"Onde não existe visão, os povos perecem."

(citação bíblica)

INTRODUÇÃO

A **dor torácica** é um dos principais motivos de os pacientes procurarem os atendimentos médicos de urgência.

Atender de forma eficaz, podendo, com segurança, oferecer a melhor solução aos casos de portadores de dor torácica suspeita de etiologia cardíaca, é o papel principal de uma da equipe de emergência numa clínica que lida com cardiopatias e suas síndromes agudas.

Os centros especializados no atendimento de pacientes com dor torácica buscam desenvolver o treinamento de suas equipes, agregando sempre os mais novos recursos diagnósticos. A otimização dos recursos humanos e do ferramental diagnóstico não invasivo, buscando constantemente a melhor estratificação de risco, possibilita que a unidade de dor torácica identifique segura e prontamente os pacientes que podem receber alta com baixo risco de eventos coronarianos.[1-15]

Além do importante aspecto humanístico, ao aliviar a ansiedade do paciente e de seus familiares, há de se considerar também os custos financeiros de uma internação desnecessária numa UTI ou mesmo de procedimentos invasivos. Dessa forma os hospitais têm agregado as unidades de dor torácica ao seu arsenal de recursos diagnósticos e terapêuticos.

Os números traduzem muito bem essas preocupações listadas anteriormente. Nos Estados Unidos são atendidos, anualmente, nos serviços de emergência, cerca de 5 milhões de pacientes com dor no peito ou outros sintomas sugerindo isquemia miocárdica, representando cerca de 5 a 10% do total de atendimentos.[16,17] Somente cerca de 30% dos pacientes com dor torácica que são internados acabam confirmando uma causa cardíaca para seus sintomas.[17,18] Isto resulta num gasto desnecessário de 8 a 10 bilhões de dólares por ano nos Estados Unidos.[1,17,19] Por outro lado, cerca da metade a 2/3 dos pacientes internados acabam não confirmando uma causa cardíaca para seus sintomas.[20,21] Em nosso meio, considerando-se a proporção populacional entre os Estados Unidos e o Brasil para uma mesma prevalência de Doença Arterial Coronariana (DAC), estima-se que ocorram 4 milhões de atendimentos por dor torácica em 1 ano.[22]

Em contrapartida, é descrito que 2 a 8% dos pacientes com dor torácica que são liberados, na realidade estão em franco desenvolvimento de um Infarto Agudo do Miocárdio (IAM). Pope *eet al.*[23] acompanharam por 30 dias um total de 10.689 pacientes com mais de 30 anos que procuraram a emergência por dor torácica ou com outros sintomas sugestivos de isquemia miocárdica. Desses, 1.866 tiveram diagnóstico de síndrome isquêmica aguda (17%), sendo que 894 (8%) tiveram infarto agudo do miocárdio e 972 (9%) tiveram angina instável. Dos pacientes com IAM, 19(2,1%) não tiveram diagnóstico na emergência, e dentre os pacientes com angina estável, 22 (2,3%) não foram hospitalizados.

No setor da medicina privada, os médicos têm sido pressionados pelas companhias de seguro e por administradores de hospitais para evitar internações de pacientes com diagnóstico indeterminado.[20] Além disso, a liberação inapropriada de pacientes com IAM representa um risco para a o médico emergencista, visto que cerca de 20% dos valores pagos anualmente nos Estados Unidos por processos de prática médica emergencial inadequada decorre de litígios resultantes do não diagnóstico do IAM.[21,24]

Por todos estes motivos os médicos se veem defrontados com o dilema de admitir ao hospital a maioria dos pacientes com dor torácica que procuram a sala de emergência, ou de liberar para casa aqueles com aixa (mas não desprezível) probabilidade de doença cardiovascular de risco. Daí surge a importância de uma rotina prática e segura de diagnóstico e estratificação de risco com acelerada utilização de protocolos onde o TE se constitui o principal modelo nesse processo dentro das UDT. Acrescente-se que os TE considerados negativos representam, na maioria das publicações, valores preditivos negativos de 100%, permitindo alta hospitalar com absoluta segurança.[25]

UNIDADE DE DOR TORÁCICA

As Unidades de Dor Torácica foram introduzidas nos serviços hospitalares americanos em 1982 e,[26] desde então, vêm sendo reconhecidas como um aprimoramento da assistência emergencial.[9,17,27] Em 1996, no Hospital Procardíaco – RJ, foi instalada a primeira unidade de dor torácica no nosso país.[28]

Essas UDTs têm vários objetivos, dentro deles se destacam:

a) Priorizar o atendimento aos pacientes com dor torácica nas emergências.
b) Fornecer uma estratégia diagnóstica e terapêutica sequencial, rápida e organizada.
c) Uma alta qualidade de cuidados, eficiência e custo-efetividade favorável.[22]
d) Elas podem estar localizadas dentro ou adjacentes à Sala de Emergência, com uma área física demarcada e leitos específicos, ou somente como uma estratégia operacional padronizada, utilizando protocolos assistenciais específicos, algoritmos sistematizados ou árvores de decisão clínica por parte da equipe dos médicos emergencistas.[18,29] Entretanto, é necessário que a equipe de médicos e enfermeiros esteja treinada e habituada com o manejo das urgências e emergências cardiovasculares.

A forma operacional para implantar uma Unidade de Dor Torácica (UDT), com os detalhes relativos aos marcadores séricos, testes de imagens não invasivos e aspectos do tratamento não fazem parte do escopo desse trabalho. Estaremos focados no teste ergométrico aplicado na investigação da dor torácica aguda, no entanto, qualquer protocolo deve ser o mais acelerado, entre 6 e 9 horas de observação, incluindo a observação clínica, eletrocardiograma, radiografia do tórax, dosagem dos marcadores de necrose e, em seguida, o TE ou outro indutor de isquemia.

INVESTIGAÇÃO DA DOR TORÁCICA

Muitos emergencistas internam a maioria dos pacientes que tenham alguma possibilidade de síndrome coronariana aguda. Esta atitude está embasada nos seguintes fatos:

1) Cerca de 15 a 30% destes pacientes com dor torácica, na verdade, têm IAM ou angina instável.[30,31]
2) Somente cerca da metade daqueles que têm IAM apresentam as alterações clássicas de supradesnível do segmento ST no ECG de chegada.[32,33]
3) Menos da metade dos pacientes com IAM sem supradesnível de ST apresentam elevação sérica da creatinoquinase – MB (CK-MB) na admissão.[34,35]

Para a implantação da UDT é necessário e indispensável que esses antigos paradigmas sejam afastados e que as avaliações de estratificação de riscos e as rotinas de atendimento e procedimentos sejam implementadas.

Um consenso existente nas diretrizes do American College of Emergency Physicians é que as UDT devem ser consideradas parte de um programa multifacetado onde o atendimento aos pacientes com dor torácica seja prioritário com redução do tempo de chegada dos pacientes nas unidades emergenciais, bem como do tempo de atendimento intra-hospitalar. Só a perfeita integração desses itens representará atendimento com efetivo custo-benefício aos pacientes e às instituições.[18] Nessa diretriz também é enfatizado que o fundamental para se alcançar o sucesso com as UDT é a utilização de protocolos específicos na seleção dos pacientes a receberem alta ou serem internados, bem como a utilização de algoritmos sistematizados ou árvores de decisão clínica nas definições dos exames diagnósticos e das condutas terapêuticas.

A essência do atendimento sistematizado visa enquadrar pacientes em grupos de risco e seguir uma sequência predefinida de condutas, de acordo com seu risco basal.[36] Na **Tabela 11-10-1**[28] temos os objetivos de uma UDT e na **Tabela 11-10-2**[37] temos um modelo clínico de estratificação de risco dos pacientes com dor torácica. Na **Figura 11-10-1** temos o algoritmo proposto por Bassan *et al.*[28] para condutas e procedimentos.

A partir da admissão do paciente na emergência hospitalar, com história clínica, exame físico, ECG e radiografia do tórax, o emergencista estará apto a estratificar o risco do paciente com dor torácica, ou mesmo afastar causas cardiovasculares para a origem da dor. Os pacientes admitidos na UDT terão monitoramento eletrocardiográfico e realizarão exames de ECG e dosagem de marcadores de lesão miocárdica. De acordo com o exame físico ou mesmo a rotina da UDT, um ecocardiograma pode ser incluído.

Tabela 11-10-1. Objetivos das unidades de dor torácica

- Reduzir o retardo pré-hospitalar dos pacientes com SCA
- Reduzir o retardo intra-hospitalar dos pacientes com SCA
- Prevenir a liberação inapropriada de pacientes com SCA
- Reduzir a internação desnecessária de pacientes com SCA
- Reduzir os custos médicos nas avaliações dos pacientes com dor torácica

SCA = síndrome coronariana aguda.

Tabela 11-10-2. Estratificação de risco de eventos cardíacos em pacientes com angina instável

Alto risco	Risco moderado	Baixo risco
▪ Angina prolongada em repouso ▪ Edema pulmonar ▪ Piora ou surgimento de sopro mitral ▪ B3 ▪ Hipotensão ▪ Infradesnível de ST > – 0,1 mV ▪ Alterações dinâmicas da onda T ▪ Troponina T ou I elevadas	▪ Angina prolongada que alivia com nitrato ▪ Angina noturna ▪ Angina classe II e IV nos 15 dias ▪ Alterações dinâmicas de ST ▪ Infradesnível de ST > – 0,05 mV ▪ Inversão da onda T > 0,1 mV ▪ Ondas Q patológicas ▪ Depressão de ST – 0,1 mm > 2 derivações ▪ Idade > 65 anos	▪ Ausência de dor em repouso ▪ Estabilidade hemodinâmica ▪ Angina provocada por limiar mais alto ▪ Angina de início entre 15 e 60 dias ▪ ECG normal ou inalterado. ▪ Marcadores de necrose negativos

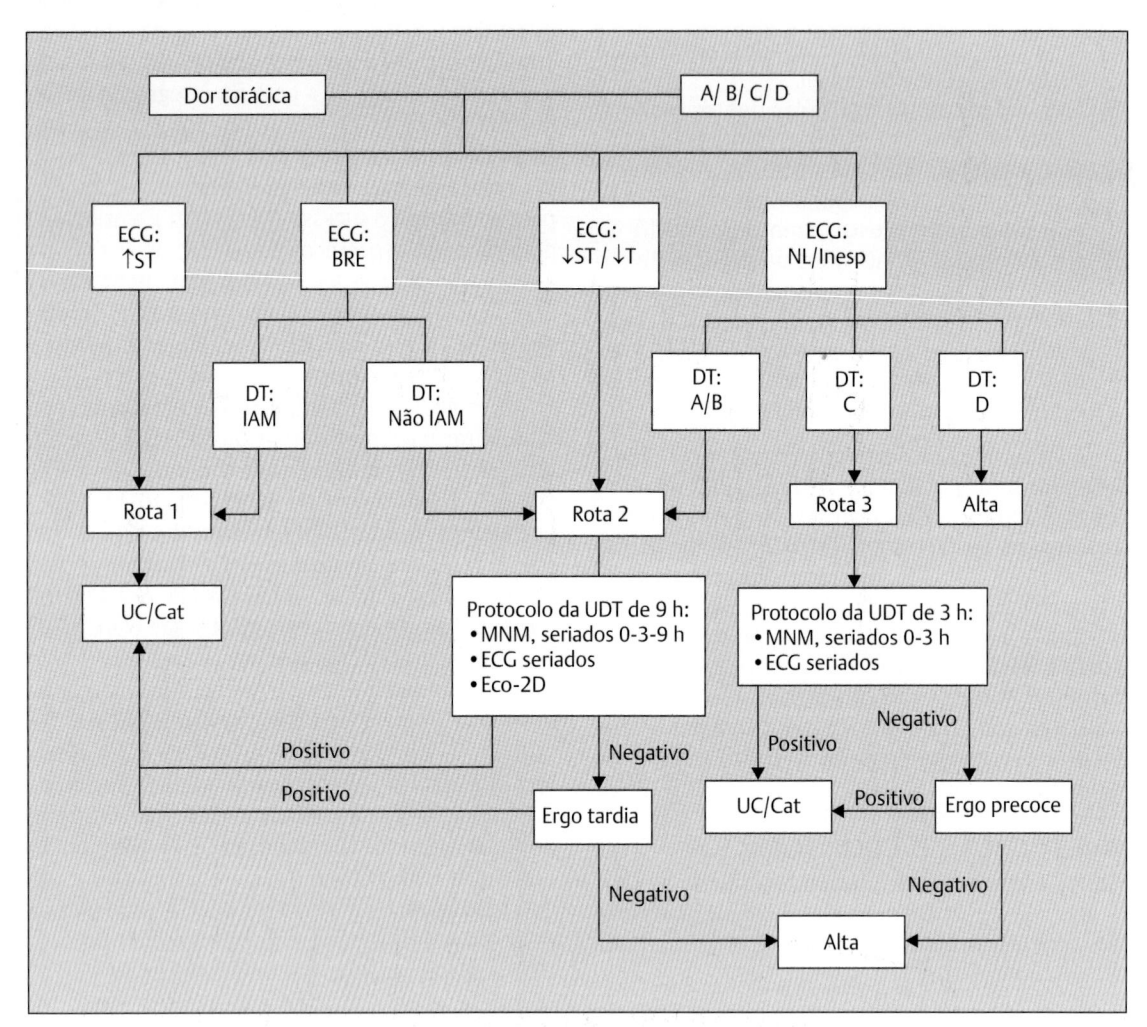

Fig. 11-10-1. Algoritmo diagnóstico proposto por Bassan *et al*. BRE = Bloqueio do ramo esquerdo; Cat = coronariografia; DT = Dor torácica (A - definitivamente anginosa; B - provavelmente anginosa; C - provavelmente não anginosa; D - definitivamente não anginosa); ECG = Eletrocardiograma; Eco = Ecocardiograma; IAM = Infarto agudo do miocárdio; MNM = Marcadores de necrose miocárdica; NL/Inesp = Normal/Inespecífico; UC = Unidade coronariana; UDT = Unidade de dor torácica.

SELEÇÃO DOS PACIENTES PARA O TESTE ERGOMÉTRICO

Do grupo de pacientes admitidos na UDT, aqueles classificados como de baixo risco, que após um período de observação de 6 a 9 horas permanecem sem dor e hemodinamicamente estáveis são os candidatos ao teste ergométrico para complementar a estratificação de risco.

Os pacientes que não puderem ser submetidos ao teste ergométrico poderão ser avaliados por outros meios diagnósticos não invasivos como a ecocardiografia de estresse com fármacos[38] ou cintilografia miocárdica.[39] A **Figura 11-10-2**[36] mostra um algoritmo para essa avaliação.

TESTE ERGOMÉTRICO NA UDT

A atitude principal do médico diante de pacientes com dor no peito é o rápido reconhecimento e manuseio adequado. Dos mais de 5 milhões de pacientes que anualmente procuram os Departamentos de Emergências (DE) nos EUA com sintomas sugestivos de etiologia cardíaca, mais de 2 milhões são hospitalizados com um custo superior a 8 bilhões de dólares, porém, a etiologia cardíaca é encontrada apenas em 1/3 desses pacientes.[40] A maior acurácia e eficiência no manuseio desses pacientes de baixo risco tem reduzido as admissões hospitalares desnecessárias e limitado os diversos custos, sem comprometimento da segurança do paciente tampouco mudando o perfil evolutivo da doença.

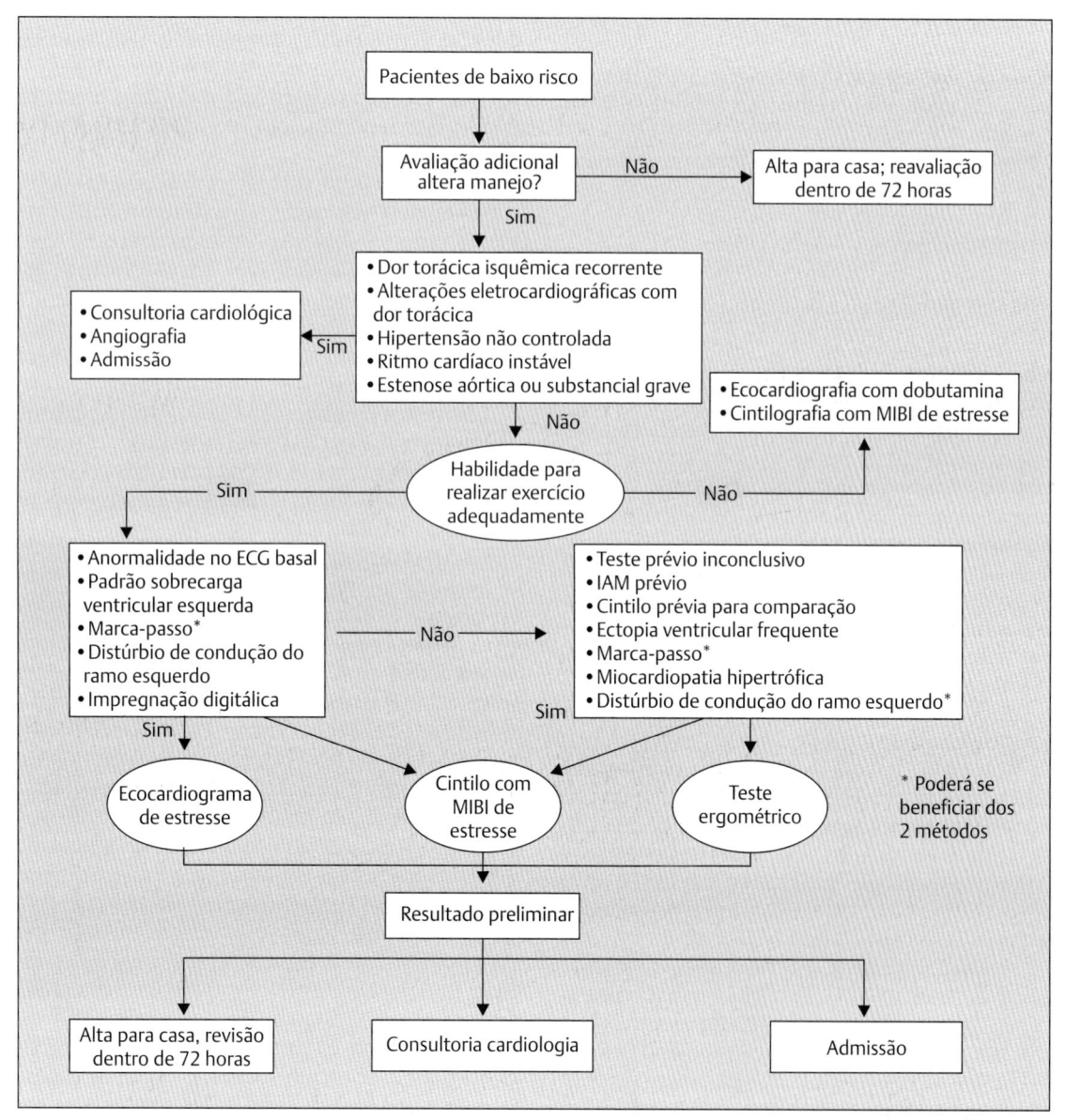

Fig. 11-10-2. Algoritmo de dor torácica.[36]

As seguintes condições são reconhecidas como essenciais para que se inicie um teste ergométrico em um paciente da UDT:

- Duas amostras normais de marcadores de necrose miocárdica (troponina I) com intervalos em 6 e 12 horas após o início dos sintomas.
- Ausência de alterações no ECG de admissão e imediatamente antes de iniciar o teste.
- Ausência de sintomas entre as duas coletas de marcadores de necrose.
- Ausência de sintomas de isquemia no início do esforço.
- Completa estabilidade hemodinâmica.

As condições listadas a seguir são consideradas contraindicações à realização do TE na UDT:

- Alterações de ST no ECG de repouso, novas ou em evolução.
- Marcadores séricos de necrose aumentados.
- Incapacidade do paciente se exercitar normalmente.
- Piora do quadro de dor torácica sugestiva de isquemia.
- Arritmia complexa.
- Disfunção do VE.
- Perfil clínico de alta probabilidade de necessitar de coronariografia.

Considerando-se todos os cuidados, restrições e contraindicações, a indicação de TE na UDT é Classe I (**Nível B**).[41]

Estudos de mais de duas décadas têm demonstrado que os pacientes de baixo risco podem ser identificados no momento da apresentação e essa habilidade tem levado as alternativas às hospitalizações para o tradicional tratamento extra-hospitalar. A inovação mais utilizada é a acelerada utilização de protocolos para pacientes com dor torácica que procuram essas unidades de emergências. Um importante elemento desse modelo é a utilização do TE com ou sem imagem.[42-45]

Amirian et al. observaram pacientes com dor torácica e baixo risco de DAC na UDT e compararam os achados do TE com os obtidos na cintilografia, concluindo que não houve diferença no quantitativo de eventos coronarianos ao longo de 30 dias e de 6 meses nos dois grupos com testes normais. O grupo que realizou a cintilografia, em média, ficou um dia a mais no hospital e consumiu mais 30% em recursos financeiros (**Fig. 11-10-3**).[46,47]

A segurança e o eficiente manuseio de pacientes que se apresentam na UDT com dor torácica sugestiva de etiologia cardíaca é um desafio contínuo. O TE tem sido o procedimento mais recomendado para avaliar um largo e heterogêneo grupo de pacientes que são considerados de baixo risco (estabilidade hemodinâmica, nenhuma evidência de arritmia, ausência de sinais de isquemia ativa ao ECG, ausência de sintomas significantes, marcadores sorológicos negativos e sem alterações cardiopulmonares ao exame físico e à radiografia do tórax).

Para esses protocolos acelerados de exclusão de Síndrome Coronariana Aguda (SCA), o TE é um método seguro, de boa sensibilidade, de razoável especificidade e de ótima acurácia para determinar aqueles pacientes que requerem admissão ou aqueles que podem receber alta hospitalar.[49,50]

Vários estudos foram publicados utilizando o TE nas UDT e exibindo seus resultados, valores preditivos positivos, negativos e a frequência de eventos adversos (**Tabela 11-10-3**).[3]

Antes da era das UDT já se utilizava o TE em pacientes estáveis internados em unidades coronarianas, a positividade ocorria em torno de 13%, os testes eram negativos em 64% e não diagnósticos em 13%, com ausência completa de complicações. Os pacientes com testes negativos ou não diagnósticos recebiam alta imediatamente após o exame, não se registrando qualquer evento no acompanhamento tardio.[50]

Amsterdan et al. compararam os achados do TE com a angiotomografia nos pacientes na UDT com biomarcadores negativos. Nestes pacientes o TE negativo permite a liberação dos pacientes com muita segurança e alto valor preditivo negativo para um evento cardíaco futuro.[40] Mesmo potencial preditivo negativo foi observado na cintilografia e no eco de estressse.[51,52]

Os testes de estresse (TE, ecocardiografia de estresse e cintologia miocárdica com estresse) têm alto valor prognóstico negativo nos pacientes de baixo risco e com marcadores biológicos normais (**Class IIa, Nível B**).[53]

Após o surgimento das UDT, Gómez et al.[3] coordenaram um importante ensaio clínico (ROMIO) envolvendo o teste ergométrico na estratificação do risco de pacientes com dor torácica aguda. Foram randomizados 100 pacientes para o atendimento convencional e para o atendimento otimizado incluindo o teste ergométrico. Após 30 dias de acompanhamento não houve diferença de eventos entre os dois grupos, no entanto, o tempo de permanência e o custo hospitalar foram significativamente menores no grupo avaliado pelo protocolo otimizado que incluía o teste ergométrico. Esse foi o primeiro estudo prospectivo e controlado a ser realizado com protocolos bem definidos e acelerados em pacientes com dor torácica. Dos pacientes envolvidos no estudo, 93% tiveram testes negativos, recebendo alta a seguir, e os 7% restantes tiveram testes positivos. Nenhum paciente com teste negativo apresentou alguma complicação com 30 dias. Esse procedimento proporcionou uma redução muito significativa nas internações com simultânea redução de diversos custos para os pacientes.

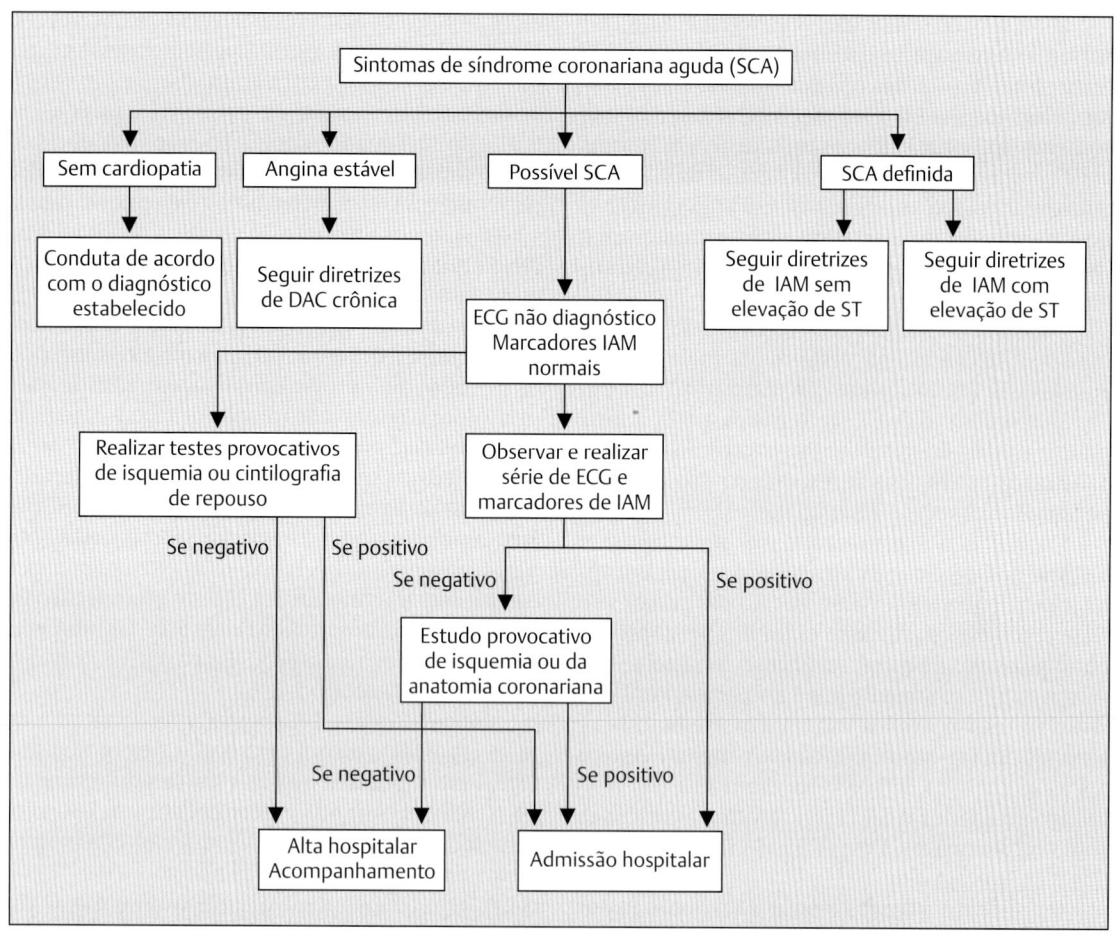

```
                    Sintomas de síndrome coronariana aguda (SCA)
         ┌──────────────────┬──────────────────┬──────────────────┐
         ▼                  ▼                  ▼                  ▼
   Sem cardiopatia     Angina estável     Possível SCA       SCA definida
         │                  │                  │              ┌────┴────┐
         ▼                  ▼                  ▼              ▼         ▼
   Conduta de acordo   Seguir diretrizes                Seguir      Seguir
   com o diagnóstico   de DAC crônica                   diretrizes  diretrizes
   estabelecido                           ECG não       de IAM sem  de IAM com
                                          diagnóstico   elevação    elevação
                                          Marcadores   de ST        de ST
                                          IAM normais
```

Fig. 11-10-3. Evaluation of patients presenting with symptoms suggestive of ACS. ACC indicates American College of Cardiology; AHA, American Heart Association. Adapted from Braunwald et al,[48] with permission from Lippincott Williams & Wilkins. Copyright 2000, American Heart Association.

Tabela 11-10-3. Estudos com teste ergométrico em unidades de dor torácica

Autor	Nº de pacientes	TE positivos (%)	VPN %	VPP (%)	Eventos adversos
Tsakonis et al.	28	17,8	100	0	
Kerns et al.	32	0	100	0	
Lewis e Amsterdam	93	13	100	46	0
Gibler et al.	782	1,2	99	44	0
Gómez et al.	100	7	100	0	0
Zalenski et al.	224	8	98	16	0
Polanczyk et al.	276	24	98	15	0
Kirk et al.	212	12,5	100	57	0
Amsterdam et al.	1.000	13	88,7	33	0

Amsterdam, et al. Cardiol Clin. 2005;23:503-16.

Em nosso meio, Macaciel et al.[54] avaliaram 1.060 pacientes consecutivos que foram admitidos na UDT do Hospital Pró-Cardíaco. Desse total, 677 (64%) foram elegíveis para o teste ergométrico, sendo que somente 268 (40%) realizaram o teste. Os autores verificaram que em pacientes com dor torácica em que o infarto agudo do miocárdio e a angina instável de alto risco foram afastados, o teste ergométrico mostrou-se viável, seguro e bem tolerado, agilizando a alta dos pacientes sem DAC.

Os pacientes incapazes de realizar o TE tiveram uma taxa de eventos adversos muito maior do que aqueles que foram capazes de realizar o TE. A depressão isquêmica de ST, sintomática, no TE após a terapia trombolítica aumentou o risco de mortalidade cardíaca em duas vezes, mas o risco absoluto permaneceu baixo (1,7% em 6 meses).[55]

Sanchis et al.[56] estudaram 340 pacientes sem história de DAC e que foram atendidos com dor torácica em unidades de emergência, para avaliar se o teste ergométrico ampliaria os limites prognósticos obtidos através de escores clínicos. Os pacientes tiveram acompanhamento por 1 ano, sendo considerados os "end-points" primários (morte ou IAM) e secundários (re-hospitalização por angina). Após o teste ergométrico, 231 (68%) tiveram alta, 54 (16%) foram internados e 55 (16%) foram classificados como inconclusivos. Desses 55, 44 foram internados e 11 tiveram alta.

Os pacientes com teste positivo tiveram maior incidência de eventos primários (7,4% versus 2,1%), sendo que os pacientes com maior risco pelo escore clínico foram os que tiveram maior percentual de testes positivos, como pode ser visto na **Figura 11-10-4**.

Os autores concluíram que o teste ergométrico é uma excelente ferramenta na UDT, porém, ressaltam que 31% dos pacientes no grupo de alto risco no escore clínico tiveram teste negativo, o que deveria recomendar a internação dos pacientes desse grupo.

Diercks et al.[57] verificaram que o risco relativo dos pacientes com teste ergométrico positivo na UDT é de 38,9 quando comparados aos pacientes do grupo com teste negativo, sendo o risco relativo dos pacientes com teste inconclusivo é de 3,6. Na **Tabela 11-10-4** temos uma relação entre os resultados do teste ergométrico e intercorrências em 6 meses de acompanhamento.[58]

Ramakrishna et al.[59] verificaram que em pacientes com limitações para realizar o teste ergométrico, os métodos de estresse com imagem adicionaram muito pouca informação para orientar a decisão de internação, podendo, muitas vezes, se tornarem mais onerosos que a internação. Já Carlsen et al.[60] contestaram esses achados ao compararem 186 pacientes referenciados à angiografia coronariana por angina instável, submetendo-os a teste ergométrico e à cintilografia miocárdica. O teste ergométrico foi normal em 25% dos homens e em 50% das mulheres que tiveram defeitos reversíveis na perfusão avaliada pela cintilografia.

Candell-Riera et al.[61] compararam os achados do teste ergométrico com os achados da cintilografia SPECT em repouso e no pós-esforço num grupo de 96 pacientes com dor precordial atípica, ECG sem características de isquemia e marcadores bioquímicos de danos miocárdicos normais. Após 1 ano ocorreram 5 casos de DAC e nenhum óbito. O valor preditivo negativo dos três métodos foi elevado (99%), mas o valor preditivo positivo foi muito baixo (27%, 22% e 14%).

Vários outros estudos têm demonstrado o alto grau de segurança e, especialmente, o excelente valor preditivo negativo (aproximadamente 100%). Em população clinicamente estável de baixo a moderado risco, há baixíssimas taxas de complicações. Em relação à predição positiva, ela é baixa face ao número pequeno de testes positivos e poucos pacientes são investigados de forma complementar.[3] A frequência de eventos e/ou diagnóstico de DAC são, em média, 29% para os testes positivos, 13% para os não diagnósticos (impossibilidade para alcançar 85%

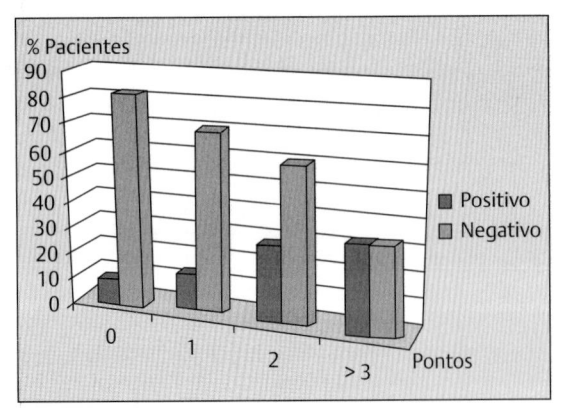

Fig. 11-10-4. Porcentagens de testes positivos e testes negativos em cada categoria de risco de acordo com o escore clínico: Idade > 66 anos = 1 ponto; escore de dor > 9 = 1 ponto; mais do que um episódio de dor em 24 horas = 1 ponto e diabetes insulinodependente = 2 pontos.

Tabela 11-10-4. Procedimentos e eventos cardíacos em 6 meses

	TE Positivo TE Inconclusivo	TE Negativo	p
Visitas à emergência	29%	17%	< 0,05
Readmissão hospitalar	31%	12%	< 0,01
IAM ou revascularização	15%	2%	< 0,01

da $FC_{máx}$ predita) e 0,3 % para os testes negativos.[34] O alto valor preditivo negativo confirma a confiabilidade do TE em predizer pacientes de baixo risco, permitindo, desse modo, uma alta segura e direta do DE. Como a maioria dos pacientes nas UDT é de baixo risco, o exame alcança larga faixa etária, permitindo ser realizado em pacientes idosos que se enquadrem nos critérios da indicação.

Duas considerações são fundamentais em relação ao TE imediato em UDT: a importância primária de não existir efeito adverso durante ou após a execução e a vantagem clínica da segurança de uma alta precoce apropriada.

Pode-se utilizar na estratificação a cintilografia de perfusão miocárdica, porém, o teste é mais custo-efetivo, ficando a cintilografia ou outro método de imagem para uma minoria em que o teste não é praticável.

RECOMENDAÇÕES PARA O TESTE ERGOMÉTRICO NA UDT

As vantagens oferecidas pelo TE nas UDT fez com que ele fosse incorporado nas recomendações de várias diretrizes nacionais e internacionais[22,48] para ser aplicado nos pacientes com dor torácica aguda suspeita de etiologia cardíaca ou nos pacientes já clinicamente diagnosticados como portadores de SCA sem supradesnível do segmento ST que se encontrem estáveis e considerados de baixo risco clínico.

Devem-se seguir todos os cuidados usuais da realização de um teste ergométrico, com monitoramento, preferencialmente, de 12 derivações eletrocardiográficas e optando-se pelos Protocolos de Bruce, Bruce Modificado (Sheffield) ou Rampa.

O exame deverá ser sintoma-limitado, conforme as boas práticas da ergometria. O teste ergométrico deve ser interrompido e considerado diagnóstico de isquemia se apresentar alguma das alterações listadas na **Tabela 11-10-5**.

De acordo com a presença ou ausência dos sinais e sintomas listados na **Tabela 11-10-3**, os testes podem ser classificados como isquêmicos

Tabela 11-10-5. Causas de interrupção do teste ergométrico

- Alterações eletrocardiográficas de isquemia
  - Infradesnível de ST > -0,1 mV horizontal ou descendente
  - Infradesnível de ST > -0,15 mV ascendente lento nos homens
  - Infradesnível de ST > -0,2 mV ascendente lento nas mulheres
  - Supradesnível de ST
- Arritmia significativa
- Queda da PAS > 10 mm Hg
- Queda ou não progressão da FC com o esforço
- Sintomas significativos

(**Figs. 11-10-5 e 11-10-6**), não isquêmicos ou não diagnósticos (quando a $FC_{submáx}$ não foi alcançada ou a carga de exercício não foi suficiente para que o paciente alcançasse 3 METs).

O teste deve ser sintoma-limitado e incluir também, no protocolo, as clássicas avaliações clínicas, ECGs de repouso e marcadores séricos de necrose miocárdica. Em muitas ocasiões podem ser necessárias de 8 a 12 horas de monitoramento e avaliações. O ECG obtido no teste de exercício aumenta o valor diagnóstico do protocolo da UDT quando avaliado em conjunto com as medidas de CK-MB/troponina e ECGs de repouso. As medidas seriadas das enzimas podem ser dispensadas, sendo suficiente apenas uma amostra negativa para a realização do exame. Com essas regras o teste ergométrico deve ser utilizado como primeiro procedimento não invasivo na maioria das UDT.

Apesar de a maioria dos laboratórios de ergometria integrados às UDT trabalharem com o Protocolo de Bruce ou Bruce Modificado, nos casos de pacien-

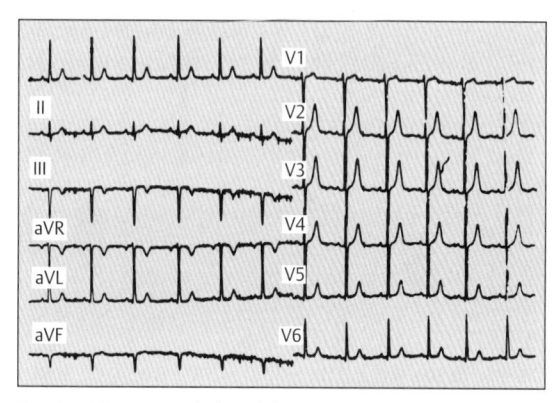

Fig. 11-10-5. Traçado basal de B.M., masculino, 56 anos, com dor torácica de curta duração. Hospital Arthur Ramos, Maceió-Alagoas.

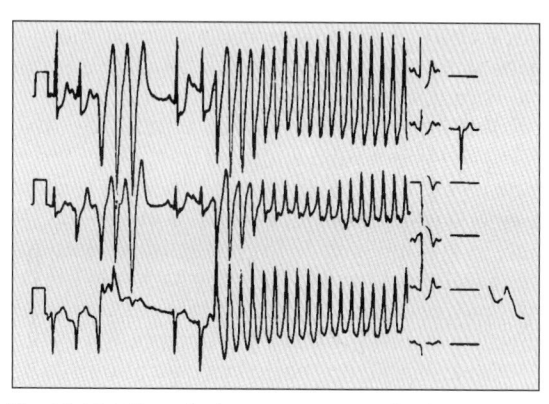

Fig. 11-10-6. Traçado do mesmo paciente (BM) no pico do esforço: TE com importante resposta isquêmica do miocárdio (depressão do ST em baixa carga) e presença de arritmia ventricular complexa. Na cinecoronariografia foram identificadas lesões triarteriais e críticas.

tes idosos ou muito descondicionados fisicamente, os pacientes poderão ser beneficiados com a utilização dos protocolos de Rampa, Naughton, ACIP, ou Balke, todos com pequenos incrementos de carga a cada estágio. A bicicleta ergométrica também pode ser utilizada com a mesma segurança que a esteira.[62]

Pelo fato de os escores clínicos definirem os pacientes com baixo risco e não os pacientes com risco zero, um pequeno número de pacientes com teste ergométrico negativo terá um IAM ou será revascularizado nos 6 meses seguintes à internação na UDT.[6]

Pacientes que necessitem de estudos de estresse com imagens por inabilidade de realizar esforço ou por ECG não interpretável em repouso ou no exercício devem permanecer no hospital até que os demais exames sejam realizados. Estes pacientes pertencem ao grupo de pacientes que geralmente é representado pelos idosos e com maior prevalência de DAC.[5]

CONTRAINDICAÇÕES PARA O TESTE ERGOMÉTRICO NA UDT

As contraindicações para o TE nesses pacientes são as mesmas das indicações eletivas, convencionais: impossibilidade de os pacientes realizarem o exercício, alterações eletrocardiográficas prévias que impossibilitem a detecção da isquemia, especialmente BRE, pré-excitação, depressão do segmento ST ≥ 0,5 mm, arritmias ventriculares, fibrilação atrial ou TPSV, presença de sintomas ou instabilidade hemodinâmica, sinais de isquemia ativa ao ECG e marcadores sorológicos positivos para necrose.

PERSPECTIVAS FUTURAS

O teste ergométrico na sala de dor torácica é seguro e eficaz no diagnóstico e na estratificação dos pacientes com dor torácica e com baixo risco de DAC, pela estratificação clínica. Pelo elevado valor preditivo negativo, o teste ergométrico identifica com segurança os pacientes que podem ser liberados da UDT sem outros procedimentos adicionais, com baixa probabilidade muito baixa de eventos cardíacos tardios.

Pacientes com dor torácica aguda e de baixo risco, que foram submetidos ao teste ergométrico e/ou ao eco de estresse com dobutamina, tiveram melhor qualidade de vida nos dois primeiros meses após a alta (mobilidade física, dor, isolamento social e reações emocionais), do que pacientes com as mesmas condições clínicas e que não passaram pelo processo de investigação e alta precoce.[63]

Na avaliação dos pacientes com alto risco de DAC, nas mulheres e nos idosos espera-se por mais estudos para determinar o real custo-benefício desse procedimento. Possivelmente, nesse grupo de pacientes, a utilização dos exames de imagem possa dar mais subsídios para a correta estratificação.

REFERÊNCIAS BIBLIOGRÁFICAS

1. Zalenski RJ, Rydman RJ, Ting S, Kampe L, Selker HP. A national survey of emergency department chest pain centers in the United States. Am J Cardiol. 1998;81(11):1305-9.
2. Goldman L, Cook EF, Brand DA, Lee TH, Rouan GW, Weisberg MC, et al. A computer protocol to predict myocardial infarction in emergency room patients with chest pain. N Engl J Med. 1988;318(13):797-803.
3. Gomez MA, Anderson JL, Karagounis LA, Muhlestein JB, Mooers FB. An emergency department-based protocol for rapidly ruling out myocardial ischemia reduces hospital time and expense: results of a randomized study (ROMIO). J Am Coll Cardiol. 1996;28(1):25-33.
4. Zalenski RJ, McCarren M, Roberts R, Rydman RJ, Jovanovic B, Das K, et al. An evaluation of a chest pain diagnostic protocol to exclude acute cardiac ischemia in the emergency department. Arch Intern Med. 1997;157(10):1085-91.
5. Gibler WB, Runyon JP, Levy RC, Sayre MR, Kacich R, Hattemer CR, et al. A rapid diagnostic and treatment center for patients with chest pain in the emergency department. Ann Emerg Med. 1995;25(1):1-8.
6. Polanczyk CA, Lee TH, Cook EF, Walls R, Wybenga D, Printy-Klein G, et al. Cardiac troponin I as a predictor of major cardiac events in emergency department patients with acute chest pain. J Am Coll Cardiol. 1998;32(1):8-14.
7. Kerns JR, Shaub TF, Fontanarosa PB. Emergency cardiac stress testing in the evaluation of emergency department patients with atypical chest pain. Ann Emerg Med. 1993;22:794-8.
8. Tsakonis JS, Shesser R, Rosenthal R, Bittar GD, Smith M, Wasserman AG. Safety of immediate treadmill testing in selected emergency department patients with chest pain: a preliminary report. Am J Emerg Med. 1991;9(6):557-9.
9. Farkouh ME, Smars PA, Reeder GS, Zinsmeister AR, Evans RW, Meloy TD, et al. A clinical trial of a chest-pain observation unit for patients with unstable angina: Chest Pain Evaluation in the Emergency Room (CHEER) Investigators. N Engl J Med. 1998;339(26):1882-8.
10. Sabia P, Afrookteh A, Touchstone DA, Keller MW, Esquivel L, Kaul S. Value of regional wall motion abnormality in the emergency room diagnosis of acute myocardial infarction: a prospective study using two-dimensional echocardiography. Circulation. 1991;84(3 suppl):I85-I92.
11. Kontos MC, Jesse RL, Schmidt KL, Ornato JP, Tatum JL. Value of acute rest sestamibi perfusion imaging for evaluation of patients admitted to the emergency department with chest pain. J Am Coll Cardiol. 1997;30:976-82.
12. Tatum JL, Jesse RL, Kontos MC, Nicholson CS, Schmidt KL, Roberts CS, et al. Comprehensive strategy for the evaluation and triage of the chest pain patient. Ann Emerg Med. 1997;29(1):116-25.
13. Hilton TC, Thompson RC, Williams HJ, Saylors R, Fulmer H, Stowers SA. Technetium-99m sestamibi myocardial perfusion imaging in the emergency room evaluation of chest pain. J Am Coll Cardiol. 1994;23(5):1016-22.

14. Hilton TC, Fulmer H, Abuan T, Thompson RC, Stowers SA. Ninety-day follow-up of patients in the emergency department with chest pain who undergo initial single-photon emission computed tomographic perfusion scintigraphy with technetium 99m-labeled sestamibi. J Nucl Cardiol. 1996;3(4):308-11.
15. Varetto T, Cantalupi D, Altieri A, Orlandi C. Emergency room technetium-99m sestamibi imaging to rule out acute myocardial ischemic events in patients with nondiagnostic electrocardiograms. J Am Coll Cardiol. 1993;22(7):1804-8.
16. Nourjah P. National Hospital Ambulatory Medical Care Survey: 1997 emergency department summary. Advance data from Vital and Health Statistics. No. 304. Hyattsville, Md: National Center for Health Statistics, 1999.
17. Ewy GA, Ornato JP. 31st Bethesda Conference. Emergency Cardiac Care (1999). J Am Coll Cardiol. 2000;35:825--880.
18. Graff L, Joseph T, Andelman R, Bahr R, DeHart D, Espinosa J, et al. American College of Emergency Physicians Information Paper: chest pain units in emergency departments – a report from the short-term observation section. Am J Cardiol 1995;76(14):1036--9.
19. Storrow AB, Gibler WB. Chest pain centers: diagnosis of acute coronary syndromes. Ann Emerg Med. 2000;35:449--461.
20. Gibler WB. Chest pain units: Do they make sense now? Ann Emerg Med. 1997;29:168-71.
21. Rusnak RA, Stair TO, Hansen K, Fastow JS. Litigation against the emergency physician: common features in cases of missed myocardial infarction. Ann Emerg Med. 1989;18:1029-34.
22. Bassan R, Pimenta L, Leães PE, Timermam A. Sociedade Brasileira de Cardiologia. 1ª Diretriz de Dor Torácica na Sala de Emergência. Arq Bras Cardiol 2002;79 (supl II):1.
23. Pope JH, Aufderheide TP, Ruthazer R, Woolard RH, Feldman JA, Beshansky JR, et al. Missed diagnosis of acute coronary ischemia in the Emergency Department. N Engl I Med. 2000;342(16):1163-70.
24. Karcz A, Holbrook J, Burke MC, Doyle MJ, Erdos MS, Friedman M, et al. Massachusetts emergency medicine closed malpractice claims: 1988-1990. Ann Emerg Med. 1993;22(3):553-9.
25. Amsterdam EA, Kirk JD, Diercks DB, Lewis WR, Turnipseed SD. Exercise testing in chest pain units: rationale, implementation, and results. Cardiol Clin. 2005 Nov;23(4):503-16, vii.
26. Bahr RD. Chest pain center: moving toward proactive acute coronary care. Int J Cardiol. 2000;72:101-10.
27. Lee TH, Goldman L. Evaluation of the patient with acute chest pain. N Engl J Med. 2000;342:1187-95.
28. Bassan R. Unidades de dor torácica. Uma forma moderna de manejo de pacientes com dor torácica na sala de emergência. Arq Bras Cardiol. 2002;79(2):196-202.
29. Gibler WB. Evaluating patients with chest pain in the ED: improving speed, efficiency, and cost-effectiveness, or teaching an old dog new tricks. Ann Emerg Med. 1994;23:381-2.
30. Lee TH, Juarez G, Cook EF, Weisberg MC, Rouan GW, Brand DA, et al. Ruling out acute myocardial infarction. A prospective multicenter validation of a 12-hour strategy for patients at low risk. N Engl J Med. 1991;324:1239-46.
31. Selker HP, Griffth JL, D'Agostino RB. A tool for judging coronary care admission appropriateness, valid for real-time and retrospective use. A time-insensitive predictive instrument (TIPI) for acute cardiac ischemia: a multicenter study. Med Care. 1991;29:610-27 (Erratum, Med Care 1992; 30: 188).
32. Rude RE, Poole WK, Muller JE, Turi Z, Rutherford J, Parker C, et al. Electrocardiographic and clinical criteria for recognition of acute myocardial infarction based on analysis of 3697 patients. Am J Cardiol. 1983 Nov 1;52(8):936-42.
33. Bassan R, Scofano M, Gamarski R, Dohmann HFR, Pimenta L, Volschan A, et al. Dor torácica na sala de emergência: a importância de uma abordagem sistematizada. Arq Bras Cardiol. 2000;74:13-21.
34. Gibler WB, Young GP, Hedges JR, Lewis LM, Smith MS, Carleton SC, et al. Acute myocardial infarction in chest pain patients with nondiagnostic ECGs: serial CK-MB sampling in the emergency department. Ann Emerg Med. 1992;21(5):504-12.
35. Bassan R, Gamarski R, Pimenta L, Volschan A, Scofano M, Dohmann HF, et al. Eficácia de uma estrátegia diagnóstica para pacientes com dor torácica e sem supradesnível do segmento ST na sala de emergência. Arq Bras Cardiol. 2000;74:405-11.
36. Souza J, Manfroi WC, Polanczyk CA. Teste ergométrico imediato em pacientes com dor torácica na sala de emergência. Arq Bras Cardiol. 2002;79(1):91-6.
37. Gaspoz JM, Lee TH, Weinstein MC, Cook EF, Goldman P, Komaroff AL, et al. Cost effectiveness of a new short-stay unit to 'rule-out" acute myocardial infarction in low risk patients. J Am Coll Cardiol. 1994;24(5):1249-59.
38. Zabalgoitia M, Ismaeil M. Diagnostic and prognostic use of stress echo in acute coronary syndromes including emergency department imaging. Echocardiography. 2000;17:479-93.
39. Abbot B, Jain D. Nuclear cardiology in the evaluation of acute chest pain in the emergency department. Echocardiography. 2000;17:597-604.
40. Amsterdam EA, Kirk JD, Diercks DB, Lewis WR, Turnipseed SD. Imediate exercise testing to evaluate low risk patients presenting to the emergency department with chest pain. J Am Coll Cardiol. 2002;40(2):251-6.
41. Meneghelo RS, Araújo CGS, Stein R, Mastrocolla LE, Albuquerque PF, Serra SM, et al. III Diretrizes da Sociedade Brasileira de Cardiologia sobre teste ergométrico. Arquivos Brasileiros de Cardiologia. 2010;95(5 suppl 1):1-26.
42. Amsterdam EA, Kirk JD, Bluemke DA, Diercks D, Farkouh ME, Garvey JL, et al. Testing of Low-Risk Patients Presenting to the Emergency Department With Chest Pain. A Scientific Statement From the American Heart Association Circulation. 2010;122(17):1756-76.
43. Bouzas-Mosquera A, Peteiro J, Broullón FJ, Constanso IP, Rodríguez-Garrido JL, Martínez D, et al. Troponin levels within the normal range and probability of

inducible myocardial ischemia and coronary events in patients with acute chest pain. Eur J Intern Med. 2016 Mar;28:59-64.
44. Lear A, Huber M, Canada A, Robertson J, Bosman E, Zyzanski S. Retrospective Comparison of Cardiac Testing and Results on Inpatients with Low Pretest Probability Compared with Moderate/High Pretest Probability for Coronary Artery Disease. J Am Board Fam Med. 2018 Mar-Apr;31(2):219-25.
45. Bouzas-Mosquera A, Peteiro J, Broullón FJ, Calviño-Santos R, Mosquera VX, Martínez D, et al. Value of the coronary artery disease consortium rule in patients with acute chest pain and negative troponins referred for exercise stress testing. Eur J Emerg Med. 2018;25(3):178-84.
46. Amirian J, Javdan O, Misher J, Diamond J, Raio C, Rudolph G, et al. Comparative efficiency of exercise stress testing with and without stress-only myocardial perfusion imaging in patients with low-risk chest pain. J Nucl Cardiol. 2018;25(4):1274-82.
47. Howell SJ, Prasad P2, Vipparla NS, Venugopal S, Amsterdam EA. Usefulness of Predischarge Cardiac Testing in Low Risk Women and Men for Safe, Rapid Discharge from a Chest Pain Unit. Am J Cardiol. 2019;123(11):1772-5.
48. Braunwald E, Antman EM, Beasley JW, Califf RM, Cheitlin MD, Hochman JS, et al. ACC/AHA guidelines for the management of patients with unstable angina and non-ST-segment–elevation myocardial infarction: executive summary and recommendations: a report of the American College of Cardiology/American Heart Association Task Force on Practice Guidelines (Committee on the Management of Patients With Unstable Angina) [published correction appears in Circulation. 2000;102:1739]. Circulation. 2000;102:1193-209.
49. McConaghy JR, Sharma M, Patel H. Acute Chest Pain in Adults: Outpatient Evaluation. Am Fam Physician. 2020;102(12):721-27.
50. Lewis WR, Amsterdam EA. Utility and safety of immediate exercise testing of low-risk patients admitted to the hospital for suspected acute myocardial infarction. Am J Cardiol. 1994;74(10):987-90.
51. Shah BN, Balaji G, Alhajiri A, Ramzy IS, Ahmadvazir S, Senior R. Incremental diagnostic and prognostic value of contemporary stress echocardiography in a chest pain unit: mortality and morbidity outcomes from a real-world setting. Circ Cardiovasc Imaging. 2013;6:202-9.
52. Nabi F, Chang SM, Xu J, Gigliotti E, Mahmarian JJ. Acute chest pain: the value of stress myocardial perfusion imaging in patients admitted through the emergency department. J Nucl Cardiol. 2012;19:233-43.
53. Li Y-H, Wang Y-C, Wang Y-C, Liu JChi. Guidelines of the Taiwan Society of Cardiology, Taiwan Society of Emergency Medicine and Taiwan Society of Cardiovascular Interventions for the management of non ST-segment elevation acute coronary syndrome. Journal of the Formosan Medical Association. 2018;117(9):766-90.
54. Macaciel RM, Mesquita ET, Vivacqua R, Serra S, Campos A, Miranda M, et al. Segurança, factibilidade e resultados do teste ergométrico na estratificação de pacientes com dor torácica na sala de emergência. Arq Bras Cardiol. 2003; 81(2):166-73.
55. Akinpelu D, Yang EH. What is the safety of treadmill stress testing following acute myocardial infarction (MI)? [Online] Medscape 2018, November 21. Disponível em: <https://www.medscape.com/answers/1827089-69513/what-is-the-safety-of-treadmill-stress-testing-following-acute-myocardial-infarction-mi>
56. Sanchis J, Bodí V, Núñez J, Bertomeu-González V, Gómez C, Consuegra L, et al. Usefulness of early exercise testing and clinical risk score for prognostic evaluation in chest pain units without preexisting evidence of myocardial ischemia. Am J Cardiol. 2006;97(5):633-5.
57. Diercks DB, Gibler WB, Liu T, Sayre MR, Strrow AB. Identification of patients at risk by graded exercise testing in an emergency department chest pain center. Am J Cardiol. 2000;86:289-92.
58. Polanczyk CA, Johnson PA, Hartley H, Walls RM, Shaykevich S, Lee IH. Clinical correlates and prognostic significance of early negative exercise tolerance test in patients with acute chest pain seen in the hospital emergency department. Am J Cardiol. 1998;81:289-92.
59. Ramakrishna G, Zinsmeister AR, Farkouh ME, Evans RW, Allison TG, Smars PA, et al. Effect of exercise treadmill testing and stress imaging on the triage of patients with chest pain: CHEER substudy. Mayo Cin Proc. 2005;80:322-9.
60. Høilund-Carlsen PF, Johansen A, Christensen HW, Pedersen LT, Jøhnk IK, Vach W, et al. Usefulness of the exercise electrocardiogram in diagnosing ischemic or coronary heart disease in patients with chest pain. Am J Cardio 2005;95(1):96-9.
61. Candell-Riera J, Oller-Martinez G, Léon G, Conesa JC, Bruix SA. Yeld of early rest and stress myocardial perfusion single-photon emission computed tomography and electrocardiographic exercise test in patients with atypical chest pain, nondiagnosrtic eletrocardiogram, and negative biochemical markers in the emergency department. Am J Cardiol. 2007;99:1662-6.
62. Wicks JR, Sutton JR, Oldridge NB, Jones NL. Comparison of the electrocardiographic changes induced by maximum exercise testing with treadmill and cycle ergometer. Circulation. 1978;57(6):1066-70.
63. Nucifora G, Badano LP, Sarraf-Zadegan N, Karavidas A, Trocino G, Scaffidi G, et al. Effect on quality of life of different accelerated diagnostic protocols for management of patients presenting to the emergency department with acute chest pain. Am J Cardiol. 2009 Mar 1;103(5):592-7.

SEÇÃO 11-11
TESTE ERGOMÉTRICO NO DIAGNÓSTICO DA CORONARIOPATIA CRÔNICA

Japy Angelini Oliveira Filho
Ana Fátima Salles
Bárbara Oliveira da Eira
Eduardo Moreira dos Santos

"O prazer no trabalho aperfeiçoa a obra."

Aristóteles

INDICAÇÕES

A aplicação do Teste Ergométrico (TE) na doença arterial coronariana crônica (DAC) tem impacto importante no diagnóstico e no tratamento desta afecção.

O TE é usado, em geral, na prática clínica diária, para:

1) Detectar isquemia miocárdica sintomática ou silenciosa, arritmias cardíacas, respostas anormais da pressão arterial (PA)/frequência cardíaca (FC) e avaliar outros sintomas clínicos induzidos pelo exercício;
2) Estimar o pico de consumo de oxigênio ($\dot{V}O_{2pico}$) e a capacidade funcional útil (maior nível de $\dot{V}O_2$ sem sinais/sintomas de isquemia) pela medida indireta do consumo de O_2 ($\dot{V}O_2$);
3) Estabelecer a eficácia do tratamento e o prognóstico do paciente;
4) Prescrever a prática de exercício físico na reabilitação cardiovascular;
5) Documentar as condições clínicas para fins legais.

É indicação obrigatória no início do treinamento físico em pacientes portadores de afecções cardiorrespiratórias ou metabólicas (American College Sports Medicine - ACSM).[1]

Knuuti et al.[2] apontam que nos pacientes com DAC o TE teria as seguintes recomendações:

1) Estratificação de risco em pacientes suspeitos ou recém-diagnosticados com DAC, de preferência com teste de imagem ou TE, caso o ECG seja favorável à identificação de isquemia (Classe Ib);
2) Alternativa para confirmar ou não DAC se testes de imagem não invasivos não são praticáveis (Classe IIb);
3) Avaliação de sintomas e isquemia em pacientes em tratamento (Classe IIb);
4) Avaliação da tolerância ao exercício, sintomas, arritmias, resposta de pressão arterial, e risco de eventos em pacientes selecionados (Classe IC);
5) TE não é recomendado para fins diagnósticos em pacientes com depressão de segmento ST > 0,1 mV, ou em uso de digital (Classe IIIC);

Em populações sadias, o TE apresenta baixo valor preditivo e eventual e elevado potencial iatrogênico, devendo ser utilizado com critério para detecção de DAC. Em avaliações pré-participação, a liberação para atividades físicas de lazer ou esportivas – amadores e profissionais, o TE é indicação facultativa entre 35 e 59 anos, e obrigatória após os 60 anos.

CONTRAINDICAÇÕES E RISCOS

Segundo AHA, as contraindicações do TE na DAC crônica podem ser consideradas absolutas ou relativas, nas quais deve-se avaliar a relação risco-benefício, conforme mostram as **Tabelas 11-11-1** a **11-11-3**.

Em pacientes portadores ou suspeitos de DAC (n ≅ 1,5 milhões), houve 0,0004% de óbitos e 0,004% de acidentes durante TE. Após IAM, a mortalidade variou de 0,03 a 0,12%, morbidade foi de 0,09% e a incidência de trombose de *stents* atingiu 0,02%. Nos casos publicados de angina instável estabilizada, não houve óbitos; a prevalência de acidentes foi de 0,015 a 0,053%.

Tabela 11-11-1. Contraindicações absolutas ao TE na DAC

- IAM (há menos de 48 horas)
- Angina instável de alto risco
- Arritmias cardíacas não controladas e sintomáticas
- Presença de comorbidades – endocardite em atividade
- IC sintomática/não compensada
- Embolia pulmonar
- Estenose aórtica grave e sintomática
- Miocardite ou pericardite agudas
- Tireotoxicose
- Infecção
- Insuficiência renal
- Deficiência física capaz de comprometer segurança ou a realização adequada do TE

Tabela 11-11-2. Contraindicações relativas ao TE na DAC

- Estenose de tronco da coronária ou equivalente
- Estenose valvar moderada
- Distúrbios eletrolíticos
- Taquiarritmias ou bradiarritmias
- Fibrilação atrial com FC não controlada
- Cardiomiopatia hipertrófica
- BAV avançado
- Distúrbio mental capaz de impedir colaboração

Tabela 11-11-3. Contraindicações adicionais recomendadas pela SBC

- IAM complicado
- Angina instável não estabilizada
- Lesão conhecida e significativa de tronco de coronária esquerda/equivalente não tratada
- Arritmia paroxística em crise
- Hipertensão arterial grave não controlada (PA ≥ 240/120 mm Hg)
- Necrose centromedial de aorta
- Tromboflebite aguda
- Intoxicação medicamentosa

A SBC recomenda que pacientes de alto risco realizem o TE em ambiente hospitalar, mediante assinatura de termo de consentimento, (**Tabela 11-11-4**) depois de adequado esclarecimento ao paciente. Em determinados casos, com consentimento do paciente, os familiares podem ser contatados.[3]

Segundo a SBC, nas salas de emergência, em pacientes em geral, bem como em portadores de DAC comprovada, o TE está indicado para pacientes de baixo risco de eventos coronários em 30 dias (< 7%), caracterizados pela ausência de: dor secundária a DAC, hipotensão arterial (PAS < 90 mm Hg), terceira bulha, estertores de base e alterações isquêmicas de ST em evolução. Nestes casos, são considerados pré-requisitos:

1) Ausência de sintomas, de instabilidade do ECG, de alterações prévias do ECG que interfiram na interpretação dos resultados;
2) Presença de dois resultados normais de marcadores de necrose, 8-12 horas após o início dos sintomas.

Protocolo

A SBC tem recomendado a assinatura de termo de consentimento antes da realização do TE, independente da gravidade do caso.

Na DAC crônica, os pacientes devem ser exercitados sob supervisão médica direta, em protocolos adequados às condições clínicas, se factível, até a exaustão ou até atingir FC em torno da $FC_{máx}$ para a idade. O exercício sempre deve ser interrompido por sintomas/sinais limitantes, a critério do médico que supervisiona diretamente a execução do TE.

A $FC_{máx}$ é estimada pelas fórmulas: $FC_{máx}$ predita = 220 – idade ± 10 bpm ou $FC_{máx}$ predita = 210 – 0,65 × idade ± 12 bpm. (Ver Seção 11-3 deste Capítulo para informações adicionais.)

A FC eleva-se linearmente entre 50 a 90% do $\dot{V}O_{2máx}$. Se o indivíduo atinge a exaustão, a FC atingida é considerada FC_{pico}, isto é, a FC atingida ao final do esforço.

Após um episódio de IAM, as diretrizes da ACC/AHA preconizam as avaliações pelo TE nas seguintes condições:

1) TE pré-alta hospitalar, após 4 a 7 dias, em protocolo submáximo (FC_{pico} = 120 bpm, FC_{pico} = 70% $FC_{máx}$ predita, $\dot{V}O_{2pico}$ = 5 MET);
2) TE pós-alta hospitalar, após 14 a 21 dias, em protocolo sintoma limitante.[4]

De modo geral, três aspectos devem ser considerados na avaliação de pacientes com DAC crônica e em uso de drogas:

Em se tratando de pacientes sabidamente coronariopatas, o teste não terá finalidade diagnóstica qualitativa.

Como não há busca do diagnóstico qualitativo, não fica obrigatória a suspensão prévia das drogas que possam interferir no ST ao esforço, como é o caso dos digitálicos, diuréticos e antiarrítmicos.

Finalmente, o 3º aspecto da questão diz respeito à conveniência, ou melhor, à exequibilidade da supressão desta ou daquela droga, face ao quadro clínico do paciente. A critério do examinador e respeitando a opinião do médico assistente, drogas com início de ação e com eliminação rápida podem ser suprimidas poucas horas antes do exame, desde que não cause prejuízo ao paciente.[5]

Tabela 11-11-4. Condições de alto risco para realizar o TE, devendo ser realizado em ambiente hospitalar – SBC

- IAM não complicado
- Angina instável estabilizada
- Dor torácica aguda após avaliação seriada (ECG e enzimas)
- Lesão conhecida e tratada de tronco de coronária esquerda ou equivalente
- Arritmias ventriculares complexas
- Arritmia com repercussão hemodinâmica sob controle
- Síncope por provável etiologia arritmogênica
- BAV avançado
- Presença de desfibrilador implantável
- IC Classe III (NYHA) compensada
- Estenose valvar moderada
- Insuficiência valvar grave
- Hipertensão pulmonar
- Cardiomiopatia hipertrófica
- Insuficiências respiratória, renal ou hepática

Tabela 11-11-5. Tempo de suspensão das drogas previamente ao exame

Droga	Tempo de suspensão (dias)
AAS	1
Amiodarona	30
Antiarrítmicos	3 a 5
Betabloqueadores	4 a 8
Bloqueadores de canal de cálcio	1 a 4
Digoxina	7 a 10
Diuréticos	3
Inibidores da eca	1
Metildopa e clonidina	1

Tabela 11-11-6. Critérios de um TE de prognóstico ruim/DAC multiarterial

- Incapacidade de realizar exercício equivalente a 6 MET
- Incapacidade de atingir PA sistólica ≥ 120 mm Hg
- ST isquêmico descendente ≥ 2 mm, em carga < 6 MET, com duração ≥ 5 min na recuperação, em ≥ 5 derivações
- Redução da PAS ≥ 10 mm Hg em relação aos níveis de repouso
- Elevação de segmento ST (exceto em aVR)
- Angina típica
- Taquicardia ventricular sustentada (> 30 s) reprodutível ou sintomática

Na falta de qualquer contraindicação, temos por hábito suspender drogas com potente ação vasodilatadora, especialmente do território arteriolar, porque costumam alterar, de forma significativa, a resposta pressórica ao esforço, não raro induzindo a hipotensão importante e prolongada no período de recuperação. Em qualquer situação, sempre que um teste for realizado sob efeito terapêutico ou no período de supressão de qualquer droga medicamentosa, é indispensável mencionar claramente o fato no laudo final.

Naturalmente, se a principal finalidade do teste for a de avaliar a eficácia de determinada droga, ele deverá ser realizado sob ação farmacológica plena, ainda que esta seja de ordem crono e/ou inotrópica negativa. Nessa situação enquadram-se, por exemplo, os testes realizados para avaliação do resultado de programas de treinamento físico, em que os pacientes costumam ser regularmente exercitados sob ação terapêutica. Porém, quando a finalidade do teste for a de estudar a evolução da doença por resposta ao esforço, é indispensável respeitar sempre as condições de realização do exame inicial, para que possa ser tomado como termo de comparação.

Em pacientes estáveis, alguns medicamentos devem ser suspensos antes da realização de TE para diagnóstico de DA, sempre de acordo com a autorização exclusiva do médico assistente e não do médico que realiza o TE (**Tabela 11-11-5**).

A suspensão de betabloqueadores e clonidina deve ser gradual, dado o risco de efeito rebote.

Em casos de IAM agudo ou angina estável estabilizada, o TE é feito na vigência da medicação.

ANÁLISE ELETROCARDIOGRÁFICA

A análise do ECG deve basear-se nas diretrizes da SBC. Têm-se considerados TE sugestivos de isquemia miocárdica os casos onde ocorrem ST anormais, angina de peito e/ou inversão da onda U, que é valorizada em casos com ECG pré-TE normal.

São considerados TE sugestivos de prognóstico ruim/DAC multiarterial, a ocorrência dos achados listados na (**Tabela 11-11-6**).

Os infradesníveis de ST são a tradução eletrocardiográfica de isquemia subendocárdica, e consideram-se anormais (isquêmicos) as seguintes alterações do segmento ST, na fase de exercício ou recuperação, aferidas no ponto Y, ou seja, a 80 ms do ponto J (ver Sessão 11-4 deste Capítulo para maior detalhamento):

1) ST horizontal/descendente (≥ 1 mm);
2) ST ascendente lento (≥ 1,5 mm, em indivíduos em geral, e > 2 mm em indivíduos de baixo risco de DAC);
3) ST com supradesnível ≥ 1 mm, na ausência de ondas Q patológicas.

Na ausência de onda Q, salvo em aVR e V1, o supradesnível de ST representa isquemia transmural, associando-se à presença de DAC grave/espasmo coronariano (lesões de tronco de coronária esquerda ou proximais) ocorrendo em derivações específicas: V2 a V4 (artéria descendente anterior), derivações laterais (artéria circunflexa) e DII, DIII e aVF (artéria coronária direita). Quando associado à onda Q resultante de IAM prévio, o supradesnível de ST tem significado controverso, relacionando-se com anormalidade da contratilidade ventricular (discinesia, acinesia ou aneurisma) ou à viabilidade miocárdica residual. Recentemente, relatou-se que o supradesnível de ST em aVR pode-se correlacionar com risco de lesão da artéria descendente anterior, especialmente se associado a infradesnível de ST em V5.

Na vigência de BRD de grau III, não se valorizam os desníveis ocorridos em V1, V2 e V3. Os infradesníveis de ST de convexidade superior (arredondados) ocorridos durante o esforço, em indivíduos sem cardiopatia e assintomáticos, provavelmente são resultados falso-positivos e implicam bom prognóstico. Em nossa opinião, o significado deste desnível de ST não está estabelecido em definitivo. Nestes casos dever-se-ia levar em conta, também, o risco coronário avaliado pelo escore de Framingham, o quadro clínico, a presença de cardiopatia subjacente, principalmente nos casos com desníveis de ST 1,5 mm, aferidos no nadir de ST.

A existência de infradesnível de ST prévio reduz a correlação entre o infradesnível adicional desencadeado pelo esforço e DAC. Entretanto, é recomendado considerar-se o valor da diferença entre o infradesnível de ST em repouso e o valor máximo do infradesnível de ST observado durante o TE, durante esforço ou recuperação.[6]

A pseudonormalização ou reversão da onda T (positivação durante TE de onda T negativa pré-TE) é frequente em populações de baixo risco e atletas sadios. Na DAC, a reversão de T corresponderia a áreas de hipoperfusão miocárdica transitória ou persistente na cintilografia.

A pseudonormalização de onda T e/ou de segmento ST (desaparecimento de uma depressão do segmento ST basal) podem ocorrer, também, durante episódios anginosos ou exercício na DAC sendo relacionadas com efeito de cancelamento de vetores. A normalização do infradesnível prévio do ST relaciona-se com isquemia transmural associada, tornando-se mais fidedigna em presença de angina ou equivalente anginoso.

A dispersão do intervalo QT, diferença entre o maior e o menor valor do intervalo QT nas 12 derivações do ECG em repouso ou esforço, mostrou-se indicativo de DAC (dispersão do QT > 60 ms - sensibilidade, 85%; especificidade, 100% versus depressão de ST ≥ 1 mm - sensibilidade, 55%; especificidade, 63%).

A onda P torna-se apiculada durante o TE. O aumento da fase negativa em V1 e/ou V2 tem sido considerado indicativo de disfunção ventricular esquerda. O uso das variações do QRS na interpretação dos testes não tem, ainda, aceitação unânime. Em geral, a deflexão Q aumenta de amplitude durante esforço em indivíduos normais (derivação CM5); em casos de DAC, a amplitude de Q não se altera ou até diminui. Em nossa opinião, as alterações de R não têm valor diagnóstico para DAC.

Os bloqueios de ramo FC-dependentes, especialmente BRD de grau III, podem surgir em indivíduos sem cardiopatia detectável.

Arritmias cardíacas e distúrbios de condução indicam anormalidades cardiovasculares e são inespecíficos para DAC. A ocorrência de extrasssístoles raras (supraventriculares e ventriculares) durante o esforço não implicam coexistência de cardiopatia. As extrassístoles ventriculares polifocais, bigeminadas, trigeminadas, em salva e a taquicardia ventricular têm valor prognóstico, especialmente se ocorrem na recuperação precoce. A ocorrência extrassístoles > 7/min, bigeminadas, pareadas, em salvas, torsades de pointes ou fibrilação ventricular durante o TE aumentou o risco de morte em 5 anos, em 1,8 vezes (exercício) e 2,4 vezes (recuperação).

Segundo as Diretrizes da SBC, consideram-se anormais e inespecíficos para o diagnóstico de isquemia miocárdica os TE onde ocorrem arritmias cardíacas significativas, bloqueios de ramo, dores torácicas atípicas, hipotensão e incompetência cronotrópica.

São classificados como testes inconclusivos para o diagnóstico de isquemia miocárdica, os casos de:

1) Presença de Wolf-Parkinson-White (pré-TE e persistente durante TE);
2) FC_{pico} < 85% $FC_{máx}$ com ST normal durante o TE;
3) Traçado de qualidade técnica insatisfatória.

Dores torácicas atípicas durante TE relacionam-se com isquemia miocárdica, radiculites cervicotorácicas, artrites costocondrais e manubriosternais, ou refluxos gastroesofágicos. Dores torácicas secundárias à DAC seriam reprodutíveis em níveis iguais de duplo produto no TE e abolidas com o uso de nitratos sublinguais. Em alguns casos, a avaliação do pH do esôfago durante o esforço tem sido útil para avaliação diagnóstica.

Segundo Fletcher et al.,[4] os TE são considerados:

1) Anormais (isquêmicos) as alterações de segmento ST horizontal/descendente (≥ 0,1 mV) ou supradesnível de ST ≥ 0,1 mV, na ausência de ondas Q patológicas;
2) Borderline as alterações de segmento ST ascendente lento (≥ 0,2 mV), ST horizontal/descendente (≥ 0,05 mV e < 0,1 mV), aferidos a 60 ms (FC > 130 bpm) ou a 80 ms do ponto J (FC < 130 bpm);
3) Não são considerados para fins diagnósticos de DAC os casos com desnível prévio de ST > 0,1 mV no traçado de controle.

VARIÁVEIS HEMODINÂMICAS

A elevação da FC desproporcional à carga de trabalho é encontrada em sedentários aparentemente sadios, distonia neurovegetativa, hipertireoidismo, anemia, alterações metabólicas e TE precoces após IAM e/ou cirurgia de revascularização.

A incompetência cronotrópica é definida quando:

1) FC_{pico} < 2 desvios padrão da $FC_{máx}$ predita;
2) FC_{pico} < 85% da $FC_{máx}$ predita;
3) Índice Cronotrópico (IC) < 0,80:

$$IC = [FC_{pico} - FC_{repouso} / FC_{máx}\ predita - FC_{repouso}] \times 100$$

considerando a fórmula de Karvonen.[7]

Nos pacientes em uso de betabloqueadores, tem-se considerado incompetência cronotrópica aos testes com Índice Cronotrópico (IC) < 0,63.[8-10]

A incompetência cronotrópica geralmente ocorre na DAC crônica, doença do nó sinusal, hipotireoidismo, doença de Chagas, e em vigência do uso de betabloqueadores, antagonistas dos canais de cálcio e amiodarona. Na ausência de fármacos, deve ser considerada anormal e preditiva de eventos cardíacos.

A queda da FC durante o esforço tem alta correlação com DAC. A redução lenta da FC na recuperação é preditor de mortalidade. Os valores de referência (FC_{pico} – $FC_{recuperação}$) variam com o protocolo: recuperação ativa, a redução de FC < 12 bpm no 1º minuto (sensibilidade, 56%; especificidade, 77%); recuperação passiva, a redução de FC < 22 bpm no 2º minuto (sensibilidade, 35%; especificidade, 83%).[11,12]

No TE a PA sistólica (PAS) aumenta com a carga de trabalho, em geral, até 220 mm Hg, e a diastólica (PAD) mantém-se constante ou oscila ≅ 10 mm Hg, reduzindo-se na recuperação. Não há consenso sobre valores de referência. Consideram-se respostas hiper-reativas de PA os níveis de PAS > 220 mm Hg e/ou os incrementos de PAD ≥ 15 mm Hg, a partir de valores normais em repouso. Portadores de resposta hiper-reativa têm probabilidade 4 a 5 vezes maior de desenvolverem hipertensão arterial. Elevações da PAS > 19,7 mm Hg/min corresponderam a risco 2,3 vezes maior de acidente vascular cerebral.

A elevação da PAS no pós-esforço acima dos valores da PAS no pico de esforço (PAS 1º minuto pós--esforço/PAS pico do esforço ≥ 1) e a recuperação lenta da PAS pós-esforço têm sido correlacionadas à presença de DAC.

Consideram-se a respostas deprimidas de PAS os incrementos < 35 mm Hg, em ausência de queda acentuada de PAD. A hipotensão arterial pós-esforço pode ocorrer em indivíduos aparentemente sadios, sendo mais frequente em jovens exercitados até a exaustão. Embora associadas à ocorrência de arritmias, não estão relacionadas com risco cardiovascular. Mulheres, crianças e adolescentes podem apresentar resposta deprimida ou em platô da PAS sem significado patológico.

VALOR E DIAGNÓSTICO E PROGNÓSTICO DO TE NA DAC CRÔNICA

Segundo Fletcher et al.,[4] a sensibilidade, a especificidade e a acurácia do TE atingiram, respectivamente, 68% (50 a 72%), 77% (69 a 90%) e 73% (69 a 75%) nas metanálises (n = 24.047). Em mulheres, a metanálise (n = 2.787) mostrou sensibilidade de 65 ± 10% (46 a 79%) e especificidade 66 ± 11% (48 a 86%). A sensibilidade varia segundo a extensão e gravidade das lesões, sendo de cerca de 90% nos pacientes com lesões triarteriais, de 70% naqueles com lesões biarteriais, de 45% naqueles com lesão uniarterial e de 33% nos pacientes com IAM com ondas Q patológicas de V1 a V4.

Após IAM não complicado, a sensibilidade e a especificidade para DAC multiarterial atingem, respectivamente, 58 e 82% (ST isquêmico) e 40 e 83% (angina durante TE), sendo indicadores de mortalidade:

- A depressão de ST > 1 mm (*odds ratio* = 1,7),
- $\dot{V}O_{2pico}$ < 5 MET (*odds ratio* = 4) e
- Resposta deprimida de PA sistólica (PAS_{pico} < 110 mm Hg ou ΔPAS < 30 mm Hg; (*odds ratio* = 4) (ACC/AHA).

Em nossa instituição, o TE isquêmico pós-IAM se associou, significativamente, à redução da fração de ejeção, à presença de arritmias ventriculares complexas no Holter e de DAC multiarterial.

Deve-se ter em mente que mesmo na presença de DAC crônica, respostas anormais de ST podem ocorrer em pacientes portadores de:

1) Cardiopatias: estenose aórtica grave, insuficiências aórtica e mitral acentuadas, hipertensão arterial grave, hipertensão pulmonar, prolapso de valva mitral;
2) Arritmias: taquiarritmias supraventriculares, distúrbios de condução intraventricular, síndromes de pré-excitação;
3) Alterações não ateroscleróticas da circulação coronária: angina microvascular, angina vasospástica, tortuosidades coronárias, ponte miocárdica, fluxo coronário lento;
4) Uso de medicamentos: digitálicos, diuréticos, estrógenos e lítio;
5) Outras condições: anemia, hipocalemia, hipóxia grave, esforço súbito e excessivo, sobrecarga de glicose, hiperventilação, astenia vasoreguladora, *pectus excavatum*.

Na DAC crônica, TE com ST normal pode ocorrer nos pacientes em uso de betabloqueadores, nitratos, bloqueadores dos canais de cálcio, amiodarona, andrógenos e diazepínicos.

Nas populações de alta prevalência de DAC (portadores de angina), o valor preditivo (VP) positivo do TE é alto, e o VP negativo é baixo, enquanto nas populações de baixa prevalência de DAC (indivíduos aparentemente sadios) observamos o oposto, ou seja: VP positivo do TE é baixo e o VP negativo é alto. A utilidade do TE é maior nas populações de média prevalência de DAC – portadores de precordialgias atípicas, assintomáticos/oligossintomáticos com múltiplos fatores de risco.[13]

Na DAC crônica o prognóstico pode ser estimado pelo nomograma de Mark (Escore Prognóstico da Duke University) para pacientes com DAC estável, suspeita ou comprovada.[14] Após IAM não complicado, pacientes com TE normal e boa função ventricular apresentam mortalidade de 1 a 3% no 1º ano (**Fig. 11-11-1**).

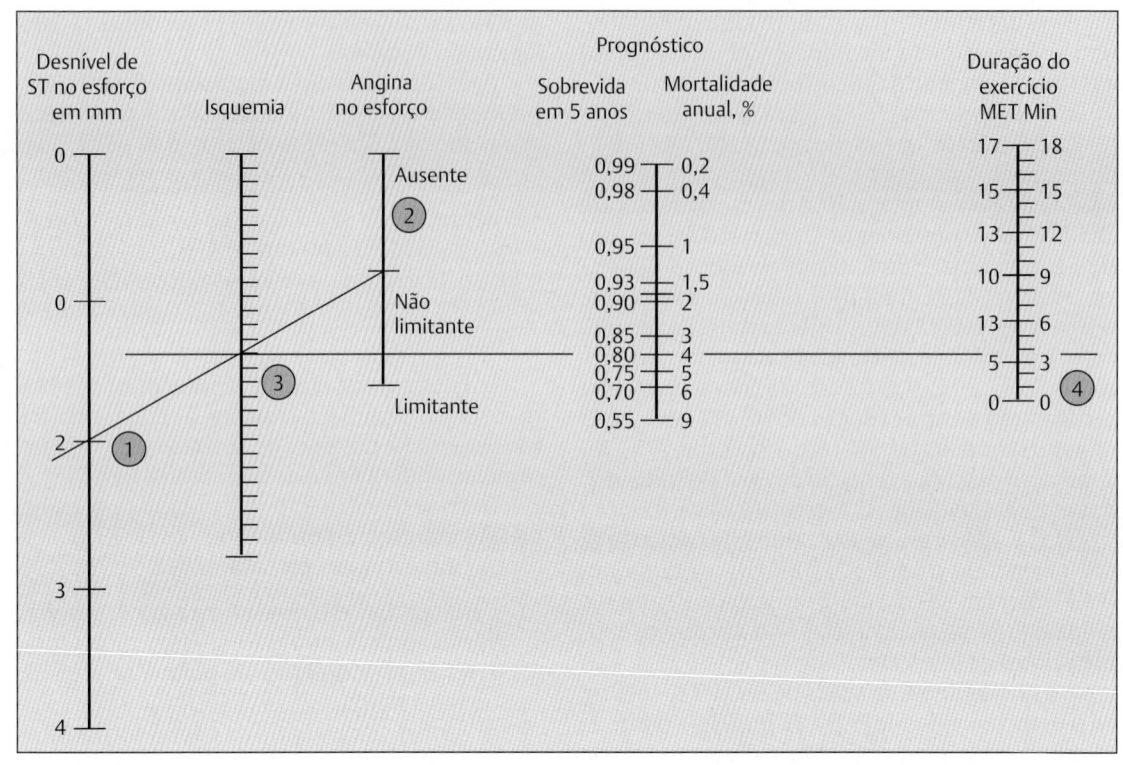

Fig. 11-11-1. Nomograma para determinação do escore de Duke. 1. Unir o ponto que representa o desnível de ST com o ponto que determina o tipo de angina. 2. Unir o ponto em que essa primeira reta corta a linha de isquemia com o ponto que quantifica o esforço (min no protocolo de Bruce ou em METs). 3. Ler, na escala de prognóstico, o ponto que ela é cortada por essa segunda reta. (Modificada de Mark DB, et al. N Engl J Med. 1991;325:849-853.)

ESCORES

Pode-se avaliar o risco de DAC com lesões críticas pelo teorema de Bayes (**Tabela 11-11-7**) ou pelo Escore Diagnóstico da Duke University, calculado pela fórmula:

$$\text{Escore da Duke} = \text{Tempo de Exercício} - (5 \times \text{Desnível ST}) - (4 \times \text{Índice de Angina})^{14}$$

O tempo de exercício (min) é considerado para o protocolo de Bruce – ou ao tempo correspondente em MET em outro protocolo. O infradesnível de ST (mm) é o maior valor atingido da depressão ou elevação, em qualquer derivação, com exceção de AVR. O índice de angina corresponde a: 0 = sem angina, 1 = angina surgida no teste, mas que não determinou a interrupção do exercício, 2 = angina limitante que determinou a interrupção do esforço. O escore varia de –25 (alto risco) a 15 (baixo risco):

1) Baixo risco, escore ≤ 5, com a mortalidade anual estimada de 0,5%;
2) Risco intermediário, escore entre 5 e –11, com mortalidade anual estimada entre 0,5 e < 5%;
3) Alto risco, < –11, com mortalidade anual estimada ≥ 5%.

A população estudada para o estabelecimento da equação e validação foi constituída, predominantemente, de homens, devendo-se considerar os riscos menores para o sexo feminino. No entanto, este escore pode não ser apropriado para subgrupos de pacientes com diabetes melito, antecedentes de infarto e revascularização, crianças e idosos, bem como para casos com TE revelando ST ascendente, desnível precoce e acentuado de ST, arritmias graves, angina de peito, inversão de onda U e curvas anormais de PA e FC.

Finalizando, destacamos que o teste ergométrico por ser um exame complementar, seu resultado deverá sempre ser apreciado à luz do quadro clínico e julgado em bases probabilísticas que poderão variar do grau muito fraco à certeza diagnóstica. Nestas condições, em nossa experiência, ele tem-se revelado excelente método diagnóstico e, sobretudo, um precioso auxiliar para a formação de juízo clínico plenamente satisfatório em todos os casos de coronariopatia, seja em pacientes anginosos, infartados ou revascularizados.[5]

Tabela 11-11-7. Risco de DAC com lesão crítica, segundo desnível de ST no TE, quadro clínico, sexo e idade (Diamond & Forrester, 1979; N Eng J Med, 1979;300:1350)

Depressão de ST	Idade	Assintomáticos		Dor Torácica		Angina Atípica		Angina Típica	
		Homem	Mulher	Homem	Mulher	Homem	Mulher	Homem	Mulher
> 2,5	30-39	43,0	10,5	68,1	23,9	91,8	63,1	98,9	93,1
	40-49	69,4	28,3	86,5	52,9	97,1	85,7	99,6	98,0
	50-59	80,7	56,3	91,4	79,1	98,2	94,9	99,8	99,3
	60-69	84,5	76,0	93,8	89,9	98,8	97,9	99,8	99,7
2,0-2,4	30-39	17,7	3,2	37,8	8,2	86,9	32,7	96,2	79,4
	40-49	39,2	10,1	64,5	24,2	90,5	63,0	98,7	93,2
	50-59	54,3	26,8	75,2	50,4	94,1	84,2	99,2	97,7
	60-69	60,9	47,3	81,2	71,7	95,8	93,0	99,5	99,1
1,5-2,0	30-39	7,5	1,6	18,7	3,3	54,5	15,5	90,6	59,3
	40-49	19,6	4,1	40,8	10,8	78,2	39,1	96,6	83,8
	50-59	31,0	12,2	53,4	27,8	85,7	66,8	98,0	94,2
	60-69	37,0	25,4	62,1	48,9	89,5	83,3	98,6	97,6
1,0-1,4	30-39	3,9	0,6	10,4	1,7	37,7	8,5	83,0	42,4
	40-49	11,0	2,1	25,8	5,8	64,4	24,5	93,6	72,3
	50-59	18,5	6,5	36,7	16,3	75,2	50,4	96,1	89,1
	60-69	22,9	14,7	45,3	32,6	81,2	71,6	97,2	95,3
0,5-0,9	30-39	1,7	0,3	4,8	0,7	20,7	3,9	67,8	24,2
	40-49	5,1	0,9	13,1	2,6	43,9	12,3	86,3	53,0
	50-59	9,0	2,9	20,1	7,8	56,8	30,5	91,3	77,9
	60-69	11,4	6,9	26,4	17,3	65,1	52,2	93,8	89,8
0,0-0,4	30-39	0,4	0,1	1,2	0,2	6,1	1,0	24,5	7,4
	40-49	1,3	0,2	3,6	0,7	16,4	3,4	61,1	22,0
	50-59	2,4	0,8	5,9	2,1	24,7	9,9	72,5	46,9
	60-69	3,1	1,8	8,2	5,0	31,8	21,4	79,1	68,0

REFERÊNCIAS BIBLIOGRÁFICAS

1. American College of Sports Medicine. ACSM's Guidelines for Exercise Testing and Prescription, 10th ed. Wolters Kluwer, 2017.
2. Knuuti J, Wijns W, Saraste A, Capodanno D, Barbato E, Funck-Brentano C, et al. 2019 ESC Guidelines for the diagnosis and management of chronic coronary syndromes: The Task Force for the diagnosis and management of chronic coronary syndromes of the European Society of Cardiology. Eur Heart J. 2020;41(3):407-77.
3. Andrade JP, Villas Boas F, Brito FS, Castro I, Oliveira Filho JA, Guimarães JI, et al. II Diretriz da Sociedade Brasileira de Cardiologia sobre Ergometria. Arq Bras Cardiol. 2002;78(suppl II):1-18.
4. Fletcher GF, Balady GJ, Amsterdam EA, Chaitman B, Eckel R, Fleg J, et al. AHA Scientific Statement. Exercise standards for testing and training. Circulation. 2001 Oct 2;104(14):1694-740.
5. Araujo WB. Avaliação do coronariopata crônico pelo teste ergométrico In: Araujo WB. Ergometria, reabilitação cardiovascular & cardiologia desportiva. Rio de Janeiro: Revinter, 2011.

6. Meneghelo RS, Araújo CGS, Stein R, Mastrocolla LE, Albuquerque PF, Serra SM. Sociedade Brasileira de Cardiologia. III Diretrizes da Sociedade Brasileira de Cardiologia sobre Teste Ergométrico. Arq Bras Cardiol. 2010;95(5 supl 1):1-26.
7. Karvonen JJ, Kentala E, Mustala O. The effects of training on heart rate. A "longitudinal" study. Ann Med Exp Biol Fenn. 1957;35:307.
8. Azarbal B, Hayes SW, Lewin HC, Hachamovitch R, Cohen I, Berman DS. The incremental prognostic value of percentage of heart rate reserve achieved over myocardial perfusion single-photon emission computed tomography in the prediction of cardiac death and all-cause mortality: superiority over 85% of maximal age-predicted heart rate. J Am Coll Cardiol. 2004 July 21;44(2):423-30.
9. Dobre D, Zannad F, Keteyian SJ, Stevens SR, Rossignol P, Kitzman DW, et al. Association between resting heart rate, chronotropic index, and long-term outcomes in patients with heart failure receiving β-blocker therapy: data from the HF-ACTION trial. Eur Heart J. 2013;34(29):2271-80.
10. Khan MN, Pothier CE, Lauer MS. Chronotropic incompetence as a predictor of death among patients with normal electrograms taking beta blockers (metoprolol or atenolol). Am J Cardiol. 2005;96:1328-33.
11. Cole CR, Foody JM, Blackstone EH, Lauer MS. Heart rate recovery after submaximal exercise testing as a predictor of mortality in a cardiovascularly healthy cohort. Ann Intern Med. 2000;132(7):552-55.
12. Cole CR, Blackstone EH, Pashkow FJ, Snader CE, Lauer MS. Heart-rate recovery immediately after exercise as a predictor of mortality. N Engl J Med. 1999;341:1351-7.
13. Oliveira Filho JA, Salles AF. Testes isquêmicos não invasivos no diagnóstico da doença coronária: teste ergométrico. In: Prado FC, Valle JR, Ramos JA, Borges DR (Eds.) Atualização Terapêutica. Diagnóstico e tratamento, 24.ed. São Paulo: Artes Médicas, 2012-2013. p. 135-9.
14. Mark DB, Shaw L, Harrell FE Jr, Hlatky MA, Lee KL, Bengtson JR, et al. Prognostic value of treadmill exercise score in outpatients with suspected coronary artery disease. N Engl J Med. 1991 Sep 19;325(12):849-53.

SEÇÃO 11-12

TESTE ERGOMÉTRICO APÓS REVASCULARIZAÇÃO MIOCÁRDICA

Andréa Marinho Falcão
Rica Dodo Delmar Buchler
William Azem Chalela

"Não creias impossível o que apenas improvável parece."

William Shakespeare

O teste ergométrico (TE) é uma ferramenta diagnóstica importante e de fácil execução na avaliação e acompanhamento de indivíduos com sintomas sugestivos de doença arterial coronária (DAC), e pode ser empregado antes dos procedimentos de revascularização miocárdica.

O TE também tem valioso papel após os procedimentos de revascularização miocárdica cirúrgica (RM), com base nas seguintes observações:[1]

- Identificar isquemia miocárdica decorrente de doença nos enxertos ou nas anastomoses;
- a progressão de doença nas artérias nativas;
- ou revascularização incompleta.

Também após intervenção coronária percutânea (ICP),[1] tem importância para identificar:

- Isquemia miocárdica resultante de reestenose intra-*stent*;
- Progressão de doença nas artérias não revascularizadas;
- Aparecimento de lesões *de novo*.

A presença de isquemia em ramos secundários pode ocorrer após RM ou ICP com *stents* ou enxertos patentes, como, por exemplo, isquemia em território dos ramos septais ou diagonais após ICP em lesões proximais da artéria descendente anterior (DA), quando o enxerto é colocado distalmente à lesão. Essa é a diferença entre pacientes após RM/ICP e aqueles com DAC nativa isolada.

Deve-se estabelecer a época ideal para a realização do TE. É consenso que o teste deve ser realizado quando houver recorrência dos sintomas e para avaliação prognóstica, com intervalo de 1 a 5 anos.[2-6]

A indicação para o TE, isoladamente, sem método de imagem, costuma ser limitada em razão de seu baixo poder diagnóstico. Quando o TE é realizado após ICP ou RM, a associação de métodos de imagem possibilitam acurácia significativamente maior para identificação de isquemia. É recomendável, preferencialmente, a utilização de métodos de imagem (cintilografia de perfusão miocárdica - CPM ou ecocardiograma de estresse). No entanto, pode ser considerado quando os métodos de imagem não estão disponíveis. Outra limitação é que as alterações do ECG não têm valor em presença de BRE, marca-passo artificial, WPW, infra de ST $\geq$ 1 mm em repouso e uso de digital. O TE é clinicamente útil para fornecer informações prognósticas, além do segmento ST, na avaliação das respostas clínicas, da capacidade funcional, arritmias e resposta pressórica.[1]

Para pacientes com angina após a RM, nos quais há necessidade de localização da isquemia, estabelecer o grau funcional das lesões ou demonstrar a viabilidade miocárdica, estes serão candidatos a realizar TE associado à imagem (*classe I, nível de evidência B*).[2]

Os testes não invasivos funcionais são designados para pesquisa de isquemia, alterações da motilidade e alterações da perfusão miocárdica. A isquemia pode ser provocada pelo TE ou por agentes de estresse farmacológicos, induzindo aumento de demanda miocárdica de O_2 (dobutamina) ou heterogeneidade de fluxo com vasodilatadores (dipiridamol ou adenosina). Esses testes estão associados à alta acurácia na detecção de estenoses fluxo-limitantes comparada à avaliação invasiva funcional (p. ex.: a reserva fracionada de fluxo-RFF).[7] Em presença de estenoses sem limitação de fluxo e sem isquemia detectável aos testes funcionais, devem ser associados ao manejo agressivo dos fatores de risco cardiovascular.

Chin *et al.*, num estudo de metanálise, demonstraram a acurácia superior dos métodos de imagem (ecocardiografia de estresse ou CPM) após RM, quando comparados ao TE. Demonstrou-se sensibilidade do TE de 45% (variando entre 36 e 54%) e especificidade 82% (68 a 95%). Para a CPM esses valores foram de 68% (51 a 86%) e 84% (78 a 91%), e para a ecocardiografia de estresse de 86% (78 a 94%) e 90% (84 a 95%), respectivamente.[8]

Dori *et al.*[9] também demonstraram a superioridade da CPM e da ecocardiografia de estresse para detecção de reestenose após ICP de acordo com o critério angiográfico. Essa metanálise incluiu 9 estudos e demonstrou sensibilidade e especificidade de 82 e 86% para a ecocardiografia de estresse, e de 83 e 79% para a CPM.

Tanto a CPM quanto a ecocardiografia de estresse têm alto valor preditivo negativo para eventos no acompanhamento (infarto e morte cardíaca), acima de 98% quando a imagem é normal.[10] Além disso, permite documentar a localização (território vascular) e a extensão da isquemia, o que não ocorre com o TE, isoladamente.[1]

Em longo prazo, o resultado de uma imagem normal também parece excelente como demonstrado por Ottenhof et al.[11] em uma coorte seguida por 12 anos, dos quais 93% dos pacientes tinham revascularização prévia (RM ou ICP). A taxa de mortalidade cardíaca foi < 1% ao ano, e a combinação de morte e infarto não fatal de 1,2%.

AVALIAÇÃO DE PACIENTES SINTOMÁTICOS

Pacientes com Sintomas Precoces (Horas a Dias após Revascularização)

Nas primeiras 48 horas após ICP, o aparecimento de manifestação isquêmica (p. ex.: dor anginosa) usualmente está associada a complicações do procedimento (espasmo, trombo oclusivo, oclusão de ramo distal ou mesmo embolização). O TE está contraindicado nessas situações e requer tratamento agressivo e, frequentemente, nova angiografia.[1]

No entanto, a persistência de resposta isquêmica no TE precoce não significa, necessariamente, o insucesso do procedimento ou reestenose. É importante salientar que a reserva de fluxo coronário após ICP só estará restabelecida semanas ou meses após o procedimento.[12] A CPM realizada durante a primeira semana após ICP pode revelar isquemia no território do vaso dilatado em quase 50% dos pacientes e são interpretados como resultados falso-positivos. Tem sido descrito que a CPM precoce, com perfusão normal, geralmente confirma o sucesso do procedimento. A presença de alterações pode predizer reestenose tardia.

O aparecimento precoce de angina após RM pode estar relacionado com a oclusão trombótica do enxerto, comumente de safena. Prova de imagem associada ao TE poderá ser realizada em presença de sintomas atípicos, para avaliar a extensão e a localização da isquemia. Na maioria dos casos o tratamento requer abordagem invasiva.

Pacientes com Sintomas Meses a Anos após Revascularização

Quando a probabilidade de reestenose é alta em pacientes sintomáticos, não há benefício na realização do TE, pois se for negativo não afasta reestenose (**Figs. 11-12-1 e 11-12-2**).[1] Nos pacientes com probabilidade intermediária de reestenose ou com sintomas

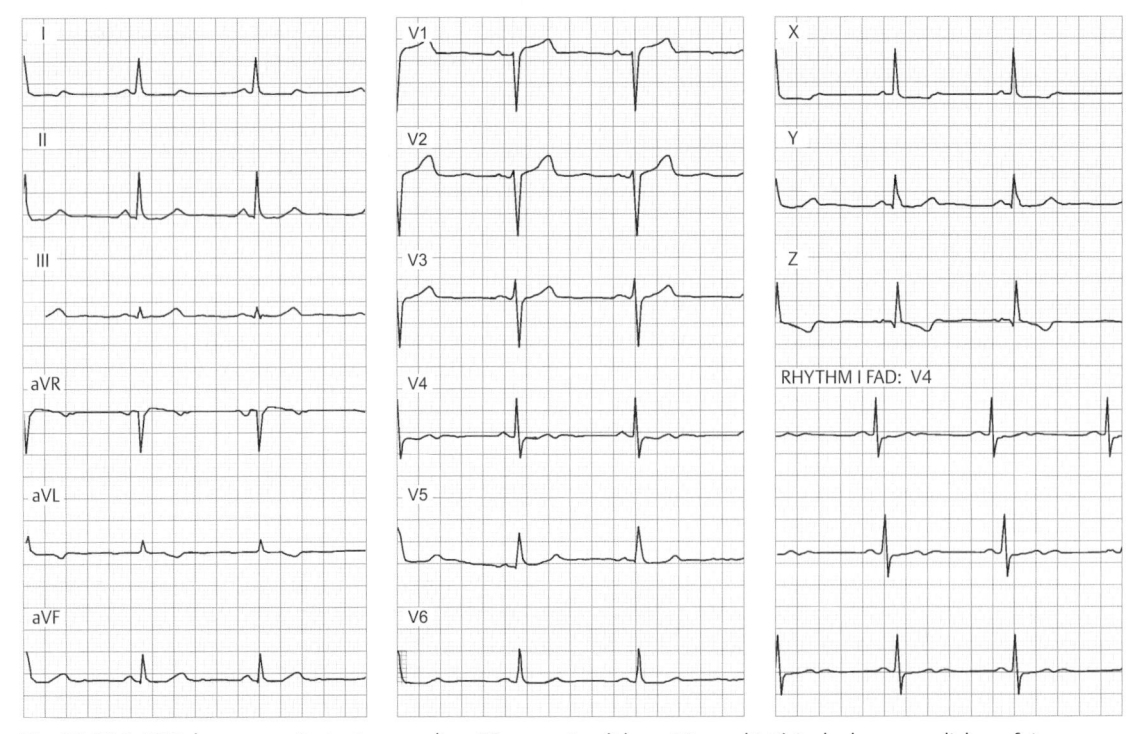

Fig. 11-12-1. ECG de repouso. Paciente masculino, 55 anos, atendido no PS com história de dor precordial que foi considerada atípica. ICP com implante de *stent* em artéria descendente anterior há 3 meses.

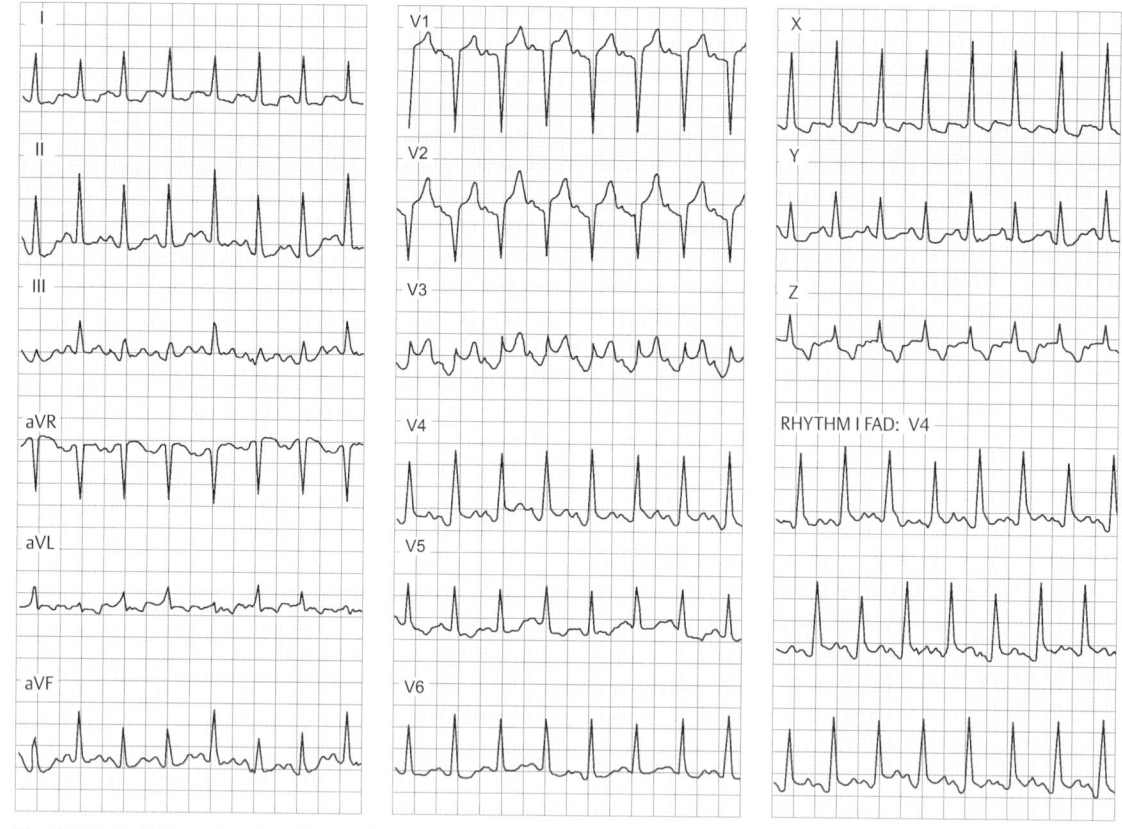

Fig. 11-12-2. ECG no pico do esforço. Observou-se supradesnivelamento do segmento ST de V1-V4 e angina de moderada intensidade, caracterizando resposta isquêmica grave compatível com lesão de descendente anterior. A cinecoronariografia evidenciou reestenose intra-*stent* de 90%, nesse caso sem necessidade de método de imagem, pela gravidade dos achados eletrocardiográficos.

atípicos, e naqueles com baixa probabilidade, como por exemplo, assintomáticos, uniarteriais e submetidos à ICP com *stent*, o TE é útil, principalmente, após o 3º mês, já que o resultado normal afasta a presença de reestenose e tem elevado valor preditivo negativo (93%), semelhante ao dos métodos de imagem (96% para ambos os métodos).[13]

O estudo EAST (*the Emory Angioplasty versus Surgery Trial*)[14] randomizou 336 pacientes após ICP ou RM (90% deles com enxerto de artéria mamária interna), que realizaram CPM com TE 1 ano após procedimento, independentemente dos sintomas. A sobrevida foi significativamente menor nos pacientes com CPM alterada quando comparados com aqueles com CPM normal (88% e 96%, respectivamente) após 2 anos de acompanhamento.

O retorno dos sintomas meses a anos após RM ou ICP pode representar o desenvolvimento de lesões *de novo*, ou progressão de lesão previamente não crítica, apesar de reestenose intra-*stent* ou trombose do *stent*, lesão ou oclusão do enxerto poderem ocorrer tardiamente. Nesses casos, o TE associado à imagem é muito útil para avaliar os sintomas e a distribuição, extensão e gravidade da isquemia. Já foi demonstrado[15] que as taxas de reestenose dos *stents* farmacológicos são baixas aos 6 meses, apesar de as taxas de revascularização do vaso-alvo combinada com desfechos clínicos (infarto ou óbito) serem o dobro aos 12 meses, por isso recomenda-se o emprego das provas funcionais mais tardiamente nessa população.

Pacientes com Sintomas após Revascularização Completa

Na recorrência de sintomas após revascularização completa (i.e., nenhuma estenose residual > 50%), as evidências sugerem que o TE associado à imagem permite a identificação e extensão da isquemia, quando presente, e, consequentemente, a detecção de reestenose após ICP, oclusão do enxerto (após RM) ou lesão *de novo*. Dessa forma, permite correlacionar os achados à anatomia de forma não invasiva. Accampa *et al.*[16] demonstraram que em pacientes submetidos à CPM entre 12 a 18 meses após ICP, 94% com um ou mais *stents*, e 80% com revascularização completa, a incidência de eventos (morte cardíaca, infarto) foi significativamente menor naqueles sem isquemia à imagem (2% × 12%, respectivamente).

Os métodos de imagem também têm o mesmo papel na avaliação de pacientes mesmo com sintomas atípicos após RM, com sensibilidade e especificidade de 90% para detecção de isquemia relacionada com lesão angiográfica nos enxertos > 50%.[1]

Pacientes com Sintomas após Revascularização Incompleta

Considera-se *apropriada* a indicação de métodos de imagem após revascularização (ICP ou RM) na avaliação de pacientes sintomáticos ou com equivalente isquêmico.[6]

As diretrizes da Sociedade Europeia de Cardiologia[5] também consideram que em pacientes sintomáticos, independentemente do grau de revascularização, que evidenciem achados de alto risco na imagem de estresse, como por exemplo: baixa carga de exercício, início precoce de isquemia, defeitos de perfusão reversíveis e de moderada/grave extensão e múltiplos segmentos com graves alterações da motilidade, deverão ser encaminhados à nova avaliação invasiva (*Classe I-C*).

Nos portadores de lesão multiarterial em que somente um vaso foi abordado, o TE realizado entre 6 e 9 meses após a intervenção é útil para investigação de reestenose como também na avaliação da progressão de DAC e sua repercussão clinica.[15] As provas de imagem em pacientes com sintomas recorrentes após revascularização incompleta, por ICP ou RM, ajuda a determinar a distribuição e extensão da isquemia, relacionada (ou não) à estenose residual.

Nesse contexto, estudo de Galassi *et al.*,[17] que incluiu 322 pacientes submetidos à revascularização incompleta, com CPM associada ao TE 4 a 6 meses após ICP e acompanhamento médio de 33 meses, demonstrou que pacientes com imagem normal tiveram baixa incidência de eventos, comparados com aqueles com alterações da perfusão de pequena e grande extensão (1,5%, 5,1% e 8,5%, respectivamente, p < 0,01). À análise multivariada, os achados da imagem adicionaram valor prognóstico às variáveis clínicas, angiográficas e ao escore de Duke, especialmente nos pacientes com escore intermediário e de alto risco. A mortalidade anual foi < 2% em presença de imagem normal em pacientes com revascularização incompleta.

AVALIAÇÃO DE PACIENTES ASSINTOMÁTICOS

O TE em assintomáticos submetidos à cirurgia de RM completa não é preditivo de eventos subsequentes quando realizado nos primeiros anos após o procedimento. O teste é provido de maiores informações quando a probabilidade da progressão da DAC é maior (5 a 10 anos após a RM, na presença de sintomas típicos de isquemia, diabéticos, pacientes em hemodiálise e terapia com imunossupressores). Se o paciente realizou, nos últimos 5 anos, RM completa ou ICP entre 6 meses a 5 anos com evolução clínica estável, sem recorrência dos sintomas, não há necessidade de realizar TE convencional ou associado a outro método de imagem, levando-se em consideração a durabilidade dos enxertos[6] e do expressivo declínio da reestenose após ICP na era dos *stents* com eluição de medicamentos (ditos farmacológicos), associado ao tratamento medicamentoso agressivo. Por isso, exames de rotina em pacientes assintomáticos pós-ICP também não são recomendados.

No entanto, há consenso para testes em pacientes assintomáticos como objetivo de estratificação de risco 2 anos após ICP e mais de 5 anos após RM (*Classe IIb-C*).[5] Em pacientes que ingressarão em programas de reabilitação após ICP, o TE tem indicação razoável (*classe IIa-C*). Não há benefício para realização de testes de rotina em pacientes assintomáticos e sem indicação específica (*classe III-C*).[4]

Recomenda-se, para o acompanhamento de pacientes assintomáticos após revascularização, o emprego de métodos de imagem precoce, apenas para um específico grupo de pacientes (*Classe IIa-C*):[5]

- Diabéticos (especialmente os insulino-dependentes);
- Profissionais cuja atividade coloque em risco a vida de terceiros (pilotos, motoristas) e atletas competitivos;
- Ressuscitados de morte súbita;
- Em casos de revascularização incompleta ou resultado subideal;
- Em pacientes que tiveram complicações durante o procedimento (infarto intraoperatório, dissecção arterial durante ICP ou endarterectomia durante RM);
- Pacientes multiarteriais e com lesões residuais intermediárias (> 40% e < 70%) ou com isquemia silenciosa.

A indicação é considerada *apropriada* para os pacientes assintomáticos com revascularização incompleta. Menos de 2 anos e 5 anos após ICP e RM, respectivamente, a indicação de TE com imagem raramente é apropriada.[6,18]

Pacientes com imagem alterada, mesmo assintomáticos, têm pior prognóstico e poderiam se beneficiar com re intervenção.[5]

Uma revisão sistemática da literatura que incluiu 29 estudos[19] em que foram avaliados 12.874 pacientes, o valor prognóstico dos métodos de imagem após revascularização foi avaliado (CPM e ecocardiografia de estresse), excluindo-se os estudos que avaliaram pacientes em fase precoce, menos de 1 ano após procedimentos de ICP ou RM. O resultado anormal (definido como presença de defeito reversível ou não, número e extensão dos segmentos anormais ou *summed rest score*-SRS) foi associado a risco em média 2 vezes maior de infarto não fatal, mortalidade cardíaca e total (variando de 1,2 a 5,8 vezes). Apesar da heterogeneidade entre os estudos em relação à idade, tipo de revascularização e do tempo em que os exames foram realizados, sem dúvida os resultados foram preditivos de eventos subsequentes. É importante salientar que aproximadamente 70% dos pacientes na metanálise eram assintomáticos, embora com perfil clínico de "alto risco" em razão da associação de outras comorbidades.

Em outro estudo[20] que avaliou pacientes menos de 1 ano pós-ICP através da ecocardiografia de estresse (físico ou farmacológico), sendo 42% assintomáticos, também demonstrou que a presença de isquemia, alteração da motilidade ou doença multiarterial foram preditivos de pior prognóstico. Em 5 anos, associação de morte e infarto ocorreu em 53% dos pacientes com isquemia, e em 16% sem isquemia (p < 0,0001) e a mortalidade foi de 20% e 9%, respectivamente (p = 0,006).

Apesar de as provas funcionais não terem indicação inferior a 2 anos após ICP ou < 5 anos após RM, o emprego apropriado tardiamente foi avaliado em estudo[21] com ecocardiografia associada ao TE em 2.105 pacientes assintomáticos, com ICP ou RM prévias e avaliados em torno do 5º ano após os procedimentos. O desfecho morte cardíaca foi avaliado em torno do 6º ano, com incidência de 4,6% (0,8% ao ano) e teve forte associação à presença de isquemia ao ecocardiograma (8% com isquemia × 4,1% sem isquemia – risco 2,1:1,05-4,19; p = 0,04). No entanto, além da ausência de isquemia, os fatores preditores de melhor prognóstico nos assintomáticos foram capacidade funcional > 6 MET, os não diabéticos e ausência de disfunção ventricular (fração de ejeção ventricular esquerda – FEVE ≥ 50%).

Como já descrito, há consenso que o TE deve ser realizado para pesquisa de reestenose e isquemia silenciosa precocemente, entre 3 a 9 meses após ICP, nos diabéticos, que devem realizar TE entre 3 e 9 meses em razão de maior morbidade e piores resultados em 30 dias, e nos idosos entre 6 e 9 meses, por conta do alto risco de isquemia. Também tem indicação o TE entre 6 e 9 meses após ICP em lesão proximal de artéria descendente anterior, em virtude de maior área de miocárdio em risco, aqueles com múltiplas ICPs e em presença de FEVE reduzida (classe IIB).[5] Considerando-se que a probabilidade pré-teste de reestenose é pequena durante o 1º mês, o TE deverá ser realizado próximo ao 6º mês de evolução para detecção de reestenose após ICP,[9] já que há melhor correlação dos resultados angiográficos nas avaliações mais tardias, em torno do 6º mês.[22]

No estudo ADORE (*Aggressive Diagnosis Of REstenosis*),[23] primeiro estudo prospectivo e multicêntrico a avaliar a melhor estratégia de acompanhamento após ICP, que incluiu 348 pacientes uniarteriais randomizados para TE e CPM, de rotina ou com indicação por sintomas, 6 semanas e 6 meses após o procedimento. Não houve diferença significativa quanto à ocorrência de eventos (nova ICP ou RM) entre as duas estratégias ao final de 9 meses de acompanhamento. Mais recentemente, os mesmos autores publicaram o ADORE II[24] com pacientes de alto risco. Foram randomizados 84 pacientes, com pelo menos um dos seguintes critérios: múltiplas ICP, diabetes, ICP em terço proximal da artéria descendente anterior ou fração de ejeção ventricular esquerda (FEVE) < 35%. Também não houve diferença quanto à incidência de eventos para a estratégia rotineira ou seletiva e observou-se melhor capacidade funcional nos pacientes que realizaram o TE 6 semanas e 6 meses de rotina após ICP. O TE promove informações a respeito do estado dos sintomas, capacidade funcional, respostas hemodinâmicas e indiretamente da função cardiovascular, embora seja a integração dos fatores clínicos e do TE que serão eficazes na identificação de pacientes de alto risco tardiamente após revascularização, mesmo que assintomáticos, justificando a indicação do TE associado aos métodos de imagem nessa população.

TESTE ERGOMÉTRICO APÓS INTERVENÇÃO CORONÁRIA PERCUTÂNEA

A ICP é um dos procedimentos médicos mais frequentemente realizados nos Estados Unidos. Dados de 2013 estimam que são realizadas, anualmente, cerca de 600.000-1.000.000 ICPs.[25] A reestenose, definida como a redução luminal após o procedimento, apresenta taxas que variam entre 17-41% na era dos *stents* metálicos (*bare metal stent*) e menos de 10% para os *stents* farmacológicos, especialmente os de segunda geração. Clinicamente, a reestenose é preditor independente de mortalidade durante o acompanhamento, em conjunto com outros fatores clínicos como idade, sexo feminino, diabetes melito, tabagismo, RM prévia e FEVE.[1,26]

A reestenose intra-*stent* tem sido considerada "inimiga" do cardiologista intervencionista e ainda é um fator limitante das ICPs. A definição mais utilizada é da reestenose angiográfica, como a ocorrência de redução luminal em local previamente abordado, com ou sem implante de *stent*. Ocorre, geralmente, por proliferação neointimal na luz do vaso, recolhimento elástico e remodelamento do vaso, ou por ocorrência de novo processo aterosclerótico, chamado "neoaterosclerose", que costuma se consolidar em 6 meses após o procedimento.[26] A reestenose é um fenômeno multifatorial relacionada, também, com as características do paciente, da lesão e do procedimento.[27] A reestenose clínica, ou seja, a recorrência de sintomas, necessidade de revascularização da lesão-alvo e morte ocorre em cerca da metade dos pacientes com reestenose angiográfica, geralmente com diâmetro da estenose superior a 70% e se correlaciona com a gravidade da lesão.[28]

O emprego do TE em indivíduos submetidos à ICP visa à abordagem não invasiva da reestenose, além de fornecer informações clínicas e prognósticas úteis para decisão clínica e controle evolutivo da DAC. Como já descrito, a acurácia do TE é baixa.[1,3] Em metanálise realizada por Garzón et al.,[13] a sensibilidade foi de 46% e especificidade de 77%, considerando-se reestenose anatômica uma lesão superior a 50%. Quando considerada como lesão > 70%, a sensibilidade aumentou para 50% e a especificidade para 84%. Já o valor preditivo positivo do TE pode variar de 37 a 100%, o que também reflete populações heterogêneas, como uni e multiarteriais, sintomáticos e assintomáticos.

Devemos ressaltar, porém, que pacientes com lesões moderadas podem não apresentar alterações em provas funcionais não invasivas. A sensibilidade e a especificidade do TE dependem também da localização e extensão da isquemia, da presença de infarto prévio e do tempo decorrido após o procedimento.[13] A análise de subgrupos de pacientes de maior risco como aqueles com angina instável prévia, lesões proximais de artéria descendente anterior, sem infarto do miocárdio e com função ventricular esquerda preservada, aumentam a sensibilidade do TE para detecção de reestenose.

A recorrência dos sintomas possui baixa sensibilidade para detectar reestenose e isquemia miocárdica. Dados de literatura baseados em vários estudos relatam sensibilidade de 51%, especificidade de 75%, valor preditivo positivo 62%, valor preditivo negativo 77% e acurácia 71%.[13,29]

Metanálise que incluiu estudos multicêntricos com grande número de pacientes[15,27] demonstraram que metade dos pacientes com reestenose eram assintomáticos e 25% destes podem apresentar TE isquêmico. O TE positivo pode ser em decorrência de revascularização incompleta, de anormalidades da reserva coronária ou neoaterosclerose. A ausência de isquemia ao TE nos pacientes com reestenose (falso-negativos) ocorre em 11-14%,[3] podendo refletir a incapacidade em identificar lesões em uniarteriais, presença de doença em artérias secundárias, estenose coronária não significante funcionalmente e reestenose em terço médio ou distal do vaso tratado. Como já discutido, as evidências sugerem que a presença de isquemia silenciosa se relaciona com maior risco de eventos no acompanhamento.[30,31]

Em relação aos procedimentos de ICP realizadas na abordagem do infarto agudo do miocárdio, alguns estudos demonstram dados interessantes sobre a avaliação funcional no acompanhamento. Estudo que realizou TE e CPM para pesquisa de reestenose 6 semanas e 6 meses em pacientes com ICP na fase aguda do infarto, demonstrou que a CPM 6 meses após o procedimento teve maior acurácia na detecção de reestenose, o que não ocorreu com o TE independentemente do momento.[32]

Recentemente, o subestudo EXPLORE (*The Evaluating Xience and Left Ventricular Function in Percutaneous Coronary Intervention on Occlusions After ST-Elevation Myocardial Infaction*),[33] que randomizou pacientes para abordagem por ICP de lesões oclusivas crônicas (CTO-PCI) vs. a não abordagem (no-CTO PCI), que avaliou sintomatologia e arritmias ao TE realizado 4 meses após o procedimento, mostrou que não houve diferença em relação ao tempo de esforço, carga de trabalho realizada e alterações do ST entre os grupos, apesar de angina ao esforço ter sido menos frequente no grupo com abordagem invasiva (p = 0,03). Também se observou prevalência significativamente maior de ectopias ventriculares no grupo abordado, porém, sem associação a arritmias complexas (p. ex.: TVNS) ou mortalidade no acompanhamento. Nas últimas duas décadas, o desenvolvimento das técnicas de medida de Reserva de Fluxo Fracionada (RFF), como também da ultrassonografia intracoronariana, métodos invasivos de avaliação funcional, promoveram mudanças na forma de se avaliar a gravidade de lesões coronárias além da avaliação anatômica. A RFF é um índice invasivo com maior acurácia para discriminar lesões coronárias associadas à isquemia miocárdica na CPM, demonstrada em vários estudos.[34] Os estudos DEFER (*Deferal of PTCA versus Performance of PTCA*) e FAME (*Fractional Flow Reserve versus Angiography for Multivessel Evaluation*) que incluiu pacientes multiarteriais, demonstraram que as lesões que apresentam RFF ≥ 0,8 associaram-se a menores taxas de desfechos no acompanhamento.

Principais Parâmetros Avaliados no TE após ICP

As variáveis do TE que permitem avaliação de prognóstico são a capacidade funcional e a aplicação de escores.[1,35] No estudo de Ho et al.,[35] que avaliaram 211 pacientes (uni, bi e triarteriais) que realizaram CPM associada ao TE 1 ano e 3 anos após procedimento, demonstrou que o escore de Duke foi preditivo de eventos maiores em 7 anos de acompanhamento (óbito, infarto ou necessidade de revascularização por nova ICP ou RM). A capacidade de atingir mais de 85% da $FC_{máx}$ prevista também foi inversamente associada aos eventos adversos no acompanhamento.[36]

Estudo que avaliou pacientes multiarteriais sem disfunção ventricular submetidos à ICP e que realizaram TE antes e no 6º mês após o procedimento, demonstrou que entre os parâmetros avaliados [segmento ST, duplo produto máximo, pressão arterial, capacidade funcional e angina] a normalização ou a diminuição do infradesnível do segmento ST e o aumento do tempo de tolerância ao exercício identificaram pacientes com reestenose e/ou lesão *de novo*. Acurácia, sensibilidade, especificidade, valores preditivos positivo e negativo foram de 61,7%, 60,6%, 63%, 66,7% e 56,7%, respectivamente.[22]

Um estudo recente[37] investigou os resultados do TE antes e após ICP em 256 pacientes com DAC estável, divididos em dois grupos: os considerados como revascularização completa (n = 149), que tinham TE positivo antes e negativo após o procedimento, e incompleta (n = 107), com TE positivo antes e após. Nos TE pré-procedimento, não houve diferenças significativas entre os grupos na duração do exercício. Após ICP, o TE mostrou melhora significativa do tempo de esforço, além do alívio da angina e das alterações do segmento ST para pacientes com revascularização completa (p < 0,001). No acompanhamento de 3 anos, houve mais eventos (combinação de infarto e revascularização) nos pacientes que permaneciam com TE isquêmico após ICP (6,2% × 26,1%; p < 0,001). Apesar de o TE não determinar a localização específica da isquemia residual relacionada com estenose epicárdica, pode determinar a carga de trabalho (individual) em que a isquemia se manifesta, possibilitando a estratificação de risco e manejo clínico.

O subestudo nuclear do COURAGE[38] (*Clinical Outcomes Utilizing Revascularization and Aggressive Drug Evaluation*), que randomizou pacientes com DAC estável (uni, bi ou triarteriais) para estratégia conservadora (tratamento clínico otimizado) ou ICP associada ao tratamento clínico em pacientes com isquemia de moderada a grave extensão (≥ 10%) na CPM realizada antes e até 18 meses após o tratamento, demonstrou que a redução da carga isquêmica ≥ 5% foi associada a menor risco de desfechos (morte ou infarto), ou seja, a melhora da isquemia melhoraria o prognóstico.

O estudo também demonstrou que houve diminuição das alterações do segmento ST, de angina ao esforço e aumento da duração do exercício em ambos os grupos, sem diferenças significativas entre relação ao tratamento. Esses achados do TE refletem a melhora em algum grau da perfusão miocárdica, independentemente do tratamento, e não se relacionam com o prognóstico. Portanto, a quantificação da isquemia é fundamental para manejo clínico e avaliação prognóstica.

Segurança do TE após ICP[39-41]

Embora raros, há relatos de trombose do *stent* após TE. O TE realizado 1 dia a se6is meses após a ICP é seguro e não apresenta complicações ou aumento de trombose intra-*stent* quando comparado com pacientes que não realizaram o TE (entre 0 e 0,02%), o que confere, também, a segurança para prática de atividade física após a alta hospitalar.

TESTE ERGOMÉTRICO APÓS REVASCULARIZAÇÃO MIOCÁRDICA CIRÚRGICA

O TE isolado ou associado a outro método de imagem visa à investigação de isquemia miocárdica após RM, com o objetivo de predizer a funcionalidade da perfusão coronária e avaliação da função contrátil regional e global do ventrículo esquerdo.[1] O TE, isoladamente, apresenta algumas limitações e dificuldades na interpretação dos resultados como já discutido para ICP, mas é aceito para a avaliação dos resultados do procedimento, principalmente quando associado aos métodos de imagem.

Sabemos que os enxertos de artéria mamária interna apresentam boa patência após 5 e 10 anos (88% e 83%, respectivamente). Já as oclusões dos enxertos de veia safena ocorrem em cerca de 10% dos pacientes durante o primeiro ano, com patência subsequente em 5 e 10 anos de 74% e 41%, respectivamente.[1] No entanto, alguns aspectos evolutivos desse procedimento merecem ser lembrados:

a) A oclusão das pontes em curto prazo sugere trombose da veia e, em longo prazo, progressão da DAC;
b) A melhora sintomática decresce com o tempo, em decorrência de claudicação das pontes e/ou progressão da DAC;
c) Em torno de 30% dos pacientes com RM completa e enxertos patentes, podem continuar apresentando alterações do segmento ST,[42] provavelmente, por diminuição da reserva coronária, seja por lesões não acessíveis cirurgicamente, por reserva de fluxo inadequada do enxerto ou por alterações irreversíveis pré-cirúrgica da reserva coronária.

Quando e Como Realizar TE após a RM?

O TE pode ser utilizado após a RM (classe I) para avaliação de pacientes com recorrência dos sintomas que sugerem isquemia.[3] Além disso, o TE é útil para estabelecer programa de reabilitação cardíaca apropriada e na decisão para o retorno ao trabalho. A avaliação do sintoma de angina após RM tem dificuldades, pois a recorrência do sintoma pode ser secundária à progressão da DAC e/ou oclusão das pontes, sendo necessário o emprego de método de imagem na avaliação do sucesso após o procedimento.

O TE de rotina após RM foi avaliado em dois estudos. No estudo BARI (*the Bypass Angioplasty Revascularization Investigation*),[43] que incluiu 1.678 pacientes que realizaram TE 1, 3 e 5 anos após revascularização (ICP ou RM). Demonstrou-se que dos parâmetros avaliados do TE, apenas o *escore de Duke* < -6 (baixo/moderado risco) e a *capacidade funcional* (atingir três estágios de Bruce) foram preditores independentes de sobrevida no TE 5 anos após procedimento.

No estudo ROSETTA-CABG (*Routine versus Selective Exercise Treadmill after Coronary Artery Bypass Graft Surgery*),[44] prospectivo e multicêntrico, examinou o uso de provas funcionais (TE, CPM, eco de estresse ou outro método de imagem) em pacientes 12 meses após RM. Nesse período, quase 40% dos pacientes já tinham realizado alguma prova e o principal determinante para o uso do teste foi a rotina do centro, a minoria por indicação clínica. Nesse sentido, as indicações, atualmente, são mais restritas.[1-6,18]

A CPM tem acurácia superior ao TE, isoladamente, após RM, como demonstrado na metanálise de Chin *et al.*[8] No entanto, nos pacientes com baixa probabilidade de obstrução dos enxertos ou progressão da DAC, como assintomáticos, não diabéticos, com função ventricular normal e revascularização completa ou com sintomas atípicos no acompanhamento tardio (um ano) após RM, o TE tem importante valor já que o resultado normal apresenta elevado valor preditivo negativo (93%), semelhante ao dos métodos de imagem (96% e 98%, respectivamente para CPM e ecocardiograma de estresse), como também demonstrada na metanálise de Garzón *et al.* após ICP.[13]

Em pacientes assintomáticos após longo acompanhamento, a maioria com revascularização completa e com enxertos de artéria mamária, os fatores relacionados com prognóstico adverso são a presença de defeitos reversíveis à CPM (mortalidade total de 12% × 5% e morte cardíaca ou infarto 13% × 7%, em relação àqueles com perfusão normal), e a baixa capacidade funcional (≤ 6 MET), que também foi preditor de mortalidade total (18% × 4%) e morte cardíaca ou infarto (19% × 5%).[1]

Principais Parâmetros Avaliados no TE após Revascularização Miocárdica

Em geral, os parâmetros que podem auxiliar na avaliação diagnóstica e prognóstica após a ICP e RM, são:

- **Resposta Eletrocardiográfica – *Segmento ST*** – a normalização do segmento ST após a RM é o principal indicador do sucesso cirúrgico. Porém, aproximadamente 30%[42] dos pacientes com RM completa podem continuar a apresentar alterações do segmento ST, como em alguns pacientes com pontes ocluídas podem não apresentar resposta isquêmica. A permanência das alterações prévias no TE após RM podem-se associar a obstrução do(s) enxerto(s) em período evolutivo inicial ou por anormalidades anatômicas do(s) vaso(s) tratados(s) e/ou modificações metabólicas.[45]
A manutenção das alterações prévias, associada à diminuição do DPM ou a reversão do TE para isquêmico, são sugestivas de prognóstico ruim;

- **Resposta Clínica – *Angina*** – sua ausência durante o TE nem sempre traduz revascularização completa, podendo, também, estar ausente nos pacientes com insucesso desses procedimentos. A presença de angina induzida ao TE sugere isquemia residual e/ou obstrução do(s) enxerto(s);

- **Respostas Hemodinâmicas – *Duplo produto máximo (PAS × FC)*** [45] – quando < 25.000 sugere mau resultado do procedimento ou disfunção de VE. Quando maior que 30.000, sugere revascularização completa ou suficiente. A análise comparativa com TE pré-procedimento é importante. Fatores como o infarto intraprocedimento, progressão da doença, desenvolvimento de colaterais, hipertensão arterial e medicamentos podem alterar esta variável;

Dentre os pacientes que estão aptos para exercício e conseguem atingir 85-90% da $FC_{máx}$ preconizada, o TE promove informações a respeito de sintomas, capacidade funcional, resposta hemodinâmica e função cardiovascular durante atividade física rotineira. A incapacidade de realizar o TE por si só é um fator prognóstico negativo em pacientes com doença cardiovascular, especificamente nos submetidos à RM;

- **Tempo de tolerância ao exercício** – a maioria dos pacientes aumenta a tolerância ao exercício após a intervenção; isto nem sempre traduz revascularização completa ou suficiente e não necessariamente o sucesso da intervenção. A diminuição do tempo de tolerância em TE de acompanhamento pode ser indicativa de reestenose(s), obstrução do(s) enxerto(s) e/ou progressão da DAC.

APLICAÇÃO DOS MÉTODOS DE IMAGENS EM PACIENTES ASSINTOMÁTICOS APÓS ICP E RM

A avaliação funcional é sempre importante nos pacientes após revascularização, pois o prognóstico nem sempre se correlaciona com a anatomia e a presença de lesão nem sempre implica em isquemia. A CPM será apropriada para pacientes sintomáticos após procedimentos de revascularização e em pacientes assintomáticos 5 anos após RM e 2 anos após ICP.

A sobrevida livre de eventos após ICP com implante de *stents* é função da presença de isquemia (silenciosa) e da extensão da doença residual. Já a presença de sintomas após RM não é um sinal confiável de reestenose ou de oclusão dos enxertos. Os preditores independentes de mortalidade cardíaca em assintomáticos são a extensão da isquemia e o número de segmentos miocárdicos com defeitos não reversíveis à CPM (presença de fibrose).[1]

Recentemente, o estudo ISCHEMIA[46] (*International Study of Comparative Health Effectiveness with Medical and Invasive Approaches*), que incluiu 5.179

pacientes com DAC estável e isquemia miocárdica pelo menos moderada documentada por diferentes métodos (TE, CPM, Ecocardiografia de estresse ou ressonância magnética) randomizados para revascularização (ICP ou RM) ou para tratamento conservador medicamentoso, não demonstrou diferenças entre as estratégias para os desfechos primários (morte cardiovascular, infarto, hospitalização por angina instável, insuficiência cardíaca ou parada cardíaca ressuscitada) ou secundários (morte cardiovascular ou infarto), durante acompanhamento médio de 3,2 anos. Os resultados desse estudo, similares aos do COURAGE, teve grande impacto nos conhecimentos adquiridos antes da sua publicação. Portanto, o acompanhamento clínico de pacientes com DAC submetidos à revascularização, além da presença de isquemia, deve ser interpretado no contexto de "qualidade de vida", uma abordagem diferente de todos os achados dos métodos de avaliação discutidos. Talvez o desenvolvimento de novos índices e estratégias clínicas ainda mais agressivas do que a avaliação do TE, isoladamente, para os pacientes com DAC grave revascularizados sejam mais apropriados e, certamente, terá impacto no prognóstico.

Por fim podemos sumarizar nas seguintes afirmações:

- Após revascularização, com a utilização dos *stents* farmacológicos, que têm baixas taxas de reestenose e utilização dos enxertos arteriais que demonstram patência prolongada, as novas abordagens, sejam invasivas ou por imagem (CPM, Ecocardiograma de Estresse, Ressonância Magnética e Angiotomografia Coronária) em geral têm maior aplicabilidade do que o TE;
- As evidências sugerem que o TE sem imagem tem rara indicação na avaliação de pacientes sintomáticos com revascularização prévia, como também nos pacientes com revascularização incompleta, nos quais os métodos de imagem permitem melhor avaliação. No entanto, pode ser realizado com o objetivo de prescrição de atividade física, para programas de reabilitação ou para avaliação das respostas hemodinâmicas ao esforço;
- O TE pode ser útil como método de triagem para a realização de outro estudo. A valorização ou não da resposta isquêmica ficará na dependência global da interação dos parâmetros eletrocardiográficos, hemodinâmicos e clínicos.

Vale salientar que a doença aterosclerótica é crônica e, embora com excelentes resultados, tanto ICP como RM não conferem imunidade para eventos adversos durante a evolução. O tratamento agressivo dos fatores de risco e a prática regular de exercícios comprovadamente diminuem a progressão da doença ou mesmo regressão da doença nas artérias nativas.[1]

REFERÊNCIAS BIBLIOGRÁFICAS

1. Manning WJ, Pellikka PA, Heller GV, Downey BC. Noninvasive cardiac stress testing after coronary revascularization. *Up Date®* Literature review current through May 2020. Last Updated Jun 2018.
2. Knuuti J, Wijns W, Saraste A, Capodanno D, Barbato E, Funk-Brentano C, et al. 2019 ESC Guidelines for the diagnosis and management of chronic coronary syndromes. Eur Heart J. 2020;41(3):407-77.
3. Gibbons RJ, Balady GJ, Bricker JT, et al. ACC/AHA 2002 Guideline update for exercise testing: summary article. A report of the American College of Cardiology/American Heart Association. Task Force on Practice Guidelines (Committee to Update the 1997 Exercise Testing Guidelines). Circulation. 2002;106:1883-92.
4. Levine GN, Bates ER, Blankenship JC, Bailey SR, Bittl JA, Cercek B, et al. 2011 ACCF/AHA/SCAI Guideline for percutaneous coronary intervention. A report of the American College of Cardiology Foundation/American Heart Association task force on practice guidelines and the Society for Cardiovascular Angiography and Interventions. Circulation. 2011;124:e574-e651.
5. Windecker S, Kolh P, Alfonso F, Collet JP, Cremer J, Falk V, et al. 2014 ESC/EACTS Guidelines on myocardial revascularization. The Task Force on Myocardial Revascularization of the European Society of Cardiology (ESC) and the European Association for Cardio-Thoracic Surgery (EACTS). Developed with the special contribution of the European Association of Percutaneous Cardiovascular Interventions (EAPCI). Eur Heart J 2014;35:2541-619.
6. Wolk MJ, Bailey SR, Doherty JU, Douglas PS, Hendel RC, Kramer CM, et al. ACC/AHA/ASE/ASNC/HFSA/HRS/SCAI/SCCT/SCMR/STS 2013 Multimodality Appropriate Use Criteria for the Detection and Risk Assessment of Stable Ischemic Heart Disease. J Am Coll Cardiol. 2014;63(4):380-406.
7. Knuuti J, Ballo H, Juarez-Orozco LE, Sarasti A, Kolh P, Rutjes AWS, et al. The performance of non-invasive tests to rule-in and rule-out significant coronary artery stenosis in patients with stable angina: a meta-analysis focused on post-test disease probability. Eur Heart J. 2018;39:3322-30.
8. Chin ASL, Goldman LE, Eisenberg MJ. Functional testing after coronary artery bypass graft surgery: A meta-analysis. Can J Cardiol. 2003;19(7):802-8.
9. Dori G, Denekamp Y, Fishman S, Biherman H. Exercise stress testing, myocardial perfusion imaging and stress echocardiography for detecting restenosis after successful percutaneous transluminal coronary angioplasty: a review of performance. J Intern Med. 2003;253:253-62.
10. Metz LD, Beattie M, Hom R, Redberg RF, Grady D, Fleischmann KE. The prognostic value of normal exercise myocardial perfusion imaging and exercise echocardiography: A meta-analysis. J Am Coll Cardiol. 2007;49(2):227-37.
11. Ottenhof MJM, Wai MCGT, Boiten HJ, Korbee RS, Valkema R, Van Domburg RT, et al. 12-Year outcome after normal myocardial perfusion SPECT in patients with known coronary artery disease. J Nucl Cardiol. 2013;20(5):748-54.

12. Zijlstra F, Reiber JC, Juilliere Y, Serruys PW. Normalization of coronary flow reserve by percutaneous transluminal coronary angioplasty. Am J Cardiol. 1988;61:55-60.
13. Garzón PP, Eisenberg MJ. Functional testing for the detection of restenosis after percutaneous transluminal coronary angioplasty: a meta-analysis. Can J Cardiol. 2001;17:41-8.
14. Alazraki NP, Krawczynska EG, Kosinski AS, De Puey EG, Ziffer JA, Taylor Jr AT, et al. Prognostic value of thallium-201 single-photon emission computed tomography for patients with multivessel coronary artery disease after revascularization (the Emory Angioplasty versus Surgery Trial- EAST). Am J Cardiol. 1999;84:1369-74.
15. Cutlip DE, Chauhan MS, Baim DS, Ho KK, Popma JJ, Carrozza JP, et al. Clinical restenosis after coronary stenting: Perspectives from multicenter clinical trials. J Am Coll Cardiol. 2002;40:2082-9.
16. Acampa W, Evangelista L, Petretta M, Liuzzi R, Cuocolo A. Usefulness of stress cardiac single-photon emission computed tomographic imaging late after percutaneous coronary intervention for assessing cardiac events and time to such events. Am J Cardiol. 2007;100(3):436-41.
17. Galassi AR, Grasso C, Azzarelli S, Ussia G, Moshiri S, Tamburino C. Usefulness of exercise myocardial scintigraphy in multivessel coronary disease after incomplete revascularization with coronary stenting. Am J Cardiol. 2006;97:207-15.
18. Hendel RC, Berman DS, Di Carli MF, Heidenreich PA, Henkin RE, Pellikka PA, et al. ACCF/ASNC/ACR/AHA/ASE/SCCT/SCMR/SNM 2009 Appropriate use criteria for cardiac radionuclide imaging A report of the American College of Cardiology Foundation appropriate use criteria task force, the American Society of Nuclear Cardiology, the American College of Radiology, the American Heart Association, the American Society of Echocardiography, the Society of Cardiovascular Computed Tomography, the Society for Cardiovascular Magnetic Resonance, and the Society of Nuclear Medicine. J Am Coll Cardiol. 2009;53(23):2201-29.
19. Harb SC, Marwick T. Prognostic value of stress imaging after revascularization: a systematic review of stress echocardiography and stress nuclear imaging. Am Heart J. 2014;167:77-85.
20. Cortigiani L, Sicari R, Bigi R, Gherardi S, Rigo F, Gianfaldoni ML, et al. Usefulness of stress echocardiography for risk stratification of patients after percutaneous coronary intervention. Am J Cardiol. 2008;120:1170-4.
21. Harb S, Cook T, Jaber WA, Marwick TH. Exercise testing in asymptomatic patients after revascularization. Are outcomes altered? Arch Intern Med. 2012;172(11):854-61.
22. Chalela WA, Kreling JC, Falcão AM, Hueb W, Moffa PJ, Pereyra PLA, et al. Exercise testing before and after successful multivessel percutaneous transluminal coronary angioplasty. Braz J Med Biol Res. 2006;39:475-82.
23. Eisenberg MJ, Blankenship JC, Huynh T, Azrin M, Pathan A, Sedlis S, et al. ADORE Investigators. Evaluation of routine functional testing after percutaneous coronary intervention. Am J Cardiol. 2004;93:744-7.
24. Eisenberg MJ, Wilson B, Lauzon C, Huynh T, Eisenhauer M, Mak KH, et al. ADORE II Investigators. Routine functional testing after percutaneous coronary intervention: Results of the aggressive diagnosis of restenosis in high risk patients (ADORE II trial). Acta Cardiol. 2007;62(2):143-50.
25. Stuntz M, Palak A. Recent trends in percutaneous coronary intervention volume in the United States. Value in Health (abstract only). 2016;19(7):A641.
26. Buccheri D, Piraino D, Andolina G, Cortese B. Understanding and managing in-stent restenosis: a review of clinical data, from pathogenesis to treatment. J Thorac Dis. 2016;8(10):E1150-E1162.
27. Ruygrok PN, Webster MW, de Valk V, Van Es GA, Ormiston JA, Morel MA, et al. Clinical and angiographic factors associated with asymptomatic restenosis after percutaneous coronary intervention. Circulation. 2001;104:2289-94.
28. Chen MS, John JM, Chew DP, Lee DS, Ellis SG, Bhatt DI. Bare metal stent restenosis is not a benign entity. Am Heart J. 2006;151:1260-4.
29. Giedd KN, Bergmann SR. Myocardial perfusion imaging following percutaneous coronary intervention. J Am Coll Cardiol. 2004;43:328-36.
30. Cottin Y, Rezaizadeh K, Touzery C. Long term prognostic value of 201TL single photon emission computed tomographic myocardial perfusion imaging after coronary stenting. Am J Cardiol 2001;141:999-1006.
31. Zellweger MJ, Weinbacher M, Zutter AW, Jeger RV, Mueller-Brand J, Kaiser C, et al. Long-term outcome of patients with silent versus symptomatic ischemia six months after percutaneous coronary intervention and stenting. J Am Coll Cardiol. 2003;42:33-40.
32. Buchler RDD, Ribeiro EE, Mansur AP, Smanio P, Meneghelo RS, Chalela WA, et al. Noninvasive assessment of patients undergoing percutaneous intervention in myocardial infarction. Arq Bras Cardiol. 2010;95(5):555-62.
33. Van Veelen A, Van Dongen IM, Elias J, Ramunddal T, Eriksen E, Van Der Schaaf RJ, et al. Exercise testing after chronic total coronary occlusion revascularization in patients with STEMI and a concurrent CTO: a subanalysis of the EXPLORE-trial. Catheter Cardiovasc Interv. 2019;94:536-45.
34. Feres F, Costa RA, Siqueira D, Costa Jr JR, Chamié D, Staico R, et al. Diretriz da Sociedade Brasileira de Cardiologia e da Sociedade Brasileira de Hemodinâmica e Cardiologia Intervencionista sobre Intervenção Coronária Percutânea. Arq Bras Cardiol. 2017;109(1 Supl.1):1-81.
35. Ho KT, Miller TD, Holmes DR, Hodge DO, Gibbons RJ. Long-term prognostic value of Duke treadmill score and exercise thallium-201 imaging performed one to three years after percutaneous transluminal coronary angioplasty. Am J Cardiol. 1999;84:1323-7.
36. Babapulle MN, Diodati JG, Blankenship JC, Huynh T, Cugno S, Puri R, et al. Utility of routine exercise treadmill testing early after percutaneous coronary intervention. B M C Cardiovascular Disorders. 2007;7:1-8.
37. Kim J, Lee JM, Choi SH, Choi KH, Park TK, Park SJ, et al. Comparison of exercise performance and

clinical outcome between functional complete and incomplete revascularization. Korean Circ J 2020;50(5):406-17.
38. Shaw LJ, Berman DS, Maron DJ, Mancini J, Hayes SW, Hartigan PM, et al. Optimal edical therapy with ou without percutaneous coronary intervention to reduce ischemic burden. Results from the Clinical Outcomes Utilizing Revascularization and Aggressive Drug Evaluation (COURAGE) Trial Nuclear Substudy. Circulation. 2008;117:1283-91.
39. Roffi M, Wenaweser P, Windecker S, et al. Early exercise after coronary stenting is safe. J Am Coll Cardiol. 2003;42(9):1569-73.
40. Goto Y, Sumida H, Ueshima K, Adachi H, Nohara R, Itoh H. Safety and implementation of exercise testing and training after coronary stenting in patients with acute myocardial infarction. Circulation. 2002;66:930-6.
41. Parodi G, Antoniucci D. Late coronary stent thrombosis associated with exercise testing. Catheter Cardiovasc Interv. 2004;61:515-7.
42. Ellestad MH. Stress testing: principles and practice. Oxford University Press, 5th ed. 2003, 576 pgs.
43. Bypass Angioplasty Revascularization Investigation (BARI) Investigators. Comparison of coronary bypass surgery with angioplasty in patients with multivessel disease. N Engl J Med. 1996 July 25;335(4):217-25.
44. Eisenberg MJ, Wou K, Nguyen H, Duerr R, Del Core M, Fourchy D, et al. Use of stress testing early after coronary artery bypass graft surgery. The ROSETTA-CABG Investigators. Am J Cardiol. 2006;97:810-6.
45. Meneghelo RS, Araújo CGS, Stein R, Mastrocolla LE, Albuquerque PF, Serra SM, et al. III Diretrizes da Sociedade Brasileira de Cardiologia sobre Teste Ergométrico. Arq Bras Cardiol. 2010;95(5 supl 1):1-26.
46. Maron DJ, Hochman JS, Reynolds HR, Bangalore S, O'Brien SM, Boden WE, et al. Initial invasive or conservative strategy for stable coronary disease. The ISCHEMIA Trial. New Engl J Med 2020;382(15):1395-407.

SEÇÃO 11-13

CARDIOPATIAS NÃO ISQUÊMICAS

Washington Barbosa de Araujo

"Corte a sua própria lenha e ela o aquecerá duas vezes."

Henry Ford (1863-1947)

Nos primórdios da ergometria sua aplicação era restrita à avaliação clínica dos pacientes com DAC suspeita ou conhecida,[1,2] no entanto, a evolução dos estudos ampliou a indicação e a utilidade da ergometria, que passou a fazer parte da complementação diagnóstica das cardiomiopatias, prolapso mitral, cardiopatia hipertensiva, valvulopatias, doenças metabólicas, cardiopatias congênitas e bloqueio atrioventricular, assim como em outras situações clínicas, em que procuramos conhecer a capacidade circulatória do paciente para planejamento da atividade física, recreativa ou profissional.

CARDIOMIOPATIAS

Do ponto de vista clínico e pela análise ecocardiográfica, as cardiomiopatias podem ser agrupadas em congestivas, hipertróficas e restritivas. As cardiomiopatias congestivas podem ser primárias ou secundárias às valvulopatias, às doenças infecciosas e à insuficiência coronária. As cardiomiopatias hipertróficas também podem ser consideradas primárias e secundárias. As primárias podem ser "simétricas" ou assimétricas, com obstrução ou sem obstrução da via de saída ventricular. As cardiomiopatias hipertróficas secundárias assimétricas ocorrem na hipertensão e estenose pulmonares e as simétricas na estenose aórtica, coarctação da aorta e hipertensão arterial sistêmica. As cardiomiopatias restritivas são consequentes a endomiocardiopatias e pericardiopatias. A **Tabela 11-13-1** apresenta uma adaptação da classificação das cardiomiopatias, de Goodwin.[3]

Cardiomiopatia Congestiva

Indicações[4]

- **GRAU A**
  - Investigação de DAC como causa da ICC em pacientes sem etiologia definida (nível 1).
  - Teste de análise de gases para seleção de pacientes para transplante cardíaco (nível 1).
  - Identificação dos mecanismos fisiopatológicos e esclarecimentos de sintomas (nível 2).
- **GRAU B2**
  - Para a elaboração da prescrição de exercício (nível 2).
  - Determinação do nível necessário de supervisão e monitoramento do programa de exercício (nível 2).
  - Avaliação da gravidade da síndrome (nível 2).
  - Avaliação da resposta às intervenções terapêuticas (nível 2).

Tabela 11-13-1. Classificação das cardiomiopatias

Dilatadas	Primárias		
	Secundárias	■ DAC ■ Valvopatias ■ Infecciosas	
Hipertróficas	Primárias	Assimétricas	■ Obstrutivas ■ Não obstrutivas
		Simétricas	
	Secundárias	Assimétricas	■ Hipertensão pulmonar ■ Estenose pulmonar
		Simétricas	■ HAS ■ Estenose aórtica ■ Coarctação aórtica
Restritivas	Endocardiomiopatias		
	Pericardiopatias		

GRAU C
- Miocardite e pericardite agudas (nível 2).
- Seleção para transplante cardíaco sem a análise dos gases expirados (nível 2).
- Para diagnóstico de insuficiência cardíaca (nível 3).

A cardiomiopatia dilatada tem alta mortalidade, 15 a 20% ao ano, com 82% nos homens e 67% nas mulheres num prazo de 6 anos, estando presente em cerca de 1% nos pacientes com mais de 50 anos e em 10% dos pacientes com mais de 80 anos.

Como há grande desproporção entre o número de pacientes indicados para o transplante cardíaco e o número de doadores, a ergoespirometria apresenta-se com destacado papel na seleção dos pacientes a se submeterem ao transplante cardíaco. Em 2003 foram diagnosticados mais de 550.000 novos casos de cardiomiopatia nos Estados Unidos, sendo que ocorreram somente 2.000 casos de transplante.

Em resposta aos estímulos metabólicos, os pacientes com cardiomiopatia congestiva apresentam uma limitada capacidade de dilatação dos vasos de resistência do tecido muscular. Essa limitação à dilatação arteriolar parece ser relacionada com aumento da concentração de sódio intravascular e à pressão tissular aumentada em decorrência do edema tecidual. A manutenção da PA em níveis fisiológicos parece ser a razão da existência desse mecanismo compensatório à incapacidade de o coração aumentar o débito cardíaco durante o esforço, pois se houvesse vasodilatação sem aumento do débito cardíaco, a consequência seria a queda da PA e o aparecimento de sintomas como tonteira.

Em função do limitado fluxo sanguíneo para o tecido muscular (**Fig. 11-13-1**), há aumento da extração tissular de O_2 e, então, desencadeia-se o processo de acidose metabólica. Os pacientes com cardiomiopatia dilatada entram em acidose metabólica durante o exercício num limiar muito inferior em relação aos indivíduos normais.

Androne et al.[6] verificaram que os afro-americanos têm a vasodilatação mais afetada que os demais pacientes com cardiomiopatia dilatada, o que prejudiucaria a ação de alguns fármacos nesse grupo de pacientes. Outra importante alteração que se observa nesse grupo de pacientes é o aumento acentuado do tônus alfa-adrenérgico durante o exercício, com queda do fluxo para a pele e dificuldade de trocas de calor.

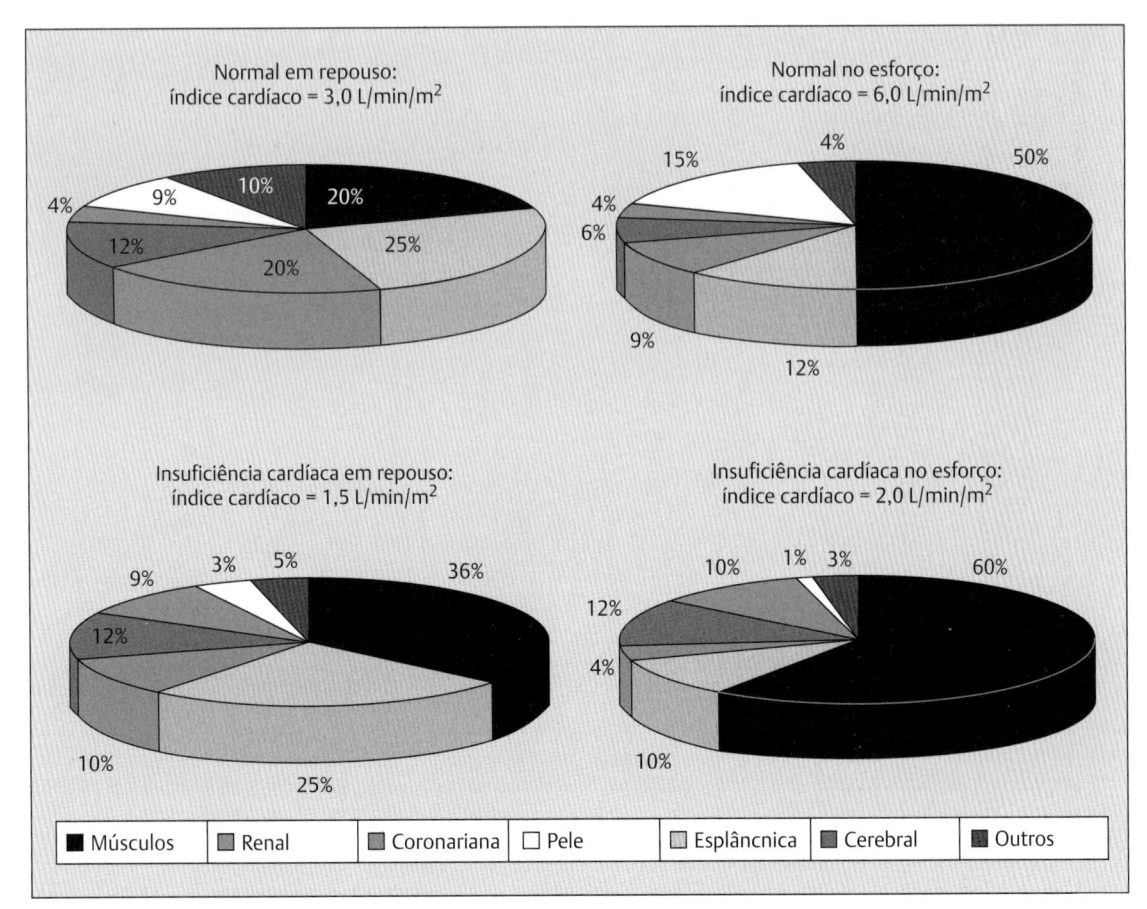

Fig. 11-13-1. Distribuição regional do fluxo sanguíneo em repouso e durante o exercício em indivíduos normais e em pacientes com insuficiência cardíaca. (Ver Prancha em Cores.) (Adaptada de Mason et al.[5])

No desenvolvimento do teste ergométrico nos pacientes com cardiomiopatia dilatada é aconselhável a utilização de protocolo de rampa e análise dos gases expirados conforme visto na Seção 11-2 deste capítulo, e Seção 13-1 do Capítulo 13.

A determinação do $\dot{V}O_{2máx}$ é de fundamental importância nesse grupo de pacientes, visto que há grande correlação entre o $\dot{V}O_{2máx}$, a gravidade do quadro e a sobrevida. Para $\dot{V}O_{2máx}$ acima de 18 $mLO_2/kg/min$ a doença é considerada de baixo risco, enquanto nos casos de $\dot{V}O_{2máx}$ abaixo de 14 $mLO_2/kg/min$ o prognóstico é desfavorável, devendo ser considerada a hipótese de encaminhamento do paciente para transplante cardíaco.[7]

Existe uma dissociação entre a FE e o $\dot{V}O_{2máx}$ nos pacientes com cardiomiopatia dilatada. Wilson et al.[8] observaram que mais de 50% dos pacientes elegíveis para o transplante ($\dot{V}O_{2máx} < 14$ $mLO_2/kg/min$) tinham disfunção hemodinâmica leve ou moderada durante o exercício, conforme evidenciado pelo aumento relativamente normal do débito cardíaco e da pressão capilar pulmonar. Já Bol et al.[9] verificaram que no grupo de pacientes com FE maiores, a rampa $\dot{V}E/\dot{V}CO_2$ foi o marcador de maior importância para o prognóstico (**Fig. 11-13-2**).

Pascaul-Figal et al.[11] observaram que o grupo de pacientes que durante o esforço libera o peptídeo natriurético do tipo B (BNP) cursa com maior $\dot{V}O_{2máx}$ e capacidade funcional, correspondendo ao grupo de melhor evolução clínica. Já a presença de anemia e da disfunção muscular esquelética,[12] complicações comuns nesse grupo de pacientes são fatores que reduzem sobremaneira a capacidade funcional desses pacientes. (**Fig. 11-13-3**).

Maurer et al.[13] verificaram que pacientes em uso prolongado de betabloqueadores, apesar de

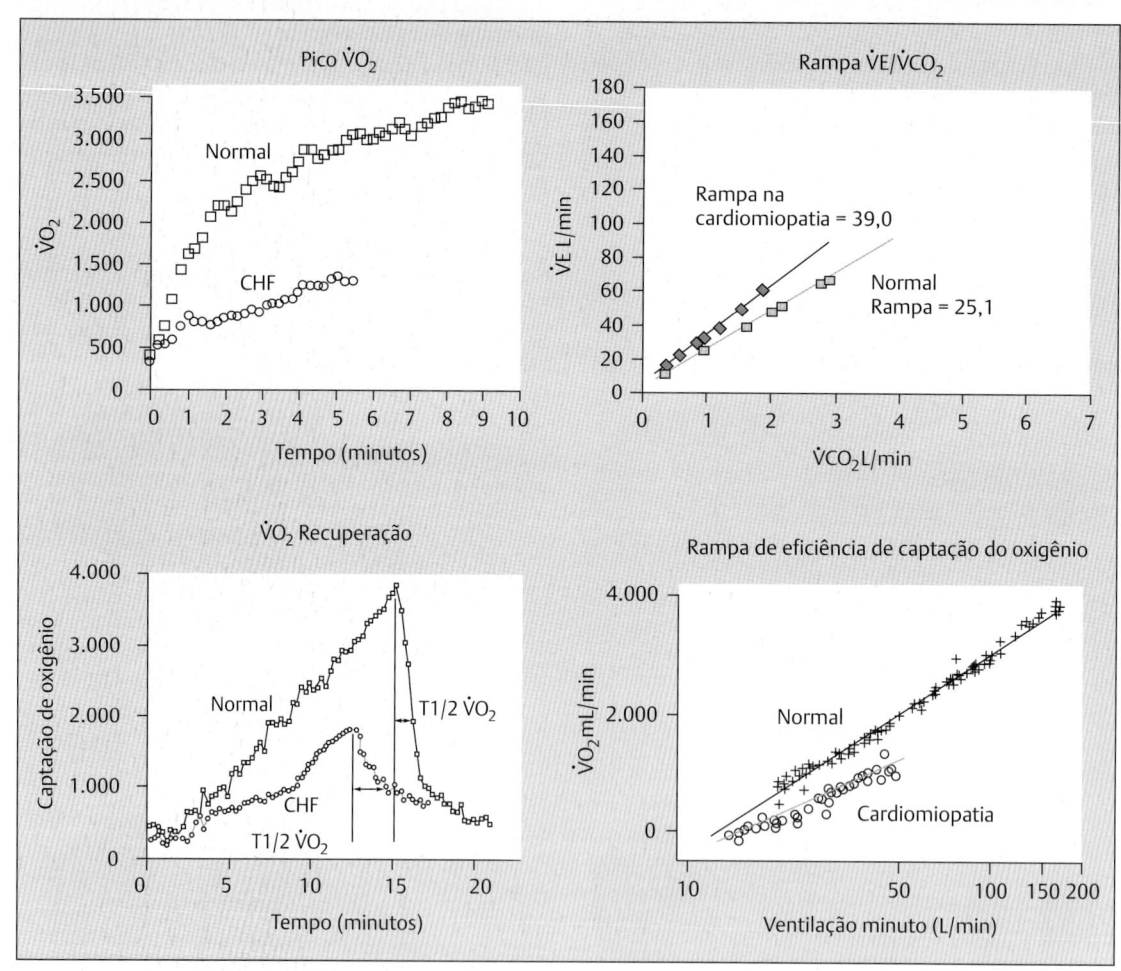

Fig. 11-13-2. Exemplos de 4 diferentes métodos de avaliação cardiopulmonar para estimar o prognóstico em pacientes com doença cardiovascular. As respostas do pico de O_2 (superior esquerdo) foram obtidas em um indivíduo normal e um paciente com insuficiência cardíaca crônica. A rampa do $\dot{V}E/\dot{V}CO_2$ (superior direito) é derivada da regressão entre $\dot{V}E$ e $\dot{V}CO_2$, excluindo os dados além do limite ventilatório. $\dot{V}O_2$ na recuperação (inferior esquerdo) mostra uma resposta mais lenta no paciente com insuficiência cardíaca, apesar do menor pico de O_2 alcançado. T1/2 representa o tempo necessário para a queda correspondente a 50% do pico de O_2. No canto inferior direito observa-se o gráfico referente ao OUES (rampa de eficiência de captação do oxigênio) que deriva da plotagem do $\dot{V}O_2$ e o log da $\dot{V}E$; uma rampa mais acentuada reflete menor $\dot{V}E$ para qualquer $\dot{V}O_2$ alcançado, ou seja, maior eficiência ventilatória. (Adaptada de Myers et al.[10])

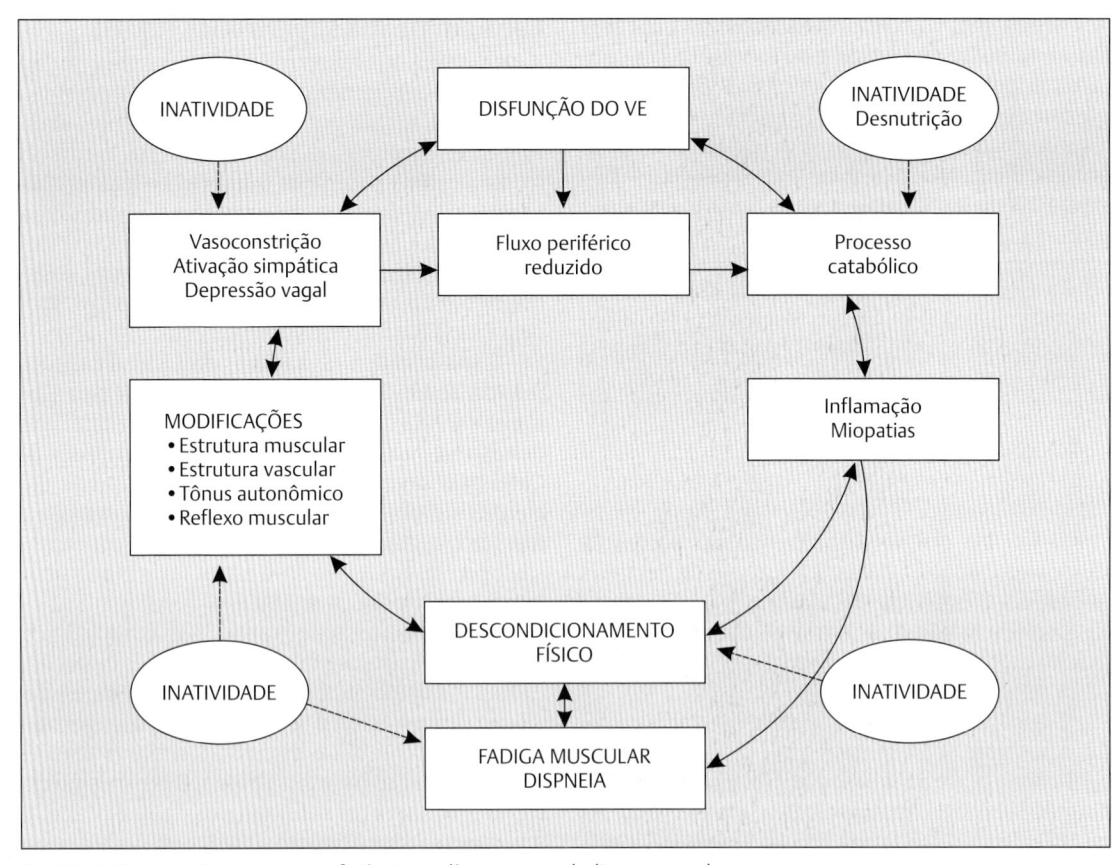

Fig. 11-13-3. Interações entre a insuficiência cardíaca e o metabolismo muscular.

apresentarem fração de ejeção aumentada, cursando com menor Pd_2 e com DC aumentado durante o esforço, não apresentam aumento do $\dot{V}O_{2máx}$. Os autores sugerem que alterações musculares ou anormalidades vasculares estariam ligadas ao decréscimo da capacidade funcional.

No grupo de pacientes com insuficiência cardíaca diastólica, a alteração da ventilação ($VE/\dot{V}CO_2$) mostrou maior importância na determinação do prognóstico que o $\dot{V}O_{2máx}$,[14-16] ao contrário do que se observa nos pacientes com insuficiência sistólica, embora alguns trabalhos relatem que a rampa do $VE/\dot{V}CO_2$ tenha alto valor preditivo também na insuficiência sistólica (**Fig. 11-13-4**).[17]

Farr et al.[16] compararam pacientes com disfunção sistólica e diastólica e verificaram que não houve diferenças significativas no pico do $\dot{V}O_2$ (14,4 ± 1,9 versus 15,6 ± 3,2 mL/kg/min, p = 0,06, disfunção diastólica versus disfunção sistólica). As taxas do $VE/\dot{V}CO_2$ para os dois grupos foram anormais e comparáveis (32,2 ± 7,5 vs 34,0 ± 8,3, p = 0,3; disfunção diastólica versus disfunção sistólica). Os autores concluíram que o teste cardiopulmonar não faz a diferenciação entre a disfunção sistólica e diastólica, apesar da grande diferença na fração de ejeção.

Chase et al.[18] verificaram que a causa da interrupção do teste pode ser vista como fator preditivo, pois o grupo de pacientes que interrompeu o teste por dispneia teve piores resultados no teste ergoespirométrico e também pior evolução quanto a eventos cardiológicos do que o grupo que teve o teste interrompido por fadiga.

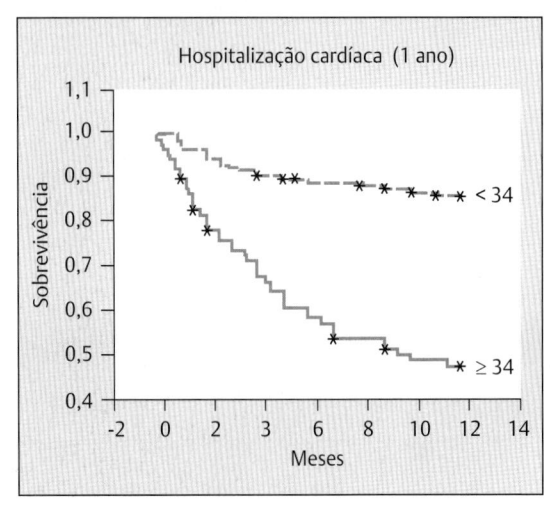

Fig. 11-13-4. Curvas de Kaplan-Meier de sobrevida 1 ano após hospitalização por motivos cardíacos, usando como discriminantes os limites da rampa $\dot{V}E/\dot{V}CO_2 < 34$ contra > 34. (Reproduzida de Arena et al.,[17] com autorização.)

Green et al.[19] testaram o escore HFFS para avaliar a indicação de transplante nas mulheres com cardiomiopatia dilatada. Os autores verificaram que o Heart Failure Survival Score (HFFS) tem melhor discriminação que o $\dot{V}O_{2máx}$ na determinação da sobrevida. Verificaram, também, que os pacientes considerados de baixo risco podem ter o transplante postergado com toda segurança.

HFFS = [(0,216 × FC em repouso) + (−0,0255 × PA média) + (−0,0464 × Fração de ejeção) + (−0,047 × sódio sérico) + (−0,0546 × $\dot{V}O_{2máx}$) + (0,608 se BRE presente) + (0,6931 se DAC presente)

HFFS > ou = 8,1   baixo risco
8,1 > HFSS > 7,19   risco médio
HFSS < 7,2   alto risco

Já Tabet et al.[20] verificaram que nos pacientes com cardiomiopatia dilatada e em uso de betabloqueadores, a potência circulatória ($\dot{V}O_{2máx}$ × pressão sistólica máxima) é a variável independente de maior valor prognóstico, sendo superior ao $\dot{V}O_{2máx}$ e à rampa do VE/$\dot{V}CO_2$.

Estudando o valor prognóstico dos índices obtidos por teste ergoespirométrico, Chomsky et al.[21] verificaram que o débito cardíaco foi o principal preditor de sobrevida quando o $\dot{V}O_{2máx}$ era inferior a 10 mLO$_2$/kg/min. Esse grupo de pacientes (DC diminuído ao esforço e $\dot{V}O_{2máx}$ < 10 mLO$_2$/kg/min) tem a expectativa de vida muito reduzida com sobrevida no período de 1 ano em torno de 38%.

Cardiomiopatia Hipertrófica (CMH)

A cardiomiopatia hipertrófica (CMH) é uma cardiopatia de origem genética que apresenta prevalência de 1/500. Causada por mutações nos genes determinantes de proteínas dos sarcômeros cardíacos (p. ex.:, cadeia pesada da β miosina e a troponina cardíaca T).[22] Embora de substancial importância científica, a CMH é mais bem reconhecida por ser a principal causa de morte súbita nos jovens, especialmente nos atletas jovens, totalizando um terço dessa modalidade de óbitos nos Estados Unidos.[23]

A maioria dos portadores da CMH é assintomática, sendo identificada por exames casuais ao longo da vida desses pacientes ou quando decorre de rastreamento de familiares de um portador de CMH previamente identificado. No grupo de pacientes sintomáticos, o sintoma mais comum é a dispneia, seguida de angina, fadiga, pré-síncope e síncope. Nos pacientes com maior faixa etária pode haver concomitância de DAC.[24]

A patologia assume grande significado clínico, pois a morte súbita é um dos frequentes desfechos evolutivos da doença, sendo frequentemente relacionada com o esforço físico. Essa é uma importante razão das contínuas discussões sobre avaliações pré-participação na prática desportiva e mesmo exclusão dos esportes competitivos daqueles atletas nos quais se identifiquem a CMH.[26-27]

Sakata et al.[28] discutem a mutação dos genes da troponina cardíaca como determinante de pior prognóstico na CMH, sendo evidente a deterioração do quadro clínico dos pacientes que apresentam disfunção sistólica ao esforço, como mostrado na **Figura 11-13-5**.

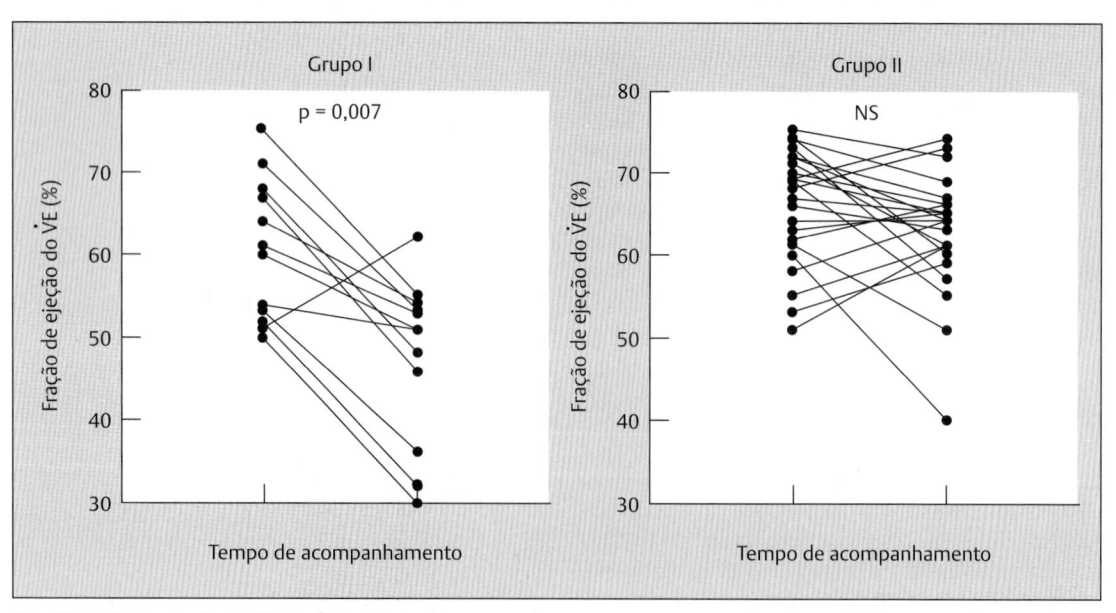

Fig. 11-13-5. Fração de ejeção do $\dot{V}E$ basal e após acompanhamento em pacientes do grupo I (disfunção sistólica induzida pelo esforço) e grupo II (sem disfunção sistólica). Esse estudo demonstra que pacientes com disfunção sistólica induzida pelo exercício apresentaram marcado potencial para a deterioração da função ventricular num acompanhamento de 6,4 anos. (Reproduzida de Pelliccia F et al.,[24] com permissão.)

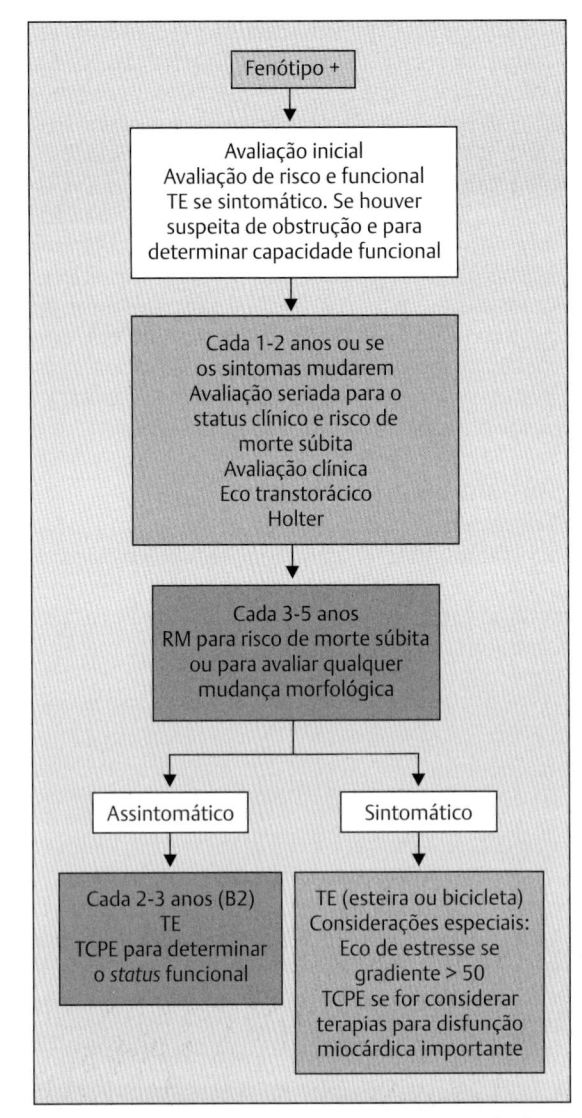

Fig. 11-13-6. Diagrama com o passo a passo na avaliação continuada dos pacientes com CMH.

Na **Figura 11-13-6** é mostrado um diagrama sugerindo o passo a passo da avaliação destes pacientes.

Indicações[29]

- **GRAU A**
  - Pacientes sintomáticos sem gradiente na via de saída do VE (sem ou com provocação) > 50 mm Hg no Eco transtorácico (ETT), o eco de esforço é indicado para a quantificação da obstrução dinâmica na via de saída do VE (nível 2).
  - Para pacientes sem obstrução mas com grau funcional III ou IV (NYHA) é indicado TCPE para selecionar os candidatos a transplante (nível 2).
- **GRAU A2**
  - Para determinar a capacidade funcional como parte inicial da evolução e para prognóstico (p. ex.: arritmias, PA e DAC) (nível 2).
  - Pacientes assintomáticos sem gradiente na via de saída do VE (sem ou com provocação) > 50 mm Hg no eco transtorácico (ETT), o eco de esforço é indicado para a quantificação da obstrução dinâmica na via de saída do VE (nível 2).
- **GRAU B**
  - Para os pacientes com obstrução ao trato de saída do VE e cuja cirurgia de miectomia septal está sendo considerada, é razoável a realização do TE para avaliação de sintomas (nível 2).
  - Para os pacientes cuja capacidade funcional e sintomas não estão bem estabelecidos, a realização do TE a cada 2 ou 3 anos é uma prática aceitável (nível 2).

O teste ergométrico contribui na avaliação funcional do paciente e colabora com a orientação clínica, permitindo ao cardiologista elaborar a listagem de atividades que o paciente pode realizar. A ergometria traz valiosos elementos quanto ao progresso da doença e a repercussão circulatória, permitindo avaliar sintomas nos diversos níveis de esforço, a presença de arritmias e, principalmente, o aparecimento de ritmos potencialmente complicáveis como taquicardia ou fibrilação ventricular, sendo considerado seguro e com baixa taxa de incidência de eventos fatais ou não fatais.[30]

Há evidências de que o TE, particularmente o TCPE, é seguro e traz importantes informações do mecanismo e da severidade da limitação funcional. O valor do TE na detecção de DAC é limitado em razão da marcadas alterações do ECG basal. A cintilografia miocárdica pelo SPECT pode evidenciar alterações de perfusão em mais de 50% dos pacientes, porém, a grande maioria não tem doença coronariana significativa.[29]

A resposta anormal da PA durante o TE na esteira é um fator de risco pra morte súbita em pacientes com CMH.[31,32] É de grande valor preditivo nos pacientes com menos de 40 anos, sendo que a resposta anormal caracteriza-se por aumento inicial da PA com subsequente queda maior que 20 mm Hg, ou mesmo uma contínua queda totalizando mais que 20 mm Hg desde o início do teste, sendo recomendável novo TE após a instituição da terapia para reduzir a obstrução, não havendo ainda dados sobre isso.

Frenneaux *et al.*[33] estudaram 127 pacientes com CMH pela ergometria, sendo que 33% dos pacientes apresentaram resposta pressórica deprimida durante o esforço, diferentemente da condição descrita acima, onde houve queda da PA intraesforço. Os autores sugeriram que esses seriam os pacientes de maior risco de apresentar morte súbita durante o esforço, pois a depressão da PA provavelmente seria decorrente da isquemia miocárdica concomitante segundo Yoshida *et al.*[34]

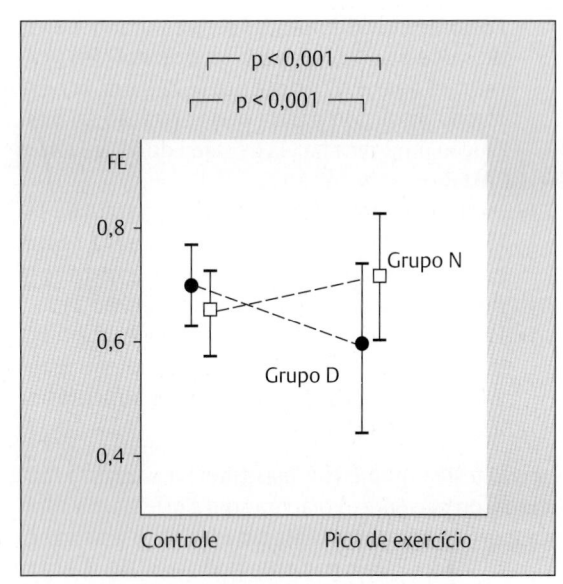

Fig. 11-13-7. Resposta da fração de ejeção (FE) aumentada no grupo de homens normais sem infradesnível de ST (N) em relação aos homens com infradesnível de ST (D). (Modificada de Shimizu M et al.[35])

Shimizu *et al.*[35] avaliaram pela ergometria 53 pacientes (18 a 73 anos e média de 50 anos, 46 homens) com diagnóstico de CMH por ecocardiografia. Os pacientes foram divididos em dois grupos, um sem infradesnível de ST (N) e outro com infradesnível de ST (D). Os autores verificaram que os pacientes do grupo D tiveram FE diminuída (**Fig. 11-13-7**), sendo que o infradesnível de ST é o melhor preditor da queda da FE.

Ashrafian e Watkins[36] estudaram as arritmias provocadas pelo esforço, correlacionando a presença das arritmias com a maior deterioração da função sistólica do VE, porém, sem caracterizar esse achado como determinante prognóstico. Bunch *et al.*[37] estudaram pacientes com CMH tanto pela ergometria quanto pela ecocardiografia, verificando que alterações de ST no traçado basal e presença de extrassístoles ventriculares no esforço são achados preditivos de risco de fibrilação atrial.

O segmento ST e a onda T, nas cardiomiopatias hipertróficas e na hipertrofia ventricular da cardiopatia hipertensiva podem estar previamente alterados. As ondas R podem estar aumentadas nas derivações habituais de monitoramento (como, por exemplo, CM5). Estes fatos devem, naturalmente, ser levados em consideração na interpretação dos traçados. Embora a morfologia "isquêmica" prévia não tenha, certamente, valor prognóstico de insuficiência coronária, significa disfunção ventricular. Desta forma o comportamento normal do segmento ST ao esforço deve significar, por outro lado, a manutenção da função contrátil normal.

Embora haja poucos estudos comparativos entre esteira e bicicleta na CMH, os dois são bem-aceitos quando realizados por médicos experientes. O TE é mais aplicado em crianças com mais de 7 anos, porque as menores têm maior dificuldade em cooperar com o exame.[38]

O TCPE é muito útil na diferenciação da CMH com outras causas de hipertrofia ventricular, por exemplo, as adaptações que ocorrem nos atletas. Dados obtidos em mais de 3.000 pacientes mostram que a redução do $\dot{V}O_2$ e de outros parâmetros como eficiência ventilatória e limiar anaeróbico, estão associados à progressão da insuficiência cardíaca e maior mortalidade por todas as causas.[39,40]

Cardiomiopatia Chagásica (CCh)

A doença chagásica pode-se apresentar em sua forma crônica onde as manifestações clínicas são evidentes ou na sua forma subclínica ou indeterminada, caracterizada pela positividade das reações laboratoriais para o *T. cruzi* e ausência de manifestações clínicas cardiovasculares.

Nem sempre é simples a diferenciação da cardiopatia chagásica em sua forma incipiente e a forma indeterminada da doença chagásica, podendo ser os estágios da doença assim classificados:[41]

- A: ECG anormal, ecocardiograma normal, sem sinais de insuficiência cardíaca
- B1: ECG anormal, ecocardiograma alterado com FEVE > 45%, sem sinais de insuficiência cardíaca
- B2: ECG anormal, ecocardiograma alterado com FEVE < 45%, sem sinais de insuficiência cardíaca
- C: ECG anormal, ecocardiograma alterado, insuficiência cardíaca compensada
- D: ECG anormal, ecocardiograma alterado, insuficiência cardíaca refratária

A indicação do teste ergométrico em pacientes chagásicos crônicos pode ser vista sob três pontos:

1) Possibilitar a diferenciação entre a forma indeterminada da cardiopatia chagásica e a doença de Chagas crônica incipiente.
2) No sentido de avaliar, pelos diversos parâmetros do teste, a capacidade cardiocirculatória dos pacientes. Estes dados têm valor clínico para perícias médicas, reabilitação profissional etc.
3) Como análise das arritmias, habituais nesta cardiopatia. A pesquisa destas arritmias, sejam desencadeadas, sejam agravadas pelo esforço, tem motivado os pesquisadores a realizarem o teste.

Marins *et al.*[42] demonstraram que as médias da PAS ao esforço dos pacientes chagásicos eram significativamente menores às PAS dos pacientes normais do grupo-controle. Essa anomalia do comportamento da PAS seria um sinal inicial do comprometimento miocárdico pela doença chagásica,

Tabela 11-13-2. Achados nos testes ergométricos e distribuição das alterações encontradas nos 157 pacientes

Normais	84 (53,5%)
Anormais	73 (46,4%)
Platô da PAS pelo menos nas 2 últimas etapas	39 (24,8%)
Arritmias e distúrbios da condução	26 (16,5%)
Hipertensão arterial reativa	12 (7,6%)
Insuficientes	5 (3,1%)
ST-T isquêmico	2 (1,2%)

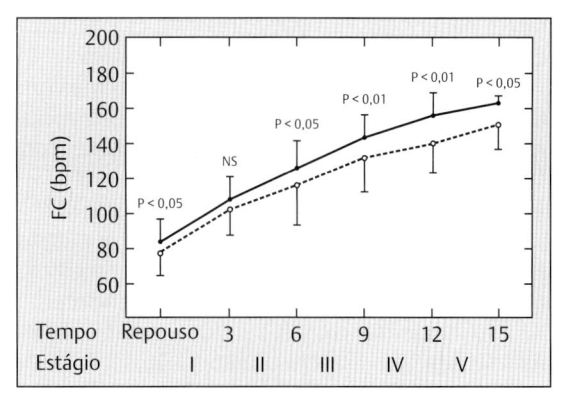

Fig. 11-13-8. Gráfico comparativo da evolução da FC no TE, mostrando a menor evolução da FC no grupo CCh (com FEVE normal) em relação ao grupo-controle.[46]

possibilitando o acompanhamento da evolução da enfermidade. Na **Tabela 11-13-2** vemos os achados de Marins *et al.*, que estudaram, através da ergometria, 157 pacientes chagásicos nas formas indeterminada ou digestiva.

O eletrocardiograma basal pode apresentar, com frequência, bloqueio de ramo, o que dificulta a análise do padrão ao esforço. Nos pacientes com sorologia positiva para doença de Chagas é frequente o achado de distúrbios da condução intraventricular do estímulo, sendo mais frequente o bloqueio do ramo direito associado ao bloqueio da divisão anterossuperior do ramo esquerdo.

Oliveira *et al.*[43] estudaram 17 pacientes do grupo IA (eletrocardiograma/ecocardiograma normais), 9 do grupo IB (eletrocardiograma normal e ecocardiograma anormal), 14 do grupo II (eletrocardiograma/ecocardiograma anormais, sem insuficiência cardíaca congestiva) e 12 do grupo III (eletrocardiograma/ecocardiograma anormais com insuficiência cardíaca congestiva) e 15 voluntários normais com o objetivo de comparar as trocas gasosas em repouso e no exercício de pacientes cardiopatas chagásicos crônicos. Os autores concluíram que a capacidade funcional dos pacientes dos grupos em fase inicial da cardiopatia chagásica crônica é superior à dos grupos em fase avançada e apresenta uma redução que acompanha a perda do desempenho cardíaco-hemodinâmico.

Com relação à frequência cardíaca alcançada no exercício ($FC_{máx}$), os autores também observaram diferença significativa resultante da análise comparativa entre o grupo N e os grupos II e III, retratando uma resposta esperada. Sabe-se que é característica dos pacientes em estado avançado da cardiopatia chagásica crônica, uma elevação inadequada da frequência cardíaca no esforço físico em razão de uma disfunção autonômica, ocorrida por maior depressão parassimpática em relação à simpática, característica da doença, e que é agravada pela disfunção ventricular decorrente da cardiopatia chagásica crônica (**Fig. 11-13-8**).[44-47]

Araújo *et al.*[48] demonstraram que as arritmias são frequentes nos pacientes com doença de Chagas e significativamente mais frequentes do que nos grupos-controles. Em pacientes com sorologia positiva, porém, sem alterações eletrocardiográficas e radiológicas, os testes foram normais.

As arritmias quando ocorrem com o esforço são predominantemente extrassístoles ventriculares isoladas e, menos frequentemente, extrassístoles bigeminadas, trigeminadas ou polifocais. Também ocorrem arritmias supraventriculares. Os autores também concluíram que a incidência de arritmias no teste não é previsível pelo quadro clínico do paciente.[49]

Molina *et al.*[50] e Sgammini *et al.*[51] observaram a utilidade do teste ergométrico (TE) na detecção de arritmias ventriculares (EV) em 103 chagásicos sem EV no ECG de repouso. Comparando os resultados com os do Holter (H), verificaram elevada sensibilidade, especificidade e valor preditivo (+) e (-) do TE em relação às EV patológicas e de alto risco. Nos 69% dos chagásicos que não tiveram EV durante ou após o TE, o H não revelou EV ou mostrou EV de baixo risco.

Os trabalhos que comparam grupos-controles com pacientes chagásicos mostram diferenças significativas quanto ao nível de carga ergométrica e desencadeamento de arritmias. Os pacientes com CCh, mesmo sem lesão cardíaca aparente, podem apresentar extrassistolia ventricular frequente,[52] sendo que o grupo que tem menor capacidade aeróbica tem maior frequência de arritmias do que os grupos-controles.[53-56]

Mady *et al.*[57] reportaram valores significativamente menores para o $\dot{V}O_{2máx}$, pulso de O_2, FC, ventilação e volume expirado de dióxido de carbono ($\dot{V}CO_2$) nos pacientes com CCh dilatada em comparação com o grupo com FEVE preservada. Similarmente, Costa e *et al.*[58] demonstraram que valores mais baixos para $\dot{V}O_{2pico}$ e valores mais altos para $VE/\dot{V}CO_2$

foram observados nos pacientes com CCh dilatada em relação aos que tinham FEVE preservada.

Ritt et al.[59] verificaram que nos pacientes que tinham somente CCh dilatada o $\dot{V}O_{2pico}$ mostrou boa acurácia em identificar mortalidade. Pacientes com $\dot{V}O_{2pico} \leq 18$ mL/kg/min tem sobrevida média de 29 ± 3 meses *versus* 46 ± 5 meses daqueles com $\dot{V}O_{2pico} > 18$ mL/kg/min. Entretanto, após ajustar por idade, FEVE, e escore de Chagas,[60] o $\dot{V}O_{2pico}$ não se mostrou tão significantemente associado à mortalidade.

Nos pacientes com CCh o $\dot{V}O_{2pico}$ pode ser correlacionado com aspectos demográficos, clínicos e com variáveis ecocardiográficas. Os principais determinantes ecocardiográficos incluem função diastólica do VE e função sistólica do VD. A rampa do VE/$\dot{V}CO_2$ aparece com potencial medida prognóstica.[61]

Num estudo comparativo entre pacientes com insuficiência cardíaca de classes funcionais III e IV, sendo um de portadores de CCh e o outro sem pacientes com CCh, foi verificado que o índice que melhor evidenciou a sobrevida foi a PCirc, para os dois grupos, mostrando ser importante instrumento para a tomada de decisão do clínico (**Fig. 11-13-9**).[62]

Oca et al.[63] utilizaram o TCPE e biópsias de músculos periféricos e puderam concluir que a degeneração muscular periférica com redução da capacidade oxidativa e consequente metabolismo anaeróbio, seriam consequência de alterações da microvasculatura, o que prejudicaria a extração de O_2 e a tolerância ao exercício.

Kuschnir et al.[64] estudaram a função ventricular em chagásicos e normais, utilizando a angiografia isotópica e o teste ergométrico (TE). Observaram que a coincidência de ECG basal e radiografia do coração normais permitem antecipar que os chagásicos responderão ao TE da mesma forma que os indivíduos normais; inversamente, os chagásicos com alterações no ECG e/ou radiografias do coração mostrarão função ventricular significativamente deteriorada frente ao TE.

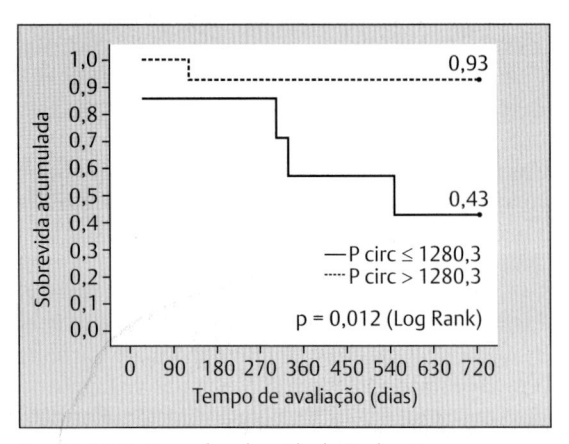

Fig. 11-13-9. Curva de sobrevida de Kaplan-Meyer para o grupo chagásico em relação à potência circulatória.[62]

Marins et al.[65] testaram pacientes na forma indeterminada ou digestiva da doença de Chagas, encontrando elevado percentual de testes anormais. A metade desses testes mostra inotropismo inadequado avaliado pelo comportamento da pressão arterial sistólica. As extrassístoles ventriculares isoladas bigeminadas e trigeminadas predominaram nos pacientes clinicamente comprometidos, isto é, com alterações no eletrocardiograma, radiografias de tórax ou do aparelho digestório.

CARDIOPATIA HIPERTENSIVA
Indicações[4]
- **Grau A**
  - Investigação de DAC em indivíduos hipertensos com mais de 1 fator de risco (nível 1).
- **Grau B1**
  - Estudo da resposta pressórica ao esforço em indivíduos com história familiar de HAS ou com suspeita de síndrome plurimetabólica.
- **Grau B2**
  - Investigação de HAS em pacientes com evidências de comportamento anômalo da PA (nível 2).
  - Diagnóstico de DAC em pacientes com HAS e SVE (nível 2).
  - Diagnóstico de DAC em pacientes com HAS em uso de drogas que alteram a resposta cardiovascular (nível 2).

Cabe a ressalva que incluiríamos nessa lista a avaliação de hipertensos que desejam se submeter à prática de exercícios, até mesmo para o ajuste terapêutico, sendo que nessas condições as drogas não devem ser suspensas antes do teste.

Contraindicações[4]
- **Grau C**
  - Avaliação de pacientes com HAS descompensada (PA > 240/120 mm Hg) (nível 3).

Cabe aqui a ressalva que, apesar de esses serem os valores que constam na Diretriz do DERC, em nosso serviço contraindicamos o início do teste em pacientes com PAS > 180 mm Hg ou PAD > 110 mm Hg.

Pelas diretrizes americanas o teste não é iniciado com PAS > 200 mm Hg e PAD > 110 mm Hg, e é interrompido se no esforço a PAS ultrapassar 260 mm Hg ou se a PAD ultrapassar 115 mm Hg.

O comportamento da pressão arterial durante esforço tem sido uma contribuição importante da ergometria para a clínica cardiológica. Tivemos a oportunidade de avaliar um grupo de 78.453 pacientes,[66] estabelecendo, a partir dos dados obtidos, as curvas de comportamento da pressão arterial em diversas faixas etárias de indivíduos aparentemente normais, estabelecendo parâmetros de normalidade para a nossa população, conforme pode ser observado na Seção 11-3 deste capítulo.

Na cardiopatia hipertensiva, ocorre hipertrofia do ventrículo esquerdo e diminuição relativa da oferta de oxigênio ao miocárdio. Nestes casos os achados no eletrocardiograma durante esforço é de mais difícil valorização, pois frequentemente o ECG apresenta modificações prévias relacionadas com a sobrecarga ventricular esquerda.

HEMODINÂMICA DA HIPERTENSÃO EM REPOUSO

A capacidade de exercício não costuma estar comprometida se a HAS for até o grau moderado, a partir desse grau a capacidade de se exercitar tende a cair; especialmente se existe danos no coração ou em outros órgãos.[67]

Na HAS leve a moderada, o débito cardíaco (DC) aumenta normalmente, mas a PAS, a PAD e a RVP estão mais elevadas em todos os níveis de exercício em comparação com os níveis observados em indivíduos normotensos. Em pacientes com HAS severa o DC é mais baixo do que em controles com a mesma idade, em decorrência VE diminuído associado à pós-carga mais alta sobre o coração, enquanto a PAS, a PAD e a RVP estão acentuamente elevadas.

De acordo com a fase evolutiva da HAS, existe um padrão hemodinâmico característico.

Estágio I da OMS
A HAS limítrofe é caracterizada por *FC e DC aumentados*, com o VE podendo estar aumentado. Nessa fase não há sinais de comprometimento de órgãos-alvo.

Estágio II da OMS
Com a progressão da doença observa-se *queda do DC e aumento da RVP*. Podem-se observar alterações nas artérias retinianas, aumento da massa do VE e proteinúria.

Estágio III da OMS
Com HAS grave ou avançada *ocorre aumento adicional da RVP e queda do DC, que se torna acentuadamente diminuído*. Há comprometimento de órgãos-alvo.

TIPOS DE RESPOSTAS PRESSÓRICAS AO ESFORÇO

a) **Normal:** caracteriza-se por cifras dentro dos limites normais no repouso prévio, com aumento progressivo da pressão sistólica (PAS) e da diastólica de acordo com a carga de trabalho. O comportamento da PA dentro das curvas de normalidade populacional caracteriza essa resposta.

Após o esforço, tendo sido atingida a frequência cardíaca máxima ou próxima a este nível, e interrompido o esforço, a PAS diminui progressivamente, retomando ao nível inicial ou abaixo deste, até o 6º minuto **Fig. 11-13-10**.

b) **"Estresse":** tanto a PAS quanto a PAD estão previamente acima do normal, comportamento frequentemente observado nos indivíduos com grande componente de ansiedade pré-exame. Muitas vezes observa-se declínio da PA na

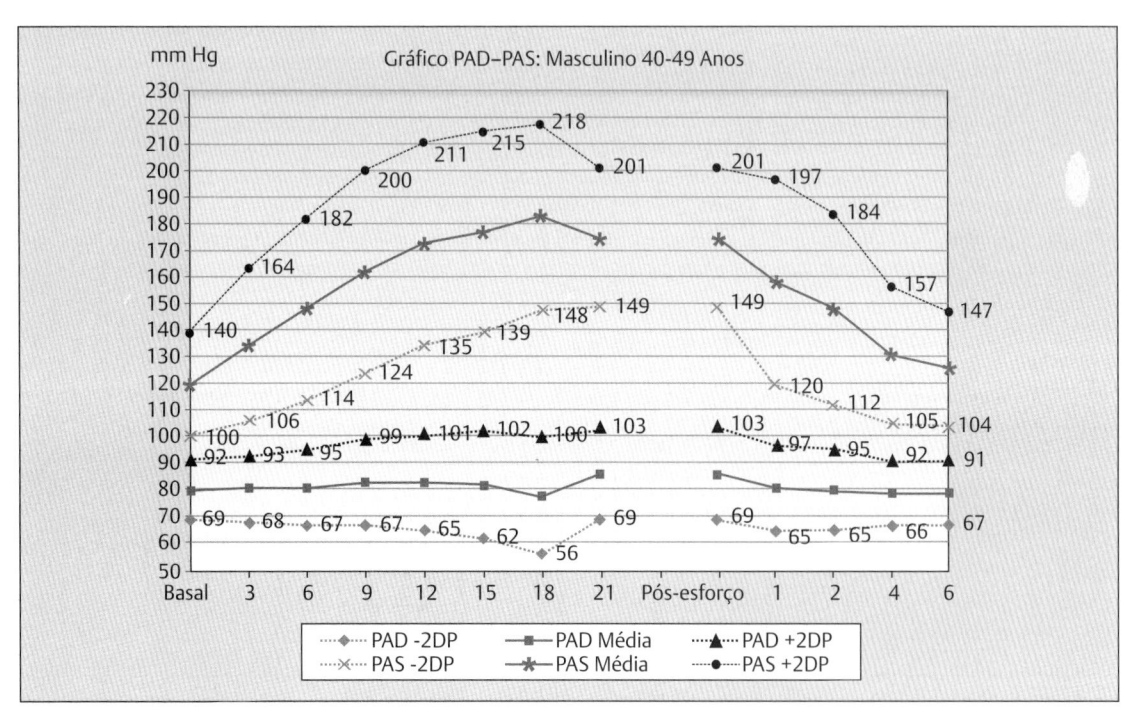

Fig. 11-13-10. Curva pressórica normal, dentro do intervalo de confiança de 95%.

primeira etapa do esforço, seguido de aumento progressivo da PAS durante o esforço.

A PAD diminui durante esforço em relação à pressão prévia. Após o esforço há diminuição tanto da PAS quanto da PAD, em relação aos níveis iniciais, prévios ao esforço, até o 6º minuto, quando, habitualmente, os testes foram terminados (**Fig. 11-13-11**).

c) **Lábil**: a labilidade da PA é, na maioria das vezes, um grande problema para o clínico, pois sempre vem a dúvida quanto a iniciar ou não o tratamento.

Submetidos ao exame ergométrico este grupo de pacientes tem comportamento peculiar, caracterizado pela queda da PAD durante o esforço. O grupo de indivíduos com hipertensão lábil, que durante o esforço apresenta aumento da pressão diastólica, é o que necessita de maior atenção no seu acompanhamento (**Fig. 11-13-12**).

d) **Reativa**: as pressões arteriais basais, tanto sistólica como diastólica, estão previamente normais ou próximas do normal (limítrofes). Durante esforço há aumento tanto da PAS quanto da PAD, para níveis elevados, desproporcionais à carga de trabalho. Este fato tem sido rotulado de "hipertensão reativa".

Após o esforço a pressão arterial não volta à normalidade até o 6º minuto, permanecendo em níveis mais elevados do que antes do esforço (**Fig. 11-13-13**).

Os pacientes com reação hipertensiva ao esforço apresentam risco relativo de desenvolver hipertensão arterial futura em torno de 4 vezes maior que os pacientes que não apresentam essa resposta pressórica, sendo esse achado importante para o clínico desenvolver programas de prevenção e modificar a história natural da doença.

d) **Mantida**: nestes pacientes as cifras tensionais, tanto sistólica quanto diastólica, estão elevadas basalmente. Durante o esforço ocorre elevação da PAS e PAD, que se mantém em níveis acima dos normais e que, em muitas oportunidades, obriga a interromper o teste por se atingir limites considerados de risco. Após o esforço a PAS e a PAD diminuem em relação ao pico do esforço, permanecendo elevadas em relação ao normal até o 6º minuto (**Fig. 11-13-14**).

As considerações acima têm várias implicações na prática médica. A ergometria coopera para melhor conhecimento de diversos grupos de pacientes, principalmente os chamados "lábeis e limítrofes", que poderiam, por este meio, ser diferenciados de pessoas apenas ansiosas durante o exame. Os primeiros, provavelmente, apresentam hipertonia simpática e, segundo algumas opiniões, mereceriam terapêutica neste sentido.

Da mesma forma, a ergometria facilita também a diferenciação entre hipertensão limítrofe da hipertensão mantida.

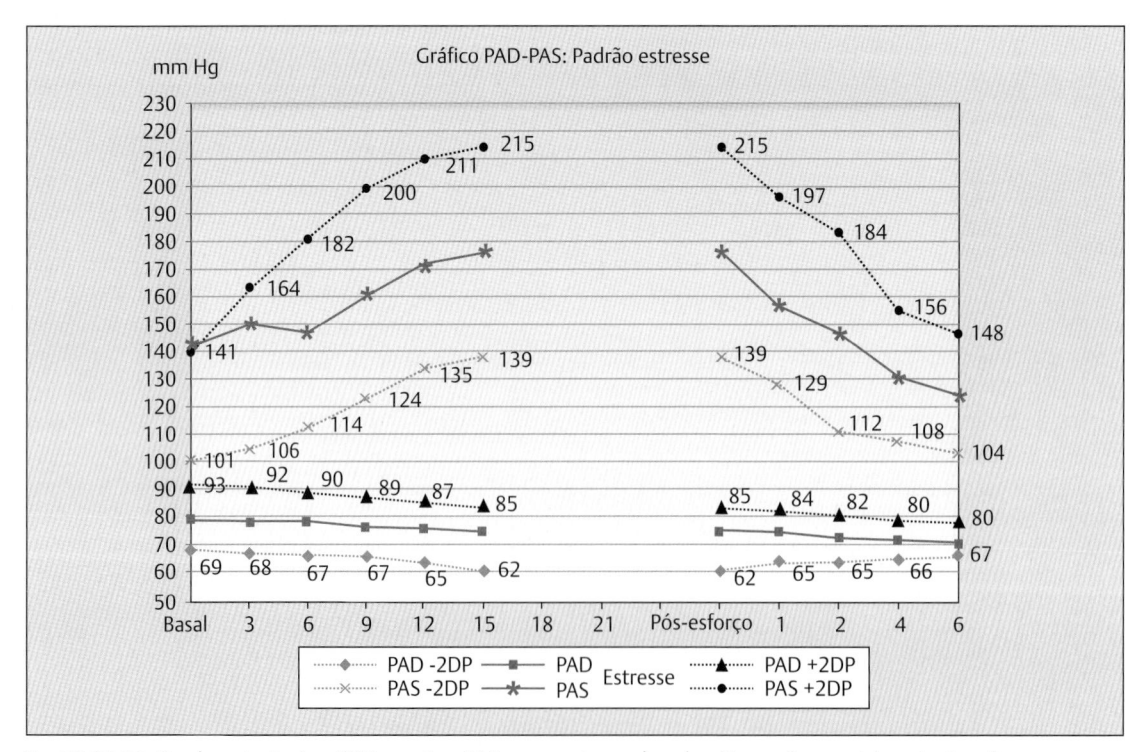

Fig. 11-13-11. Basalmente, tanto a PAD quanto a PAS se encontram elevadas. Com o desenvolvimento do esforço, as curvas ficam dentro do intervalo de confiança de 95%. No final do exame a PA estava abaixo dos níveis basais.

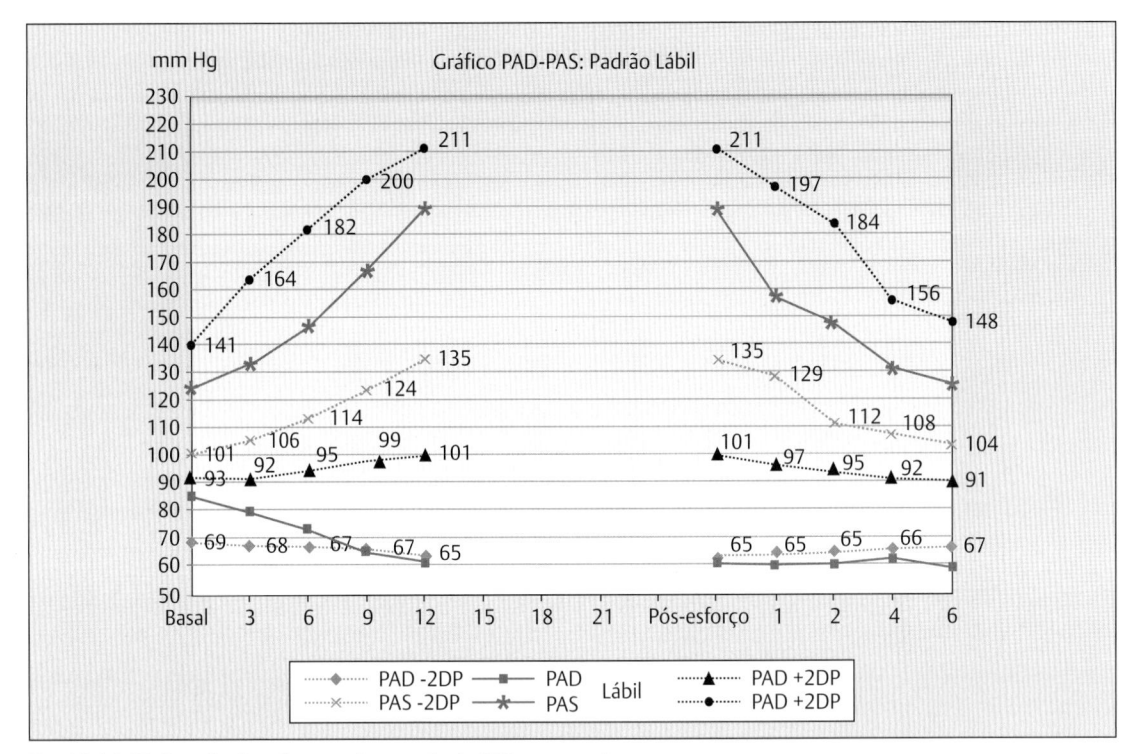

Fig. 11-13-12. Pressões basais normais e queda da PAD com o esforço.

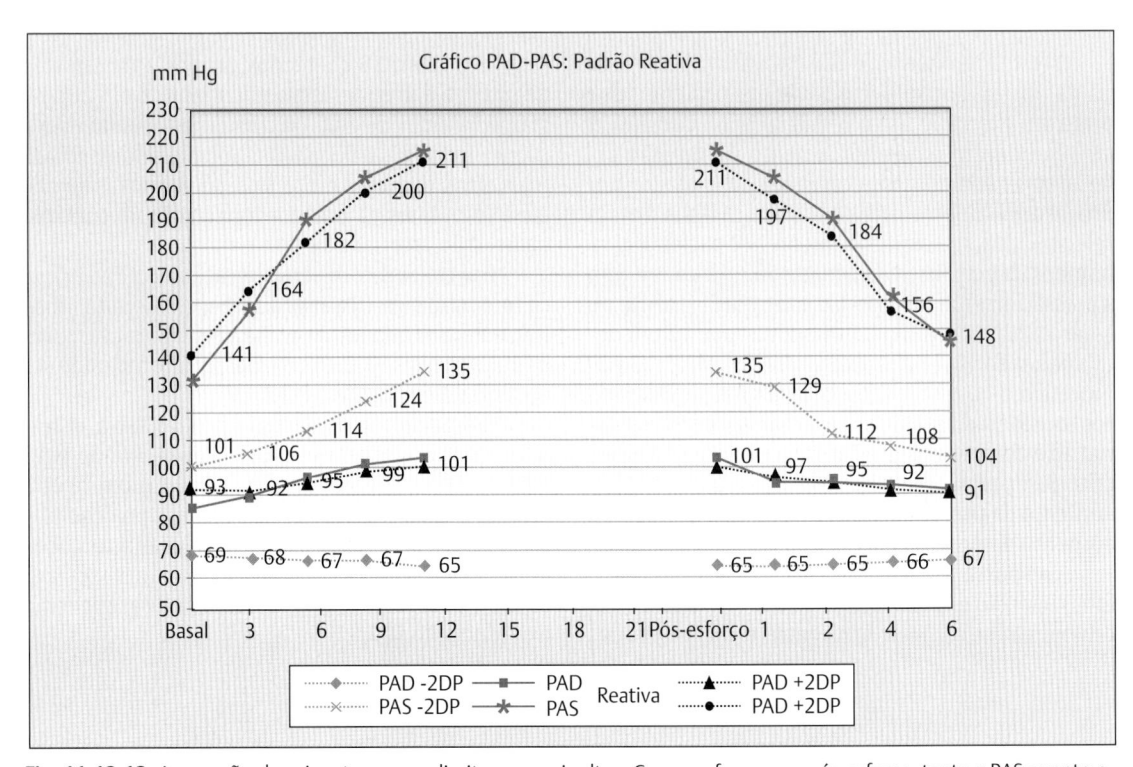

Fig. 11-13-13. As pressões basais estavam nos limites normais altos. Com o esforço e no pós-esforço, tanto a PAS quanto a PAD ficaram acima dos valores do intervalo de confiança de 95%.

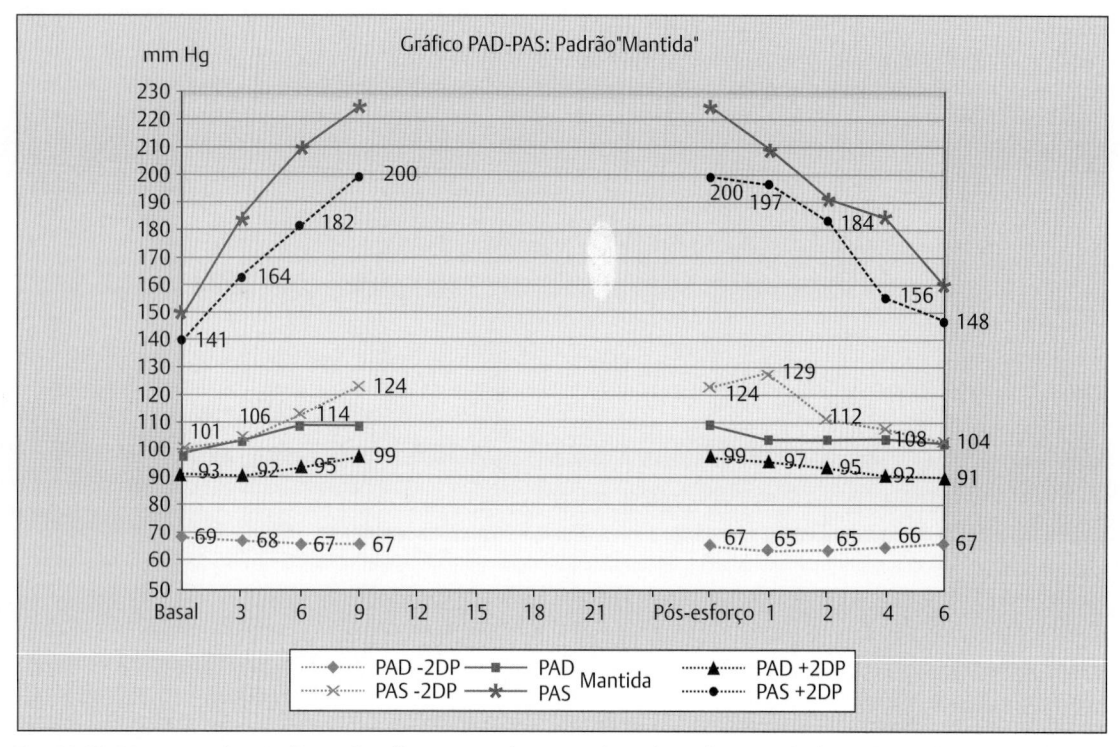

Fig. 11-13-14. As pressões sistólica e diastólica se mantêm acima dos valores do intervalo de confiança de 95% nos períodos basal, de esforço e no pós-esforço.

O teste ergométrico é útil na avaliação da eficácia das drogas anti-hipertensivas nos pacientes que praticam exercício físico regularmente. Carreira *et al.*[67] estudaram o comportamento da pressão arterial no exercício de hipertensos controlados por drogas anti-hipertensivas de primeira linha. Foram selecionados, retrospectivamente, 49 pacientes (19 homens) hipertensos com idade 53 ± 12 anos e com a pressão arterial no repouso controlada (menor ou igual a 140/90 mm Hg) por monoterapia: 12 por betabloqueador; 14 por antagonista de cálcio, 13 por diurético e 10 por inibidor da enzima conversora. Foi considerada resposta anormal da pressão arterial ao esforço se fosse alcançado um dos seguintes critérios: pressão sistólica máxima > 220 mm Hg; aumento da pressão sistólica > 10 mm Hg/MET; ou aumento da pressão diastólica > 15 mm Hg.

A resposta fisiológica da pressão arterial no esforço ocorreu em 50% dos pacientes em uso de betabloqueador, a maior taxa entre todos os grupos (p < 0,05) com 36 e 31% nos grupos antagonistas de cálcio e diurético, respectivamente, e em 20% no grupo inibidor de enzima conversora, sendo essa a menor taxa (p < 0,05). Os betabloqueadores foram mais eficazes que os diuréticos, antagonistas do cálcio e inibidores da enzima conversora no controle da pressão arterial no esforço físico.

Hipertensos com sem alteração de ST ao esforço mostram significativas diferenças aos indivíduos normotensos quando se avalia a resistência vascular, o fluxo e a reserva coronarianas, conforme pode ser observado na **Figura 11-13-15**.

Nos pacientes hipertensos e de faixa etária mais elevada é comum a concomitância de HAS e DAC, e até mesmo a presença de cardiomiopatia dilatada. O teste ergométrico assume posição importante nessa avaliação e, apesar das alterações comumente observadas nos ECGs de hipertensos, as múltiplas respostas ao esforço podem sugerir a existência de DAC.

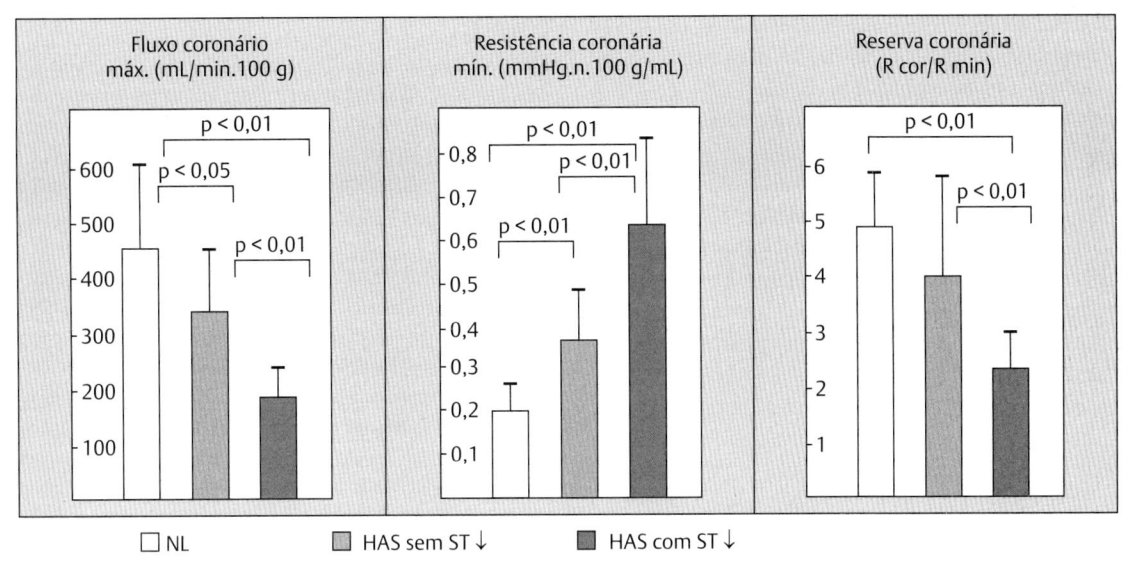

Fig. 11-13-15. Fluxo coronariano máximo, resistência coronariana mínima e reserva coronariana em indivíduos normais (NL) hipertensos (HAS), com ou sem infradesnível de ST, avaliados após administração de dipiridamol. (Modificada de Scheller S et al.[68])

VALVOPATIAS

Indicações[4]

- **Grau A**
  - Avaliação da capacidade funcional e de sintomas em pacientes com insuficiência aórtica e sintomatologia duvidosa ou de origem não esclarecida (nível 2).
- **Grau B1**
  - Avaliação da capacidade funcional de pacientes com valvopatia leve a moderada para esclarecer sintomas, orientar atividade física ou auxiliar na indicação cirúrgica (nível 2).
  - Avaliação prognóstica antes da troca valvar em pacientes com IAo e IVE (nível 2).
  - Avaliação em pacientes com IAo para detectar piora na capacidade funcional (nível 2).
- **Grau B2**
  - Quando associado ao ecocardiograma, para avaliação de pacientes com estenose mitral leve (área valvar entre 1,5 e 2 cm^2), sintomáticos (capacidade funcional II-IV) (nível 2).
- **Grau C**
  - Diagnóstico de DAC em pacientes com valvopatia (nível 2).
  - Avaliação da capacidade funcional em pacientes com lesão aórtica ou mitral grave (nível 2).

O principal recurso diagnóstico não invasivo nas valvopatias é a ecocardiografia, porém, a ergometria é um instrumento de avaliação funcional da doença valvar, quando o exercício magnifica as alterações hemodinâmicas permitindo ao clínico melhor avaliação quanto ao momento ideal para determinar a correção cirúrgica, ou mesmo para orientar a prática desportiva, quando for o caso.

Outro aspecto importante da utilização do teste ergométrico que deve ser considerado é a possibilidade de haver DAC concomitante, embora a análise do teste seja mais complexa, pelas modificações em decorrência da valvopatia. Aronow e Harris[69] realizaram testes em paciente com estenose mitral ou estenose aórtica, todos com coronárias normais na cinecoronariografia. Encontraram, naqueles pacientes com valvopatias que consideraram severas, morfologias isquêmicas do segmento ST (37% dos casos de estenose aórtica e 20% dos casos de estenose mitral). Estes fatos devem ser levados em consideração na interpretação dos traçados, pois como mostraram esses autores, a doença valvar importante pode ocasionar alterações de ST sem a presença de DAC concomitante.

ESTENOSE AÓRTICA

O teste ergométrico em adultos com estenose aórtica tem limitada acurácia para avaliação de DAC concomitante à estenose aórtica. Certamente isso se deve à presença de anormalidades do ECG de repouso, por hipertrofia e por limitada reserva de fluxo coronariano. As alterações eletrocardiográficas com depressão de ST durante o exercício ocorrem em 80% dos adultos assintomáticos com estenose aórtica e não têm valor prognóstico.

As estenoses aórticas propiciam isquemia ventricular por conta das várias modificações hemodinâmicas, como necessidade aumentada de oxigênio pela hipertrofia miocárdica, elevado índice de tensão-tempo do ventrículo esquerdo, diminuição da relação do capilar com a fibra miocárdica e distância aumentada de difusão do capilar para o centro da fibra. Os fatores relacionados levam à isquemia miocárdica. As repercussões eletrocardiográficas são aquelas da sobrecarga ventricular esquerda, com modificações da repolarização ventricular e morfologia de isquemia e lesão, em consequência ao índice diminuído de oxigenação miocárdica.

Os pacientes tendem a moldar seus estilos de vida de modo a minimizar os sintomas ou passam a "culpar" a idade e o descondicionamento físico pelo cansaço e dispneia, não reconhecendo os primeiros sinais e sintomas da doença, sendo que uma minuciosa anamnese poderá evidenciar estas sintomas ocultos. O TE pode ser de grande utilidade em pacientes nos quais os sintomas são vagos (p. ex.: fadiga) para desmascarar sintomas ou demonstrar reduzida capacidade de exercício, bem como para evidenciar uma resposta pressórica anômala.[70,71]

De acordo com as diretrizes americanas[70] para doenças valvares, as estenoses aórticas são classificadas em três categorias:

- **LEVE** (área > 1,5 cm², gradiente médio inferior a 25 mm Hg, ou velocidade do jato < 3,0 m/s).
- **MODERADA** (área entre 1 a 1,5 cm², gradiente médio entre 25 e 40 mm Hg, ou velocidade do jato entre 3 a 4 m/s).
- **SEVERA** (área 1 cm², gradiente médio > 40 mm Hg, ou velocidade do jato > 4 m/s).

Também pelas mesmas diretrizes o teste ergométrico na estenose aórtica deve obedecer as seguintes propostas:

- Class IIb
  - O teste com exercício em pacientes assintomáticos deve ser considerado para elucidar sintomas decorrentes do exercício e respostas anômalas da PA (Nível de evidência: B).
- Class III
  - Portadores de estenose aórtica que apresentem sintomas não devem ser exercitados (Nível de evidência: B).

O teste ergométrico em portadores de estenose aórtica (crianças e adultos) é um teste relativamente seguro quando apropriadamente realizado. A atenção do examinador deve ser focada na resposta pressórica que deve ser avaliada a cada minuto, nos sintomas relatados, no comportamento da FC e nas arritmias supra ou ventriculares. Na presença de uma resposta pressórica anômala, o teste deve ser interrompido e o paciente mantido em movimento em velocidade baixa por pelo menos 2 minutos, evitando-se colocar estes pacientes deitados, pois o retorno venoso aumentado levaria a uma descompensação aguda. Nos idosos, sedentários extremos e portadores de DAC, o teste quando realizado deve ser feito com protocolos atenuados.

Leve

Baranowska et al. realizaram 244 TE em 89 pacientes, buscando determinar a importância do TE em pacientes assintomáticos com estenose aórtica. Todos os exames ficaram dentro de limites normais. No período de acompanhamento de 12 meses, 39 pacientes passaram a ser sintomáticos, logo, com indicação de troca valvar. Os pacientes, então, foram comparados, os 39 com sintomas e os 50 sem sintomas. Os achados não permitiram que os autores concluíssem pela efetividade do TE na determinação dos pacientes que deveriam se submeter à troca valvar.[72]

Estes achados contrariam os previamente descritos por Piedro et al. que viram o TE como fator discriminante na indicação de troca valvar de assintomáticos.[73]

Moderada a Severa

O TE em pacientes assintomáticos com EAo moderada ou severa é seguro e bem tolerado. Os testes seriados são muito úteis em revelar sintomas não declarados voluntariamente e acrescenta dados prognósticos na avaliação deste grupo de pacientes.[74]

No grupo de pacientes com EAo e que se declaram assintomáticos, 30% deles, na realidade, são sintomáticos, sendo estes candidatos à troca valvar.[75] Os estudos randomizados comparando a troca valvar com o tratamento conservador que incluem TE seriados são necessários para definir se a troca valvar precoce realmente aumenta a qualidade de vida do paciente assintomático com estenose aórtica severa.

Até agora, o início dos sintomas tinha sido considerado como o momento essencial na evolução do AS. Sabemos que o prognóstico piora significativamente neste momento e esperamos que ocorra antes de intervir em pacientes. No entanto, como as taxas de complicações nas trocas valvares diminuíram com o tempo, tem havido crescente preocupação com o desenvolvimento de danos cardíacos irreversíveis, que não seriam corrigidos ou reduzidos por trocas valvares posteriores e que podem preceder os sintomas. Os sintomas são subjetivos por natureza e, portanto, basear as decisões de tratamento sobre o que o paciente relata pode ser deletério. Avaliar o estado sintomático de um paciente com estenose aórtica é complexo: por um lado, a doença progride lentamente e os pacientes podem ajustar sua atividade gradual e inconscientemente. Por outro lado, os sintomas podem não ser específicos: esses pacientes geralmente são velhos, descondicionados e frequentemente apresentam comorbidades, como doença pulmonar ou obesidade. Atribuir a dispneia à estenose aórtica pode ser desafiador em muitos casos, tornando-se este o grande desafio para o cardiologista clínico ou para o cirurgião cardíaco. O TE e, principalmente, o TCPE aparecem como fortes instrumentos no auxílio da decisão clínica.

Uma resposta hemodinâmica anormal (por exemplo, hipotensão ou deficiência de aumentar a PA com exercício) num paciente com estenose aórtica severa é considerada um achado de prognóstico reservado.[76]

A taxa de progressão da doença é altamente variável entre os indivíduos e de difícil previsão.[77] Em média, estima-se que a velocidade máxima aórtica aumente 0,2-0,3 m/s e a área aórtica diminua 0,1 cm^2.[78,79] O início dos sintomas em pacientes com AS grave é provável que ocorra dentro de 2-5 anos.[70] Na metanálise de Gahl et al., a taxa anual de pacientes que desenvolveram sintomas foi de 18,5%.[80] Assim que os sintomas aparecem, o prognóstico de AS grave é muito ruim, com taxas de sobrevivência de apenas 15-50% em 5 anos.[76]

A incidência de um teste de estresse de exercício anormal, em pacientes com estenose assintomática, é de aproximadamente 50%.[77] Desenvolver sintomas claramente relacionados com a valva durante o teste de estresse é considerado uma indicação classe I para troca valvar nas diretrizes europeias e norte-americanas, e uma resposta de pressão anormal é uma indicação de Classe IIa para troca valvar. Estudos que investigam testes de exercício em EAo assintomática são muito heterogêneos em relação aos protocolos de exercício e aos critérios a serem considerados anormais.

Respostas anormais ao exercício em pacientes assintomáticos com estenose aórtica são mediadas por um grande aumento do gradiente de pressão transvalvar e/ou por reserva contrátil limitada, caracterizada por inadequado aumento da fração de ejeção ao esforço.[81-84] Pacientes com estenose leve a moderada podem apresentar capacidade normal de se exercitar, com aumento do DC em limites normais baixos. O gradiente transvalvar pode aumentar de 20 a 50 mm Hg durante o exercício, com a PAS ventricular chegando a 250-300 mm Hg.

O TCPE tem grande importância ao refinar a identificação dos assintomáticos com EAo severa e de melhor avaliar o prognóstico, tendo grande importância nas avaliações seriadas. Em geral, o volume de ejeção aumenta no exercício, incluindo os pacientes com EAo. O TCPE fornece informações dos componentes hemodinâmicos e fisiológicos que determinam a redução do p$\dot{V}O_2$. Mostrando-se útil na identificação de:

1) Pacientes com baixo risco de morte cardíaca e baixo risco de progressão para sintomas da EAo;
2) Pacientes com comprometimento hemodinâmico que tem melhora da capacidade funcional após a troca valvar.

Os pacientes no pré-operatório que tenham gradiente médio < 40 mm Hg pela valva aórtica, fibrilação atrial ou marca-passo definitivo são os que menos se beneficiariam de uma troca valvar, enquanto os que têm EAo severa e redução do pulso de O_2 são os que mais se beneficiam da troca valvar. Estes dados são de importância na decisão pela troca valvar.

Meneghelo et al.[85] utilizaram o teste ergométrico cardiopulmonar na avaliação da estenose aórtica para estimar a função ventricular esquerda durante o exercício, utilizando duas variáveis principais: o pulso de oxigênio e a carga de trabalho realizado. Nos indivíduos normais, o que se observa é o aumento gradativo dessas duas relações à medida que a carga de trabalho aumenta, significando aumento gradativo do débito cardíaco. Na estenose aórtica, entretanto, pode-se estabelecer o momento em que o débito cardíaco deixa de se elevar, pelo eventual comportamento em platô das curvas dessas variáveis. Caso haja redução da função ventricular esquerda em pacientes com insuficiência aórtica, ocorrerá o mesmo comportamento. Na **Figura 11-13-16** está ilustrado o comportamento do pulso de oxigênio em paciente com estenose aórtica, mas assintomático.

Ullah et al.[86] realizaram uma metanálise de 8 estudos envolvendo 2.201 pacientes assintomáticos e com EAo severa. A troca valvar precoce foi associada à menor mortalidade por todas as causas [OR 0,24, 95% intervalo de confiança (IC) 0,13-0,45, P ≤ 0,00001] e mortalidade cardiovascular (OR 0,21, 95% IC 0,06-0,70, P = 0,01) em comparação ao tratamento conservador. Entretanto, em decorrência de heterogeneidade na classificação de pacientes assintomáticos, estudos com maior número de pacientes certamente trarão resultados mais confiáveis.

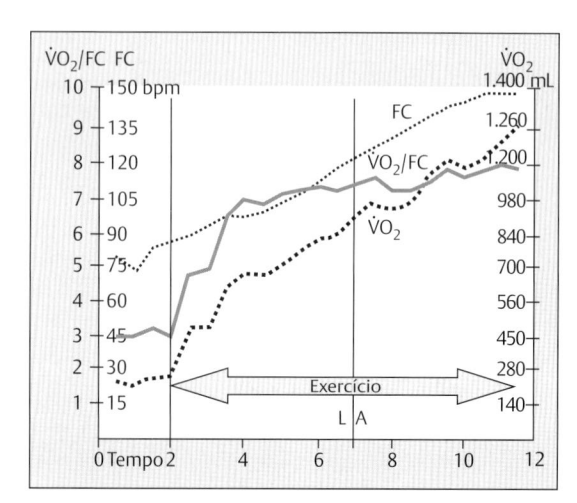

Fig. 11-13-16. Curvas obtidas durante teste cardiopulmonar de paciente com estenose aórtica grave, mas assintomático. A despeito de ocorrerem durante o esforço, aumentos gradativos do $\dot{V}O_2$ e da frequência cardíaca, nota-se o platô da curva de pulso de oxigênio a partir das proximidades do limiar anaeróbico, significando não elevação do débito cardíaco com o exercício. O maior pulso de oxigênio medido foi 8 mL/batimento, bem abaixo do predito de 11 mL/batimento. (Modificada de Meneghelo Z et al.[85])

Na estenose aórtica congênita, que representa 3 a 6% de todas as cardiopatias congênitas, Paupério et al.[87] encontraram infradesníveis de ST (2 mm por 0,08 segundos) em 21 de 30 pacientes com gradiente acima de 50 mm Hg. Dentre os 26 pacientes apresentando gradientes abaixo de 50 mm Hg, 22 deles tiveram testes negativos. Os autores concluíram que o teste ergométrico auxilia na seleção daqueles com obstrução significativa para indicação de cateterismo. Para gradientes entre 50 e 75 mm Hg a sensibilidade foi de 70% e, acima de 75 mm Hg, a sensibilidade foi de 83,3%.

Na **Figura 11-13-17** observam-se os procedimentos para avaliação dos pacientes com estenose aórtica severa.

Critérios de anormalidade no teste ergométrico em portadores de estenose aórtica

- Sintomas durante o exercício: dispneia, angina e síncope.
- Queda da PA ou aumento inferior a 20 mm Hg na PAS durante o esforço.
- Tolerância ao esforço menor que 80% do normal.
- Depressão de ST > 0,2 mV durante o esforço em relação ao repouso.
- Arritmias ventriculares.

A atividade física não é restrita aos pacientes com estenose aórtica leve, sendo que esses pacientes podem até mesmo participar de esportes competitivos. Pacientes com estenose aórtica moderada a severa devem evitar esportes competitivos que envolvam grandes demandas musculares. Outras formas de exercício podem ser realizadas com segurança, sendo imprescindível que antes esses pacientes sejam avaliados pelo teste ergométrico.[88]

Rafique et al.[89] realizaram um estudo de metanálise envolvendo dados de 7 estudos que compreendiam 491 pacientes assintomáticos com estenose aórtica severa. Os pacientes foram submetidos ao teste ergométrico e nenhum deles apresentou complicações durante o teste. No grupo de pacientes com teste normal não houve caso de morte súbita no primeiro ano de acompanhamento, enquanto no grupo com testes alterados ocorreram 5% de casos de morte súbitas. No total, 52 (21%) dos 253 pacientes com teste normal tiveram eventos cardíacos adversos, comparados com 156 (66%) de 238 com testes anormais (*odds ratio* 0,12, intervalo de confiança de 95%, 0,07 a 0,21, p < 0,001). Estes dados sugerem que o teste ergométrico é seguro e pode ser utilizado na estratificação de risco e na decisão do tempo ideal para a correção valvar do paciente com estenose aórtica severa e assintomático.

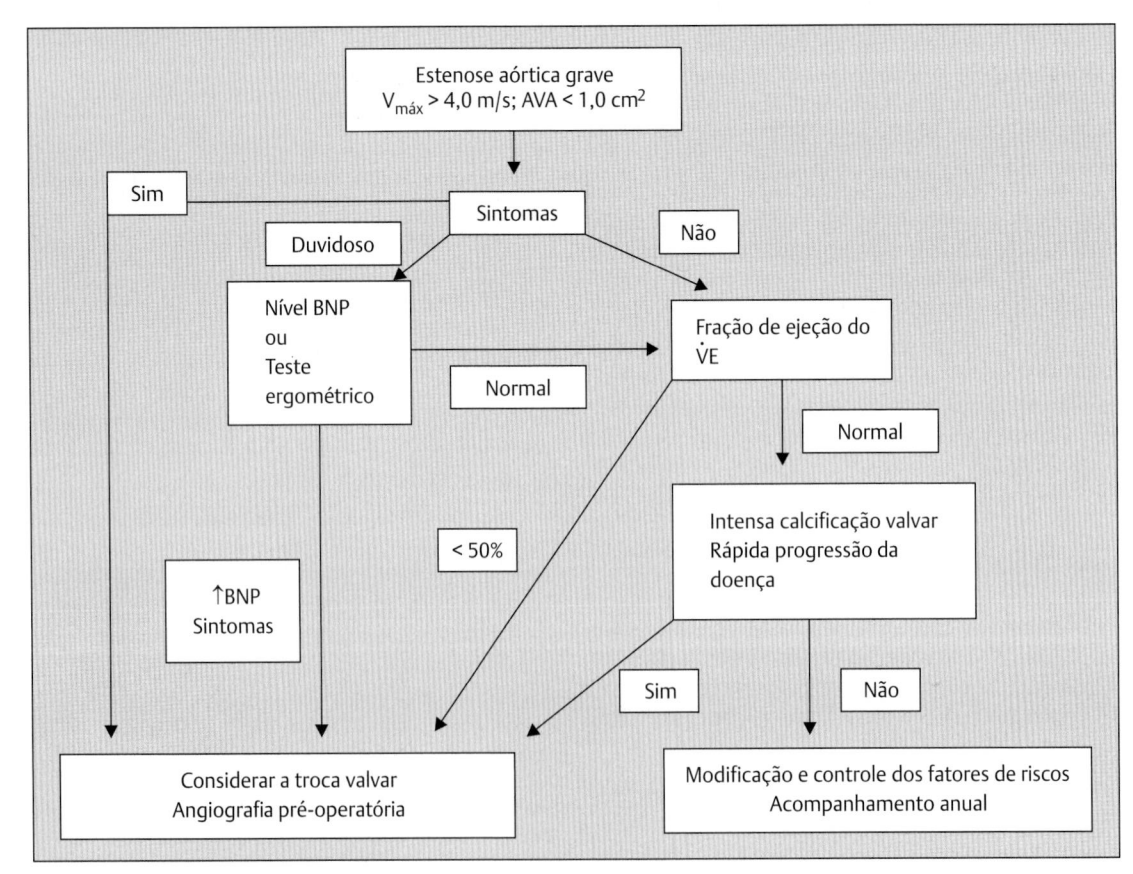

Fig. 11-13-17. Nomograma para avaliação e conduta na estenose aórtica.

Pacientes com EAo assintomática são uma população heterogênea em que a troca valvar precoce certamente terá um papel, mas até o momento não há evidências que sustentem a mudança da prática usual de "esperar por sintomas". No entanto, essa espera deve ser ativa: o acompanhamento próximo dos pacientes é justificado e os sintomas devem ser cuidadosamente avaliados, realizando testes de estresse em caso de sintomas equivocados ou não específicos.

Por fim, pode-se dizer que se o TCPE não indicar um comprometimento hemodinâmico significativo em decorrência de EAo, uma estratégia inicial conservadora resulta em bom prognóstico e uma taxa de eventos aceitável.[90]

INSUFICIÊNCIA AÓRTICA

As diretrizes americanas[70] apontam as seguintes aplicações do teste ergométrico na insuficiência aórtica:

- **Classe IIa**
  - O teste de esforço pode ser utilizado em pacientes com insuficiência aórtica crônica para avaliar a capacidade funcional e os sintomas em pacientes com história e sintomas duvidosos. (**Nível de Evidência: B**)
  - O teste de esforço em pacientes com insuficiência aórtica crônica pode ser realizado para avaliar a capacidade funcional e sintomas antes da participação em atividades atléticas. (**Nível de Evidência: C**)

Pacientes assintomáticos com insuficiência aórtica importante e sobrecarga de volume do VE (diâmetro sistólico final > 50 mm) tendem a desenvolver danos miocárdicos irreversíveis enquanto aguardam a decisão sobre o momento cirúrgico ideal. O teste com eco de estresse pode ser útil para a detecção precoce de insuficiência cardíaca latente.

Segundo Ellestad,[91] o teste de esforço é o método ideal para acompanhar os pacientes, usando-se parâmetros como o segmento ST e o cronotropismo para cada etapa de trabalho, como bons indicadores da diminuição da função e valiosos subsídios para o raciocínio clínico e indicação cirúrgica.

A intervenção cirúrgica para troca valvar é indicada na insuficiência aórtica crônica severa quando surgem sintomas ou quando a FEVE for < 50% ou se o diâmetro sistólico final > 50 mm.[76,92] O TE é recomendado para os pacientes assintomáticos com VE de dimensões normais e FEVE > 50%.[76]

A presença de reduzida tolerância ao esforço em pacientes que sabidamente apresentam disfunção ventricular esquerda é um indicativo de prognóstico ruim no pós-operatório (**Fig. 11-13-18**).

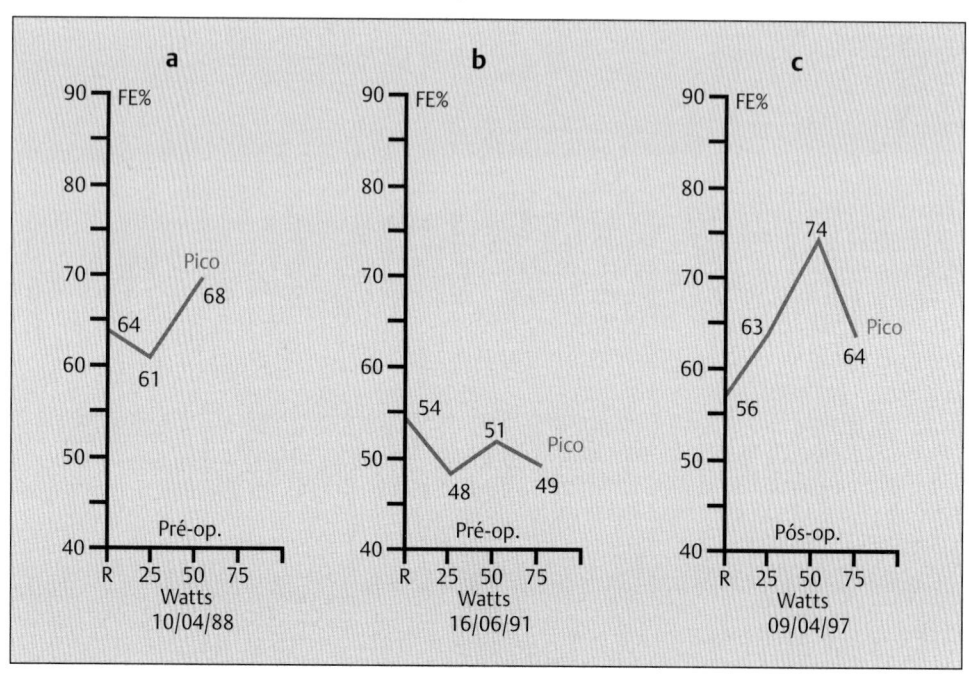

Fig. 11-13-18. Comportamento da fração de ejeção do ventrículo esquerdo pela ventriculografia radioisotópica, pela técnica de equilíbrio, em repouso e durante teste cicloergométrico, num paciente adulto, masculino, com insuficiência aórtica, avaliado em três ocasiões. (**a**) Aumento da fração de ejeção de 64% em repouso para 68% no pico do esforço, comportamento normal, ou seja, aumento da FE superior a 5%. (**b**) Depois de 3 anos de evolução, embora persistisse assintomático, notou-se menor valor de FE no pico de esforço do que basalmente, indicando comportamento anormal do VE frente ao esforço. (**c**) Após 18 meses da troca valvar observa-se boa recuperação do VE, com aumento da FE de 56% em repouso para 64% no pico do esforço. (Modificada de Meneghelo Z et al.[85])

Na **Figura 11-13-19** observam-se os procedimentos para avaliação dos pacientes com insuficiência aórtica severa.

O papel do eco de estresse ainda vem sendo estabelecido, sendo necessários mais estudos na definição do impacto do eco de estresse, tendo-se que obter parâmetros que possibilitem a decisão clínica quanto à intervenção cirúrgica, bem como prospectar a evolução pós-cirurgia. Com o avanço tecnológico e a incorporação do eco 3D e do *strain* miocárdico na técnica do eco de estresse, certamente novas respostas surgirão.[93]

Podemos, com o caso clínico apresentado a seguir, contextualizar a aplicação do TCPE na quantificação da reserva cardíaca, o que, sem dúvida, muito contribui para as decisões no manejo da insuficiência aórtica crônica.[94]

Os autores relataram o caso de uma mulher de 58 anos com diagnóstico de insuficiência aórtica crônica com história de dispneia progressiva com evolução de 6 anos.

O ECG basal e a radiografia de tórax não mostraram alterações além de sobrecarga do VE. O eco-Doppler mostrou regurgitação aórtica moderada com fluxo excêntrico que pode ter prejudicado a quantificação da regurgitação. Havia, também, hipertrofia excêntrica com diâmetro sistólico final de 42 mm, sem sinais de hipertensão pulmonar e FEVE estimada em 59%.

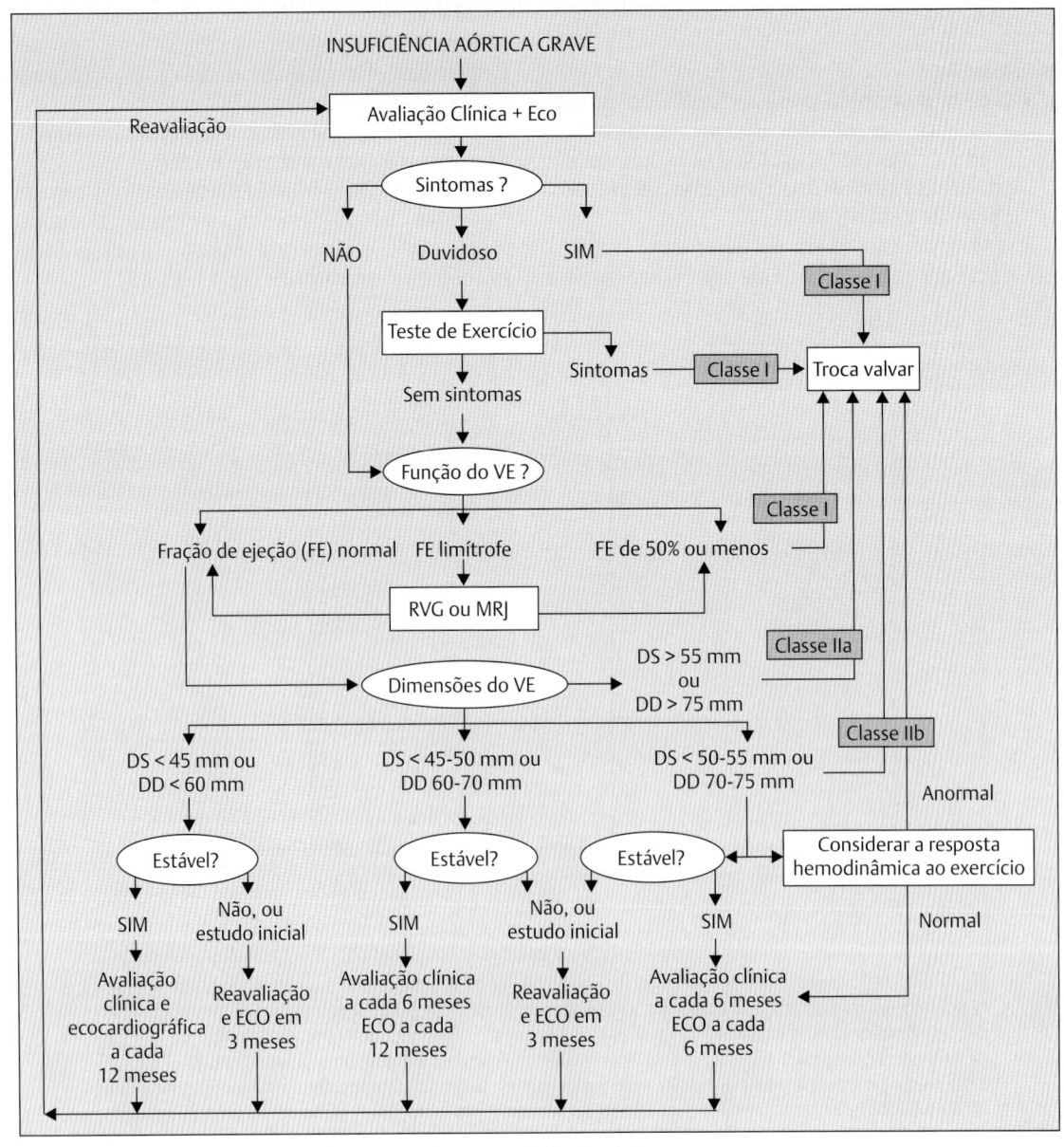

Fig. 11-13-19. Nomograma para avaliação e conduta na insuficiência aórtica.

Em vista das discrepâncias entre os sintomas relatados pela paciente e os achados ecocardiográficos, o TCPE foi indicado para se obter objetiva avaliação da capacidade funcional.

Na fase inicial do exercício, VE e $\dot{V}O_2$ aumentaram linearmente; entretanto, a curva de $\dot{V}O_2$ sofreu um achatamento após o 6º minuto, enquanto a curva de VE manteve aumento linear (**Fig. 11-13-20**).

A FC mostrou aumento linear proporcional ao aumento da carga de exercício, enquanto o pulso de oxigênio mostrou uma evolução em *plateau* com discreto declínio no pico do exercício, sugerindo redução do volume de ejeção do VE no exercício. O maior valor obtido para o pulso de oxigênio durante o exercício foi de 8 mL/sístole (**Fig. 11-13-21**), devendo-se ressaltar que os valores normais estão entre 4 a 6 mL/sístole em repouso e que no pico do exercício pode alcançar entre 10-20 mL/sístole.

Para confirmar se a disfunção sistólica durante o exercício foi a causa do *plateau* seguido de queda do pulso de O_2 no TCPE, foi realizado um eco-Doppler durante o exercício com o mesmo protocolo empregado no TCPE. Sob estas condições foram comparados os resultados obtidos no eco basal e no eco no pico do exercício: aumento do diâmetro diastólico final de 64 para 68 mm, aumento do volume sistólico final de 57 para 91 mL e queda na FEVE de 59 para 42%. A FEVE também foi estudada pela ventriculografia com radionuclídeos, mostrando queda de 61% (basal) para 47% (pico do exercício).

Em razão destes achados, a paciente foi submetida ao cateterismo cardíaco que revelou artérias coronárias livres de lesões obstrutivas e contratilidade normal das paredes.

A equipe cardiológica, frente aos achados do TCPE e dos demais exames realizados, optou pela indicação cirúrgica, que foi realizada com sucesso.

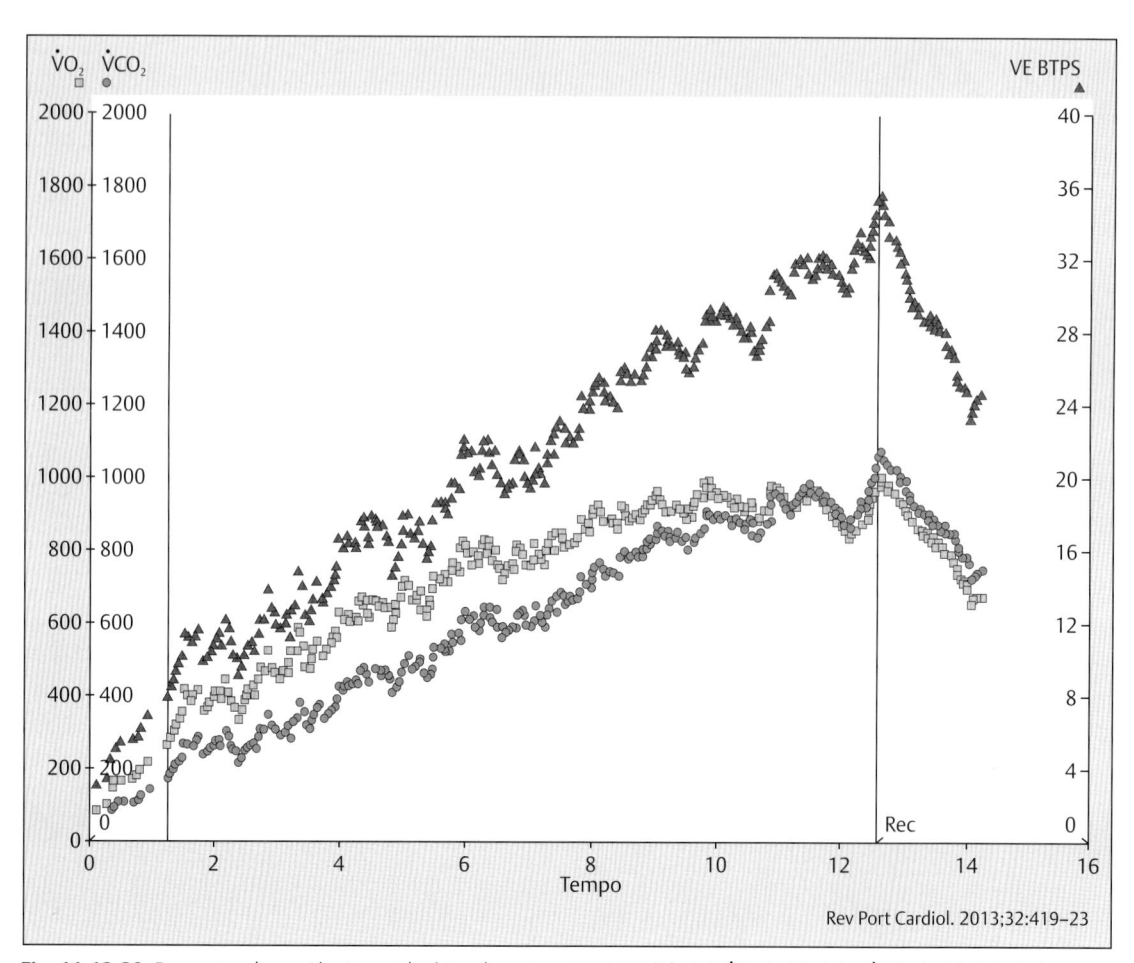

Fig. 11-13-20. Respostas das variáveis ventilatórias durante o TCPE: VE (L/min), $\dot{V}O_2$ (mL/min) e $\dot{V}CO_2$ (mL/min). As barras verticais indicam o início e o final do exercício.

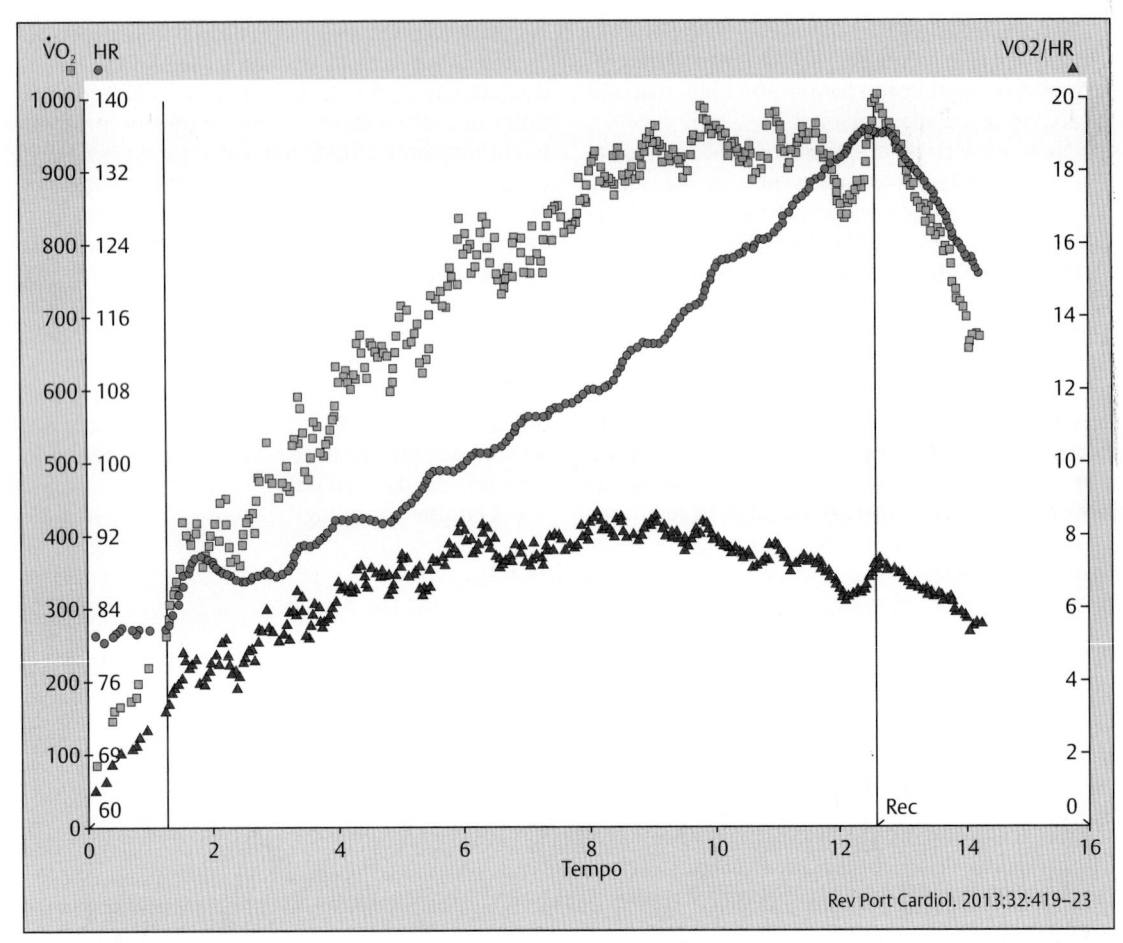

Fig. 11-13-21. Respostas da FC (bpm), $\dot{V}O_2$ (mL/min) e pulso de oxigênio ($\dot{V}O_2$/FC [mL/sístole]). As barras verticais indicam o início e o final do exercício.

ESTENOSE MITRAL

Os sintomas na estenose mitral (EM) começam a aparecer quando a área efetiva valvar reduz-se a menos que 2 cm². Na estenose mitral com o orifício efetivo inferior a 1 cm², a dispneia ocorre com uma simples caminhada. Com essa área valvar ocorre aumento da pressão no átrio esquerdo em repouso (alcançando 25 mm Hg) com consequente aumento da PA na circulação pulmonar e no ventrículo direito, acentuando-se ainda mais com o esforço.

Dependendo da severidade da estenose mitral (orifício efetivo igual ou inferior a 1,25 cm²) o débito cardíaco não aumenta ou mesmo diminui com o esforço, principalmente quando existe insuficiência tricúspide e insuficiência ventricular direita. A diminuição do débito e o aumento do consumo de oxigênio pelo miocárdio leva à isquemia.[95,96]

O TE é indicado em pacientes sem sintomas ou com sintomas discordantes com a severidade da estenose mitral, sendo que o TE pode ser realizado em segurança na maioria dos pacientes com EM.[70]

Em pacientes com estenose mitral com área valvar > 1,5 cm² e que durante o esforço exibem gradiente médio 15 mm Hg, pressão capilar pulmonar 25 mm Hg e pressão na artéria pulmonar 60 mm Hg, o teste ergométrico tem utilidade significante na avaliação funcional, podendo liberar o paciente para prática desportiva com grande segurança. O eco de estresse com esforço físico traz os melhores resultados nessas avaliações (**Fig. 11-13-22**).

O eco de estresse pode prover informações que elucidem as discordâncias entre sintomas e grau de severidade da lesão, ao fornecer dados do gradiente mitral e da PSAP, sendo o exercício superior à dobutamina nessa avaliação.[97]

Numa valva mitral não complacente uma estenose mitral moderada em repouso pode representar, hemodinamicamente, uma estenose importante durante o esforço, uma vez que ela não consegue o fluxo aumentado decorrente do exercício. Além disso, como as áreas valvares não são indexadas à SC, o eco de estresse pode ser muito útil na gradação da estenose nos pacientes com SC aumentada.[98] Um gradiente médio transvalvar >15 mm Hg com exercício, ou >18 mm Hg durante a infusão de dobutamina tem sido associado a piores prognósticos em pacientes assintomáticos com EM. Uma PSAP > 60 mm Hg no exercício,[99] especialmente quando ocorre com baixa carga de exercício, é indicativo de EM hemodinamicamente significativa,[100] com alto risco de descompensação, que poderia se beneficiar de um procedimento de valvotomia percutânea, quando a anatomia permitir.

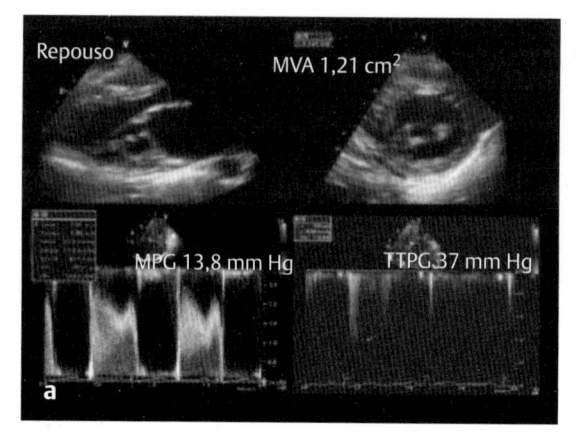

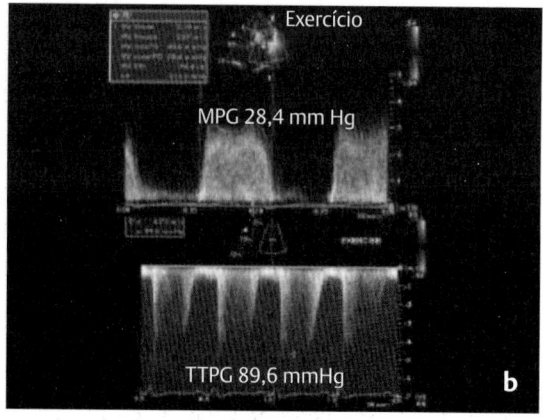

Fig.11-13-22. Avaliação ecocardiográfica de um paciente assintomático com estenose mitral. (**a**) O registro obtido em repouso sugere estenose mitral importante. (Ver Prancha em Cores.) (**b**) Com o esforço houve importante aumento do gradiente de pressão (médio) transmitral e no gradiente de pressão transtricuspídeo. MPG: aumento do gradiente de pressão (médio) transmitral; MVA: área da valva mitral; TIPG: gradiente de pressão transtricuspídeo.

A resposta ao exercício em portadores de estenose mitral dependerá do grau estenose. Alguns pacientes com estenose mitral leve podem permanecer assintomáticos mesmo com exercícios extenuantes. Nos casos mais severos, o exercício pode ocasionar rápido aumento da pressão venopulmonar em razão do aumento do DC e da FC, resultando, algumas vezes, em edema pulmonar.

Nos pacientes com EM reumática, a intolerância ao exercício é predominantemente em decorrência de incompetência cronotrópica, limitado volume sistólico e fatores periféricos, e não simplesmente à disfunção valvar. A proposta de utilizar a combinação e TCPE + ECO de estresse pode ser muito útil na determinação dos mecanismos envolvidos na intolerância ao esforço nestes pacientes. Muito importante evidenciar que efeito benéfico da redução do gradiente transmitral associado à incompetência cronotrópica pode ser superado por um desfavorável decréscimo do débito cardíaco e da capacidade de exercício em alguns pacientes (**Fig. 11-13-23**).[101]

Na **Figura 11-13-24** observam-se os procedimentos para avaliação dos pacientes com estenose mitral severa.

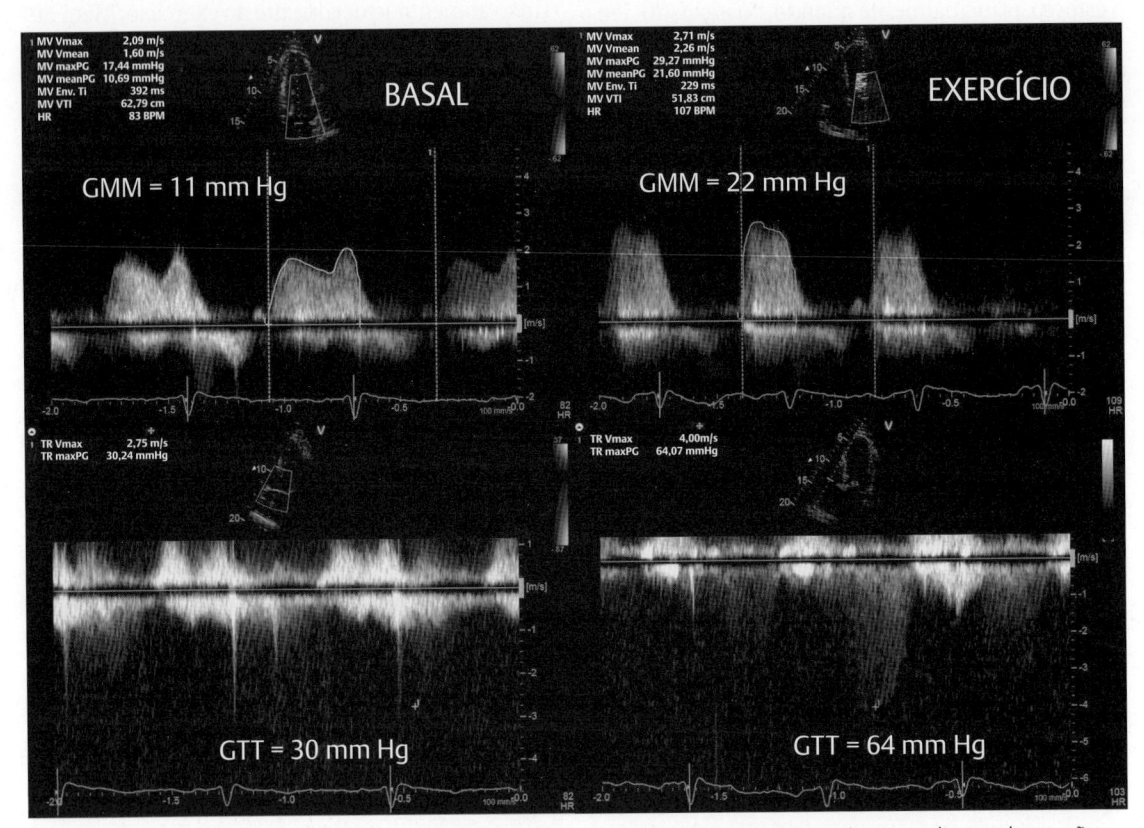

Fig. 11-13-23. Eco de estresse na EM. As medidas do Doppler transmitral (painéis superiores) e os gradientes de pressão transtricuspíde (painéis inferiores) em um paciente assintomático e com EM severa. O teste de estresse demonstrou que o exercício ocasionou significativo aumento do gradiente mitral (GM) e da PSAP (painéis direitos), que representam importantes preditores de risco. GMM: gradiente médio mitral; GTT: gradiente transtricúspide. (Ver Prancha em Cores.)

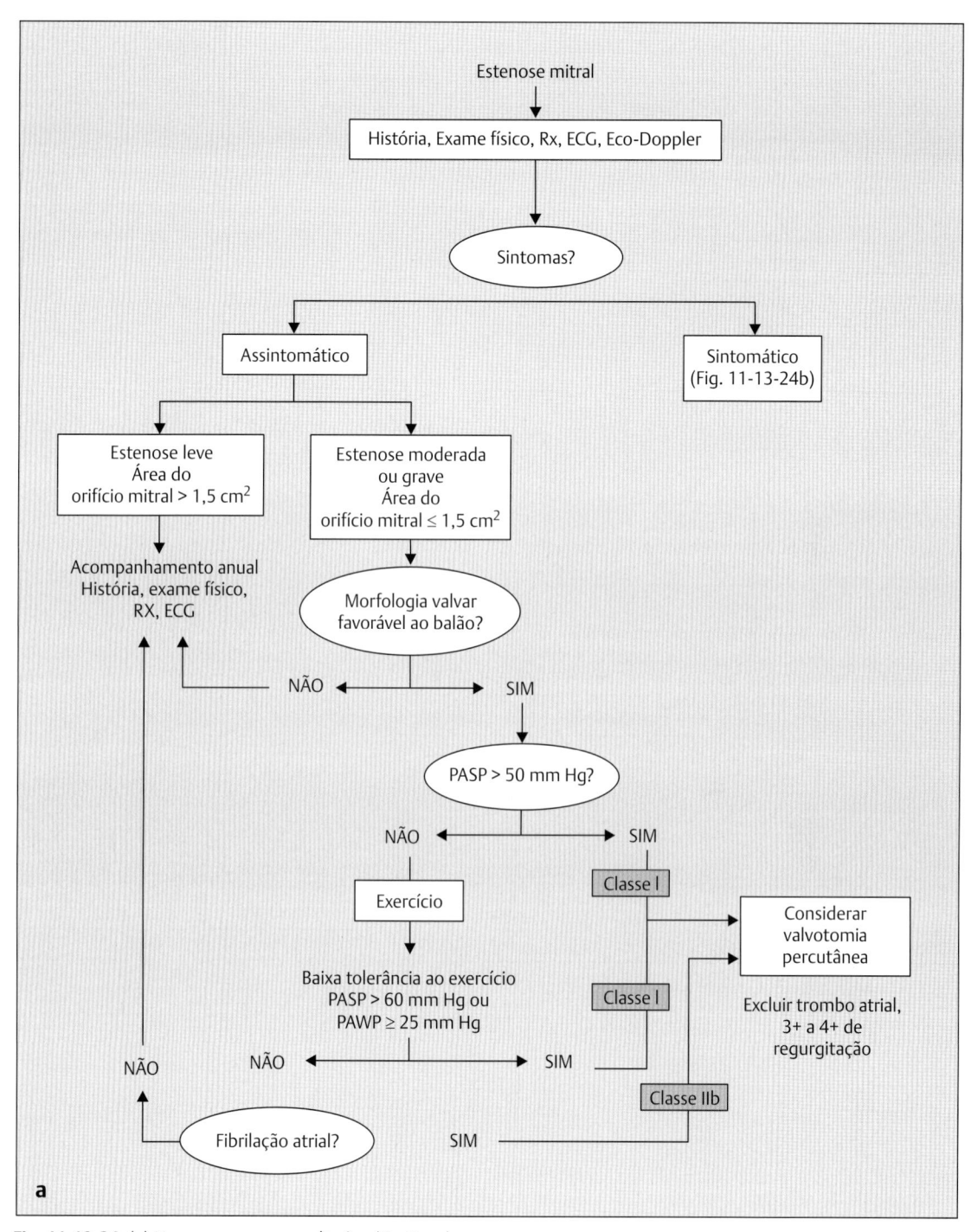

Fig. 11-13-24. (a) Nomograma para avaliação. *(Continua)*

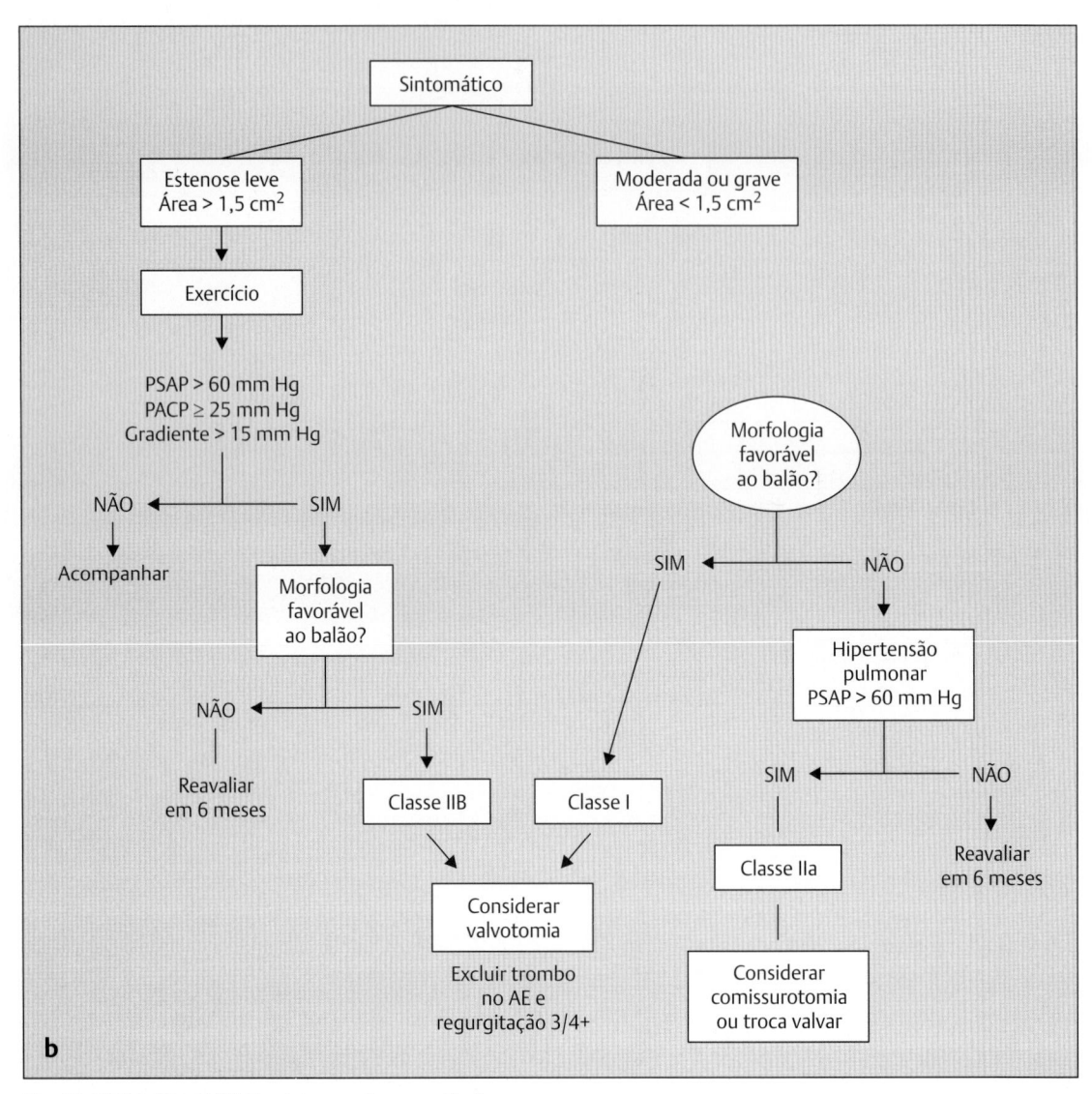

Fig. 11-13-24. *(Cont.)* (**b**) Conduta na estenose mitral

INSUFICIÊNCIA MITRAL

A insuficiência mitral (IM) é a segunda doença cardíaca valvar mais encaminhada para cirurgia corretiva. O TE desempenha papel importante na classificação de alguns desses desafios clínicos. Na IM assintomática primária, o TE permite a avaliação dos sintomas, a correlação dos sintomas com a gravidade da doença da valva e, nos pacientes com capacidade de exercício preservada, permite o adiamento seguro da cirurgia para o próximo ano, além de trazer *insights* sobre o mecanismo da dispneia induzida pelo exercício e ajuda na estratificação de risco individual.[102,103]

Na insuficiência mitral existe sobrecarga do átrio e ventrículo esquerdos. Com exercício leve ocorre vasodilatação periférica, podendo favorecer o fluxo anterógrado, que é simultâneo com o refluxo do ventrículo esquerdo para a aurícula esquerda. Mas se o refluxo for importante, mesmo com exercício leve, o débito diminui. Os sintomas mais comuns decorrentes do esforço são a dispneia (em razão do aumento da pressão venocapilar pulmonar) e o cansaço (pela diminuição do DC).

Os pacientes com lesões leves ou moderadas poderão praticar exercícios normalmente, sendo a ergometria importante para determinar o nível que os pacientes podem se exercitar com segurança.

Na insuficiência mitral importante e com pouca manifestação sintomatológica, o teste ergométrico é útil para evidenciar a limitação funcional e/ou queda da PA, indicando a cirurgia como o melhor caminho terapêutico.

Nas regurgitações assintomáticas, a capacidade funcional avaliada quantitativamente pelo TCPE mostra-se reduzida em 1 em cada 4 a 5 pacientes. Esta redução da capacidade funcional é determinante independente de complicações graves com eventos clínicos subsequentes. Portanto, o TCPE frequentemente revela limitações funcionais não detectadas clinicamente e é uma importante ferramenta na gestão de pacientes com regurgitação mitral.[104]

Pacientes assintomáticos com regurgitação mitral severa (área do orifício regurgitante efetivo > 39 mm²) são aqueles que apresentam risco aumentado de eventos cardíacos. Esse grupo de pacientes não deve ser levado ao teste ergométrico isoladamente, mas pode-se beneficiar ao ser avaliado através do eco de estresse físico (na esteira ou na bicicleta).

Supin *et al.*[105] seguiram, durante 7 anos, um grupo de pacientes com insuficiência mitral importante e sem DAC conhecida. Os autores puderam concluir que os pacientes assintomáticos com regurgitação mitral importante e de causa não isquêmica, sem critérios objetivos para cirurgia, evoluem rapidamente para a situação cirúrgica. Ressaltam que os pacientes com excelente potência aeróbica (igual ou maior que 15 METs) têm um cusrso benigno e que as depressões de ST induzidas pelo esforço não têm valor prognóstico nessa população.

O eco de estresse permite a avaliação de mudanças no volume regurgitante mitral e nas pressões pulmonares durante o pico do exercício, sendo particularmente útil nos pacientes com discordância entre o grau de regurgitação e os sintomas em repouso.[97,106,107]

Naji *et al.*[103] acompanharam 576 pacientes consecutivos com IM (excluídas IM funcional e pós-operatória) por um período de 6,6 ± 4 anos, com 53 eventos fatais. Nos pacientes com EM primária submetidos ao eco de estresse e cirurgia da valva mitral, o menor nível de METs alcançado foi associado aos piores resultados em longo prazo. Nos pacientes com capacidade de exercício preservada, retardando a cirurgia por um período ≥ 1 ano, nenhuma adversidade foi detectada.

O TCPE com imagem (paciente realiza o eco de esforço na maca ergométrica, pedalando em posição semideitada ao mesmo tempo em que são feitas as medidas de gases do TCPE) tem-se mostrado um método valioso, pois ao associar um exercício fisiológico às imagens, pode-se associar os dados metabólicos aos dados anatômicos e funcionais, com análise das valvas e dos fluxos, dos volumes das cavidades e as funções diastólica e sistólica, inclusive a avaliação da função do AE.[108] Além disso, a avaliação da reserva funcional do coração com TCPE com imagem é incrementada pelo estudo fisiopatológico da circulação pulmonar no exercício.[109,110] Na **Figura 11-13-25** vemos um caso de paciente com IM moderada a severa que no TCPE realizado na maca ergométrica concomitante ao eco de estresse mostra piora da regurgitação e aumento da PSAP.[111]

Afoke *et al.*,[112] buscando parâmetros para o momento ideal da indicação cirúrgica na IM, estudaram 43 pacientes por uma análise multivariada, verificando que a porcentagem do valor previsto de $\dot{V}O_2$ 84% seria um preditor independente de redução da capacidade funcional no pós-operatório. Valor sujeito a outros estudos confirmatórios, mas que pode ajudar a refinar os parâmetros de indicação cirúrgica nas IM primárias nas diretrizes do ESC.

Recomendações quanto à participação em competições atléticas foram publicadas pelo *Task Force on Acquired Valvular Heart Disease of the 36th Bethesda Conference*.[88] Pacientes assintomáticos com insuficiência mitral de qualquer grau, em ritmo sinusal, com átrio esquerdo de dimensões normais e pressão pulmonar normal não têm restrições para se exercitar. Já os pacientes com VE aumentado (maior ou igual a 60 mm), hipertensão pulmonar, ou qualquer grau de disfunção do VE em repouso não podem participar de qualquer esporte competitivo.

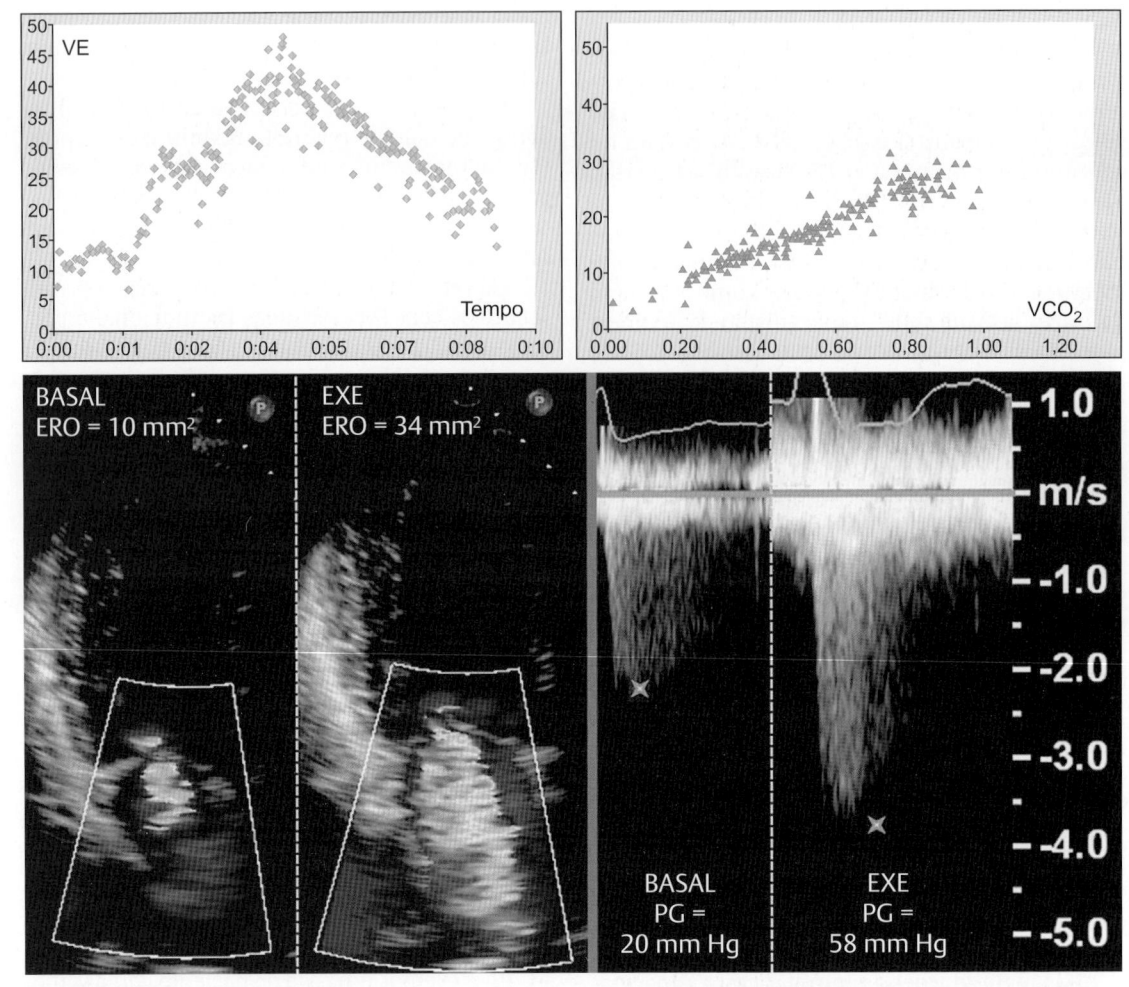

Fig. 11-13-25. Um caso de moderada disfunção sistólica do VE caracterizada pela IM induzida pelo exercício com discreta oscilação ventilatória. O TCPE mostra leve oscilação da ventilação com a eficiência ventilatória preservada; ecocardiografia em imagens apicais de 4 câmaras em repouso e no exercício, evidenciando IM importante induzida pelo exercício. O Doppler contínuo transtricúspide demonstra gradiente normal em repouso e marcada elevação do gradiente no exercício, refletindo hipertensão pulmonar dinâmica. (Ver Prancha em Cores.)

PROLAPSO DA VALVA MITRAL

O prolapso da valva mitral (PVM) é o mais comum das lesões valvares, estimando-se que possa acometer cerca de 10% da população, sendo que a grande maioria (em torno de 90%) é assintomática.

O PVM pode ser primário ou secundário e, nestes casos, encontrado em inúmeras situações como a síndrome de Marfan, pseudoxantoma elástico, distrofia muscular, síndromes de Hunter, Hurler, Turner, Noonan e no "coração de atleta".[113,114]

O prolapso primário da valva mitral é uma alteração degenerativa da valva que consiste em alterações no colágeno das cordoalhas e na degeneração do tecido mixomatoso das cordas tendíneas. Provavelmente o esforço anormal das cúspides e cordas tendíneas sobre os músculos papilares condicione isquemia localizada, que, possivelmente, é a causa da dor referida pelos pacientes. No entanto, não tem havido correlação entre as modificações do eletrocardiograma com o esforço e aparecimento da dor. As modificações eletrocardiográficas ocorrem, durante esforço, em pacientes com coronárias normais.[115]

Nos pacientes com PVM pode existir depressão "isquêmica" do segmento ST e várias possibilidades são referidas como explicação para este fato.[116,117] Quando estas alterações ocorrem em mulheres ou homens jovens, com dados clínicos não sugestivos de doença coronária, o prolapso da válvula mitral deve ser levado em consideração e motivar a complementação diagnóstica, principalmente com a ecocardiografia.

Nas **Figuras 11-13-26 A e B** observamos ECGs de paciente de 47 anos com queixa de precodialgia atípica que, ao ser submetido ao teste ergométrico, apresentou alterações de ST (discreta convexidade de ST com acentuação da fase negativa em sua porção terminal), com o padrão típico que temos observado em portadores de PVM diagnosticada pela ecocardiografia. (**Fig. 11-13-26 C, D e E**).[118,119]

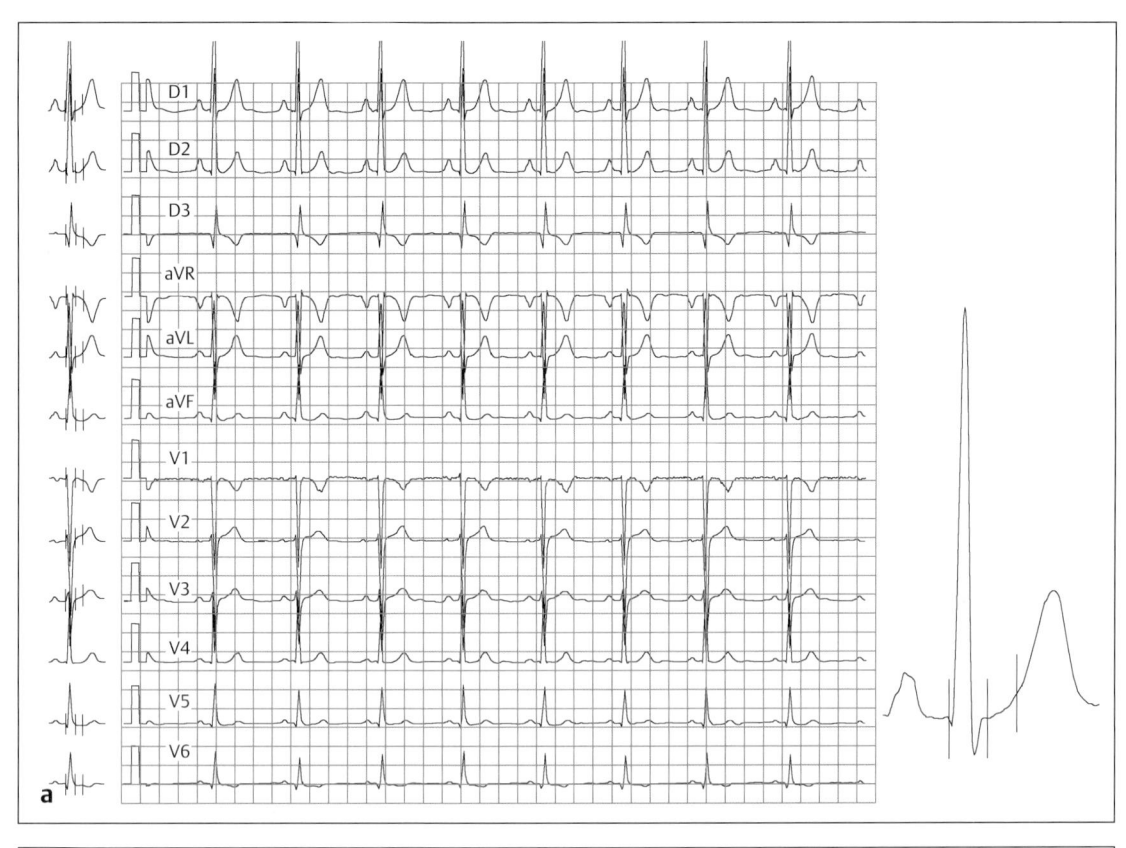

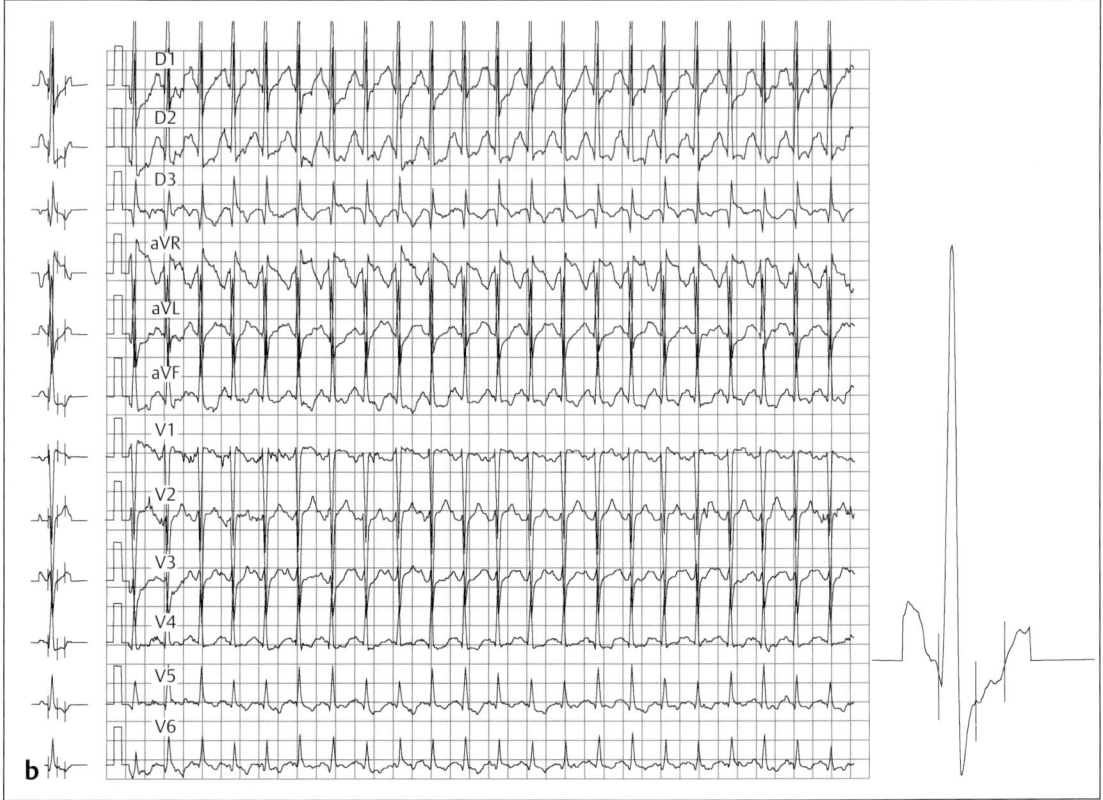

Fig. 11-13-26. Paciente de 47 anos com queixa de precordialgia atípica, da qual podemos observar os traçados do teste ergométrico. (**a**) Basalmente era normal. (**b**) No pico do esforço, padrão de ST com convexidade superior e negativação da porção final do segmento ST, padrão que temos observado com frequência em portadores de prolapso mitral submetidos ao teste ergométrico. *(Continua)*

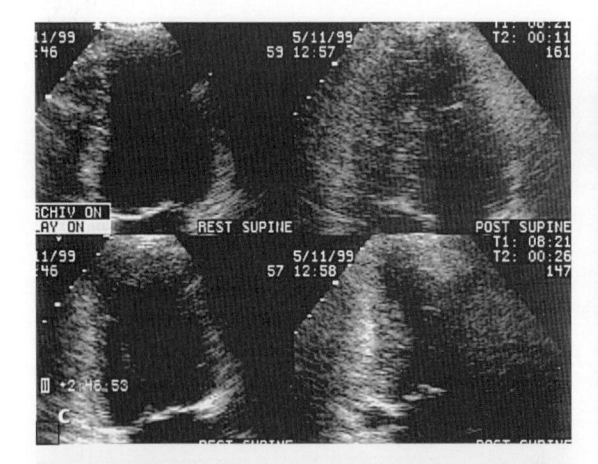

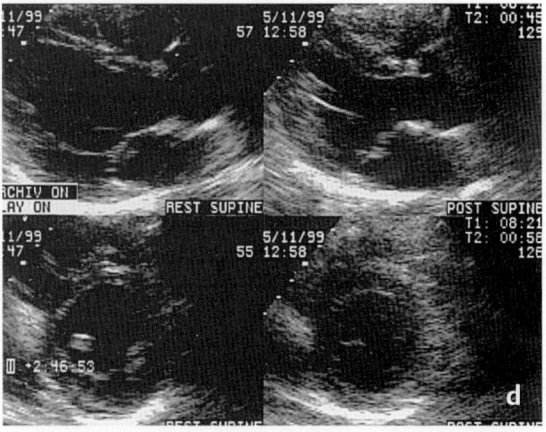

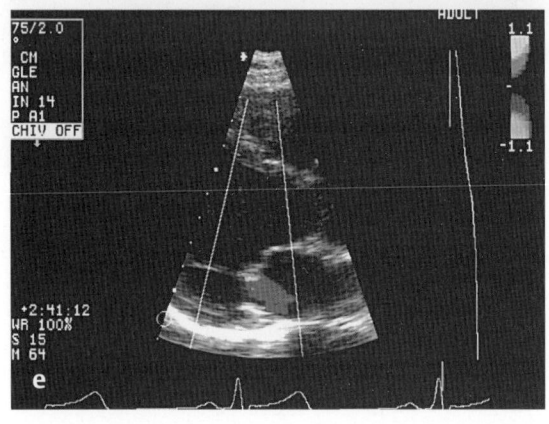

Fig. 11-13-26. *(Cont.)* (**c**) Eco de estresse mostrando contratilidade normal basalmente e no esforço, nos cortes apicais. (**d**) No corte longitudinal pode-se observar o prolapso da cúspide mitral posterior. (**e**) Regurgitação mitral leve. (Ver Prancha em Cores.) (Fonte: Arquivo de imagens dos autores.)

O paciente foi levado ao eco de estresse físico na esteira, com regurgitação leve e padrão contrátil normal no pós-esforço imediato, afastando DAC (**Fig. 11-13-27**).

Azevedo Filho e Hadlich[120] mostraram um caso com o mesmo padrão eletrocardiográfico (**Fig. 11-13-28**), que estudado pela angiotomografia coronariana (**Fig. 11-13-29**), não demonstrou lesão obstrutiva, fazendo supor que poderia ser essa também uma alteração eletrocardiográfica secundária a um prolapso mitral.

Em outros casos também observamos pacientes com PVM e alterações da repolarização ventricular no ECG basal, que submetidos ao teste ergométrico tiveram a normalização do ST na ausência de DAC concomitante.

Nos pacientes com PVM já diagnosticado, o teste ergométrico pode ser utilizado nos pacientes com queixas compatíveis com o desenvolvimento de arritmias. Oliveira *et al.*[121] relataram um caso de fibrilação ventricular durante o teste ergométrico em mulher jovem com prolapso mitral. O teste ergométrico poderá, desta forma, ser complementação útil para avaliar o aparecimento das arritmias nos diversos níveis de esforço para orientação clínica, para avaliação dos esquemas terapêuticos e para a avaliação antes de iniciar a prática desportiva.

Sbissa e Sbissa,[122] em trabalho de revisão, verificaram que as arritmias, na maior parte dos pacientes, ocorreram em repouso e aumentaram com esforço e após o mesmo. Os autores não encontraram uma predominância definida, sendo, no entanto, mais frequentes as extrassístoles ventriculares, sejam uni ou polifocais. Os autores relataram, também, episódios de taquicardia supraventricular e ventricular.

A avaliação com a ergometria é importante no grupo de pacientes que apresentam arritmia em repouso e que querem praticar exercício físico, orientando ao clínico, inclusive, quanto ao uso e eficácia de medicamentos antiarrítmicos.

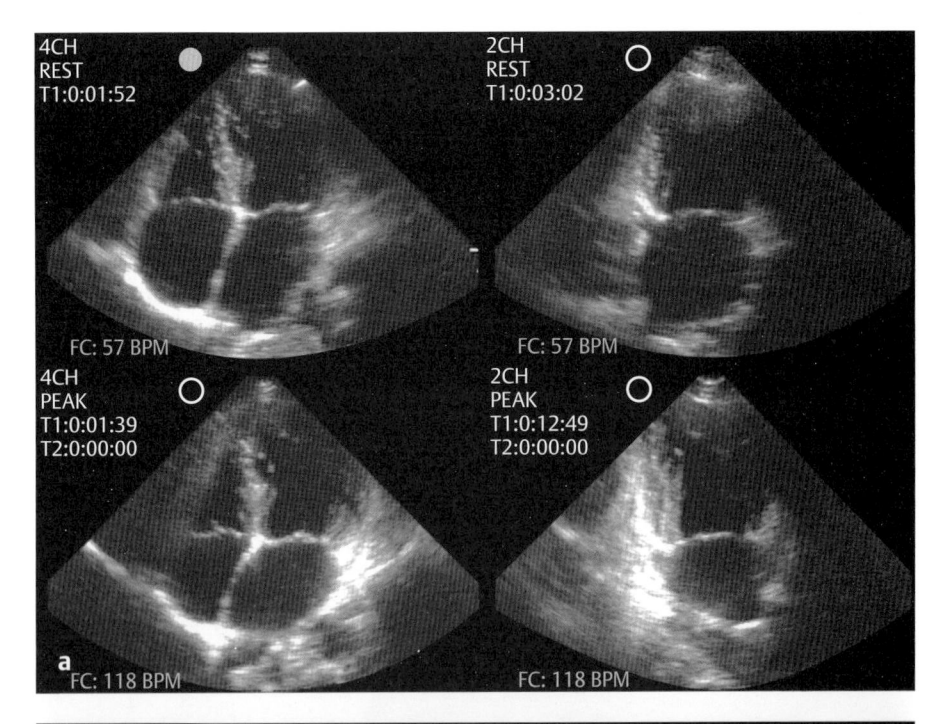

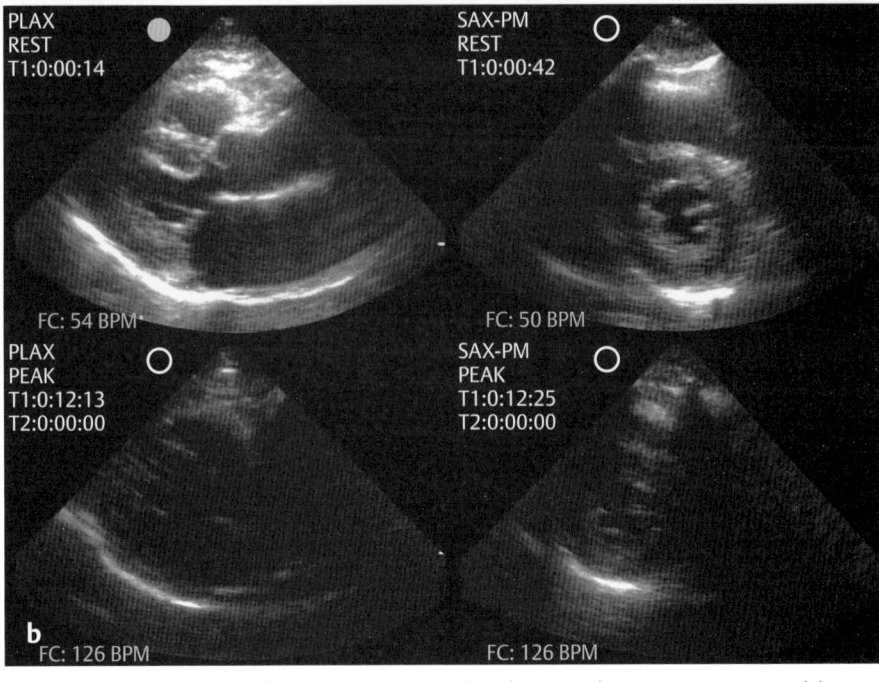

Fig. 11-13-27. Imagens obtidas em repouso e no pós-esforço imediato por cortes apicais (**a**) e longitudunal/transversal (**b**). Como as imagens de repouso e esforço são sincronizadas dentro de um intervalo RR, fica fácil para o examinador identificar eventuais áreas com déficit contrátil. (Arquivo de imagens do autor.)

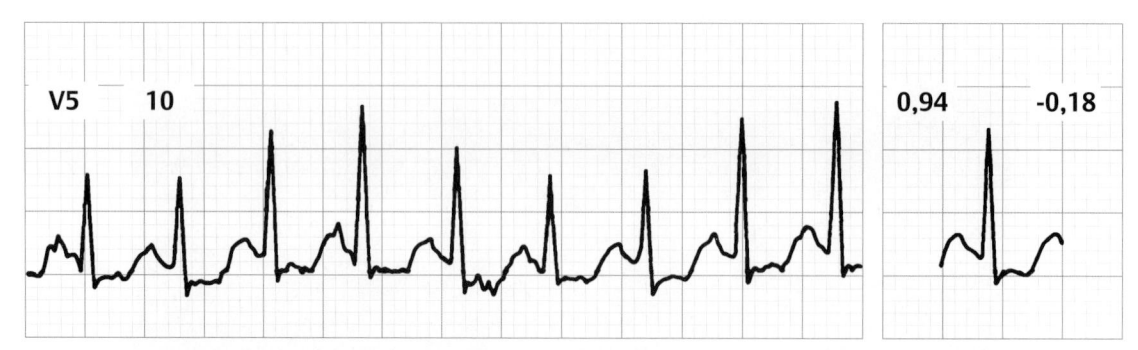

Fig. 11-13-28. Traçado obtido no pico do esforço de um paciente de 56 anos que apresentou precordialgia atípica. Observar a porção terminal de ST ao esforço com convexidade superior, padrão de alteração de ST ao esforço em portadores de prolapso mitral. (Azevedo Filho e Hadlich.)[120]

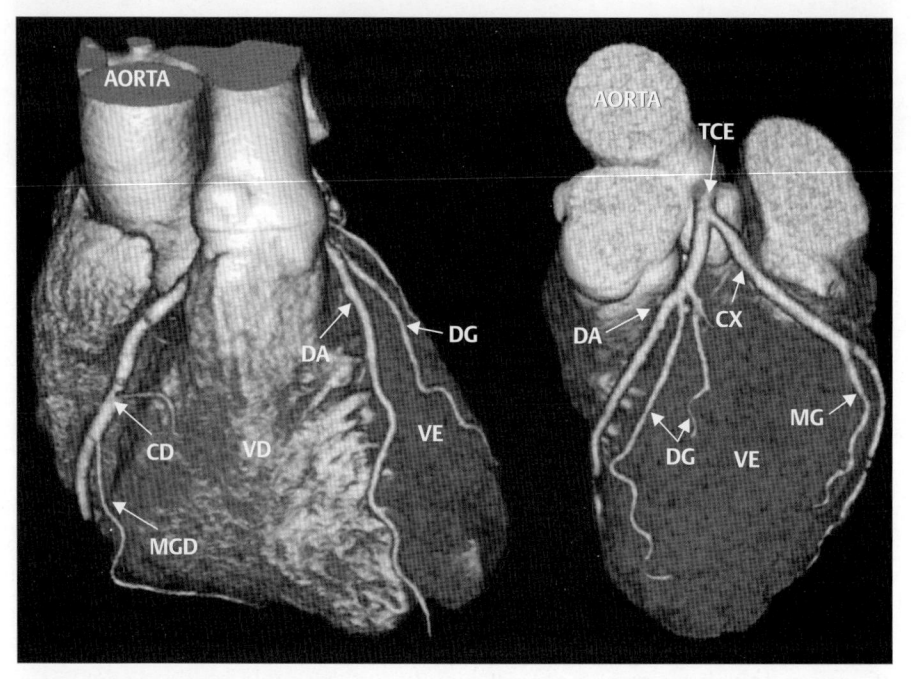

Fig. 11-13-29. Angiotomografia coronariana excluiu a presença de lesões obstrutivas significativas neste paciente. (Azevedo Filho e Hadlich.)[120]

REFERÊNCIAS BIBLIOGRÁFICAS

1. Feil H, Siegel M. Eletrocardiographic changes during attacks of angina pectoris. Am J Med Sci. 1928;175:225.
2. Master AM, Jaffe HL. The electrocardiographic changes after exercise, in angina pectoris. J Met Sinai Hosp. 1941;7:629.
3. Goodwin JF. Classification of the cardiomyopathies. Mod Concepts Cardiovasc Dis. 1970;12:409.
4. Andrade J, Brito FS, Vilas-Boas F, et al. II Diretriz para teste ergométrico da Sociedade Brasileira de Cardiologia e Departamento de Ergometria e Reabilitação Cardiovascular. Arq Bras Cardiol. 2000;78:1-17.
5. Mason DT, Spann JF Jr, Zellis R, et al. Alterations of hemodynamics and myocardial mechanics in patients with congestive heart failure: pathophysiologic mechanisms and assessment of cardiac funmction and ventricular contractility. Prog Cardiovasc Dis. 1970;12:507-7.
6. Androne AS, Hryniewicz K, Hudaihed A, Dimayuga C, et al. Comparison of metabolic vasodilation in response to exercise and ischemia and endothelium-dependent flow-mediated dilation in African-American versus non-African-American patients with chronic heart failure. Am J Cardiol. 2006;685-9.
7. Opasich C, Pinna DG, Bobio M, et al. Peak exercise oxygen consumption in chronic heart failure: toward efficient use in the individual patient. J Am Coll Cardiol. 1998;31:766-75.
8. Wilson JR, Rayos G, Keoh TK, Gothard P. Dissociation between peak exercise oxygen consumption and hemodynamic dysfunction in potential heart transplantation candidates. J Am Coll Cardiol. 1995;26:429-35.

9. Bol E, de Vries WR, Mosterd WL, Wielenga RP, Coats AJ. Cardiopulmonary exercise parameters in relation to all-cause mortality in patients with chronic heart failure. Int J Cardiol. 2000 Feb 15;72(3):255-63.
10. Myers J. Aplications of cardiopulmonary exercise testing in the management of cardiovascular and pulmonary disease. Int J Sports Med. 2005 Feb;26 Suppl 1:S49-55.
11. Pascual-Figal DA, Peñafiel P, Morena G, Redondo B, et al. Relation of B-type natriuretic peptide levels before and after exercise and functional capacity in patients with idiopathic dialted cardiomyopathy. Am J Cardiol. 2007;99:1279-83.
12. Mancini D, Walter G, Reichek N, et al. Contribution of skeletal muscle atrophy to exercise intolerance and altered muscle metabolism in heart failure. Circulation 1992;85:1364-73.
13. Maurer M, Katz SD, LaManca J, Manandhar M, Mancini D. Dissociation between exercise hemodynamics and exercise capacity in patients with chronic heart failure and marked increase in ejection fraction after treatment with beta-adrenergic receptor antagonists. Am J Cardiol. 2003;91:356-60.
14. Guazi M, Myers J, Arena R. Cardiopulmonary exercise testing in the clinical and prognostic assessment of diastolic heart failure. J Am Coll Cardiol. 2005;46:1883-90.
15. Stolker JM, Heere B, Geltman EM, Schechtman KB, Peterson LR. Prospective comparison of ventilatory equivalent versus peak oxygen consumption in predicting outcome of patients with heart failure. Am J Cardiol. 2006;1607-10.
16. Farr MJ, Lang CC, LaManca JJ, Zile MR, et al. Cardiopulmonary exercise variables in diastolic versus systolic heart failure. Am J Cadiol. 2008;102(2):203-6.
17. Arena R, Myers J, Aslam SS, Varughese EB, Peberdy MA. Peak VO2 and VE/VCO2 slope in patients with heart failure: a prognostic comparison. Am Heart J. 2004 Feb;147(2):354-60.
18. Chase P, Arena R, Myers J, Abella J, Peberdy MA, et al. Prognostic Usefulness of Dyspnea Versus Fatigue as Reason for Exercise Test Termination in Patients With Heart Failure. Am J Cardiol. 2008;102(7):897-82.
19. Green P, Lund LH, Mancini D. Comparison of peak exercise oxygen consumption and the heart failure survival score for predicting prognosis in women versus men. Am J Cardiol. 2007;9:39-403.
20. Tabet JY, Metra M, Thabut G, Logeart D, et al. Prognostic Value of Cardiopulmonary Exercise Variables in Chronic Heart Failure Patients With or Without Beta-Blocker Therapy. Am J Cardiol. 2006;98(4):500-03.
21. Chomsky DB, Lang CC, Rayos G, Keoh TK, et al. Hemodynamic exercise testing: A valuable tool in the selection of cardiac transplantation candidates. Circulation 1966;94:3176-83.
22. Ashrafian H, Watkins H. Reviews of translational medicine and genomics in cardiovascular disease: new disease taxonomy and therapeutic implications cardiomyopathies: therapeutics based on molecular phenotype. J Am Coll Cardiol. 2007;49:1251-64.
23. Maron BJ. Sudden death in young athletes. N Engl J Med. 2003;349:1064-75.
24. Pelliccia F, Cianfrocca C, Pristipino C, et al. Cumulative exercise-induced left ventricular systolic and diastolic dysfunction in hypertrophic cardiomyopathy. Int J Cardiol. 2007;122:76-8.
25. Maron BJ, Levine BD, Washington RL, et al. Eligibility and disqualification recommendations for competitive athletes with cardiovascular abnormalities: task force 2: preparticipation screening for cardiovascular disease in competitive athletes: a scientific statement from the American Heart Association and American College of Cardiology. Circulation. 2015;132:e267-e272.
26. Harmon KG, Asif IM, Klossner D, Drezner JA. Incidence of sudden cardiac death in National Collegiate Athletic Association athletes. Circulation. 2011;123:1594-600.
27. Ullal AJ, Abdelfattah RS, Ashley EA, Froelicher VF. Hypertrophic cardiomyopathy as a cause of sudden cardiac death in the young: a meta-analysis. Am J Med. 2016;129:486-496 e2.
28. Sakata K, Ino H, Fujino N, et al. Exercise-induced systolic dysfunction in patients with non-obstructive hypertrophic cardiomyopathy and mutations in the cardiac troponin genes. Heart 2008;94:1282-7.
29. Ommen SR, Mital S, Burke MA, et al. 2020 ACCF/AHA guideline for the diagnosis and treatment of hypertrophic cardiomyopathy: a report of the American College of cardiology foundation/American heart association task force on practice guidelines. J Am Coll Cardiol. 2020;76 e159-e240.
30. Morise AP. Exercise testing in nonatherosclerotic heart disease. Circulation. 2011;123:216-25.
31. Joshi S, Patel UK, Yao S-S, et al. Standing and exercise Doppler echocardiography in obstructive hypertrophic cardiomyopathy: the range of gradients with upright activity. J Am Soc Echocardiogr. 2011;24:75-82.
32. Shah JS, Esteban MTT, Thaman R, et al. Prevalence of exercise-induced left ventricular outflow tract obstruction in symptomatic patients with non-obstructive hypertrophic cardiomyopathy. Heart. 2008;94:1288-94.
33. Frenneaux MP, Counihan PJ, Caforio AL, Chikamori T, McKenna WJ. Abnormal blood pressure response during exercise in hypertrophic cardiomyopathy. Circulation. 1990 Dec;82(6):1995-2002.
34. Yoshida N, Ikeda H, Wada T. Exercise-induced abnormal blood pressure responses are related to subendocardial ischemia in hypertrophic cardiomyopathy. J Am Coll. 1998;32:1938-42.
35. Shimizu M, Ino H, Okeie K. Exercise-induced ST-segment depression and systolic dysfunction in patients with nonobstructive hypertrophic cardiomyopathy. Am Heart J. 2000;140(1):56-60.
36. Ashrafian H, Watkins H. Exercise-induced ventricular dysfunction in hypertrophic cardiomyopathy: stunning by any other name? Heart. 2008;94(10):1251-3.
37. Bunch TJ, Chandrasekaran K, Ehrsam JE, Hammil SC. Prognostic significance of exercise induced

arrhythmias and echocardiographic variables in hypertrophic cardiomyopathy. Am J Cardiol. 2007;99:835-8.

38. Reant P, Dufour M, Peyrou J, et al. Upright treadmill vs. semi-supine bicycle exercise echocardiography to provoke obstruction in symptomatic hypertrophic cardiomyopathy: a pilot study. Eur Heart J Cardiovasc Img. 2018;19:31-8.

39. Coats CJ, Rantell K, Bartnik A, et al. Cardiopulmonary exercise testing and prognosis in hypertrophic cardiomyopathy. Circ Heart Fail. 2015;8:1022-31.

40. Magri D, Re F, Limongelli G, et al. Heart failure progression in hypertrophic cardiomyopathy-possible insights from cardiopulmonary exercise testing. Circ J. 2016;80:2204-11.

41. Dias, JCP, Alves RV. 2nd Brazilian Consensus on Chagas Disease, 2015. Rev Soc Bras Med Trop. 2016;49 (Suppl 1).

42. Marins N, Di Domênico, Soares MM, et al. Comportamento anômalo da pressão arterial sistólica: contribuição ao diagnóstico da cardiopatia chagásica crônica. Arq Bras Cardiol. 1976;29(supl.1):131.

43. Oliveira FP, Pedrosa RC, Gianella-Neto A. Trocas gasosas em exercício em diferentes estágios evolutivos da cardiopatia chagásica crônica. Arq Bras Cardiol. 2000;75(6):481-9.

44. Gallo Jr L, Morelo-Filho J, Maciel BC, Marim-Neto JA, Martins LB, Lima-Filho EC. Functional evaluation of sympathetic and parasympathetic system in Chagas' disease using dynamic exercise. Cardiov Res. 1987;21:922-7.

45. Manço JC, Gallo Jr L, Marin-Neto JA, Terra Filho J, Maciel BC, Amorim BDS. Alterações funcionais do sistema nervoso autônomo. In: Cardiopatia Chagásica. Belo Horizonte: Editora da Fundação Carlos Chagas de Pesquisa Médica, 1985. p. 91-8.

46. Gallo Jr L, Marim-Neto JA, Manço JC, Rassi A, Amorim DS. Abnormal heart rate responses during exercise in patients with Chagas' disease. Cardiology. 1975;60:147-62.

47. Pereira MHB, Brito FS, Ambrose JA, Pereira CB, et al. Exercise Testing in the Latent Phase of Chagas' Disease. Clin Cardiol. 1984;7:261-5.

48. Araújo MA. Arritmias cardíacas durante teste de esforço em chagásicos. Arq Bras Cardiol. 1983; 4(sup. 1):168.

49. Ianni BM, Godoy M, Barretto ACP, Martinelli Filho M, Mady C, Arteaga-Fernandez E, et al. Incidência de arritmias durante teste de esforço em pacientes chagásicos crônicos. Arq Bras Cardiol. 1983;41(sup. 1):170.

50. Albanio Molina R, Carrasco HG, Milanés J, et al. La prueba de esfuerzo en la miocardiopatia. chagasica cronica. Su valor en el diagnóstico precoz. El comportamiento de las arritmias ventriculares y los transtornos de conducción al ejercicio en las fases más avançadas de la enfermedad. Arq Bras Cardiol. 1981;30:95.

51. Sgammini H, et al. Enfermidad de Chagas. Aportes dei Programa Nacional de Investig. en enferm. endemicas. 1979-1983. Minist. Educ. y Justícia - Secret. de Cienc. y Técn. - Progr. Nac. Invest Enf Chagas. B. Aires. p. 109.

52. Pedrosa RC, Salles JHG, Magnanini MM, Bezerra DC, Bloch KV. Prognostic Value of Exercise-Induced Ventricular Arrhythmia in Chagas' Heart Disease. Pacing Clin Electrophysiol. 2011;34(11):1492-7.

53. Diaz I, et al. Valorizacion de los hallasgos obtenidos mediante cicloergometria en pacientes con erfermidad de Chagas. Arq Bras Cardiol 1981;38(sup. 1):96.

54. Diaz I, et al. Test de esfuerzo graduado en la etapa preclinica de la enfermedad de Chagas. Arq Bras Cardiol. 1984;43(sup. 1):117.

55. Furtado RL. O teste de esforço submáximo na forma crônica da doença de Chagas. Arq Bras Cardiol. 1981;38(sup. 1):97.

56. Siqueira LE, et al. Valorização do teste ergométrico como método de avaliação da doença de Chagas. Arq Bras Cardiol. 1981;38(sup. 1):97.

57. Mady C, Junior PY, Barreto ACP, Saraiva JF, Vianna CdB, Azul LGdS, et al. Estudo da capacidade funcional máxima pela ergoespirometria em pacientes portadores da doença de Chagas. Arq Bras Cardiol. 1986;47(3):201-5.

58. Costa HS, Lima MM, de Sousa GR, de Souza AC, Alencar MC, Nunes MC, et al. Functional capacity and risk stratification by the Six-minute Walk Test in Chagas heart disease: comparison with Cardiopulmonary Exercise Testing. Int J Cardiol. 2014;177(2):661-3.

59. Ritt LE, Carvalho AC, Feitosa GS, Pinho-Filho JA, Andrade MVS, Feitosa-Filho GS, et al. Cardiopulmonary exercise and 6-min walk tests as predictors of quality of life and long-term mortality among patients with heart failure due to Chagas disease. Int J Cardiol . 2013;168(4):4584-5.

60. Rassi Jr A, Rassi A, Little WC, Xavier SS, et al. Development and validation of a risk score for predicting death in chagas' heart disease. N Eng J Med. 2006;355(8):799-808.

61. Costa HS, Lima MMO, Figueiredo PHS, Lima VP, Ávila MR, Menezes KKP, et al. Exercise tests in Chagas cardiomyopathy: an overview of functional evaluation, prognostic significance, and current challenges. Rev Soc Bras Med Trop. 2020;53:e20200100.

62. Castro e Souza FC, Lorenzo A, Serra SM, Colafranceschi AS. Chagas' cardiomyopathy prognosis assessment through cardiopulmonary exercise testing. Int J Cardiovasc Sci. 2015;28(6):440-50.

63. Oca MM, Torres SH, Loyo JG, Vazquez F, et al. Exercise performance and skeletal muscles in patients with advanced chagas disease. Chest. 2004;125(4):1306-14.

64. Kuschnir, et al. Enfermidad de Chagas. Aportes del Programa Nacional de Investig. en enferm. endemicas. 1979-1983. Minist. Educ. y Justícia Secret. de Cienc. y Técn. - Progr. Nac. Invest. Enf Chagas B Aires, p. 111.

65. Martins N, Fernandes L, Seixas T, et al. Teste cicloergométrico na forma indeterminada ou digestiva da doença de Chagas. Arq Bras Cardiol. 1983;41(supl. 1):173.

66. Araujo WB, et al. Avaliação da resposta pressórica ao esforço: dados normais da população brasileira. Arq Bras Cardiol. 1983;39(sup. 1):61.

67. Carreira MAMQ, Ribeiro JC, Caldas JA, Tavares JLR, Nani E. Resposta da pressão arterial ao esforço máximo em hipertensos sob diferentes esquemas terapêuticos. Arq Bras Cardiol. 2000;75(4):281-4.
68. Scheler S, Motz W, Strauer BE. Mechanism of angina pectoris in patients with systemic hypertension and normal epicardial coronary arteries by arteriogram. Am J Cardiol. 1994 Mar 1;73(7):478-82.
69. Aronow WS, Harris CN. Treadmill exercise test in aortic stenosis and mitral stenosis. Chest. 1975;68:507.
70. Otto CM, Nishimura RA, Bonow RO, et al. 2020 AHA/ACC guideline for the management of patients with valvular heart disease: executive summary: a report of the American College of Cardiology/American Heart Association Task Force on Practice Guidelines. J Am Coll Cardiol. 2021;77:e25-197.
71. Redfors B, Pibarot P, Gillam LD, et al. Stress testing in asymptomatic aortic stenosis. Circulation. 2017;135:1956-76.
72. Baranowska OR, Hryniewiecki T. Exercise test in patients with asymptomatic aortic stenosis: clinically useful or not? Arch Intern Med. 2021;131(4):332-8.
73. Peidro R, Brión G, Angelino A. Exercise testing in asymptomatic aortic stenosis. Cardiology. 2007;108(4):258-64.
74. Saeed S, Rajani R, Seifert R, Parkin D, Chambers JB. Exercise testing in patients with asymptomatic moderate or severe aortic stenosis. Heart. 2018 Nov;104(22):1836-42.
75. Ennezat PV, Malergue MC, le Jemtel TH, Abergel E. Watchful waiting care or early intervention in asymptomatic severe aortic stenosis: Where we are. Archives of Cardiovascular Diseases. 2021;114(1):59-72.
76. Baumgartner H, Falk V, Bax JJ, De Bonis M, et al; ESC Scientific Document Group. 2017 ESC/EACTS guidelines for the management of valvular heart disease. The Task Force for the management of valvular heart disease of the European Society of Cardiology and European Association for Cardiothoracic Surgery. Eur Heart J. 2017;38:2739-91.
77. Généreux P, Stone GW, O'Gara PT, et al. História natural, abordagens diagnósticas e estratégias terapêuticas para pacientes com estenose aórtica aórtica assintomática grave. J Am Coll Cardiol. 2016;67:2263-88.
78. Sevilla T, Revilla-Orodea A, Román JA. Timing of Intervention in Asymptomatic Patients with Aortic Stenosis. Eur Cardiol. 2021 Feb;16 e32.
79. Pellikka PA, Sarano ME, Nishimura RA, et al. Resultado de 622 adultos com estenose aórtica assintomática, hemodinamicamente significativa durante o acompanhamento prolongado. Circulation. 2005;111:3290-5.
80. Gahl B, Çelik M, Head SJ, et al. Natural history of assintomatic severe aortic estenosis and the association of early intervention with outcomes: a systematic review and meta-analysis. JAMA Cardiol. 2020;5:1102-12.
81. Lancellotti P, Karsera D, Tumminello G, Lebois F, Piérard LA. Determinants of an abnormal response to exercise in patients with asymptomatic valvular aortic stenosis. Euro J Echo. 2008;9(3):338-43.
82. Das P, Rimington H, Chambers J. Exercise testing to stratify risk in aortic stenosis. Eur Heart J. 2005;26(13):1309-13.
83. Baumgartner H. Management of asymptomatic aortic stenosis: how helpful is exercise testing? Eur Heart J. 2005;26(13):1252-4.
84. Michelena HI, Desjardins VA, Avierinos JF, Russo A, et al. Natural History of Asymptomatic Patients With Normally Functioning or Minimally Dysfunctional Bicuspid Aortic Valve in the Community. Circulation. 2008;117(21):2776-84.
85. Meneghelo ZM, Meneghelo RS. Aplicações clínicas do teste ergométrico, da medicina nuclear e do teste cardiopulmonar nas valvopatias aórticas. Rev Soc Cardiol Est. (S Paulo) 2008;4:362-71.
86. Ullah W, Gowda SN, Khan MS, Sattar Y, et al. Early intervention or watchful waiting for asymptomatic severe aortic valve stenosis: a systematic review and meta-analysis. J Cardiovasc Med (Hagerstown). 2020 Nov;21(11):897-904.
87. Paupério H, et al. Teste de esforço em pacientes com estenose aórtica congênita. Arq Bras Cardiol. 1983;39(sup. 1):59.
88. Bonow RO, Cheitlin M, Crawford M, Douglas PS. 36th Bethesda Conference: recommendations for determining eligibility for competition in athletes with cardiovascular abnormalties. Task Force 3: Valvular Heart Disease. J Am Coll Cardiol. 2005;14:1334-40.
89. Rafique AM, Biner S, Ray I, Forrester JS, et al. Meta-Analysis of prognostic value of stress testing in patients with asymptomatic severe aortic stenosis. Am J Cardiol. 2009;104(7):972-7.
90. Le VD, Jensen GV, Kjøller-Hansen L. Prognostic usefulness of cardiopulmonary exercise testing for managing patients with severe aortic stenosis. Am J Cardiol. 2017;120(5):844-9.
91. Ellestad MH. Stress testing. Principles and practice. Philadelphia: FA Davis Co, 1978.
92. Nishimura RA, Otto CM, Bonow RO, Carabello BA, Erwin JP 3rd, Guyton RA, et al. 2014 AHA/ACC guideline for the management of patients with valvular heart disease: executive summary: a report of the American College of Cardiology/American Heart Association Task Force on Practice Guidelines. J Am Coll Cardiol. 2014;63:2438-88.
93. Yakupoglu HY, Senior R, Khattar RS. Exercise and pharmacological testing combined with echocardiography in the diagnosis of aortic valve stenosis. e-Journal of Cardiology Practice. 2020;18(16).
94. De Santi GL, Carvalho EEV, Costa DC, Crescencio JC, et al. Contribuição do teste cardiopulmonar na identificação da disfunção sistólica latente na insuficiência aórtica crônica. Rev Port Cardiol. 2013;32(5):419-23.
95. Gorlin R, Lewis BM, Haynes FW, Spiegl RJ, Dexter L. Factors regulating pulmonary capillary pressure in mitral stenosis. IV. Am Heart J. 1951 June;41(6):834-54.
96. Hugenholtz PG, Ryan TJ, Stein SW, Abelmann WH. The spectrum of pure mitral stenosis.

Hemodynamic studies in relation to clinical disability. Am J Cardiol. 1962 Dec;10:773-84.
97. Vahanian AF, Praz F, Milojevic M, et al. 2021 ESC/EACTS Guidelines for the management of valvular heart disease: Developed by the Task Force for the management of valvular heart disease of the European Society of Cardiology (ESC) and the European Association for Cardio-Thoracic Surgery (EACTS). European Heart Journal. 2021;ehab395.
98. Baumgartner H, Hung J, Bermejo J, et al. Echocardiographic assessment of valve stenosis: EAE/ASE recommendations for clinical practice. Eur J Echocardiogr. 2009;10:1- 25.
99. Grimaldi A, Olivotto I, Figini F, et al. Dynamic assessment of 'valvular reserve capacity' in patients with rheumatic mitral stenosis. Eur Heart J Cardiovasc Img. 2012;13: 476-82.
100. Brochet, E, Detaint D, Fondard O, et al. Early hemodynamic changes versus peak values: what is more useful to predict occurrence of dyspnea during stress echocardiography in patients with asymptomatic mitral stenosis? J Am Soc Echocardiogr. 2011;24:392-8.
101. Laufer-Perl M, Gura Y, Shimiaie J, Sherez J. Mechanisms of effort intolerance in patients with rheumatic mitral stenosis. combined echocardiography and cardiopulmonary stress protocol. J Am Coll Cardiol Img. 2017;10:622-33.
102. Dulgheru R, Marchetta S, Sugimoto T, et al. Exercise testing in mitral regurgitation. Prog Cardiov Dis. 2017;60:342-50.
103. Naji P, Griffin BP, Barr T, Asfahan F. Importance of exercise capacity in predicting outcomes and determining optimal timing of surgery in significant primary mitral regurgitation. J Am Heart Assoc. 2014 Oct;3(5):e001010.
104. Messika-Zeitoun D, Johnson BD, PHD, Nkomo V. Cardiopulmonary exercise testing detremination of functional capacity in mitral regurgitation. J Am Coll Cardiol. 2006;47(2):2521-7.
105. Supin PA, Hochreiter C, Kligfield P, Herrold EM, et al. Prognostic value of exercise tolerance testing in asymptomatic chronic nonischemic mitral regurgitation. Am J Cardiol. 2007;100(8):1274-81.
106. Bakkestrom R, Banke A, Christensen NL, et al. Hemodynamic characteristics in significant symptomatic and asymptomatic primary mitral valve regurgitation at rest and during exercise. Circ Cardiovasc Imaging. 2018;11:e007171.
107. Utsunomiya H, Hidaka T, Susawa H, Izumi K, Harada Y, Kinoshita M, et al. Exercise-stress echocardiography and effort intolerance in asymptomatic/minimally symptomatic patients with degenerative mitral regurgitation combined invasive-noninvasive hemodynamic monitoring. Circ Cardiovasc Imaging. 2018;11(9):e007282.
108. Sugimoto T, Bandera F, Generati G, Alfonzetti E, Bussadori C, Guazzi M. Left atrial function dynamics during exercise in heart failure: pathophysiological implications on the right heart and exercise ventilation inefficiency. JACC Cardiovasc Imaging. 2017 Oct;10(10 Pt B):1253-64.
109. Claessen G, La Gerche A. Pulmonary vascular function during exercise: progressing toward routine clinical use. Circ Cardiovasc Imaging. 2017;10:6326.
110. Guazzi M, Villani S, Generati G, et al. Right ventricular contractile reserve and pulmonary circulation uncoupling during exercise challenge in heart failure: pathophysiology and clinical phenotypes. J Am Coll Cardiol HF. 2016;4:625-35.
111. Guazzi M, Bandera F, Ozemek C, Systrom D, Arena R. Cardiopulmonary exercise testing: what is its value? J Am Coll Cardiol. 2017;70(13):1618-36.
112. Afoke J, Kanaganayagam GS, Casula R, Bruno VD, Howard L, Gibbs JSR, et al. Cardiopulmonary exercise testing as a guideline indicator for mitral valve intervention. ESC Congress 2020 – The Digital Experience. 29 August – 1 September 2020.
113. Barlow JB, Pocock WA. Mitral valve prolapse, the specific billowing mitral leaflet syndrome, or an insignificant non-ejection click. Am Heart J. 1979;97(3):277-85.
114. Barlow JB, Pocock WA, Obel IW. Mitral valve prolapse: primary, secondary, both or neither? Am Heart J. 1981 July;102(1):140-3.
115. Verani MS, Carroll RJ, Falsetti HL. Mitral valve prolapse in coronary artery disease. Am J Cardiol. 1976 Jan;37(1):1-6.
116. França WF, et al. Prolapso da válvula mitral, variáveis hemodinâmicas, metabólicas, clínicas e eletrocardiográficas durante o exercício. Arq Bras Cardiol. 1982;38(sup. 1):41.
117. Procock WA, Barlow JB. Etiology and electrocardiographic features of the billowing posterior mitral syndrome. Am J Med. 1971;51:731.
118. Araujo WB, Araujo PP. Métodos diagnósticos não invasivos no diagnóstico e conduta das doenças coronarianas. Rio de Janeiro: Revinter, 2002.
119. Araujo WB, Araujo LP. Eco de estresse no diagnóstico da insuficiência coronariana crônica. Porto Alegre: Artmed, 2008. p. 55-119.
120. Azevedo Filho CF, Hadlich MS. Angiotomografia das artérias coronárias. Rio de Janeiro: Revinter, 2006.
121. Oliveira Júnior W, Albuquerque MA, Toscano AC, Barros FJ, Souza JEMR, Gomes SL, et al. Fibrilação ventricular durante teste ergométrico em jovem portadora de prolapso da válvula mitral. Relato de caso. Arq Bras Cardiol. 1984;43(4): 259-62.
122. Sbissa AS, Sbissa LA. Testes ergométricos em cardiopatias não-isquêmicas. In: Araujo WB. Ergometria & Cardiologia Desportiva. Rio de Janeiro: Ed. Medsi, 1986. p. 329-30.

SEÇÃO 11-14
TESTE DE EXERCÍCIO NAS ALTERAÇÕES METABÓLICAS E HORMONAIS

Carlos Alberto Cyrillo Selera

"As ideias são intuitivas, rápidas: qualquer ingênuo as capta. Os pensamentos são lentos, reflexivos, doloridos."

(Dante Milano, 1899-1991)

DIABETES MELITO

Os pacientes com diabetes melito tipo 2 (DM2) têm risco médio 2 a 4 vezes maior de desenvolver doença coronariana em comparação com indivíduos sem diabetes.[1] O DM2 também é fator de risco para acidente vascular cerebral isquêmico (AVC), insuficiência cardíaca (IC), doença arterial obstrutiva periférica (DAOP) e doença microvascular, afetando a expectativa e a qualidade de vida dos indivíduos afetados. Há também aumento entre 1,5 e 3,6 vezes na mortalidade geral, estimando-se uma redução na expectativa de vida de 4 a 8 anos em relação à população geral.[2]

Diabetes e suas complicações constituem as principais causas de mortalidade precoce na maioria dos países; aproximadamente 4 milhões de pessoas com idade entre 20 e 79 anos morreram por diabetes em 2015, o equivalente a 1 óbito a cada 8 segundos. Doença cardiovascular é a principal causa de óbito entre as pessoas com diabetes, sendo responsável por aproximadamente metade dos óbitos por diabetes na maioria dos países, sendo comuns as múltiplas lesões coronarianas nestes pacientes (**Figs. 11-14-1 a 11-14-4**).

Três grandes estudos de acompanhamento sobre intervenções no estilo de vida para prevenir diabetes tipo 2 indicam uma redução sustentável na taxa de conversão: 43% de redução em 20 anos no *Da Qing Study*,[3] 43% de redução em 7 anos no *Finnish Diabetes Prevention Study* (DPS) e 34% de redução em 10 anos no *Diabetes Prevention Program Outcomes Study* (DPPOS).[4]

Os principais determinantes do risco cardiovascular são: idade, fatores de risco tradicionais, presença de aterosclerose subclínica detectada por métodos diagnósticos e história de eventos cardiovasculares.

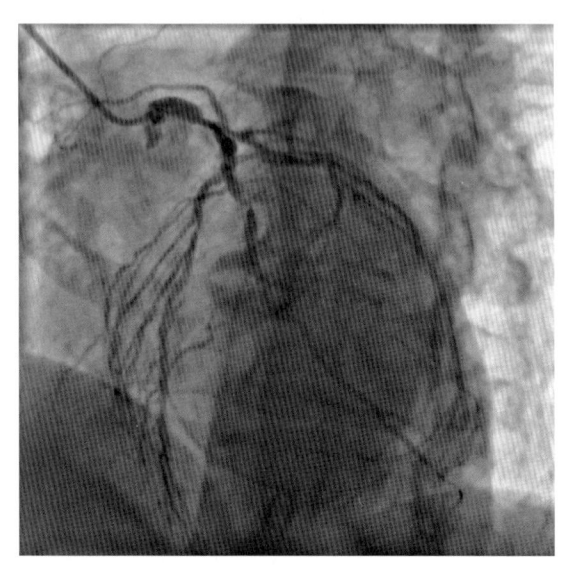

Fig. 11-14-1. Artérias coronárias esquerdas com múltiplas lesões.

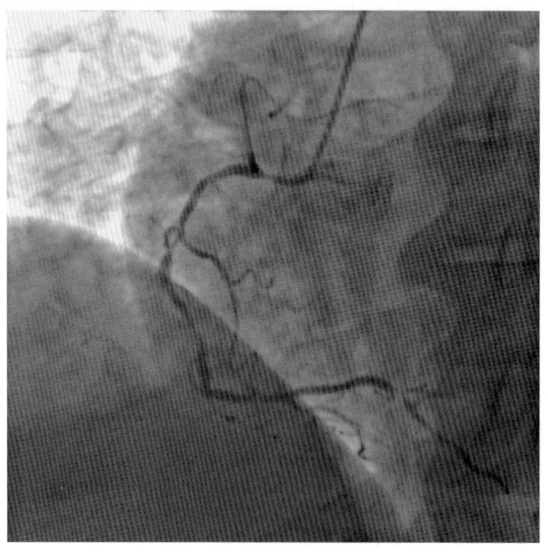

Fig. 11-14-2. Artéria coronária direita com múltiplas lesões.

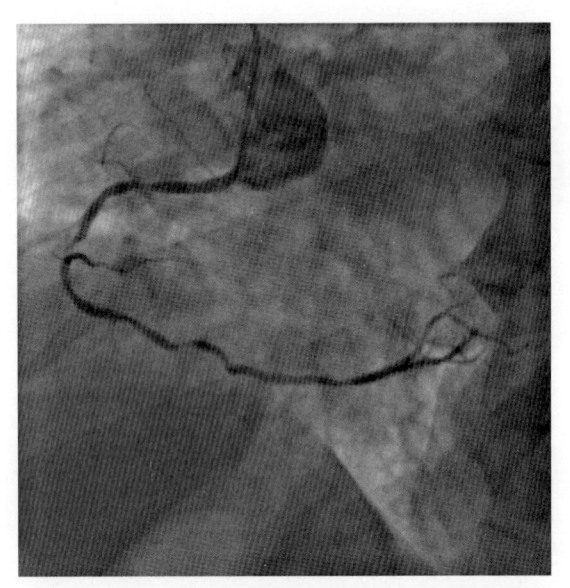

Fig. 11-14-3. Artéria coronária direita com múltiplas lesões.

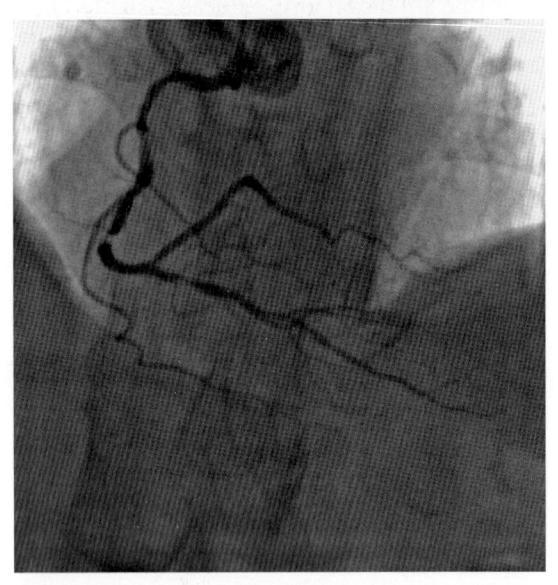

Fig. 11-14-4. Artéria coronária direita com múltiplas lesões.

Marcadores de Doença Aterosclerótica Subclínica

Pacientes com DM2, assintomáticos, com evidência de aterosclerose subclínica detectada por meio dos marcadores referidos adiante, também são considerados de risco alto, independentemente da presença de fatores de estratificação.

- Escore de cálcio coronariano > 10 Agatston;
- Placa na carótida (espessura íntima-média > 1,5 mm);
- Angiotomografia de coronárias com presença de placa;
- Índice tornozelo-braquial < 0,9
- Presença de aneurisma de aorta abdominal.

Doença Aterosclerótica com História Clínica

Pacientes com história de eventos vasculares, incluindo os submetidos à revascularização ou amputação ou que tenham evidência de estenose arterial severa (> 50%) em qualquer território vascular, são considerados de risco muito alto. Estes pacientes têm taxa de eventos coronarianos superiores a 3% ao ano.

- Síndrome coronariana aguda;
- AVC isquêmico ou ataque isquêmico transitório;
- Insuficiência vascular periférica (úlcera isquêmica);
- Revascularização de qualquer artéria por aterosclerose: carótidas, coronárias, renais e de membros inferiores;
- Amputação não traumática de membros inferiores;
- Doença aterosclerótica grave com obstrução > 50% em qualquer artéria.[5]

Teste Ergométrico

O teste ergométrico deve ser considerado na investigação inicial de isquemia na maioria dos pacientes assintomáticos, exceto em presença de alterações no ECG de repouso que impeçam a interpretação ou de limitações que incapacitem realizar esforço físico. Nestes casos, a ecocardiografia com estresse farmacológico, a cintilografia de perfusão miocárdica, a angiotomografia computadorizada coronária e a ressonância magnética cardíaca com perfusão miocárdica são opções razoáveis (**Figs. 11-14-5 e 11-14-6**).

Em pacientes diabéticos, o valor preditivo negativo do teste ergométrico é de 87%, com especificidade de 75%. Lyerly et al.[6] estudaram 2.854 homens com diabetes (idade média 49,5 anos) submetidos a teste ergométrico máximo e acompanhados por, em média, 16 anos. Aqueles com ECG de esforço normal apresentaram maior sobrevida livre de doença arterial coronária (DAC), enquanto pacientes com resultado anormal ou que não conseguiram realizar o exercício máximo evoluíram com menores taxas de sobrevida.

Indivíduos diabéticos apresentam recuperação mais lenta da FC no pós-esforço que os não diabéticos, evidenciando maior disautonomia secundária à neuropatia autonômica cardiovascular, importante marcador de morbimortalidade nesses indivíduos. Indivíduos com menor capacidade física e diabéticos com excesso de peso têm maior comprometimento do sistema autonômico.

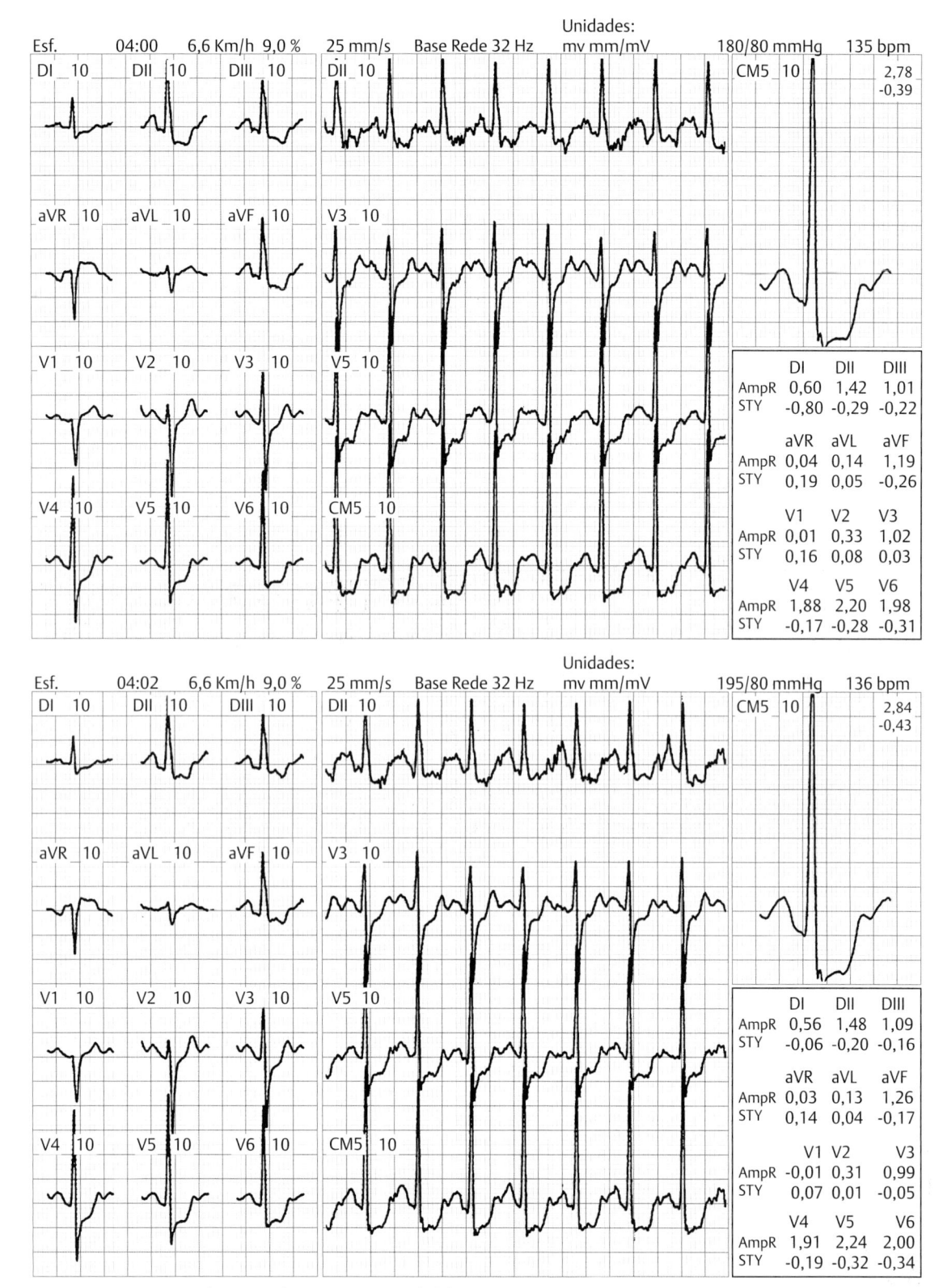

Fig. 11-14-5. Teste isquêmico em homem, 64 anos, diabético.

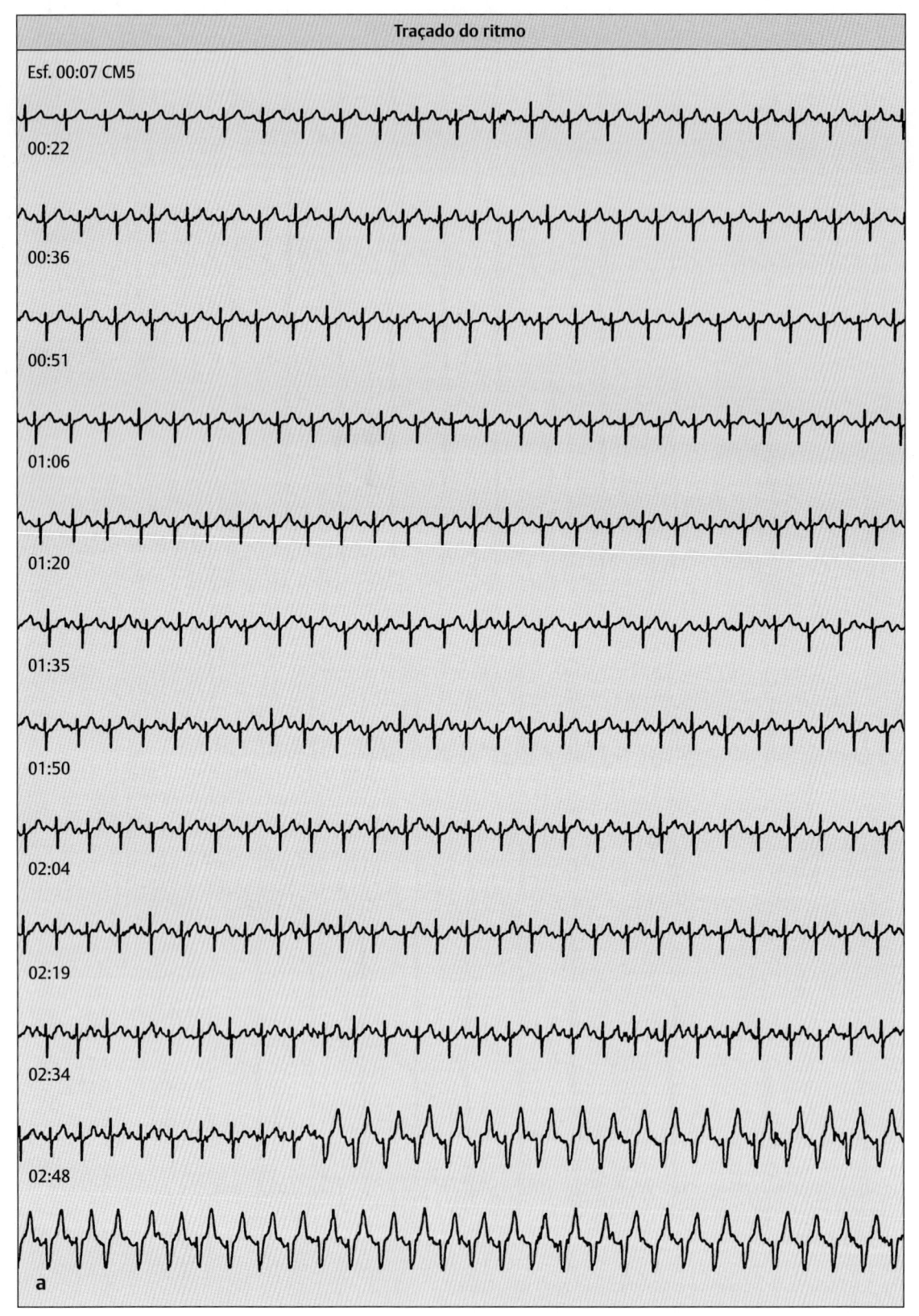

Fig. 11-14-6. (a) Teste em mulher, 71 anos, diabética, que desenvolveu bloqueio de ramo esquerdo ao esforço. *(Continua)*

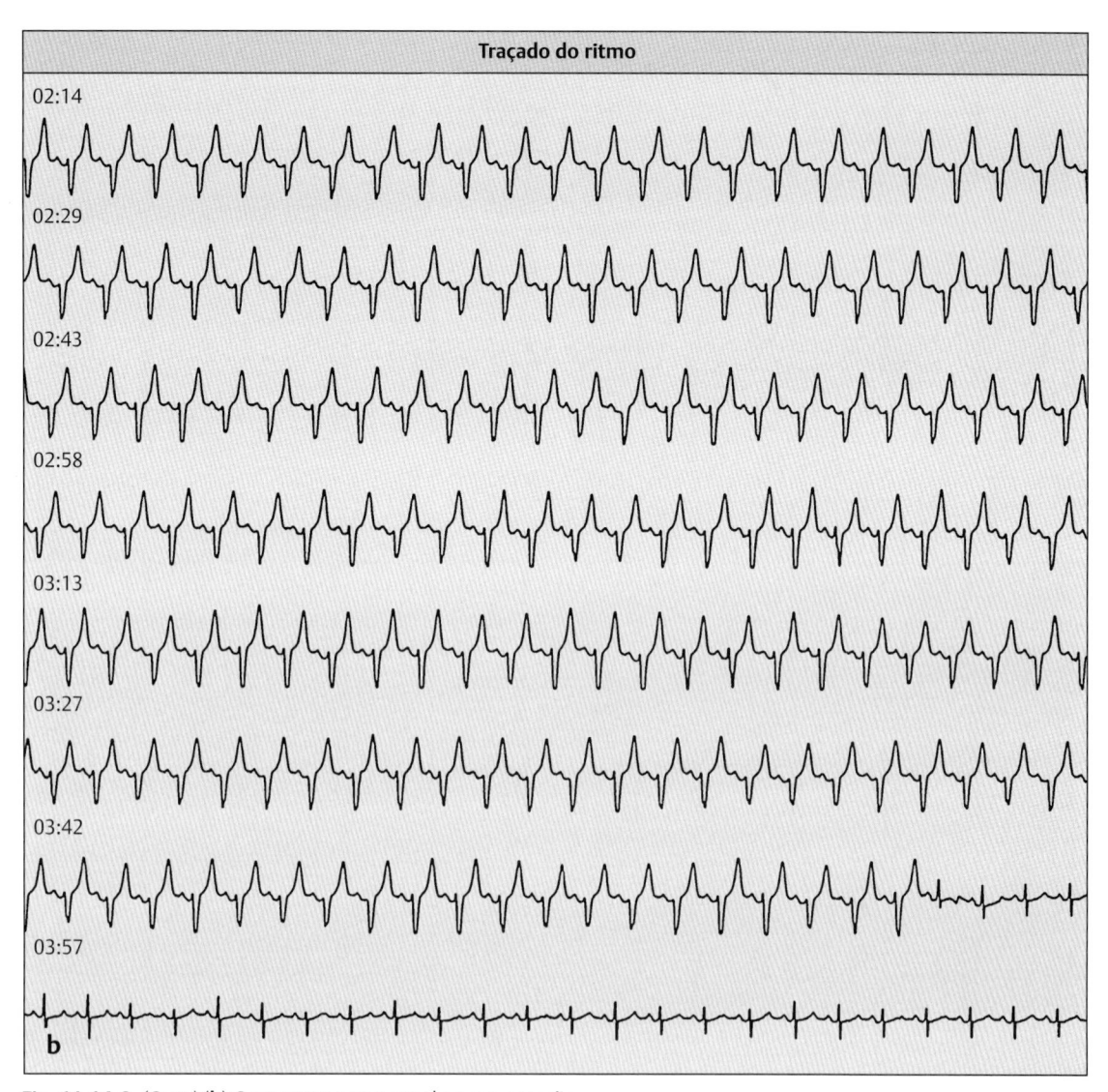

Fig. 11-14-6. *(Cont.)* (**b**) Com retorno ao normal na recuperação.

Observemos o caso deste paciente de 55 anos, ativo (corria de 20 a 25 km/semana), que passou a ficar limitado e que apresentou quadro de desconforto precordial após esforço de pequena monta. Apresentou TE sem alterações no ECG, mas com reduzida capacidade aeróbica (6 minutos no Protocolo de Bruce) e reduzida progressão da PAS, razão da indicação da cintilografia miocárdica, onde foi verificado importante quadro isquêmico, confirmado por coronariografia 6 dias depois. O paciente tinha doença multiarterial e foi revascularizado com 2 pontes de mamária e 3 de safena. Hoje, passados 10 anos da cirurgia, continua correndo de 20-25 km/semana e assintomático (**Figs. 11-14-7a,d**).

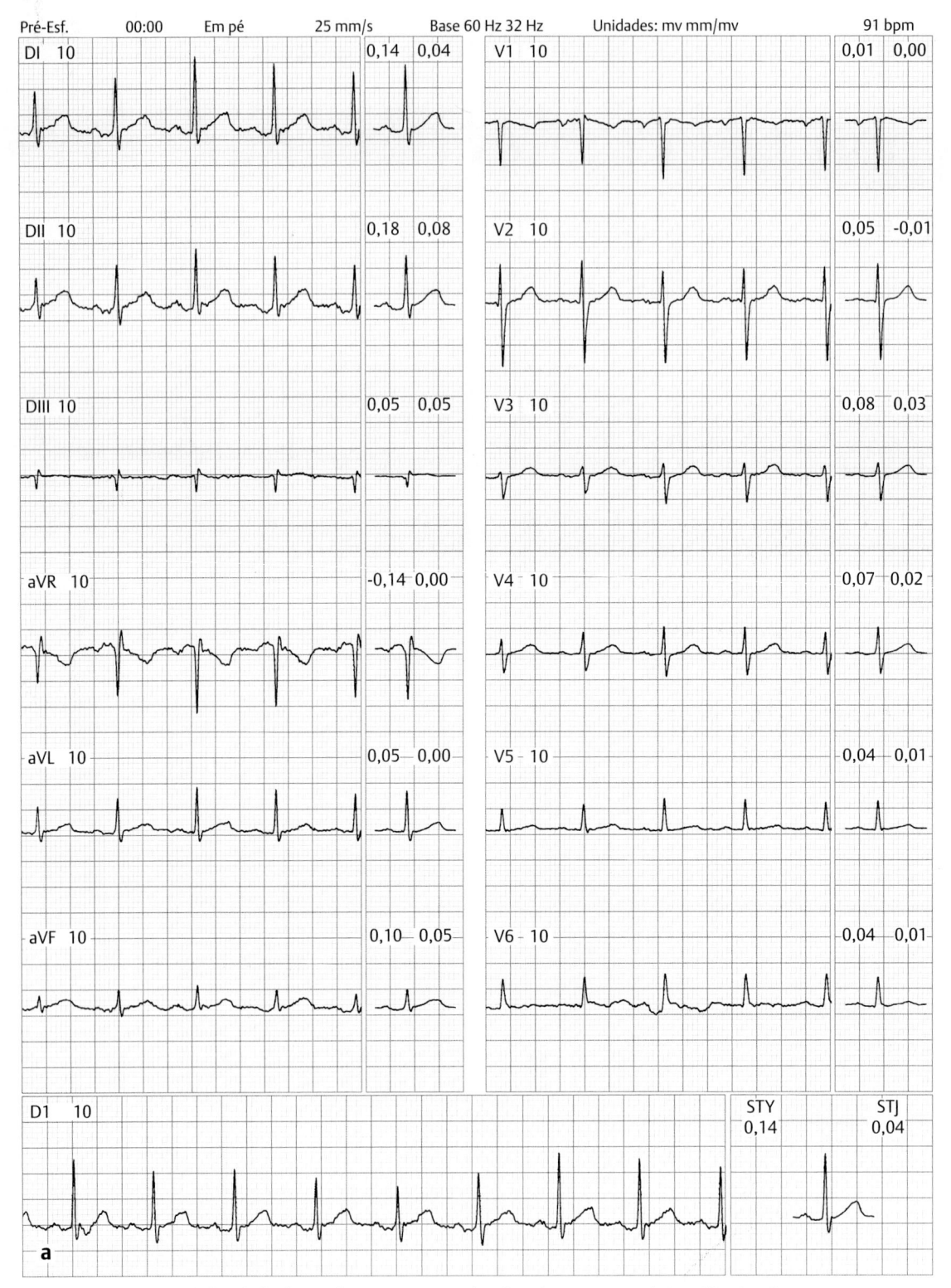

Fig. 11-14-7. (a) Traçado basal obtido imediatamente antes do início do teste ergométrico. *(Continua)*

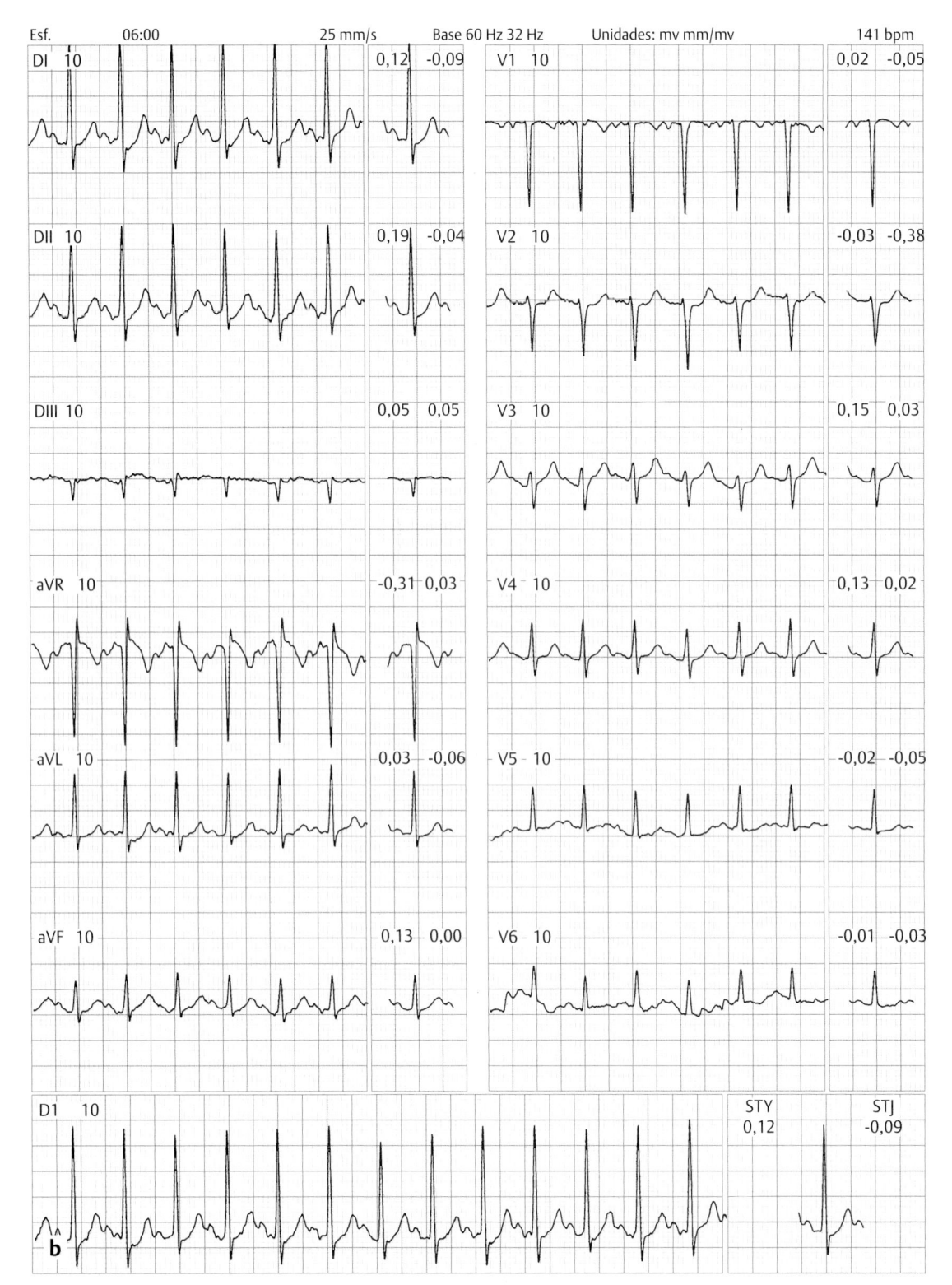

Fig. 11-14-7. *(Cont.)* (**b**) Traçado no pico do esforço, tendo sido ultrapassada a FC$_{submáx}$. Não há alterações no ECG e observa-se pequena variação da PAS com relação ao basal. *(Continua)*

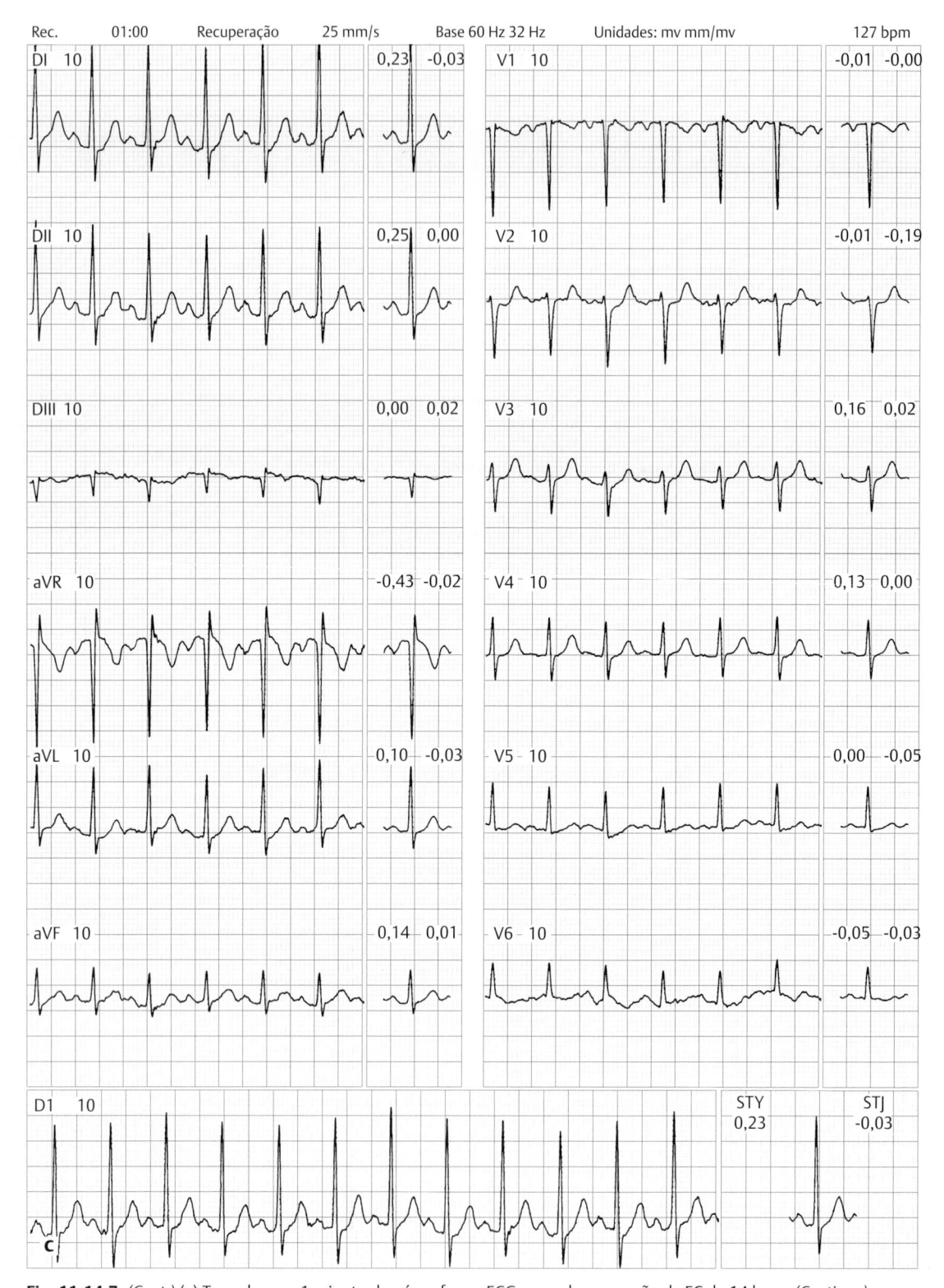

Fig. 11-14-7. *(Cont.)* **(c)** Traçado com 1 minuto de pós-esforço. ECG normal e regressão da FC de 14 bpm. *(Continua)*

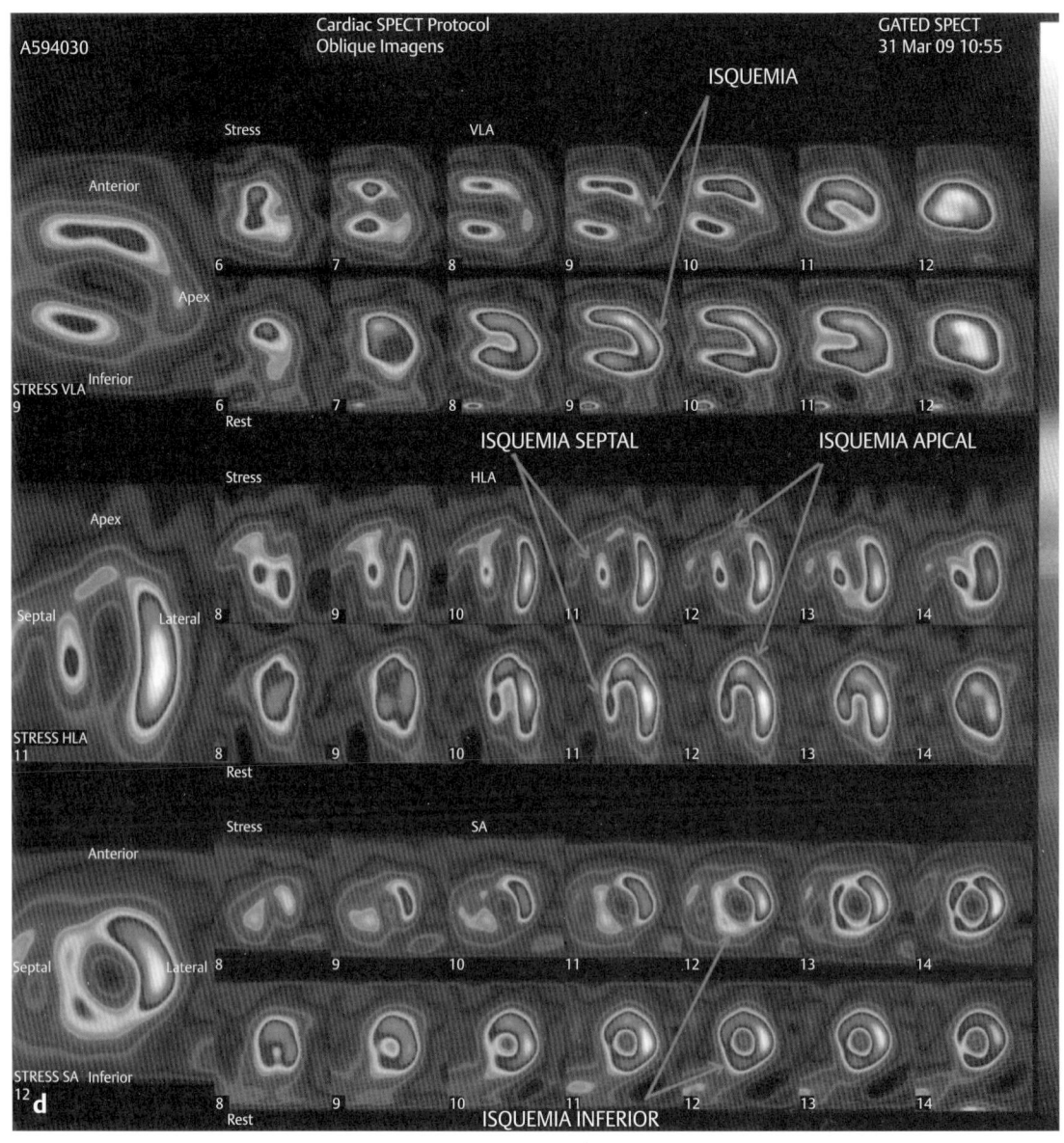

Fig. 11-14-7. *(Cont.)* (**d**) Imagens da cintilografia miocárdica realizada no dia seguinte. Comprometimento dos segmentos anterior, anterosseptal, inferosseptal, septoapical, anteroapical, inferoapical e apical. Redução da fração de ejeção superior a 10% no *Gated*-SPECT pós-estresse sugestivo de atordoamento isquêmico do miocárdio. (Ver Prancha em Cores.)

OBESIDADE

Para que o paciente obeso possa ser tratado ou, antes disso, para que a obesidade ou mesmo o sobrepeso possam ser prevenidos, o estado do peso do paciente precisa ser reconhecido.

A medida de massa corporal mais tradicional é o peso isolado ou peso ajustado para a altura. Mais recentemente tem-se notado que a distribuição de gordura é mais preditiva de saúde. A combinação de massa corporal e distribuição de gordura é, provavelmente, a melhor opção para preencher a necessidade de avaliação clínica. Deve-se notar, a princípio, que não há avaliação perfeita para sobrepeso e obesidade, que pode variar de acordo com fatores étnicos e genéticos.

O IMC (calculado através da divisão do peso em kg pela altura em metros elevada ao quadrado, kg/m^2) é o cálculo mais usado para avaliação da adiposidade corporal. O IMC é um bom indicador, mas não totalmente correlacionado com a gordura corporal. O IMC não reflete a distribuição da gordura corporal.

Como veremos adiante, a medida da distribuição de gordura é importante na avaliação de sobrepeso e obesidade porque a gordura visceral (intra-abdominal) é um fator de risco potencial para a doença, independentemente da gordura corporal total.

Na população brasileira, tem-se utilizado a tabela proposta pela OMS para classificação de sobrepeso e obesidade. Seu uso apresenta as mesmas limitações constatadas na literatura. Apresenta, no entanto, semelhante correlação com as comorbidades (**Tabela 11-14-1**).[6]

A relação circunferência abdominal/quadril (RCQ) foi, inicialmente, a medida mais comum para avaliação da obesidade central. Na população brasileira, a RCQ também demonstrou associar-se a risco de comorbidades.

A medida da circunferência abdominal reflete melhor o conteúdo de gordura visceral que a RCQ e também se associa muito à gordura corporal total. Sugeriram-se vários locais e padrões para avaliar a circunferência abdominal (**Tabela 11-14-2**).

Em artigo original publicado por Carneiro et al.,[7] corrobora a relação e a influência da distribuição de gordura corporal na prevalência dos fatores de risco cardiovascular em obesos.

Hubert et al. mostraram, no estudo de Framingham, que a obesidade é um fator de risco independente dos demais para a ocorrência de doença isquêmica coronariana e morte súbita, especialmente em homens abaixo de 50 anos.[8]

Em resumo, os dados do presente estudo confirmam resultados de outros estudos que mostram a importância da obesidade no desenvolvimento dos fatores de risco cardiovascular. Em nossa população, a distribuição central da adiposidade corporal se destacou, especialmente, como fator importante no desenvolvimento desses fatores de risco – hipertensão arterial, diabetes, dislipidemia, doença isquêmica do coração (**Tabela 11-14-3**).

Tabela 11-14-1. Classificação Internacional da Obesidade segundo o IMC e risco de doença (OMS) que divide a adiposidade em graus ou classes

IMC (kg/m^2)	Classificação	Obesidade grau/classe	Risco de doença
< 18,5	Magro ou baixo peso	0	Normal ou elevado
18,5 a 24,96	Normal ou eutrófico	0	Normal
25 a 29,9	Sobrepeso ou pré-obeso	0	Pouco elevado
30 a 34,9	Obesidade	I	Elevado
35 a 39,9	Obesidade	II	Muito elevado
≥ 40,0	Obesidade grave	III	Muitíssimo elevado

Tabela 11-14-2. Pontos de corte de cintura abdominal como critério obrigatório para diagnóstico de síndrome metabólica

CRITÉRIO OBRIGATÓRIO
Obesidade visceral (circunferência abdominal): medidas de circunferência abdominal conforme a etnia (cm) para H e M
■ Caucasianos: ≥ 94 cm (H) e ≥ 80 cm (M) ■ Sul-africanos, Mediterrâneo Ocidental e Oriente Médio: idem a caucasianos ■ Sul-asiáticos e Chineses: ≥ 90 cm (H) e 80 cm (M) ■ Japoneses: ≥ 90 cm (H) e ≥ 85 cm (M) ■ Sul-americanos e América Central: usar referência dos sul-asiáticos

Fonte: International Diabetes Federation

Tabela 11-14-3. Definições, objetivos e métodos para as fases de prevenção em doenças crônicas: práticas gerais em doenças crônicas e práticas específicas na obesidade

Fase de intervenção	Classificação	Métodos de prevenção
Prevenção Primária	Práticas gerais: • Prevenir ocorrência de doença Obesidade: • Prevenir o desenvolvimento de sobrepeso e obesidade	Práticas gerais: • Eliminar fatores de risco, remover causas ou aumentar resistência à doença Obesidade: • Educar o público, promover alimentação saudável e atividade física regular • Construir meio ambiente propício
Prevenção Secundária	Práticas gerais: • Impedir a progressão da doença na sua fase inicial antes de progredir para um estágio mais grave • Deter o processo da doença para prevenir complicações ou sequelas Obesidade: • Prevenir ganho de peso futuro e desenvolvimento de complicações relacionadas com o peso em pacientes com sobrepeso e obesidade	Práticas gerais: • Usar um teste de rastreamento e diagnóstico seguido por tratamento Obesidade: • Rastrear e diagnosticar usando IMC • Avaliar a presença de complicações • Tratar com intervenção de estilo de vida sem/com medicamentos antiobesidade
Prevenção Terciária	Práticas gerais: • Usar atividades clínicas que reduzam complicações e previnam deterioração posterior Obesidade: • Tratar com terapia e medicamentos para perda de peso visando aliviar complicações relacionadas com a obesidade e prevenir a progressão da doença	Práticas gerais: • Usar estratégias de tratamento que limitem consequências adversas da doença Obesidade: • Tratar com intervenção de estilo de vida/comportamental e medicamentos antiobesidade • Considerar cirurgia bariátrica

Na investigação cardiovascular não invasiva desses pacientes, o teste ergométrico continua tendo importância fundamental. No entanto, em decorrência do peso não usual, algumas esteiras não suportam essa sobrecarga. Quanto ao ciclo ergômetro, deve ser feita adaptação no tamanho do banco para proporcionar maior conforto. O protocolo deve ser individualizado e o incremento das cargas deve ser feito de maneira gradual entre os estágios.

Esses pacientes não têm a mesma capacidade funcional dos não obesos, o que dificulta, muitas vezes, a realização do exame. A dificuldade funcional musculoesquelética também é um fator limitante.

Mesmo com esses graus de dificuldade, o teste ergométrico é obrigatório, pois traz informações sobre a capacidade funcional que traz uma relação inversa com chance de eventos cardiovasculares, comportamento pressórico, entre outras variáveis que o exame fornece. Com esses dados, o exercício físico deverá ser prescrito.

DOENÇAS DA TIREOIDE

Os efeitos cardiovasculares dos hormônios tireoidianos são reconhecidos e sabe-se que alterações em seus níveis circulantes influenciam a contratilidade e a função eletrofisiológica do coração. Também agem regulando as funções sistólica e diastólica, frequência cardíaca e débito cardíaco.

O miocárdio é, predominantemente, o tecido que mais contém receptores para o hormônio da tireoide, que afetam a frequência de geração bem como a duração do potencial de ação dos cardiomiócitos por meio de mecanismos diversos. Essas alterações dos níveis hormonais podem afetar a expressão gênica desses cardiomiócitos e induzir alterações da função cardíaca.[9,10]

HIPOTIREOIDISMO

No aparelho cardiovascular, as manifestações são bradicardia, piora da contratilidade cardíaca, hipertensão arterial principalmente diastólica e aumento dos níveis de colesterol. Casos mais avançados de hipotireoidismo favorecem desenvolvimento da aterosclerose e, consequentemente, maior chance de doença obstrutiva coronariana.

O eletrocardiograma de repouso evidencia alterações da repolarização ventricular, complexos de baixa voltagem, intervalo QT prolongado, onda T achatada ou invertida e extrassístoles ventriculares.[11]

A realização do teste ergométrico se justifica importante por conta de as alterações no ECG de repouso necessitarem de investigação. Levar em conta a interferência de algumas drogas no metabolismo hormonal da tireoide (amiodarona, lítio, glicocorticoides etc.)

Esses pacientes podem apresentar, ao esforço, menor capacidade funcional, fadiga precoce e menor $\dot{V}O_{2máx}$.[12-14]

Ao esforço, o comportamento da pressão arterial sofre algumas mudanças, como menor variação pico-repouso decorrente da redução da contratilidade miocárdica e pelo aumento da resistência vascular periférica (**Figs. 11-14-8 e 11-14-9**).[15,16]

A frequência cardíaca em repouso não apresenta diferença, mas na FC de pico os resultados mostram uma tendência de menores valores para portadores de hipotireoidismo.

Em 50% dos pacientes com mixedema pode ocorrer depressão de ST ao esforço, como pode ser visto nas **Figuras 11-14-10 a 11-14-13**. A regularização do ECG de esforço ocorre, em média, após 12 semanas.

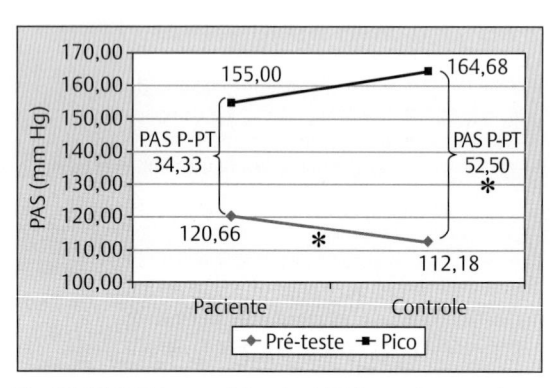

Fig. 11-14-8. Valores médios das PAS das pacientes e das mulheres-controle no pré-teste ($PAS_{pré-teste}$), no pico (PAS_{pico}) e a diferença entre eles (PAS P-PT). Os asteriscos (*) marcam a presença de diferença comprovada pelo Mann-Whitney U Test (p = 0,05).

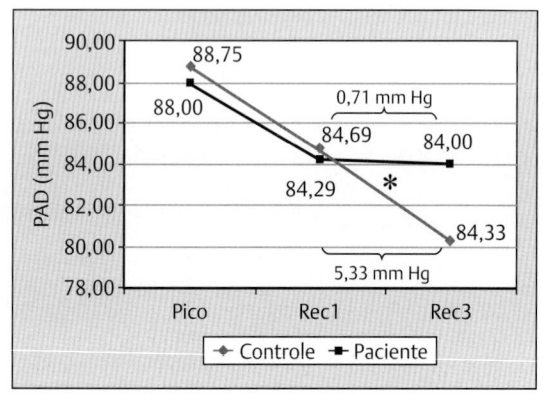

Fig. 11-14-9. Valores médios da PAC das pacientes e das mulheres-controle no pico, no primeiro e no terceiro minuto de recuperação (Rec1 e Rec3). O asterisco (*) marca a presença de diferença entre as variações de pressão de Rec 1 para Rec 3 (PAD Rec 1-3) dos dois grupos, pelo Mann-Whitney U Test (p = 0,05).

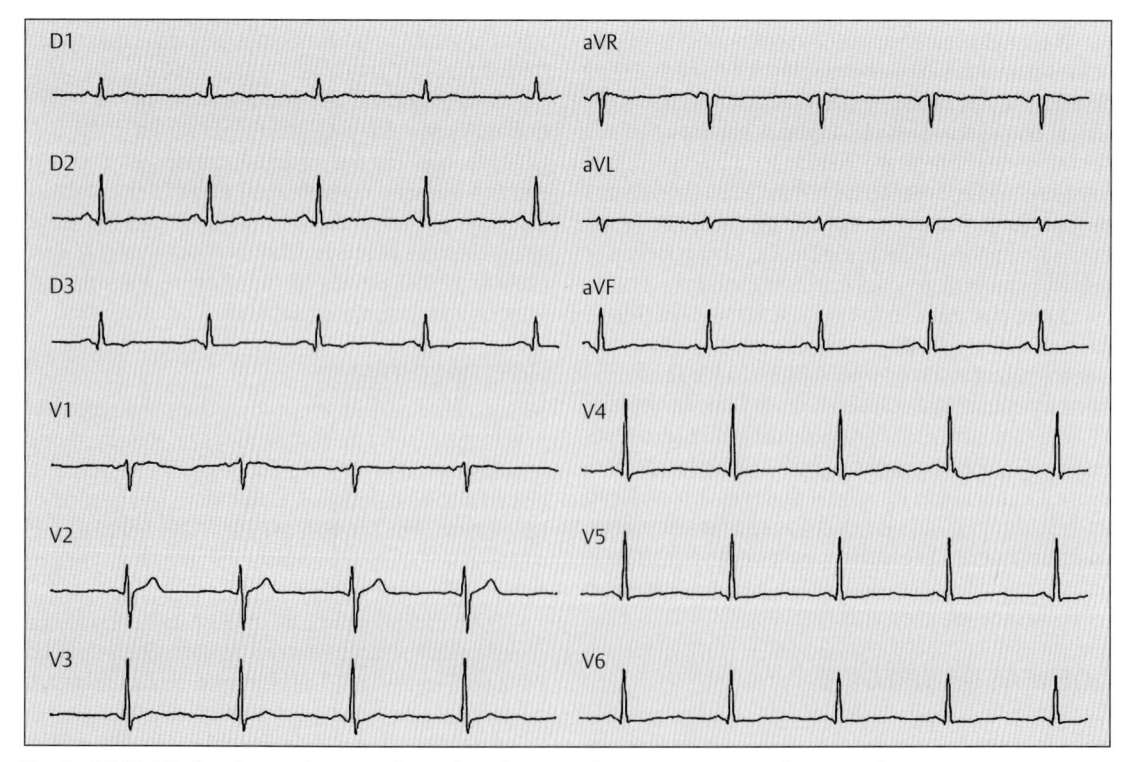

Fig. 11-14-10. ECG basal antes do exame de cintilografia miocárdica em paciente com hipotireoidismo.

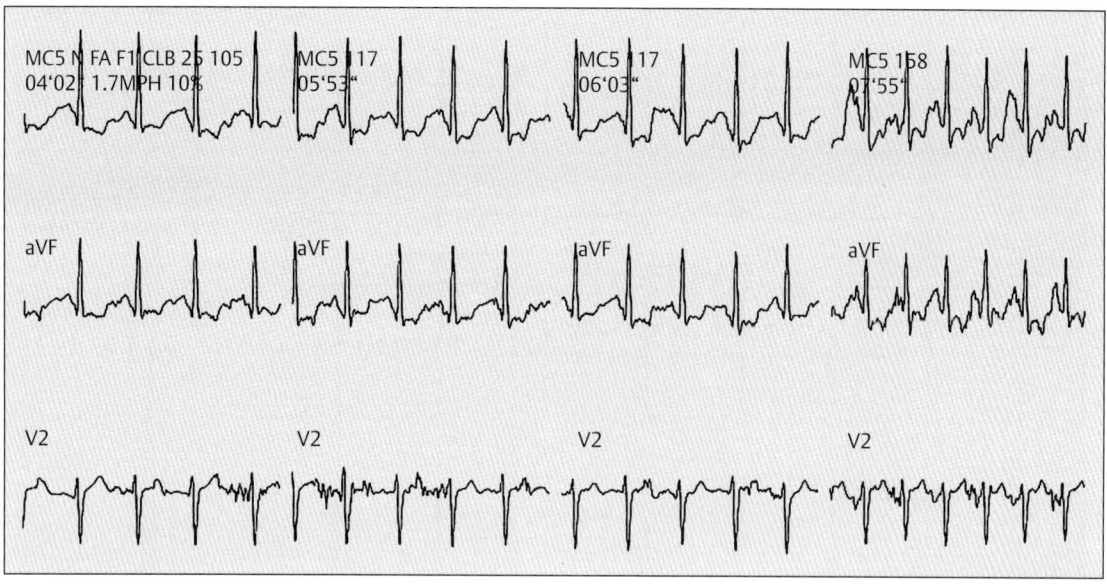

Fig. 11-14-11. No pico do esforço, alterações do segmento ST.

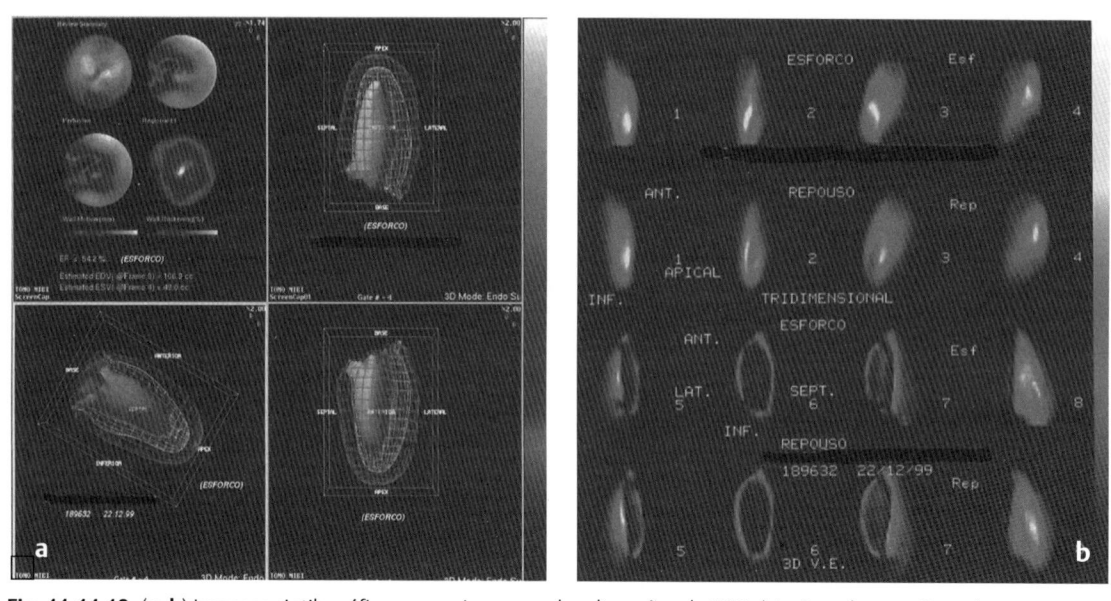

Fig. 11-14-12. (**a**, **b**) Imagens cintilográficas normais, apesar das alterações do ECG. (Ver Pranchas em Cores.)

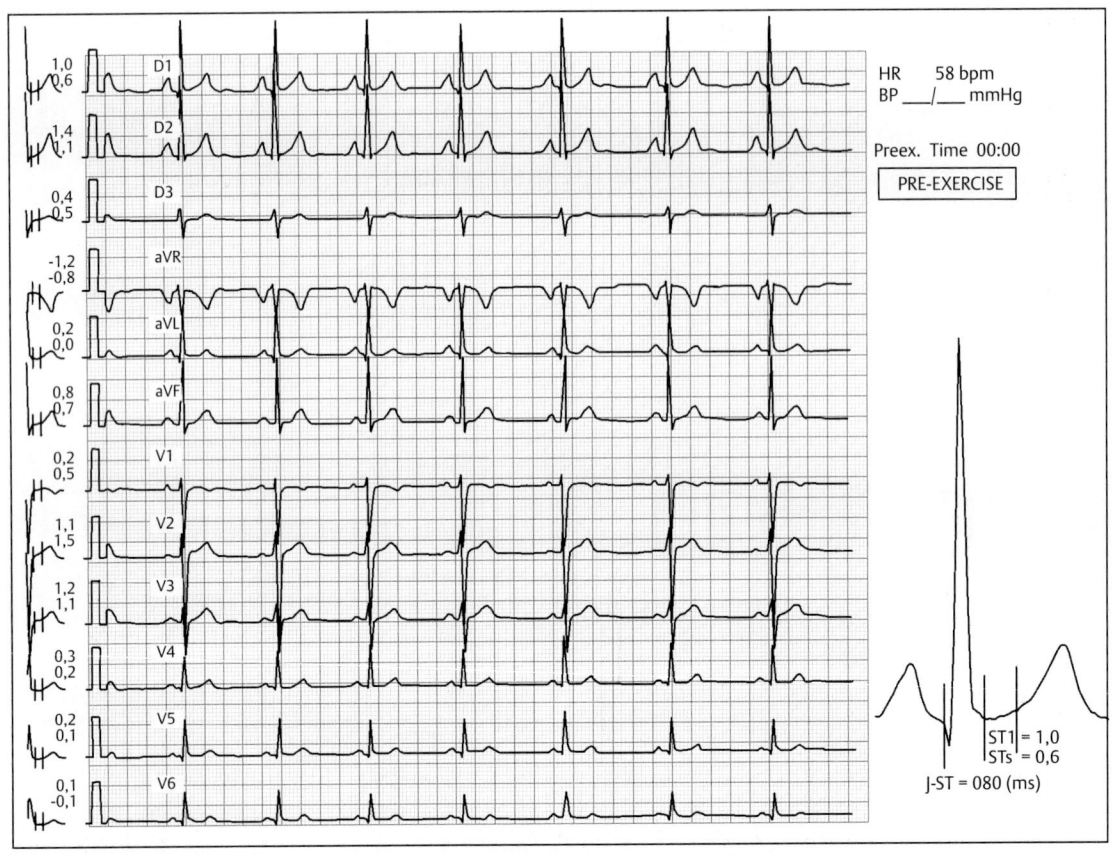

Fig. 11-14-13. ECG basal cerca de 15 meses após o primeiro exame, dentro dos limites normais.

HIPERTIREODISMO

A prevalência do hipertireoidismo na população normal varia de 0,5 a 1%.

No aparelho cardiovascular, as manifestações são fadiga, taquicardia, ocasionalmente, algumas arritmias atriais, principalmente fibrilação atrial, elevação da pressão arterial, principalmente a sistólica, dispneia aos esforços.[17]

São várias as manifestações cardiovasculares do hipertireoidismo: taquicardia sinusal (invariavelmente o achado mais frequente), hipertensão arterial sistólica, alteração na função ventricular sistólica e diastólica, arritmias (especialmente a fibrilação atrial) e insuficiência coronariana. Na grande maioria dos casos, tais alterações regridem após o controle do hipertireoidismo. Nestes casos não há alteração nos marcadores de necrose miocárdica.

A relação entre cardiopatia isquêmica e hipertireoidismo já é descrita, ainda que não completamente esclarecida. O hipertireoidismo responde por menos de 5% dos casos de dor torácica de origem cardíaca, uma vez que o hormônio tireoidiano pode influenciar diretamente os fatores que determinam o consumo de oxigênio pelo miocárdio, mesmo na ausência aparente de doença cardíaca, resultando em *angina pectoris* e, menos comumente, em infarto agudo do miocárdio, com poucos casos relatados na literatura, com uma incidência de aproximadamente 1,8%. Descrição de relatos de casos, habitualmente em mulheres com menos de 40 anos, demonstram a presença de coronárias sem lesões à cinecoronariografia.[18]

Em decorrência dos sintomas e exames complementares por vezes sugestivos de doença cardiovascular, a realização do teste ergométrico é indispensável para diagnóstico diferencial.

O teste ergométrico apresenta resposta cronotrópica aumentada ao esforço, com frequência cardíaca elevada mesmo com carga baixa.

HÔRMONIO DO CRESCIMENTO – GH

O exercício físico é considerado um potente estimulador da síntese de GH,[19] fatores como intensidade,[20] volume e frequência podem influenciar a concentração de GH.

EXERCÍCIOS AERÓBICOS

A maior parte dos estudos envolvendo atividades físicas do tipo aeróbicas demonstra que a intensidade e a duração do exercício são os principais fatores que alteram o perfil de liberação do GH. Além disso, variáveis como o nível de treinamento, a composição corporal, o gênero e a idade dos indivíduos

Tabela 11-14-4. Variáveis que podem influenciar a liberação aguda do GH em exercícios aeróbios

Variável	Efeitos
Estado de Treinamento	Na maior parte dos casos, indivíduos treinados ou atletas apresentam menor liberação do GH comparados a indivíduos não treinados
Gênero	Mulheres apresentam maior amplitude e frequência na liberação do GH que homens
Idade	Indivíduos mais velhos (≥ 40 anos) apresentam menor liberação de GH que indivíduos jovens (± 20 anos)
Intensidade	Liberação aumenta de acordo com a intensidade
Duração	Sessões com duração ≥ 30 min aumentam a liberação do GH
Exercício intermitente	Três sessões de exercícios aeróbios em um mesmo dia aumentaram a concentração de repouso do GH
Período do dia	Nenhum efeito significativo na liberação do GH

estudados também podem modular a liberação deste hormônio. A **Tabela 11-14-4** apresenta as principais variáveis que podem influenciar a liberação do GH em exercícios aeróbios.

Em geral, pode ser observada elevação na concentração do GH na circulação sanguínea nos primeiros 10 a 15 minutos de exercício físico, realizado na intensidade de aproximadamente 30% do $\dot{V}O_{2máx}$.[21] Entre 40 e 60 minutos de atividade, a concentração basal ou de repouso do GH, que é de 1-2 μg/L, pode aumentar em diversas vezes, sendo a amplitude deste aumento dependente da intensidade em que o exercício físico for realizado.

Em geral, ao fim da atividade, a concentração sistêmica do GH declina gradativamente até chegar ao valor pré-exercício, sendo que, na maioria das vezes, esta redução pode ocorrer em aproximadamente 60 minutos.[21]

Uma vez que o exercício físico aeróbico realizado cronicamente pode promover adaptações no organismo que são capazes de influenciar a liberação aguda do GH, o nível de treinamento passa a ser uma variável bastante relevante na avaliação do perfil de liberação do GH.[22] A maioria dos trabalhos indica que indivíduos não treinados, submetidos a uma sessão de exercício aeróbico, apresentam maior amplitude na liberação do GH que indivíduos treinados ou atletas. Além disso, nesses últimos sujeitos, a resposta do GH parece ser atenuada. Uma das hipóteses para justificar este fenômeno está diretamente relacionada com a concentração de lactato liberada no exercício e, consequentemente, com a intensidade que este é realizado.[23,24] Exemplo disso é que, para um indivíduo não treinado, a realização de uma sessão de exercício físico representa estresse fisiológico não habitual, o que geralmente leva a rupturas de membranas celulares, com liberação de enzimas citosólicas e elevada síntese de lactato. Estes e ainda outros fatores desencadeiam uma rede de regulações hormonais, aumentando a secreção do GH com o objetivo de restaurar a homeostasia corporal e preparar o organismo para novo estresse.

Ao passo que as sessões de exercícios tornam-se crônicas, o organismo aumenta sua capacidade adaptativa e, para uma mesma intensidade relativa não é necessária elevada liberação do GH. Nesta linha de pesquisa, a prescrição de atividades físicas próximas ou até acima do limiar anaeróbio pode ser muito eficiente em promover maior liberação do GH, contudo, é importante citar que exercícios muito intensos podem deixar de ter características aeróbias, levando o indivíduo à exaustão em curto espaço de tempo.[24]

Tanto homens jovens (± 21 anos) como mais velhos (> 42 anos), submetidos a um protocolo de exercícios aeróbios, apresentam elevações agudas no GH plasmático; contudo, a disparidade nos valores demonstra que, em indivíduos mais velhos, a liberação do GH é fortemente atenuada. Foi postulado que a liberação reduzida do GH em homens e mulheres idosos pode estar relacionada com a baixa capacidade destes em realizar atividades mais intensas.[21]

Com isso, a produção de lactato pelos tecidos é menor, fato que não promove estímulos na secreção do GH. Cabe salientar que a prática de atividades físicas por indivíduos com idades mais avançadas pode ter inúmeros benefícios à saúde; contudo, parece ter pouco efeito direto sobre a liberação do GH.

EXERCÍCIOS RESISTIDOS

Semelhantemente aos exercícios aeróbicos, a concentração do GH, tanto em homens como em mulheres jovens, pode variar entre 5-25 μg/L, dependendo do protocolo empregado; contudo, na maioria dos casos, a concentração de pico do GH nos exercícios resistidos ocorre imediatamente após o término da sessão.[25] Gradualmente, esta concentração de pico pós-exercício vai diminuindo até

Tabela 11-14-5. Variáveis que podem influenciar a liberação aguda do GH em exercícios resistidos

Variável	Efeitos
Estado de Treinamento	Indivíduos não treinados, em geral, apresentam maior concentração do GH que indivíduos treinados ou atletas diante de um mesmo esforço
Gênero	Homens apresentam maior amplitude e frequência na liberação do GH que mulheres
Idade	Indivíduos mais velhos (± 70 anos) ou de meia-idade (± 40 anos) apresentam menor liberação do GH que indivíduos jovens (± 20 anos)
Intensidade	Maior liberação do GH em intensidades moderadas (± 60% de 1-RM) se comparada a sessões de baixa ($\leq$ 40%) ou elevada intensidade ($\geq$ 80%)
Volume de trabalho	Sessões de maior volume ($\geq$ 8 e $\leq$ 15 repetições por série) resultam em maior liberação do GH
Período de intervalo	Intervalos mais curtos (± 1 min) entre as séries parecem aumentar a liberação do GH comparado a protocolos com intervalos mais longos (± 3 min)
Concentração de ácido lático	Resultados controversos; contudo, maior concentração de ácido lático pode estimular a liberação do GH

retornar aos valores pré-exercício. Este processo normalmente dura entre 60 e 90 minutos após o fim da atividade física (**Tabela 11-14-5**).[21]

Tem sido proposto que o aumento na quantidade de estresse mecânico, produzido pelo elevado número de repetições, a maior síntese e liberação de ácido lático e o processo de hipóxia durante exercícios resistidos podem estimular a liberação de GH.[26] Também, o aumento da acidose intramuscular pode estimular a atividade dos nervos simpáticos por meio de reflexo quimiorreceptivo mediado por quimiorreceptores intramusculares, aumentando a resposta do GH.[20] Em geral, protocolos de exercícios resistidos com maior volume (10 a 12 repetições) e cargas moderadas ($\leq$ 60%) parecem otimizar a secreção do GH em mulheres.

Já protocolos em que são realizadas poucas repetições (± 5), com intervalos de descanso mais longos (± 3 min), não resultam em aumento significativo na liberação do GH.[27]

Em relação aos efeitos do treinamento resistido sobre a liberação do GH, estudos demonstram uma resposta atenuada na secreção do GH, seja imediatamente após atividades físicas ou mesmo sobre a concentração em estado de repouso.[28] Esse perfil de liberação é muito similar ao observado nos treinamentos com exercícios aeróbicos. Entretanto, a resposta do GH pode ser diferente quando indivíduos sedentários são submetidos a treinamento resistido. Foi observado que, após 21 semanas de treinamentos com exercícios resistidos, indivíduos não treinados apresentaram aumento discreto na concentração do GH imediatamente, 15 e 30 minutos após o exercício.[29] Em atletas de força submetidos ao mesmo período de treinamento, a concentração do GH foi significativamente atenuada 30 minutos após a atividade.

O treinamento resistido também tem-se tornado importante opção no processo de envelhecimento com o intuito de atenuar ou mesmo de reverter a redução da força e da massa muscular, bem como a síntese de diversos hormônios, como o GH.

Assim como nos exercícios aeróbicos, as hipóteses a respeito dos efeitos do exercício resistido na liberação do GH em indivíduos com idades acima de 40 anos podem estar relacionadas com intensidade, carga de trabalho e, consequentemente, concentração de lactato liberado durante a atividade.[27]

Com base nas evidências apresentadas, o hormônio do crescimento deve ser considerado importante agente modulador do metabolismo no exercício.

Entretanto, apesar de serem atribuído a este hormônio inúmeros efeitos anabólicos sobre a massa muscular, pouca eficácia tem sido comprovada por pesquisas científicas, exceto em situações extremas, como a ausência ou redução acentuada de sua síntese ou, ainda, em casos de administração suprafisiológica.[30]

A realização do teste ergométrico se propõe a avaliar a resposta máxima na dosagem do GH. No pós-esforço menor que 10 ng/mL, existe a possibilidade de haver deficiência na secreção de GH. Entre 10 e 15 ng/mL há menor chance de deficiência do GH. Respostas superiores a 15 ng/mL são considerados normais.

Deve-se conduzir o teste para durar mais de 10 minutos na tentativa de alcançar o esforço máximo. Colher a amostra de sangue entre 25 a 30 minutos após o início do exercício, no pico da secreção do GH.

ACIDOSE

Pode causar hipotensão secundária, que resulta de uma contratilidade miocárdica deprimida e de vasodilatação arterial, induzidas pelo reduzido pH sanguíneo. Inicialmente, os altos níveis de catecolaminas circulantes se opõem aos efeitos cardiovasculares da acidemia. Entretanto, os efeitos da acidemia podem predominar a um pH sanguíneo abaixo de 7,15 a 7,20.[31]

Podem ocorrer arritmias reentrantes e uma diminuição do limiar para fibrilação ventricular, enquanto o limiar de desfibrilação permanece inalterado.

Não há alterações específicas no ECG na acidose. Eventualmente pode surgir redução de amplitude da onda T e prolongamento do intervalo QT.

ALCALOSE

São bastante conhecidas as propriedades vasoativas do CO_2, podendo ocorrer hipertensão se a causa da alcalose for hiperaldosteronismo primário.

A PCO_2 reduzida tem efeito vasoconstrictor, e PCO_2 elevada tem efeito vasodilatador no cérebro. Aumenta também a resistência vascular coronariana.[32]

HIPERPOTASSEMIA

No eletrocardiograma temos aumento da amplitude da onda T de diferentes magnitudes de acordo com os níveis de potássio, encurtamento do intervalo QT, alargamento do complexo QRS e aumento do intervalo PR. Também pode também haver bloqueio sinoatrial (**Figs. 11-14-14 a 11-14-16**).

HIPOPOTASSEMIA

O elerocardiograma mostra depressão do segmento ST, infradesnível do ponto J, diminuição da amplitude da deflexão U e da duração do complexo QRS. O infradesnível do segmento ST pode sugerir morfologia tipo "isquêmica."[33]

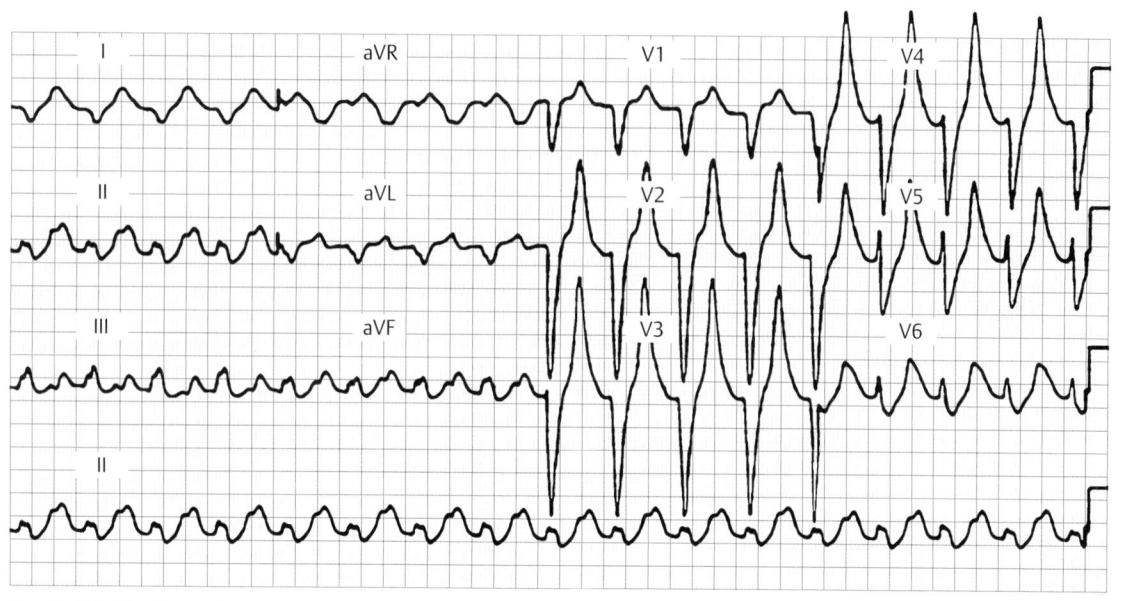

Fig. 11-14-14. Hiperpotassemia.

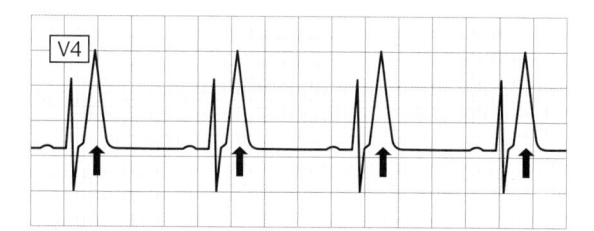

Fig. 11-14-15. Hiperpotassemia leve: ondas T apiculadas, de base estreita.

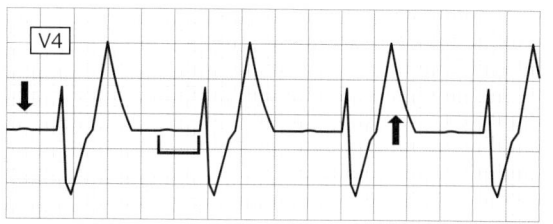

Fig. 11-14-16. Hiperpotassemia moderada: achatamento da onda P, prolongamento do intervalo PR, QRS largo e T apiculadas.

HIPERCALCEMIA

No ECG ocorre diminuição da duração do segmento ST e do intervalo QT, bradicardia e arritmia ventricular (**Fig. 11-14-17**).

HIPOCALCEMIA

No ECG há aumento da duração do segmento ST e intervalo QT. A deflexão T apresenta-se positiva e simétrica ou, eventualmente, até negativa se os níveis de cálcio estiverem muito baixos (**Figs. 11-14-18** e **11-14-19**).[33]

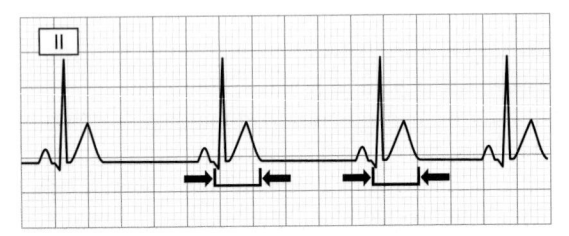

Fig. 11-14-17. Hipercalcemia.

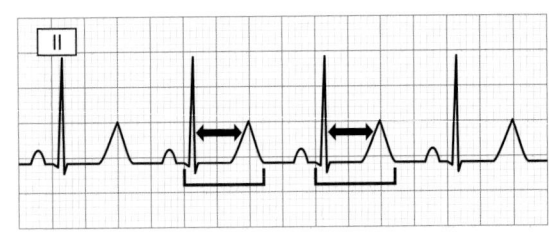

Fig. 11-14-18. Hipocalcemia.

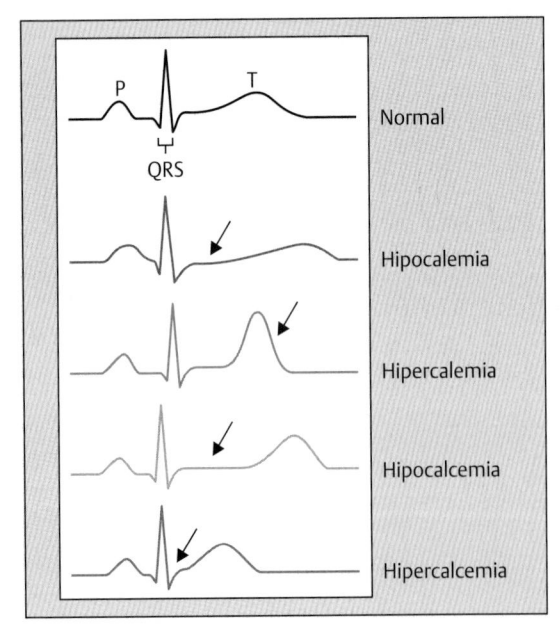

Fig. 11-14-19.

REFERÊNCIAS BIBLIOGRÁFICAS

1. Emerging Risk Factors Collaboration; Sarwar N, Gao P, Seshasai SR, Gobin R, Kaptoge S, et al. Diabetes Mellitus, fasting blood glucose concentration, and risk of vascular disease: a collaborative metameta-analysis of 102 prospective studies. Lancet. 2010;375(9733):2215-22.
2. Gu K, Cowie CC, Harris MI. Mortalityin adults with and without diabetes in a national cohort of the US population, 1971-1993. Diabetes Care. 1998;21(7):1138-45.
3. Li G, Zhang P, Wang J, Gregg EW, Yang W, Gong Q, et al. The long-term effect of lifestyle inteventions to prevent diabetes in the China Da Qing Diabetes Prevention Study: a 20-year follow-up study. Lancet. 2008 May 24;371(9626):1783-9.
4. Diabetes Prevention Program Research Group. Knowler WC; Fowler SF, Hamman RF, Christoph CA, Hoffman HJ, et al. 10-year follow-up diabetes incidence and weight loss in the Diabetes Prevention Program Outcomes Study. Lancet. 2009;374(9702):1677-86.
5. Raggi P, Shaw LJ, Berman DS, Callister TQ. Prognostic valueof coronary artery calcium screening in subjects with and without diabetes. J Am Coll Cardiol. 2004 May 5;43(9):1663-9.
6. Associação Brasileira para o Estudo da Obesidade e da Síndrome Metabólica. Diretrizes brasileiras de obesidade 2016/ABESO - Associação Brasileira para o Estudo da Obesidade e da Síndrome Metabólica, 4.ed. São Paulo, SP.
7. Carneiro G, Faria AN, Ribeiro Filho FF, Guimarães A, Lerário D, Ferreira SRG, et al. Influência da distribuição da gordura corporal sobre a prevalência de hipertensão arterial e outros fatores de risco cardiovascular em indivíduos obesos. Rev Assoc Med Bras. 2003;49(3):306-11.
8. Hubert HB, Feinleib M, McNamara PM, Castelli WP. Obesity as an Independent Risk Factor for Cardiovascular Disease: A 26-year Follow-Up of Participants in the Framingham Heart Study. Circulation. 1983;67(5):968-77.
9. Dillman WH. Cellular action of thyroid hormone in the hear. Thyroid. 2002;12:447-52.
10. Sun ZQ, Ojamaa K, Coetzee WA, Artman M, Klein I. Effects of thyroid hormone on action potential and repolarizing currents in rat ventricular myocites. American Journal of Physiology- Endocrinology Metabolism. 2000 Feb;278(2):E302-7.
11. Andrade EJL. Manifestações cardíacas no hipertireoidismo. Salvador, s/n; Tese de Mestrado 1987, 84 p. ilus. tab.
12. Akbar D, Ahmed M, Hijazi N. Subclinical hypothyroidism in elderly women attending an outpatient clinic. Med Sci Monit 2004;10(5):229-32.
13. Caraccio N, Natali A, Sironi A, Baldi S, Frascerra S, Dardano A, et al. Muscle metabolism and exercise tolerance in subclinical hypothyroidism: a controlled trial of levothyroxine. J Clin Endocrinol Metab. 2005;90(7):4057-62.

14. Kahaly G. Cardiovascular and atherogenic aspects of subclinical hypothyroidism. Thyroid. 2000;10:665-79.
15. Biondi B, Klein I. Hypothyroidism as a risk factor for cardiovascular disease. Endocrine. 2004;24(1):1-13.
16. 15. Hamano K, Inoue M. Increased risk for atherosclerosis estimated by pulse wave velocity in hipothyroidism and its reversal with appropriate thyroxine treatment. Endocr J. 2005;52/1:95-101.
17. Maia AL, Scheffel RS, Meyer ELS, Mazeto GMFS, Carvalho GA, Graf H, et al. Consenso brasileiro para o diagnóstico e tratamento do hipertireoidismo: recomendações do Departamento de Tireóide da Sociedade Brasileira de Endocrinologia e Metabologia. Arq Bras Endocrinol Metab. 2013;57(3):205-32.
18. Casini AF, Gottieb I, Neto LV, Almeida CA, Fonseca RHA, Vaisman M. Angina pectoris em paciente com hipertireoidismo e coronárias angiograficamente normais. Arq Bras Cardiol. 2006 Nov;87(5):e176-e178.
19. Hoffman JR, Im J, Rundell KW, Kang J, Nioka S, Spiering BA, et al. Effect of muscle oxigenation during resistance exercise on anabolichormone response. Med Sci Sports Exerc. 2003;35(11):1929-34.
20. Mulligan SE, Fleck SJ, Gordon SE. Influence of resistance exercise volume on sérum growth hormone and cortisol concentration in women. J Strenght Cond Res. 1996;10:256-62.
21. Wideman L, Weltman JY, Hartman ML. Growth hormone release during acute and chronic aerobic and resistance exercise recent findings. Sports Med. 2002;32:987-1004.
22. Goldspink G. Research on mechano growth fator: it's potential for optimising physical training as wellmisuse in doping. Br J Sports Med. 2005;39:787-8.
23. Doeesing S, Kjaer M. Growth hormone and connective tissue in exercise. Scand J Med Sci Sports. 2005;15:202-10.
24. Weltman A, Weltman JY, Roy CP, Wideman L, Patrie J, Evans WS, et al. Growth hormone response to graded exercise intensities is attenuated and the gender difference abolished in older adults. J Appl Physiol. 2006;100:1623-29.
25. Kraemer WJ, Ratamess NA. Hormonal responses and adaptationsto resistance exercise and training. Sports Med. 2005;35:339-61.
26. Consitt LA, Copeland LJ, Tremblay MS. Endogenous anabolic hormone responses to endurance versus resistance exercise andtraining in women. Sports Med. 2002;32:1-22.
27. Häkkinen K, Pakarinen A, Kraemer WJ, Newton RU, Alen M. Basal concentration and acute responses of sérum hormones and strenght development during heavy resistance training in middle-aged and elderly men and women. J Gerontol A Biol Sci Med Sci. 2000;55:B95-B105.
28. Bell GJ, Syrotuik D, Martin TP, Burnham R, Quinney HA. Effect of concurrent strength and endurance training on skeletal muscle properties and hormone concentration in humans. Eur J Appl Physiol. 2000;81(5):418-27.
29. Ahtiainen JP, Pakarinen A, Alen M, Kraemer WJ, Häkkinen K. Muscle hypertrophy, hormonal adaptations and strength development during strength training in strength-trained and untrained men. Eur J Appl Physiol. 2003;89(6):555-63.
30. Cruzat VF, Donato Júnior J, Tirapegui J, Schneider CD. Hormônio do crescimento e exercício físico: considerações gerais. Revista Brasileira de Ciências Farmacêuticas. 2008;44(4):549-62.
31. Adrogue HJ, Madias N. Management of life-threatening acid-base disorders: first of two parts. N Engl J Med. 1998;338:26.
32. Ganong WF. Review of medical physiology. Los Altos, CA: Lange Medical Publications, 1973.
33. Tranchesi J. Eletrocardiograma normal e patológico. Atheneu, 1972.

APLICAÇÃO EM POPULAÇÕES ESPECÍFICAS

CAPÍTULO 12

SEÇÃO 12-1

TESTE ERGOMÉTRICO EM IDOSOS

Josmar de Castro Alves

"Nunca tenha certeza de nada, por que a sabedoria começa com a dúvida."

Sigmund Freud

O envelhecimento populacional com boa qualidade de vida tem sido um desafio constante e presente em todas as sociedades do mundo. A longevidade cada vez mais crescente tem trazido, também, angústias e preocupações adicionais que podem repercutir na qualidade de vida. O maior conhecimento das conquistas inerentes à idade e o desejo de viver cada vez melhor são confrontados com a preocupação com a dependência, a perda da autonomia e o assustador declínio funcional.[1-9] Assim, a busca por um envelhecimento mais saudável tem sido uma constante mais efetiva na vida dos pacientes idosos, e a atividade física bem programada tem contribuído significativamente para a conquista deste objetivo.

O envelhecimento populacional, que é o aumento da participação do idoso no total da população, é uma realidade mundial. A contribuição da cardiologia e da geriatria, nesse contexto, tem permitido uma ampliação significativa de novos conhecimentos, facilitando assim a compreensão para uma nova perspectiva de qualidade de vida. Essa visão mais acurada do mundo atual, onde envelhecimento (processo), velhice (fase da vida) e velho ou idoso (resultado final) constituem uma realidade bem palpável, tem trazido para nós, cardiologistas, o desafio de encontrar os meios necessários para que essa nova expectativa e essa experiência de vida possam ser vividas com qualidade.[10]

Na busca por esse novo *status* físico e pela chancela para iniciar atividade física com segurança, o teste ergométrico mostrou ser um exame seguro, acessível e de boa aplicabilidade na prática clínica. Agregar informações que permitam atividade física boa e segura pode contribuir para um processo de envelhecimento saudável e encontrar subsídios para melhor resultado final. Combater as limitações próprias da idade encontrando medidas preventivas eficazes pode retardar o início de indesejáveis restrições e, assim, melhorar a qualidade e o tempo de vida ativo e mais independente.

Esse crescimento real do número de idosos na última década tem exigido dos governos, em todo o mundo, novas políticas de saúde. Implantar novos programas de exercício e novas estratégias voltadas ao idoso, visando à redução do aparecimento ou agravamento das comorbidades comuns à idade, parece ser a forma mais objetiva e fácil de melhorar de qualidade de vida nessa faixa etária.

É preciso reconhecer que o termo "idoso" não identifica um grupo uniforme. A idade cronológica não pode ser entendida como identificação diferenciada para esse grupo etário especial.[2,9] A atividade física regular é essencial para um envelhecimento saudável. Assim, a avaliação geriátrica ampla se faz necessária para identificação dos fatores de risco e comorbidades presentes, possibilitando a identificação da estratégia de atividade física mais adequada a cada caso.[8-10] O teste ergométrico tem contribuído de forma inquestionável para essa avaliação, identificando os pacientes de maior risco, aperfeiçoando condutas terapêuticas e possibilitando atividade otimizada e individualizada.

METODOLOGIA

Entendendo que o envelhecimento fisiológico não ocorre de forma uniforme na população idosa, e que a prevalência da doença arterial coronária é proporcional à idade, a realização do teste ergométrico nessa faixa etária é mais frequente do que na população adulta em geral.[1,6,11] O teste ergométrico é uma ferramenta não invasiva para avaliar a resposta do sistema cardiovascular ao exercício sob condições bem controladas. As adaptações que acontecem durante o TE permitem ao organismo aumentar sua taxa metabólica de repouso em até 20 vezes, sendo o débito cardíaco elevado até 6 vezes.[12] A expectativa de maior longevidade tem despertado um conhecimento mais real das mudanças e alterações anatomofisiológicas que acontecem no aparelho cardiovascular e no sistema musculoesquelético, possibilitando melhor compreensão sobre as alterações ocorridas durante o exercício físico.[6]

Em pacientes idosos, a capacidade máxima para realizar um trabalho diminui com o avanço da idade. Essa característica do envelhecimento está associada a alterações estruturais cardiovasculares. O maior conhecimento sobre o processo fisiológico do envelhecimento tem possibilitado melhor entendimento sobre as mudanças do sistema cardiorrespiratório durante o exercício físico, ratificando que o treinamento com exercício pode atenuar as alterações observadas durante esse processo (**Tabela 12-1-1**).[13]

Nos idosos, além da possibilidade maior de doença arterial coronária, a presença de patologias não cardíacas, como alterações osteoarticulares, neurológicas, pulmonares, vasculares ou limitantes da condição funcional, precisam ser previamente diagnosticadas, pois essas possíveis alterações podem prejudicar uma avaliação adequada durante o esforço físico.[1,2,6] Assim, avaliação cardiológica prévia ou avaliação geriátrica ampla são devidamente recomendáveis. A identificação da condição funcional atual do idoso, das comorbidades presentes e dos sintomas existentes possibilita a escolha do protocolo a ser utilizado, seja esteira seja cicloergômetro.[14,15] É preciso lembrar que indivíduos de uma mesma idade cronológica podem ter diferenças significativas na idade fisiológica e um comportamento muito diferente frente ao esforço físico.[1,6] Assim, a escolha correta do protocolo a ser utilizado pode contribuir, de maneira significativa, para melhor eficácia do teste. A avaliação da função cardiorrespiratória de idosos pode exigir diferenças sutis no protocolo e na metodologia em relação à de pacientes de meia-idade.[1,15,16] É preciso lembrar, também, que o "consentimento livre e esclarecido para a realização do teste ergométrico" precisa ser firmado pelo paciente ou, na impossibilidade deste, por familiar, atendendo exigência legal e recomendação da SBC/DERC.

O ergômetro a ser escolhido deve ser aquele com qual o paciente possa sentir-se mais adaptado e mais seguro.[1,11,16] Normalmente há uma boa aceitação e adaptação da esteira ergométrica. No caso de paciente muito tenso com o exame e que esteja sendo submetido a ele pela primeira vez, às vezes, demonstrar como caminhar na esteira pode ser muito tranquilizador. Essa conduta ajuda a controlar a ansiedade do paciente, transmitindo-lhe mais segurança e possibilitando a realização de um exame de melhor qualidade. Pacientes com maior dificuldade de adaptação à esteira por dificuldade de caminhar, por síndromes vertiginosas, por exemplo, poderão usar o cicloergômetro, o que pode ocorrer, também, com idosos que apresentem coordenação neuromuscular inadequada, limitação na sustentação do peso, corporal, padrão de marcha senil, visão comprometida etc.[1,7]

A escolha do protocolo constitui uma das fases mais importantes do exame, uma vez que a escolha de um protocolo não adequado ao paciente compromete a qualidade do teste. Existe boa variedade de protocolos que podem ser usados para os pacientes idosos. Os protocolos Bruce Modificado 1 e Bruce Modificado 2, Rampa e Naughton são os mais utilizados.[1,6,16] A experiência de cada serviço, a *expertise* do ergometrista e a avaliação pré-teste do paciente indicarão o melhor protocolo a ser usado. Existem protocolos que podem ser utilizados para pacientes considerados altamente descondicionados ou fisicamente limitados. Nos casos de pacientes mais descondicionados, a carga de trabalho deve ser baixa (2-3 equivalentes metabólicos – METs). Os acréscimos na carga de trabalho deverão ser pequenos (0,5

Tabela 12-1-1. Variáveis fisiológicas decorrentes do processo de envelhecimento

Frequência cardíaca em repouso	Inalterada
Frequência cardíaca máxima	Mais baixa
Débito cardíaco máximo	Mais baixo
Pressões arteriais em repouso/esforço	Mais altas
$\dot{V}O_{2máx}$ – (L/min e mL.kg.min)	Mais baixa
Volume residual	Mais alto
Capacidade vital	Mais baixa
Tempo de reação	Mais lento
Força muscular	Mais baixa
Flexibilidade	Mais baia
Massa óssea	Mais baixa
Massa corporal isenta de gorduras	Mais baixa
Percentual de gordura corporal	Mais alto
Tolerância à glicose	Mais baixa
Tempo de recuperação	Mais longo

a 1,0 MET) para pacientes dos quais se espera baixa capacidade de trabalho (Protocolo de Naughton). Se a escolha for o cicloergômetro, a carga de trabalho pode ser iniciada com 10 a 15 watts/minuto.[1,16,17]

Em casos de indivíduos mais bem condicionados fisicamente, os Protocolos em Rampa ou Bruce Modificado 1 têm sido os mais recomendados e a experiência de cada serviço definirá a escolha do protocolo. São protocolos nos quais, normalmente, há excelente adaptação às condições biomecânicas do paciente com boa tolerância ao incremento de cargas. A escala de Borg é utilizada para percepção do cansaço durante o esforço.

No Procardio-Natal, a opção pelo protocolo de Bruce Modificado, quer seja 1 ou 2, dependendo da avaliação pré-teste realizada, tem sido muito satisfatória. Os pacientes são levados ao máximo da tolerância com uma média de até 12 minutos em esteira rolante, sendo o teste interrompido precocemente na apresentação de sintomas ou a pedido do próprio paciente.

Alguns pacientes chegam ao laboratório de ergometria tensos, ansiosos, às vezes duvidando da própria capacidade de iniciar, realizar ou concluir o exame. Com o objetivo de diminuir a tensão, tem-se utilizado, nesses casos, a inclusão de música durante o teste. Conversando com os pacientes, pergunta-se qual sua preferência musical, tipo de música ou que músicas gostariam de ouvir etc. Esse procedimento tem conseguido que os idosos fiquem mais relaxados, menos ansiosos com a realização do TE. Muitas vezes, e até timidamente, eles escolhem a música que gostariam de ouvir e isso tem sido uma experiência e observação muito gratificante. A música tem a capacidade de fazer o paciente relaxar, de deixá-lo menos tenso e, assim, poder concluir o exame, até superando a própria expectativa do nível de esforço a ser atingido. Tem-se observado que os pacientes que voltam para a realização de um novo teste já questionam se será feito com música. Alguns já chegam com os nomes das músicas que gostariam de escutar durante a realização do teste ergométrico, assim, os pacientes que hoje chegam para realizar o teste ergométrico estão muito mais descontraídos, mais relaxados, menos tensos e muito mais facilmente o realizam.

É preciso lembrar que muitos pacientes idosos portadores de comorbidades, precisam fazer uso de algumas medicações. Desse modo é necessário o conhecimento prévio de quais medicações o paciente usa, pois algumas delas poderiam influenciar nas respostas hemodinâmicas e eletrocardiográficas durante o exercício.[16,17]

As indicações e contraindicações para realização de teste ergométrico (TE) estão bem definidas nas III Diretrizes da Sociedade Brasileira de Cardiologia sobre o Teste Ergométrico e no livro-texto do Departamento de Ergometria da Sociedade Brasileira de Cardiologia. Em pacientes idosos, a avaliação da gravidade de uma cardiopatia isquêmica, assim como a condição funcional para programas de atividade física, são destaques especiais e, atualmente, constituem-se nas duas indicações mais comuns observadas no laboratório de ergometria. As contraindicações para realização do TE também estão devidamente contempladas nas Diretrizes da SBC sobre o teste ergométrico, porém, algumas situações precisam ser avaliadas com maior acurácia, considerando-se grupos distintos e situações específicas. Assim, angina instável, doenças infeciosas em atividade e tromboembolismo constituem contraindicações absolutas. Outras são consideradas contraindicações relativas, como, por exemplo, a presença de anemia, frequência cardíaca acima de 100 bpm, taquicardia paroxística, arritmia ventricular e hipertensão arterial em repouso, acima de 200 mm Hg para pressão sistólica e de 100 mm Hg para diastólica, sendo necessária a autorização do médico assistente e da *expertise* do médico examinador para definir realmente a possibilidade da realização do teste ergométrico naquele momento.

INTERPRETAÇÃO DO TESTE

A interpretação do teste ergométrico de paciente idoso também obedece às normas e às mesmas orientações utilizadas para avaliação dos testes convencionais.[11,16] Os parâmetros clínicos, eletrocardiográficos, metabólicos e hemodinâmicos precisam ser avaliados com rigor ainda mais apurado. Na faixa etária desses pacientes a prevalência da doença coronariana aumenta com a idade avançada. A presença de comorbidades, por exemplo, diabetes melito reforça e justifica a preocupação em definir o real "*status quo*" do coração do idoso. É preciso estar atento, pois, no indivíduo idoso, existe a possibilidade de um processo patológico ativo ou latente estar presente e, assim, precisa ser definitivamente bem esclarecida.[1,9]

Considerando-se as limitações do próprio método, a presença de algumas patologias poderá comprometer a acurácia do exame e ser causa de possíveis testes falso-positivos. Essa possibilidade ratifica ainda mais a preocupação com uma boa avaliação pré-teste. O conhecimento prévio da existência ou não de outras comorbidades possibilita ao médico ergometrista interpretar, de forma mais objetiva, os achados obtidos durante o exame e, assim, ajudar o médico assistente a tomar a conduta mais objetiva e adequada para seu paciente.

A capacidade de um exame poder identificar o paciente realmente doente é chamada sensibilidade. A especificidade retrata a capacidade de identificar os indivíduos saudáveis. A sensibilidade e a especificidade do teste ergométrico (TE) na população geral situam-se em torno de 68% e 77%, respectivamente. Com a maior prevalência da doença arterial coronária no grupo de idosos, essa sensibilidade aumenta para 84%, porém, a especificidade cai para cerca de 70%.[12,16,18]

A dor precordial desencadeada pelo esforço constitui um parâmetro clínico importante. Sendo essa dor desencadeada com baixa carga e progressiva com o esforço, o parâmetro clínico de isquemia miocárdica fica mais reforçado.

O momento do aparecimento do infra ou supradesnível do segmento ST com o esforço, prolongando-se na fase de recuperação, indica maior probabilidade da presença da doença arterial coronária importante. Quanto mais precoce for o aparecimento das alterações do ST no esforço, mais forte torna-se essa probabilidade (**Tabela 12-1-2**).[17,19]

A tríade baixa tolerância ao exercício, alterações de ST-T induzidas pelo esforço e presença de arritmias graves são os fatores mais importantes na análise prognóstica da doença arterial coronária nesse grupo de pacientes.[4] Parâmetros hemodinâmicos com variabilidade da pressão arterial durante o exercício, resposta cronotrópica durante o esforço e comportamento do duplo produto também são variáveis hemodinâmicas importantes na avaliação da doença arterial coronária. A capacidade funcional é o mais forte e mais consistente parâmetro prognóstico do teste ergométrico, conforme demonstrado no estudo Class. Pacientes com capacidade funcional menor que 5 METS (< 5 METs) na primeira etapa do protocolo de Bruce tinham risco de mortalidade de 5% ao ano. Os pacientes que conseguiram atingir a 2ª etapa do mesmo protocolo e que ultrapassaram sete METs (7 METs) mostraram que mortalidade caiu para 1% ao ano.[2,19,20]

Considerando-se que se trata de uma população específica e com maior possibilidade de doença arterial coronária, com processo patológico ativo ou latente, identificar a probabilidade de um teste positivo ou negativo, ser realmente positivo ou negativo,[1,7,9] é de fundamental importância para a decisão clínica a ser tomada. Essa capacidade de avaliação chama-se valor preditivo do teste. O valor de previsão de um teste considerado positivo é a relação percentual entre os testes verdadeiramente positivos e o número de casos com testes positivos. Da mesma maneira, para o teste com valor preditivo negativo, o valor de previsão é dado pela relação entre os testes verdadeiramente negativos e o número de testes negativos. Assim, quanto maior for a prevalência da doença coronária na população estudada, maior o valor de predição do teste positivo e maior o do teste positivo.

A constatação de déficit cronotrópico sem a ação de substâncias farmacológicas está relacionada com a provável presença de doença arterial coronariana. Por isso torna-se necessário o conhecimento prévio da medicação em uso pelo paciente.[6,16]

A frequência cardíaca (FC) é influenciada por inúmeros fatores, incluindo a idade. Nos idosos, a FC encontra-se diminuída tanto em repouso como no esforço máximo, fenômeno que parece estar ligado à inefetiva modulação simpática, bem como a modificações no sistema de condução e receptores. A resposta da frequência cardíaca e sua redução no 1º minuto da recuperação (ação na modulação parassimpática) tem importante valor prognóstico para eventos cardiovasculares futuros.[11,21]

A baixa tolerância ao esforço continua sendo um marcador importante para o diagnóstico de doença arterial coronária. Quanto mais precoce for a interrupção do teste por baixa capacidade ao esforço, maior a será a possibilidade de doença isquêmica importante. A adição de novos parâmetros, como dor precordial concomitante ou queda da pressão arterial sistólica com o esforço, ratificam esse diagnóstico.

A pressão arterial nos idosos tende a ser um pouco mais alta tanto em repouso como no esforço. Nos pacientes idosos e hipertensos, o teste ergométrico contribui, de forma importante, na escolha, na avaliação terapêutica e na prescrição de atividade física.[16,17] A realização do TE nesses pacientes pode permitir a otimização da prescrição da carga de trabalho de forma mais segura e individualizada e, assim, contribuir de forma efetiva para a sobrevida da população mais idosa.[22] Em pacientes idosos e hipertensos para os quais o teste ergométrico foi indicado para diagnóstico de DAC, o teste deve ser realizado após a interrupção de medicações que reduzem a resposta isquêmica (bloqueadores dos canais de cálcio) ou que interferem no comportamento da frequência cardíaca, (FC) como os betabloqueadores.[17]

A fibrilação atrial (FA) é a arritmia mais prevalente em pacientes idosos, especialmente após a 6ª década de vida, podendo ocorrer em pacientes sabidamente portadores de cardiopatias ou não.[1] Em pacientes portadores de fibrilação atrial crônica (FA), o teste ergométrico contribui de forma importante na avaliação do comportamento e no grau de controle da frequência ventricular. Em pacientes com suspeita de isquemia miocárdica, o teste ergométrico deve ser feito, preferencialmente, associado a método de imagem.

Tabela 12-1-2. Resposta Isquêmica – Critérios de Positividade do TE

- Alterações de ST-T
- Dor anginosa
- Baixa tolerância ao esforço
- Dispneia proporcional
- Incompetência cronotrópica
- Déficit inotrópico
- Incompetência dromotrópica
- Arritmias complexas VE

As arritmias induzidas pelo esforço são mais frequentes nas pessoas idosas do que em grupos mais jovens.[1,16] A presença de extrassístoles ventriculares polifocais, bigeminadas, trigeminadas em salva e episódios de taquicardia ventricular, quando surge durante o TE, precisa ser valorizada. Em pacientes idosos, esses achados são considerados de grande importância, pela maior prevalência de doença arterial coronária nessa faixa etária. Essas alterações têm significativa implicação prognóstica, especialmente quando surgem na fase de recuperação (**Tabela 12-1-3**).[17]

Os distúrbios de condução que aparecem com o esforço precisam ser avaliados com maior acurácia. Considerando-se que o TE não é apenas uma interpretação do ECG durante o esforço, faz-se necessário, também, avaliar em que condições esses distúrbios acontecem. Maior conhecimento poderá fornecer dados importantes e necessários para a decisão.

Os bloqueios de ramo esquerdo (BRE) intermitentes que aparecem durante o esforço têm baixa incidência e não são comuns. Trata-se de condução por via anômala em repouso, que passa a ser feita por via normal durante o exercício. Tem valor preditivo independente de morte em acompanhamento de 4 anos. A presença de bloqueio de ramo esquerdo (BRE) no ECG basal requer exame adicional de imagem em razão da grande frequência de testes falso-positivos.

Pacientes com BRD prévio que desenvolvem HBAE ao esforço precisam ser mais bem estratificados. Nos casos em que o BRD fica mais alargado, com BDAS desencadeado pelo esforço e o aparecimento de angina, é recomendado o estudo da anatomia coronária. Precisam ser valorizados os pacientes que, durante o teste, apresentem BRD com baixa frequência (FC < 125 bpm) e tenham fatores de risco agregados.[11,23]

Os bloqueios atrioventriculares (BAVs) de 2° e 3° graus desencadeados pelo esforço não têm uma etiologia bem definida. Esses BAVs podem ser decorrentes da ação farmacológica sobre o sistema de condução, de alterações degenerativas ou da própria isquemia. O conhecimento prévio das medicações em uso é importante, pois possibilita ao médico avaliador maior entendimento dos achados obtidos com o exame.

Os critérios de interrupção do teste ergométrico em pacientes idosos não são muito diferentes daqueles já preconizados para pacientes mais jovens, devendo o teste ser interrompidos quando da apresentação de sintomas ou a pedido do próprio paciente.[9,10,17] Pacientes idosos portadores de labirintopatias devem ter o exame interrompido logo após o relato de aparecimento de tontura com o esforço.[3,6] É preciso ressaltar que, em sua faixa etária, a prevalência de problemas ortopédicos, cardiovasculares, pulmonares ou metabólicos é comum e pode interferir no teste ergométrico, devendo-se interromper mais precocemente o exame. A sarcopenia como processo fisiológico do próprio envelhecimento contribui, mais facilmente, para maior fraqueza muscular. Assim, protocolos com duração superior a 12 minutos devem ser evitados, pois são mais facilmente extenuantes.

Os cuidados, na fase de recuperação, obedecem aos mesmos critérios para a população em geral. É preciso lembrar que não há uniformidade entre os pacientes dessa faixa etária, sendo necessário observar as condições, inerentes a cada um, que precisam ser conhecidas e valorizadas.

Nos cuidados pós-esforço, além do monitoramento eletrocardiográfico, hemodinâmico e clínico, é recomendada a recuperação ativa por um tempo mínimo de 6 minutos, adotando-se uma caminhada mais lenta até cessar por completo o exame. Há uma preocupação maior com a recuperação passiva, nessa faixa etária, pois em pacientes mais idosos e mais frágeis pode ocorrer a hipotensão arterial pós-esforço.

ACHADOS NOS TESTES DOS IDOSOS

Apesar do evidente crescimento da longevidade no mundo, os estudos e ensaios clínicos que avaliam a aplicabilidade do teste ergométrico em idosos ainda não são muitos numerosos. A heterogeneidade do envelhecimento, determinando características individuais distintas, obriga a uma ampla avaliação quanto às reservas fisiológicas e biológicas.[10,12,18]

A força muscular diminui com a idade, sendo uma das causas a redução da massa muscular. Os pacientes idosos são os que mais sofrem essa perda, então, o incremento no ganho do percentual de gordura passa a ser mais visível aumentando a tendência ao sedentarismo e agravando os fatores de risco já existentes e comuns à idade.[10,13] Estimular a atividade física, melhorar a capacidade máxima para o trabalho, identificando pacientes com maior probabilidade de doença coronária constitui um desafio constante no dia a dia do profissional de saúde. A presença de alterações no ECG de repouso, muitas vezes decorrentes de HVE fisiológica, reduz a acurácia do método para diagnóstico de isque-

Tabela 12-1-3. Distúrbios de condução no TE – quando valorizar

- Aparecerem em baixa carga de esforço
- Aparecerem em baixa frequência cardíaca
- Aparecerem, concomitantemente, com alterações importantes de ST-T
- Aparecerem com dor precordial
- Aparecerem com resposta deprimida ou queda da frequência cardíaca ou pressão arterial sistêmica intraesforço

mia miocárdica. A análise simultânea de outras variáveis do exame contribui para uma avaliação mais global.[14,20]

Mesmo considerando-se a escassez de maiores estudos e ensaios clínicos que abordam essa crescente faixa etária, os trabalhos e ensaios já existentes são promissores e ratificam o benefício do Teste Ergométrico (TE) na avaliação dos pacientes idosos.

Kokkinos et al., correlacionando capacidade física e mortalidade por todas as causas, avaliaram 5.314 pacientes com idade entre 65 e 92 anos através do teste ergométrico. Na análise dos dados obtidos foi observado que, a cada MET adicional alcançado, houve uma redução de 12% do risco de morte (RR). Entre os pacientes que pertenciam ao grupo com mais de 4 METS e evoluíram para mais de 06 METS, houve uma redução de 38% no risco de morte (RR). No grupo onde a evolução ultrapassou os 9 METS, a redução de risco foi extremamente significativa, mostrando uma (RR) redução de risco de morte de 61%. Em conclusão, o estudo ratifica que os homens idosos com boa capacidade física tiveram maior sobrevida para todas as causas de morte.[24]

Meyers et al. avaliaram 1.187 pacientes idosos, com idade > 65 anos, e grupo-controle com 2.789 pacientes adultos jovens, todos submetidos ao teste ergométrico e acompanhados por um período de 6 anos. O objetivo do estudo era testar a hipótese de que o teste ergométrico em esteira ergométrica tinha igual valor prognóstico entre os idosos estudados (pacientes > 65 anos) e os adultos jovens do grupo-controle (pacientes < 65 anos), bem como examinar o valor incremental desse teste em dados clínicos. Ao final do exame foram avaliados mortalidade total e eventos cardíacos (morte cardíaca, infarto do miocárdio não fatal e insuficiência cardíaca). Foi verificado que cada aumento do equivalente metabólico (1 MET) na capacidade de exercício estava associado a uma redução de 14 a 18% nos eventos cardíacos em jovens e idosos, respectivamente. Foi observado, também, que os pacientes que apresentaram depressão do segmento ST quando induzidos pelo esforço tiveram maior percentual óbitos. Observou-se, também, que em ambos os grupos os pacientes com baixa tolerância ao esforço, inferior a 5 METS, tiveram menor sobrevida, com o grupo mais idoso apresentando índice de mortalidade 2 vezes maior que o grupo-controle.[20]

Amsterdan et al., em 2012, avaliando 111 mulheres com teste ergométrico positivo e submetidas à cinecoronariografia, encontraram que 56 das pacientes estudadas apresentavam significativa doença arterial coronária, com valor preditivo positivo de 51%. Incluindo a idade como variabilidade pré-teste, as pacientes do grupo de 35-50 anos de idade mostravam um (VPP) valor preditivo positivo (VPP) de 36%, muito diferente do que ocorreu com as pacientes acima de 62 anos, cujo valor preditivo positivo (VPP) subiu para 62%. Ainda considerando a depressão do segmento ST superior a 2 mm (ST > 2mm) na fase de esforço, até o 3º minuto da fase de recuperação, esse valor preditivo positivo foi elevado para 80%.[5]

Baixa tolerância ao exercício, dor precordial típica que aumenta com a intensidade, alterações do segmento ST e arritmias graves são as manifestações mais comuns nessa faixa etária.[14,24] Outros parâmetros avaliados durante o teste ergométrico, como comportamento anormal da frequência cardíaca (FC) no 1º minuto da recuperação, queda da pressão arterial sistólica (PAS) durante o esforço e incompetência cronotrópica são dados importantes na conclusão diagnóstica e avaliação prognóstica do paciente.[11,16,17,19]

Em estudo realizado em 1999, Cole et al. seguiram por 6 anos 2.428 pacientes submetidos ao teste ergométrico. Verificaram que a redução da frequência cardíaca (FC) no 1º minuto da fase de recuperação, estando o paciente ainda em fase de desaquecimento, era um forte preditor de mortalidade por todas as causas. Nos pacientes em que essa redução ficou abaixo de 12 batimentos, o risco relativo de mortalidade foi 4 vezes maior em relação aos que ultrapassaram essa quantidade de 12 batimentos.

Em estudo realizado, Tanaka et al. avaliaram, através do teste ergométrico (protocolo de Bruce Modificado), 97 pacientes octogenários (62 homens e 35 mulheres) com idade entre 81,1 + 1,8 anos, acompanhados por um período de 2,6 anos (2,6 + 1,6 anos), tendo registrado 20 óbitos. A atenuação da resposta da frequência cardíaca (RFC) no 1º minuto foi marcador prognóstico importante para todas as causas de morte entre os indivíduos octogenários que conseguiram realizar o teste ergométrico. Os pacientes com redução atenuada da frequência cardíaca no 1º minuto pós-esforço (RFC anormal) apresentaram mortalidade superior àqueles com resposta normal (RFC) - (40% versus 10%; p = 0,001). Concluíram os autores que a redução anormal da frequência cardíaca na recuperação é importante marcador prognóstico para todas as causas de morte em pacientes octogenários.[21,25]

Em pacientes idosos portadores de valvopatia, o teste ergométrico contribui na avaliação funcional, identificando tolerância ao esforço assim como a presença de sintomas durante o exercício. Em idosos portadores de patologia valvar em que a sintomatologia apresentada é de difícil quantificação, o teste ergométrico pode ser utilizado na investigação de doença arterial coronária, contribuindo também para a decisão quanto ao momento cirúrgico.[16,17]

Nos pacientes portadores de estenose aórtica não sintomáticos, o TE pode ser utilizado para avaliar sintomas não relatados, presença de dor torácica ao exercício, assim como o comportamento da pressão arterial sistólica cuja tendência a platô ou queda com o esforço é indicativa de gravidade da lesão orovalvar. Para portadores de estenose aórtica e sintomáticos, o teste ergométrico está contraindicado (classe III, nível C). Em idosos portadores de estenose mitral, a elevação acentuada da frequência cardíaca, o aparecimento de dor torácica e a resposta inadequada da pressão arterial podem representar comprometimento hemodinâmico grave, secundário à obstrução de via de entrada do ventrículo esquerdo.[17]

Nos idosos com insuficiência aórtica, o teste ergométrico pode ajudar na identificação da insuficiência ventricular esquerda mais precoce.

Pacientes idosos portadores de dispositivos cardíacos eletrônicos também podem ser avaliados através do teste ergométrico. Pacientes portadores de desfibriladores implantáveis (CDI) precisam de cuidado rigoroso com a elevação da frequência cardíaca (FC) durante o exercício, podendo atingir níveis de deflagração de terapias e até ocorrer disparo do desfibrilador.[11,16]

O teste ergométrico convencional é indicado para avaliação inicial de atletas em qualquer faixa etária, incluindo atletas idosos seniores. Em pacientes dessa faixa etária, a análise de uma precoce doença cardiovascular (DCV), o prognóstico dessa doença em assintomáticos ou a presença de sintomas que possam sugerir a presença de patologia passam a ser mandatórios (Classe I, nível de evidência A).

Em atletas, o teste ergométrico convencional tem poder diagnóstico reduzido de isquemia miocárdica, em razão de alterações eletrocardiográficas presentes no eletrocardiograma decorrentes da hipertrofia ventricular esquerda fisiológica.[3,11,16,26]

Para idosos atletas, o teste cardiopulmonar de exercício máximo tem melhor indicação que o teste ergométrico convencional. A adição e a análise de gases expiratórios permite avaliação mais acurada do desempenho e prescrição do esforço (**Figs. 12-1-1 a 12-1-4**).

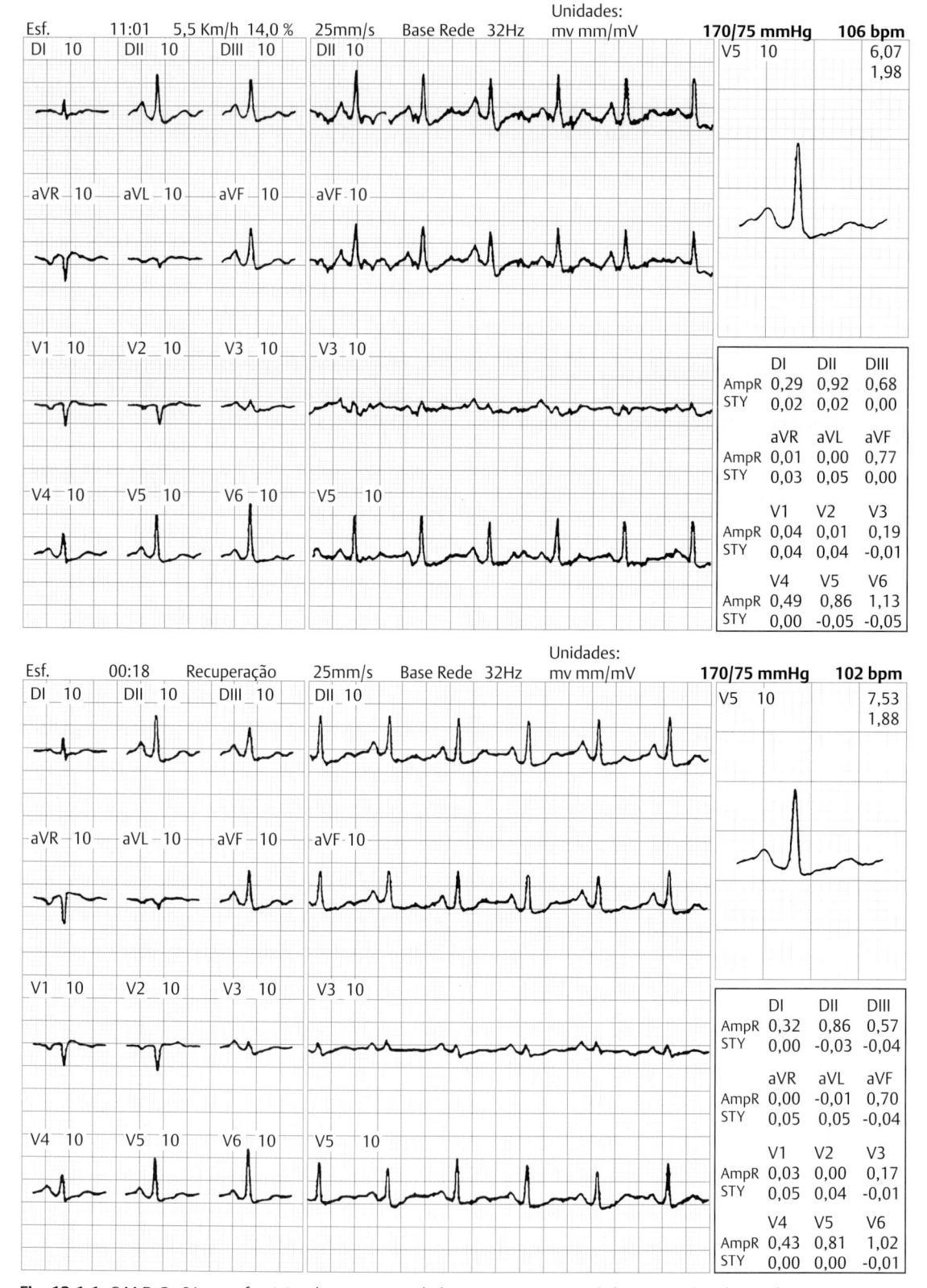

Fig. 12-1-1. C.M.D.C., 81 anos, feminina, hipertensa, nadadora, com ponte miocárdica em artéria descendente anterior.

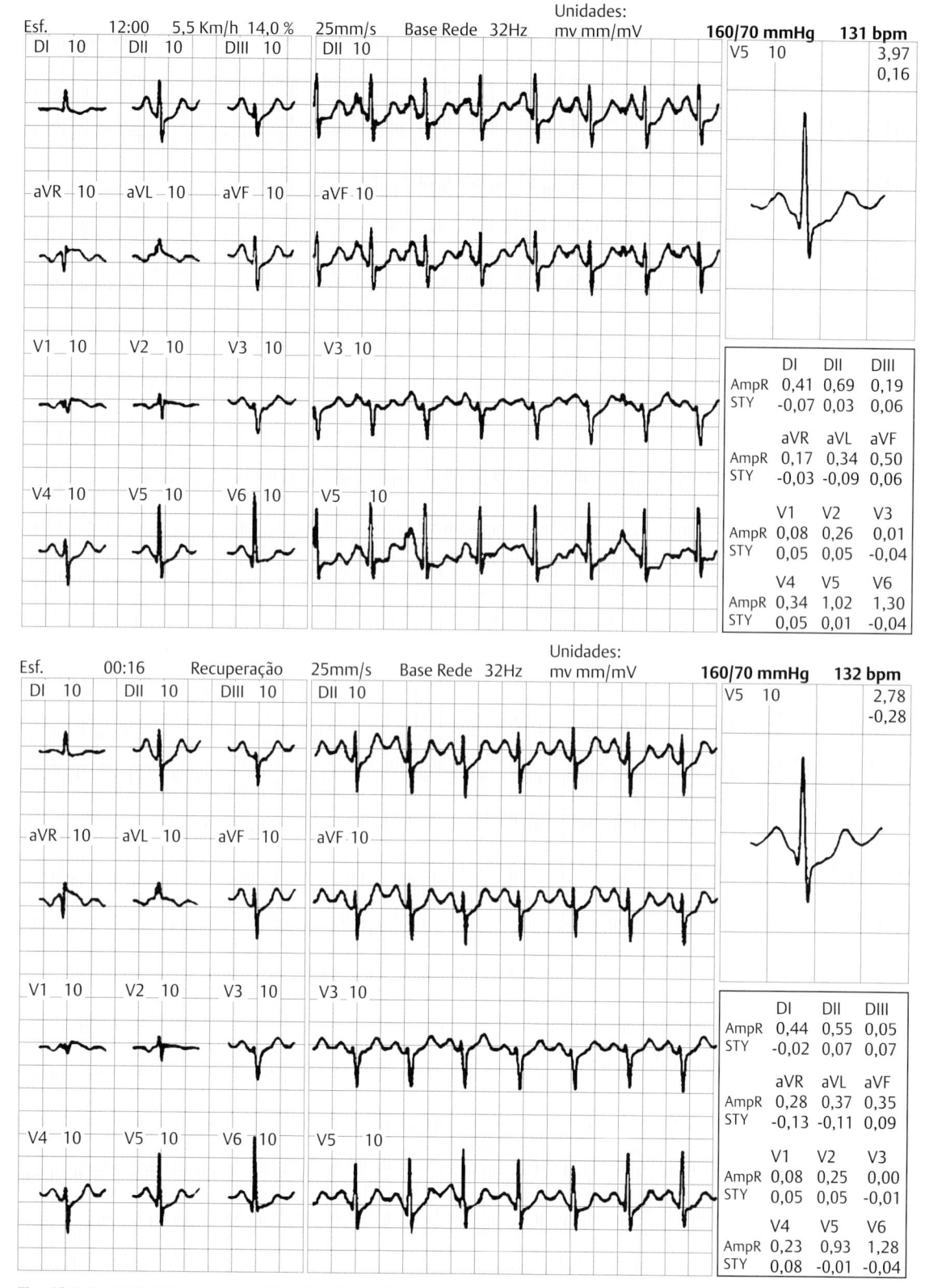

CAPÍTULO 12 ■ APLICAÇÃO EM POPULAÇÕES ESPECÍFICAS 505

Esf. 12:00 5,5 Km/h 14,0 % 25mm/s Base Rede 32Hz Unidades: mv mm/mV 160/70 mmHg 131 bpm

	DI	DII	DIII
AmpR	0,41	0,69	0,19
STY	-0,07	0,03	0,06
	aVR	aVL	aVF
AmpR	0,17	0,34	0,50
STY	-0,03	-0,09	0,06
	V1	V2	V3
AmpR	0,08	0,26	0,01
STY	0,05	0,05	-0,04
	V4	V5	V6
AmpR	0,34	1,02	1,30
STY	0,05	0,01	-0,04

V5 10   3,97 / 0,16

Esf. 00:16 Recuperação 25mm/s Base Rede 32Hz Unidades: mv mm/mV 160/70 mmHg 132 bpm

V5 10   2,78 / -0,28

	DI	DII	DIII
AmpR	0,44	0,55	0,05
STY	-0,02	0,07	0,07
	aVR	aVL	aVF
AmpR	0,28	0,37	0,35
STY	-0,13	-0,11	0,09
	V1	V2	V3
AmpR	0,08	0,25	0,00
STY	0,05	0,05	-0,01
	V4	V5	V6
AmpR	0,23	0,93	1,28
STY	0,08	-0,01	-0,04

Fig. 12-1-2. E.B.P., 74 anos, masculino, diabético, dislipêmico, revascularizado com duas pontes de safena e uma mamária. Avaliação para atividade física.

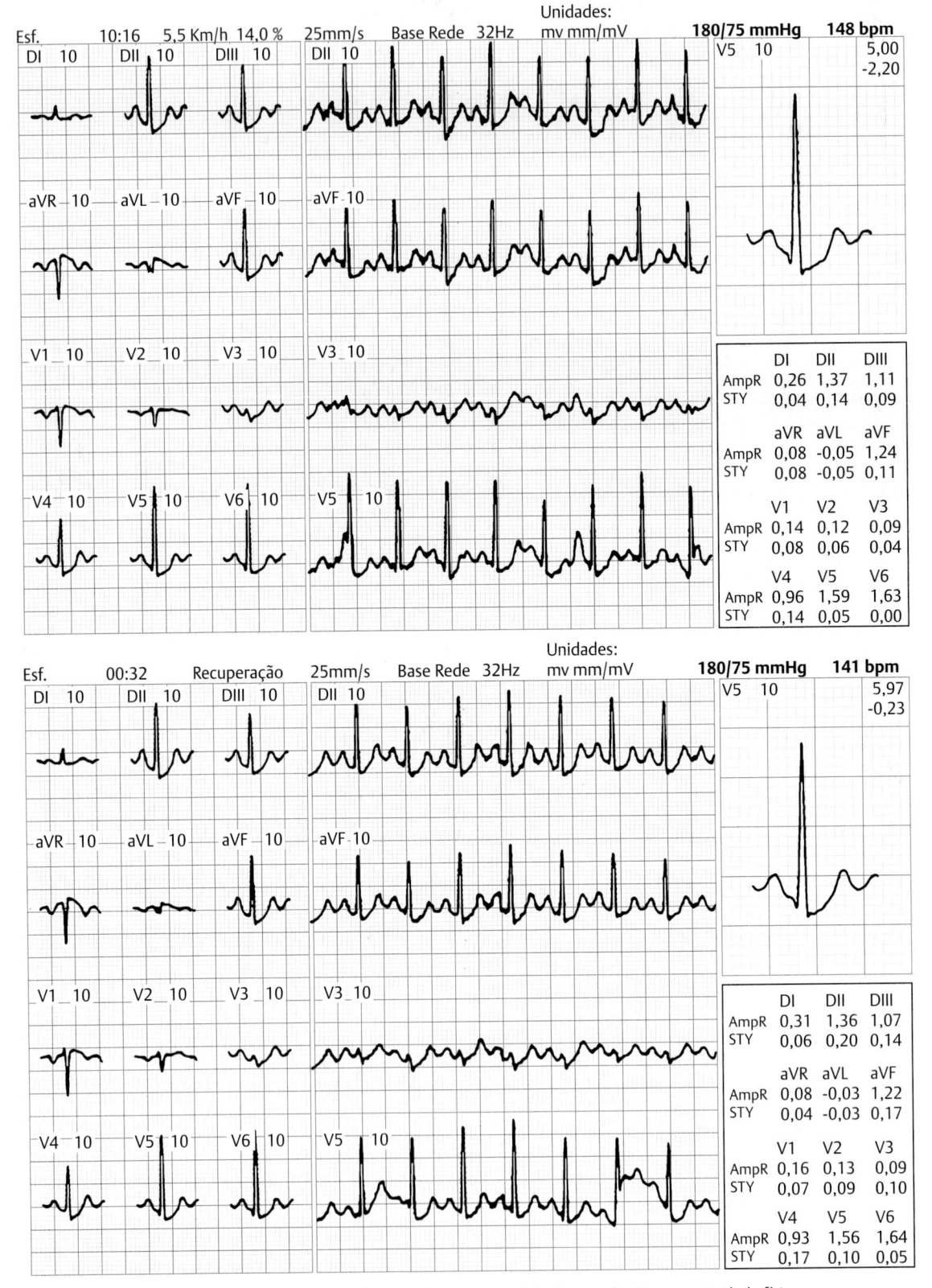

Esf.   10:16   5,5 Km/h   14,0 %   25mm/s   Base Rede   32Hz   Unidades: mv mm/mV   180/75 mmHg   148 bpm

V5 10   5,00 / -2,20

	DI	DII	DIII
AmpR	0,26	1,37	1,11
STY	0,04	0,14	0,09
	aVR	aVL	aVF
AmpR	0,08	-0,05	1,24
STY	0,08	-0,05	0,11
	V1	V2	V3
AmpR	0,14	0,12	0,09
STY	0,08	0,06	0,04
	V4	V5	V6
AmpR	0,96	1,59	1,63
STY	0,14	0,05	0,00

Esf.   00:32   Recuperação   25mm/s   Base Rede   32Hz   Unidades: mv mm/mV   180/75 mmHg   141 bpm

V5 10   5,97 / -0,23

	DI	DII	DIII
AmpR	0,31	1,36	1,07
STY	0,06	0,20	0,14
	aVR	aVL	aVF
AmpR	0,08	-0,03	1,22
STY	0,04	-0,03	0,17
	V1	V2	V3
AmpR	0,16	0,13	0,09
STY	0,07	0,09	0,10
	V4	V5	V6
AmpR	0,93	1,56	1,64
STY	0,17	0,10	0,05

Fig. 12-1-3. M.J.P.F, 79 anos, feminina, revascularizada, hipertensa, diabética, avaliação para atividade física.

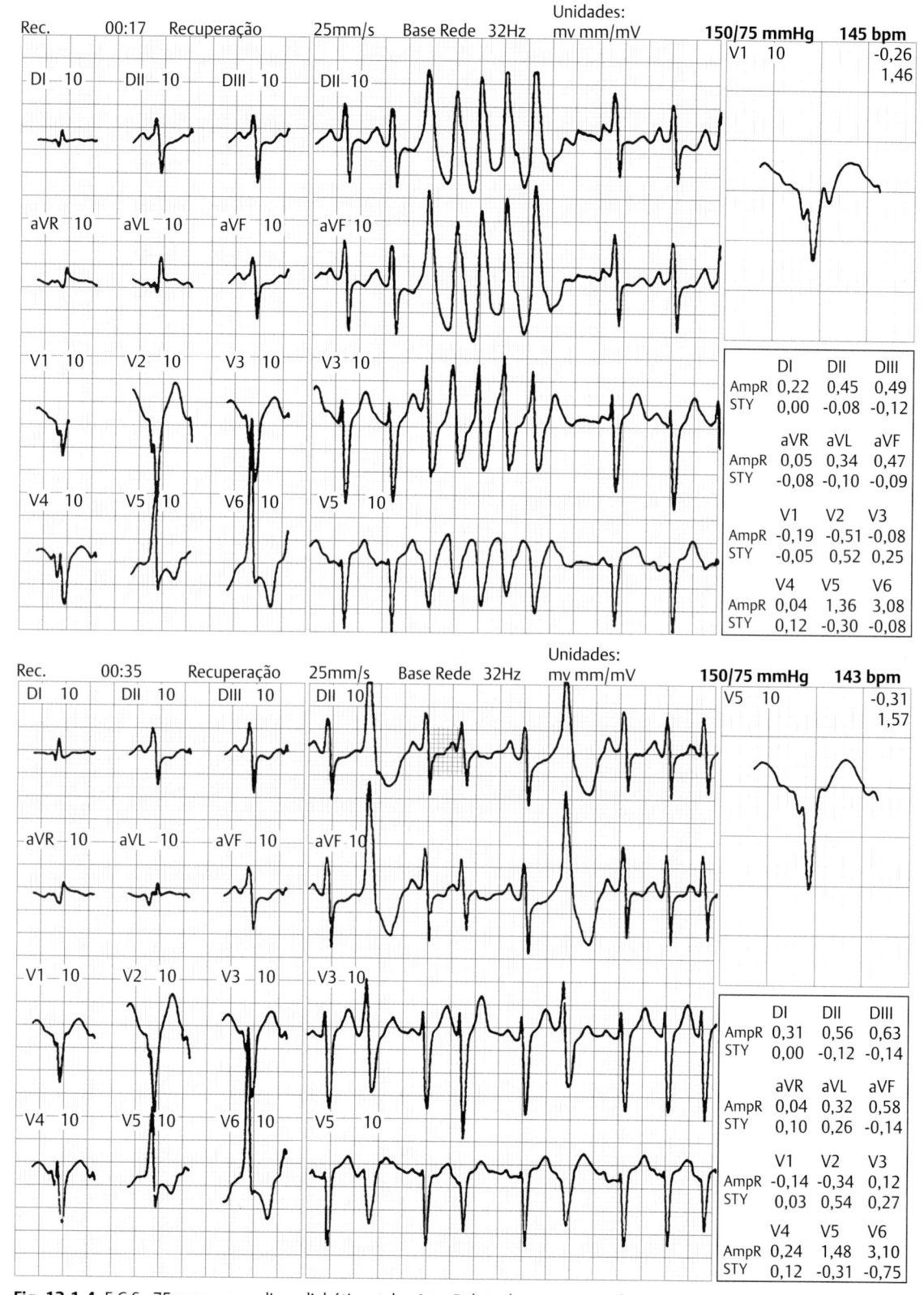

CAPÍTULO 12 ■ APLICAÇÃO EM POPULAÇÕES ESPECÍFICAS

	DI	DII	DIII
AmpR	0,22	0,45	0,49
STY	0,00	-0,08	-0,12
	aVR	aVL	aVF
AmpR	0,05	0,34	0,47
STY	-0,08	-0,10	-0,09
	V1	V2	V3
AmpR	-0,19	-0,51	-0,08
STY	-0,05	0,52	0,25
	V4	V5	V6
AmpR	0,04	1,36	3,08
STY	0,12	-0,30	-0,08

	DI	DII	DIII
AmpR	0,31	0,56	0,63
STY	0,00	-0,12	-0,14
	aVR	aVL	aVF
AmpR	0,04	0,32	0,58
STY	0,10	0,26	-0,14
	V1	V2	V3
AmpR	-0,14	-0,34	0,12
STY	0,03	0,54	0,27
	V4	V5	V6
AmpR	0,24	1,48	3,10
STY	0,12	-0,31	-0,75

Fig. 12-1-4. F.C.S., 75 anos, masculino, diabético, tabagista. Relato de tontura e mal-estar com esforço.

CONSIDERAÇÕES FINAIS

De acordo com os dados da ONU, estima-se, para o ano 2050, que a população com mais de 80 anos triplique de 143 milhões, em 2019, para 426 milhões. Em 2018 as pessoas acima de 65 anos superaram numericamente, em nível global, as crianças com menos de 5 anos de idade.[27] Esse envelhecimento crescente da população idosa requer uma atenção mais acurada para esse grupo especial de pessoas.

Mesmo considerando-se que a heterogeneidade do envelhecimento tem características distintas e individuais, nos portadores de doença cardiovascular (DVC), a fragilidade peculiar à faixa etária, confere um risco 2 vezes maior de morte e esse efeito persiste para comorbidades e para a idade.[10,18] Nesse declínio fisiológico observa-se perda da massa muscular esquelética com redução da força muscular, flexibilidade, débito cardíaco e da função pulmonar, alterações na regulação hormonal e no sistema imunológico, redução da densidade óssea e, consequentemente, maior prevalência e incidência de sedentarismo. Estimular, de forma veemente, a atividade física para esses pacientes, significa melhorar o prognóstico e a qualidade de vida. A atividade física precisa ser bem orientada, individualizada, avaliando as características individuais e as eventuais comorbidades presentes.

O teste ergométrico, como método não invasivo, de fácil reprodutibilidade e de fácil acesso, pode contribuir de forma significativa na avaliação diagnóstica e prognóstica desses pacientes.

O crescimento da presença da população idosa nos laboratórios de ergometria tem sido uma realidade. Observa-se, hoje, uma redução dos medos comuns da idade, com boa aceitação do exame e adaptação a ele, o que tem sido observado naqueles que, em uma nova avaliação, foram encaminhados para novo exame ergométrico.

Em paciente idoso, o teste ergométrico deve ser realizado por médico devidamente habilitado pelo DERC/SBC, considerando-se, especialmente, as maiores possibilidades de comorbidades, características funcionais e maiores fatores de risco. A visão técnica especializada mais acurada pode proporcionar a identificação de possíveis alterações eletrocardiográficas, clínicas e hemodinâmicas ocorridas durante a realização do exame, alterações estas que poderão ser imprescindíveis na elaboração da conclusão diagnóstica, possibilitando ao médico assistente a tomada de condutas com mais segurança e mais bem embasadas.

É preciso ressaltar que, em se tratando de um grupo muito especial, com características e necessidades peculiares e individuais, o teste ergométrico é um instrumento ferramental muitíssimo importante no acompanhamento clínico de pacientes idosos, cardiopatas ou não, ajudando na investigação diagnóstica, na otimização terapêutica e na ampliação de melhores horizontes no prognóstico.

REFERÊNCIAS BIBLIOGRÁFICAS

1. American College of Sports Medicine. ACSM'S Guidelines for Exercise Testing & Prescription, 7th ed. Lippincott Williams & Wilkins, 2007. p. 181-92.
2. American College of Sports Medicine, Chodzko-Zajko WJ, Proctor DN, Fiatarone Singh MA, Minson CT, Nigg CR, et al. American College of Sports Medicine position stand. Exercise and physical activity for older adults. Med Sci Sports Exerc. 2009;4(7):1510-30.
3. Araujo WB. Ergometria e cardiologia desportiva. Rio de Janeiro: Ed Medsi, 1986. p. 127-77.
4. Ades AP. Cardiac rehabilitation in older coronary patients. J Am Geriatr Soc. 1999;47:98-105.
5. Amsterdam FA, Aspry K, Levisman JM. Improving the positive predictive value of exercise testing in women for coronary artery disease. Am J Cardiol. 2012;110(11):1619-22.
6. Costa RVC, Carrera MAMQ. Ergometria, ergoespirometria, cintilografia e ecocardiografia de esforço. São Paulo: Atheneu, 2007. p. 59-64.
7. Canadian Society for Exercise Physiology. Canadian 24-hour movement guidelines for adults aged 65 years and older: an integration of physical activity, sedentary behaviour, and sleep. Disponível em: <http://www.csep.ca/guidelines> Acesso em 10/02/2020
8. Carvalho ACC, Helber I, Erlichman MR. Diagnóstico e tratamento das doenças cardiovasculares do idoso. É diferente? São Paulo: Editora Atheneu, 2013. p. 185-188.
9. Feitosa-Filho GS, Peixoto JM, Pinheiro JES, Afiune Neto A, Albuquerque ALT, Cattani AC, et al. Atualização das Diretrizes em Cardiogeriatria da Sociedade Brasileira de Cardiologia. Arq Bras Cardiol. 2019;112(5):649-705.
10. Freitas EV, Py L (Eds). Tratado de Geriatria e Gerontologia, 4.ed. Rio de Janeiro: Guanabara Koogan, 2016. p. 3-27.
11. Moreira MCV, Montenegro ST, Paola AAV (Eds). Livro-texto da Sociedade Brasileira de Cardiologia, 2.ed. Barueri-SP: Ed. Manole, 2015.
12. Froelicher VF, Myers JFWP, Labovitz A. Exercício e o Coração, 3.ed. Rio de Janeiro: Editora Reviter, 1998.
13. Hollmann W, Strüder HK, Tagarakis CV, King G. Physical activity and the elderly. Eur J Cardiovasc Prev Rehabil. 2007 Dec;14(6):730-9.
14. Myers J, Prakash M, Froelicher V, Do D, Partington S, Atwood JE. Exercise capacity and mortality among men referred for exercise testing. N Engl J Med. 2002;346(11):793-801.
15. Nelson ME, Rejeski WJ, Blair SN, Duncan PW, Judge JO, King AC. Physical activity and public health in older people. Recommendations from the American College of American Sports Medicine and the American Heart Association. Med Sci Sports Exerc. 2007 Aug;39(8):1435-45.
16. Serra, SM, Lima RSL. Teste ergométrico, teste cardiopulmonar de exercício, cardiologia nuclear, reabilitação cardiopulmonar e metabólica, cardiologia do esporte e do exercício: o livro do DERC. Rio de Janeiro: Editora Elsevier, 2020.
17. Meneghello RS, Araújo CGS, Stein R, Mastrocolla LE, Albuquerque PF, Serra SM, et al. Sociedade Brasileira

18. Libermann A, Freitas EV, Saviole Neto F, Gravina Taddei CF. Diagnostico e tratamento em Cardiologia Geriatria. Editora Manole, 2005. p. 148-62.
19. Gibbons RJ, Balady GJ, Bricker J, Chaitman BR, Fletcher GF, Froelicher VF, et al. ACC/AHA guideline upgrade for exercise testing: a report of the American College of Cardiology/American Heart Association Task Force on Pratice Guidelines (Committee on Exercise Testing). J Am Coll Cardiol. 2002;40(8):1531:40.
20. Spin JM, Prakash M, Froelicher VF, Partington S, Marcus R, Do D, et al. The prognostic value of exercise testing in elderly men. Am J Med. 2002 Apr 15;112(6):453-9.
21. Yanagisawa S, Miki K, Yasuda N, Hirai T, Suzuki N, Tanaka T. The prognostic value of treadmill exercise testing in very elderly patients: heart rate recovery as a predictor of mortality in octogenarians. Europace. 2011 Jan;13(1):114-20.
22. Hedberg P, Ohrvik J, Lonnberg I, Nilsson G. Augmented blood pressure response to exercise is associated with improved long-term survival in older people. Heart. 2009 July;95(13):1072-8.
23. Lai S, Kaykha A, Yamazaki T, Goldstein M, Spin JM, Myers J, et al. Treadmill scores in elderly men. J Am Coll Cardiol. 2004 Feb 18;43(4):606-15.
24. Kokkinos P, Myers J, Faselis C, Panagiotatos DB, Doumas M, Pittaras A, et al. A exercise capacity and mortality in older man: 20- year follow-up study. Circulation. 2010;122:790-2.
25. Goraya TY, Jacobsen SJ, Pellikka PA, Miller TD, Khan A, Weston SA, et al. Prognostic value of treadmill exercise testing in elderly persons. Ann Intern Med. 2000 June 6;132(11):862-70.
26. Ghorayeb N, Stein R, Daher DJ, Silveira AD, Ritt LEF, Santos DFP, et al. Atualização da Diretriz em Cardiologia do Esporte e do Exercício da Sociedade Brasileira de Cardiologia e da Sociedade Brasileira de Medicina do Esporte - 2019. Arq Bras Cardiol. 2019;112(3):326-68.
27. Portal das Nações Unidas. Disponível em: <http://www.nacoesunidas.org> Acesso em 25/03/2020.

SEÇÃO 12-2

TESTE DE EXERCÍCIO EM CRIANÇAS E ADOLESCENTES

Washington Barbosa de Araujo

"Só a educação liberta."
Epíteto (55-135 DC)

O emprego do TE na avaliação das respostas cardiorrespiratórias ao exercício físico em adultos é algo amplamente utilizado, entretanto, em crianças e adolescentes, sua aplicação ainda vem sendo ampliada, tanto em nosso meio quanto em outros locais.

Ao lado dos estímulos mais intensos para a prática desportiva, temos, contudo, observado que o comportamento sociocultural das crianças tem levado muitas delas ao sedentarismo, com aumento da obesidade infantil e das complicações decorrentes destas alterações metabólicas.

Baixos níveis de condicionamento cardiorrespiratório (CCR) nas crianças e adolescentes são fatores de risco para doença cardiovascular na vida adulta.[1,2] Também tem sido observado efeito negativo nas funções psicológicas (depressão e ansiedade) e cognitivas que podem, mesmo, ser observadas na redução do desempenho acadêmico.[1] Em função destes fatos várias intervenções na área de atividades físicas (AF) vêm sendo desenvolvidas nestes últimos anos, sendo que Braaskmaa *et al.* observaram que intervenções com AF durante 6 semanas foi capaz de elevar o $\dot{V}O_2$ em 6 a 8%.[3]

INDICAÇÕES DO TE EM CRIANÇAS E ADOLESCENTES

A ergometria em crianças tem indicações diversas, tanto em crianças hígidas que querem submeter-se a treinamento físico intenso,[4-6] como nas portadoras de cardiopatias congênitas,[7] na avaliação de hipertensão arterial,[5,8] após cirurgias corretivas,[9-11] nos distúrbios do crescimento e na avaliação de pneumopatias restritivas como a asma brônquica induzida pelo esforço[12,13] e a fibrose cística.[14]

As indicações para o TE em crianças e adolescentes propostas pelo American College of Cardiology (ACC) e pelo o American Heart Association[15,16] estão listadas a seguir:

- Classe I
  - Avaliação da potência aeróbica de crianças ou adolescentes com história de cardiopatia congênita, no pós-operatório de cardiopatias congênitas e nas crianças com valvopatia ou cardiomiopatias adquiridas.
  - Avaliação dos raros casos de crianças com precordialgia típica.
  - Avaliação do comportamento do marca-passo com o exercício.
  - Avaliação de sintomas relacionados com o exercício em atletas jovens.
- Classe IIa
  - Avaliação da resposta terapêutica (medicamentosa, cirúrgica ou ablação) em crianças com taquiarritmia desencadeada pelo esforço durante teste ergométrico antes da terapia.
  - Como coadjuvante na avaliação da severidade de lesões congênitas ou adquiridas, principalmente na estenose aórtica.
  - Avaliação do ritmo durante o exercício em pacientes com arritmia induzida pelo esforço (suspeita ou conhecida).
- Classe IIb
  - Na avaliação de crianças ou adolescentes com história familiar de morte súbita durante exercício.
  - No acompanhamento de crianças com anomalias cardíacas com possível envolvimento coronariano tardiamente (Kawasaki, Lupus).
  - Avaliação de crianças e adolescentes com BAV total congênito.
  - Avaliação da resposta da FC em crianças tratadas com betabloqueadores, a fim de estimar a adequação da terapia com esse grupo de drogas.
  - Na avaliação, o QT em crianças com história familiar de QT longo.
  - Avaliação da resposta pressórica após cirurgia de correção da coarctação da aorta.
  - Avaliação do grau de insaturação com o exercício em crianças com doença congênita cianogênica.
- Classe C
  - Avaliação de crianças e adolescentes saudáveis antes de competição atlética.
  - Uso de rotina na avaliação de dor torácica em crianças.
  - Avaliação de extrassístoles atriais ou ventriculares em indivíduos saudáveis.

Em nosso meio, Bozza e Loos,[17] que reuniram uma experiência admirável trabalhando com o TE no Hospital de Cardiologia de Laranjeiras (RJ), descreveram as principais indicações no grupo por eles estudados:

- Avaliar sinais e sintomas específicos que se agravam com o exercício;
- Detectar respostas adaptativas anormais tanto em cardiopatas como em não cardiopatas;
- Detectar possíveis respostas anormais na relação entre a oferta e a demanda de oxigênio pelo miocárdio em pacientes com dor torácica ou síncope;
- Detectar disfunções do ritmo cardíaco associado ao exercício;
- Observar a resposta pressórica ao exercício;
- Avaliar o tratamento medicamentoso ou cirúrgico;
- Avaliar o prognóstico;

Em 1992, Silva et al.[18] avaliaram um grupo de 337 crianças e adolescentes aparentemente normais pelo TE, sendo as principais indicações listadas:

- Avaliação de dor torácica (35,6%);
- Avaliação pré-participação em sedentários e atletas (24,9%);
- Prolapso da valva mitral (15,4%);
- Avaliação de arritmias (12,2%);
- Avaliação da resposta pressórica ao esforço (4,5%);
- Avaliação de cardiopatias congênitas não operadas (1,5%);
- Avaliação de resposta medicamentosa (1,5%);
- Outras indicações (2,1%).

Ghorayeb et al.[19] avaliaram 700 crianças com idades entre 8 e 16 anos, tanto atletas quanto iniciantes, encontrando alterações em 147 (21%), sendo uma rotina no Instituto Dante Pazzanese de Cardiologia (IDPC – SP) na avaliação pré-participação de esportes, a despeito de a AHA considerar esta indicação como Classe C (sem efetiva utilidade comprovada).

Nas contraindicações ao teste de exercício neste grupo de pacientes devemos salientar que, por princípio, o teste não deverá ser realizado se o risco do procedimento sobrepujar o benefício das informações obtidas, sendo as condições agudas excludentes do teste.

São consideradas condições de risco para a realização do teste de exercício: hipertensão pulmonar, síndrome do QT longo, cardiomiopatia dilatada ou restritiva com insuficiência cardíaca e/ou arritmias, arritmias com instabilidade hemodinâmica, cardiomiopatia hipertrófica com obstrução moderada/importante ou com arritmias, importante obstrução ventilatória na espirometria basal, síndrome de Marfan com dor torácica, suspeição de isquemia esforço-induzida e síncope com esforço. Nestes casos os testes devem ser conduzidos com máxima cautela e atenção.[20]

METODOLOGIA E PROTOCOLOS

Na literatura há protocolos para estudo de crianças e adolescentes pelo teste ergométrico, tanto em cicloergômetros[6,21,22] quanto em esteira,[5,23] sendo que o teste em esteira permite melhor adaptação, principalmente em crianças mais jovens.[24]

Em muitos trabalhos da literatura[5,23] vemos a utilização dos Protocolos de Bruce, Bruce Modificado, Balke e Naugthon, sendo que, atualmente, a tendência é a utilização dos Protocolos de Rampa, otimizados em função do $\dot{V}O_2$ e da mecânica da caminhada dos jovens, dependente, principalmente, da altura e do peso.

No teste ergométrico em esteira realizado em crianças e adolescentes, a comparação entre os protocolos de Bruce e em Rampa demonstrou que os parâmetros descritos ($\dot{V}O_{2máx}$, velocidade e inclinação) alcançados com o protocolo em rampa podem ser utilizados como referência para auxiliar na prescrição desse protocolo, que demonstrou tolerância ao esforço superior à do protocolo de Bruce.[25]

Ilarraza-Lomelí et al.[26] estudaram um grupo de crianças e adolescentes utilizando um protocolo de Rampa com taxa de crescimento de cargas de 1 MET a cada 2 minutos (ACSM).[27] Após o pico do esforço continuaram caminhando por mais 3 minutos a uma velocidade de 2 km/h e 0% de elevação. Os autores verificaram que a estimativa do $\dot{V}O_2$ em crianças se tornou mais fidedigna ao adicionarem outras variáveis aos cálculos, como SC, gênero e reserva da FC (R2 = 0,82, p < 0,001). Como descrito por outros autores, os valores do $\dot{V}O_2$ nas crianças se correlacionam melhor com a altura do que com a idade ou o peso (**Tabela 12-2-1**).[28]

Weitzel[29] propôs um protocolo otimizado em função da superfície corporal, mostrado na **Tabela 12-2-2**.

Paridon et al.[20] mostraram dados referentes aos diferentes protocolos e suas aplicações na **Tabela 12-2-3**.

Tabela 12-2-1. Modelos de múltiplas regressões lineares para estimar o tempo de exercício, pico da FC prevista, pico do $\dot{V}O_2$ previsto, $\dot{V}O_2$ alcançado e a rampa VE/$\dot{V}CO_2$ - Ilarraza-Lomelí H et al.[26]

Equações	R² value	SE	p value
Tempo de exercício (min) = 7,81 + (idade em anos × 0,32)	0,416	0,04	< 0,001
Tempo de exercício (fem) (min) = 7,69 + (idade em anos × 0,28)	0,359	0,06	< 0,001
Tempo de exercício (masc) (min) = 8,01 + (idade em anos × 0,31)	0,379	0,05	< 0,001
Pico FC previsto (masc) (bpm) = 166 + (idade em anos × 1,27)	0,112	0,46	< 0,01
Pico $\dot{V}O_2$ previsto (fem) (mL/min) = [altura (cm) × 23,25] − 1987	0,703	2,39	< 0,001
Pico $\dot{V}O_2$ previsto (masc) (mL/min) = [altura (cm) × 28,35] − 2370	0,707	2,38	< 0,001
Alcançado $\dot{V}O_2$ (mL/min) = (SC × 1.192) + (tE × 89,1) + (gênero* × 233) + (RFC × 5) − 2013	0,815	337	< 0,001
VE/$\dot{V}CO_2$ slope = 33 − (idade em anos × 0,49)	0,327	2,78	< 0,001

*Fem = 1 e Masc = 2.
tE = tempo de exercício (minutos).

Tabela 12-2-2. Protocolo de exercício em função do gênero, idade e superfície corporal[29]

Inclinação	10	12	14	16	18	20		
Tempo	2	2	2	2	2	2	SC (m²)	Gênero
Velocidade	5,5	5,5	5,5	5,5	5,5	5,5	Até 1,0	Ambos
	6,0	6,0	6,0	6,0	6,0	6,0	1,01 a 1,4	F
(km/h)	7,0	7,0	7,0	7,0	7,0	7,0	1,01 a 1,4	M
	6,5	6,5	6,5	6,5	6,5	6,5	> 1,4	F
	7,5	7,5	7,5	7,5	7,5	7,5	> 1,4	M

Tabela 12-2-3. Apresentação dos diversos protocolos e suas principais aplicações[20]

Protocolos	Aplicações
Múltiplos estágios	■ Medida do $\dot{V}O_{2máx}$, ■ Medida do limiar anaeróbico, ■ Medida ou estimativa da carga máxima de trabalho, identificar as causas da limitação do exercício, ■ Identificar isquemia miocárdica ou arritmias
Esteira ■ Bruce ■ Balke	
Cicloergômetro ■ James ■ Mac Master ■ Strong	
Incrementos progressivos ■ Rampa	Mesmo que os de múltiplos estágios, medidas de ventilação e de trabalho
Cargas constantes	Medidas da cinética das respostas do consumo de O_2 ou da FC e em curtos períodos de exercício
Corrida	Na indução de broncospasmo pelo exercício
Caminhada de 6 minutos	Avaliação da tolerância ao exercício em crianças com limitações moderadas ou severas

Adaptado de Paridon et al.[20]

RESPOSTAS HEMODINÂMICAS E METABÓLICAS

FC

Com o exercício foi observado rápido aumento da FC já no primeiro minuto, seguindo, de forma gradual, até o pico do exercício, sendo natural que frequências superiores a 200 bpm fossem alcançadas (**Fig. 12-2-1**).

É de grande importância sabermos que a $FC_{máx}$ é geneticamente predeterminada, assim como devemos ter em mente que $FC_{máx}$ alcançada pelas crianças e adolescentes é independente da idade.[30] Embora a FC diminua com a idade nos adultos,[31] nas crianças e adolescentes a $FC_{máx}$ se mantém razoavelmente estável, em torno de 195 bpm no cicloergômetro e de 200 bpm na esteira.[32] Além disso, o débito sistólico, com a progressão do exercício, difere significativamente nas crianças em relação aos adultos. Nas crianças o débito sistólico é menor, o que é compensado pelas FC mais altas alcançadas. O débito sistólico menor nas crianças e adolescentes é um importante fator limitante do sistema de transporte de oxigênio (**Fig. 12-2-2**).

A incompetência cronotrópica também é observada em crianças e adolescentes que foram submetidos a cirurgias reparadoras de cardiopatias congênitas[33-40] ou que tenham a síndrome do QT longo.[41,42] Nos adultos a melhor forma de avaliar a incompetência cronotrópica é pelo uso do Índice da Resposta Cronotrópica (IRCro). A principal vantagem de utilizar o IRCro é que ele permite a avaliação da resposta cronotrópica a qualquer instante do teste, sendo independente da idade, do gênero, da capacidade funcional ou da FC de repouso.

Em suma, este estudo basicamente confirma a utilidade do ICro na avaliação da resposta cronotrópica ao exercício em crianças e adolescentes. Devemos, contudo, ressaltar que as medidas não devem ser realizadas nas fases iniciais do exame, pois mostram distorções dos resultados, prejudicando a análise.[43]

Embora a FC em repouso seja similar entre os grupos de jovens normais e portadores de cardiopatias, no esforço a FC_{pico}, a reserva da FC e o ICro são menores nas crianças cardiopatas em relação às normais.

A recuperação da FC no 1º minuto pós-esforço é atenuada pela idade nas crianças. As crianças com maior IMC, particularmente aquelas com sobrepeso e com menor condicionamento físico, têm menores quedas da FC no pós-esforço.[44]

PA

Becker et al.[45] estudaram o comportamento da PA em repouso e no esforço em grupo de crianças e adolescentes aparentemente saudáveis. A PAD em repouso não apresentou diferença significativa entre os sexos (p = 0,578). A PAS de repouso foi maior no sexo masculino quando comparada ao feminino (p < 0,001). Padrão semelhante da PA em repouso foi encontrado em todos os períodos avaliados no teste de esforço, ou seja, sem diferença da PAD entre os sexos e valores maiores da PAS no sexo masculino, como mostrado na **Tabela 12-2-4**. Observou-se correlação positiva entre PA sistólica e diastólica de repouso e idade, peso, altura e IMC (com exceção da PA sistólica e IMC no sexo feminino).

A pressão sistólica aumenta com o esforço em todos os grupos etários, com ΔPAS progressivamente maior com a idade. No gênero masculino foi observado aumento progressivo da ΔPAS até a adolescência, já no grupo feminino os aumentos da ΔPAS ocorreram até o final da infância, sofrendo discreta redução na adolescência (**Fig. 12-2-3** e **Tabela 12-2-5**).[30]

A vasodilatação que ocorre com o exercício causa a estabilidade da PAD, que geralmente permanece inalterada.[46]

Becker et al.[45] verificaram que a correlação da $PAS_{máx}$ aferida com as variáveis independentes incluídas na análise evidencia correlações positivas e estatisticamente significativas para ambos os sexos. A correlação da $PAD_{máx}$ aferida com idade, altura,

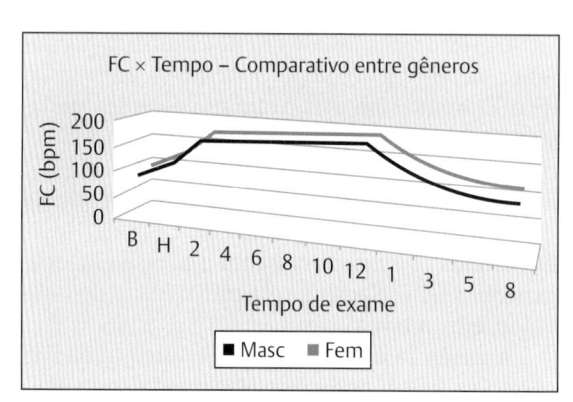

Fig. 12-2-1. Estudo comparativo da evolução da FC com o esforço, nos grupos masculino e feminino, ao longo do teste de exercício.[29] B = Basal, H = Hiperpneia.

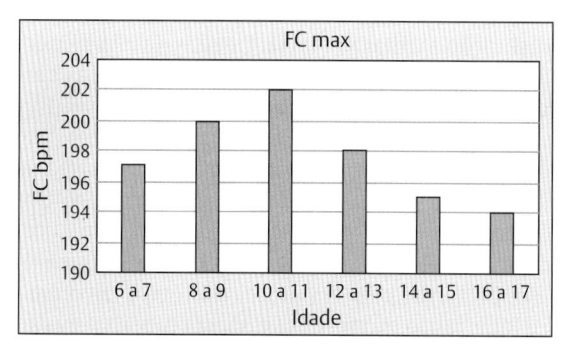

Fig. 12-2-2. Estudo comparativo da evolução da FC pela idade, independente de gênero.[29]

Tabela 12-2-4. Pressão arterial sistólica e diastólica (mm Hg) no repouso (R), esforço máximo (Máx) e aos 6 min após esforço (R6), por faixa etária, das adolescentes do sexo feminino submetidas ao teste de esforço no período de abril/1998 a abril/2004 - Recife/PE

Faixa etária (anos)	Pressão arterial sistólica (PAS)			Pressão arterial diastólica (PAD)		
	PAS R	PAS Máx	PAS R6	PAD R	PAD Máx	PAD R6
	Média ± dp	Média ± dp	Média ± dp	Média ± dp	Média ± dp	Média ± dp
10-11	105,3 ± 8,7	120,0 ± 18,5	101,5 ± 6,8	65,0 ± 6,9	47,9 ± 11,2	55,9 ± 7,6
12-13	107,1 ± 7,6	125,0 ± 15,4	105,8 ± 7,3	68,7 ± 6,1	57,5 ± 10,5	62,3 ± 6,3
14-15	111,4 ± 10,5	136,9 ± 15,4	111,1 ± 9,0	68,6 ± 6,1	63,3 ± 12,5	65,6 ± 8,4
16-17	114,2 ± 10,4	135,8 ± 10,2	108,3 ± 9,1	77,5 ± 5,4	66,3 ± 9,3	65,4 ± 8,7
18-19	112,8 ± 11,8	138,9 ± 11,9	112,2 ± 8,3	72,8 ± 9,4	62,8 ± 10,0	67,2 ± 8,7
Total	109,3 ± 9,9	129,6 ± 16,8	107,1 ± 8,7	69,6 ± 7,4	58,5 ± 12,2	62,7 ± 8,4

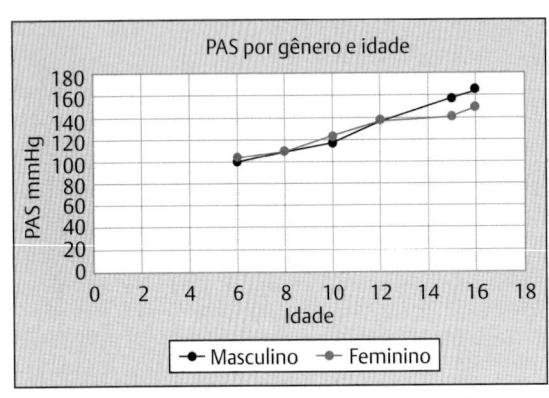

Fig. 12-2-3. Estudo comparativo da PAS entre os gêneros e diferentes faixas etárias.[29]

Tabela 12-2-5. Estudo comparativo da evolução da PAS em função do gênero e faixa etária[29]

	Comparativo PAS por gênero			
Idade	Masculino		Feminino	
	Média	DP	Média	DP
6 a 7	100	12	103	14
8 a 9	109	21	109	15
10 a 11	118	15	123	17
12 a 13	137	18	137	18
14 a 15	157	20	141	21
16 a 17	164	22	149	19

peso e IMC mostra associação significativa para a idade em ambos os sexos. No sexo feminino houve correlação significativa da PAD$_{máx}$ aferida também para peso e altura. Em todas as faixas etárias e em ambos os sexos se observou aumento da PAS e queda da PAD durante o exercício. A variação da PAS (ΔPAS) foi de 20,3 ± 13,9 no sexo feminino e 30,1 ± 17,3 no masculino (p < 0,001). A variação da PAD (ΔPAD) foi negativa em 11,4 ± 10,1 no sexo feminino e de 13,9 ± 14,2 no masculino (p = 0,324). As maiores variações da PAS foram observadas nas faixas etárias mais elevadas (acima dos 14 anos) em ambos os sexos, sendo mais evidentes no sexo masculino, conforme pode ser observado na **Tabela 12-2-4**.

Os resultados obtidos nesta casuística permitem concluir que o comportamento da pressão arterial durante esforço físico em adolescentes saudáveis demonstra aumento do componente sistólico e queda do diastólico em ambos os sexos. A pressão arterial sistólica durante esforço físico tem relação direta com idade, peso, altura e IMC do indivíduo, em ambos os sexos; enquanto a pressão arterial diastólica tem relação direta com a idade do indivíduo, em ambos os sexos.

A ausência de um adequado aumento da PAS com o exercício pode ser relacionada com alguma disfunção cardíaca. A queda da PAS durante o exercício pode ser em decorrência de insuficiência cardíaca ou de estenose aórtica.[47] É importante destacar que a sensibilidade e a especificidade da queda da PAS no esforço para predizer uma disfunção cardíaca é baixa. Quedas da PAS podem ocorrer em indivíduos com ou sem doenças cardíacas severas.[48]

Outro aspecto que deve ser apontado é o caso dos pacientes que foram submetidos à cirurgia de correção de coarctação da aorta, cuja expectativa de vida é menor, mesmo após a correção bem-sucedida. A avaliação da PA no esforço nestes pacientes é importante, pois 1/3 destes pacientes permanece hipertenso e apresenta resposta hipertensiva ao esforço com maior frequência do que a da população normal.[49]

Baixa tolerância e resposta hipertensiva ao esforço são observadas em adolescentes e adultos jovens após transplante renal.[50]

Saturação de O_2 (Oximetria de Pulso)

A saturação da oxiemoglobina é medida durante o exercício com um oxímetro de pulso, tendo muita importância na avaliação das crianças com cardiopatias congênitas, principalmente com patologias cianogênicas ou potencialmente cianogênicas. Uma maneira simples e eficaz de avaliar o funcionamento do oxímetro é pela comparação da FC obtida no oxímetro com a FC do ECG. Se forem diferentes é porque o oxímetro está falhando na leitura.

A insaturação arterial induzida pelo exercício geralmente ocorre em pacientes com doenças pulmonares ou com *shunts* intrapulmonares ou intracardíacos, sendo muito importante esse monitoramento neste grupo de pacientes.

$\dot{V}O_{2máx}$

O $\dot{V}O_{2máx}$ é um índice comumente utilizado para o condicionamento aeróbico em populações pediátricas com ou sem patologias. Quando avaliamos o $\dot{V}O_{2máx}$, temos alguns critérios para verificar se o esforço máximo foi realmente alcançado:

(1) Razão $\dot{V}CO_2/\dot{V}O_2 > 1,1$;
(2) FC próxima a 200 bpm (pode não ser alcançada em crianças com incompetência cronotrópica ou outras limitações ao exercício);
(3) Experiência do examinador.

O critério de alcançar um *plateau* de $\dot{V}O_2$ normalmente não é observado em crianças. Os valores de referência para crianças e adolescentes normais já foram descritos para diferentes ergômetros, protocolos e populações.[16,28,51-53] Também existem dados para a maioria das cardiopatias congênitas mais comuns.

Tavares *et al.*[54] fizeram uma revisão metanalítica sistemática de ergoespirometria em crianças aparentemente normais, tomando como base a literatura indexada no PubMed, Bireme e Embase.

Os parâmetros pesquisados foram: idade, sexo, índice de massa corporal, avaliação da maturação, tipo de ergômetro utilizado para ergoespirometria e os valores cardiopulmonares relacionados: $FC_{máx}$ e $\dot{V}O_{2máx}$. Vinte artigos foram selecionados, que incluíram 3.808 crianças, com uma média de 9,1 anos de idade, sendo que as esteiras ergométricas foram utilizadas em 55% dos ensaios.

Os seguintes resultados estatisticamente significantes foram encontrados: em análise de subgrupo, valores de $\dot{V}O_{2pico}$ em meninos, obtidos na esteira, foram 18% maiores do que para meninas no mesmo ergômetro. O índice de massa corpórea correlacionou-se inversamente com $\dot{V}O_{2pico}$ na análise total e em meninas testadas em cicloergômetro. A frequência cardíaca máxima durante o teste ergoespirométrico foi 5,6 bpm superior aos 95% da frequência cardíaca máxima prevista. Por fim, os autores concluíram que o valor de $\dot{V}O_{2pico}$ para crianças pré-púberes é cerca de 18% maior nos meninos *versus* meninas e em esteira *versus* cicloergômetro.

Na **Figura 12-2-4** e na **Tabela 12-2-6** vemos a comparação do $\dot{V}O_{2máx}$ de acordo com o gênero e faixa etária, obtida por Witzel.[29]

Bongers *et al.*[32] verificaram, num grupo de crianças e adolescentes saudáveis, que o $\dot{V}O_{2máx}$ tem uma tendência de se manter estável sem influência direta da idade (**Fig. 12-2-5**).

Takken *et al.*[55] avaliaram o $\dot{V}O_{2máx}$ em crianças com diferentes patologias, obtendo valores diversos para cada patologia estudada (**Fig. 12-2-6**).

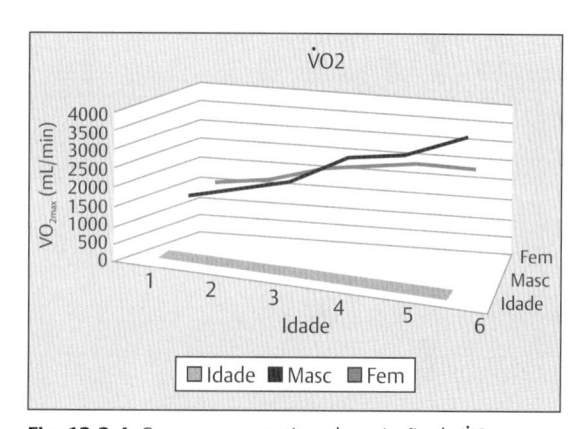

Fig. 12-2-4. Curvas comparativas da variação do $\dot{V}O_{2máx}$ (mL/min) de acordo com os gêneros, e em diferentes faixas etárias, com valores significativamente maiores no gênero masculino durante a adolescência.[29]

Tabela 12-2-6. Estudo comparativo da evolução do $\dot{V}O_2$ em função do gênero e faixa etária[29]

	Comparativo $\dot{V}O_{2máx}$ por gênero			
Idade	Masculino		Feminino	
	Média	DP	Média	DP
6 a 7	1.213	302	1.136	288
8 a 9	1.525	422	1.370	247
10 a 11	1.951	327	1.806	354
12 a 13	2.713	512	2.080	370
14 a 15	2.941	570	2.306	438
16 a 17	3.538	474	2.317	556

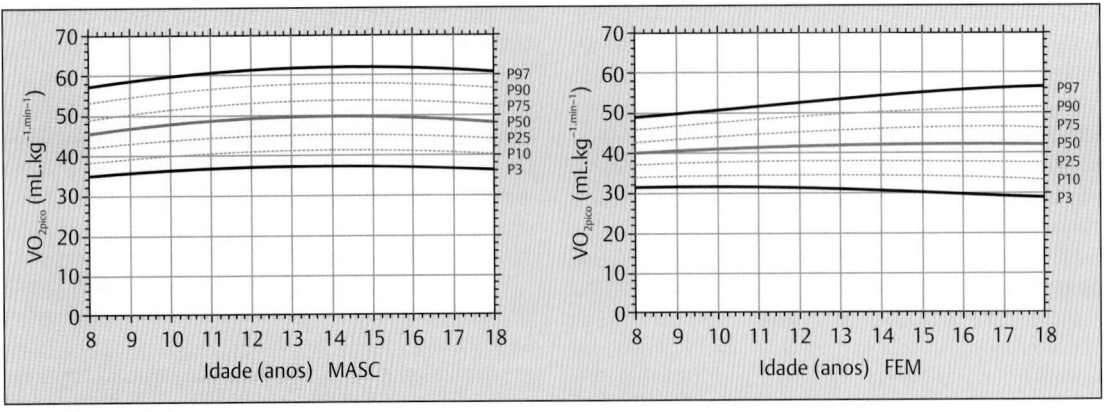

Fig. 12-2-5. Tabela de percentis para o $\dot{V}O_{2máx}$ de meninos (esquerda) e meninas (direita). As curvas em verde representam as médias e as em vermelho representam os valores máximos e mínimos. Adaptada de Bongers et al.[32]

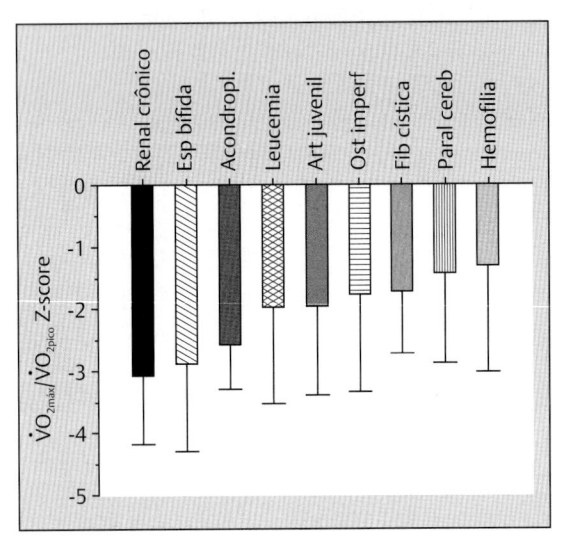

Fig. 12-2-6. $\dot{V}O_{2máx}$ em crianças com diferentes patologias crônicas. Os dados são mostrados como média + DP. Esp Bífida = espinha bífida;
Acondropl = acondroplasia; Leucemia = leucemia linfoblástica aguda;
Art Juvenil = artrite idiopática juvenil;
Ost Imperf = osteogênese imperfeita;
Fib cística = fibrose cística;
Paral Cereb = paralisia cerebral.[55-62]
PA em mm Hg
$\dot{V}O_2$ em mL/kg/min

ALTERAÇÕES ELETROCARDIOGRÁFICAS ST

Ao contrário dos TE realizados em adultos, onde predominam as patologias isquêmicas do coração e com frequentes alterações no segmento ST, nas crianças e adolescentes estas alterações são raras.

Arritmias

A razão mais comum para realizar um TE na cardiologia pediátrica é esclarecer algum sintoma relacionado com o exercício, que ocorreram durante ou imediatamente após o exercício. O TE possibilita a identificação e a avaliação de arritmias nas crianças.

Greco et al.[63] avaliaram 500 crianças e adolescentes entre 4 e 17 anos, aparentemente normais, para determinar a prevalência de arritmias no ECG basal. A arritmia sinusal respiratória foi encontrada em 97% das crianças na posição supina. Um paciente mostrou extrassístoles supraventriculares e ventriculares, enquanto em outros 3 foram identificados taquicardia ventricular lenta, Wolff-Parkinson-White (WPW) e PR curto, respectivamente, todos sem sintomas. O exercício suprimiu a taquicardia ventricular e as extrassístoles sofreram redução, sendo que nenhuma outra arritmia foi observada.

Na avaliação de arritmias cardíacas, Bricker et al.[64] avaliaram 2.761 pacientes com suspeita ou com cardiopatia já diagnosticada, observando taquicardia ventricular em 22 (14 durante o esforço e 8 no pós-esforço), a maioria com alterações cardiológicas: síndrome do QT longo (2), displasia arritmogênica do VD (4), prolapso da valva mitral (2), cardiomiopatias (3) e cardiopatias congênitas (6), não sendo observadas complicações.

Na avaliação da síndrome de Wolff-Parkinson-White, o TE realizado em crianças e adolescentes entre 4 e 16 anos foi capaz de identificar arritmias (extrassístoles supraventricular e extrassístole ventricular ou taquicardia supraventricular) com ou sem o desaparecimento da onda delta durante ou após o exercício. Crianças com WPW e total normalização do QRS no exercício e sem sintomas ou taquicardia não necessitaram de estudos eletrofisiológicos.[65]

Matina et al.[66] estudaram crianças e adolescentes entre 8 e 18 anos com bloqueio atrioventricular (BAV) e pré-excitação ventricular. No BAV, a piora do grau de bloqueio durante o esforço justificaria o estudo eletrofisiológico. Na pré-excitação, o TE pode auxiliar na avaliação dos períodos refratários das vias normais e acessórias, sendo que o aparecimento de taquicardia levaria à indicação de estudo eletrofisiológico. Por outro lado, a normalização do ECG com o exercício, em indivíduos assintomáticos, permitiria liberar o paciente para a prática e atividade física.

Nas crianças com MP, o TE é importante para avaliar a tolerância ao exercício, a resposta da FC ao exercício e o aparecimento de arritmias com o esforço.[67]

Taquicardia Supraventricular (TSV)
Frequentemente os pacientes relatam o aparecimento de arritmias durante o exercício que, na maioria das vezes, são episódios de TSV, sendo então o TE um excelente recurso diagnóstico para estes casos, servindo também para a avaliação da eficácia terapêutica.

O TE também pode ser útil na definição das vias acessórias em pacientes com pré-excitação ventricular, sendo esta avaliação importante para identificar o risco de respostas ventriculares rápidas durante as arritmias atriais, principalmente da fibrilação atrial, porque, em alguns raros casos de morte súbita na pediatria, esta foi a possível causa. Nas crianças com onda delta no ECG de repouso, o TE pode auxiliar na avaliação do período refratário da via acessória, pois o súbito desaparecimento da pré-excitação durante o exercício sugere um período refratário anterógrado maior na via acessória do que no nodo atrioventricular.

Pacientes com total normalização do QRS durante o exercício e sem sintomas de taquicardia não necessitam de estudos eletrofisiológicos e podem ser liberados para a prática de AF.

Taquicardia Ventricular
A utilidade do TE em pacientes com TV é variável, de acordo com a causa da taquicardia. Em algumas formas, como nas TV do trato de saída do VD num coração normal, a TV pode ser induzida pelo TE, porém, na maioria das vezes, a reprodutibilidade é limitada.

Síndrome do QT Longo Congênito
Prolongamento do intervalo QT em repetidos ECGs é a marca desta síndrome. De 20 a 25% dos pacientes confirmados com a síndrome do QT Longo congênito (SQTLC) tem o QTc normal.[68] Em alguns pacientes com SQTLC, o exercício pode revelar incompetência cronotrópica, onda T alternante, taquiarritmia ventricular ou comportamento paradoxal do intervalo QT (aumento em vez de diminuição). Como a medida do intervalo QT durante o exercício é difícil, o uso de testes em pacientes com ECG normal em repouso deve ser feito no pós-esforço.[69] O QTc é medido aos 3 minutos da recuperação e um aumento ≥ 30 ms geralmente é considerado significativo. Quando o teste for para avaliar a eficácia do betabloqueio nos pacientes com SQTLC, a meta da avaliação será determinar se há redução da resposta da FC e supressão da arritmia no exercício máximo.

Síndrome de Brugada
O diagnóstico definitivo da síndrome de Brugada ocorre quando a elevação do semento ST tipo I é observada espontaneamente ou após a administração endovenosa de agente bloqueador de canal de sódio.

Na síndrome de Brugada tipo I ("*coved type*"), o ECG é caracterizado por supradesnível do segmento ST > 2 mm em pelo menos duas derivações de V1 a V3, seguido de onda T negativa, condições de anormalidade do ECG potencialmente diagnósticas (ver as **Figuras 6-14 e 6-19** do Capítulo 6).[70]

Em algumas condições o ECG pode assumir uma configuração similar ao ECG da síndrome de Brugada tipo I. Nos indivíduos assintomáticos temos alguns achados que suportam o diagnóstico da síndrome de Brugada: atenuação da elevação do segmento ST no pico do exercício, seguido pelo reaparecimento no pós-esforço.[71,72] Em alguns pacientes, como no caso dos portadores da mutação SCN5A, a elevação do segmento ST pode ficar mais evidente no esforço.[71]

Taquicardia Ventricular Polimórfica Catecolaminérgica (TVPC)
Afecção rara com uma prevalência estimada em 1:10.000, sendo manifestada, geralmente, em idades mais precoces – entre 7 e 11 anos de idade. TVPC é caracterizada por taquiarritmia ventricular polimórfica ou batimentos ventriculares prematuros polimórficos em indivíduos geneticamente predispostos, sob estresse físico ou emocional.

Episódios de síncope, provocados por exercício ou emoção aguda, frequentemente são o primeiro sintoma observado. A morte súbita pode ser a primeira manifestação da doença num subgrupo de doentes (10-20%).

Mais de 60% dos indivíduos apresentam episódios de síncope ou parada cardíaca até os 20 anos de idade, sendo os pacientes do sexo masculino os que apresentam sintomas significativamente maiores.

O TE é o método mais eficaz para estabelecer o diagnóstico da TVPC. Esta arritmia é diagnosticada em pacientes jovens e que apresentam o coração estruturalmente normal, ECG basal normal, e uma inexplicável taquicardia ventricular bidirecional induzida pelo esforço.[70] Ao iniciar o exercício, a TVPC geralmente acontece com FC entre 110 e 120 bpm e conforme o exercício for mantido, há perpetuação da taquicardia ventricular, podendo-se tornar sustentada-. (ver a **Figura 6-18** do Capítulo 6). Com a interrupção do teste, a arritmia gradualmente desparece. O TE deve ser repetido periodicamente até que se consiga adequado ajuste da dosagem do betabloqueador, garantindo que a taquicardia com esforço não alcance o limiar para desenvolver a TVPC. Deve-se ressaltar que a presença de extrassístoles pareadas ou mais complexas pode ser associada a eventos futuros de TVPC, necessitando, então, de intensificação no tratamento (flecainida, implante de desfibrilador cardíaco, denervação simpática cardíaca) nestes pacientes.[73]

Displasia Arritmogênica do VD

Com o exercício ocorre alta variação de respostas da atividade ectópica em jovens pacientes com DAVD.

O exercício pode desenvolver taquicardia ventricular monomórfica com padrão de BRE.[74]

A utilidade diagnóstica do teste de exercício é questionável nestes pacientes suspeitos de DAVD, e a ausência ou a supressão de extrassístoles ventriculares durante o exercício não podem ser consideradas em termos de exclusão diagnóstica.[75]

Cardiopatias Congênitas

A principal razão para realizar o TE em portadores de cardiopatias congênitas é avaliar a capacidade física a fim de obter informações objetivas sobre a condição funcional do coração. O TE também pode determinar se a queixa provém de uma causa cardíaca para poder orientar sobre a prática de AF,[76] para fornecer orientações de tratamento (terapia na insuficiência cardíaca, cirurgias ou intervenções invasivas transcutâneas) e mesmo para avaliar o sucesso destas intervenções.[77]

A dinâmica da FC durante o exercício é anormal no grupo de pacientes operados de cardiopatias congênitas. A FC_{pico} diminuída é, usualmente, definida como incompetência cronotrópica (quando < 80% da FC preconizada), é influenciada pela cirurgia propriamente dita, sendo menos comum nos procedimentos por cateter.[78] O coração ou a lesão do nó sinusal ou de sua irrigação pode ter um papel importante nesta resposta da FC ao exercício, sendo mais frequente de acontecer nas cirurgias paliativas do coração univentricular ou "*switch*" atrial,[79,80] além de, logicamente, nos casos de transplante cardíaco. Como o aumento do débito cardíaco é dependente do aumento da FC, na incompetência cronotrópica há redução da capacidade de exercício.

O TE é recomendado para a prescrição individualizada de exercício nas seguintes condições:[81]

- Hipertensão arterial com septo atrial normal ou com CIV;
- Disfunção miocárdica;
- Taquiarritmias sintomáticas ou bloqueios significativos;
- Estenose aórtica moderada;
- Coarctação da aorta moderada ou após a correção;
- Cirurgia de "*switch*" atrial[82] ou arterial[83-85] para correção de transposição das grandes artérias;
- Transposição corrigida congenitamente das grandes artérias;
- Correção cirúrgica da tetralogia de Fallot[82] e de outras cardiopatias cianogênicas, incluindo Fontan e conexões cavopulmonares;[79]
- Anomalia de Ebstein;
- Correção de anomalias congênitas das coronárias.

A atividade física regular está associada a alguns benefícios para a saúde na população em geral e nos cardiopatas. A AF nos pacientes que foram submetidos a cirurgias corretivas bem-sucedidas não está relacionada somente com a função cardíaca, mas também com a melhora da força, flexibilidade, equilíbrio, coordenação motora e motivação, sendo que o TE gera confiança nos pacientes e nos pais. A participação num programa de reabilitação cardíaca permitirá que os pacientes melhorem a capacidade física em alguns meses, com os benefícios se estendendo por anos.[86] Lamentavelmente, a literatura da reabilitação cardiovascular na pediatria é limitada, sendo que ainda há várias questões a serem elucidadas.

Novos princípios vêm sendo formulados na reabilitação, com o foco baseado na hemodinâmica e na eletrofisiologia.[76] Neste enfoque o TECP permite que orientações individualizadas sejam feitas após a interpretação do $\dot{V}O_{2pico}$, da FC_{pico}, da escala de Borg, da resposta pressórica ao exercício, da saturação do O_2 e da detecção das alterações do ritmo e da condução durante o exercício.[76]

Com *Shunt* Esquerda-Direita
CIV

Binkhorst *et al.*[87] selecionaram pacientes com CIV e que não tivessem restrições para realizar um TE efetivo, formando dois grupos de pacientes: (1) crianças com CIV hemodinamicamente relevante e com cirurgia reparadora bem-sucedida (operados, n = 13) e (2) crianças com CIV pequena ainda presente ou que fecharam espontaneamente (inoperados, n = 14). O grupo-controle (controle, n = 15) foi selecionado nas escolas locais (8 a 17 anos).

As crianças foram submetidas ao TECP em cicloergômetro pelo protocolo de rampa. Os resultados mostraram que os pacientes com CIV têm a média de gasto energético na mesma faixa do grupo-controle, sendo que os pacientes operados alcançaram valores menores. Aparentemente as crianças com CIV são fisicamente ativas como seus pares e não sofrem cerceamento nas práticas desportivas (**Fig. 12-2-7**).

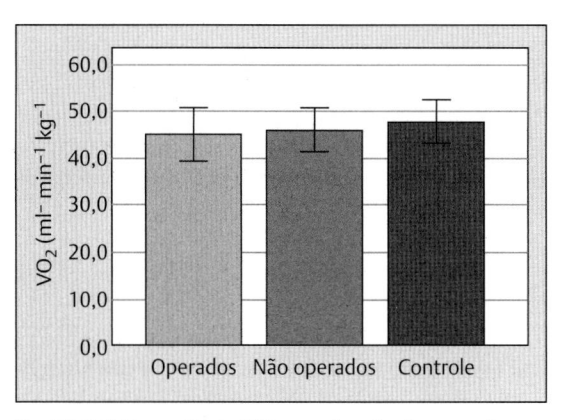

Fig. 12-2-7. Percentis da PAS$_{pico}$ em função da carga de esforço alcançada (W$_{pico}$) em participantes normais, com os dados do pós-operatório de pacientes com coarctação da aorta plotados.[88]

Obstruções das Vias de Saídas

Kaafarani et al.[88] realizaram TECP em pacientes operados de coarctação da aorta, comparando com os achados da literatura, onde já foi demonstrado que estes pacientes apresentam resposta hipertensiva ao esforço.[89-91] A clara distribuição anormal dos pacientes operados de coarctação da aorta é evidenciada na **Figura 12-2-8**. Adicionalmente, verificamos que a PAS$_{pico}$ no pós-operatório desses pacientes mostra maior desvio da normalidade quando comparado ao duplo produto ou ao pico da potência circulatória. Em função disso podemos afirmar que o gráfico com os valores de referência é adequado para identificar os pacientes com reposta pressórica exagerada, que caracteriza o padrão de alguns pacientes operados de coarctação da aorta.[89-91]

O Pico da Potência Circulatória (PPCirc), que é calculado como o produto da PAmédia * $\dot{V}O_{2pico}$, também seria um índice na avaliação para predizer eventos adversos em adultos com cardiopatias congênitas.[92] Mandan et al.[93] sugeriram que o PPCirc também seja utilizado na população pediátrica. Pacientes com PPCirc muito baixo podem ser classificados como em risco de disfunção ventricular, complicações sistêmicas e falência cardíaca. Para os adultos com cardiopatias congênitas, o PPCirc inferior a 1.737 implicaria risco de eventos cardíacos de 12,7 (*hazard ratio*) em 5 anos, em relação ao grupo com PPCirc > 1.737.

$$PC = (PAS + (2 \times PAD)/3) * \dot{V}O_{2pico}$$

Doenças Pulmonares Crônicas

As crianças e adolescentes com doenças respiratórias crônicas habitualmente reduzem suas atividades físicas, primariamente, por suas limitações respiratórias e também por consequências secundárias, gerando um "*feedback*" negativo que leva ao descondicionamento físico e maior redução dos exercícios.

O TE pode auxiliar na determinação da etiologia da redução da capacidade de exercício, diferenciando uma limitação cardiorrespiratória do descondicionamento físico. Podemos afirmar que o TE tem importante papel na avaliação das crianças com doenças respiratórias. Junto com os testes de função pulmonar em repouso, o TE auxilia no entendimento do quanto uma doença respiratória específica afeta a capacidade de exercício. Este conhecimento pode ser, então, aplicado no manejo ideal das doenças, em termos de tratamento, resposta ao tratamento e prognósticos.[94]

Asma Brônquica

O TE é o padrão-ouro para o diagnóstico da broncoconstrição induzida pelo exercício em crianças, mas requer considerável cooperação e recursos médicos.

O TE pode ser utilizado para identificar as crianças que apresentam episódios de asma provocados pelo exercício, bem como no acompanhamento dos efeitos do treinamento físico na redução dos episódios de asma com o esforço.[95-97] O aparecimento de sintomas e alterações na cinética dos gases respiratórios, especialmente após o exercício, ajuda a identificar o broncospasmo com o esforço, presente em 75-95% dos indivíduos asmáticos e em 3-11% dos indivíduos não asmáticos.[98,99]

Competições ou treinamento em áreas próximas a rodovias de grande movimento, em ginásios ou piscinas com altas doses de cloro, representa um risco para problemas das vias aéreas em decorrência da intensa exposição a poluentes.[100]

Bronconstrição Induzida por Exercício

O diagnóstico de broncoconstrição induzida por exercício (BIE) foi estabelecido pelas mudanças da função pulmonar após o exercício. A prevalência

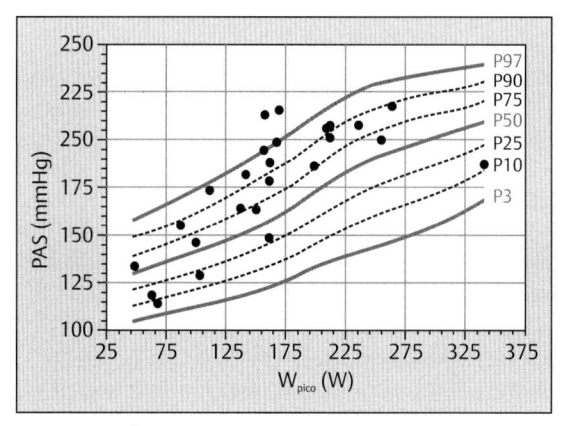

Fig. 12-2-8. $\dot{V}O_{2pico}$ em mL/kg/min (média ± 2 DP) nos pacientes operados (n = 12), pacientes não operados (n = 12) e grupo-controle (n = 15). O modelo de análise linear mista não revelou diferenças significativas entre os grupos.[87]

da BIE e os fatores relacionados não são totalmente descritos nas crianças com asma, sendo então realizado um estudo específico para investigar a prevalência e os fatores preditores do BIE em crianças asmáticas.[101]

As diretrizes do American Thoracic Society (ATS),[102] da European Respiratory Society (ERS)[103] e recentes diretrizes da prática clínica[104] sugeriram a utilização do TE para confirmar a BIE. Dessa forma, um total de 149 crianças com mais de 5 anos e com diagnóstico de asma foi submetido a um teste na esteira, bem como ao teste da metacolina para avaliar uma possível resposta hiper-reatora levando à BIE.

Foi verificado que a BIE ocorre em 52,5% das crianças asmáticas, sendo que quanto mais hiper-responsivas ao teste da metilcolina, maior a prevalência da BIE bem como de sua severidade

O exercício permite, ao provocar a BIE, que a quantificação da reatividade brônquica seja medida pela espirometria. A BIE é induzida enquanto o paciente realiza o TE na esteira (melhores resultados que no cicloergômetro) por 5 a 8 minutos numa intensidade de 80% da capacidade máxima. O protocolo do exercício deve ser capaz de promover rápido aumento da carga, atingindo uma intensidade de 80% da capacidade máxima prevista (controlar pela $FC_{máx}$ prevista) em 2 minutos. Se a intensidade do exercício não for logo alcançada, a refratariedade para desenvolver o broncospasmo aumenta muito.[95]

O ambiente deve ser mantido numa temperatura de 20°C e o mais seco possível (umidade relativa < 50%) para obtenção de melhores respostas.[105]

Displasia Broncopulmonar (DBP)

Os estudos sobre a capacidade de exercício nas crianças com DBP mostram resultados diversos. Bader et al.[106] verificaram que, embora o $\dot{V}O_{2pico}$ nas crianças com DBP fosse similar ao das crianças sadias nascidas a termo, as primeiras teriam maior probabilidade de apresentar limitações pulmonares ao exercício, com queda na saturação arterial de oxigênio e aumento na tensão transcutânea de CO_2.[106] Parat et al.[107] não encontraram diferença significativa no $\dot{V}O_{2pico}$ entre crianças com DBP e as nascidas prematuras mas sem doença pulmonar, ou com as nascidas a termo, mas observaram redução da taxa ventilatória (TV)[108] com DBP.

Santuz et al.[109] verificaram que, em repouso, a saturação arterial de oxigênio era de 98% nas crianças com DBP, mas no pico do exercício a saturação caiu 4% ou mais. $\dot{V}O_{2máx}$ e VE foram significativamente menores nas crianças com DBP, efeito também observado nos níveis submáximos do exercício.

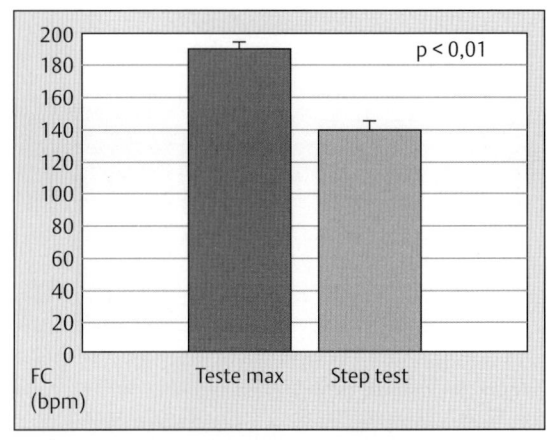

Fig. 12-2-9. Comparação entre as FC obtidas no teste máximo e no "*step test*".

Fibrose Cística

A progressão da doença na fibrose cística (FCis) é marcada pela piora progressiva da tolerância ao esforço. A tolerância máxima ao exercício ($\dot{V}O_{2máx}$) está correlacionada com a sobrevida na FCis, mas os testes máximos são muito desconfortáveis, exigindo muitos recursos. Um teste simplificado de 3 minutos (STEP TEST) foi validado para a FCis. A recuperação da FC após o exercício está correlacionada com a mortalidade por todas as causas na população sem FCis. Os autores compararam a FC da recuperação após o STEP TEST de 3 minutos com o $\dot{V}O_{2máx}$ obtido em crianças com FCis.[110]

Todos os pacientes foram capazes de realizar o STEP TEST de 3 minutos sem eventos adversos ou dessaturação, sendo um teste submáximo viável neste grupo de pacientes. A $FC_{máx}$ no STEP é menor que a obtida no teste ergométrico máximo (140 *vs.* 190, p < 0,01) (**Fig. 12-2-9**). O pico da FC durante o STEP reflete o $\dot{V}O_{2pico}$ nas crianças com FCis. Nos pacientes com lesão moderada, a recuperação da FC mais rápida após o STEP se correlaciona com maiores picos de $\dot{V}O_2$.

Uma vez que a tolerância máxima ao exercício tem forte correlação com a evolução da FCis, nossa avaliação com o STEP TEST mostrou que o teste pode ser aplicado de forma prática na clínica dos pacientes com FCis.[111,112]

Nas crianças com FCis, o TE pode ser usado para avaliar a tolerância ao esforço e a resposta ao tratamento com exercícios aeróbicos e de força.[113,114]

Déficit de Crescimento

Alguns estudos têm demonstrado que exercícios induzem a uma variedade de respostas de curta duração no eixo hipotálamo-hipófise, incluindo a secreção praticamente imediata do hormônio do crescimento (GH) e do hormônio adrenocorticotrófico (ACTH), β-endorfina e cortisol. Deve-se salientar que o treinamento crônico não tem, necessariamente, ação idêntica e que as respostas agudas ao exercício em indivíduos não condicionados fisicamente são diferentes das respostas obtidas em indivíduos treinados.[115-117]

Há trabalhos demonstrando que o estado nutricional influi na secreção do GH, sendo que em indivíduos obesos, principalmente com depósito visceral de gordura, há tanto uma relação inversa entre o percentual de gordura e a secreção de GH como também há redução da meia-vida do GH.[118]

Greene et al.,[119] estudando a resposta do GH em um grupo de crianças e num grupo de adolescentes, verificaram que a resposta fisiológica ao esforço é maior na puberdade do que na infância. Apesar de nas crianças a ausência de aumento na dosagem de GH no pós-esforço ser suspeito de deficiência de GH, na idade pré-puberal, a falta de aumento do GH no pós-esforço pode ser uma resposta normal, independente da estatura do adolescente.

Há evidências de que o pico do GH após o teste com insulina tende a ser maior na adolescência do que nas crianças mais novas.[120,121] A idade média das crianças incluídas neste estudo é muito similar à de outros estudos, apesar da faixa de idades ser menor. A comparação do percentual das crianças que alcançaram níveis superiores a 20 mIU/mL no pós-esforço com o de outros grupos com diferentes estímulos, mostrou que o exercício é efetivo na estimulação da liberação do GH, sendo, pois, o exercício uma importante ferramenta na avaliação ambulatorial de crianças com suspeita de deficiência de GH.[122]

O exercício é um estímulo fisiológico para a liberação do GH. O pico da resposta em indivíduos normais ocorre entre 20 a 30 minutos após o início do exercício extenuante (quando, então, a amostra sanguínea deverá ser coletada).[123] O teste de exercício deve durar pelo menos 10 minutos de esforço moderado a intenso, procurando-se alcançar o esforço máximo ($\dot{V}O_{2máx}$). Buckler[123] sugeriu que este teste poderia ser utilizado como o método de "*screening*" para identificar a liberação do GH, o que evitaria a necessidade de testes mais complexos (**Fig. 12-2-10**).

Para avaliação utilizando a ergometria é importante saber que pacientes com resposta máxima na dosagem do Hormônio do Crescimento (GH), no pós-esforço, inferior a 10 ng/mL, têm grande probabilidade de serem deficientes na secreção de GH. Os que apresentam respostas entre 10 e 15 ng/mL apresentam menor probabilidade de deficiência do GH e os que têm respostas superiores a 15 ng/mL são considerados normais.[124]

Alguns pesquisadores[122,123,125,126] têm relatado que, na avaliação de crianças com deficiência de GH pelo exercício, são obtidas respostas adequadas do GH em 64 a 92% dos pacientes estudados. Como 99% dos pacientes com teste de exercício positivo para deficiência de GH mostram dosagens hormonais acima de 6 ng/mL no pós-exercício, os autores[127] concordam com Johanson e Morris,[126] que dizem que uma única dosagem hormonal após o exercício é satisfatória, não sendo necessária a dosagem pré-exercício.

Zueger et al. verificaram que aos 60 minutos de exercício (numa intensidade de 50 a 60% do $\dot{V}O_{2máx}$) o valor do GH de 2,4 ng/mL alcança sensibilidade de 100% e especificidade de 90 a 95% no diagnóstico de deficiência de GH para a população em geral.[128]

Wong et al.[129] compararam a resposta do GH ao esforço entre um grupo de obesos e um de indivíduos magros. Os autores verificaram que nos obesos o nível de cortisol era maior ($P < 0,05$) e o de GH era menor ($P < 0,05$). A diferença entre o GH e o cortisol persistiu durante o pós-exercício, sendo que os indivíduos obesos tiveram menor consumo de O_2.

Obesidade

O impacto da obesidade é tão diverso e extremo que ela deve ser considerada como um dos maiores problemas de saúde pública mais negligenciados nos últimos tempos, com um impacto sobre a saúde que pode revelar-se tão grande quanto o do tabagismo.[130]

A classificação da obesidade deve ser baseada no peso e na altura dos pacientes, sendo mostrada na **Tabela 12-2-7**.

Além do IMC, a distribuição da gordura corporal também pode ser determinante de maior risco de DAC. A gordura armazenada na região abdominal, especialmente a relacionada com as vísceras, está mais estreitamente relacionada com o desenvolvimento de doenças crônicas como DAC e diabetes

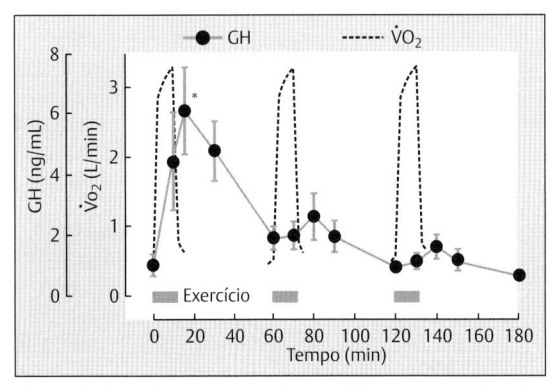

Fig. 12-2-10. Relação entre o GH e o $\dot{V}O_{2máx}$ em 3 séries de 10 minutos de exercício. O aumento do $\dot{V}O_{2máx}$ foi o mesmo nas 3 séries, sendo que o GH aumentou significativamente apenas na 1ª série. (Modificada de Cappon J et al. Effect of brief exercise on circulating insulin-like growth factor-I. J Appl Physiol 1994;76:1418-22.)

Tabela 12-2-7. Classificação de sobrepeso e obesidade através do Índice de Massa Corporal (IMC)

	Classes de obesidade	IMC (kg.m2)
Abaixo do peso		< 18,5
Normal		18,5 a 24,9
Sobrepeso		25 a 29,9
Obesidade	I	30 a 34,9
	II	35 a 39,9
Obesidade extrema	III	> 39,9

tipo 2 do que a gordura armazenada em outras partes do corpo.[131-133]

O teste ergométrico em indivíduos obesos muitas vezes requer equipamentos especiais para tal, visto que o peso excessivo dos pacientes pode limitar o funcionamento das esteiras ergométricas convencionais. Nas bicicletas pode ser necessária a instalação de bancos com dimensões maiores para acomodar os pacientes de forma adequada.

Os protocolos a serem utilizados devem proporcionar pequenos aumentos de carga a cada estágio. Dependendo da capacidade funcional, o teste ergométrico pode ser limitado pela interrupção precoce por fadiga ou por dificuldades mecânicas e osteoarticulares para realizar o estudo.

O teste ergométrico proporciona informações sobre a capacidade funcional, permitindo uma avaliação para a prescrição de exercícios físicos e a obtenção dos demais dados resultantes do teste.

As crianças obesas, quando devidamente estimuladas, são capazes de realizar o teste ergométrico com boa desenvoltura. Em crianças obesas entre 8 e 12 anos há menor eficiência cardiopulmonar em comparação às não obesas. O exercício regular pode aumentar a potência aeróbica com melhora da composição corporal.[134,135]

Schuster *et al.*[136] estudaram a dinâmica da função sistodiastólica na passagem do repouso para o esforço em um grupo de jovens pré-puberais obesos (graus I e II), comparando-os com um grupo-controle de mesma idade e sem obesidade. Os pacientes foram submetidos a estudos ecocardiográficos antes e após o esforço físico. Os autores verificaram que no grupo de obesos de grau I não havia alterações da função sistodiastólica, entretanto, no grupo com obesidade mais acentuada havia alteração da função sistodiastólica tanto em repouso quanto no pós-esforço. Neste mesmo grupo de Karpoff *et al.*[137] verificaram que os jovens obesos também apresentavam disfunção endotelial e, com o esforço, menor irrigação dos músculos envolvidos.

Carletti *et al.*[138] estudaram a resposta pressórica durante o exercício em um grupo de adolescentes obesos e num grupo-controle. A resposta pressórica foi mais exacerbada em adolescentes obesos quando comparada àquela obtida em eutróficos, o que indica maior reatividade ao estresse físico. A resposta aguda da pressão arterial ao esforço tem sido utilizada como indicador de risco para o desenvolvimento de hipertensão arterial. Os fatores associados a essa resposta precisam ser esclarecidos a fim de se intervir na prevenção da doença hipertensiva.

Hodgson e Burskirk[139] verificaram que a obesidade tem maior efeito na limitação de transportar o próprio peso nos jovens do que nos indivíduos de mais idade. Os autores especulam que os sistemas cardiovascular e respiratório bem como a musculatura esquelética estariam mais "treinados" nos mais velhos, em virtude dos anos de "treinamento" carregando o próprio peso.

REFERÊNCIAS BIBLIOGRÁFICAS

1. Ortega FB, Ruiz JR, Castillo MJ, Sjöström M. Physical fitness in childhood and adolescence: a powerful marker of health. Int J Obes (Lond). 2008 Jan;32(1):1-11.
2. Rodrigues AN, Abreu GR, Resende RS, Goncalves WL, Gouvea SA. Cardiovascular risk factor investigation: a pediatric issue. Int J Gen Med. 2013;6:57-66.
3. Braaksma P, Stuive I, Garst RME, Wesselink CF, van der Sluis CK, Dekker R, Schoemaker MM. Characteristics of physical activity interventions and effects on cardiorespiratory fitness in children aged 6-12 years—A systematic review. J Sci Med Sport. 2018 Mar;21(3):296-306.
4. Alpert BS, Dover EV, Booker DL, Martin AM, Strong WB. Blood pressure response to dynamic exercise in healthy children. Black vs. White. J Pediatr. 1981;99:556-60.
5. Cummings GR, Everatt D, Hastman L. Bruce treadmill test in children: Normal values in a clinic population. Am J Cardiol. 1978;41:69-75.
6. Karila C, de Blic J, Waernessyckle S, Benoist MR, Scheinmann P. Cardiopulmonary exercise testing in children: an individualized protocol for workload increase. Chest. 2001 July;120(1):81-7.
7. Davies H, Gazetopoulos N. Hemodynamic changes on exercise in patients with left to right shunts. Br Heart J. 1966;28:579-89.
8. Blumenthal S, Epps RP, Heavenrich R, Lauer RM, Lieberman E, Mirkin B, Mitchell SC, Boyar Naito V, O'Hare D, McFate Smith W, Tarazi RC, Upson D. Report of the task force on blood pressure control in children. Pediatrics. 1977 May;59(5 2 suppl):I-II, 797-820.
9. Epstein SE, Beiser GD, Goldstein RE, Rosing DR, Redwood DR, Morrow AG. Hemodynamic abnormalities in response to mild and intense upright exercise following correction of ventricular septal defect in tetralogy of Fallot. Circulation. 1973;47:1065-70.

10. Rhodes J, Patel H, Hijazi ZM. Effect of transcatheter closure of atrial septal defect on the cardiopulmonary response to exercise. Am J Cardiol. 2002;90:803-6.
11. Ohuchi H, Yasuda K, Suzuki H, Arakaki Y, Yagihara T, Echigo S. Ventilatory response to exercise in patients with major aortopulmonary collateral arteries after definitive surgery. Am J Cardiol. 2000 May 15;85(10):1223-9.
12. Cropp GJA. Exercise induced asthma. Pediatrics Clin. North Am. 1975;22:63-76.
13. Cropp GJA. Grading time course, and incidence of exercise induced airway obstruction and hiperinflation in asthmatic children. Pediatrics. 1975;56:868-79.
14. Goodfrey S, Mearns M. Pulmonary function and response to exercise in cystic fibrosis. Arch Dis Child. 1971;46:144-51.
15. Gibbons RJ, Balady GJ, Beasley JW, Bricker JT, Duvernoy FC, Froelicher VF, et al. ACC/AHA guidelines for exercise testing: a report of the American College of Cardiology/American Heart Association Task Force on Practice Guidelines (Committee on Exercise Testing). J Am Coll Cardiol. 1997;30:260-315.
16. Washington RL, Bricker JT, Alpert BS, Daniels SR, Deckelbaum RJ, Fisher EA, et al. Guidelines for exercise testing in the pediatric age group. From the Committee on Atherosclerosis and Hypertension in Children, Council on Cardiovascular Disease in the Young, the American Heart Association. Circulation. 1994;90:2166-79.
17. Bozza A, Loos L. O teste de esforço em crianças e adolescentes. Experiência com brasileiros normais. Rev SOCERJ 1995;7:19-25.
18. Silva OB, Moscoso J, Lima TB, Simão WS, Silva AJ, Aguiar AS. Teste ergométrico em crianças e adolescentes – estudo de 337 casos. Arq Bras Cardiol. 1992:59(suppl II):158.
19. Ghorayeb N, Bozza A, Loos L, Fuchs ARCN. Aspectos cardiovasculares da criança atleta. In: Ghorayeb N, Barros TL. O exercício: preparação fisiológica, avaliação médica, aspectos especiais e preventivos. São Paulo: Ed. Atheneu, 1999. p. 363-73.
20. Paridon SM, Alpert BS, Boas SR, Cabrera ME, Caldarera LL, Daniels SR, et al. Clinical stress testing in the pediatric age group. A statement from the American Heart Association Council on Cardiovascular Disease in the Young, Committee on Atherosclerosis, Hypertension, and Obesity in Youth. Circulation. 2006;113:1905-20.
21. Bengtsson E. The work capacity in normal children, evaluated by submaximal exercise on the bycicle ergometer and compared with adults. Acta Med Scandinavic. 1956;154:91.
22. Hermansen I, Saltin B. Oxygen uptake during maximal treadmill and bycicle exercise. J Applied Physiol. 1969;26:31.
23. Riopel DA, Taylor AB, Hohn AR. Blood pressure, heart rate, pressure-rate product and eletrocardiographic changes in healthy children during treadmill exercise. Am J Cardiol. 1979;44:697.
24. Glassford RG, Baycroft GHY, Sedwick AW, Macnab RBJ. Comparison of maximal oxygen uptake values determined by predicted and ctual methods. J Applied Physiol. 1965;20:509.
25. Silva OB, Saraiva LCR, Sobral Filho DC. Teste ergométrico em crianças e adolescentes – Maior tolerância ao esforço com o protocolo em rampa. Arq Bras Cardiol. 2007;89(6):391-7.
26. Ilarraza-Lomelí H, Castañeda-López J, Myers J, Miranda I, et al. Cardiopulmonary exercise testing in healthy children and adolescents at moderately high altitude. Archivos de Cardiología de México. 2013;83(3):151-234.
27. American College of Sports Medicine. Guidelines for exercise testing and exercise prescription. 5th ed. Lea and Febiger, 1995. p. 269-87.
28. Cooper DM, Weiler-Ravell D, Whipp BJ, Wasserman K. Aerobic parameters of exercise as a function of body size during growth in children. J Appl Physiol Respir Environ Exerc Physiol. 1984;56:628-34.
29. Weitzel LH. Ergometria em crianças e adolescents: valores normais para a população brasileira e sua relação com a antropometria e avaliação da composição corporal. (Tese de Mestrado) Centro de Clínicas Médicas e Biológicas da PUC-RJ, 1985.
30. van Leeuwen PB, van der Net J, Helders PJM, Takken T. Inspanningsparameters bij gezonde Nederlandse kinderen. Geneeskunde en Sport 2004;37:126-32.
31. Tanaka H, Monahan KD, Seals DR. Age-predicted maximal heart rate revisited. J Am Coll Cardiol. 2001;37:153-6.
32. Bongers BC, Hulzebos HJ, van Brussel M, Takken T. Pediatric norms for cardiopulmonary exercise testing: in relation to sex and age. Hertogenbosch: Uitgeverij BOXPress; 2014.
33. Reybrouck T, Weymans M, Stijns H, Van der Hauwaert LG. Exercise testing after correction of tetralogy of Fallot: The fallacy of a reduced heart rate response. Am Heart J. 1986;112:998-1003.
34. Paridon SM, Farooki ZQ, Kuhns LR, Arciniegas E, Pinsky WW. Exercise performance after repair of anomalous origin of the left coronary artery from the pulmonary artery. Circulation. 1990;81:1287-92.
35. Paridon SM, Humes RA, Pinski WW. The role of chronotropic response to exercise after the Mustard operation. J Am Coll Cardiol. 1991;17:729-32.
36. Saxena A, Fong LV, Lamb RK, Monro JL, Shore DF, Keeton BR. Cardiac arrhythmias after surgical correction of total anomalous pulmonary venous connection: Late follow-up. Pediatr Cardiol. 1991;12:89-91.
37. Paridon SM, Sullivan NM, Schneider J, Pinsky WW. Cardiopulmonary performance at rest and exercise after repair of total anomalous pulmonary venous connection. Am J Cardiol. 1993;72:1444-7.
38. Ohuchi H, Arakaki Y, Yagihara T, Kamiya T. Cardiorespiratory response to exercise after repair of the univentricular heart. Int J Cardiol. 1997;58:17-30.
39. Douard H, Labbe L, Barat JL, Broustet JP, Baudet E, Choussat A. Cardiorespiratory response to exercise after venous switch operation for transposition of the great arteries. Chest 1997;111:23-9.
40. Ohuchi H, Hiraumi Y, Tasato H, Kuwahara A, Chado H, Toyohara K, et al. Comparison of the right

and left ventricle as a systemic ventricle during exercise in patients with congenital heart disease. Am Heart J. 1999;137:1185-94.
41. Baba R, Nagano Y, Goto M, Yasuda T, Ikoma M, Nagashima M, et al. Cardiorespiratory response to exercise in long QT syndrome. Acta Paediatr Jpn Cardiol. 1997;13:414-8 (Japanese).
42. Swan H, Viitasalo M, Piippo K, Laitinen P, Kontula K, Toivonen L. Sinus node function and ventricular repolarization during exercise stress test in long QT syndrome patients with KVLQT1 and HERG potassium channel defects. J Am Coll Cardiol. 1999;34:823-9.
43. Baba R, Iwagaki S, Tauchi N, Tsurusawa M. Is the chronotropic index applicable to children and adolescents? Circ J. 2005;69:471-4.
44. Singh TP, Rhodes J, Gauvreau K. Determinants of heart rate recovery following exercise in children. Med Sci Sports Exerc. 2008;40(4):601-5.
45. Becker MMC, Silva OB, Moreira IEG, Victor EG. Pressão Arterial em Adolescentes Durante Teste Ergométrico Arterial. Arq Bras Cardiol. 2007;88(3):329-33.
46. Perloff D, Grim C, Flack J, Frohlich ED, Hill M, McDonald M, Morgenstern BZ. Human blood pressure determination by sphygmomanometry. Circulation. 1993;88(pt 1):2460 -70.
47. American Heart Association Council on Cardiovascular Disease in the Young. Standards for exercise testing in the pediatric age group. Circulation. 1982;66:1377A-1397A.
48. Alpert BS, Verrill DE, Flood NL, Boineau JP, Strong WB. Complications of ergometer exercise in children. Pediatr Cardiol. 1983;4:91-6.
49. Hauser M, Kuehn A, Wilson N. Abnormal responses for blood pressure in children and adults with surgically corrected aortic coarctation. Cardiol Young. 2000;10:353-7.
50. Calzolari A, Giordano U, Matteucci MC, Pastore E, Santilli A, Turchetta A, et al. Exercise tolerance and behavior of blood pressure in children and adolescents after renal transplant. J Sports Med Phys Fitness. 1997;37:267-72.
51. Washington RL, van Gundy JC, Cohen C, Sondheimer HM, Wolfe RR. Normal aerobic and anaerobic exercise data for North Americanschool-age children. J Pediatr. 1988;112:223-33.
52. Cooper DM, Weiler-Ravell D, Whipp BJ, Wasserman K. Growth-related changes in oxygen uptake and heart rate during progressive exercise in children. Pediatr Res. 1984;18:845-51.
53. Cooper DM, Weiler-Ravell D. Gas exchange response to exercise inchildren. Am Rev Respir Dis. 1984;129(pt 2):S47–S48.
54. Tavares AC, Bocci EA, Teixeira Neto IS, Guimarães GV. A meta-analysis of cardiopulmonary exercise testing in pre-pubertal healthy children produces new information. Medical Express 2016;3(1):M160102.
55. Klijn PH, van der Net J, Kimpen JL, Helders PJ, van der Ent CK. Longitudinal determinants of peak aerobic performance in children with cystic fibrosis. Chest 2003;124:2215-9.
56. Takken T, Terlingen HC, Helders PJ, Pruijs H, Van der Ent CK, Engelbert RH. Cardiopulmonary fitness and muscle strength in patients with osteogenesis imperfecta type I. J Pediatr 2004;145:813-8.
57. van Brussel M, Takken T, van der Net J, Engelbert RH, Bierings M, Schoenmakers MA, Helders PJ. Physical function and fitness in long-term survivors of childhood leukaemia. Pediatr Rehabil 2006;9:267-74.
58. Verschuren O, Takken T, Ketelaar M, Gorter JW, Helders PJ. Reliability and validity of data for 2 newly developed shuttle run tests in children with cerebral palsy. Phys Ther. 2006;86:1107-17.
59. Takken T, van Bergen MW, Sakkers RJ, Helders PJ, Engelbert RH. Cardiopulmonary exercise capacity, muscle strength, and physical activity in children and adolescents with achondroplasia. J Pediatr. 2007;150:26-30.
60. Engelbert RH, Plantinga M, Van der Net J, Van Genderen FR, Van den Berg MH, Helders PJ, et al. Aerobic capacity in children with hemophilia. J Pediatr. 2008;152:833-838, 838.e1.
61. van Brussel M, Takken T, Uiterwaal CS, Pruijs HJ, van der Net J, Helders PJ, et al. Physical training in children with osteogenesis imperfecta. J Pediatr. 2008;152:111-6, 116.e1
62. Schoenmakers MA, de Groot JF, Gorter JW, Hillaert JL, Helders PJ, Takken T. Muscle strength, aerobic capacity and physical activity in independent ambulating children with lumbosacral spina bifida. Disabil Rehabil. 2009;31:259-66.
63. Greco R, Musto B, Siciliano S, Marsico L, Garofalo S, D´Alterio D, et al. Prevalenza di aritmie ipercinetiche in una populazione infantile e adolescente sana: correlazione fra ECG standard, prova da sforzo ed ECG dinamico. G Ital Cardiol. 1983;13:179-83.
64. Bricker JT, Traweek MS, Smith RT, Moak JP, Vargo TA, Garson A. Exercise – Related ventricular tachycardia in children. Am Heart J. 1986;112:186-8.
65. Bricker JT, Porter CJ, Garson A, Gillette PC, McVey P, Traweek M, et al. Exercise testing in children with Wolff-Parkinson-White syndrome. Am J Cardiol. 1985;55:1001-4.
66. Matina D, Faugère G, Lévy S, Gérard R. L'épreuve d'effort dans les anomalies de la conduction auriculo-ventriculaire isolées chez l'enfant et l'adolescent. Valeur dans les blocs auriculo-ventriculaires idiopathiques et dans les syndromes de préexcitation ventriculaire. Arch Mal Coeur. 1984;77:550-6.
67. Cabo J, Cordovilla G, Benito F, Moreno F, Álvarez F. Estimulación fisiológica en pediatría. Rev Esp Cardiol. 1990;43(suppl 2):102-10.
68. Priori SG, Schwartz PJ, Napolitano C, Bloise R, Ronchetti E, Grillo M, et al. Risk stratification in the long-QT syndrome. N Engl J Med. 2003 May 8;348(19):1866-74.
69. Horner JM, Horner MM, Ackerman MJ. The diagnostic utility of recovery phase QTc during treadmill exercise stress testing in the evaluation of long QT syndrome. Heart Rhythm. 2011;8:1698-704.
70. Priori SG, Wilde AA, Horie M, Cho Y, Behr ER, Berul C, et al. HRS/EHRA/APHRS expert consensus statement on the diagnosis and management

of patients with inherited primary arrhythmia syndromes: document endorsed by HRS, EHRA, and APHRS in May 2013 and by ACCF, AHA, PACES, and AEPC in June 2013. Heart Rhythm 2013;10:1932-63.

71. Amin AS, de Groot EA, Ruijter JM, Wilde AA, Tan HL. Exercise-induced ECG changes in Brugada syndrome. Circ Arrhythm Electrophysiol. 2009;2(5):531-9.

72. Makimoto H, Nakagawa E, Takaki H, Yamada Y, Okamura H, Noda T, et al. Augmented ST-segment elevation during recovery from exercise predicts cardiac events in patients with Brugada syndrome. J Am Coll Cardiol. 2010;56:1576-84.

73. Hayashi M, Denjoy I, Extramiana F, Maltret A, Buisson NR, Lupoglazoff JM, et al. Incidence and risk factors of arrhythmic events in catecholaminergic polymorphic ventricular tachycardia. Circulation. 2009;119:2426-34.

74. Mocchegiani R, Mazzanti M, Gili A, Purcaro A. Clinical and instrumental evaluation of the family of a patient with arrhythmogenic right ventricle dysplasia. Angiolology. 1991;42:924-8.

75. Sequeira IB, Kirsh JA, Hamilton RM, Russell JL. Utility of exercise testing in children and teenagers with arrhythmogenic right ventricular cardiomyopathy. Am J Cardiol. 2009;104:411-3.

76. Budts W, Börjesson M, Chessa M, van Buuren F, Trigo Trindade P, Corrado D, et al. Physical activity in adolescents and adults with congenital heart defects: individualized exercise prescription. Eur Heart J. 2013;34(47):3669-74.

77. Arvidsson D, Slinde F, Hulthén L, Sunnegårdh J. Physical activity, sports participation and aerobic fitness in children who have undergone surgery for congenital heart defects. Acta Paediatr. 2009;98(9):1475-82.

78. Massin MM, Dessy H, Malekzadeh-Milani SG, Khaldi K, Topac B, Edelman R. Chronotropic impairment after surgical or percutaneous closure of atrial septal defect. Catheter Cardiovasc Interv. 2009 Mar 1;73(4):564-7.

79. McManus A, Leung M. Maximising the clinical use of exercise gaseous exchange testing in children with repaired cyanotic congenital heart defects: the development of an appropriate test strategy. Sports Med. 2000;29:229-44.

80. Norozi K, Wessel A, Alpers V, Arnhold JO, Binder L, Geyer S, et al. Chronotropic incompetence in adolescents and adults with congenital heart disease after cardiac surgery. J Card Fail. 2007;13:263-8.

81. Graham TP Jr, Driscoll DJ, Gersony WM, Newburger JW, Rocchini A, Towbin JA. Task Force 2: congenital heart disease. J Am Coll Cardiol. 2005 Apr 19;45(8):1326-33.

82. Reybrouck T, Mertens L, Brusselle S, Weymans M, Eyskens B, Defoor J, et al. Oxygen uptake versus exercise intensity: a new concept in assessing cardiovascular exercise function in patients with congenital heart disease. Heart. 2000 July;84(1):46-52.

83. Giardini A, Khambadkone S, Rizzo N, Riley G, Pace Napoleone C, Muthialu N, et al. Determinants of exercise capacity after arterial switch operation for transposition of the great arteries. Am J Cardiol. 2009;104(7):1007-12.

84. Massin M, Hövels-Gürich H, Däbritz S, Messmer B, von Bernuth G. Results of the Bruce treadmill test in children after arterial switch operation for simple transposition of the great arteries. Am J Cardiol. 1998;81(1):56-60.

85. Pasquali SK, Marino BS, McBride MG, Wernovsky G, Paridon SM. Coronary artery pattern and age impact exercise performance late after the arterial switch operation. J Thorac Cardiovasc Surg. 2007;134(5):1207-12.

86. Longmuir PE, Tremblay MS, Goode RC. Postoperative exercise training develops normal levels of physical activity in a group of children following cardiac surgery. Pediatr Cardiol. 1990;11(3):126-30.

87. Binkhorst M, van de Belt T, de Hoog M, van Dijk A, Schokking M, Hopman M. Exercise capacity and participation of children with a ventricular septal defect. Am J Cardiol. 2008 Oct 15;102(8):1079-84.

88. Kaafarani M, Schroer C, Takken T. Reference values for blood pressure response to cycle ergometry in the first two decades of life: comparison with patients with a repaired coarctation of the aorta. Expert Review Cardiovasc Therapy 2017;15(12):945-51.

89. Toro-Salazar OH, Steinberger J, Thomas W, Rocchini AP, Carpenter B, Moller JH. Long-term follow-up of patients after coarctation of the aorta repair. Am J Cardiol. 2002 Mar 1;89(5):541-7.

90. O'Sullivan JJ, Derrick G, Darnell R. Prevalence of hypertension in children after early repair of coarctation of the aorta: a cohort study using casual and 24 hour blood pressure measurement. Heart. 2002 Aug;88(2):163-6.

91. Guntheroth WG. Coarctation of the aorta. Long-term follow-up and prediction of outcome after surgical correction. Circulation. 1990 Apr;81(4):1441.

92. Giardini A, Specchia S, Berton E, Sangiorgi D, Coutsoumbas G, Gargiulo G, et al. Strong and independent prognostic value of peak circulatory power in adults with congenital heart disease. Am Heart J. 2007 Sep;154(3):441-7.

93. Madan N, Beachler L, Konstantinopoulos P, Worley S, Sun Z, Latson LA. Peak circulatory power as an indicator of clinical status in children after Fontan procedure. Pediatr Cardiol. 2010 Nov;31(8):1203-8.

94. Teoh OH, Trachsel D, Mei-Zahav M, Selvadurai H. Exercise Testing in Children with Lung Diseases. Paediatric Respiratory Reviews. 2009;10(3)99-104.

95. Sano F, Solé D, Naspitz CK. Asma induzida por exercício em crianças. Rev Bras Alergia Imunopatol. 1989;12:139-46.

96. Strauss A, Perl D. Asma induzida por exercício: influência de um programa de treinamento físico. Rev Bras Alergia Imunopatol. 1987;10:159-68.

97. Costa NP. Resultados de um programa de tratamento, com ou sem treinamento físico, em crianças com asma. Tese de Doutorado - São Paulo: Universidade Federal de São Paulo, 2001.

98. Baba R, Nagashima M, Tauchi N, Nishibata K, Kondo T. Cardiorespiratory response to exercise in patients with exercise-induced

bronchial obstruction. J Sports Med Phys Fitness. 1997;37:182-6.
99. Cooper DM, Bar-Yoseph R, Olin JT, Radom-Aizik S. Exercise and lung function in child health and disease. Kendig's disorders of the respiratory tract in children, 9th ed. Philadelphia, PA: Elsevier, 2018. p. 212-30.
100. Rundell KW, Sue-Chu M. Air quality and exercise-induced bronchoconstriction in elite athletes. Immunol Allergy Clin North Am. 2013;33:409-21.
101. Lin LL, Huang S-J, Ou L-S, Yao T-C. Exercise-induced bronchoconstriction in children with asthma: An observational cohort study. Journal of Microbiology, Immunology and Infection. 2019;52(3):471-9.
102. Crapo RO, Casaburi R, Coates AL, Enright PL, Hankinson JL, Irvin CG, et al. Guidelines for methacholine and exercise challenge testing-1999. This official statement of the American Thoracic Society was adopted by the ATS Board of Directors, July 1999. Am J Respir Crit Care Med. 2000;161:309-29.
103. Roca J, Whipp BJ, Agusti AGN, Anderson SD, Casaburi R, Cotes JE, et al. Clinical exercise testing with reference to lung diseases: indications, standardization and interpretation strategies. ERS Task Force on Standardization of Clinical Exercise Testing. European Respiratory Society. Eur Respir J. 1997;10:2662-89.
104. Weiler JM, Brannan JD, Randolph CC, Hallstrand TS, Parsons J, Silvers W, et al. Exercise-induced bronchoconstriction update—2016. J Allergy Clin Immunol. 2016;138:1292-5.
105. Carlsen KH, Engh G, Mork M, Schroder E. Cold air inhalation and exercise-induced bronchoconstriction in relationship to methacholine bronchial responsiveness: different patterns in asthmatic children and children with other chronic lung diseases. Respir Med. 1998;92:308-15.
106. Bader D, RamosAD, Lew CD, Platzker ACG, Stabile MW, Keens TG. Childhood sequelae of infant lung disease: Exercise and pulmonary function abnormalities after bronchopulmonary dysplasia. J Pediatr. 1987;110:693-9.
107. Parat S, Moriette G, Delaperche MF, Escourrou P, Denjean A, Gaultier C. Long-term pulmonary functional outcome of bronchopulmonary dysplasia and premature birth. Pediatr Pulmonol. 1995 Nov;20(5):289-96.
108. Sinha P, Fauvel NJ, Singhi S, Soni N. Ventilatory ratio: a simple bedside measure of ventilation. British Journal of Anaesthesia. 2009;102(5):692-7.
109. Santuz P, Baraldi E, Zaramella P, Filippone M, Zacchello F. Factors limiting exercise performance in long-term survivors of bronchopulmonary dysplasia. Am J Respir Crit Care Med. 1995;152:1284--9.
110. Cohen SP, Orenstein DM. How does heart rate recovery after sub-maximal exercise testing correlate with maximal exercise testing in children with CF? Journal of Cystic Fibrosis. 2014;13(6):712-5.
111. Nixon P, Orenstein DM, Kelsey S, Doershuk CF. The prognostic value of exercise testing in patients with cystic fibrosis. N Engl J Med. 1992;327:25.
112. Pianosi P, Leblanc J, Almudevar A. Peak oxygen uptake and mortality in children with cystic fibrosis. Thorax Jan. 2005;60:50-4.
113. Selvadurai HC, Blimkie CJ, Meyers N, Mellis CM, Cooper PJ, van Asperen PP. Randomized controlled study of in-hospital exercise training programs in children with cystic fibrosis. Pediatr Pulmonol. 2002;33:194-200.
114. Selvadurai HC, Mckay KO, Blimkie CJ, Cooper PJ, Mellis CM, Van Asperen PP. The relationship between genotype and exercise tolerance in children with cystic fibrosis. Am J Respir Crit Care Med. 2002;165:762-5.
115. Weltman A, Weltman JY, Schurrer R, Evans WS, Veldhuis JD, Rogol AD. Endurance training amplifies the pulsatile release of growth hormone: effects of training intensity. J Appl Physiol (1985). 1992 June;72(6):2188-96.
116. Alexander SL, Irvine CH, Ellis MJ, Donald RA. The effect of acute exercise on the secretion of corticotrophin-releasing factor, arginine vasopressin, and adrenocorticotropin as measured in pituitary venous blood from the horse. Endocrinology. 1991;128:65-72.
117. Pritzlaff CJ, Wideman L, Weltman JY, Abbott RD, Gutgesell ME, Hartman ML, et al. Impact of acute exercise intensity on pulsatile growth hormone (GH) release in men. J Appl Physiol (1985). 1999 Aug;87(2):498-504.
118. Veldhuis JD, Iranmanesh A, Ho KK, Waters MJ, Johnson ML, Lizarralde G. Dual defects in pulsatile growth hormone secretion and clearance subserve the hyposomatotropism of obesity in man. J Clin Endocrinol Metab. 1991 Jan;72(1):51-9.
119. Greene S A, Torresani T, Prader A. Growth hormone response to a standardised exercise test in relation to puberty and stature. Arch Dis Child. 1987;62(1):53-6.
120. Greenwood FC, Hunter WM, Marrian VJ. Growth-hormone levels in children and adolescents. British Medical Journal. 1964;1:25.
121. Hunter WM, Fonseka CC, Passmore R. The role of growth hormone in the mobilization of fuel for muscular exercise. Quarterly-Journal of Experimental Physiology. 1965;50:406.
122. Lacey KA, Hewison A, Parkin JM. Exercise as a screening test for growth hormone deficiency in children. Arch Dis Child. 1973 July;48(7):508-12.
123. Buckler JM. Exercise as a screening test for growth hormone release. Acta Endocrinol (Copenh). 1972 Feb;69(2):219-29.
124. Eisenstein E, Plotnick L, Lanes R, Lee PA, Migeon CJ, Kowarski AA. Evaluation of the growth hormone exercise test in normal and growth hormone-deficient children. Pediatrics. 1978;4:526-8.
125. Keenan BS, Killmer LB Jr, Sode J. Growth hormone response to exercise: A test of pituitary function in children. Pediatrics. 1972;50:760.
126. Johanson AJ, Morris GL. A single growth hormone determination to rule out growth hormone deficiency. Pediatrics 1977;59:467.
127. Wilson TA, Solomon IL, Schoen EJ. Exercise screening of short children for growth hormone deficiency in a family practice setting. J Family Practice. 1980;11(4):547-9.

128. Zueger T, Alleman S, Christ ER, Stettler C. Exercise-induced GH secretion in the assessment of GH deficiency in adult individuals. Journal of Endocrinology. 2011;165:723-8.
129. Wong T, Harber V. Lower excess postexercise oxygen consumption and altered growth hormone and cortisol responses to exercise in obese men. The Journal of Clinical Endocrinology & Metabolism. 2006;91(2):678-86.
130. World Health Organization. Obesity epidemic puts millions at risk from related diseases. Geneva: WHO, 1997.
131. National Institute of Health, National Heart, Lung and Blood Institute. Clinical Guidelines on the Identification, Evaluation, and Treatment of Overweight and Obesity in Adults: The Evidence Report. Bethesda (MD): National Heart, Lung, and Blood Institute; 1998 Sep.
132. Després JP, Moorjani S, Ferland M, Tremblay A, Lupien PJ, Nadeau A, et al. Adipose tissue distribution and plasma lipoprotein levels in obese women. Importance of intra-abdominal fat. Arterioclerosis. 1989;9:203-10.
133. Pouliot MC, Després JP, Nadeau A, Moorjani S, Prud'Homme D, Lupien PJ, et al. Visceral obesity in men. Associations with glucose tolerance, plasma insuline, and lipoprotein levels. Diabetes. 1992 July;41(7):826-34.
134. Tang RB, Lee PC, Chen SJ, Hwang BT, Chao T. Cardiopulmonary response in obese children using treadmill exercise testing. Zhonghua Yi Xue Za Zhi. 2002;65(2):79-82.
135. Owens S, Gutin B. Exercise Testing of the Child with Obesity. Pediatric Cardiology. 1999;20(1):79-83.
136. Schuster I, Karpoff L, Perez-Martin A, Oudot C, Startun A, Rubini M, et al. Cardiac function during exercise in obese prepubertal boys: effect of degree of obesity. Obesity (Silver Spring). 2009 Oct;17(10):1878-83.
137. Karpoff L, Vinet A, Schuster I, Oudot C, Goret L, Dauzat M, et al. Abnormal vascular reactivity at rest and exercise in obese boys. Eur J Clin Invest. 2009 Feb;39(2):94-102.
138. Carletti L, Rodrigues AN, Perez AJ, Vassallo DV. Resposta da pressão arterial ao esforço em adolescentes: influência do sobrepeso e obesidade. Arq Bras Cardiol. 2008;91(1):25-30.
139. Hodgson JL, Buskirk ER. Physical fitness and age, with emphasis on cardiovascular function in the elderly. J Am Geriat Soc. 1977;25:385.

SEÇÃO 12-3
TESTE ERGOMÉTRICO NAS MULHERES

Ricardo Quental Coutinho

O coração é orgão muito importante, mas, em quem ele bate é muito mais: respeitemos e cuidemos das mulheres!

A DOENÇA CARDIOVASCULAR E O PERFIL DA MULHER COM CARDIOPATIA

A doença cardiovascular na mulher, mesmo considerando que tem menor prevalência e ocorre mais tardiamente que nos homens, ainda permanece como a principal causa de morte, sendo maior que a soma de todos os tipos de câncer.[1-4] Apesar do aumento da prevalência e gravidade de doenças cardiovasculares na mulher,[5-8] esse grupo de patologias ainda tem restrita participação em ensaios clínicos e diretrizes científicas.[9,10]

A menopausa é marco de significativas mudanças físicas e psíquicas na mulher, decorrente da deficiência estrogênica e do aumento na prevalência de obesidade, dislipidemias, diabetes, hipertensão, sedentarismo e depressão nesta fase, elevando o risco de eventos cardiovasculares.[11,12]

A mulher com cardiopatia com frequência apresenta aspectos clínicos peculiares, como sintomas atípicos ou típicos menos expressivos quando comparado aos homens, sendo menos valorizados por ela e inclusive pelos médicos que as atendem, além da antiga crença de que a mulher tem menos doença cardíaca ("doença do homem"). Estes aspectos podem levar a retardo na procura e no cuidado, na investigação e no tratamento e ter influência negativa no prognóstico dos quadros coronarianos agudos e crônicos.[5-7,13-17]

Outro aspecto peculiar é que a classificação de risco das mulheres pelos escores comumente utilizados como o escore de Framingham, cerca de 90% delas, mesmo na meia-idade, são consideradas como de baixo risco,[5,6,8] o que na prática levaria a não investigar suas queixas (principalmente se atípicas) e menor rigor na prevenção. Esse grupo de baixo risco também apresenta eventos como infarto agudo do miocárdio e morte súbita,[5,6,8] sugerindo que os escores tradicionais de risco cardiovascular nem sempre são precisos na sua classificação e que,[2,5,8] em subgrupo dessas mulheres, a reclassificação não invasiva pode ser necessária.[8,18-20]

Então, nas mulheres de baixo risco, mas com histórico pessoal de diabetes ou com dois ou mais fatores de risco cardiovascular (obesidade, hipertensão, síndrome metabólica, sedentarismo e fumo) ou com histórico familiar positivo para evento cardiovascular precoce,[5,6] considerar dentre outras ferramentas, a investigação não invasiva através do teste ergométrico (suas variáveis prognósticas de eventos cardiovasculares) e dos marcadores de aterosclerose subclínica,[2,6,21] como: exames bioquímicos (diabetes, dislipidemias, hemocisteína), medida da espessura médio-intimal das carótidas, avaliação do escore de cálcio, consolidando uma verdadeira 'reclassificação do risco cardiovascular".[8,18,22,23]

Feitas essas ponderações introdutórias básicas sobre cardiopatias nas mulheres, agora vamos nos ater sobre o teste ergométrico com ênfase nas particularidades da mulher.

TESTE ERGOMÉTRICO: QUALIDADES GERAIS E PARTICULARIDADES NA MULHER

Inicialmente, ressalta-se que o teste ergométrico é um exame muito difundido e acessível, seguro, de baixo custo, sem necessidade de acesso intravenoso ou exposição à irradiação e com acurácia testada em diferentes populações, inclusive em mulheres assintomáticas.[24-28]

Entendemos o teste ergométrico como um exame complementar de avaliação funcional, que analisa a resposta cardiovascular a esforço programado e propicia informações clínicas, hemodinâmicas, metabólicas, autonômicas e eletrocardiográficas; tendo alta reprodutibilidade facilita a comparação entre exames subsequentes no mesmo indivíduo; suas variáveis podem qualificar e quantificar a alteração auxiliando no diagnóstico, prognóstico, estratificação de risco, avaliação terapêutica e ao determinar a capacidade física (principal parâmetro de valor prognóstico), orientar a prescrição de exercícios.

Trata-se então de um método rico em informações e finalidades; muito abrangente nas suas aplicações na clínica cardiológica, não se restringindo a avaliação da cardiopatia isquêmica, mas na avaliação e acompanhamento de várias outras patologias, auxiliando no diagnóstico e principalmente no prognóstico e conduta ou escolha terapêutica. Seus parâmetros de fácil obtenção mesmo sendo por muitos estudos reconhecidos como preditores de mortalidade ou de risco para eventos,[29-39] nem sempre são devidamente valorizados na interpretação do exame e levados em conta para estratificação do risco cardiovascular e prevenção primária ou secundária como referendados em estudos de coortes ou de revisão.[26,27,37,39] Por tudo isso, consideramos o teste ergométrico como uma ferramenta de excelente relação custo-benefício (**Quadro 12-3-1**).

Há que se ressaltar que apesar das reconhecidas vantagens do teste ergométrico, é imprescindível na sua análise, principalmente diante de alteração importante de seus parâmetros, considerar as características clínicas da pessoa examinada (dados pré-teste), para ser adequadamente interpretada a importância ou não dessa(s) alterações ocorridas durante o exame (raciocínio pós-teste) e assim decidir a melhor conduta (**Figs. 12-3-1** e **12-3-2**; **Quadro 12-3-2**).[40-45]

Na prática clínica o teste ergométrico é menos solicitado para mulheres, fato atribuído a menor acurácia do exame nesta população, com várias justificativas assinaladas a seguir; são fatos reconhecidos e mais comumente encontrados nas mulheres e descritos em muitos textos médicos e que numa melhor reflexão acreditamos que pouca influência ou interferência terão nos resultados do teste ergométrico e muito menos serem impeditivos da sua realização.[42,46,47] A base da propagada menor acurácia do teste em mulheres, com frequência se fundamenta em estudos antigos e que utilizaram unicamente o parâmetro eletrocardiográfico do teste e sendo comparado com a visualização anatômica das coronárias por cateterismo (exame que também tem suas limitações), para daí caracterizar o resultado como teste positivo ou negativo,[47-51] sem considerar as diversas causas não obstrutivas da cardiopatia isquêmica, que podem justificar uma verdadeira patologia isquêmica nos propagados "falso-positivos" das mulheres.

Listamos a seguir algumas condições atribuídas a menor acurácia do teste ergométrico nas mulheres:[25,52,53]

- Baixa prevalência de doença arterial coronária em geral, principalmente na fase antes do climatério.
- Menor prevalência de doença coronária multiarterial e de infarto prévio.
- Doença arterial coronária é identificada menos frequentemente, geralmente em estágio mais avançado e tratada menos agressivamente que no homem.

Quadro 12-3-1. Indicações, Vantagens e Qualificações do Teste Ergométrico

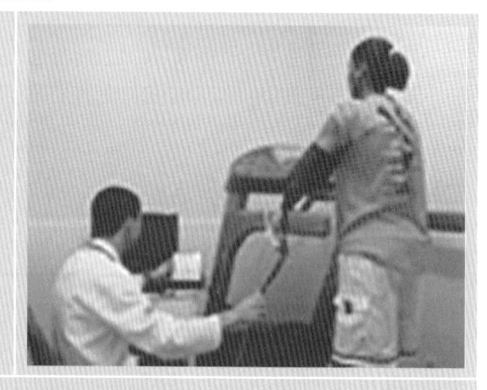

Teste Ergométrico – Rico de Informações

Indicações	Vantagens e qualificações
Diagnóstico - Doença coronariana - Dor torácica na SE - Arritmias **Avaliação prognóstica** - Doença coronariana - Hipertensão arterial - ICC - Arritmias - Lesões valvares **Avaliação terapêutica** - Hipertensão arterial - Doença coronariana - Arritmias - ICC	- Avaliação de sintoma, da função cardiovascular, da **capacidade de exercício** - Avaliação da resposta hemodinâmica - Avaliação autonômica, além da - Avaliação eletrocardiográfica - Baixo custo, SEGURO - Técnica padronizada e estabelecida - Alta reprodutibilidade e extensamente validado - **Não há necessidade de acesso intravenoso ou exposição à radiação**

Exame com excelente relação custo/benefício
Meneghelo RS, et al., 2010[24]

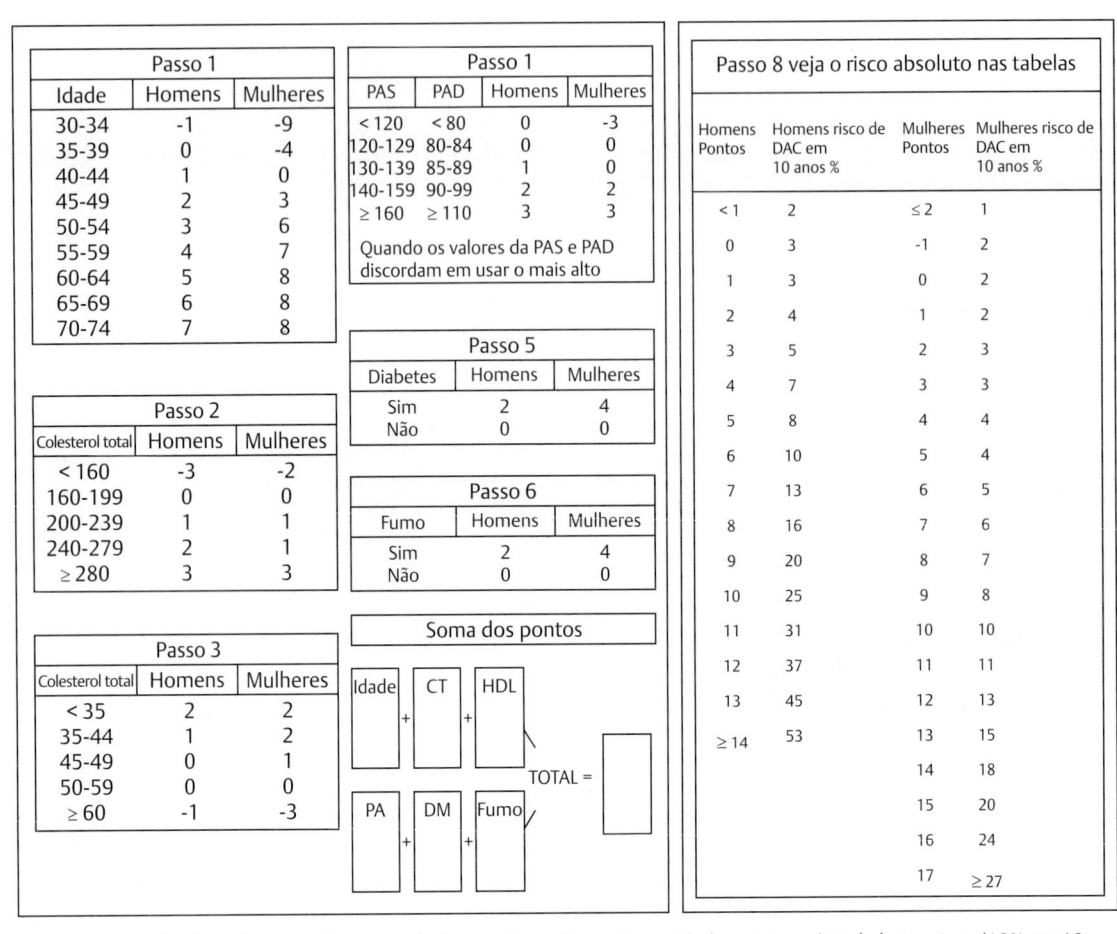

Passo 1		
Idade	Homens	Mulheres
30-34	-1	-9
35-39	0	-4
40-44	1	0
45-49	2	3
50-54	3	6
55-59	4	7
60-64	5	8
65-69	6	8
70-74	7	8

Passo 1			
PAS	PAD	Homens	Mulheres
< 120	< 80	0	-3
120-129	80-84	0	0
130-139	85-89	1	0
140-159	90-99	2	2
≥ 160	≥ 110	3	3

Quando os valores da PAS e PAD discordam em usar o mais alto

Passo 2		
Colesterol total	Homens	Mulheres
< 160	-3	-2
160-199	0	0
200-239	1	1
240-279	2	1
≥ 280	3	3

Passo 5		
Diabetes	Homens	Mulheres
Sim	2	4
Não	0	0

Passo 6		
Fumo	Homens	Mulheres
Sim	2	4
Não	0	0

Passo 3		
Colesterol total	Homens	Mulheres
< 35	2	2
35-44	1	2
45-49	0	1
50-59	0	0
≥ 60	-1	-3

Soma dos pontos

Idade + CT + HDL
PA + DM + Fumo
TOTAL =

Passo 8 veja o risco absoluto nas tabelas			
Homens Pontos	Homens risco de DAC em 10 anos %	Mulheres Pontos	Mulheres risco de DAC em 10 anos %
< 1	2	≤ 2	1
0	3	-1	2
1	3	0	2
2	4	1	2
3	5	2	3
4	7	3	3
5	8	4	4
6	10	5	4
7	13	6	5
8	16	7	6
9	20	8	7
10	25	9	8
11	31	10	10
12	37	11	11
13	45	12	13
≥ 14	53	13	15
		14	18
		15	20
		16	24
		17	≥ 27

Fig. 12-3-1. Avaliação pré-teste pelo escore de Framingham, Bayes (sexo, idade e sintoma). I: de baixo risco (10% em 10 anos); II: de médio risco (10-20% em 10 anos); III: de alto risco (≥20% em 10 anos).

TEOREMA DE BAYES

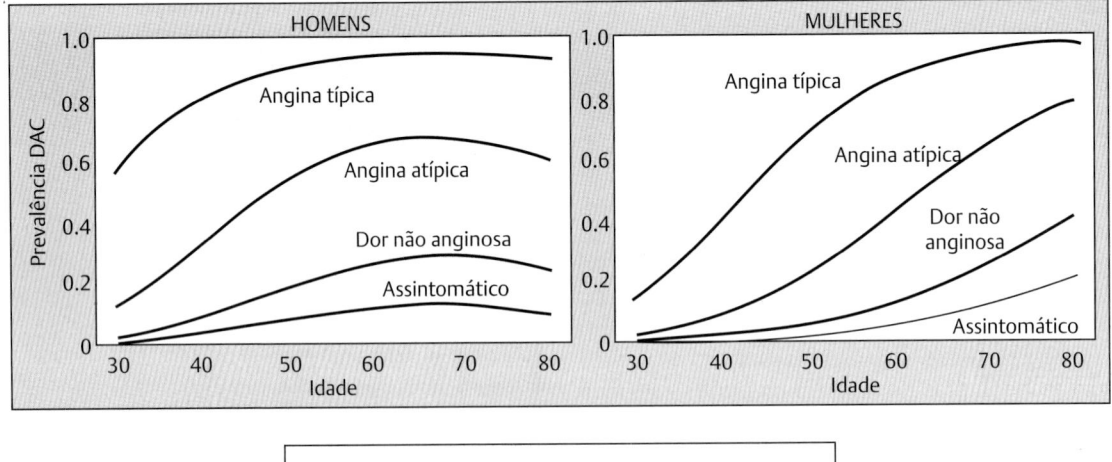

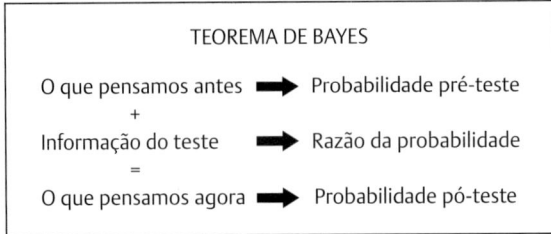

O que pensamos antes ➡ Probabilidade pré-teste
+
Informação do teste ➡ Razão da probabilidade
=
O que pensamos agora ➡ Probabilidade pó-teste

Fig. 12-3-2. Bayes + fatores de risco, e avaliação pós-teste pelo teorema de Bayes - Prevalência de DAC: sexo, idade e sintoma.

Quadro 12-3-2. Comparação da Probabilidade de Doença Arterial Coronária-DAC (%) em Pacientes Sintomáticos de Baixo Risco (BR) com de Alto Risco (AR)

Idade	Dor não anginosa				Angina atípica				Angina típica			
	Homem		Mulher		Homem		Mulher		Homem		Mulher	
	BR	AR	BR	AR	BR	AR	BR	AR	BR	AR	BR	AR
35	3	35	1	19	8	59	2	39	30	88	10	78
45	9	47	2	22	21	70	5	43	51	92	20	79
55	23	59	4	25	45	79	10	47	80	95	38	82
65	49	69	9	29	71	86	20	51	93	97	56	84

Tabagismo, diabete ou dislipidemia: sem = baixo risco, com = alto risco
Adaptado de Gibbons RJ, Chatterjee K, Daley J, Douglas JS, Fihn SD, Gardin JM, et al. ACC/AHA/ACP-ASIM guidelines for the management of patients with chronic stable angina: a report of the American College of Cardiology/American Heart Association Task Force on Practice Guidelines (Committee on Management of Patients With Chronic Stable Angina). J Am Coll Cardiol 1999;33:2092-2197[45]

- 40% dos eventos cardíacos iniciais nas mulheres são fatais.
- Maior prevalência de angina vasoespástica, angina microvascular e síndrome X, que apesar de não serem diagnosticadas como doença coronária obstrutiva na angiografia, podem dar sintomas e provocar eventos.
- Maior prevalência de prolapso valvar mitral.
- Sintomas torácicos atípicos em repouso.
- Alterações prévias do ECG: baixa voltagem e alterações da repolarização ventricular são mais frequentes.
- Incapacidade de atingir a capacidade aeróbica máxima.
- Maior incidência de depressão de ST durante o esforço ("falso-positivos").

Ainda sobre esta maior prevalência de resultados "falso-positivos" das mulheres no teste ergométrico, sabemos que elas, em comparação aos homens, apresentam mais alteração do segmento ST e da onda T no ECG de repouso (com frequências inespecíficas ou de baixo valor clínico prático) e do segmento ST ao esforço no teste ergométrico, sendo isto atribuído ao nível circulante de estrógeno (efeito semelhante ao digital) natural ou por reposição hormonal (**Quadro 12-3-3**).[25,48,50,51]

Com relação as referidas sensibilidade e especificidade menores no teste ergométrico, verificada na metanálise de Gianrossi,[51] deve-se ressaltar que foram utilizadas populações muito díspares em idade, sintoma e graus de risco, o que justifica largas sensibilidades (23-100% com média de 68%) e especificidades (17-100% com média de 77%), além de ter sido utilizado a depressão de ST como único critério de "positividade", o que sem dúvida reduz em muito a importância deste estudo. Esses conhecimentos nos alertam para evitar a supervalorização de alterações isoladas de ST nas mulheres, especialmente nas jovens ou sem fatores de riscos.

Apesar das condições aqui descritas," atribuídas a menor acurácia" do teste ergométrico nas mulheres, a conduta mais sensata na condução clínica ou escolha de testes diagnósticos, deva ser a de não fazer diferença ou discriminação por sexo e sim pelo cenário clínico,[25,52,53] acesso aos recursos diagnósticos e custos dos exames na região, além, claro, da experiência do médico assistente.

Quadro 12-3-3. Causas de Depressão do Segmento ST no Teste Ergométrico, sem Cardiopatia Isquêmica

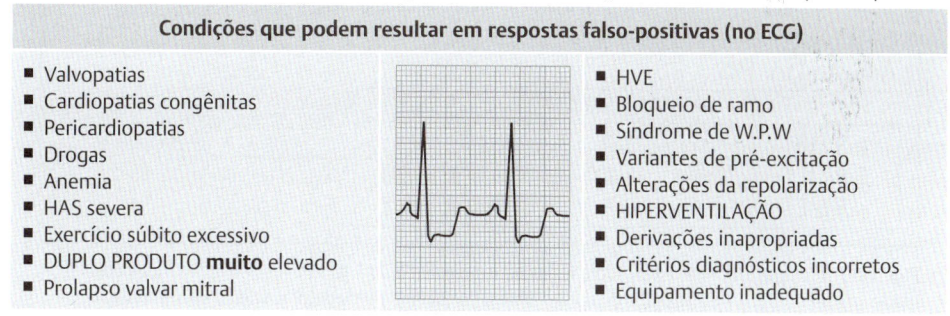

Condições que podem resultar em respostas falso-positivas (no ECG)

- Valvopatias
- Cardiopatias congênitas
- Pericardiopatias
- Drogas
- Anemia
- HAS severa
- Exercício súbito excessivo
- DUPLO PRODUTO **muito** elevado
- Prolapso valvar mitral

- HVE
- Bloqueio de ramo
- Síndrome de W.P.W
- Variantes de pré-excitação
- Alterações da repolarização
- HIPERVENTILAÇÃO
- Derivações inapropriadas
- Critérios diagnósticos incorretos
- Equipamento inadequado

A interpretação do segmento ST fica prejudicada para o diagnóstico eletrocardiográfico de isquemia miocárdica na presença dessas patologias ou anormalidades no ECG basal. Os demais parâmetros preditores de mortalidade do teste ergométrico podem ser avaliados

PARTICIPAÇÃO DE MULHERES EM ESTUDOS COM TESTE ERGOMÉTRICO

Considerando que o teste ergométrico não é sinônimo de eletrocardiografia de esforço, a sua análise deve ser global, incluindo todos os seus parâmetros clínicos e hemodinâmicos. Neste contexto, é interessante frisar que Ellestad,[54] nos anos 1970, já preconizava dados clínico-hemodinâmicos em associação ao ECG de esforço.

A literatura já disponibiliza suficientes estudos que embasam o conceito da análise multifatorial do teste ergométrico, inclusive nas mulheres,[26,27,39,55] que contam com o aval da Sociedade Brasileira de Cardiologia e das diversas sociedades científicas internacionais através de suas diretrizes ou *guidelines* sobre teste ergométrico.[21,24,38,56-58]

Os diversos estudos sobre teste ergométrico que contemplam a participação de mulheres,[26-36] inclusive assintomáticas,[26-29,31-33] têm contribuído para um melhor conhecimento sobre as propriedades deste exame quanto ao diagnóstico e principalmente prognóstico nesse grupo.

Nesses estudos com teste ergométrico, destacam-se como parâmetros preditores de eventos cardiovasculares e de mortalidade: a capacidade funcional, a resposta da frequência cardíaca (FC), a resposta e índice cronotrópicos, a recuperação da FC no pós-esforço e as arritmias ventriculares, principalmente durante a fase de pós-esforço.[25,37-39] Para mensurar esses parâmetros, existem fórmulas e faixas de normalidade utilizadas nos habituais sistemas computadorizados para emissão de laudos do teste ergométrico.[37,39,55,57] Sobre esses parâmetros, relatamos as importantes conclusões enfatizadas nos estudos:

- *Capacidade funcional:* a baixa capacidade funcional como preditora de eventos cardiovasculares fatais foi verificada, inclusive, em estudos de coorte exclusivamente com o sexo feminino.[26,27,29] Nos estudos de Gulati *et al.* e de Mora *et al.* (**Fig. 12-3-3**),[26,27] a capacidade funcional foi um preditor independente de morte em mulheres assintomáticas e este valor prognóstico em mulheres assintomáticas teve associação com variáveis de condicionamento físico e não com segmento ST. Os resultados destes estudos apoiam o uso do teste ergométrico como uma ferramenta de estratificação de risco para prevenção primária em mulheres assintomáticas, além dos fatores de risco cardiovasculares tradicionais. Ressalta-se que a baixa capacidade funcional é um fator com potencial reversão por atividade física programada, com o objetivo de reduzir o risco cardiovascular.[26,27,59-62]

- *Comportamento da FC:* em relação ao comportamento da FC no teste ergométrico, sua resposta quando considerada anormal no pico do esforço ou no pós-esforço inicial,[63] cada uma delas ou com mais ênfase se associadas, são também consideradas preditoras de morte, acrescentando risco ao escore de Framingham, reclassificando as mulheres.[27,30,31] No estudo de Gulati *et al.*, a incompetência cronotrópica aumentou em 30% o risco de mortalidade por todas as causas.[31] No estudo

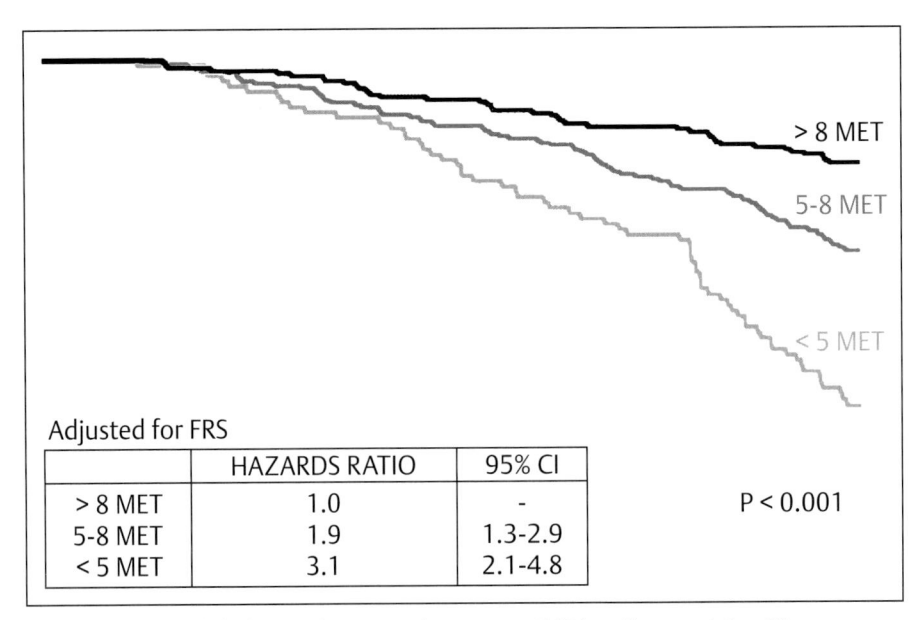

Adjusted for FRS

	HAZARDS RATIO	95% CI
> 8 MET	1.0	-
5-8 MET	1.9	1.3-2.9
< 5 MET	3.1	2.1-4.8

P < 0.001

Fig. 12-3-3. Capacidade de exercício e risco de morte em 5.721 mulheres assintomáticas com idade média de 52 ± 14 anos. TE (Bruce): < 5Mets → **3x** mortalidade. Para cada MET a mais atingido: ↓ **17%** na mortalidade. (Gulati M, Pandey DK, Arnsdorf MF, Lauderdale DS, Thisted RA, Wicklund RH, *et al.* Exercise capacity and the risk of death in women: the St James Women Take Heart Project. Circulation. 2003;08(13):1554-9.)[26]

de Mora *et al.*, as alterações da curva de FC aumentaram 3,5 vezes a mortalidade (**Fig. 12-3-4**).[27]

- *Arritmias ventriculares complexas:* durante ou principalmente no pós-esforço são preditoras de eventos em portadores de doença isquêmica, inclusive de morte súbita, principalmente quando ocorrem com baixa carga, baixa frequência cardíaca, concomitante com dor anginosa ou com alterações significativas do segmento ST, ou com respostas deprimidas da frequência cardíaca e/ou da pressão arterial sistólica.[37,64-68]

Características dos demais parâmetros do teste ergométrico nas mulheres:

- *Dor torácica:* as mulheres apresentam menor frequência de dor torácica típica durante o teste ergométrico; por vezes um equivalente anginoso como dispneia desproporcional ao esforço ou sintomas torácicos mal definidos (dor atípica),[8,25] que deve ter a devida valorização de acordo com os demais parâmetros do teste e as informações do pré-teste da paciente.
- *Curva da pressão arterial:* as mulheres (principalmente as mais jovens) com frequência apresentam menor elevação da pressão arterial sistólica durante o esforço que os homens, podendo ocorrer inclusive curva em platô e eventualmente queda da pressão arterial sistólica, mesmo sem evidência de cardiopatia e inclusive em mulheres com boa capacidade funcional e que deve ter a devida valorização de acordo com os demais parâmetros do teste e as informações do pré-teste da paciente.[39,69]
- *Alteração do segmento ST ao esforço:* já foi dito que as mulheres alteram mais ST ao esforço, sem a presença de doença coronária obstrutiva, que pode ser secundária a ação estrogênica, mas também pode significar isquemia não obstrutiva (doença isquêmica não obstrutiva de várias etiologias) ou disfunção endotelial,[24,25,48,50-52] situações que devem ser consideradas a depender das demais variáveis do teste e do caso clínico e se valorizadas, prosseguir na investigação. Ainda sobre alteração do segmento ST ao esforço, importante estudo mostrou que,[70] em relação aos infradesníveis que ocorrem no pico do esforço, deve-se valorizar os que persistirem além do primeiro minuto da recuperação. A rápida recuperação dos

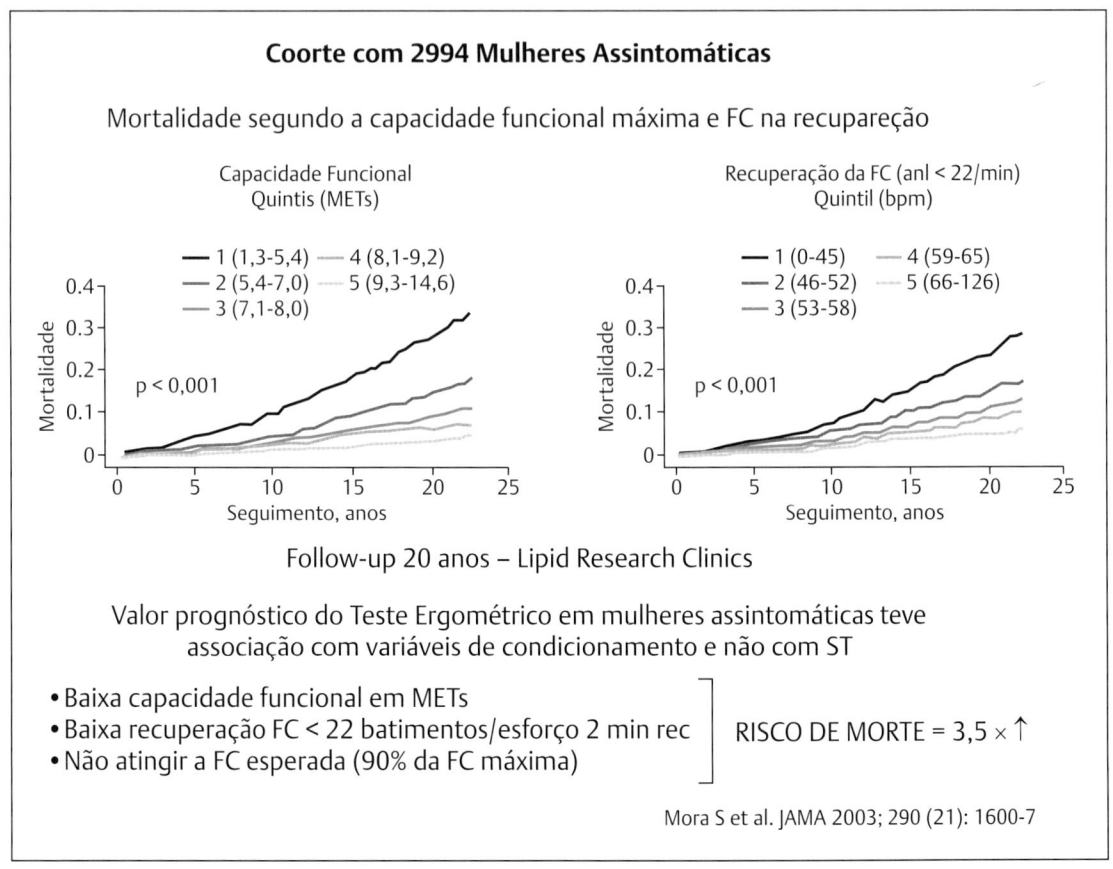

Fig. 12-3-4. Estudos de coorte de mulheres assintomáticas com análise de variáveis não eletrocardiográficas do teste ergométrico, preditoras de mortalidade. (Mora S, Redberg RF, Cui Y, Whiteman MK, Flaws JA, Sharrett AR, et al. Ability of exercise testing to predict cardiovascular and all-cause death in asymptomatic women: a 20-year follow-up of the lipid research clinics prevalence study. JAMA. 2003;290(12):1600-7.)[27]

infradesníveis dentro do primeiro minuto habitualmente confere excelente prognóstico, semelhante ao teste normal. Sobre alterações prévias do segmento ST, vale aqui um posicionamento nosso: em diversas situações clínicas com alterações eletrocardiográficas como BRE de grau III, entre outras, a interpretação do segmento ST fica prejudicada para o diagnóstico de isquemia eletrocardiográfica pela presença dessas anormalidades no eletrocardiograma basal, mas como não impedem a análise dos demais importantes parâmetros, pode-se por questões práticas, logísticas ou financeiras, realizar o teste ergométrico como uma opção e a depender deste resultado, expandir a investigação com outros métodos não invasivos.

São incluídos aqui dois importantes estudos randomizados em mulheres que compararam o teste ergométrico com testes de imagem:

- O estudo de Leslee *et al.* (*Women trial*) que comparou a eficácia do teste ergométrico com ou sem cintilografia miocárdica em 824 mulheres sintomáticas (idade média de 62 anos) de baixo risco com suspeita de doença arterial coronária.[71] Os autores concluíram que o teste ergométrico isolado apresentou excelente custo-efetividade, sendo considerado como uma estratégia inicial e que a utilização da cintilografia deve ser reservada para os casos com resultados anormais ou duvidosos, sendo que este aspecto deverá trazer importantes implicações clínicas e econômicas, que poderão levar a modificações em diretrizes de prática clínica (**Fig. 12-3-5**).

- O estudo de Douglas *et al.* (*PROMISE trial*) comparou testes anatômicos (angiotomografia de coronárias) com testes funcionais (teste ergométrico ou cintilografia de esforço ou farmacológica ou ecocardiografia de estresse).[72] Os autores concluíram que a estratégia inicial de usar testes anatômicos não foi associada a melhores resultados clínicos do que o uso de testes funcionais, em um seguimento médio de 2 anos. O estudo sugere que o teste funcional pode prevalecer por razões econômicas e de segurança (**Fig.12-3-6**).

Considerando os estudos referidos anteriormente e as vantagens práticas do teste ergométrico, a utilização desse método, pelo seu valor prognóstico quando bem avaliado nas suas variáveis preditoras de eventos cardiovasculares,[37,39] tem grande potencial para estratificação de risco em subgrupo de mulheres, mesmo assintomáticas, através da investigação não invasiva.[8,18-22,25] Sabe-se que a escolha da estratégia para estratificação de risco cardiovascular não é fácil, inclusive em países com facilidade de utilizar tecnologia mais avançada. Nesse contexto, o teste ergométrico oferece grandes vantagens pelo seu valor prognóstico e ser de mais fácil acesso.

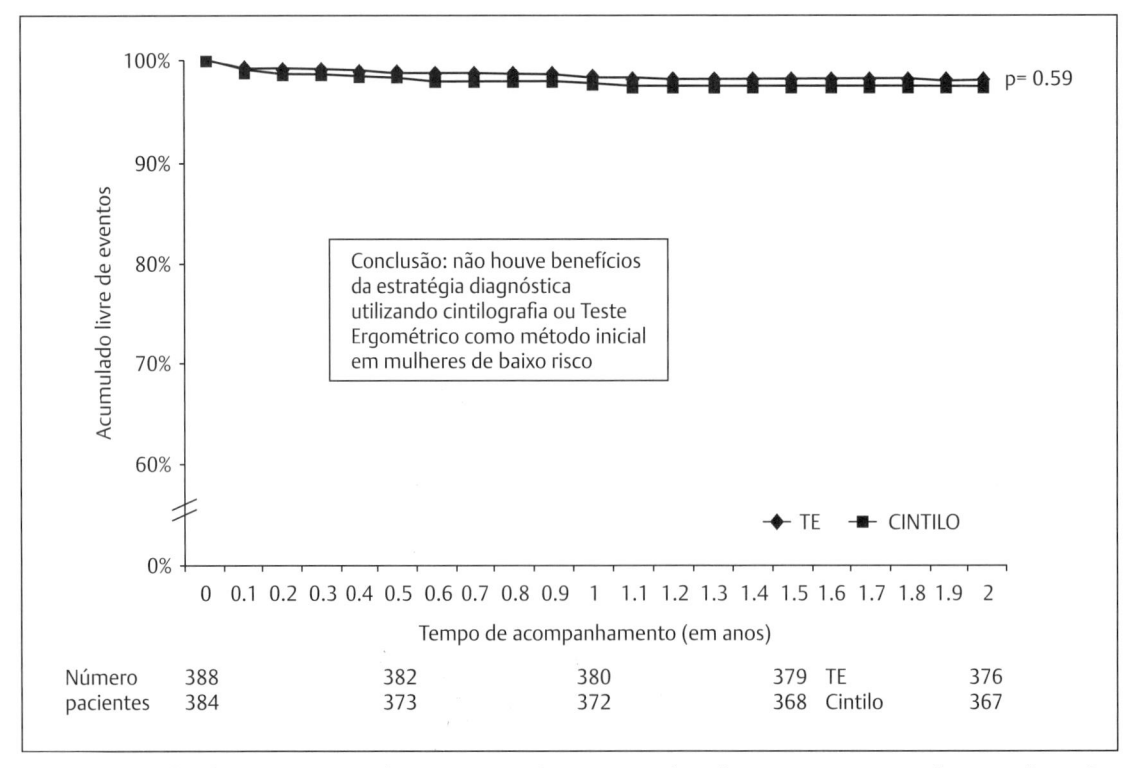

Fig. 12-3-5. Estudos de coorte comparando o teste ergométrico com cintilografia e com angiotomografia em mulheres de baixo risco.

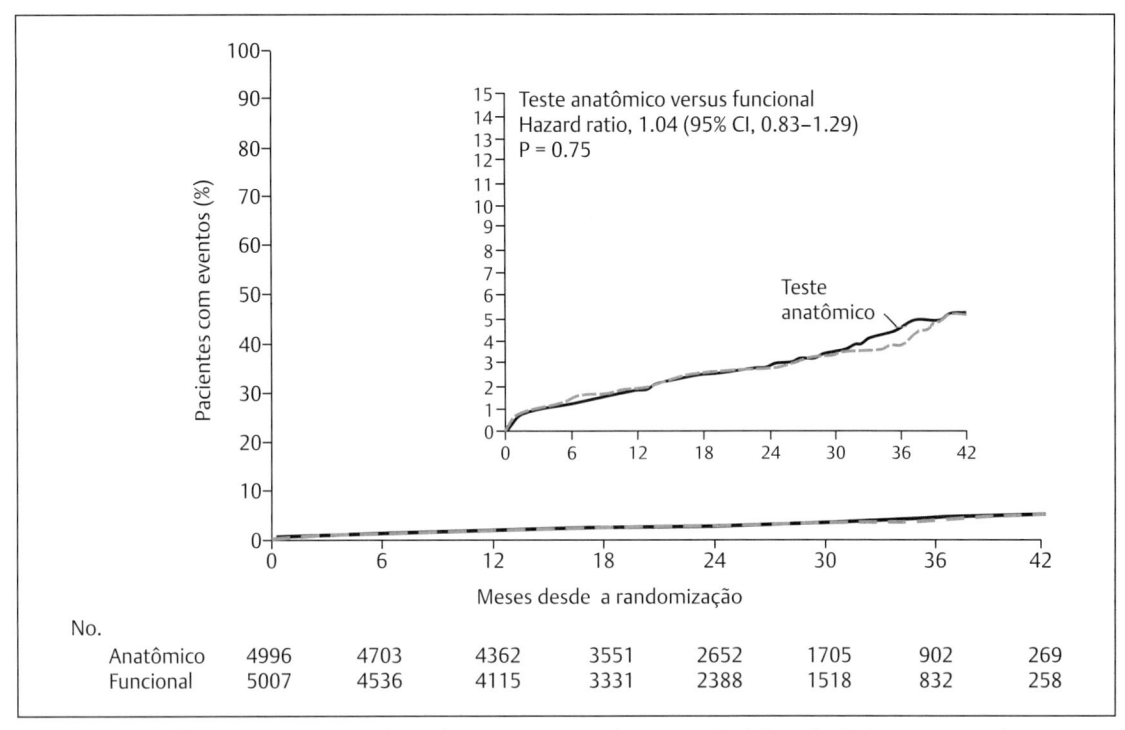

Fig. 12-3-6. O gráfico mostra uma curva de Kaplan–Meier estimando o ponto final da evolução (morte por qualquer causa, IAM não fatal, hospitalização por angina instável ou complicação em procedimentos). A razão de risco ajustada foi de 1,04 (95% IC, 0,83 a 1,29), mostrando que as metodologias são equivalentes, quando os pacientes são randomizados para os dois grupos.

ESCORES E PARÂMETROS PREDITIVOS DO TESTE ERGOMÉTRICO

A utilização de escores (ver Capítulo 18) nos laudos do teste ergométrico ainda não está bem estabelecida nas diretrizes e ainda é pouco usado na prática; eles geralmente incorporam variáveis clínicas ao teste ergométrico para com isso melhorar o diagnóstico e avaliação prognóstica do exame, com objetivo de estratificar, separando os pacientes de baixo dos de alto risco.[56]

O mais utilizado é o escore da Duke,[73,74] reconhecido pela ACC/AHA *guidelines* e pela III Diretrizes da SBC sobre o teste ergométrico.[24] No entanto, apesar de prático, esse escore apresenta limitações em não considerar importantes parâmetros como déficit inotrópico, incompetência cronotrópica, curvas de FC e da PA no período de recuperação, e arritmias ventriculares. Nele se verifica a grande importância do tempo de exercício ou capacidade funcional sobre sintoma e segmento ST, sendo em assintomáticos, praticamente igual à análise isolada da capacidade funcional ou tempo de esforço.[75]

Na mulher, o escore de Morise (pós-teste) para mulheres com suspeita de doença artéria coronária,[76,77] associa parâmetros clínicos aos do teste ergométrico, parece ter maior capacidade discriminatória de risco de eventos em comparação ao escore de Duke na mesma população, mas também ainda pouco utilizado na rotina da nossa prática.

Independente do uso dos escores, devemos identificar e ressaltar no nosso laudo as alterações, principalmente quando acentuadas, dos parâmetros do teste ergométrico já reconhecidos como preditores de riscos de eventos e de morte cardiovasculares e que devem ser tanto mais valorizadas quanto maior o número delas simultaneamente alteradas (valor pós-teste) e principalmente em quem essas alterações ocorrem, ou seja, do quadro clínico da pessoa examinada (valor pré-teste).[25,34-39]

Por outro lado, estas mesmas variáveis preditoras de eventos, podem exibir padrões ou comportamentos relacionados com bom prognóstico, sendo exemplos:

- A rápida normalização das alterações do segmento ST durante o primeiro minuto de recuperação.[70]
- Elevada capacidade funcional e comportamento normal da frequência cardíaca durante e após o exercício, em especial quando associadas.[27] Especificamente, uma boa capacidade funcional é indicativa de um bom prognóstico cardiovascular (efeito protetor), mesmo na presença de isquemia, escore de cálcio elevado ou lesão anatômica das coronárias.[60-62]
- Dependendo do caso, diante de fatores indicativos de bom prognóstico, pode-se evitar a eventual

supervalorização da depressão do segmento ST e a sucessão de condutas e exames subsequentes de maior custo, desnecessários ou até danosos.[72,78]

Trazemos a nossa experiência pessoal apresentando trabalhos e dados de nossa tese de doutorado:

- Associação do teste ergométrico com fatores de risco cardiovascular em mulheres assintomáticas de meia-idade.[79]
- Teste ergométrico e aterosclerose subclínica reclassificam o risco cardiovascular em mulheres.[80,81]

Apresentamos os principais resultados da nossa pesquisa para a tese de Doutorado, onde destacamos:

- A maioria das 509 mulheres (46-65 anos, com idade média de 56,4 ± 4,8 anos) não teve dificuldade para a realização do teste ergométrico.
- Mais da metade dessas mulheres assintomáticas de meia idade apresentou alteração em um ou mais dos parâmetros do teste ergométrico: as maiores prevalências foram relacionadas ao comportamento da FC e da capacidade funcional, variáveis preditoras de mortalidade, com destaque para o índice cronotrópico 27,7% e capacidade funcional 23,2.% e as menores prevalências referem-se à presença de sintomas 2,2% (22 mulheres) e segmento ST (4,4%), das quais apenas 11 (2,2%) apresentaram depressão com padrão mínimo requisitado para diagnóstico eletrocardiográfico de isquemia miocárdica.
- Essas principais alterações, índice cronotrópico e capacidade funcional baixa que são preditoras de eventos cardiovasculares, se associaram com tabagismo, sobrepeso e obesidade, fatores tradicionais de risco cardiovascular e que podem ser modificados com medidas preventivas.
- Sem a adição ao escore de Framingham das variáveis propostas (em especial do índice cronotrópico e da capacidade funcional, além da história familiar), cerca de um quinto das mulheres estratificadas para risco intermediário e alto não teriam a oportunidade de um controle mais efetivo, capaz de reduzir suas chances de eventos cardiovasculares.
- O estudo fortalece o uso do teste ergométrico na rotina de investigação de mulheres de meia-idade e sua inclusão nos programas de prevenção de eventos cardiovasculares e promoção à saúde, ferramenta difundida e não invasiva, mas pouco utilizada com essa finalidade especialmente nas mulheres.

A seguir ilustraremos este tema com a apresentação de alguns casos da vivência prática de teste ergométrico em mulheres, que podem ter implicações em condutas:

- *Caso 1:* mulher de 89 anos, exemplo de que a idade mesmo no sexo feminino não é limite para realização de teste ergométrico. Teve resultado normal com excelente capacidade funcional (**Fig. 12-3-7a-c**). No ano seguinte, aos 90 anos, repetiu o exame como avaliação de rotina, tendo resultado semelhante. Com um ano de diferença, quando a pessoa não tem modificação significativa em seu quadro clínico, os exames demonstram alta reprodutibilidade do método (**Fig. 12-3-7d-f**).

Teste Ergométrico

Resultados Avaliados x Previstos

Medida	Avaliado	Previsto
FC máxima [pbm]	137	131
Débito cardíaco [l/min]	10,79	8,68
Débito sistólico [ml/sist]	78,74	58,59
DP máximo [pbm mmHg]	26030	31193
MET máximo [MET]	6,66	3,96

Tabela de Registros

Estágio	Tempo	FC	STJ	STY	IncST	AmpR	VO2	MET
Em pé	00:00	82	0,03	0,14	1,44	0,65		
Em pé	00:00	80	0,03	0,14	1,44	0,65		
2,7 Km/h 0,0%	03:00	93	0,05	0,20	1,81	0,75	5,99	1,71
2,7 Km/h 5,0%	06:00	108	0,01	0,24	2,81	0,68	10,10	2,88
2,7 Km/h 10,0%	05:00	121	0,00	0,32	4,00	0,63	14,20	4,06
4,0 Km/h 12,0%	10:03	137	-0,12	0,25	4,63	0,41	23,30	6,66
Recuperação	00:11	134	-0,12	0,29	5,13	0,55		
Recuperação	01:00	113	-0,04	0,37	5,00	0,47		
Recuperação	02:00	102	0,04	0,26	2,81	0,63		
Recuperação	04:00	100	0,05	0,22	2,13	0,70		
Recuperação	05:05	96	0,02	0,17	1,94	0,65		

Tabela de Registros de Pressão

Estágio	Tempo	PAS	PAD	FC	DP
Em pé	00:00	140	80	82	11480
Em pé	00:00	140	80	80	11200
2,7 Km/h 0,0%	03:00	150	80	93	13950
2,7 Km/h 5,0%	06:00	160	80	108	17280
2,7 Km/h 10,0%	09:00	170	80	121	20570
4,0 Km/h 12,0 %	10:03	190	80	137	26030
Recuperação	00:11	190	80	134	25480
Recuperação	01:00	180	80	114	20520
Recuperação	02:00	170	70	102	17340
Recuperação	04:00	170	70	100	17000
Recuperação	05:05	140	70	96	13440

Fig. 12-3-7. Caso 1: (**a-f**) Teste Ergométrico em mulher idosa com intervalo de 1 ano. *(Continua.)*

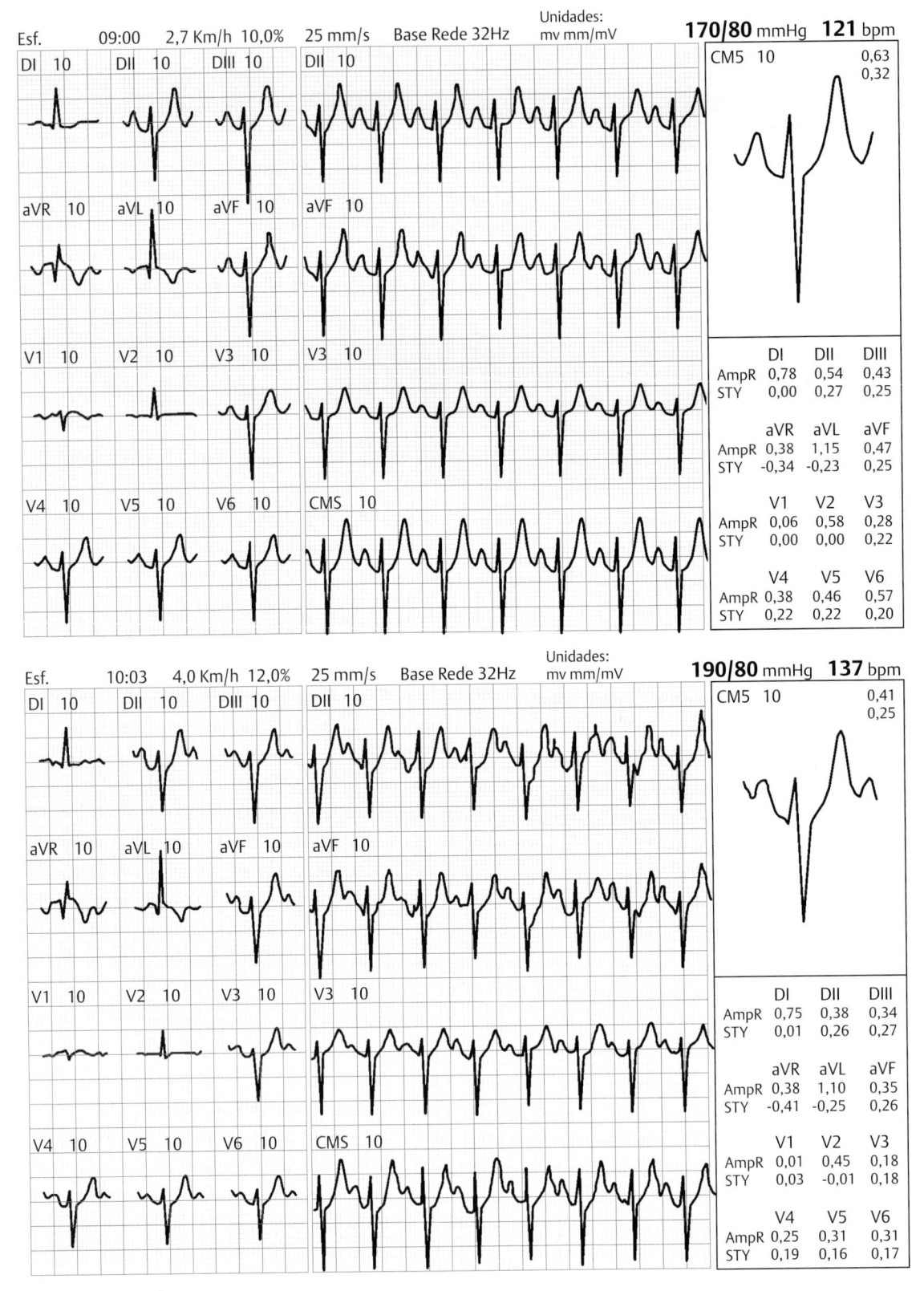

Fig. 12-3-7. *(Cont.)*

Teste Ergométrico

Dados do Avaliado

Exame: Data: Hora:
Nome: Idade:
Convênio: Estatura:
Prontuário Peso: FC máx:
Sexo: Indivíduo: FC submáx:

Laudo

Análise do Teste

Parâmetros Clínicos:
Realizou esforço progressivo de 10 minutos sob o protocolo de Bruce modificado.
Nõ apresentou sintomas significativos. Ausculta cardíaca e pulmonar normais.
Curvas de PA e FC dentro da normalidade no esforço e recuperação pós-esforço.
Exame interrompido por fadiga muscular e respiratória.

Parâmetros Eletrocardiográficos:
Pré-esforço:
ECG de repouso RDR dentro da normalidade.
Basais pré-esforço: Normais.
Durante o esforço:
Sem alterações significativas do segmento ST. R e Q em relação aos traçados basais.
Não houve distúrbios do ritmo ou da condução ventricular
Recuperação pós-esforço:
Sem alterações significativas do segmento ST em relação ao traçados de referência
Não houve distúrbio de ritmo ou da condução ventricular

Conclusões e Comentários:
Teste ergométrico efcaz, máximo, interrompido por fadiga.
Comportamento cardiovascular normal durante e após esforço.
Não houve relato de sintomas sugestivos de insuficiência coronária ou de insuficiência cardíaca.
Não apresentou alterações eletrocardiográficas indicativas de isquemia.
Ausência de sintomas ou sinais de riscos para atividade física regular.
VO_2 máximo alcançado: 23ml/Kg.min = 6,6 METs
Aptidão cardiorrespiratória: Boa/Excelente

Assinatura e Carimbo

Fig. 12-3-7. *(Cont.)*

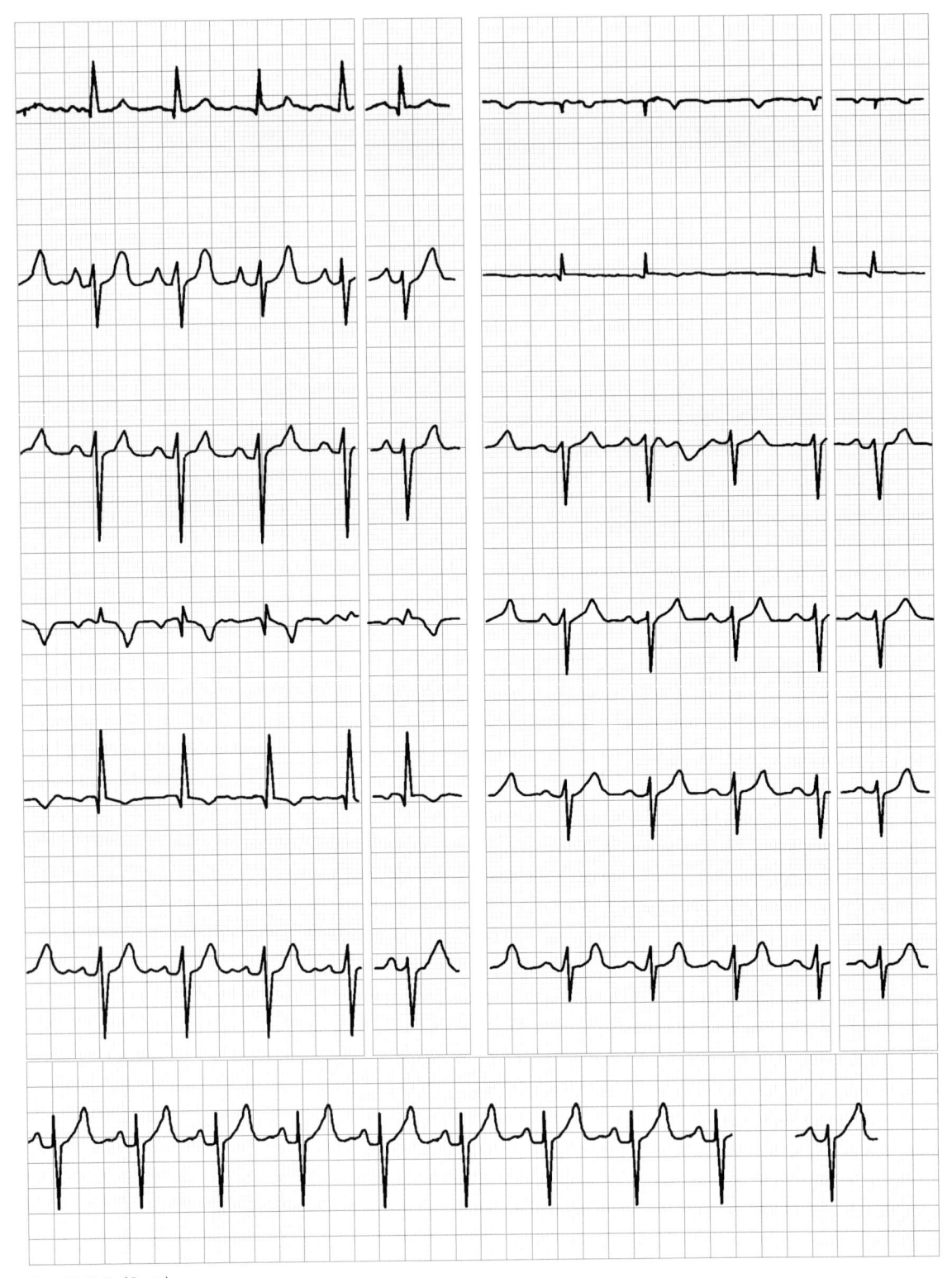

Fig. 12-3-7. *(Cont.)*

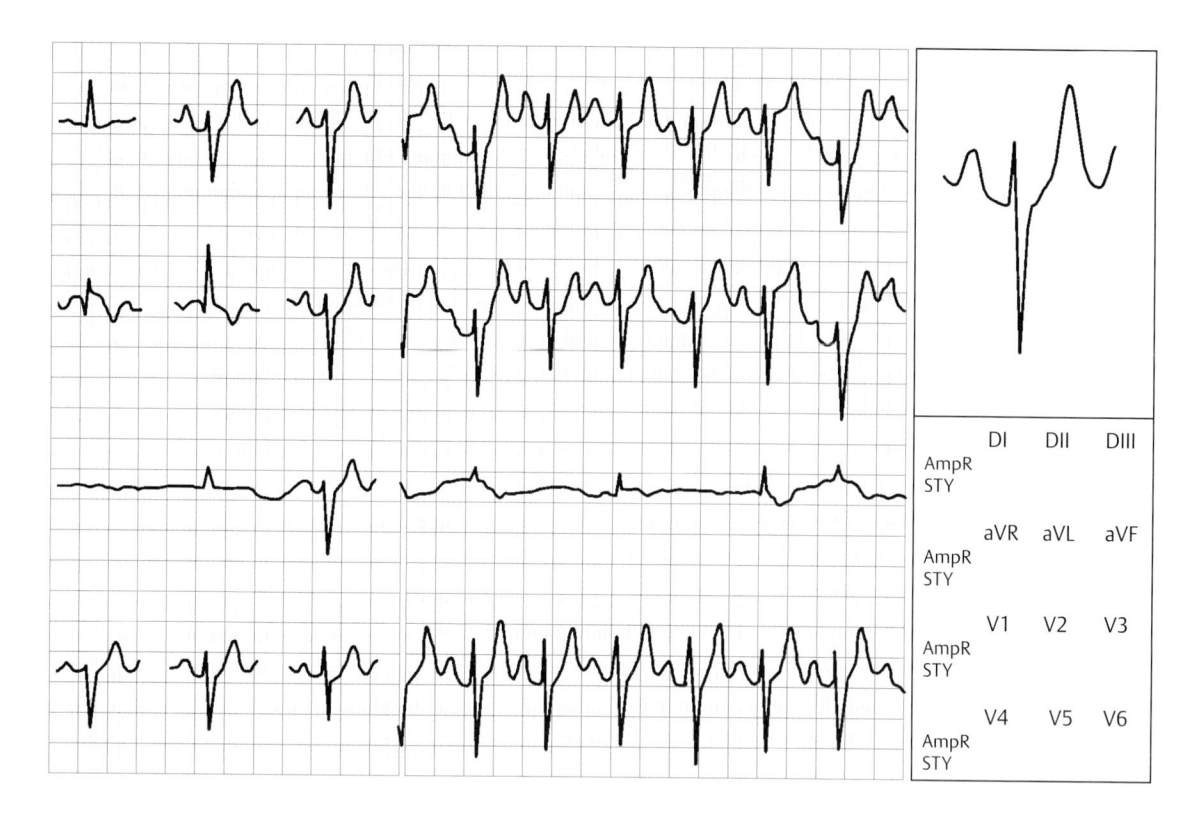

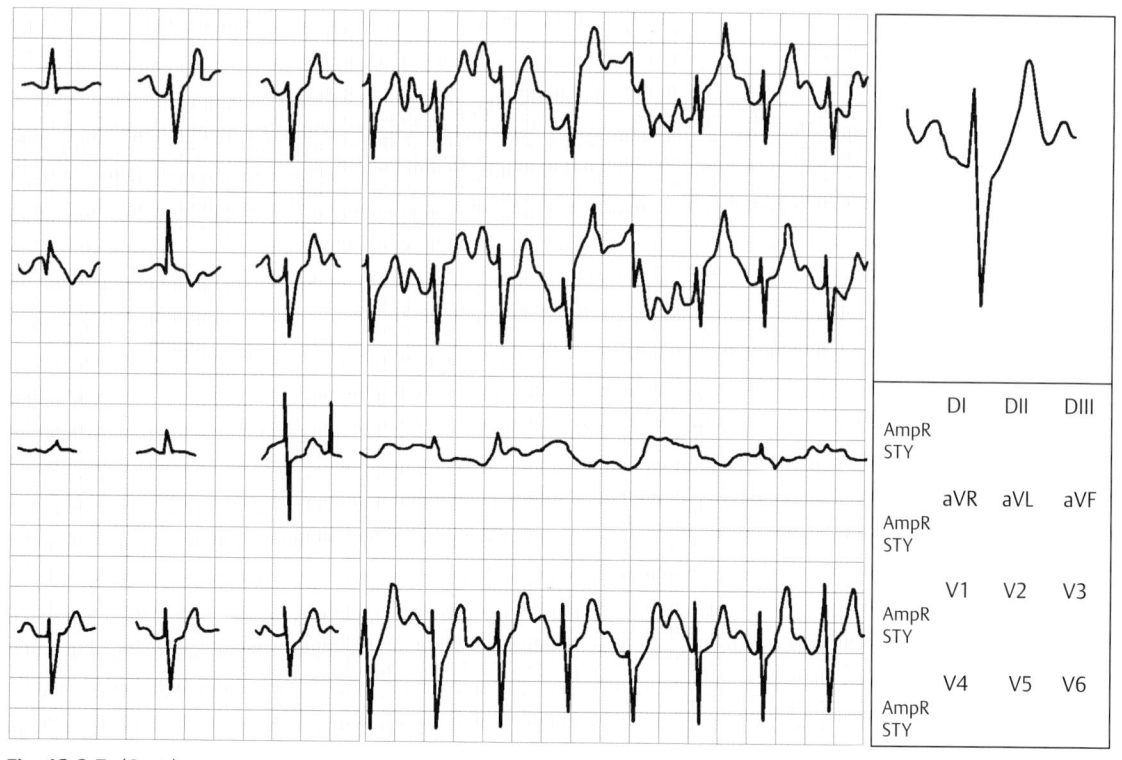

Fig. 12-3-7. *(Cont.)*

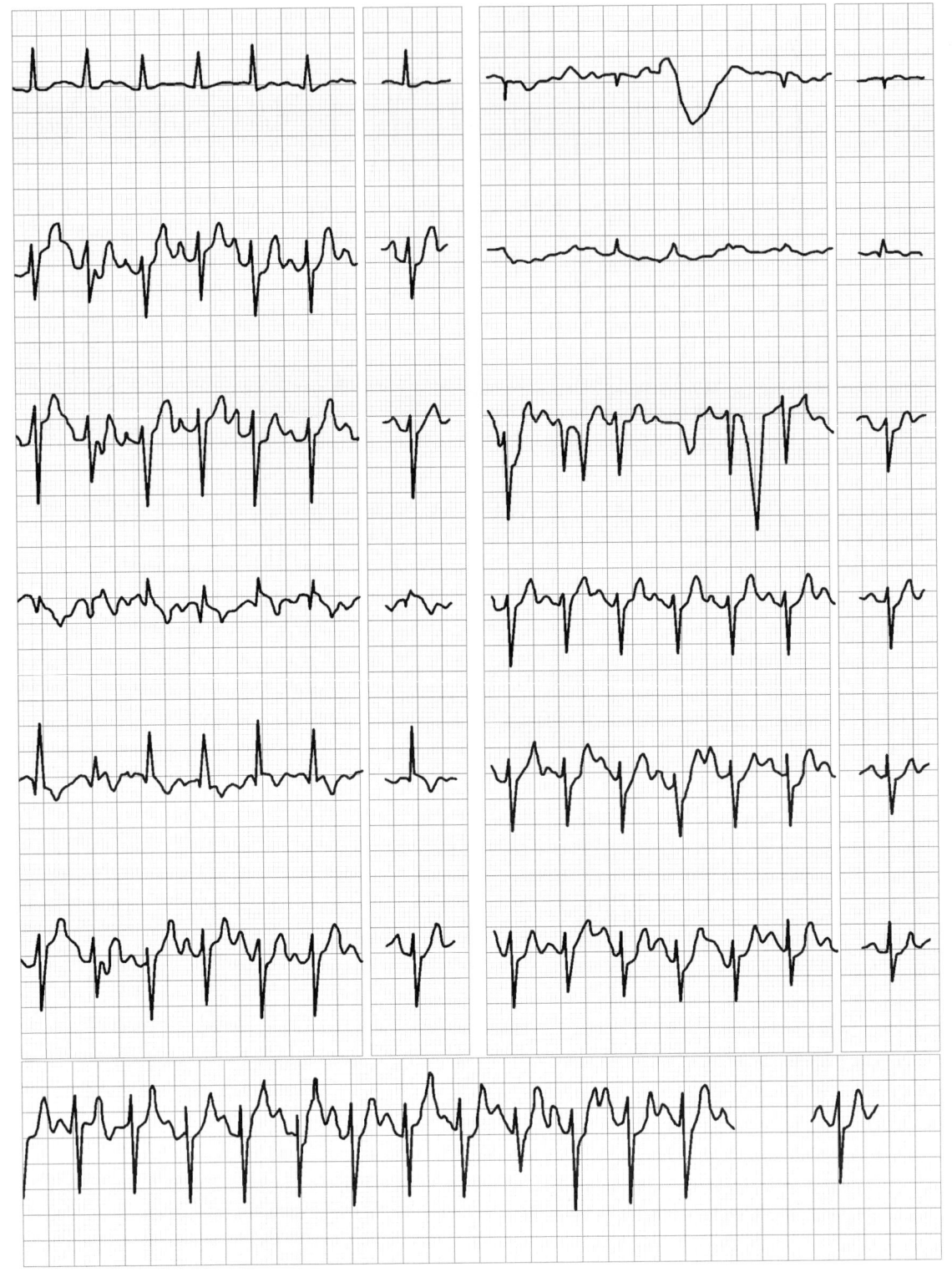

Fig. 12-3-7. *(Cont.)*

- *Caso 2 (**Fig. 12-3-8**)*: mulher de 73 anos, portadora de fibrilação atrial crônica, em uso de amiodarona. O teste ergométrico revelou alteração significativa da curva da FC com valores muito elevados havendo a necessidade de ajuste terapêutico. A utilização do teste ergométrico para avaliação das arritmias e terapêutica antiarrítmica, além da avaliação funcional, tem importante valor prático.

Teste Ergométrico

Dados do Avaliado

Exame:
Nome:
Convênio:
Prontuário
Sexo:

Data:

Peso:
Indivíduo:

Hora:
Idade:
Estatura:
FC máx:
FC submáx:

Anamnese

Indicação clínica: Avaliação da capacidade funcional

Solicitante:

Antecedenes cardíacos e cardiovasculares:
- Assintomático: Sim
- Valvopartia: Não
- Revasc. miocárdico: Não
- Infarto do miocárdio: Não
- Cinecoronariografia: Não
- Precordalgia: Nenhuma

Avaliação clínica inicial:
Avaliação da capacidade funcional

Medicamentos:
Gifage; Ferro; Ancoron

Fatores de risco
- Diabetes: Sim
- Tabagismo: Não
- Hipertensão: Não
- Dislipidemia: Não
- Obesidade: Não
- Estresse: Não

Fatores de risco familiar:

Ergômetro: Esteira   Protocolo: Bruce modificado

Cálculos Básicos

Duração da prova: 00:09:26 (hh:mm:ss)   FC máx: 127 pbm   PAS máx.: 150 mmHg
Distância Percorrida: 0,32 milhas   PAS pré-esf.: 105 mmHg
VO2 máx: 34,96 ml/kg min   Aptidão cardiorrespiratória: (AHA)
Grupo funcional: I (NYHA)
Resposta da pressão arteria sistóloca: Dentro da normalidade
Resposta da pressão arterial diastólica: Dentro da normalidade

Cálculos Estendidos

Déficit cronotrópico: -12,2%   Déficit funcional de VE: 22,8%
FAI: -44,1   MAI: 11,9%
Reserva cronotrópica 32pbm
MVO2 máx.: 28,35 ml O2 100g VE/min   Variação da PAS: 6,8 mmHg/MET
Variação da PAD: 0 mmHg/MET

Fig. 12-3-8. Caso 2: (**a-e**) Teste Ergométrico em mulher idosa com arritmia crônica. *(Continua.)*

Teste Ergométrico

Resultados Avaliados x Previstos

Medida	Avaliado	Previsto
FC máxima [pbm]	165	147
Débito cardíaco [l/min]	10,79	9,82
Débito sistólico [ml/sist]	65,38	61,44
DP máximo [pbm mmHg]	24750	32057
MET máximo [MET]	6,66	4,62

Tabela de Registros

Estágio	Tempo	FC	STJ	STY	IncST	AmpR	VO2	MET
Em pé	00:00	133	-0,01	-0,02	-0,13	1,07		
Em pé	00:00	118	-0,01	-0,02	-0,06	1,09		
2,7 Km/h 0,0%	03:00	148	-0,03	-0,03	0,00	1,01	5,99	1,71
2,7 Km/h 5,0%	06:00	155	-0,03	-0,04	-0,06	1,10	10,10	2,88
2,7 Km/h 10,0%	09:00	148	-0,05	-0,07	-0,31	1,08	14,20	4,06
4,0 Km/h 12,0%	11:00	165	-0,08	-0,10	-0,31	1,10	23,30	6,66
Recuperação	00:11	165	-0,06	-0,05	0,13	1,04		
Recuperação	00:22	154	-0,05	-0,06	-0,19	1,08		
Recuperação	01:00	158	-0,06	-0,06	-0,06	1,09		
Recuperação	02:00	147	-0,05	-0,04	0,19	1,13		
Recuperação	04:00	145	-0,06	-0,08	0,19	1,23		
	06:00	130	-0,05	-0,05	0,00	1,18		

Tabela de Registros de Pressão

Estágio	Tempo	PAS	PAD	FC	DP
Em pé	00:00	105	00	133	13965
Em pé	00:00	105	80	118	12390
2,7 Km/h 0,0%	03:00	105	80	148	15540
2,7 Km/h 5,0%	06:00	115	80	155	17825
2,7 Km/h 10,0%	09:00	140	80	148	20720
4,0 Km/h 12,0 %	11:00	150	80	165	24750
Recuperação	00:11	150	80	159	23850
Recuperação	00:22	150	80	154	23100
Recuperação	01:00	140	80	158	22120
Recuperação	02:00	140	80	147	20580
Recuperação	04:00	130	80	145	18850
Recuperação	06:00	120	80	130	15600

Fig. 12-3-8. *(Cont.)*

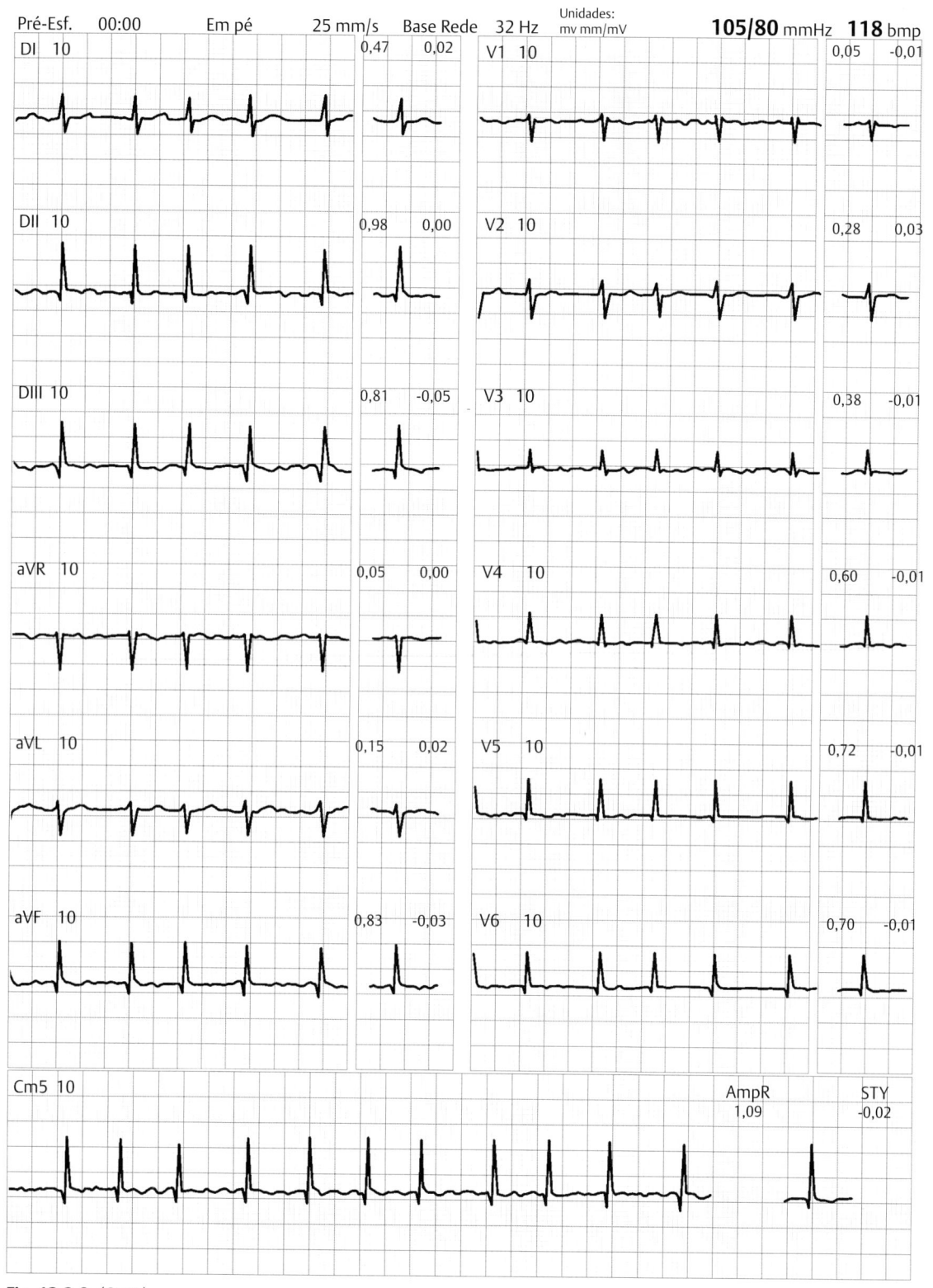

Fig. 12-3-8. *(Cont.)*

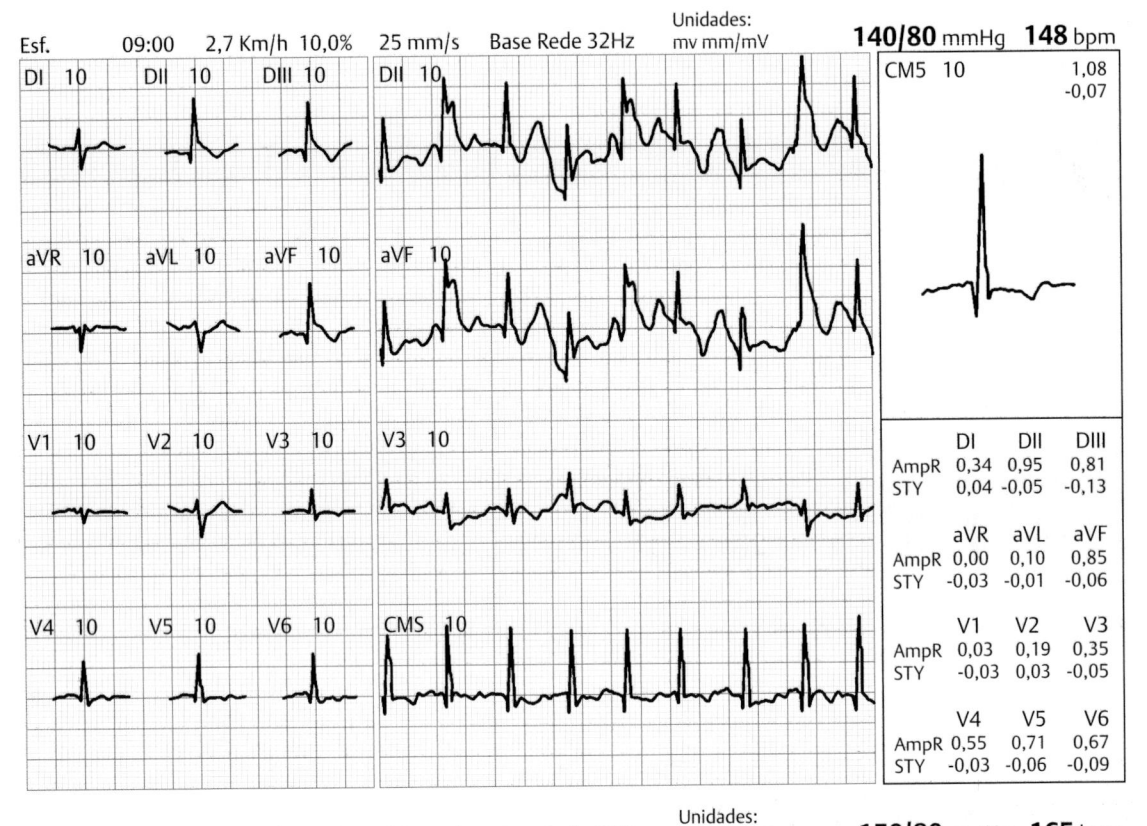

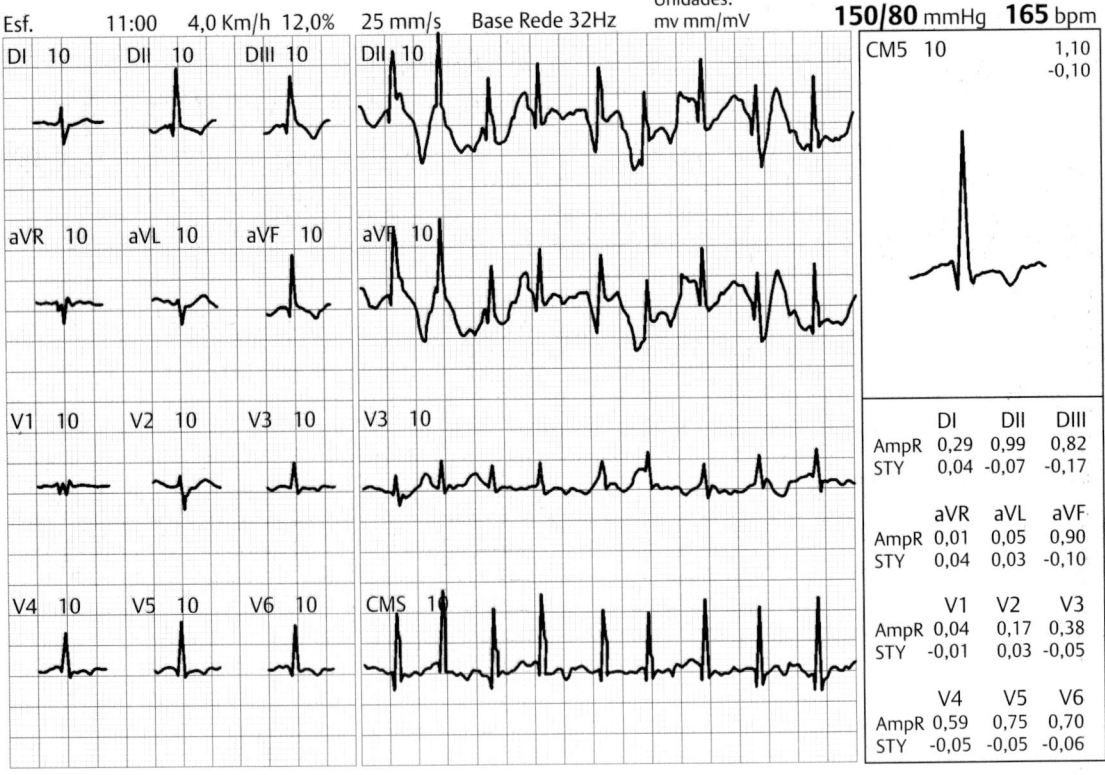

Fig. 12-3-8. *(Cont.)*

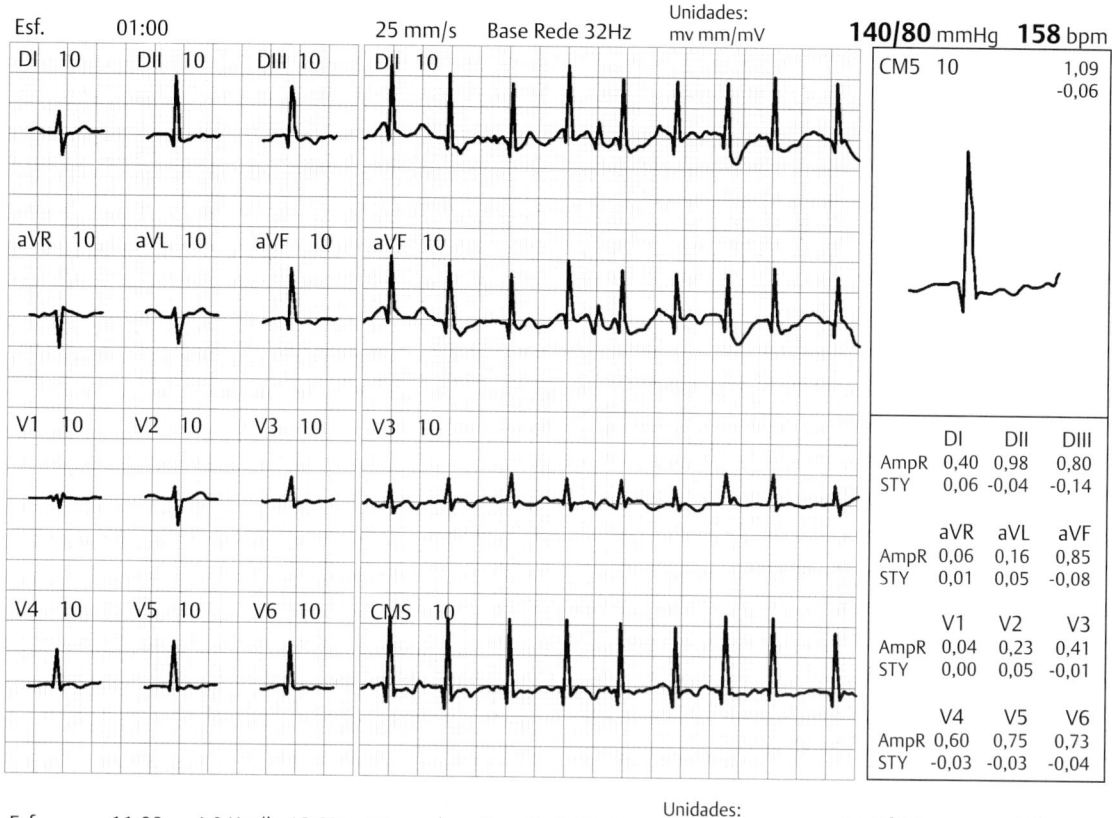

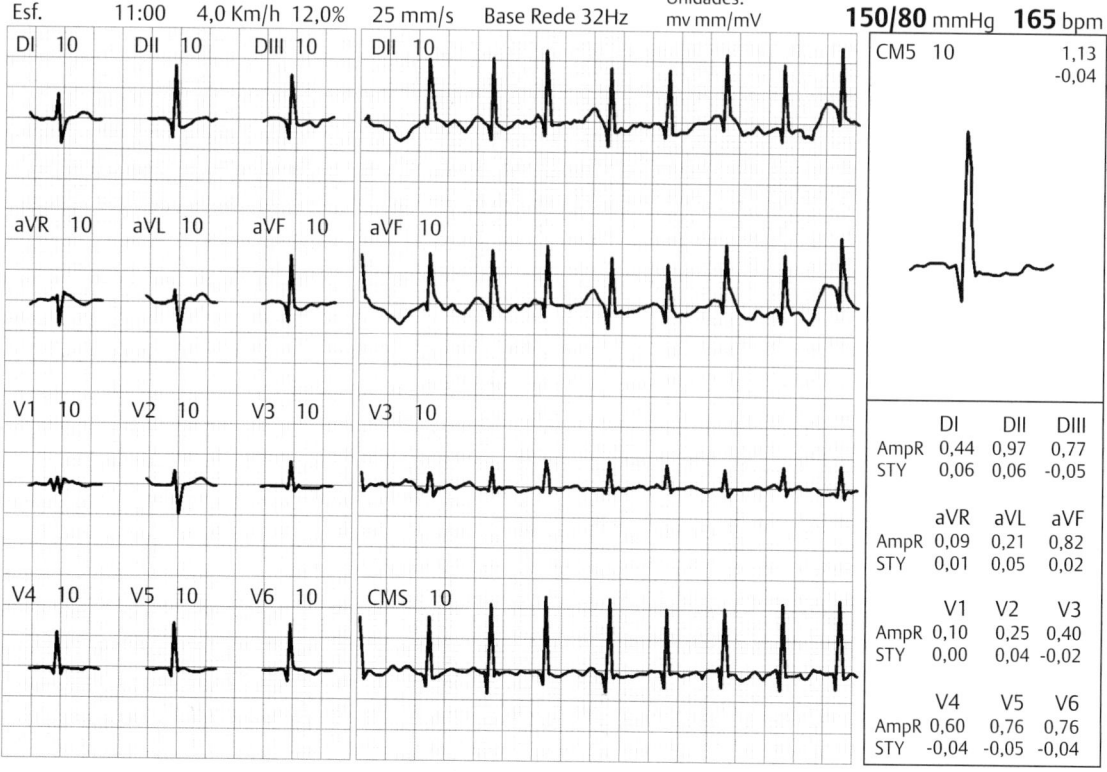

CAPÍTULO 12 ▪ APLICAÇÃO EM POPULAÇÕES ESPECÍFICAS

Esf. 01:00   25 mm/s   Base Rede 32Hz   Unidades: mv mm/mV   **140/80** mmHg   **158** bpm

CM5 10   1,09 / -0,06

	DI	DII	DIII
AmpR	0,40	0,98	0,80
STY	0,06	-0,04	-0,14
	aVR	aVL	aVF
AmpR	0,06	0,16	0,85
STY	0,01	0,05	-0,08
	V1	V2	V3
AmpR	0,04	0,23	0,41
STY	0,00	0,05	-0,01
	V4	V5	V6
AmpR	0,60	0,75	0,73
STY	-0,03	-0,03	-0,04

Esf. 11:00   4,0 Km/h 12,0%   25 mm/s   Base Rede 32Hz   Unidades: mv mm/mV   **150/80** mmHg   **165** bpm

CM5 10   1,13 / -0,04

	DI	DII	DIII
AmpR	0,44	0,97	0,77
STY	0,06	0,06	-0,05
	aVR	aVL	aVF
AmpR	0,09	0,21	0,82
STY	0,01	0,05	0,02
	V1	V2	V3
AmpR	0,10	0,25	0,40
STY	0,00	0,04	-0,02
	V4	V5	V6
AmpR	0,60	0,76	0,76
STY	-0,04	-0,05	-0,04

Fig. 12-3-8. *(Cont.)*

- *Caso 3:* mulher de 62 anos, com história de FC baixa relatada por filha fisioterapeuta. O teste ergométrico foi compatível com curva de FC deprimida, que poderia ter significado de incompetência cronotrópica e doença degenerativa do sistema de condução/doença do nó sinusal, mas, que foi justificado pelo pré-teste com a pesquisa e informação na anamnese do uso de colírio com betabloqueador em sua fórmula, o que frequentemente não é perguntado na anamnese, por ser droga de uso oftálmico.

- *Caso 4 (Fig. 12-3-9):* mulher de 77 anos; exemplo de paciente com várias comorbidades e medicações e que apresentou o teste ergométrico normal, o que colaborou para lhe dar "confiança" pré-viagem de navio. Diversas situações, além desta, como dor torácica atípica em indivíduo jovem e muito estressado com medo de quadro súbito cardíaco em que um teste de resultado muito bom com elevada capacidade funcional pode servir como "terapêutica de segurança".

Teste Ergométrico

Dados do Avaliado

Exame: Data: Hora:
Nome: Idade:
Convênio: Estatura:
Prontuário Peso: FC máx:
Sexo: Indivíduo: FC submáx:

Anamnese

Indicação clínica: Avaliação de arritmia

Solicitante:

Antecedentes cardíacos e cardiovasculares:
Assintomático: Sim   Revasc. miocárdico: Não
Valvopartia: Não   Infarto do miocárdio: Não

Avaliação clínica inicial:
Avaliação funcional e curva pressórica/Arritmia

Medicamentos:
Ancoron; Renitec; Galvus; Euthyrox; Sertralina; Rosuvastatina

Fatores de risco
Diabetes: Sim   Hipertensão: Sim   Obesidade: Sobrepeso
Tabagismo: Não   Dislipidemia: Sim   Estresse: Não

Fatores de risco familiar:

Ergômetro: Esteira   Protocolo: Mini bruce

Cálculos Básicos

Duração da prova: 00:09:26 (hh:mm:ss)   FC máx: 127 pbm   PAS máx.: 180 mmHg
Distância Percorrida: 0,32 milhas   PAS pré-esf.: 130 mmHg
VO2 máx: 34,96 ml/kg min   Aptidão cardiorrespiratória: Boa (AHA)
Grupo funcional: I (NYHA)
Resposta da pressão arteria sistólica:
Resposta da pressão arterial diastólica:

Cálculos Estendidos

Déficit cronotrópico: 11,2%   Déficit funcional de VE: 28,2%
FAI: -94,4%   MAI: 19,5%
Reserva cronotrópica 64 pbm   Variação da PAS: 5 mmHg/MET
MVO2 máx.: 25,7 ml O2 100g VE/min   Variação da PAD: 1 mmHg/MET

Fig. 12-3-9. Caso 4: (**a**, **b**) Teste Ergométrico em mulher idosa, com várias comorbidades e medicações. *(Continua.)*

Teste Ergométrico

Resultados Avaliados x Previstos

Medida	Avaliado	Previsto
FC máxima [pbm]	127	143
Débito cardíaco [l/min]	14,97	9,53
Débito sistólico [ml/sist]	117,84	60,76
DP máximo [pbm mmHg]	22860	31841
MET máximo [MET]	9,99	5,14

Tabela de Registros

Estágio	Tempo	FC	STJ	STY	IncST	AmpR	VO2	MET
Em pé	00:00	63	0,02	0,05	0,38	10,5		
Em pé	00:00	62	0,02	0,05	0,38	1,05		
1,7 Km/h 0,0%	03:00	82	0,03	0,07	0,56	1,08	5,99	1,71
1,7 Km/h 10,0%	06:00	102	-0,04	0,05	1,06	1,12	14,20	4,06
2,5 Km/h 12,0%	09:00	122	-0,10	-0,01	1,06	1,00	23,30	6,66
34 mph14,0%	09:22	127	-0,14	-0,03	1,31	1,09	34,96	9,99
Recuperação	00:11	130	-0,12	-0,01	1,31	1,00		
Recuperação	01:00	112	-0,08	0,04	1,50	1,05		
Recuperação	02:00	102	-0,05	0,05	1,38	1,12		
Recuperação	04:00	98	-0,04	0,03	0,75	1,17		
Recuperação	05:06	87	-0,03	0,63	0,63	1,12		

Tabela de Registros de Pressão

Estágio	Tempo	PAS	PAD	FC	DP
Em pé	00:00	130	80	63	8190
Em pé	00:00	130	80	62	8060
1,7 mph 0,0%	03:00	145	80	82	11890
1,7 mph 10,0%	06:00	160	85	102	16320
2,5 mph 12,0%	09:00	175	90	122	21350
3,4 mph 14,0%	09:22	180	90	127	22860
Recuperação	00:11	180	90	130	23400
Recuperação	01:00	170	90	112	19040
Recuperação	02:00	165	90	102	16830
Recuperação	04:00	150	85	98	14700
Recuperação	05:06	130	80	87	11310

Fig. 12-3-9. *(Cont.)*

- *Caso 5 (**Fig. 12-3-10**):* mulher jovem de 26 anos com pré-teste de baixa prevalência para cardiopatia isquêmica. Teste ergométrico com alteração isolada do segmento ST que não deve ser valorizado, pois os demais parâmetros foram normais, inclusive com boa capacidade funcional. Procurar outra causa com tranquilidade. No caso, o ecocardiograma revelou um prolapso de válvula mitral, que pode ser um motivo da alteração do segmento ST.[82]

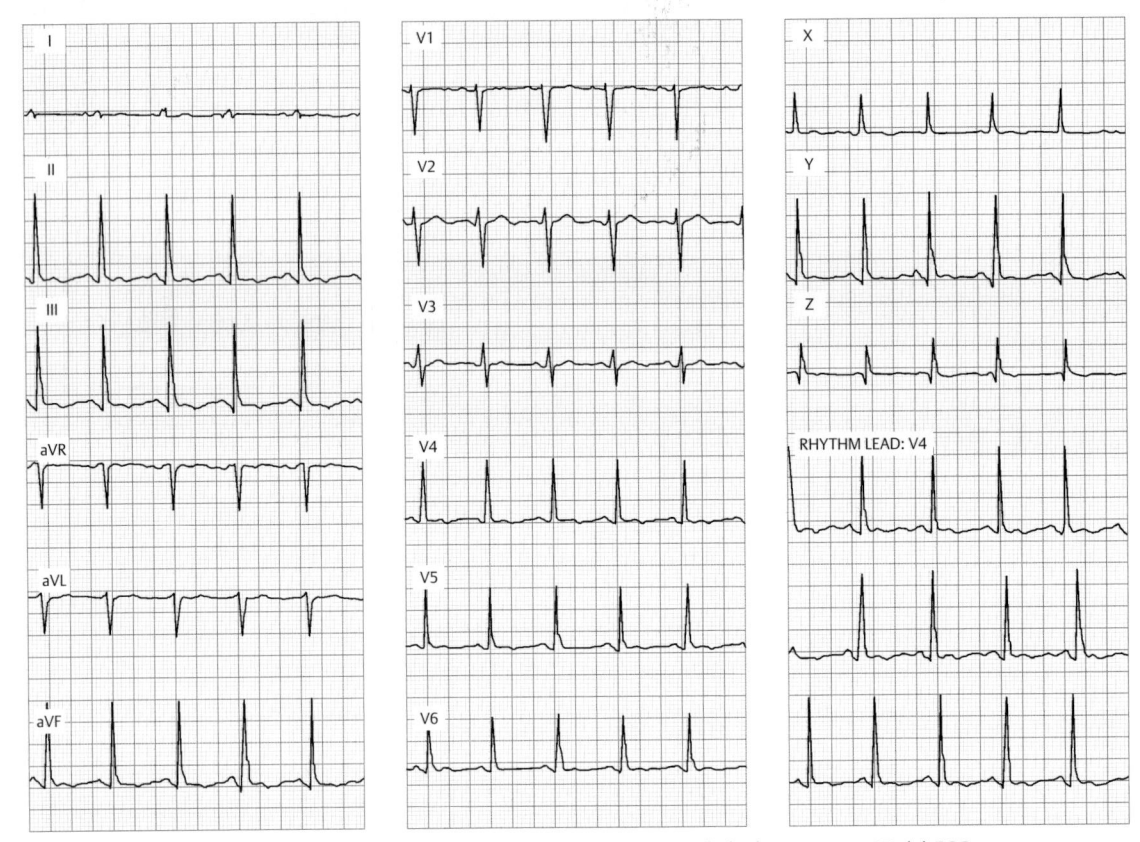

Fig. 12-3-10. Caso 5: Teste Ergométrico em mulher jovem com alteração isolada de segmento ST. (**a**) ECG em repouso com alterações secundárias e difusas da repolarização ventricular. *(Continua.)*

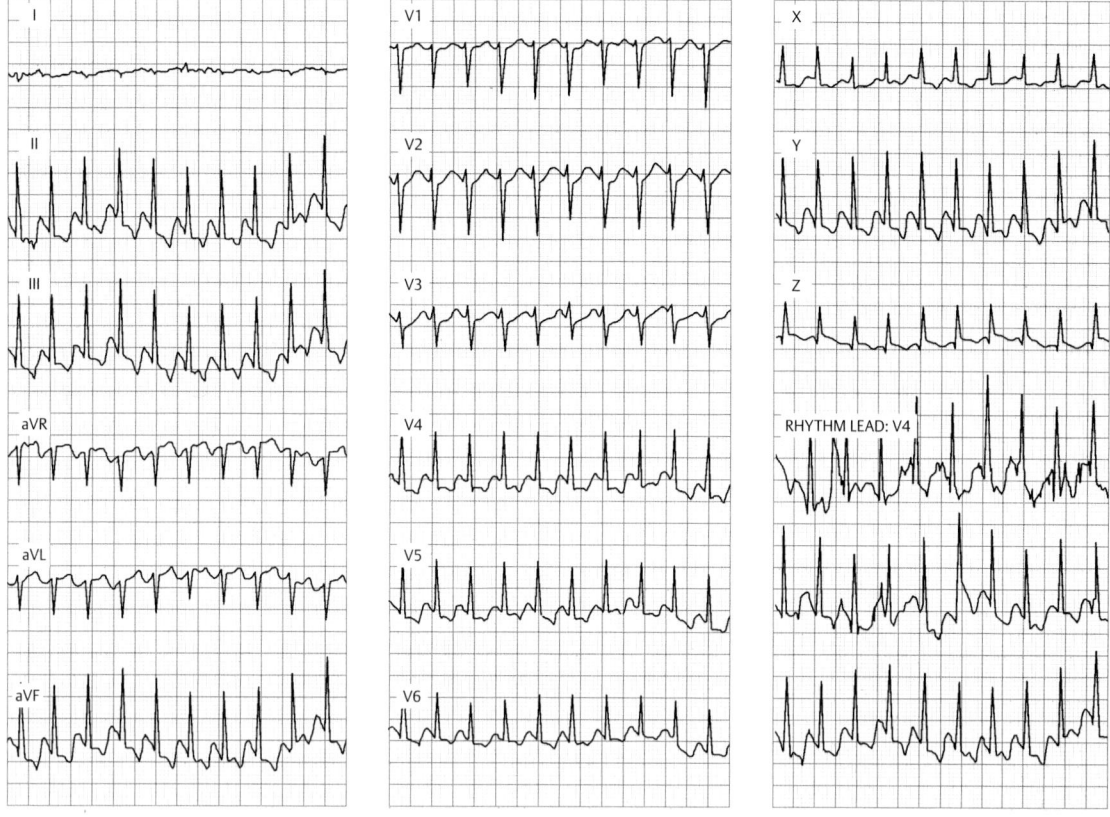

Fig. 12-3-10. *(Cont.)* **(b)** Alcançou a FC$_{máx}$, boa potência aeróbica e alterações adicionais da repolarização ventricular. *(Continua.)*

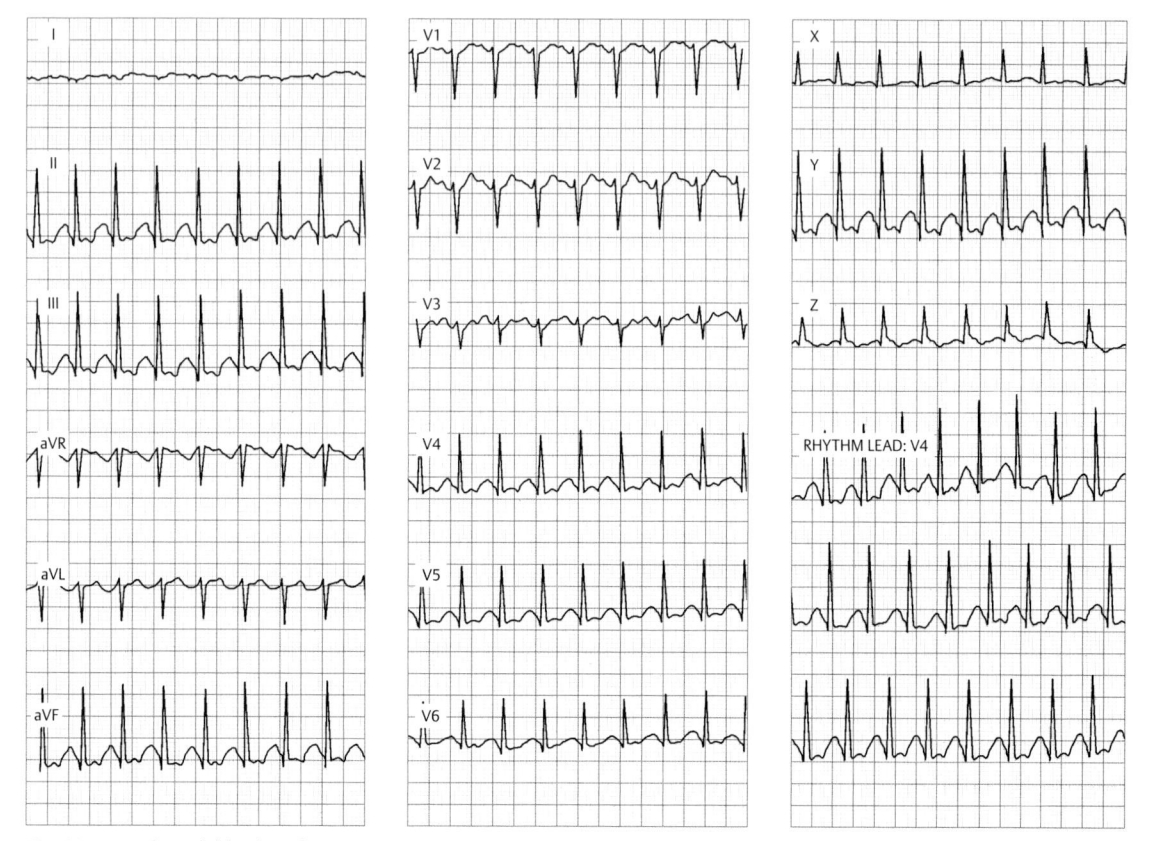

Fig. 12-3-10. *(Cont.)* **(c)** Pós-esforço – 1º min. Rec – retorno rápido aos padrões basais.

- *Caso 6 (**Fig. 12-3-11**):* mulher de 57 anos, com alteração do segmento ST associado a dor torácica que motivou a interrupção do esforço, achados que merecem prosseguir a investigação. Pelas importantes alterações nesta faixa etária (pré-teste suspeito de DAC) foi solicitado estudo hemodinâmico que revelou doença coronária obstrutiva, resultando em revascularização miocárdica.

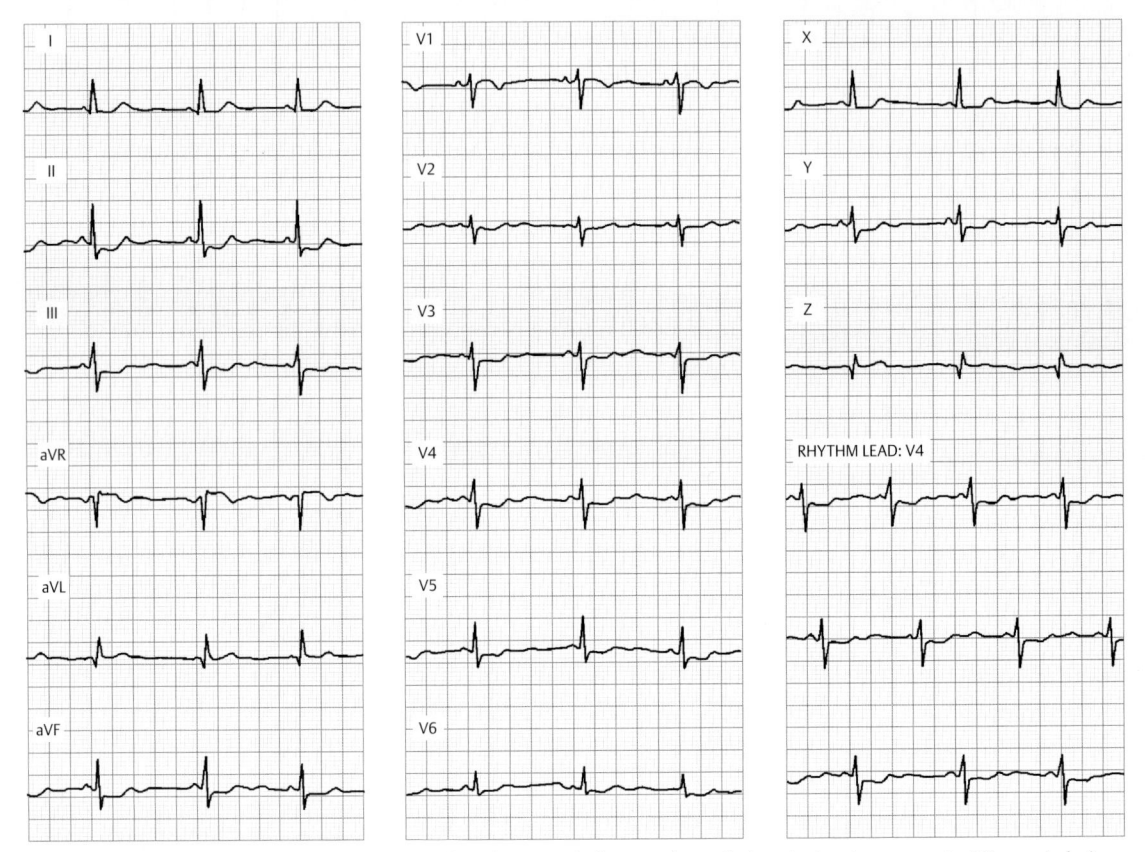

Fig. 12-3-11. Caso 6: Teste Ergométrico em mulher de meia-idade com alteração isquêmica do segmento ST associado à dor torácica. (**a**) ECG basal com alterações secundárias e difusas da repolarização ventricular. *(Continua.)*

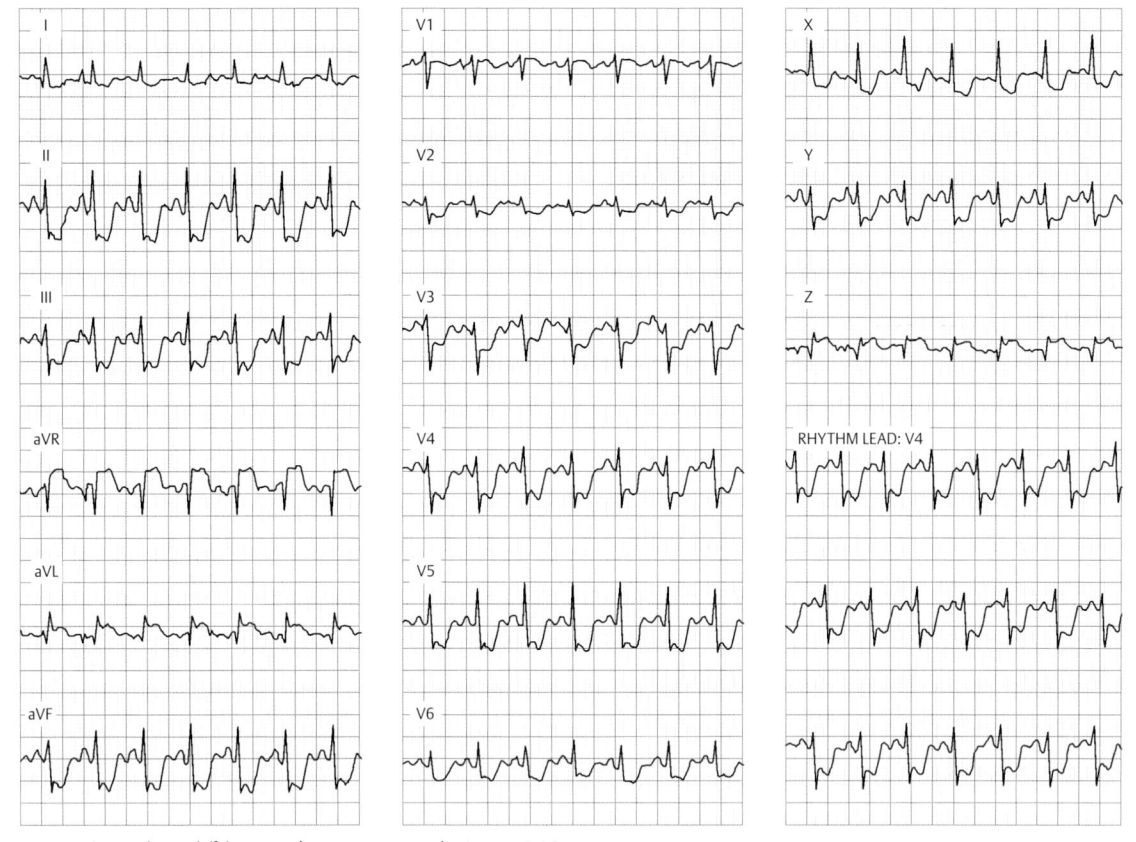

Fig. 12-3-11. *(Cont.)* (**b**) Marcada resposta isquêmica no ECG.

- *Caso 7 (**Fig. 12-3-12**):* mulher de 48 anos, avaliação de dor torácica. No teste ergométrico apresentou dor torácica limitante, quarta bulha e depressão isquêmica do segmento ST. Pelas importantes alterações foi solicitado estudo hemodinâmico que não revelou lesões coronárias, sugerindo tratar-se de cardiopatia isquêmica não obstrutiva. Daí, a importância da valorização das variáveis do teste ergométrico que devem ser tratadas independentes da anatomia, considerando que mesmo a doença isquêmica não obstrutiva também evolui com eventos cardiovasculares.

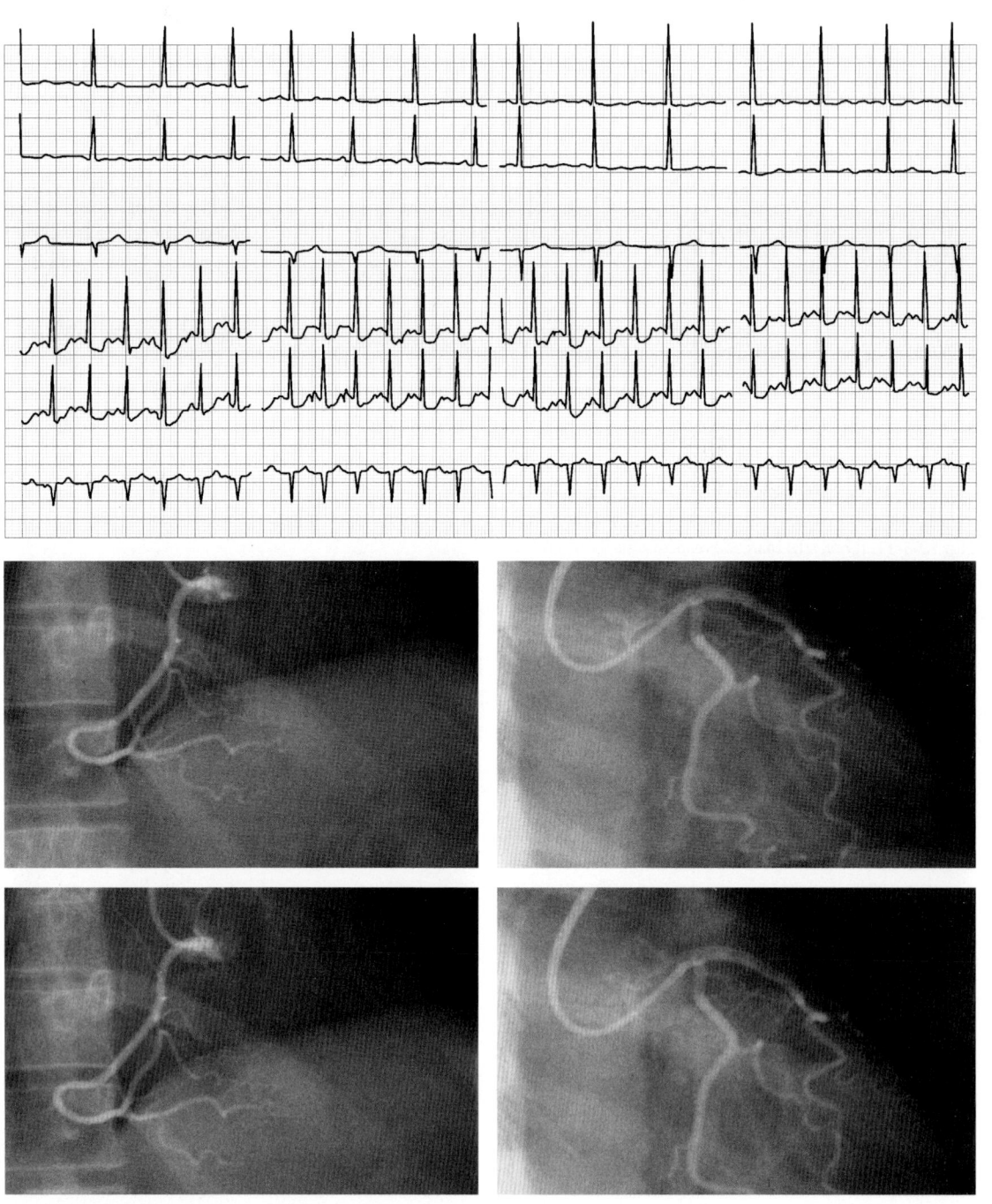

Fig. 12-3-12. Caso 7: Teste Ergométrico em mulher de meia-idade para avaliação de dor torácica, com alterações expressivas no ECG. Alterações isquêmicas no ECG e a precordialgia desencadeada pelo esforço levaram à indicação de estudo hemodinâmico (**a**). A coronariografia não evidenciou alterações obstrutivas (**b**).

FLUXOGRAMA DE RECLASSIFICAÇÃO DE RISCO CARDIOVASCULAR

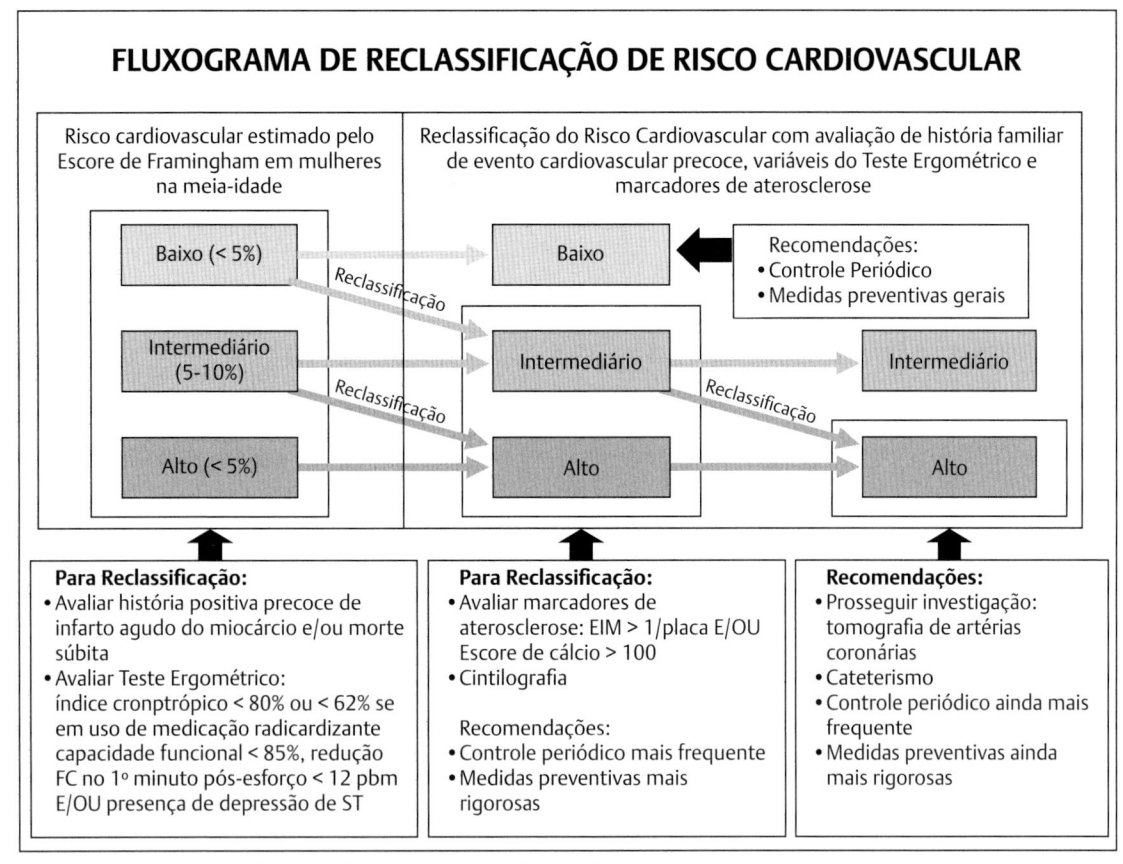

Risco cardiovascular estimado pelo Escore de Framingham em mulheres na meia-idade	Reclassificação do Risco Cardiovascular com avaliação de história familiar de evento cardiovascular precoce, variáveis do Teste Ergométrico e marcadores de aterosclerose	
Baixo (< 5%) → Reclassificação	Baixo →	**Recomendações:** • Controle Periódico • Medidas preventivas gerais
Intermediário (5-10%) → Reclassificação	Intermediário → Reclassificação	Intermediário
Alto (< 5%) →	Alto →	Alto
Para Reclassificação: • Avaliar história positiva precoce de infarto agudo do miocárdio e/ou morte súbita • Avaliar Teste Ergométrico: índice cronotrópico < 80% ou < 62% se em uso de medicação radicardizante capacidade funcional < 85%, redução FC no 1º minuto pós-esforço < 12 pbm E/OU presença de depressão de ST	**Para Reclassificação:** • Avaliar marcadores de aterosclerose: EIM > 1/placa E/OU Escore de cálcio > 100 • Cintilografia Recomendações: • Controle periódico mais frequente • Medidas preventivas mais rigorosas	**Recomendações:** • Prosseguir investigação: tomografia de artérias coronárias • Cateterismo • Controle periódico ainda mais frequente • Medidas preventivas ainda mais rigorosas

Fig. 12-3-13. Fluxograma de reclassificação do risco cardiovascular com participação do teste ergométrico.

O teste ergométrico utilizando o exercício, estresse fisiológico mais comum do ser humano, pode revelar alterações cardíacas não verificadas em repouso, em especial nos sedentários e ser considerado como exame de investigação inicial inclusive nos indivíduos com ECG basal alterado. Quando associado a métodos de imagem será mais vantajoso e fisiológico que o estresse farmacológico, que impede as importantes avaliações clínicas e hemodinâmicas do esforço, além dos possíveis efeitos colaterais da droga.

Na nossa prática clínica, o teste ergométrico tem contribuído significativamente na avaliação inicial de indivíduos assintomáticos ou não, na investigação e acompanhamento de indivíduos portadores das mais diversas patologias como na hipertensão arterial (diagnóstico e avaliação terapêutica), nas valvopatias (avaliação de sintomas e avaliação funcional contribuindo na indicação cirúrgica), na insuficiência cardíaca e entendemos como uma ferramenta viável para o rastreamento populacional para prevenção de eventos cardiovasculares, inclusive nas mulheres.

Temos consciência que o teste ergométrico como os demais métodos não é perfeito, sendo importante reconhecer suas limitações e que não existe "sinal patognomônico", algo cuja simples presença defina sim ou não ao questionado, como muito menos a sua análise não pode ser pobre ou restrita, interferindo na sua acurácia.

No processo de decisão médica com o auxílio das evidências atuais e tecnologia avançada, cabe ao médico definir pelo cenário clínico quando sua paciente se beneficiará de uma investigação mais detalhada ou quando o emprego de mais métodos ou procedimentos poderá significar mais custos e/ou riscos desnecessários.

A decisão de iniciar a investigação de uma cardiopatia, qual o primeiro exame, se a opção será por exame funcional ou anatômico, com finalidade diagnóstica ou prognóstica, sempre significará um desafio para nós médicos;[83] a ciência avança em passos largos, mas a experiência, o bom senso e principalmente a ética deve sempre prevalecer e ser o nosso Norte.

Aproveito para sugerir um fluxograma para reclassificação do risco cardiovascular em mulheres, como base na nossa pesquisa do doutorado (**Fig. 12-3-13**).

AGRADECIMENTO ESPECIAL

A Maria José B. Guimarães, médica epidemiologista e colega de trabalho na Universidade de Pernambuco, pelas dicas valiosas e suporte na organização do material elaborado para o presente capítulo.

REFERÊNCIAS BIBLIOGRÁFICAS

1. Lotufo PA. Doenças cardiovasculares no Brasil: por que altas taxas de mortalidade entre mulheres? Rev Soc Cardiol Estado de São Paulo. 2007;17(4):294-8.
2. Mosca L, Benjamin EJ, Berra K, Bezanson JL, Dolor RJ, Lloyd-Jones DM, et al. Effectiveness-based guidelines for the prevention of cardiovascular disease in women-2011 update: a guideline from the American Heart Association. J Am Coll Cardiol. 2011;57(12):1404-23.
3. Gholizadeh L, Davidson P. More similarities than differences: an international comparison of CVD mortality and risk factors in women. Health Care Women Int. 2008;29(1):3-22.
4. Brasil. Ministério da Saúde. Secretaria de Vigilância em Saúde. Departamento de Informática do SUS. Informações de saúde: estatísticas vitais, mortalidade. [Online] Disponível em: <http://tabnet.datasus.gov.br/cgi/deftohtm.exe?sim/cnv/obt10uf.def> Acesso em 19 ago/2021.
5. Lakoski SG, Greenland P, Wong ND, Schreiner PJ, Herrington DM, Kronmal RA, et al. Coronary artery calcium scores and risk for cardiovascular events in women classified as "low risk" based on Framingham risk score: the multi-ethnic study of atherosclerosis (MESA). Arch Intern Med. 2007;167(22):2437-42.
6. Goff DC Jr, Lloyd-Jones DM, Bennett G, Coady S, D'Agostino RB Sr, Gibbons R, et al. 2013 ACC/AHA guideline on the assessment of cardiovascular risk: a report of the American College of Cardiology/American Heart Association Task Force on Practice Guidelines. J Am Coll Cardiol. 2014;63(25):2935-59.
7. Benjamin EJ, Blaha MJ, Chiuve SE, Cushman M, Das SR, Deo R, et al. Heart disease and stroke statistics-2017 update: a report from the American Heart Association. Circulation. 2017;135(10):e146-603.
8. Shaw LJ, Bugiardini R, Merz CN. Women and ischemic heart disease: evolving knowledge. J Am Coll Cardiol. 2009;54:1561-75.
9. Kim ES, Menon V. Status of women in cardiovascular clinical trials. Arterioscler Thromb Vasc Biol. 2009;29(3):279-83.
10. Melloni C, Berger JS, Wang TY, Gunes F, Stebbins A, Pieper KS, et al. Representation of women in randomized clinical trials of cardiovascular disease prevention. Circ Cardiovasc Qual Outcomes. 2010;3(2):135-42.
11. Fernandes CE, Pinho-Neto JSL, Gebara OCE, Santos Filho RD, Pinto Neto AM, Pereira Filho AS, et al. I diretriz brasileira sobre prevenção de doenças cardiovasculares em mulheres climatéricas e a influência da terapia de reposição hormonal (TRH) da Sociedade Brasileira de Cardiologia (SBC) e da Associação Brasileira do Climatério (SOBRAC). Arq Bras Cardiol. 2008;91(1 Supl 1):1-23.
12. Woodard GA, Brooks MM, Barinas-Mitchell E, Mackey RH, Matthews KA, Sutton-Tyrrell K. Lipids, menopause, and early atherosclerosis in Study of Women's Health Across the Nation Heart women. Menopause. 2011;18(4):376-84.
13. Stangl V, Witzel V, Baumann G, Stangl K. Current diagnostic concepts to detect coronary artery disease in women. Eur Heart J. 2008;29(6):707-17.
14. Mosca L, Linfante AH, Benjamin EJ, Berra K, Hayes SN, Walsh BW, et al. National study of physician awareness and adherence to cardiovascular disease prevention guidelines. Circulation. 2005;111(4):499-510.
15. Hochman JS, Tamis JE, Thompson TD, Weaver WD, White HD, Van de Werf F, et al. Sex, clinical presentation, and outcome in patients with acute coronary syndromes. Global use of strategies to open occluded coronary arteries in acute coronary syndromes IIb investigators. N Engl J Med. 1999;341(4):226-32.
16. Poon S, Goodman SG, Yan RT, Bugiardini R, Bierman AS, Eagle KA, et al. Bridging the gender gap: insights from a contemporary analysis of sex-related differences in the treatment and outcomes of patients with acute coronary syndromes. Am Heart J. 2012;163(1):66-73.
17. Jneid H, Fonarow GC, Cannon CP, Hernandez AF, Palacios IF, Maree AO, et al. Sex differences in medical care and early death after acute myocardial infarction. Circulation. 2008;118(25):2803-10.
18. Santos RD, Nasir K. Insights into atherosclerosis from invasive and non-invasive imaging studies: should we treat subclinical atherosclerosis? Atherosclerosis. 2009;205(2):349-56.
19. Faludi AA, Izar MCO, Saraiva JFK, Chacra APM, Bianco HT, Afiune Neto A, et al. Atualização da diretriz brasileira de dislipidemias e prevenção da aterosclerose – 2017. Arq Bras Cardiol. 2017;109(2 Supl.1):1-76.
20. Shaw LJ, Bairey Merz CN, Pepine CJ, Reis SE, Bittner V, Kelsey SF, et al. Insights from the NHLBI-sponsored women's ischemia syndrome evaluation (WISE) study: part I: gender differences in traditional and novel risk factors, symptom evaluation, and gender-optimized diagnostic strategies. J Am Coll Cardiol. 2006;47(3 Suppl):S4-20.
21. Greenland P, Alpert JS, Beller GA, Benjamin EJ, Budoff MJ, Fayad ZA, et al. 2010 ACCF/AHA guideline for assessment of cardiovascular risk in asymptomatic adults: a report of the American College of Cardiology Foundation/American Heart Association Task Force on Practice Guidelines. J Am Coll Cardiol. 2010;56(25):e50-103.
22. Lorenz MW, Markus HS, Bots ML, Rosvall M, Sitzer M. Prediction of clinical cardiovascular events with carotid intima-media thickness: a systematic review and meta-analysis. Circulation. 2007;115(4):459-67.
23. Sara L, Szarf G, Tachibana A, Shiozaki AA, Villa AV, de Oliveira AC, et al. II diretriz de ressonância magnética e tomografia computadorizada cardiovascular da Sociedade Brasileira de Cardiologia e do Colégio Brasileiro de Radiologia. Arq Bras Cardiol. 2014;103(6 Supl.3):1-86.
24. Meneghelo RS, Araújo CGS, Stein R, Mastrocolla LE, Albuquerque PF, Serra SM, et al. III diretriz da Sociedade Brasileira de Cardiologia sobre teste ergométrico. Arq Bras Cardiol. 2010; 95(5 Supl.1):1-26.
25. Mieres JH, Gulati M, Bairey Merz N, Berman DS, Gerber TC, Hayes SN, et al. Role of noninvasive testing in the clinical evaluation of women with suspected ischemic heart disease: a consensus

statement from the American Heart Association. Circulation. 2014;130(4):350-79.
26. Gulati M, Pandey DK, Arnsdorf MF, Lauderdale DS, Thisted RA, Wicklund RH, et al. Exercise capacity and the risk of death in women: the St James Women Take Heart Project. Circulation. 2003;108(13):1554-9.
27. Mora S, Redberg RF, Cui Y, Whiteman MK, Flaws JA, Sharrett AR, et al. Ability of exercise testing to predict cardiovascular and all-cause death in asymptomatic women: a 20-year follow-up of the lipid research clinics prevalence study. JAMA. 2003;290(12):1600-7.
28. Balady GJ, Larson MG, Vasan RS, Leip EP, O'Donnell CJ, Levy D. Usefulness of exercise testing in the prediction of coronary disease risk among asymptomatic persons as a function of the Framingham risk score. Circulation. 2004;110(14):1920-5.
29. Gupta S, Rohatgi A, Ayers CR, Willis BL, Haskell WL, Khera A, et al. Cardiorespiratory fitness and classification of risk of cardiovascular disease mortality. Circulation. 2011;123(13):1377-83.
30. Cole CR, Blackstone EH, Pashkow FJ, Snader CE, Lauer MS. Heart-rate recovery immediately after exercise as a predictor of mortality. N Engl J Med. 1999;341(18):1351-7.
31. Gulati M, Shaw JS, Thisted RA, Black HR, Merz CNB, Arnsdorf MF. Heart rate response to exercise stress testing in asymptomatic women. The St James Women Take Heart Project. Circulation. 2010;122(2):130-7.
32. Sydó M. Abdelmoneim SS, Mulvagh SL, Merkely B, Gulati M. Relationship between exercise heart rate and age in men vs. women. Mayo Clin Proc. 2014;89(2):1664-72.
33. Kim ESH, Ishwaran H, Blackstone E, Lauer MS. External prognostic validations and comparisons of age- and gender-adjusted exercise capacity predictions. J Am Coll Cardiol. 2007;50(19):1867-75.
34. Maddox TM, Ross C, Ho PM, Masoudi FA, Magid D, Daugherty SL, et al. The prognostic importance of abnormal heart rate recovery and chronotropic response among exercise treadmill test patients. Am Heart J. 2008;156(4):736-44.
35. Peterson PN, Magid DJ, Ross C, Ho PM, Rumsfeld JS, Lauer MS, et al. Association of exercise capacity on treadmill with future cardiac events in patients referred for exercise testing. Arch Intern Med. 2008;168(2):174-9.
36. Vivekananthan DP, Blackstone EH, Pothier CE, Lauer MS. Heart rate recovery after exercise is a predictor of mortality, independent of the angiographic severity of coronary disease. J Am Coll Cardiol. 2003;42(5):831-8.
37. Kligfield P, Lauer MS. Contemporary reviews in cardiovascular medicine exercise electrocardiogram testing beyond the ST segment. Circulation. 2006;114(19):2070-82.
38. Fletcher GF, Ades PA, Kligfield P, Arena R, Balady GJ, Bittner VA, et al. Exercise standards for testing and training: a scientific statement from the American Heart Association. Circulation. 2013;128(8):873-934.
39. Kohli P, Gulati M. Exercise stress testing in women: going back to the basics. Circulation. 2010;122(24):2570-80.
40. Diamond GA, Forrester JS. Analysis of probability as an aid in the clinical diagnosis of coronary-artery disease. N Engl J Med. 1979;300(24):1350-8.
41. Fihn SD, Gardin JM, Abrams J, Berra K, Blankenship JC, Dallas AP, et al. 2012 ACCF/AHA/ACP/AATS/PCNA/SCAI/STS Guideline for the diagnosis and management of patients with stable ischemic heart disease: a report of the American College of Cardiology Foundation/American Heart Association Task Force on Practice Guidelines, and the American College of Physicians, American Association for Thoracic Surgery, Preventive Cardiovascular Nurses Association, Society for Cardiovascular Angiography and Interventions, and Society of Thoracic Surgeons. J Am Coll Cardiol. 2012;60(24):e44-164.
42. Cheng VY, Berman DS, Rozanski A, Dunning AM, Achenbach S, Al-Mallah M, et al. Performance of the traditional age, sex, and angina typicality-based approach for estimating pretest probability of angiographically significant coronary artery disease in patients undergoing coronary computed tomographic angiography: results from the multinational coronary CT angiography evaluation for clinical outcomes: an international multicenter registry (CONFIRM). Circulation. 2011;124(22):2423-32.
43. Diamond GA, Hirsch M, Forrester JS, Staniloff HM, Vas R, Halpern SW, et al. Application of information theory to clinical diagnostic testing. The electrocardiographic stress test. Circulation. 1981;63(4):915-21.
44. Wolk MJ, Bailey SR, Doherty JU, Douglas PS, Hendel RC, Kramer CM, et al. ACCF/AHA/ASE/ASNC/HFSA/HRS/SCAI/SCCT/SCMR/STS 2013 multimodality appropriate use criteria for the detection and risk assessment of stable ischemic heart disease: a report of the American College of Cardiology Foundation Appropriate Use Criteria Task Force, American Heart Association, American Society of Echocardiography, American Society of Nuclear Cardiology, Heart Failure Society of America, Heart Rhythm Society, Society for Cardiovascular Angiography and Interventions, Society of Cardiovascular Computed Tomography, Society for Cardiovascular Magnetic Resonance, and Society of Thoracic Surgeons. J Am Coll Cardiol. 2014;63(4):380-406.
45. Gibbons RJ, Chatterjee K, Daley J, Douglas JS, Fihn SD, Gardin JM, et al. ACC/AHA/ACP-ASIM guidelines for the management of patients with chronic stable angina: a report of the American College of Cardiology/American Heart Association Task Force on Practice Guidelines (Committee on Management of Patients With Chronic Stable Angina). J Am Coll Cardiol 1999;33:2092–2197
46. US Preventive Services Task Force, Curry SJ, Krist AH, Owens DK, Barry MJ, Caughey AB, et al. Screening for cardiovascular disease risk with electrocardiography: US Preventive Services Task Force recommendation statement. JAMA. 2018;319(22):2308-14.
47. De Bacquer D, De Backer G, Kornitzer M, Myny K, Doyen Z, Blackburn H. Prognostic value of ischemic

electrocardiographic findings for cardiovascular mortality in men and women. J Am Coll Cardiol. 1998;32(3):680-5.
48. Weiner DA, Ryan TJ, McCabe CH, Kennedy JW, Schloss M, Tristani F, et al. Exercise stress testing. Correlations among history of angina, ST-segment response and prevalence of coronary-artery disease in the Coronary Artery Surgery Study (CASS). N Engl J Med. 1979;301(5):230-5.
49. Alexander KP, Shaw LJ, Shaw LK, Delong ER, Mark DB, Peterson ED. Value of exercise treadmill testing in women. J Am Coll Cardiol. 1998;32(6):1657-64.
50. Sketch MH, Mohiuddin SM, Lynch JD, Zencka AE, Runco V. Significant sex differences in the correlation of electrocardiographic exercise testing and coronary arteriograms. Am J Cardiol. 1975;36(2):169-73.
51. Gianrossi R, Detrano R, Mulvihill D, Lehmann K, Dubach P, Colombo A, et al. Exercise-induced ST depression in the diagnosis of coronary artery disease. A meta-analysis. Circulation. 1989;80(1):87-98.
52. Mieres JH, Shaw LJ, Arai A, Budoff MJ, Flamm SD, Hundley WG, et al. Role of noninvasive testing in the clinical evaluation of women with suspected coronary artery disease: consensus statement from the Cardiac Imaging Committee, Council on Clinical Cardiology, and the Cardiovascular Imaging and Intervention Committee, Council on Cardiovascular Radiology and Intervention, American Heart Association. Circulation. 2005;111(5):682-96.
53. Elashoff MR, Wingrove JA, Beineke P, Daniels SE, Tingley WG, Rosenberg S, et al. Development of a blood-based gene expression algorithm for assessment of obstructive coronary artery disease in non-diabetic patients. BMC Med Genomics. 2011;4:26.
54. Ellestad MH, Wan MK. Predictive implications of stress testing. Follow-up of 2700 subjects after maximum treadmill stress testing. Circulation. 1975;51(2):363-9.
55. Daugherty SL, Magid DJ, Kikla JR, Hokanson JE, Baxter J, Ross CA, et al. Gender differences in the prognostic value of exercise treadmill test characteristics. Am Heart J. 2011;161(5):908-14.
56. Gibbons RJ, Balady GJ, Bricker JT, Chaitman BR, Fletcher GF, Froelicher VF, et al. ACC/AHA 2002 guideline update for exercise testing: summary article. A report of the American College of Cardiology/American Heart Association Task Force on Practice Guidelines (Committee to Update the 1997 Exercise Testing Guidelines). J Am Coll Cardiol. 2002;40(8):1531-40.
57. Lauer M, Froelicher EJ, Williams M, Kligfield P, American Heart Association Council on Clinical Cardiology, Subcommittee on Exercise, Cardiac Rehabilitation, and Prevention. Exercise testing in asymptomatic adults: a statement for professionals from the American Heart Association Council on Clinical Cardiology, Subcommittee on Exercise, Cardiac Rehabilitation, and Prevention. Circulation. 2005;112(5):771-6.
58. Ghorayeb N, Costa RVC, Castro I, Daher DJ, Oliveira Filho JA, Oliveira MAB, et al. Diretriz em cardiologia do esporte e do exercício da Sociedade Brasileira de Cardiologia e da Sociedade Brasileira de Medicina do Esporte. Arq Bras Cardiol. 2013;100(1 Supl.2):1-41.
59. De Fina L, Radford N, Leonard D, Gibbons L, Khera A. Cardiorespiratory fitness and coronary artery calcification in women. Atherosclerosis. 2014;233(2):648-53.
60. Choi SY, Sung J, Park HE, Han D, Chang HJ. Combined effects of exercise capacity and coronary atherosclerotic burden on all-cause mortality in asymptomatic Koreans. Atherosclerosis. 2016;251:396-403.
61. Arnson Y, Rozanski A, Gransar H, Hayes SW, Friedman JD, Thomson LEJ, et al. Impact of exercise on the relationship between CAC scores and all-cause mortality. JACC Cardiovasc Imaging. 2017;10(12):146-68.
62. Blaha MJ, Feldman DI, Nasir K. Coronary artery calcium and physical fitness – the two best predictors of long-term survival. Atherosclerosis. 2014;234(1):93-4.
63. Karvonen MJ, Kentala E, Mustala O. The effects of training on heart rate; a longitudinal study. Ann Med Exp Biol Fenn. 1957;35(3):307-15.
64. Frolkis JP, Pthier CE, Blackstone EH, Lauer MS. Frequent ventricular ectopy after exercise as a predictor of death. N Engl J Med. 2003;348(9):781-90.
65. Beckerman J, Mathur A, Stahr S, Myers J, Chun S, Froelicher V. Exercise-induced ventricular arrhythmias and cardiovascular death. Ann Noninvasive Electrocardiol. 2005;10(1):47-52.
66. European Heart Rhythm Association; Heart Rhythm Society, Zipes DP, Camm AJ, Borggrefe M, Buxton AE, et al. ACC/AHA/ESC 2006 guidelines for management of patients with ventricular arrhythmias and the prevention of sudden cardiac death: a report of the American College of Cardiology/American Heart Association Task Force and the European Society of Cardiology Committee for Practice Guidelines (Writing Committee to Develop Guidelines for Management of Patients With Ventricular Arrhythmias and the Prevention of Sudden Cardiac Death). J Am Coll Cardiol. 2006;48(5):e247-346.
67. Dewey FE, Kapoor JR, Williams RS, Lipinski MJ, Ashley EA, Hadley D, et al. Ventricular arrhythmias during clinical treadmill testing and prognosis. Arch Intern Med. 2008;168(2):225-34.
68. Park MY, Shin WS, Shim BJ, Lee SJ, Park JH, Koh YS, et al. Exercise-induced intranodal atrioventricular block. Korean Circ J. 2012;42(10):698-701.
69. Levites R, Baker T, Anderson GJ. The significance of hypotension developing during treadmill exercise testing. Am Heart J. 1978;95(6):747-53.
70. Christman MP, Bittencourt MS, Hulten E, Saksena E, Hainer J, Skali H, et al. Yield of downstream tests after exercise treadmill testing: a prospective cohort study. J Am Coll Cardiol. 2014;63(13):1264-74.
71. Shaw LJ, Mieres JH, Hendel RH, Boden WE, Gulati M, Veledar E, et al. Comparative effectiveness of exercise electrocardiography with or without myocardial perfusion single photon emission computed tomography in women with suspected coronary artery disease: results from the what is the optimal method for ischemia evaluation in women (WOMEN) trial. Circulation. 2011;124(11):1239-49.

72. Douglas PS, Hoffmann U, Patel MR, Mark DB, Al-Khalidi HR, Cavanaugh B, et al. Outcomes of anatomical versus functional testing for coronary artery disease. N Engl J Med. 2015;372(14):1291-300.
73. Mark DB, Hlatky MA, Harrell FE Jr, Lee KL, Califf RM, Pryor DB. Exercise treadmill score for predicting prognosis in coronary artery disease. Ann Intern Med. 1987;106(6):793-800.
74. Mark DB, Shaw L, Harrell FE Jr, Hlatky MA, Lee KL, Bengtson JR, et al. Prognostic value of a treadmill exercise score in outpatients with suspected coronary artery disease. N Engl J Med. 1991;325(12):849-53.
75. Gulati M, Arnsdorf MF, Shaw LJ, Pandey DK, Thisted RA, Lauderdale DS, et al. Prognostic value of the duke treadmill score in asymptomatic women. Am J Cardiol. 2005;96(3):369-75.
76. Morise AP, Jalisi F. Evaluation of pretest and exercise test scores to assess all-cause mortality in unselected patients presenting for exercise testing with symptoms of suspected coronary artery disease. J Am Coll Cardiol. 2003;42(5):842-50.
77. Ashley E, Myers J, Froelicher V. Exercise testing scores as an example of better decisions through science. Med Sci Sports Exerc. 2002;34:1391-98.
78. Bourque JM, Holland BH, Watson DD, Beller GA. Achieving an exercise workload of > or = 10 metabolic equivalents predicts a very low risk of inducible ischemia: does myocardial perfusion imaging have a role? J Am Coll Cardiol. 2009;54(6):538-45.
79. Coutinho RQ. Associação do teste ergométrico com fatores de risco cardiovascular e influência do histórico familiar, variáveis ergométricas e marcadores de aterosclerose subclínica na classificação de risco pelo escore de Framingham. (Tese de Doutorado em Ciências da Saúde). Recife: Universidade de Pernambuco, 2018.
80. Coutinho RQ, Montarroyos UR, Barros IML, Guimarães MJB, Costa LOBF, Medeiros AKL, et al. Non Electrocardiographic alterations in exercise testing in asymptomatic women. Associations with cardiovascular risk factors. Clinics. 2019;74:e1005.
81. Coutinho RQ, Montarroyos UR, Barros IML, Guimarães MJB, Leão APD, Costa LOBF, et al. Exercise testing, family history, and subclinical atherosclerosis markers reclassify cardiovascular risk in middle-aged women. Int J Cardiovasc Sci. 2021;34(4):383-92.
82. Araujo WB, Araujo PP. Métodos diagnósticos não invasivos no diagnóstico e conduta das doenças coronarianas. Rio de Janeiro: Ed. Revinter; 2002, p. 197-222.
83. Matta M, Harb SC, Cremer P, Hachamovitch R, Ayoub C. Stress testing and noninvasive coronary imaging: What's the best test for my patient? Cleve Clin J Med. 2021 Sep 1;88(9):502-515.

SEÇÃO 12-4

TE EM PORTADORES DE MARCAPASSOS

Jorge Ilha Guimarães

"Não importa o quão devagar você vá, desde que não pare."

Confúcio

INTRODUÇÃO

Os marca-passos cardíacos (MP) tiveram grande desenvolvimento com o passar dos anos. Os primeiros implantados pesavam 60 gramas, atualmente pesam entre 13 e 20 gramas. Também a programabilidade dos MP ficou bem mais abrangente, possibilitando mudanças necessárias ao longo de sua duração.

Com o avanço tecnológico dos MP, surgiu mais uma subespecialidade na Cardiologia. Centros especializados foram criados com a finalidade de avaliação e acompanhamento destes pacientes.

Antes, ao implantarmos um MP, avaliávamos, a princípio, o distúrbio elétrico. Atualmente, com a possibilidade da prescrição do MP e, principalmente, com a possibilidade da prescrição de atividades físicas e mesmo esportivas para estes pacientes, a avaliação pré-implante e pós-implante ficou mais ampla e detalhada, aumentando a complexidade do processo. Precisamos conhecer a contratilidade miocárdica, o desempenho físico do paciente no esforço e a fração de ejeção. Exames como o ecocardiograma e o teste ergométrico passaram a fazer parte desta avaliação. Os marca-passos mais modernos possuem, inclusive, um Holter intracavitário, que nos permite ver e imprimir todas as arritmias que aconteceram desde a última avaliação.

A grande evolução do MP aconteceu por meio dos biossensores, que permitiram a prescrição de atividades físicas nos portadores de MP. Ao incrementarmos o aumento da frequência cardíaca, melhoramos a fração de ejeção e a função de bomba do coração, restabelecendo a normalidade da vida destes pacientes, permitindo mais atividades que exijam esforço físico e, até mesmo, aumentando a longevidade destes pacientes.

Podemos dividir os MP em 3 tipos:

- **Convencional**, um MP propriamente dito, que visa, principalmente, a corrigir o ritmo cardíaco.
- **Cardiodesfibrilador implantável**, que além de corrigir o ritmo cardíaco pode detectar e intervir numa parada cardíaca, com impulsos elétricos de alta intensidade.
- **Ressincronizador**, que mantém a sincronia entre os ventrículos, no bombeamento de sangue, mais indicado nos pacientes com insuficiência cardíaca.

BIOSSENSORES

Muitos biossensores foram testados e mesmo usados. Os aspectos mais importantes observados foram a resposta rápida do sensor, a durabilidade, a confiabilidade e a programabilidade.[1,2]

Vários tipos de biossensores foram desenvolvidos, com sistemas bem distintos, a partir de premissas fisiopatológicas (**Tabela 12-4-1**):[3]

Entretanto, a maioria desses biossensores apresentou problemas de difícil solução clínica (**Tabela 12-4-2**).

Dos vários tipos de biossensores desenvolvidos e tentados desde a década de 1970, os mecânicos, por serem mais confiáveis e fáceis na prescrição, passaram a ser os mais utilizados.

Nos pacientes se observam as condições clínicas e a atividade física a ser exercida. O teste ergométrico (TE) passou a ser parte integrante na vida destes pacientes.

Tabela 12-4-1.

Parâmetro a avaliar	Premissa fisiopatológica
Intervalo QT	Encurta com a elevação da FC
Onda P	Mede o intervalo P-P
pH	Diminui com a atividade metabólica
Saturação de O_2	Diminui no sangue venoso
Intervalo sistólico	Sensor de movimento
Volume sistólico	Sensor plestimográfico
Pressão intraventricular	Pressão de VD
Químicos	Pressão dos gases no sangue
Atividade física	Cristal piezoelétrico no gerador
Respiração	Mede a impedância torácica
Temperatura	Mede a temperatura venosa central

Tabela 12-4-2.

Parâmetro a avaliar	Dificuldade de avaliar
Intervalo QT	Diminui por várias causas
Onda P	PP diminui por outras causas
pH	Dificuldade de estabilização
Saturação de O_2	Pouco estável e pouco confiável
Intervalo sistólico	Pouca investigação clínica
Volume sistólico	Pouca investigação clínica
Pressão intraventricular	Pouca investigação clínica
Químicos	Várias causas alteram a química
Atividade física	Susceptível a qualquer movimento
Respiração	Sofre interferência da respiração
Temperatura	Dificuldade de programação

TESTE ERGOMÉTRICO PRÉ-IMPLANTE DE MARCA-PASSO

Indicações
- Avaliar o comportamento da onda P
- Avaliar o distúrbio de condução
- Avaliar o desempenho cardiovascular
- Analisar sinais e sintomas
- Analisar o segmento ST
- Medir o consumo de O_2

Um dos aspectos mais importantes é a análise da resposta da onda P sinusal ao esforço físico. Se a frequência dos impulsos da onda P eleva-se normalmente, iremos prescrever o MP dupla-câmara em DDD, ou seja, seguindo o ritmo atrial próprio, desta forma teremos a resposta mais fisiológica possível.

Se a frequência da onda P não se eleva conforme o esperado, prescrevemos o MP em DDDR, sob uso do biossensor e, desta forma, elevamos a FC conforme a necessidade do paciente.

O teste ergométrico prévio ao implante informar-nos-á, ainda, sobre a resposta cronotrópica, o distúrbio de condução, arritmias cardíacas, comportamento da pressão arterial e dados clínicos.

TESTE ERGOMÉTRICO PÓS-IMPLANTE DE MARCA-PASSO

No TE pós-implante de MP são avaliados todos os parâmetros usuais do TE, mas também se avalia a resposta da frequência ventricular (FV) do paciente, em relação ao uso do biossensor. Desta forma, o TE ajuda a adequar o MP ao paciente.

A interpretação de isquemia miocárdica fica prejudicada tanto quando os batimentos são conduzidos pelo MP como também no ritmo normal do paciente. O uso da estimulação elétrica influencia a impedância celular e pode alterar o comportamento do segmento ST-T, simulando isquemia.

Os portadores de MP, muitas vezes, são pessoas com mais idade, mais doentes e podem ter grandes limitações físicas. Nestes casos se prescreve o biossensor para fornecer a FC necessária às atividades mais simples do cotidiano. Estes ajustes nos biossensores também podem ser necessários no grupo de pacientes encaminhados para a reabilitação cardiovascular.[4]

Por outro lado, muitas vezes, os pacientes têm apenas distúrbio do ritmo, podendo fazer atividades físicas mais intensas e esportes variados. Nestes casos, a prescrição do biossensor é fundamental para a qualidade de vida dos pacientes. O desempenho no TE permitir-nos-á fazer esta prescrição de maneira mais correta.

O TE fornece dados suficientes para que os MP sejam otimizados, fazendo com que, dentro das características de cada paciente, busque-se a melhor sincronia atrioventricular. Os parâmetros avaliados durante o TE nos dão informações sobre a FC, sincronismo AV, aparecimento de arritmias e condução anômalas, aparecimento de novos sintomas e respostas às mudanças posturais e à respiração.

Indicações do TE na Avaliação de Bradiarritmias e Marca-passos, segundo *Guidelines* ACC/AHA[5]

- **Classe I:**
  - Avaliação da resposta cronotrópica ao exercício em portadores de BAVT congênito (**nível B**)
  - Indicação da resposta cronotrópica ao exercício em portadores de doença do nó sinusal (**nível B**)
  - Avaliação da resposta cronotrópica da onda P, em portadores de BAVT congênito (**nível C**)
- **Classe IIa:**
  - Avaliação funcional de portadores de marca-passo com biossensores (**nível B**)
  - Avaliação com métodos de imagem para o diagnóstico de DAC (**nível B**)
- **Classe IIb:**
  - Avaliação de portadores de desfibrilador cardíaco implantável (**nível B**)
- **Classe III:**
  - Avaliação de pacientes com marca-passo com frequência fixa (**nível B**)
  - BAVT com baixa resposta da frequência ventricular (**nível B**)

TE em Desordens do Ritmo, segundo *Guidelines* ACC/AHA

- **Classe I:**
  - Pacientes com MP com resposta de frequência
  - Avaliação de BAVT congênito considerando atividade física

- **Classe IIa:**
  - Suspeita de arritmias induzidas pelo exercício
- **Classe IIb:**
  - Investigação de ESV em pacientes sem DAC
  - Investigação de BAV I, BAV II Wenckebach, BCRE, BCRD, ESV em pacientes que participam de esportes competitivos
- **Classe III:**
  - Investigação de rotina de arritmias

TE em Portadores de Desfibriladores Cardíacos (MPDC)

- Pode provocar arritmias com descarga do desfibrilador
- É necessário saber, antes do TE, o intervalo programado para detecção da FV ou TV
- É recomendado terminar o TE 10 bpm antes da detecção do intervalo programado

Exercício Físico nos Portadores de Marca-passo ou Desfibrilador

É fundamental a realização de TE antes da prescrição de exercícios, de modo a determinar o nível e a FC de treinamento.

Ao serem prescritos exercícios para os pacientes com DC, assim como no TE, corre-se o risco de provocar disparos do aparelho. Para que isto não ocorra, é necessário conhecer o limiar de ativação do desfibrilador e manter a atividade física máxima, sempre com 10 batimentos abaixo deste limiar.[6]

Neste grupo de pacientes é fundamental que as sessões de exercícios sejam supervisionadas por médico cardiologista.

A reabilitação de cardíacos em pacientes portadores de MP ou DC é um instrumento importante no tratamento médico destes pacientes. Com a melhora da atividade muscular periférica, pode-se obter ganhos no consumo de oxigênio de 14 a 25%.[7]

Em relação aos desfibriladores, os programas de reabilitação cardíaca melhoram muito a capacidade destes pacientes. De 9 estudos analisados, 8 mostraram aumento na capacidade de exercícios entre 15 e 30%.[8] Constituem metas dos programas de exercício físico o aumento do desempenho das atividades diárias, a melhora da capacidade muscular e da sintomatologia clínica.

Os exercícios devem ser suspensos imediatamente quando houver acontecido algum choque dos DC, dor no peito ou fadiga extrema. Nestes casos, o paciente deve ser encaminhado para nova avaliação.[9]

Exercício Físico nos Portadores de Ressincronizador

Os MP biventriculares são usados para o tratamento da insuficiência cardíaca. Muitos estudos (MUSTIC, PATH-CHF, MIRACLE, MIRACLE-ICD, CONTAK ICD, COMPANION and CARE-HF) mostraram resultados relevantes na melhora destes pacientes.

Estes estudos demonstraram aumento da classe funcional, da qualidade de vida, da fração de ejeção, do remodelamento, diminuição das internações hospitalares e da mortalidade neste grupo de pacientes.[9-11]

A reabilitação de cardíacos há tempos é usada nos portadores de insuficiência cardíaca, bem como nos portadores de RC e seus resultados estão bem comprovados.[12,13]

Como este é um grupo de pacientes com maior risco, os programas de reabilitação deverão ser mais amplos, com tratamento farmacológico e nutricional, sempre com acompanhamento médico.[14-16]

Podemos concluir que a realização de TE e de exercícios físicos pode ser efetivada nos portadores de diferentes *devices* como marca-passo cardíaco, desfibrilador cardíaco ou ressincronizador cardíaco.

No entanto, nestes grupos, o TE e as atividades físicas deverão ser acompanhadas por médico cardiologista com conhecimento destes aparelhos.

Os exercícios físicos podem ser uma grande oportunidade de melhora na qualidade de vida destes pacientes, além de aperfeiçoarem o tratamento farmacológico.[17]

A reabilitação cardíaca para muitos destes pacientes é a única forma de aperfeiçoar o tratamento médico, aumentar a capacidade de exercícios, melhorar as condições clínicas, pois os efeitos periféricos do treinamento físico melhoram os benefícios centrais.[18]

REFERÊNCIAS BIBLIOGRÁFICAS

1. Guimarães JI. Teste ergométrico em portadores de marca-passo. In: Vivacqua R, Hespanha R. Ergometria e reabilitação em cardiologia. Rio de Janeiro: Editora Médica e Científica, 1992. p. 308-18.
2. Guimarães JI. Teste ergométrico em portadores de marca-passo cardíaco. In: Marcondes. Exercício e o coração. São Paulo: Editora Cultura Médica, 1993. p. 301-7.
3. Guimarães JI, Mylius G. Avaliação de marca-passos cardíacos com biossensores. Revista da Sociedade de Cardiologia do Rio Grande do Sul. 1998;VII(3):78-84.
4. Arora S, Aarones M, Aakhus S, et al. Peak oxygen uptake during cardiopulmonary exercise testing determines response to cardiac resynchronization therapy. J Cardiol. 2012;60:228-35.
5. Fletcher GF, Ades PA, Kligfield P, et al. Exercise standards for testing and training: a scientific statement from the American Heart Association. Circulation. 2013;128:873-934.
6. Sharp CT, Busse EF, Burgess JJ, Haennel RG. Exercise prescription for patients with pacemakers. J Cardiopulm Rehabil. 1998 Nov-Dec;18(6):421-31.
7. Piccini J, Hellkamp A, Whellan D, et al. Exercise and implantable cardioverter defibrillator shocks in patients with heart failure: results from HF-ACTION. JACC Heart Fail. 2013;1:142-8.

8. Smialek J, Lelakowski J, Majewski J. Efficacy and safety of early comprehensive cardiac rehabilitation following the implantation of cardioverter-defibrillator. Kardiol Pol. 2013;71:1021-8.
9. Fitchet A, Doherty PJ, Bundy C, et al. Comprehensive cardiac rehabilitation programme for implantable cardioverter-defibrillator patients: a randomised controlled trial. Heart. 2003;89:155-60.
10. European Society of Cardiology (ESC) 1; European Heart Rhythm Association (EHRA); Brignole M, Auricchio A, Baron-Esquivias G, Bordachar P, et al. 2013 ESC Guidelines on cardiac pacing and cardiac resynchronization therapy: the task force on cardiac pacing and resynchronization therapy of the European Society of Cardiology (ESC). Developed in collaboration with the European Heart Rhythm Association (EHRA). Europace 2013;15(8):1070-111.
11. Patwala A, Woods P, Sharp L, et al. Maximizing patient benefit from cardiac resynchronization therapy with the addition of structured exercise training. J Am Coll Cardiol. 2009;53:2332-9.
12. Belardinelli R, Capestro F, Misiani A, et al. Moderate exercise training improves functional capacity, quality of life, and endothelium-dependent vasodilation in chronic heart failure patients with implantable cardioverter defibrillators and cardiac resynchronization therapy. Eur J Cardiovasc Prev Rehabil. 2006;13:818-25.
13. Flynn KE, Piña IL, Whellan DJ, et al. Effects of exercise training on health status in patients with chronic heart failure: HF-ACTION randomized controlled trial. JAMA 2009;301:1451-9.
14. Gasparini M, Auricchio A, Regoli F, et al. Four-year efficacy of cardiac resynchronization therapy on exercise tolerance and disease progression. J Am Coll Cardiol. 2006;48:734-43.
15. Isaksen K, Munk P, Valborgland T, et al. Aerobic interval training in patients with heart failure and an implantable cardioverter defibrillator: a controlled study evaluating feasibility and effect. Eur J Prev Cardiol. 2015;22:296-303.
16. Isaksen K, Morken IM, Munk PS, et al. Exercise training and cardiac rehabilitation in patients with implantable cardioverterdefib- rillators: a review of current literature focusing on safety, effects of exercise training, and the psychosocial impact of programme participation. Eur J Prev Cardiol. 2012;19:804-12.
17. Godemann F, Butter C, Lampe F, Linden M, Werner S, Behrens S. Determinants of the quality of life (QoL) in patients with an implantable cardioverter/defibrillator (ICD). Qual Life Res. 2004;13:411-6.
18. Berg S, Pedersen P, Zwisler AD, et al. Comprehensive cardiac rehabilitation improves outcome for patients with implantable cardioverter defibrillator. Findings from the COPE-ICD randomized clinical trial. Eur J Cardiovasc Nurs. 2015;14:34-44.

TESTE CARDIOPULMONAR DE EXERCÍCIO

SEÇÃO 13-1
EM QUEM APLICAR?

Fernando Cesar de Castro e Souza

"É sempre sensato olhar para a frente, mas sempre é difícil contemplar mais longe do que se consegue enxergar".

(Sir Winston Churchill)

O teste cardiopulmonar de exercício (TCPE) analisa as funções integradas dos sistemas pulmonar, cardíaco, vascular pulmonar e periférico, muscular esquelético e do sistema nervoso autonômico no exercício. Assim, tem aplicação no estudo desses sistemas, no diagnóstico e no prognóstico de diversas condições clínicas. De fato, considerando-se que um dos objetivos primordiais do organismo humano é realizar trabalho, composto por movimento e força, testá-lo através de exercícios extremamente relevantes, principalmente quando há dúvida sobre o impacto da condição sobre o desempenho. As situações clínicas que se beneficiam da realização de um TCPE são extensas, havendo documentos sobre o tema, tanto internacionais[1,2] como nacionais,[3,4] que citamos aqui:

CARDIOPATIAS
Transplante Cardíaco e Insuficiência Cardíaca

O TCPE é considerado essencial pela Sociedade Internacional de Transplante de Coração Pulmão para a inserção na lista de transplante cardíaco, de todos os candidatos que estejam clinicamente estáveis e possam realizar exercício.[5] Acreditamos que todos os pacientes com a síndrome de insuficiência cardíaca, de qualquer etiologia, uma vez estáveis e com a terapia clínica otimizada, devam ser submetidos ao teste para verificar o comprometimento funcional e o seu prognóstico, assim como a sua progressão e a resposta às terapias.

Cardiopatias Congênitas

De modo semelhante à insuficiência cardíaca, as cardiopatias congênitas podem ter seu risco estratificado pelo teste, assim como o desmascaramento de hipoxemia ao exercício e suas consequências ventilatórias e metabólicas.[6]

Cardiomiopatia Hipertrófica

Nesta condição o TCPE tem mostrado ser de ajuda na quantificação da limitação ao exercício, seja pela disfunção diastólica, seja pelo surgimento de obstrução ao fluxo de saída ventricular, e no seu prognóstico,[7] inclusive quanto ao risco de morte súbita.[8]

Pesquisa de Isquemia Miocárdica

Em que pese competir na sua habilidade diagnóstica e prognóstica com as informações obtidas somente pelo teste de exercício clássico, ou pelo que associa imagens, como o ecocardiograma ou a cintilografia, o TCPE pode acrescer informações úteis à pesquisa de isquemia miocárdica, como o momento do início da disfunção ventricular[9] quanto na quantidade de miocárdio afetado.[10]

Valvopatia

Indicada em pacientes pouco sintomáticos ou duvidosos. Podem ser estimadas a reserva valvar, o aumento dos gradientes e suas consequências fisiopatológicas, como a redução da reserva ventricular. Na estenose aórtica em indivíduos assintomáticos mostrou-se um método seguro e capaz de trazer informações adicionais para caracterizar as repercussões hemodinâmicas.[11] Uma nova indicação elegante é a combinação do TCPE com o ecocardiograma no mesmo exame,[2] ressaltando-se que o operacional deste exame é mais difícil.

DISPNEIA

No diagnóstico diferencial da causa da queixa de dispneia ou cansaço aos esforços. Esta é uma das indicações importantes do TCPE. Através da análise multivariada do teste, é possível inferir a principal causa da limitação ao esforço em pacientes com múltiplas causas possíveis, como os naqueles portadores de cardiopatia e pneumopatia concomitantes, assim como identificar o esforço como de intensidade absolutamente submáxima, encontrado na dispneia psicogênica ou na simulação, como ilustrado na **Figura 13-1-1**. Tabelas com as diferentes combinações das variáveis do TCPE ajudam a definir as prováveis causas da limitação ao exercício.[4]

PNEUMOPATIAS

Asma Brônquica

A asma desencadeada pelo exercício tem seu diagnóstico feito quase exclusivamente por espirometrias realizadas antes e após um exercício. Uma vez suspeitada, pode ser diagnosticada seguindo protocolos específicos[12] em que uma longa fase de recuperação pode ser necessária, pois muitas vezes o broncospasmo só se manifesta até 20 minutos após o término do esforço.

Doença Pulmonar Obstrutiva Crônica

O aprisionamento aéreo é a marca nesta condição, com reduzida reserva ventilatória e progressiva diminuição da capacidade inspiratória, que associadas ao distúrbio da oxigenação contribuem para expor os mecanismos envolvidos na limitação dos esforços e para a estratificação prognóstica.[13]

Hipertensão Arterial Pulmonar

Os pacientes com hipertensão pulmonar podem apresentar funções pulmonar e cardíaca normais em repouso. O TCPE pode fazer corroborar uma hipótese diagnóstica através dos sinais de reduzida capacidade aeróbica por distúrbios na relação ventilação-perfusão, com ineficiência ventilatória e hipoxemia.[14,15]

DOENÇAS NEUROMUSCULARES

Nas miopatias e nas neuropatias periféricas com acometimento motor, observa-se fadiga precoce, com baixa capacidade de exercício e precoce metabolismo anaeróbico.[16]

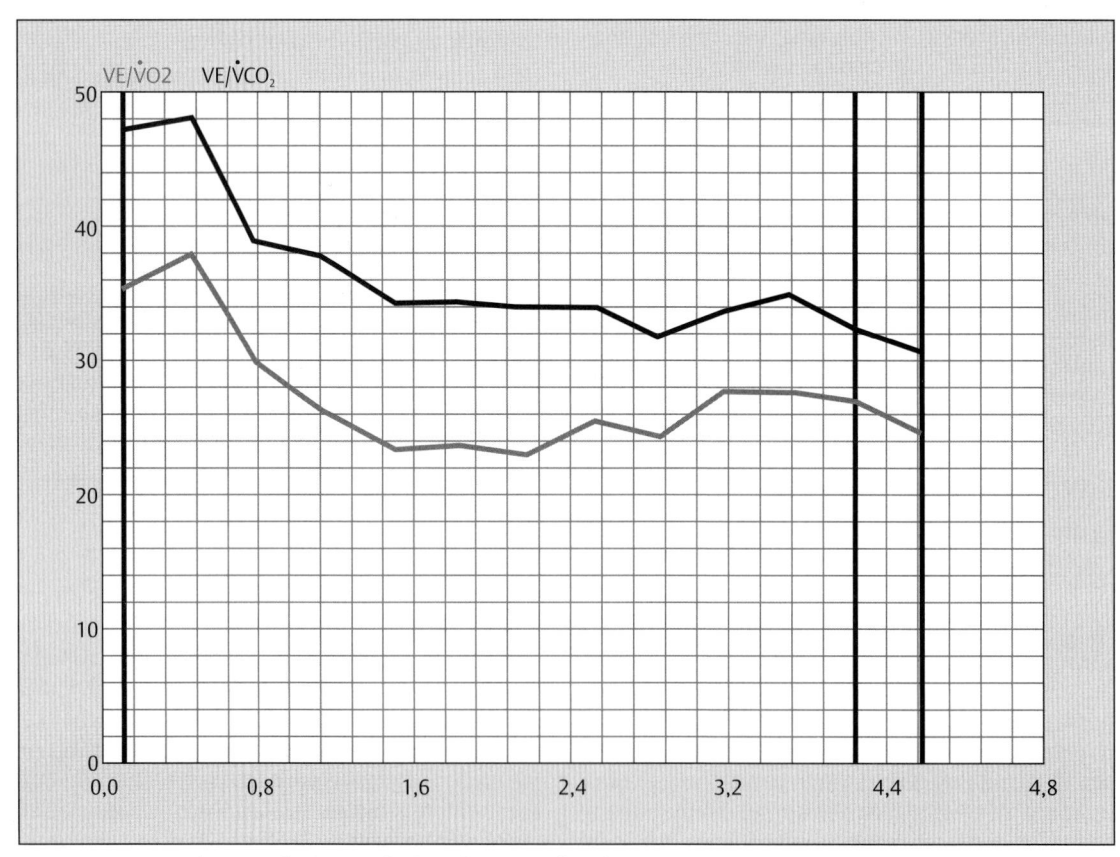

Fig. 13-1-1. Curvas dos equivalentes ventilatórios de uma mulher de 53 anos com queixa de cansaço aos esforços. Teste interrompido a pedido, em razão do relato de exaustão. Observamos que no pico do esforço (linha cinza) o 1° limiar ventilatório ainda não tinha sido atingido, o quociente respiratório era de apenas 0,83 e havia elevada reserva ventilatória de 82%.

PRÉ-OPERATÓRIO DE CIRURGIAS TORACOABDOMINAIS

Nas avaliações pré-operatórias de ressecção pulmonar e das grandes cirurgias abdominais o TCPE demonstra ser útil tanto para a intensificação dos cuidados antes, durante e após os procedimentos, assim como na conduta anestésica.[17,18]

PROGRAMAS DE REABILITAÇÃO CARDIOPULMONAR E METABÓLICA

A verificação dos limiares ventilatórios é útil para se determinar com maior precisão as faixas de intensidade dos exercícios durante o programa, assim como para avaliar as demais disfunções que limitam o exercício,[4] incluindo as avaliação para pré-habilitação antes de intervenções cirúrgicas.[19]

PRESCRIÇÃO DE EXERCÍCIOS PARA ATLETAS

Na medicina do esporte o TCPE, principalmente quando feito em ergômetro similar ao do esporte praticado, fornece informação importante para o treinamento desses indivíduos com base nos limiares ventilatórios e no quociente respiratório, principalmente nos mais idosos e naqueles com alguma doença cardiorrespiratória.[20]

AVALIAÇÃO DAS RESPOSTAS TERAPÊUTICAS

Finalmente, seja qual for o tipo de intervenção, medicamentosa, cirúrgica, por exercícios, e até psicológica, uma vez tendo impacto sobre a capacidade funcional, pode ser útil a avaliação posterior com o TCPE para melhor quantificar os ganhos obtidos ou não.[1]

REFERÊNCIAS BIBLIOGRÁFICAS

1. Guazzi M, Arena R, Halle M, et al. 2016 focused update: clinical recommendations for cardiopulmonary exercise testing data assessment in specific patient populations. Circulation. 2016;133(24):e694-e711.
2. Guazzi M, Bandera F, Ozemek C, et al. cardiopulmonary exercise testing: what is its value? J Am Coll Cardiol. 2017;70(13):1618-36.
3. Herdy AH, López-Jimenez F, Terzic CP, et al; Sociedade Brasileira de Cardiologia. Diretriz sul-americana de prevenção e reabilitação cardiovascular. Arq Bras Cardiol. 2014;103(2Supl.1):1-31.
4. Herdy AH, Ritt LEF, Stein R, et al. Teste cardiopulmonar de exercício: fundamentos, aplicabilidade e interpretação. Arq B Cardiol. 2016;107(5):467-81.
5. Mehra MR, Canter CE, Hannan MM, et al. The 2016 international society for heart lung transplantation listing criteria for heart transplantation: a 10-year update. J Heart Lung Transplant. 2016;35(1):1-23.
6. Mantegazza V, Apostolo A, Hager A. Cardiopulmonary exercise testing in adult congenital heart disease. Ann Am Thorac Soc. 2017;14(Suppl_1):S93-S101.
7. Coats CJ, Rantell K, Bartnik A, et al. Cardiopulmonary exercise testing and prognosis in hypertrophic cardiomyopathy. Circ Heart Fail. 2015;8(6):1022-31.
8. Magrì D, Limongelli G, Re F, et al. Cardiopulmonary exercise test and sudden cardiac death risk in hypertrophic cardiomyopathy. Heart 2016;102(8):602-9.
9. Belardinelli R, Lacalaprice F, Tiano L, et al. Cardiopulmonary exercise testing is more accurate than ECG-stress testing in diagnosing myocardial ischemia in subjects with chest pain. Int J Cardiol. 2014;174(2):337-42.
10. Popovic, D, Guazzi M, Jakovljevic DG, et al. Quantification of coronary artery disease using diferente modalidades of cardiopulmonary exercise testing. Int J Cardiol. 2019;285:11-3.
11. Le DV, Jensen GVH, Carstensen S, et al. Cardiopulmonary exercise testing in patients with asymptomatic or equivocal symptomatic aortic stenosis: feasibility, reproducibility, safety and information obtained on exercise physiology. Cardiology. 2016;133:147-56.
12. Parsons JP, Hallstrand TS, Mastronarde JG, et al. An Official American Thoracic Society Clinical Practice Guideline: exercise-induced bronchoconstriction. Am J Respir Crit Care Med. 2013;187(9):1016-27.
13. O'Donnell DE, Guenette JA, Maltais F, et al. Decline of resting inspiratory capacity in copd: the impact on breathing pattern, dyspnea, and ventilatory capacity during exercise. Chest. 2012;141(3):753-62.
14. Arena R, Lavie CJ, Milani RV, et al. Cardiopulmonary exercise testing in patients with pulmonary arterial hypertension: an evidence-based review. J Heart Lung Transplant. 2010;29(2):159-73.
15. Hossri CAC, Almeida RL, Teixeira FRC, et al. Cardiopulmonary exercise testing in pulmonary hypertension. Int J Cardiovasc Sci. 2016;29(5):390-5.
16. Feitosa GF, Silva MMF. Outras indicações do teste cardiopulmonar de exercício na prática clínica. In: Serra SM, Lima RSL (Ed.), Ritt LEF (Coed.). Teste ergométrico, teste cardiopulmonar de exercício, cardiologia nuclear, reabilitação cardiopulmonar e metabólica e cardiologia do esporte e do exercício. Rio de Janeiro: Elsevier, 2020. p. 146-7.
17. Levett DZH, Jack S, Swart M, et al. Perioperative cardiopulmonary exercise testing (CPET): consensus clinical guidelines on indications, organization, conduct, and physiological interpretation. Br J Anaesth. 2018;120(3):484-500.
18. Older PO, Levett DZH. Cardiopulmonary Exercise Testing and Surgery. Ann Am Thorac Soc. 2017;14 (Suppl_1):S74-S83.
19. Drudi LM, Tat J, Ades M, et al. Preoperative exercise rehabilitation in cardiac and vascular interventions. J Surg Res. 2019;237:3-11.
20. Ghorayeb N, Stein R, Daher DJ, et al. Atualização da Diretriz em Cardiologia do Esporte e do Exercício da Sociedade Brasileira de Cardiologia e da Sociedade Brasileira de Medicina do Exercício e Esporte – 2019. Arq Bras Cardiol. 2019;112(3):326-68.

SEÇÃO 13-2
TCPE: CONCEITOS, ASPECTOS METODOLÓGICOS E PRESCRIÇÃO DE EXERCÍCIOS

Tales de Carvalho

"Não basta conquistar a sabedoria, é preciso usá-la."

Cícero (106-43 a.C.)

CONCEITO

No Teste Cardiopulmonar de Exercício (TCPE), durante incremento gradativo da intensidade do exercício físico dinâmico, ocorre a investigação da respiração em seu sentido amplo, em complexa avaliação que tem em uma ponta a hematose, ou seja, a respiração externa com a troca dos gases oxigênio (O_2) e dióxido de carbono (CO_2) entre o ar ambiente e o organismo e, na outra ponta a respiração interna ou celular com a permuta de O_2 e CO_2 entre o sangue e a célula. Neste processo os sistemas cardiovascular e respiratório "unem as pontas", integrando a respiração externa com a respiração interna ou celular.[1,2]

FONTES DE ENERGIA

O estudo das fontes de energia do exercício físico é de fundamental importância para uma boa compreensão e consequente interpretação do TCPE. As referidas fontes, ou metabolismos, têm em comum como objetivo primordial a ressíntese de moléculas de Adenosina Trifosfato (ATP), a "moeda pagante" diretamente responsável pelo fornecimento de energia que deflagra o processo de contração muscular esquelética. Nesse intuito, o organismo humano utiliza fontes de energia *anaeróbias*, por meio dos sistemas ATP-fosfocreatina (PCr) e glicolítico anaeróbio (ou do ácido lático) e *aeróbia* via sistema oxidativo. Esses metabolismos não funcionam de maneira compartimentada, mas de forma integrada, com alternâncias de predominância, conforme as demandas energéticas das atividades em termos de duração e intensidade (**Fig. 13-2-1**). Nas atividades predominantemente aeróbias, por exemplo, na transição entre o repouso e o exercício, o fornecimento de energia, além de ser suprido pelo O_2 já disponível nas células (O_2 ligado à mioglobina), exige também a participação de fontes anaeróbias (ATP-PCr e glicolítica anaeróbia), algo evidenciado, inclusive, pelo aumento na produção de lactato que antecede a fase de estado estável de consumo de oxigênio ($\dot{V}O_2$).[1,3,4]

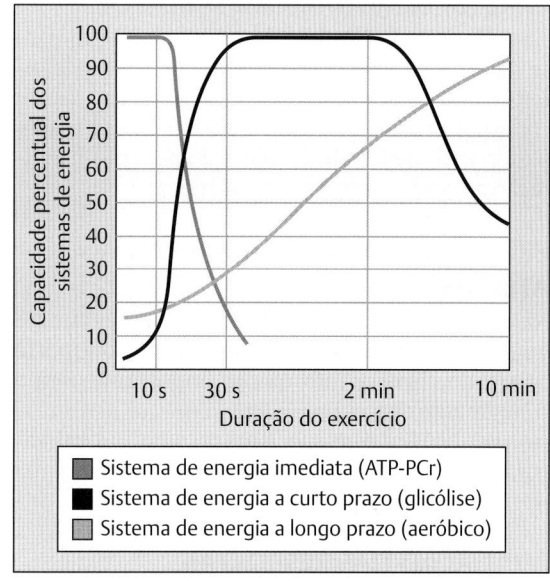

Fig. 13-2-1. As três fontes de energia (sistemas de transferência de energia) e suas respectivas contribuições percentuais na produção total de energia durante exercícios máximos de diferentes durações. (Fonte: Mc Ardle *et al.*, 2001.)[3]

Metabolismo Anaeróbio Alático

Predomina nas atividades de maior intensidade e duração mais curta, utilizando como substratos energéticos o ATP e a PCr já disponíveis no interior da fibra muscular, algo que permite início praticamente imediato de uma atividade de muito elevada intensidade, portanto, de curta duração (poucos segundos muito intensos), como ocorre nas provas de atletismo de saltos e corridas de grande velocidade. Em uma prova de 100 metros livres, por exemplo, que em alto nível dura cerca de 10 segundos, a quebra do ATP libera energia que se esgota nos primeiros 3 segundos e a Pr libera energia para a ressíntese de ATP que fornece energia para os restantes 7 segundos. O fator limitante deste metabolismo é o esgotamento do ATP e Pr disponíveis no músculo em atividade, que na recuperação em poucos segundos são plenamente ressintetizados (principalmente via metabolismo aeróbio), permitindo, em uma mesma sessão de treinamento, a repetição, várias vezes, da atividade com as mesmas características.[1,3,4]

Metabolismo Anaeróbio Lático

Predomina nas atividades de intensidade um pouco menor e duração um pouco maior, na comparação com o anaeróbio alático. Neste caso, a energia destinada à ressíntese de ATP decorre, predominantemente, da desintegração parcial de glicose (glicólise anaeróbia), que deixa como resíduo o ácido lático transformado em lactato no sangue, gerando acidose metabólica, algo que ocorre de forma acentuada, por exemplo, nas provas de atletismo de 400 m que em alto nível dura aproximadamente 44 segundos, e de 800 m com recorde mundial bem abaixo de 2 minutos, batido pelo queniano David Rudisha, em 2012, na olimpíada de Londres (1:40:91). Portanto, o fator limitante deste metabolismo é a acidose metabólica que causa impotência funcional, literalmente "travando a musculatura". A recuperação depende, basicamente, da remoção do lactato, principalmente às custas do metabolismo aeróbio, em processo que se inicia pela sua reconversão em piruvato, que, em seguida, resulta em acetil-CoA (ver, em seguida, metabolismo aeróbio). Esse processo permite, em uma mesma sessão de treinamento, várias repetições da atividade com as mesmas características, separadas por poucos minutos de recuperação preferencialmente ativa, para incremento da remoção do lactato via metabolismo aeróbio.[1,3,4]

Metabolismo Aeróbio

Predomina nas atividades dinâmicas de duração bem mais longa do que as descritas nos metabolismos anaeróbios, tendo como substratos energéticos os macronutrientes (carboidrato, gordura e proteína) e até mesmo o lactato, conforme foi dito no parágrafo anterior. Os macronutrientes têm fases iniciais distintas, atingindo um ponto em comum, que é a formação da acetil-CoA. A partir daí há o início de uma via comum final, inicialmente ocorrendo a oxidação de acetil-CoA no ciclo de Krebs ou do ácido cítrico que resulta em CO_2 e, em seguida, no sistema de transporte de elétrons (STE), onde ocorre a maior parte da ressíntese de ATP e produção de água (H_2O) (**Fig. 13-2-2**).[1,3,4]

As atividades predominantemente aeróbias podem ter duração muito prolongada, ou até mesmo ilimitada, desde que haja adequada reposição hídrica, do substrato energético (carboidrato) e de eletrólitos (principalmente o sódio), algo evidenciado nas competições muito longas de natação (maratonas e travessias aquáticas), ciclismo de estrada, esqui na neve (provas de *cross country* de 50 km) e, principalmente, nas modalidades de triatlo "*ironman*" e "*ultraman*".[2,5]

O "*ironman*" consiste em uma sequência de 3.800 m de natação no mar, 180 km de ciclismo e 42.180 m de corrida, percorridos em cerca de 8 horas ininterruptas pelos líderes, sendo permitido aos

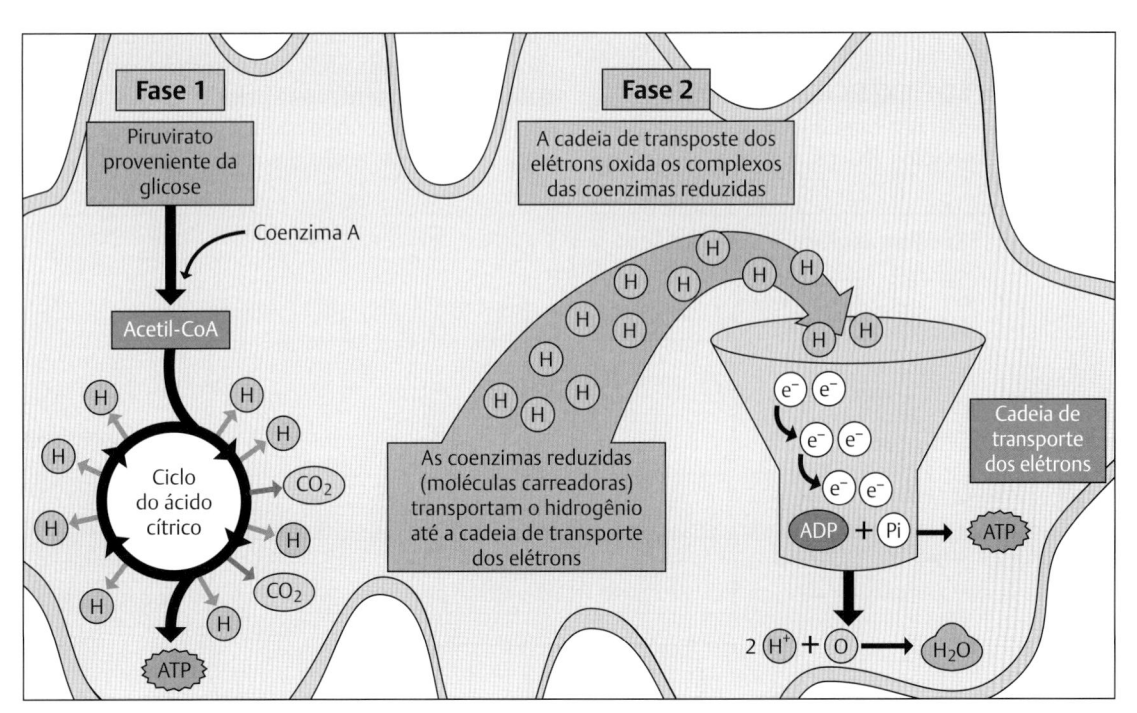

Fig. 13-2-2. No metabolismo aeróbio, os três macronutrientes, após atingirem as suas formas mais simples (glicose, ácidos graxos e aminoácidos), se transformam em acetil-CoA, dando início a uma via comum final da respiração celular mitocondrial, inicialmente, no ciclo de Krebs ou ciclo do ácido cítrico (fase 1) e, em seguida, no sistema de transporte de elétrons ou cadeia de transporte de elétrons (fase 2), dando como produto final energia (ATP) e água (H_2O). (Fonte: Mc Ardle *et al.*, 2001.)[3]

retardatários finalizar a prova em até 17 horas. Durante a competição há necessidade da reposição superior a 10 litros de água, juntamente com o sódio para evitar a hiponatremia, que pode ser, inclusive, fatal, e do consumo de macronutrientes superior a 10.000 kcal (predominantemente à custa de carboidratos simples). O "*ultraman*" consiste em 10 km de natação, 421 km de ciclismo e 84 km de corrida, sendo que no primeiro dia são disputados os 10 km de natação oceânica seguidos por 145 quilômetros de ciclismo; no segundo dia 276 km de ciclismo; e no terceiro dia 84,4 km de corrida, o dobro da maratona.

Os exemplos citados tornam plausível a afirmação de que as práticas desportivas predominantemente aeróbias possam ter duração "ilimitada", desde que coexistindo com adequada reposição do substrato energético e a devida correção das perdas hídricas e eletrolíticas (reposição hidroglicoeletrolítica).[1,3-5]

EQUIPAMENTOS

Durante processo de incremento gradativo do esforço físico ocorre uma análise conjunta e integrada a partir das respostas hemodinâmicas, dados eletrocardiográficos, variáveis ventilatórias e volumes de O_2 e CO_2 no ar expirado. Para tanto, além de contar com a estrutura e equipamentos utilizados no teste ergométrico convencional (TE), há necessidade da utilização de um pneumotacógrafo para registro do fluxo ventilatório e de analisadores de O_2 e CO_2 (**Fig. 13-2-3**).[1,2]

PRESCRIÇÃO DE EXERCÍCIO AERÓBIO

O TCPE é considerado o padrão ouro para a prescrição dos exercícios físicos aeróbios. A análise conjunta do esforço dispendido, manifestações subjetivas (grau de fadiga, eventuais sintomas), comportamento de variáveis hemodinâmicas (resposta cronotrópica, resposta inotrópica e resistência arterial periférica), registro eletrocardiográfico, variáveis ventilatórias e volumes dos gases no ar expirado oferece muitas informações para a prescrição individualizada de exercício na reabilitação cardiovascular e no esporte.[1-8]

Na prática, as principais variáveis do TCPE utilizadas na prescrição individualizada de exercício aeróbio são o limiar anaeróbio (LA), ou primeiro limiar ventilatório (LV1), e o ponto de compensação respiratória (PCR), ou segundo limiar ventilatório (LV1), que permitem um fino ajuste da intensidade, de acordo com os objetivos do treinamento.[1-4]

O LA corresponde ao momento em que há início da dissociação das curvas de lactato, VE, $\dot{V}O_2$ e $\dot{V}CO_2$. A partir dele há perda da linearidade das curvas, pois pequenos acréscimos da carga de esforço causam grandes e desproporcionais aumentos de lactato, VE e $\dot{V}CO_2$, enquanto o $\dot{V}O_2$ permanece na mesma velocidade de incremento. A hiperventilação e o aumento da produção extra de CO_2, sem relação exclusiva com a captação de O_2, refletem os mecanismos de desencadeados para manutenção do equilíbrio acidobásico. A alteração abrupta da relação $\dot{V}O_2$ e $\dot{V}CO_2$, com aumento desproporcional da produção de CO_2, tem como causa principal a dissociação do ácido carbônico (H_2CO_3) formado pelo tamponamento do lactato pelo bicarbonato de sódio ($NaHCO_3$), indicando que o exercício passa, gradativamente, a perder sua predominância aeróbia.

O PCR corresponde ao momento em que ocorre uma segunda inflexão das curvas, pois pequenos

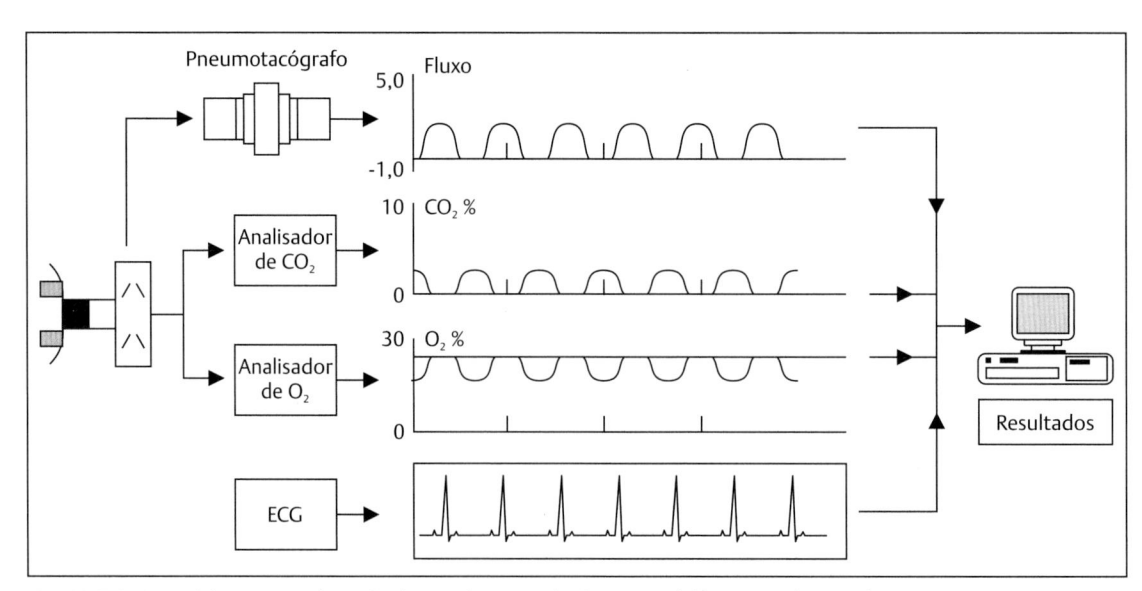

Fig. 13-2-3. Sinais básicos para obtenção das variáveis ventilatórias, metabólicas e cardiovasculares no TCPE em sistema integrado: fluxo ventilatório registrado pelo pneumotacógrafo; volume expirado de O_2 e CO_2 determinados pelos respectivos analisadores; e FC calculada pela distância R-R do eletrocardiógrafo. (Fonte: Neder & Nery, 2002.)[1]

acréscimos da carga de esforço causam aumentos cada vez maiores da VE e do $\dot{V}CO_2$, refletindo uma situação em que os mecanismos compensatórios não são mais suficientes para a manutenção do equilíbrio acidobásico (daí a denominação "ponto de descompensação respiratória" proposta por alguns), evidenciando que a atividade física se aproxima de seu limite máximo (**Fig. 13-2-4**).

No TCPE, o LA e o PCR podem ser determinados em função da perda de linearidade com aumentos desproporcionais (momentos de inflexão ou quebra da curva) do $\dot{V}CO_2$ em sua relação com o $\dot{V}O_2$ (relação $\dot{V}O_2/\dot{V}CO_2$) (**Fig. 13-2-5**).[1-4]

Os equivalentes ventilatórios de oxigênio ($VE/\dot{V}O_2$) e dióxido de carbono ($VE/\dot{V}CO_2$) são de grande utilidade para a determinação dos limiares. Ambos declinam seus valores a partir do repouso até níveis submáximos de exercício, com o $VE/\dot{V}O_2$ atingindo valores mínimos antes do LA, a partir do qual ocorre sua subida progressiva, ocasionada pelo aumento da VE para eliminar a progressiva produção extra de CO_2 resultante do tamponamento do lactato pelo bicarbonato sanguíneo. Posteriormente, observamos uma elevação do $VE/\dot{V}CO_2$ que se relaciona com o PCR, a partir do qual ocorre aumento da VE ainda mais acentuado, em função da alcalose respiratória compensatória em resposta à acidose metabólica (**Fig. 13-2-6**).[1-4]

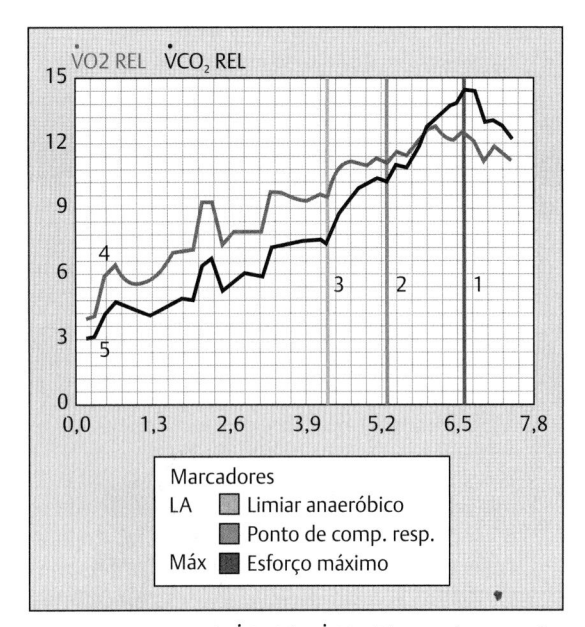

Fig. 13-2-5. Curvas de $\dot{V}O_2$ (4) e $\dot{V}CO_2$ (5), com demarcação dos pontos correspondentes ao LA (3), PCR (2) e $\dot{V}O_{2máx}$ (1). As duas inflexões da curva de $\dot{V}CO_2$ (5) correspondem aos momentos de aumento brusco e desproporcional do $\dot{V}CO_2$ em relação ao $\dot{V}O_2$, correspondente ao LA e PCR. (Fonte: Tales de Carvalho – Clínica Cardiosport, Florianópolis.)

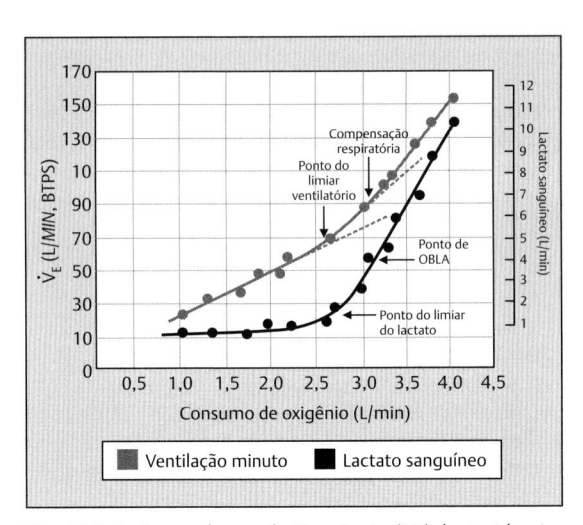

Fig. 13-2-4. Curvas de ventilação minuto (VE), lactacidemia e consumo de oxigênio ($\dot{V}O_2$) durante o incremento gradativo de exercício até o esforço máximo. As linhas interrompidas representam as extrapolações da VE em relação ao $\dot{V}O_2$. O limiar de lactato equivale ao primeiro limiar ventilatório (LV1), sendo o limite da intensidade (do $\dot{V}O_2$) sem aumento da lactacidemia. O OBLA corresponde ao ponto de lactacidemia imediatamente acima de 4 mM, sendo equivalente ao ponto de compensação respiratória (PCR ou LV2), a partir do qual ocorre aumento adicional da VE (hiperventilação) para neutralização da acidose metabólica por meio da alcalose respiratória descompensada. OBLA: *onset of blood lactate accumulation*. (Fonte: Mc Ardle *et al.*, 2001.)[3]

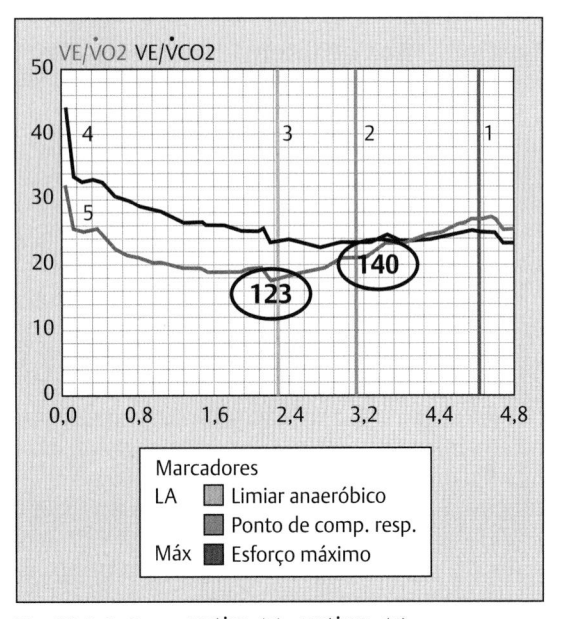

Fig. 13-2-6. Curvas $VE/\dot{V}O_2$ (5) e $VE/\dot{V}CO_2$ (4), com demarcação dos pontos correspondentes ao LA (3), PCR (2) e $\dot{V}O_{2máx}$ (1). As duas inflexões das curvas VE/O_2 (5) e VE/CO_2 (4) revelando aumentos bruscos e desproporcionais do VE e $\dot{V}CO_2$ em relação ao $\dot{V}O_2$, correspondem ao LA e PCR, respectivamente. Em círculos a zona de treinamento em bpm (120-140 bpm), limitadas pelo LA e PCR. (Fonte: Tales de Carvalho - Clínica Cardiosport, Florianópolis.)

ZONAS DE TREINAMENTO AERÓBIO

Apresentamos uma classificação simples a ser levada em conta tanto na reabilitação cardiovascular como no treinamento esportivo, a serem consideradas de acordo com as metas almejadas.[4-8]

a) Atividades aeróbias leves:
São bem confortáveis, desenvolvidas com discreto aumento da VE (discreta ofegância) e situadas abaixo do LA. Objetivamente, a atividade é facilmente controlada pelo limite superior estabelecido segundo a FC correspondente ao LA, considerado o ponto de transição de atividade leve para moderada.

b) Atividades aeróbias moderadas:
São relativamente confortáveis, cursando com moderado aumento da VE (moderadamente ofegante), estando situadas entre o LA e o PCR. Objetivamente, a atividade é facilmente controlada pela faixa de FC que tem como limite inferior o LA e superior o PCR, que corresponde ao ponto de transição de atividade moderada para vigorosa.

c) Atividades aeróbias vigorosas:
São, por vezes, relativamente desconfortáveis, mas apesar de aumentarem bastante a VE, ainda permitem a conversa, mas somente por meio de frases curtas. Exigem grande concentração e estão situadas em torno ou um pouco acima do PCR, com a FC relacionada com este limiar servindo para um monitoramento objetivo.

Treinamentos de Intensidades Variadas

No final dos anos 30 do século passado, chamaram a atenção os resultados obtidos pelo treinador Gösta Holmér, que visando ao melhor desempenho em atividades aeróbias, passou a utilizar o *"fartletk"*, termo sueco que significa brincadeira de corrida, em treinamento com alternâncias de atividades muito intensas (acima das velocidades habituais de treinamento e competição dos fundistas) com atividades mais leves. Atualmente a essência da proposta está consolidada no treinamento esportivo, em treinamento contínuo semelhante, com grande variação de intensidades, denominado exercício intervalado de alta intensidade (HIIT), do inglês *high intensity interval training* (HIIT), em que costuma ocorrer alternância entre atividade aeróbia vigorosa (acima do PCR) com atividade aeróbia leve a moderada (em torno do LA), em mais uma situação em que os limiares ventilatórios devem ser utilizados como referência.[1-4]

Na reabilitação cardiovascular propõe-se que o treinamento também seja variado na forma e em termos de volume e intensidade, evitando-se uma monotonia que o deixa menos motivante, estereotipado e, consequentemente, menos eficaz.[5,9,10] Há algum tempo tem sido sugerido que para os doentes com insuficiência cardíaca (IC) e doença aterosclerótica coronária (DAC) o exercício intervalado de alta intensidade (HIIT) poderia proporcionar maiores benefícios do que o exercício contínuo de moderada intensidade (ECMI) adotado convencionalmente.[11-14]

REFERÊNCIAS BIBLIOGRÁFICAS

1. Neder JA, Nery NL. Teste de exercício cardiopulmonar. J Pneumol. 2002 Oct;28(Suppl 3):S166-S206.
2. Wasserman K HJ, Sue DY, Casaburi R. Principles of exercise testing and interpretation: including pathophysiology and clinical applications, 4th ed. Baltimore: Lippincot, Williams & Williams, 2005.
3. Mc Ardle WD, Katch F, Katch V. Exercise physiology: energy, nutrition and human performance, 5th ed. Lippincott, Willians & Wilkins, 2001.
4. Carvalho T, Herdy AH. Teste cardiopulmonar na prescrição de exercício: do cardiopata ao atleta. In: Serra S, Lima R, et al. Teste ergométrico, cardiopulmonar de exercício, cardiologia nuclear, cardiologia e reabilitação. Rio de Jameiro: Grupo GEN, 2019. p. 109-12.
5. Carvalho T, Rodrigues T, Meyer F, Lancha Jr AH, De Rose EH, et al. Modificações dietéticas, reposição hídrica, suplementos alimentares e drogas: comprovação de ação ergogênica e potenciais riscos para a saúde. Rev Bras Med Esporte. 2003;9(2):43-56.
6. Carvalho T, Milani M, Ferraz AS, Silveira AD, Herdy AH, Hossri CAC, et al. Diretriz Brasileira de Reabilitação Cardiovascular – 2020. Arq Bras Cardiol. 2020;114(5):943-87.
7. Piepoli MF, Corra U, Agostoni PG, Belardinelli R, Cohen-Solal A, Hambrecht R, et al. Statement on cardiopulmonary exercise testing in chronic heart failure due to left ventricular dysfunction: recommendations for performance and interpretation. Part I: definition of cardiopulmonary exercise testing parameters for appropriate use in chronic heart failure. Eur J Cardiovasc Prev Rehabil. 2006;13:150-64.
8. Piepoli MF, Corra U, Agostoni PG, Cohen-Solal A, Hambrecht R, Vanhees L, et al. Statement on cardiopulmonary exercise testing in chronic heart failure due to left ventricular dysfunction: recommendations for performance and interpretation Part III: Interpretation of cardiopulmonary exercise testing in chronic heart failure and future applications. Eur J Cardiovasc Prev Rehabil. 2006;13:485-94.
9. Ugo Corrà, Piepoli MF, Adamapoulos S, Agostini P, Coats AJS, Conraads V, et al. Cardiopulmonary exercise testing in systolic heart failure in 2014: the evolving prognostic role. a position paper from the committee on exercise physiology and training of the heart failure association of the ESC European Journal of Heart Failure (2014).
10. Carvalho Td, Gonzáles AI, Sties SW, Carvalho GM. Cardiovascular rehabilitation, ballroom dancing and sexual dysfunction. Arq Bras Cardiol. 2013 Dec;101(6):e107-8.

11. Wisløff U, Støylen A, Loennechen JP, Bruvold M, Rognmo Ø, Haram PM, et al. Superior cardiovascular effect of aerobic interval training versus moderate continuous training in heart failure patients: a randomized study.
12. Fletcher GF, Ades PA, Kligfield P, Arena R, Balady GJ, Bittner VA, et al. Exercise standards for testing and training: a scientific statement from the American Heart Association. Circulation. 2013;128:873-934.
13. Mara LS, Valente Filho JM, Ribeiro EP, Ulbrich AZ, Lineburger AA, Angarten V, et al. Exercício intenso e suplementação de testosterona em portadores de insuficiência cardíaca. Revista Brasileira de Medicina do Esporte. 2014;20(2):119-24.
14. Weston KS, Wisloff U, Coombes JS. High-intensity interval training in patients with lifestyle-induced cardiometabolic disease: a systematic review and meta-analysis. British journal of sports medicine. 2014 Aug;48(16):1227-34.

SEÇÃO 13-3
AVALIAÇÃO E INTERPRETAÇÃO DO TESTE CARDIOPULMONAR DE EXERCÍCIO

Pablo Marino Correa Nascimento

"Se você consegue imaginar, você consegue fazer."

Walt Disney

Além das informações clínicas, hemodinâmicas e eletrocardiográficas avaliadas no teste de exercício clássico (TE), o teste cardiopulmonar de exercício (TCPE) acrescenta variáveis ventilatórias e metabólicas, determinadas através da medida direta dos gases expirados. De fato, no TCPE são medidos primariamente a ventilação (VE), o consumo de oxigênio ($\dot{V}O_2$) e a produção de gás carbônico ($\dot{V}CO_2$). Os demais parâmetros são decorrentes de alguma combinação entre estes ou da relação de um deles com outras variáveis, como, por exemplo, a frequência cardíaca (FC), a pressão arterial sistólica (PAS) ou a potência (W).

Uma vez que as variáveis clínicas, hemodinâmicas e eletrocardiográficas já foram discutidas nas seções precedentes, esta Seção abordará somente os parâmetros ventilatórios e metabólicos exclusivos do TCPE. De modo geral, e didaticamente, podemos dividir a interpretação do TCPE da seguinte forma:

- Avaliação do esforço máximo;
- Avaliação da condição aeróbica;
- Avaliação da eficiência ventilatória; parâmetros complementares e
- Análise multifatorial do exame.

AVALIAÇÃO DO ESFORÇO MÁXIMO

Na maioria das situações clínicas, exceto quando interrompido por decisão do examinador por motivo de segurança, o TE deve ser conduzido até a exaustão do indivíduo, ou seja, até a intensidade máxima. A inferência quanto ao TE ter sido efetivamente máximo baseia-se, principalmente, em dados subjetivos, como a avaliação do examinador, a informação do indivíduo examinado e a classificação do esforço percebido pelo próprio, usualmente pela escala de Borg. Ao contrário, durante o TCPE é possível extrair informações mais precisas e, principalmente, mais objetivas com relação a esta questão específica e, sobretudo, relevante.

A razão de troca respiratória (R) pode ser calculada pelo quociente entre a $\dot{V}CO_2$ e o $\dot{V}O_2$, segundo a equação: $R = \dot{V}CO_2/\dot{V}O_2$. Uma relação inferior a 1,0 indica muito provavelmente um esforço submáximo.[1] Em contrapartida, são aceitos como sugestivos de intensidade de exercício máxima, ou pelo menos adequada: $R > 1,10$ na população em geral[2] e superior a 1,05 nos pacientes com insuficiência cardíaca (IC).[3] São dois fundamentos que justificam o valor do R na avaliação do esforço máximo durante um protocolo incremental de exercício. Primeiramente, em repouso, bem como em intensidades reduzidas de esforço, quando em condições de estado de equilíbrio, os lipídios são o substrato energético preponderante, enquanto nos exercícios de maior intensidade há predomínio do metabolismo de carboidratos,[4] em cuja combustão há maior liberação de gás carbônico (CO_2) em relação ao oxigênio (O_2) consumido. A explicação principal, entretanto, diz respeito ao fato de que à medida que o exercício se intensifica, uma vez ultrapassado o limiar anaeróbico, surge um CO_2 extra, resultante não da respiração celular, mas do tamponamento do ácido lático, fazendo com que o valor do R aumente.[1]

Outros parâmetros que podem sugerir que o esforço não tenha sido máximo são a não identificação do limiar anaeróbico, assim como reservas ventilatória e cronotrópica aumentadas.[4] Deste modo, em indivíduos com limiar anaeróbico não atingido e amplas reservas ventilatória, cronotrópica e metabólica (R abaixo de 1,0), é possível suspeitar que o examinado tenha interrompido o exame de forma voluntária ou que não estivesse suficientemente motivado para se exercitar até a exaustão.[4]

AVALIAÇÃO DA CONDIÇÃO AERÓBICA

A capacidade de exercício, ou a aptidão cardiorrespiratória, é provavelmente a principal informação do TE. É importante ressaltar, no entanto, que o TE, sem a medida dos gases expirados, não é capaz de informar sobre o consumo de O_2 no limiar anaeróbico ($\dot{V}O_2LA$) e pode apenas estimar, e com uma margem de erro bastante considerável,[5] o consumo de O_2 do pico do exercício ($\dot{V}O_{2pico}$). Tal estimativa do $\dot{V}O_{2pico}$ no TE se baseia em fórmulas matemáticas que consideram a velocidade e a inclinação finais da esteira rolante ou a potência final do cicloergômetro.

Por outro lado, a condição aeróbica no TCPE é avaliada de modo direto pela medida do $\dot{V}O_{2pico}$ e do $\dot{V}O_2LA$, este representando a capacidade aeróbica para a realização de atividades cotidianas submáximas e aquele a potência aeróbica máxima.

Consumo de Oxigênio do Pico do Exercício

O $\dot{V}O_{2pico}$ é diretamente proporcional ao débito cardíaco (DC) máximo e à máxima diferença arteriovenosa (D_{AV}) de O_2, conforme a equação de Fick: $\dot{V}O_2 = DC \times D_{AV}O_2$.[6] Deste modo, expressa o máximo de O_2 que o organismo consegue extrair do ambiente.

Prefere-se o termo "pico" em vez de "máximo" porque raramente se observa no TCPE um platô do $\dot{V}O_2$ a despeito do aumento da intensidade de exercício, condição considerada exigência para o emprego da expressão "consumo máximo de oxigênio" ($\dot{V}O_{2máx}$).[6] Fatores genéticos são os principais determinantes do $\dot{V}O_{2máx}$,[6] embora este possa aumentar, naturalmente, com o treinamento físico.[6]

O $\dot{V}O_{2pico}$ é definido como o maior valor registrado nos últimos 20 a 30 segundos do exercício (ou o primeiro valor da recuperação) em um TCPE incremental máximo,[7] podendo ser expresso em valores absolutos, em litros por minuto (L/min), relativos à massa corporal, em mililitros por quilograma por minuto (mL.kg^{-1}.min^{-1}) ou, ainda, em percentual do previsto, quando o $\dot{V}O_{2pico}$ medido é comparado com o esperado.[2] Existem diferentes equações de predição para o $\dot{V}O_{2pico}$ e que podem variar de acordo com o ergômetro utilizado, a população examinada e o contexto clínico, incluindo variáveis como idade, sexo, estatura e massa corporal, conforme já discutido na Seção 11-4 do Capítulo 11.

Considera-se reduzido um $\dot{V}O_{2pico}$ abaixo de 85% do previsto,[8] o que pode ser observado em diversos cenários, entre os quais: cardiopatias, pneumopatias, anemia ou hemoglobinopatias, doenças metabólicas, ou mesmo em indivíduos tão somente fisicamente descondicionados.[4]

O modo mais preciso de quantificar a capacidade funcional e a tolerância ao esforço é pela medida direta do $\dot{V}O_{2pico}$, obtida, exclusivamente, com a realização de um TCPE. Valores reduzidos do $\dot{V}O_{2pico}$, além de expressarem um grau mais acentuado de limitação funcional, implicam um prognóstico adverso, principalmente na IC.[9] A principal indicação do TCPE é a avaliação de pacientes com IC avançada e potencialmente candidatos ao transplante cardíaco,[5] estratégia terapêutica de escolha neste cenário. Entretanto, para que um paciente com IC torne-se candidato ao transplante cardíaco é necessário uma inquestionável demonstração de limitação funcional, representada, objetivamente, por um $\dot{V}O_{2pico}$ demasiadamente reduzido.[3] Nestes casos, todavia, é fundamental que o $\dot{V}O_{2pico}$ tenha sido determinado por medida direta. A exigência do TCPE baseia-se em que o $\dot{V}O_2$ estimado pelo TE apresenta uma probabilidade de erro entre 20% e 30%,[5] percentuais inaceitáveis diante de uma condição clínica de tamanha gravidade e na qual se deve optar por uma conduta terapêutica tão radical. Desse modo, para respaldar a tomada de uma decisão tão extrema como o transplante de um órgão, exige-se que o $\dot{V}O_{2pico}$ seja determinado por medida direta.

O $\dot{V}O_{2pico}$ é o mais tradicional marcador de mortalidade na ICC, permanecendo como o principal parâmetro para a indicação de transplante cardíaco nas diretrizes atuais, quer a brasileira[10] quer a internacional.[3] Valores de $\dot{V}O_{2pico}$ abaixo de 12 (ou 14) mL.kg^{-1}.min^{-1} [10] e, principalmente, inferiores a 10 mL.kg^{-1}.min^{-1},[3] confirmam, em geral, a elegibilidade para o transplante cardíaco. Em indivíduos com idade abaixo de 50 anos, assim como em mulheres, considera-se também o $\dot{V}O_{2pico}$ inferior a 50% do $\dot{V}O_{2máx}$ previsto (**Tabela 13-3-1**).[10]

A classificação de Weber permite estratificar o risco dos pacientes com ICC de acordo com o $\dot{V}O_{2pico}$ e o $\dot{V}O_2 LA$ (**Tabela 13-3-2**).[11] Quanto mais reduzido o $\dot{V}O_{2pico}$, menor é a classe funcional e mais desfavorável o prognóstico.[9]

Para a valorização do $\dot{V}O_{2pico}$ encontrado, entretanto, é indispensável que o esforço tenha sido efetivamente máximo,[3] o que, na prática diária, nem sempre se observa, particularmente por depender da colaboração e do empenho do indivíduo examinado. É possível, pelo TCPE, inferir se a intensidade do teste foi adequada através do R, como já mencionado, sendo aceito um R superior a 1,05 nos pacientes com ICC.[3] Ao longo dos últimos anos, em face desta dificuldade, aumentou o interesse por parâmetros capazes de assegurar impacto prognós-

Tabela 13-3-1. Indicações de transplante cardíaco em pacientes com insuficiência cardíaca de acordo com o teste cardiopulmonar de exercício, segundo a Diretriz da Sociedade Brasileira de Cardiologia[10]

Indicação	Classe de recomendação	Nível de evidência
$\dot{V}O_{2pico} \leq 12$ mL.kg^{-1}.min^{-1} em pacientes com IC avançada, usando betabloqueador	I	B
$\dot{V}O_{2pico} \leq 14$ mL.kg^{-1}.min^{-1} em pacientes com IC avançada, intolerantes a betabloqueador	I	B
$\dot{V}O_{2pico} \leq 50\%$ do previsto em mulheres ou pacientes abaixo de 50 anos com IC refratária	IIa	B
VE/$\dot{V}CO_2$ slope > 35 em pacientes com IC refratária, particularmente com $\dot{V}O_{2pico} \leq 14$ mL.kg^{-1}.min e R < 1,05	IIb	B

Tabela 13-3-2. Classificação funcional de Weber na avaliação de pacientes com insuficiência cardíaca de acordo com o consumo de oxigênio no pico do exercício e no limiar anaeróbico[11]

Classe funcional	$\dot{V}O_{2pico}$	$\dot{V}O_2LA$
A	> 20 mL.kg⁻¹.min	14 mL.kg⁻¹.min
B	16-20 mL.kg⁻¹.min	11-14 mL.kg⁻¹.min
C	10-16 mL.kg⁻¹.min	8-11 mL.kg⁻¹.min
D	< 10 mL.kg⁻¹.min	< 8 mL.kg⁻¹.min

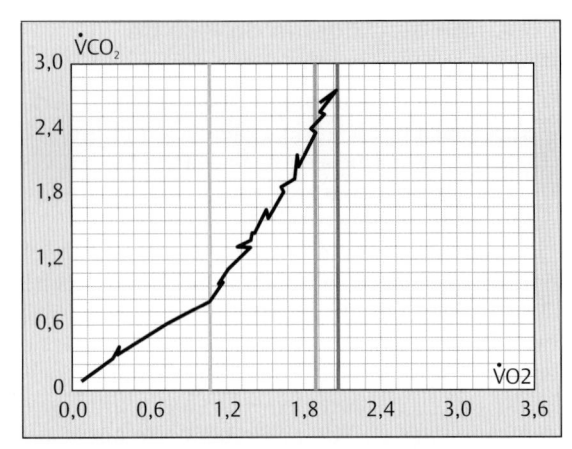

Fig. 13-3-1. Identificação do limiar anaeróbico (linha vertical cinza claro) pelo método do V-*slope* modificado.

tico mesmo em exames porventura submáximos. Assim, têm recebido cada vez mais importância o $\dot{V}O_2LA$ e as medidas relativas à eficiência ventilatória, que serão discutidos em seguida.

Consumo de Oxigênio no Limiar Anaeróbico

A maioria das tarefas cotidianas não acontece na intensidade máxima nem perto desta. Assim, o $\dot{V}O_2LA$ é mais representativo das atividades da vida diária,[6] que são realizadas em níveis submáximos, e reflete melhor a capacidade aeróbica, ao invés da potência aeróbica máxima, esta avaliada pelo $\dot{V}O_{2pico}$.

À medida que a intensidade do exercício aumenta progressivamente, a partir do momento em que o metabolismo predominantemente aeróbico não mais consegue atender as demandas metabólicas da tarefa muscular que está sendo executada, o metabolismo anaeróbico é recrutado complementarmente para ressíntese de ATP, resultando em acúmulo de ácido lático. Este ácido lático é tamponado pelo bicarbonato de sódio, dando origem a lactato de sódio e ácido carbônico que, por sua vez, se dissocia em água (H_2O) e CO_2.[7] Este CO_2 extra, proveniente não da respiração celular, mas do tamponamento do ácido lático, deve ser eliminado e para tanto a VE precisa aumentar.

É possível identificar o limiar anaeróbico (ou primeiro limiar ventilatório) pelo TCPE através de dois métodos que podem e devem ser usados de modo associado: o método do V-*slope* modificado e o dos equivalentes ventilatórios.[6]

No método do V-*slope* modificado analisa-se tão somente a relação gráfica entre o $\dot{V}CO_2$ e o $\dot{V}O_2$, o primeiro no eixo vertical (ordenada ou y) e o último no horizontal (abscissa ou x). O limiar anaeróbico é o ponto em que se percebe perda da linearidade, e consequente aumento da inclinação, da relação entre o $\dot{V}CO_2$ e o $\dot{V}O_2$ (**Fig. 13-3-1**).[6]

O método dos equivalentes ventilatórios permite identificar o limiar anaeróbico e o ponto de compensação respiratória (ou segundo limiar ventilatório) pela análise dos equivalentes ventilatórios de O_2 (VE/$\dot{V}O_2$) e CO_2 (VE/$\dot{V}CO_2$), em associação às pressões expiratórias finais, igualmente, de O_2 ($P_{ET}O_2$) e CO_2 ($P_{ET}CO_2$). O limiar anaeróbico equivale ao ponto em que o VE/$\dot{V}O_2$ e a $P_{ET}O_2$, começam a se elevar a partir de seu nadir, sem quaisquer modificações concomitantes do VE/$\dot{V}CO_2$ e da $P_{ET}CO_2$ (**Fig. 13-3-2**).[6] Isto acontece porque o aumento da VE é proporcional ao aumento da $\dot{V}CO_2$ e desproporcional ao aumento do $\dot{V}O_2$, uma vez que a VE se intensifica em virtude da maior $\dot{V}CO_2$, acompanhando esta. Dito de outra forma, a VE aumenta para eliminar o CO_2 extra, e não para extrair mais O_2. Vale destacar que o aumento simultâneo do VE/$\dot{V}O_2$ e do VE/$\dot{V}CO_2$, assim como a elevação da $P_{ET}O_2$ concomitante à queda da $P_{ET}CO_2$, conceitualmente, não configuram o limiar anaeróbico, mas somente uma hiperventilação,[4] cuja causa pode ser ansiedade, adaptação inadequada ao bocal ou à máscara, ou ainda hipoxemia induzida pelo exercício, em decorrência, por exemplo, de um *shunt* direita-esquerda que se acentua durante o esforço.

Após o limiar anaeróbico existe um período, conhecido como tamponamento isocápnico, em que a VE aumenta sem que se modifiquem os níveis de CO_2, observado ao TCPE pela estabilidade tanto do VE/$\dot{V}CO_2$ quanto da $P_{ET}CO_2$.[4] Em seguida, quando o sistema tampão se esgota, a VE aumenta ainda mais, desproporcionalmente também ao aumento da $\dot{V}CO_2$, com o objetivo de compensar a acidose metabólica. Este momento equivale ao ponto de compensação respiratória e pode ser identificado pela exponenciação do VE/$\dot{V}CO_2$ (**Fig. 13-3-2**), acompanhado da queda da $P_{ET}CO_2$.[4] O limiar anaeróbico e o ponto de compensação respiratória são parâmetros muito utilizados para prescrição do exercício, pela identificação do $\dot{V}O_2$, da FC ou da W associados a cada um destes limiares.[12]

O $\dot{V}O_2LA$ geralmente é expresso em relação à massa corporal, em mililitros por quilograma por minuto (mL.kg⁻¹.min⁻¹),[1] ou, ainda, em percentual

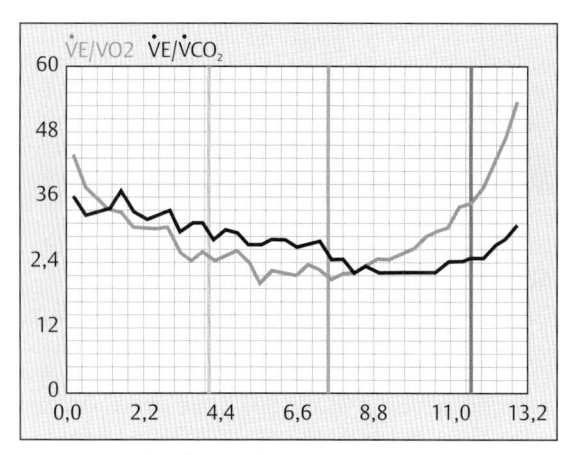

Fig. 13-3-2. Identificação do limiar anaeróbico (3) e do ponto de compensação respiratória (2) pelo método dos equivalentes ventilatórios. Representados na figura somente os equivalentes ventilatórios, e não as pressões expiratórias finais, de oxigênio e gás carbônico.

do $\dot{V}O_{2máx}$ previsto.[4] É extremamente importante que o $\dot{V}O_2LA$ seja relacionado com o $\dot{V}O_{2máx}$ previsto, e não com o $\dot{V}O_{2pico}$ efetivamente encontrado, porque a relação do $\dot{V}O_2LA$ com este último se encontra aumentada em duas situações diametralmente opostas. Em atletas de alto rendimento, como efeito do treinamento, o $\dot{V}O_2LA$ se desloca em direção ao $\dot{V}O_{2pico}$, podendo chegar a percentuais em torno de 80% deste,[7] ou mesmo acima disto, de modo que o atleta consegue tolerar maiores intensidades relativas de exercício antes de começar a produzir ácido lático, postergando com isso a fadiga, o que se traduz em uma situação vantajosa com relação ao desempenho desportivo. O atleta de alto nível, portanto, tem $\dot{V}O_{2pico}$ elevado e $\dot{V}O_2LA$ do mesmo modo aumentado em relação ao $\dot{V}O_{2pico}$. Por outro lado, em indivíduos muito limitados funcionalmente, como cardiopatas e pneumopatas graves, o $\dot{V}O_{2pico}$ se encontra frequentemente muito reduzido[4] e, não muito após o limiar anaeróbico, este também diminuído em valores absolutos,[4] o paciente entra em exaustão e pede para interromper o exame. Nestes casos, a relação entre o $\dot{V}O_2LA$ e o $\dot{V}O_{2pico}$ também se encontra elevada, mas não porque o $\dot{V}O_2LA$ está aumentado e sim porque o $\dot{V}O_{2pico}$ está reduzido! Assim, considera-se adequada uma relação entre o $\dot{V}O_2LA$ e o $\dot{V}O_{2máx}$ previsto superior a 40%.[6] Tal como o $\dot{V}O_{2pico}$, o $\dot{V}O_2LA$ pode se encontrar diminuído em diversas situações, tais como: cardiopatias, pneumopatias, anemia ou hemoglobinopatias, disfunções musculares, miopatias mitocondriais e, inclusive, em indivíduos apenas fisicamente descondicionados.[4]

O $\dot{V}O_2LA$ está associado com prognóstico desfavorável na IC quando abaixo de 11 mL.kg⁻¹.min⁻¹,[13] o que significa, em outras palavras, que o indivíduo começa a recorrer ao metabolismo anaeróbico e, consequentemente, a produzir ácido lático, em intensidades de esforço muito reduzidas, o equivalente a pouco mais do que 3 MET. Quanto mais reduzido o $\dot{V}O_2LA$, menor é a classe funcional e pior é o prognóstico, de acordo com a já comentada classificação de Weber (**Tabela 13-3-2**).[11] O risco de desfechos adversos também está presente na IC quando, em exames indiscutivelmente máximos, a identificação do limiar anaeróbico não é possível.[14]

O mesmo valor de $\dot{V}O_2LA$, abaixo de 11 mL.kg⁻¹.min⁻¹, de modo interessante, também está implicado maior risco de evolução desfavorável na avaliação pré-operatória de cirurgias não cardíacas.[15]

AVALIAÇÃO DA EFICIÊNCIA VENTILATÓRIA

O $\dot{V}O_{2pico}$, historicamente, se estabeleceu como o mais reconhecido e importante marcador de morbidade e mortalidade na IC, persistindo ainda com papel central na avaliação da elegibilidade para o transplante cardíaco neste cenário.[10] Evidências subsequentes, no entanto, identificaram os parâmetros relacionados com a eficiência ventilatória como preditores equivalentes ou até mesmo superiores ao $\dot{V}O_{2pico}$ na avaliação prognóstica de indivíduos com IC.[16]

Inclinação do Equivalente Ventilatório de Gás Carbônico

O $VE/\dot{V}CO_2$ representa o quanto é preciso ventilar, em litros de ar, para eliminar um litro de CO_2.[7] Deste modo, valores elevados indicam que é necessário ventilar maior volume de ar para cada litro de CO_2 expirado e, consequentemente, menor é a eficiência ventilatória para eliminar CO_2.[1] A melhor maneira de avaliar o $VE/\dot{V}CO_2$ é pela sua inclinação, mais conhecida como $VE/\dot{V}CO_2$ *slope*.[1] Observando o gráfico em que a VE fica no eixo vertical (ordenada ou y) e a $\dot{V}CO_2$ no eixo horizontal (abscissa ou x), quanto maior a inclinação em direção ao eixo vertical, menor é a eficiência ventilatória para eliminar CO_2 (**Fig. 13-3-3**), refletindo desequilíbrio na relação entre a ventilação e a perfusão pulmonares, com ventilação adequada e perfusão reduzida.[2] São considerados normais valores abaixo de 30.[2]

O $VE/\dot{V}CO_2$ *slope*, atualmente, é considerado um marcador de gravidade tão ou mais importante que o $\dot{V}O_{2pico}$ em pacientes com IC, e encontra-se associado a prognóstico mais desfavorável quanto maior o seu valor, a partir do ponto de corte de 34,[17] particularmente quando maior ou igual a 45.[18] A avaliação do $VE/\dot{V}CO_2$ *slope* não depende do esforço máximo e permite ainda estratificar os pacientes com IC em quatro categorias (classes ventilatórias) cujo risco aumenta de modo progressivo (**Tabela 13-3-3**).[18]

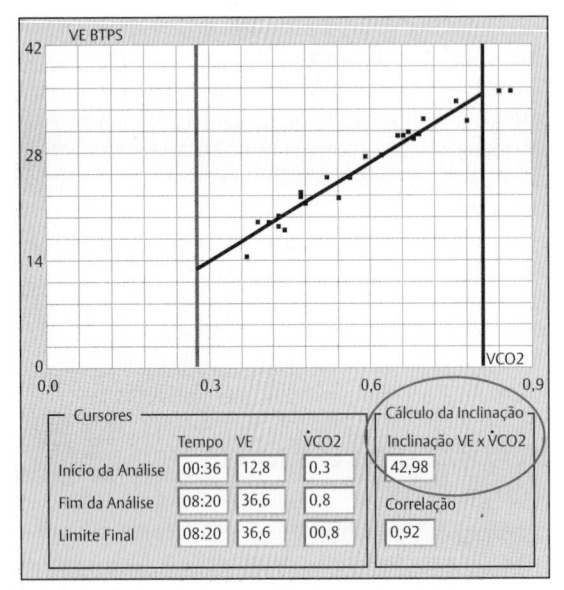

Fig. 13-3-3. Inclinação do equivalente ventilatório de gás carbônico em paciente com cardiopatia isquêmica, disfunção grave do ventrículo esquerdo e $\dot{V}O_{2pico}$ diminuído (11,61 mL.kg^{-1}.min^{-1}). Observar o valor elevado (42,98) destacado com elipse.

Tabela 13-3-3. Classes ventilatórias na avaliação de pacientes com insuficiência cardíaca de acordo com a inclinação do equivalente ventilatório de gás carbônico[18]

Classe ventilatórias	$VE/\dot{V}CO_2$ slope	Sobrevida livre de eventos* em 2 anos
I	≤ 29,9	97,2%
II	30,0 a 35,9	85,2%
III	36 a 44,9	72,3%
IV	≥ 45,0	44,2%

*Mortalidade cardíaca, transplante cardíaco e implante de dispositivo de assistência ventricular.

Além da IC, a elevação do $VE/\dot{V}CO_2$ slope se encontra relacionada com maior gravidade também na doença pulmonar obstrutiva crônica (DPOC), hipertensão arterial pulmonar, doença intersticial pulmonar e na cardiomiopatia hipertrófica.[2]

Equivalente Ventilatório de Oxigênio

O $VE/\dot{V}O_2$ representa o quanto é preciso ventilar, em litros de ar, para consumir um litro de O_2.[8] Deste modo, valores elevados indicam que é necessário ventilar maior volume de ar para cada litro de O_2 inspirado e, consequentemente, menor é a eficiência ventilatória para consumir O_2.[8] Assim, o $VE/\dot{V}O_2$ do pico do exercício representa o custo ventilatório para o consumo de O_2 e tem utilidade diagnóstica na suspeita de miopatia mitocondrial, quando se encontra acima de 50.[2] São considerados normais valores em torno de 40.[2]

O menor valor registrado do $VE/\dot{V}O_2$ em determinado minuto de um TCPE é chamado de ponto ótimo cardiorrespiratório (POC)[19] e pode ser considerado um índice adicional de eficiência ventilatória, estando associado à maior mortalidade na população geral quando acima de 30.[20]

Inclinação da Eficiência do Consumo de Oxigênio

Outra variável que analisa a eficiência ventilatória é o OUES, sigla em inglês para inclinação da eficiência do consumo de O_2. Ao contrário do VE/CO_2 slope, contudo, o prognóstico na IC é pior quanto menor o OUES, especialmente se < 1,47.[21] Isto se explica porque esta variável expressa a relação entre o $\dot{V}O_2$, no numerador, e o logaritmo na base 10 da VE, no denominador.[22] Assim, um OUES reduzido significa que menos O_2 é consumido para cada litro de ar ventilado, e, consequentemente, pior é a eficiência ventilatória para o consumo de O_2. A avaliação do OUES, assim como a do VE/CO_2 slope, independe de o TCPE ter sido máximo.[23]

O OUES efetivamente medido no TCPE pode ser comparado com o esperado por meio de uma equação de predição que considera sexo, idade e superfície corporal.[23]

Na investigação da etiologia da dispneia, o OUES e a reserva ventilatória (RV) foram identificados como as principais variáveis capazes de diferenciar entre ICC e DPOC em pacientes com reduzida condição aeróbica, sendo o diagnóstico de ICC mais provável quando o OUES se encontra abaixo de 89% do previsto e o de DPOC quando a RV é inferior a 33%.[24]

Pressão Expiratória Final de Gás Carbônico

A $P_{ET}CO_2$ é mais um parâmetro que reflete o equilíbrio na relação entre a ventilação e a perfusão pulmonares,[2] e indica prognóstico adverso na ICC quando sua medida no repouso encontra-se abaixo de 33 mm Hg, condição em que não apenas prescinde do esforço máximo como também dispensa a própria realização do exercício, ou ainda quando a sua elevação do repouso até o limiar anaeróbico é inferior a 3 mm Hg.[2]

Alterações na $P_{ET}CO_2$ se encontram relacionadas com maior gravidade também na DPOC, hipertensão arterial pulmonar, doença intersticial pulmonar e na cardiomiopatia hipertrófica.[2]

São considerados normais valores em repouso entre 36 mm Hg e 42 mm Hg e um aumento entre 3 mm Hg e 8 mm Hg do repouso até o limiar anaeróbico.[2]

Oscilação Ventilatória ao Exercício

A ventilação periódica, ou oscilação ventilatória ao exercício (OVE) (**Fig. 13-3-4**), é um fenômeno

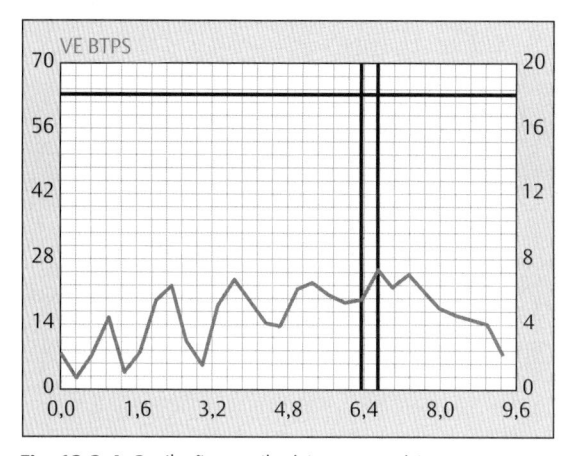

Fig. 13-3-4. Oscilação ventilatória ao exercício em paciente com insuficiência cardíaca, $\dot{V}O_{2pico}$ diminuído (8,45 mL.kg^{-1}.min^{-1}), VE/$\dot{V}CO_2$ *slope* aumentado (34,22) e OUES reduzido (0,2).

fisiologicamente relacionado com a respiração de Cheyne-Stokes e com apneia do sono[25] e, quando presente, é um importante preditor de mortalidade na ICC, sobretudo de morte súbita.[26]

Geralmente, a OVE é definida quando observada em mais de 60% do tempo do exame, com amplitude igual ou superior a 15% do valor médio de repouso.[2]

Convém destacar que o achado de OVE no TCPE dificulta muito a identificação do limiar anaeróbico.[7]

Parâmetros Complementares

De modo geral, as variáveis relacionadas com a condição aeróbica e com eficiência ventilatória são as mais relevantes do TCPE, entretanto, existem outros parâmetros complementares que podem auxiliar na interpretação do exame.

Pulso de Oxigênio

O pulso de O_2 (PuO_2) representa o consumo de O_2 por batimento cardíaco, resultando da fórmula: $PuO_2 = \dot{V}O_2/FC$.[6] Considerando que $\dot{V}O_2 = DC \times D_{AV}O_2$, e que o DC é diretamente proporcional ao volume sistólico (VS) e à FC (DC = FC × VS), temos que PuO_2 = (FC × VS × $D_{AV}O_2$)/FC e, consequentemente, PuO_2 = VS × $D_{AV}O_2$. Ou seja, o PuO_2 é diretamente proporcional ao VS e à $D_{AV}O_2$. Deste modo, frequentemente, seu comportamento é interpretado como espelho do comportamento do VS ao exercício progressivo, embora tal inferência deva ser vista com ressalva porque, do ponto de vista fisiopatológico, somente faz sentido desde que excluídas alterações na $D_{AV}O_2$, como acontece, por exemplo, em anemias, na miopatia mitocondrial e, sobretudo, quando há hipoxemia no repouso ou durante o exercício.[1]

Assim, na maioria dos casos, o PuO_2 pode representar uma estimativa do comportamento do VS durante o exercício progressivo, e se associa com maior risco quando o seu valor de pico é inferior a 85% do previsto em pacientes com IC[27] ou abaixo 12 mL/batimento na população geral.[28] O PuO_2 previsto do pico do exercício, logicamente, é decorrente do $\dot{V}O_{2máx}$ previsto e da $FC_{máx}$ prevista, cada qual calculado por meio de uma de sua equações de predição específicas. É preciso atenção também na análise isolada dos valores absolutos e relativos do PuO_2 em pacientes com incompetência cronotrópica. Nestes casos, o PuO_2 pode ficar normal ou elevado apenas porque a FC (no denominador) está diminuída. Assim, tão ou mais importante do que a avaliação dos valores do PuO_2 é a análise do comportamento da sua curva durante o exercício, avaliada pelo gráfico em que o $\dot{V}O_2$ fica no eixo vertical (ordenada ou y) e a FC no eixo horizontal (abscissa ou x).

As curvas do PuO_2 podem ser classificadas nos seguintes tipos:

- A: ascendente e com valor de pico igual ou maior do que o previsto;
- B: ascendente, mas com valor de pico abaixo do previsto;
- C: curva em platô,
- D: curva descendente.[29]

A trajetória normal da curva do PuO_2 durante o teste incremental é ascendente ou com um platô tardio, próximo ao pico do exercício.[2] Curvas em platô precoce (**Fig. 13-3-5**) sugerem disfunção ventricular esquerda[8] ou direita, esta em consequência de patologias da circulação pulmonar, como acontece, por exemplo, no *cor pulmonale*. Curva descendente do PuO_2 (**Fig. 13-3-6**), principalmente se associada à redução concomitante da inclinação na curva da relação entre $\dot{V}O_2$ e W, pode indicar isquemia miocárdica, aumentando a acurácia dos parâmetros clínicos e eletrocardiográficos do TE.[30] Isto se deve ao fato de que uma isquemia miocárdica moderada a importante pode resultar em queda do volume sistólico durante o esforço, levando em consideração que, na sequência de eventos da cascata isquêmica, as alterações contráteis do miocárdio precedem as alterações eletrocardiográficas e as manifestações clínicas.

O PuO_2 também pode apresentar trajetória em platô precoce ou mesmo descendente em condições clínicas em que exista obstrução ao trato de saída do ventrículo esquerdo, como na estenose aórtica grave ou na cardiomiopatia hipertrófica.[31]

A inferência de que alterações na curva do PuO_2 representam comprometimento do VS ao exercício pode ser reforçada quando o PuO_2 se eleva paradoxalmente na recuperação, após ter apresentado trajetória em platô ou descendente durante o esforço. Outro dado que ajuda bastante é observar se o mesmo comportamento do PuO_2 foi reproduzido pela PAS, ou seja, PAS deprimida durante o esforço com elevação paradoxal na recuperação.[6]

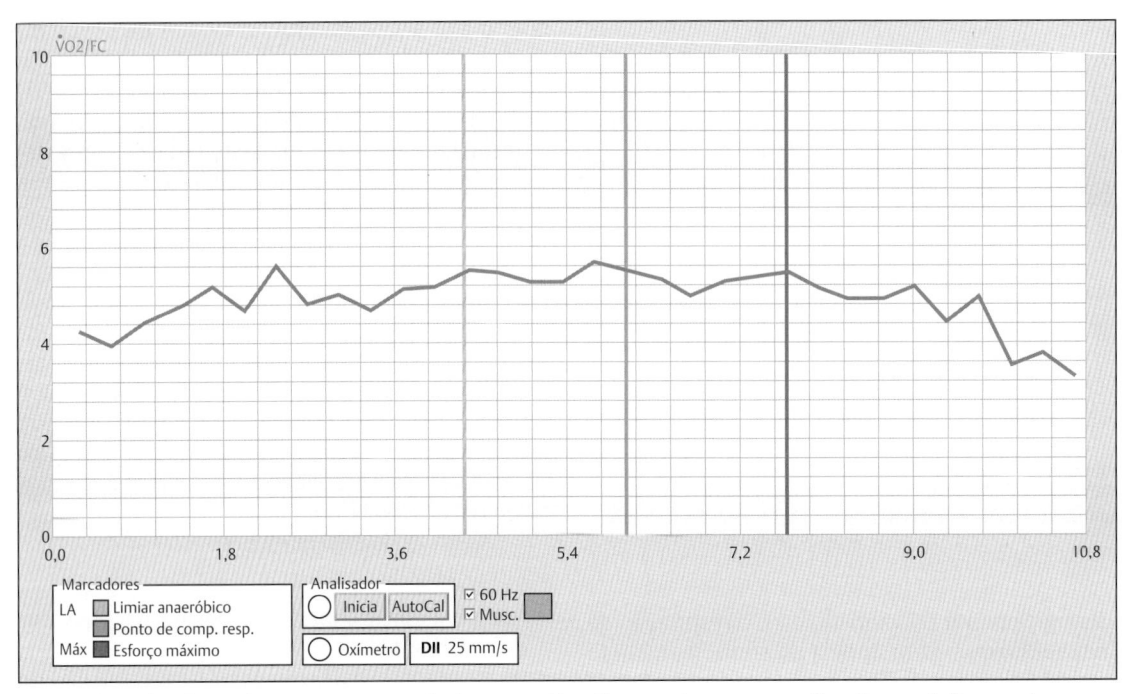

Fig. 13-3-5. Pulso de oxigênio com curva em platô precoce (tipo C) em paciente com cardiopatia congênita complexa (atresia mitral, estenose pulmonar com dupla via de saída do ventrículo direito, comunicação interatrial e comunicação interventricular) tratada cirurgicamente. Apresentou, ainda, $\dot{V}O_{2pico}$ diminuído (9,17 mL.kg^{-1}.min^{-1}) e VE/$\dot{V}CO_2$ slope pouco aumentado (32,63).

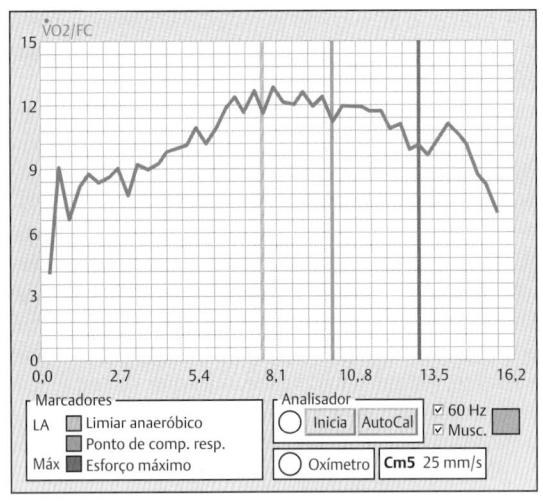

Fig. 13-3-6. Pulso de oxigênio com curva que se torna descendente (tipo D) pouco antes do ponto de compensação respiratória (1) em paciente que também apresentou depressão do segmento ST.

Relação entre o Consumo de Oxigênio e a Potência

A relação entre o $\dot{V}O_2$ e a W avalia a contribuição aeróbica para o exercício, refletindo a conversão de energia química potencial em trabalho mecânico, e permitindo, desta forma, inferir a habilidade dos músculos em exercício em extrair O_2.[6] O $\Delta\dot{V}O_2/\Delta W$ é avaliado pelo gráfico em que o $\dot{V}O_2$ fica no eixo y e a W no eixo x, podendo indicar alteração no metabolismo muscular esquelético ou no transporte de O_2.[6]

Esta variável pode ser obtida somente em testes realizados em cicloergômetro e são considerados normais valores entre 10 e 11 mL.min^{-1}.W^{-1}.[2] Em pacientes com IC, um $\Delta\dot{V}O_2/\Delta W$ inferior a 7 mL.min^{-1}.W^{-1} encontra-se associado a pior prognóstico.[32]

O $\Delta\dot{V}O_2/\Delta W$ pode estar diminuído também em outras condições, como doenças da circulação pulmonar[1] e doenças pulmonares restritivas.[1] Como já mencionado, na isquemia miocárdica induzida pelo exercício o $\Delta\dot{V}O_2/\Delta W$ é normal até o limiar isquêmico, a partir do qual a inclinação se reduz, podendo atingir valores abaixo de 5 mL.min^{-1}.W^{-1}.[30]

Potência Circulatória (PCirc)

A potência circulatória é determinada pelo produto entre o $\dot{V}O_{2pico}$ e a PAS$_{máx}$, sendo considerados normais valores que variam de 3.500 a 8.800 mm Hg.mL.kg^{-1}.min^{-1}.[7] Em pacientes com ICC, a PC está associada a pior prognóstico quando abaixo de 1.750 mm Hg.mL.kg^{-1}.min^{-1}.[33]

Trata-se de uma interessante variável que leva em consideração a FC, o VS, a $D_{AV}O_2$ e a PAS.

Potência Ventilatória

A potência ventilatória (PV) é calculada pela razão entre a PAS$_{máx}$ e o VE/$\dot{V}CO_2$ slope, estando o risco aumentado se abaixo de 3,5 mm Hg em pacientes com IC.[33] Em pacientes com suspeita de hipertensão arterial pulmonar, a PV apresentou correlação negativa com a pressão arterial pulmonar média (PAPm), ou seja, quanto menor a PV encontrada no TCPE, maior foi a PAPm medida no cateterismo da artéria pulmonar.[34]

Relação entre o Débito Cardíaco e o Consumo de Oxigênio

A razão entre o DC e o $\dot{V}O_2$ ($\Delta DC/\Delta \dot{V}O_2$) representa a relação entre a oferta de O_2 e sua utilização pelos músculos em exercício, sendo considerados normais valores próximos a 5.[2] O $\Delta DC/\Delta \dot{V}O_2$ tem utilidade diagnóstica na suspeita de miopatia mitocondrial quando, na ausência de anemia, encontra-se acima de 7.[2] É avaliada pelo gráfico em que o DC fica no eixo y e o $\dot{V}O_2$ no eixo x.

O DC pode ser mensurado de forma invasiva ou não invasiva, esta por meio de técnicas de reinalação de gases inertes,[2] embora isso não seja rotineiro na grande maioria dos laboratórios de TCPE.

Cinética de Oxigênio na Recuperação

A cinética do O_2 na recuperação (T½ $\dot{V}O_2$) é avaliada no TCPE incremental pelo tempo em que o $\dot{V}O_2$ cai do pico até 50% do seu valor máximo. São considerados normais valores entre 60 a 90 segundos.[7] Em pacientes com ICC, o prognóstico é pior quando acima de 200 segundos,[35] o que, provavelmente, se justifica pela lenta reconstituição das reservas energéticas após o exercício.[6]

Esta variável não depende do esforço máximo para a sua interpretação e, na realidade, o achado de um T½ $\dot{V}O_2$ normal ou diminuído em associação com um $\dot{V}O_{2pico}$ reduzido é mais um dado que sugere que o esforço tenha sido submáximo.[6]

Reserva Ventilatória

Existe limitação ventilatória ao exercício quando a relação entre a VE do pico do esforço, medida durante o TCPE, e a ventilação voluntária máxima (VVM), obtida por espirometria, encontra-se acima de 80%,[2] o que representa uma reduzida RV (inferior a 20%) e caracteriza dispneia de origem pulmonar. A maneira mais adequada de calcular a VVM para comparar à VE do pico do TCPE é multiplicar o volume expiratório forçado no primeiro segundo (VEF_1) por 40 (VVM = $VEF_1 \times 40$).[2]

São alterações encontradas no TCPE sugestivas de origem ventilatória, em contraste com as de causa cardiocirculatória: queda superior a 5% da saturação de O_2 durante o esforço e reduzida RV.[2] Cabe ressaltar que pacientes com ICC não desenvolvem hipoxemia durante o esforço[4] porque o reduzido fluxo sanguíneo pulmonar permite tempo suficiente para a adequada saturação da hemoglobina.[36]

Alça Fluxo-Volume

A alça (ou curva) fluxo-volume corrente registrada durante o exercício pode ser comparada com a máxima alça fluxo-volume corrente obtida em repouso (envelopamento), permitindo avaliar o grau de limitação ao fluxo expiratório e contribuindo na investigação de possíveis limitações pulmonares ao exercício.[1]

Volume Expiratório Forçado no Primeiro Segundo

A comparação do VEF_1 e do pico do fluxo expiratório (PFE) no repouso e logo após o TCPE, em medidas seriadas na recuperação, nos minutos 1, 3, 5, 7, 10, 15 e 20, identifica broncoespasmo induzido pelo exercício quando há redução superior a 15% da VEF1 e/ou do PFE.[2]

ANÁLISE MULTIFATORIAL

A observação cuidadosa de tudo o que foi discutido ao longo desta Seção nos permite concluir que o TCPE oferece uma análise diversificada, principalmente nos pacientes com ICC, fornecendo informações sobre diferentes aspectos que integram esta síndrome, como intolerância ao esforço ($\dot{V}O_{2pico}$ e $\dot{V}O_2LA$) e ineficiência ventilatória (VE/$\dot{V}CO_2$ *slope*, OUES, $P_{ET}CO_2$ e OVE). Os outros parâmetros complementares ora descritos, assim como as variáveis clínicas, eletrocardiográficas e hemodinâmicas tradicionais do TE, igualmente são importantes e contribuem para a interpretação do exame, com fins tanto de diagnóstico quanto de prognóstico. Assim, parece mais razoável que a avaliação do TCPE se aproveite do maior número de parâmetros possível, ao invés de se concentrar somente em um ou dois deles. Pensamento semelhante motivou um conceituado grupo de pesquisadores a criar e validar um escore de risco para IC que incluiu cinco variáveis preditoras de desfechos: $\dot{V}O_{2pico}$, VE/$\dot{V}CO_2$ *slope*, $P_{ET}CO_2$, OUES e queda da FC na recuperação (**Tabela 13-3-4**).[16]

A análise multivariada, como era de se esperar, identificou que o valor prognóstico do escore era superior ao de cada uma das variáveis analisadas

Tabela 13-3-4. Escore prognóstico na avaliação de pacientes com insuficiência cardíaca[16]

Variável	Ponto de corte	Pontuação
VE/$\dot{V}CO_2$ *slope*	≥ 34	7
Queda da FC na recuperação	≤ 6 bpm	5
OUES	$\leq 1,4$	3
$P_{ET}CO_2$	< 33 mm Hg	3
$\dot{V}O_{2pico}$	≤ 14 mL.kg^{-1}.min^{-1}	2

separadamente. A cada um destes parâmetros foi atribuído um peso, e quanto mais elevada a pontuação total maior foi o risco cumulativo. A mortalidade anual foi de 12,2% nos indivíduos com mais de 15 pontos, dos 20 pontos possíveis, e de somente 1,2% naqueles com menos de 5 pontos.[16]

Vale comentar alguns aspectos relevantes relativos ao escore. A variável de maior peso foi o $VE/\dot{V}CO_2$ *slope* (sete pontos), enquanto a de menor pontuação foi justamente o tradicional $\dot{V}O_{2pico}$ (dois pontos), reforçando que aquele é realmente um marcador de gravidade superior a este último. Além disso, a segunda variável mais importante foi exatamente a única não exclusiva do TCPE, a queda da FC na recuperação (cinco pontos), tendo sido estabelecido, porém, um ponto de corte de seis batimentos por minuto (bpm), ao invés dos 12 bpm utilizados mais comumente em outros contextos. A queda da FC na recuperação permite avaliar outro aspecto, a disfunção autonômica parassimpática, que faz parte da síndrome da ICC, assim como a condição aeróbica reduzida e a ineficiência ventilatória.

Desse modo, parece provável que, futuramente, a avaliação e a interpretação do TCPE se apoiem mais na análise multiparamétrica, possivelmente incorporando outros parâmetros (OVE, por exemplo), do que em variáveis isoladas. Pode-se imaginar também que a avaliação multifatorial do TCPE, possivelmente através de escores, tal qual, de certa forma, atualmente já é realidade na ICC, se estenda também a outras situações como pneumopatias em geral, hipertensão arterial pulmonar, bem como na avaliação do risco pré-operatório de cirurgias torácicas e abdominais.

REFERÊNCIAS BIBLIOGRÁFICAS

1. Balady GJ, Arena R, Sietsema K, Myers J, Coke L, Fletcher GF, et al. Clinician's Guide to cardiopulmonary exercise testing in adults: a scientific statement from the American Heart Association. Circulation. 2010;122(2):191-225.
2. Guazzi M, Adams V, Conraads V, Halle M, Mezzani A, Vanhees L, et al. EACPR/AHA Scientific Statement. Clinical recommendations for cardiopulmonary exercise testing data assessment in specific patient populations. Circulation. 2012;126(18):2261-74.
3. Mehra MR, Canter CE, Hannan MM, Semigran MJ, Uber PA, Baran DA, et al. The 2016 International Society for Heart Lung Transplantation listing criteria for heart transplantation: A 10-year update. J Heart Lung Transplant. 2016 Jan;35(1):1-23.
4. American Thoracic Society; American College of Chest Physicians. ATS/ACCP Statement on cardiopulmonary exercise testing. Am J Respir Crit Care Med. 2003 Jan 15;167(2):211-77.
5. Sociedade Brasileira de Cardiologia. III Diretrizes da Sociedade Brasileira de Cardiologia sobre teste ergométrico. Arq Bras Cardiol. Arq Bras Cardiol. 2010;95(5 Suppl 1):1-26.
6. Task Force of the Italian Working Group on Cardiac Rehabilitation Prevention; Working Group on Cardiac Rehabilitation and Exercise Physiology of the European Society of Cardiology, Piepoli MF, Corrà U, Agostoni PG, Belardinelli R, et al. Statement on cardiopulmonary exercise testing in chronic heart failure due to left ventricular dysfunction: recommendations for performance and interpretation. Part I: definition of cardiopulmonary exercise testing parameters for appropriate use in chronic heart failure. Eur J Cardiovasc Prev Rehabil. 2006 Apr;13(2):150-64.
7. Mezzani A, Agostoni P, Cohen-Solal A, Corrà U, Jegier A, Kouidi E, et al. Standards for the use of cardiopulmonary exercise testing for the functional evaluation of cardiac patients: a report from the Exercise Physiology Section of the European Association for Cardiovascular Prevention and Rehabilitation. Eur J Cardiovasc Prev Rehabil. 2009 June;16(3):249-67.
8. Herdy AH, Ritt LE, Stein R, Araújo CG, Milani M, Meneghelo RS, et al. Cardiopulmonary Exercise Test: Background, Applicability and Interpretation. Arq Bras Cardiol. 2016;107(5):467-81.
9. Keteyian SJ, Patel M, Kraus WE, Brawner CA, McConnell TR, Piña IL, et al. Variables Measured During Cardiopulmonary Exercise Testing as Predictors of Mortality in Chronic Systolic Heart Failure. J Am Coll Cardiol. 2016 Feb 23;67(7):780-9.
10. Bacal F, Marcondes-Braga FG, Rohde LEP, Xavier Júnior JL, Brito FS, Moura LAZ, et al. 3ª Diretriz Brasileira De Transplante Cardíaco. Arq Bras Cardiol. 2018 Aug;111(2):230-89.
11. Weber KT, Kinasewitz GT, Janicki JS, Fishman AP. Oxygen utilization and ventilation during exercise in patients with chronic cardiac failure. Circulation. 1982 June;65(6):1213-23.
12. Carvalho T, Milani M, Ferraz AS, Silveira ADD, Herdy AH, Hossri CAC, et al. Brazilian Cardiovascular Rehabilitation Guideline - 2020. Arq Bras Cardiol. 2020 June 1;114(5):943-87.
13. Gitt AK, Wasserman K, Kilkowski C, Kleemann T, Kilkowski A, Bangert M, et al. Exercise anaerobic threshold and ventilatory efficiency identify heart failure patients for high risk of early death. Circulation. 2002 Dec 10;106(24):3079-84.
14. Agostoni P, Corrà U, Cattadori G, Veglia F, Battaia E, La Gioia R, et al. Prognostic value of indeterminable anaerobic threshold in heart failure. Circ Heart Fail. 2013 Sep 1;6(5):977-87.
15. Older P, Hall A, Hader R. Cardiopulmonary exercise testing as a screening test for perioperative management of major surgery in the elderly. Chest. 1999 Aug;116(2):355-62.
16. Myers J, Oliveira R, Dewey F, Arena R, Guazzi M, Chase P, et al. Validation of a cardiopulmonary exercise test score in heart failure. Circ Heart Fail. 2013 Mar;6(2):211-8.
17. Arena R, Myers J, Hsu L, Peberdy MA, Pinkstaff S, Bensimhon D, et al. The minute ventilation/carbon dioxide production slope is prognostically superior to the oxygen uptake efficiency slope. J Card Fail. 2007 Aug;13(6):462-9.
18. Arena R, Myers J, Abella J, Peberdy MA, Bensimhon D, Chase P, et al. Development of a ventilatory

18. classification system in patients with heart failure. Circulation. 2007 May 8;115(18):2410-7.
19. Ramos PS, Ricardo DR, Araújo CG. Cardiorespiratory optimal point: a submaximal variable of the cardiopulmonary exercise testing. Arq Bras Cardiol. 2012 Nov;99(5):988-96.
20. Ramos PS, Araújo CGS. Cardiorespiratory optimal point during exercise testing as a predictor of all-cause mortality. Rev Port Cardiol 2017;36(4):261-9.
21. Davies LC, Wensel R, Georgiadou P, Cicoira M, Coats AJ, Piepoli MF, et al. Enhanced prognostic value from cardiopulmonary exercise testing in chronic heart failure by non-linear analysis: oxygen uptake efficiency slope. Eur Heart J. 2006 Mar;27(6):684-90.
22. Baba R, Nagashima M, Goto M, Nagano Y, Yokota M, Tauchi N, et al. Oxygen uptake efficiency slope: a new index of cardiorespiratory functional reserve derived from the relation between oxygen uptake and minute ventilation during incremental exercise. J Am Coll Cardiol. 1996 Nov 15;28(6):1567-72.
23. Hollenberg M, Tager IB. Oxygen uptake efficiency slope: an index of exercise performance and cardiopulmonary reserve requiring only submaximal exercise. J Am Coll Cardiol. 2000 July;36(1):194-201.
24. Barron A, Francis DP, Mayet J, Ewert R, Obst A, Mason M, et al. Oxygen uptake efficiency slope and breathing reserve, not anaerobic threshold, discriminate between patients with cardiovascular disease over chronic obstructive pulmonary disease. JACC Heart Fail. 2016 Apr;4(4):252-61.
25. Tumminello G, Guazzi M, Lancellotti P, Piérard LA. Exercise ventilation inefficiency in heart failure: pathophysiological and clinical significance. Eur Heart J. 2007 Mar;28(6):673-8.
26. Guazzi M, Raimondo R, Vicenzi M, Arena R, Proserpio C, Sarzi Braga S, et al. Exercise oscillatory ventilation may predict sudden cardiac death in heart failure patients. J Am Coll Cardiol. 2007 July 24;50(4):299-308.
27. Oliveira RB, Myers J, Araújo CG, Arena R, Mandic S, Bensimhon D, et al. Does peak oxygen pulse complement peak oxygen uptake in risk stratifying patients with heart failure? Am J Cardiol. 2009 Aug 15;104(4):554-8.
28. Oliveira RB, Myers J, Araújo CG, Abella J, Mandic S, Froelicher V. Maximal exercise oxygen pulse as a predictor of mortality among male veterans referred for exercise testing. Eur J Cardiovasc Prev Rehabil. 2009 June;16(3):358-64.
29. Klainman E, Fink G, Lebzelter J, Krelbaumm T, Kramer MR. The relationship between left ventricular function assessed by multigated radionuclide test and cardiopulmonary exercise test in patients with ischemic heart disease. Chest. 2002 Mar;121(3):841-5.
30. Belardinelli R, Lacalaprice F, Carle F, Minnucci A, Cianci G, Perna G, et al. Exercise-induced myocardial ischaemia detected by cardiopulmonary exercise testing. Eur Heart J. 2003 July;24(14):1304-13.
31. Jones S, Elliott PM, Sharma S, McKenna WJ, Whipp BJ. Cardiopulmonary responses to exercise in patients with hypertrophic cardiomyopathy. Heart. 1998 July;80(1):60-7.
32. Koike A, Itoh H, Kato M, Sawada H, Aizawa T, Fu LT, et al. Prognostic power of ventilatory responses during submaximal exercise in patients with chronic heart disease. Chest. 2002 May;121(5):1581-8.
33. Forman DE, Guazzi M, Myers J, Chase P, Bensimhon D, Cahalin LP, et al. Ventilatory power: a novel index that enhances prognostic assessment of patients with heart failure. Circ Heart Fail. 2012 Sep 1;5(5):621-6.
34. Correale M, Monaco I, Ferraretti A, Tricarico L, Sicuranza M, Gallotta AM, et al. Ventilatory power, a cardiopulmonary exercise testing parameter for the prediction of pulmonary hypertension at right heart catheterization. Int J Cardiol Heart Vasc. 2020 Apr 21;28:100513.
35. Scrutinio D, Passantino A, Lagioia R, Napoli F, Ricci A, Rizzon P. Percent achieved of predicted peak exercise oxygen uptake and kinetics of recovery of oxygen uptake after exercise for risk stratification in chronic heart failure. Int J Cardiol. 1998 Apr 1;64(2):117-24.
36. Wasserman K. Principles of exercise testing and interpretation: including pathophysiology and clinical applications, 5th ed. Philadelphia: Wolters Kluwer Health/Lippincott Williams & Wilkins, 2012. 572 p.

Parte 6 TESTES DE EXERCÍCIOS ASSOCIADOS A TESTES DE IMAGENS

ECOCARDIOGRAFIA DE ESTRESSE

CAPÍTULO 14

SEÇÃO 14-1
CONCEITOS, METODOLOGIA E APLICAÇÕES

Washington Barbosa de Araujo

"O sentido da vida é o conhecimento; não o domínio."

Aristóteles (384-332 a.C.)

INTRODUÇÃO

A Ecocardiografia com Estresse (EE) é representada pelo conjunto das técnicas (físicas, farmacológicas e por eletroestimulação) que ocasionam o estresse cardíaco, permitindo que se compare o comportamento do coração antes e após o estresse.

Os crescentes e contínuos avanços tecnológicos tornaram as imagens ecocardiográficas de alta qualidade, permitindo que um alto percentual de pacientes seja adequadamente avaliado nos EE, entre 85 a 90%, que, aliado ao baixo custo em relação às outras técnicas disponíveis, tornou o EE uma das ferramentas mais utilizadas no diagnóstico e prevenção de várias patologias.

O EE, pela sua segurança e efetividade, é uma técnica universalmente aceita para avaliação não só dos pacientes isquêmicos (diagnóstico de doença coronariana, estratificação de risco pós-IAM e avaliação da viabilidade miocárdica),[1-7] como também dos portadores de valvopatias,[8-13] cardiomiopatias,[14-16] no pré e pós-operatório de revascularização miocárdica[17] e no pré-operatório de cirurgias vasculares periféricas e cirurgias gerais em pacientes cardiopatas.[18,19]

Começamos a trabalhar com EE em 1987[2] e, desde então, viemos acompanhando a evolução do método, que começou associando a ergometria e a ecocardiografia unidimensional (**Fig. 14-1-1**),[20,21] experimentou um grande avanço com a ecocardiografia bidimensional com Doppler,[22,23] do armazenamento e processamento digital das imagens *(quad-screen)*,[24] das técnicas transesofágicas,[25] do Doppler miocárdico,[26] do reconhecimento automático da superfície endocárdica, da utilização de agentes contrastantes do miocárdio[27] e do Eco 3D.[28] Aliado ao desenvolvimento dos equipamentos, a alternativa de utilização de drogas e das técnicas de eletroestimulação como agentes estressores do miocárdio[29-31] veio ampliar a gama de aplicações do EE na investigação cardiovascular.

Atualmente há uma grande associação de estresse e imagens, sempre buscando aumentar a qualidade dos estudos diagnósticos, conforme podemos avaliar na **Tabela 14-1-1**.

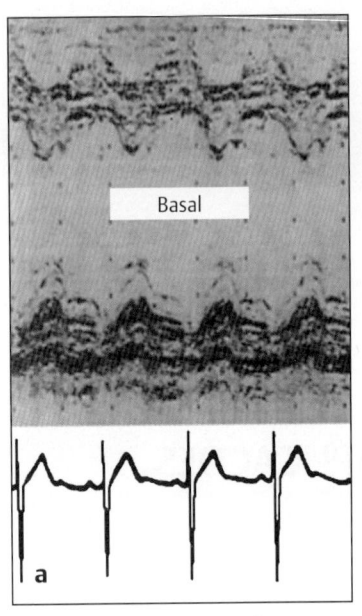

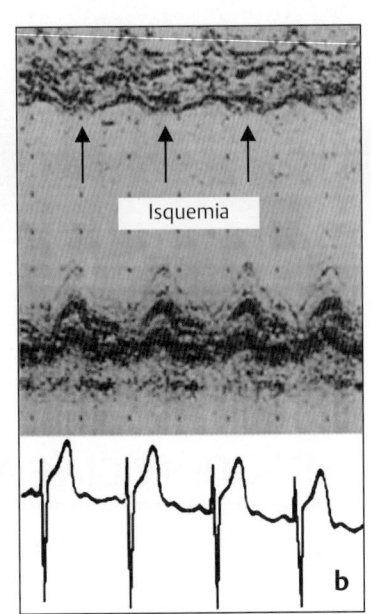

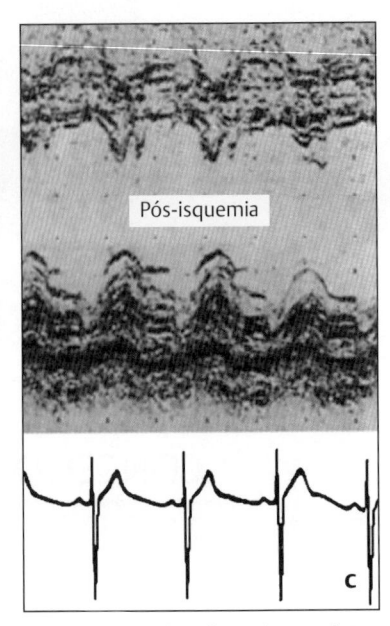

Fig. 14-1-1. Exame de eco de estresse utilizando apenas a técnica unidimensional. Em (**a**) o traçado basal que é normal. Em (**b**), com o esforço observa-se hipocinesia septal e em (**c**), no pós-esforço o gradual retorno aos padrões basais. (Extraída com autorização de Picano E, 1997.)[32]

Tabela 14-1-1. Testes para detecção de DAC

Funcionais	▪ Teste ergométrico
	▪ Ecocardiografia de estresse
	▪ Medicina Nuclear
	  • SPECT
	  • PET
	▪ Ressonância magnética de estresse com perfusão

Anatômicos	▪ Angio-TC ▪ Cinecoronariografia

INDICAÇÕES E CONTRAINDICAÇÕES AO EE

Pellika et al.[33,34] elaboraram diretrizes de aplicações, desempenho e interpretação do eco de estresse na cardiopatia isquêmica para a Sociedade Americana de Cardiologia, que pode ser visto no **Tabela 14-1-2**.

Indicações ao EE

1. **Diagnóstico de DAC:**[35]
   - Angina ou equivalente anginoso e enzimas cardíacas normais.
   - Sintomas atípicos em pacientes com diabetes ou com alta probabilidade de diabetes;
   - Para definir a isquemia em pacientes com estenose coronariana de grau moderado;
   - No EE, se após o exercício ocorrer redução da FE ou o aumento da cavidade do VE, a probabilidade de DAC significativa é grande.
2. **Estratificação de risco na DAC.**
3. **Avaliação de viabilidade miocárdica:**
   - A ecocardiografia de estresse com dobutamina (EED) é uma ferramenta muito útil para a avaliação da viabilidade miocárdica.
4. **Avaliar DAC aguda:**
   - Jasani et al.[36] avaliaram na emergência do hospital, os pacientes com dor torácica e de baixo risco (escores 0-1 pelo estudo TIMI, ECG e troponina normais), através do EEE. No estudo não houve relato de eventos adversos em consequência à alta precoce, mas houve considerável agilidade na liberação dos pacientes e marcada redução dos custos hospitalares.
5. **Avaliação pré e pós-revascularização miocárdica.**
6. **Avaliação de isquemia em paciente com BRE ou com ECG basal alterado:**
   - Arritmias como taquicardia ventricular ou fibrilação atrial (para excluir isquemia como causa).
   - Arritmia e/ou incompetência cronotrópica induzida pelo exercício.
   - Xu et al.[37] avaliaram pacientes com BRE suspeitos de terem DAC, sendo que dos 191 pacientes avaliados, 92 tiveram resposta contrátil alterada no eco de estresse (regional ou global). Destes pacientes com contratilidade alterada, 34 tiveram demonstradas obstruções coronarianas significativas (superiores a 70%).

CAPÍTULO 14 ▪ ECOCARDIOGRAFIA DE ESTRESSE

Tabela 14-1-2.

	Grau de Evidência	Nível da recomendação
Recomendações para o eco de estresse em pacientes com sintomas ou suspeitos de doença coronária estável		
Em pacientes com suspeita de DAC estável, probabilidade pré-teste intermediária e fração de ejeção preservada, os testes de estresse com imagem, como o eco de estresse, são os preferenciais para iniciar a investigação.	I	B
Em pacientes sem angina típica os testes de estresse com imagem, como o eco de estresse, são recomendados se a probabilidade pré-teste é alta ou se a fração de ejeção está reduzida.	I	B
Em pacientes com suspeita de DAC e com ECG de repouso com alterações que prejudiquem a acurada interpretação do ECG de esforço, os testes de estresse com imagem, como o eco de estresse, são recomendados.	I	B
Em pacientes com BRE e com sintomas de isquemia miocárdica, o eco de estresse (esforço ou farmacológico) é preferido frente à cintilografia, em razão da maior especificidade e maior versatilidade para detectar outras condições cardiológicas associadas ao BRE.	I	B
O eco de estresse é o teste preferencial em mulheres com indicação para um teste de imagem não invasivo, nos casos de DAC suspeita ou conhecida, em razão da ausência de radiação e pela maior especificidade (ausência de atenuação pelas mamas).	I	B
O eco de estresse com esforço é o preferencial em crianças suspeitas de isquemia por cota da ausência de radiação e de não precisar de injeções endovenosas, além de se obter informações prognósticas fornecidas pelo exercício.	I	B
O eco de estresse é o preferencial para os pacientes com dispneia de etiologia desconhecida. Nestes pacientes, além da avaliação da contração regional, a regurgitação tricúspide e a função diastólica poderão ser avaliadas em repouso e no estresse.	I	B
Os testes de estresse com imagem, como o eco de estresse, são recomendados para estratificação de risco em pacientes com ECG de esforço inconclusivo.	I	B
O eco de estresse farmacológico é indicado em todas as situações acima, no grupo de pacientes impossibilitados de realizar o exercício.	I	B
Os testes de estresse com imagem, como o eco de estresse, devem ser considerados em pacientes com revascularização miocárdica que apresentam novos sintomas cardíacos.	IIa	B
Os testes de estresse com imagem, como o eco de estresse, devem ser considerados para avaliar a severidade funcional de lesões intermediárias na arteriografia.	IIa	B
Recomendações para estratificação de risco usando testes provocativos de isquemia		
Os testes de estresse com imagem, como o eco de estresse, são recomendados para estratificação de risco em pacientes DAC estável que apresentem piora dos sintomas, se o local ou a extensão da isquemia puderem influenciar a tomada de decisão.	I	B
Em pacientes assintomáticos, diabéticos adultos, com doença vascular periférica ou forte história familiar de DAC ou quando avaliações prévias sugerem alto risco de DAC, como escore de cálcio de 400, os testes de estresse com imagem, como o eco de estresse, são recomendados para avaliação do risco cardiovascular.	IIb	B
Recomendações para reavaliação em pacientes com DAC estável		
Os testes de estresse com imagem, como o eco de estresse, são recomendados na presença de novos ou de sintomas recorrentes, desde que tenha sido afastada a possibilidade de coronariopatia instável.	I	C
Em pacientes com DAC estável e revascularizados, os testes de estresse com imagem, como o eco de estresse, são indicados em vez do teste ergométrico.	I	C
Reavaliação de prognóstico utilizando um teste de estresse, tal como o eco de estresse, deve ser considerado nos pacientes assintomáticos após expirar o prazo de validade do exame anterior.	IIb	B
Recomendações no contexto das cirurgias não cardíacas		
Um teste de imagem com estrese farmacológico como o eco de estresse com dobutamina é recomendado antes das cirurgias de alto risco em pacientes com mais de dois fatores de risco e capacidade funcional reduzida.	I	B
Um teste de imagem com estrese farmacológico como o eco de estresse com dobutamina deve ser considerado ante uma cirurgia de risco intermediário em pacientes com sintomas suspeitos de DAC e capacidade funcional limitada (< 4 METs).	I	B

7. **Avaliação pré-operatória em cirurgias não cardíacas:**
   - Pacientes com doença arterial periférica, DAC, diabetes e cardiomiopatia dilatada apresentam alto risco pré-operatório.
   - O EEE é o exame recomendado para este grupo de pacientes, para excluir isquemia nos pacientes com risco aumentado de DAC, sintomas de angina ou baixa capacidade física (< 4 METs). Nestes e nos pacientes que não puderem fazer o exercício, a recomendação é realizar o teste farmacológico.[38,39]
   - Nenhum teste adicional será necessário se a resposta para qualquer das perguntas a seguir for sim:
     - A cirurgia é de baixo risco? (risco estimado menor que 1%).
     - O paciente não tem sintomas e tem capacidade funcional maior que 4 METs?
     - O paciente foi revascularizado há menos de 1 ano e não apresenta sintomas de isquemia?
     - O paciente realizou uma avaliação coronariana (teste de estresse normal, CT ou cineangiocoronariografia) no último ano sem a mudança de sintomas indicar isquemia?
   - Por outro lado, se a cirurgia for de risco elevado (> 1%) e a capacidade funcional for baixa (< 4 METs), o teste não invasivo é indicado se o resultado for mudar o manejo e o planejamento cirúrgico.[40]

8. **Avaliação de valvopatias:**
   - A principal indicação seria a discordância entre grau da doença e a sintomatologia apresentada
   8.1. Estenose aórtica
      - Na avalição de baixo fluxo e baixo gradiente
   8.2. Regurgitação Aórtica
   8.3. Estenose Mitral
      - Na avaliação do grau de severidade em pacientes oligossintomáticos.
   8.4. Regurgitação Mitral

Na Seção 11-13 do Capítulo 11 este tópico específico é abordado em maior profundidade.

9. **Avaliação das cardiomiopatias:**
   9.1. Cardiomiopatia Hipertrófica
      Para provocar e detectar gradiente no trato de saída do VE, o EEE é o instrumento de escolha.
      Ciampi et al.[41] realizaram um estudo multicêntrico, retrospectivo envolvendo 706 pacientes com cardiomiopatia hipertrófica (CMH), sendo realizados 608 EEE, 98 EE com dipiridamol e 48 EE com adenosina. Os testes seriam considerados positivos se apresentassem no exercício: hipotensão (queda da PAS ou incremento menor que 20 mm Hg), obstrução ao trato de saída do VE > 50 mm Hg, isquemia, e no caso do uso de vasodilatador uma redução da velocidade de fluxo da reserva coronariana < 2 na DA. Como a isquemia mostrou alta correlação com os eventos desfavoráveis após 49 meses, os autores recomendam a importância de avaliar a resposta isquêmica no grupo com CMH.
   9.2. Insuficiência cardíaca com fração de ejeção normal
      - Reavaliação em pacientes com mudança no *status* clínico, sem um evidente fator de precipitação (medicação, dieta).
   9.3. Insuficiência cardíaca com redução da fração de ejeção.
      - Suspeita diagnóstica de cardiomiopatia (também para definir a causa, se isquêmica ou não);
      - Aumento ou novos sintomas a despeito da aderência ao tratamento;
      - Reavaliação em pacientes com mudança no *status* clínico, sem evidente fator de precipitação (medicação, dieta).

Este tema das cardiopatias está mais profundamente abordado na Seção 11-13 do Capítulo 11.

10. **Avaliação de dispneia:**
    - O Teste Cardiopulmonar de Exercício (TCPE) é uma valiosa ferramenta para avaliar pacientes com uma grande gama de patologias cardiopulmonares que levam à intolerância ao exercício, fornecendo uma rigorosa quantificação da restrição funcional, com aplicação tanto diagnóstica quanto prognóstica. O TCPE, entretanto, fornece limitadas informações sobre o potencial mecanismo que limita a capacidade de exercício. Santos et al.[42] preconizam que a realização simultânea do EEE pode fornecer informações sobre a contratilidade ventricular, função valvar, gradientes pressóricos e função diastólica. Desta forma, a combinação destes métodos, apesar de resultar em processo mais trabalhoso, pode reverter em bons resultados pela sinergia dos métodos.

11. **Hipertensão pulmonar:**
    - Hipertensão pulmonar induzida pelo esforço.

12. **Testes de exercício falso-positivos ou falso-negativos.**

Contraindicações ao EE

1. Pacientes com imagens inadequadas;
2. Angina instável;
3. Insuficiência cardíaca descompensada;
4. Pericardite, miocardite ou endocardite agudas;
5. Arritmia grave causando sintomas ou instabilidade hemodinâmica;

6. BAV de grau III ou de grau II tipo Mobitz 2;
7. Estenose aórtica severa ou cardiomiopatia hipertófica com importante obstrução ao trato de saída do VE;
8. Suspeita de aneurisma dissecante;
9. Hipertensão arterial severa (PA em repouso: > 200 mm Hg sistólica ou > 115 mm Hg diastólica)
10. Alterações eletrolíticas marcadas;
11. Edema pulmonar agudo, embolia ou infarto;
12. Tromboflebite, trombose venosa aguda ou trombo intracardíaco;
13. Quadro infeccioso agudo;
14. Doenças metabólicas descompensadas;
15. Intoxicação medicamentosa (digoxina, sedativos, ou agentes psicotrópicos);
16. Gestação avançada ou complicada.

FISIOPATOLOGIA

Ao estudar-se a fisiopatologia do ecocardiograma com estresse, é fundamental a lembrança dos ensinamentos do Dr. Mário Olavo Verani, que foi um eminente cardiologista nuclear e que, durante uma exposição na Universidade Federal Fluminense-RJ, tão bem explanou: *"É preciso conhecer as diferentes condições anatômicas e suas consequências fisiológicas: nem todas as disfunções contráteis basais são irreversíveis; nem toda estenose coronariana provoca isquemia; nem toda revascularização miocárdica traz benefício à contração."*

No EE para avaliação das cardiopatias isquêmicas procura-se desencadear uma alteração segmentar de contração do VE, bem como a sua identificação pelas técnicas ecocardiográficas. Na **Tabela 14-1-3** são apresentadas as diversas alternativas que podemos utilizar como agentes desencadeantes de disfunção de contração do VE.

Nos indivíduos normais, o estresse miocárdico leva a um aumento da contratilidade e do fluxo coronariano com consequente aumento do consumo de O_2 miocárdico. A tradução ecocardiográfica desses eventos é um espessamento parietal sistólico mais acentuado e aumento da contratilidade de todos os segmentos do VE.[1]

Nos pacientes com cardiopatia isquêmica, o estresse ocasionará uma série de alterações circulatórias e metabólicas capazes de desencadear uma sequência de eventos conhecida como "Cascata Isquêmica" (**Fig. 14-1-2**), que pode culminar no aparecimento de angina em alguns pacientes.

Na **Figura 14-1-3** podemos observar os principais determinantes do consumo de oxigênio pelo miocárdio ($M\dot{V}O_2$), de acordo com o tipo de estresse utilizado.

Myers *et al.*[44] demonstraram que a contratilidade do miocárdio não é uniforme e aumenta do subepicárdio para o subendocárdio, e este é responsável por 67% do espessamento demonstrado pela ecocardiografia durante a sístole. A contratilidade das regiões meso e epicárdicas funciona como "reserva" para situações que exijam maior inotropismo miocárdico, como a resultante do estresse físico ou farmacológico. Essa reserva inotrópica é conhecida como *reserva contrátil*. Para que a ecocardiografia detecte as alterações isquêmicas, é necessária uma redução do fluxo coronariano de no mínimo 50% em relação ao fluxo de repouso, com envolvimento de pelo menos 20% da espessura parietal e cerca de 5% da massa miocárdica.

Um importante aspecto do EE é o que se relaciona com a $FC_{máx}$ alcançada no teste. Marwick *et al.*,[45] primeiramente relataram que nos pacientes que não alcançam a $FC_{submáx}$ a capacidade de identificar alterações isquêmicas fica prejudicada. Porém as alterações de contratilidade que ocorrem em FC abaixo da submáxima tem maior valor prognóstico para eventos cardiovasculares,[46] conforme podemos observar na **Figura 14-1-4**.

O desenvolvimento de isquemia traduz-se ecocardiograficamente em ausência de aumento do espessamento parietal sistólico e/ou aparecimento de segmentos com disfunção de contração (hipocinesia, acinesia ou discinesia) nos casos nos quais o eco basal é normal, ou na piora da contração de um segmento já alterado no eco basal (um segmento hipocinético que se torna acinético ou discinético), o que pode ser visto na **Figura 14-1-5**.

A resposta isquêmica está representada na **Figura 14-1-6**, onde pode-se observar o aparecimento de isquemia na região apical, representada pela acinesia dessa região *(setas)*.

Picano *et al.*[47] demonstraram que o indivíduo submetido à revascularização do miocárdio pode exibir ausência de espessamento parietal em área infartada no repouso, porém, durante o exercício ou durante qualquer outra forma de estresse, pode-se identificar novamente o espessamento sistólico. Este fato explicaria a melhora da capacidade funcional dos pacientes infartados que foram submetidos à revascularização, mesmo sem melhora da função ventricular em repouso.

Tabela 14-1-3. Estresse

1. **Físico**
   A) *Hand-grip*
   B) Esforço isométrico dos MMII
   C) Bicicleta ergométrica
   D) Maca ergométrica
   E) Esteira ergométrica
2. **Farmacológico**
   A) Adenosina
   B) Arbutamina
   C) Dipiridamol
   D) Dobutamina
   E) Ergonovina
3. **Eletrofisiológico**
   A) Marca-passo atrial
   B) Eletroestimulação transesofágica

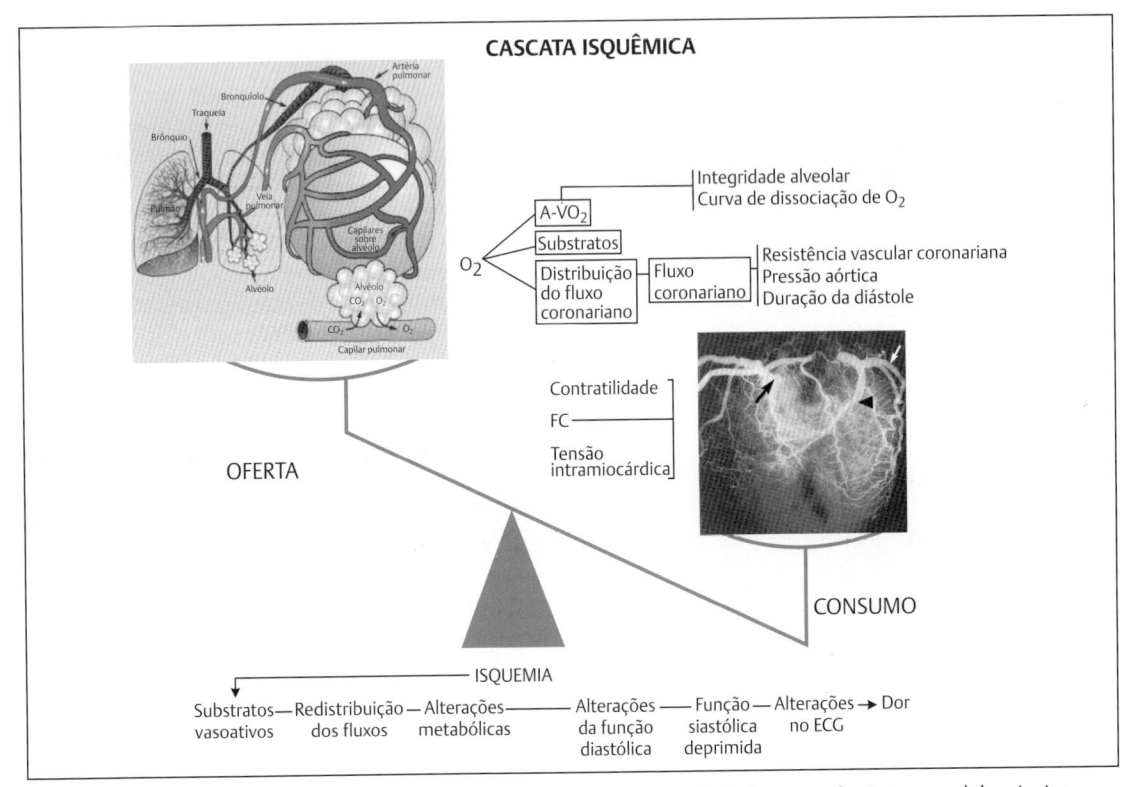

Fig. 14-1-2. Esquema demonstrando os fatores envolvidos na "Cascata Isquêmica" e a sequência temporal dos sinais e sintomas após o início do estresse. (Imagem do arquivo do autor.)

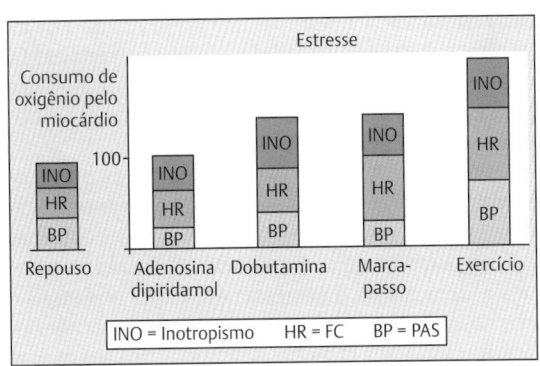

Fig. 14-1-3. Principais determinantes do consumo de oxigênio pelo miocárdio em condição de repouso (à esquerda) e sob algumas das formas de estresse comumente utilizadas no eco de estresse (à direita). Demonstra-se a contribuição relativa da pressão arterial sistólica, da frequência cardíaca e do inotropismo do miocárdio na determinação do consumo de oxigênio. No teste com adenosina ou dipiridamol ocorre discreto aumento no consumo de oxigênio à custa do aumento do inotropismo ou da frequência cardíaca. O maior aumento do consumo de oxigênio ocorre com o exercício, em razão do aumento da frequência cardíaca, do inotropismo e da pressão arterial. (Redesenhada e modificada de Ross J Jr, 1972.)[43]

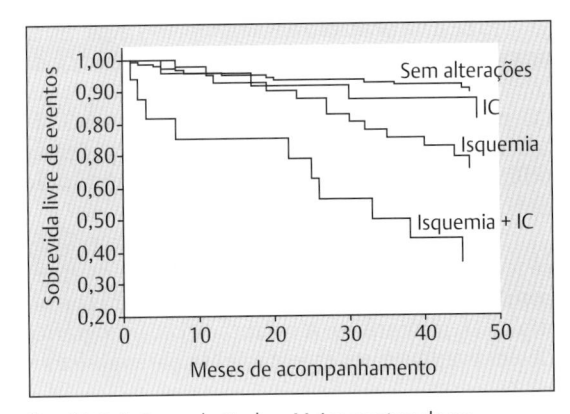

Fig. 14-1-4. Curva de Kaplan–Meier mostrando os percentuais de pacientes livres de eventos cardiovasculares como uma função da capacidade de alcançar 85% da $FC_{máx}$ prevista e da isquemia no EE. (Modificada de Lauer et al., 1998.)[46]

CAPÍTULO 14 ▪ ECOCARDIOGRAFIA DE ESTRESSE

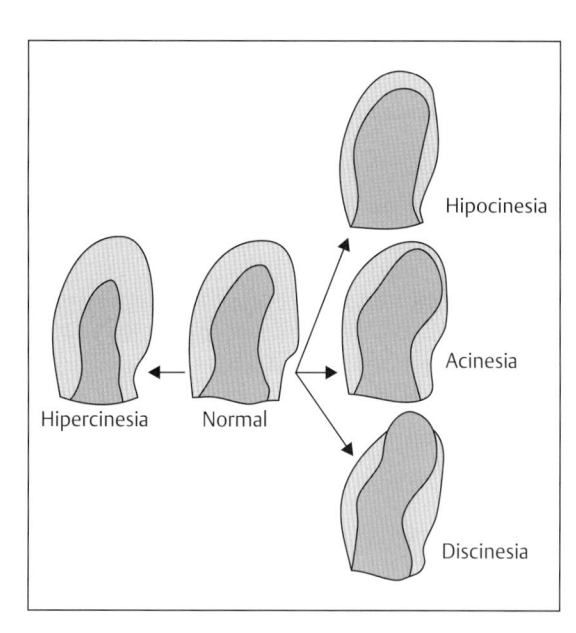

Fig. 14-1-5. Esquema mostrando as respostas ao esforço. A resposta normal é caracterizada pelo espessamento da parede e redução da cavidade e as respostas anormais ao estresse por variações desse padrão normal.

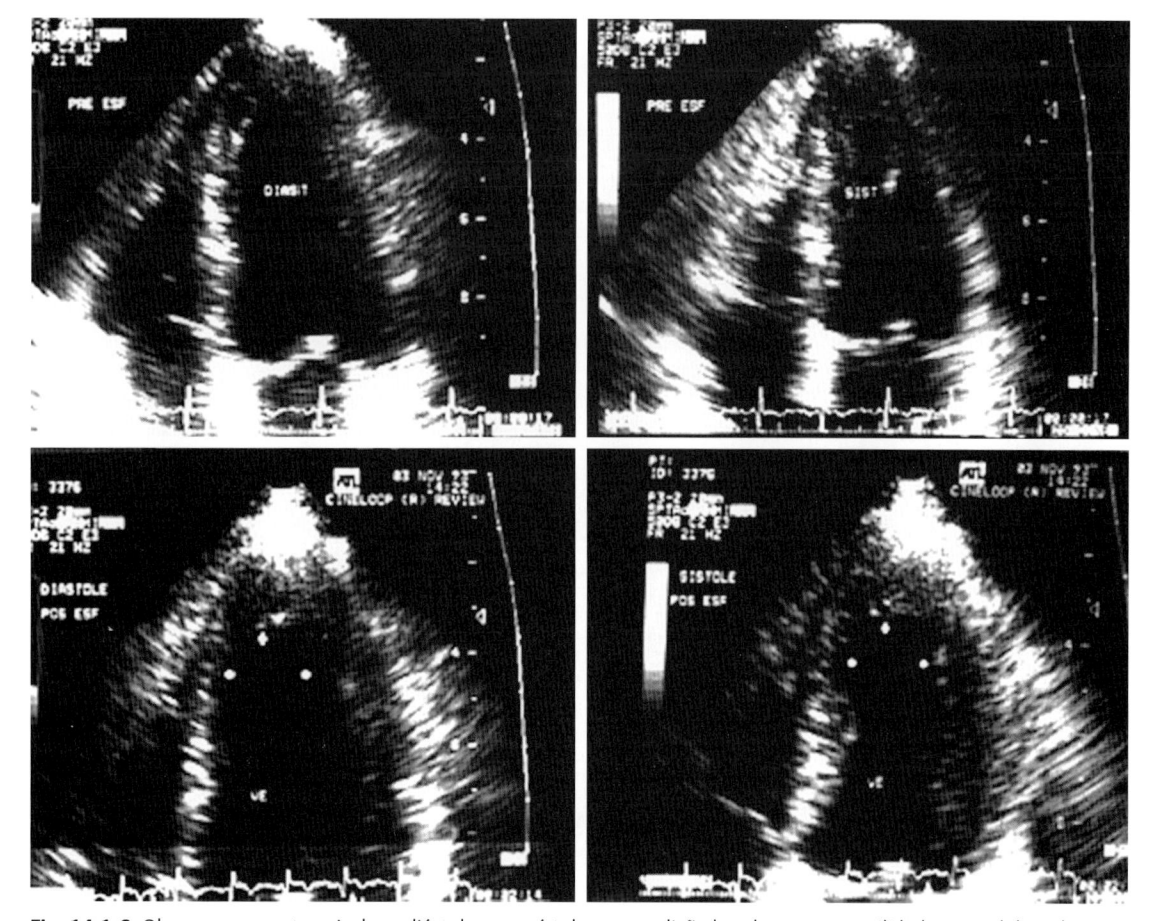

Fig. 14-1-6. Observa-se o corte apical em diástole e em sístole em condição basal, com contratilidade normal de todos os segmentos do VE. Na sequência observam-se, ainda no corte apical de 4 câmaras, as imagens em diástole e em sístole no pós-esforço imediato, estando marcada por setas a região de acinesia apical (sístole), caracterizando uma resposta isquêmica. (Imagem do arquivo do autor.)

ESTUDO ECOCARDIOGRÁFICO

O estudo ecocardiográfico basal é realizado dentro da forma convencional da ecocardiografia, com avaliação das medidas, dos fluxos e principalmente da avaliação da contração segmentar.

Embora que o ideal seja que as imagens do estresse sejam obtidas no primeiro minuto do pós-esforço (quando realizado na esteira ergométrica), as alterações contráteis geralmente se prolongam por 3 a 5 minutos, dependendo da severidade e do tempo de duração da isquemia. A interpretação do EE consiste na quantificação das alterações transientes da mobilidade parietal, assim como da avaliação da função global (fração de ejeção e volume sistólico final).

Por convenção, o coração é dividido em 16 segmentos (ASE) ou 17 segmentos (AHA), conforme mostrado na **Fig. 14-1-7a**. Esses segmentos permitem inferir, a partir do padrão mais frequente da irrigação miocárdica, qual(is) a(s) artéria(s) com maior probabilidade de apresentar lesão anatomofuncional (**Fig. 14-1-7b**).

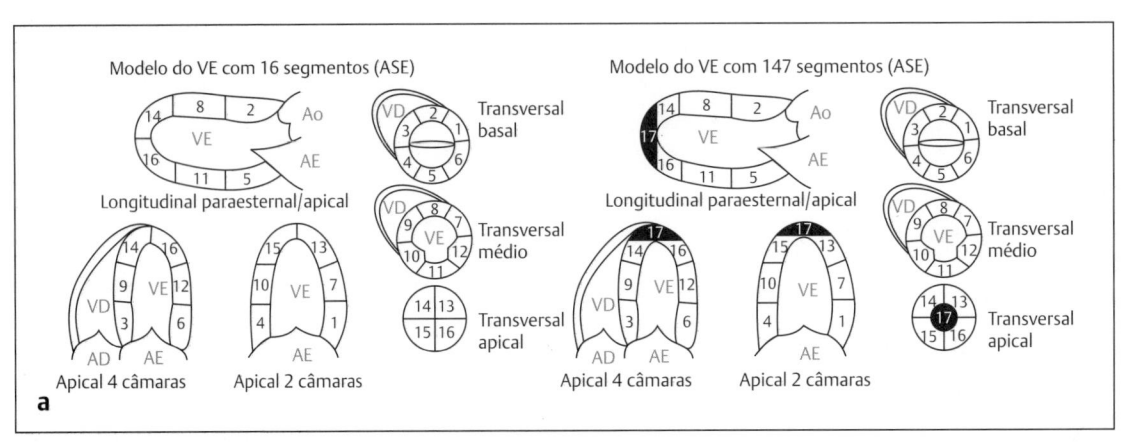

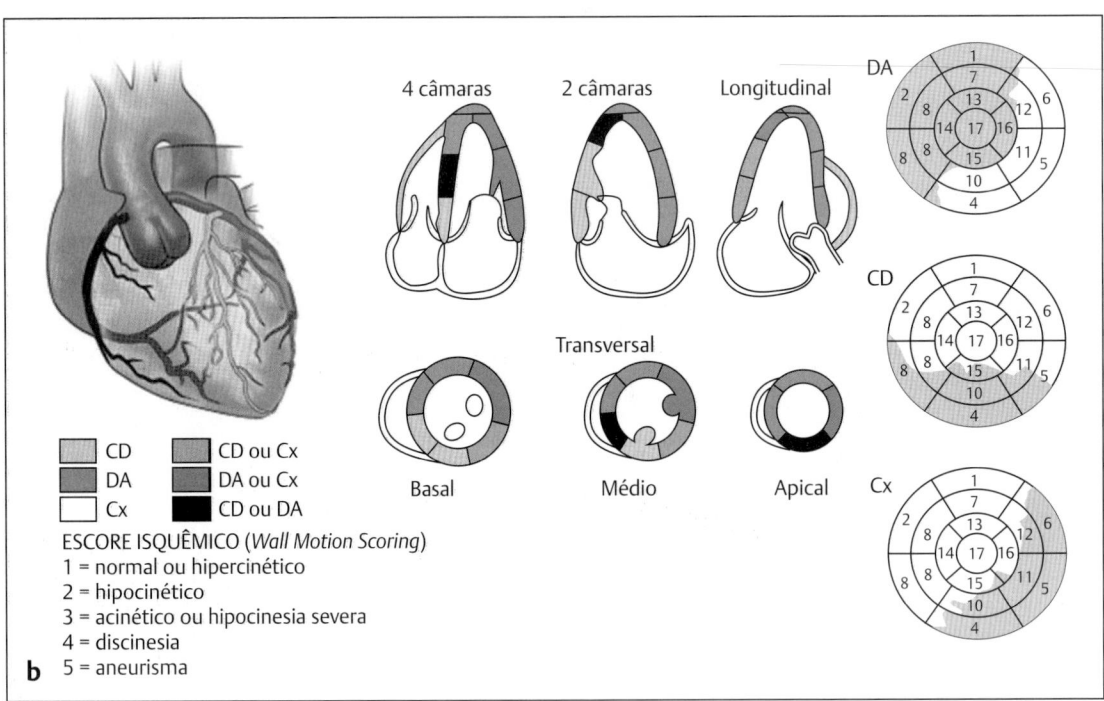

Fig. 14-1-7. (**a**) Esquemas mostrando a segmentação do coração em 16 ou 17 segmentos. *1.* anterobasal; *2.* septo anterobasal; *3.* septoasal; *4.* inferobasal; *5.* posterobasal; *6.* laterobasal; *7.* anteromedial; *8.* septo anteromedial; *9.* septo medial; *10.* inferomedial; *11.* posteromedial; *12.* lateromedial; *13.* anteroapical; *14.* septo inferoapical; *15.* inferoapical; *16.* lateropical e *17.* apical. (**b**) Segmentos do VE que podem ter suas irrigações originadas de mais de uma coronária. A parede anterior e a porção anterior do septo interventricular são consideradas parte do território da DA. A parede anterolateral é considerada pertencente ao território da DA ou ao território da Cx, e as paredes posterolateral, posterior e porção posterior do septo interventricular são consideradas territórios da Cx ou da CD na dependência da dominância arterial. (Modificado de Lang et al., 2005).[48]

Tabela 14-1-4. Repostas típicas da mobilidade parietal em repouso e no esforço

Repouso	Estresse	Interpretação
Normal	Hipercinesia	Normal
Normal	Hipocinesia/acinesia	Isquemia
Acinesia	Acinesia	Infarto prévio
Hipocinesia	Acinesia/discinesia	Isquemia ou infarto prévio
Hipocinesia/acinesia	Normal	Miocárdio viável

A análise regional da função parietal deve incluir a avaliação do espessamento parietal além da avaliação da mobilidade (**Tabela 14-1-4**). Para tal o ideal é que o *software* de análise tenha mecanismos facilitadores para a avaliação do espessamento parietal.

Segundo Cortigiani et al.,[49] o ideal para identificar uma resposta isquêmica no EE é a utilização do ***Protocolo Quádruplo***:

1. Escore Isquêmico (EI)
Avalia a resposta isquêmica pelo estudo da mobilidade parietal, também conhecido como *"wall motion score"*.

A função contrátil de cada segmento é avaliada em repouso e no estresse, recebendo pontuações de 1 a 5, de acordo com o seguinte escore de contração:

1. Contratilidade normal ou hipercinesia (espessamento sistólico > 50%).
2. Hipocinesia.
3. Acinesia ou severa hipocinesia (espessamento sistólico < 10%).
4. Discinesia (movimento sistólico paradoxal).
5. Aneurisma (deformação diastólica).

Para a determinação do escore isquêmico (EI) faz-se o somatório dos pontos e divide-se pelo número de segmentos avaliados, dividindo-se o total de pontos obtidos no estresse pelo total de pontos obtidos em repouso e multiplicando por 100 (obtendo o percentual de variação), sendo uma forma simples de quantificar (extensão e severidade) a resposta isquêmica.

Na interpretação do EE, tanto a severidade quanto a extensão das anormalidades de movimentação devem ser avaliadas. A extensão da isquemia e a severidade máxima têm correlação com o aumento de eventos cardiológicos adverso.[50,51] O número de segmentos do VE com alterações de motilidade é o indicador da extensão da isquemia, sendo a severidade é determinada pelo maior nível de alteração da motilidade, representando o índice de severidade da isquemia. A taxa prevista de eventos varia de 0,9%/ano nos pacientes sem alteração da motilidade parietal a 6,7%/ano nos pacientes com anormalidades extensas e severas,[52] sendo que a extensão e a severidade são preditores de prognóstico independentes.[53]

Noto et al.,[54] numa avaliação cumulativa de 15 anos, mostrou que a sobrevida livre de eventos foi de 92% nos pacientes com EI menor ou igual a 125%, sendo de 25% no grupo de pacientes com EI maior ou igual a 125%. O eco de estresse com esforço tem sido utilizado com sucesso no diagnóstico de isquemia em pacientes de alto risco, bem como predizendo sequelas tardias das doenças cardiovasculares.

2. Reserva de Fluxo Coronariano (RFC)
Inicialmente restrito às avaliações pelo ETE e com uso de contraste por microbolhas, era possível a avaliação do fluxo na artéria descendente anterior (DA) pelo ETT.

Ciampi et al.[41] mostram que a avaliação do fluxo na DA pode ser realizada em menos de 4 minutos (aquisição e interpretação), sendo mais rápida quando se utiliza o estresse com vasodilatador do que com exercício. Num estudo com 3.420 pacientes eles tiveram sucesso em 3.002 (88%), sendo a detecção de fluxo obtida em 1.025 de 1.288 testes com exercício (80%) e 1.766 de 1.860 (95%) dos testes com dipiridamol/adenosina e 211 de 262 (81%) dos estudos com dobutamina (**Fig. 14-1-8**).

Os autores também destacam que a integração dos dados da RFC com EI provê melhor interpretação dos aspectos fisiopatológicos e da irrigação coronariana, permitindo melhor estratificação do que um dos parâmetros isoladamente.

3. Reserva Contrátil do VE (RCVE)
Compreende a avaliação de grupo de parâmetros pela EE que resulta em aumento da sensibilidade e do valor preditivo do teste. A Reserva Contrátil do VE (RCVE) normal compreende o aumento da FEVE > 5%; aumento do *Strain* Longitudinal Global (SLG) > 2% e aumento do Débito Sistólico (DS) > 20%.

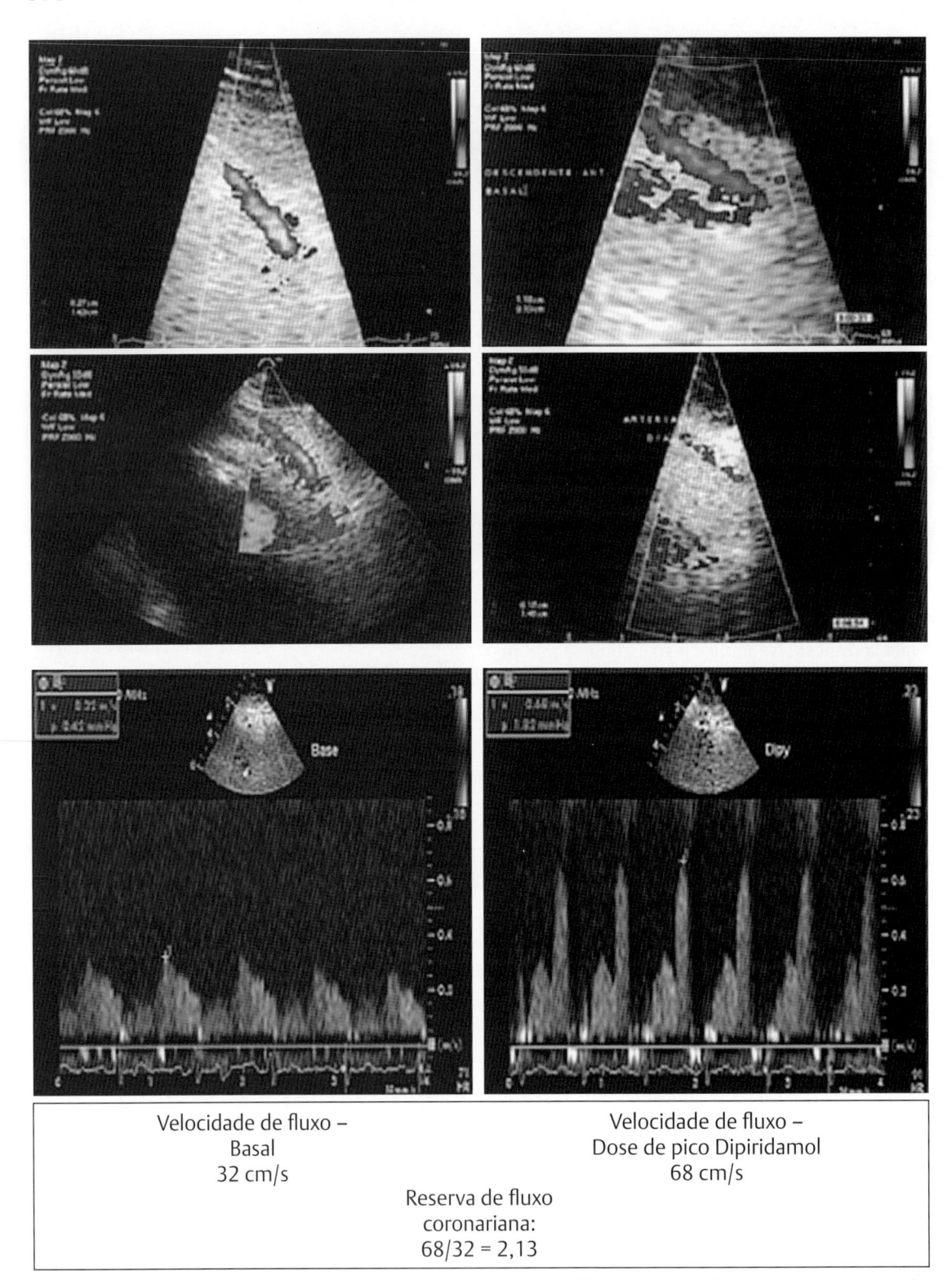

Velocidade de fluxo –	Velocidade de fluxo –
Basal	Dose de pico Dipiridamol
32 cm/s	68 cm/s
Reserva de fluxo coronariana: 68/32 = 2,13	

Fig. 14-1-8. Identificação do fluxo na coronária descendente anterior pelo ETT pré e pós-infusão de dipiridamol, mostrando o cálculo da reserva de fluxo. (Ver Pranchas em Cores.)

4. Linhas B no Pulmão

Pelo ultrassom do pulmão pode-se obter uma avaliação semiquantitativa do líquido pulmonar em pacientes com insuficiência cardíaca.

As linhas B são linhas verticais que representam artefatos de reverberação em virtude do líquido acumulado no pulmão, conforme mostrado na **Figura 14-1-9**.

Na **Figura 14-1-10** estão representadas as áreas de avaliação pulmonar pelo ultrassom.

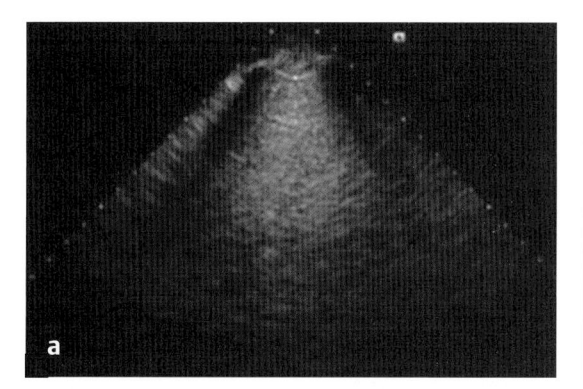

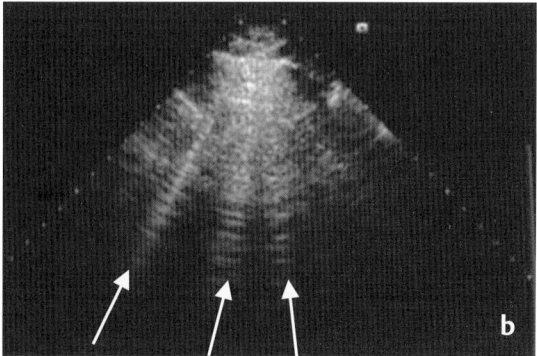

Fig. 14-1-9. (**a**) Imagem de uma ultrassonografia do pulmão normal. (**b**) As linhas verticais observadas na imagem (marcadas com setas) são as linhas B e demonstram haver líquido no espaço pulmonar.

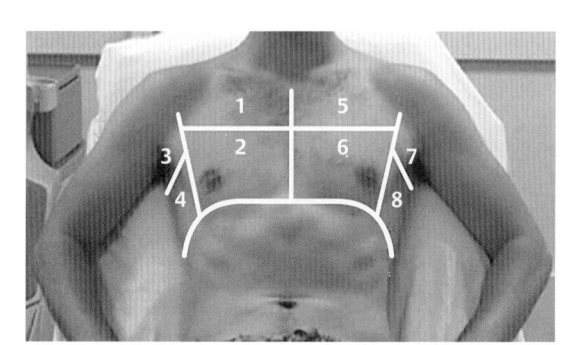

Fig. 14-1-10. Marcação do tórax do paciente dos locais onde deve ser obtida a ultrassonografia pulmonar na pesquisa das linhas B.

Scali *et al.*⁵⁵,⁵⁶ relataram que o aumento do líquido no pulmão secundário ao estresse físico é correlacionado com formas mais avançadas de insuficiência cardíaca e apresenta pior prognóstico, tanto nos pacientes com fração de ejeção normal quanto naqueles com fração de ejeção reduzida. Assim, o aparecimento de linhas B ou o aumento de linhas B com o esforço, são sinais de pior prognóstico e positividade do EE (**Fig. 14-1-11**).

Cortigiani *et al.*⁵⁷ referem que o percentual de EE considerados positivos pela análise da contração segmentar do VE vem diminuindo ao longo dos anos, após analisar uma retrospectiva de 3 décadas num mesmo laboratório (5.053 testes com dipiridamol, 2.496 com dobutamina e 77 com exercício, no período de 1991 a 2018). Em 2005 os pacientes passaram a ter avaliadas, também, a Reserva de Fluxo Coronariana (RFC) na artéria descendente anterior. A partir de outubro de 2016 passaram a analisar, ainda, a reserva contrátil do VE e as linhas B pelo ultrassom pulmonar.

Houve progressiva diminuição da positividade do EE pela análise isolada da contração segmentar (de 24% entre 1991-1999 para 4% entre 2010-2018), isto ocorreu na medida em que outros parâmetros mostraram positividade do teste (29% para RFC, 16% para RCVE e 12% para alinhas B no pulmão). Na última década a taxa de positividade dos EE aumentou acentuadamente ao se utilizar todos os parâmetros disponíveis.

Na **Figura 14-1-12** a seguir vemos um exame normal, com EI, RFC, RCVE normais e ausência de linhas B no pulmão.

Na **Figura 14-1-13** vemos um exame isquêmico com disfunção da contração, pequena variação na RFC e aparecimento de linhas B no parênquima pulmonar.

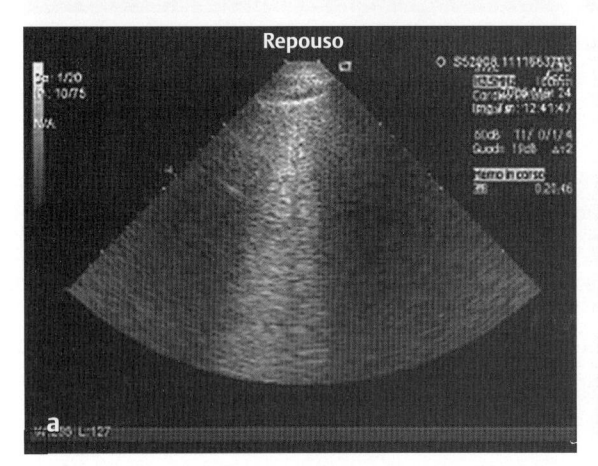

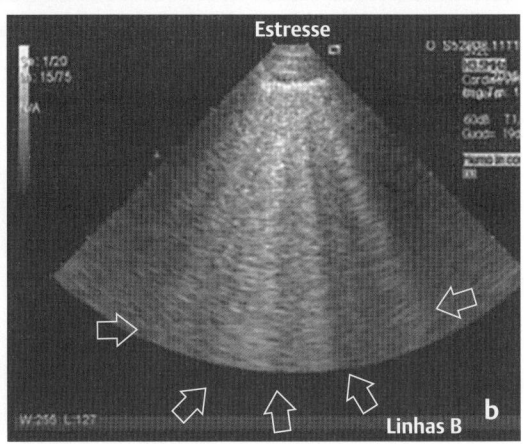

Fig. 14-1-11. (**a**) Basalmente, o pulmão tem aspecto normal. (**b**) Com o estresse aparecem as linhas B, sinal de positividade do teste.

CAPÍTULO 14 ■ ECOCARDIOGRAFIA DE ESTRESSE 599

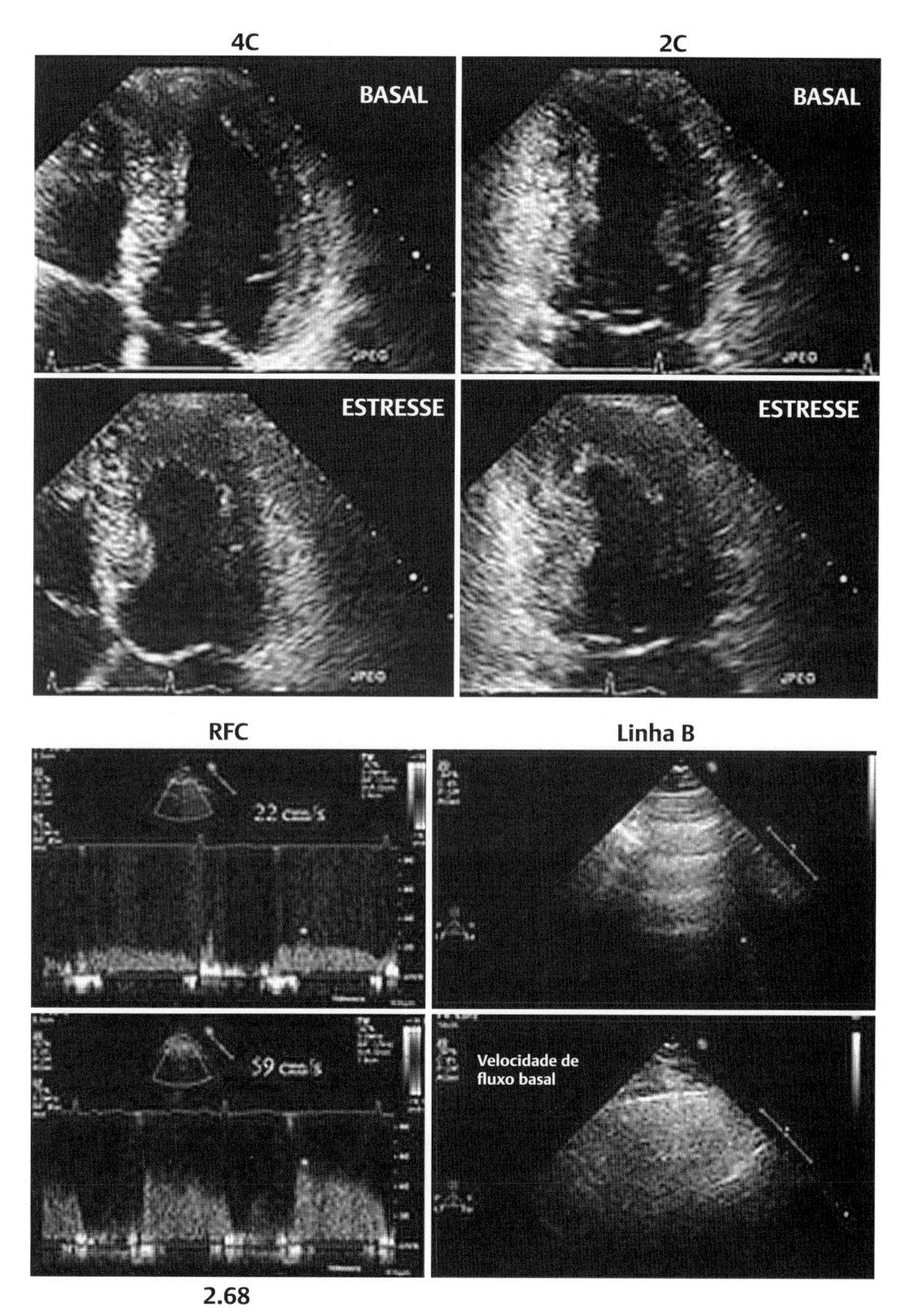

Fig. 14-1-12. Na avaliação pelo protocolo quádruplo vemos a contratilidade normal no estresse, o aumento da velocidade de fluxo na DA após estresse (RFC normal) e ausência de linhas B no ultrassom do pulmão, caracterizando resposta normal ao esforço. *(Continua)*

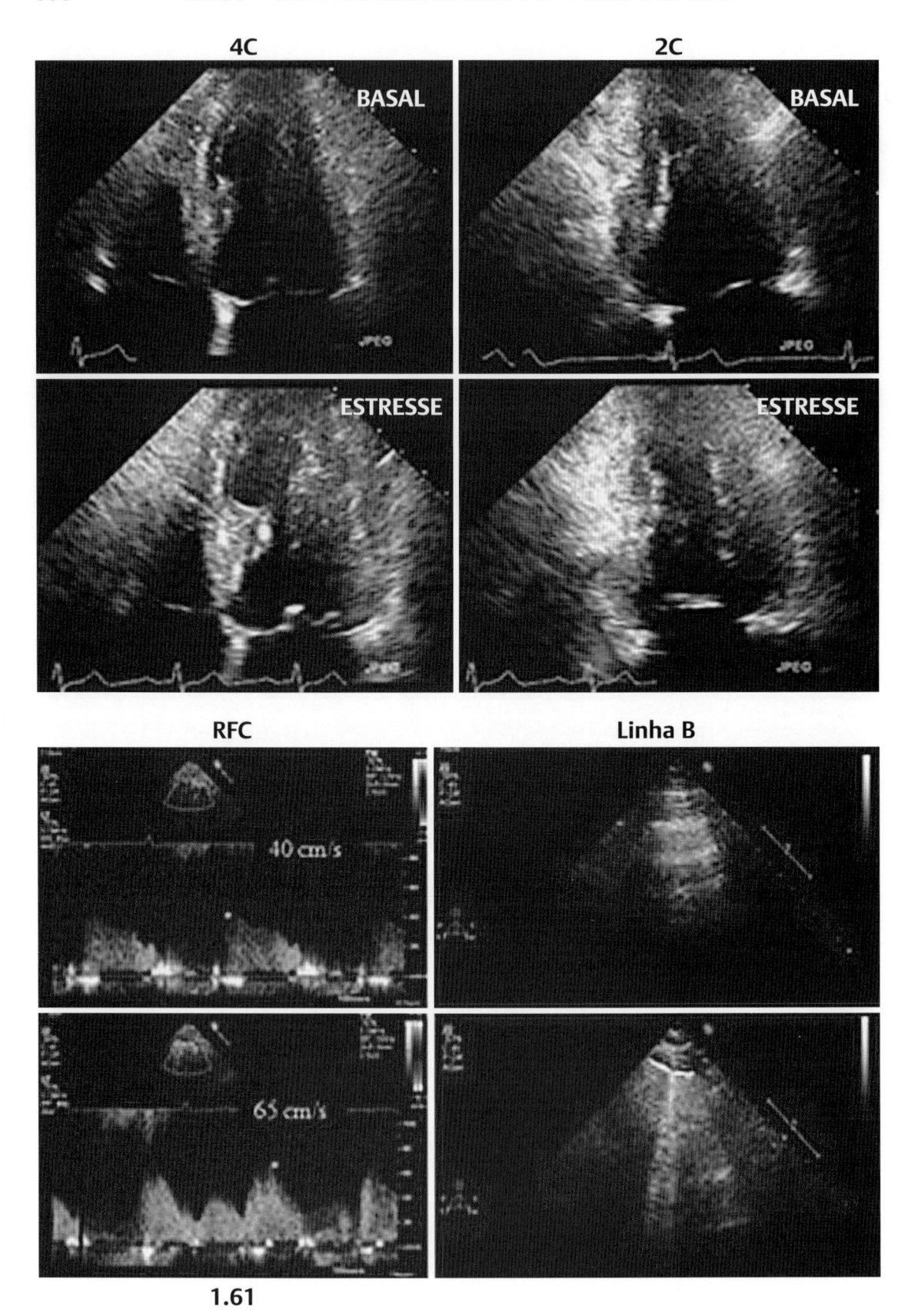

Fig. 14-1-13. Na avaliação pelo protocolo quádruplo vemos a contratilidade anormal no estresse (disfunção na região apical), pequena variação da velocidade de fluxo na DA após estresse (RFC deprimida) e presença de linhas B na ultrassonografia do pulmão, caracterizando resposta isquêmica ao esforço.

METODOLOGIAS DO ESTRESSE

Vamos apresentar as principais metodologias utilizadas no eco de estresse, comentando os aspectos metodológicos, fisiopatológicos e as vantagens e/ou desvantagens de cada uma. Como a estimulação eletrofisiológica não é utilizada de rotina em nosso meio, ateremo-nos às técnicas de estresse físico e farmacológico.

Estresse Físico

O ecocardiograma com estresse pelo exercício físico (EEE) é a modalidade de estresse preferida nos pacientes que podem alcançar os objetivos como FC ≥ 85% da frequência prevista para a idade e capacidade funcional > 5 METs. Cerca de 50% dos pacientes ambulatoriais e 75% dos pacientes internados não alcançam estas marcas.

O estresse físico tem-se mostrado o mais adequado para a pesquisa de doença isquêmica, pois é a metodologia que mais fielmente reproduz as condições desencadeantes de isquemia.

O exercício, principalmente o realizado na esteira ergométrica, permite que sejam utilizados os achados da ecocardiografia bem como os parâmetros da ergometria, não só diagnósticos (infradesnível de ST) como também prognósticos (tempo de aparecimento da isquemia tem projeção prognóstica mais efetiva do que a isquemia provocada por drogas que ocorra numa mesma FC).[4,58,59]

Outro fator que deve ser considerado é o tempo necessário para a realização dos exames de estresse, sendo que o exercício tem duração menor do que os protocolos que utilizam drogas. Em virtude da atenção cada vez maior dispensada aos custos dos procedimentos diagnósticos, a menor duração do teste com esforço representa redução de custos.

Hand-grip

O aumento do duplo produto (Frequência Cardíaca × Pressão Arterial) ocorre, principalmente, à custa do aumento da PAS, não sendo um método efetivo como provocativo de isquemia, pois nem todos os pacientes atingem o limiar isquêmico com essa manobra.

O exame é iniciado com a obtenção e a gravação das imagens basais. Após esse procedimento, determina-se a força máxima voluntária (FMV) utilizando-se um dinamômetro ou um esfigmomanômetro. Determinada a FMV, volta-se a realizar o estudo ecográfico com o paciente mantendo uma força de 30 a 50% da FMV, até a exaustão.[60]

Kuznetsov et al.[61] compararam os achados de eco de estresse com esforço isométrico (EEEI) com os achados do eco de estresse com dobutamina (EED) para o diagnóstico de DAC, num grupo de 197 pacientes submetidos à cinecoronariografia. Para tal, os pacientes foram submetidos ao esforço isométrico com FMV durante 3 minutos, sendo continuamente estimulados pelo examinador a manterem a força máxima. Com essa associação de esforço isométrico e estresse emocional, os autores obtiveram resultados similares aos obtidos no grupo submetido ao EED, na detecção de DAC significativa, ressaltando o menor tempo e o menor custo envolvido nos exames de EEEI.

Esforço Isométrico com os MMII

O esforço isométrico com os MMII ocasiona considerável aumento do duplo produto, visto que maior massa muscular é recrutada nesse tipo de esforço em relação ao *hand-grip*, conforme já demonstramos em trabalhos que desenvolvemos com indivíduos normais.[62,63]

Da mesma forma que no *hand-grip* há necessidade de estabelecer a FMV, trabalhando-se então com 50% da FMV durante 1 minuto ou até que a exaustão seja alcançada, período em que é feito monitoramento ecocardiográfico.

Uma vantagem dessa metodologia é a baixa mobilização da frequência respiratória, porém, um dos limitadores é a tendência de o indivíduo realizar a manobra de Valsalva, o que dificulta a obtenção de uma janela acústica ideal. Outro fator, limitante que existe é a falta de um equipamento adequado para a realização do estresse, pois nos estudos realizados utilizamos um protótipo experimental, desenvolvido a partir de um equipamento de ginástica convencional.

Desenvolvemos alguns protocolos de estudos em coronariopatas, com respostas iniciais estimulantes à progressão dos estudos, porém, como se mostrou uma metodologia mais trabalhosa e sem contribuir efetivamente para o aumento da sensibilidade/especificidade do exame, descontinuamos essa técnica na avaliação dos coronariopatas.

Bicicleta Ergométrica

O teste é realizado com o paciente sentado na bicicleta ergométrica, com monitoramento eletrocardiográfico e ecocardiográfico contínuo. Os incrementos de carga devem ser de 25 a 50 Watts a cada 3 minutos e o teste deve ser máximo e o sintoma limitado.

A principal limitação do uso desse ergômetro é a realização do ecocardiograma com o paciente sentado. Outro fator limitante dessa metodologia é a falta de adequado aumento do duplo produto, principalmente pela dificuldade em elevar a FC ou pela fadiga precoce dos MMII, o que ocorre mais frequentemente em mulheres e nos indivíduos que não tenham o hábito de pedalar.[64]

Em pacientes com DCA suspeita ou conhecida, capazes de realizar estresse físico, o estresse na bicicleta é capaz de estratificar os pacientes com maior risco de eventos cardíacos.[65]

Maca Ergométrica

A maca ergométrica veio eliminar a principal limitação da utilização da bicicleta no eco de estresse, que era a posição do paciente para a obtenção do ecocardiograma.[2,65]

O exercício realizado na posição supina causa um maior retorno venoso com relação ao esforço realizado na posição sentada, levando o coração a trabalhar com um maior volume de sangue, aumentando ainda mais o consumo de O_2 miocárdico pelo aumento da tensão parietal. Porém, o pedalar em posição supina causa fadiga mais precocemente, o que foi uma das principais causas de insucesso em nossa casuística, onde 9,5% (17 de 183) dos pacientes tiveram o teste interrompido antes de alcançarem a $FC_{submáx}$.[3]

A maca ergométrica é dotada de movimentação lateral, permitindo que o paciente pedale na posição de decúbito lateral, o que facilita a obtenção do ecocardiograma (**Fig. 14-1-14**). O exercício é feito com incrementos gradativos de 25 ou 50 Watts a cada 3 minutos, havendo monitoramento ecográfico contínuo, utilizando-se os cortes paraesternais (longitudinal e transversal) e apicais (2 e 4 câmaras). Deve-se sempre procurar a realização de esforços máximos, estimulando-se o paciente a manter-se em exercício pelo menos até a frequência submáxima ser alcançada.

A maca ergométrica é o equipamento ideal para se realizar o TCPE com imagem, ou seja, a obtenção simultânea dos dados da ecocardiografia de estresse e dos dados da análise das trocas gasosas (TCPE).

Esteira Ergométrica

Das metodologias que usam o exercício para causar o estresse miocárdico, a esteira ergométrica apresenta-se como a melhor. Sendo o caminhar uma atividade do cotidiano, obtém-se melhor adaptação a esse ergômetro, permitindo que FC mais elevadas sejam alcançadas e, consequentemente, duplos produtos maiores que nos demais métodos.

O teste deve constar de um exame ecocardiográfico basal, seguido de um teste ergométrico sintoma limitado em esteira (utiliza-se normalmente os protocolos de Bruce, Naughton ou Rampa), com os devidos cuidados de monitorização da FC, PA e do ECG. Ao encerrar-se o esforço, o paciente deve ser deitado e novo estudo ecográfico é realizado.

O ideal é que os pacientes realizem testes sintomas limitantes. Nestes casos os autores verificaram que os pacientes que ultrapassaram o limite do duplo produto de 25.060 tiveram menos eventos cardiovasculares, independentemente da $FC_{máx}$ alcançada.[66]

A limitação desse método é que o ecocardiograma deve ser obtido nos dois primeiros minutos do pós-esforço, pois já foi demonstrado que as alterações de contração desencadeadas pelo esforço persistem por dois ou mais minutos do pós-esforço,[67,68] o que, atualmente, não é difícil ao trabalhar-se com recursos digitais dos equipamentos como o *quad-screen* (**Fig. 14-1-15**), porém, é necessário que o examinador tenha prática e habilidade com o método.

Matta *et al.*[35] apresentaram um caso bem ilustrativo que pode ser observado na **Figura 14-1-16**. Paciente feminina de 54 anos que submetida ao EEE na esteira que apresentou angina e foi demonstrada isquemia no território da coronária descendente anterior.

A outra limitação dessa forma de estresse é que não é possível a observação progressiva da disfunção de contração, uma vez que o eco somente é realizado ao final do esforço.

Peteiro *et al.*[69] compararam o resultado obtido entre as imagens obtidas no pico do esforço e as no pós-esforço imediato, verificando que o ideal seria obter as imagens no pico do esforço para conseguir maior sensibilidade.

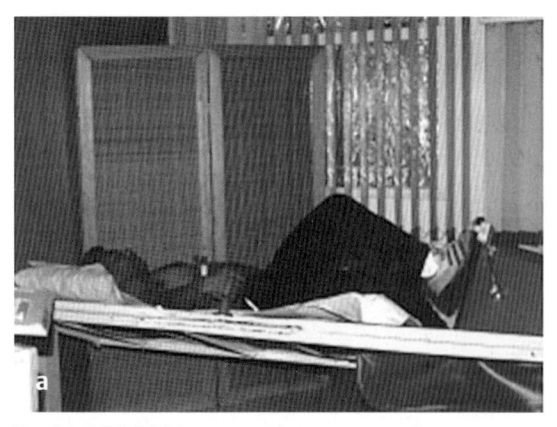

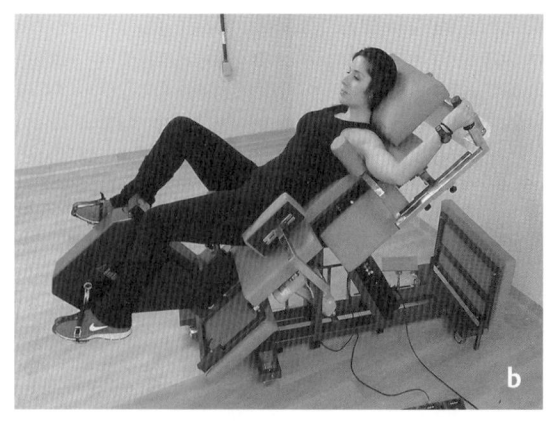

Fig. 14-1-14. (**a**) Maca ergométrica que permite que o ecocardiograma seja obtido durante a realização do esforço, mecanismo desenvolvido pioneiramente no Brasil pelo médico-cardiologista Fernando Rodrigues da cidade de Resende-RJ. (Imagem do arquivo do autor). (**b**) Maca ergométrica comercial, imagem cedida pelo fabricante INBRAMED. As macas podem ser inclinadas lateralmente, facilitando a obtenção das imagens.

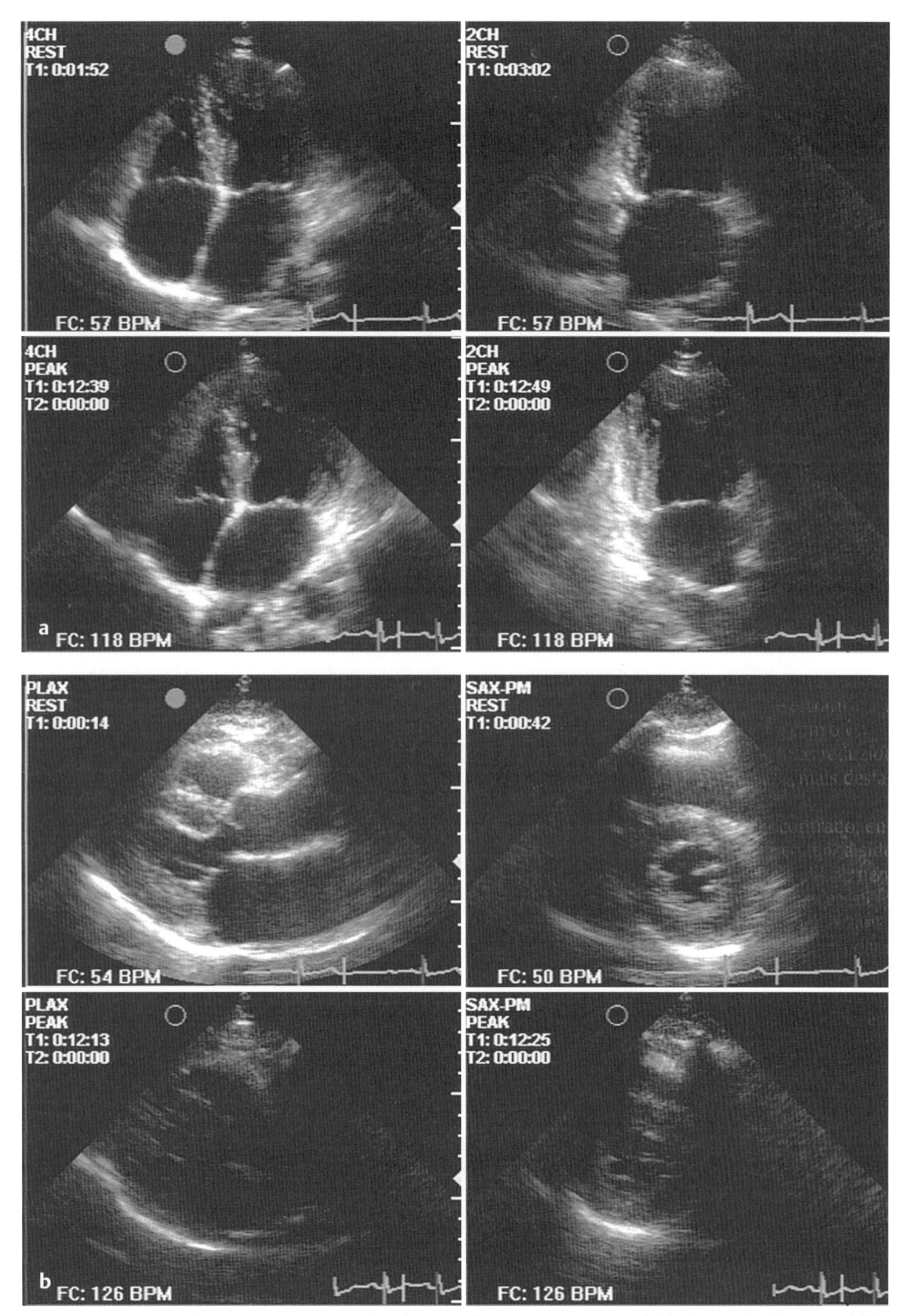

Fig. 14-1-15. Imagens obtidas no repouso e no pós-esforço imediato, pelos cortes apicais (**a**) e longitudinal/transversal (**b**). Essas imagens em movimento permitem uma boa comparação entre o padrão de contração basal e o pós-esforço. Como as imagens são sincronizadas a partir de um intervalo R-R do ECG, fica mais fácil para o observador identificar áreas com déficit de contração. (Imagem do arquivo do autor.)

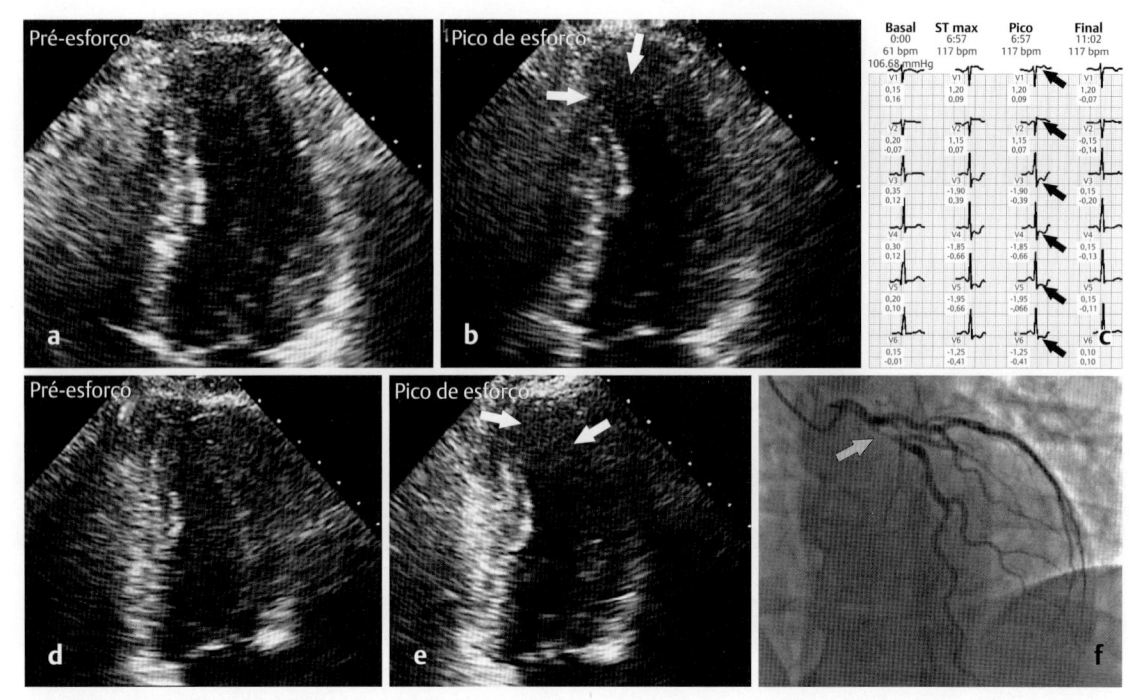

Fig. 14-1-16. (a-f) Resposta isquêmica ao EEE. O estresse induziu hipocinesia nas paredes apical anterior e inferior (setas em **b**), com depressão difusa de ST e supradesnível em aVR (setas em **c**). Subsequentemente, a cineangiocoronariografia mostrou uma lesão importante na artéria descente anterior (seta em **f**).

O eco de esforço também pode ser aplicado como uma das ferramentas de avaliação nas unidades de dor torácica, melhorando a acuidade diagnóstica nos testes de esforço sem alterações isquêmicas e reduzindo o número de cineangiocoronariografias desnecessárias.[70]

Vejamos o caso de uma paciente com dor precordial atípica que apresentava ECG basal normal (**Fig. 14-1-17a**). No teste ergométrico passou a apresentar resposta isquêmica, mais marcada em DII, na porção terminal do segmento ST (**Fig. 14-1-17b**). A avaliação, então, foi complementada com o eco de estresse. Basalmente a contração era normal, porém, detectou-se prolapso da cúspide posterior da mitral com regurgitação leve (**Fig. 14-1-18**). Com o esforço, a contratilidade manteve-se normal, mostrando que as alterações do ECG de esforço seriam secundárias ao prolapso da valva mitral. Já havíamos descrito um caso similar, que as mesmas alterações na porção terminal do segmento ST (**Fig. 14-1-17b**) foram correlacionadas a um prolapso da cúspide anterior.[71] Azevedo e Hadlich também mostraram um caso com o mesmo padrão eletrocardiográfico (**Fig. 14-1-19**) que, estudado pela angiotomografia coronariana (**Fig. 14-1-20**), não demonstrou lesão obstrutiva, fazendo-nos supor que poderia ser essa também uma alteração eletrocardiográfica secundária a um prolapso mitral.[72]

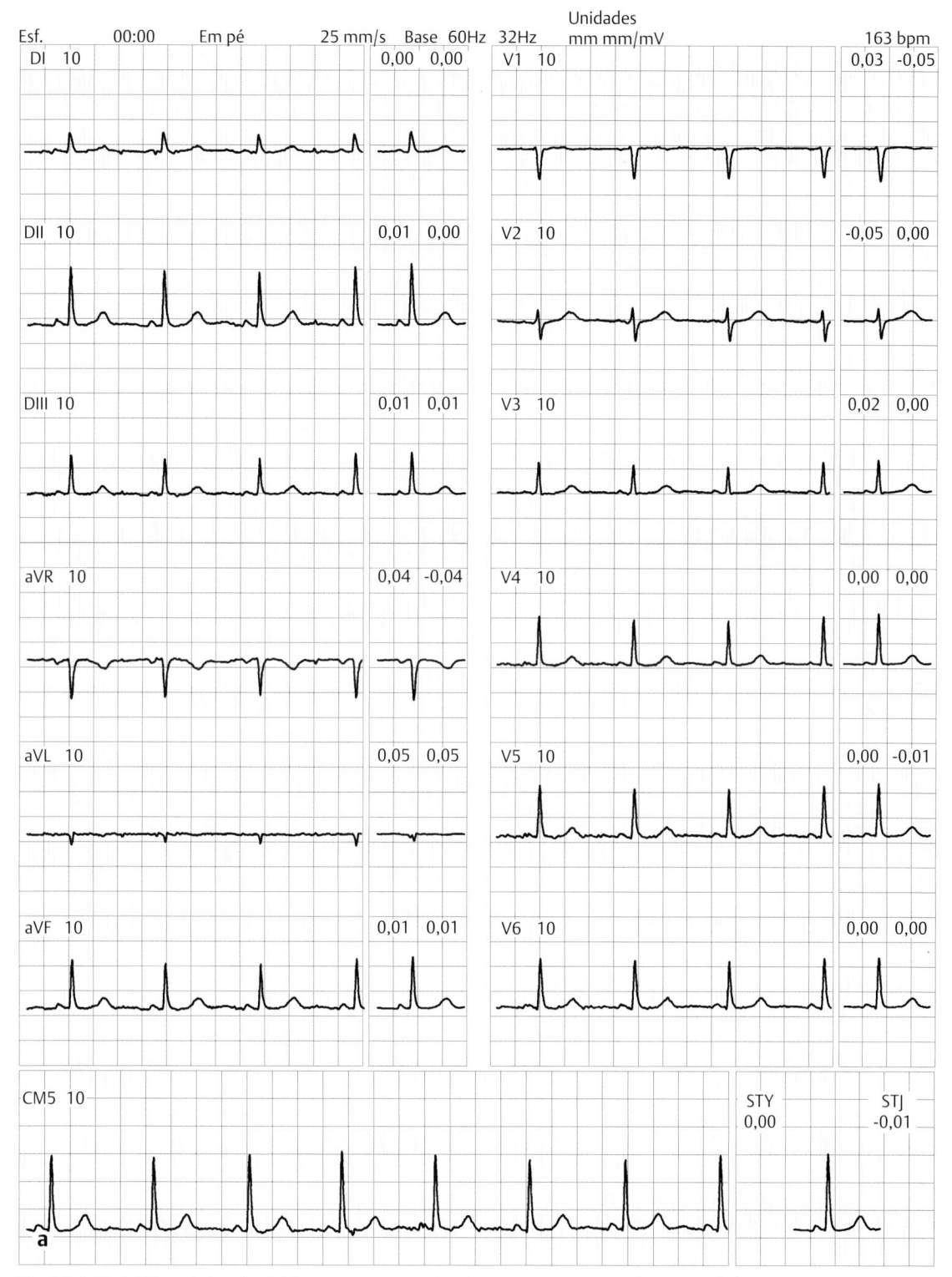

Fig. 14-1-17. (a) Traçado basal, obtido com a paciente de pé na esteira, mostra padrão normal. *(Continua)*

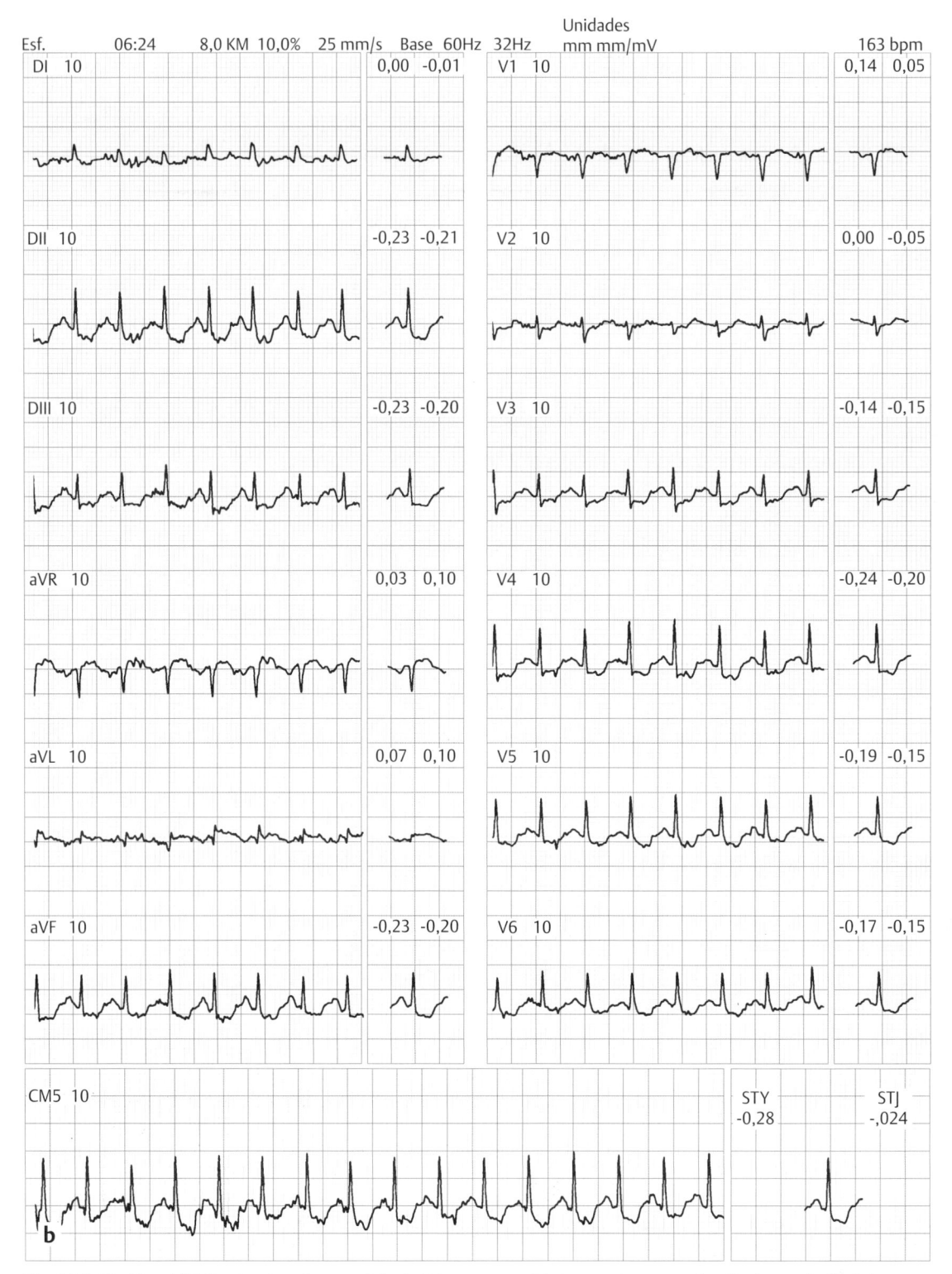

Fig. 14-1-17. *(Cont.)* (**b**) No pico do esforço padrão de ST com convexidade superior e negativação da porção final do segmento ST, padrão que temos observado com frequência em portadores de prolapso mitral submetidos ao teste ergométrico. (Imagens do arquivo do autor.)

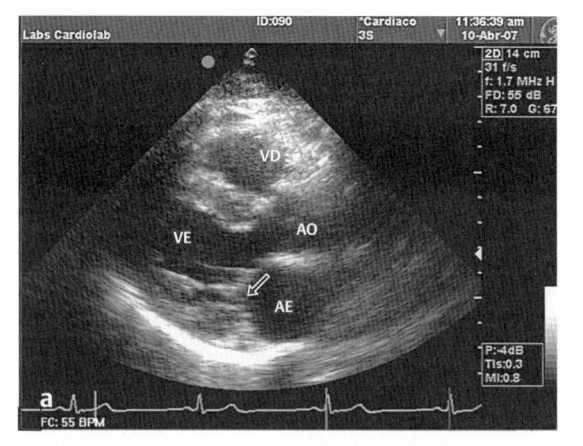

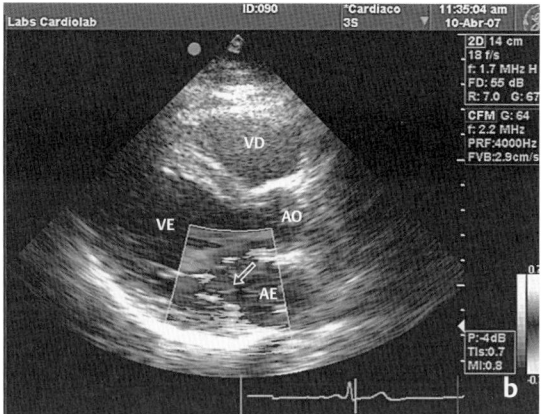

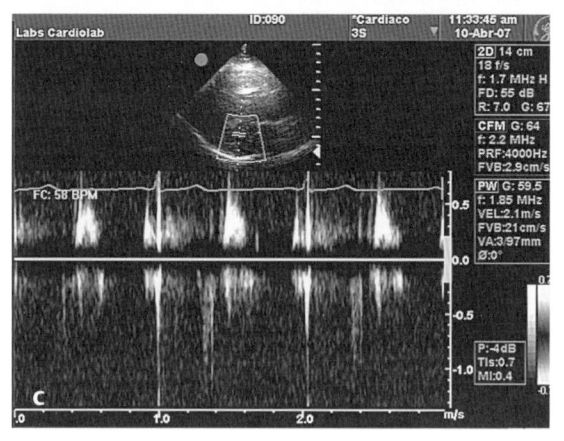

Fig. 14-1-18. (**a**) Ecocardiograma basal mostrando o prolapso da cúspide posterior da mitral (seta). (**b**) Mesmo traçado com o mapeamento do fluxo em cores evidenciando a regurgitação mitral. (**c**) Traçado do Doppler espectral mostrando a regurgitação mitral predominantemente na telessístole. (Imagens do arquivo do autor.)

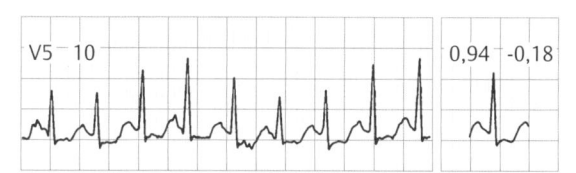

Fig. 14-1-19. Traçado obtido no pico de esforço de um paciente de 56 anos que apresentava precordialgia atípica. Observar a porção terminal do segmento ST com convexidade superior, padrão frequente de alteração de ST ao esforço em portadores de prolapso mitral. (Fonte: Azevedo Filho & Hadlich, 2006.)[72]

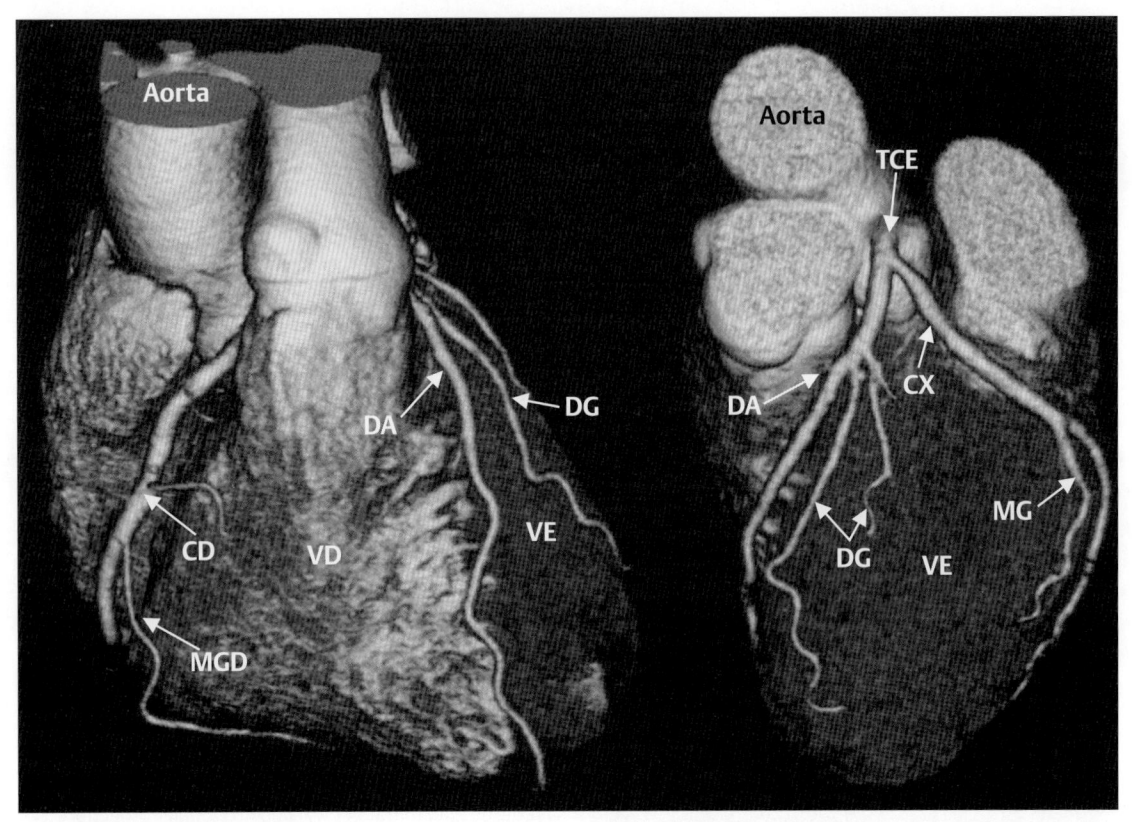

Fig. 14-1-20. A angiotomografia coronariana excluiu a presença de lesões obstrutivas significativas nesse paciente. (Fonte: Azevedo Filho & Hadlich, 2006.)[72]

Estresse Farmacológico

O teste com drogas é indicado nas condições em que os pacientes não possam ser submetidos ao estresse físico (idosos, incapacidade física), que apresentaram déficit cronotrópico no teste ergométrico, que tiverem BRE ou marca-passo definitivo, que tiverem dificuldade de adaptação aos ergômetros e também em decorrência da experiência do examinador (**Tabela 14-1-5**).

Ainda não existe uma droga que reúna todas as condições ideais, ou seja, que apresente todas as caraterísticas listadas na **Tabela 14-1-6**.

Como o principal escopo do livro é o exercício, citaremos sucintamente os aspectos do eco de estresse farmacológico. A seguir listamos as principais drogas utilizadas atualmente e discutindo suas características.

Tabela 14-1-5.

Indicações para escolha de vasodilatadores
■ Incapacidade cronotrópica
■ BRE
■ HAS com HVE acentuada
■ Uso de marca-passo
■ Incapacidade de alcançar os pontos de finalização do teste
• Limitada capacidade de exercício
• Condicionamento físico baixo
• Obesidade mórbida
• Diabetes melito
• Doença pulmonar
• Baixa motivação
■ Doença vascular periférica
■ Doenças musculares
■ Alterações ósseas
■ Alterações neurológicas
■ Aneurisma da aorta abdominal
■ Pós-angioplastia coronariana (entre 48-72 horas)
Indicações para escolha de dobutamina
■ Broncospasmo
■ BAV de grau II/III, sem marca-passo
■ Utilização de aspirina, dipiridamol ou aminofilina num intervalo inferior a 24 horas
■ Doença do nó sinusal

Tabela 14-1-6. Características da droga ideal

1. Factibilidade (bem tolerada, baixa invasividade e protocolo de curta duração)
2. Baixo custo
3. Baixa frequência de contraindicações e de efeitos colaterais
4. Capaz de desenvolver um trabalho cardíaco similar ao obtido pelo estresse físico
5. Efeito dose-resposta e reprodutibilidade
6. Ter aplicação tanto no eco de estresse quanto na cintilografia
7. Acurácia e valor prognóstico comparáveis ou superiores aos da técnicas em uso

Adenosina

A adenosina é um potente vasodilatador coronariano, atuando diretamente nas arteríolas miocárdicas, com aumento da relação fluxo epicárdico/endocárdico, efeito denominado roubo transmural. O leito arterial distal a uma obstrução já se encontra dilatado (resposta fisiológica à isquemia), assim, após a infusão da adenosina observa-se dilatação dos vasos da região normoperfundida, ocasionando redução da resistência vascular e redistribuição do fluxo da região alterada para a normal, causando uma relativa hipoperfusão da região comprometida pela obstrução coronariana e ocasionando disfunção de contração (a maior perfusão das regiões normais causa aumento da contratilidade nessas regiões, evidenciando diferenças na contração segmentar).[73]

Nesalov et al.[74] apresentaram recentemente um protocolo otimizado para utilizar a adenosina. Após o registro do eco basal, faz-se a infusão com dose inicial de 140 µg/kg/min, monitorando-se a PA. Se após 2 minutos não ocorrer redução da PAS de 5 mm Hg, aumenta-se a infusão para 175 e, então, para 210 µg/kg/min, evitando que a PAS caia abaixo de 90 mm Hg. Os autores verificaram que a vasodilatação coronariana é plena quando ocorre a queda da PAS de pelo menos 5 mm Hg.

O monitoramento ecográfico deve iniciar tão logo se identifique a vasodilatação e deve ser prolongado por até 5 minutos após o término da infusão.

Caiati et al.[75] relataram a utilização da adenosina e contraste ecocardiográfico para evidenciação do fluxo na coronária descendente anterior e medida da reserva coronariana, pelo ecotranstorácico. A avaliação da reserva coronariana assume grande importância no estudo de pacientes portadores de BRE grau III, HVE, síndrome X, regurgitação aórtica e, principalmente, nos casos de disfunção da microcirculação.

As drogas antianginosas podem ser mantidas, porém, deve-se suspender o uso de dipiridamol por 24 horas e substâncias que contenham cafeína devem ser evitadas nas 12 horas que precedem o exame. Os sinais vitais e o ecocardiograma devem ser monitorizados continuamente (**Fig. 14-1-21**).

A principal vantagem da adenosina sobre o dipiridamol é a sua curta meia-vida (< 10 s), o que resulta em maior segurança na sua utilização.

Os principais efeitos colaterais são o broncoespasmo, rubor e calor facial, arritmias e dor precordial. A administração de aminofilina EV reverte as complicações causadas pela adenosina.

História de asma brônquica e/ou broncospasmo, DPOC, BAV graus II ou III e marcada hipotensão constituem contraindicações ao uso da adenosina.

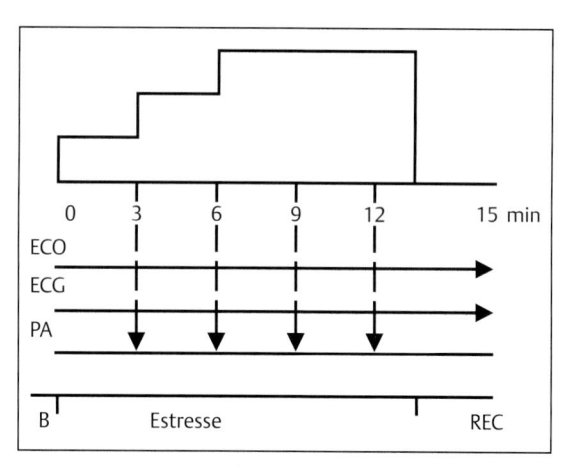

Fig. 14-1-21. Esquema demonstrando o procedimento geral no eco de estresse com estimulação farmacológica: o ECO, o ECG e a PA devem ser monitorados durante todo o exame, sendo o Eco e o ECG, continuamente, e a PA a cada 2 ou 3 minutos.

Dipiridamol

O dipiridamol é um complexo derivado da pirimidina que atua inibindo a fosfodiesterase, aumentando a concentração intersticial da adenosina endógena em função da redução da captação celular da adenosina, bem como da redução da atividade da adenosinadesaminase. Os efeitos do aumento da adenosina endógena são similares aos efeitos obtidos pela infusão da adenosina.

A infusão venosa de dipiridamol é feita na dose de 0,56 mg/kg durante 4 minutos, seguida de 4 minutos de observação e nova infusão na dose de 0,28 mg/kg durante 2 minutos, totalizando 0,84 mg/kg. O monitoramento dos sinais vitais e ecocardiográfica deve ser feito durante todo o exame, incluindo pelo menos 4 minutos após o término da infusão. O fim do teste é determinado pelo aparecimento de zonas de disfunção de contração, de sinais ou sintomas (isquêmicos ou colaterais) ou pelo final do protocolo.

Nas **Figuras 14-1-22 e 14-1-23** são mostrados, esquematicamente, como ocorrem os redirecionamentos de fluxos após a infusão do dipiridamol.

Os estudos com dipiridamol tem possibilitado a avaliação da reserva coronariana (RFC), através da medida da velocidade de fluxo na coronária descendente anterior antes e após infusão da droga (**Fig. 14-1-8**).[77]

Hamouda et al.,[78] utilizando esta técnica em pacientes hipertensos, com e sem HVE, verificaram que os pacientes hipertensos apresentam diminuição da reserva coronariana, alteração mais acentuada no grupo de hipertensos com HVE.

Cortigiani et al.[79] verificaram que a reserva de frequência cardíaca que representa a relação $FC_{máx}/FC_{basal}$ menor ou igual a 1,22 é um importante marcador de prognóstico ruim independente das alterações contráteis encontradas.

As contraindicações e os efeitos colaterais são os mesmos observados com a adenosina, devendo-se destacar que, nos grupos de estudo com pacientes após IAM, observou-se também hipotensão, bradicardia e raros casos de assistolia.

Quando necessária, a infusão de aminofilina reverte prontamente os sinais e sintomas desencadeados pelo dipiridamol.

Nos pacientes hipertensos é a droga de escolha, sendo superior também ao esforço, já que os pacientes podem desenvolver hipertensão importante interrompendo o esforço antes de a $FC_{submáx}$ ser atingida.

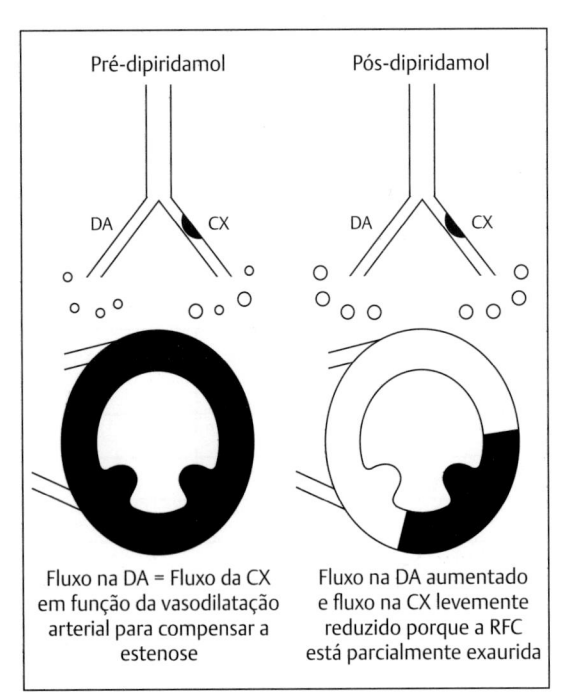

Fig. 14-1-22. Roubo de fluxo vertical. A coronária circunflexa (CX) que apresenta uma lesão obstrutiva está sendo suprida com o mesmo fluxo para a coronária descendente anterior (DA), isso porque, em repouso, as arteríolas derivadas da CX estão dilatadas (vasos mais calibrosos do lado direito da imagem). Após a infusão do dipiridamol ocorre vasodilatação das arteríolas da DA, roubando parte do fluxo que ía para CX, que passa a ter um fluxo reduzido, podendo provocar isquemia. (Modificada de Picano E, 2009.)[76]

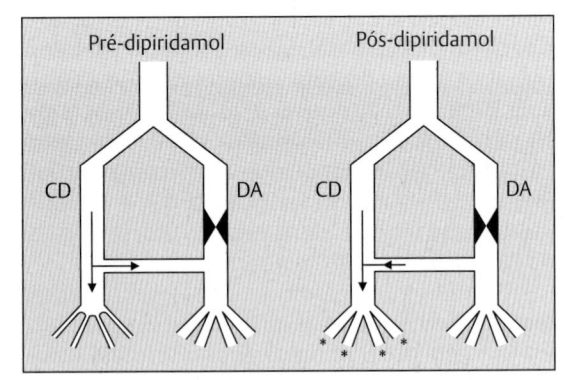

Fig. 14-1-23. Roubo de fluxo horizontal. A coronária direita (CD) está suprindo a coronária descendente anterior (DA) que se mostra obstruída. Em repouso as arteríolas derivadas da DA estão dilatadas (vasos mais calibrosos do lado esquerdo da imagem). Após a vasodilatação induzida pelo dipiridamol, ocorre queda da pressão ao longo da CD e, então, a perfusão distal para as colaterais é reduzida, podendo até mesmo ocorrer o roubo de fluxo da DA para as arteríolas da CD. (Modificada de Picano E, 2009.)[76]

Dobutamina

O Eco de Estresse com Dobutamina (EED) na pesquisa de DAC normalmente é aplicado nos pacientes com limitação ao exercício ou com contraindicações aos vasodilatadores, sendo a metodologia de escolha na avaliação da viabilidade miocárdica.

A dobutamina é uma droga com ação simpaticomimética que tem efeito nos receptores α-1, β-1 e β-2 agonistas, na musculatura lisa do coração. Ela tem potente efeito inotrópico positivo e fraca ação cronotrópica, causando também uma discreta redução da resistência vascular periférica.

Em doses farmacológicas, a dobutamina causa aumento da dp/dt, do débito sistólico e do débito cardíaco, resultando em aumento do consumo miocárdico de O_2. Esse aumento da demanda de oxigênio pelo miocárdio leva à isquemia nas regiões supridas por coronárias estenóticas, resultando em disfunção contrátil identificada pela ecocardiografia. Tanto a dose que desencadeia a isquemia quanto a área total isquêmica (escore isquêmico) são preditores de pior prognóstico.[80]

A infusão deve ser feita através de bomba infusora na dose inicial de 5 μg/kg/min, aumentando a cada 3 minutos até alcançar a dose máxima de 40 μg/kg/min (**Fig. 14-1-24**).

Além de sua ampla utilização no diagnóstico da doença coronariana, a dobutamina é a droga de escolha quando se estuda a viabilidade miocárdica uma vez que se podem obter diferentes respostas contráteis de acordo com as doses aplicadas,[81] obtendo-se resultados similares aos verificados com a utilização das técnicas de cardiologia nuclear.

O miocárdio viável é identificado pela *resposta bifásica*, ou seja: em baixas doses (até 10 μg/kg/min) ocorre aumento da contratilidade da área comprometida. Com doses maiores, acentua-se a isquemia e ocorre depressão da função contrátil (**Fig. 14-1-25**).[82,83]

A presença da viabilidade miocárdica é sugerida pela melhora da função contrátil em pelo menos dois segmentos durante a infusão da dobutamina (**Tabela 14-1-7**).

Delgado citou que a melhora da contratilidade com dobutamina em baixa dose tem maior sensibilidade para viabilidade, enquanto a resposta bifásica é mais específica e com maior valor preditivo para a resposta funcional da revascularização.[84]

Bigi *et al.*[85] estudaram 411 pacientes com IAM não complicado pelo eco de estresse com dobutamina. Os pacientes foram divididos em 4 grupos:

I – Somente viabilidade;
II – Somente isquemia;
III – Combinação de viabilidade e isquemia;
IV – Necrose.

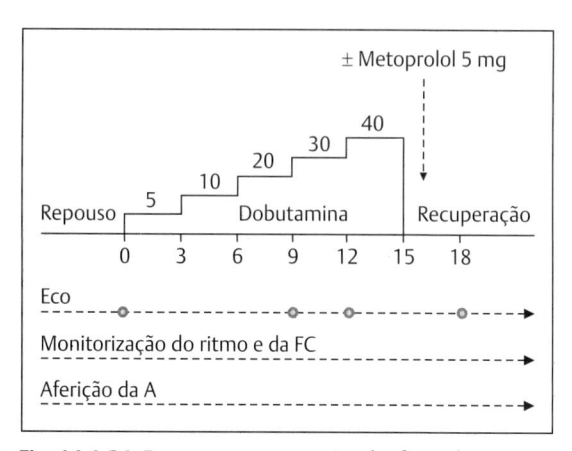

Fig. 14-1-24. Esquema representativo das fases do exame com dobutamina.

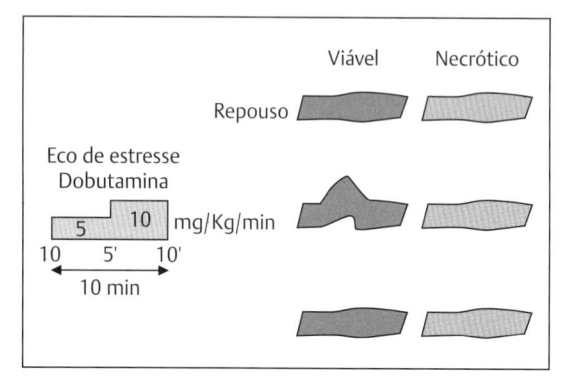

Fig. 14-1-25. Resposta bifásica ao estímulo com dobutamina e com dipiridamol.

Quadro 14-1-7. Interpretação das imagens com EED na avaliação da viabilidade miocárdica

Diagnóstico	Repouso	Dose baixa de dobutamina	Dose alta de dobutamina
Viável	Anormal	Melhora	Melhora mais
Viável*	Anormal	Melhora	Piora
Não viável	Anormal	Não altera	–
Isquêmico	Anormal	Piora	–

*Resposta bifásica

No período do estudo (média de 23 meses) ocorreram 64 novos eventos graves (9 óbitos, 25 IAM, 30 com angina instável requerendo internação). Os autores verificaram que a combinação viabilidade + isquemia (Grupo III) foi de maior risco que o Grupo II.

Digno de nota é o valor do exame negativo, como visto neste estudo de um grupo de 346 pacientes seguidos por um período de até 7 anos que o teste negativo relacionou-se com risco muito baixo de eventos coronarianos nos 5 anos que seguiram o teste.[86]

Observa-se, com certa frequência, o aparecimento de hipotensão durante a infusão de dobutamina, que pode ocorrer de forma gradual ou abrupta. Em 20% dos casos estudados por Marcovitz et al.[87] ela pode ser explicada pela obliteração da cavidade do VE e pelo retorno venoso desproporcional ao débito cardíaco, porém ainda são hipóteses carentes de melhor comprovação. Ao contrário do observado no teste ergométrico convencional, a hipotensão induzida pela dobutamina não representa risco adicional de doença coronariana.[88]

Khanal et al.[89] verificaram que a hipotensão é mais comum no sexo feminino e sem relação direta com o grau de disfunção do VE. Barletta et al.[90] verificaram uma alta correlação entre o desencadeamento da obliteração do VE pela dobutamina e o desenvolvimento de dor ao esforço em pacientes sem doença coronariana.

O teste é encerrado quando um dos seguintes pontos é alcançado: anomalia de contração segmentar, infradesnível de ST superior a 2 mm, angina, hipotensão, arritmia ventricular ou quando a dose máxima é alcançada.

Os principais e mais frequentes efeitos colaterais que ocorrem em 5 a 10% dos pacientes são: arritmia supra ou ventricular, náusea, tremores, alterações eletrocardiográficas, angina, palpitações e cefaleia.

Dipiridamol + Atropina

Após atingir-se o final do protocolo de dipiridamol (12 minutos após o início da infusão), se nenhuma alteração (indicativa de isquemia) tiver ocorrido e se não houver sintomas colaterais indicativos para a finalização do exame, pode-se potencializar o teste com injeções sucessivas em bolus, de 0,25 mg de atropina, uma a cada minuto, totalizando 1 mg da droga. Deve-se manter a monitorização eletrocardiográfica e ecocardiográfica durante todo o teste (**Fig. 14-1-26**).[91]

A complicação mais frequente à injeção de atropina é a taquicardia supraventricular, que pode ser revertida com o uso de beta bloqueadores EV, que também atuam na reversão de possíveis isquemias desencadeadas nesse teste. Outros sintomas por intoxicação atropínica são torpor e confusão mental, que devem ser tratados sintomaticamente.

Adenosina + Atropina

A adenosina é injetada numa dose constante de 180 μg/kg/min durante 14 minutos, e a atropina tem sua injeção iniciada 8 minutos após o início da adenosina (0,25 mg a cada um minuto até a dose total de 1 mg), aumentando a sensibilidade e a especificidade, em relação ao uso isolado da adenosina, no diagnóstico da DAC.[92]

Dobutamina + Atropina

Nos pacientes que após receberem a dose máxima de dobutamina não tiverem atingido 85% da $FC_{máx}$ preconizada para a idade, ou que outras causas para a interrupção do exame não tenham sido alcançadas, pode-se aplicar de 0,25 a 1,0 mg de atropina EV, conforme descrito no item dipiridamol + atropina (**Fig. 14-1-27**).[93]

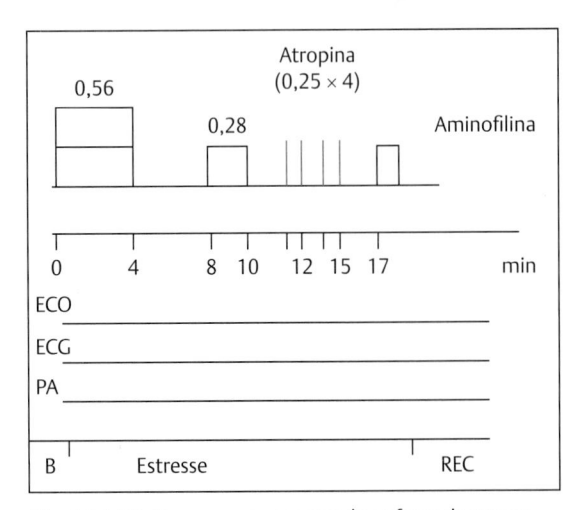

Fig. 14-1-26. Esquema representando as fases do exame com dipiridamol + atropina.

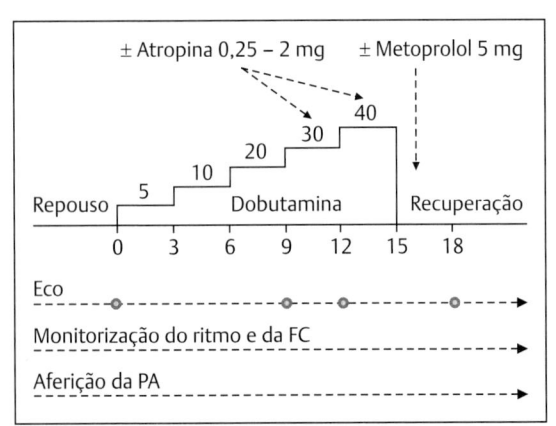

Fig. 14-1-27. Esquema representativo das fases do exame com dobutamina + atropina.

Os estudos que recomendam essa técnica mostram significativo aumento da sensibilidade do teste da dobutamina quando potencializada pela atropina;[94] entretanto, Rallidis et al.[95] referem que, mesmo comparado a essa técnica, o exercício na esteira ainda é capaz de provocar maior duplo-produto e resposta isquêmica mais intensa.

Abreu et al.[96] estudaram, retrospectivamente, o fator arritmogênico desse teste, separando de um grupo de 6.563 pacientes submetidos ao eco de estresse com dobutamina + atropina, os 167 (2,5%) pacientes que tiveram arritmias complexas (igual a 3 ou mais batimentos ectópicos consecutivos). Os autores verificaram que as arritmias complexas são mais frequentes nas mulheres e nos idosos, sendo a taquicardia ventricular não sustentada a que tem maior correlação com a isquemia.

Dipiridamol + Dobutamina

Após a realização do exame com dipiridamol, nos casos em que não ocorram alterações da contração ou que não haja indicação de interrupção do teste, foi proposto por Ostojic et al.,[97] uma segunda fase, quando a potencialização dos efeitos do dipiridamol seria obtida com a infusão adicional de dobutamina.

Tecnicamente, após a conclusão do protocolo de dipiridamol, inicia-se o protocolo de dobutamina, respeitando-se todos os critérios adotados para cada protocolo individualmente.

Picano et al.[98,99] propuseram a utilização de doses reduzidas de dipiridamol (0,28 mg/kg durante 4 minutos) e dobutamina (5 a 10 μg/kg/min durante 3 minutos) para a avaliação de viabilidade miocárdica, obtendo acurácia de 92%, superior à acurácia de cada droga isoladamente.

A adição da dobutamina ao protocolo de dipiridamol mostrou-se de utilidade clínica e com boa tolerância pelos pacientes.

Dessa forma, expande-se o espectro de alterações detectáveis pelo eco com estresse farmacológico, permitindo a documentação de formas mais discretas de coronariopatias que não seriam identificadas por cada uma das técnicas isoladamente.[97]

Ergonovina

Há um protocolo de eco de estresse com ergonovina para estudar os pacientes suspeitos de serem portadores da angina variante. A ergonovina causa diminuição da reserva coronariana em pacientes com espasmo induzido, principalmente naqueles com espasmo difuso.[100]

Os pacientes com síndrome anginosa típica e teste ergométrico e/ou cintilografia com tálio normais foram submetidos ao estudo ecográfico durante e após injeção em *bolus* de 0,05 mg de maleato de ergonovina a cada 5 minutos, até uma dose total de 0,35 mg ou quando do aparecimento de alteração contrátil, desnível de ST, arritmia e PAS > 200 mm Hg ou PAS < 90 mm Hg.[101]

Segundo Pepine,[102] apesar de a descrição inicial relatar baixa taxa de complicações com esse protocolo, seria de mais segurança para os pacientes a realização desse teste num ambiente como o laboratório de hemodinâmica, visto a reconhecida possibilidade de um espasmo evoluir para trombose.

ESTRESSE FÍSICO + DOBUTAMINA (PROTOCOLO HÍBRIDO)

Haley et al.[103] associaram os efeitos fisiológicos do exercício na bicicleta ergométrica aos efeitos farmacológicos da dobutamina para verificar se haveria melhora nas condições diagnósticas.

Os autores comparam os resultados do teste híbrido (incrementos de carga de 25 W a cada 3 minutos) com dose de dobutamina de até 10 mcg/kg/min, após alcançada a $FC_{submáx}$.

Os pacientes do protocolo híbrido alcançaram maiores FC e tiveram menos complicações, além de apresentarem maior especificidade e sensibilidade. Os aa. também observaram melhores resultados.

Resumindo os aspectos abordados nas diferentes modalidades do EE, podemos citar que:

1. O EEE é a modalidade mais fisiológica, incluindo dados prognósticos importantes relacionados com a potência aeróbica e da recuperação da FC no pós-esforço. Deve ser a modalidade preferencial para os pacientes que puderem realizar esforço.
2. Os exames na maca ergométrica se mostram mais adequados para a obtenção das imagens, bem como para a avaliação da RFC, da função diastólica e da medida direta da dinâmica dos gases (TCPE).
3. O EDD é o exame preferencial para a pesquisa de isquemia em pacientes que não podem ser exercitados.
4. Os exames devem ser sustentados até que a FC alcance 85% da máxima prevista para os testes com exercícios e pelo menos 80% nos testes com dobutamina.

Na **Tabela 14-1-8** estão listadas as condições e as causas para interrupção do eco de estresse.

Tabela 14-1-8. Causas de interrupção do eco de estresse

1. Sintomas intoleráveis
2. Alcançar a dose máxima/carga máxima
3. Alcançar a $FC_{máx}$
4. Marcada resposta isquêmica no ecocardiograma
5. Dor precordial severa
6. Marcadas alterações no ECG (arritmia ou isquemia)
7. Resposta hipertensiva
8. Hipotensão severa

TECNOLOGIA E MÉTODOS

A fim de se obter maior acurácia diagnóstica no eco de estresse, ao longo do tempo forram desenvolvidos vários recursos para os equipamentos de ecocardiografia, assim como agentes contrastantes do miocárdio também passaram a ser utilizados. A seguir, descreveremos sucintamente os principais recursos utilizados.

1. *Quad-screen*;
2. Segundo harmônico;
3. Detecção de bordas endocárdicas;
4. Doppler miocárdio (DTI);
5. *Strain Rate*;
6. Contraste (microbolhas);
7. *Trigger*;
8. ECO 3D.

Quad-screen

Para facilitar os estudos com o eco de estresse, o armazenamento das imagens deve ser feito por processo digital, com mínima perda de qualidade da imagem. As imagens digitais são facilmente dispostas lado a lado permitindo a comparação em uma mesma tela, imagens em diferentes momentos do exame (basal e pós-esforço ou basal e diferentes doses do fármaco utilizado), que são mostrados na **Figura 14-1-15**.

Segundo Harmônico

O uso da técnica do segundo harmônico tem impacto clínico positivo, pois diminui a incidência de testes não interpretáveis, possibilitando a obtenção de maior qualidade diagnóstica (**Fig. 14-1-28**).

A técnica do segundo harmônico com pulso invertido acrescenta outro filtro na imagem capaz de gerar uma imagem de melhor qualidade a partir de quantidades ínfimas de contraste.

Detecção de Bordas Endocárdicas

Alguns equipamentos de eco de estresse contam com o recurso de identificar a superfície endocárdica, mapeando-a em diástole e em sístole, facilitando a análise quanto à mobilidade, espessamento das paredes do VE e cálculo da fração de ejeção.

Deve-se realçar, também, a importância e facilidade de utilizar *softwares* que permitem a detecção automática da borda endocárdica na determinação da fração de ejeção em repouso, em pacientes nos quais foram injetados o contraste miocárdico, obtendo acurácia similar à da ventriculografia radioisotópica.

Quantificação Acústica (AQ)

Através de um *software* específico, o equipamento determina a interface endocárdio/massa sanguínea, permitindo, desse modo, a identificação dos contornos da cavidade em diástole e em sístole, possibilitando o cálculo dos volumes diastólico, sistólico e a fração de ejeção (**Fig. 14-1-29**).

Color Kinesis

É um processo mais evoluído que a quantificação acústica, pois existe uma somação temporal dos diversos contornos endocárdicos a cada instante do ciclo cardíaco (**Fig. 14-1-30**), permitindo a formação da imagem em cores que corresponde à movimentação da "linha endocárdica", facilitando a análise da contração segmentar através de gráficos.

Tem maior utilidade no diagnóstico de doença coronariana, pois permite a identificação de déficit contrátil segmentar (**Fig. 14-1-31**).

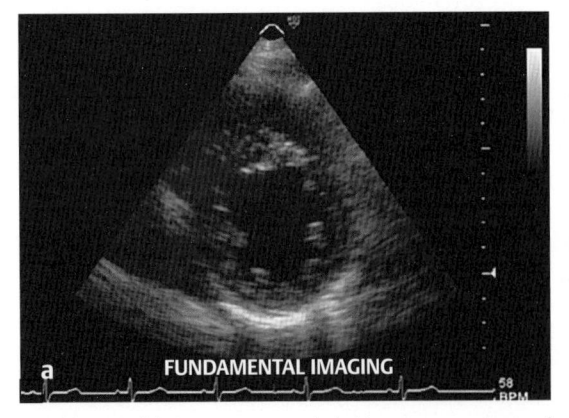

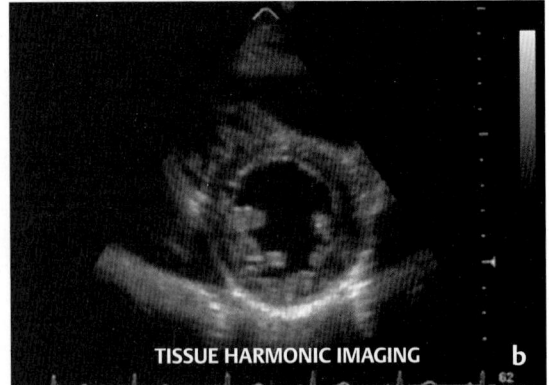

Fig. 14-1-28. (a) Corte transversal obtido em um paciente obeso e com transmissão reduzida da energia ultrassônica. (b) Mesmo paciente e o mesmo corte ecográfico. Ao aplicar-se a técnica com o segundo harmônico obtém-se considerável melhora da qualidade da imagem.

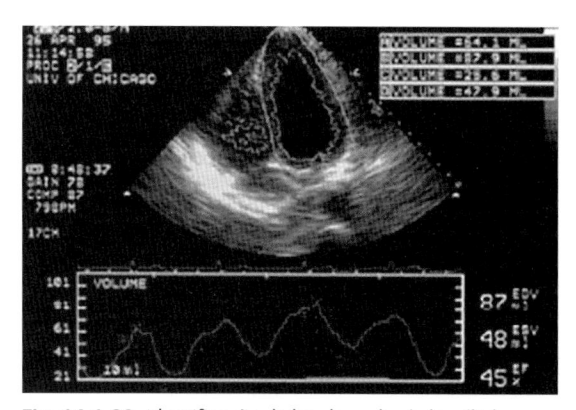

Fig. 14-1-29. Identificação da borda endocárdica (linha em marrom) que permite o cálculo automático dos volumes diastólico e sistólico, e, consequentemente, da fração de ejeção. No quadro inferior está representada a variação dos volumes em função do ciclo respiratório. (Ver Pranchas em Cores.)

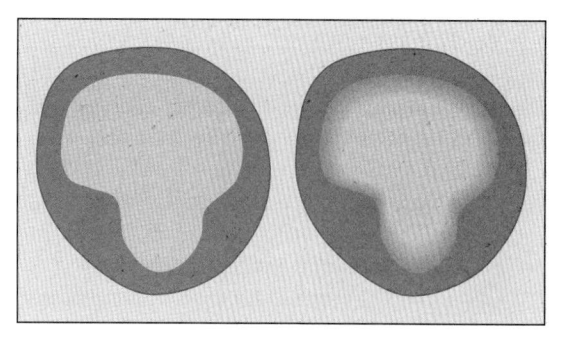

Fig. 14-1-30. Num processo similar ao da quantificação acústica, a borda endocárdica vai sendo identificada a cada instante, permitindo a somação temporal dos vários contornos obtidos. De acordo com a posição e a velocidade de deslocamento do endocárdio, uma cor diferente é obtida para cada instante da diástole e da sístole.

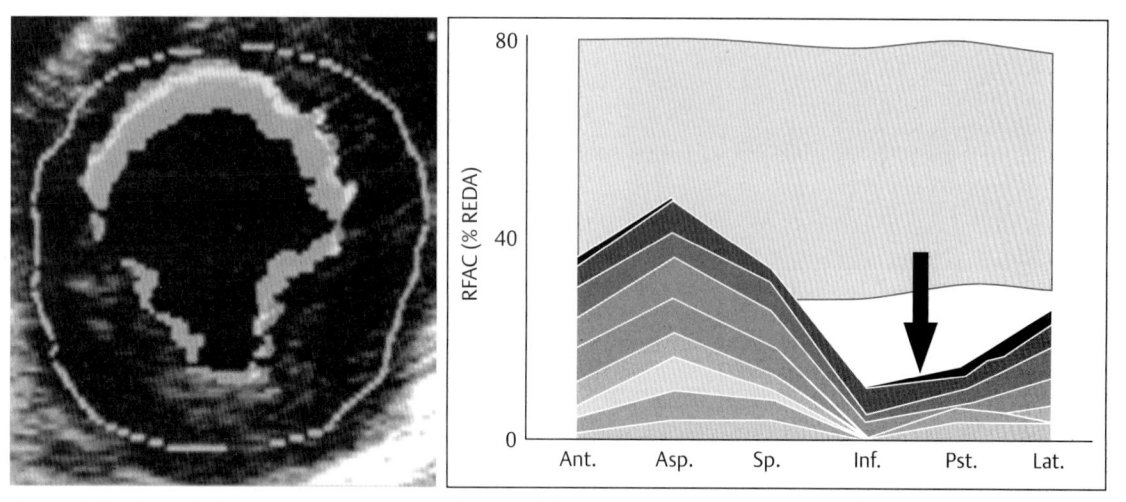

Fig. 14-1-31. Exemplo de uma imagem de Color-Kinesis obtida em um paciente com anormalidade regional de contração. O histograma da contração regional mostra hipocinesia da parede inferior. (Ver Pranchas em Cores.) (Fonte: Mor-Avi & Lang, 1977.)[104]

Doppler Miocárdio (TDI)

O equipamento identifica por um código de cores a velocidade de movimentação dos diversos segmentos das paredes do VE, num processo em que a técnica do Doppler pulsado/colorido é aplicada nos sinais oriundos do miocárdio (**Fig. 14-1-32**).

O Doppler miocárdico pode ser utilizado também com o eco de estresse, facilitando a análise da contração segmentar, utilizando-se imagens tanto do modo M quanto imagens bidimensionais.

Quintana *et al.* verificaram que a movimentação do anel mitral é dependente da frequência cardíaca, podendo estar comprometida nos pacientes em uso de betabloqueadores.[105]

O Doppler Tissular em sua forma espectral, obtido nas paredes septal e lateral, próximo ao anel mitral, tem se mostrado eficiente na avaliação da função diastólica. Ishii *et al.*[106] determinaram o índex SI-DI basalmente e aos 5 e 10 minutos do pós--esforço em esteira em pacientes com DAC. Os autores verificaram que a detecção de alterações do relaxamento no pós-esforço, utilizando como limite para o SI-DI o valor de 0,74, é factível e apresenta especificidade de 93% e sensibilidade de 97% na identificação de DAC significativa.

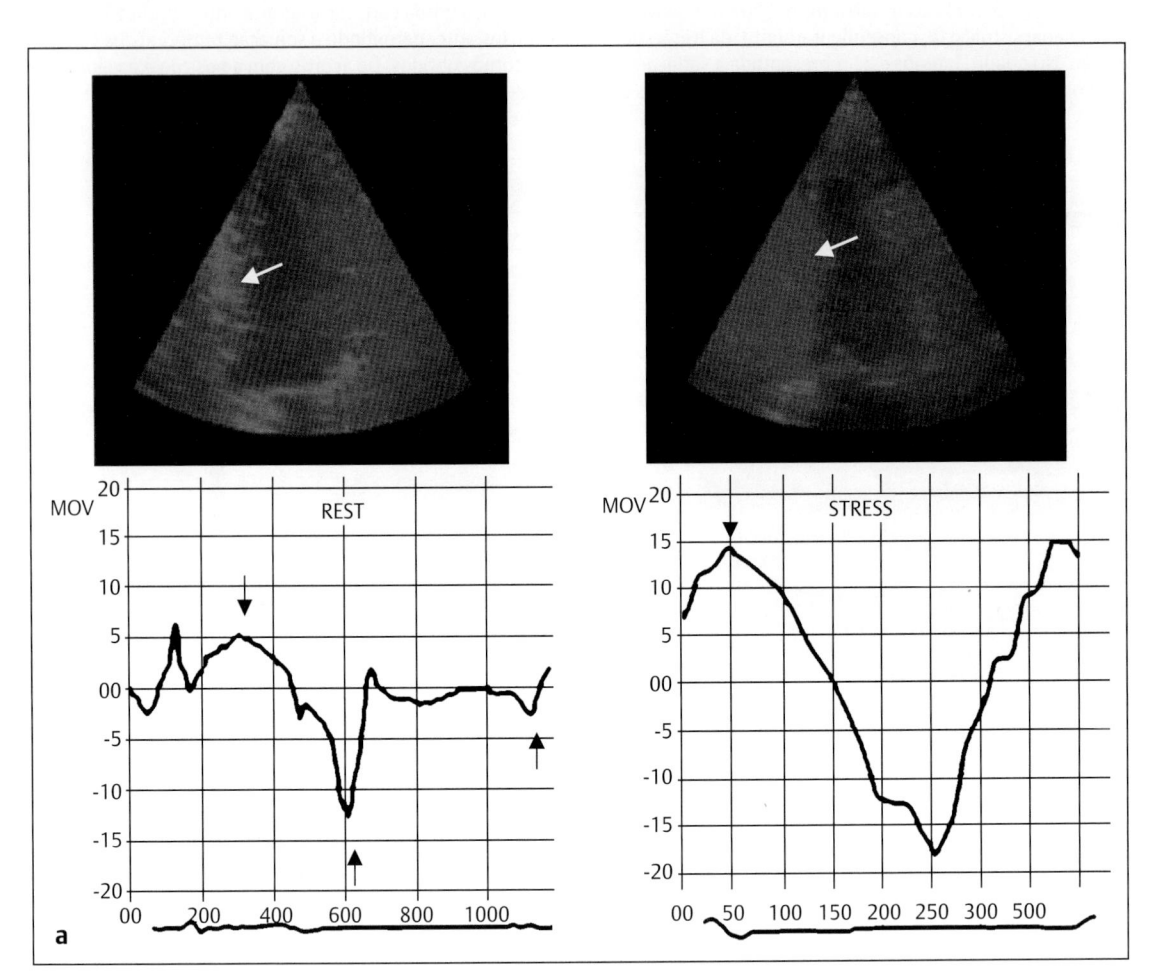

Fig. 14-1-32. (a) Doppler miocárdico com o perfil de velocidade durante um ciclo cardíaco em um segmento normal em repouso (esquerda) e em esforço (direita). O perfil de velocidade mostra a velocidade sistólica (S) e os componentes diastólicos (E e A). Durante o esforço frequentemente as ondas diastólicas sofrem fusão (direita). *(Continua)*

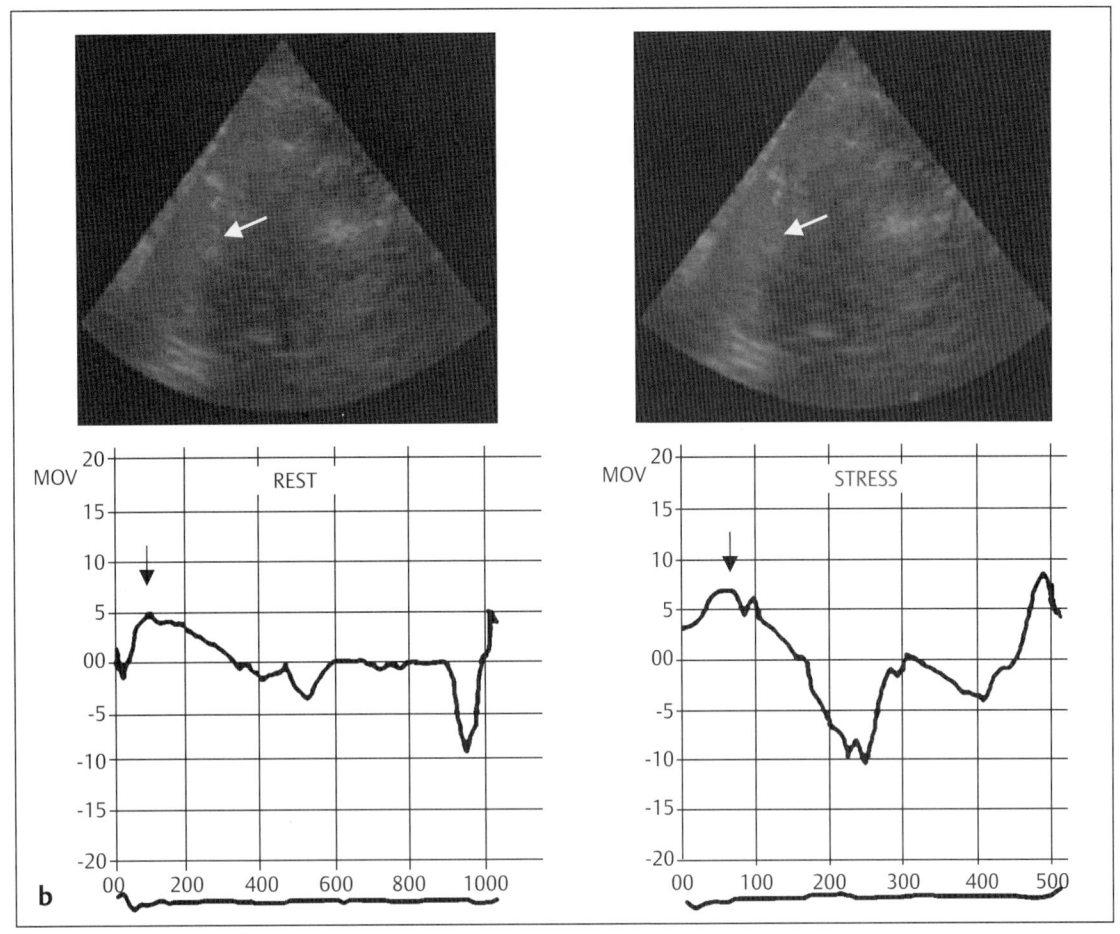

Fig. 14-1-32. *(Cont.)* **(b)** Doppler miocárdico obtido a partir de um corte apical de 2 câmaras (imagens da sístole final). O perfil de velocidade foi obtido num segmento isquêmico da parede inferior em repouso (à esquerda, setas demonstrando o local da isquemia). No esforço pode-se observar que praticamente não há aumento da velocidade sistólica (seta à direita). (Ver Pranchas em Cores.)

Strain Rate

A avaliação da deformidade miocárdica usando o Eco 2D com *speckle-tracking* é a forma mais recente entre as técnicas de avaliação quantitativa. A mobilidade dos padrões de "*speckle*" (**Speckle**, em Física, representa um fenômeno óptico causado pela interferência de frentes de ondas eletromagnéticas que sofreram dispersão após a interação com um meio físico) é singular para cada região do miocárdio, permitindo que sejam utilizados como marcadores que podem ser avaliados a cada instante que se deslocam na sístole e na diástole, permitindo a quantificação do encurtamento sistólico e da distensão diastólica (**Figs. 14-1-33** e **14-1-34**).

Softwares automatizados definem as regiões de interesse para o estudo em cada corte ecocardiográfico, possibilitando então a determinação do *strain* em múltiplos segmentos, simultaneamente, sendo considerada uma técnica mais vantajosa que o uso do Doppler miocárdico.

A maioria dos estudos clínicos focou no *strain* longitudinal utilizando o corte apical, visto que a isquemia se manifesta mais precocemente no *strain* longitudinal do que no radial.[109-112]

Os exames realizados com dobutamina e os realizados na maca ergométrica são mais apropriados para a avaliação com o *strain* pelo *speckle-tracking*. A seguir vemos um exame de um paciente isquêmico submetido ao estresse com dobutamina (**Fig. 14-1-35**)

Na Seção 14-3 deste capítulo este tema é abordado em mais profundidade.

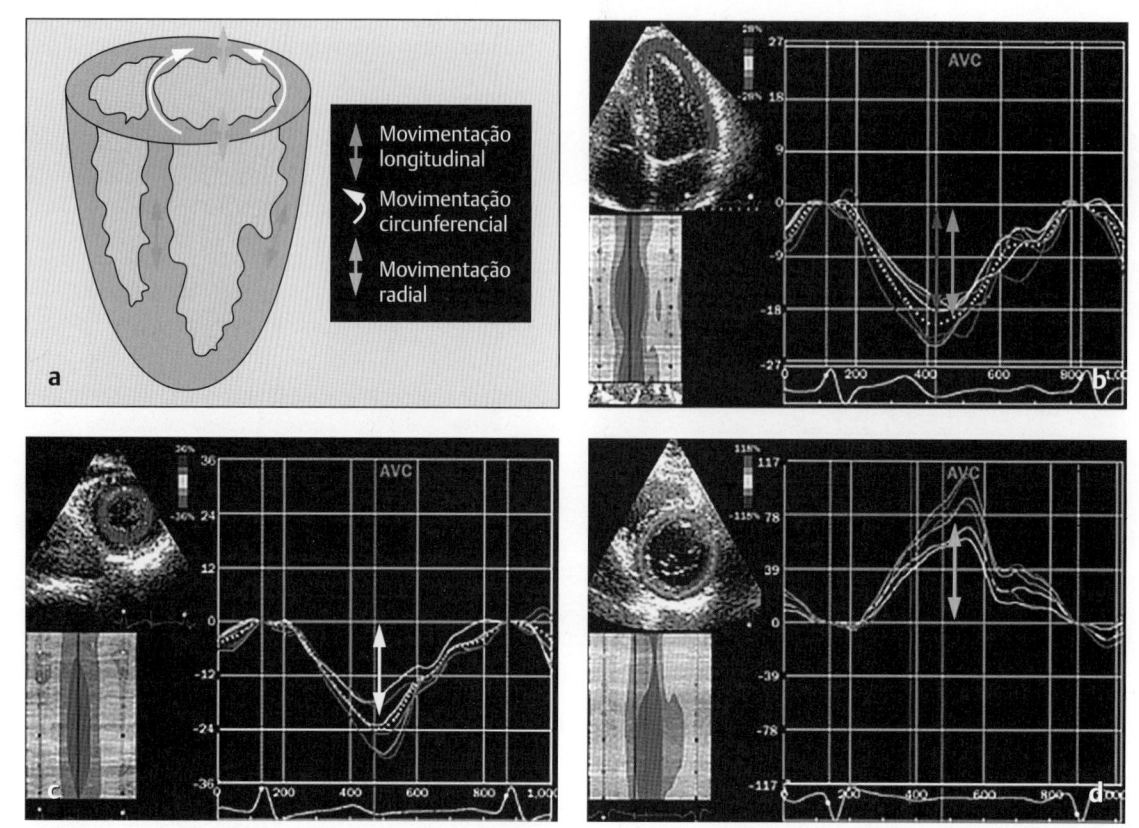

Fig. 14-1-33. Esquema ilustrativo do "*speckle tracking strain*" do VE: (**a**) As setas demonstram as direções dos movimentos. Encurtamento das fibras miocárdicas nos sentidos longitudinal (**b**) e circunferencial (**c**) durante a sístole representa um *strain* negativo, enquanto o espessamento e a distensão no sentido radial (**d**) representa um *strain* positivo. Setas em **b-d** representam os valores médios nestas direções. AVC = fechamento da valva aórtica. (Ver Pranchas em Cores.) (Fonte: Ozkan *et al.*, 2011.)[107]

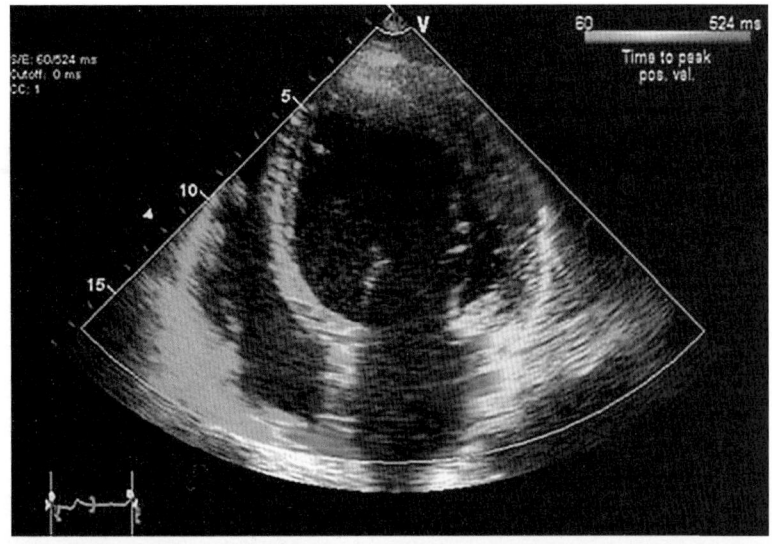

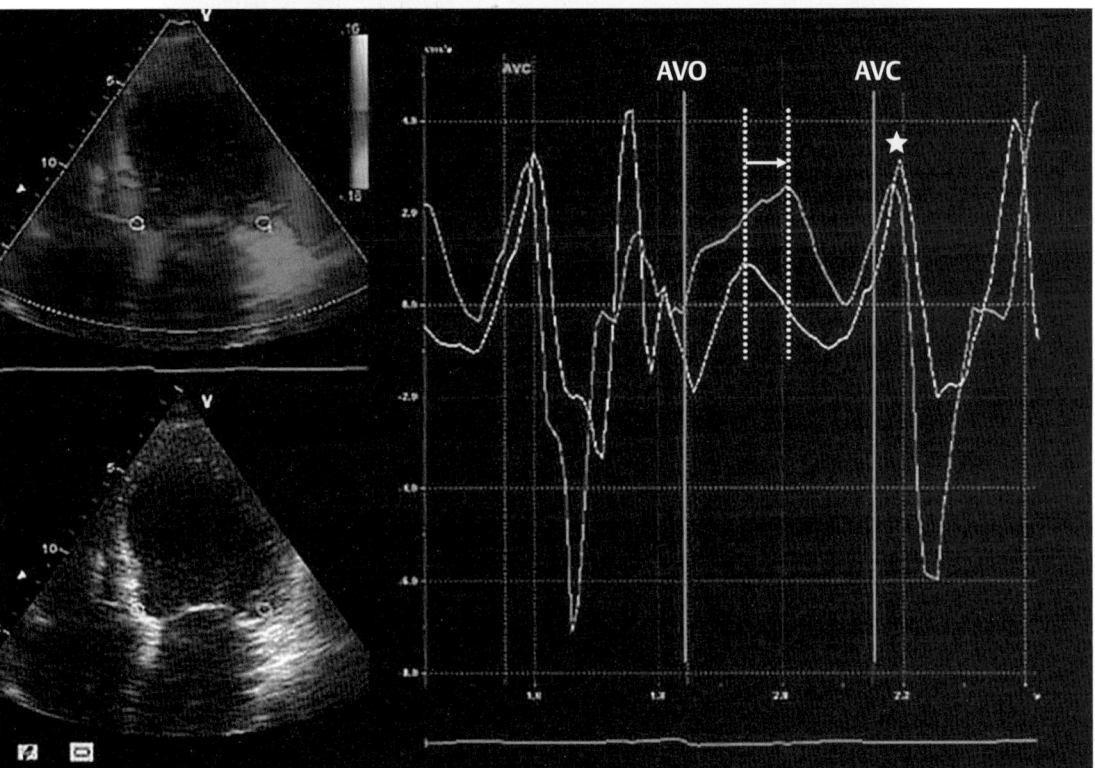

Fig. 14-1-34. Exemplo típico de deformação das curvas de *strain* e *strain-rate* causadas por isquemia. As curvas foram obtidas no local da isquemia e num local remoto. Notar que o miocárdio isquêmico continua encurtando após o fechamento da valva aórtica (AVC), resultando num pico de encurtamento tardio. (Ver Pranchas em Cores.) (Fonte: Weidemann *et al.*, 2006.)[108]

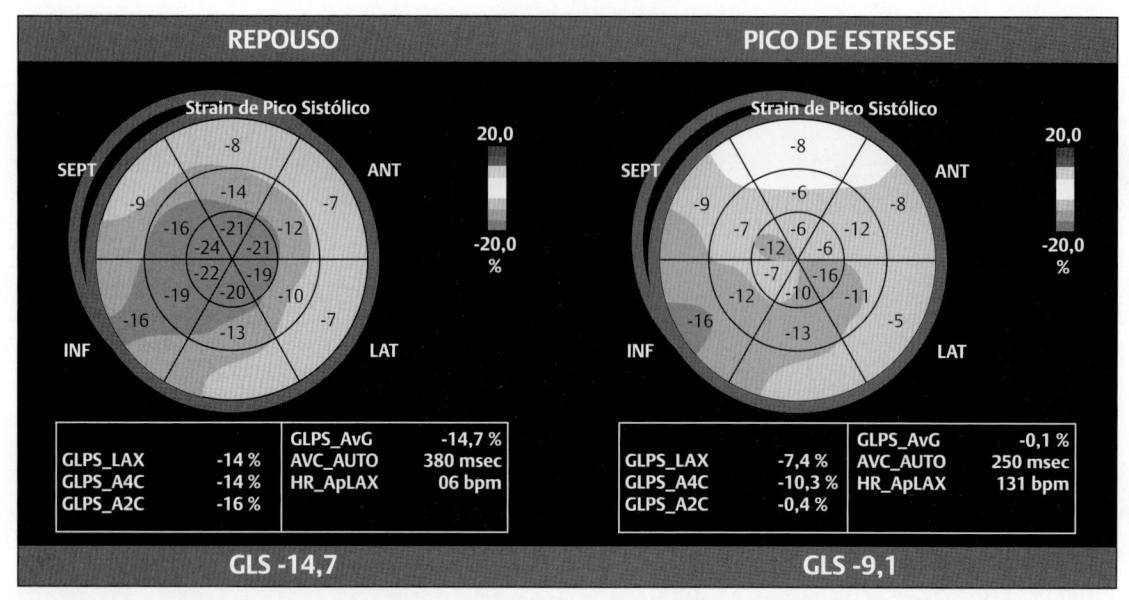

Fig. 14-1-35. Mapa polar obtido em repouso (**a**) e no pico do estresse (**b**) em paciente com evidência de isquemia importante, submetido ao estresse com dobutamina. Há marcada redução no *strain* longitudinal global (GLS) quando comparado em repouso e no pico do estresse (-14,7 para -9,1%) com redução do *strain* regional nos segmentos anterosseptal, inferoapical, apical, anterior e anterolateral, sem alterações no segmento inferolateral. Pela arteriografia foi identificada DAC multiarterial. (Ver Pranchas em Cores.)

Contraste Miocárdico (Microbolhas)

A utilização de contrastes venosos tem função de facilitar a visibilização das paredes do VE, ao mesmo tempo em que permite a identificação dos territórios que, porventura, sejam isquêmicos (teriam menor concentração do contraste miocárdico),[113,114] favorecendo a sensibilidade, a especificidade e a acurácia do método (**Fig. 14-1-36**).

Como o contraste venoso tem que ultrapassar a barreira pulmonar, é necessário que o mesmo seja composto por microbolhas com diâmetro inferior a 6 micra. As microbolhas, quando recebem o ultrassom, entram em ressonância (vibram) e emitem ecos na frequência original e também em frequências harmônicas. As microbolhas, ao refletirem e gerarem também ultrassons (harmônicos), possibilitam que o miocárdio seja contrastado e mais facilmente identificado pela ecocardiografia (**Figs. 14-1-37 e 14-1-38**).

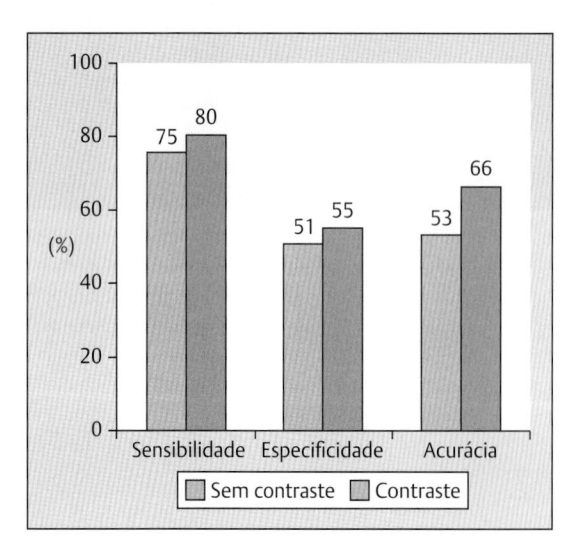

Fig. 14-1-36. Efeito do agente contrastante na sensibilidade, especificidade e acurácia diagnóstica no eco de estresse com dobutamina. (Modificado de Delgado & Bax, 2017.)[84]

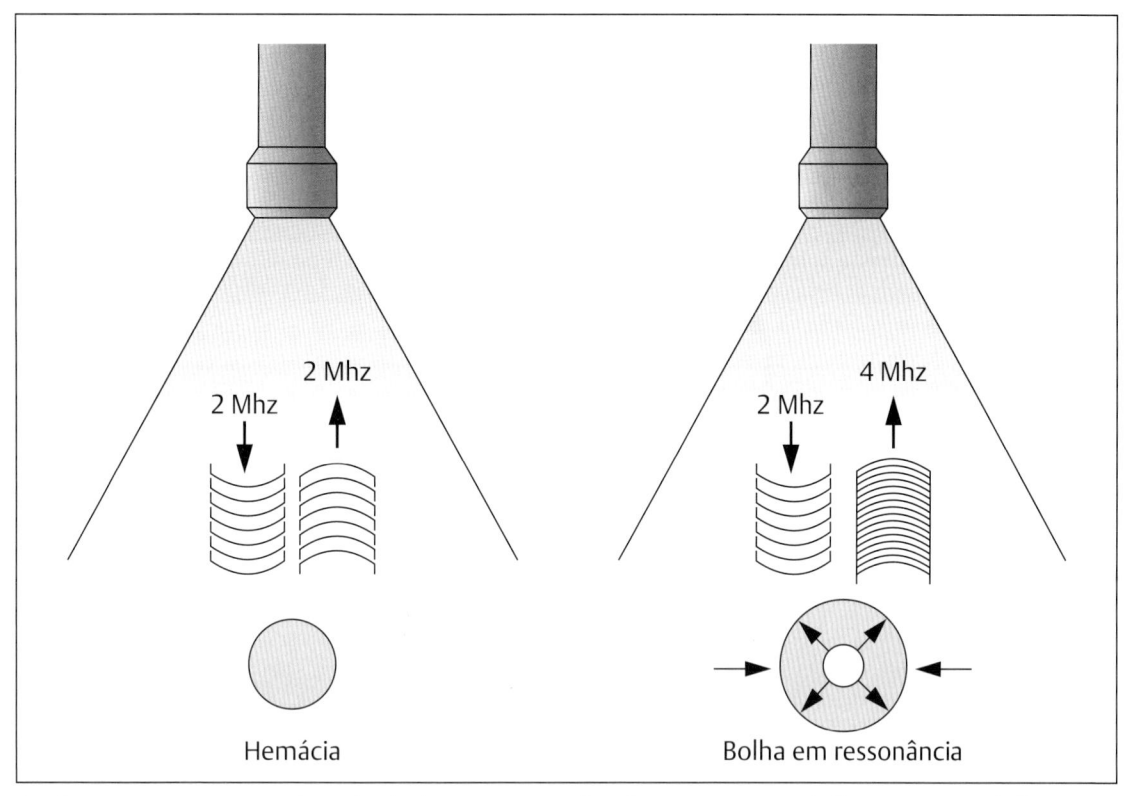

Fig 14-1-37. Esquema mostrando a ação do ultrassom em uma hemácia e em uma microbolha. Como a microbolha tem um gás em seu interior, ao receber o ultrassom ela entra em vibração, refletindo o ultrassom na frequência original e em frequências harmônicas, enquanto a hemácia somente reflete o ultrassom na frequência original.

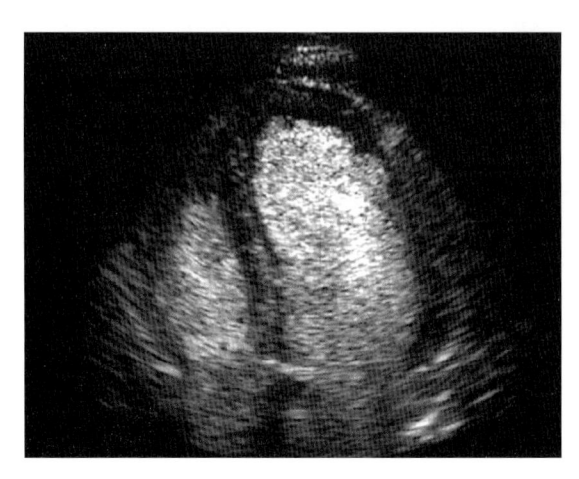

Fig. 14-1-38. Imagem de um corte apical do VE após a injeção de contraste miocárdico com microbolhas. Observa-se a intensa opacificação da cavidade do VE e o início da chegada do contraste nas paredes miocárdicas.

Independentemente do tipo de estresse, a utilização de contraste possibilita detectar as alterações da microcirculação, fornecendo importantes informações sobre a severidade da doença coronariana, na detecção da viabilidade miocárdica, tanto na doença crônica quanto na forma aguda (**Fig. 14-1-39**).[115]

O contraste facilita sobremaneira a avaliação da função sistólica, sendo que Cukon-Buttignoni *et al.*[116] utilizaram o contraste para avaliar a fase diastólica no pico do esforço. Pela cascata isquêmica sabemos que as alterações da função diastólica precedem as alterações sistólicas, sendo que os autores verificaram que as alterações da função diastólica, caracterizadas por alterações do contorno da cavidade do VE, estão associadas à DAC de alto risco e que aumentam a acurácia do eco de estresse.

Nas avaliações da perfusão miocárdica com o paciente em repouso, pode-se utilizar a técnica do *Power-Doppler*, conseguindo-se acurácia similar à da cintilografia (**Fig. 14-1-40**).[117]

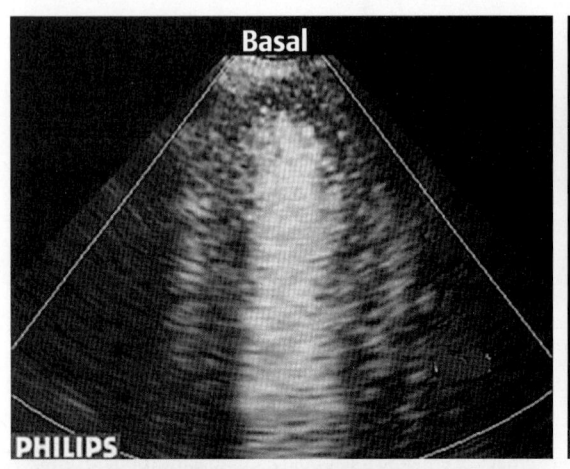

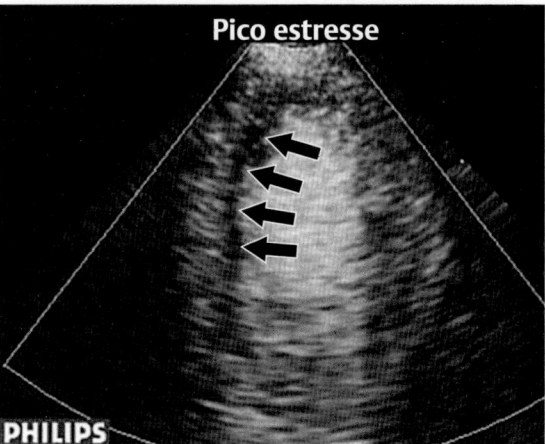

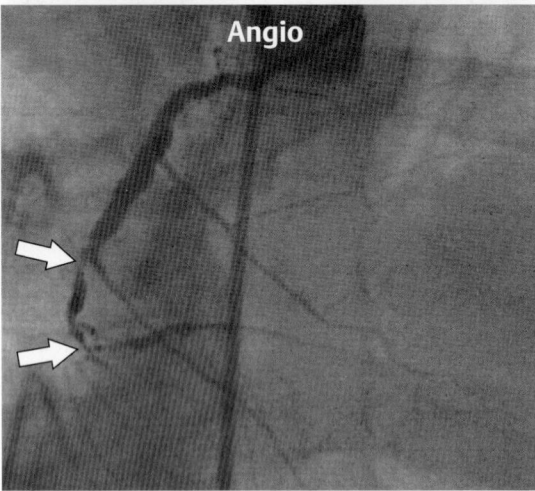

Fig. 14-1-39. Eco de estresse com dobutamina mostrando imagens apicais de duas câmaras em um paciente masculino de 74 anos com história de tabagismo e hipercolesterolemia. Em repouso, a motilidade parietal e a difusão do contraste eram normais (**a**). No pico do estresse o paciente desenvolveu defeitos de perfusão nas regiões média e apical da parede inferior (setas pretas em **b**). Subsequente angiografia coronariana revelou lesões significantes na artéria coronária direita como indicado pela seta branca (**c**).

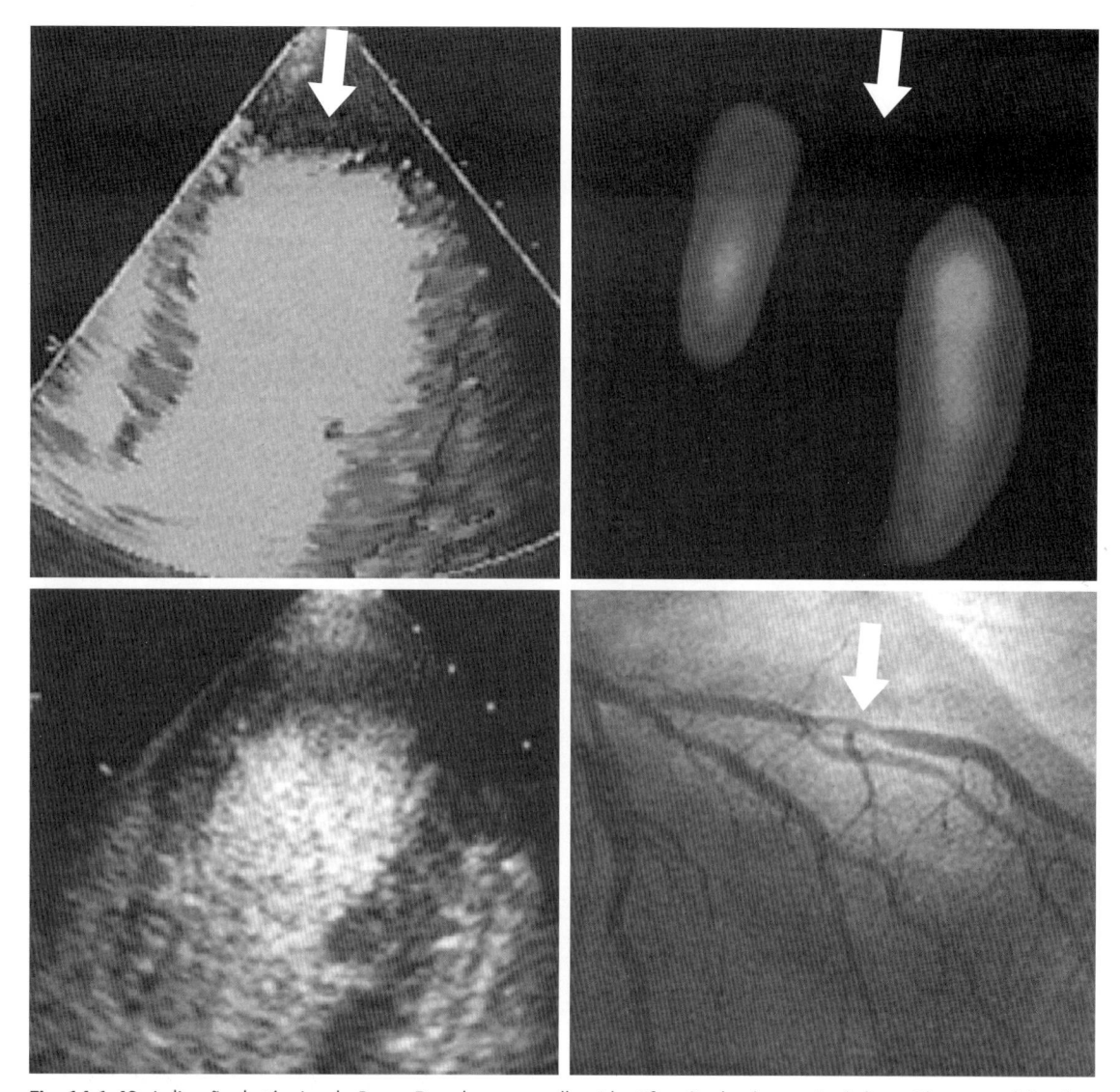

Fig. 14-1-40. Aplicação da técnica do *Power*-Doppler para melhor identificação das áreas miocárdicas. Observa-se falha de ecos na região apical, concordante com os achados da cintilografia miocárdica. A coronariografia comprova a existência de lesão obstrutiva. (Ver Pranchas em Cores.)

Flash-Contrast

As microbolhas, quando entram em vibração "explodem" e, com isso, vão sendo destruídas. Para evitar a rápida destruição das bolhas e a perda da eficiência do contraste, o mecanismo do *trigger* pode ser ajustado para disparar o ultrassom em intervalos de tempo maiores diminuindo a destruição das microbolhas.

Já Aggeli *et al.*[118] utilizaram a ativação do *trigger* com maior potência para destruir todas as microbolhas simultaneamente (*flash-contrast*) e assim medir o tempo de repreenchimento das paredes do VE pelo contraste. Os autores puderam então identificar as áreas com deficiência na microcirculação (**Fig. 14-1-41**).

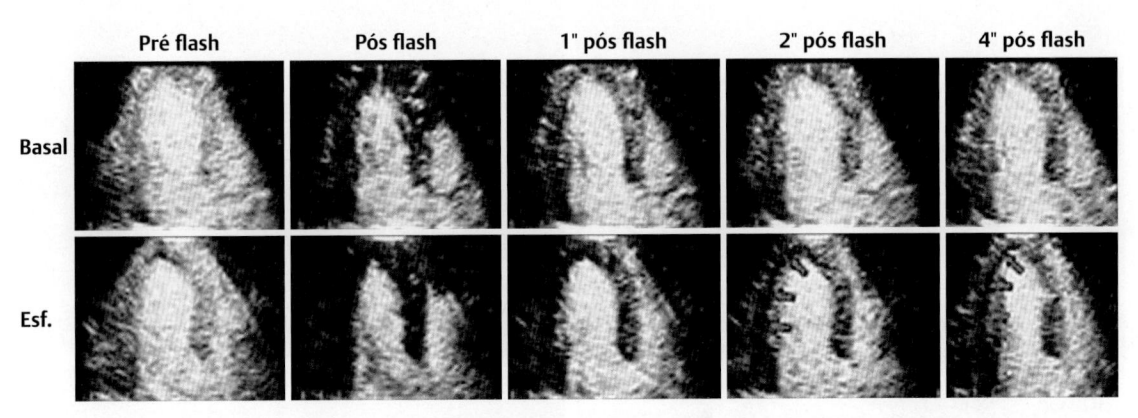

Fig. 14-1-41. Exemplo de avaliação da perfusão miocárdica utilizando a técnica ecocardiográfica do *flash-contrast*, para demonstrar o repreenchimento com contraste após um impulso mecânico de alta intensidade destruir as microbolhas, durante a infusão contínua das microbolhas, sendo as imagens adquiridas no final da sístole. Na condição de repouso (**a**), o repreenchimento do miocárdio com contraste deveria acontecer em 4 segundos (4") e na condição de estresse (**b**) deveria acontecer em 2". Há um retardo no repreenchimento da região basal para a região inferolateral média (setas). (Ver Pranchas em Cores.)

Eco 3D

O Eco 3D com estresse tem sido realizado tanto com o exercício quanto com testes farmacológicos, obtendo-se grande acurácia na identificação de lesões de DAC comprovadas pela angiografia.[28,119]

As vantagens do eco 3D com estresse incluem a rápida aquisição da imagem no pico do estresse com excelente visualização do ápex do VE, o que nem sempre é possível no eco 2D, além de proporcionar cortes tomográficos de todos os segmentos. As dificuldades advêm da baixa velocidade dos quadros e da reduzida resolução especial.[48]

Peteiro et al.[28] compararam as imagens do eco de esforço obtidas pelas técnicas 2D e 3D e verificaram que em termos de sensibilidade as duas técnicas se equivalem, porém, a técnica 2D ainda se mostra mais factível (**Figs. 14-1-42** a **14-1-44**).

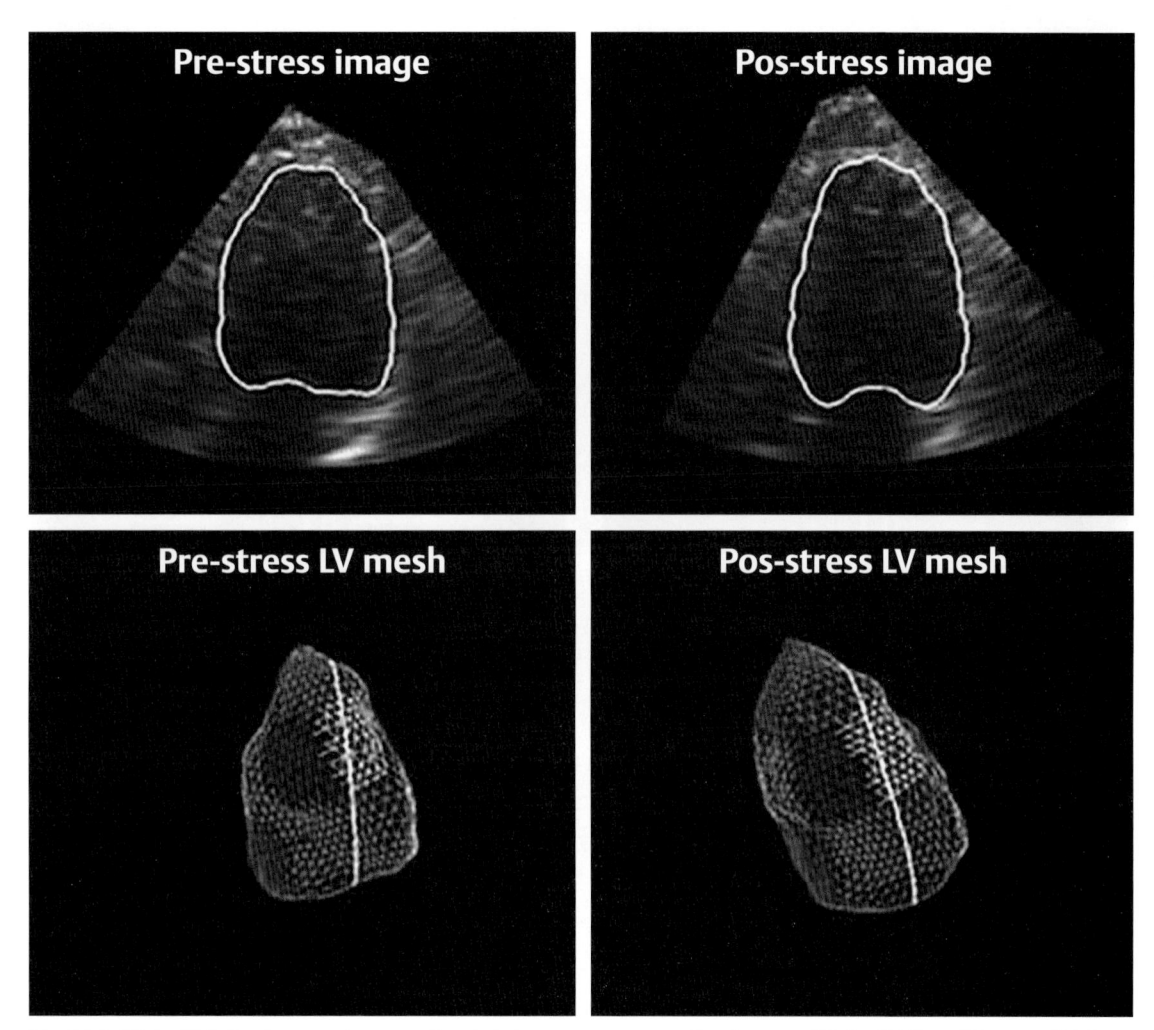

Fig. 14-1-42. (**a**, **b**) Estão demarcadas as regiões de interesse que comporão a imagem 3D. (**c**, **d**) VE em 3D com a divisão em segmentos. (Ver Pranchas em Cores.) (Fonte: Walimbe et al., 2007.)[120]

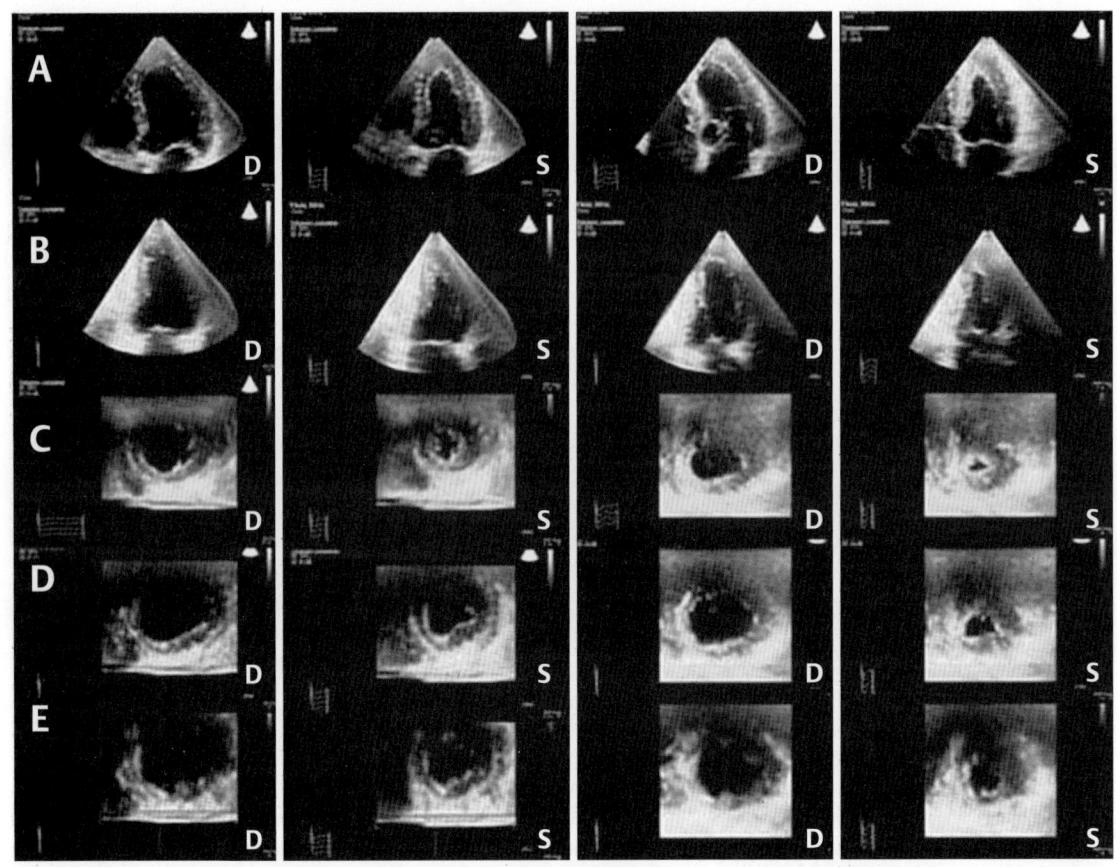

Fig. 14-1-43. Exame de um paciente de 64 anos que apresenta angiografia normal e ecocardiografia 3D normal no pico do exercício. Repouso (*resting*) à esquerda, pico do esforço (*peak exercise*) à direita, imagens em diástole (D) e sístole (S). Imagens apicais de 4 câmaras (**a**) e 2 câmaras (**b**). Imagens no eixo curto nos níveis apical (**c**), medioventricular (**d**) e basal (**e**). Observa-se aumento da função de contração regional em todas as imagens. (Fonte: Peteiro *et al*, 2007.)[28]

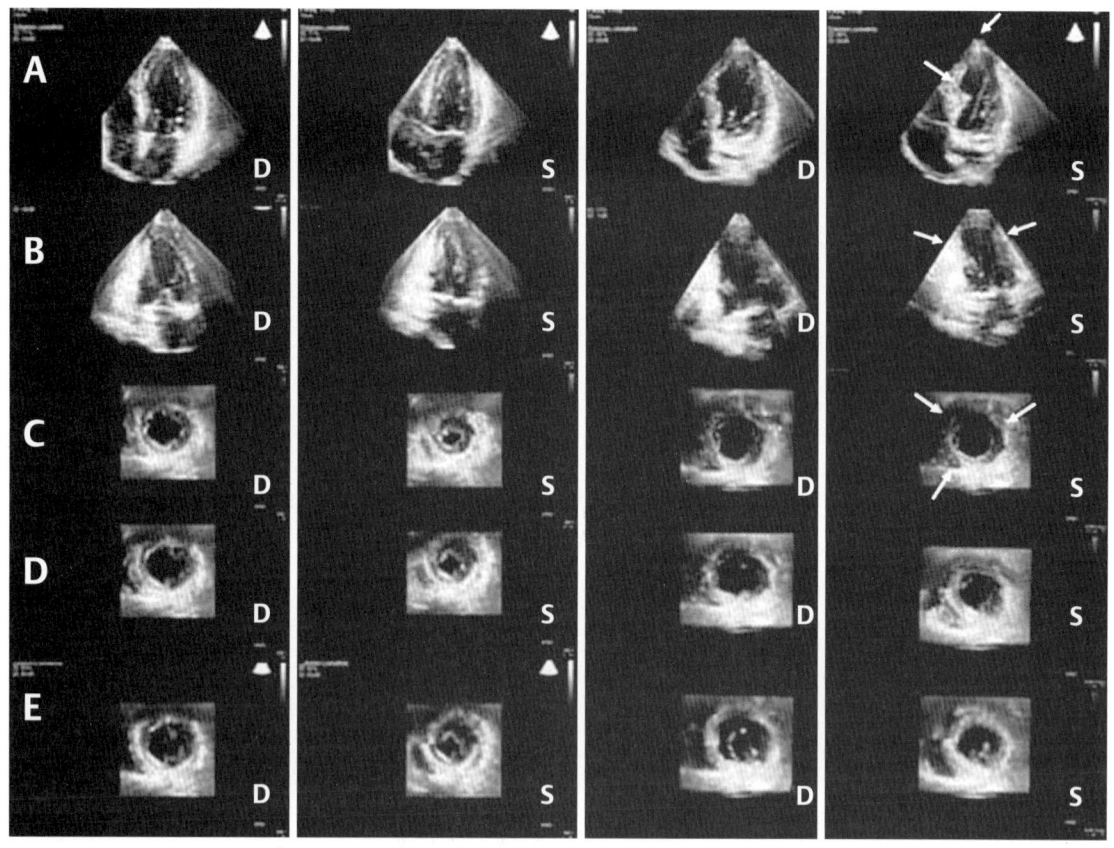

Fig. 14-1-44. Exemplo mostrando um paciente de 75 anos com DAC envolvendo três vasos (DA [90%], direita [95%], e circunflexa [90%]) e alteração do Eco 3D no pico do esforço. Repouso (esquerda), pico do exercício (direita), diástole (D) e sístole (S). Imagens apicais de 4 câmaras (**a**) e de 2 câmaras (**b**). Observa-se disfunção contrátil regional no pico do exercício nos segmentos apical e septal (setas em **a**) e nas paredes anterior e posterior (setas em **b**). Imagens no eixo curto nos níveis apical (**c**), médio-ventricular (**d**) e basal (**e**). Observar disfunção contrátil e dilatação no nível (setas em **c**).

DISCUSSÃO

A isquemia detectada pelo eco de estresse tem alto valor preditivo para eventos coronarianos (angina instável, infarto do miocárdio e morte por doença coronariana), cerca de 5 vezes maior que o de indivíduos com eco de estresse normal. Pode-se, dessa forma, firmar que o teste normal tem prognóstico benigno (taxa anual de eventos menor que 1%).[121,122]

Os EE considerados normais estão associados à baixa incidência de eventos cardiovasculares.[123]

Adicionalmente também podemos afirmar que os pacientes com alta capacidade cardiovascular no TE tem alta probabilidade de realizarem testes de imagens normais, não sendo indicado, neste caso, o EE.

Ahmadvazir et al.[124] estudaram e seguiram por cerca de 1,1 anos um grupo de pacientes suspeitos de angina mas sem história de DAC (idade média de 59 ± 11 anos e 54% do gênero feminino), sendo os pacientes submetidos ao ecoDoppler das carótidas e ao eco de estresse. Os autores observaram que o índice anual de grandes eventos (mortalidade por todas as causas, IAM não fatal e revascularização miocárdica inesperada) teve a seguinte distribuição, mostrada na **Tabela 14-1-9**.

Os autores concluíram que a associação de EE + Eco das carótidas simultaneamente é um recurso que aumenta o valor prognóstico do exame (**Tabela 14-1-10**).

Hillis et al.[125] verificaram que 10% dos pacientes com acinesia evoluem para discinesia após o estresse, sendo que isso apenas representa o grupo de pior função ventricular em repouso e no pós-esforço, não contribuindo para identificar os de pior prognóstico.

O Escore Isquêmico (EI) e a Fração de Ejeção (FE) foram identificados numa análise multivariada como os melhores preditores de eventos. Num estudo com 1.500 pacientes submetidos ao eco de estresse (34% na esteira e 66% com dobutamina), seguidos por um período de 1,7 a 3,7 anos, observaram-se 31 casos de IAM não fatais e 44 óbitos. Um eco de estresse normal, com EI = 1 durante o estresse, confere um prognóstico benigno (0,9%/ano de taxa de eventos cardíacos), enquanto que um EI intermediário (1,1 a 1,7) ou alto (>1,7), assim como uma fração de ejeção < 45% aumenta o risco. O IE

Tabela 14-1-9. EE na Predição de Risco de IAM (Pellikka *et al.*) [33,34]

Baixo risco (Morte ou IAM com taxa anual < 1%)
■ EE exercício normal e potência aeróbica ≥ 7 METs em homens e de 5 METs nas mulheres.
■ EE normal ou sem alteração nas alterações basais preexistentes, desde que não limitantes.
Risco baixo a intermediário (Morte ou IAM com taxa anual < 2%)
■ EE farmacológico normal (definido como FC > 85% $FC_{máx}$ para os testes com dobutamina e probabilidade pré-teste baixa a intermediária)
Risco intermediário (Morte ou IAM com taxa anual de 2 a 3%)
■ Leve/moderada disfunção do VE em repouso (FE de 35-49%) que não seja prontamente relacionada com causas não coronarianas
■ Anormalidade da movimentação parietal induzida pelo esforço (envolvendo 1 a 2 segmentos e somente 1 leito coronariano)
Risco alto (Morte ou IAM com taxa anual > 3%)
■ Severa disfunção do VE em repouso (FE < 35%) que não seja prontamente explicada por causas não coronarianas
■ EE induzindo severa disfunção do VE (FE no pico do esforço < 45% ou queda da FE em 10% com o estresse)
■ Dilatação do VE induzida pelo estresse
■ Anormalidade da movimentação parietal induzida pelo esforço (envolvendo > 2 segmentos ou 2 leitos coronarianos)
■ Isquemia envolvendo múltiplos vasos ou o tronco coronariano
■ Anormalidade da movimentação parietal com baixa dose de dobutamina (< 10 µg/kg por minuto) ou com $FC_{reduzida}$ (< 120 bpm)

obtido no pico do estresse efetivamente estratifica o risco dos pacientes em baixo (0,9%/ano de taxa de eventos cardíacos), intermediário (3,1%/ano de taxa de eventos cardíacos) e alto risco (5,2%/ano de taxa de eventos cardíacos) (**Tabela 14-1-10**).[52]

A questão do aparecimento de dor anginosa no teste com dobutamina foi estudada por Elhendy *et al.*[126] Os autores acompanharam por 5,5 anos um grupo de pacientes e verificaram que, a presença de dor identifica o grupo com maior índice de revascularização miocárdica, sem diferença quanto a eventos cardíacos maiores.

Tabela 14-1-10.

Grupo	Eco de estresse	US de carótidas	Taxa de risco
I	Normal	Normal	0,9%
II	Normal	Anormal	1,97% p < 0,0001
III	Anormal	Normal	4,3% p < 0,0001
IV	Anormal	Anormal	9,7% p < 0,0001

Nos pacientes após IAM não complicado, o eco com estresse farmacológico permite efetiva estratificação de risco, baseado na presença, severidade e extensão da isquemia induzida. Os autores também revelam que no caso de uso de drogas anti-isquêmicas uma prova positiva representa pior prognóstico e uma prova negativa pode não representar ausência de doença coronariana significativa.

Nos pacientes com DAC, as alterações da contratilidade em territórios normalmente perfundidos pela coronária descendente anterior, identifica um subgrupo de pacientes com maior risco. O diagnóstico funcional de positividade nesses casos tem impacto prognóstico superior aos achados anatômicos da cineangiocoronariografia.[127]

A ecocardiografia de esforço fornece importantes informações na estratificação de risco de pacientes suspeitos de DAC e com grande probabilidade de DAC no pré-teste. Desse grupo de pacientes, os que tiverem eco de esforço normal terão uma baixa taxa de eventos coronarianos e podem ficar livres de estudos invasivos por 3 anos.[128]

Apesar de o eco de estresse ser um exame de avaliação funcional da isquemia, é comum a comparação dos resultados do eco de estresse com os resultados da cineangiocoronariografia, na tentativa de determinar a sensibilidade e a especificidade do método. Deve-se, dessa forma, considerar que ao realizar essa comparação estaremos comparando resultados funcionais com resultados anatômicos.

Nessa comparação anatomicofuncional, fatores como a microcirculação em vasos não identificados pela cineangiocoronariografia (calibre < 100 µ), tônus vascular (vaso espasmo), presença de circulação colateral e morfologia da placa aterosclerótica são suficientes para explicar a maioria dos casos de discordância entre os achados do eco de estresse e da cineangiocoronariografia.[Guimarães] O padrão ouro para o eco de estresse seria a Tomografia por Emissão de Pósitrons (PET), que por ser uma metodologia cara ainda tem sua utilização limitada.

A cineangiocoronariografia tem limitações para identificar e mesmo quantificar lesões coronarianas que são bem identificadas pela ecografia intravascular, razão de alguns exames serem considerados falso-positivos pelo diagnóstico do eco de estresse.

Briguori *et al.*[129] estudaram vários pacientes pela coronariografia e pelo eco intravascular, podendo verificar diferenças anatômicas e funcionais nos diagnósticos pelos dois métodos. Na **Figura 14-1-45** está demonstrado o aspecto normal de um vaso pela ecografia intravascular. Na **Figura 14-1-46** os autores demonstram um vaso seriamente lesado em que a coronariografia mostra alterações discretas. Eles também destacam os aspectos do remodelamento das coronárias com placas ateroscleróticas, razão de falsos diagnósticos pela coronariografia (**Figs. 14-1-47 e 14-1-48**).

CAPÍTULO 14 ▪ ECOCARDIOGRAFIA DE ESTRESSE

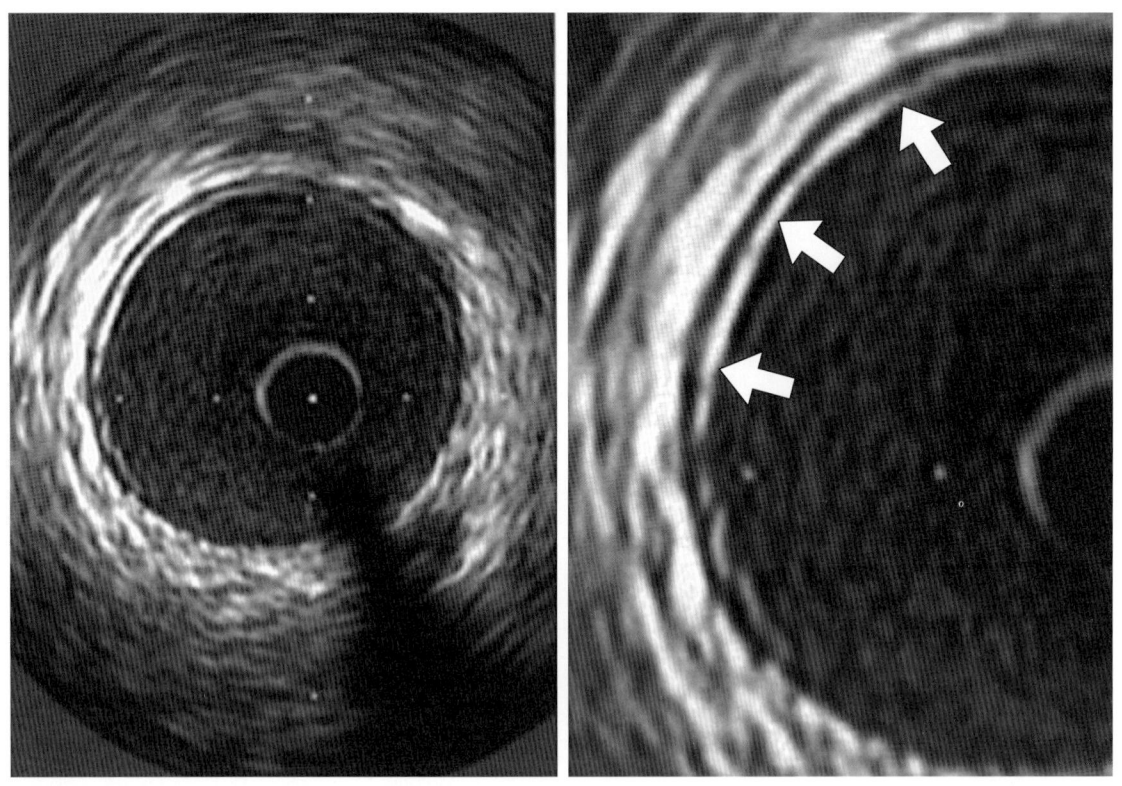

Fig. 14-1-45. Imagem normal de um vaso coronariano, obtida pelo eco intravascular. As setas identificam o complexo médio-intimal da coronária.

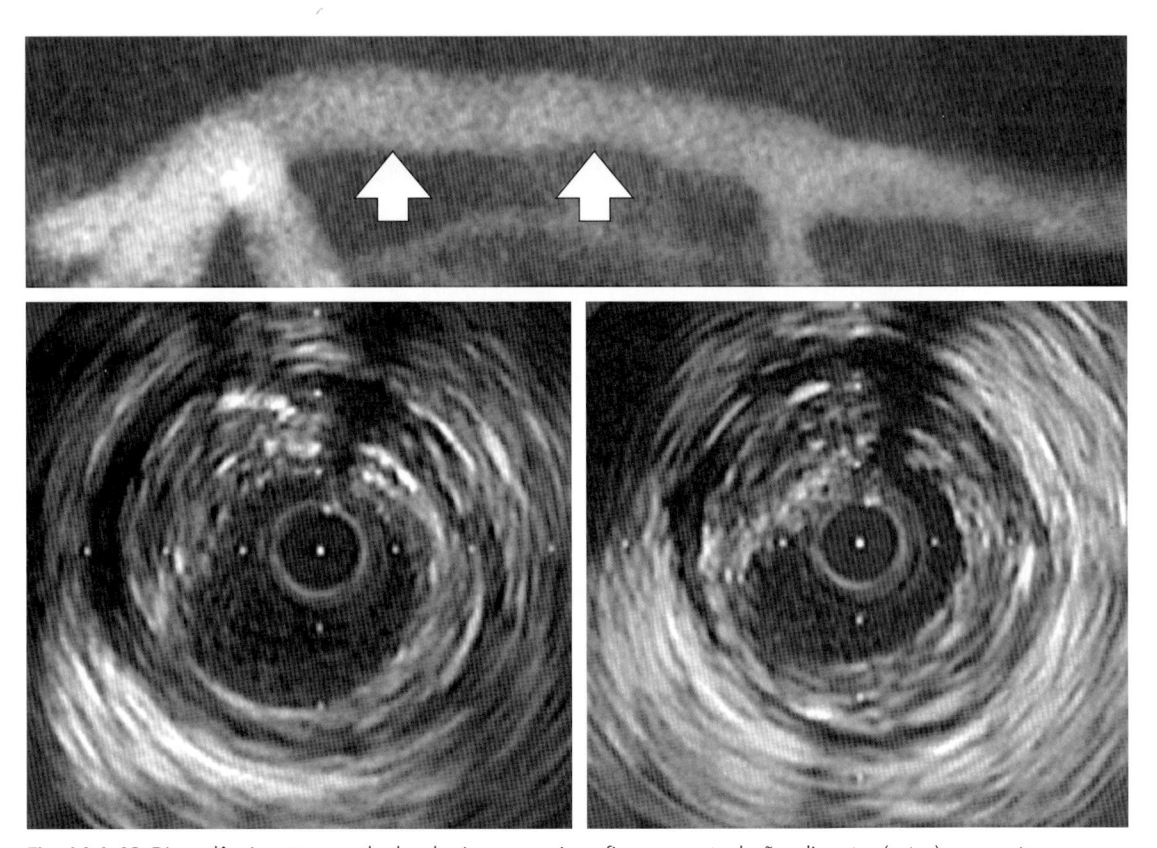

Fig. 14-1-46. Discordância entre os achados da cinecoronariografia que mostra lesões discretas (setas), enquanto o eco intravascular mostra lesões significativas.

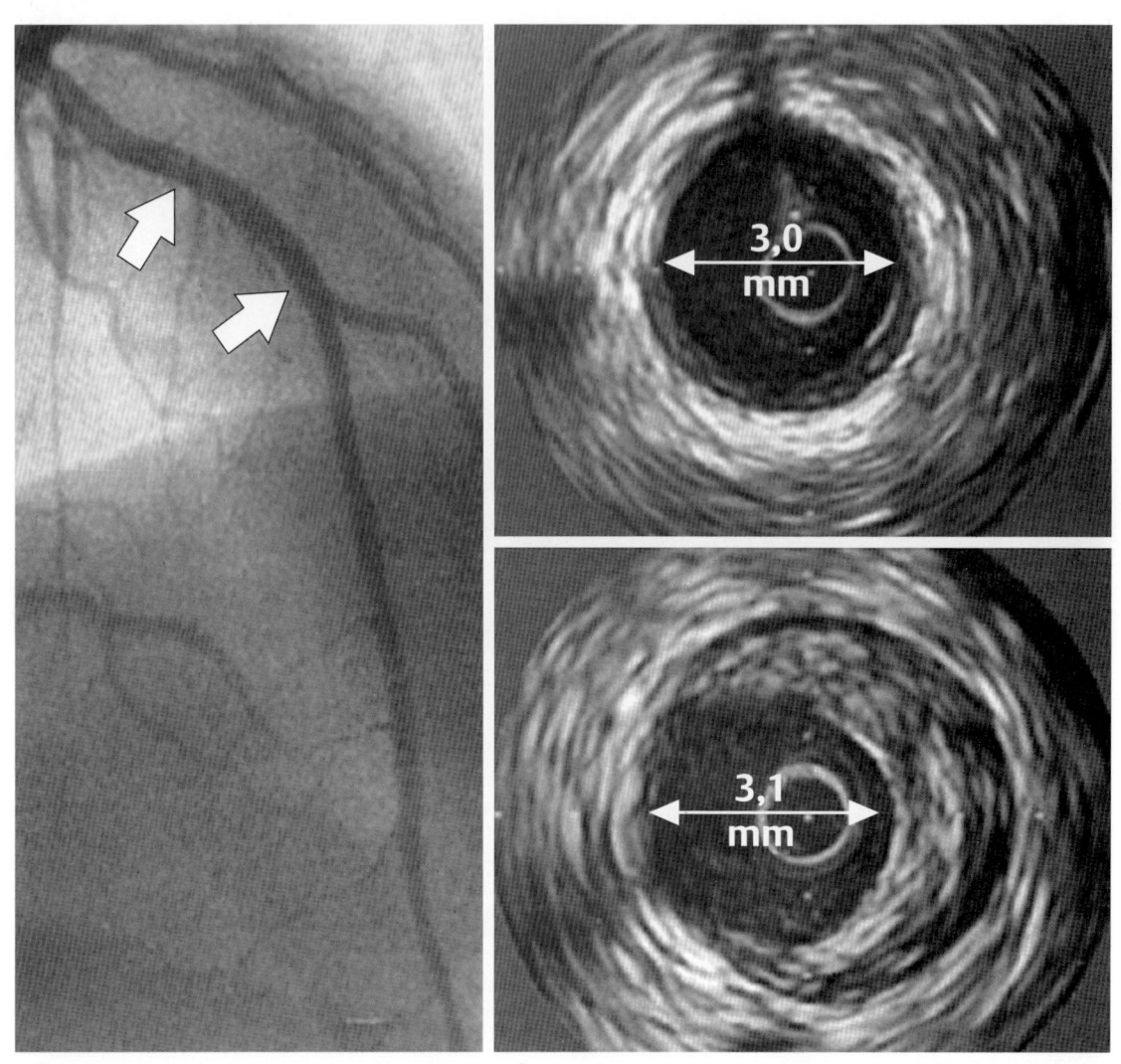

Fig. 14-1-47. Exemplos de remodelamento coronariano. À esquerda, a cineangiocoronariografia é completamente normal. Pelo eco intravascular foram identificadas regiões da DA com graus diferentes de ateromatose. Na foto superior direita há pequenas alterações, enquanto a foto inferior a lesão com um ateroma em crescente. A luz em ambos os sítios são similares em razão do remodelamento coronariano, que torna a cineangio falso-negativa.

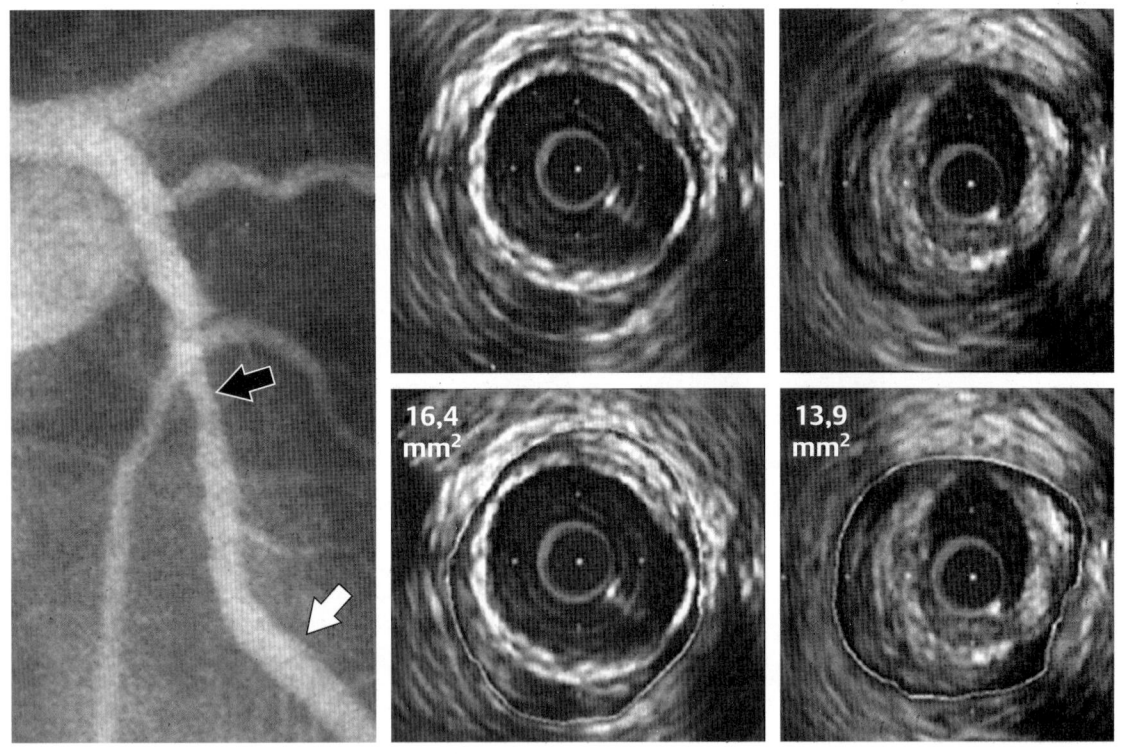

Fig. 14-1-48. Exemplo de estenose com remodelamento negativo. O segmento distal de referência (seta branca) tem área efetiva de 16,4 mm² (fotos do meio). A estenose (seta preta, fotos da direita) mostra área efetiva de 13,9 mm², demonstrando que isso é devido ao remodelamento negativo.

Vários estudos têm mostrado a excelente acurácia do EE usando a arteriografia coronariana como padrão ouro. Para a identificação da DAC o EE tem sensibilidade similar à cintilografia miocárdica, porém com maior sensibilidade. Na identificação de lesão de tronco ou de múltiplos vasos o EE tem maior sensibilidade que a cintilografia.

Na **Figura 14-1-49** observamos a comparação da sensibilidade e da especificidade do EE em relação a outros métodos de imagem.[130]

Abaixo listamos algumas causas de discordâncias de interpretações entre o eco de estresse e a cineangiocoronariografia.

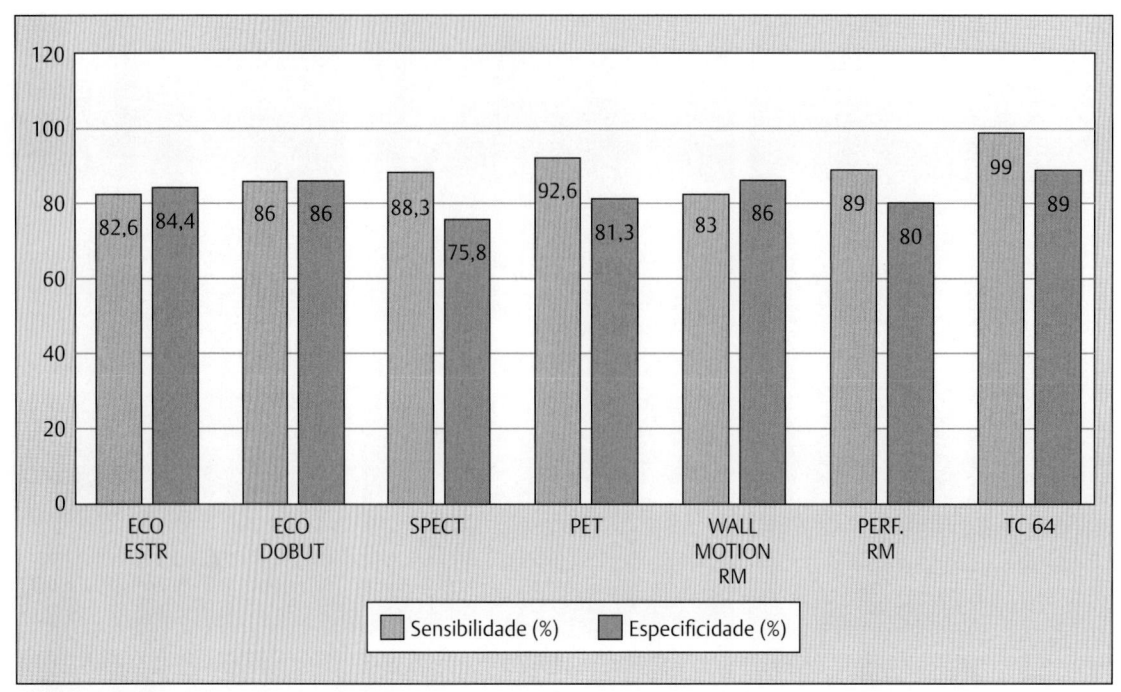

Fig. 14-1-49. Acurácia diagnóstica de diferentes modalidades de exames de imagens não invasivas para o diagnóstico de DAC, adaptada de Hamoudi et al.[131] Abreviações: ECO ESTR = eco de estresse; ECO DOBUT = eco de estresse com dobutamina; WALL MOTION RM = motilidade parietal pela ressonância magnética; PERFUSÃO RM = perfusão pela RM; TC 64 = tomografia do coração com 64 slices.

FALSO-POSITIVOS

Rachwan et al.[131] verificaram que os principais indicativos de um eco de estresse falso-positivo seriam: gênero feminino, ausência de diabetes, ausência de história pessoal de DAC e baixo escore isquêmico (**Tabela 14-1-11**).

Tabela 14-1-11. Com isquemia

- Espasmo com ou sem pequena lesão fixa
- Imagem cineangiocoronariográfica inadequada de lesão significativa (**Figs. 14-1-50** e **14-1-51**).
- Severa redução na reserva de fluxo com lesão não significativa
- Cardiomiopatia oculta ou não reconhecida

Gilchrist et al.[132] destacam que o grupo de pacientes que apresenta um resultado falso-positivo no EE tem maior risco de evento cardiovascular do que o grupo que teve exame de EE normal.

Gaibazzi et al.[133] apresentaram interessante caso de um paciente de 43 anos com suspeita de angina que teve um TE com resposta isquêmica e que foi submetido à cineangiocoronariografia, recebendo um laudo de coronárias normais. Na **Figura 14-1-52** podemos observar os demais exames realizados, sendo que ao final da investigação foi identificada ponte miocárdica na DA (**Tabelas 14-1-12** e **14-1-13**).

CAPÍTULO 14 ▪ ECOCARDIOGRAFIA DE ESTRESSE

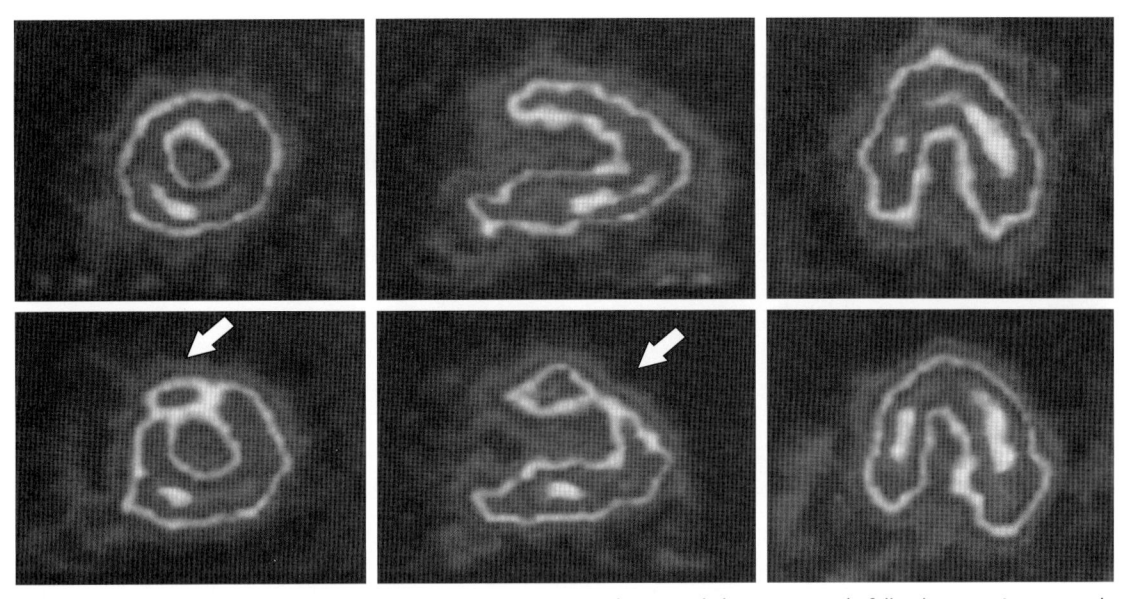

Fig. 14-1-50. Cintilografia miocárdica de um paciente com queixa de precordialgia, mostrando falha de captação na parede anterosseptal, caracterizando resposta isquêmica. (Ver Pranchas em Cores.)

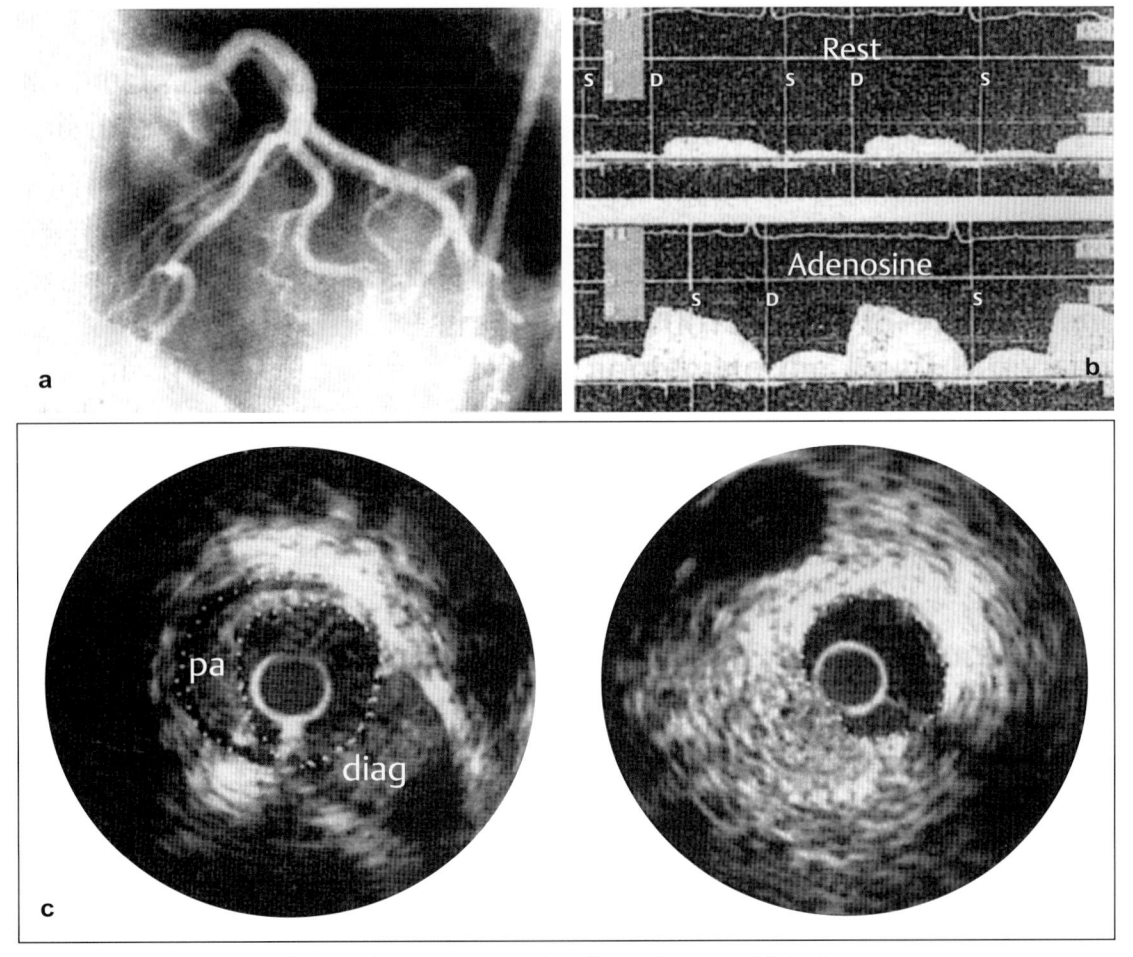

Fig. 14-1-51. O paciente foi submetido à cineangiocoronariografia que foi normal (**a**). Em **b**, ao avaliar-se a reserva coronariana pelo Doppler após infusão de adenosina, verificou-se redução da reserva, caracterizada por aumento da velocidade de fluxo inferior a 3 vezes. Ao realizar-se o eco intracoronariano (**c**), pode-se visibilizar uma placa aterosclerótica não identificada pela angiografia e que era responsável pela resposta isquêmica.

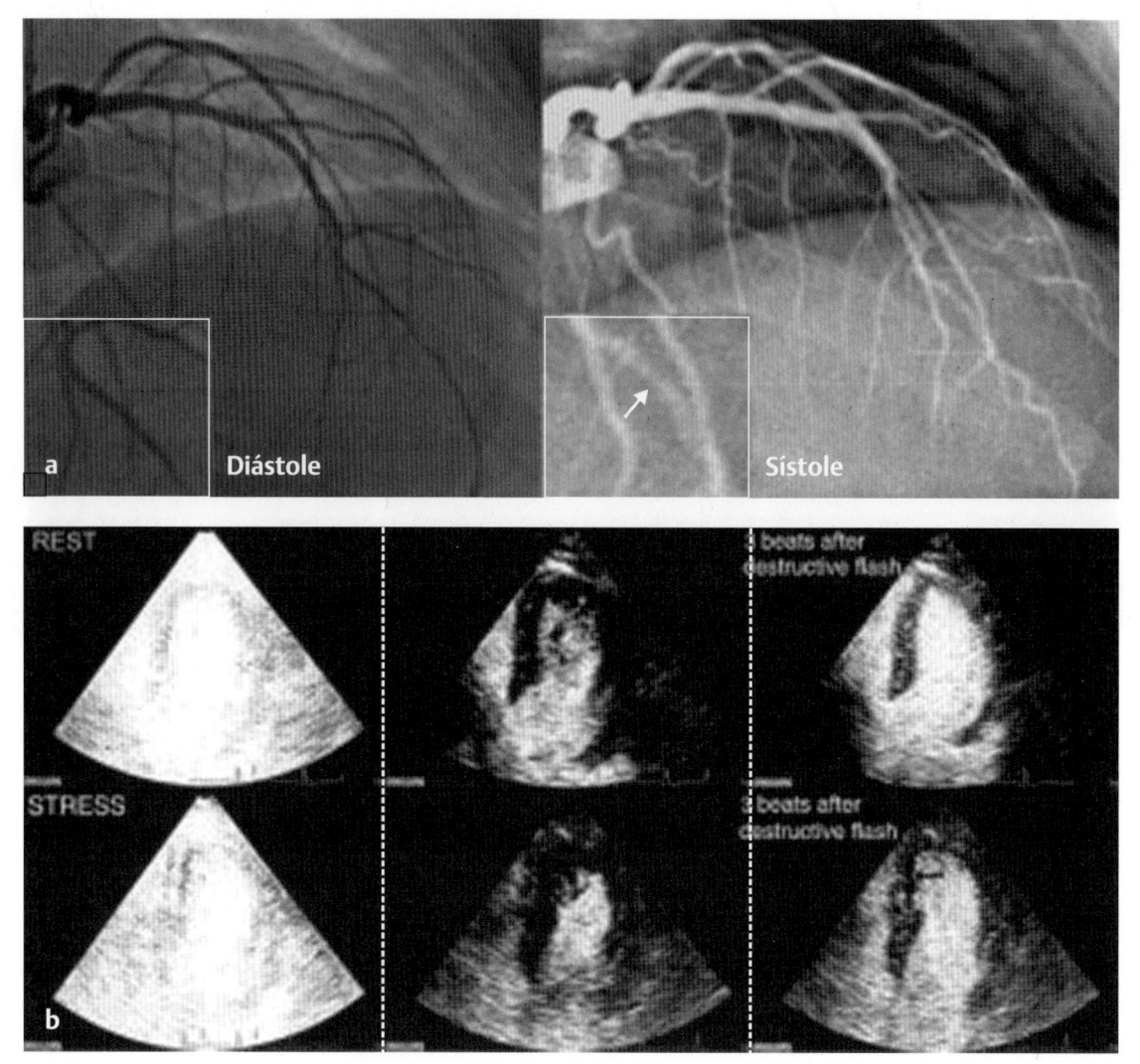

Fig. 14-1-52. (a) Coronariografia considerada normal, embora possa ser observado discreto estreitamento na porção distal da DA, durante a sístole (seta). Em razão da persistência dos sintomas, o paciente foi submetido ao EE com dipiridamol, utilizando-se contraste para a avaliação do fluxo e da perfusão. (b) O teste mostrou defeito da perfusão subendocárdica no ápex e no septo apical. (Ver Pranchas em Cores.) *(Continua)*

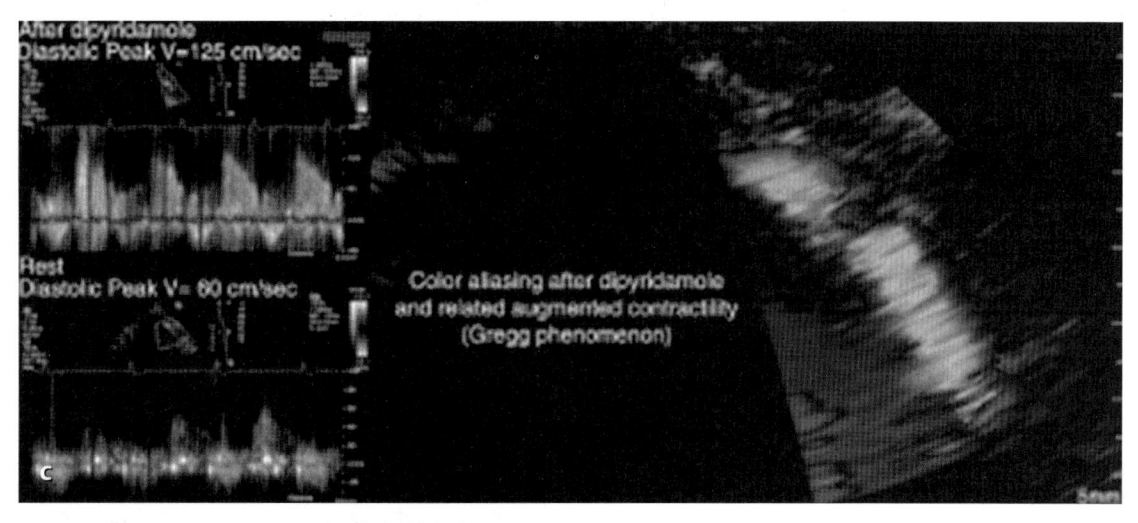

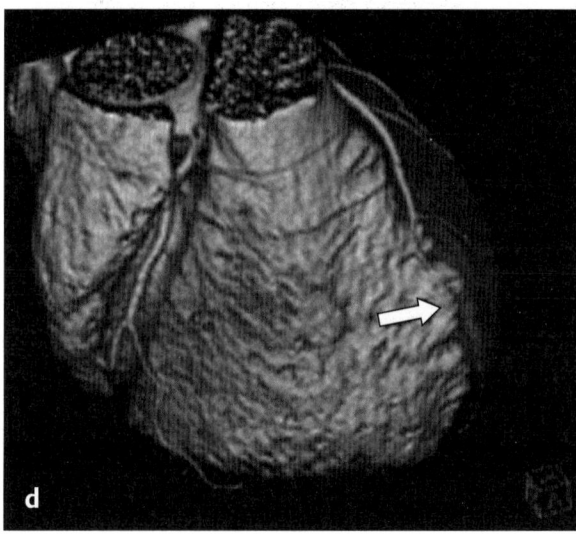

Fig. 14-1-52. *(Cont.)* **(c)** Velocidades de fluxos aumentadas foram obtidas na porção distal da DA, particularmente após o dipiridamol (reserva de fluxo coronariano praticamente normal). **(d)** A TC com 64 *slices* confirmou o diagnóstico de ponte miocárdica, achado muito mais comum do que previamente imaginado. (Ver Pranchas em Cores.)

Tabela 14-1-12. Sem isquemia

- Ativação elétrica alterada (BRE, WPW, marca-passo no VD)
- HVE (hipocinesia apical)
- Alterações hemodinâmicas (aumento da FC e principalmente da PA)
- Contração heterogênea (septo paradoxal após revascularização, MP no VD)
- Cardiomiopatia, especialmente a hipertrófica
- Anemia ou hipóxia importante
- Prolapso da valva mitral
- Erro humano (imagem pobre e/ou dificuldade de interpretação)

Tabela 14-1-13. Falso-negativos

- Lesão de um vaso (circunflexa)
- Estenose pequena (< 50%)
- Isquemia subendocárdica (< 1/3 da espessura parietal)
- Isquemia balanceada
- Estresse inadequado (FC < 85% da $FC_{máx}$; DP < 20.000 no estresse físico)
- Remodelamento concêntrico do VE nos estudos com dobutamina
- Regurgitação aórtica ou mitral significativas (hiperdinamia parietal)
- Uso de medicação antianginosa
- Rápida recuperação no pós-esforço
- Erro humano (imagem pobre e/ou dificuldade de interpretação)

SENSIBILIDADE E ESPECIFICIDADE

A sensibilidade do eco de estresse é afetada pelos diversos fatores acima listados, mas, além daqueles, deve-se enfatizar que a sensibilidade é magnificada quando existe lesão superior a 70%, quando existe doença multiarterial e quando o teste é realizado por um operador experiente.

Diversos autores têm relatado estudos comparativos do eco de estresse com o teste ergométrico, com a cintilografia miocárdica e com a cineangiocoronariografia. Comparado com a ergometria, o eco de estresse mostrou-se superior na detecção da doença coronariana, com sensibilidades de 87% contra 66% (médias) e especificidades de 89% contra 84%, respectivamente.

Quando comparado com a cintilografia miocárdica, observou-se sensibilidade e especificidade de 90 e 72% para cintilografia, contra as médias de 87 e 89% do eco de estresse em casos de comprometimento de mais de um vaso coronariano, sendo que para doença uniarterial a sensibilidade da cintilografia é maior.[134]

O EE tem-se mostrado interessante alternativa ao estudo invasivo para avaliação da reserva de fluxo coronariana (FFR), na avaliação hemodinâmica da DAC significativa. Para determinar a acurácia diagnóstica do EE comparada com a FFR, todos os pacientes que se submeteram ao FFR entre janeiro de 2008 e abril de 2015 foram submetidos ao EE, sendo que ao final do período 184 pacientes foram estudados (idade média de 66,5 anos, 32% do sexo feminino), sendo que em 84 (46%) foi realizado o EEE e em 100 (54%) foi realizado o EED.

Foram analisados 217 vasos sendo que o FFR foi considerado positivo em 46 (21%), sendo que em 73 pacientes a lesão era univascular. Em nível de vasos analisados, o EE demonstrou sensibilidade de 70%, especificidade de 77%, valor preditivo positivo de 45% e valor preditivo negativo de 90%, na identificação DAC coronariana. Os autores destacam a boa acurácia diagnóstica e a excelente capacidade de excluir os casos de DAC com importante limitação de fluxo.[135]

Oliveira et al.[136] estudaram pelo eco com estresse físico um grupo de 3.861 pacientes com suspeita ou com DAC já diagnosticada. Dentre os pacientes que tiveram teste positivo, 62% foram submetidos, também, à cineangiocoronariografia. O valor preditivo positivo foi de 77% quando relacionado com estudo cineangiocoronariográfico (obstrução superior a 50%).

O diagnóstico da DAC em mulheres representa limitação tanto para a ergometria quanto para a cintilografia. Geleijnse et al.[137] preconizam o uso do eco de estresse com dobutamina como a melhor opção para avaliar mulheres suspeitas de DAC, pois seria o método com maior especificidade.

Na determinação prognóstica da DAC, o Eco-Est e a cintilografia com tálio mostraram o mesmo valor, podendo ser usados indistintamente na estratificação de risco.[138,139] Na estratificação de risco de pacientes portadores de doença de um vaso, o eco com estresse farmacológico (com dipiridamol ou com dobutamina) pode identificar com grande acurácia os pacientes que mais se beneficiarão da cirurgia de revascularização miocárdica.[140]

O Eco-Est mostra-se com maior sensibilidade e maior acurácia que a medicina nuclear na pesquisa de doença coronariana quando são avaliados pacientes portadores de BRE[141] com ou sem fibrose septal ou de HVE, pois a taxa de falso-positivos para estas patologias é maior na cintilografia miocárdica.[142]

Panza et al.[143] avaliaram um grupo de indivíduos com dor torácica e com coronárias normais, através da ergometria (31% de respostas isquêmicas), da ventriculografia radioisotópica (16% de respostas isquêmicas) e da cintilografia com tálio (18% de respostas isquêmicas), não observando concordância entre os achados dos três métodos. Utilizando a ecocardiografia transesofágica com dobutamina verificaram normalidade da contração em 100% dos casos, mostrando a grande especificidade do método.

As várias séries de pesquisas de doença coronariana pelo eco de estresse mostraram alto valor preditivo negativo do método.[144-146] No pós-IAM a detecção de área com anomalia de contração no eco de esforço é um grande preditor de reinfarto e óbito, sendo que a evolução de uma área acinética para discinesia piora o prognóstico.[147]

No estudo da viabilidade miocárdica o eco de estresse tem mostrado sensibilidade e especificidade similares aos da cintilografia miocárdica.[148]

Na avaliação de pacientes com angina instável, após a estabilização do processo com o uso de drogas, o eco de esforço e o eco de estresse com dobutamina mostram maior valor preditivo que o teste ergométrico.

AVALIAÇÃO DE RISCO

Na **Tabela 14-1-10** Pellica et al.[33,34] elencam as diferentes condições que encontramos no EE, de acordo com o risco de morte ou eventos coronarianos.

LIMITAÇÕES E FUTURO

Como todo método complementar de diagnóstico, o eco de estresse também tem limitações, sendo as principais as listadas abaixo:

1. Operador inexperiente;
2. Imagem ecográfica ruim (3 a 10% dos pacientes);
3. Qualidade do equipamento ecocardiográfico.

A progressiva melhora dos equipamentos e a eventual utilização de contrastes vêm eliminando gradativamente a limitação das imagens ecográficas pobres, que também podem ser contornadas ao utilizar-se o eco transesofágico.

O EE sempre foi focado na vulnerabilidade arterial, sendo que a alteração segmentar de contração permanece como o pilar do método, porém temos agora alargada as possibilidades diagnósticas ao utilizarmos outros índices, com um pequeno acréscimo no tempo do exame e da análise.

O Protocolo Quíntuplo – **ABCDE**, onde:

A: **A**ssinergia na avaliação da movimentação parietal;
B: para a presença de linhas **B**,
C: Reserva **c**ontrátil do VE,
D: **D**oppler para a RFC e
E = Reserva de FC obtida no **E**CG,

levou a um significativo ganho na interpretação das variáveis da microcirculação coronariana, permitindo que as possibilidades diagnósticas ultrapassem os limites da alteração segmentar da contração, que geralmente só acontecem em comprometimentos arteriais mais acentuados. Um estudo multicêntrico ainda em andamento em 2021, avaliará 10.000 pacientes e num futuro próximo, sem dúvida alguma teremos consolidada a utilização deste protocolo, confirmando a hipótese que o EE vai muito além da avaliação da contratilidade regional (**Fig. 14-1-53**).[149]

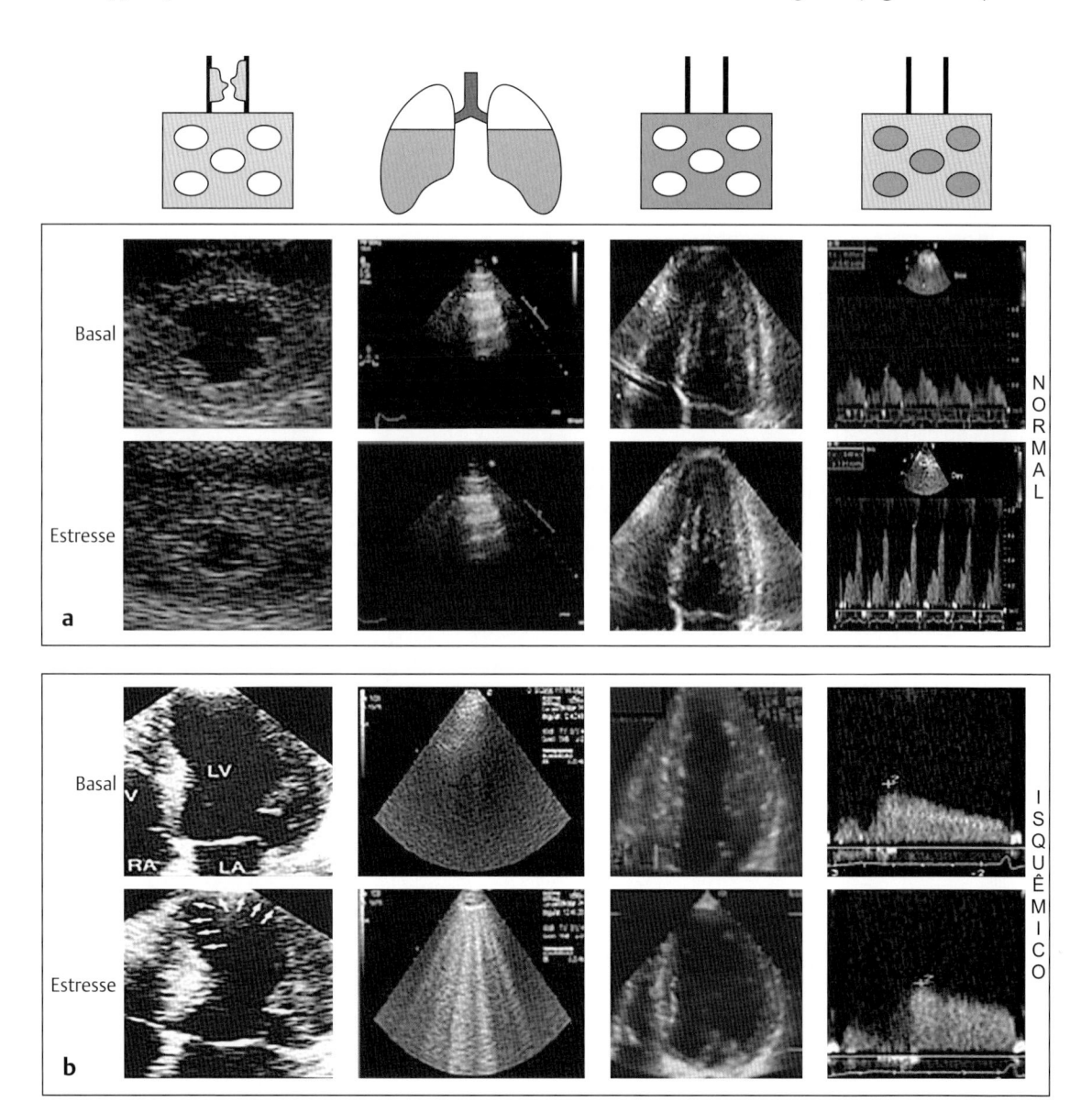

Fig. 14-1-53. (**a**) Avaliação ABCD num paciente normal. (**b**) Num paciente isquêmico observa-se no estresse: Alteração da motilidade parietal na sístole, presença de líquido no pulmão, reserva contrátil comprometida com aumento da cavidade e pequeno aumento no fluxo coronariano; caracterizando uma resposta isquêmica ao estresse.

Estudos mostraram que não é apenas o grau de estenose coronariana que determina a sensibilidade dos exames de eco dipiridamol ou eco dobutamina. A morfologia da placa é um fator tão importante quanto o grau de estenose na determinação da resposta isquêmica.[150] No eco de esforço, o grau de estenose parece ter maior influência na resposta isquêmica do que a morfologia da placa.[151]

A ausência de radiação e o melhor custo/benefício por ser um método não invasivo e de baixa mobimortalidade tornam a ecocardiografia de estresse uma poderosa ferramenta para o diagnóstico e manuseio clínico das cardiopatias isquêmicas.

A ecocardiografia de estresse é uma metodologia confiável, de baixo custo, e de fácil realização, difundindo-se com facilidade, visto a grande quantidade de equipamentos de ecocardiografia hoje instalada no nosso país.

Uma grande perspectiva vem se apresentando, que é a utilização de sistemas com *Inteligência Artificial* (AI), que terão papel fundamental em auxiliar os examinadores, aumentando a eficácia do método.

As recentes aplicações da IA na análise de imagens, incluindo ecocardiogramas, têm mostrado que é possível obter maior acurácia nos exames,[151,152] sendo que os autores desenvolveram novos algoritmos para processar automaticamente as imagens do eco de estresse.[153]

Upton *et al.*[154] mostraram que o uso de IA para processar automaticamente os estudos de EE é factível, permitindo identificar os pacientes com DAC severa, que necessitará de investigações adicionais com cineangiocoronariografia. Além disso, se os clínicos tiverem acesso a esta classificação automática quando estiverem analisando os exames, isto certamente aumentará a acurácia diagnóstica e os benefícios para os pacientes.

Com operadores treinados no método sua sensibilidade/especificidade aproxima-se dos achados da cintilografia miocárdica, o que torna essa metodologia a ideal nos locais que não dispõem de cintilografia miocárdica para estudar a DAC de forma não invasiva.

REFERÊNCIAS BIBLIOGRÁFICAS

1. Douglas PS, Khandheria B, Stainback RF, Weissman NJ, Peterson ED, Hendel RC, et al. Appropriateness Criteria for Stress Echocardiography: A Report of the American College of Cardiology Foundation Appropriateness Criteria Task Force, American Society of Echocardiography, American College of Emergency Physicians, American Heart Association, American Society of Nuclear Cardiology, Society for Cardiovascular Angiography and Interventions, Society of Cardiovascular Computed Tomography, and Society for Cardiovascular Magnetic Resonance: Endorsed by the Heart Rhythm Society and the Society of Critical Care Medicine. Circulation. 2008;117(11):1478-97.
2. Araujo WB, Moll JN, Weitzel LH, Araujo PP. Eco Doppler cardiografia de Esforço — Novo subsídio no diagnóstico da isquemia esforço-induzida. Arq Bras Cardiol. 1988;49(Suppl.1):115.
3. Araujo WB, Araujo PP, Moll JN. Ecocardiografia de esforço. Rev Bras Ecoc. 1991;4:33-50.
4. Attenhofer CH, Pellikka PA, Oh JK, Roger VL, Sohn DW, Seward JB. Comparison of ischemic response during exercise and dobutamine echocardiography in patients with left main coronary artery disease. J Am Coll Cardiol. 1996;27:1171-7.
5. Limacher MC, Quinones MA, Poliner LR, Nelson JG, Winters WL Jr, Waggoner AD. Detection of coronary artery disease with exercise two-dimensional echocardiography: Description of a clinically applicable method and comparison with radionuclide ventriculography. Circulation. 1983;67:1211-7.
6. Schröder K, Völler H, Dingerkus H, Münzberg H, Dissmann R, Linderer T, et al. Comparison of the diagnostic potential of four echocardiographic stress tests shortly after acute myocardial infarction: Submaximal exercise, transesophageal atrial pacing, dipyridamole and dobutamine-atropine. Am J Cardiol. 1996;77(11):909-14.
7. Sobue T, Yokota M, Iwase M, Ishihara H. Influence of left ventricular hypertrophy on left ventricular function during dynamic exercise in the presence or absence of coronary artery disease. J Am Coll Cardiol. 1995;25:91-8.
8. Quah JX, Greaves K, Thomas L, Stanton T. The clinical utility and enduring versatility of stress echocardiography. Heart, Lung and Circulation. 2019;28:1376-83.
9. Tasca R, Moll JN. Avaliação das próteses mitrais pelo ecoDoppler de esforço. Arq Bras Cardiol. 1988;49(Suppl. 1):114.
10. Heber M, Moll JN, Araujo PP, Araujo WB, et al. Avaliação dinâmica das estenoses mitrais pelo ecoDoppler de esforço. Arq Bras Cardiol. 1988;49(Suppl.1):114
11. Heinle SK, Tice FD, Kisslo J. Effect of dobutamine stress echocardiography on mitral regurgitation. J Am Coll Cardiol. 1995;25:122-7.
12. deFilippi CR, Willett DL, Brickner ME, Appleton CP, Yancy CW, Eichhorn EJ, et al. Usefulness of dobutamine echocardiography in distinguishing severe from nonsevere valvular aortic stenosis in patients with depressed left ventricular function and low transvalvular gradients. Am J Cardiol. 1995;75:191-4.
13. Tischler MD, Battle RW, Saha M, Niggel J, LeWinter MM. Observations suggesting a high incidence of exercise-induced severe mitral regurgitation in patients with mild rheumatic mitral valve disease at rest. J Am Coll Cardiol. 1994;25:128-33.
14. Lazzeroni E, Picano E, Dodi C, Morozzi L, Chiriatti GP, Lu C, Botti G. Dipyridamole echocardiography for diagnosis of coexistent coronary artery disease in hypertrophic cardiomyopathy. Am J Cardiol. 1995;75:810-3.
15. Marwick TH, Nakatani S, Haluska B, Thomas JD, Lever HM. Provocation of latent left ventricular

16. Smart SC, Dionisopoulos PN, Knickelbine TA, Schuchard T, Sagar KB. Dobutamine-atropine stress echocardiography for risk stratification in patients with chronic left ventricular dysfunction. J Am Coll Cardiol. 1999;33(2):512-21.
17. Krivokapich J, Child JS, Walter DO, Garfinkel A. Prognostic value of dobutamine stress echocardiography in predicting cardiac events in patients with known or suspected coronary artery disease. J Am Coll Cardiol. 1999;33(3):708-16.
18. Dávila-Román VG, Waggoner AD, Sicard GA, Geltman EM, Schechtman KB, Pérez JE. Dobutamine stress echocardiography predicts surgical outcome in patients with an aortic aneurysm and peripheral vascular disease. J Am Coll Cardiol. 1993;21(4):957-63.
19. Rossi E, Citterio F, Vescio MF, Pennestri F, Lombardo A, Loperfido F, et al. Risk stratification of patients undergoing peripheral vascular revascularization by combined resting and dipyridamole echocardiography. Am J Cardiol. 1998;82(3):306-10.
20. Kraunz K, Kennedy J. Ultrasonic determination of left ventricular wall motion in normal man: Studies at rest and after exercise. Am Heart J. 1970;79:36-43.
21. Erickson HH, Bishop VS, Kardon MB, Horwitz LD. Left ventricular internal diameters and cardiac function during exercise. J Appl Physiol. 1971;30:473-8.
22. Wann LS, Faris JV, Childress RH, Dillon JC, Weyman AE, Feigenbaum H. Exercise cross-sectional echocardiography in ischemic heart disease. Circulation. 1979;60:1300-08.
23. Morganroth J, Chen CC, David D, Sawin HS, Naito M, Parrotto C, et al. Exercise cross-sectional echocardiography diagnosis of coronary artery disease. Am J Cardiol. 1981;47:20-6.
24. Hecht HS, DeBord L, Shaw R, Dunlap R, Ryan C, Stertzer SH, et al. Digital supine bicycle stress echocardiography: A new technique for evaluating coronary artery disease. J Am Coll Cardiol. 1993;21:950-6.
25. Stoddard MF, Prince CR, Morris GT. Coronary flow reserve assessment by dobutamine transesophageal Doppler echocardiography. Am Coll Cardiol. 1995;25:325-32.
26. Bach DS, Armstrong WF. Doppler tissue imaging. ACC Current J Rev. 1996;5:22-5.
27. Mulvagh SL, Rakowski H, Vannan MA, Abdelmoneim SS, Becher H, Bierig SM, et al. American Society of Echocardiography Consensus Statement on the Clinical Applications of Ultrasonic Contrast Agents in Echocardiography. J Am Soc Echocardiogr. 2008;21(11):1179-201.
28. Peteiro J, Piñon P, Perez R, Monserrat L, Perez D, Castro-Beiras A. Comparison of 2- and 3-Dimensional Exercise Echocardiography for the Detection of Coronary Artery Disease. J Am Soc Echocardiogr. 2007;20(8):959-67.
29. Sieswerda GT, Kamp O, Ende R, Visser CA. Intermittent harmonic imaging and videodensitometry significantly enhance ability of intravenous air-filled ultrasonographic contrast agent to produce ventricular and myocardial opacification. J Am Echocardiogr. 2001;14:20-8.
30. Mathias Jr.W, Doya EH, Ribeiro EE, Silva LA, Gasques A, Salvadori RAF, et al. Detecção de isquemia miocárdica através da ecocardiografia de estresse com dobutamina. Correlação com cinecoronariografia. Arq Bras Cardiol. 1993;60(4):229-34.
31. Płońska-Gosciniak E, Lancellotti P, Kleinrok A, Gackowski A, Gasior Z, Kowalik I, et al. Influence of Gender on Diagnostic Accuracy of Rapid Atrial and Ventricular Pacing Stress Echocardiography for the Detection of Coronary Artery Disease: A Multicenter Study (Pol-RAPSE Final Results). J Am Soc Echocardiogr. 2008;21(10):1116-20.
32. Picano E. Stress echocardiography, 3rd ed. (LOCAL?): Springer Verlag, 1997.
33. Pellikka PA, Nagueh SF, Elhendy AA, Kuehl CA, Sawada SG; American Society of Echocardiography. American Society of Echocardiography recommendations for performance, interpretation, and application of stress echocardiography. J Am Soc Echocardiogr. 2017;20(9):1021-41.
34. Pellikka PA, Arruda-Olson A, Chaudhry FA, Chen MH, Marshall JE, Porter TR, et al. Guidelines for performance, interpretation, and application of stress echocardiography in ischemic heart disease: From the American Society of Echocardiography. J Am Soc Echocardiogr. 2020 Jan;33(1):1-41.e8.
35. Matta M, Cremer P, Hachamovitch R, Ayoub C. Stress testing and noninvasive coronary imaging: What's the best test for my patient? Cleveland Cl J Med. 2021;88(9):502-15.
36. Jasani G, Papas M, Patel AJ, Jasani N, Levine B, Zhang Y, et al. Immediate stress echocardiography for low risk chest pain patients in the emergency department: a prospective observational cohort study. J Emerg Med. 2018;54(2):156-64.
37. Xu B, Dobson L, Mottram PM, Nasis A, Cameron J, Moir S. Is exercise stress echocardiography useful in patients with suspected obstructive coronary artery disease who have resting left bundle branch block? Clin Cardiol. 2018 Mar;41(3):360-5.
38. Reader F, Siegel RJ. Stress echocardiography for coronary ischemia. In: Otto CM. Practice of clinical echocardiography, 5th ed. Philadelphia: Elsevier, 2017. p. 218-42.
39. Picano E, Distante A, Masini M, Morales MA, Lattanzi F, L'Abbate A. Dipyridamole-echocardiography test in effort angina pectoris. Am J Cardiol. 1985;56(7):452-6.
40. Fleisher LA, Fleischmann KE, Auerbach AD, Barnason SA, Beckman JA, Bozkurt B, et al. 2014 ACC/AHA guideline on perioperative cardiovascular evaluation and management of patients undergoing noncardiac surgery: a report of the American College of Cardiology/American Heart Association Task Force on Practice Guidelines. Circulation. 2014 Dec 9;130(24):e278-333.
41. Ciampi Q, Olivotto I, Gardini C, Mori F, Peteiro J, Monserrat L, et al. Prognostic role of stress echocardiography in hypertrophic

cardiomyopathy: The International Stress Echo Registry. Int J Cardiol. 2016 Sep 15;219:331-8.
42. Santos M, Shah AM. Stress Echocardiography and Echo in Cardiopulmonary Testing. In: Solomon SD, Wu JC, Gillam LD. Essential Echocardiography: Companion to Braunwald's Heart Disease. (LOCAL?): Elsevier, 2019. p. 270-8.
43. Ross J Jr. Factors regulating the oxygen consumption of the heart. In: Russek HI, Zoham BL (Eds.). Changing concepts in cardiovascular disease. Baltimore: Williams & Wilkins, 1972. p. 20-31.
44. Myers JH, Stirling MC, Choy M, Buda AJ, Gallagher KP. Direct measurement of inner and outer wall thickening dynamics with epicardial echocardiography. Circulation. 1986;74:164-72.
45. Marwick TH, Nemec JJ, Pashkow FJ, Stewart WJ, Salcedo EE. Accuracy and limitations of exercise echocardiography in a routine clinical setting. J Am Coll Cardiol. 1992;19:74-8.
46. Lauer MS, Mehta R, Pashkow FJ, Okin PM, Lee K, Marwick TH. Association of chronotropic incompetence with echocardiographic ischemia and prognosis. J Am Coll Cardiol. 1998 Nov;32(5):1280-6.
47. Picano E, Pingitore A, Sicari R, Minardi G, Gandolfo N, Seveso G, et al. Stress echocardiographic results predict risk of reinfarction early after uncomplicated acute myocardial infarction: Large-scale multicenter study. J Am Coll Cardiol. 1995;26:908-13.
48. Lang RM, Bierig M, Devereux RB, Flachskampf FA, Foster E, Pellikka PA, et al. Recommendations for chamber quantification: a report from the American Society of Echocardiography's guidelines and Standards Committee and the Chamber quantification Writing group, developed in conjunction with the European Association of echocardiography, a branch of the European Society of Cardiology. J Am Soc Echocardiogr. 2005;18(12):1440-63.
49. Cortigiani L, Huqi A, Ciampi Q, Bombardini T, Bovenzi F, Picano E. Integration of wall motion, coronary flow velocity, and left ventricular contractile reserve in a single test: prognostic value of vasodilator stress echocardiography in patients with diabetes. J Am Soc Echocardiogr. 2018;31:692-701.
50. Yao SS, Qureshi E, Sherrid MV, Chaudhry FA. Practical applications in stress echocardiography: risk stratification and prognosis in patients with known or suspected ischemic heart disease. J Am Coll Cardiol. 2003;42:1084-90.
51. Chuah SC, Pellikka PA, Roger VL, McCully RB, Seward JB. Role of dobutamine stress echocardiography in predicting outcome in 860 patients with known or suspected coronary artery disease. Circulation. 1998;97:1474-80.
52. Yao SS, Qureshi E, Syed A, Chaudhry FA. Novel stress echocardiographic model incorporating the extent and severity of wall motion abnormality for risk stratification and prognosis. Am J Cardiol. 2004;94:715-9.
53. Arruda-Olson A, Juracan E, Mahoney D, McCully R, Roger V, Pellikka P. Prognostic value of exercise echocardiography in 5,798 patients: is there a gender difference? J Am Coll Cardiol. 2002;39:625-31.
54. Noto N, Kamiyama H, Karasawa K, Ayusawa M, Sumitomo N, Okada T, et al. Long-term prognostic impact of dobutamine stress echocardiography in patients with Kawasaki disease and coronary artery lesions: a 15-year follow-up study. J Am Coll Cardiol. 2014;63:337-44.
55. Scali MC, Zagatina A, Simova I, Zhuravskaya N, Ciampi Q, Paterni M, et al. B-lines with lung ultrasound: the optimal scan technique at rest and during stress Ultrasound. Med Biol. 2017;43:2558-66.
56. Scali MC, Cortigiani L, Simionuc A, Gregori D, Marzilli M, Picano E. Exercise-induced B-lines identify worse functional and prognostic stage in heart failure patients with depressed left ventricular function. Eur J Heart Fail. 2017;19:1468-78.
57. Cortigiani L, Ramirez P, Coltelli M, Bovenzi F, Picano E. Drop-off in positivity rate of stress echocardiography based on regional wall motion abnormalities over the last three decades. Int J Cardiov Imaging. 2019;35:627-32.
58. Dagianti A, Penco M, Bandiera A, Sgorbini L, Fedele F. Clinical application of exercise stress echocardiography: supine bicycle or treadmill? Am J Cardiol. 1998 June 18;81(12A):62G-67G.
59. Marangelli V, Iliceto S, Piccinni G, De Martino G, Sorgente L, Rizzon P. Detection of coronary artery disease by digital stress echocardiography: Comparison of exercise, transesophageal atrial pacing and dipyridamole echocardiography. J Am Coll Cardiol. 1994;24(1):117-24.
60. Fisman EZ, Ben-Ari E, Pines A, Drory Y, Motro M, Kellermann JJ. Usefulness of heavy isometric exercise echocardiography for assessing left ventricular wall motion patterns late (> 6 months) after acute myocardial infarction. Am J Cardiol. 1992;70(13):1123-8.
61. Kuznetsov VA, Krinochkin D, Yaroslavskaya E, Pushkarev G, Zakharova E. New modification of isometric handgrip stress echocardiography for detection of coronary artery disease: combination of exercise and emotional stress echocardiography. JACC 2017;69(11):88.
62. Caldas JA, Araujo WB. Teste dinâmico versus teste estático: Comparação das variáveis hemodynamical e metabólicas. Arq Bras Cardiol. 1998;70(2):138.
63. Caldas JA, Araujo WB. Estudo comparativo da função ventricular esquerda durante um exercício isométrico sustentado de diferentes massas musculares. Jornada Internacional de Medicina Desportiva — São Paulo, 1990.
64. Lester FM, Sheffield LT, Trammel P, Reeves TJ. The effect of age and athletic training of the maximal heart rate during muscular exercise. Am Heart J. 1968;76:370-6.
65. D'Andrea A, Severino S, Caso P, Liccardo B, Forni A, Fusco A. Prognostic value of supine bicycle exercise stress echocardiography in patients with known or suspected coronary artery disease. Eur J Echocardiogr. 2005 Aug;6(4):271-9.

66. Ryan T, Vasey CG, Presti CF, O'Donnell JA, Feigenbaum H, Armstrong WF. Exercise echocardiography: Detection of coronary artery disease in patients with normal left ventricular wall motion at rest. J Am Coll Cardiol. 1988;11:993-8.
67. Sawada SG, Ryan T, Fineberg NS, Armstrong WF, Judson WE, McHenry PL, et al. Exercise echocardiographic detection of coronary artery disease in women. J Am Coll Cardiol. 1989;14(6):1440-6.
68. Dagianti A, Penco M, Agati L, Sciomer S, Dagianti A, Rosanio S, et al. Stress echocardiography: Comparison of exercise, dipyridamole and dobutamine in detecting and predicting the extend of coronary artery disease. J Am Coll Cardiol. 1995;26(1):18-25.
69. Peteiro J, Garrido I, Monserrat L, Aldama G, Calvino R, Castro-Beiras A. Comparison of peak and postexercise treadmill echocardiography with the use of continuous harmonic imaging acquisition. J Am Soc Echocardiogr. 2004;17(10):1044-9.
70. Conti A, Sammicheli L, Gallini C, Costanzo EN, Antoniucci D, Barletta G. Assessment of patients with low-risk chest pain in the emergency department: Head-to-head comparison of exercise stress echocardiography and exercise myocardial SPECT. Am Heart J. 2005 May;149(5):894-901.
71. Araujo WB, Araujo PP. Métodos diagnósticos não invasivos no diagnóstico e conduta das doenças coronarianas. Rio de Janeiro: Revinter, 2002. p. 197-222.
72. Azevedo Filho CF, Hadlich MS. Angiotomografia das artérias coronárias. Rio de Janeiro: Revinter, 2006. p. 44-51.
73. Zoghbi WA, Cheirif J, Kleiman NS, Verani MS, Trakhtenbroit A. Diagnosis of ischemic heart disease with adenosine echocardiography. J Am Coll Cardiol. 1991;18(5):1271-9.
74. Nelasov NJ, Sidorov RV, Morgunov MN, Doltmurzieva NS, Eroshenko OL, Arzumanjan EA, et al. Echocardiographic Stress Test with Adenosine Triphosphate: Optimization of the Algorithm. Kardiologiia. 2019;59(11):39-47.
75. Caiati C, Zedda N, Montaldo C, Montisci R, Iliceto S. Contrast-enhanced transthoracic second harmonic echo Doppler with adenosine. J Am Coll Cardiol. 1999;34:122-30.
76. Picano E. Stress Echocardiography, 5th ed. Heidelberg: Springer Verlag, 2009.
77. Kranidis AI, Patsilinakos S, Filippatos G, Kappos K, Antonellis I, Bouki T, et al. Non-invasive evaluation of coronary reserve assessment of coronary reserve in patients with coronary artery disease by transesophageal-Doppler echocardiography. Int J Cardiol. 1999;68:107-13.
78. Hamouda MS, Kassem HK, Salama M, El Masry M, Shaaban N, Sadek E, et al. Evaluation of coronary flow reserve in hipertensive patients by Dipyridamole transesophageal Doppler echocardiography. Am J Cardiol. 2000;86:305-8.
79. Cortigiani L, Carpeggiani C, Landi P, Raciti M, Bovenzi F, Picano E. Usefulness of blunted heart rate reserve as an imaging-independent prognostic predictor during dipyridamole stress echocardiography. Am J Cardiol. 2019;124(6):972-7.
80. Elhendy A, Domburg R T, Bax JJ, Poldermans D, Nierop PR. The grade of worsening of regional function during dobutamine stress echocardiography predicts the extent of myocardial perfusion abnormalities. Heart. 2000;83:35-9.
81. Bax JJ, Poldermans D, Elhendy A, Cornel JH, Boersma E, Rambaldi R, et al. Improvement of left ventricular ejection fraction, heart failure symptoms and prognosis after revascularization in patients with chronic coronary artery disease and viable myocardium detected by dobutamine stress echocardiography. J Am Coll Cardiol. 1999 July;34(1):163-9.
82. Nixdorff U, Küfner C, Achenbach S, Stilianakis N, Voigt JU, Flachskampf FA, et al. Head-to-head comparison of dobutamine stress echocardiography and cardiac computed tomography for the detection of significant coronary artery disease. Cardiology. 2008;110(2):81-6.
83. Tsutsui J, Xie F, Cloutier D, Kalvaitis S, Elhendy A, Porter TR. Real-time dobutamine stress myocardial perfusion echocardiography predicts outcome in the elderly. Eur Heart J. 2008;29(3):377-85.
84. Delgado V, Bax JJ. Nonexercise stress echocardiography for diagnosis of coronary artery disease. In: Otto CM. Practice of clinical echocardiography, 5th ed. (LOCAL?): Elsevier, 2017. p. 243-58.
85. Bigi R, Desideri A, Bax JJ, Galati A, Coletta C, Fiorentini C, et al. Prognostic interaction between viability and residual myocardial ischemia by dobutamine stress echocardiography in patients with acute myocardial infarction and mildly impaired left ventricular function. Am J Cardiol. 2000;87(3):283-8.
86. Dhond MR, Donnel K, Singh S, Garapati S, Whitley TB, Nguyen T, et al. Value of negative dobutamine stress echocardiography in predicting long-term cardiac events. J Am Soc Echocardiogr. 1999;12:471-5.
87. Marcovitz PA, Bach DS, Mathias W, Shayna V, Armstrong WF. Paradoxic hypotension during dobutamine stress echocardiography: Clinical and diagnostic implications. J Am Coll Cardiol. 1993;21:1080-6.
88. Tanimoto M, Pai RG, Jintapakorn W, Shah P. Mechanisms of hypotension during dobutamine stress echocardiography in patients with coronary artery disease. Am J Cardiol. 1995;76:26-30.
89. Khanal S, Daggubati RB, Pai RG. Effect of gender and left ventricular dysfunction on the incidence of hypotension induced by dobutamine stress echocardiography. J Am Soc Echocardiogr. 1998;11:1134-8.
90. Barletta G, Del Bene MR, Gallini C, Salvi S, Costanzo E, Masini M, et al. The clinical impact of dynamic intraventricular obstruction during dobutamine stress echocardiography. Int J Cardiol. 1999 July 31;70(2):179-89.
91. Pingitore A, Picano E, Colosso MQ, Reisenhofer B, Gigli G, Lucarini AR, et al. The atropine factor in

pharmacological stress echocardiography. J Am Coll Cardiol. 1996;27(5):1164-70.
92. Miyazono Y, Kisanuki A, Toyonaga K, Matsushita R, Otsuji Y, Arima S, et al. Usefulness of adenosine triphosphate-atropine stress echocardiography for detecting coronary artery disease. Am J Cardiol. 1998;82(3):290-4.
93. Baptista J, Arnese M, Roelandt JR, Fioretti P, Keane D, Escaned J, et al. Quantitative coronary angiography in the estimation of functional significance of coronary stenosis: Correlations with dobutamine-atropine stress test. J Am Coll Cardiol. 1994;23(6):1434-9.
94. Poldermans D, Fioretti PM, Boersma E, Bax JJ, Thomson IR, Roelandt JR, et al. Long-term prognostic value of Dobutamine-Atropine stress echocardiography in 1737 patients with known or suspected coronary artery disease. Circulation. 1999;99(6):757-62.
95. Rallidis L, Cokkinos P, Tousoulis D, Nihoyannopoulos P. Comparison of dobutamine and treadmill exercise echocardiography in inducing ischemia in patients with coronary artery disease. J Am Coll Cardiol. 1997;30:1660-8.
96. Abreu JS, Diógenes TCP, Farias AGLP, Carneiro MM, Morais JMB, Paes Junior JN. Arritmias complexas que surgem durante o ecocardiograma sob estresse com dobutamina e atropina. Rev Bras Eco. 2007;20(1):24-33.
97. Ostojic M, Picano E, Beleslin B, Dordjevic-Dikic A, Distante A, Stepanovic J, et al. Dipyridamole-Dobutamine echocardiography: A novel test for the detection of milder forms of coronary artery disease. J Am Coll Cardiol. 1994;23(5):1115-22.
98. Picano E, Lattanzi F. Dipyridamole echocardiography. Circulation. 1991;83(Suppl. III):19-26.
99. Picano E, Lattanzi F, l'Abbate A. Present application, practical aspects, and future issues on dipyridamole echocardiography. Circulation. 1991;83(Suppl.III):111-5.
100. Akasaka T, Yoshida K, Hozumi T, Takagi T, Kawamoto T, Kaji S, et al. Comparison of coronary flow reserve between focal and diffuse vasoconstriction induced by ergonovine in patients with vasospastic angina. Am J Cardiol. 1997;80(6):705-10.
101. Song JK, Lee SJ, Kang DH, Cheong SS, Hong MK, Kim JJ, et al. Ergonovine echocardiography as a screening test for diagnosis of vasospastic angina before coronary angiography. J Am Coll Cardiol. 1996;27(5):1156-61.
102. Pepine CJ. Ergonovine echocardiography for coronary spasm: Fact and wishful thinking. J Am Coll Cardiol. 1996;27:1162-63.
103. Haley JM, Baltabaeva A. New hybrid stress echocardiography protocol: a non-inferiority study. J Am Coll Cardiol. 2017;69(11):1583.
104. Mor-Avi V, Lang RM. Color Kinesis: One step beyond colour quantification. In: Pérez JE, Lang RM. Echocardiography and carciovascular function:tolos for the next decad. Kluer Academic Press, 1977.
105. Quintana M, Gustafsson T, Sundblad P, Langanger J. The effects of heart rate on myocardial velocity and atrio-ventricular displacement during exercise with and without beta-blockade: a tissue Doppler echocardiographic study. Eur J Echocardiogr. 2005 Mar;6(2):127-33.
106. Ishii K, Imai M, Suyama T, Maenaka M, Nagai T, Kawanami M, Seino Y. Exercise-induced post-ischemic left ventricular delayed relaxation or diastolic stunning. Is it a reliable marker in detecting coronary artery disease? J Am Coll Cardiol. 2009;53:698-705.
107. Ozkan A, Kapadia S, Tuzcu M, Marwick TH. Assessment of left ventricular function in aortic stenosis. Nat Rev Cardiol. 2011 June 14;8(9):494-501.
108. Weidemann F, Wacker C, Rauch A, Bauer WR, Bijnens B, Sutherland GR, et al. Sequential changes of myocardial function during acute myocardial infarction, in the early and chronic phase after coronary intervention described by ultrasonic strain rate imaging. J Am Soc Echocardiogr. 2006 July;19(7):839-47.
109. De Luca A, Stolfo D, Caiffa T, Korcova R, Barbati G, Vitrella G, et al. Prognostic value of global longitudinal strain-based left ventricular contractile reserve in candidates for percutaneous correction of functional mitral regurgitation: implications for patient selection. J Am Soc Echocardiogr. 2019;32(11):1436-43.
110. Rhea IB, Rehman S, Jarori U, Choudhry MW, Feigenbaum H, Sawada SG. Prognostic utility of blood pressure-adjusted global and basal systolic longitudinal strain. Echo Res Pract. 2016 Mar;3(1):17-24.
111. Rumbinaite E, Zaliaduonyte-Peksiene D, Lapinskas T, Zvirblyte R, Karuzas A, Jonauskiene I, et al. Early and late diastolic strain rate vs global longitudinal strain at rest and during dobutamine stress for the assessment of significant coronary artery stenosis in patients with a moderate and high probability of coronary artery disease. Echocardiography. 2016;33:1512-22.
112. Uusitalo V, Luotolahti M, Pietila M, Wendelin-Saarenhovi M, Hartiala J, Saraste M, et al. Two-dimensional speckle-tracking during dobutamine stress echocardiography in the detection of myocardial ischemia in patients with suspected coronary artery disease. J Am Soc Echocardiogr. 2016;29:470-9.e3.
113. Bokor D. Diagnostic efficacy of SonoVue. Am J Cardiol. 2000;86(4):19G-24G.
114. Ronderos RE, Morcef FP, Boskis M, Cornelli D, Cuenca G, Fajardo PG, et al. Diretrizes e recomendações para o uso da ecocardiografia contrastada. Fórum latino-Americano de ecocardiografia com contraste. Rev Bras Eco. 2007;20(1):48-63.
115. Derumeaux G, Ovize M, Loufoua J, Pontier G, André-Fouet X, Cribier A. Assessment of nonuniformity of transmural myocardial velocities by color-coded tissue Doppler imaging. Circulation. 2000;101(12):1390-95.
116. Cukon-Buttignoni S, Abdelmoneim SS, Ehrsam JE, Barnes ME, Hagen ME, Carlson LA, et al. Regional diastolic contour abnormalities during contrast stress echocardiography: improved detection

of coronary artery disease. J Am Soc Echo. 2008;21(10):1109-15.
117. Spencer KT, Grayburn PA, Mor-Avi V, Bednarz J, Grimm RA, Furlong K, et al. Myocardial contrast echocardiography with power Doppler imaging. Am J Cardiol. 2000;86(4):479-81.
118. Aggeli C, Giannopoulos G, Roussakis G, Christoforatou E, Marinos G, Toli C, et al. Safety of myocardial flash-contrast echocardiography in combination with dobutamine stress testing for the detection of ischaemia in 5250 studies. Heart 2008;94(12):1571-7.
119. Matsumura Y, Hozumi T, Arai K, Sugioka K, Ujino K, Takemoto Y, et al. Noninvasive assessment of myocardial ischaemia using new real-time three-dimensional dobutamine stress echocardiography: comparison with conventional two-dimensional methods. Eur Heart J. 2005;26:1625-32.
120. Walimbe V, Garcia M, Lalude O, Thomas J, Shekhar R. Quantitative real-time 3-dimensional stress echocardiography: a preliminary investigation of feasibility and effectiveness. J Am Soc Echocardiogr. 2007 Jan;20(1):13-22.
121. Bangalore S. Gopinath D, Chaudhry FA. Risk stratification using stress echocardiography: Incremental prognostic value over historic, clinical, and stress electrocardiographic variables across a wide spectrum of Bayesian pretest probabilities for coronary artery disease. J A Soc Echocardiog. 2007;20(3):244-52.
122. Baroncini LAV. Short-term stratification with accelerated high-dose dipyridamole stress echocardiography: follow-up into 301 consecutive outpaptients. J A Soc Echocardiog. 2007;20(3):253-6.
123. Hampson R, Vamvakidou A, Kinsey C, Singh B, Senior R. Clinical effectiveness of a sonographer-led, cardiologist-interpreted stress echocardiography service in the rapid access stable chest pain clinic. Int J Cardiol. 2019;281:107-12.
124. Ahmadvazir S, Shah BN, Zachariasa K, Senior R. Incremental Prognostic Value of Stress Echocardiography With Carotid Ultrasound for Suspected CAD. J Am Coll Cardiol Img. 2018;11:173-80.
125. Hillis GS, Oh JK, Mahoney DW, McCully RB, Pellikka P. Akinesia becoming dyskinesia after exercise testing: prevalence and relationship to clinical outcome J Am Coll Cardiol. 2004;43:599-605.
126. Elhendy A, Arend E, Schinkel FL, van Domburg RT, Bax JJ, Rizzello V, et al. Clinical and prognostic implications of angina pectoris developing during dobutamine stress echocardiography in the absence of inducible wall motion abnormalities. A J Cardiol. 2005,96:788-93.
127. Baldini U, Dini FL, Raugi M, Genovesi-Ebert A. Incremental prognostic value of stress echo positivity in the left anterior descending coronary artery territory. Epub 2005 July 21.
128. Elhendy A, Mahoney DW, Burger KN, McCully RB, Pellikka PA. Prognostic value of exercise echocardiography in patients with classic angina pectoris. Am J Cardiol. 2004 Sep 1;94(5):559-63.
129. Briguori C, Anzuini A, Airoldi F, Gimelli G, Nishida T, Adamian M, et al. Intravascular ultrasound criteria for the assessment of the functional significance of intermediate coronary artery stenosis and comparison with fractional flow reserve. J Am Cardiol. 2001;87(2):136-41.
130. Hamoudi Z, Henein M. Comparative assessment of non-invasive imaging in detecting coronary artery disease. Int Cardiovasc Forum J. 2015;1(5):218-25.
131. Rachwan RJ, Mshelbwala FS, Dardari Z, Batal O. False-positive stress echocardiograms: Predictors and prognostic. International Journal of Cardiology. 2019;296:157-63.
132. Gilchrist I, Foy A, Davidson W. A false-positive stress echocardiogram is not the same as a negative result. JACC. 2017;69(11):1476.
133. Gaibazzi N, Reverberi C. False-positive stress tests... or false-negative rest angiograms? JACC. 2009;54(18):e9-e9.
134. Galanti G, Sciagrà R, Comeglio M, Taddei T, Bonechi F, Giusti F, et al. Diagnostic accuracy of peak exercise echocardiography in coronary artery disease: Comparison with thallium-201 myocardial scintigraphy. Am Heart J. 1991;122(6):1609-11.
135. Gurunathan S, Young G, Karogiannis N, Elghamz A Senior R. Diagnostic accuracy of stress echocardiography compared with invasive coronary angiography with fractional flow reserve for the diagnosis of haemodynamically significant stenosis(Es) in patients with known or suspected coronary artery disease. J Am Coll Cardiol. 2016;68(18)suppl B:218.
136. Oliveira JLM, Britto AVO, Goes TJS, Pereira AP, Teixeira DO, Barreto MA, et al. Valor preditivo positivo da ecocardiografia sob estresse pelo esforço físico. Rev Bras Eco. 2007;20(1):14-21.
137. Geleijnse ML, Krenning BJ, Soliman OII, Nemes A, Galema TW, Cate FJ. Dobutamine stress echocardiography for the detection of coronary artery disease in women. Am J Cardiol. 2007;99:714-7.
138. Smart SC, Sagar KB. Diagnostic and prognostic use of stress echocardiography and radionuclide scintigraphy. Echocardiography. 1999;16(8):857-77.
139. Mazur W, Rivera JM, Khoury AF, Basu AG, Perez-Verdia A, Marks GF, et al. Prognostic value of exercise echocardiography: validation of a new risk index combining echocardiographic, treadmill, and exercise electrocardiographic parameters. J Am Soc Echocardiogr. 2003 Apr;16(4):318-25.
140. Penco M, Sciomer S, Vizza CD, Dagianti A, Vitarelli A, Romano S, et al. Clinical impact of echocardiography in prognostic stratification after acute myocardial infarction. Am J Cardiol. 1998;81(12A):17G-27G.
141. Peteiro J, Monserrat L, Martinez D, Costa-Beiras A. Accuracy of exercise echocardiography to detect coronary artery disease in left bundle branch block unassociated with either acute or healed myocardial infarction. Am J Cardiol. 2000;85:890-3.
142. Mairesse GH, Marwick TH, Arnese M, Vanoverschelde JL, Cornel JH, Detry JM, et al. Improved identification of coronary artery disease in patients with left bundle branch block by use of dobutamine stress echocardiography

143. Panza JA, Laurienzo JM, Curiel RV, Quyyumi AA, Cannon RO 3rd. Transesophageal dobutamine stress echocardiography for evaluation of patients with coronary artery disease. J Am Coll Cardiol. 1994;24(5):1260-7.
144. Al-Mallah M, Alqaisi F, Arafeh A, Lakhdar R, Al-Tamsheh R, Ananthasubramaniam K. Long Term Favorable Prognostic Value of Negative Treadmill Echocardiogram in the Setting of Abnormal Treadmill Electrocardiogram: A 95 Month Median Duration Follow-Up Study. J Am Soc Echo. 2008;21(9):1018-22.
145. Beri N, Dang P, Bhat A, Venugopal S. Usefulness of Excellent Functional Capacity in Men and Women With Ischemic Exercise Electrocardiography to Predict a Negative Stress Imaging Test and Very Low Late Mortality. Am J Cardiol. 2019;124(5):661-5.
146. Whitman M, Jenkins C, Sabapathy S, Adams S. Comparison of heart rate blood pressure product versus age-predicted maximum heart rate as predictors of cardiovascular events during exercise stress echocardiography. Am J Cardiol. 2019;124:52833.
147. Sozzi F B, Elhendy A, Rizello V, Poldermans D. Prognostic significance of aknesis becoming dyskinesis during dobutamine stress echocardiographfhy. J A Soc Echocardiog. 2007;20(2):257-61.
148. Sicari R, Varga A, Picano E, Borges AC, Gimelli A, Marzullo P. Comparison of combination of dipyridamole and dobutamine during echocardiography with thallium scintigraphy to improve viability detection. Am J Cardiol. 1999;83(1):6-10.
149. Picano E, Ciampi Q, Citro R, D'Andrea A, Scali MC, Cortigiani L, et al. Stress Echo 2020: the International stress echo study in ischemic and non-ischemic heart disease. Cardiovasc Ultrasound. 2017 Jan 18;15(1):3.
150. Varga A, Picano E, Sicari R, Gliozheni E, Palmieri C, Marzilli M. Relative role of coronary stenosis severity and morphology in determining pharmacologic stress echo positivity. Am J Cardiol. 1998;82(2):166-71.
151. Beleslin BD, Ostojic M, Djordjevic-Dikic A, Babic R, Nedeljkovic M, Stankovic G, et al. Integrated evaluation of relation between coronary lesion features and stress echocardiography results: The importance of coronary lesion morphology. J Am Coll Cardiol. 1999;33(3):717-26.
152. Massalha S, Clarkin O, Thornhill R, Wells G, Chow BJW. Decision support tools, systems, and artificial intelligence in cardiac imaging. Can J Cardiol. 2018 July;34(7):827-38.
153. Alsharqi M, Woodward WJ, Mumith JA, Markham DC, Upton R, Leeson P. Artificial intelligence and echocardiography. Echo Res Pract. 2018 Dec 1;5(4):R115-R125.
154. Upton R, Mumith A, Beqiri A, Parker A, Hawkes W, Gao S, et al. Automated echocardiographic detection of severe coronary artery disease using artificial intelligence. Epub 2021.

SEÇÃO 14-2
ECOCARDIOGRAFIA DE ESTRESSE NAS CARDIOPATIAS NÃO ISQUÊMICAS

Jorge Eduardo Assef
Andréa de Andrade Vilela
Marcela Paganelli do Vale
Vicente Nicoliello Siqueira

"A verdadeira generosidade com o futuro consiste em dar tudo ao presente."
Albert Camus 1913-1960

A ecocardiografia de estresse está bem consolidada como ferramenta na identificação e na determinação do prognóstico da doença arterial coronariana (DAC).[1] Entretanto, ainda que a grande maioria dos exames seja na avaliação das coronariopatias, sua utilização em outras cardiopatias tem-se tornado mais frequente (**Tabelas 14-2-1 e 14-2-2**).

Nestes cenários, a maior utilidade é o auxílio na correlação entre sintomas e disfunção cardíaca. Por exemplo, em casos onde há história de dispneia aos esforços e o ecocardiograma de repouso aponta função ventricular normal, ausência de sinais de aumento de pressão diastólica ou doença valvar discreta. Nestes casos, um exame de esforço pode demonstrar elevação de pressões de enchimento, gradientes valvares, pressão pulmonar, além da disfunção ventricular sistólica global ou segmentar.

As principais indicações são na investigação da disfunção diastólica (como na insuficiência cardíaca com fração de ejeção preservada – ICFEP), na insuficiência cardíaca com função ventricular reduzida (ICFER), cardiomiopatias não isquêmicas, doença valvar, hipertensão pulmonar (HP), cardiomiopatia hipertrófica e coração do atleta. Também pode ser utilizada na avaliação das cardiopatias congênitas.[2,3]

As modalidades de exame utilizadas são as mesmas da investigação da DAC: ecocardiograma de esforço (esteira ou maca ergométrica) e farmacológico (principalmente dobutamina). Os protocolos devem ser ajustados de acordo com a finalidade.

Geralmente o exame mais adequado é o de esforço, preferencialmente a maca ergométrica (**Fig. 14-2-1**) ou cicloergômetro supinado, que permite a realização de imagens e medidas ecocardiográficas em tempo integral. Na maioria dos casos utilizamos protocolo de Bruce para esteira e Astrand ou rampa na maca ergométrica ou no cicloergômetro.

Tabela 14-2-1. Distribuição de ecocardiogramas de estresse conforme o tipo, em 1000 exames realizados em hospital universitário

	Tipo de exame					
	Dobutamina	Cicloergômetro	Dipiridamol	Esteira	Elevação MMII	Marcapasso
N	778	147	66	5	2	2

Tabela 14-2-2. Distribuição de ecocardiogramas de estresse conforme a indicação, em 1.000 exames realizados em hospital universitário

	Indicação do exame			
	DAC	Não DAC		
N (Total = 1.000)	732	268		
		Dispneia	Doença Valvar	Outros
		173	78	17

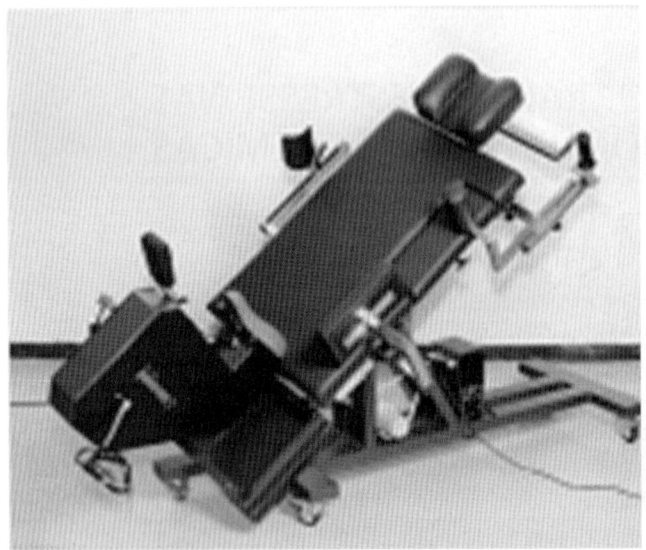

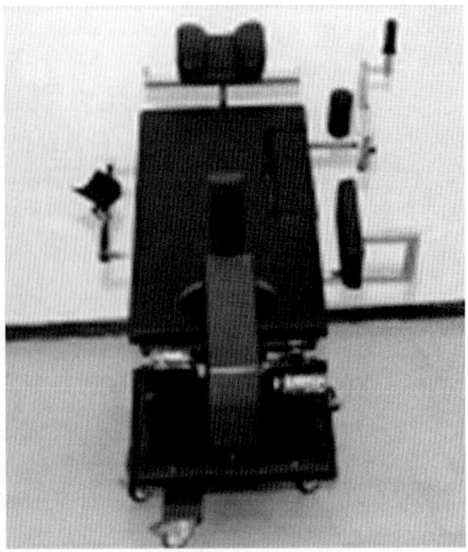

Fig. 14-2-1. Maca ergométrica para ecocardiograma de estresse.

Durante o esforço outros parâmetros devem ser avaliados, além da alteração de contratilidade segmentar (que não é o foco principal), também de acordo com o objetivo do teste. É possível medir a pressão sistólica pulmonar (PSAP), gradientes valvares máximo e médio e de via de saída ventricular esquerdo, fluxo mitral (ondas E e A), Doppler tecidual (e'), volume sistólico, além de parâmetros de função ventricular como *wall motion score index* (WMSI), fração de ejeção (Simpson) e excursão anular do anel tricúspide (TAPSE).

A avaliação dos campos pulmonares pode ajudar a detectar sinais de congestão pulmonar (e consequente elevação da pressão diastólica do ventrículo esquerdo) e a medida do *strain* longitudinal pode refinar a identificação de disfunção ventricular. Apesar de descrita, a medida da reserva de perfusão coronariana, por medida direta do fluxo na artéria descendente anterior, é mais desafiadora e preferencialmente realizada com dipiridamol.

Em 2017, a Associação Europeia de Imagem Cardiovascular e a Sociedade Americana de Ecocardiografia publicaram recomendações para a realização do ecocardiograma de estresse fora da doença coronariana que permitiram maior padronização destes exames.[2] Esta publicação, em combinação com outros trabalhos menores e revisões da literatura, tem sido o suporte para a nossa prática nestes casos.

DISFUNÇÃO DIASTÓLICA

Sinais de disfunção diastólica são o principal substrato fornecido pelo ecocardiograma na investigação da ICFEP e dispneia.[4] A avaliação em repouso pode determinar o volume do átrio esquerdo, o padrão de fluxo mitral, o Doppler tecidual e a PSAP, permitindo inferir a presença de disfunção diastólica e sua classificação.

Independentemente da preferência de sistema de classificação, geralmente não há dúvidas nos casos com claros sinais de elevação de pressões de enchimento (p. ex., dilatação de átrio esquerdo, padrão restritivo e hipertensão pulmonar) ou em casos francamente normais (p. ex., assintomáticos com volume de átrio esquerdo e pressões pulmonares normais). Entretanto, boa parte dos casos pode ser indeterminada e não explicar a origem dos sintomas. Nestas situações, o ecocardiograma de esforço pode ser esclarecedor, uma vez que a fisiologia cardíaca durante o esforço pode ser bastante diferente daquela em repouso.

O exame de escolha é o de esforço com maca ergométrica, mas a esteira também pode ser utilizada, pois, diferentemente das alterações contráteis, alterações de função diastólica têm maior duração. Uma alternativa em pacientes com limitação ao esforço é a elevação passiva de membros inferiores (**Figs. 14-2-2**).

O exame tem os mesmos critérios de interrupção das outras modalidades de estresse (frequência cardíaca máxima, novas alterações de contratilidade segmentar, arritmias), mas atenção especial deve ser dada aos sintomas. O exame é considerado positivo se houver elevação da relação E/e' no esforço (acima de 15),[5] principalmente em conjunto com PSAP acima de 50 mm Hg. Sinais de congestão pulmonar (linhas B na ultrassonografia pulmonar) também devem ser procurados. O *strain* pode ajudar a identificar pacientes com elevação da relação E/e' no esforço.[6]

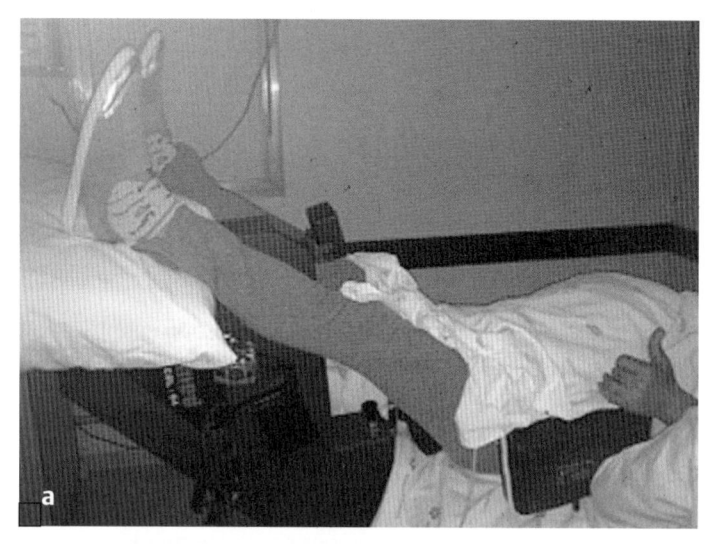

Fig. 14-2-2. Exame de elevação de membros inferiores de paciente do sexo feminino, 70 anos, com história de dispneia aos esforços. A análise de função diastólica em repouso foi indeterminada (ASE; 2016). (**a**) Posição do exame. (**b**, **c**) Evolução do fluxo mitral após 3 minutos do teste. A relação E/e' foi de 14 para 19. (**d**, **e**) Medidas do gradiente VD/AD. A PSAP foi de 46 para 77 mm Hg após 3 minutos. O exame foi compatível com perda de reserva diastólica. (Arquivo do setor de ecocardiografia – Unifesp/EPM.)

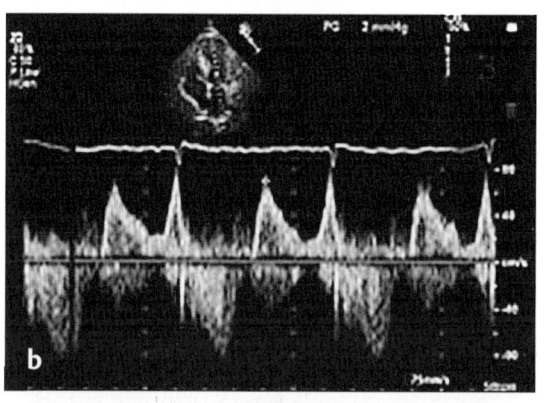

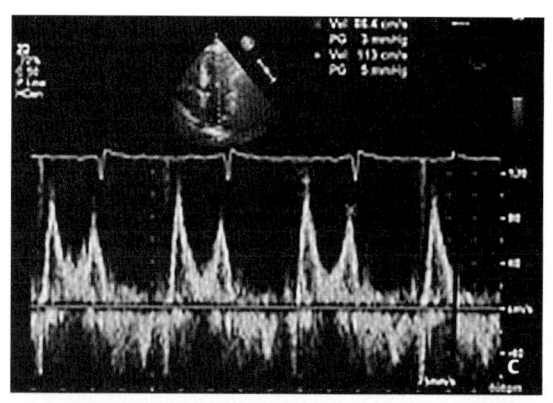

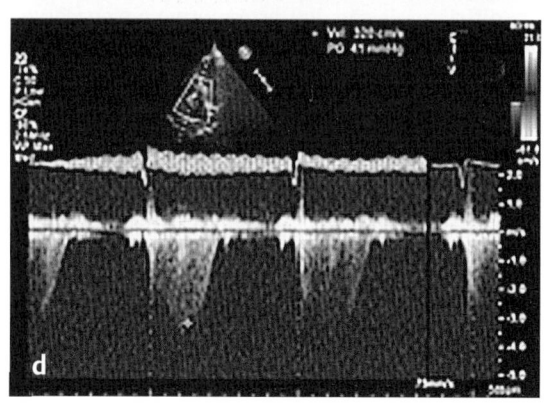

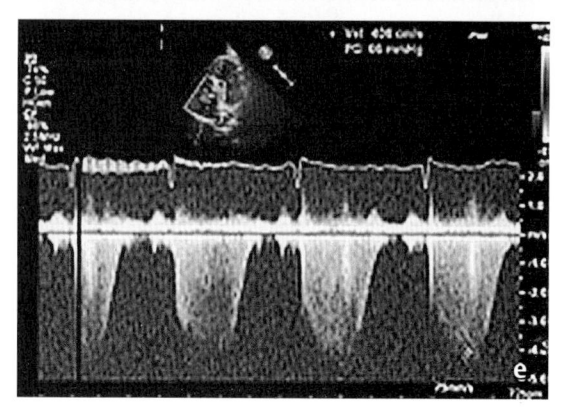

ICFER/CARDIOMIOPATIA NÃO ISQUÊMICA

As principais indicações em pacientes com cardiomiopatia dilatada são a avaliação da reserva contrátil e a pesquisa de cardiopatia isquêmica.

O parâmetro para definir reserva de fluxo é o aumento de 20% do débito cardíaco no exame com dobutamina. A reserva contrátil é caracterizada por uma variação de pelo menos 25% do WMSI, de 4 a 7,5% na variação da fração de ejeção ou superior a 2% na variação do *strain* longitudinal global (SLG).[2]

A presença de reserva contrátil miocárdica e de fluxo pode ajudar a predizer a resposta ao tratamento com betabloqueadores e a terapia de ressincronização cardíaca. A identificação de segmentos com e sem resposta contrátil também pode auxiliar no posicionamento de eletrodos ressincronizadores.

Na diferenciação da cardiopatia isquêmica da não isquêmica, o aumento do escore de mobilidade de parede (WMSI) pode ser útil. Entretanto, a diminuição da reserva de fluxo coronariano pode ocorrer em ambos os casos e, muitas vezes, o estudo das artérias coronárias com angiotomografia e cateterismo cardíaco é necessário.

Utilizamos o protocolo padrão para pesquisa de viabilidade com dobutamina iniciada em 2,5 mcg/kg/min, em doses progressivas. Caso não haja melhora contrátil até 20 mcg/kg/min e o exame seja bem tolerado pelo paciente, prosseguimos até o final do protocolo em 40 mcg/kg/min. Assim podemos pesquisar resposta contrátil adicional (o que acontece em alguns casos) e isquemia miocárdica.

DOENÇA VALVAR

A discrepância entre sintomas e gravidade da doença valvar é um dos principais cenários da ecocardiografia de estresse fora da DAC. Muitos pacientes podem ser assintomáticos por autolimitação de atividade física ou podem ser sintomáticos aos esforços, sem sinais de disfunção valvar no ecocardiograma de repouso. Nestas situações o exame de esforço, preferencialmente na maca ergométrica, pode desmascarar sintomas, evidenciar elevações de gradientes e hipertensão pulmonar.

Dessa forma, na doença grave assintomática, o objetivo é provocar a ocorrência de sintomas, que podem estar mascarados pelo estilo de vida sedentário do paciente. Adicionalmente, podem-se observar as consequências hemodinâmicas da doença grave, como hipotensão ou arritmia. Na doença valvar não grave sintomática, o principal objetivo é avaliar se a doença é realmente grave, reestratificando a gravidade com base nas mudanças estresse induzidas ou no potencial componente dinâmico da doença valvar.[7-9]

Na literatura a maior experiência é com regurgitações valvares e *low-flow/low gradient*. Em nosso serviço, o maior número de casos é de estenose mitral (EM), em virtude da prevalência da cardiopatia reumática em nosso meio.

Na EM grave assintomática, o ecocardiograma de estresse é indicado para revelar sintomas, quando a área valvar (AV) é < 1 cm².[10,11] A indicação para avaliar sintomas e consequência hemodinâmica passa a ser para medidas de AV entre 1 cm² e 1,5 cm², em pacientes candidatos à valvotomia por balão ou quando se planeja gravidez ou cirurgia maior.[2] Em casos de EM não grave com sintomas utiliza-se o ecocardiograma de estresse para avaliar a consequência hemodinâmica da estenose que, se grave, pode ser a responsável pelos sintomas. O diagnóstico de EM importante durante ecocardiograma de estresse é definido por gradiente médio > 15 mm Hg com esforço físico[12] e > 18 mm Hg com dobutamina.[13] O ecocardiograma de estresse físico também deve avaliar a PSAP, levando em consideração o nível de esforço atingido para interpretar seu resultado. Uma elevação > 60 mm Hg com baixos níveis de exercício permitem discriminar pacientes com maior taxa de sintomas esforço induzidas.

A avaliação dos refluxos valvares é bastante difícil no esforço. É comum observar algum aumento do refluxo no esforço (p. ex., de discreto para discreto a moderado ou moderado) e tanto o Doppler colorido quanto medidas quantitativas (área de isovelocidade proximal – PISA e *vena contracta*) são de difícil aquisição. Por este motivo a elevação da pressão pulmonar e sinais de congestão (linhas B) são importantes na caracterização do quadro.

O protocolo deve ser escolhido com atenção especial, pois pacientes valvares podem ser bastante limitados e o esforço em maca ergométrica ou cicloergômetro supinado não é de uso habitual. Antes do início do exame é útil realizar um rápido treinamento na utilização do equipamento, sem carga.

Muitos trabalhos recentes utilizam protocolo de rampa. Em nossa experiência preferimos protocolos com patamares, de maneira que possamos saber exatamente a carga em cada medida ecocardiográfica. Iniciamos sem carga, para permitir uma adaptação, e aumentamos manualmente 10 a 15 W a cada 3 minutos (ou até que as medidas sejam concluídas). Caso o paciente realize atividade física habitual e esteja familiarizado com o equipamento (maca ergométrica/cicloergômetro) pode-se utilizar protocolo padronizado, como Astrand.

Na investigação das insuficiências deve-se avaliar o grau, a área efetiva do orifício regurgitante (EROA) na valva mitral e a reserva contrátil. Nas estenoses devem-se avaliar os gradientes máximo e médio (**Figs. 14-2-3**). Tanto nas insuficiências, quantos nas estenoses evidência de hipertensão pulmonar (> 60 mm Hg), sinais de congestão pulmonar

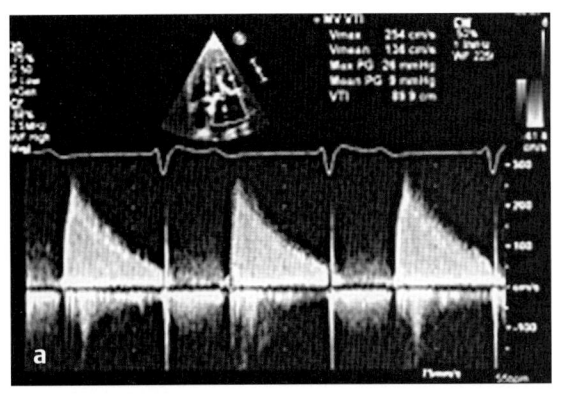

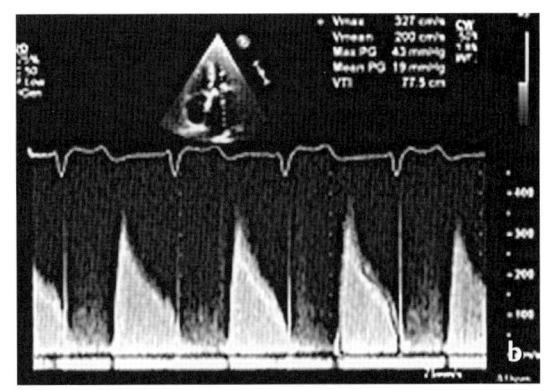

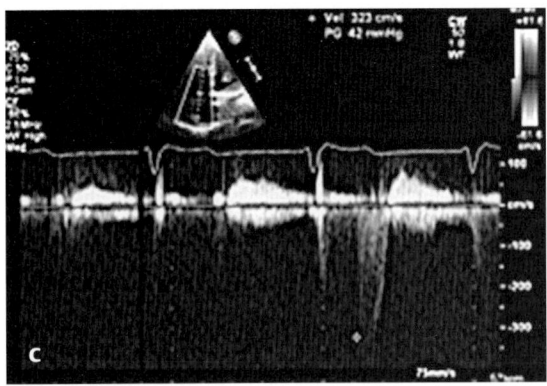

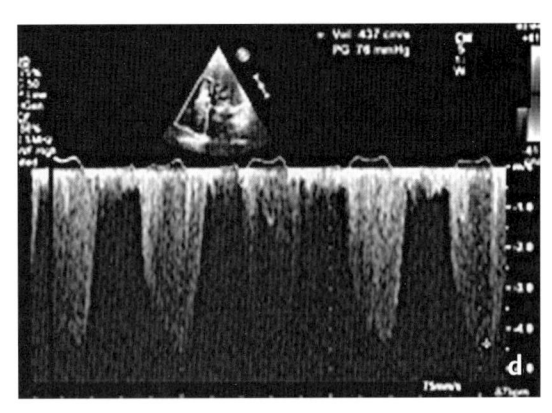

Fig. 14-2-3. Exame de esforço (bicicleta) de paciente de 69 anos, com história de doença reumática, assintomático. O exame de repouso apresentou gradiente mitral médio de 9 mm Hg (**a**) e PSAP de 47 mm Hg (**b**). Após 5 minutos em cicloergômetro, com carga de 50 W, o gradiente médio atingiu 19 mm Hg (**c**) e a PSAP 86 mm Hg (**d**). (Arquivo do setor de ecocardiografia – Unifesp/EPM.)

(linhas B), além do aparecimento de sintomas são parâmetros de positividade do ecocardiograma com esforço (**Tabela 14-2-3**).

A insuficiência mitral (IM) primária é causada por comprometimento da valva ou do aparato valvar mitral, tendo como principal etiologia a doença degenerativa (prolapso da valva mitral, *flail*), doença reumática, valvopatia tóxica e endocardite infecciosa.[3] Em pacientes assintomáticos com IM primária moderada a importante, a gravidade da IM e/ou a pressão sistólica da artéria pulmonar podem aumentar durante o exercício, permitindo explicar os sintomas induzidos pelo esforço físico.[11] O aumento na gravidade da IM (≥ 1 grau), hipertensão pulmonar dinâmica (PSAP ≥ 60 mm Hg), ausência de reserva contrátil e recrutamento contrátil limitado do ventrículo direito (excursão sistólica do anel tricúspide TAPSE < 18 mm) são parâmetros de pior prognóstico. A falta de reserva contrátil prediz redução na FEVE e sintomas no acompanhamento de pacientes tratados clinicamente; assim como também prediz disfunção sistólica naqueles tratados cirurgicamente.[2]

A IM secundária (funcional) resulta de um desbalanço entre as forças de fechamento e *tethering* na valva mitral, devido a alterações da geometria ventricular esquerda. Ocorre mais comumente em cardiomiopatia isquêmica e dilatada.[14] A presença de IM secundária está associada a pior prognóstico. Entretanto, em contraste com a IM primária, não há evidência de que a redução da regurgitação melhore

Tabela 14-2-3. Valvopatias e valores dos parâmetros de positividade.

Valvopatia	Estenose mitral	Estenose aórtica	Insuficiência mitral	Insuficiência aórtica
Parâmetros	Grad. médio > 15 mm Hg (Esforço) > 18 mm Hg (dobutamina) PSAP > 60 mm Hg > 5 linhas B	Grad. médio Δ > 20 mm Hg (Esforço) Queda da FEVE Δ < 1,4% SGL PSAP > 60 mm Hg > 5 linhas B	ΔEROA > 10–13 mm² (Esforço) ↑ 1 grau PSAP > 60 mm Hg TAPSE < 18 mm > 5 linhas B	↑ 1 grau PSAP > 60 mm Hg > 5 linhas B

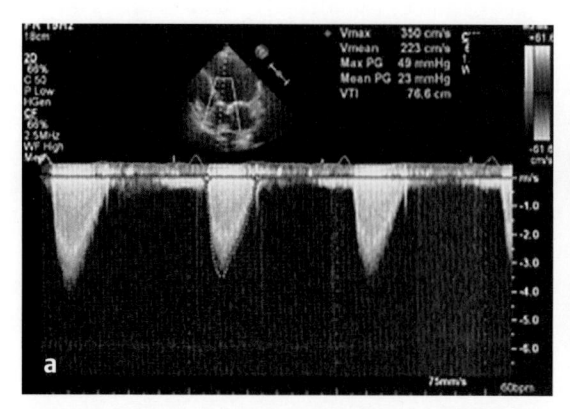

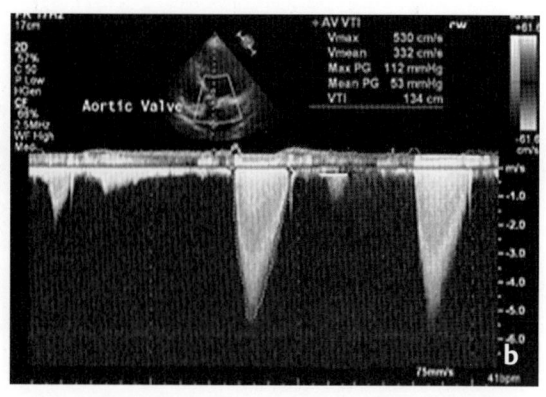

Fig. 14-2-4. Ecocardiograma com dose baixa de dobutamina de paciente de 70 anos de idade, fração de ejeção estimada em 38%, área valvar 0,9 cm² e gradiente aórtico médio em repouso de 23 mm Hg (**a**). Com a infusão de dobutamina, o gradiente médio passou para 53 mm Hg, mantendo a área em torno de 0,9 cm², caracterizando estenose aórtica verdadeira (**b**). (Arquivo do setor de ecocardiografia – Unifesp/EPM.)

a sobrevida. Neste contexto, o ecocardiograma de estresse é útil para avaliar dispneia desproporcional a disfunção sistólica ou à gravidade da IM em repouso, edema agudo de pulmão inexplicado ou recorrente, IM de gravidade intermediária que esteja em programação de cirurgia de revascularização miocárdica, estratificação de risco individual, ou hipertensão pulmonar persistente após reparo valvar.[15] Um aumento da gravidade da IM (aumento do EROA ≥ 13 mm²) e do gradiente de pressão transtricuspídeo durante o exercício foram preditores de mortalidade e de admissão hospitalar por insuficiência cardíaca (IC) nos pacientes com IM crônica de etiologia isquêmica, independentemente do grau de IM em repouso. O risco de internação por IC também foi determinado pelo aumento da pressão vascular pulmonar esforço induzida e por remodelamento do VE mais grave (maior volume sistólico final do VE).[3]

Na insuficiência aórtica (IAO) grave sintomática está indicado tratamento, pois apresentam mortalidade de 10-20% ao ano. Por outro lado, quando assintomática, o teste de esforço pode ser recomendado para revelar sintomas. Além deste propósito, também fornece informações úteis quanto a reserva contrátil, porém não há evidência que suporte seu uso com esta indicação exclusiva. A melhora da reserva contrátil (aumento da FEVE > 5%) foi preditora de melhora da FEVE no seguimento destes pacientes.[16]

Na IAO não grave com sintomas, o ecocardiograma de esforço pode confirmar o sintoma equivocado, revelando outra causa para os sintomas (p. ex., ICFEP, HP, IM dinâmica).[2]

Alguns pacientes com estenose aórtica importante e disfunção ventricular esquerda podem apresentar gradientes valvares baixos em razão da incapacidade contrátil, em um quadro conhecido como *"low flow/low gradient"*. Os casos suspeitos são os que no ecocardiograma de repouso tem fração de ejeção menor que 50%, área valvar estimada igual ou abaixo a 1 cm² e gradiente médio inferior a 40 mm Hg. Nestes casos pode-se usar dobutamina em baixa dose (até 20 mcg/kg/min) para tentar induzir uma resposta contrátil e elevação do volume sistólico acima de 20%, caracterizando reserva de fluxo. Mede-se, então, o gradiente médio e a área valvar: caso o gradiente médio continue abaixo de 40 mm Hg e a área fique acima de 1 cm² a estenose aórtica não é considerada grave. Caso o gradiente médio ultrapasse 40 mm Hg e a área valvar mantenha-se igual ou abaixo de 1 cm² a estenose é grave (**Figs. 14-2-4**).

Os parâmetros na estenose aórtica que demonstraram ser preditores de eventos no esforço foram: aumento no gradiente médio > 20 mm Hg, redução ou menor aumento da FEVE durante esforço, indução de hipertensão pulmonar (PSAP > 60 mm Hg) e aumento no SLG < -1,4.[7,8,17] (**Tabela 14-2-3**).

De acordo com a literatura, a recomendação de cirurgia em pacientes com EAO assintomática são sintomas limitantes durante esforço, queda de pressão arterial no esforço ou ocorrência de arritmia ventricular complexa durante exercício.[17]

PÓS-PROCEDIMENTOS VALVARES

A *performance* hemodinâmica da maioria das próteses é inferior à da valva nativa. Portanto, a prótese valvar frequentemente tem algum grau de obstrução ao fluxo, que varia de acordo com o modelo e tamanho da prótese, assim como com a superfície corpórea (SC) do paciente.[15,18] Quando a área da prótese é pequena em relação a SC do paciente, ocorre um fenômeno conhecido com *mismatch* prótese-paciente (PPM). Na posição aórtica, é considerada moderada quando a AV efetiva indexada para superfície corpórea é < 0,85 cm²/m² e grave quando < 0,65 cm²/m². Na posição mitral, os valores de corte são 1,2 e 0,9 cm²/m², respectivamente. É importante diferenciar esta condição da estenose de prótese adquirida, que pode resultar de calcificação dos folhetos, trombose ou *pannus*.[19]

Como o gradiente da prótese com funcionamento normal ou anormal pode ser similar em repouso, o ecocardiograma de estresse tem seu valor em confirmar ou excluir a presença de estenose ou PPM hemodinamicamente significativa, principalmente quando há discordância entre sintomas e a medida hemodinâmica da valva em repouso.[20] A prótese com estenose ou PPM geralmente se associa a piora da capacidade funcional e aumento significativo do gradiente com exercício, frequentemente acompanhado de aumento da pressão arterial pulmonar. Um aumento desproporcional do gradiente transvalvar (> 20 mm Hg para prótese aórtica e > 12 mm Hg para prótese mitral) e hipertensão pulmonar (PSAP maior que 60 mm Hg) geralmente indica disfunção de prótese importante ou PPM. Gradientes altos em repouso e após estresse ocorrem mais frequentemente com próteses menores (< 21 em localização aórtica e < 25 na mitral) e com *mismatch*.[21]

Apesar de o PPM ser a causa mais frequente de gradiente alto após troca valvar, é importante ressaltar que em estados de baixo fluxo, o PPM pode estar associado com gradiente normal ou mesmo baixo. Assim como em valvas nativas, estados de baixo fluxo cursam com pseudonormalização de velocidades de fluxo e gradientes, podendo subestimar estenose protética e PPM. O ecocardiograma de estresse é útil para diferenciar PPM e estenose verdadeira de valva com função normal.[2] A medida de um baixo gradiente em concomitância com uma área de orifício efetiva pequena (< 1 cm² ou < 2 desvios-padrões do valor de referência), uma área indexada pequena (< 0,85 cm²/m² na posição aórtica e < 1,2 cm²/m² na posição mitral) e/ou um Índice de Velocidade Doppler (DVI) anormal (< 0,35 na posição aórtica e 2,2 na posição mitral) devem alertar o clínico a prosseguir investigação. Durante o estresse com dobutamina, pacientes com pseudoestenose tem aumento substancial da AV e nenhuma ou pouca elevação do gradiente com o aumento do fluxo. Por outro lado, pacientes com estenose verdadeira ou PPM evidenciam pouco ou nenhum aumento da AV e aumento pronunciado do gradiente, geralmente acompanhado de sinais e sintomas. Pacientes com *mismatch* isolado geralmente apresentam uma AV no pico do estresse semelhante ao valor de referência normal do modelo e tamanho da prótese implantada. Já pacientes com estenose apresentam uma AV substancialmente reduzida quando comparada com o valor de referência.[15]

A anuloplastia mitral é uma técnica cirúrgica utilizada na IM de diversas etiologias, como isquêmica e degenerativa. Uma grande proporção de pacientes (> 50%) que obtém sucesso, ou seja, correção da IM, evolui com obstrução significante ao influxo mitral. Além da redução da área valvar efetiva, a anuloplastia também altera a complacência do átrio esquerdo, que pode causar gradiente de pressão transmitral elevado e aumento da pressão da artéria pulmonar. Portanto, a estenose mitral funcional gera uma anormalidade hemodinâmica que pode impactar negativamente na capacidade funcional e na qualidade de vida dos pacientes.[2,22] O ecocardiograma com estresse físico ou com dobutamina pode ser útil para revelar estenose mitral funcional em pacientes submetidos ao reparo valvar mitral. Este exame deve ser considerado em pacientes que tenham um gradiente médio em repouso > 3 mm Hg associado a sintomas persistentes ou recorrentes no pós-procedimento. Um aumento absoluto no gradiente transmitral médio > 7 mm Hg concomitante ao aumento da PSAP > 50 mm Hg sugerem a presença de EM funcional.[23,24]

HIPERTENSÃO PULMONAR

A hipertensão arterial pulmonar (HAP) é uma desordem fisiopatológica que pode envolver múltiplas condições clínicas e complicar a maioria das doenças cardiovasculares e respiratórias. Ocorre por remodelamento de pequenos vasos pulmonares acarretando aumento da PSAP e da resistência vascular pulmonar (RVPul).[25] Atualmente definida por pressão média da artéria pulmonar (PMAP) > 25 mm Hg, pressão de átrio esquerdo (PAE) ≤ 15 mm Hg e RVPul > 3 unidades Woods, na ausência de outras causas para HP pré-capilar, como doença pulmonar, tromboembolismo crônico ou outras doenças raras. A HAP geralmente é diagnosticada em estágios avançados, porque não há sinais e sintomas ou índices anormais no ecocardiograma de repouso que sejam específicos em estágios precoces da doença. Os desfechos clínicos são dramaticamente melhores quando tratados em estágios iniciais.[25] A elevação da PAP e/ou desenvolvimento de disfunção do VD com esforço tem relevância clínica, geralmente denotando pior prognóstico. Por esse motivo, o ecocardiograma de estresse tem um papel importante na avaliação de HAP suspeita ou conhecida. Pode-se realizar medidas de função do VD sob estresse, como o *strain* bidimensional e reserva contrátil. O aumento da PSAP acima de 30 mm Hg com baixa carga de exercício reflete uma reserva contrátil do VD preservada e está associado com melhor sobrevida.[2]

O ecocardiograma com estresse também pode ser utilizado no rastreamento de pacientes com risco de desenvolvimento de HAP (p. ex., esclerodermia, HP familiar, anemia falciforme ou infecção por HIV). O valor de corte de 3,08 m/s do refluxo tricúspideo (PSAP aproximada de 43 mm,Hg) parece servir como determinante de resposta anormal ao esforço físico. Entretanto, este valor pode não ser adequado em idosos (> 60 anos) ou em cargas muito elevadas (> 150 W) e para atletas.[25,26]

A PSAP retorna ao valor basal rapidamente após o exercício. No contexto da HAP, o ecocardiograma de estresse pode ser realizado após exposição a 90-120 minutos de hipóxia (FiO_2 = 12%) para determinar a suscetibilidade de indivíduos a edema agudo de pulmão em grandes altitudes.[27]

CARDIOMIOPATIA HIPERTRÓFICA

A principal indicação para realização do exame de estresse na cardiomiopatia hipertrófica é a detecção de obstrução dinâmica da via de saída do ventrículo esquerdo (VSVE), mas o exame também pode avaliar a piora dinâmica da insuficiência mitral e a reposta ao tratamento com betabloqueadores.[3]

O melhor método é o protocolo de esteira, uma vez que a posição ortostática pode sensibilizar o exame. Uma avaliação ecocardiográfica cuidadosa deve ser realizada em repouso, incluindo manobra de Valsalva adequada e medida de gradiente em pé, para excluir valores acima de 50 mm Hg, o que contraindica o esforço (**Fig. 14-2-5**).

Durante o exame deve-se acompanhar a pressão arterial, arritmias e sintomas. Os parâmetros ecocardiográficos medidos são o gradiente de VSVE, piora do refluxo mitral (dinâmica) e função diastólica, além da contratilidade segmentar. O exame é positivo se o gradiente da VSVE no esforço superar 50 mm Hg (**Figs. 14-2-6 e 14-2-7**).

CORAÇÃO DE ATLETA

O termo coração de atleta caracteriza-se por dois efeitos cardíacos distintos e específicos induzidos por um programa de treinamento regular e sustentado, que são baixa frequência cardíaca e aumento das cavidades cardíacas.[28]

A abordagem detalhada sobre este tópico pode ser vista no Capítulo 9 deste livro.

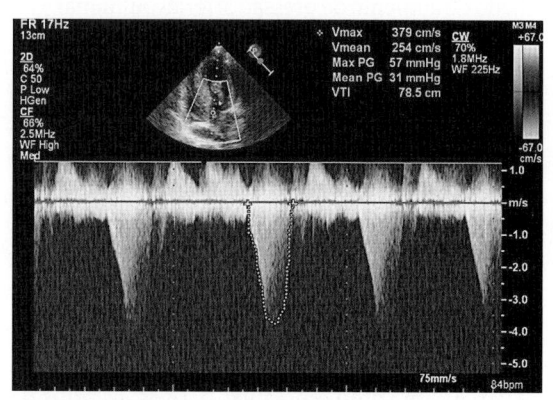

Fig. 14-2-6. Análise do fluxo de via de saída do ventrículo esquerdo, no primeiro estágio do protocolo de Bruce em paciente com cardiomiopatia hipertrófica assintomática. (Arquivo do setor de ecocardiografia – Unifesp/EPM.)

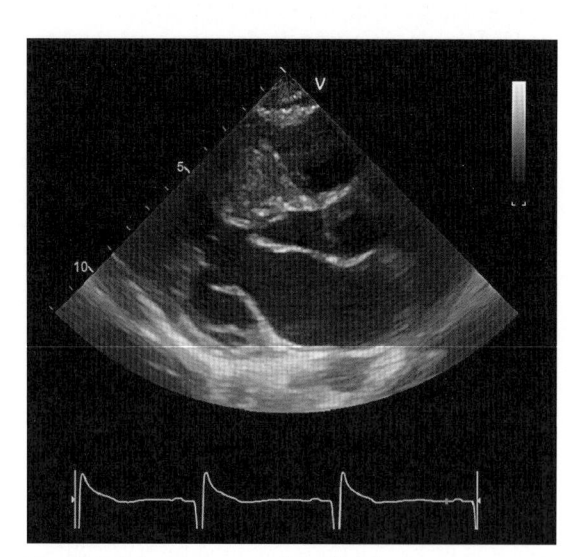

Fig. 14-2-5. Imagem ecocardiográfica do eixo paraesternal de paciente de 27 anos de idade, com cardiomiopatia hipertrófica, assintomática, encaminhada para exame de esforço em esteira.

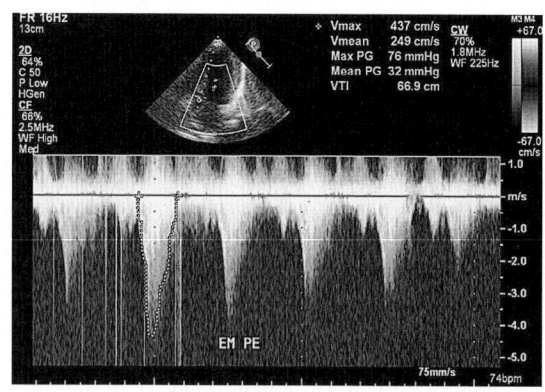

Fig. 14-2-7. Análise do fluxo de via de saída do ventrículo esquerdo, no segundo estágio do protocolo de Bruce em paciente com cardiomiopatia hipertrófica. A paciente permaneceu assintomática e o exame, positivo, foi interrompido. (Arquivo do setor de ecocardiografia – Unifesp/EPM.)

REFERÊNCIAS BIBLIOGRÁFICAS

1. Pellikka PA, Arruda-Olson A, Chaudhry FA, Chen MH, Marshall JE, Porter TR, et al. Guidelines for performance, interpretation, and application of stress echocardiography in ischemic heart disease: from the American Society of Echocardiography. J Am Soc Echocardiogr. 2020 Jan;33(1):1-41.e8.
2. Lancellotti P, Pellikka PA, Budts W, Chaudhry FA, Donal E, Dulgheru R, et al. The clinical use of stress echocardiography in non-ischaemic heart disease: recommendations from the european association of cardiovascular imaging and the american society of echocardiography. J Am Soc Echocardiogr. 2017 Feb;30(2):101-38.
3. Lancellotti P, Gerard PL, Pierard LA. Long-term outcome of patients with heart failure and dynamic functional mitral regurgitation. Eur Heart J. 2005;26:1528-32.
4. Pieske B, Tschöpe C, de Boer RA, Fraser AG, Anker SD, Donal E, et al. How to diagnose heart failure with preserved ejection fraction: the HFA-PEFF diagnostic algorithm: a consensus recommendation from the Heart Failure Association (HFA) of the European Society of Cardiology (ESC). Eur J Heart Fail. 2020 Mar;22(3):391-412.
5. Prasad SB, Holland DJ, Atherton JJ. Diastolic stress echocardiography: from basic principles to clinical applications. Heart. 2018 Nov;104(21):1739-48.
6. Takagi T, Takagi A, Yoshikawa J. Low diastolic wall strain is associated with raised post-exercise E/E' ratio in elderly patients without obvious myocardial ischemia. J Echocardiogr. 2014;12(3):106-11.
7. Lancellotti P, Lebois F, Simon M, Tombeux C, Chauvel C, Pierard LA. Prognostic importance of quantitative exercise Doppler echocardiography in asymptomatic valvular aortic stenosis. Circulation. 2005;112(9 Suppl):I377-82.
8. Lancellotti P, Karsera D, Tumminello G, Lebois F, Pierard LA. Determinants of an abnormal response to exercise in patients with asymptomatic valvular aortic stenosis. Eur J Echocardiogr. 2008 May;9(3):338-43.
9. deFilippi CR, Willett DL, Brickner ME, Appleton CP, Yancy CW, Eichhorn EJ, et al. Usefulness of dobutamine echocardiography in distinguishing severe from nonsevere valvular aortic stenosis in patients with depressed left ventricular function and low transvalvular gradients. Am J Cardiol. 1995 Jan 15;75(2):191-4.
10. Baumgartner H, Falk V, Bax JJ, De Bonis M, Hamm C, Holm PJ, et al. 2017 ESC/EACTS Guidelines for the management of valvular heart disease. Eur Heart J. 2017 Sep 21;38(36):2739-91.
11. Nishimura RA, Otto CM, Bonow RO, Carabello BA, Erwin JPIII, Guyton RA, et al. 2014 AHA/ACC guideline for the management of patients with valvular heart disease: a report of the American College of Cardiology/American Heart Association Task Force on Practice Guidelines. J Am Coll Cardiol. 2014 June 10;63(22):e57-185.
12. Brochet E, Détaint D, Fondard O, Tazi-Mezalek A, Messika-Zeitoun D, Iung B, et al. Early hemodynamic changes versus peak values: what is more useful to predict occurrence of dyspnea during stress echocardiography in patients with asymptomatic mitral stenosis? J Am Soc Echocardiogr. 2011 Apr;24(4):392-8.
13. Reis G, Motta MS, Barbosa MM, Esteves WA, Souza SF, Bocchi EA. Dobutamine stress echocardiography for noninvasive assessment and risk stratification of patients with rheumatic mitral stenosis. J Am Coll Cardiol. 2004;43:393-401.
14. Vahanian A, Alfieri O, Andreotti F, Antunes MJ, Baron-Esquivias G, Baumgartner H, et al. Guidelines on the management of valvular heart disease. Eur Heart J. 2012;33:2451-96.
15. Lancellotti P, Pibarot P, Chambers JB, Edvardsen T, Delgado V, Dulgheru R, et al. Recommendations for the imaging assessment of prosthetic heart valves. Eur Heart J Cardiovasc Imag. 2016;17:589-90.
16. Wahi S, Haluska B, Pasquet A, Case C, Rimmerman CM, Marwick TM. Exercise echocardiography predicts development of left ventricular dysfunction in medically and surgically treated patients with asymptomatic severe aortic regurgitation. Heart. 2000;84:606-14.
17. Marechaux S, Hachicha Z, Bellouin A, Dumesnil JG, Meimoun P, Pasquet A, et al. Usefulness of exercise-stress echocardiography for risk stratification of true asymptomatic patients with aortic valve stenosis. Eur Heart J. 2010;31:1390-7.
18. Van den Brink RB, Verheul HA, Visser CA, Koelemay MJW, Dunning AJ. Value of exercise Doppler echocardiography in patients with prosthetic or bioprosthetic cardiac valves. Am J Cardiol. 1992;69:367-72.
19. Zoghbi WA, Chambers JB, Dumesnil JG, Foster E, Gottdiener JS, Grayburn PA, et al. Recommendations for evaluation of prosthetic valves with echocardiography and Doppler ultrasound. J Am Soc Echocardiogr. 2009;22:975-1014.
20. Picano E, Pibarot P, Lancellotti P, Monin JL, Bonow RO. The emerging role of exercise testing and stress echocardiography in valvular heart disease. J Am Coll Cardiol. 2009;54:2251-60.
21. Garbi M, Chambers J, Vannan MA, Lancellotti P. Valve Stress Echocardiography: A Practical Guide for Referral, Procedure, Reporting, and Clinical Implementation of Results From the HAVEC Group. JACC Cardiovasc Imaging. 2015 June;8(6):724-36.
22. Magne J, Sénéchal M, Mathieu P, Dumesnil JG, Dagenais F, Pibarot P. Restrictive annuloplasty for ischemic mitral regurgitation may induce functional mitral stenosis. J Am Coll Cardiol. 2008 Apr 29;51(17):1692-701.
23. Chan KL, Chen SY, Chan V, Hay K, Mesana T, Lam BK. Functional significance of elevated mitral gradients after repair for degenerative mitral regurgitation. Circ Cardiovasc Imaging. 2013;6:1041-7.
24. Bertrand PB, Gutermann H, Smeets CJ, Van Kerrebroeck C, Verhaert D, Vandervoort P, et al. Functional impact of transmitral gradients at rest and during exercise after restrictive annuloplasty for ischemic mitral regurgitation. J Thorac Cardiovasc Surg. 2014;148:183-7.
25. Galiè N, Humbert M, Vachiery JL, Gibbs S, Lang I, Torbicki A, et al. 2015 ESC/ERS Guidelines for the diagnosis and treatment of pulmonary hypertension: The Joint Task Force for the Diagnosis

and Treatment of Pulmonary Hypertension of the European Society of Cardiology (ESC) and the European Respiratory Society (ERS): Endorsed by: Association for European Paediatric and Congenital Cardiology (AEPC), International Society for Heart and Lung Transplantation (ISHLT). Eur Heart J. 2016 Jan 1;37(1):67-119.
26. Grunig E, Weissmann S, Ehlken N, Fijalkowska A, Fischer C, Fourme T, et al. Stress Doppler echocardiography in relatives of patients with idiopathic and familial pulmonary arterial hypertension: results of a multicenter European analysis of pulmonary artery pressure response to exercise and hypoxia. Circulation. 2009;119:1747-57.
27. Lewis GD, Bossone E, Naeije R, Grunig E, Saggar R, Lancellotti P, et al. Pulmonary vascular hemodynamic response to exercise in cardiopulmonar diseases. Circulation. 2013;128:1470-9.
28. Galderisi M, Cardim N, D'Andrea A, Bruder O, Cosyns B, Davin L, et al. The multi-modality cardiac imaging approach to the Athlete's heart: an expert consensus of the European Association of Cardiovascular Imaging. Eur Heart J Cardiovasc Imaging. 2015;16(4):353.

SEÇÃO 14-3

STRAIN ECO, ECO 3D E O FUTURO DO ECO DE ESTRESSE

Carlos Eduardo Suaide Silva
Cintia Galhardo Tressino
David Costa de Souza Le Bihan
Luciana Braz Peixoto
Rodrigo Bellio de Mattos Barretto

"O saber é a única ferramenta de produção que não está sujeita a rendimentos decrescentes."

JM Clark 1884-1963

A ecocardiografia sob estresse tem sido um dos métodos de escolha para o diagnóstico de doença arterial coronariana (DAC) há praticamente duas décadas. Com o aumento da população idosa que apresenta relativa dificuldade de se exercitar adequadamente, o eco de estresse farmacológico tem sido uma excelente opção para o diagnóstico de DAC nessa população. Entretanto, a avaliação visual de alterações transitórias da contratilidade segmentar requer muita *expertise* e razoável curva de aprendizado.[1,2]

Após o advento do Doppler tecidual e, posteriormente, do *Speckle Tracking,* muitos investigadores têm tentado usar a quantificação da deformação miocárdica (*strain rate* e *strain*) como forma de melhorar a acurácia do método no diagnóstico da DAC.[3-7]

O EXAME COM *STRAIN*

Para realizar o ecocardiograma sob estresse farmacológico com dobutamina ou dipiridamol em associação ao *strain* bidimensional pela técnica do *speckle tracking*, temos que acrescentar o corte longitudinal de 3 câmaras aos outros 4 já realizados de rotina: paraesternal longitudinal, paraesternal transversal, apical de 4 câmaras e apical de 2 câmaras. Utilizamos as imagens em 3, 4 e 2 câmaras para a análise do *strain* em repouso. Procedemos com a infusão da medicação usual e a captura das imagens com baixa dose, dose média, pico e recuperação. As demais medidas de *strain* no pico e na fase de recuperação vamos realizar após o término da infusão da medicação, saindo do protocolo do estresse (pós-processamento). Um dos grandes desafios para a realização do *strain* associado ao estresse, é a qualidade das imagens. Como bem sabemos, para que o *strain* tenha uma boa leitura, precisamos de imagens com otimização do endocárdio, o que sem sempre conseguimos em todos os cortes. Além disso, as frequências cardíacas devem ser semelhantes, o que nos obriga a capturar as imagens o mais rapidamente possível. Comparando o dipiridamol à dobutamina, percebe-se uma discreta superioridade para leitura do *strain* quanto utilizamos dipiridamol como droga estressora, pois nem sempre esses pacientes atingem frequências cardíacas muito altas, o que facilita a captura das imagens. Em alguns casos, quando permanecemos com dúvida quanto à piora da contratilidade somente pela análise visual, o *strain* pode ser de grande ajuda, uma vez que avalia primordialmente a função longitudinal do subendocárdico, que é a região mais susceptível à isquemia.

O Doppler tecidual quantifica a velocidade de movimentação de um determinado ponto no miocárdio. Para que o músculo se espesse ou adelgace é preciso que as velocidades medidas entre dois pontos do miocárdio sejam diferentes, ou seja, é preciso haver um gradiente intramiocárdico de velocidades. A diferença de velocidades entre dois pontos dividida pela distância entre eles nos informa a taxa de deformação daquele segmento de miocárdio ou *strain rate* (**Fig. 14-3-1**).

Para compreendermos a medida do *strain rate* devemos conhecer um conceito básico: o miocárdio pode ser considerado um tecido incompressível, ou seja, sua deformação longitudinal é inversamente proporcional às alterações observadas em sua espessura (quanto mais o músculo se alonga, mais ele adelgaça e quanto mais ele se encurta, mais se espessa). Assim, ao medirmos o encurtamento da fibra podemos inferir seu grau de espessamento ou, em outras palavras, quantificar sua contratilidade.[8]

O *strain* é a integral do *strain rate* e enquanto o *strain rate* mede a taxa de deformação do tecido em relação ao tempo (s^{-1}), o *strain* quantifica o percentual de deformação (%).

As medidas do *strain rate* e do *strain* pelo Doppler Tecidual esbarram numa limitação importante: a angulação do feixe de ultrassom em relação ao segmento miocárdico investigado, e uma das

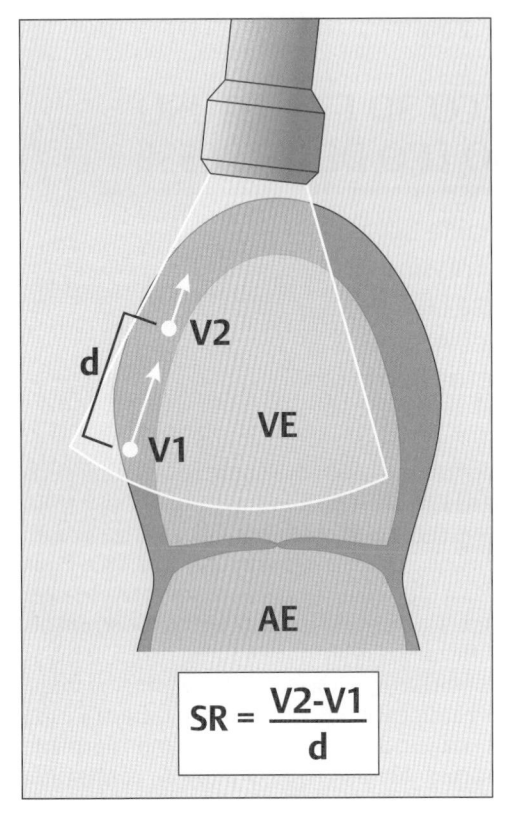

Fig. 14-3-1. O *strain rate* (SR) mede o gradiente intramiocárdico de velocidade entre dois pontos próximos de um segmento muscular (V1 e V2) em relação à distância (d) entre eles e quantifica a taxa de deformação daquele segmento muscular. VE = Ventrículo esquerdo; AE = átrio esquerdo.

$$SR = \frac{V2-V1}{d}$$

principais regiões (a apical) apresenta um ângulo altamente desfavorável para realizarmos essas medidas. Por causa dessa limitação buscou-se uma nova técnica que não fosse influenciada pelo ângulo de insonação. Essa técnica é o *speckle tracking*. Nesta técnica o programa de computador compara quadro a quadro a posição de cada *speckle* (ou pontinho brilhante do miocárdio causado por reflexão natural do ultrassom com as diversas interfaces do tecido) e analisa a deformação do músculo em duas dimensões, e não em apenas uma, como ocorre com o Doppler. Assim, podemos medir a deformação miocárdica (*strain rate* e *strain*) sem a grande limitação do Doppler.

É possível quantificar a deformação radial, circunferencial e longitudinal pela técnica do *speckle tracking* e os resultados são mostrados em formas de curvas ou em mapas polares (*Bull's Eye*), mas a deformação longitudinal é a mais amplamente utilizada (**Fig. 14-3-2**).

A isquemia miocárdica não só diminui a contratilidade (diminuindo a amplitude das curvas de *strain*) como também atrasa o pico da contração e o início do relaxamento miocárdico. Nesses casos a contração do segmento isquêmico ocorre após o fechamento da valva aórtica (a chamada contração pós-sistólica) e é considerada um marcador sensível de isquemia aguda.[9] A visibilização da contração pós-sistólica ao eco bidimensional (uma espécie de dissincronia contrátil) é, muitas vezes, bastante difícil. Já com as curvas de *strain* sua identificação é bem mais fácil (**Fig. 14-3-3**). Uma abordagem bem

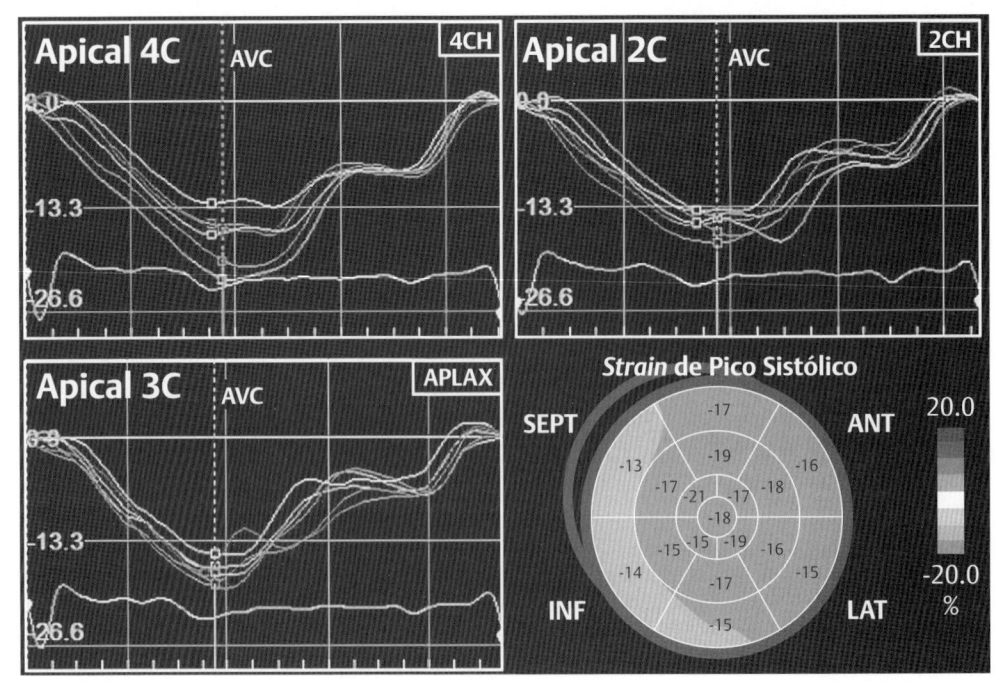

Fig. 14-3-2. Curvas de deformação miocárdica (*Strain*) nos cortes apicais de 4, 2 e 3 câmaras e mapa polar (*Bull's Eye*) com os valores do *strain* longitudinal em cada segmento. (Ver Pranchas em Cores.)

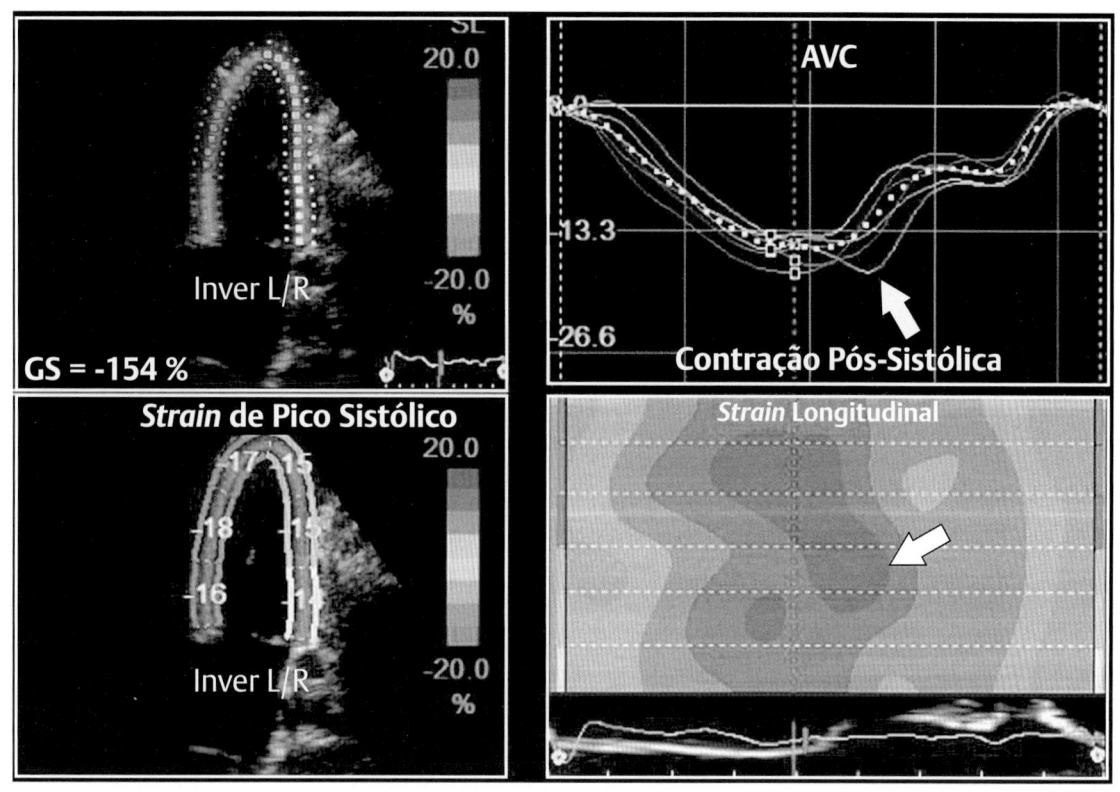

Fig. 14-3-3. À esquerda, cortes ecocardiográficos (apical 2 câmaras) com o valor do *strain* longitudinal em cada segmento. À direita, a presença de contração pós-sistólica (setas). A curva verde representa o segmento apical da parede inferior e, abaixo, o mapa em modo M mostrando a presença de contração tardia, após o fechamento da valva aórtica (AVC). (Ver Pranchas em Cores.)

prática parece ser a comparação visual dos mapas de *strain rate* em modo M no repouso e esforço porque eles combinam as informações de atraso na contração e deterioração da função sistólica exibindo os segmentos acinéticos em verde e os normais em amarelo, além disso, é bastante sensível para a detecção da contração pós-sistólica (**Fig. 14-3-4**).

Da mesma forma que podemos ter um mapa polar com os percentuais de deformação de cada segmento, também podemos ter um mapa polar identificando os segmentos onde a contração ocorreu tardiamente (*Post Systolic Index* ou PSI) (**Fig. 14-3-5**).

Um dos primeiros trabalhos a acrescentar a análise da deformação ao ecocardiograma de estresse com dobutamina foi publicado em 2003 por Voigt *et al.*[10] e foi utilizado o *strain rate* (espectral e em modo M) ainda adquirido pela técnica de Doppler. Nesse trabalho os autores reportaram a visibilização adequada de 95% dos segmentos pelo estudo bidimensional e consideraram analisáveis 85% das curvas de *strain rate*. A análise do mapa de *strain rate* em modo M foi mais acurada que a análise visual do estudo bidimensional.

Uusitalo *et al.*[7] estudaram 50 pacientes com probabilidade intermediária de DAC. Todos realizaram eco de estresse com dobutamina, PET e cinecoronariografia. *Strain rate*, *strain* e PSI pela técnica do *speckle tracking* foram medidos em repouso, baixa dose, pico e recuperação. Foi diagnosticada DAC em 22 pacientes e em 36 das 150 artérias coronárias. Um PSI aumentado (aumento no número de segmentos com contração pós-sistólica) e valores de *strain* diminuídos no início da recuperação foram os preditores mais fortes de DAC obstrutiva e se associaram a extensão, localização e profundidade da isquemia quando comparados com o PET. Concluíram que tanto a análise visual quanto a análise da deformação apresentaram acurácia semelhante, mas quando as duas técnicas foram associadas houve incremento no diagnóstico quando comparado com a análise visual sozinha.

Um problema é que a análise da deformação miocárdica também tem sua curva de aprendizado. Yang e cols,[11] após estudarem 37 pacientes concluíram que a quantificação do *strain* não acrescentou benefício algum no diagnóstico de obstrução coronariana significativa quando comparada à análise visual. Além disso, a acurácia foi bem menor entre os observadores menos experientes do que naqueles já habituados com as técnicas de deformação miocárdica.

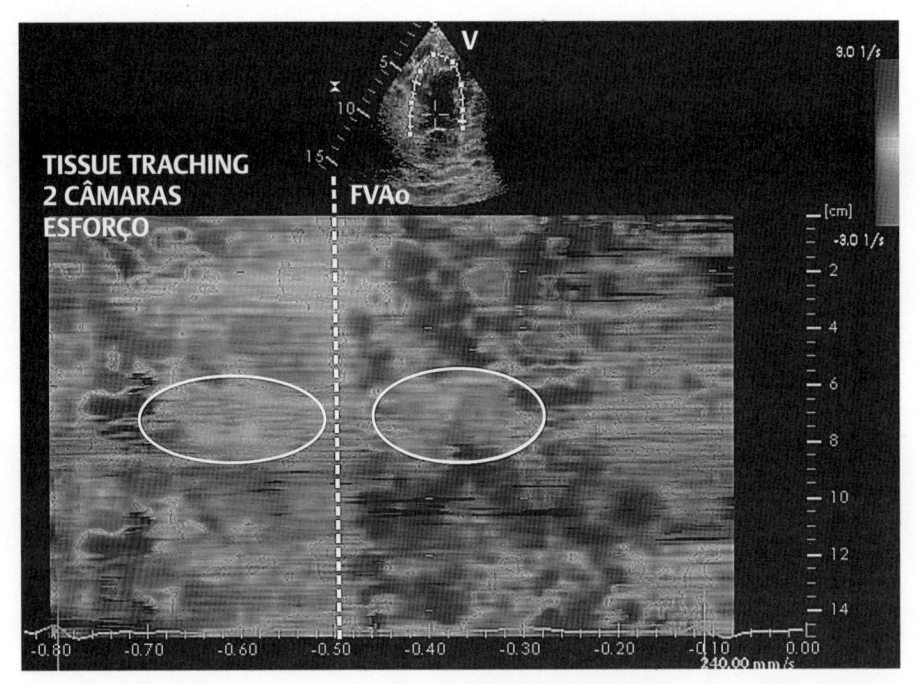

Fig. 14-3-4. Mapa de *strain rate* em modo M no pico do esforço mostrando a contração pós-sistólica (área amarela dentro da elipse) e a ausência de contração (área verde dentro da elipse). FVAo = fechamento da valva aórtica. (Ver Pranchas em Cores.)

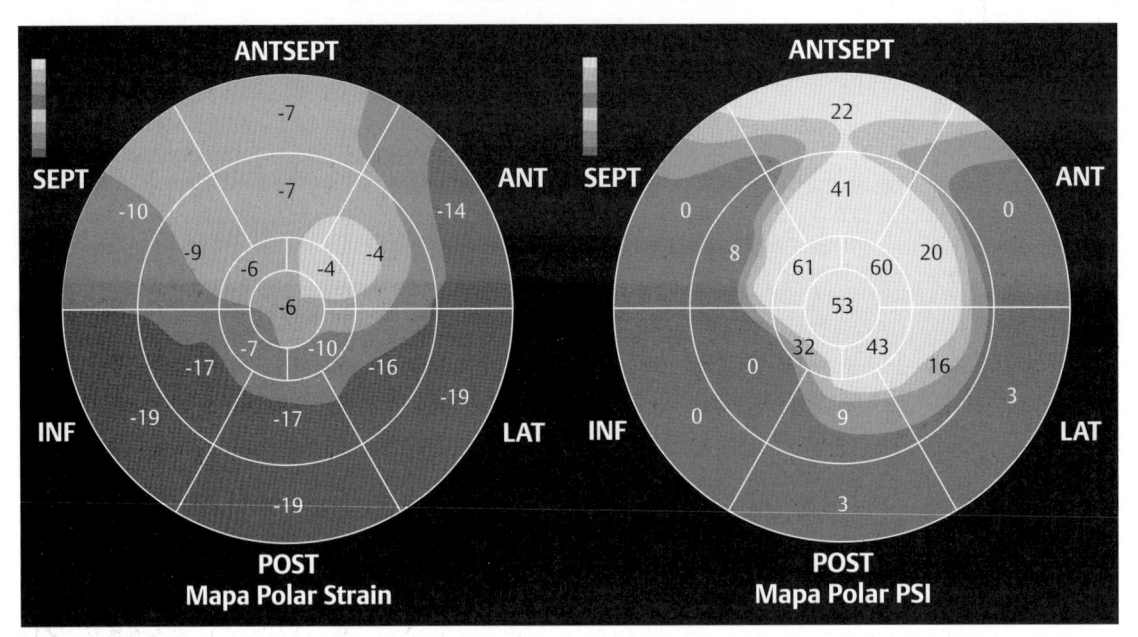

Fig. 14-3-5. Exemplo de mapas polares (*Bull's Eye*) com os valores do *strain* longitudinal em cada segmento (Esq) e identificando os segmentos onde há contração pós-sistólica (Dir). (Ver Pranchas em Cores.)

A reprodutibilidade da análise visual das alterações contráteis segmentares é moderada mesmo entre observadores experientes.[12,13] Se adicionarmos a avaliação da deformação à análise visual devemos aumentar a confiança diagnóstica, principalmente em observadores menos experientes.

Em nossa opinião, a associação do *strain* bidimensional parece ser útil, principalmente em pacientes com alterações prévias já no repouso, em que a análise visual de novas alterações, ou piora daquelas existentes, no esforço pode ser mais difícil e exigir mais expertise. Nesses casos, comparando-se os valores do *strain* em cada acompanhamento no repouso e esforço, temos melhor noção do que ocorreu com a contratilidade, o que ajuda bastante na conclusão diagnóstica (**Fig. 14-3-6**).

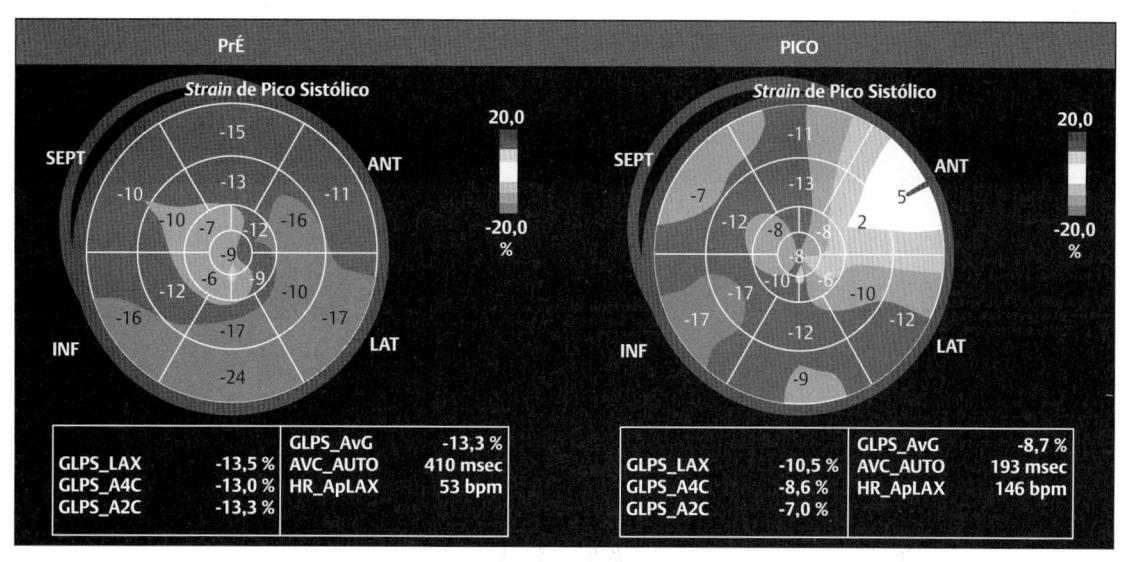

Fig. 14-3-6. Mapas polares de *strain* em paciente durante eco de estresse com dobutamina. Nota-se que, no repouso (Pré), o paciente já apresentava valores do *strain* diminuídos em território da artéria descendente anterior, com Strain Longitudinal Global (GLPS Avg) de -13,3%, e que, no Pico, além de piorar a contratilidade no mesmo território houve significativa piora em território da artéria circunflexa (GLPS Avg de -8,7%). (Ver Pranchas em Cores.)

ECOCARDIOGRAMA DE ESTRESSE TRIDIMENSIONAL

O papel do ecocardiograma de estresse bidimensional já está bem estabelecido para o diagnóstico e prognóstico de pacientes com doença arterial coronariana conhecida ou suspeita, bem como outras patologias cardíacas. No entanto, a técnica bidimensional apresenta algumas limitações como a necessidade de aquisição de múltiplas janelas ecocardiográficas para a visibilização completa dos segmentos miocárdicos do ventrículo esquerdo, além da necessidade de adequada e rápida aquisição dessas imagens no pico do estresse, o que pode acabar influenciando na sensibilidade e especificidade do teste.[14,15]

A técnica do ecocardiograma de estresse tridimensional surge na tentativa de sanar essas limitações e, atualmente, representa um grande avanço na avaliação da isquemia miocárdica.[16]

A aquisição de imagens 3D de volume total (*full-volume*) do ventrículo esquerdo pode ser realizada pelo modo de múltiplos batimentos (*multi-beat*) e, mais recentemente, a partir de um único batimento cardíaco.[17] As imagens adquiridas a partir de múltiplos batimentos estão sujeitas aos artefatos causados pelo não acoplamento dos sub volumes que irão formar o volume total (*stitch*), que ficam mais proeminentes durante o pico do estresse devido ao aumento da frequência cardíaca e respiratória do paciente, além de apresentarem baixa resolução espacial, limitando a qualidade da imagem bem como sua interpretação.[18]

O desenvolvimento dos novos transdutores matriciais e a sua capacidade de capturar todas as informações tridimensionais a partir de um único batimento fez com que o ecocardiograma 3D pudesse ser utilizado durante o exame de estresse, por apresentar *frame rate* adequado (30-40 QPS) e pouca interferência de artefatos, conferindo a essa técnica de único batimento boa qualidade de imagem.[14,15] O método permite a aquisição de planos ortogonais de 4, 2 e 3 câmaras (*multi planar* – *multiplane view*), bem como de imagens em eixo curto, que podem ser avaliadas desde o ápice até a base do ventrículo esquerdo (múltiplas fatias – *multislice view*).[14] Tanto os volumes quanto a fração de ejeção do ventrículo esquerdo podem ser avaliados a partir dessas imagens.[19]

O ecocardiograma de estresse tridimensional apresenta vantagens sobre o método bidimensional, por adquirir imagens de forma mais fácil, rápida e ser menos operador dependente, exibindo boa concordância interobservador. Problemas relacionados com o encurtamento (*foreshortening*) do ventrículo esquerdo e com a aquisição de diferentes janelas ecocardiográficas durante o exame são evitados, possibilitando assim melhor alinhamento e comparação entre as imagens de repouso e estresse. Esta técnica permite, ainda, que imagens de 4, 2 e 3 câmaras sejam adquiridas rapidamente ainda em frequências cardíacas de pico, aumentando a sensibilidade do exame (**Fig. 14-3-7**). Além disso, analisa quantitativamente a fração de ejeção e volumes do ventrículo esquerdo, de forma comparável a ressonância nuclear magnética.[14,17,20,21]

Com relação às limitações do método 3D em relação ao 2D, a aquisição *do full-volume* do ventrículo esquerdo pelo método de múltiplos batimentos pode ser afetada por artefatos relacionados a movimentação do paciente, respiração, frequência cardíaca

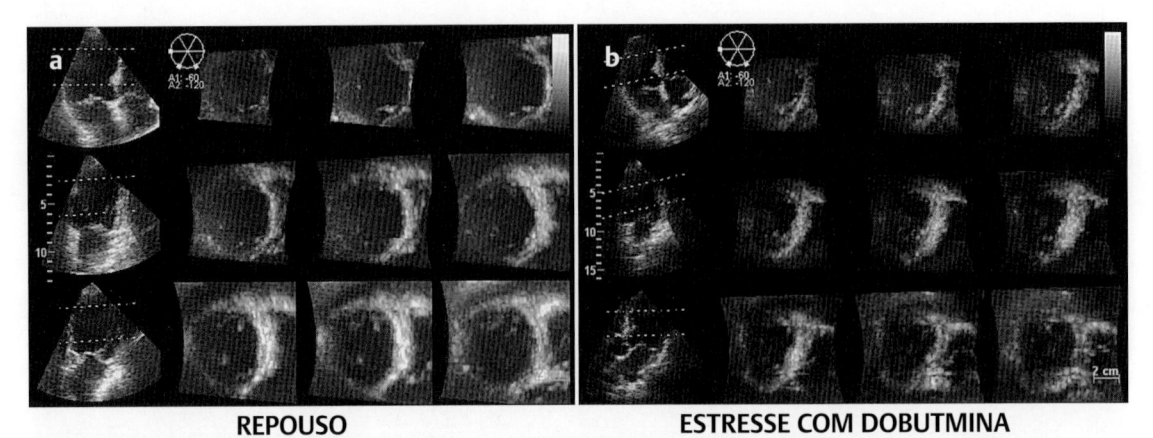

Fig. 14-3-7. Imagens de ecocardiografia de estresse adquiridas utilizando-se o transdutor volumétrico tridimensional. As imagens em **a** foram obtidas no repouso e as em **b** na fase de pico. Observem que a partir de uma única aquisição podem-se analisar as incidências de 4, 2 e 3 câmaras, bem como múltiplos cortes transversos do ventrículo esquerdo. Todas as imagens estão em um mesmo batimento, sem a necessidade de modificar a posição do transdutor. (Ver Pranchas em Cores.)

aumentada ou irregular. Por estas razões, o estresse farmacológico (dobutamina ou dipiridamol), especialmente utilizando a aquisição da imagem 3D em único batimento, tem melhor acurácia que o estresse físico na detecção de isquemia miocárdica. Outra desvantagem da tecnologia tridimensional inclui a grande superfície de contato do transdutor, que pode limitar a visibilização das paredes anterior e lateral. Além disso, a baixa resolução temporal (*frame rate* reduzido) permanece como uma limitação importante das aquisições tridimensionais. Na tentativa de superar essas limitações, transdutores menores que melhor se encaixam entre os espaços intercostais, bem como o uso de contraste ecocardiográfico, podem ser utilizados.[14,17,20,22]

Assim como no ecocardiograma de estresse bidimensional, o protocolo, utilizando o método tridimensional, também avalia o comportamento cardíaco no repouso sob baixas doses de medicações, no pico do estresse e na recuperação. O protocolo de exame de estresse integrado 2D/3D (especialmente em transdutores que possuem ambas modalidades) incluem aquisições de imagens 3D ao protocolo de estresse 2D padrão, permitindo que as imagens sejam analisadas pelos métodos multiplanar e *multislice* (seguindo modelos de segmentação de 16 ou 17 segmentos).[14,17,18]

Assim como o estresse farmacológico com dobutamina, o uso de dipiridamol e adenosina mostrou similar acurácia diagnóstica, quando comparados ao método 2D na detecção de isquemia.[23,24]

Vários estudos foram realizados para avaliar o papel do ecocardiograma de estresse 3D na avaliação de isquemia miocárdica em comparação ao método 2D convencional. Ahmad et al.[15] demonstraram que a técnica tridimensional com dobutamina teve boa sensibilidade (77,5%) na detecção de lesões coronarianas angiograficamente significativas (lesão > 50%), quando comparada ao ecocardiograma bidimensional (58,6%). Não houve diferença entre as duas técnicas na detecção de doença uni ou multiarterial.

Usando a angiografia como padrão de referência, Aggeli et al.[25] demonstraram uma sensibilidade maior do ecocardiograma 3D em detectar lesões em artéria coronária descendente anterior em decorrência de o método obter melhores imagens dos segmentos apicais do ventrículo esquerdo.

Com foco apenas no método 3D, Yoshitani et al.[26] comparou os métodos multiplanar e *multislice* obtidos a partir do *full-volume* do ventrículo esquerdo na detecção de doença arterial coronariana significativa, usando estresse com dobutamina. Usando a angiografia como validação, concluiu que a especificidade foi significativamente maior no modo *multislice* de eixo curto (95%) comparada ao modo multiplanar (77%, $P < 0,05$), sendo, assim, uma boa ferramenta adicional ao exame de estresse.

O uso de contraste ecocardiográfico se mostrou útil em melhorar a visibilização dos segmentos miocárdicos na maioria dos estudos.[15,16,22]

PERSPECTIVAS FUTURAS

O *strain* tridimensional é uma técnica de imagem avançada que promete melhorar a acurácia e reprodutibilidade da análise da função sistólica do ventrículo esquerdo, a fim de reduzir, por exemplo, a subjetividade da intepretação visual das alterações de contratilidade segmentar regional. Estudos com evidências mais robustas ainda são necessários para aprovar seu uso na prática clínica e estabelecer o seu papel em predizer eventos adversos, mortalidade e estratificação de eventos arrítmicos, assim como a fração de ejeção do ventrículo esquerdo e o *strain* longitudinal 2D.

Estudos visando integrar mecanismos miocárdios tridimensionais e padrões de fluxo sanguíneo ainda estão em andamento e podem contribuir como ferramenta para a avaliação da função cardíaca em pacientes com insuficiência cardíaca.[27]

Por meio de análise de dados tridimensionais, o uso de imagem paramétrica do mapeamento de contração e curvas de tempo-volume de cada segmento miocárdico obtidas em estresse e repouso podem fornecer uma abordagem mais completa da avaliação da isquemia estresse induzida.[15]

Os avanços na tecnologia tridimensional tendem a incorporar o ecocardiograma de estresse 3D como ferramenta útil na avaliação de doença arterial coronariana. Aquisições de imagens a partir de um único batimento com melhor qualidade são quesitos importantes a serem aprimorados para a introdução da técnica em exames de estresse além, é claro, de necessidade de validação do teste em estudos científicos.

REFERÊNCIAS BIBLIOGRÁFICAS

1. Pellikka PA, Nagueh SF, Elhendy AA, Kuehl CA, Sawada SG, American Society of Echocardiography. American Society of Echocardiography recommendations for performance, interpretation, and application of stress echocardiography. J Am Soc Echocardiogr. 2007;20:1021-41.
2. Kataoka A, Scherrer-Crosbie M, Senior R, Gosselin G, Phaneuf D, Guzman G, et al. The value of core lab stress echocardiography interpretations: observations from the ischemia trial. Cardiovasc Ultrasound. 2015;13:47.
3. Ingul CB, Stoylen A, Slordahl SA, Wiseth R, Burgess M, Marwick TH. Automated analysis of myocardial deformation at dobutamine stress echocardiography: an angiographic validation. J Am Coll Cardiol. 2007;49:1651-9.
4. Ng AC, Sitges M, Pham PN, Tran da T, Delgado V, Bertini M, et al. Incremental value of 2-dimensional speckle tracking strain imaging to wall motion analysis for detection of coronary artery disease in patients undergoing dobutamine stress echocardiography. Am Heart J. 2009;158:836-44.
5. Hanekom L, Cho GY, Leano R, Jeffriess L, Marwick TH. Comparison of two-dimensional speckle and tissue Doppler strain measurement during dobutamine stress echocardiography: an angiographic correlation. Eur Heart J. 2007;28:1765-72.
6. Joyce E, Hoogslag GE, Al Amri I, Debonnaire P, Katsanos S, Bax JJ, et al. Quantitative dobutamine stress echocardiography using speckle-tracking analysis versus conventional visual analysis for detection of significant coronary artery disease after ST segment elevation myocardial infarction. J Am Soc Echocardiogr. 2015;28:1379-89.
7. Uusitalo V, Luotolahti M, Pietila M, Wendelin-Saarenhovi M, Hartiala J, Saraste M, et al. Two-dimensional speckle-tracking during dobutamine stress echocardiography in the detection of myocardial ischemia in patients with suspected coronary artery disease. J Am Soc Echocardiogr. 2016;29:470-9.
8. Mirsky I, Parmley W. Assessment of passive elastic stiffness for isolated heart muscle and the intact heart. Circ Res. 1973;33:233-43.
9. Joyce E, Delgado V, Bax JJ, Marsan NA. Advanced techniques in dobutamine stress echocardiography: focus on myocardial deformation analysis. Heart. 2015;101:72-81.
10. Voigt JU, Exner B, Schmiedehausen K, Huchzermeyer C, Reulbach U, Nixdorff U, et al. Strain-Rate Imaging During Dobutamine Stress Echocardiography Provides Objective Evidence of Inducible Ischemia. Circulation. 2003;107:2120-6.
11. Yang LT, Kado Y, Nagata Y, Otani K, Otsuji Y, Takeuchi M. Strain Imaging with a Bull's-Eye Map for Detecting Significant Coronary Stenosis during Dobutamine Stress Echocardiography. J Am Soc Echocardiogr. 2017;30:159-67.
12. Hoffmann R, Lethen H, Marwick T, Rambaldi R, Fioretti P, Pingitore A, et al. Analysis of interinstitutional observer agrément in interpretation of dobutamine stress echocardiograms. J Am Coll Cardiol. 1996;27:330-6.
13. Hoffmann R, Marwick TH, Poldermans D, Lethen H, Ciani R, van der Meer P, et al. Refinements in stress echocardiographic techniques improve inter-institutional agreement in interpretation of dobutamine stress echocardiograms. Eur Heart J. 2002;23:821-9.
14. Abusaid GH, Ahmad M. Real Time three-dimensional stress echocardiography advantages and limitations. Echocardiography. 2012;29:200-6.
15. Ahmad M. Real-time three-dimensional dobutamine stress echocardiography. A valuable adjunct or a superior alternative to two-dimensional stress echocardiography? J Am Soc Echocardiogr. 2009;22:443-4.
16. Lang RM, Badano LP, Tsang W, Adams DH, Agricola E, Buck T, et al. EAE/ASE recommendations for image acquisition and display using three-dimensional echocardiography. Eur Heart J Cardiovasc Imaging. 2012;13(1):1-46.
17. Berbarie RF, Dib E, Ahmad M. Stress echocardiography using real-time three-dimensional imaging. Echocardiography. 2018;1-8.
18. Johri AM, Chitty DW, Hua L, Marincheva G, Picard MH. Assessment of image quality in real time three-dimensional dobutamine stress echocardiography: an integrated 2D/3D approach. Echocardiography. 2015;32:496-507.
19. Macron L, Lim P, Bensaid A, Nahum J, Dussault C, Mitchell-Heggs L, et al. Single beat versus multi beat real-time3D echocardiography for assessing left ventricular volumes and ejection fraction: a comparison study with cardiac magnetic resonance. Circ Cardiovasc Imaging. 2010;3(4):450-5.
20. Sawada SG, Thomaides A. Three-dimensional stress echocardiography: the promise and limitations of volumetric imaging. Curr Opin Cardiol. 2009 Sep;24(5):426-32.
21. Nemes A, Leung KY, van Burken G, van Stralen M, Bosch JG, Soliman OI, et al. Side-by-side viewing of anatomically aligned left ventricular segments

in three-dimensional stress echocardiography. Echocardiography. 2009;26:189-95.
22. Takeuchi M, Otani S, Weinert L, Spencer KT, Lang RM. Comparison of contrast-enhanced real-time live 3-dimensional dobutamine stress echocardiography with contrast 2-dimensional echocardiography for detecting stress-induced wall-motion abnormalities. J Am Soc Echocardiogr. 2006 Mar;19(3):294-9.
23. Badano LP, Muraru D, Rigo F, Del Mestre L, Ermacora D, Gianfagna P, et al. High volume-rate three-dimensional stress echocardiography to assess inducible myocardial ischemia: a feasibility study. J Am Soc Echocardiogr. 2010;23(6):628-35.
24. Aggeli C, Felekos I, Roussakis G, Kazazaki C, Lagoudakou S, Pietri P, et al. Value of real-time three-dimensional adenosine stress contrast echocardiography in patients with known or suspected coronary artery disease. Eur J Echocardiogr. 2011;12(9):648-55.
25. Aggeli C, Giannopoulos G, Misovoulos P, Roussakis G, Christoforatou E, Kokkinakis C, et al. Realtime three-dimensional dobutamine stress echocardiography for coronary artery disease diagnosis: validation with coronary angiography. Heart. 2007;93(6):672-75.
26. Yoshitani H, Takeuchi M, Mor-Avi V, Otsuji Y, Hozumi T, Yoshiyama M. Comparative diagnostic accuracy of multiplane and multislice three-dimensional dobutamine stress echocardiography in the diagnosis of coronary artery disease. J Am Soc Echocardiogr. 2009 May;22(5):437-42.
27. Muraru D, Niero A, Rodriguez-Zanella H, Cherata D, Badano L. Three-dimensional speckle-tracking echocardiography: benefits and limitations of integrating myocardial mechanics with three-dimensional imaging. Cardiovasc Diagn Ther. 2018;8(1):101-17.

CARDIOLOGIA NUCLEAR

SEÇÃO 15-1
CONCEITOS E METODOLOGIAS

Ronaldo de Souza Leão Lima

"Lembre-se que podem tirar tudo de você, menos o seu conhecimento."

Albert Einstein 1879-1955

A cardiologia nuclear começou no início da década de 1970, com os primeiros relatos de avaliação não invasiva da função ventricular regional em repouso. Desde essa época, apareceram o SPECT, a técnica *gated*, o PET permitindo estudar a fisiologia e a fisiopatologia cardíacas, por meio da avaliação do fluxo sanguíneo miocárdico, o metabolismo miocárdico e a função ventricular.[1]

ASPECTOS TÉCNICOS DA AQUISIÇÃO, APRESENTAÇÃO E INTERPRETAÇÃO DAS IMAGENS

Tomografia Computadorizada por Emissão de Fóton Único (SPECT)

O procedimento de imagem mais comumente realizado em cardiologia nuclear é a cintilografia de perfusão miocárdica (CPM) pela tomografia computadorizada por emissão de fóton único (SPECT, do inglês, *single-photon emission computed tomography*).[1,2] Após a injeção do radiotraçador, o isótopo é extraído do sangue pelos miócitos viáveis de forma proporcional ao fluxo coronariano e retido dentro do miócito por certo tempo.

Câmaras Anger

O equipamento mais empregado na cardiologia nuclear é uma câmara de captação de raios gama (gama câmara) onde os fótons oriundos do paciente colidem ao longo da sua trajetória num cristal de Iodeto de Sódio. Ali, os fótons são absorvidos e convertidos em eventos luminosos visíveis (um evento de cintilação). Os raios gama emitidos são selecionados para captura e quantificação por meio de um colimador, geralmente com orifícios paralelos de chumbo, que só permitem a passagem de fótons com trajeto paralelo aos orifícios. Esse arranjo permite uma localização adequada da fonte de raios gama. Os tubos fotomultiplicadores, o componente final mais importante na câmara gama, são atingidos pelos eventos de cintilação luminosa e os convertem em um sinal elétrico para ser processado posteriormente. A magnitude (voltagem) deste pulso é proporcional à intensidade do flash, que por sua vez é proporcional à energia do raio incidente no cristal. O resultado final da imagem SPECT é a criação de múltiplos tomogramas ou cortes do órgão de interesse, compondo uma apresentação digital que representa a distribuição do radioisótopo pelo órgão.[3] Com a CPM com SPECT, a imagem representa a distribuição da perfusão pelo miocárdio.

Câmaras de CZT

Os equipamentos com detectores de cádmio-zinco-telúrio (CZT) surgiram na primeira década de 2000.[4,5] Diferentemente das gama-câmaras "Anger" tradicionais, a radiação gama é diretamente convertida em pulso elétrico quando em contato com os detectores de CZT, aumentando a resolução energética e dispensando o uso de fotomultiplicadores, o que torna os detectores muito mais finos e mais leves. Estes também se diferenciam das câmeras tradicionais anteriores, apresentando melhores resoluções espacial e energética, podendo distinguir a radiação dispersa, além de serem mais sensíveis à detecção dos fótons emitidos.

Aquisição da Imagem SPECT

Para construir o modelo tridimensional do coração a partir do qual os tomogramas são criados, os dados de perfusão miocárdica são adquiridos em diversas projeções com angulações de 3-6 graus de diferença, geralmente completando uma cobertura de 180 graus. Cada uma das projeções das imagens separadas constitui uma imagem instantânea da perfusão miocárdica bidimensional a partir do ângulo no qual a projeção foi adquirida. Então, a informação da imagem a partir de cada ângulo é projetada de volta para uma matriz de imagem, criando uma reconstrução do órgão de interesse.[6]

Apresentação da Imagem SPECT

Em todos os exames são realizadas a reconstrução transaxial das imagens tomográficas. A partir dos cortes transaxiais são extraídas as imagens nos três eixos padrões: plano frontal, sagital e transversal; proporcionando-se múltiplos cortes perpendiculares aos eixos cardíacos (curto eixo, longo eixo horizontal e longo eixo vertical) tornando mais adequado o alinhamento entre as imagens de estresse e repouso para comparação entre os diversos segmentos do miocárdio adjacentes e contíguos. Corte sequenciais da base até o ápex nos três eixos são apresentados simultaneamente para análise e interpretação.[7,8] As imagens reorientadas utilizando-se os eixos do coração (transversal, sagital e frontal) são dispostas aos pares (**Fig. 15-1-1**).

Questões Básicas de Controle de Qualidade

A qualidade da CPM com SPECT é dependente de múltiplos fatores de controle de qualidade. Esses fatores incluem uma aquisição sem movimentação do paciente e a ausência de estruturas sobrejacentes que poderiam atenuar as emissões de fótons de uma região em relação a outra por meio das diferentes projeções da imagem.[1]

Novos *Softwares*

Além dos avanços na tecnologia da câmara, houve evolução do *software* de reconstrução de imagens. Uma técnica conhecida como recuperação de resolução melhora a resolução espacial ao mesmo tempo em que reduz o ruído das imagens.[9] Assim, os estudos são adquiridos em um período de tempo mais curto quando reconstruídos utilizando essas técnicas, e podem-se obter imagens com a mesma taxa de sinal-ruído que aquelas adquiridas e reconstruídas com o tempo e as técnicas padronizadas. A redução dos tempos de obtenção das imagens manifesta-se em um maior conforto e satisfação do paciente, assim como menos movimento e menos artefatos de movimento. Uma vantagem adicional das imagens de SPECT de alta velocidade é o potencial de administração de doses mais baixas de radiofármacos sem sacrificar a resolução e a qualidade da imagem, reduzindo assim a dose de radiação para os pacientes. A redução do tempo de aquisição das imagens e as doses reduzidas de radiofármacos podem ser custo-efetivas, com implicações para a adequação futura da técnica de imagem por SPECT.

Traçadores de Perfusão e Protocolos do SPECT

Tálio-201

O tálio-201(201Tl) é um cátion monovalente com propriedades biológicas similares às do potássio. Como o potássio é o principal cátion intracelular no músculo e é quase ausente no tecido cicatricial, o 201Tl é um radionuclídeo bem adequado para diferenciar o tecido normal e isquêmico da fibrose miocárdica.

Sua extração no miocárdio, logo após a injeção intravenosa, é proporcional ao fluxo sanguíneo regional. A taxa de extração de primeira passagem é de aproximadamente 85%. Seu transporte através da membrana celular do miócito é feito pela sódio/potássio (Na+, K+)-adenosina trifosfatase (ATPase) e por difusão facilitada. O pico da concentração miocárdica do tálio ocorre cinco minutos após a injeção, com uma rápida depuração (*clearance*) a partir do compartimento intravascular. Embora a absorção e a distribuição iniciais do tálio sejam primariamente uma função do fluxo sanguíneo, a subsequente redistribuição do tálio, que se inicia dentro de 10 a 15 minutos após a injeção, não é fluxo dependente, mas ligada ao gradiente de concentração do 201Tl entre músculo cardíaco e a circulação. A depuração de tálio é mais rápida a partir do miocárdio normal com uma elevada atividade de tálio do que de um miocárdio com atividade de tálio reduzida (miocárdio isquêmico), um processo denominado depuração diferencial.[1,2]

A utilização do 201Tl para diagnóstico de isquemia miocárdica tem diminuído intensamente pelas dificuldades logísticas de distribuição, pela maior exposição radioativa do seu uso e por limitações técnicas inerentes a energia do tálio.[6]

Os protocolos utilizados para os exames podem ser classificados naqueles em que o traçador é administrado durante o esforço (detecção de isquemia) e naqueles em que ele é administrado com o indivíduo em repouso (pesquisa de viabilidade miocárdica).

No primeiro caso a aquisição das imagens ocorre entre 2 e 10 minutos após injeção de 201Tl no pico do estresse (primeira etapa). Essas refletem a distribuição inicial do radioisótopo dependente do fluxo sanguíneo e, portanto, o fluxo miocárdico regional. Após 4 horas da administração intravenosa inicial do radioisótopo, novas imagens são obtidas, representando a "fase de redistribuição", relacionada

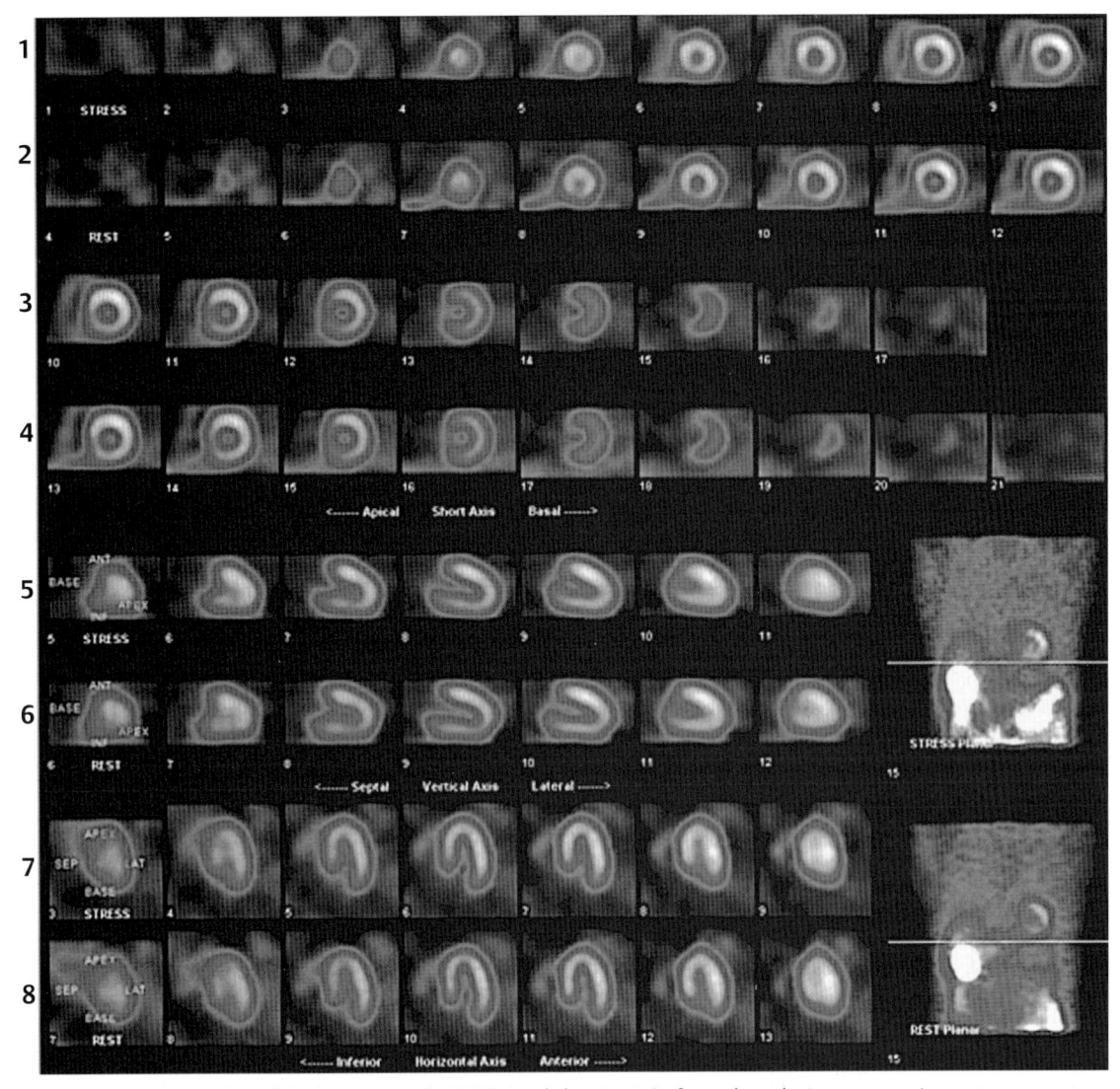

Fig. 15-1-1. Apresentação padrão das imagens da SPECT. Nas linhas 1 a 4 são formadas pelas imagens no eixo curto representam uma porção das paredes anterior, lateral, inferior e septal alternando imagens de estresse (ímpares) e de repouso (pares). Nas linhas 5 e 6 vemos as imagens no eixo longo vertical que representam a parede anterior, o ápice e a parede inferior, e nas linhas 7 e 8 as imagens no eixo longo horizontal representam o septo, o ápice e as paredes laterais. (Ver Pranchas em Cores.)

com a troca contínua de 201Tl entre o miocárdio e o compartimento extracelular.

Contudo, em alguns pacientes com DAC, a captação inicial do 201Tl durante o esforço pode ser acentuadamente diminuída e o acúmulo do radiotraçador recirculante no sangue durante a fase de redistribuição pode ser lento ou até mesmo ausente por causa do rápido declínio dos níveis de 201Tl no sangue. O resultado é que algumas áreas intensamente isquêmicas, porém viáveis, podem não demonstrar uma redistribuição da imagem tanto precoce (três a quatro horas) como tardiamente (24 horas), mesmo na presença de miocárdio viável. O miocárdio viável nessa situação pode ser revelado pelo aumento dos níveis do 201Tl no sangue pela reinjeção de uma pequena dose (1-2 mCi) de tálio em repouso. Portanto, em alguns pacientes, a reinjeção de tálio é necessária para identificar o miocárdio viável quando há hipocaptação irreversível nas imagens de estresse-redistribuição.[1,6]

Quando o 201Tl é injetado em repouso, a extensão da reversibilidade da hipocaptação do tálio a partir das imagens iniciais de repouso até as imagens de redistribuição tardia (em três a quatro horas) reflete miocárdio viável com hipoperfusão em repouso.

Traçadores Marcados com Tecnécio-99m

Marcador utilizado com maior frequência nos estudos de perfusão do miocárdio, é a 2-metoxi-isobutilisonitrila, um composto catiônico estável lipofílico pertencente à família das isonitrilas, que tem a propriedade de atravessar a membrana celular (sarcolema) e fixar-se nas mitocôndrias dos miócitos por mecanismo de difusão passiva, na dependência de gradiente eletroquímico transmembrana. Não envolve, portanto, gasto de energia. Tem menor fração de extração de primeira passagem pelo miocárdio, em torno de 60%, em comparação ao 201Tl.[1-3,6] A redistribuição não é significativa, permanecendo retido na mitocôndria em sua maioria. Em razão disso, tal propriedade, são necessárias duas injeções separadas do radiofármaco correspondentes às fases de repouso e estresse, realizadas em dias separados ou no mesmo dia. O MIBI deve ser marcada com o tecnécio-99m (99mTc), que tem meia-vida física de 6 horas e emite fótons gama com energia na faixa de 140 KeV (fotópico), o que permite melhor qualidade de imagens em comparação ao 201-Tl. De modo semelhante ao 201-Tl, a captação inicial pelo miocárdio é proporcional ao fluxo sanguíneo regional, na dependência da integridade da membrana celular. Desta forma, observa-se relação linear entre dose intravenosa do radiofármaco por grama de miocárdio e fluxo sanguíneo por minuto, desde faixas mínimas de fluxo até aproximadamente 2-2,5 mL por grama por minuto, valores estes habitualmente encontrados em esforço físico máximo. Quando níveis muito elevados de fluxo coronário são alcançados, habitualmente acima de 3 mL por grama por minuto (como ocorre no estresse farmacológico com dipiridamol ou adenosina) ocorre perda da razão linear entre esta variável e a captação miocárdica, com diminuição da extração sanguínea do radiofármaco. A eliminação do MIBI-99mTc se faz pelo sistema hepatobiliar, enquanto que para o 201-Tl a via renal é a de eleição.

Existem dois protocolos básicos com os traçadores marcados com 99mTc:

1) Estudo realizado em um único dia, em que o fluxo sanguíneo miocárdico é avaliado em repouso e no pico de estresse, ou na ordem reversa, contanto que a primeira dose injetada seja baixa (8 a 12 mCi) e a segunda dose injetada seja três vezes maior (24 a 36 mCi);
2) Estudo em dois dias (executado, preferencialmente, em pacientes com mais de 120 kg), em que uma dose mais elevada do traçador é injetada (20 a 30 mCi), tanto em repouso como no pico de estresse, para otimizar a contagem da taxa de contagem no miocárdio.

Interpretação e Descrição da Imagem com SPECT

As imagens de perfusão miocárdica com SPECT podem ser avaliadas visualmente. O observador descreve os achados do padrão de perfusão no esforço, e depois interpreta visualmente se os defeitos observados no esforço são ou não reversíveis. Como os dados de imagem são digitais, as análises semiquantitativas auxiliadas pelo computador também podem ser utilizadas. Programas de *software* estão amplamente disponíveis para análise semiquantitativa ou totalmente automatizada a partir das imagens de perfusão miocárdica com SPECT.

Princípios Gerais de Interpretação e Descrição

Para qualquer tipo de interpretação de imagem, visual ou quantitativa, os elementos-chave a serem relatados incluem a presença e a localização da hipocaptação e se a hipocaptação nas imagens de estresse é reversível (**Fig. 15-1-2**) nas imagens de repouso (implicando isquemia induzida pelo estresse) ou se a hipocaptação é fixa (muitas vezes sugerindo infarto do miocárdio). A extensão e a gravidade da anormalidade da perfusão estão associadas, de forma independente, ao prognóstico clínico (risco de eventos adversos com o tempo) e, portanto, contribuem significativamente para a informação sobre a estratificação de risco. A extensão da anormalidade da perfusão refere-se à quantidade de miocárdio ou ao território vascular, que é anormal, e a gravidade refere-se à magnitude da redução na captação do traçador na zona anormal com relação à normal. Esses conceitos implicam que isso não é suficiente para descrever um teste de imagem de perfusão em estresse como simplesmente "anormal". De preferência, o laudo incluirá a extensão da isquemia, a extensão do infarto, da localização de regiões miocárdicas específicas ou territórios vasculares.[10]

Para minimizar a subjetividade na interpretação da imagem, pode-se aplicar a análise semiquantitativa visual ou a análise quantitativa completamente computadorizada aos dados da CPM. Com a análise visual semiquantitativa, designa-se um escore para representar a perfusão para cada um dos múltiplos segmentos do miocárdio.

Um modelo de segmentação foi padronizado para essa abordagem dividindo-se o miocárdio em 17 segmentos com base em três cortes no eixo curto e um corte representativo no eixo longo para representar o ápice. A perfusão é graduada em uma escala de 0 a 4, com 0 representando a perfusão normal e 4 representando uma hipocaptação muito acentuada. Os escores para todos os 17 segmentos são adicionados para criar um escore de "soma". O escore somado proveniente das imagens de estresse (soma dos escores de estresse, SSS [*summed stress score*]) representa a extensão e a intensidade da anormalidade de perfusão, a magnitude da hipocaptação relacionada tanto com a isquemia quanto com o infarto. A soma dos 17 escores segmentares provenientes da imagem em repouso (soma dos escores em repouso, SRS [*summed rest score*]) representa a extensão do infarto. A soma da diferença dos escores (SDS [*summed difference score*]) deriva da subtração do SRS do SSS e representa a extensão e a gravidade da isquemia induzida pelo estresse (**Fig. 15-1-3**).

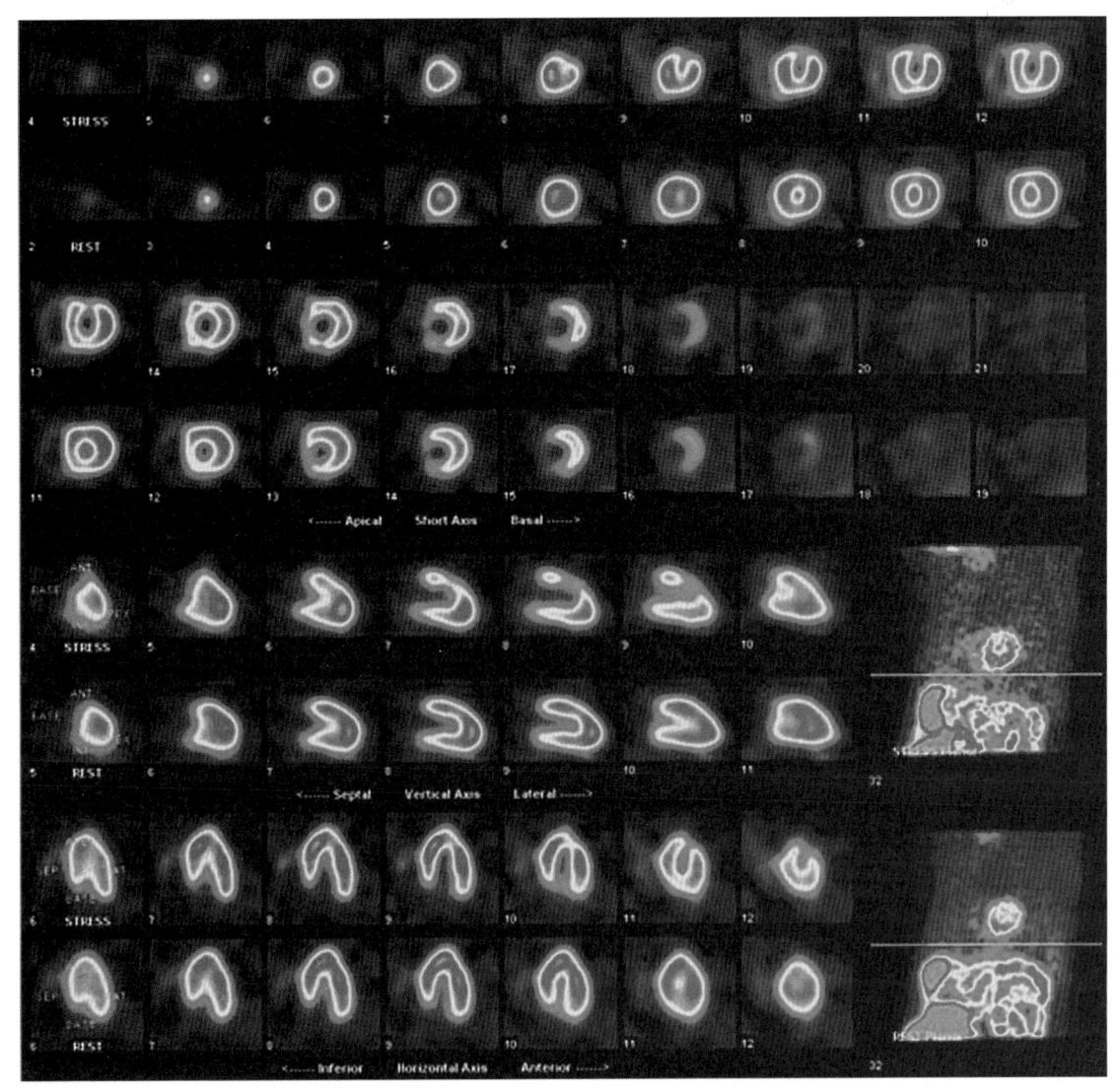

Fig. 15-1-2. Exemplo de defeito reversível envolvendo toda a parede anterior do ventrículo esquerdo. (Ver Pranchas em Cores.)

Pelo fato de os dados da CPM SPECT serem uma representação digital da distribuição do traçador, eles podem ser analisados quantitativamente. A técnica mais comum envolve a criação de um perfil circunferencial da atividade relativa do radioisótopo ao redor do tomograma de interesse, como um corte tomográfico no eixo curto. Com essa técnica, cada corte de eixo curto é tirado como amostra a cada 3 a 6 graus para 360 graus, ao longo de um raio que se estende desde o centro da imagem. As contagens máximas em um elemento da figura (*pixel*) ao longo do raio, o que em geral ocorre na porção medial do miocárdio, são registradas para cada ângulo. Os dados podem ser plotados para se criar um perfil do padrão de perfusão daquele tomograma relativo à área mais "normal" de captação, ao qual é designado um valor de 100% de captação. Os perfis circunferenciais para um paciente individual podem ser diretamente comparados com um perfil composto representando perfusões normais. Os dados de perfusão normais são criados a partir de estudos realizados em indivíduos normais com uma probabilidade clínica muito baixa de DAC ou naqueles com artérias coronárias sabidamente normais. Uma extensão quantitativa da anormalidade pode ser derivada para cada tomograma de um paciente individual (a quantidade total de miocárdio que cai abaixo do limite inferior ao normal), assim como a derivada da gravidade da anormalidade de perfusão (a magnitude da anormalidade da perfusão do paciente relativa ao limite inferior ao normal).

Mapas polares são reconstruções bidimensionais ou tridimensionais do VE, elaboradas inicialmente com o propósito de englobar, em apenas uma imagem, a distribuição relativa do radiofármaco por todo o coração. São apresentados sob a forma circular, assemelhando-se a um alvo, recebendo também a denominação de Bull's Eye. A captação do radiofár-

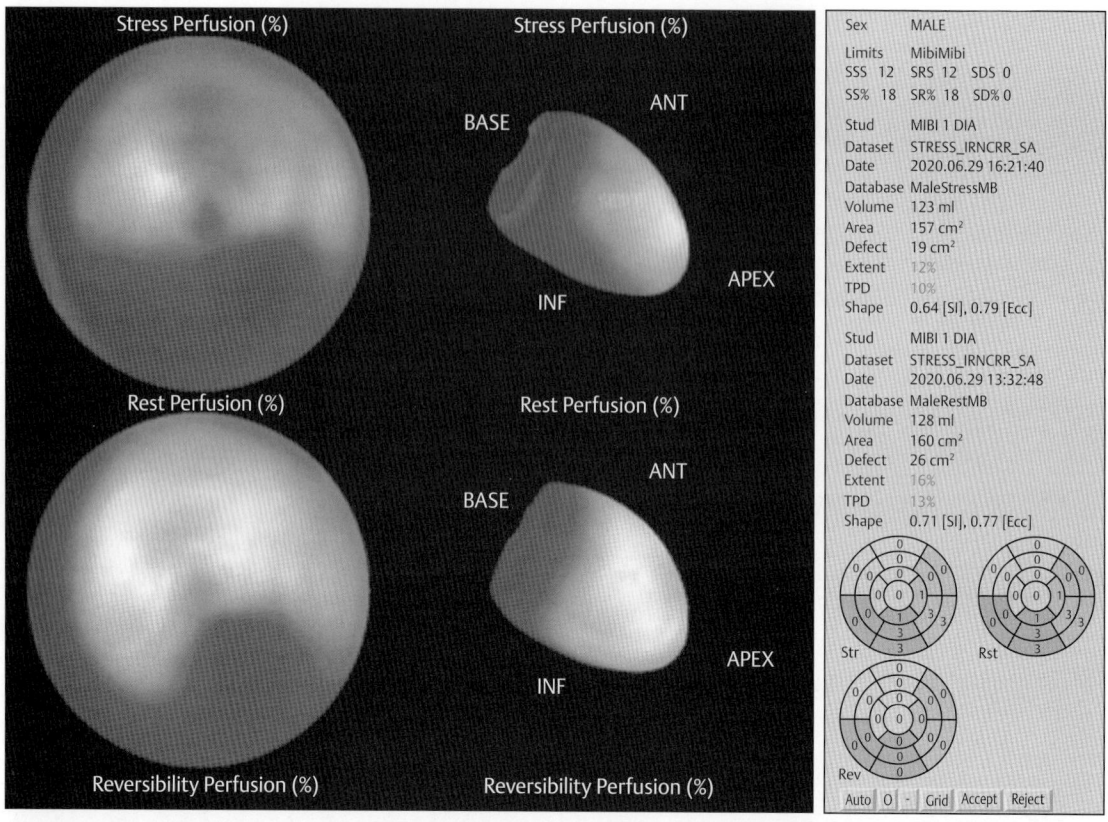

Fig. 15-1-3. Representação de um mapa polar de estresse (superior à esquerda) e de repouso (inferior à esquerda). As imagens centrais representam a reconstrução tridimensional do ventrículo esquerdo. À direita vemos os escores de perfusão de estresse, repouso e diferença. (Ver Pranchas em Cores.)

maco, representativa da perfusão, é demonstrada por uma escala de cores, sendo que o ápice do VE ocupa o centro do "alvo" e a periferia do círculo a base do coração. Os programas que permitem reconstruir tais imagens possibilitam a quantificação porcentual da área hipocaptante, quando são comparadas imagens de um banco de dados de indivíduos normais do mesmo sexo e idade. Eles frequentemente são lançados como "mapas escuros", nos quais qualquer valor de pixel que caia abaixo de determinado número de desvios-padrão dos limites normais é assinalado com cor preta, e a extensão dessa anormalidade é expressa como uma porcentagem de presumido território vascular ou do ventrículo esquerdo (**Fig. 15-1-3**).

Incorporando os Princípios Bayesianos na Interpretação das Imagens

Embora seja possível interpretar os dados de CPM isoladamente e relatar apenas o que as imagens apresentam, um princípio metodológico mais aceito é que a interpretação final deve levar em conta a totalidade dos dados disponíveis. Um entendimento acerca dos princípios de probabilidade bayesianos é útil nesse aspecto. Esses princípios estabelecem que o risco da ocorrência de um evento após um teste é influenciado pela sensibilidade e especificidade do método aplicado, bem como pela prevalência pré-teste da doença. Para um teste com resultado positivo, a probabilidade pós-teste de ocorrência da doença pode ser sensivelmente mais baixa em um paciente com probabilidade de doença pré-teste muito baixa, em comparação com outro paciente com probabilidade de ocorrência pré-teste muito mais alta. Consequentemente, os resultados não são simplesmente positivos ou negativos; em vez disso, testes anormais podem variar de baixíssima probabilidade (artefatos) a altíssima probabilidade (defeitos extensos).

Sinais Importantes na Análise de Imagem da SPECT Além da Perfusão Miocárdica

Existem outros achados anormais que fornecem informação adicional além daquela provida pelo padrão de perfusão isoladamente, incluindo a captação pulmonar do traçador (particularmente o 201Tl) e a dilatação isquêmica transitória do ventrículo esquerdo.

Captação Pulmonar

Em alguns pacientes, a captação do radiotraçador é aparente nos campos pulmonares após o estresse que não está presente no repouso. Os pacientes com captação pulmonar frequentemente possuem doença multiarterial grave e mostram elevação da pressão capilar pulmonar e diminuição da fração de ejeção do ventrículo esquerdo (FEVE) durante o exercício, todos implicando numa extensa isquemia miocárdica. Esse achado se deve à elevação das pressões atrial esquerda e pulmonar induzida por isquemia leve à transudação para o espaço intersticial do pulmão.

A captação pulmonar do 201Tl tem sido mais extensivamente validada do que a captação pulmonar dos traçadores com 99mTc. Como aquisição da imagem com 201-Tl começa logo após estresse, esse achado é mais frequente.

Dilatação Isquêmica Transitória do Ventrículo Esquerdo

A dilatação isquêmica transitória ocorre quando o ventrículo esquerdo (VE) parece maior nas imagens de estresse do que em repouso.[6] Para pacientes em que todo o ventrículo esquerdo parece maior durante o estresse, é provável que a fisiopatologia esteja relacionada com uma isquemia extensa e uma disfunção sistólica pós-isquemia prolongada, resultando em um ventrículo esquerdo disfuncional durante a aquisição do estresse comparado à aquisição do repouso. Em outros pacientes, a silhueta epicárdica parece similar no estresse e no repouso, porém existe uma aparente dilatação da cavidade do VE. Isso, provavelmente, representa uma isquemia subendocárdica difusa (relativamente menos captação do traçador no subendocárdio, criando a aparência de uma cavidade alargada do VE) e também está associada a uma DAC extensa e grave (**Fig. 15-1-4**).

Variações Normais Comuns à Cintilografia de Perfusão Miocárdica com SPECT

O conhecimento de diversos tipos de variantes do normal do coração é fundamental para evitar interpretação inadequada de alguns defeitos de perfusão.

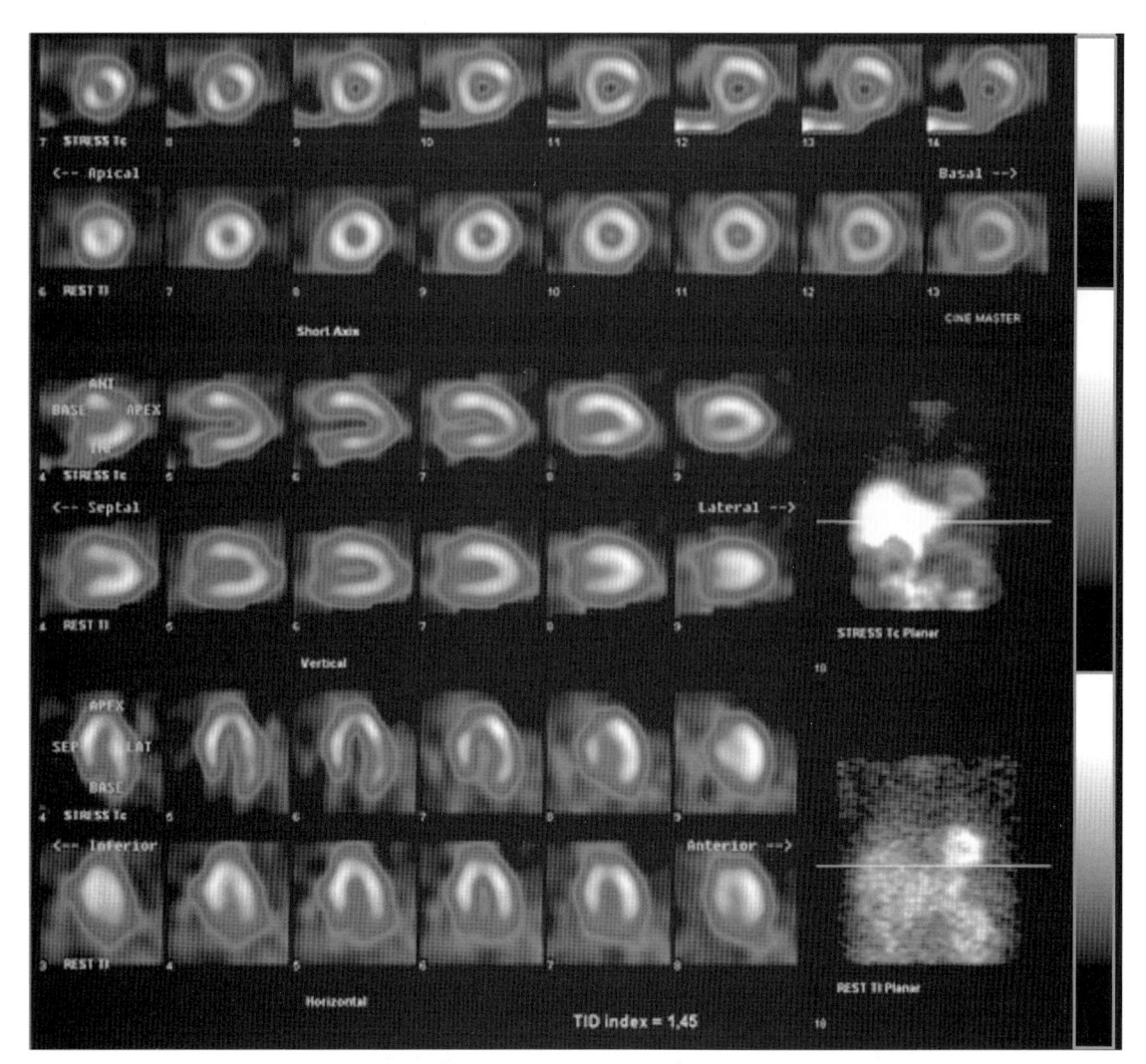

Fig. 15-1-4. Exemplo de dilatação transitória de ventrículo esquerdo pós-estresse. Nota-se pequena área de isquemia na parede inferolateral, mas a dilatação transitória sugere doença mais extensa. (Ver Pranchas em Cores.)

Um exemplo é uma hipocaptação no septo basal por conta do fato de o septo muscular misturar-se ao septo membranoso. O afilamento apical é outra variação do normal que pode ser confundida com um defeito na perfusão. O ápice é anatomicamente mais fino do que as outras regiões miocárdicas, criando essa aparência. Nas imagens SPECT normais, muitas vezes a parede lateral pode parecer mais brilhante do que o septo contralateral. Essa diferença não ocorre por causa de uma disparidade entre o fluxo sanguíneo miocárdico da parede lateral versus a septal. Ao invés disso, durante a aquisição com SPECT, a câmara fica fisicamente mais próxima da parede lateral do ventrículo esquerdo do que do septo durante a órbita da câmara, de forma que as emissões da parede lateral estão sujeitas a menos atenuação pelos tecidos moles e a aquisição está associada a uma captura de contagens mais eficiente daquela região.

Artefatos Técnicos que Afetam a Interpretação da Imagem

A atenuação de fótons refere-se a eventos não detectados no coração em razão da interação de fótons com o tecido mole envolvente, como mamas, estruturas infradiafragmáticas ou da parede lateral do tórax.

Atenuação pela Mama

Em pacientes com mamas grandes ou densas, uma atenuação significativa pode criar artefatos que variam consideravelmente em sua aparência e localização. Uma análise das imagens em CINE pode revelar a presença de uma possível atenuação pela mama.

Várias abordagens para minimizar o impacto do tecido mamário foram realizadas para melhorar a especificidade (diminuindo a taxa de falso-positivos) nas mulheres. As mais bem validadas são as imagens de SPECT sincronizadas por ECG com agentes baseados no 99mTc. A presença de motilidade parietal preservada no caso de defeito leve a moderada, fixo, da parede anterior ou anterolateral sugere a ausência de infarto e sugere a interpretação de atenuação por artefato. Imagens em posição PRONA revelando melhora da captação nessa topografia também pode ser útil.

Atenuação da Parede Inferior

Os artefatos de atenuação da parede inferior costumam ser encontrados nas imagens de perfusão com SPECT. Esse artefato pode ser causado por estruturas infradiafragmáticas. Além disso, durante uma aquisição com SPECT, a maior distância da parede inferior com relação à câmara significa que os fótons precisam atravessar uma espessura de tecido maior antes de atingir os detectores, o que pode aumentar o grau de dispersão e de atenuação.

Assim como ocorre com a detecção do artefato de atenuação pela mama, a presença de um espessamento da parede preservado na cintilografia de perfusão miocárdica com SPECT sincronizada ao ECG (*gated*-SPECT) pode ser útil para distinguir o artefato de atenuação do infarto. O posicionamento do paciente também pode minimizar o grau de atenuação. Quando o paciente realiza a imagem na posição prona, a parede inferior é afastada do diafragma, sofrendo menos atenuações (**Fig. 15-1-5**).

Gated-SPECT

Um avanço importante no emprego e na aplicação da CPM SPECT tem sido a incorporação da imagem de perfusão por cintilografia miocárdica tomográfica sincronizada por eletrocardiograma ou *gated*-SPECT para a avaliação simultânea da função e da perfusão do VE.[11]

Nessa técnica, uma média do ciclo cardíaco é criada representando a média de centenas de batimentos adquiridos durante um período de 8 a 15 minutos.

Durante uma aquisição de imagem sincronizada pelo ECG, o eletrocardiograma do paciente é monitorado simultaneamente. Conforme o pico de uma onda R é detectado, "o portão" (do inglês, *gate*) se abre e um número pré-ajustado de milissegundos de informações de imagem é armazenado em um "quadro" 1. Para uma aquisição *gated*-SPECT, cada intervalo R-R é dividido em oito quadros. Por exemplo, se a frequência cardíaca em repouso de um paciente é de 60 batimentos por minuto (1.000 milissegundos por batimento), uma aquisição com 8 quadros ao longo do ciclo cardíaco compõe-se de 125 milissegundos por quadro. Após os primeiros 125 milissegundos de aquisição dos dados de imagem terem sido registrados no quadro 1, o portão se fecha e, então, instantaneamente reabre, permitindo que os próximos 125 milissegundos de informações sejam registrados no quadro 2. Essa sequência continua até o número pré-especificado de quadros durante todo o ciclo cardíaco. Quando a onda R do próximo batimento for detectada pelo sistema sincronizado ao ECG, a sequência é repetida, e assim sucessivamente, para cada um dos vários batimentos que ocorrem durante toda a aquisição de imagem.[12]

Quando várias centenas de batimentos tiverem sido registradas, um ciclo cardíaco médio representando todos os batimentos adquiridos pode ser reconstituído pela representação sequencial dos quadros em formato de filme.[8] Os primeiros quadros representam os eventos sistólicos, e os últimos representam os eventos diastólicos.

Imagens de alta qualidade do *gated*-SPECT requerem que os ciclos cardíacos tenham duração de batimentos relativamente semelhantes. Isso, em geral, é conseguido pela janela da duração dos batimentos; desse modo, o sistema de aquisição é pro-

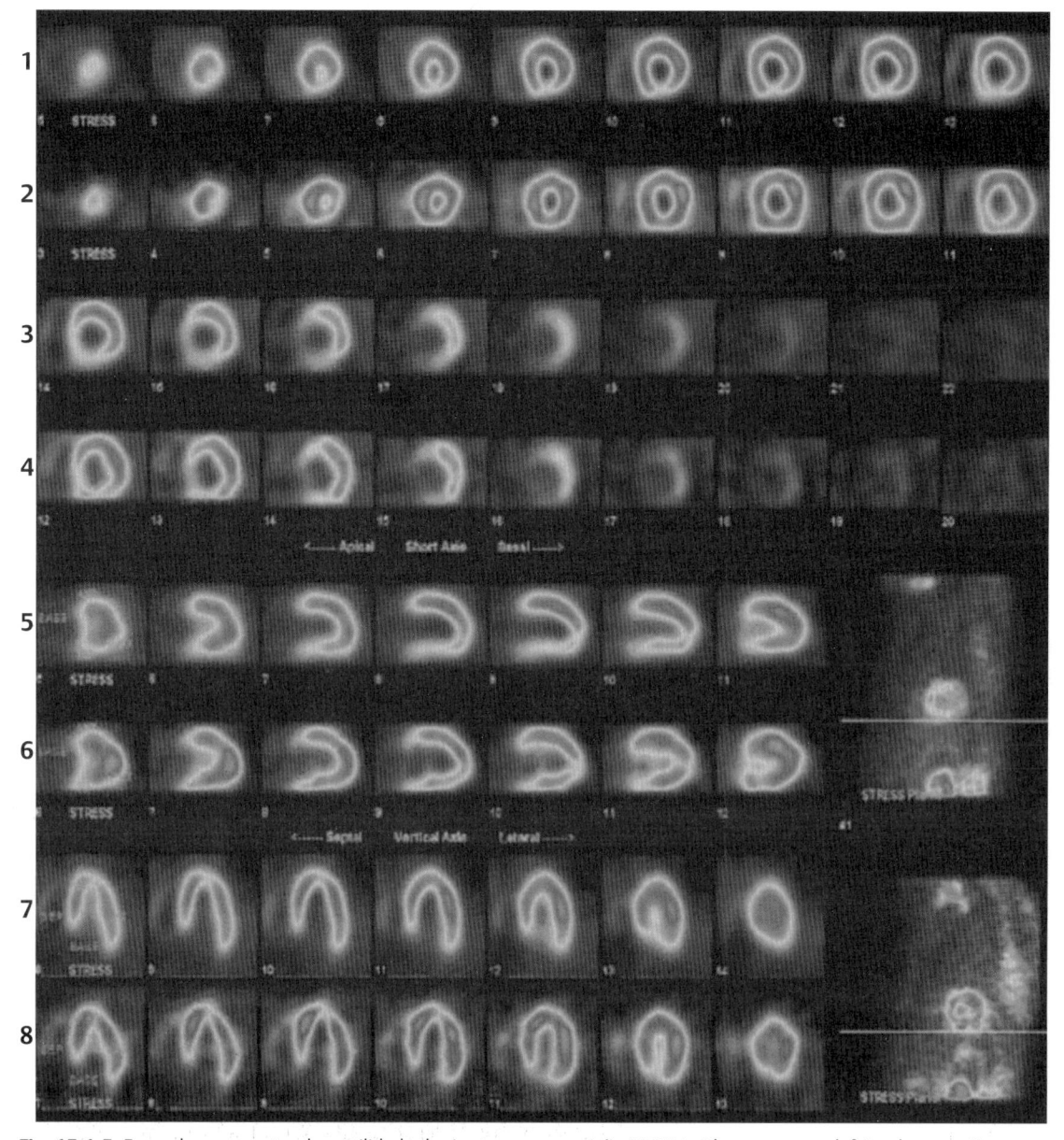

Fig. 15-1-5. Exemplo representando a utilidade das imagens em posição PRONA. Observa-se um defeito de captação na parede inferior nas imagens em posição SUPINA mais evidente no eixo longo vertical (linha 4) que desaparece com a pronação (linha 5). (Ver Pranchas em Cores.)

gramado para aceitar apenas batimentos com determinadas durações de ciclos. Geralmente, ciclos com duração do batimento dentro da média da frequência cardíaca (1.000 milissegundos no exemplo anterior), conjuntamente com os batimentos com duração de até 10 a 15% em torno da duração média, são aceitos na aquisição. Os ciclos cardíacos com duração acima ou abaixo desse limite são rejeitados. Por exemplo, o ciclo cardíaco curto da onda R de um batimento normal até a onda R de uma extrassístole ventricular (EV) não seria permitido na aquisição, nem o ciclo longo representando a pausa pós-EV. Isso faz sentido fisiologicamente; o batimento pré-EV curto e o batimento pós-EV mais prolongado possuem características sistólica e diastólica consideravelmente diferentes dos batimentos durante o ritmo sinusal normal.

Análise da Contratilidade e Espessamento Regional pelo *Gated*-SPECT

A função sistólica regional normal é representada por um aumento do brilho da parede durante a sístole. A parede parece tornar-se espessa e ocorre uma aparente excursão endocárdica. A avaliação da função regional do VE pelo *gated*-SPECT é baseada em um efeito conhecido na física de imagem como o efeito de volume parcial, algumas vezes denominado efeito de coeficiente da recuperação. Quando os objetos que estão sendo estudados caem abaixo de um limiar da resolução, a recuperação da contagem (ou de fótons) a partir do objeto está relacionada não somente com a concentração de radioisótopo, mas também com a espessura do objeto. Na imagem de SPECT, normalmente todas as espessuras miocárdicas ficam abaixo desse limiar. Embora a concentração do traçador dentro do miocárdio seja constante durante a aquisição da imagem de *gated*-SPECT, a recuperação das contagens (portanto, o brilho do objeto estudado) está relacionada com a espessura da parede. Por isso, durante o espessamento sistólico da parede, parece que a parede do VE está se tornando mais brilhante e espessa, apesar de a concentração de isótopo por grama de tecido miocárdico estar inalterada. Esse princípio forma a base das imagens do *gated*-SPECT.

A função miocárdica regional é normalmente avaliada visualmente, de modo similar à análise realizada no ecocardiograma. As regiões que brilham normalmente têm um desempenho sistólico regional normal, e aquelas com brilho aparente, porém reduzido, são denominadas hipocinéticas. As regiões com brilho discreto são interpretadas como gravemente hipocinéticas, e as regiões com nenhum brilho aparente, como acinéticas. A função regional pode ser também analisada pelas técnicas quantitativas e apresentadas em um formato de mapa polar, embora a análise visual seja realizada com mais frequência.

Avaliação da Função Ventricular Esquerda Global pelo *Gated*-SPECT

Todos os sistemas contemporâneos câmara-computador têm *software* capaz de quantificar a função global do VE e de computar a FEVE. Essas metodologias são totalmente automatizadas e, portanto, extremamente reprodutíveis. O método mais comum envolve a investigação automatizada das bordas epicárdicas e endocárdicas aparentes de todos os tomogramas em todos os três planos ortogonais. Esses múltiplos contornos bidimensionais são, então, reconstruídos para criar uma apresentação tridimensional da superfície representando a função global do VE através do ciclo cardíaco típico, que pode ser visualizado de qualquer direção por uma simples manobra da tela de exibição do computador ou cursor. As apresentações tridimensionais são acompanhadas pelo cálculo automatizado da FEVE e dos volumes do VE.

As medidas da FEVE a partir das imagens de perfusão por *gated*-SPECT têm sido extensamente validadas em comparação com as obtidas usando outras técnicas quantitativas que avaliam a função do VE, como a ventriculografia radioisotópica (VGR) de equilíbrio, as medidas invasivas da ventriculografia esquerda contrastada e a imagem de ressonância magnética cardíaca (RMC).[12] Em um amplo espectro de variação da função ventricular, e mesmo em presença de hipoperfusão grave, a CPM com *gated*-SPECT fornece estimativas robustas, altamente reprodutíveis da FEVE.

O tempo de aquisição do exame não é aumentado pela técnica do *Gated*-SPECT. Em situações como arritmias, a variação do R-R pode levar à rejeição frequente dos batimentos. Aumentando-se a janela de aceitação do intervalo R-R minimizará esse problema, mas pode diminuir a precisão das medidas da função ventricular. A maioria dos equipamentos hoje em dia adota aquisição simultânea com e sem *Gated*, permitindo que na presença de irregularidade do RR as imagens perfusionais sejam interpretadas pela aquisição sem *Gated* e, consequentemente, não estejam prejudicadas pela rejeição frequente.

A incorporação do *gated*-SPECT em uma aquisição é atualmente uma rotina na CPM e é recomendada como um padrão pelas diretrizes atuais.[6] Como discutido anteriormente, o acréscimo de dados da função do VE à informação de perfusão fornece informações prognósticas adicionais e independentes e tem também importância prática nas decisões clínicas. O *gated*-SPECT também tem representado um importante avanço para diferenciar artefatos de atenuação do infarto, pois regiões com contagens persistentemente baixas que apresentam movimento e espessamento normais representam artefatos por tecido mole em lugar de fibrose. Portanto, o *gated*-SPECT melhorou a especificidade da imagem de perfusão para descartar a DAC, sobretudo em mulheres.

APLICAÇÃO CLÍNICA DA CINTILOGRAFIA MIOCÁRDICA DE PERFUSÃO

Nos últimos anos, diversas sociedades médicas têm publicado critérios para definir em quais cenários a cintilografia miocárdica está adequadamente utilizada. Independentemente do tipo de classificação, é consenso que pacientes sintomáticos com risco intermediário para cardiopatia isquêmica são os que mais se beneficiam da CPM para avaliação diagnóstica e prognóstica.[6] Deve ser realizada, preferencialmente, em associação ao exercício físico nos pacientes em condições físicas e clínicas suficientes (habilidade estimada em atividades de vida diária com gasto metabólico maior de 5 METs), para que também possam ser avaliadas a capacidade funcional, as respostas hemodinâmicas (comportamento da FC e da pressão arterial) e arritmias desencadeadas pelo esforço, entre outras respostas. Sugere-se que pacientes com bloqueio completo de ramo esquerdo, sem considerar a capacidade funcional, realizem CPM com estresse farmacológico (dipiridamol ou adenosina). Da mesma forma e de modo não dependente da probabilidade pré-teste para cardiopatia isquêmica, pacientes com baixa capacidade funcional ou eletrocardiograma (ECG) não interpretável tem indicação para a realização de CPM. No entanto, pacientes com baixa probabilidade para cardiopatia isquêmica, mas com boa capacidade funcional e ECG interpretável não tem indicação de CPM.[6]

Pacientes com insuficiência cardíaca (IC) e disfunção sistólica ventricular esquerda ou fibrilação atrial (FA) de recente começo, taquicardia ventricular (TV) ou síncope apresentam indicação apropriada ou possivelmente apropriada de CPM, exceto em pacientes com baixo risco ou probabilidade pré-teste baixa.

Pacientes assintomáticos sem história de cardiopatia isquêmica e sem teste ergométrico (TE) alterado geralmente não se beneficiam da realização da CPM. Em situações específicas, como pacientes com escore de cálcio (EC) elevado (igual ou maior do que 400), diabéticos, com insuficiência renal crônica ou com forte história familiar de cardiopatia isquêmica, a realização de CPM pode agregar valor dentro do processo de decisão médica, com satisfatória custo-efetividade. Pacientes assintomáticos com ECG de esforço alterado, que são reestratificados com o emprego de escores prognósticos, como, por exemplo, o escore de Duke, também podem se beneficiar de investigação complementar com CPM, principalmente se apresentarem escore de risco intermediário ou alto.

Em pacientes assintomáticos após procedimentos de intervenção coronária percutânea e/ou revascularização cirúrgica do miocárdio se observa relação custo-benefício favorável para a aplicação da CPM em seguimentos superiores a dois e cinco anos, respectivamente, mesmo em assintomáticos. Recentemente estudo sugeriu que a utilidade da avaliação pode ocorrer mesmo com prazos menores.[13] Pacientes sintomáticos e em condições clínicas específicas (ou com manifestações equivalentes) podem-se beneficiar do exame antes desse período.

Em pacientes com exames prévios, frente a manifestações de novos sintomas ou a necessidade de avaliação da repercussão de lesões intermediárias diagnosticadas, bem como na caracterização de artéria com lesão obstrutiva "culpada" pela maior área de miocárdio em risco e na presença de doença multivascular, caracterizam-se indicações apropriadas ou possivelmente apropriadas da CPM. O uso mais frequente da angio-TC na população de pacientes assintomáticos tem revelado uma quantidade de pacientes com lesões intermediárias nos quais a avaliação da severidade dessas lesões através da CPM tem sido cada vez mais empregado. Em pacientes com doença coronariana estabelecida e piora dos sintomas, a CPM pode auxiliar na quantificação da carga isquêmica (extensão e intensidade dos defeitos) e na definição de conduta.

Nos pacientes que apresentam quadro de dor torácica aguda, com suspeita de síndrome coronariana aguda (SCA), ECG normal ou não interpretável (bloqueio de ramo esquerdo antigo ou ritmo de marca-passo) e biomarcadores normais, a cintilografia miocárdica de repouso pode afastar com grande grau de segurança um evento cardiovascular agudo (elevado valor preditivo negativo – VPN), permitindo a liberação do paciente da sala de emergência. Se o exame for normal, a investigação pode seguir com a realização de provas ambulatoriais que envolvam a realização de estresse físico ou farmacológico. Em pacientes que apresentam SCA e quadro clínico estável, sem angina recorrente ou IC e que não realizaram estudo invasivo, a CPM é útil para a detecção da presença e extensão de isquemia miocárdica.

A indicação da CPM para avaliação de risco pré-operatório em cirurgia não cardíaca e cirurgia vascular também foi recentemente revisada. Pacientes que serão submetidos à cirurgia de baixo risco não necessitam realizar CPM. Se a cirurgia não for de baixo risco, o que determinará a necessidade ou não da CPM é a capacidade funcional. Na presença de capacidade funcional estimada igual ou maior do que 4 METs e sem sintomas cardíacos, independentemente do risco clínico/cirúrgico, não é sugerida de maneira geral a avaliação não invasiva de isquemia miocárdica. No entanto, frente à baixa capacidade funcional e risco clínico/cirúrgico elevado há indicação de realizar CPM associada ao estresse farmacológico. São considerados riscos clínicos: a história de cardiopatia isquêmica, insuficiência cardíaca congestiva (ICC), doença cerebrovascular, diabetes melito (DM) e insuficiência renal (creatinina > 2 mg/dL). A ausência destes fatores de risco, de modo independente da capacidade funcional, também permite a realização de cirurgia sem estudo funcional complementar.

Em pacientes com disfunção ventricular esquerda acentuada que são elegíveis para revascularização miocárdica, o estudo de viabilidade miocárdica pode auxiliar na seleção dos que se beneficiarão do tratamento. Portanto, a CPM apresenta indicações apropriadas em diversas apresentações clínicas da doença isquêmica do coração, desde o cenário da dor aguda em sala de emergência, passando pela investigação diagnóstica de pacientes estáveis, auxiliando na tomada de decisão terapêutica por meio das diversas ferramentas que permitem definir a gravidade da doença, bem como na avaliação pré-operatória em situações específicas e na definição do benefício da revascularização em pacientes com viabilidade miocárdica significativa. Cabe ressaltar que na investigação diagnóstica os pacientes que mais se beneficiarão da CPM são aqueles com probabilidade intermediária de doença isquêmica do coração, sendo raramente apropriado o seu uso em pacientes com baixa probabilidade.

CARDIOLOGIA NUCLEAR ALÉM DA DOENÇA CORONARIANA

O emprego de técnicas nucleares tem crescido na Cardiologia auxiliando na avaliação diagnóstica ou na conduta de diversas outras doenças.[14] A cintilografia com metaiodobenzilguanidina (análogo da norepinefrina) permite estudar a distribuição de receptores adrenérgicos no coração sendo útil na avaliação prognóstica de pacientes portadores de insuficiência cardíaca, no diagnóstico da síndrome o coração partido ("Takotsubo") e para identificar cardiotoxicidade de antineoplásicos. A cintilografia miocárdica com pirofosfato é de grande valor diagnóstico da amiloidose cardíaca, principalmente, no tipo transtirretina, pela sua grande acurácia (**Fig. 15-1-6**).[15] A cintilografia com leucócitos marcados auxilia no diagnóstico da endocardite bacteriana, principalmente nos casos mais complexos como próteses mecânicas ou dispositivos intracardíacos (marca-passos ou desfibriladores implantáveis).

Finalmente, a tomografia com emissão pósitrons (PET), embora pouco disponível em nosso meio, abre novos horizontes como avaliação da inflamação cardíaca provocada pela sarcoidose ou no auxílio no diagnóstico de endocardite bacteriana.[16]

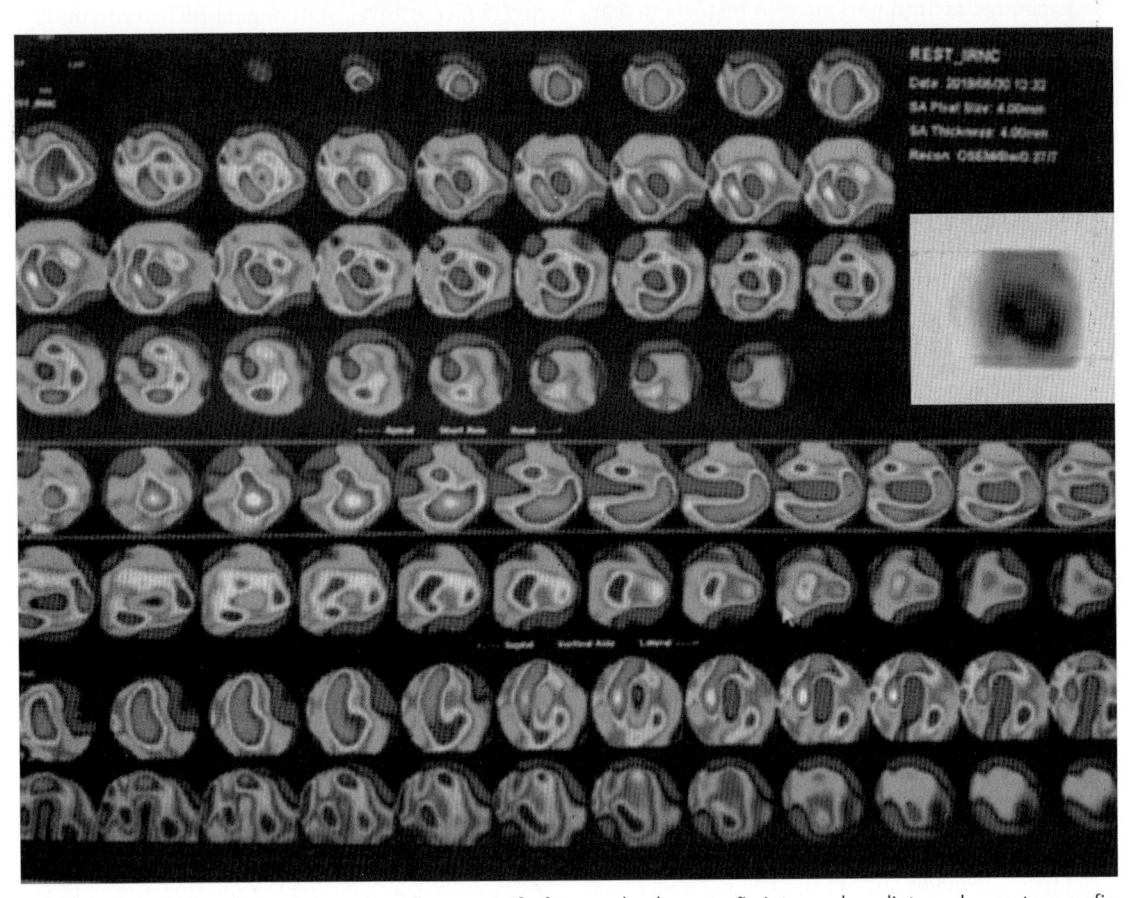

Fig. 15-1-6. Paciente submetida à cintilografia com pirofosfato revelando captação intensa do radiotraçador em topografia do ventrículo esquerdo especialmente nas paredes septal, inferior e apical e ventrículo direito. Biópsia comprovou o diagnóstico de amiloidose tipo transtirretina. (Ver Pranchas em Cores.)

REFERÊNCIAS BIBLIOGRÁFICAS

1. Bonow R, Mann D, Zipes D, Libby P. Braunwald´s heart disease. A textbook of cardiovascular medicine, 9th ed. Elsevier Science, 2011. p. 293-336.
2. Garcia EV, Galt JR, Faber TL, Chen J. Principles of nuclear cardiology imaging. In: Dilsizian V, Narula J, Braunwald E (Eds). Atlas of nuclear cardiology, 4th ed. New York: Springer, 2013. p. 1-54.
3. Zarret B, Beller G. Nuclear Cardiology. State of the art and Future Directions, 2nd ed. Philadelphia: Mosby, 1999.
4. Lima RSL, Peclat TR, Souza ACAH, Nakamoto AMK, Neves FM, et al. Prognostic value of a faster, low-radiation myocardial perfusion SPECT protocol in a CZT camera. Int J Cardiovasc Imaging. 2017 Dec;33(12):2049-56.
5. Lima R, Peclat T, Soares T, Ferreira C, Souza AC, Camargo G. Comparison of the prognostic value of myocardial perfusion imaging using a CZT-SPECT camera with a conventional anger camera. J Nucl Cardiol. 2017;24:245-51.
6. Serra S, Leão R. Teste ergométrico, teste cardiopulmonar de exercício, cardiologia nuclear, reabilitação cardiopulmonar e metabólica e cardiologia do esporte e do exercício. Rio de Janeiro: Guanabara Koogan, 2020.
7. Cerqueira MD, Weissman NJ, Dilsizian V, Jacobs AK, Kaul S, Laskey WK, et al. Standardized myocardial segmentation and nomenclature for tomographic imaging of the heart: A statement for healthcare professionals from the Cardiac Imaging Committee of the Council on Clinical Cardiology of the American Heart Association. Circulation. 2002 Jan 29;105(4):539-42.
8. Mastrocola LE, Amorim BJ, Vitola JV, Brandão SCS, Grossman GB, Lima RSL, et al. Atualização da Diretriz Brasileira de Cardiologia Nuclear - 2020. Arq Bras Cardiol. 2020;114(2):325-429.
9. De Lorenzo A, Fonseca LM, Landesmann MC, Lima RS. Comparison between short-acquisition myocardial perfusion SPECT reconstructed with a new algorithm and conventional acquisition with filtered backprojection processing. Nucl Med Commun. 2010;31:552-7.
10. Hendel RC, Berman DS, Di Carli MF, Heidenreich PA, Henkin RE, Pellikka PA, et al. ACCF/ASNC/ACR/AHA/ASE/SCCT/SCMR/SNM 2009 appropriate use criteria for cardiac radionuclide imaging: A report of the American College of Cardiology Foundation Appropriate Use Criteria Task Force, the American Society of Nuclear Cardiology, the American College of Radiology, the American Heart Association, the American Society of Echocardiography, the Society of Cardiovascular Computed Tomography, the Society for Cardiovascular Magnetic Resonance, and the Society of Nuclear Medicine. J Am Coll Cardiol. 2009 June 9;53(23):2201-29.
11. Ficaro EP, Hansen CL, American Society of Nuclear Cardiology. Imaging guidelines for nuclear cardiology procedures. Disponível em: <http://www.asnc.org/imageuploads/ImagingGuidelinesComplete779.pdf>
12. Hachamovitch R, Berman DS, Shaw LJ, et al. Risk stratification and patient management. In Dilsizian V, Narula J, Braunwald E, (eds): Atlas of Nuclear Cardiology, 4th ed. New York: Springer, 2013. p. 247-88.
13. Andrade LF, Souza AC, Peclat T, Bartholo C, Pavanelo T, Lima RSL. The prognostic value and clinical use of myocardial perfusion scintigraphy in asymptomatic patients after percutaneous coronary intervention. Arq Bras Cardiol. 2018;111(6):784-93.
14. Grossman G, Arrais TR, Lima RDL. 123I-MIBG in Latin America. Annals of Nuclear Cardiology Vol. 4 No. 1 115-119.
15. Perugini E, Guidalotti PL, Salvi F, Cooke RM, Pettinato C, Riva L, et al. Noninvasive etiologic diagnosis of cardiac amyloidosis using 99mTc-3,3-diphosphono-1,2-propanodicarboxylic acid scintigraphy. J Am Coll Cardiol. 2005;46(6):1076-84.
16. Habib G, Lancellotti P, Antunes MJ, Bongiorni MG, Casalta JP, et al. 2015 ESC Guidelines for the management of infective endocarditis: the task force for the managment of infective endocarditis of the European Society of Cardiology (ESC). Endorsed by: European Association for CardioThoracic Surgery (EACTS), the European Association of Nuclear Medicine (EANM). Eur Heart J. 2015 Nov 21;36(44):3075-128.

SEÇÃO 15-2

APLICAÇÃO NAS CARDIOPATIAS ISQUÊMICAS

Luiz Eduardo Mastrocolla

"Triste época! É mais fácil desintegrar um átomo do que um preconceito."
Albert Einstein (1879-1955)

PRINCÍPIOS BÁSICOS, CONCEITUAÇÕES E PARADIGMAS VINCULADOS AO PROCESSO DE DECISÃO CLÍNICA

- Desde seu desenvolvimento inicial, a cardiologia nuclear está ligada à abordagem da fisiologia cardiovascular, abrangendo na atualidade metabolismo, inervação, perfusão miocárdica, função ventricular e sincronismo;[1]
- Para representar a fisiologia cardíaca, imagens são formadas utilizando-se o princípio dos *radiotraçadores* ou traçadores,[2] em que a troca de átomos estáveis pelos seus isótopos radioativos não altera as propriedades biológicas do organismo do qual estão sendo obtidas as imagens. A marcação radioativa é realizada com quantidades mínimas de substâncias químicas, resultando em um radiotraçador ou radiofármaco que pode ser usado para representar verdadeiramente o estado fisiológico ou bioquímico da molécula não marcada. Dessa forma, não são verificadas alterações na fisiologia avaliada ou efeitos de toxicidade, características estas não compartilhadas por outras modalidades de imagem que incluem elevadas concentrações de substâncias químicas para criar contraste suficiente e, consequentemente, obter imagens da situação funcional e aspecto anatômico do órgão sob estudo;
- A cintilografia de perfusão miocárdica (CPM) ou "estudo tomográfico de perfusão e função ventricular" realizada pela técnica *Gated*-SPECT (tomografia computadorizada por emissão de fóton único sincronizada com o intervalo RR do eletrocardiograma ou ciclos cardíacos), com o emprego dos radiofármacos MIBI ou Tetrofosmin marcados com tecnécio 99m (^{99m}Tc) ou, ainda, com Tálio 201(^{201}Tl), é método consolidado para o diagnóstico e estratificação de risco da doença arterial coronária (DAC), baseando, até recentemente, sua acurácia na angiografia coronária para a detecção e caracterização de aterosclerose obstrutiva;[3-7]
- Há a capacidade do método para a detecção precoce de alterações fisiopatológicas cardiovasculares, possibilitando intervenções que possam interromper ou reverter a condição de doença antes que alterações estruturais se estabeleçam de forma definitiva, evolutiva e irreversível;[8]
- Sua aplicação principal e a melhor relação de custo-efetividade são demonstradas em pacientes com probabilidade pré-teste intermediária de DAC e as capacidades diagnóstica e prognóstica ideais são obtidas habitualmente na presença de lesões coronárias graves;[9]
- A angina *pectoris* é o sintoma que ocorre com maior frequência dentro da abrangência da doença isquêmica do coração, com a abordagem diagnóstica, prognóstica e manejo médico das síndromes coronárias agudas e crônicas, em diferentes populações, estabelecidos e documentados em diretrizes internacionais e estudos recentes;[10-12]
- No entanto, elevado porcentual de pacientes encaminhados para cinecoronariografia por angina e evidência de isquemia miocárdica não têm doença obstrutiva nas artérias coronárias, sendo ressaltados como mecanismos fisiopatológicos adicionais da doença isquêmica cardíaca a presença de disfunção coronária microvascular e disfunção vascular epicárdica (vasospasmo).[9,13-15] Tal condição recebe a denominação atual de INOCA (*ischaemia with non-obstructive coronary arteries*), podendo manifestar-se de forma isolada ou coexistir com a doença arterial coronária aterosclerótica. Quando acontece após um episódio de síndrome coronária aguda (SCA) recebe a denominação de MINOCA (*myocardial infarction with non-obstructive coronary arteries*);
- A CPM tem como princípio básico a avaliação da reserva coronária frente à aplicação de estresse físico (testes de exercício ou testes ergométricos) e ou estímulo/estresse farmacológico (dipiridamol, adenosina, regadenoson ou dobutamina, por via intravenosa). Esta é conceituada como a habilidade de elevar o fluxo coronário acima dos valores basais mediante vasodilatação mediada pelas provas provocativas associadas, sendo que os três maiores índices invasivos utilizados para a quantificação da reserva de fluxo coronário (RFC ou CFR) são a "reserva de fluxo absoluta" (RFA ou AFR), "reserva de fluxo relativa" (RFR) e "reserva de fluxo fracionada" (RFF ou FFR).[16,17] Aplicam-se tais variáveis como "padrão de comparação

ou padrão-ouro" para a definição de isquemia do miocárdio desencadeada frente a diferentes situações e cenários clínicos[18-22] incorporando-se, também, de modo mais recente a "reserva instantânea de fluxo" (RIF ou IFR) na caracterização funcional das estenoses coronárias.[23,24]

- *Softwares* que disponibilizam o cálculo de tais índices pela técnica SPECT já estão disponíveis na geração atual de gama-câmaras ultrarrápidas CZT (semicondutores de cádmio-zinco-telúrio), possibilitando a avaliação da repercussão funcional das lesões obstrutivas e das outras condições fisiopatológicas (doença microvascular, disfunção endotelial). Desta forma agrega-se ferramenta adicional importante dentro do processo de decisão médica, especialmente em situações específicas como doença triarterial balanceada, lesões intermediárias, entre outras.[25-29]
- Os testes de exercício ou de esforço (teste ergométrico/teste cardiopulmonar de exercício) são indicados como a forma ideal de estresse associado à CPM, em decorrência das características do exercício aplicado e do valor clínico adicional das variáveis envolvidas durante a realização da prova, a saber respostas eletrocardiográficas, capacidade funcional/consumo de oxigênio, cronotropismo, curva da pressão arterial, arritmias e sintomas/sinais induzidos pelo exercício;[30-34]
- As provas farmacológicas representam alternativas em pacientes com limitação física ou impedimento clínico para se submeterem a testes ergométricos eficazes. Compreendem em torno de 20 a 30% de todos os casos encaminhados à cintilografia e aproximadamente 50% dos idosos;[9]
- Os fármacos habitualmente empregados nessas circunstâncias são o dipiridamol, a adenosina e o regadenoson, que induzem vasodilatação coronária máxima e aumento do fluxo coronário, mas sem elevação expressiva do débito cardíaco e do consumo de oxigênio pelo miocárdio ($M\dot{V}O_2$), diferente do exercício físico que apresenta elevação proporcional do débito cardíaco e, consequentemente, do $M\dot{V}O_2$. No entanto, reporta-se acurácia diagnóstica e prognóstica semelhantes para os vasodilatadores em comparação ao estresse físico quando indicados para a associação à CPM.[35]
- Novos fármacos – a utilização de agonistas seletivos específicos dos receptores A_{2A} da membrana celular, como o regadenoson, tem demonstrado hiperemia coronariana adequada e menor intensidade/frequência de efeitos sistêmicos ou "paraefeitos" em relação ao dipiridamol e adenosina (agonistas não seletivos), especialmente dor torácica e bloqueio atrioventricular, mas com manutenção da acurácia diagnóstica. Seu uso é promissor em pacientes com doença pulmonar obstrutiva crônica e asma brônquica, mas não está disponível ainda para utilização em nosso meio;[36,37]
- Quando há impossibilidade médica da realização de ambas as modalidades, estresse físico e ou vasodilatação farmacológica, de modo isolado ou combinado, a administração intravenosa de dobutamina em doses crescentes pode representar a associação de escolha para a avaliação da reserva de fluxo coronário, com elevação do consumo de oxigênio do miocárdio.[38-40] No estresse combinado, a associação de exercício dinâmico com baixa carga de trabalho (como por exemplo realizar até o segundo estágio do protocolo de Bruce) à CPM com dipiridamol ou adenosina tem evidenciado a redução da atividade radioativa subdiafragmática (hepática), melhora a razão da atividade de radiação emitida entre órgão-alvo e vísceras (*background*) com consequente aumento na qualidade das imagens e diminuição da ocorrência e intensidade dos efeitos adversos;[41-43]
- Evolução tecnológica – como a exposição à radiação e seus efeitos deletérios a longo prazo tornaram-se preocupações importantes de órgãos reguladores e das sociedades científicas, novas tecnologias foram introduzidas para reduzir as doses de radiotraçadores em exames nucleares, melhorando a qualidade da imagem e mantendo a precisão diagnóstica e prognóstica.[44] Neste contexto, equipamentos dedicados a estudos cardíacos de perfusão miocárdica com detectores de cádmio-zinco-telúrio (CZT) surgem na primeira década do ano 2000. Diferentemente das gama-câmaras "Anger" tradicionais, a radiação gama (emitida sob a forma de fótons do ^{99m}Tc e do ^{201}Tl) é diretamente convertida em pulsos elétricos quando em contato com os detectores de CZT, aumentando a resolução energética e dispensando o uso de fotomultiplicadores, o que torna os detectores muito mais finos e mais leves. Estes também se diferenciam das câmaras tradicionais anteriores por apresentar melhores resoluções espacial, energética e maior sensibilidade para a detecção dos fótons emitidos.[45-48] Destaca-se como "estado da arte", recentemente, a introdução de gama-câmeras com a mesma tecnologia, mas com possibilidade de estudos de diferentes órgãos (múltiplos propósitos ou *all purpose*);[49]
- Na avaliação das imagens de perfusão e função pela metodologia (CPM técnica *Gated*-SPECT), a quantificação da área de isquemia miocárdica ou de miocárdio em risco é utilizada como indicador prioritário para a estratificação de risco e tomada de decisão médica nas síndromes coronárias crônicas estáveis, agregando valor prognóstico incremental e fornecendo dados para a escolha entre a manutenção do tratamento clínico ou intervencionista. Tais informações mostraram-se sedimentadas em grande número de estudos observacionais publicados, com evidências que documentam a melhor evolução naqueles

pacientes com cargas isquêmicas acentuadas que são submetidos à revascularização do miocárdio, quer cirúrgica (RM) ou por intervenção coronária percutânea (ICP).[50-52] No entanto, estudo randomizado publicado recentemente denominado ISCHEMIA[53] demonstrou a ausência de benefício da revascularização mecânica (Grupo Invasivo ou GI) versus terapia médica otimizada (grupo conservador ou TMO) para redução de eventos cardiovasculares isquêmicos ou morte por todas as causas em período de seguimento de 3,2 anos, em pacientes (P) com isquemia pelo menos moderada em um exame funcional. Tais resultados desencadearam acalorada discussão no meio médico face à possibilidade de mudança de um paradigma até então estabelecido dentro do tratamento na doença isquêmica do coração. No entanto, destaca-se o fato de que as curvas de mortalidade começaram a se separar após dois anos de seguimento médico, com aparente benefício para o GI e com possíveis implicações futuras a longo prazo, o que justificou o aumento do acompanhamento clínico dos P. Cabe ressaltar que o GI apresentou melhora na avaliação da qualidade de vida, redução na frequência de angina e menor uso de medicação específica em comparação com o grupo TMO;

- Outros estudos baseados nos mesmos objetivos e métodos, mas com subgrupos específicos de pacientes, como doença renal crônica e insuficiência cardíaca, foram estruturados para comparação dos resultados já inicialmente demonstrados pelo ISCHEMIA, mas com especial foco em taxas de angina relacionadas com a qualidade de vida.[54-56]

INDICAÇÕES ATUAIS DA CINTILOGRAFIA DE PERFUSÃO DO MIOCÁRDIO E INTEGRAÇÃO DE MODALIDADES

Dentro da clássica conceituação da probabilidade pré-teste de doença arterial coronária, torna-se consensual que o subgrupo de pacientes sintomáticos classificados como risco intermediário para cardiopatia isquêmica são os que mais se beneficiam da CPM para avaliação diagnóstica e prognóstica. Deve ser preferencialmente realizada em associação ao exercício físico naqueles pacientes com condições físicas (conseguem empreender atividades de vida diária com gasto metabólico superior a 5 METs) e clínicas não impeditivas para o esforço protocolar proposto. Em situações específicas como: bloqueio do ramo esquerdo, pré-excitação aparente, baixa capacidade funcional, doenças musculoesqueléticas e neuromusculares limitantes, hipertensão arterial sistêmica crônica com níveis de repouso impeditivos para exercício, eletrocardiograma não interpretável, baixa capacidade funcional, uso contínuo de fármacos com ação cronotrópica negativa encaminhados para testes diagnósticos, falta de motivação para a realização de exercícios, idosos frágeis, entre outras condições, a relação com provas farmacológicas com dipiridamol, adenosina ou dobutamina passa a ser a alternativa preferida.[3,8,9,29] Adicionalmente, a tendência atual para a caracterização das aplicações da CPM de acordo à força das evidências tem empregado escores numéricos elaborados a partir de diferentes cenários clínicos e metodologia específica, que classificam as indicações em apropriadas (valores entre 7 e 9), possivelmente apropriadas ou incertas (valores entre 4 e 6) ou raramente apropriadas/inapropriadas (valores entre 1 e 3) (**Tabelas 15-2-1 e 15-2-2**).[3,57] Da mesma forma há também indicações baseadas em graus clássicos de recomendações e níveis comparativos de evidências dos testes diagnósticos de imagem associados a provas de estresse, quer funcionais (CPM, PET, RC), quer anatômicos (angio-TC) – (**Tabela 15-2-3**).

Finalmente, deve-se ter a compreensão clínica para o estabelecimento de estratégias racionais na avaliação e integração das multimodalidades (**Tabela 15-2-4**), em sequência lógica, para investigação de pacientes estáveis. Esta se inicia com a formulação de hipóteses diagnósticas – primeira etapa; seguindo-se por exames clássicos como: eletrocardiograma (ECG), ecodopplercardiograma (ECO), testes de exercício, a saber ergométrico (TE) e cardiopulmonar (TCPE), escore de cálcio (EC) – segunda etapa. Após tais avaliações e em caso de questionamentos não respondidos, modalidades não invasivas mais específicas como a cintilografia de perfusão miocárdica (CPM), angiotomografia de coronárias (angio-CT), ressonância magnética cardíaca (RMC ou RC) e a tomografia por emissão de pósitrons (PET) podem ser complementares na estratificação diagnóstica e prognóstica incremental – terceira etapa. Quaisquer das etapas sequenciais impõem-se também como possíveis "filtros" para o cateterismo cardíaco (Cine) – quarta etapa, quando o processo de decisão médica visualiza aqueles pacientes que poderão beneficiar-se com procedimentos de revascularização do miocárdio (intervenção coronária percutânea ou revascularização cirúrgica) ou com manutenção de terapia médica otimizada (**Fig. 15-2-1**).[59]

Tabela 15-2-1. Aplicações da cintilografia de perfusão do miocárdio em **pacientes assintomáticos**/exames révios quando o objetivo se refere à detecção e estratificação de risco na doença arterial coronária

Cenários clínicos	Escores
Baixo risco (ATP III)	1
Risco intermediário (ATP III) – ECG interpretável	3
Risco intermediário (ATP III) – ECG não interpretável	5
Alto risco (ATP III)	7
Alto risco e escore de cálcio (Agatston) entre 100 e 400	7
Escore de cálcio (Agatston) > 400	7
Escore de Duke de risco intermediário (entre -11 e + 5)	7
Escore de Duke de risco elevado (< -11)	8

Obs.: Escore de Duke – equação de regressão que emprega as variáveis dor torácica, desnível de segmento ST e capacidade funcional (tempo de exercício em minutos no protocolo de Bruce ou carga metabólica em MET) durante teste de esforço em pacientes com suspeita ou DAC conhecida. Os resultados numéricos do escore têm valor estabelecido na caracterização prognóstica destes pacientes.

Tabela 15-2-2. Critérios de indicação da cintilografia de perfusão do miocárdio para **pacientes sintomáticos** com história de dor torácica ou equivalente isquêmico, quando o objetivo se refere à detecção e estratificação de risco na doença arterial coronária

Cenários clínicos	Escores
Baixa probabilidade pré-teste de DAC – ECG de repouso interpretável e capacidade de exercitar-se	3
Baixa probabilidade pré-teste de DAC – ECG de repouso não interpretável ou impossibilidade de realizar exercícios	7
Probabilidade pré-teste intermediária de DAC – ECG de repouso interpretável e capacidade de exercitar-se	7
Elevada probabilidade pré-teste de DAC, independente de ECG de repouso interpretável e habilidade em exercitar-se	8
Probabilidade pré-teste intermediária de DAC – ECG de repouso não interpretável ou incapacidade de exercitar-se	9

DAC: doença arterial coronariana; ECG: eletrocardiograma de 12 derivações; SCA: síndrome coronária aguda.

Tabela 15-2-3. Indicações principais de testes funcionais de imagem (CPM/PET/RC e angio-TC de coronárias) na abordagem diagnóstica e prognóstica das síndromes coronárias crônicas, baseadas em graus ou classes de recomendação e níveis de evidências

Recomendações	Grau	Nível
Utilização no manejo diagnóstico de pacientes sintomáticos com suspeita de DAC		
Imagem funcional não invasiva para isquemia miocárdica/angio-TC como teste inicial diagnóstico de DAC em pacientes sintomáticos, aonde a avaliação clínica isolada não excluiu doença obstrutiva	I	B
A escolha inicial deve basear-se na probabilidade pré-teste de DAC e outras características do paciente que influenciem o desempenho da prova aplicada, além da *expertise* local e disponibilidade do método	I	C
Imagem não invasiva para isquemia miocárdica é recomendada se a angio-TC não é diagnóstica ou DAC de significado funcional incerto	I	B
Aplicações para a estratificação de risco		
A estratificação de risco é recomendada com base na avaliação clínica e no resultado de testes diagnósticos iniciais para DAC	I	B
Estratificação de risco com imagens de estresse ou angio-TC ou testes de exercício isolados é recomendada na DAC suspeita ou conhecida	I	B
Com angio-TC disponível para eventual estratificação de risco, imagens adicionais não invasivas de estresse devem ser realizadas previamente ao encaminhamento para cine, em pacientes oligo ou assintomáticos	IIa	B
Síndromes coronárias crônicas conhecidas de longa duração		
Assintomáticos ou sintomas leves		
Com terapia médica otimizada, estratificação não invasiva de alto risco e naqueles em que a revascularização miocárdica é considerada para melhora de prognóstico, cinecoronariografia é sugerida	I	C
Sintomáticos		
Pacientes com sintomas novos ou em graus crescentes utilizar, preferencialmente, provas de imagens não invasivas ou TE isolados	I	C
***Screening* para DAC em indivíduos assintomáticos**		
Indivíduos classificados como alto risco (DM, história de DAC familiar ou estratificação prévia por provas não invasivas de imagem), considerar reestratificação com CPM ou angio-TC	IIb	C
Investigação de indivíduos não diabéticos de baixo risco com provas funcionais de imagem ou angio-TC	III	C

DAC: doença arterial coronária; CPM: cintilografia de perfusão miocárdica; angio-TC: angiotomografia computadorizada de artérias coronárias; PET: tomografia por emissão de pósitrons; RC: ressonância cardíaca; DM: diabetes melito; TE: testes de exercício; Cine: coronariografia invasiva.
Modificado de Knuuti J et al.[10] e Saraste & Knuuti.[58]

Tabela 15-2-4. Abordagem da isquemia miocárdica por multimodalidades em alguns cenários clínicos. Critérios de indicações baseados em escores, elaborados por vários indicadores, incluindo-se, obrigatoriamente, níveis de evidência clássicos da literatura

Métodos	SPECT	PET	ECO	RC	CT	CINE*
Indicações específicas – efeito no manejo clínico do paciente						
Doença isquêmica do coração "suspeita" – presença de sintomas não agudos	7	8	6	7	7	7
Doença isquêmica do coração "suspeita" – presença de sintomas agudos	3	3	6	4	6	7
Doença isquêmica do coração "suspeita" – estratificação de risco	8	8	7	7	7	6
Doença isquêmica do coração "conhecida" – presença de sintomas não agudos	7	7	7	8	6	8
Doença isquêmica do coração "conhecida" – presença de sintomas agudos	3	2	6	3	5	7
Doença isquêmica do coração "conhecida" – isquemia balanceada em doença multivascular	4	8	5	6	5	7
Doença isquêmica do coração "conhecida" – estratificação de risco	8	8	6	7	7	6
Avaliação pós-intervenção coronária percutânea	6	7	6	5	5	8
Avaliação pós-revascularização cirúrgica do miocárdio	5	7	5	6	6	7
Níveis gerais de evidências para a avaliação de doença isquêmica do coração	8	8	7	8	7	8

SPECT: estudo de perfusão do miocárdio com radiofármacos pela técnica de tomografia por emissão de fóton único; PET: tomografia por emissão de pósitrons; ECO: ecodopplercardiografia; RC: ressonância cardíaca; CT: angiotomografia de coronárias; Cine: coronariografia invasiva com medidas de fluxo e pressão. Escores variando de 1 a 3 (indicações inapropriadas ou raramente apropriadas); de 4 a 6 (indicações incertas ou possivelmente apropriadas); de 7 a 9 (apropriadas). Para a definição dos valores empregada metodologia denominada "Delphi". (Modificado de Dewey et al.)[52]

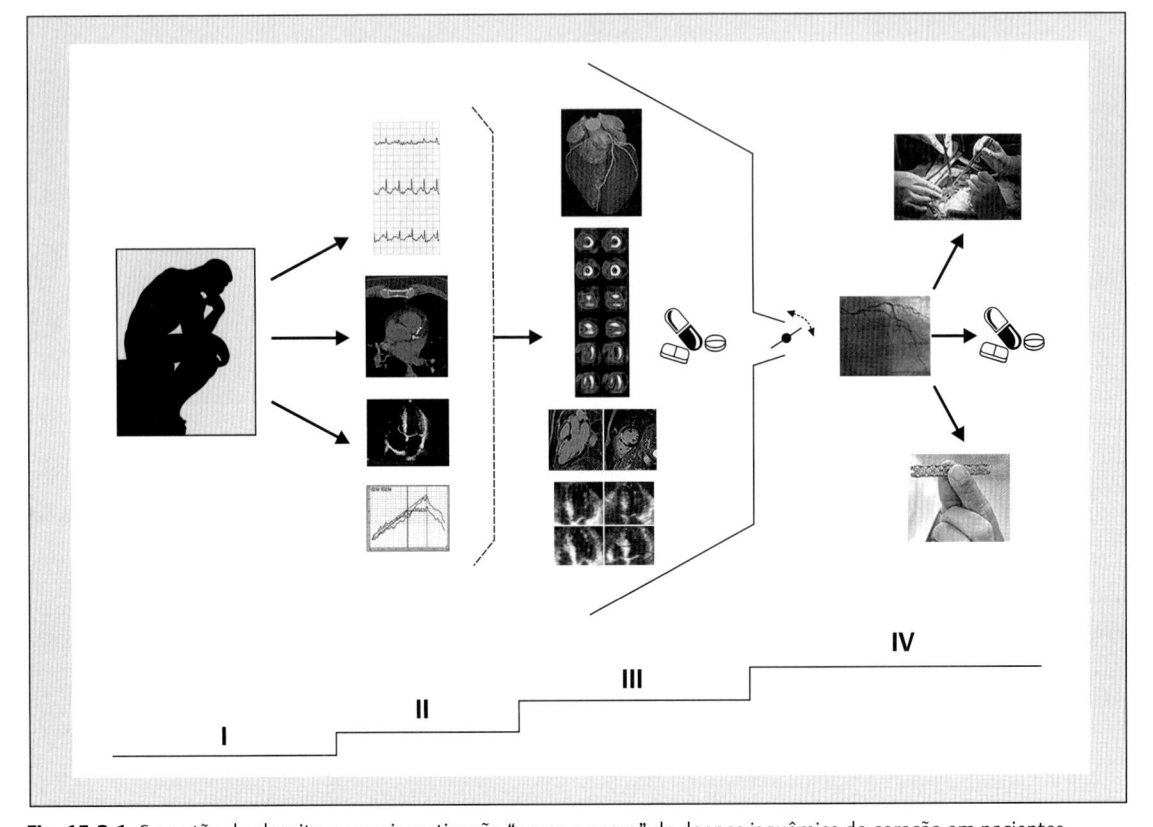

Fig. 15-2-1. Sugestão de algoritmo para investigação "passo a passo" de doença isquêmica do coração em pacientes estáveis, iniciando-se a partir do raciocínio clínico e probabilidade pré-teste de doença (I) e prosseguindo, sequencialmente, a exames como ECG, ECO, EC, TE, TCPE (II) que servirão de filtros para CPM, angio-TC, RC, PET (III) e, consequentemente, para a decisão final do estudo invasivo (Cine). Explicações no texto. (Modificada de Vitola et al.)[59]

CONTRAINDICAÇÕES ABSOLUTAS (A) E RELATIVAS (R) AOS DIVERSOS TIPOS DE MÉTODOS ASSOCIADOS À CPM E PARAEFEITOS OU EFEITOS ADVERSOS RELACIONADOS (TABELAS 15-2-5 A 15-2-10)[5,9,35,60-63]

Tabela 15-2-5. Testes de exercício (TE/TCPE) associados à cintilografia de perfusão do miocárdio. Contraindicações absolutas (A) e relativas (R)

Situações clínicas	Contraindicação
Angina instável de alto risco, não controlada nas últimas 48/72 horas*	A
Insuficiência cardíaca não compensada/não controlada clinicamente	A
Estenose aórtica grave sintomática, dissecção aórtica aguda	A
Arritmias cardíacas não controladas, especialmente associadas a anormalidades hemodinâmicas/sintomas, de origem supra e ventricular**	A
PAS > 200 mm Hg e ou PAD > 110 mm Hg/em repouso***	A/B
Tromboembolismo pulmonar agudo/hipertensão arterial pulmonar grave ****	A/B ****
SCA (IM SSST e IM SST) em evolução instável ou estável (< 2-4 dias)	A
Condições médicas agudas sintomáticas/inflamatórias/febre	A
Inabilidade física/mental que possa implicar menor segurança e provas ineficazes	A/B
Lesão significativa conhecida de tronco de coronária esquerda (TCE) *****	B/A
Estenose aórtica grave assintomática	B
Cardiomiopatia hipertrófica obstrutiva em grau acentuado	B
Bloqueio AV de grau avançado	B
Condições médicas não corrigidas com manifestação clínica expressiva - anemia, distúrbios eletrolíticos, hipertireoidismo, lesões musculares, ósseas ou articulares, descolamento de retina, obstrução arterial periférica	B
Distúrbios da condução intraventricular (BRE, WPW, marca-passo), infradesnível prévio de segmento ST ******	B
Ataque isquêmico transitório/acidente vascular cerebral recente (< 2 meses)	B/A
Impossibilidade de fornecer o informe consentido (obrigatoriedade por legislação), recusa formal ou ansiedade extrema mesmo após a explicação do exame por equipe especializada	A

* Atenção aos pacientes em unidades de emergência/unidades de dor torácica que são estratificados como baixo risco (estáveis clinicamente na admissão, sem evidências de isquemia eletrocardiográfica e biomarcadores sem alterações expressivas), incluídos em algoritmos que contemplam a realização de testes ergométricos e métodos não invasivos de imagem.
** Incluem TPSV não sustentadas repetitivas ou sustentadas, FA e flutter persistentes com resposta elevada de FC, TVNS repetitiva e outras arritmias ventriculares de complexidade superior.
*** Pacientes com HAS de longa duração, assintomáticos e clinicamente estáveis, podem iniciar o exercício com protocolos suaves e controle de PA minuto a minuto até critérios convencionais de interrupção estabelecidos em diretrizes.
**** Em pacientes com HAP grave controlados clinicamente, objetivando avaliação terapêutica (p. ex., sildenafila), mas sempre com amostra de gases expirados (TCPE ou teste cardiopulmonar de exercício).
***** Lesão significativa conhecida de TCE - considerada como contraindicação absoluta em diretriz nacional de TE (Classe III de recomendação, nível B de evidências), deve ser analisada dentro do contexto clínico.
****** Preferir provas farmacológicas associadas à CPM.
TPSV: taquicardia paroxística supraventricular; FA: fibrilação atrial; FC: frequência cardíaca; TVNS: taquicardia ventricular não sustentada; HAS: hipertensão arterial sistêmica; PA: pressão arterial; HAP: hipertensão arterial pulmonar; BRE: bloqueio do ramo esquerdo; AV: atrioventricular; WPW: Wolf-Parkinson-White; PAS: pressão arterial sistólica; PAD: pressão arterial diastólica; IM: infarto do miocárdio.

Tabela 15-2-6. Cintilografia de perfusão do miocárdio associada à injeção intravenosa de dipiridamol ou adenosina. Contraindicações absolutas (A) e relativas (R)

Situações clínicas	Contraindicação
DPOC em atividade (broncospasmo clinicamente evidente)/estado de mal asmático, crises recentes de hiper-reatividade (< 3meses), asma grave dependente de esteroides documentada por prova de função respiratória e sem resposta broncodilatadora	A
Angina instável de alto risco, não controlada nas últimas 48/72 horas*	A
SCA (IM SSST e IM SST) em evolução instável ou estável (< 2-4 dias)	A
Bloqueio atrioventricular de segundo e terceiro graus não protegidos por marca-passo elétrico artificial	A
Ataque isquêmico transitório/acidente vascular cerebral recente (< 2 meses)	B/A
Condições médicas agudas sintomáticas (inclui ICC, arritmias não controladas, entre outras)/inflamatórias/febre	A
Condições médicas não corrigidas – anemia, distúrbios eletrolíticos, distúrbios metabólicos, hipertireoidismo etc.	B
Tromboembolismo pulmonar agudo/hipertensão arterial pulmonar grave	A
Doença do nó sinusal/bradicardia acentuada (< 40 bpm)	B
Doença pulmonar reativa > 3 meses	B
Doença carotídea (lesão obstrutiva) grave bilateral	B
Utilização de cafeína, metilxantinas (aminofilina, teofilina, teobromina) e derivados nas 24 horas precedentes. Atenção a café, chás, refrigerantes, chocolate, fármacos para cefaleia que contenham cafeína	A
Impossibilidade de fornecer o informe consentido para a realização da prova (obrigatoriedade conforme legislação), recusa formal ou insegurança/ansiedade extremas mesmo após a explicação do exame	A
Alergia conhecida à injeção de dipiridamol/adenosina	A/B

DPOC: doença pulmonar obstrutiva crônica; SCA: síndrome coronária aguda; IM SSST: infarto do miocárdio sem supradesnível de segmento ST; IM SST: infarto do miocárdio com supradesnível de segmento ST; ICC: insuficiência cardíaca congestiva.

Tabela 15-2-7. Cintilografia de perfusão do miocárdio associada à administração intravenosa de dobutamina. Contraindicações absolutas (A) e relativas (R)

Situações clínicas	Contraindicação
Angina instável de alto risco, não controlada nas últimas 48/72 horas	A
SCA (IM SSST e IM SST) em evolução instável ou estável (< 2-4 dias)	A
Obstrução acentuada conhecida de via de saída do VE (inclui cardiomiopatia hipertrófica e outras formas), estenose aórtica grave	A
Dissecção/aneu de aorta torácica/aneu de aorta abdominal 5 cm (diâmetro)	A/B
PAS < 90 mm Hg ou > 200 mm Hg em repouso; PAD > 110 mm Hg	A/B
Taquiarritmias atriais com resposta ventricular não controlada, incluindo FA/*flutter*. História prévia de TVNS/TVS	A
Insuficiência vascular cerebral sintomática	A
Cardiodesfibrilador implantado	A
Alterações no metabolismo de potássio	A
Trombo no ventrículo esquerdo	B
Fração de ejeção do VE ≤ 25 % (> risco de arritmias)	B
IAM em evolução instável/evolução clínica estável (< 2 dias)	B
Impossibilidade de fornecer o informe consentido (obrigatório – legislação), recusa formal ou ansiedade extremas mesmo após a explicação do exame	A
Alergia conhecida ao fármaco	A/B
Ritmo de marca-passo elétrico artificial	B
Vigência de medicação que resulte em resposta atenuada de FC cardíaca* – betabloqueadores (II e III – propranolol, metoprolol, sotalol), bloqueadores dos canais de cálcio (IV – diltiazem), bloqueadores dos canais de potássio (III – amiodarona), bloqueadores dos canais de sódio (IC – propafenona)	B
Condições médicas agudas sintomáticas (inclui ICC, arritmias não controladas, entre outras)/inflamatórias/febre	A

Obs: II, III, IV e IC referem-se à classificação inicial didática de fármacos antiarrítmicos de Singh-Vaughan-Williams, considerada atualmente como inadequada em aspectos específicos, pela inclusão de novos antiarrítmicos e multiplicidade de ação farmacológica dos mesmos.
VE: ventrículo esquerdo; Aneu: aneurisma; SCA: síndrome coronária aguda; IM SSST: infarto do miocárdio sem supradesnível de segmento ST; IM SST: infarto do miocárdio com supradesnível de segmento ST; PAS: pressão arterial sistólica; PAD: pressão arterial diastólica; FA: fibrilação atrial; TVNS: taquicardia ventricular não sustentada; TVS: taquicardia ventricular sustentada; FC: frequência cardíaca; IAM: infarto agudo do miocárdio.

Tabela 15-2-8. Efeitos adversos ou paraefeitos durante e após provas farmacológicas (dipiridamol) e cintilografia de perfusão do miocárdio

Sintomas/sinais	Frequência (%)
Dor torácica*	20
Alterações ECG (infradesnível de segmento ST)	08
Bloqueios atrioventriculares	02
Extrassístoles ventriculares	05
Hipotensão arterial	05
Cefaleia	12
Náusea, tontura, "*flush*/rubor facial"	03-12
IM não fatal/fatal e outros eventos de natureza grave – broncospasmo, acidente vascular cerebral	Extremamente raro
Qualquer efeito (inclui mal-estar geral, dores abdominais etc.)	Até 50

*Sintoma não específico, sem indicar, necessariamente, a presença de DAC. A aminofilina é o antagonista específico para reversão das manifestações clínicas/ECG/hemodinâmicas associadas à injeção do dipiridamol, na dose total de 1 a 2 mg.kg (uma ampola com 240 mg em 10 mL pode ser diluída com soro fisiológico).

Tabela 15-2-9. Efeitos adversos ou paraefeitos durante e após provas farmacológicas (adenosina) e cintilografia de perfusão do miocárdio

Sintomas/sinais	Frequência (%)
Dor torácica*	25-30
Alterações ECG (infradesnível de segmento ST)**	05-07
Bloqueios atrioventriculares – Total (graus I, II, avançado/BAVT)	08
Bloqueios atrioventriculares – (graus I, II, avançado/BAVT)	3-4; 4; < 1
Dispneia	20
Náusea, tontura	05; 07
Hipotensão arterial	05
"*Flush*/rubor facial"	35-40
IM não fatal/fatal e outros eventos de natureza grave – broncospasmo, acidente vascular cerebral (hemorrágico e isquêmico)	Extremamente raro
Qualquer efeito – Inclui mal-estar generalizado, fibrilação atrial (relatos), convulsões (relatos), broncospasmo, arritmias ventriculares complexas, alterações da perfusão periférica, cefaleia etc.	Até 80-90%

*Sintoma não específico, sem indicar, necessariamente, a presença de DAC.
** Podem representar isquemia verdadeira, especialmente no sexo masculino. Considerando-se a meia-vida plasmática inferior a 10 segundos da adenosina, a interrupção da infusão em bomba contínua é habitualmente suficiente, a não ser em casos com manifestações (sinais/sintomas) persistentes, quando, então, a aminofilina poderá ser utilizada.

Tabela 15-2-10. Efeitos adversos ou paraefeitos* durante e após provas farmacológicas (dobutamina) e cintilografia de perfusão do miocárdio

Sintomas/sinais	Frequência (%)
Alterações ECG (infradesnível de segmento ST)	33
Dor torácica	31
Palpitações	29-30
Dispneia	14
Arritmias supraventriculares e ventriculares significativas	8-10
Hipotensão arterial	05
"*Flush*/rubor facial"	14
IM não fatal/fatal e outros eventos de natureza grave – broncospasmo, acidente vascular cerebral (hemorrágico e isquêmico)	Extremamente raro
Qualquer efeito (inclui mal-estar generalizado, fibrilação atrial, contrações musculares tonicoclônicas	Até 80-90%

A frequência de complicações cardiovasculares com a dobutamina é maior que os outros fármacos vasodilatadores. Em metanálise envolvendo 26.438 pacientes houve a documentação de um paraefeito grave para cada 335 provas[64] com 1,9% de incidência de fibrilação atrial, 4,8% de taquicardia paroxística supraventricular e 9,3% de taquicardia ventricular.[57] Em nossa realidade ressalta-se que, frequentemente, pacientes são encaminhados à CPM associada a esta modalidade por diagnóstico prévio estabelecido de DPOC com crises recentes de hiper-reatividade. Nesta situação, a reversão dos paraefeitos da dobutamina com metoprolol na dose de 5 mg IV (recomendação habitual de diretrizes clássicas) deve ser reavaliada considerando-se a possibilidade de agravamento/desencadeamento de crises de broncospasmo. Outros fármacos específicos não encontram suporte claro na literatura. Considerar, adicionalmente, a curta meia-vida plasmática da dobutamina, em torno de 2- 3 minutos, o que poderá reforçar a conduta expectante para a cessação dos efeitos, em caso de condição clínica estável. ECG: eletrocardiográficas; CPM: cintilografia de perfusão do miocárdio; DPOC: doença pulmonar obstrutiva crônica; IV: intravenosa.

FISIOLOGIA CORONÁRIA, GÊNESE DAS IMAGENS NOS ESTUDOS DE PERFUSÃO E FUNÇÃO DO MIOCÁRDIO[5,8,16,17,65]

- A magnitude da elevação do fluxo sanguíneo coronário secundária aos tipos de estresse aplicados e relativa ao fluxo em repouso é denominada "reserva coronária";
- Após a injeção intravenosa do radiofármaco ou radiotraçador escolhido (MIBI-^{99m}TC, Tetrofosmin-^{99m}TC, ^{201}Tl) para o estudo da perfusão miocárdica há a extração do mesmo do sangue arterial coronário por cardiomiócitos viáveis, sendo retido dentro das células por algum tempo. Fótons gama passam, então, a ser emitidos do órgão-alvo em proporção à magnitude da captação do traçador, que é relacionada com a perfusão;
- Conceitualmente, o fluxo coronário em repouso é de cerca 1 mL.g.min^{-1}, sendo mantido até lesões obstrutivas próximas a 80%, quando então passa a diminuir por insuficiência de mecanismos de compensação, que incluem a capacidade de vasodilatação da rede arteriolar e queda da resistência coronária, entre outros. Quando são aplicados estresse físico ou provas farmacológicas eleva-se de três a cinco vezes durante vasodilatação ou hiperemia máximas, na presença de artérias coronárias normais. No entanto, frente a lesões obstrutivas que resultem no esgotamento da reserva coronária durante a realização da CPM de estresse, habitualmente a partir de lesões obstrutivas de 40-50%, observam-se menor elevação do fluxo e subsequente queda, com alteração da razão oferta/consumo de oxigênio, alterações da contratilidade e isquemia miocárdica resultante (**Fig. 15-2-2**);
- No entanto, há paradoxos no manejo da DAC, ressaltando-se que o porcentual de estenose luminal não prediz ou traduz verdadeiramente a capacidade máxima de fluxo coronário ou a reserva de fluxo coronário (RFC) (**Fig. 15-2-3**). Há estudos que mostram que procedimentos de revascularização objetivando a melhora deste fluxo não foram superiores em reduzir eventos coronários quando comparados à terapia médica otimizada. Em contraste a estes trabalhos, procedimentos de intervenção coronária percutânea (ICP) guiados por índices como a fração de reserva de fluxo ou FFR, evidenciaram menos eventos coronários no acompanhamento clínico quando comparados à ICP baseada no porcentual de estenose luminal. Da mesma forma, diferentes situações fisiopatológicas podem ser encontradas para lesões anatomicamente semelhantes, com diferentes impactos sobre a RFC e demais índices como a FFR;[19-21]

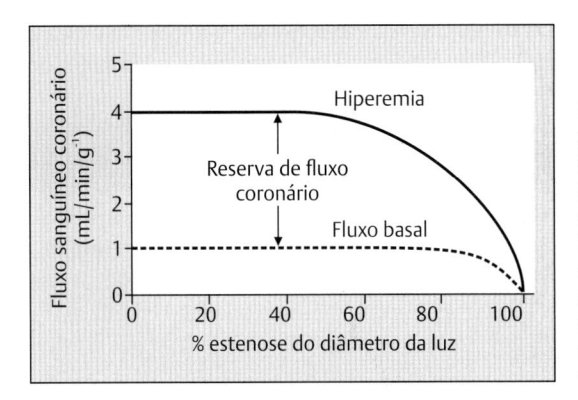

Fig. 15-2-2. Relação entre o grau de estenose porcentual do diâmetro da luz e alterações do fluxo e da reserva coronária. (Modificada de Gould K.[16]). Após aplicação de estresse físico e elevação do fluxo coronário, obstruções luminais a partir de 40-50% já podem resultar em esgotamento da reserva coronária com queda subsequente de fluxo. Notar que o fluxo em repouso é próximo a 1 mL.min.g^{-1} alcançando, mediante um estímulo hiperêmico, valores de 4 mL.min.g^{-1}.

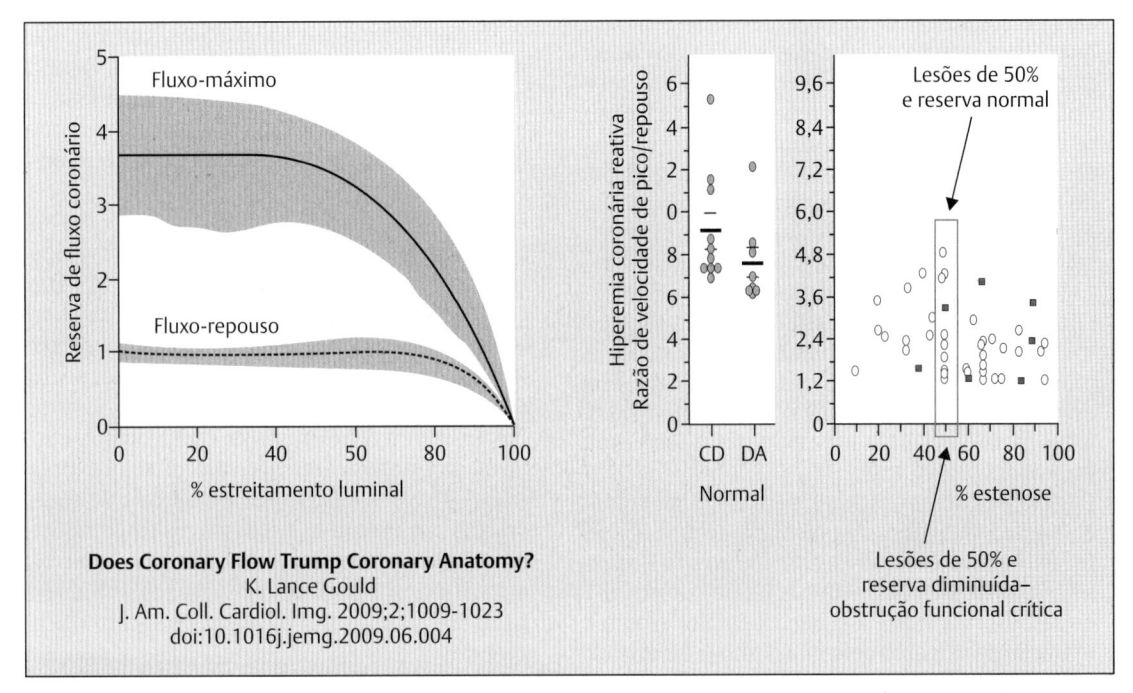

Fig. 15-2-3. O gráfico à esquerda, semelhante ao da Figura 15-2-2, evidencia o conceito clássico de estenose crítica em estudos animais como o porcentual de estreitamento luminal de 80-85%, a partir do qual o fluxo coronário de repouso começa a diminuir, mas com queda da reserva de fluxo coronário sob estresse em obstruções já a partir de 50%. À direita, a demonstração da ampla faixa de variação da reserva de fluxo em lesões estimadas de 50% de estreitamento luminal, evidenciando a dissociação entre gravidade anatômica e funcional. CD: coronária direita; DA: artéria descendente anterior; no eixo vertical do gráfico à esquerda está representada a reserva de fluxo coronário e, à direita, a razão da velocidade de fluxo coronário na condição de hiperemia máxima e de repouso. No eixo horizontal dos gráficos à esquerda e direita são plotados os graus crescentes de estenose luminal, à exceção das artérias CD e DA sem lesões e com hiperemia coronária reativa dentro de valores normais. (Modificada de Gould LK.)[16,17]

- Também, quando níveis muito elevados de fluxo coronário são alcançados, habitualmente acima de 2,5-3,0 mL.g.min^{-1}, ocorre perda da relação linear entre esta variável e a captação miocárdica, ocorrendo diminuição da extração sanguínea do radiofármaco. Este fenômeno, denominado "*roll off*", limita a sensibilidade da CPM para detectar lesões semelhantes ou com pequenas diferenças, mas fluxos coronários aproximados nas regiões servidas pelas artérias acometidas (**Fig. 15-2-4**);
- Pode-se, portanto, compreender que pequenas diferenças de fluxo ocasionadas por estresse físico ou estímulo farmacológico em indivíduos com lesões de menor expressão funcional, poderão não ser percebidas nas imagens de perfusão, uma vez que a comparação da captação relativa do radiofármaco entre as paredes é um dos fatores responsáveis pela gênese das imagens. Desta forma, os radioisótopos convencionalmente empregados são limitados na detecção de lesões com significado hemodinâmico discreto a moderado;
- A captação e a retenção destes traçadores refletem as diferenças regionais de fluxo, mas a integridade da membrana celular do cardiomiócito é pré-requisito. A visibilização de regiões miocárdicas sugere membranas celulares íntegras (viáveis), mas a falta aparente de captação do radiofármaco não indica, necessariamente, a ausência de viabilidade, podendo representar miocárdio hibernante;
- O fluxo sanguíneo coronário deve responder rapidamente às mudanças metabólicas e demanda de oxigênio miocárdico crescente frente ao estresse físico ou farmacológico (dobutamina), objetivando resposta contrátil adequada. Ressalta-se que a extração de oxigênio pelo miocárdio já é próxima à máxima em repouso, sendo que a única maneira de aumentar a oferta será o aumento do fluxo coronário;
- Considerando-se que a pressão diastólica aórtica durante exercício varia pouco em relação aos valores de repouso, o mecanismo principal para o aumento do fluxo coronário no estresse envolve a redução da resistência vascular coronária;
- Nos equipamentos de nova geração, as gama-câmeras ultrarrápidas construídas com semicondutores de cádmio, zinco e telúrio (CZT) implementam avanços importantes dentro da técnica SPECT, considerando-se especialmente a aquisição de fótons e algoritmos de reconstrução das imagens. Evolução tecnológica na câmara e colimadores resultaram em aumento na eficiência da captura de contagens radioativas, maior sensibilidade e mais informação para cada raio gama detectado, inferindo dados de precisão relacionados com a fisiologia coronária;
- Os métodos farmacológicos associados à CPM implicam diversas respostas vasodilatadoras (hiperemia máxima) e de elevação do fluxo coronário, com suas escolhas dependentes de características individuais do paciente, bem como de expertise local da equipe envolvida e experiência do médico solicitante (**Fig. 15-2-5**);
- Finalmente, a comparação da captação do radiofármaco entre as paredes ventriculares é expressa nas imagens a partir de uma escala de cores, criadas por programas específicos de computador que, além de permitirem a análise subjetiva da perfusão, possibilitam a avaliação semiquantitativa e quantitativa da área de miocárdio acometido;

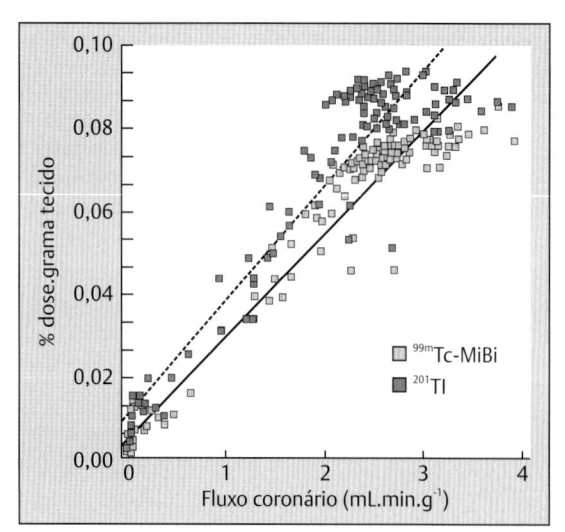

Fig. 15-2-4. Relação linear entre dose intravenosa por grama de miocárdio e fluxo sanguíneo por minuto, entre os radiofármacos ^{201}Tl e ^{99m}Tc-MIBI. A partir de fluxos coronários > 2,5 mL.min. g^{-1}, observa-se perda da razão linear. (Modificada de Berman & Germano.)[65]

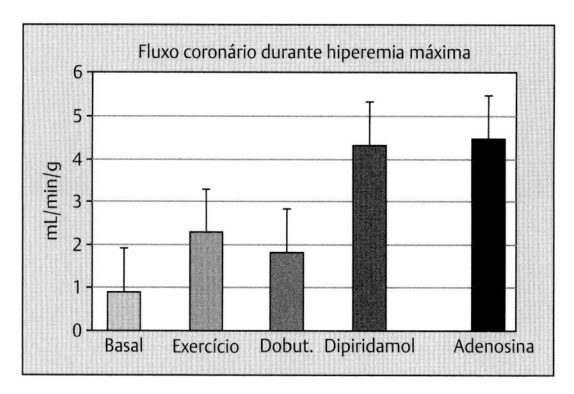

Fig. 15-2-5. Formas de estresse associadas à cintilografia de perfusão miocárdica, com resposta vasodilatadora máxima (e desvios padrão) e variação resultante do fluxo coronário. A vasodilatação farmacológica com dipiridamol/adenosina não resulta em estresse verdadeiro e, sim, "estímulo", pois conceitualmente não aumentam de modo significativo o consumo de oxigênio do miocárdio. (Modificada de Mastrocolla LE et al.)[29]

RADIAÇÃO IONIZANTE, TABELA PERIÓDICA DOS ELEMENTOS E RADIOFÁRMACOS EMPREGADOS NA CPM PELA TOMOGRAFIA COMPUTADORIZADA POR EMISSÃO DE FÓTON ÚNICO (GAMA) OU TÉCNICA SPECT[66-69]

- A radiação é parte integrante e inevitável da vida diária de todos os indivíduos de nosso planeta, com variados graus de exposição, provenientes de radioisótopos administrados em nosso corpo e de fontes naturais, incluindo raios cósmicos, fontes terrestres, entre outros;

- A radiação "ionizante" é a radiação eletromagnética (EM) ou radiação de partícula (partículas elementares de alta energia) capaz de produzir íons direta ou indiretamente em sua passagem através da matéria. Os comprimentos de onda da radiação EM ionizante são iguais ou menores que os da radiação ultravioleta curta e incluem os raios gama e X (**Fig. 15-2-6**);

- Embora a radiação desnecessária seja indesejável, o emprego de baixos níveis de radiação ionizante é característico dos métodos não invasivos de imagem cardiovascular e intrínseco ao estado da arte atual na prevenção primária e secundária

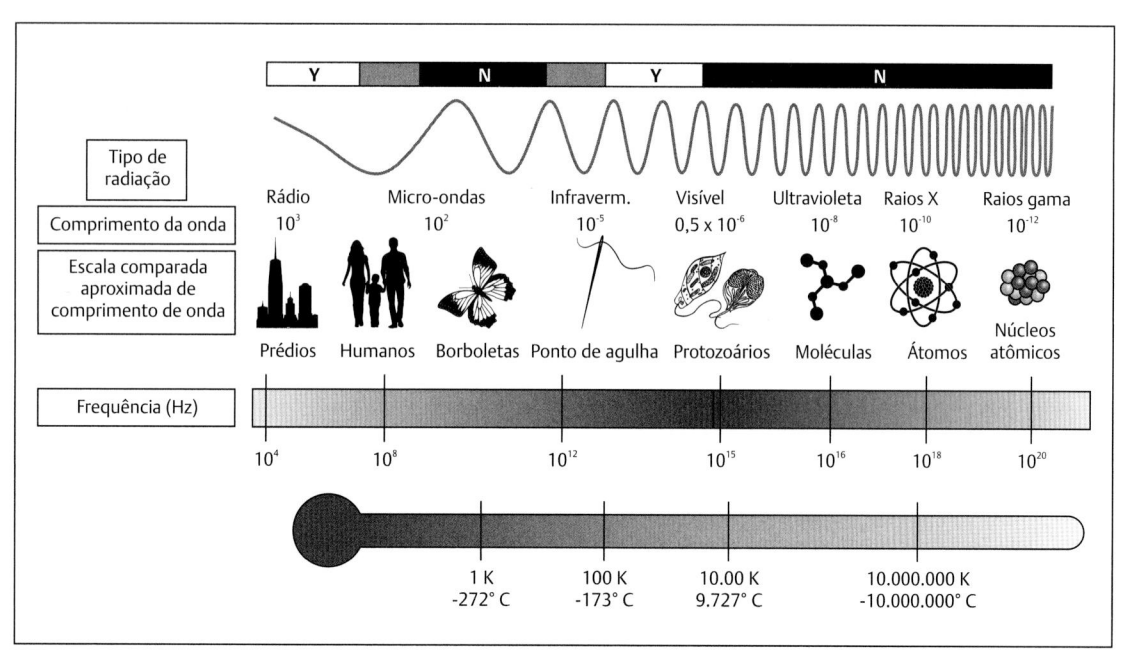

Fig. 15-2-6. Espectro da radiação eletromagnética (tipos) comparando-se as características de comprimento de onda (escala aproximada com exemplos) e frequência (oscilações por segundo) em Hertz (Hz). A radiação ionizante objetivando a formação de imagens médicas encontra-se abaixo da radiação ultravioleta, de elevadíssima frequência, mínimo comprimento de onda e alto poder de penetração, incluindo as radiografias e os raios Gama, estes emitidos pelos radioisótopos utilizados em cardiologia nuclear. A escala inferior (termômetro) sugere a temperatura dos objetos em que a radiação é mais intensa.

da doença cardiovascular. No entanto, o processo de decisão médica que considera o uso de radiação para a obtenção de estudos diagnósticos e prognósticos em cardiologia nuclear deve enquadrar-se dentro de critérios apropriados, avaliando sempre a relação risco/benefício, mas pautando-se dentro do princípio da mínima exposição enquanto informações de qualidade ótima são obtidas (ALARA ou "*As Low As Reasonable Achievable*"). São os princípios denominados "justificação" (exame correto para o paciente certo) e otimização (ALARA);[70]

- Alguns núcleos atômicos são instáveis na sua composição de nuclídeos (qualquer espécie atômica definida por seu número de massa, número atômico e seu estado energético) e podem decair para configurações mais estáveis, por emissão de partículas muito energéticas. Os núcleos atômicos possuem níveis de energia discretos, análogos aos níveis dos orbitais atômicos. A transição entre estados de energia de um mesmo núcleo é acompanhada pela emissão de um *quantum* de radiação eletromagnética denominado "fóton". Os raios gama emitidos pelo radioisótopo tecnécio 99m (^{99m}Tc), representam fótons de alta energia altamente penetrantes (fator de potência relativa de penetração de 10.000), mas não muito ionizantes, sem efeitos deletérios imediatos aos tecidos, desde que respeitados os princípios e normas de segurança. Como o tálio 201 (201Tl) decai por captura eletrônica para mercúrio 201, os fótons emitidos utilizados para imagem são os raios X do próprio 201Hg) entre 68 e 80 KeV (quilo eletron volt ou mil elétrons-volt), além de menor quantidade de radiação gama, em faixa de energia de 135 KeV e 166 KeV;

- Originalmente, os elementos mais estáveis que constam na tabela periódica dos elementos são o Tc 98 (peso atômico ou número de massa) e Tl 204 (peso atômico ou número de massa), classificados entre os "metais de transição" e "outros metais" respectivamente (**Fig. 15-2-7**).

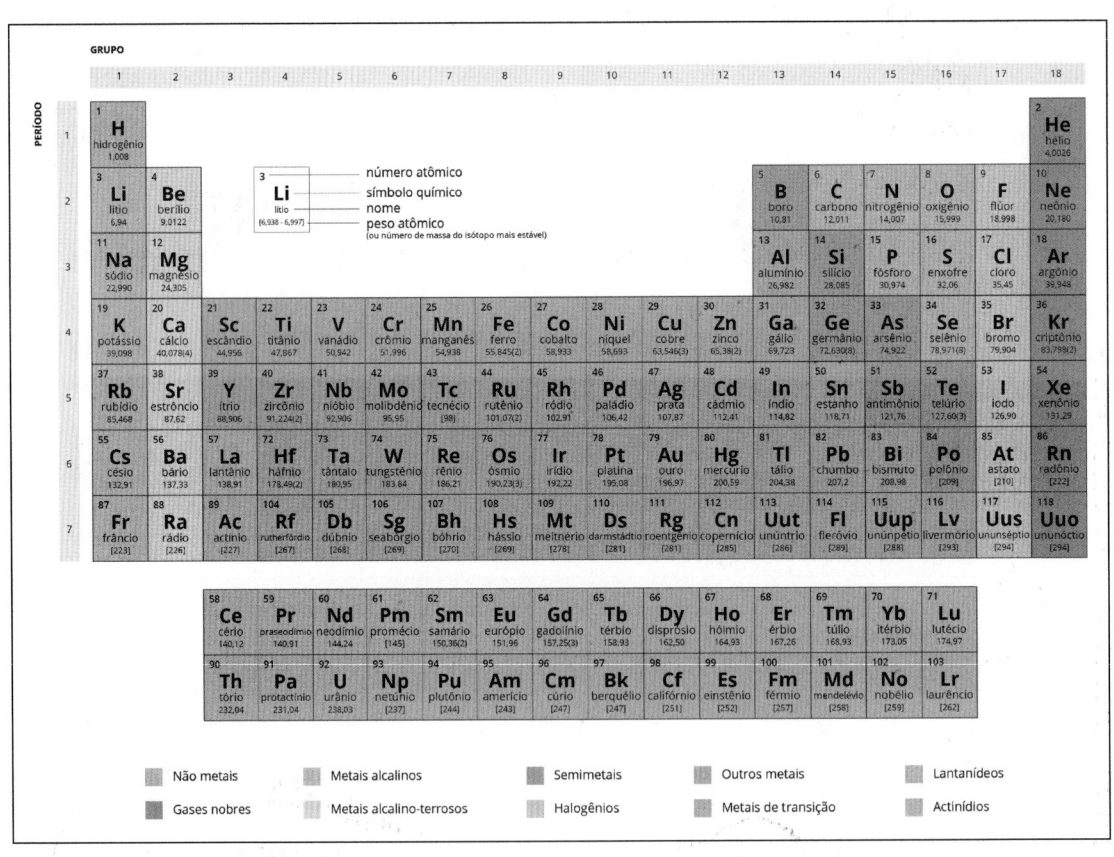

Fig. 15-2-7. Tabela periódica dos elementos.

RADIOFÁRMACOS EMPREGADOS NA CINTILOGRAFIA DE PERFUSÃO DO MIOCÁRDIO PELA TÉCNICA SPECT

- **Conceituação:** de acordo com **a RDC nº 63 da ANVISA**, são denominados radiofármacos todas as preparações farmacêuticas com finalidade diagnóstica ou terapêutica que, quando prontas para o uso, contêm um ou mais radionuclídeos. Compreendem também os componentes não radioativos para marcação e os radionuclídeos, incluindo os componentes extraídos dos geradores de radionuclídeos.[71]

MIBI ou Tetrofosmin Marcados com Tecnécio-99 Metaestável – MIBI-^{99m}Tc [9,35,72]

- A MIBI, também denominada SESTAMIBI/HEXAMIBI, é a 2-metoxi-isobutil-isonitrila, um composto catiônico estável lipofílico pertencente à família das isonitrilas, utilizado com maior frequência nos estudos de perfusão miocárdica. Tem a propriedade de penetrar na membrana celular dos miócitos por mecanismo de difusão passiva, dependente do gradiente eletroquímico transmembrana, e fixar-se nas mitocôndrias, sem envolver gasto de energia;
- Como não é radioativa, é marcada com **tecnécio 99m** (MIBI-^{99m}Tc), que tem meia-vida física de 6 horas e emite fótons gama com energia na faixa de 140 KeV (quilo eletron volt), denominado "fotopico", o que resulta na obtenção de imagens de boa qualidade;
- Em sua **primeira passagem** pelo coração, logo após a injeção intravenosa, o radiofármaco MIBI-^{99m}Tc é extraído da circulação pelas células cardíacas viáveis em torno de 60%, fenômeno este denominado "fração de extração". Atravessa a membrana celular íntegra e permanece retido nas mitocôndrias em sua maioria, sem recircular novamente (não apresenta de modo significativo o fenômeno da redistribuição). Esta "marcação" radioativa dos cardiomiócitos pelo fluxo miocárdico é espelho da fisiologia coronária no momento da injeção, quer em repouso ou em estresse/estímulo. Desta forma tornam-se necessárias duas injeções do radiofármaco, uma para a etapa de repouso e outra para a fase de estresse/estímulo;
- As isonitrilas são eliminadas de modo predominante via sistema hepatobiliar no trato gastrointestinal, podendo representar atividade extracardíaca de radiação com potencial de gerar artefatos nas imagens cardíacas, considerando-se a contiguidade entre trato gastrointestinal e especialmente o ventrículo esquerdo em sua face inferior, separados pelo diafragma. Assim, procedimentos metodológicos como tempo ótimo e modo de aquisição de imagens são recomendados, entre outros, adequados também em função de variações individuais;
- De outras isonitrilas aprovadas (FDA) para avaliação da doença arterial coronariana obstrutiva, somente o tetrofosmin, de propriedades semelhantes à MIBI, está disponível para o uso clínico em nosso meio.

Cloreto de tálio-201 ou ^{201}Tl [9,73-78]

- Cátion monovalente produzido em cíclotron, com propriedades biológicas análogas ao potássio, que é intracelular e ausente em tecidos cicatriciais, sendo por isso designado para a diferenciação entre miocárdio isquêmico e fibrose;
- Quando injetado por via intravenosa, a captação inicial pelo miocárdio é proporcional ao fluxo sanguíneo regional, dependendo da integridade da membrana celular. Tem elevada fração de extração de primeira passagem pelo miocárdio (proporção de ^{201}Tl que é extraído do sangue e captado pelo miócito), em torno de 70 a 85%;
- Penetra pela membrana celular por mecanismo de transporte ativo, envolvendo gasto de energia (sistema Na$^+$K$^+$ATPase). A maior concentração de ^{201}Tl no miocárdio acontece próximo a 5 minutos após a injeção, realizada no pico do exercício ou durante alterações desencadeadas durante testes de exercício ou provas farmacológicas;
- Após a distribuição inicial do radioisótopo pelo miocárdio, relacionada com o fluxo sanguíneo, inicia-se o fenômeno da redistribuição, 10 a 15 minutos após a injeção, diferente da MIBI-^{99m}TC, o que implica na obrigatoriedade de apenas uma injeção na fase de estresse/estímulo nos exames diagnósticos. Está na dependência do clareamento ou da lavagem do tálio no miocárdio (*washout*), não mais dependente do fluxo, mas sim do gradiente de concentração entre os miócitos e os níveis sanguíneos de ^{201}Tl;
- A redistribuição do tálio é mais rápida no miocárdio normal em comparação ao miocárdio isquêmico, resultando em atividades diferentes nesses tecidos (*washout* diferencial);
- Evidencia meia-vida física de 73 horas e energia por emissão de fótons para a construção das imagens de perfusão miocárdica na faixa de 70-80 KeV (fotopico), o que lhe confere dosimetria desfavorável em comparação ao ^{99m}Tc, que tem meia-vida de seis horas, além de qualidade inferior de imagens de perfusão considerando-se a menor energia emitida.

Em razão das características descritas e da capacidade de avaliar integridade de membrana celular, o tálio apresenta a propriedade adicional de estudar **viabilidade miocárdica** relacionada, de modo predominante, com o **miocárdio hibernante** (referir-se ao tema protocolos específicos).

PROTOCOLOS EMPREGADOS PARA A AVALIAÇÃO DIAGNÓSTICA/PROGNÓSTICA DA DOENÇA ISQUÊMICA ESTÁVEL DO CORAÇÃO SUSPEITA OU CONHECIDA[9,35,74]

- Há protocolos clássicos para a realização dos estudos de perfusão miocárdica com as isonitrilas marcadas com tecnécio 99m e tálio 201 com finalidade diagnóstica/estratificação de risco. A dose administrada do radiofármaco por via IV é medida em unidades milicurie (mCi) ou megabecquerel (Mbq), esta considerada como padrão internacional. A equivalência entre as duas medidas é de 1 mCi × 37 Mbq. O cálculo da quantidade injetada depende de vários fatores, entre eles protocolos escolhidos, tipos de equipamentos (convencionais ou CZT), peso corporal (tabelas apropriadas), modo de aquisição de imagens, entre outros;

- Os protocolos mais frequentemente empregados para as isonitrilas marcadas com tecnécio 99m, associados aos testes de exercício e ou provas farmacológicas (dipiridamol/adenosina/dobutamina), podem ser:
  - **De um dia – duas etapas**
    - **Sequência repouso – estresse** (Figs. 15-2-8 a 15-2-11) – fluxo miocárdico estimado em **repouso** (primeira etapa) = injeção IV – dose habitual de oito a dez (**8 -10) mCi**; e **estresse** (segunda etapa) = injeção IV – dose habitual três (3) × maior ou **24 – 30 mCi.** As imagens adquiridas em **repouso** iniciam-se em torno de 30-60 min após a administração da MIBI/Tetrofosmin – ^{99m}Tc e as de **estresse** após 30 minutos, rotineiramente. Tempo variável de acordo com a condição do paciente sob estudo. Quando o exame é realizado em gama-câmeras ultrarrápidas (CZT), as doses habituais são próximas a **5 mCi** (repouso) e **15 mCi** (estresse);

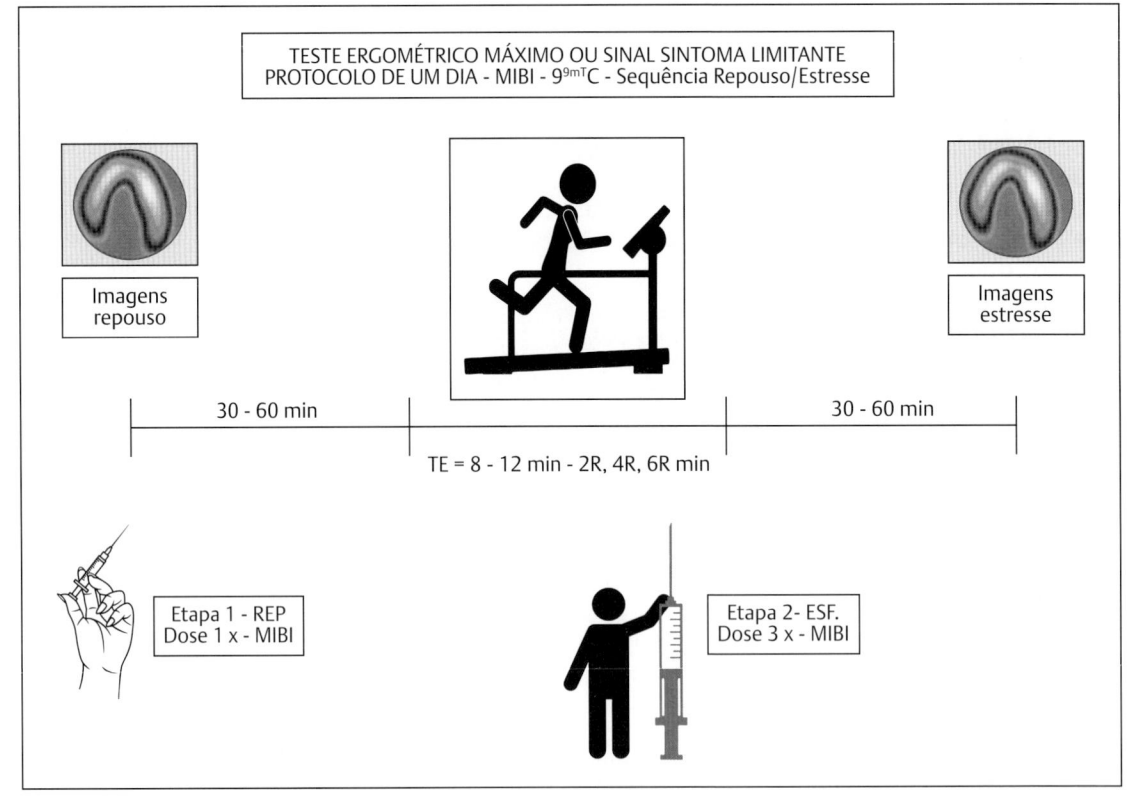

Fig. 15-2-8. CPM associada aos testes de exercício (TE/TCPE) empregando-se o protocolo de "um dia", com a administração intravenosa do radiofármaco MIBI-^{99m}Tc, em **duas fases ou etapas**. A etapa 1 – injeção de MIBI marcada com dose entre cinco (5) e dez (10) mCi de ^{99m}Tc representa a aquisição das imagens "**em repouso**" (REP), de 45-60 minutos após a injeção de repouso (DOSE 1 × - MIBI). Na sequência inicia-se a **etapa 2** com a realização do TE/TCPE (início tempo zero e término entre 8-12 minutos) segundo critérios estabelecidos e injeção da MIBI-^{99m}Tc em dose três vezes maior que o repouso ou entre 15 e 30 mCi) no pico do exercício ou durante anormalidades específicas. A aquisição das imagens correspondentes a esta fase (ETAPA 2 – ESF) é realizada em torno de 30 a 60 minutos após a injeção do esforço. MIBI: 2 metoxi-isobutil isonitrila; 2R, 4R e 6R: 2º, 4º e 6º minutos da fase de recuperação do TE.

♦ **Sequência estresse – repouso** (**Fig. 15-2-12**) – fluxo miocárdico estimado em **estresse** (primeira etapa) = injeção IV – dose habitual de 8 a 10 **mCi** e **repouso** (segunda etapa) = injeção IV – dose habitual três (3) × maior ou **24 – 30** mCi. As imagens adquiridas em estresse iniciam-se em torno de 30 min, rotineiramente, após a administração da MIBI/Tetrofosmin – ^{99m}Tc, e as de repouso após 30-60 minutos. Tempo variável de acordo com a condição do paciente. Quando o exame é realizado em gama-câmeras ultrarrápidas (CZT), as doses habituais são próximas a **5 mCi** (estresse) e **15 mCi** (repouso);

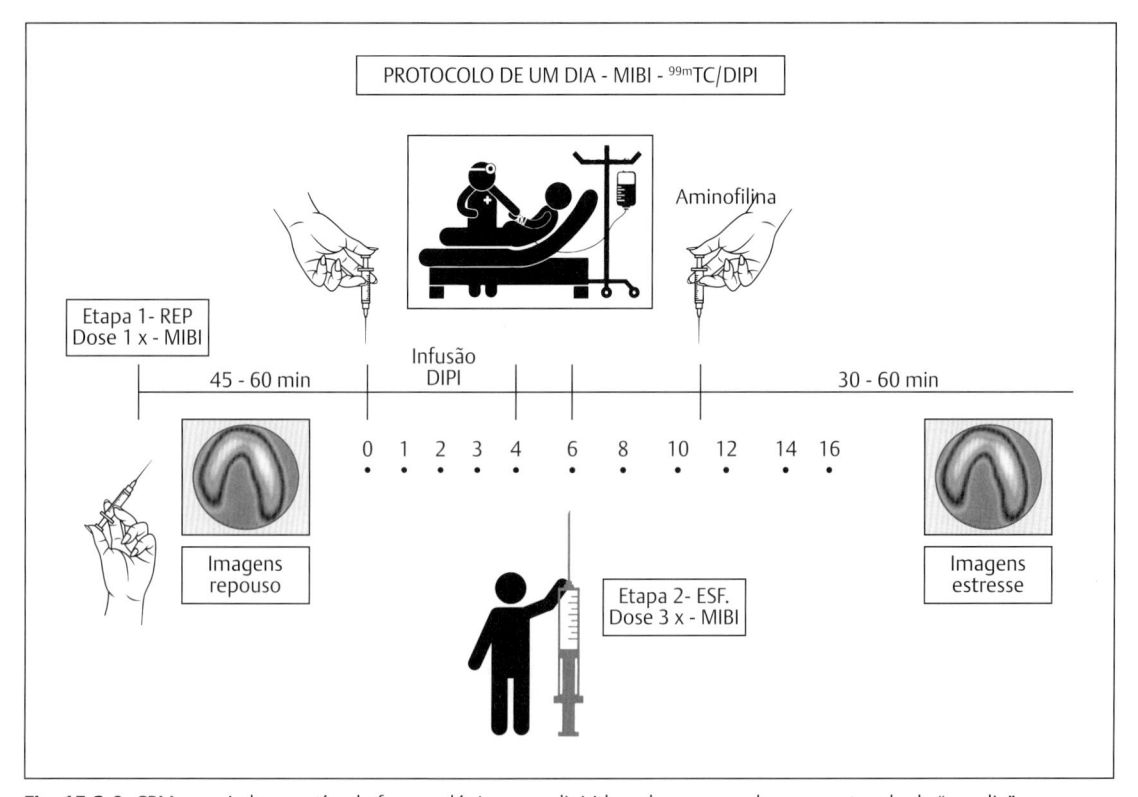

Fig. 15-2-9. CPM associada ao estímulo farmacológico com dipiridamol empregando-se o protocolo de "um dia", com a administração intravenosa do radiofármaco MIBI- ^{99m}Tc, em **duas fases ou etapas**. A **etapa 1** – injeção de MIBI marcada com dose entre cinco (5) e dez (10) mCi de ^{99m}Tc representa a aquisição das imagens "**em repouso**" (REP), em torno de 45-60 minutos após a injeção inicial do radiofármaco (DOSE 1 × - MIBI). Na sequência inicia-se a **etapa 2 – DIPI (tempo 0*)** com a injeção de dipiridamol na dose total de 0,56 mg.kg^1 em 4 minutos **(Infusão DIPI)** ou 0,14 mg.kg^{-1}.min^{-1}. O momento de hiperemia ou vasodilatação máximas é alcançado em torno de 2 minutos após o término do dipiridamol ou no tempo total de seis minutos (6*), seguindo-se nova injeção do radiofármaco (MIBI-^{99m}Tc) em dose três vezes maior que o repouso ou entre 15 e 30 mCi, sempre na dependência critérios estabelecidos. Controles de rotina permanecem até aproximadamente 10-14 minutos (14 *), variável de acordo com a condição clínica. A aquisição das imagens correspondentes a esta fase (**ETAPA 2 – DIPI)** é realizada em torno de 30 a 60 minutos após a injeção durante vasodilatação máxima **(DOSE 3 × – MIBI).** O antagonista específico do dipiridamol é a aminofilina, injetada na dose de 1 a 2 mg.kg a partir de três a cinco (3-5) min após a injeção de MIBI-^{99m}Tc. MIBI: 2 metoxi-isobutil isonitrila; min: minutos; DIPI: dipiridamol; CPM: cintilografia de perfusão miocárdica.

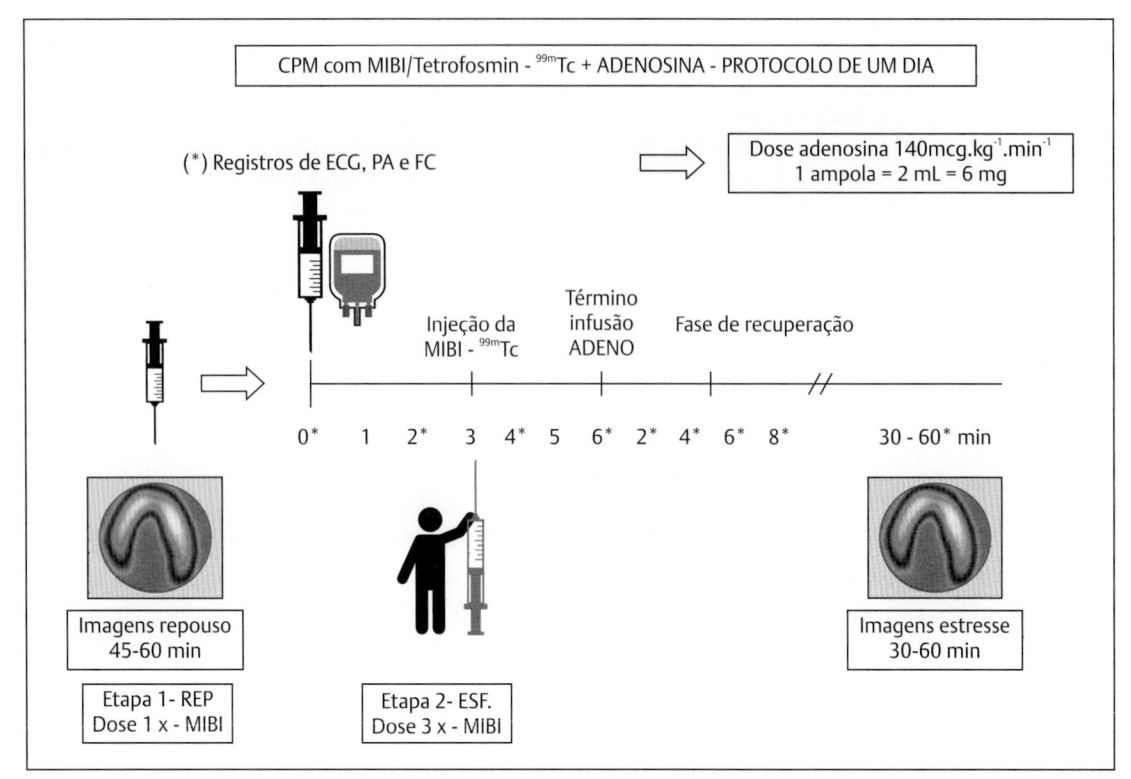

Fig. 15-2-10. CPM associada ao estímulo farmacológico com adenosina empregando-se o protocolo de "um dia", com a administração IV do radiofármaco MIBI- ^{99m}Tc, em **duas etapas** ou fases. **Etapa 1**: injeção de MIBI marcada com dose entre cinco (5) e dez (10) mCi de ^{99m}Tc representa a aquisição das imagens **"em repouso"** (REP), em torno de 45-60 minutos após a injeção inicial do radiofármaco (DOSE 1 × MIBI). Na sequência inicia-se a **etapa 2 – estresse (tempo 0*)** com a injeção de adenosina na dose de 140 ucg.kg^{-1}.min^{-1} no tempo total de 6 minutos **(infusão ADENO)**. O momento de hiperemia ou vasodilatação máximas é alcançado em torno de três (3) minutos após o início da adenosina, momento este da injeção do radiofármaco (MIBI-^{99m}Tc), em dose três (3) vezes maior que o repouso ou entre 15 e 30 mCi, sempre na dependência critérios estabelecidos. Controles de rotina após o término da administração IV da adenosina permanecem ainda por quatro (4) a seis (6) minutos, de acordo à condição clínica do paciente. A aquisição das imagens correspondentes a esta fase **(Etapa 2: estresse)** é realizada em torno de 30 a 60 min após a injeção durante vasodilatação máxima **(DOSE 3 × - MIBI)**. Ao contrário do dipiridamol não há necessidade inicial da aplicação de antagonistas, em razão da curta meia-vida plasmática da adenosina, entre 2 e 10 segundos. MIBI - ^{99m}Tc: 2 metoxi-isobutil isonitrila marcada com tecnécio 99m; min: minutos; ADENO: adenosina; CPM: cintilografia de perfusão miocárdica; ECG: eletrocardiograma, PA: pressão arterial; FC: frequência cardíaca; cg: microgramas.

CPM + MIBI - ^{99m}TC- + DOBUTAMINA - PROTOCOLO DE UM DIA

Administração IV solução de dobutamina - 1 amp 250 mg + 250 mL SF
Doses crescentes cada 3 min - 05, 10, 20, 30, 40 mcg.kg1.min1

MIBI ^{99m}TC

Metoprolol 5 mg IV

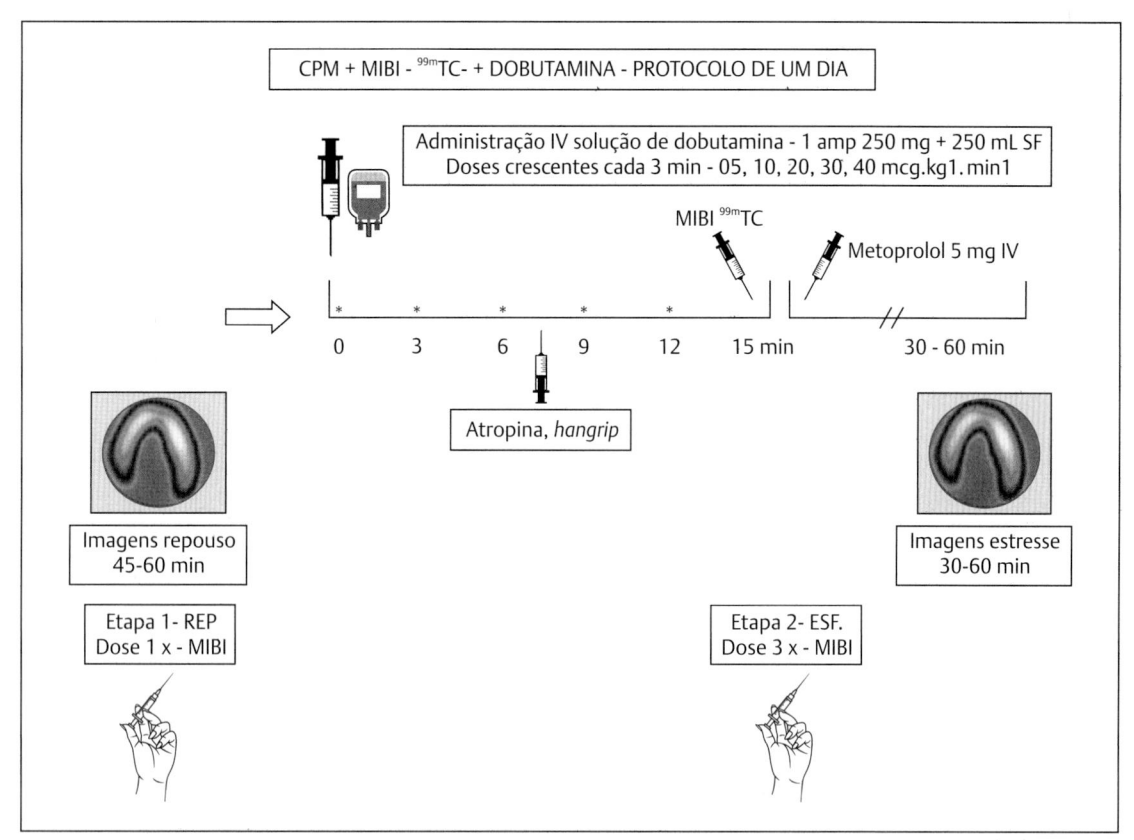

0   3   6   9   12   15 min   30 - 60 min

Atropina, *hangrip*

Imagens repouso
45-60 min

Imagens estresse
30-60 min

Etapa 1- REP
Dose 1 x - MIBI

Etapa 2- ESF.
Dose 3 x - MIBI

Fig. 15-2-11. CPM associada ao estresse farmacológico com dobutamina – protocolo de "um dia" – administração IV do radiofármaco MIBI/Tetrofosmin - ^{99m}Tc, em **duas etapas** ou fases. **Etapa 1**: injeção de MIBI marcada com dose entre cinco (5) e dez (10) mCi de ^{99m}Tc representa a aquisição das imagens "**em repouso**" (REP), em torno de 45-60 minutos após a injeção inicial do radiofármaco (DOSE 1 × MIBI-^{99m}Tc). Na sequência inicia-se a **etapa 2: estresse (tempo 0*)** com a injeção de solução de dobutamina (250 mg + 250 mL soro fisiológico) em doses crescentes a cada 3 minutos até o limite de 85% da FC$_{máx}$ prevista ou alterações clínicas/ECG/hemodinâmicas estabelecidas em diretrizes clássicas, quando então é injetado o radiofármaco (MIBI-^{99m}Tc), em dose três (3) vezes maior que o repouso ou entre 15 e 30 mCi. Manobras de isometria ou "*hand grip*" e injeção de atropina (dose máxima entre 1 e 2 mg em dois minutos) podem potencializar a elevação da FC, evitando a injeção de doses mais elevadas de dobutamina. Controles de rotina após o término da administração IV da dobutamina permanecem, ainda, por quatro (4) a seis (6) minutos, de acordo à condição clínica do paciente, podendo ser realizada a injeção de antagonista específico como o metoprolol (5 mg IV - 1 ampola) logo a partir de 2-3 minutos do término da administração da solução estressora. A aquisição das imagens correspondentes a esta fase (**etapa 2: estresse**) é realizada em torno de 30 a 60 min após a injeção durante vasodilatação máxima **(dose – MIBI)** de MIBI - ^{99m}Tc: 2 metoxi-isobutil isonitrila marcada com tecnécio 99m; min: minutos; CPM: cintilografia de perfusão miocárdica; PA: pressão arterial; FC: frequência cardíaca; μcg: microgramas.

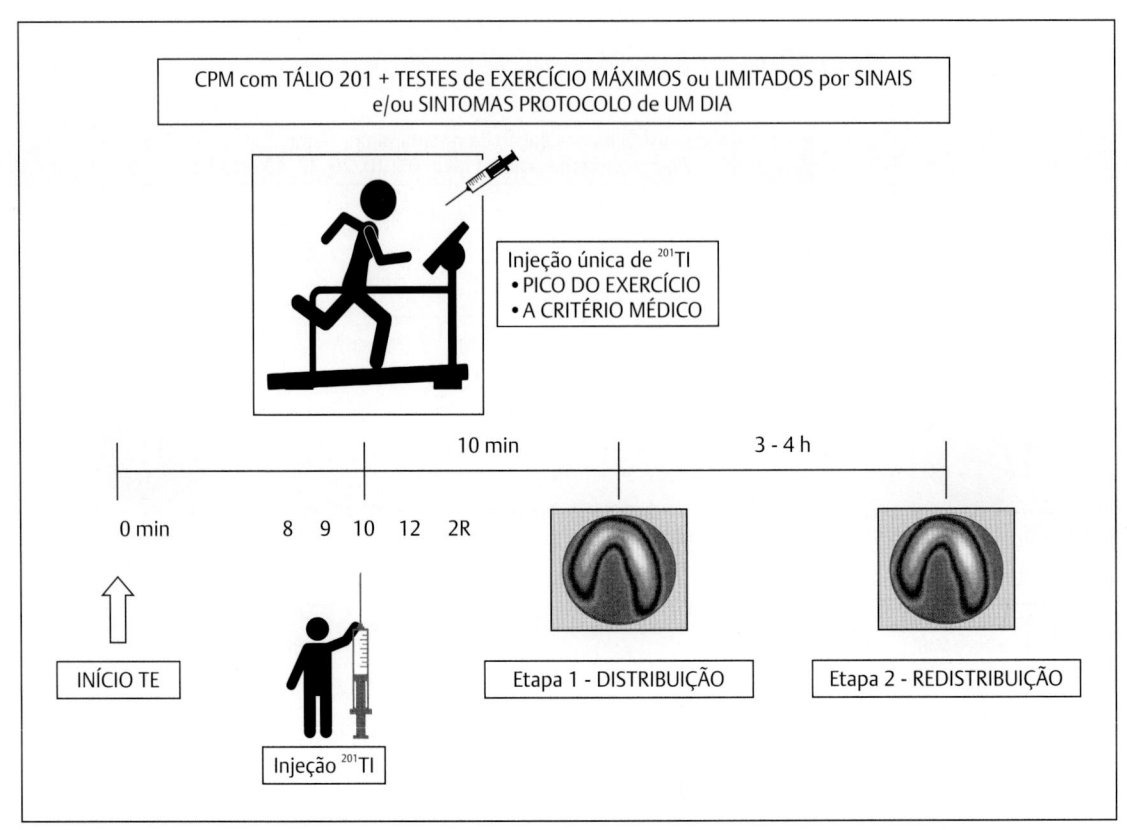

Fig. 15-2-12. CPM com tálio 201 associada aos testes de exercício - protocolo de "um dia" objetivando diagnóstico/estratificação de risco - administração IV do radioisótopo ^{201}Tl, na dose aproximada de 3,0-3,5 mCi (dependente de características individuais do paciente) apenas na primeira fase ou **etapa 1,** que representa a realização dos TE ou provas farmacológicas – critérios para o momento da injeção estabelecidos em diretrizes clássicas. Considerando-se o fenômeno da redistribuição, após a injeção do ^{201}Tl a aquisição das imagens deve ser realizada idealmente no tempo ideal máximo de 10 minutos (etapa de estresse ou distribuição do radioisótopo no miocárdio). Após três (3) a quatro (4) horas de repouso nova série de imagens tomográficas pela técnica SPECT é adquirida, agora representando a **etapa 2** ou de repouso ou de redistribuição do ^{201}Tl. **Atenção** aos controles de rotina após o término da administração IV do radioisótopo no momento de hiperemia coronária máxima, em geral por dois (2) a quatro (4) minutos na fase de recuperação, de acordo à condição clínica do paciente. Quando a finalidade não é diagnóstica/prognóstica e sim para a avaliação de viabilidade miocárdica, no contexto da cardiomiopatia isquêmica (CMP), outros protocolos específicos são indicados. CPM: cintilografia de perfusão miocárdica; ^{201}Tl: tálio 201; min: minutos; H: horas; 2R: segundo minuto da fase de recuperação, após o término do estresse; mCi: milicurie.

Protocolos Empregados com CPM nas Unidades de Emergência/Dor Torácica (UDT) dentro de Algoritmos para a Estratificação de Pacientes Sintomáticos

- A dor torácica é sintoma prevalente nas unidades de emergência, representando em torno de 8 milhões de atendimentos por ano nos Estados Unidos.[79-82] Após a avaliação diagnóstica, cerca de 15-25% preenchem critérios para síndrome coronária aguda (SCA).[83] No entanto, naqueles pacientes estratificados clinicamente como baixo risco entre 2 a 4% são liberados inadequadamente do hospital, com maior probabilidade de eventos graves e problemas médico-legais. Considerando-se tais implicações e o receio da liberação de pacientes com infarto agudo do miocárdio (IAM) não diagnosticado, a abordagem dos pacientes com dor torácica atípica tem enfatizado a admissão para posterior esclarecimento e estratificação de risco com métodos não invasivos. A CPM, como umas das alternativas desde que nas primeiras horas do início dos sintomas, auxilia na tomada de decisão para a internação ou não do paciente com dor torácica e suspeita de DAC, que apresenta ECG normal ou com alterações inespecíficas. A CPM em repouso, realizada em fase precoce do atendimento e que é considerada de baixo risco, determina baixo índice de eventos cardíacos futuros. Estudos recentes demonstraram que na suspeita de SCA o emprego das imagens de perfusão com radiofármacos em repouso (**Fig. 15-2-13**) também está associado à menor permanência hospitalar e menor custo, além de poder reduzir internações desnecessárias.[84,85] Adicionalmente, inúmeras avaliações observacionais demonstraram alto valor preditivo negativo (VPN) para imagens normais de perfusão, em repouso, com o objetivo de descartar IAM ou eventos cardíacos em curto prazo.

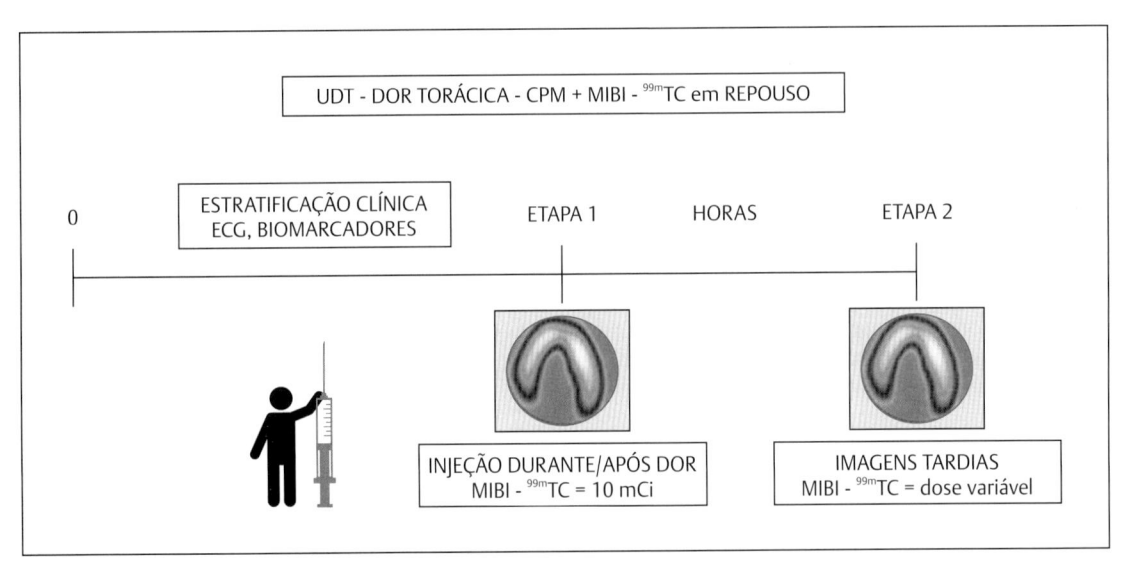

Fig. 15-2-13. CPM em repouso durante ou após dor torácica na EU/UDT – administração IV da MIBI/Tetrofosmin - ^{99m}Tc, em uma ou duas etapas ou fases. O momento de injeção do radiofármaco dentro das primeiras horas da chegada do paciente ao hospital em repouso, durante o episódio de dor torácica, com ECG normal ou inespecífico, objetiva rápida definição diagnóstica. A injeção em repouso, na ausência de dor torácica e ECG com as características descritas, com cessação do sintoma há menos que 6 horas, mas preferencialmente dentro das 2 horas precedentes, demonstra boa acurácia para a caracterização de isquemia.[86] Após o tempo zero (chegada na UE/ UDT) e estratificação clínica inicial, em pacientes com sintomas não característicos, é realizada injeção da MIBI - ^{99m}Tc (etapa 1), com ótimo valor preditivo negativo. A depender da evolução clínica as imagens tardias podem ser repetidas. EU: unidade de emergência ou pronto atendimento; UDT: unidade de dor torácica.

Protocolos e Aspectos Relevantes para o Estudo da Viabilidade Miocárdica[87-93]

- O miocárdio hibernante representa uma condição de disfunção ventricular esquerda em repouso, decorrente de hipoperfusão crônica em regiões do miocárdio, em que os miócitos permanecem viáveis (vivos), mas com função e contratilidade cronicamente deprimidas. A hibernação pode também ser considerada um processo de concordância "fluxo-contração", com o metabolismo mantendo-se dependente de fluxo miocárdico residual, suficiente para o aporte mínimo de substrato e para a remoção de substâncias inibitórias. A despeito da redução do fluxo coronário de repouso, não se associa, necessariamente, à presença de isquemia crônica, uma vez que a razão entre oferta e consumo de oxigênio pode estar preservada (**Fig. 15-2-14**);
- Por outro lado, enquanto na hibernação o fluxo de repouso é cronicamente diminuído, no miocárdio atordoado pode ainda estar preservado, mas com reserva de fluxo comprometida;
- Nos pacientes com insuficiência coronária, com lesões passíveis de revascularização e disfunção ventricular (áreas acinéticas ou com hipocinesia importante), a pesquisa de viabilidade miocárdica pela medicina nuclear poderá identificar a presença de miocárdio hibernante e a possibilidade de recuperação contrátil com a intervenção;
- Embora relatos de estudos prospectivos randomizados (STICH, subestudo STICH e PARR) não tenham demonstrado melhora de sobrevida quando a revascularização de miocárdio viável foi comparada ao tratamento clínico, ao contrário de estudos observacionais anteriores, a análise dos resultados foi considerada limitada não só por pelas técnicas de imagem e critérios para caracterização de viabilidade empregados, além de informações insuficientes em relação à caracterização da isquemia induzida por provas de estresse;

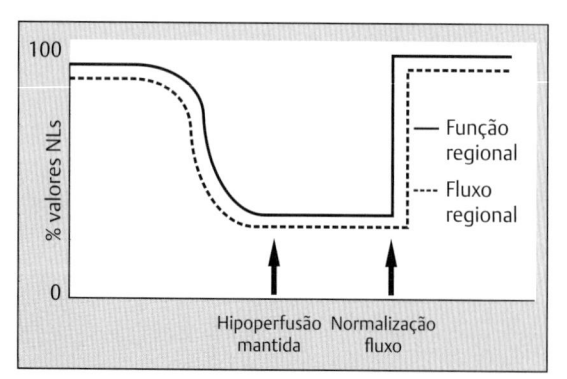

Fig. 15-2-14. Hibernação representada como diminuição persistente de fluxo e função. A recuperação da função é imediata após a restauração do fluxo coronário. (Modificado de Dilszian.)

- Existem várias possibilidades de protocolos com o emprego do tálio 201, cuja captação pela célula miocárdica depende da integridade da membrana celular e do transporte ativo através desta, semelhante à captação de K, seguindo os mais comumente empregados na CPM pela técnica SPECT:
- **Estresse – redistribuição – reinjeção** – avalia, de modo concomitante, a presença de isquemia (sequência explicada na **Figura 15-2-11**) e viabilidade.
    - Realiza-se, inicialmente, a imagem após estresse físico ou farmacológico, imagem de redistribuição 4 horas depois, com reinjeção do ^{201}Tl e nova aquisição tardia 6 a 12 horas depois, eventualmente, até 24 horas após.
- Repouso-redistribuição:
    - Administração IV do ^{201}Tl em repouso, seguida de aquisição imediata de imagens e repetidas (redistribuição tardia) após 6 a 24 horas;
    - Defeitos de perfusão ao repouso, que apresentam captação na imagem de redistribuição, são indicativos de viabilidade miocárdica. O potencial de recuperação contrátil será maior quanto maior o número de segmentos apresentarem aumento da captação em relação ao repouso.

MECANISMOS DE FORMAÇÃO DAS IMAGENS PELA TÉCNICA SPECT, NOVAS TECNOLOGIAS. POSSIBILIDADES DE RESULTADOS – ANÁLISES QUALITATIVA E QUANTITATIVA

- Após a injeção e captação dos radiofármacos pelo miocárdio ventricular esquerdo, a célula muscular cardíaca viável passa a ser uma fonte de radiação, sendo os fótons emitidos do miocárdio na proporção da captação que, por sua vez, é relacionada com a magnitude da perfusão coronária;
- Em anos recentes observa-se a implementação de gama-câmeras SPECT com novo *design* tecnológico, resultando em metodologia ultrarrápida de formação das imagens, considerando-se a aquisição dos fótons e algoritmos de reconstrução. Empregam séries de colunas de pequenos detectores em estado sólido (semicondutores) com cádmio, zinco e telúrio (metodologia CZT) ou cristais de iodeto de césio – CsI (Tl), que fornecem maior número de informações para cada raio gama detectado. Não há formação de eventos luminosos ou cintilações e sim de pulsos elétricos diretamente, eliminando fenômenos físicos adversos e como que economizando passos em todo o processo de transformação analógico-digital. Acoplados a colimadores de tungstênio e com a utilização dos novos algoritmos de reconstrução são obtidas imagens cardíacas funcionais de alta qualidade. Comparadas aos sistemas

convencionais ou câmeras "Anger", apresentam alta taxa de contagens radioativas (até 8-10 vezes maior), reduzindo os tempos de aquisição das imagens (menos artefatos de movimento, mais conforto ao paciente), maiores resolução espacial, energética e taxa de contraste, menores doses de radiofármacos administrados, com menor exposição radioativa dos pacientes. São equipamentos dedicados para imagens cardíacas, com colunas de detectores que não rodam sobre o tórax do paciente e coração, respectivamente, mas fixas, distribuídas ao longo do campo de visão, obtendo dados ao mesmo tempo de diferentes ângulos (**Figs. 15-2-15 a 15-2-17**).[48,94-96]

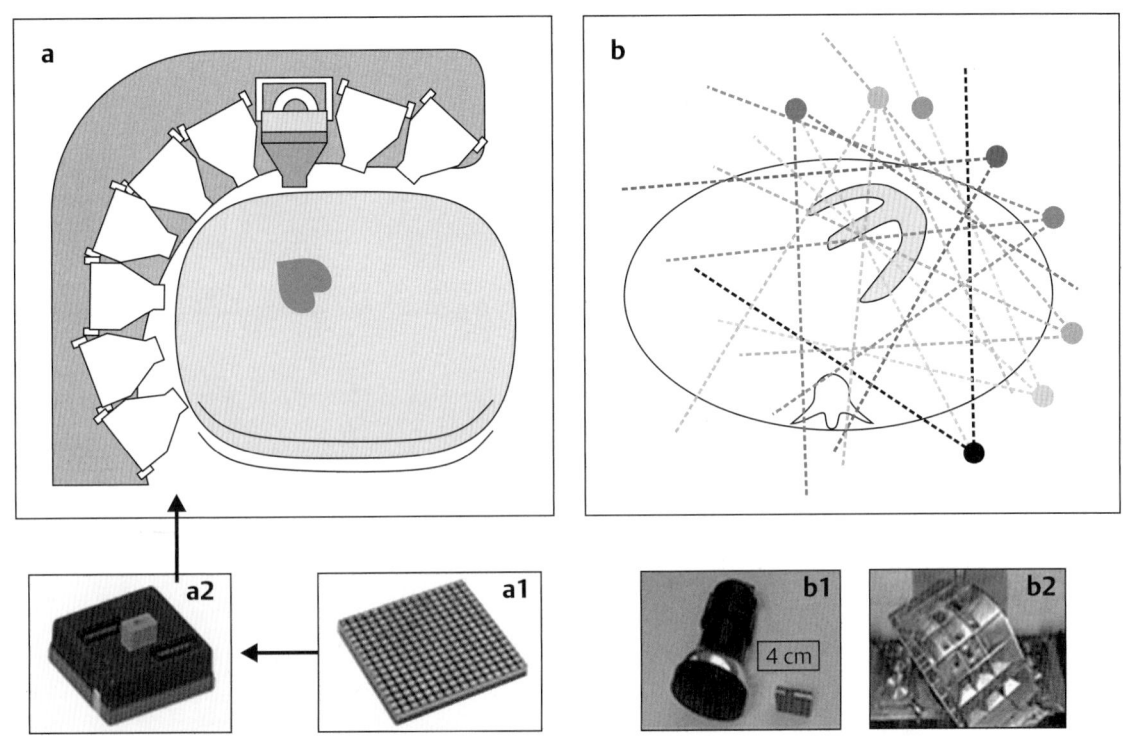

Fig. 15-2-15. Gamacâmeras ultrarrápidas dedicadas (tecnologia SPECT) com detectores de estado sólido (CZT) incorporados, para obtenção de imagens de perfusão do miocárdio. Em (**a**) observam-se múltiplas câmaras fixas direcionadas ao ventrículo esquerdo, distribuídas ao longo do campo de visão do coração. Estas contêm 19 detectores CZT do tipo "pinhole" e 76 módulos (**a1** e **a2**), resultando em um tamanho de pixel de 2,46 mm, que reflete a melhora de resolução espacial do novo sistema. Em (**b**) os pontos coloridos representam os detectores abrangendo o campo de visão do coração e obtendo imagens simultâneas, com aumento expressivo na sensibilidade das contagens (de 5 a 10 vezes). Em **b1** e **b2** detalhes dos colimadores de tungstênio acoplados. (Modificado de Garcia et al.[48] e Esteves et al.)[48,96]

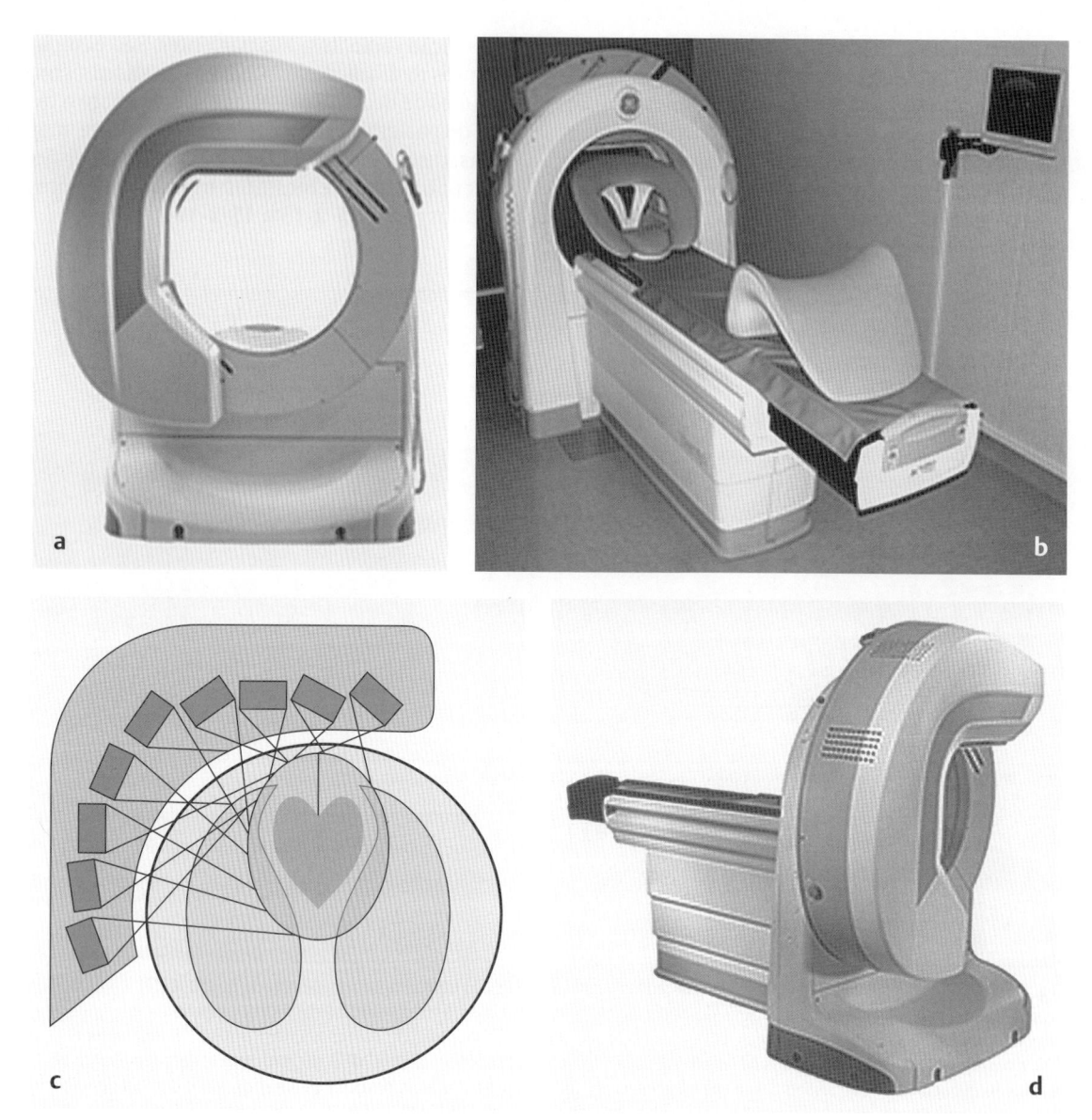

Fig. 15-2-16. Aspecto externo da Gamacâmara CZT SPECT marca GE – modelo Discovery NM 530 C em **a**, **b**, **c**, com câmaras fixas distribuídas ao longo do campo de visão do coração (**d**).

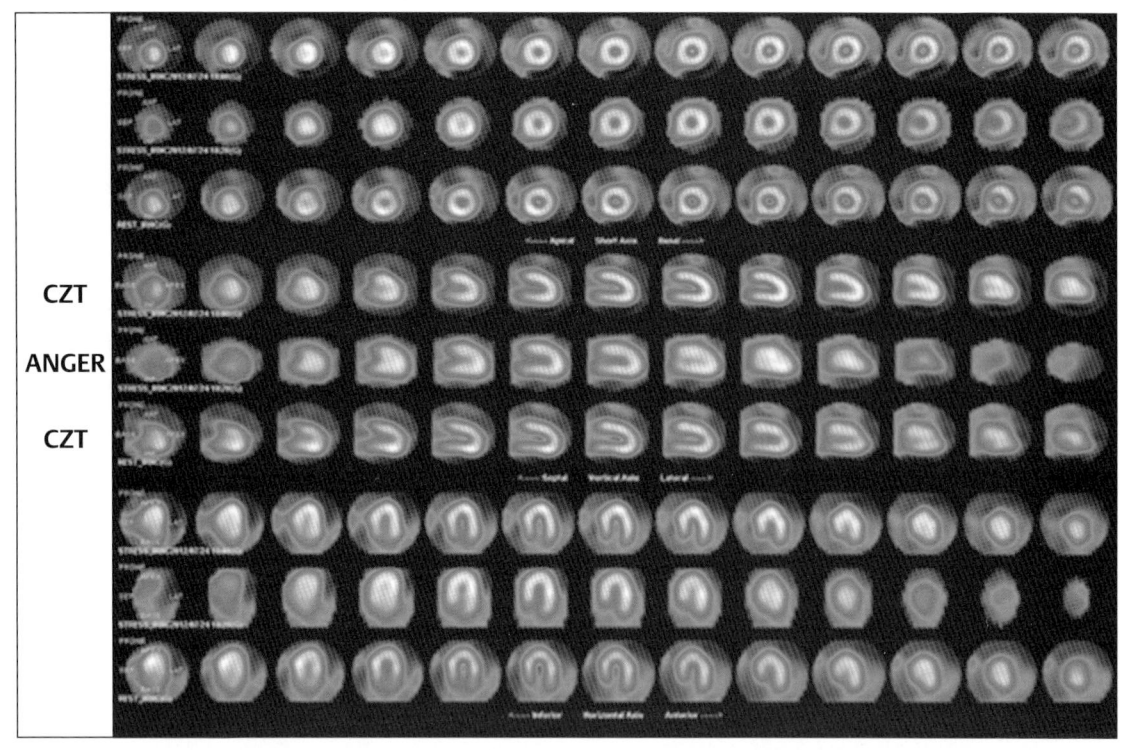

Fig. 15-2-17. *Display* de imagens tomográficas para avaliação da perfusão do miocárdio com radiofármacos pela técnica SPECT nos eixos menor (três séries superiores), eixo maior vertical (três séries centrais) e eixo maior horizontal (três séries inferiores). Em cada uma das três séries, as linhas inferior e superior representam imagens adquiridas pela gama câmera CZT e a linha central pela gama câmera convencional de geometria "Anger". A análise comparativa das imagens CZT × Anger evidencia qualidade ideal, objetivando diagnóstico de doença arterial coronária em ambas as metodologias, com maior resolução espacial e melhor definição dos contornos das paredes do ventrículo esquerdo para CZT. CZT: cádmio, zinco e telúrio. (Ver Pranchas em Cores.) (Fonte: Arquivo pessoal.)

Avaliação das Imagens de Perfusão Miocárdica e Função Ventricular com a Utilização de Radiofármacos

- Sob o ponto de vista conceitual, deve-se ter a compreensão de que as imagens cintilográficas têm sua gênese baseada na captação relativa do radiofármaco, de modo predominante pelo miocárdio ventricular esquerdo, injetado por via intravenosa durante exercício físico ou provas farmacológicas. A comparação da captação do radiofármaco entre as paredes ventriculares é expressa nas imagens a partir de uma escala de cores, criada por programas específicos de computador que, além de permitir a análise subjetiva da perfusão, possibilitam a avaliação semiquantitativa e quantitativa da área de miocárdio acometido;
- **Análise qualitativa** – compreende a avaliação visual das imagens tomográficas resultantes de estudo de perfusão e função ventricular (técnica de Gated-SPECT), inferindo-se de modo indireto o fluxo sanguíneo do miocárdio e a contratilidade regional ventricular esquerda. As imagens tomográficas são reconstruídas como múltiplos cortes orientados ao longo do eixo anatômico do ventrículo esquerdo (VE), sendo definidas as regiões correspondentes e as respectivas relações com os territórios coronários, nas áreas de domínio das artérias coronárias descendente anterior, circunflexa e direita, além dos respectivos sub-ramos relacionados. Os cortes padronizados são realizados nos eixos **menor**, direcionando-se do ápice para a base do VE; **maior vertical**, do septo interventricular para a parede lateral; e **maior horizontal**, indo da parede inferior à anterior do VE. As imagens são apresentadas em modelos padronizados (*display*), compreendendo número de cortes, etapas, escala de cores, entre outros (**Fig. 15-2-18**);
- A distribuição e a captação do radiofármaco MIBI – ^{99m}Tc, Tetrofosmin – ^{99m}Tc pelo miocárdio do ventrículo esquerdo nas duas etapas do exame (duas injeções) e do ^{201}Tl (uma injeção), voltam-se às regiões anterior, septal, inferior, lateral e apical do ventrículo esquerdo (**Fig. 15-2-19**);
- A simples inspeção das imagens permite a caracterização dos resultados possíveis de um estudo de perfusão do miocárdio com radiofármacos, habitualmente realizado em duas etapas que compreendem a situação de repouso e de estresse físico/farmacológico (dobutamina)/estímulo farmacológico (dipiridamol, adenosina, regadenoson) (**Tabela 15-2-11 e Figs. 15-2-20 a 15-2-25**).

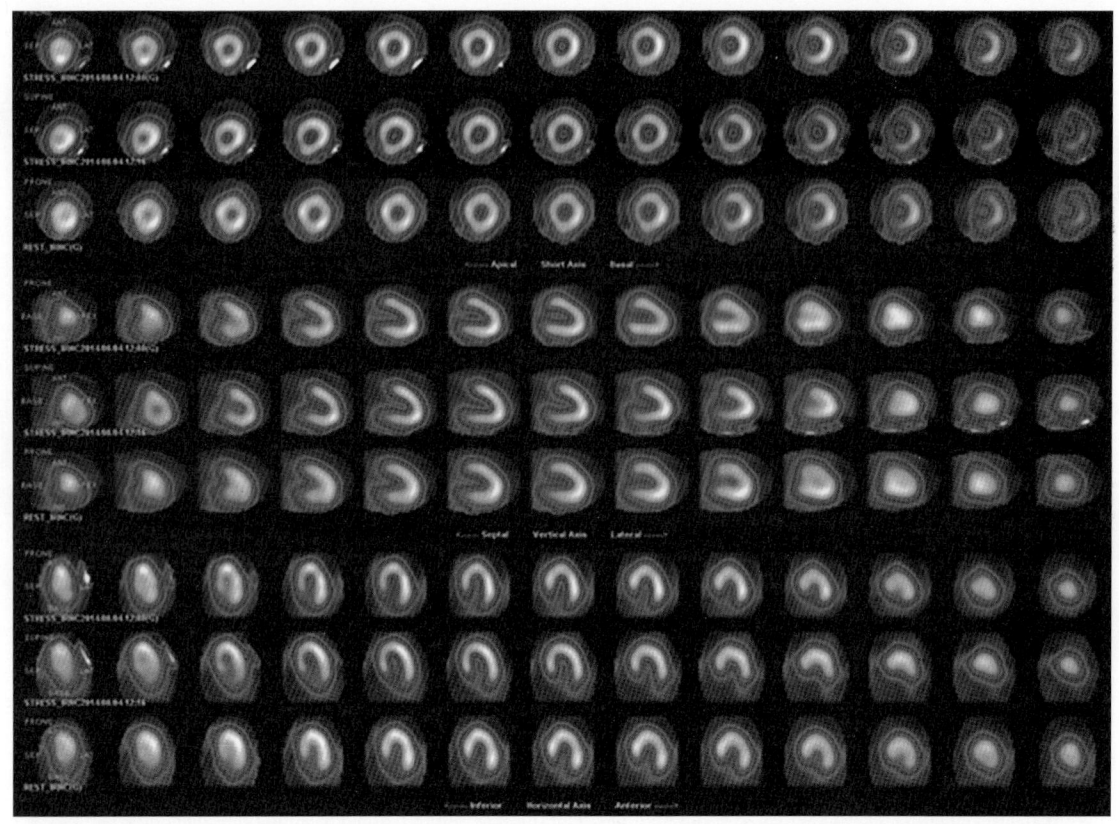

Fig. 15-2-18. *Display* com imagens de cintilografia/estudo de perfusão do miocárdio com a administração IV de radiofármacos, pela técnica SPECT (*single photon emission computerized tomography*) e captação homogênea do radiofármaco (perfusão normal) pelas paredes do VE. Observam-se **três conjuntos** de três séries de imagens obtidas nas posições **supina** (etapa de repouso – linha inferior de cada conjunto) e **supina e prona** (etapa de estresse – linhas superior e média respectivamente de cada conjunto), nos eixos: **menor do VE** (imagens superiores), com os cortes tomográficos direcionando-se do ápice para a base ou da esquerda para a direita; **maior vertical do VE** (imagens centrais), com os cortes tomográficos direcionando-se do septo interventricular para a parede lateral ou da esquerda para a direita; **e maior horizontal do VE** (imagens inferiores), com os cortes tomográficos direcionando-se da parede inferior para a anterior VE ou da esquerda para a direita. (Ver Pranchas em Cores.) (Fonte: Arquivo pessoal.)

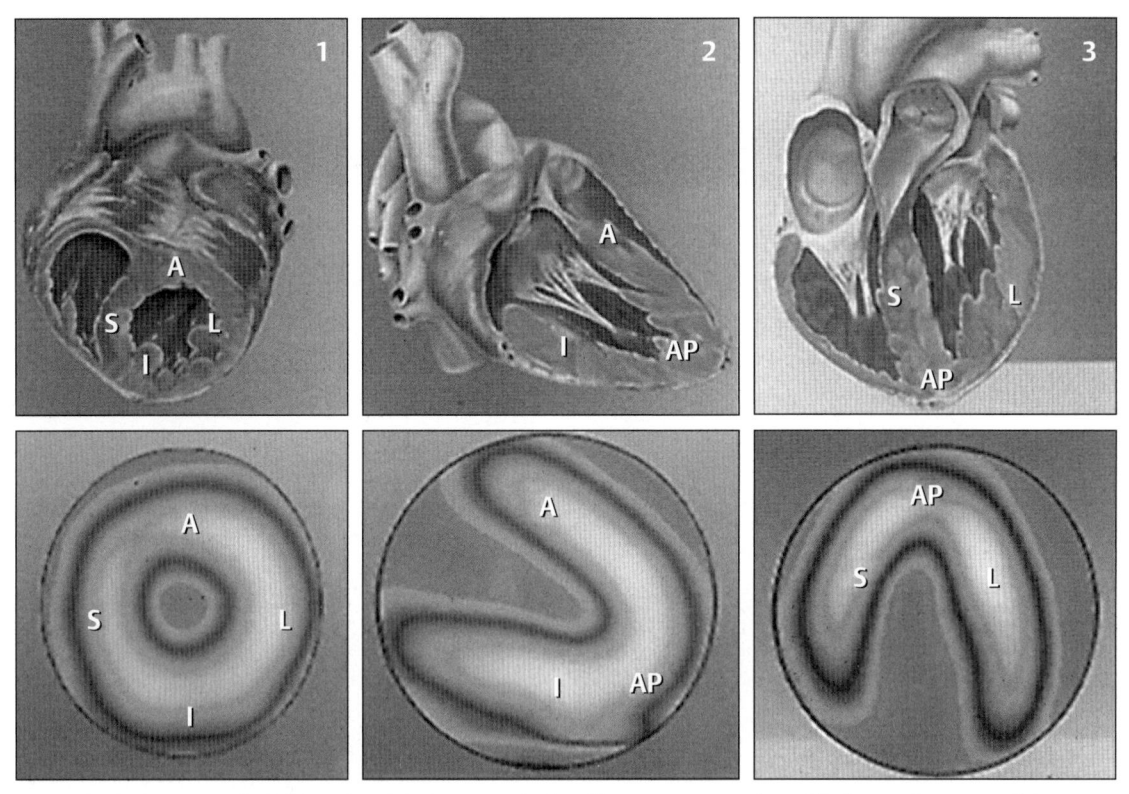

Fig. 15-2-19. Reconstrução bidimensional das imagens cintilográficas representando padrão homogêneo normal de distribuição do radiofármaco (imagens inferiores), segundo os cortes tomográficos pela técnica SPECT em eixo menor (1), maior vertical (2) e maior horizontal (3) e respectiva correspondência dos cortes anatômicos (imagens superiores).
A: anterior; I: inferior; S: septal; L: lateral; AP: apical. (Ver Pranchas em Cores.) (Modificado de Mastrocolla et al.)[29]

Tabela 15-2-11. Possibilidades de resultados das imagens de perfusão do miocárdio com radiofármacos pela técnica SPECT, quando a finalidade é diagnóstica/prognóstica

Distribuição do radiofármaco no miocárdio	Etapa de Estresse Captação	Etapa de Repouso Captação	Interpretação Perfusão
Habitual/normal	Homogênea/normal	Homogênea/normal	Normal
Hipocaptação transitória	Diminuída	Homogênea/normal	Isquemia
Hipocaptação fixa/persistente	Diminuída	Diminuída	Fibrose atenuação atordoamento hibernação
Hipocaptação parcialmente reversível	Diminuída	< Diminuída (melhora parcial)	Isquemia + fibrose

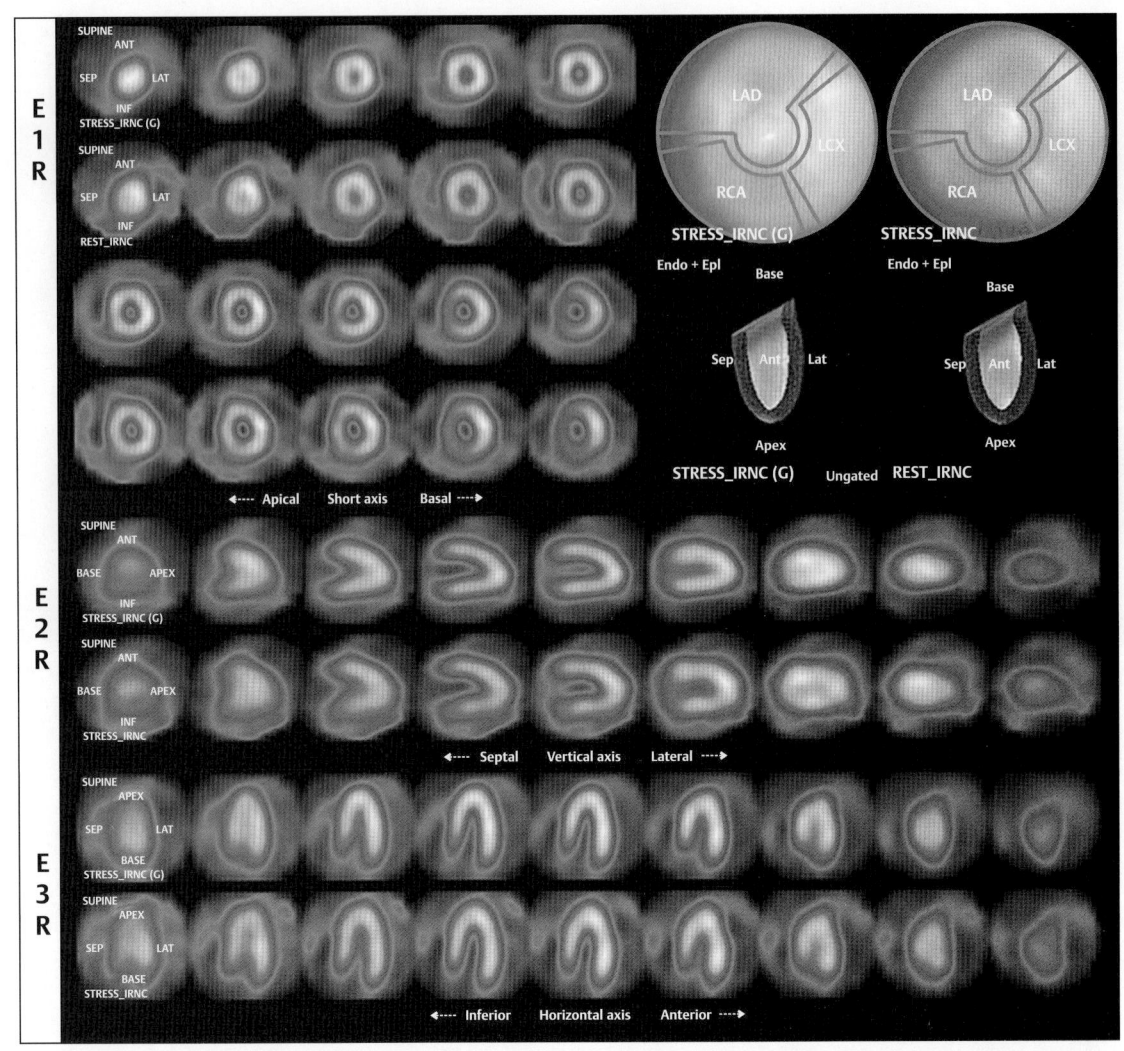

Fig. 15-2-20. Reconstrução tomográfica bidimensional das imagens de perfusão miocárdica nos cortes em **eixo menor** (1. do ápice para a base), **eixo maior vertical (**2. do septo para a parede lateral) e **eixo maior horizontal** (3. da parede inferior para a anterior); nas etapas de estresse (E) e repouso (R). Observa-se **captação homogênea do radiofármaco** pelas paredes do VE em ambas as etapas, caracterizando **perfusão normal do miocárdio**. No canto superior direito apresentação em "mapa polar" (círculos) em R e E, representando em um gráfico bidimensional (eixos X e Y) a distribuição do radiofármaco por todo o ventrículo esquerdo, na expressão de um órgão tridimensional. (Ver Pranchas em Cores.) **(**Fonte: Arquivo pessoal.)

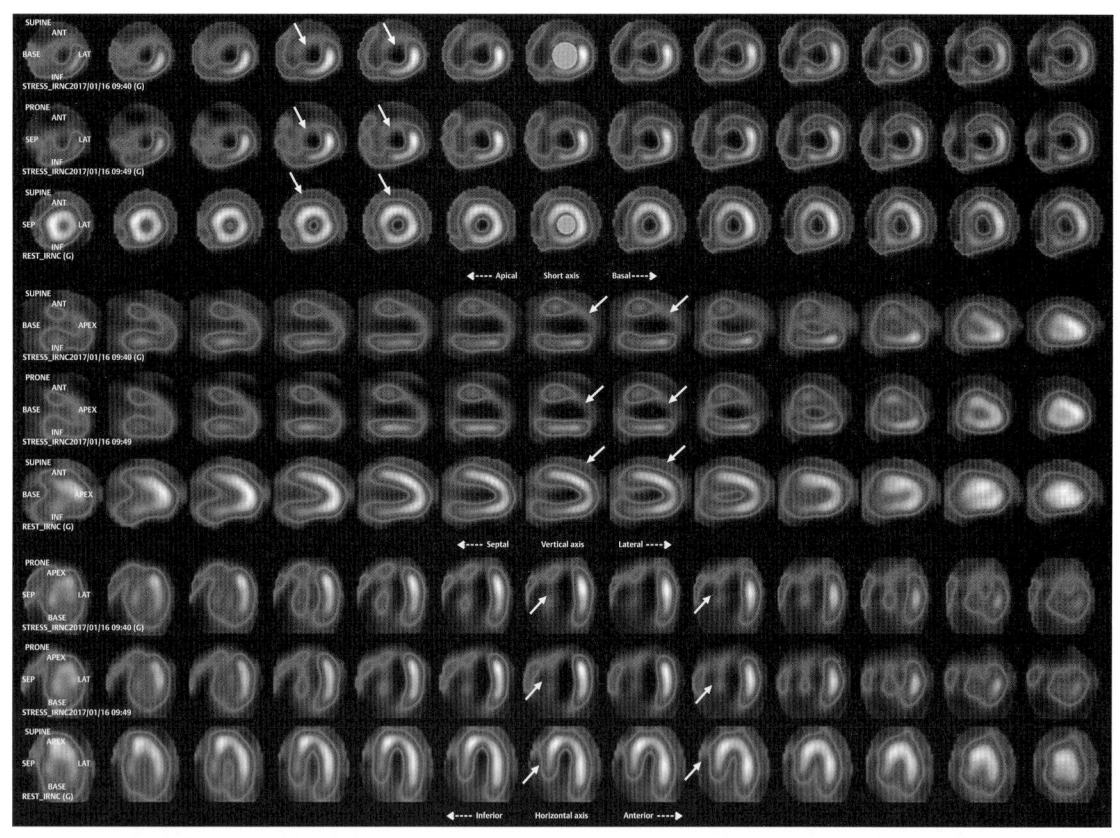

Fig. 15-2-21. Hipocaptação transitória – mesma sequência metodológica da Figura 15-2-16, com aquisição adicional de imagens cintilográficas de perfusão (CPM) na fase de estresse, em posição prona (representada nos três conjuntos de imagens pelas dispostas na linha central ou segunda linha de cada conjunto. Paciente CRA, masculino, 38 a, dislipidemia, assintomático, encaminhado à CPM após TE alterado. Observa-se hipocaptação do radiofármaco (MIBI-^{99m}Tc) de grande extensão induzida pelo exercício envolvendo as paredes anterosseptal, septal, inferosseptal (região septal), as paredes anterior, anterolateral e a região apical do VE (duas séries de imagens superiores nos cortes em eixo menor, eixos maior vertical e horizontal do VE), que normaliza na etapa de repouso (série inferior de imagens nos três cortes tomográficos). Tal situação representa **hipocaptação transitória sugestiva de isquemia de alto risco**. Cine sem lesões obstrutivas significativas, estabelecendo-se o diagnóstico inicial de vasospasmo, considerando-se o desenvolvimento de dor precordial associada a supradesnível acentuado de segmento ST no pico do exercício, com reversão espontânea após o descontinuar da fase de estresse. (Ver Pranchas em Cores.) (Fonte: Arquivo pessoal.)

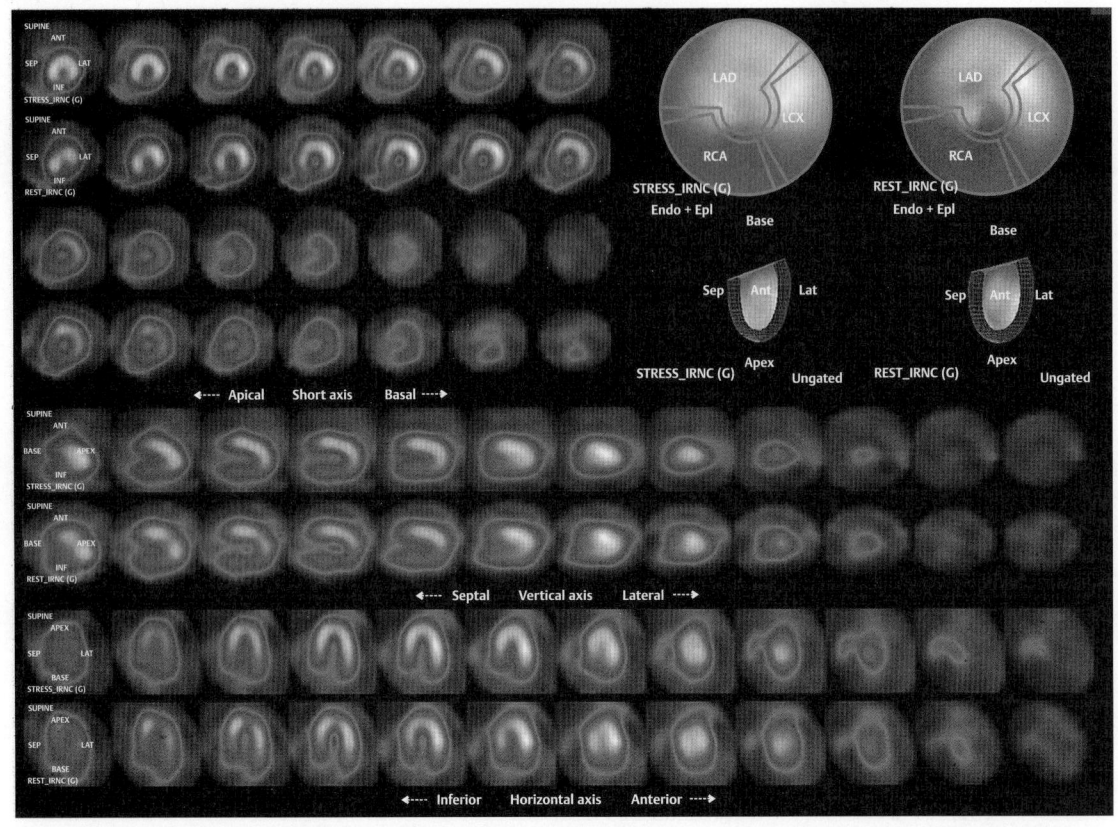

Fig. 15-2-22. Hipocaptação persistente de média extensão na região inferior do ventrículo esquerdo, visibilizada nos cortes tomográficos bidimensionais convencionais e nos mapas polares de repouso e estresse respectivamente (círculos localizados no canto superior direito). MRC, 52 a masculino, IMC = 32; antecedentes de diabetes mellitus, dislipidemia e familiares para DAC, assintomático. TE submáximo normal com CF regular. Considerando-se a ausência de dados clínicos comprobatórios, em paciente com IMC elevado, mas espessamento e motilidade do ventrículo esquerdo sem alterações, os achados foram relacionados a artefato de atenuação diafragmática. (Ver Pranchas em Cores.) (Fonte: Arquivo pessoal.)

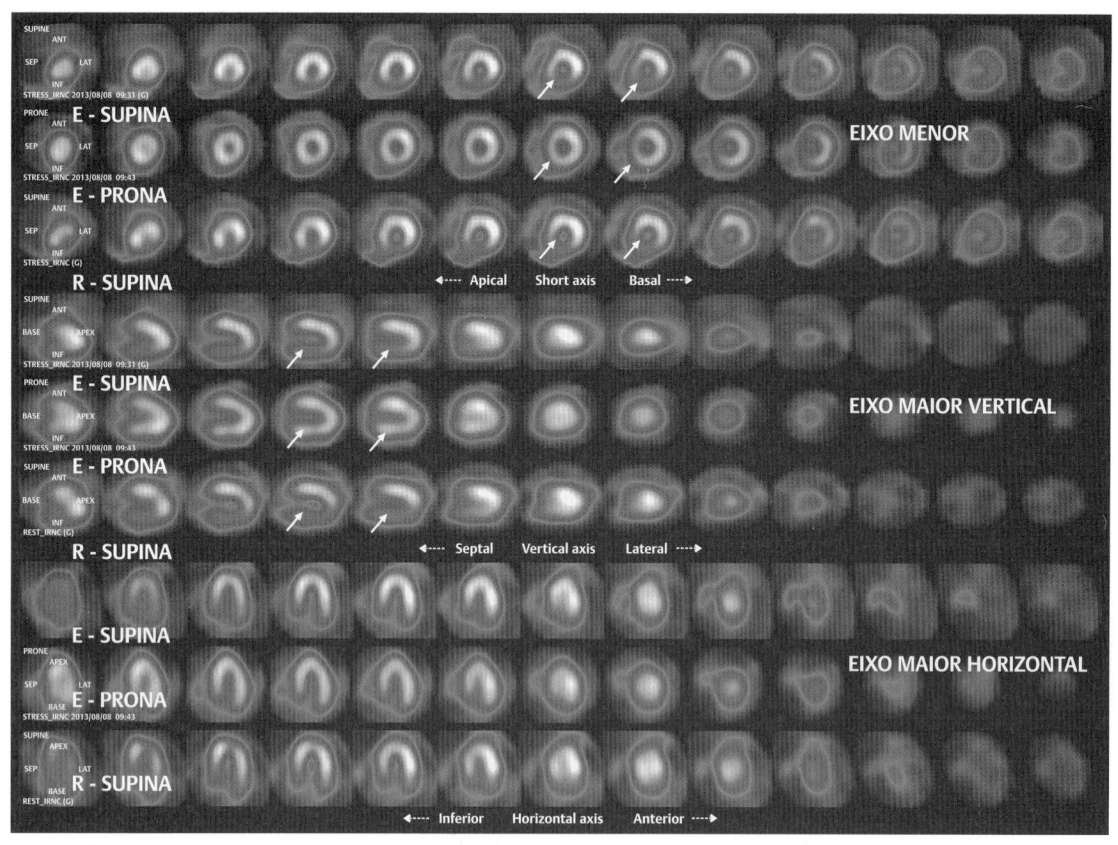

Fig. 15-2-23. Mesmo paciente da Figura 15-2-20. O aspecto de hipocaptação persistente na região inferior do ventrículo esquerdo (descrito na **Figura 15-2-20)** é mais bem evidenciado com o paciente em posição supina, normalizando quando as imagens são adquiridas em posição prona (pares de setas brancas nas três séries de imagens superiores e nas três centrais – eixo menor e maior vertical respectivamente). Reafirma-se a possibilidade diagnóstica de artefato de atenuação diafragmática. (Ver Pranchas em Cores.) (Fonte: Fonte: Arquivo pessoal.)

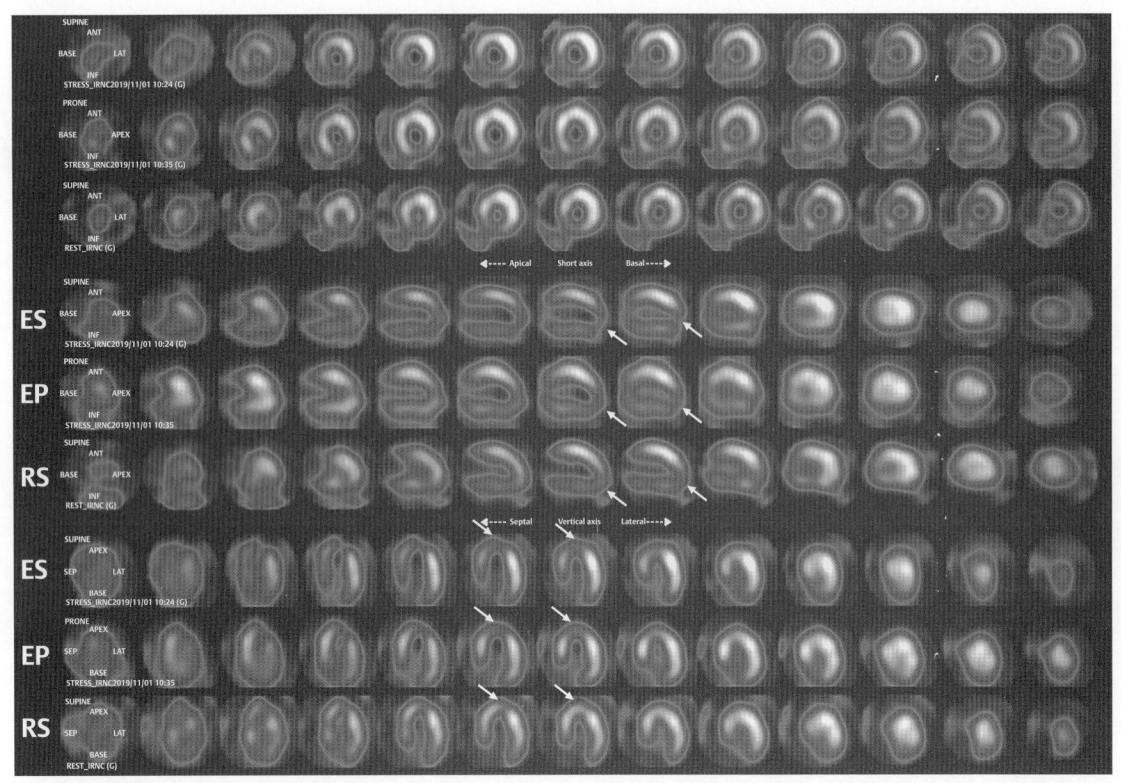

Fig. 15-2-24. Hipocaptação persistente ou fixa associada à hipocaptação transitória – cintilografia de perfusão do miocárdio com MIBI-^{99m}Tc (técnica SPECT) associada ao esforço físico. Paciente PBJ, masculino, 62 anos, com antecedentes de DLP, HAS e ICP há 5 anos, evoluindo clinicamente com disfunção ventricular esquerda (FE = 41% após o exercício). Protocolo de "um dia", com injeção do radiofármaco nas fases de repouso e estresse. ECG de repouso com BRE. As imagens correspondentes à fase de estresse em posições supina (ES) e prona (EP) evidenciam hipocaptação do radiofármaco de média a grande extensão envolvendo as paredes inferior, inferolateral, septal (porção distal) e o ápice do ventrículo esquerdo, com melhora parcial da captação relativa da MIBI-^{99m}Tc no ápice quando comparadas às imagens da etapa de repouso (RS) caracterizando-se o resultado de **hipocaptação persistente predominante + hipocaptação transitória**, na presença de bloqueio do ramo esquerdo. Adicionalmente verifica-se aumento da cavidade ventricular esquerda em ambas as fases do exame. (Ver Pranchas em Cores.) (Fonte: Arquivo pessoal.)

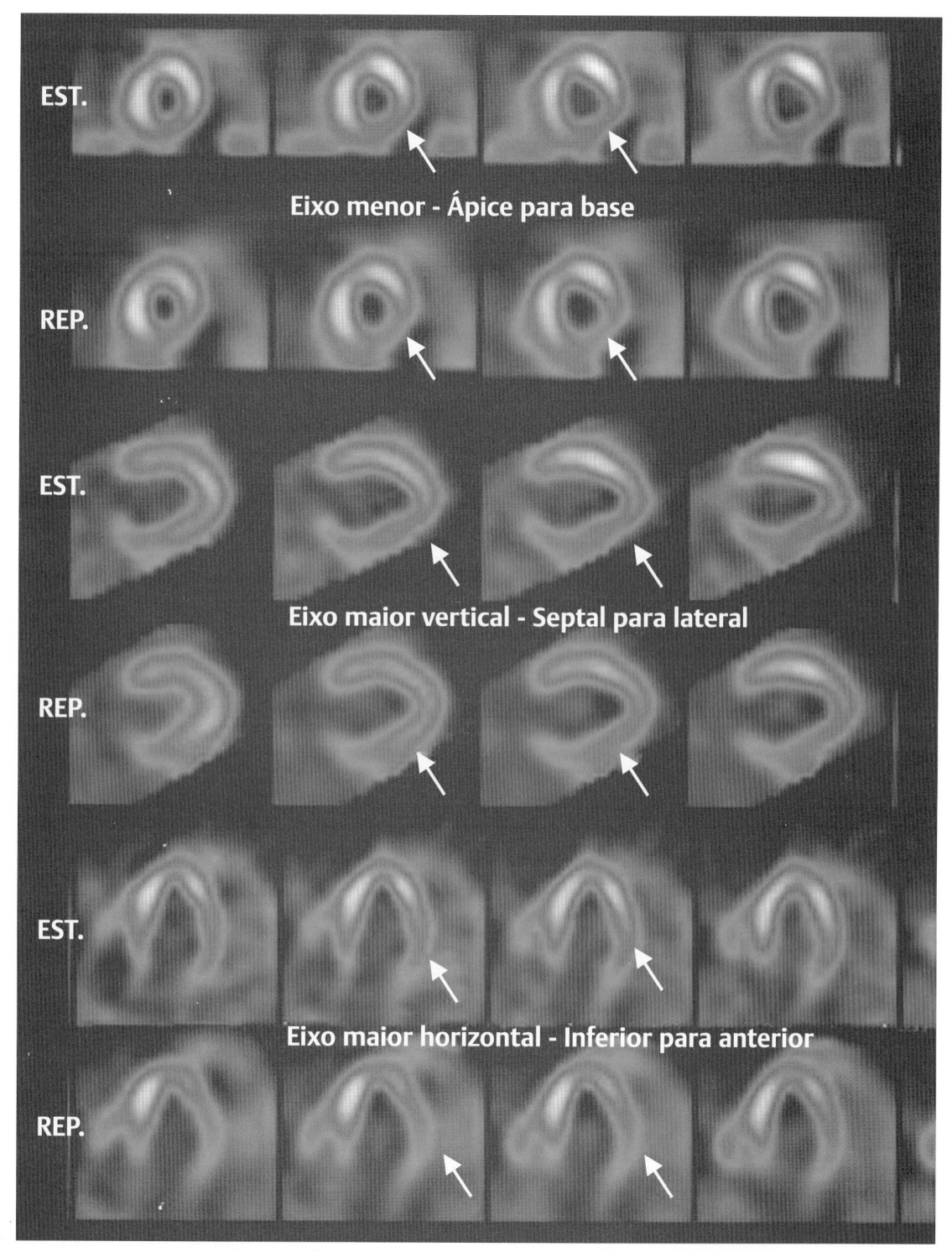

Fig. 15-2-25. Hipocaptação persistente ou fixa – CPM com MIBI-^{99m}Tc associada à administração intravenosa de dipiridamol em paciente com antecedentes de infarto do miocárdio com supradesnível de segmento ST (IMSST) há > 10 anos e evolução com importante disfunção ventricular esquerda. Protocolo de "um dia" na sequência "estresse (EST) – repouso (REP)" e aquisição das duas séries de imagens em posição supina. Os cortes tomográficos em eixo menor, maior vertical e maior horizontal (indicados nas legendas) evidenciam diminuição da captação do radiofármaco em paredes inferior e inferolateral do ventrículo esquerdo, estendendo-se ao ápice, sem modificações em ambas as etapas da prova, caracterizando hipocaptação persistente de grande extensão. Adicionalmente verifica-se acentuada dilatação da cavidade ventricular esquerda. CPM: cintilografia de perfusão do miocárdio. (Ver Pranchas em Cores.) (Fonte: Arquivo pessoal.)

Processo de Quantificação (Análises Semiquantitativa e Quantitativa) – a Caracterização da Perfusão Miocárdica Normal e dos Defeitos de Captação – Padronização Segmentar do Ventrículo Esquerdo, Escores de Perfusão e Quantidade de Miocárdio Acometido e em Risco[9,97]

- A cardiologia nuclear é digital e quantitativa conceitualmente. As imagens são facilmente transformadas em uma matriz digital com valores do pixel que definem as características das mesmas, como resolução espacial, entre outras. Para realizar a quantificação, a distribuição em 3D da perfusão miocárdica é mapeada para um modelo padrão objetivando eliminar a variabilidade na forma e tamanho do VE entre pacientes. A distribuição da perfusão é extraída de cada imagem dos cortes tomográficos em eixo menor do VE, do ápice para a base, na forma de perfis de contagem circunferencial (**Fig. 15-2-26**), sendo considerado o padrão a apresentação em 2D denominada "mapa polar". Tais perfis de contagens radioativas são mapeados em anéis concêntricos que se dirigem da base do VE (anel externo) para o apex (centro do mapa polar), realizados e comparados em ambas as etapas do exame, estresse e repouso, estimando-se e caracterizando-se desta forma as diversas anormalidades de perfusão. A intensidade da perfusão é considerada com base na região de maior normalidade dentro do miocárdio ventricular esquerdo e utilizada também

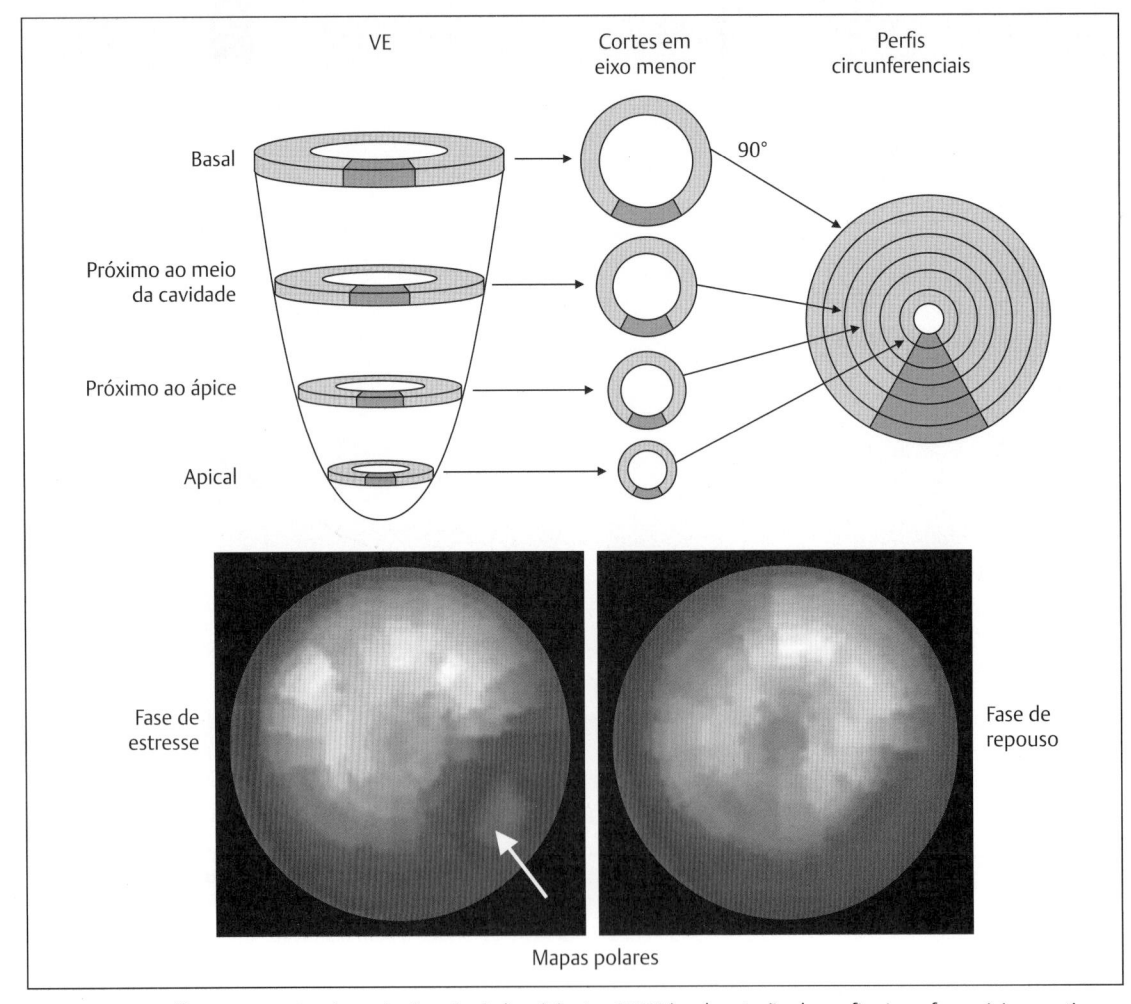

Fig. 15-2-26. Análise quantitativa da perfusão miocárdica (técnica SPECT) pela criação de perfis circunferenciais a partir dos cortes tomográficos em eixo menor do ventrículo esquerdo (VE). Os dados obtidos de todos os cortes podem ser combinados para criar os mapas polares que representarão em um display bidimensional (eixos x e y) a compilação das informações tridimensionais de perfusão dos tomogramas em eixo menor. No exemplo esquemático observa-se em coloração mais escura um defeito perfusional na parede inferior do VE e nos mapas polares comparativos um defeito reversível (hipocaptação transitória) na parede inferolateral (seta indicativa, fase de estresse). (Ver Pranchas em Cores.) (Modificado de Udelson et al.)[5]

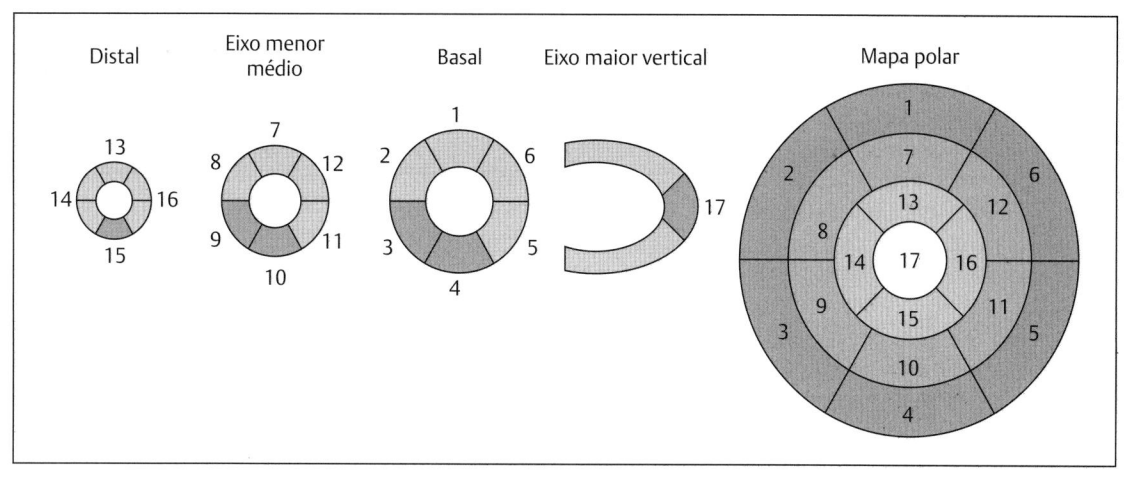

Fig. 15-2-27. Padronização segmentar numérica do miocárdio ventricular esquerdo (modelo de 17 partes ou porções ou segmentos), considerando-se os cortes tomográficos nos eixos menor e maior vertical (porções basal ou proximal, média e distal ou apical) que representam as regiões miocárdicas. Adicionalmente visibiliza-se a correspondência dos segmentos na apresentação sob a forma de mapa polar (círculo semelhante a um alvo), à direita, que representa em um modelo esquemático bidimensional a distribuição tridimensional do radiofármaco pelo miocárdio do VE. Nesta apresentação circular, o centro corresponde ao ápice e as partes periféricas às porções basais. (Modificada de Berman et al.[100] e Cerqueira et al.)[101]

para normalizar a distribuição do mapa polar a 100%. Tal procedimento produz uma distribuição relativa da perfusão, com a intensidade de cada setor transformando-se em um valor porcentual relativo à captação definida como normal do VE. Finalmente torna-se possível com este "mapa de perfusão relativa", utilizar limites para definir padrões estabelecidos de hipoperfusão (captação próxima a 70% = diminuição leve; 60% = moderada e < 50% acentuada), assumindo-se que a distribuição normal do radiofármaco é uniforme por todo o ventrículo esquerdo.[97]
- **Análise semiquantitativa**: com o objetivo de avaliar numericamente a intensidade da captação do radiofármaco no miocárdio, bem como a extensão de defeitos de perfusão, desenvolveu-se padronização segmentar das paredes/regiões do ventrículo esquerdo, dividindo-se o miocárdio em 20 (modelo inicial, ainda existente em alguns *softwares*) ou 17 segmentos (modelo aceito atualmente), resultando em menor subjetividade de interpretação e agregando valor na análise das imagens da CPM;[98,99]
- Como metodologia obrigatória são utilizados cortes tomográficos transversais ao ventrículo esquerdo, com varredura desde o ápice ou porção distal, meio de cavidade, até porção basal. Cada região e subdivisões são identificadas numericamente, com a captação do radiofármaco ou perfusão também caracterizada em graus de intensidade de acordo e escores estabelecidos (**Fig. 15-2-27 e Tabela 15-2-12**);
- Desta forma, na análise semiquantitativa das imagens as regiões do ventrículo esquerdo são avaliadas quanto ao número dos segmentos envolvidos e intensidade dos defeitos, estas avaliadas por escore específico: (0) captação normal do radioisótopo ou número normal de contagens radioativas no segmento analisado; (1) hipocaptação discreta/leve ou redução nas contagens radioativas do segmento analisado, entre 10% e < 25%; (2) hipocaptação moderada ou redução nas contagens radioativas do segmento analisado, entre 25% e 50%; (3) hipocaptação acentuada/grave ou redução nas

Tabela 15-2-12. Classificação numérica da divisão segmentar do miocárdio ventricular esquerdo em 17 partes

Paredes/Regiões	Porções/Partes		
	Basal	Médio	Distal/Apical
Anterior	1	7	13
Anterosseptal	2	8	14 - septal
Inferosseptal	3	9	14 - septal
Inferior	4	10	15
Inferolateral	5	11	16 - lateral
Anterolateral	6	12	16 - lateral
Septal			14
Lateral			16
Ápice			17
Região Apical			13+14+15+16+17

Obs: A região apical compreende a porção distal/apical das paredes anterior, septal, inferior, lateral e o ápice do ventrículo esquerdo.

contagens radioativas do segmento analisado, ≥ 50%; (4) ausência de captação (**Tabela 15-2-13**). Habitualmente, as intensidades 3 ou 4 associam-se à estenose coronária grave, sendo que quanto maior for o número de segmentos acometidos, maior a extensão do processo, e quanto maior a soma dos escores, maior a gravidade, com inquestionável valor prognóstico em pacientes com doença isquêmica do coração.

- Adicionalmente a extensão dos defeitos pode também ser caracterizada como "pequena", envolvendo um a dois segmentos com hipocaptação; "média", três a quatro segmentos e "grande", quando ≥ 5 segmentos são acometidos;
- Após definida a graduação da intensidade dos defeitos perfusionais e o número de segmentos envolvidos (modelos de 20 ou 17 segmentos) calcula-se o somatório dos valores atribuídos a cada segmento: **a)** na fase de estresse é denominado **SSS** (*summed stress score* ou somatório do escore de estresse) que representa as situações possíveis de <u>perfusão normal</u>, <u>hipocaptação transitória</u> (habitualmente isquemia), <u>hipocaptação fixa ou persistente</u> (infarto do miocárdio/fibrose ou artefato de atenuação), <u>hipocaptação transitória associada à hipocaptação fixa ou persistente</u> (isquemia + infarto do miocárdio/fibrose); **b)** na fase de repouso/basal ou de redistribuição, recebendo o nome de **SRS** (*summed rest/redistribuition score* ou somatório do escore de repouso), que pode traduzir <u>perfusão normal</u>, <u>hipocaptação fixa ou persistente</u> (infarto do miocárdio/fibrose ou artefato de atenuação); **c)** A diferença entre o **SSS** e o **SRS** mede o grau de <u>reversibilidade ou de hipocaptação transitória</u>, chamada de **SDS** (*summed difference score* ou somatório da diferença dos escores de estresse e repouso). Se esta diferença for "zero", poderemos estar frente à condição de perfusão normal ou <u>hipocaptação fixa ou persistente</u> (infarto do miocárdio/fibrose ou artefato de atenuação). Valores numéricos de SSS < 4 são considerados normais, entre 4 e 8 discretamente anormais, entre 9 e 13 moderadamente anormais e > 13 acentuadamente anormais. No entanto, há regiões normais do miocárdio que evidenciam menor concentração do radiofármaco por si só e, consequentemente, podem ter valor atribuído diferente de zero;[102]
- De modo alternativo e com base na análise semiquantitativa (escores e número de segmentos envolvidos), além da obtenção do cálculo porcentual da extensão de miocárdio em risco ou total comprometido pode-se inferir-se a extensão dos defeitos perfusionais em relação à massa total do ventrículo esquerdo (**Tabela 15-2-14**);
- Adicionalmente, há observações associando os resultados dos escores a lesões coronárias avaliadas pela fração de reserva de fluxo ou FFR.[103] De modo análogo, pode-se inferir que a soma dos escores está para a perfusão assim como o cálculo da fração de ejeção está para a função ventricular sistólica;
- Finalmente, os escores segmentares podem ser atribuídos ou modificados subjetivamente pelo médico observador, ou estabelecidos por *softwares* validados, bem como estarem integrados em sistemas automatizados de suporte à decisão médica;[104-106]

Tabela 15-2-13. Classificação qualitativa, semiquantitativa e quantitativa dos defeitos de perfusão do miocárdio pela técnica SPECT

Defeitos de perfusão – Intensidade e extensão	
Análise qualitativa – Semiquantitativa – Quantitativa	
⬇	
Grau leve, moderado, grave/pequena (<10%), média (10-20%), grande (> 20%)	
Categoria	Escore
Perfusão normal	0
REdução leve de contagens	1
Redução moderada	2
Redução grave	3
Ausência	4

Obs.: A **análise qualitativa** refere-se à avaliação visual ou qualitativa das imagens em relação à intensidade (graus leve, moderado ou acentuado/grave), localização (território de domínio das artérias coronárias) e extensão (número de segmentos acometidos) dos defeitos de perfusão, ferramenta de maior utilização na prática clínica. Quando integrada às informações médicas prévias (probabilidade pré-teste, exame clínico, outros exames não invasivos/invasivos) oferece boa acurácia diagnóstica e prognóstica dentro da caracterização de doença isquêmica do coração. As **análises semi e quantitativa** compreendem os escores **numéricos** (de zero a 4) e quantificação (< 10%, entre 10-20% e > 20% – classificações variáveis) porcentual, respectivamente, derivados do processamento das imagens (mapas polares) quando comparadas a um banco de dados de pacientes "saudáveis".

Tabela 15-2-14. Extensão dos defeitos (em relação à massa total do VE)

Mínima	< 5%
Pequena	5-9%
Moderada	10-19%
Grande	≥ 20%

CAPÍTULO 15 ▪ CARDIOLOGIA NUCLEAR

- **Análise quantitativa** – consideram-se as informações obtidas da aquisição das imagens como uma representação digital da distribuição do radiofármaco no miocárdio, pela criação dos perfis circunferenciais e reconstrução tomográfica dos "mapas polares". A captação do radiofármaco, representativa da perfusão, é demonstrada por uma escala de cores, sendo que o ápice do VE ocupa o centro do "alvo" e a periferia do círculo a base do coração. Os programas que permitem reconstruir tais imagens possibilitam a quantificação porcentual da área hipocaptante, quando são comparadas imagens de um banco de dados de indivíduos normais do mesmo sexo e idade. Desta maneira, defeitos classificados como **"pequena extensão"** envolvem **até < 10**% do VE, os de **média extensão entre 10 a 20%**, e os **de grande extensão > 20%**. Os defeitos de perfusão também podem ser quantificados pelo número de *pixels* (*pixel* = menor ponto bidimensional de uma imagem digital) de determinada região e os desvios-padrão de afastamento em relação às áreas de perfusão normal (**Figs. 15-2-28 e 15-2-29**). Este tipo de análise presta-se também à avaliação evolutiva

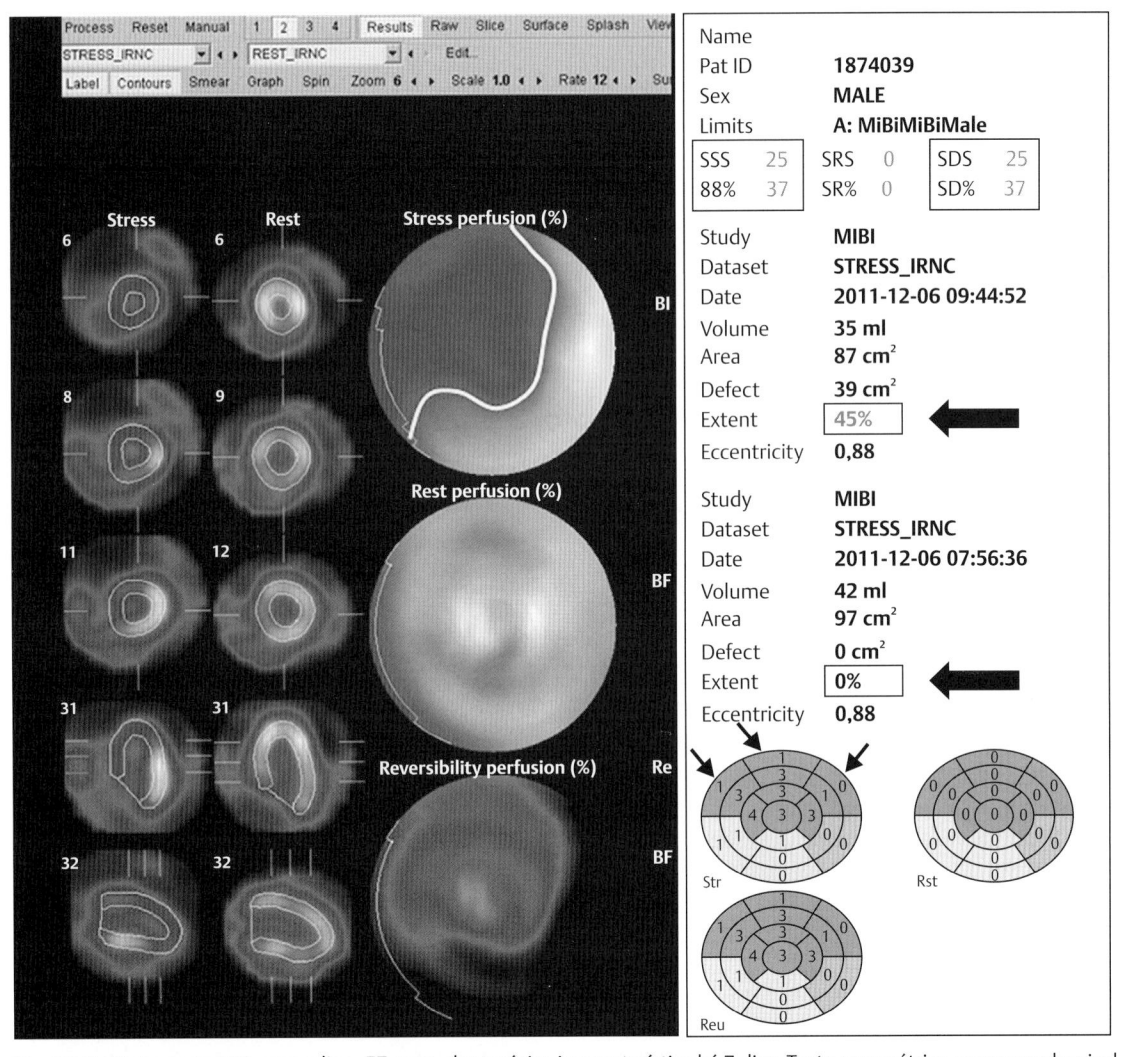

Fig. 15-2-28. Paciente LGS, masculino, 57 anos, dor torácica incaracterística há 7 dias. Teste ergométrico com supradesnível de ST em parede anterior extensa em baixa carga. Análise semiquantitativa (escores) e quantitativa da perfusão (área porcentual de miocárdio em risco), representando a distribuição do radioisótopo por todo o VE e expressa sob a forma de "Mapas Polares (MP)". Técnica de *Gated*-SPECT. Modelo de 17 segmentos. Notar extensa área de hipocaptação transitória envolvendo as paredes anterior, região septal, ápice, estendendo-se ainda à porção distal das paredes inferior e lateral, evidenciada em coloração azul e delimitada no MP de estresse por linha branca (imagem superior à esquerda). A representação gráfica dos escores de estresse (setas pretas) evidencia a gradação numérica da intensidade da hipocaptação e o número de segmentos acometidos (canto inferior direito), com os somatórios **SSS = 25, SRS = 0 e SDS = 25** (canto superior direito), além de **área porcentual estimada em 45% de miocárdio em risco**. MP representativo da perfusão em repouso evidencia distribuição homogênea do radiofármaco, traduzindo perfusão normal. Cinecoronariografia com lesão proximal suboclusiva de artéria descendente anterior. (Ver Pranchas em Cores.) (Fonte: Arquivo pessoal.)

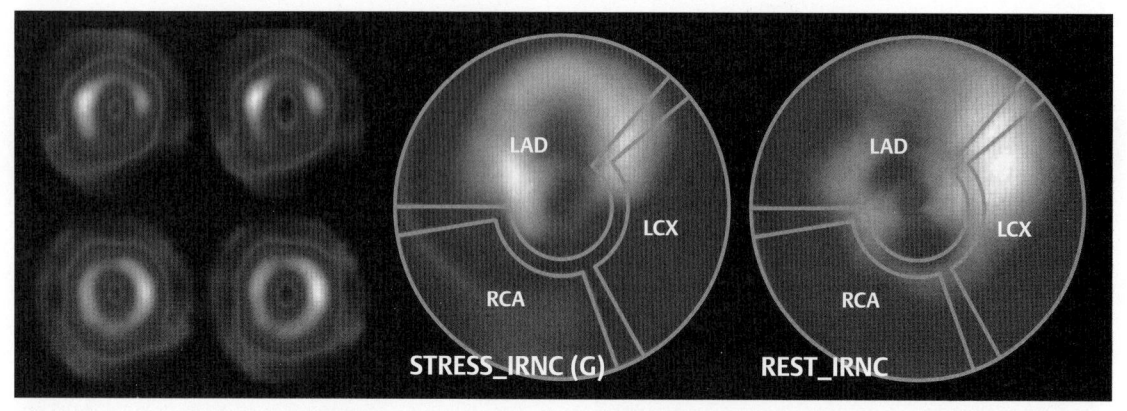

Fig. 15-2-29. O mapa polar de perfusão pode ser subdivido em regiões correspondentes ao domínio das artérias coronárias; LAD - descendente anterior; Notar áreas de hipocaptação relativa do radiofármaco nos territórios correspondentes às artérias coronária direita e circunflexa de modo predominante (cores em tons de azul), de grande intensidade e extensão e, em menor área, em território de descendente anterior (parede anterior). Na escala de cores, tons de vermelho, laranja e branco representam perfusão normal. A área pode ser quantificada porcentualmente pelos *softwares* habitualmente empregados. RCA: coronária direita; LCX: circunflexa. (Ver Pranchas em Cores.) (Fonte: Arquivo pessoal.)

por conta de sua reprodutibilidade, porém, não invalida a análise visual realizada por profissional experiente, que pode distinguir artefatos técnicos e outros interferentes de alterações perfusionais verdadeiras. Além das informações da perfusão podem ser obtidos mapas polares relativos à função ventricular, como motilidade e espessamento sistólico das paredes do ventrículo esquerdo. Finalmente o uso de um sistema de escores reproduz a abordagem semiquantitativa da gravidade dos defeitos perfusionais.

Achados Adicionais de Importância à Análise das Imagens de Perfusão e Função (Técnica SPECT) e Marcadores Não Convencionais (Figs. 15-2-30 a 15-2-32)[107]

- Há situações específicas nas quais a reserva coronária e, consequentemente, o fluxo coronário podem estar diminuídos de modo semelhante nas três artérias coronárias (doença triarterial com lesões funcionalmente iguais) resultando em imagens com perfusão aparentemente "normal" (resultados falso-negativos) ou com distribuição homogênea aparente do radiofármaco injetado, uma vez que a análise visual se realiza pela comparação da captação relativa do mesmo entre as paredes do VE. Neste caso devem ser observados outros sinais de gravidade (marcadores não perfusionais), como:
    a) aumento transitório da cavidade ventricular esquerda na fase de estresse em comparação às imagens de repouso. Tal fenômeno ocorre ou por disfunção ventricular induzida pelo exercício/provas farmacológicas (etiologias variadas, a mais comum "isquêmica") ou por extensa isquemia subendocárdica, que resulta em falta de captação do radiofármaco no contorno endocárdico e aparente dilatação da cavidade (**Fig. 15-2-30**). Considera-se anormal quando o aumento transitório da cavidade do VE é superior a 20% em relação ao tamanho em repouso, analisado de modo subjetivo ou pelo "índice de dilatação isquêmica transitória" ou TID (valor de referência = 1,20).
    b) captação do radiofármaco em paredes do ventrículo direito e pulmões (hipercaptação), que podem representar desbalanço de fluxo coronário entre ambos os ventrículos e disfunção ventricular desencadeada durante o estresse, respectivamente (**Fig. 15-2-31**);
    c) queda dos valores estimados de fração de ejeção quando comparadas ambas as etapas do exame. Tais achados devem ser integrados às informações clínicas e validados pelo especialista, objetivando evitar inadequações no processamento automático dos exames. Habitualmente, os valores de queda considerados anormais são iguais ou superiores a 10% em relação aos valores de repouso;
- adicionalmente, os marcadores funcionais de gravidade **a, b, e c,** anteriormente relatados, podem estar presentes, de modo concomitante, em defeitos múltiplos de perfusão, inferindo doença multiarterial com importante repercussão;
- em determinadas situações, o aspecto de hipocaptação fixa ou persistente (padrão de imagem semelhante nas duas etapas) pode estar associado aos fenômenos de atordoamento e ou hibernação;
- nem sempre o padrão de hipocaptação transitória representa isquemia, que implica alteração do

espessamento das paredes do VE. Há condições de diferença regional de fluxo sem, no entanto, produzir isquemia (espessamento sistólico normal);
- alterações perfusionais persistentes e ou transitórias relacionadas com a região septal do ventrículo esquerdo podem ser observadas na vigência de distúrbio da condução intraventricular pelo ramo esquerdo e estimulação elétrica por marca-passo, considerando-se a dissincronia localizada desde a condição de repouso e sem associação obrigatória à DAC obstrutiva. A associação ao teste ergométrico não é recomendada em razão da possibilidade de intensificação de movimentação atípica do septo interventricular pela elevação da FC e contração de arteríolas intrasseptais resultando em hipoperfusão relativa. Assim, a alternativa indicada volta-se à vasodilatação farmacológica com dipiridamol, adenosina, regadenoson.

- Em pacientes com menor probabilidade pré-teste da indução de defeitos perfusionais e ou sinais de disfunção ventricular associados deve-se considerar a possibilidade da realização de imagens somente relacionadas com a fase de estresse ou protocolo de um dia (*stress-only*) pela elevada frequência de resultados normais nesta população. Desta forma, e em indivíduos selecionados, apenas dose única do radiofármaco MIBI-^{99m}Tc ou MIBI – Tetrofosmin poderá ser administrada, minimizando a exposição à radiação e com desempenho diagnóstico e prognóstico semelhantes (**Fig. 15-2-33**). O valor preditivo negativo é elevado e, em presença de "alterações da captação" caracterizadas nesta etapa, o exame deverá ser complementado com a fase de repouso inicialmente não planejada. Em nosso meio há dificuldades técnicas e logísticas para tal implementação na prática diária.

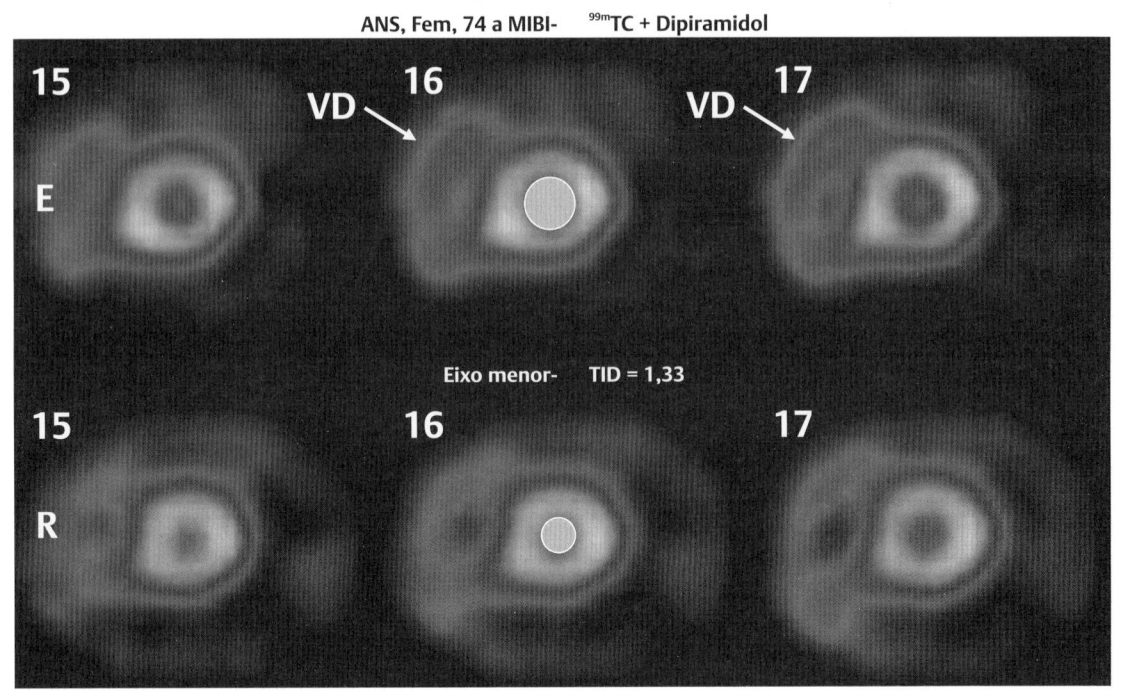

Fig. 15-2-30. ANS, 74ª, DM, HAS, IMC = 31, anemia refratária, osteoartrose de joelhos e quadril. Dor torácica aos esforços há 3 meses, atualmente CCVAS Classe III/IV, resultando em grande limitação da qualidade de vida. Glicemia - 189 mg/dL; artérias carótida interna direita e esquerda com lesões moderada e discreta respectivamente ao Doppler. Proposta cinecoronariografia, com recusa imediata da paciente e seus familiares. Encaminhada à CPM pela técnica *Gated*-SPECT, associada à injeção de dipiridamol. Imagens tomográficas de repouso (R) e estresse (E) obtidas em eixo menor evidenciando distribuição (captação) homogênea do radiofármaco (MIBI-99mTc) pelas paredes do VE (perfusão aparente normal). No entanto, observa-se **aumento transitório** desta cavidade nas imagens de estresse (círculos com contorno endocárdico traçado de modo automático – linha branca) em comparação ao repouso, com índice de dilatação transitória ou TID = 1,33 (VR < 1,2). Adicionalmente verifica-se **queda** dos valores estimados de **fração de ejeção** quando comparadas ambas as etapas (FE repouso = 74% e FE após DIPI = 61%) e captação da MIBI-^{99m}Tc em **parede ventricular direita** (setas indicativas). Tais achados representam marcadores de alto risco. (Ver Pranchas em Cores.) (Fonte: Arquivo pessoal.)

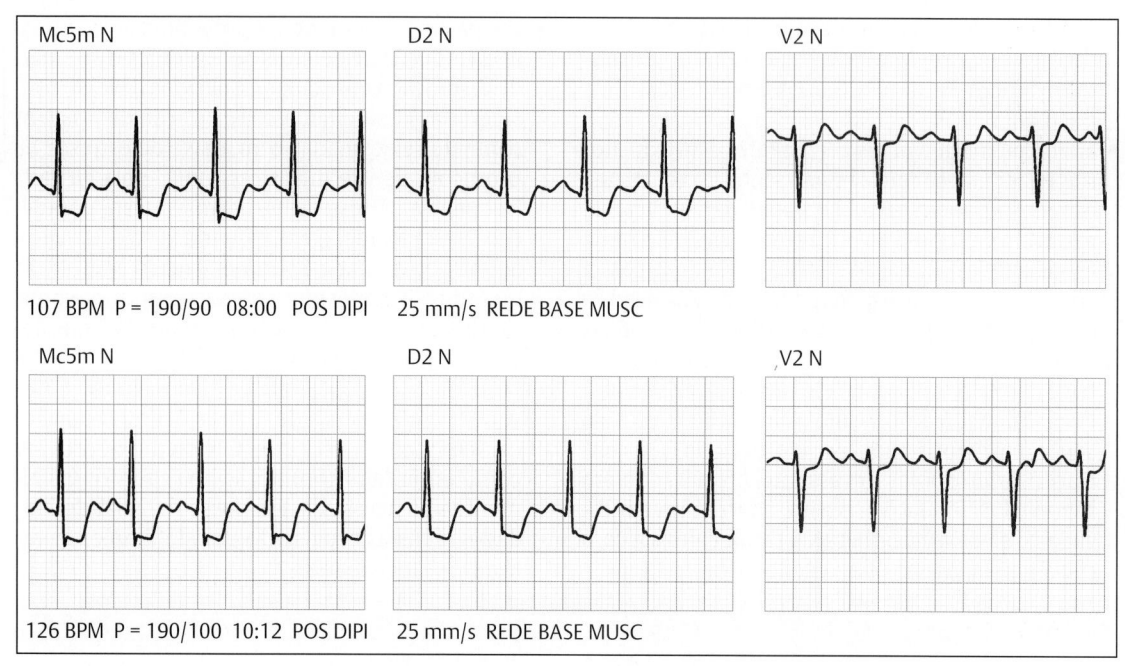

Fig. 15-2-31. Mesma paciente da Figura 15-2-28. Traçados eletrocardiográficos após término da administração intravenosa de dipiridamol – tempo total 8 e 10 minutos, com queixas de dor precordial de moderada a forte intensidade e infradesnivelamento acentuado de segmento ST, caráter descendente nas derivações bipolares MC5 e II modificada. Administração de aminofilina IV como antagonista do DIPI, com cessação dos sintomas e normalização das anormalidades de ECG após 20 minutos. Transferida à unidade de emergência para controle clínico e complementação protocolar de estratificação de risco (biomarcadores), com estudo cinecoronariográfico na sequência. (Fonte: arquivo pessoal.)

CAPÍTULO 15 ▪ CARDIOLOGIA NUCLEAR 717

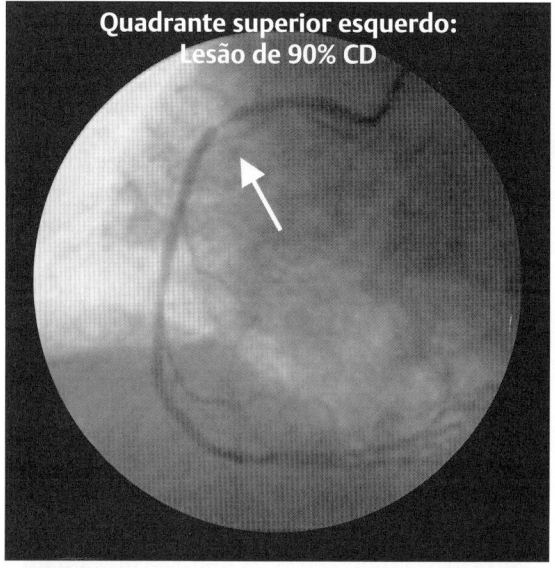

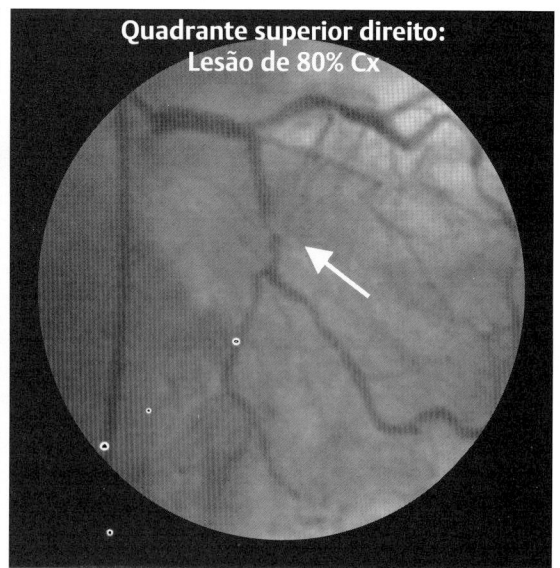

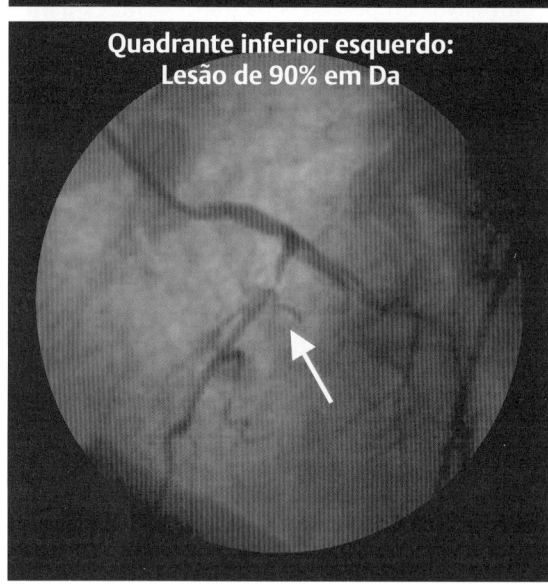

**Quadrante superior esquerdo:
Lesão de 90% CD**

**Quadrante superior direito:
Lesão de 80% Cx**

**Quadrante inferior esquerdo:
Lesão de 90% em Da**

Fig. 15-2-32. Estudo invasivo evidenciando lesões obstrutivas graves de distribuição triarterial (artérias coronária direita, circunflexa e descendente anterior). Considerando-se quadro de angina de recente começo e limitação funcional resultante, associada com vários marcadores de alto risco, proposta cirurgia de revascularização cirúrgica do miocárdio, recusada também pela paciente. Nos dias subsequentes, submetida à intervenção coronária percutânea com sucesso.

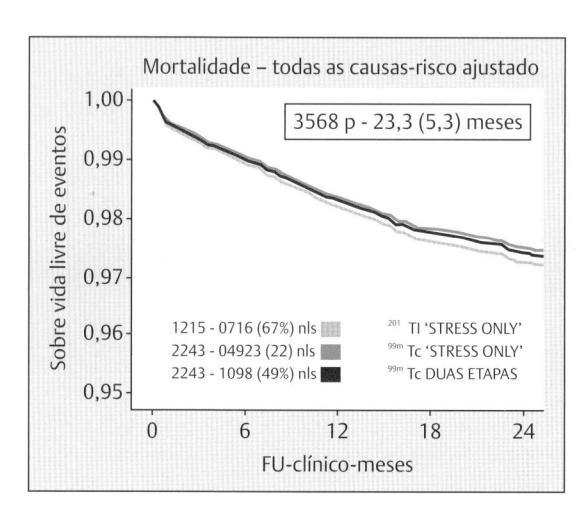

Fig. 15-2-33. Em estudo retrospectivo de Duvall *et al.* foram analisados os resultados de 3.658 pacientes que se submeteram à CPM de estresse no período de 1 ano, categorizados em grupos: **I)** dos 1.215 pacientes com ²⁰¹Tl – 716 (67%) com estudo normal – **somente a etapa de estresse**; **II)** dos 2243 com ⁹⁹ᵐTc - MIBI = 1.098 (49%) com perfusão normal – **somente a etapa de estresse**; **III)** dos mesmos 2.243 com ⁹⁹ᵐTc - MIBI = 493 (22%) com perfusão normal - **etapas de repouso e estresse**. No acompanhamento clínico de 22,3 (DP = 5,3) meses verificou-se sobrevida similar nos três grupos, sem diferenças significativas para os exames normais; (P = 0,82) para ²⁰¹Tl normal (*stress only*) *versus* ⁹⁹ᵐTc - MIBI duas etapas; FU: acompanhamento clínico; nls: estudos de perfusão normais. (Modificado de referência.)

DECISÃO CLÍNICA ATUAL, INTEGRAÇÃO DE MODALIDADES E PROGNÓSTICO[10,15,50,108-111]

- A CPM apresenta consolidada base em evidências que demonstram elevado valor preditivo negativo de um exame normal, com baixo risco de eventos coronarianos em períodos de seguimentos variados, a depender da população sob estudo. Quando o sexo feminino é analisado como exemplo, dentro do cenário da DAC suspeita ou conhecida, o valor prognóstico da distribuição homogênea do radiofármaco no miocárdio do VE também é excelente, com grande estudo de metanálise evidenciando 99% dos pacientes livres de eventos após 36 meses de seguimento médio,[112] ressaltando-se que na presença concomitante de TE sem alterações verifica-se também ótima sobrevida livre de morte cardiovascular futura ou infarto do miocárdio;[113]
- Da mesma forma eleva-se a probabilidade, de modo crescente, de eventos maiores (infarto do miocárdio não fatal e morte cardiovascular e por todas as causas) à medida que a extensão e intensidade dos defeitos perfusionais (carga isquêmica) aumenta. Tais informações perfusionais devem estar integradas às da função ventricular, que já agrega valor prognóstico incremental quando valores da fração de ejeção estão diminuídos, habitualmente inferiores a 45% (**Tabela 15-2-15** e **Figs. 15-2-34 e 15-2-35**),[7,50,87] bem como aumento do volume sistólico final estimado do VE.[114] Tais variáveis analisadas em conjunto agregam "valor prognóstico incremental" sobre a avaliação clínica, eletrocardiograma e outros métodos não invasivos empregados na prática clínica para a estratificação de risco;
- Considerando-se a ausência ou presença de discreta isquemia, os estudos não demonstram redução de desfechos cardiovasculares com a revascularização, sendo o tratamento clínico otimizado a opção inicial. Contrário aos trabalhos observacionais anteriores, que demonstraram a superioridade da revascularização + terapia médica otimizada (TMO) versus TMO exclusiva na diminuição de morte e infarto não fatal em pacientes com grande quantidade de miocárdio em risco (**Fig. 15-2-35**), o estudo randomizado ISCHEMIA (comentários na introdução), dentro do cenário de isquemia moderada a acentuada caraterizada por provas funcionais não invasivas, não evidenciou benefícios na diminuição dos eventos estabelecidos quando foram comparados revascularização mecânica × tratamento clínico;
- No entanto, após a publicação do ISCHEMIA, grande análise observacional identificou 54.522

Tabela 15-2-15. Valor prognóstico da cintilografia miocárdica de perfusão para os eventos de morte e infarto do miocárdio não fatal (IM) em 2.203 pacientes (P) com doença arterial coronária conhecida ou suspeita (DAC).

Semiquantificação – *Gated*-SPECT		
Escores e estresse (SSS) – 2.203 P – DCA		
	IM	Morte
< 4 Normal	0,5	0,3
4-8 Hip leve	2,7	0,8
9-13 Hip mod	2,9	2,3
> 13 *Hip* ↑↑↑	4,2	2,9

Seguimento – 18 meses
O achado de imagens normais (SSS < 4) é coincidente com menos que 1% de eventos ao ano, ao passo que na presença de hipocaptação de grande extensão e intensidade (SSS > 13) observa-se alto risco de morte e IM (2,9 e 4,2%, respectivamente).
SSS: somatório do escore de estresse ou "*summed stress score*";
DCA ou DAC: doença arterial coronária.
Modificada de Hachamovitch et al.[7]

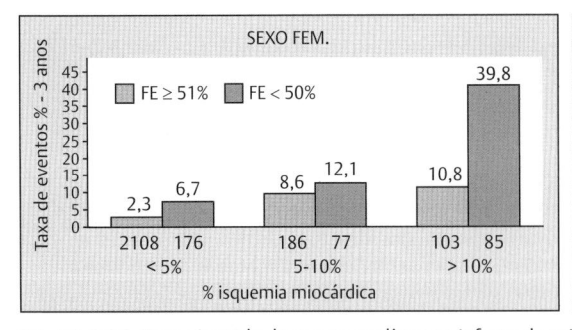

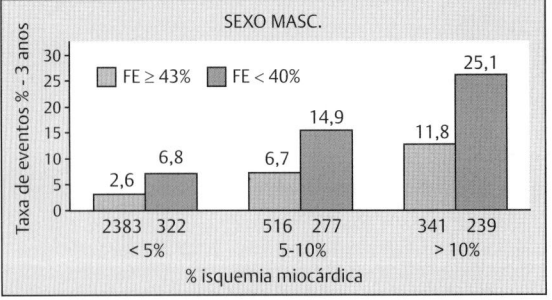

Fig. 15-2-34. Taxa ajustada de morte cardíaca ou infarto do miocárdio em pacientes do sexo feminino e masculino encaminhados à CPM como função de porcentual de isquemia miocárdica e função sistólica do VE. Há documentação de melhor discriminação de mulheres de alto risco pelo método em comparação aos homens. Em estudo com 597 mulheres e 824 homens, com valores de normalidade de FE diferentes considerando-se o sexo, Sharir et al. demonstraram que mulheres com isquemia acentuada associada à FE < 51% evidenciaram, taxa de eventos em 3 anos de 39,8% × 10,8% quando os valores de FE foram > 51%. Da mesma forma, quando o VSF indexado por superfície corporal foi > 27 mL/m² a frequência de eventos no mesmo período foi de 35,1% × 15,2% quando o índice de volume sistólico foi abaixo destes valores.[114]

pacientes (P) submetidos à CPM de 1992 a 2012, objetivando a associação entre terapia invasiva precoce (até 90 dias após a realização das imagens de perfusão), magnitude da isquemia (> 10% de envolvimento do miocárdio ventricular esquerdo) e melhora da sobrevida (mortalidade por todas as causas) em grupos separados submetidos à intervenção coronária percutânea (ICP – 2.688 P) e revascularização cirúrgica do miocárdio (RM – 1288 P), em evolução de 8 anos.[108] Com o emprego de análise estatística robusta (escores de propensão), a revascularização precoce nas coortes pareadas, a saber **ICP × terapia médica e RM × terapia médica** evidenciou melhora da sobrevida em pacientes com > 15% de isquemia, após ajuste para idade e comorbidades;

- Considerando-se os marcadores de risco recentes incorporados dentre as estratégias de reclassificação do risco cardiovascular se aceita, de forma estabelecida, a presença de cálcio nas coronárias como marcador altamente específico de aterosclerose, avaliada de modo quantitativo por escores próprios (índice de Agatston) que oferecem medida indireta da carga aterosclerótica total. De modo subsequente, estudos longitudinais demonstraram forte associação prognóstica entre valores do escore de cálcio progressivamente elevados e aumento do risco de infarto do miocárdio e morte por todas as causas no seguimento clínico.[115-117] Da mesma forma, em assintomáticos, torna-se claro o entendimento que o escore de cálcio adiciona informações prognósticas importantes àquelas obtidas da avaliação dos fatores de risco tradicionais e de escores clínicos como Framinghan;[118]

- O escore de cálcio é utilizado de modo adicional na caracterização da probabilidade de isquemia do miocárdio induzida por provas de estresse, com associação entre valores crescentes de cálcio e frequência de isquemia. Em vários estudos, escores < 100 associaram-se à baixa probabilidade de isquemia detectada pela CPM (técnica SPECT), sendo mais comum em pacientes com valores > 400. Em faixas intermediárias (100 e 400) há variações significativas entre as populações avaliadas, com mínima frequência de isquemia moderada a acentuada em poucos estudos,[119] mas sempre na dependência do tipo de população avaliada (**Fig. 15-2-36**);

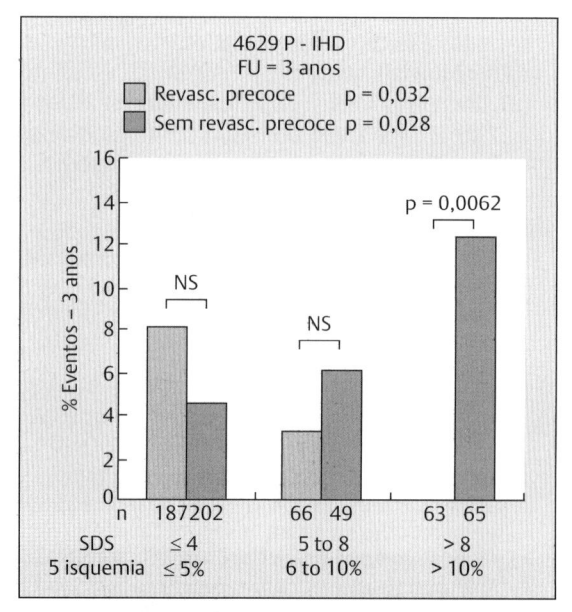

Fig. 15-2-35. Estudo retrospectivo de 4.629 pacientes com DAC suspeita/conhecida ou IHD (*Ischemic Heart Disease*) submetidos à CPM em 117 hospitais no Japão, avaliando a quantidade de miocárdio isquêmico pelo somatório da diferença dos escores de estresse e repouso ou SDS (≤ 4, entre 5-8 e 8, representando ≤ 5%, entre 6-10% e > 10% de miocárdio em risco). Acompanhamento (FU) de 3 anos para desfechos combinados de morte cardíaca, IM não fatal e ICC com hospitalização, comparando os que se submeteram à revascularização precoce × tratamento convencional. Notar que somente nos pacientes que evidenciaram > 10% de miocárdio isquêmico ou SDS > 8 a cirurgia de revascularização diminuiu, de modo significativo, as taxas dos eventos combinados (zero% de desfechos nos submetidos à revascularização precoce *versus* 12,3% naqueles não revascularizados inicialmente – terceiro conjunto de barras à direita). No grupo geral, considerando qualquer quantidade de isquemia, não houve diferença na taxa de eventos, quer tivessem sido revascularizados ou não. CPM: cintilografia de perfusão do miocárdio; IHD: doença isquêmica do coração; DAC: doença arterial coronária; ICC: insuficiência cardíaca congestiva; IM: infarto do miocárdio. (Modificada de Moroi et al.)[51]

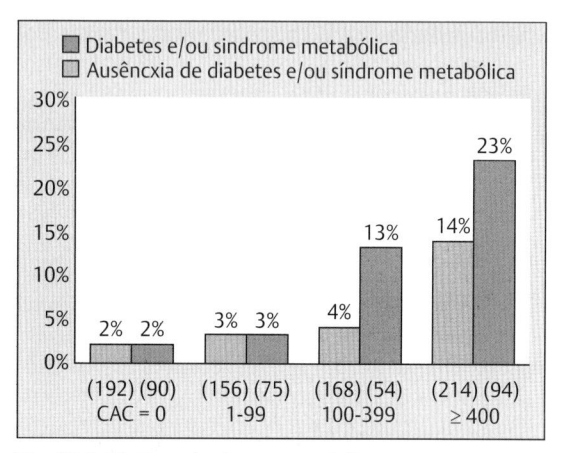

Fig. 15-2-36. Frequência porcentual de isquemia miocárdica detectada por CPM – técnica SPECT em diabéticos/síndrome metabólica × ausência de diabetes/síndrome metabólica, distribuída entre subgrupos de valores de escore de cálcio. Ressalta-se que frequência de isquemia foi ainda muito baixa em escores < 100, maior nos diabéticos, no entanto, na faixa compreendida entre 100-400, sugerindo a possibilidade da diminuição do limiar isquêmico em relação aos valores do escore de cálcio. CPM: cintilografia de perfusão do miocárdio; SPECT: tomografia computadorizada por emissão de fóton único. CAC: escore de cálcio coronário. (Modificada de Wong ND et al.)[120]

- Torna-se também de importância a avaliação da influência de medicações específicas, como, por exemplo, betabloqueadores e outros fármacos com ação cronotrópica negativa, em relação aos resultados da CPM. Há evidências que, adicionalmente aos testes de exercício, devem ser realizados na vigência de medicações específicas quando a critério do médico assistente (avaliação terapêutica habitualmente), mesmo os pacientes que serão submetidos a provas farmacológicas em uso de tais fármacos, bem como bloqueadores dos canais de cálcio e vasodilatadores (nitratos), têm subestimada a extensão e intensidade dos defeitos (diminuição da carga isquêmica) e, consequentemente, a gravidade, resultando também em menor sensibilidade da perfusão miocárdica em detectar cardiopatia isquêmica quando a finalidade é diagnóstica;
- Verifica-se associação entre capacidade funcional (CF), probabilidade de isquemia e prognóstico, justificando a preferência da associação da CPM a testes de exercício (TE), por adicionar variável de valor incremental às variáveis obtidas à análise das imagens. Quanto maior o gasto energético alcançado durante TE/TCPE (estimativa ou medida direta avaliada em múltiplos de unidades metabólicas ou METs), inferindo maior CF, melhor será o prognóstico em indivíduos saudáveis ou com doença cardiovascular,[121] com melhores sobrevida livre de eventos, qualidade de vida e impacto direto na decisão médica a ser adotada. A despeito de variações entre os estudos, a CF no pico do exercício tem sido reafirmada como importante fator prognóstico do risco de morte nestas populações, sendo que cada MET adicional conseguido na capacidade de exercício traduz-se em melhora de sobrevida entre 12 e 20% na maioria das publicações.[34,122,123] Considerando-se a elevada morbimortalidade e enorme impacto na qualidade de vida dos sobreviventes à infecção pelo coronavírus (Covid-19) na pandemia atual, estudo inicial observou relação inversa entre a capacidade máxima de exercício (variável independente) e probabilidade de hospitalização pela doença.[124]
- Adicionalmente, há estudos recentes objetivando identificar de modo prospectivo a prevalência de isquemia, induzida por exercício e sua correlação com classes estimadas de CF. Em pacientes em risco intermediário ou com DAC presente, mas, com capacidade funcional satisfatória ($\geq$ 10 METs), observou-se prevalência muito baixa de isquemia com extensão > 10% do ventrículo esquerdo e de desfechos primário (mortalidade por todas as causas) e secundários;[125]
- Finalmente, com as informações obtidas por métodos de estratificação inicial em populações de risco intermediário, como: a) escore de cálcio e interação com os fatores de risco, com consequente modificação de probabilidades; a abordagem prognóstica; o auxílio ao manejo médico preventivo; b) a habilidade intrínseca e custo-efetiva do teste ergométrico, que utiliza as variáveis clássicas (infradesnível do segmento ST, angina) e novas (retorno da frequência cardíaca nos minutos iniciais fase pós-esforço, arritmias na fase de recuperação, incompetência cronotrópica), além da incorporação dos escores prognósticos e capacidade funcional, para estratificação de risco;[126] c) a acurácia e a grande experiência acumulada da CPM, tanto na determinação da gravidade da doença (marcadores de risco), entre eles quantidade de miocárdio ventricular esquerdo em risco (> 10% extensão de acometimento), como na segurança prognóstica em curto e longo prazos, têm sido propostas novas combinações de exames como, por exemplo, teste ergométricos associados à detecção de cálcio, objetivando abordagens iniciais anatômicas (cálcio), de isquemia (ST, dor) e funcionais (capacidade funcional), com a CPM[50,127-129] e angiotomografia computadorizada no refinamento e auxílio ao manejo médico.

REFERÊNCIAS BIBLIOGRÁFICAS

1. Garcia EV. Quantitative nuclear cardiology: we are almost there! J Nucl Cardiol. 2012;19:424-37.
2. Cherry SR, Sorenson JA, Phelps ME. Tracer kinetic modeling. In: Physics in nuclear medicine, 3rd ed. Philadelphia: Saunders, 2003. p. 377-403.
3. Wolk MJ, Bailey SR, Doherty JU, Douglas PS, Hendel RC, Kramer CM, et al. ACCF/AHA/ASE/ASNC/HFSA/HRS/ SCAI/SCCT/SCMR/STS 2013 multimodality appropriate use criteria for the detection and risk assessment of stable ischemic heart disease: a report of the American College of Cardiology Foundation Appropriate Use Criteria Task Force, American Heart Association, American Society of Echocardiography, American Society of Nuclear Cardiology, Heart Failure Society of America, Heart Rhythm Society, Society for Cardiovascular Angiography and Interventions, Society of Cardiovascular Computed Tomography, Society for Cardiovascular Magnetic Resonance, and Society of Thoracic Surgeons. J Am Coll Cardiol. 2014;63(4):380-406.
4. Mieres JH, Gulati M, Bairey Merz N, Berman DS, Gerber TC, Hayes SN, et al. Role of noninvasive testing in the clinical evaluation of women with suspected ischemic heart disease: a consensus statement from the American Heart Association. Circulation. 2014 July 22;130(4):350-79.
5. Udelson JE, Dilsizian V, Bonow RO. Nuclear cardiology. In: Mann DL, Zipes DP, Libby P, Bonow RO, Braunwald E (Eds). Braunwald's Heart Disease. A Textbook of Cardiovascular Medicine, 10th ed. Philadelphia: W.B. Elsevier/Saunders Company. 2015;(16):271-315.
6. Shaw L, Iskandrian AE. Prognostic value of gated myocardial perfusion SPECT. J Nucl Cardiol. 2004;11(2):171-85.

7. Hachamovitch R, Hayes SW, Friedman JD, Cohen I, Berman DS. Stress myocardial perfusion single-photon emission computed tomography is clinically effective and cost effective in risk stratification of patients with a high likelihood of coronary artery disease (CAD) but no known CAD. J Am Coll Cardiol. 2004;43(2):200-8.

8. Mastrocola LE, Lopes RW, Boccia D, Alves FBP. Cardiologia Nuclear: Princípios. In: Moreira MCV, Montenegro ST, Paola AAV. Livro Texto da Sociedade Brasileira de Cardiologia, 2.ed. São Paulo: Editora Manole Ltda, 2015. p. 441-52.

9. Mastrocola LE, Amorim BJ, Vitola JV, Brandão SCS, Grossman GB, Lima RSL, et al. Update of the Brazilian Guideline on Nuclear Cardiology – 2020. Arq Bras Cardiol. 2020;114(2):325-429.

10. Knuuti J, Wijns W, Saraste A, Capodanno D, Barbato E, Funck-Brentano C, et al. 2019 ESC Guidelines for the diagnosis and management of chronic coronary syndromes: the Task Force for the diagnosis and management of chronic coronary syndromes of the European Society of Cardiology (ESC). Eur Heart J. 2020;41:407- 77.

11. Arnold SV, Bhatt DL, Barsness GW, Beatty AL., Deedwania PC, Inzucchi SE, et al. Clinical management of stable coronary artery disease in patients with type 2 diabetes mellitus: a scientific statement from the american heart association. Circulation. 2020 May 12;141(19):e779-e806.

12. Reeh J, Therming CB, Heitmann M, Hojberg S, Sorum C, Bech J, et al. Prediction of obstructive coronary artery disease and prognosis in patients with suspected stable angina. Eur Heart J. 2019;40:1426-35.

13. Camici PG, Crea F. Coronary microvascular dysfunction. N Engl J Med. 2007;356:830-40.

14. Jespersen L, Hvelplund A, Abildstrom SZ, Pedersen F, Galatius S, Madsen JK, et al. Stable angina pectoris with no obstructive coronary artery disease is associated with increased risks of major adverse cardiovascular events. Eur Heart J. 2012;33:734-744.

15. Taqueti VR, Dorbala S, Wolinsky D, Abbott B, Heller GV, Bateman TM, et al. Myocardial perfusion imaging in women for the evaluation of stable ischemic heart disease-state-of-the-evidence and clinical recommendations. J Nucl Cardiol. 2017 Aug;24(4):1402-26.

16. Gould KL. Does coronary flow trump coronary anatomy? JACC Cardiovasc Imaging. 2009 Aug;2(8):1009-23.

17. Kern MJ, Lerman A, Bech JW, De Bruyne B, Eeckhout E, Fearon WF, et al. Physiological assessment of coronary artery disease in the cardiac catheterization laboratory. A scientific statement from the American Heart Association Committee on Diagnostic and Interventional Cardiac Catheterization, Council on Clinical Cardiology. Circulation. 2006 Sep 19;114(12):1321-41.

18. Johnson NP, Gould LK. Fractional flow reserve returns to its origins. quantitative cardiac positron emission tomography. Circ Cardiovasc Imaging. 2016;9(9):e005435.

19. Zimmermann FM, Ferrara A, Johnson NP, van Nunen LX, Escaned J, Albertsson P, et al. Deferral vs. performance of percutaneous coronary intervention of functionally non-significant coronary stenosis: 15-year follow-up of the DEFER trial. Eur Heart J. 2015;36(45):3182-8.

20. van Nunen LX, Zimmermann FM, Tonino PA, Barbato E, Baumbach A, Engstrøm T, et al. Fractional flow reserve versus angiography for guidance of PCI in patients with multivessel coronary artery disease (FAME): 5-year follow-up of a randomized controlled trial. Lancet. 2015;386(10006):1853-60.

21. De Bruyne B, Fearon WF, Pijls NH, Barbato E, Tonino P, Piroth Z, et al. Fractional flow reserve-guided PCI for stable coronary artery disease. N Engl J Med. 2014;371(13):1208-17.

22. Johnson NP, Tóth GG, Lai D, Zhu H, Açar G, Agostoni P, et al. Prognostic value of fractional flow reserve: linking physiologic severity to clinical outcomes. J Am Coll Cardiol. 2014;64(16):1641-54.

23. De Bruyne B, Pijls NH, Kalesan B, Barbato E, Tonino PA, Piroth Z, et al. Fractional flow reserve-guided PCI versus medical therapy in stable coronary disease. N Engl J Med. 2012 Sep 13;367(11):991-1001.

24. Taqueti VR, Di Carli MF. Coronary microvascular disease pathogenic mechanisms and therapeutic options: JACC State-of-the-Art Review. J Am Coll Cardiol. 2018;72(21):2625-41.

25. Souza ACDAH, Gonçalves BKD, Tedeschi A, Lima RSL. Quantification of coronary flow reserve with czt gamma camera in the evaluation of multivessel coronary disease. Arq Bras Cardiol. 2018;111(4):635-7.

26. Agostini D, Roule V, Nganoa C, Roth N, Baavour R, Parienti JJ, et al. First validation of myocardial flow reserve assessed by dynamic 99mTc-sestamibi CZT-SPECT camera: head to head comparison with 15O-water PET and fractional flow reserve in patients with suspected coronary artery disease. The WATERDAY study. Eur J Nucl Med Mol Imaging. 2018;45(7):1079-90.

27. de Souza ACDAH, Gonçalves BKD, Tedeschi AL, Lima RSL. Quantification of myocardial flow reserve using a gamma camera with solid-state cadmium-zinc-telluride detectors: Relation to angiographic coronary artery disease. J Nucl Cardiol. Epub 2019 June 20.

28. Shiraishi S, Tsuda N, Sakamoto F, Ogasawara K, Tomiguchi S, Tsujita K, et al. Clinical usefulness of quantification of myocardial blood flow and flow reserve using CZT-SPECT for detecting coronary artery disease in patients with normal stress perfusion imaging. J Cardiol. 2020;75(4):400-9.

29. Mastrocolla LE, Sousa AG, Smanio PE, Staico R, Pinto IF, Meneghelo RS, et al. Adenosine myocardial perfusion SPECT with Tc-99m-MIBI in patients with obstructive coronary artery disease: correlation between quantitative coronary angiography and intravascular ultrasound measurements. Arq Bras Cardiol. 2006 Jan;86(1):3-13.

30. Meneghelo RS, Araújo CGS, Stein R, Mastrocola LE, Albuquerque PF, Serra SM, et al. III Diretrizes

da Sociedade Brasileira de Cardiologia sobre teste ergométrico. Arq Bras Cardiol. 2010;95(5 Suppl 1):1-26.
31. Gupta S, Rohatgi A, Ayers CR, Willis BL, Haskell WL, Khera A, et al. Cardiorespiratory fitness and classification of risk of cardiovascular disease mortality. Circulation. 2011;123(13):1377-83.
32. Ricketts TA, Sui X, Lavie CJ, Blair SN, Ross R. Addition of cardiorespiratory fitness within an obesity risk classification model identifies men at increased risk of all-cause mortality. Am J Med. Epub 2015 Nov 28.
33. Prakash M, Myers J, Froelicher VF, Marcus R, Do D, Kalisetti D, et al. Clinical and exercise test predictors of all-cause mortality. Results from > 6000 consecutive referred male patients. Chest. 2001;120(3):1003-13.
34. Ross R, Blair SN, Arena R, Church TS, Després JP, Franklin BA, et al. Importance of Assessing Cardiorespiratory Fitness in Clinical Practice: A Case for Fitness as a Clinical Vital Sign: A Scientific Statement from the American Heart Association. Circulation. 2016 Dec 13;134(24):e653-e699.
35. Henzlova MJ, Duvall WL, Einstein AJ, Travin MI, Verberne HJ. ASNC imaging guidelines for SPECT nuclear cardiology procedures: Stress, protocols, and tracers. J Nucl Cardiol. 2016 Jun;23(3):606-39. Erratum in: J Nucl Cardiol. 2016 June;23(3):640-2.
36. Amer KA, Hurren JR, Edwin SB, Cohen G. Regadenoson versus dipyridamole: a comparison of the frequency of adverse events in patients undergoing myocardial perfusion imaging. Pharmacotherapy. 2017;37(6):657-61.
37. Bouallcgue FB, Nganoa C, Vigne J, Agostini D, Manrique A. Comparative performances of dipyridamole and regadenoson to detect myocardial ischemia using cardiac cadmium-zinc-telluride single-photon emission computerized tomography. J Clin Imaging Sci. 2018;8:51. Published 2018 Nov 15.
38. Geleijnse ML, Elhendy A, Fioretti PM, Roelandt JR. Dobutamine stress myocardial perfusion imaging. J Am Coll Cardiol. 2000;36(7):2017-27.
39. Miller DD. Physiologic and pharmacologic stressors. In: Dilsizian V, Narula J, Braunwald E (Eds). Atlas of Nuclear Cardiology, 4th ed. New York: Springer, 2013. p. 111-44.
40. Issa A, De Lorenzo A, Oliveira B, Pellini M, Lima R. Comparison between accelerated and conventional dobutamine stress protocols for myocardial perfusion scintigraphy. Int J Cardiovasc Imaging. 2012;28(7):1823-8.
41. Vitola JV, Brambatti JC, Caligaris F, Lesse CR, Nogueira PR, Joaquim AI, et al. Exercise supplementation to dipyridamole prevents hypotension, improves electrocardiogram sensitivity and increases heart-to-liver ratio on Tc-99m sestamibi imaging. J Nucl Cardiol. 2001;8(6):652-9.
42. Holly TA, Satran A, Bromet DS, Mieres JH, Frey MJ, Elliott MD, et al. The impact of adjunctive adenosine infusion during exercise myocardial perfusion imaging: Results of the Both Exercise and Adenosine Stress Test (BEAST) trial. J Nucl Cardiol. 2003;10(3):291-6.
43. Monzen H, Hara M, Hirata M, Suzuki T, Ogasawara M, Higuchi H, et al. The impact of adenosine pharmacologic stress combined with low-level exercise in patients undergoing myocardial perfusion imaging (BIWAKO adenosine-Ex trial). Ann Nucl Med. 2011;25(5):381-6.
44. Lima R, Peclat T, Soares T, Ferreira C, Souza AC, Camargo G. Comparison of the prognostic value of myocardial perfusion imaging using a CZT-SPECT camera with a conventional anger camera. J Nucl Cardiol. 2016;24(1):245-51.
45. Bocher M, Blevis IM, Tsukerman L, Shrem Y, Kovalski G, Volokh L. A fast cardiac gamma camera with dynamic SPECT capabilities: Design, system validation and future potential. Eur J Nucl Med Mol Imaging. 2010;37(10):1887-902.
46. Duvall WL, Croft LB, Godiwala T, Ginsberg E, George T, Henzlova MJ. Reduced isotope dose with rapid SPECT MPI imaging: initial experience with a CZT camera. J Nucl Cardiol. 2010;17(6):1009-14.
47. Buechel RR, Herzog BA, Husmann L, Burger IA, Pazhenkottil AP, Treyer V, et al. Ultrafast nuclear myocardial perfusion imaging on a new gamma camera with semiconductor detector technique: first clinical validation. Eur J Nucl Med Mol Imaging. 2010;37(4):773-8. Errata em: Eur J Nucl Med Mol Imaging. 2011;38(6):1172.
48. Garcia EV, Faber TL, Esteves FP. Cardiac dedicated ultrafast SPECT cameras: New designs and clinical implications. J Nucl Med. 2011;52(2):210-7.
49. Gimelli A, Liga R, Bertasi M, Kusch A, Marzullo P. Head-to-head comparison of a CZT-based all-purpose SPECT camera and a dedicated CZT cardiac device for myocardial perfusion and functional analysis. J Nucl Cardiol. Epub 2019 Aug 5.
50. Hachamovitch R, Rozanski A, Shaw LJ, Stone GW, Thomson LE, Friedman JD, et al. Impact of ischaemia and scar on the therapeutic benefit derived from myocardial revascularization vs. medical therapy among patients undergoing stress-rest myocardial perfusion scintigraphy. Eur Heart J. 2011;32:1012-24.
51. Moroi M, Yamashina A, Tsukamoto K, Nishimura T; J-ACCESS Investigators. Coronary revascularization does not decrease cardiac events in patients with stable ischemic heart disease but might do in those who showed moderate to severe ischemia. Int J Cardiol. 2012 July 12;158(2):246-52.
52. Dewey M, Siebes M, Kachelrieß M, Kofoed KF, Maurovich-Horvat P, Nikolaou K, et al. Clinical quantitative cardiac imaging for the assessment of myocardial ischaemia. Nat Rev Cardiol. 2020 July;17(7):427-50.
53. Maron DJ, Hochman JS, Reynolds HR, Bangalore S, O'Brien SM, Boden WE, et al. Initial invasive or conservative strategy for stable coronary disease. N Engl J Med. 2020;382(15):1395-407.
54. Spertus JA, Jones PG, Maron DJ, Mark DB, O'Brien SM, Fleg JL, et al. Health status after invasive or conservative care in coronary and advanced kidney disease. N Engl J Med. 2020 Apr 23;382(17):1619-28.
55. Bangalore S, Maron DJ, Fleg JL, O'Brien SM, Herzog CA, Stone GW, et al. International Study of

Comparative Health Effectiveness with Medical and Invasive Approaches-Chronic Kidney Disease (ISCHEMIA-CKD): Rationale and design. Am Heart J. 2018;205:42-52.
56. Lopes RD, Alexander KP, Stevens SR, Reynolds HR, Stone GW, Piña IL, et al. Initial invasive versus conservative management of stable ischemic heart disease in patients with a history of heart failure or left ventricular dysfunction. Insights from the ISCHEMIA Trial. Circulation. 2020;142(18):1725-35.
57. Hendel RC, Berman DS, Di Carli MF, Heidenreich PA, Henkin RE, Pellikka PA, et al. ACCF/ASNC/ACR/AHA/ASE/SCCT/SCMR/SNM 2009 Appropriate Use Criteria for Cardiac Radionuclide Imaging: A Report of the American College of Cardiology Foundation Appropriate Use Criteria Task Force, the American Society of Nuclear Cardiology, the American College of Radiology, the American Heart Association, the American Society of Echocardiography, the Society of Cardiovascular Computed; Tomography, the Society for Cardiovascular Magnetic Resonance, and the Society of Nuclear Medicine. J Am Coll Cardiol. 2009;53(23):2201-29.
58. Saraste A, Knuuti J. ESC 2019 guidelines for the diagnosis and management of chronic coronary syndromes: Recommendations for cardiovascular imaging. Herz. 2020 Aug;45(5):409-20.
59. Vitola JV. A need to reduce premature CV mortality in the developing world: How could appropriate use of non-invasive imaging help? J Nucl Cardiol. 2019;26(3):975-85.
60. Center for Science in the Public Interest. Caffeine content of food & drugs. 2014. Table containing the caffeine content of food and drugs. Available at: <http://www.cspinet.org/new/cafchart.htm>
61. Zoghbi GJ, Dorfman TA, Iskandrian AE. The effects of medications on myocardial perfusion. J Am Coll Cardiol. 2008;52:401-16.
62. International Atomic Energy Agency. Nuclear Cardiology: Guidance on the Implementation of SPECT Myocardial Perfusion Imaging. IAEA Human Health Series No. 23 (Rev. 1), IAEA, Vienna (2016). 978-92-0-107616-8
63. Lette J, Tatum JL, Fraser S, Miller DD, Waters DD, Heller G, et al. Safety of dipyridamole testing in 73,806 patients: The multicenter dipyridamole safety study. J Nucl Cardiol 1995;2:3-17.
64. Lattanzi F, Picano E, Adamo E, Varga A. Dobutamine stress echocardiography: Safety in diagnosing coronary artery disease. Drug Saf. 2000;22:251-62.
65. Berman DS, Germano G. Clinical applications of nuclear cardiology. In: Berman DS, Germano G (Eds.). Clinical Gated Cardiac SPECT. New York: Futura Publishing Company. 1999; p. 3-10;
66. Mastrocolla LE, Alves F, Lopes R. Riscos da exposição às radiações. Rev DERC. 2012;18(2):44-;45.
67. Gerber TC, Carr JJ, Arai AE, Dixon RL, Ferrari VA, Gomes AS, et al. Ionizing radiation in cardiac imaging: a science advisory from the AHA Committee on Cardiac Imaging of the Council on Clinical Cardiology and Committee on Cardiovascular Imaging and Intervention of the Council on Cardiovascular Radiology and Intervention. Circulation. 2009;119:1056-65.
68. Fazel R, Gerber TC, Balter S, Brenner DJ, Carr JJ, Cerqueira MD, et al. Approaches to enhancing radiation safety in CVAS imaging: a scientific statement from the AHA. Circulation. 2014 Nov 4;130(19):1730-48.
69. International Atomic Energy Agency. IAEA Human Health Series No. 37. Nuclear Medicine: Resources Manual 2020 Edition. IAEA Human Health Series No. 37, IAEA, Vienna (2020). 978-92-0-104019-0.
70. Albuquerque AS, Mastrocola LE. Radiação e exames diagnósticos: qual o risco real? Revista SOCESP. 2017 Abr/Jun;27(2).
71. Ministério da Saúde. Agência Nacional de Vigilância Sanitária. Resolução-RDC N° 63, de 25 de Novembro de 2011. Requisitos de Boas Práticas de Funcionamento para os Serviços de Saúde.
72. Chareonthaitawee P, Askew JW, Heller GV, Downey BC. Overview of stress radionuclide myocardial perfusion imaging. UpToDate 2018.
73. Chalela W, Meneghetti C, Nicolau JC. Primeira Diretriz da Sociedade Brasileira de Cardiologia sobre Cardiologia Nuclear. Arq Bras Cardiol. 2002;78(Supl III):1-42.
74. Dilsizian V. SPECT and PET techniques. In: Dilsizian V, Narula J, Braunwald E (Eds.). Atlas of nuclear cardiology. Philadelphia: Current Medicine. 2003. p. 19-46.
75. Acampa W, Di Benedetto C, Cuocolo A. An overview of radiotracers in nuclear cardiology. J Nucl Cardiol. 2000;7:701-7.
76. Gerson MC, McGoron A, Roszell N, Biniakiewicz D, Millard RW. Myocardial perfusion imaging: radiopharmaceuticals and tracer kinetics. In: Gerson MC (Ed.). Cardiac nuclear medicine. New York: McGraw Hill, 1997. p. 3-27.
77. Taillefer R. Radiopharmaceuticals. In: De Puey EG, Berman DS, Garcia EV (Eds.). Cardiac SPECT imaging, 2nd ed. New York: Raven Press, 2001. p. 118-9.
78. Henzlova MJ, Cerqueira MD, Hansen CL, Taillefer R, Yao S-S. ASNC Imaging Guidelines for Nuclear Cardiology Procedures. Stress protocols and tracers. J Nucl Cardiol. 2009.
79. Pitts SR, Niska RW, Xu J, Burt CW. National Hospital Ambulatory Medical Care Survey: 2006 emergency department summary. Natl Health Stat Report. 2008;6(7):1-38.
80. Amsterdam EA, Kirk JD, Bluemke DA, Diercks D, Farkouh ME, Garvey JL, et al. Testing of low-risk patients presenting to the emergency department with chest pain: a scientific statement from the American Heart Association. Circulation. 2010;122(17):1756-76.
81. Raff GL, Hoffmann U, Udelson JE. Trials of imaging use in the emergency department for acute chest pain. JACC Cardiovasc Imaging. 2017 Mar;10(3):338-49.
82. Centers for Disease Control and Prevention. National Hospital Ambulatory Medical Care Survey: 2011 Emergency Department Summary Tables. 2011. Available at: <https://www.cdc.gov/nchs/data/ahcd/nhamcs_emergency/2011_ed_web_tables.pdf> Accessed 25 Jan/2021.

83. Yiadom MY. Acute coronary syndrome clinical presentations and diagnostic approaches in the emergency department. Emerg Med Clin North Am. 2011;29:689.
84. Udelson JE, Beshansky JR, Ballin DS, Feldman JA, Griffith JL, Handler J, et al. Myocardial perfusion imaging for evaluation and triage of patients with suspected acute cardiac ischemia: a randomized controlled trial. Send to JAMA. 2002;288(21):2693-700.
85. Kontos MC, Schmidt KL, McCue M, Rossiter LF, Jurgensen M, Nicholson CS, et al. A comprehensive strategy for the evaluation and triage of the chest pain patient: a cost comparison study. J Nucl Cardiol. 2003;10(3):284-90.
86. Wackers FJ, Brown KA, Heller GV, Kontos MC, Tatum JL, Udelson JE, et al. American Society of Nuclear Cardiology position statement on radionuclide imaging in patients with suspected acute ischemic syndromes in the emergency department or chest pain center. J Nucl Cardiol. 2002;9(2):246-50.
87. Ling LF, Marwick TH, Flores DR, Jaber WA, Brunken RC, Cerqueira MD, et al. Identification of therapeutic benefit from revascularization in patients with left ventricular systolic dysfunction: inducible ischemia versus hibernating myocardium. Circ Cardiovasc Imaging. 2013 May 1;6(3):363-72.
88. Allman KC, Shaw LJ, Hachamovitch R, Udelson JE. Myocardial viability testing and impact of revascularization on prognosis in patients with coronary artery disease and left ventricular dysfunction: a meta-analysis. J Am Coll Cardiol. 2002;39:1151-8.
89. Bonow RO, Holly TA. Myocardial viability testing: still viable after stich? J Nucl Cardiol. 2011;18:991-4.
90. Bonow RO, Maurer G, Lee KL, Holly TA, Binkley PF, Desvigne-Nickens P, et al. Myocardial viability and survival in ischemic left ventricular dysfunction. N Engl J Med. 2011;364:1617-25.
91. Bogaert J, Gheysens O, Dymarkowski S, Goetschalckx K. Comprehensive evaluation of hibernating myocardium: use of noninvasive imaging. J Thorac Imaging. 2014 May;29(3):134-46.
92. Schinkel AF, Bax JJ, Delgado V, Poldermans D, Rahimtoola SH. Clinical relevance of hibernating myocardium in ischemic left ventricular dysfunction. Am J Med. 2010;123(11):978-86.
93. Soman P, Udelson JE. Assessment of myocardial viability by nuclear imaging in coronary heart disease. UpToDate. Literature review current through: Feb 2021. Last updated: Feb 27, 2020.
94. Erlandsson K, Kacperski K, van Gramberg D, Hutton BF. Performance evaluation of D-SPECT: A novel SPECT system for nuclear cardiology. Phys Med Biol. 2009;54:2635.
95. Sharer T, Slomka PJ, Berman DS. Solid-State SPECT technology: Fast and furious. J Nucl Cardiol. 2010;17:890-6.
96. Esteves FP, Raggi P, Folks RD, Keidar Z, Askew JW, Rispler S, et al. Novel solid-state-detector dedicated cardiac camera for fast myocardial perfusion imaging: Multicenter comparison with standard dual detector cameras. J Nucl Cardiol. 2009;16:927-34.
97. Garcia EV, Slomka P, Moody JB, Germano G, Ficaro EP. Quantitative Nuclear Cardiology, Part 1: Established Applications. J Nucl Med. 2019;60:1507-16.
98. Dorbala S, Ananthasubramaniam K, Armstrong IS, Chareonthaitawee P, DePuey EG, Einstein AJ, et al. Single Photon Emission Computed Tomography (SPECT) Myocardial Perfusion Imaging Guidelines: Instrumentation, Acquisition, Processing, and Interpretation. J Nucl Cardiol. 2018 Oct;25(5):1784-46.
99. Cerqueira MD, Weissman NJ, Dilsizian V, Jacobs AK, Kaul S, Laskey WK, et al. Standardized myocardial segmentation and nomenclature for tomographic imaging of the heart: A statement for healthcare professionals from the Cardiac Imaging Committee of the Council on Clinical Cardiology of the American Heart Association. J Nucl Cardiol. 2002;9(2):240-5.
100. Berman DS, Abidov A, Kang X, Hayes SW, Friedman JD, Sciammarella MG, et al. Prognostic validation of a 17-segment score derived from a 20-segment score for myocardial perfusion SPECT interpretation. J Nucl Cardiol. 2004;11:414-23.
101. Cerqueira MD, Weissman NJ, Dilsizian V, Jacobs AK, Kaul S, Laskey WK, et al. Standardized myocardial segmentation and nomenclature for tomographic imaging of the heart. Circulation. 2002;105:539-42.
102. Tilkemeier PL, Cooke CD, Grossman GB, McCallister BD, Ward RP. ASNC imaging guidelines for nuclear cardiology procedures: Standardized reporting of myocardial perfusion images. J Nucl Cardiol. 2009;16:165.
103. Sahiner I, Akdemir UO, Kocaman SA, Sahinarslan A, Timurkaynak T, Unlu M. Quantitative evaluation improves specificity of myocardial perfusion SPECT in the assessment of functionally significant intermediate coronary artery stenoses: a comparative study with fractional flow reserve measurements. Ann Nucl Med. 2013 Feb;27(2):132-9.
104. Yoda S, Nakanishi K, Tano A, Hori Y, Suzuki Y, Matsumoto N, et al. Diagnostic value of automated quantification of nuclear cardiology in Japanese patients with single vessel coronary artery disease: comparison between Japanese and American normal databases. J Cardiol. 2013 Oct;62(4):224-9.
105. Xu Y, Hayes S, Ali I, Ruddy TD, Wells RG, Berman DS, et al. Automatic and visual reproducibility of perfusion and function measures for myocardial perfusion SPECT. J Nucl Cardiol. 2010 Dec;17(6):1050-7.
106. Garcia EV, Klein JL, Taylor AT. Clinical decision support systems in myocardial perfusion imaging. J Nucl Cardiol. Epub 2014 Jan 31.
107. Slomka PJ, Berman DS, Germano G. Normal limits for transient ischemic dilation with 99mTc myocardial perfusion SPECT protocols. J Nucl Cardiol. 2017;24:1709-11.
108. Miller RJH, Bonow RO, Gransar H, Park R, Slomka PJ, Friedman JD, et al. Percutaneous or surgical

revascularization is associated with survival benefit in stable coronary artery disease. Eur Heart J Cardiovasc Imaging. 2020 Sep 1;21(9):961-70.
109. Fihn SD, Gardin JM, Abrams J, Berra K, Blankenship J, Dallas A, et al. 2012 ACCF/AHA/ACP/AATS/PCNA/SCAI/STS guideline for the diagnosis and management of patients with stable ischemic heart disease. Circulation. 2012;126:e354-471.
110. Hachamovitch R, Hayes SW, Friedman JD, Cohen I, Berman DS. Comparison of the short-term survival benefit associated with revascularization compared with medical therapy in patients with no prior coronary artery disease undergoing stress myocardial perfusion single photon emission computed tomography. Circulation. 2003;107:2900-7.
111. Boden WE, O'Rourke RA, Teo KK, Hartigan PM, Maron DJ, Kostuk WJ, et al. Optimal medical therapy with or without PCI for stable coronary disease. N Engl J Med. 2007;356:1503-16.
112. Metz LD, Beattie M, Hom R, Redberg RF, Grady D, Fleischmann KE. The prognostic value of normal exercise myocardial perfusion imaging and exercise echocardiography: A metaanalysis. J Am Coll Cardiol. 2007;49:227-37.
113. Shaw LJ, Hage FG, Berman DS, Hachamovitch R, Iskandrian A. Prognosis in the era of comparative effectiveness research: Where is nuclear cardiology now and where should it be? J Nucl Cardiol. 2012;19:1026-43.
114. Sharir T, Kang X, Germano G, Bax JJ, Shaw LJ, Gransar H, et al. Prognostic value of poststress left ventricular volume and ejection fraction by gated myocardial perfusion SPECT in women and men: Gender-related differences in normal limits and outcomes. J Nucl Cardiol. 2006;13:495-506.
115. Rozanski A, Cohen R, Uretsky S. The coronary calcium treadmill test: A new approach to the initial workup of patients with suspected coronary artery disease. J Nucl Cardiol. 2013;20(5):719-30.
116. Kondos GT, Hoff JA, Sevrukov A, Daviglus ML, Garside DB, Devries SS, et al. Electron-beam tomography coronary artery calcium and cardiac events: a 37-month follow-up of 5635 initially asymptomatic low- to intermediate-risk adults. Circulation. 2003;107(20):2571-6.
117. Budoff MJ, Shaw LJ, Liu ST, Weinstein SR, Mosler TP, Tseng PH, et al. Long-term prognosis associated with coronary calcification: Observations from a registry of 25,253 patients. J Am Coll Cardiol. 2007;49(18):1860-70.
118. Shaw LJ, Raggi P, Schisterman E, Berman DS, Callister TQ. Prognostic value of cardiac risk factors and coronary artery calcium screening for all-cause mortality. Radiology. 2003;228(3):826-33.
119. Chang SM, Nabi F, Xu J, Peterson LE, Achari A, Pratt CM, et al. The coronary artery calcium score and stress myocardial perfusion imaging provide independent and complementary prediction of cardiac risk. J Am Coll Cardiol. 2009;54(20):1872-82.
120. Wong ND, Rozanski A, Gransar H, Miranda-Peats R, Kang X, Hayes S, et al. Metabolic syndrome and diabetes are associated with an increased likelihood of inducible myocardial ischemia among patients with subclinical atherosclerosis. Diabetes Care. 2005;28(6):1445-50.
121. Kokkinos P, Myers J, Kokkinos JP, Pittaras A, Narayan P, Manolis A, et al. Exercise capacity and mortality in black and white men. Circulation. 2008;117(5):614-22.
122. Hung RK, Al-Mallah MH, Qadi MA, Shaya GE, Blumenthal RS, Nasir K, et al. Cardiorespiratory fitness attenuates risk for major adverse cardiac events in hyperlipidemic men and women independent of statin therapy: The Henry Ford ExercIse Testing Project. Am Heart J. 2015;170(2):390-9.
123. Keteyian SJ, Brawner CA, Savage PD, et al. Peak aerobic capacity predicts prognosis in patients with coronary heart disease. Am Heart J. 2008;156(2):292-300.
124. Brawner CA, Ehrman JK, Bole S, Kerrigan DJ, Parikh SS, Lewis BK, et al. Inverse Relationship of Maximal Exercise Capacity to Hospitalization Secondary to Coronavirus Disease 2019. Mayo Clin Proc. 2021 Jan;96(1):32-9.
125. Bourque JM, Charlton GT, Holland BH, Belyi CM, Watson DD, Beller GA. Prognosis in patients achieving ≥ 10 METS on exercise stress testing: was SPECT imaging useful? J Nucl Cardiol. 2011;18(2):230-7.
126. Fletcher GF, Ades PA, Kligfield P, Arena R, Balady GJ, Bittner VA, et al. On behalf of the AHA Exercise, Cardiac Rehabilitation, and Prevention Committee of the Council on Clinical Cardiology, Council on Nutrition, Physical Activity and Metabolism, Council on CVAS and Stroke Nursing, and Council on Epidemiology and Prevention. Exercise standards for testing and training: a scientific statement from the AHA. Circulation. 2013;128:873-934.
127. Cremer P, Hachamovitch R, Tamarappoo B. Clinical Decision Making with Myocardial Perfusion Imaging in Patients with Known or Suspected Coronary Artery Disease. Semin Nucl Med. 2014 July; 44(4): 320-9.
128. Xie JX, Winchester DE, Phillips LM, Hachamovitch R, Berman DS, Blankstein R, Di Carli MF, Miller TD, Al-Mallah MH, Shaw LJ. The elusive role of myocardial perfusion imaging in stable ischemic heart disease: Is ISCHEMIA the answer? J Nucl Cardiol. 2017 Oct;24(5):1610-8.
129. Shaw LJ, Berman DS, Picard MH et al. National Institutes of Health/National Heart, Lung, and Blood Institute-Sponsored ISCHEMIA Trial Investigators. Comparative definitions for moderate-severe ischemia in stress nuclear, echocardiography, and magnetic resonance imaging. JACC Cardiovasc Imaging. 2014 June;7(6):593-604.

SEÇÃO 15-3

APLICAÇÃO NAS CARDIOPATIAS NÃO ISQUÊMICAS

José Roberto Nolasco Araujo

"Sorte é o que acontece quando a preparação encontra a oportunidade."
Séneca (filósofo) 4AC-65 DC

INTRODUÇÃO

O termo cardiomiopatia não isquêmica compreende um grupo de doenças do miocárdio que não são causadas pela doença arterial coronariana obstrutiva. As cardiomiopatias não isquêmicas têm diferentes etiologias: genéticas, inflamatórias, tóxicas, metabólicas e idiopáticas.

A aplicação da cardiologia nuclear é bastante ampla nessas condições. As metodologias são bem consolidadas e contribuem de forma não invasiva para o diagnóstico precoce; quantificação do acometimento miocárdico, além de orientar o tratamento e monitorar sua evolução (**Tabela 15-3-1**).

AMILOIDOSE

A amiloidose cardíaca (AC) é uma forma rara de cardiomiopatia infiltrativa restritiva, que frequentemente é subdiagnosticada e vem acompanhada de elevada mortalidade. Atualmente são conhecidas pelo menos 30 proteínas diferentes,[1] sendo as mais comuns as cadeias leves (amiloidose AL), a proteína amiloide tipo A sérica (amiloidose AA) e a transirretina (ATTR).[2,3] Considerando sua baixa incidência, o diagnóstico, a avaliação clínica e a terapêutica são comumente limitados a poucos centros médicos de referência.

Quadro Clínico

O acometimento cardíaco ocorre em cerca de 50% dos casos de amiloidose AL,[4] sendo raro na amiloidose AA.[5] A amiloidose AL é considerada uma doença rara, sendo sua incidência estimada em 6 a 10 casos/milhão/ano nos Estados Unidos. É uma patologia essencialmente do adulto, tendo particular relevância na população idosa.[3,6-10] A amiloidose ATTR também acomete o coração, apesar de cursar, mais frequentemente, com manifestações neurológicas (polineuropatia amiloidótica familiar - PAF). A amiloidose sistêmica senil é uma amiloidose essencialmente cardíaca, que surge, habitualmente, em homens após os 70 anos.[2]

A manifestação mais comum da AC é a insuficiência cardíaca com fração de ejeção preservada. Em seu estágio final, apresenta-se como cardiomiopatia restritiva, implicando em péssimo prognóstico. A arritmia mais frequente é a fibrilação atrial (10-15%). A dor torácica pode estar presente em 20% dos casos.[4] Episódios de síncopes são indicativos de pior prognóstico, podendo ser precursores de morte súbita.

Exames Complementares

Os exames de eletrocardiograma, ecocardiograma, ressonância magnética e métodos nucleares têm sido utilizados com elevada frequência. O eletrocardiograma pode apresentar baixa voltagem do qRs, mais comumente encontrada na forma AL e menos frequente na TTR. Observa-se uma desproporção entre a hipertrofia ventricular e a voltagem do qRs.

O ecocardiograma é o exame inicial não invasivo, de preferência para diagnosticar a AC, embora apresente menor especificidade.[11] Os achados mais frequentes são o aumento simétrico da espessura ventricular, cavidades de dimensões preservadas, aumento do átrio esquerdo e fração de ejeção do VE preservada, até mesmo nos estágios finais da doença. O derrame pericárdico pode estar presente em até 50% dos casos.

A ressonância magnética cardíaca, utilizando a técnica de realce tardio tem alta sensibilidade e especificidade no diagnóstico do envolvimento cardíaco na amiloidose.

A cintilografia com administração de bifosfonatos marcados com tecnécio-99m (Pirofosfato-99mTc) tem sido utilizada para localizar deposição cardíaca de amiloide. É sensível e altamente específica para AC forma TTR, podendo ser identificada logo ao início da doença.[12,13] O grau de concentração do pirofosfato-99mTc na área cardíaca é comparado à captação óssea do gradil costal, sendo grau 3 de

Tabela 15-3-1.

Cardiomiopatias não isquêmicas	Causas secundárias de cardiomiopatia
■ Dilatada ■ Restritiva ■ Hipertrófica ■ Ampular (Takotsubo) ■ Arritmogênica	■ Amiloidose ■ Sarcoidose ■ Chagásica ■ Cardiotóxica

maior intensidade que os arcos costais; grau 2, igual à intensidade de concentração dos arcos; grau 1 com concentração inferior aos arcos costais e grau zero, ausência de concentração cardíaca significativa do traçador. Graus 2 e 3 de concentração estão fortemente associados à AC tipo TTR. Alguns autores sugerem a não realização da biópsia cardíaca nessas situações.[14] Concentração grau 1 ou ausente sugere a forma AL, quando a suspeita clínica é sugestiva.[15]

A cintilografia miocárdica com Tc[99m]-DPD permite detectar o acúmulo cardíaco de transtirretina.[16] Trata-se de um método importante na distinção entre amiloidose AL e amiloidoses relacionadas com a transtirretina, visto que nestas ocorre uma captação cardíaca seletiva de Tc[99m], inexistente na amiloidose AL.[17] Se a cintilografia com Tc99m-DPD detectar o acúmulo de transtirretina, a investigação pode ser complementada com o estudo genético da transtirretina para distinguir a amiloidose ATTR da amiloidose senil. Como o Tc99m-DPD não está disponível no Brasil, o Pirofosfato-[99m]Tc é o marcador padrão para os estudos da AC (**Figura 15-3-1 e Tabela 15-3-2**).

Para o diagnóstico de amiloidose, é importante a biópsia do tecido afetado ou do tecido adiposo subcutâneo (abdominal) na maioria dos casos.[18] A biópsia endomiocárdica permanece sendo o padrão-ouro para o diagnóstico da AC. Entretanto, considerando a limitação técnica das amostras retiradas e a complexidade de uma biópsia do VE, associada aos riscos inerentes ao procedimento, esta opção diagnóstica deve ser cuidadosamente selecionada e, por vezes, até evitada.[12] Desta forma, a importância dos métodos diagnósticos não invasivos ganha ainda mais valor.

A despeito de ampla opção de exames por imagem, a amiloidose cardíaca permanece sendo subdiagnosticada e seu início de tratamento retardado.

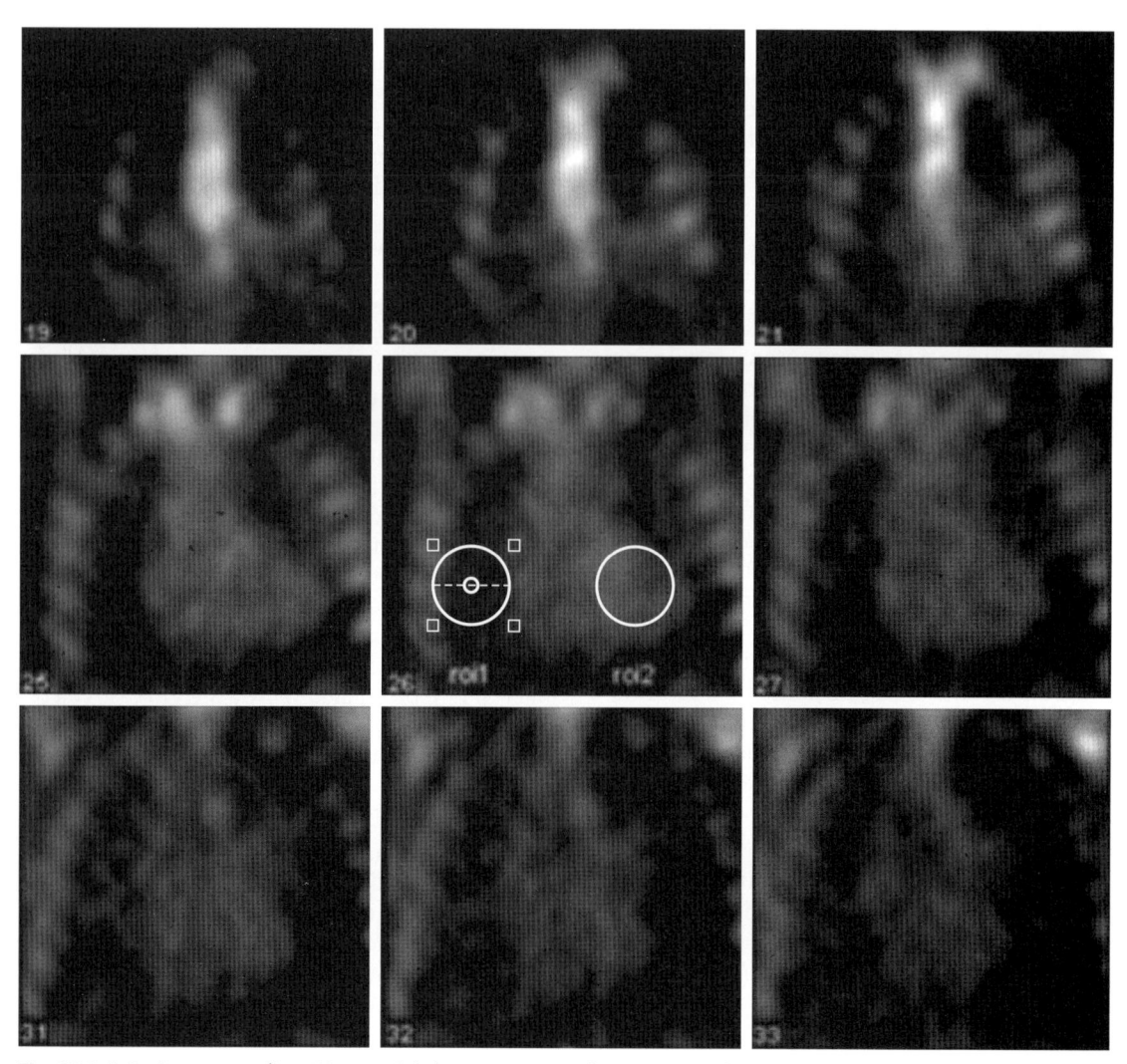

Fig. 15-3-1. Paciente masculino, 79 anos. O índice quantitativo das contagens do coração em relação ao hemitórax direito foi de 1,9 e o grau de concentração visual foi de 2,0. Índices maiores que 1,5 e grau de concentração de 2.0 são altamente sugestivos de amiloidose cardíaca. A cintilografia se mostra positiva com mais frequência nas formas desta patologia ligada à TTR (transtirretina).

Tabela 15-3-2. Estudos e principais achados cintilográficos na amiloidose cardíaca (AC)

Patologia	Estudo	Principais achados
AC (hereditária ou selvagem)	Cintilografia com pirofosfato-^{99m}Tc	Captação cardíaca moderada a acentuada do traçador; elevada acurácia para detectar a forma TTR (VPP 100%); permite o diagnóstico precoce; reflete a extensão do depósito; marcador prognóstico
AC cadeia leve	Cintilografia com pirofosfato-^{99m}Tc	Ausência de captação ou captação cardíaca leve

AC: amiloidose cardíaca; TTR: amiloidose forma transtirretina; VPP: valor preditivo positivo.
Fonte: Adaptada da "Atualização da Diretriz Brasileira de Cardiologia Nuclear – 2020"[15]

SARCOIDOSE CARDÍACA

A sarcoidose é uma enfermidade sistêmica, granulomatosa e de etiologia desconhecida. Afeta, com maior frequência, os pulmões e gânglios linfáticos, mas acomete também o coração, fígado e outros órgãos. Ocorre com maior frequência na faixa etária entre 25 e 60 anos (70 %).[19,20] Ambos os sexos são afetados, com predominância do sexo feminino, representando cerca de 60% dos casos. Em aproximadamente 50% dos pacientes com sarcoidose, a identificação da enfermidade ocorre pela radiografia de tórax sem que a solicitação do exame tenha sido por suspeita da doença.[21] O diagnóstico é habitualmente confirmado por biópsia de um órgão supostamente acometido.

Apresentação Clínica

A sarcoidose cardíaca (SC) é enfermidade potencialmente letal e deve ser sempre considerada como suspeita diagnóstica. No entanto, ocorre importante subdiagnóstico em vida. O acometimento do miocárdio pode ser responsável por metade dos casos fatais.[22] O envolvimento cardíaco não é frequente (aproximadamente 10 % dos pacientes sem sintomas cardíacos), embora a autópsia e as séries de imagens relatem um ocorrência substancialmente maior, variando em torno de 20% nos Estados Unidos e mais de 50% no Japão.[23,24]

Em decorrência do aspecto multifocal e irregular do envolvimento da sarcoidose no miocárdio, a sensibilidade da biópsia endomiocárdica é baixa (20 a 30%).[6] A sarcoidose pode evoluir para a resolução espontânea ou progredir para a fase crônica.

Diagnóstico

O diagnóstico de sarcoidose cardíaca (SC) permanece sendo um desafio em virtude da apresentação clínica inespecífica (p. ex., anormalidades no sistema de condução, insuficiência cardíaca, bradi e taquiarritmias). Os exames de eletrocardiograma, *Holter* e ecocardiograma são rotineiramente realizados na SC. As alterações do sistema de condução, como bloqueio de ramo incompleto ou completo, são bem identificados pelo eletrocardiograma. O *Holter* é importante para avaliar a presença e a gravidade de arritmias que podem ser potencialmente letais, como a taquicardia ventricular sustentada ou arritmias complexas que podem levar à morte súbita. O ecocardiograma é um exame cardiológico de fácil acesso e fundamental na avaliação da função do ventricular esquerda que pode ser seriamente afetada na evolução da SC.

É bem conhecido que o metabolismo da glicose é aumentado em células inflamatórias; assim, a inflamação celular pode ser detectada por PET/CT usando 18F-FDG. Desta forma há uma tendência crescente no uso do PET/CT para diagnóstico de pacientes com suspeita de SC.

As imagens de PET com 18F-FDG tem mostrado sensibilidade superior ao citrato de 67Gálio,[25,26] radiotraçador empregado para pesquisa de processos inflamatórios. Outra vantagem é a melhor resolução espacial das imagens de PET e menor exposição à radiação.[25] Existem evidências de que o 18F-FDG é útil na avaliação da resposta terapêutica,[27] observando-se a redução da captação do radiotraçador após corticoterapia associada à elevação na fração de ejeção do ventrículo esquerdo.

A ressonância magnética (RM) tem mostrado maior especificidade em comparação ao 18F-FDG que apresenta maior sensibilidade. Ambos os métodos devem ser utilizados de forma complementar, pois o PET/CT pode detectar lesões em atividade inflamatória enquanto a RM pode demonstrar áreas de fibrose e estimar a função cardíaca. A medicina nuclear tem prioridade sobre a RM em casos da realização do exame em pacientes com dispositivos cardíacos implantáveis.[28]

SÍNDROME DE TAKOTSUBO

A cardiomiopatia de Takotsubo (CT), também conhecida como a síndrome do coração partido *(broken heart syndrome)* é uma cardiopatia de início súbito. Comumente é induzida por estresse emocional (falecimento de um ente querido, importante frustação afetiva, financeira, profissional, diagnóstico de doença grave etc.); ou exercicio físico de elevada intensidade, com estimulação simpática excessiva e elevação de catecolaminas circulantes, provocando obstrução dinâmica da via de saída do ventrículo esquerdo (VE). O quadro clínico apresenta-se como uma síndrome coronária aguda, pois cursa com alterações eletrocardiográficas sugestivas de uma cardiomiopatia aguda transitória, geralmente caracterizada por acinesia e balonamento apical do VE e hipercinesia basal.[17,29-32]

QUADRO CLÍNICO

Os pacientes apresentam dor precordial de início súbito, alterações eletrocardiográficas (elevação do segmento ST, inversão de polaridade da onda T, prolongamento do intervalo QT) e alterações enzimáticas discretas que são indicativas de infarto agudo do miocárdio na ausência de coronariopatia obstrutiva.

A real incidência da doença é desconhecida visto que muitos casos podem não ser identificados nas unidades de emergência em virtude de sua similaridade com a doença coronária aterosclerótica obstrutiva aguda, mas estima-se que a CT seja responsável por 1 a 2% dos casos de síndrome coronária aguda.[29,30,33]

Exames por Imagem

O ecocardiograma identifica alterações regionais de movimentação da parede como hipocinesia, acinesia ou discinesia. Avalia, também, o comprometimento da fração de ejeção do ventrículo esquerdo (FEVE) na admissão e evolução da doença.

O exame de cinecoronariografia, realizado na fase aguda da doença, não identifica obstruções ou lesões e a ventriculografia demonstra o balonamento apical, causado pelo enfraquecimento da parede ventricular esquerda que forma o ápice do coração, sendo a imagem característica da síndrome.

A ressonância magnética cardíaca, com a técnica do realce tardio, pode identificar a ausência de lesão miocárdica significativa, descartando o diagnóstico de miocardite e alterações isquêmicas causadas pelo infarto agudo do miocárdio.

A avaliação por cintilografia miocárdica com MIBG-123I, um análogo estrutural da norepinefrina, demonstra defeito na captação do MIBG geralmente no ápice, com perfusão miocárdica normal observada pela cintilografia de perfusão com sestamibi-99mTc. As alterações na cintilografia miocárdica com MIBG-123I podem ser detectadas horas a dias após o quadro isquêmico.[15,34] A disfunção ventricular esquerda comumente é transitória, com recuperação total em aproximadamente 8 semanas. Entretanto, em menos de 1% dos casos, podem ocorrer arritmia ventricular grave, choque cardiogênico e óbito.[35]

CARDIOTOXICIDADE DO TRATAMENTO ONCOLÓGICO

A eficácia contínua e crescente do tratamento oncológico com a quimioterapia (QT) trouxe significativo aumento da sobrevida, porém, elevou o risco de cardiotoxicidade (CTX), com disfunção ventricular assintomática e sintomática; cardiomiopatia; arritmia e até morte súbita.[36] O diagnóstico da CTX é importante, considerando que quanto mais precoce for a identificação do comprometimento miocárdico, maior é a chance de recuperação da função sistólica.[37,38]

A avaliação da função ventricular durante o tratamento quimioterápico tem por objetivo identificar disfunção cardíaca em uma fase precoce, e não quando já houver redução da fração de ejeção em paciente sintomático. Os quimioterápicos largamente utilizados e que com frequência causam maior agressão ao miocárdio são as antraciclinas e os anticorpos monoclonais como exemplo o transtuzumabe.[19,39,40]

Exames Complementares

O eletrocardiograma é importante no monitoramento do surgimento de alterações que possam indicar acometimento cardiovascular agudo ou subagudo. As alterações eletrocardiográficas incluem arritmias supraventricular ou ventricular; modificação anormal do intervalo QT, bloqueio do sistema de condução; alterações da repolarização ventricular e sobrecarga de câmaras cardíacas.

A ecocardiografia continua sendo o exame por imagem mais utilizado na avaliação da toxicidade cardíaca, pela ampla disponibilidade (bidimensional), baixo custo e boa resolução temporal (tridimensional), além da capacidade de detectar acometimento subclínico (*strain*).

A ressonância magnética cardíaca é considerada padrão-ouro na avaliação volumétrica/funcional e caracterização tecidual. Tem a desvantagem da limitada disponibilidade e custo mais elevado, o que dificulta seu uso na rotina.

Exames nucleares: Embora a medida seriada da FEVE pelo ecocardiograma convencional seja a estratégia mais comumente utilizada para monitorar o dano miocárdico, pode não detectar a CTX nos pacientes em estágios precoces da quimioterapia.[41]

A Ventriculografia Radioisotópica (VR) e a cintilografia cardíaca com MIBG-123I são os exames nucleares usualmente mais indicados para a avaliação dos pacientes em tratamento oncológico com quimioterápicos.

A VR é utilizada para a avaliação seriada da FEVE em virtude de sua excelente acurácia. Além da avaliação da função sistólica, a VR tem demonstrado o valor do acompanhamento da função diastólica em pacientes expostos a fármacos cardiotóxicos. A Sociedade Americana de Cardiologia Nuclear recomenda o monitoramento seriado por VR como indicação classe I.[42]

Evidências indicam que a redução da captação cardíaca de MIBG-123I precede a deterioração da fração de ejeção.[43] A avaliação da atividade simpática cardíaca com ¹²³I-mIBG pode ser um marcador inicial de lesão cardíaca. As variáveis analisadas pela cintilografia com 123I-mIBG são a relação coração/mediastino (C/M) e a taxa de clareamento (TC) que sinalizam o funcionamento neuronal cardíaco.

Estudos recentes têm demonstrado o potencial uso da Tomografia por Emissão de Pósitrons (PET-CT) na detecção precoce da cardiotoxidade,[44] mas o seu uso é dificultado pelo elevado custo e limitada disponibilidade do método.

REFERÊNCIAS BIBLIOGRÁFICAS

1. Sharma N, Howlett J. Current state of cardiac amyloidosis. Curr Opin Cardiol. 2013;28:1-6.
2. Rapezzi C, Quarta CC, Riva L, Longhi S, Gallelli I, Lorenzini M, et al. Transthyretin-related amyloidosis and the heart: a clinical overview. Nat Rev Cardiol. 2010;7:398-408.
3. Desport E, Bridoux F, Sirac C, Delbes S, Bender S, Fernandez B, et al. Al amyloidosis. Orphanet J Rare Dis. 2012 Aug 21;7:54.
4. Halwani O, Delgado D. Cardiac amyloidosis: an approachto diagnosis and management. Expert Rev Cardiovasc Ther. 2010;8:1007-13.
5. Falk RH. Cardiac amyloidosis: a treatable disease, often over-looked. Circulation. 2011;124:1079-85.
6. Cohen AD, Comenzo RL. Systemic light-chain amyloidosis : advances in diagnosis , prognosis , and therapy introduction : a proteotoxic clonal plasma cell. Hematology. 2010;(Table 1):287-94.
7. Gertz MA. Immunoglobulin light chain amyloidosis: 2014 update on diagnosis, prognosis, and treatment. Am J Hematol. 2014 Dec;89(12):1132-40.
8. Merlini G, Wechalekar AD, Palladini G. Systemic light chain amyloidosis: an update for treating physicians. Blood. 2013;121(26):5124-30.
9. Müller AM, Geibel A, Neumann HP, Kühnemund A, Schmitt-Gräff A, Böhm J, et al. Primary (AL) amyloidosis in plasma cell disorders. Oncologist. 2006;11(7):824-30.
10. Alexander KM, Orav J, Singh A, Jacob SA, Menon A, Padera RF, et al. Geographic disparities in reported US amyloidosis mortality from 1979 to 2015: Potential underdetection of cardiac amyloidosis. JAMA Cardiol. 2018;3:865-70.
11. Carroll JD, Gaasch WH, McAdam KP. Amyloid cardiomyopathy: characterization by a distinctive voltage/mass relation. Am J Cardiol. 1982;49(1):9-13.
12. Gillmore JD, Maurer MS, Falk RH, Merlini G, Damy T, Dispenzieri A, et al. Nonbiopsy diagnosis of cardiac transthyretin amyloidosis. Circulation. 2016;133(24):2404-12.
13. Glaudemans AW, van Rheenen RW, van den Berg MP, Noordzij W, Koole M, Blokzijl H, et al. Bone scintigraphy with (99m) technetium-hydroxymethylene diphosphonate allows early diagnosis of cardiac involvement in patients with transthyretin derived systemic amyloidosis. Amyloid. 2014;21(1):35-44.
14. Cooper LT, Baughman KL, Feldman AM, Frustaci A, Jessup M, Kuhl U, et al. The role of endomyocardial biopsy in the management of cardiovascular disease: a scientific statement from the American Heart Association, the American College of Cardiology, and the European Society of Cardiology Endorsed by the Heart Failure Society of America and the Heart Failure Association of the European Society of Cardiology. Eur Heart J. 2007;28(24):3076-93.
15. Mastrocola LE, Amorim BJ, Vitola JV, Brandão SCS, Grossman GB, Lima RSL, et al. Atualização da Diretriz Brasileira de Cardiologia Nuclear - 2020. Arq Bras Cardiol. 2020;114(2):325-429.
16. Wechalekar AD, Gillmore JD, Hawkins PN. Systemic amyloidosis. Lancet. 2016;387(10038):2641-54.
17. Kapoor P, Thenappan T, Singh E, Kumar S, Greipp PR. Cardiac amyloidosis: A practical approach to diagnosis and management. Am J Med. 2011;124:1006-15.
18. Birnie DH, Nery PB, Ha AC, Beanlands RS. Cardiac Sarcoidosis. J Am Coll Cardiol. 2016 July 26;68(4):411-21.
19. Armstrong GT, Oeffinger KC, Chen Y, Kawashima T, Yasui Y, Leisenring W, et al. Modifiable risk factors and major cardiac events among adult survivors of childhood cancer. J Clin Oncol. 2013;31(29):3673-80.
20. Falk RH. Diagnosis and management of the cardiac amyloidoses. Circulation. 2005;112(13):2047-60.
21. Ferri FF. Ferri's clinical advisor 2018. Elsevier, 2018. 2064 p.
22. Perry A, Vuitch F. Causes of death in patients with sarcoidosis: a mor- phologic study of 38 autopsies with clinicopathologic correlations. Arch Pathol Lab Med. 1995;119(2):167-72.
23. Iwai K, Sekiguti M, Hosoda Y, DeRemee RA, Tazelaar HD, Sharma OP, et al. Racial difference in cardiac sarcoidosis incidence observed at autopsy. Sarcoidosis. 1994 Mar;11(1):26-31.
24. Silverman KJ, Hutchins GM, Bulkley BH. Cardiac sarcoid: A clinicopathologic study of 84 unselected patients with systemic sarcoidosis. Circulation. 1978;58:1204-11.
25. Ohira H, Tsujino I, Yoshinaga K. 18F-Fluoro-2-deoxyglucose positron emission tomography in cardiac sarcoidosis. Eur J Nucl Med Mol Imaging. 2011;38(9):1773-83.
26. Yamagishi H, Shirai N, Takagi M, Yoshiyama M, Akioka K, Takeuchi K, et al. Identification of cardiac sarcoidosis with (13)N- NH(3)/(18)F-FDG PET. J Nucl Med. 2003;44(7):1030–6.
27. Osborne MT, Hulten EA, Singh A, Waller AH, Bittencourt MS, Stewart GC, et al. Reduction in 18F-fluorodeoxyglucose uptake on serial cardiac positron emission tomography is associated with improved left ventricular ejection fraction in patients with cardiac sarcoidosis. J Nucl Cardiol. 2014;21(1):166-74.
28. Ishimaru S, Tsujino I, Sakaue S, Oyama N, Takei T, Tsukamoto E, et al. Combination of 18F-fluoro-2-deoxyglucose positron emission tomography and magnetic resonance imaging in assessing cardiac sarcoidosis. Sarcoidosis Vasc Diffuse Lung Dis. 2005;22(3):234-5.
29. Akashi YJ, Nakazawa K, Sakakibara M, Miyake F, Musha H, Sasaka K. 123I-MIBG myocardial scintigraphy in patients with "takotsubo" cardiomyopathy. J Nucl Med 2004;45(7):1121-7.

30. Gianni M, Dentali F, Grandi AM, Sumner G, Hiralal R, Lonn E. Apical ballooning syndrome or takotsubo cardiomyopathy: a systematic review. Eur Heart J. 2006;27(13):1523-9.
31. Stöllberger C, Finsterer J, Schneider B. Takotsubo-like left ventricular dysfunction: clinical presentation, instrumental findings, additional cardiac and non-cardiac diseases and potential pathomechanisms. Minerva Cardioangiol. 2005;53(2):139-45.
32. Akashi YJ, Goldstein DS, Bárbaro G, Ueyama T. Takotsubo cardiomyopathy: a new form of acute, reversible heart failure. Circulation. 2008;118(25):2754-62.
33. Ito K, Sugihara H, Katoh S, Azuma A, Nakagawa M. Assessment of Takotsubo (ampulla) cardiomyopathy using 99mTc-tetrofosmin myocardial SPECT-comparison with acute coronary syndrome. Ann Nucl Med. 2003;17(2):115-22.
34. Inobe Y, Kugiyama K, Miyagi H, Ohgushi M, Tomiguchi S, Takahashi M, et al. Long-lasting abnormalities in cardiac sympathetic nervous system in patients with coronary spastic angina: quantitative analysis with iodine 123 metaiodobenzylguanidine myocardial scintigraphy. Am Heart J. 1997;134(1):112-8.
35. Pilgrim TM, Wyss TR. Takotsubo cardiomyopathy or transient left ventricular apical ballooning syndrome: a systematic review. Int J Cardiol. 2008;124(3):283-92.
36. Yeh ET, Tong AT, Lenihan DJ, Yusuf SW, Swafford J, Champion C, et al. Cardiovascular complications of cancer therapy: diagnosis, pathogenesis, and management. Circulation. 2004;109(25):3122-31.
37. Cardinale D, Colombo A, Torrisi R, Sandri MT, Civelli M, Salvatici M, et al. Trastuzumab-induced cardiotoxicity: Clinical and prognostic implications of troponin I evaluation. J Clin Oncol.2010;28(25):3910-6.
38. Armenian SH, Lacchetti C, Barac A, Carver J, Constine LS, Denduluri N, et al. Prevention and Monitoring of Cardiac Dysfunction in Survivors of Adult Cancers: American Society of Clinical Oncology Clinical Practice Guideline. J Clin Oncol. 2016;35:893-911.
39. Doyle JJ, Neugut AI, Jacobson JS, Grann VR, Hershman DL. Chemotherapy and cardiotoxicity in older breast cancer patients: a population-based study. J Clin Oncol. 2005;23:8597-605.
40. Strashun AM, Goldsmith SJ, Horowitz SF. Gated blood pool scintigraphic monitoring of doxorubicin cardiomyopathy: comparison of camera and computerized probe results in 101 patients. J Am Coll Cardiol. 1986;8(5):1082-7.
41. Carrió I. Cardiac neurotransmission imaging. J Nucl Med. 2001;42(7):1062-76.
42. Corbett JR, Akinboboye OO, Bacharach SL, Borer JS, Botvinick EH, DePuey EG, et al. Equilibrium radionuclide angiocardiography. J Nucl Cardiol. 2006;13(6):e56-e79.
43. Carrió I, Cowie MR, Yamazaki J, Udelson J, Camici PG. Cardiac sympathetic imaging with mIBG in heart failure. J Am Coll Cardiol Cardiovasc Imaging. 2010;3(1):92-100.
44. Seraphim A, Westwood M, Bhuva AN, Crake T, Moon JC, Menezes LJ, et al. Advanced imaging modalities to monitor for cardiotoxicity. Current treatment options in oncology. Curr Treat Options Oncol. 2019;20(9):73.

Parte 7
EXERCÍCIO FÍSICO NA RECUPERAÇÃO DA SAÚDE CARDIOVASCULAR – REABILITAÇÃO CARDIOPULMONAR E METABÓLICA

AVALIAÇÃO INICIAL E OBJETIVOS A ALCANÇAR NA REABILITAÇÃO CARDIOPULMONAR E METABÓLICA

Juliana Beust de Lima
Ricardo Stein

"Em toda a história a verdade e o amor sempre venceram."
Ghandi 1869-1948

As doenças cardiovasculares (DCV) são a principal causa de morte no mundo,[1] sendo muito prevalentes e associadas tanto a prejuízos na capacidade funcional quanto na qualidade de vida. Considerando-se a forte associação entre os fatores de risco comportamentais – alimentação inadequada, inatividade física, tabagismo e estresse – e a ocorrência destas doenças, as mesmas não raramente cursam em concomitância a comorbidades, como: sobrepeso e obesidade, dislipidemia, níveis glicêmicos e de pressão arterial elevados.[2] Dessa forma, estratégias custo-efetivas que atenuem os danos, promovam a saúde cardiovascular e melhorem o prognóstico dos pacientes, devem ser valorizadas e implementadas na prevenção secundária.[3]

Evidências demonstram que o treinamento físico é seguro e eficaz no manejo da saúde em pessoas com DCV,[4-7] sendo a sua prática uma recomendação bem estabelecida.[3,8-10] É, preferencialmente, parte de um Programa de Reabilitação Cardiovascular (RCV), definido pela Organização Mundial da Saúde (OMS) como "o conjunto de atividades necessárias para assegurar às pessoas com DCV uma condição física, mental e social ideais, que lhes permita ocupar pelos seus próprios meios um lugar tão normal quanto seja possível na sociedade".[11] Para isso, idealmente é composto por uma equipe multidisciplinar que inclui: médicos, enfermeiros, profissionais de educação física, fisioterapeutas, psicólogos e nutricionistas. Conforme as especificidades de cada área, estes profissionais atuam na avaliação, educação e intervenção atuando junto aos participantes do programa.[3]

Segundo a Diretriz Sul-Americana de Prevenção e Reabilitação Cardiovascular, os profissionais de educação física e fisioterapia são responsáveis pela prescrição e aplicação dos exercícios de acordo com a avaliação prévia realizada pelo médico que define os limites de segurança de cada paciente.[3]

Cabe a todos os profissionais envolvidos no processo de treinamento, além da compreensão sobre a fisiopatologia das doenças e respectiva interação com os exercícios, o conhecimento das peculiaridades de cada indivíduo. Quando existe limitação de recursos, esforços não devem ser poupados para uma avaliação o mais otimizada possível, sempre primando pela segurança do paciente.[12]

Neste capítulo versaremos sobre a avaliação de pacientes candidatos a programas de RCV e metabólica, discutindo o que é necessário para estratificação de risco e determinação de parâmetros para um treinamento com a melhor relação risco-benefício. Também apresentaremos os potenciais benefícios, a partir da definição dos objetivos gerais e específicos a cada fase deste processo.

PACIENTES ELEGÍVEIS À REABILITAÇÃO CARDIOVASCULAR COM ÊNFASE EM TREINAMENTO FÍSICO

Potenciais candidatos são indivíduos com DCV estabelecida ou mesmo aqueles com alto risco para o seu desenvolvimento. Os pacientes elegíveis são aqueles que apresentaram no último ano pelo menos uma das condições apresentadas na **Tabela 16-1**.[3]

A prática do exercício físico é recomendada e deve iniciar ainda no período de internação. Este momento, definido como fase 1 da RCV, tem por

Tabela 16-1. Pacientes elegíveis

Pacientes elegíveis à reabilitação cardiovascular com ênfase em treinamento físico
▪ Síndrome coronariana aguda de qualquer natureza
▪ Cirurgia de revascularização miocárdica
▪ Angioplastia coronária
▪ Angina estável
▪ Reparação ou troca valvular
▪ Transplante cardíaco ou cardiopulmonar
▪ Insuficiência cardíaca crônica
▪ Doença vascular periférica
▪ Doença coronária assintomática
▪ Pacientes com alto risco de doença cardiovascular

Tabela 16-2. Contraindicações absolutas para prática do exercício físico

Reabilitação cardiovascular – Fases 2, 3 e 4
■ Infarto agudo do miocárdio muito recente (< 72 h) ■ Angina instável (< 72 h da estabilização) ■ Valvopatias graves sintomáticas com indicação cirúrgica – Reabilitar somente após o procedimento cirúrgico ■ Hipertensão arterial descontrolada: PAS > 190 mm Hg e/ou PAD > 120 mm Hg ■ Insuficiência cardíaca descompensada ■ Arritmias ventriculares complexas, graves ■ Suspeita de lesão de tronco de coronária esquerda, instabilizada ou grave ■ Endocardite infecciosa, miocardite, pericardite ■ Cardiopatias congênitas severas não corrigidas, sintomáticas ■ Tromboembolismo pulmonar e tromboflebite – fase aguda ■ Dissecção de aorta – tipo A ou fase aguda do tipo B ■ Obstrução severa sintomática da via de saída do ventrículo esquerdo com baixo débito esforço-induzido ■ Diabetes *mellitus* descontrolada ■ Todo quadro infeccioso sistêmico agudo

PAS: pressão arterial sistólica; PAD: pressão arterial diastólica.
Adaptada de Herdy AH, López-Jiménez F, Terzic CP, Milani M, Stein R, Carvalho T, et al. South American guidelines for cardiovascular disease prevention and rehabilitation. Arq. Bras. Cardiol. 2014;103(2 suppl1):1-31.

Tabela 16-3. Finalidades em diferentes momentos de avaliação na reabilitação cardiovascular

Avaliação inicial (pré-participação)
■ Definir pacientes elegíveis ■ Estratificar risco com exercício ■ Estabelecer limites de segurança ■ Identificar parâmetros para prescrição individualizada ■ Estabelecer metas individuais
Avaliação após determinado período de treinamento
■ Observar a evolução clínica e efeito da intervenção ■ Reavaliar o nível de condicionamento físico ■ Obter dados para atualização da prescrição do exercício
Avaliação durante as sessões
■ Assegurar fatores de segurança ■ Conhecer a condição atual do paciente sobre possíveis manifestações de sintomas, administração dos medicamentos e alimentação prévia ■ Controlar a intensidade dos exercícios ■ Observar valores da frequência cardíaca (FC) em repouso e seu comportamento durante as sessões ■ Conhecer os valores da pressão arterial pelo menos antes e após as sessões ■ Monitorar eletrocardiograma nos casos pertinentes ■ Monitorar saturação de oxigênio em pacientes com doença pulmonar obstrutiva crônica ■ Controlar glicemia em pacientes diabéticos ■ Inspecionar pés nos pacientes com neuropatia periférica ■ Monitorar peso corporal, especialmente em pacientes com insuficiência cardíaca

objetivo a mobilização precoce.[3] Será realizada conforme a indicação documentada pelo médico responsável, avaliação diagnóstica e nível de risco.[12] Tal avaliação deve ser realizada o mais precocemente possível em relação ao evento ou procedimento, a fim de verificar se o paciente não apresenta sintomas isquêmicos, insuficiência cardíaca descompensada ou arritmias graves que podem ser exacerbadas com exercício.[13]

Ainda no período de convalescença, assim que recebida a alta hospitalar, o paciente que se mantém engajado ao programa inicia a fase 2 da reabilitação, conhecido como treinamento físico ambulatorial. As contraindicações absolutas para realização de exercícios nesta e nas fases seguintes (3 e 4) são apresentadas a seguir. Todavia, as restrições podem ser temporárias, devendo o paciente iniciar ou retomar o treinamento assim que superado o quadro agudo (**Tabela 16-2**).[3]

AVALIAÇÃO NA REABILITAÇÃO CARDIOVASCULAR

A avaliação no contexto do exercício físico na prevenção secundária, além de primordial, é extremamente útil. Ela fornece informações relevantes quando realizada de forma sistemática, em diferentes momentos, com distintas finalidades (**Tabela 16-3**).[3,12]

AVALIAÇÃO INICIAL (PRÉ-PARTICIPAÇÃO)

A avaliação inicial é primordial. A partir desta são identificados os pacientes elegíveis ao programa de treinamento e estratificado o risco de eventos cardiovasculares com a prática do exercício. A estratificação de risco, por sua vez, é útil para o estabelecimento do nível necessário de monitoramento e supervisão durante as sessões.[3,8,13] Ademais, a partir das avaliações pré-participação são coletadas inúmeras informações para determinação de limites de segurança durante o exercício. Por exemplo, é necessário conhecer o limiar de choque programado em pacientes que utilizam cardioversor desfibrilador implantável (CDI). Da mesma forma, identificar o limiar isquêmico (FC e carga) em pacientes com sinais clínicos e/ou eletrocardiográficos de isquemia miocárdica durante o esforço.[3,14]

Além da segurança, o levantamento de parâmetros para o controle da intensidade nas sessões de exercício é fundamental.[14] Para isso, a avaliação inicial – no melhor dos cenários – é composta por anamnese detalhada, exame físico e um teste de exercício,[3,8,12,13] sendo este último não mandatório. No entanto, deve ser realizado sempre que possível,

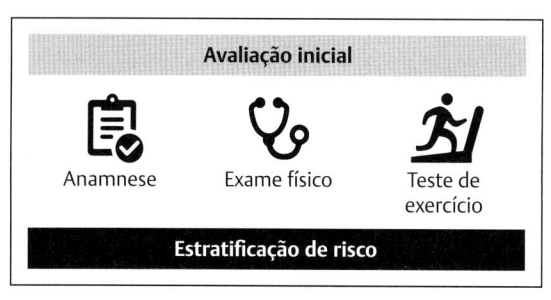

CAPÍTULO 16 ■ AVALIAÇÃO INICIAL E OBJETIVOS A ALCANÇAR NA REABILITAÇÃO CARDIOPULMONAR ... 737

Fig. 16-1. Componentes na avaliação pré-participação.

uma vez que fornece importantes informações diagnósticas, prognósticas, assim como para prescrição segura e mais refinada (precisa) do exercício (**Fig. 16-1**).[13,14]

- Anamnese detalhada abrangendo as seguintes informações:
  - História familiar;
  - História e condição clínica: sintomas, procedimentos prévios e comorbidades;
  - Fatores de risco;
  - Prescrição e adesão à terapia medicamentosa;
  - Informações sociodemográficas;
  - História de atividade física e laboral.

Informações adicionais podem ser coletadas conforme as necessidades e os planejamentos específicos do programa. Neste sentido, sugere-se lançar mão de questionários validados de acordo com o desfecho pretendido. Seguem alguns instrumentos úteis no aprofundamento sobre a condição do paciente, assim como para comparação em longo prazo (**Tabela 16-4**).

- O exame físico se baseia na ectoscopia usual. Deve enfatizar a avalição de parâmetros cardiovasculares, pulmonares e ortopédicos.[3,8] Além destes, também são coletados dados antropométricos e investigadas alterações sobre possíveis comorbidades (**Fig. 16-2**).

Tabela 16-4. Questionários sugeridos para avaliação na reabilitação cardiovascular

Questionários
Conhecimento sobre condição de saúde
■ *Coronary Artery Disease Education Questionnaire Short Version (CADE-Q SV)* Desenvolvido para avaliação do conhecimento dos pacientes com doença arterial coronariana sobre aspectos relacionados com a condição clínica e cuidados com a saúde. Útil na identificação de necessidades individuais e coletivas, norteando condutas educativas.[15-17]
Qualidade de vida
■ *Minnesota Living With Heart Failure Questionnaire (MLHFQ)* Composto por questões relativas a limitações associadas ao quanto a insuficiência cardíaca, especificamente, impede os pacientes de viverem como gostariam.[18,19] ■ *36-item Short Form Health Survey (SF-36)* Questionário genérico, desenvolvido para avaliação da qualidade de vida em diferentes doenças crônicas. Assim como no Questionário de Minnesota, abrange aspectos físicos, mentais, emocionais e sociais.[20,21]
Capacidade funcional
■ *Duke Activity Status Index (DASI)* Para avaliação da capacidade de realizar atividades físicas cotidianas em pessoas com doenças cardiovasculares.[22,23]

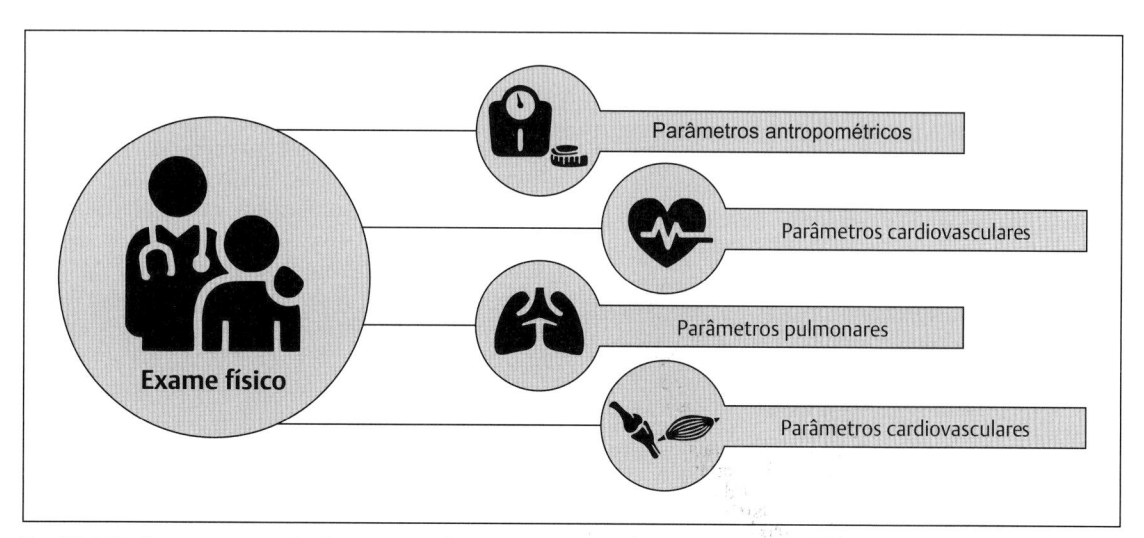

Fig. 16-2. Parâmetros para avaliação no exame físico.

A Associação Americana de Reabilitação Cardiovascular e Pulmonar destaca os seguintes itens a serem avaliados.[8]

- Peso, altura, índice de massa corporal (IMC), circunferência da cintura, circunferência do quadril e relação cintura-quadril (RCQ).
- FC de repouso e ritmo cardíaco.
- Pressão arterial de repouso.
- Ausculta pulmonar: atenção específica à uniformidade dos sons respiratórios em todas as áreas (ausência de estertores, sibilos e outros sons pulmonares anormais).
- Ausculta do coração: atenção específica para presença de sopros, galopes, *clicks* e outros sons cardíacos anormais.
- Palpação e inspeção das carótidas, da aorta abdominal, das femorais, das pediosas dorsais e das tibiais posteriores (lembrar que em 10-20% das pessoas sem obstrução não se palpa esse último pulso).
- Palpação e inspeção de edema, integridade da pele em extremidades inferiores, especialmente em pacientes diabéticos.
- Ausência ou presença de xantoma ou xantelasma
- Avaliação em relação às condições ortopédicas, neurológicas ou outras que possam limitar a realização de testes de exercício, assim como o treinamento físico.
- Avaliação das lesões nas pernas e tórax, como em locais de acesso vascular nos pacientes pós-cirurgia de revascularização do miocárdio, cirurgia valvar ou revascularização percutânea coronária.'

Cabe acrescentar aos cuidados em relação à toracotomia, à avaliação da estabilidade do esterno, visando garantir que os pacientes após cirurgia (incluindo a de transplante cardíaco) não se envolvam em atividades que dificultem a cicatrização do esterno. Cuidados também devem ser levados em consideração quando da colocação de dispositivo cardíaco eletrônico implantável, assim como na presença de fístulas e pseudoaneurismas nos acessos vasculares. Neste âmbito, todo processo de cicatrização deve ser acompanhado e preservado, já em algumas circunstâncias o exercício é contraindicado ou deve ser interrompido até a liberação por parte do médico assistente.[13]

Sobre a avaliação da pressão arterial, a American Heart Association em conjunto com a Associação Americana de Reabilitação Cardiovascular e Pulmonar,[10] faz as seguintes recomendações:

- Mensurar a pressão arterial em repouso na posição sentada em pelo menos duas visitas.
- Mensurar a pressão arterial nos dois braços no início do programa.
- Para descartar a hipotensão ortostática, mensurar a pressão arterial em decúbito dorsal, na posição sentada e ortostática no início do programa e após ajustes na terapia medicamentosa anti-hipertensiva.
- Avaliar o uso de medicamentos sem receita médica que podem afetar de forma adversa a pressão arterial..
- A realização de um eletrocardiograma em repouso de 12 derivações é recomendada para avaliação da frequência e ritmo cardíaco, anormalidades da condução do estímulo elétrico e evidência de infarto miocárdico prévio. Pode ser de utilidade na comparação clínica futura, principalmente em pacientes que desenvolverem novos sinais e sintomas sugestivos de isquemia, infarto ou de arritmias.[8]
- A revisão de exames prévios fornece informações adicionais sobre a condição clínica e serve para estratificação de risco do paciente. São exemplos destes: teste de exercício, ecocardiografia, exames de imagem, assim como a angiografia coronariana, entre outros[12] (ademais, quando possível e indicado, a solicitação de exames complementares como a monitorização ambulatorial da pressão arterial (MAPA) e exames laboratoriais – lipidograma, glicemia em jejum e hemoglobina glicada – podem ser úteis na comparação destes no acompanhamento das intervenções, uma vez que o controle da glicemia, do perfil lipídico e da pressão arterial estão entre os principais alvos dos programas de prevenção secundária.[10]

TESTES DE EXERCÍCIO

A realização do teste de exercício progressivo máximo ou limitado por sintomas é altamente recomendada na avaliação de pacientes encaminhados para RCV.[3,8-10,13,14] Por meio deste, é possível quantificar a capacidade funcional, avaliar respostas clínicas frente ao esforço físico, assim como estabelecer parâmetros de segurança para prescrição do treinamento.[13] Neste particular, os testes disponíveis são: teste ergométrico e teste cardiopulmonar do exercício (TCPE), ambos mais comumente realizados em esteira ergométrica ou cicloergômetro.[24] Durante estes exames são monitoradas as respostas sintomáticas, hemodinâmicas e eletrocardiográficas. Úteis na identificação de arritmias, isquemia miocárdica e outras anormalidades induzidas pelo esforço.[24] Pode fornecer informações importantes na estratificação de risco e para definição de limites no treinamento.[10,14] Por exemplo, em pacientes que apresentam alteração isquêmica durante o teste, seja por manifestação anginosa e/ou alteração no segmento ST, a identificação do limiar isquêmico é crucial para definição dos limites superiores da FC, duplo produto e sobrecarga no treinamento.[3]

Embora ambos os testes sejam válidos para avaliação clínica do paciente, é através da análise dos gases expirados em um TCPE que se torna possível a mensuração direta do consumo de oxigênio de pico ($\dot{V}O_{2pico}$), assim como dos limiares ventilatórios, entre outras variáveis de impacto clínico. Cabe acrescentar que pelos motivos supracitados o TCPE é considerado o método padrão-ouro na avalição da capacidade funcional. Da mesma forma, a obtenção do quociente respiratório (R) de pico permite auxiliar na determinação de um teste realmente máximo. Além disso, em relação à ergometria convencional, acrescenta informações diagnósticas e prognósticas. Por exemplo, o comportamento do pulso de O_2 e os valores da inclinação da relação entre a ventilação-minuto e o equivalente ventilatório de gás carbônico (VE/$\dot{V}CO_2$ slope), especialmente importantes na avaliação de pacientes com doença arterial coronariana e insuficiência cardíaca, respectivamente.[24] No que tange à prescrição do exercício, através da identificação dos limiares ventilatórios e da FC_{pico}, possibilita a determinação de diferentes parâmetros para prescrição individualizada e controle da intensidade no treinamento.[15]

A realização de um teste de exercício com incremento progressivo de cargas é o objetivo da enorme maioria dos exames. No entanto, a indisponibilidade do método não deve ser um impedimento para a prática nem mesmo um fator que atrase o início de um programa de exercício.[3,13] Uma alternativa é a realização do Teste de Caminhada de 6 Minutos (T6min), que avalia a capacidade funcional através da distância percorrida, assim como as respostas clínicas durante o esforço físico submáximo.[25] Estudos prévios demonstram forte associação entre a distância percorrida e o $\dot{V}O_{2pico}$ mensurado através do TCPE.[26] A vantagem do T6min é a praticidade, uma vez que exige poucos recursos e pode ser aplicado em bases mais precoces após eventos cardiovasculares e cirurgias de coração ou pulmão.[12]

Estratificação de Risco

A estratificação de risco para eventos cardiovasculares durante o exercício define o nível de supervisão clínica e o monitoramento eletrocardiográfico necessário durante as sessões.[3] Será embasada na minuciosa coleta de informações apresentada anteriormente, que possibilitará a adequada categorização (**Tabelas 16-5 e 16-6**).[8]

Tabela 16-5. Estratificação para risco de eventos cardiovasculares

Baixo risco
■ Sem disfunção significativa do ventrículo esquerdo (fração de ejeção > que 50%)
■ Sem arritmias complexas em repouso ou induzidas pelo exercício
■ Infarto do miocárdio; cirurgia de revascularização miocárdica, angioplastia coronária transluminal percutânea, não complicados
■ Ausência de insuficiência cardíaca congestiva ou sinais/sintomas que indiquem isquemia pós-evento
■ Assintomático, incluindo ausência de angina com o esforço ou no período de recuperação
■ Capacidade funcional igual ou maior que 7 METs em teste ergométrico incremental
Risco moderado
■ Disfunção ventricular esquerda moderada (fração de ejeção entre 40 e 49%)
■ Sinais/sintomas, incluindo angina em níveis moderados de exercício (5 – 6,9 METs) ou no período de recuperação
Alto risco
■ Disfunção grave da função do ventrículo esquerdo (fração de ejeção menor que 40%)
■ Sobreviventes de parada cardíaca ou morte súbita
■ Arritmias ventriculares complexas em repouso ou com o exercício
■ Infarto de miocárdio ou cirurgia cardíaca complicadas com choque cardiogênico; insuficiência cardíaca congestiva e/ou sinais/sintomas de isquemia pós-procedimento
■ Hemodinâmica anormal com o exercício (especialmente curva deprimida ou queda da pressão arterial sistólica, ou incompetência cronotrópica não medicamentosa com o incremento da carga)
■ Capacidade funcional menor a 5 METs
■ Sintomas e/ou sinais, incluindo angina a baixo nível de exercício (< 5 METs) ou no período de recuperação
■ Infradesnível do segmento ST isquêmico durante exercício (maior a 2 mm)

Tabela 16-6. Recomendação sobre supervisão e monitoramento conforme risco cardiovascular

Baixo risco
■ Monitoramento com eletrocardiograma ou frequencímetro durante as primeiras 6 a 18 sessões, preferencialmente, com supervisão clínica. Possibilidade de redução progressiva entre a 8ª e a 12ª sessão
Risco moderado
■ Monitoramento, preferencialmente, com eletrocardiograma contínuo e supervisão clínica permanente durante as primeiras 12 a 24 sessões. Possibilidade de redução no monitoramento para forma intermitente
Alto risco
■ Monitoramento, preferencialmente, com eletrocardiograma contínuo e supervisão clínica permanente pelo menos até a 18ª sessão. Possibilidade de redução no monitoramento para forma intermitente

Testes de Força

Se por um lado as recomendações sobre a avaliação e prescrição do componente cardiorrespiratório são consensuais entre a maioria das diretrizes institucionais, o mesmo não ocorre em relação à definição de métodos para avaliação da força muscular.[27] Embora alguns posicionamentos enfatizem a utilização de cargas relativas a uma repetição máxima (1RM) na prescrição dos exercícios, aspectos metodológicos e de segurança sobre a aplicação dos testes são escassos ou até mesmo ausentes nestes documentos.[28] A despeito do teste de 1RM ser bastante utilizado na pesquisa científica, os posicionamentos sobre a aplicabilidade na prática da reabilitação são diversos e por vezes controversos.[29-32] Todavia, a avaliação da percepção subjetiva do esforço – através da Escala de BORG – é frequentemente sugerida na determinação das cargas e controle sistemático da intensidade nos exercícios resistidos (**Fig. 16-3**).[30-33] No que diz respeito à avaliação indireta da força muscular como desfecho a ser comparado a longo prazo, o Teste de Sentar e Levantar em 30 segundos é um método bastante utilizado na pesquisa, assim como na prática clínica. Estudos demonstraram que ele é válido e confiável na avaliação de idosos,[34] assim como em pacientes com doença pulmonar obstrutiva crônica[35] e hipertensão pulmonar.[36] Nos parece ser uma potencial ferramenta a ser incorporada em todos os programas de reabilitação cardiopulmonar e metabólica (RCPM). No entanto, ainda são necessários estudos que avaliem as propriedades psicométricas e segurança especificamente neste contexto.

Escala de Borg Percepção subjetiva do esforço	
6	
7	Muito, muito leve
8	
9	Muito leve
10	
11	Razoavelmente leve
12	
13	Um pouco intenso
14	
15	Intenso
16	
17	Muito intenso
18	
19	
20	Muito, muito intenso

Fig. 16-3. Escala de Borg.

OBJETIVOS DA REABILITAÇÃO CARDIOVASCULAR

A RCPM é um programa que integra diferentes estratégias com o objetivo geral de promover hábitos saudáveis para que os pacientes tenham a melhor qualidade de vida possível e o menor risco de eventos secundários. Para tanto, as avaliações e intervenções devem estar alinhadas aos seguintes objetivos específicos:[3,19,12]

- Oferecer suporte nos aspectos físicos, psíquicos, sociais, vocacionais e espirituais, visando à reabilitação integral dos indivíduos
- Promover ações, auxiliar e educar pacientes sobre o controle dos fatores de risco cardiovasculares para que as medidas adotadas sejam efetivas
- Da mesma forma, educar pacientes sobre adesão ao tratamento farmacológico e cuidados relacionados com eventuais procedimentos e/ou cirurgias
- Promover aumento de atitudes proativas
- Favorecer o aumento na participação em atividades domésticas, laborais e recreativas
- Promover melhora no bem-estar psicossocial
- Aumentar oportunidades para o autocuidado e atitudes proativas
- Estimular e orientar a prática de atividades físicas
- Promover a melhora na aptidão física e em outros marcadores de saúde através do treinamento físico

De forma convencional, os programas de RCPM estruturam-se em quatro fases que acompanham o provável transcurso da evolução clínica após evento e/ou procedimento cardiovascular. Os objetivos pertinentes a cada uma são expostos a seguir.

- Objetivos na fase 1 – Hospitalar:
  - Evitar malefícios do repouso prolongado, como redução da aptidão física e possíveis complicações respiratórias e tromboembólicas;
  - Evitar depressão;
  - Facilitar a alta;
  - Informar paciente e família sobre a doença e cuidados básicos;
  - Avaliar e possibilitar retorno gradual e seguro às atividades de vida diária;
  - Facilitar a aceitação da reabilitação ambulatorial.
- Objetivos na fase 2 – Ambulatorial (após a alta):
  - Promover melhora na capacidade funcional;
  - Controlar fatores de risco;
  - Contribuir na recuperação da autoconfiança do paciente.
- Objetivos na fase 3 – Manutenção precoce:
  - Aumentar ou manter a capacidade funcional e bem-estar psicológico;
  - Manter adesão ao treinamento;

- Continuar controle dos fatores de risco, com ênfase na pressão arterial, glicemia, colesterol, peso e alimentação adequada.
- Objetivos na fase 4 – Manutenção tardia:
  - Auxiliar na manutenção do estilo de vida saudável.

O treinamento físico é elemento fundamental na reabilitação e deve estar presente em todas as fases. É embasado por meio de inúmeros experimentos científicos bem delineados, que servem como norteadores de condutas.
- Objetivos do treinamento físico por meio da RCPM:
  - Melhorar o prognóstico;[37-39]
  - Melhorar a qualidade de vida;[38,40,41]
  - Melhorar a aptidão física: $\dot{V}O_{2pico}$, força muscular, flexibilidade e composição corporal;[42]
  - Reduzir sintomas;[43]
  - Melhorar fatores de risco metabólicos: pressão arterial, glicemia e perfil lipídico;[44]
  - Educar pacientes quanto aos limites de segurança e autoavaliação para percepção de esforço e sintomas durante a atividade física.[3.]

CONCLUSÃO

A RCPM faz parte do atendimento integral do paciente em processo de prevenção secundária, seja ele(a) portador(a) das mais distintas patologias já elencadas ao longo deste capítulo. A avaliação inicial, por sua vez, é parte fundamental deste processo, mas não deve servir de barreira para que a reabilitação seja posta em prática de fato. No mundo ideal, uma equipe multidisciplinar atua de forma uníssona e o paciente, que é exposto aos diferentes profissionais, vai avançando ao longo de seu processo de readaptação as atividades da vida diária, assim como nas fases da reabilitação *per se*.

Por fim, são diversos os objetivos a serem alcançados, como já elencamos. Agora, é nosso entender que ter acesso e poder participar efetivamente de um programa de RCPM em um país como o Brasil, já é uma dádiva, uma vez que são poucas as pessoas que de fato têm essa exposição. Aqui, a RCV é subutilizada, subvalorizada e até desconhecida por muitos cardiologistas. Está na hora de mudar este cenário através do apoio governamental, dos planos de saúde e, principalmente, dos médicos.

REFERÊNCIAS BIBLIOGRÁFICAS

1. GBD 2017 Causes of Death Collaborators. Global, regional, and national age-sex-specific mortality for 282 causes of death in 195 countries and territories, 1980-2017: a systematic analysis for the Global Burden of Disease Study 2017. Lancet. 2018;392(10159):1736–88.
2. Mendis S, Puska P, Norrving B. Global atlas on cardiovascular disease prevention and control. Geneva: World Health Organization, 2011.
3. Herdy AH, López-Jiménez F, Terzic CP, Milani M, Stein R, Carvalho T, et al. South American guidelines for cardiovascular disease prevention and rehabilitation. Arq Bras Cardiol. 2014;103(2 suppl1):1-31.
4. Davies EJ, Moxham T, Rees K, Singh S, Coats AJS, Ebrahim S, et al. Exercise training for systolic heart failure: Cochrane systematic review and meta-analysis. Eur J Heart Fail. 2010;12(7):706-15.
5. Anderson L, Nguyen TT, Dall CH, Burgess L, Bridges C, Taylor R. Exercise-based cardiac rehabilitation in heart transplant recipients (Review). Cochrane Database Syst Rev. 2017;4;4:CD012264.
6. Jollife JA, Rees K, Taylor RS, Thompson D, Oldrige N, Ebrahim S. Exercise-based rehabilitation for coronary heart disease. Cochrane Database Syst Rev. 2001;(1):CD001800.
7. Thompson PD, Franklin BA, Balady GJ, Blair SN, Corrado D, Estes NA 3rd, et al. Exercise and acute cardiovascular events placing the risks into perspective: a scientific statement from the American Heart Association Council on Nutrition, Physical Activity, and Metabolism and the Council on Clinical Cardiology. Circulation. 2007;115(17):2358-68.
8. American Association of Cardiovascular and Pulmonary Rehabilitation. Guidelines for Cardiac Rehabilitation and Secondary Prevention Programs, 5th ed. Champaign, IL: Human Kinetics, 2013.
9. Piepoli MF, Corra U, Benzer W, et al. Secondary prevention through cardiac rehabilitation: Physical activity counselling and exercise training: Key components of the position paper from the Cardiac Rehabilitation Section of the European Association of Cardiovascular Prevention and Rehabilitation. Eur Heart J Suppl. 2010;31:1967-74.
10. Balady GJ, Williams MA, Ades PA, et al. Core components of cardiac rehabilitation/secondary prevention programs: 2007 update: A scientific statement from the American Heart Association Exercise, Cardiac Rehabilitation, and Prevention Committee, the Council on Clinical Cardiology; the Councils on Cardiovascular Nursing, Epidemiology and Prevention, and Nutrition, Physical Activity, and Metabolism; and the American Association of Cardiovascular and Pulmonary Rehabilitation. Circulation. 2007;115:2675-82.
11. Brown RA. Rehabilitation of patients with cardiovascular diseases. Report of a WHO expert committee. World Health Organ Tech Rep Ser. 1964;270:3-46.
12. Riebe D. Prescrição de exercícios para pacientes com doenças cardiovascular e cerebrovascular. In: American College of Sports Medicine. Diretrizes do ACSM para teste de esforço e sua prescrição, 9.ed. Rio de Janeiro: Guanabara Koogan, 2014.
13. Fletcher GF, Ades PA, Kligfield P, Arena R, Balady GJ. Exercise standards for testing and training. A Scientific Statement from the American Heart Association. Circulation. 2013;128(8):873-934.
14. Mezzani A, Hamm LF, Jones AM, McBride PE, Moholdt T, Stone JA, et al. Aerobic exercise intensity assessment and prescription in cardiac rehabilitation: a joint position statement of the European Association for Cardiovascular Prevention

and Rehabilitation, The American Association of Cardiovascular and Pulmonary Rehabilitation, and the Canadian Association of Cardiac Rehabilitation. J Cardiopulm Rehabil Prev. 2012;32(6):327-50.
15. Ghisi GLM, Chaves GSS, Loures JB, Bonfim GM, Britto R. Validation of the Brazilian-Portuguese version of a short questionnaire to assess knowledge in cardiovascular disease patients (CADE-Q SV). Arq Bras Cardiol. 2018;111(6):841-9.
16. Lima JB. CADE-Q SV: Prático e relevante na avaliação dos pacientes com doenças cardiovasculares sobre a sua condição de saúde. Arq Bras Cardiol. 2018;111(6):850-1.
17. Ghisi GL, Sandison N, Oh P. Development, pilot testing and psychometric validation of a short version of the coronary artery disease education questionnaire: The CADE-Q SV. Patient Educ Couns. 2016;99(3):443-7.
18. Carvalho VO, Guimarães GV, Carrara D, Bacal F, Bocchi EA. Validation of the Portuguese Version of the Minnesota Living with Heart Failure Questionnaire. Arq Bras Cardiol. 2009;93(1):39-44.
19. Rector TS, Kubo SH, Cohn JN. Patients self-assessment of their congestive heart failure: content, reliability and validity of a new measure, the Minnesota Living with Heart Failure questionnaire. Heart Failure. 1987;3:198-209.
20. Ciconelli RM, Ferraz MB, Santos W, Meinão I, Quaresma MR. Tradução para a língua portuguesa e validação do questionário genérico de avaliação de qualidade de vida SF-36 (Brasil SF-36). Rev Bras Reumatol. 1999;39(3):143-50.
21. Ware JE, Sherbourne CD. The MOS 36-item short health survey (SF-36). I. Conceptual framework and item selection. Med Care. 1992;30(6):473-83.
22. Coutinho-Myrrha MA, Dias RC, Fernandes AA, Araújo CG, Hlatky MA, Pereira DG, et al. Duke Activity Status Index for Cardiovascular Diseases: Validation of the Portuguese Translation. Arq Bras Cardiol. 2014;102(4):383-90.
23. Hlatky MA, Boineau RE, Higginbotham MB, Lee KL, Mark DB, Califf RM, et al. A brief self-administered questionnaire to determine functional capacity (the Duke Activity Status Index). Am J Cardiol. 1989;64(10):651-4.
24. Meneghelo RS, Araújo CGS, Stein R, Mastrocolla LE, Albuquerque PF, Serra SM et al/Sociedade Brasileira de Cardiologia. III Diretrizes da Sociedade Brasileira de Cardiologia sobre Teste Ergométrico. Arq Bras Cardiol. 2010;95(5 supl. 1):1-26.
25. ATS Committee on Proficiency Standards for Clinical Pulmonary Function Laboratories. ATS statement: guidelines for the six-minute walktest. Am J Respir Crit Care Med. 2002;166:111-7.
26. Solway S, Brooks D, Lacasse Y, Thomas S. A qualitative systematic overview of the measurement properties of functional walk tests used in the cardiorespiratory domain. Chest 2001;119:256-70.
27. Price KJ, Gordon BA, Bird SR, Benson AC. A review of guidelines for cardiac rehabilitation exercise programmes: Is there an international consensus? European Journal of Preventive Cardiology. 2016;23(16):1715-33.
28. Fidalgo ASF, Farinatti P, Borges JP, et al. Institutional guidelines for resistance exercise training in cardiovascular disease: a systematic review. Sports Med. 2009;49:46375.
29. Williams MA, Haskell WL, Ades PA, Amsterdam EA, Bittner V, Franklin BA, et al. Resistance exercise in individuals with and without cardiovascular disease: 2007 update: A Scientific Statement From the American Heart Association Council on Clinical Cardiology and Council on Nutrition, Physical Activity, and Metabolism. Circulation. 2007;116(5):572-84.
30. Piepoli MF, Conraads V, Corrà U, Dickstein, K, Francis DP, et al. Exercise training in heart failure: from theory to practice. A consensus document of the Heart Failure Association and the European Association for Cardiovascular Prevention and Rehabilitation. European Journal of Heart Failure. 2011;13(4):347-57.
31. Bjarnason-Wehrens B, Mayer-Berger W, Meister ER, Baum K, et al. Recommendations for resistance exercise in cardiac rehabilitation. Recommendations of the German Federation for Cardiovascular Prevention and Rehabilitation. European Journal of Cardiovascular Prevention & Rehabilitation. 2004;11(4):352-361.
32. Verrill DE, Ribisl PM. Resistive Exercise Training in Cardiac Rehabilitation. Sports Medicine. 1996;21(5):347-83.
33. Sorace P, Ronai P, Churilla JR. Resistance training for cardiac patients. ACSM's Health & Fitness Journal. 2008;12(6):22-8.
34. Jones CJ, Rikli RE, Beam WC. A 30-s chair-stand test as a measure of lower body strength in community-residing older adults. Res Q Exerc Sport. 1999;70(2):113-9.
35. Zanini A, Aiello M, Cherubino, Zampogna Z, Chetta. The one repetition maximum test and the sit-to-stand test in the assessment of a specific pulmonary rehabilitation program on peripheral muscle strength in COPD patients. International Journal of Chronic Obstructive Pulmonary Disease. 2015;1;10:2423-30.
36. Kahraman BO, Ozsoy I, Akdeniz B, Ozpelit E, Sevinc C, et al. Test-retest reliability and validity of the timed up and go test and 30 second sit to stand test in patients with pulmonary hypertension. Int J Cardiology. 2020;1;304:159-63.
37. Belardinelli R, Georgiou D, Cianci G, Purcaro A. 10-Year Exercise Training in Chronic Heart Failure. Journal of the American College of Cardiology. 2012;60(16):1521-8.
38. Anderson L, Thompson DR, Oldridge N, et al. Exercise-based cardiac rehabilitation for coronary heart disease. Cochrane Database Syst Rev. 2016;2016(1):CD001800.
39. Taylor C, Tsakirides C, Moxon J, Moxon JM, Dudfield M, et al. Exercise dose and all-cause mortality within extended cardiac rehabilitation: a cohort study. Open Heart. 2017;4:e000623.
40. Long L, Mordi IR, Bridges C, Sagar V, Davies EJ, et al. Exercise-based cardiac rehabilitation for adults with heart failure. Cochrane Database Syst Rev. 2019 Jan 29;1(1):CD003331.
41. Myers VH, McVay MA, Brashear MM, Johannsen NM, Swift DL, et al. Exercise training and quality of life in individuals with type 2 diabetes: a

randomized controlled trial. Diabetes Care. 2013 July;36(7):1884-90.
42. Gayda M, Ribeiro PA, Juneau M, Nigam A. Comparison of different forms of exercise training in patients with cardiac disease: where does high-intensity interval training fit? Can J Cardiol. 2016;32(4):485-94.
43. Edelmann F, Gelbrich G, Düngen HD, et al. Exercise training improves exercise capacity and diastolic function in patients with heart failure with preserved ejection fraction: results of the Ex- DHF (Exercise training in Diastolic Heart Failure) pilot study. J Am Coll Cardiol. 2011;58:1780-91.
44. Ostman- C, Smart NA, Morcos D Duller A, Ridley W, et al. The effect of exercise training on clinical outcomes in patients with the metabolic syndrome: a systematic review and meta-analysis. Cardiovasc Diabetol. 2017;16(1):110.

REABILITAÇÃO NA DOENÇA ARTERIAL CORONARIANA

CAPÍTULO 17

Salvador Manoel Serra

"Tudo evolui, não há realidades eternas: tal como não há verdades absolutas."
Friedrich Nietzsche 1844-1900

A reabilitação cardiovascular (RCV) é o processo de intervenção ativa no paciente cardiopata e, no caso específico deste capítulo, no doente coronariano, seja no contexto após evento agudo ou na doença cardíaca coronariana crônica, com fornecimento de expressivos subsídios que sustentem a perspectiva de redução dos sintomas, elevação da autoestima, da qualidade de vida e o possível aumento da expectativa de vida.

A ênfase dos programas de RCV se sustenta, predominantemente, na prática de exercícios físicos regulares, individualmente prescritos, além da orientação enfática da mudança dos demais fatores de risco além do sedentarismo, por meio de palestras informais com os pacientes, apoio nutricional e psicológico, com o propósito maior da lentificação da progressão e possível regressão da doença do paciente (**Fig. 17-1**).[1,2]

Os programas RCV desempenham um papel essencial na melhora das variáveis que identificam o prognóstico do paciente, como o $\dot{V}O_{2pico}$, na qualidade e na expectativa de vida.

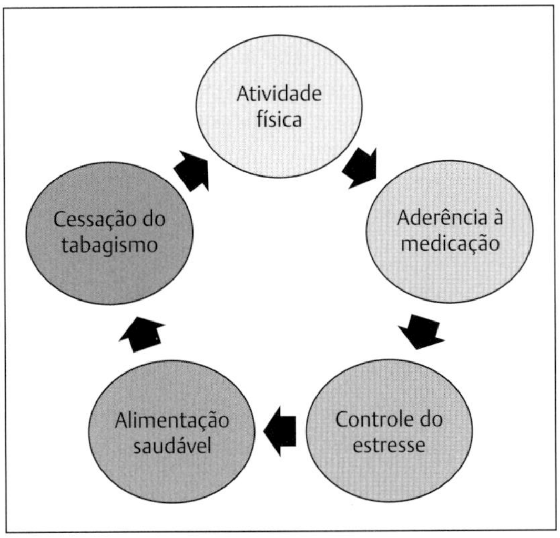

Estudos brasileiros em pacientes com doença arterial coronariana (DAC) submetidos a programas de RCV identificaram elevação do $\dot{V}O_{2pico}$ em 14 a 15,6% em relação ao período pré-reabilitação, certamente contribuindo favoravelmente no prognóstico dos pacientes.[3,4]

Revisão sistemática da base de dados Cochrane, envolvendo 63 estudos e 14.486 participantes com doença coronariana, predominantemente sobreviventes de evento agudo ou submetidos à revascularização cirúrgica ou angioplastia, mostrou expressivo benefício dos programas de RCV, incluindo a redução do risco de morte por doença cardiovascular, redução das internações hospitalares, além de ser custo-efetiva.[5]

Outro estudo de revisão sistemática e metanálise avaliando os possíveis benefícios do exercício físico nos programas de reabilitação em pacientes com doença arterial coronariana (DAC) identificou que eles foram capazes de reduzir a mortalidade total em 20% e a mortalidade cardíaca em 26%.[6] Outra metanálise mais recente identificou redução de 47%, 26% e 16%, respectivamente, na incidência de infarto, no agravamento da doença cardiovascular e em todas as causas de mortalidade.[7] Certamente há dificuldade na identificação de tal magnitude de efeitos favoráveis da RCV comparativamente ao tratamento farmacológico ou invasivo no paciente crônico estável cardiovascular.

Estudo randomizado relevante da Universidade de Leipig, na Alemanha, envolvendo 101 pacientes com doença arterial coronariana (DAC) estável submetidos à angioplastia coronariana percutânea e implante de *stent* foram comparados com os resultados obtidos em pacientes, com condições semelhantes, que não foram submetidos a este procedimento, mas que realizaram programa regular de exercícios físicos durante 12 meses. Além do aumento da capacidade de exercício (p < 0,001), houve mais 18% de sobrevivência livre de eventos nos pacientes que realizaram exercícios na reabilitação em relação aos que se submeteram ao procedimento invasivo (p = 0,02), a um custo 49% menor (p < 0,001).[8]

Fig. 17-1. Objetivos maiores de programa de reabilitação cardiovascular, particularmente nos pacientes com doença arterial coronariana.

Esse estudo comparativo teve prosseguimento por 5 anos, sendo então identificados 23% a mais de sobreviventes livres de eventos no grupo de exercícios em relação aos submetidos a implante de *stent* coronariano (p = 0,03), ocorrendo 36 eventos cardiovasculares em 19 pacientes treinados e 55 eventos cardiovasculares em 30 pacientes no grupo com implante de *stent*.[9]

Outro expressivo estudo incluindo 118 pacientes coronarianos, média de idade de 57 ± 10 anos, submetidos à angioplastia e ao implante de *stent* em uma ou duas artérias, sendo metade deles submetidos a um programa de exercícios físicos supervisionados na intensidade de 60% do $\dot{V}O_{2pico}$ do exercício, tiveram 12% de eventos em 40 meses comparativamente a 55% (p = 0,005) nos que não participaram do programa.[10]

Pesquisa merecedora do Prêmio Nobel de Medicina de 1998, seu autor Robert Furchgott, além de dois outros pesquisadores, Louis Ignarro e Ferid Murad, identificaram ser o óxido nítrico o fator relaxante derivado do endotélio e verificaram que após injetar acetilcolina na aorta de coelho ocorria relaxamento da musculatura lisa vascular e vasodilatação. Após lesionar experimentalmente a parede interna vascular, ou seja, o endotélio, havia comprometimento da sua função e a vasodilatação não ocorria e sim vasoconstrição, evidenciando estar a disfunção endotelial associada à resposta inversa do calibre da luz da artéria comprometida.[11]

Valor adicional do exercício físico se aplica à melhora da função endotelial, aspecto de alta relevância em decorrência da inter-relação fisiopatológica da disfunção endotelial e a origem e o agravamento da aterotrombogênese coronariana.

Estudo comparando a vasodilatação derivada do endotélio em pacientes com DAC e resposta vasoconstritora coronariana após injeção de acetilcolina, à semelhança do estudo merecedor do prêmio Nobel de 1998, mas agora aplicada na artéria coronária e não na aorta de coelhos, mostrou, após 1 mês de exercícios regulares em doentes coronarianos com disfunção endotelial, uma evidente reversão desta condição (**Fig. 17-2**).[12]

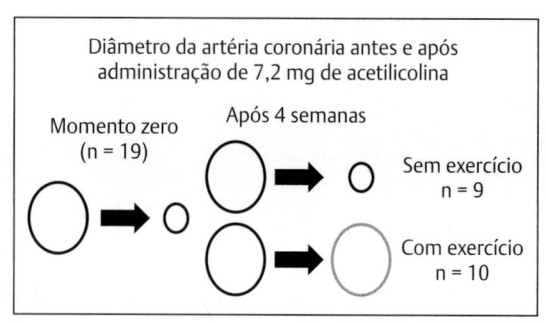

Fig. 17-2. Pacientes com DAC e disfunção endotelial após 30 dias de exercício físico em cicloergômetro durante 20 minutos, 6 dias por semana, em intensidade correspondente a 80% da frequência cardíaca máxima. Ocorreu evidente vasodilatação derivada do endotélio comparativamente aos também coronariopatas que se mantiveram não ativos durante o período.

A indicação da RCV aos pacientes com doença arterial coronariana (DAC) adquire aspecto ainda mais expressivo em razão da sua elevada prevalência e de suas complicações, muitas vezes graves e de prognóstico ruim, sendo a segunda condição mais prevalente associada à evolução para a insuficiência cardíaca, suplantada somente pela hipertensão arterial sistêmica.[13] Essas condições tornam a inclusão dos pacientes com DAC programas de RCV ainda mais recomendada face às múltiplas apresentações clínicas, a gravidade evolutiva potencial da doença e os múltiplos benefícios que habitualmente são proporcionados pelos exercícios regulares dos programas de RCV (**Tabelas 17-1 e 17-2**).

As Diretrizes da Sociedade Brasileira de Cardiologia[14] e Sul-Americana[15] de Prevenção e Reabilitação Cardiovascular inserem a RCV como recomendação classe A e nível de evidência 1. Portanto, exceto nas condições que a contraindiquem, não indicar pacientes, particularmente com DAC, em programas de RCV é agir inadequadamente no tratamento dos pacientes.

Tabela 17-1. Benefícios do exercício aeróbico (Wiss FM)[26]

Débito cardíaco máximo	Aumenta	Colesterol HDL	Aumenta
Extração periférica de oxigênio	Aumenta	Triglicerídeos	Diminuem
Demanda miocárdica por oxigênio	Diminui	Controle do peso corporal	Aumenta
Fibrinólise	Aumenta	Resistência à insulina	Diminui
Coagulabilidade sanguínea	Diminui	Aptidão e força	Aumenta
Função endotelial	Aumenta	Capacidade de exercício	Aumenta
Fluxo sanguíneo miocárdico	Aumenta	Desempenho nas atividades da vida diária	Aumenta
Hiperatividade simpática	Diminui	Retorno à atividade laborativa	Aumenta
Pressão arterial em repouso	Diminui	Ansiedade e depressão	Diminuem

Tabela 17-2. Benefícios do exercício de força ou resistência muscular (Wiss FM)[26]

Densidade mineral óssea	Aumenta	Colesterol HDL	Aumenta
Percentual de gordura corporal	Diminui	Colesterol LDL	Diminui
Massa corporal magra	Diminui	Triglicerídeos	Diminuem
Força muscular	Aumenta	Resistência à insulina	Diminui
Resposta insulínica à variação da glicose	Diminui	$\dot{V}O_{2máx}$ e metabolismo basal	Aumentam
Níveis basais de insulina	Diminuem	Pressão arterial em repouso	Diminui
Sensibilidade à insulina	Aumenta	Humor, eficiência para exercício e independência funcional	Aumenta

Os programas de RCV são incluídos em quatro fases relacionadas com o tempo de ocorrência do evento agudo. Embora a participação em todas as fases seja ideal, não é, obrigatoriamente, necessário o paciente ter sido inserido nas fases iniciais para ser incluído nas fases seguintes.

Fase 1 objetiva fornecer ao paciente agudamente comprometido, como por exemplo, logo após episódio de síndrome coronariana aguda, informações sobre o estilo de vida que deve adotar na prevenção secundária da sua doença. Estando assintomático e estável, a mobilização precoce e os exercícios físicos deverão se iniciar imediatamente, mesmo após 24 a 48 horas do evento, estimulando o paciente a caminhar lenta e progressivamente, obviamente considerando as suas condições clínicas individuais.

Fase 2 pode ter início a partir da alta hospitalar ou até 1 mês daquele momento e terá duração de cerca de 3 meses, variando o momento de início e encerramento na dependência da condição do paciente. Nesta fase, todos os pacientes, ao se exercitarem, deverão ter supervisão médica - condição ideal em todos os casos - e duração inicial de 30 minutos de exercício aeróbico e a intensidade do exercício basear-se-á na clínica, na sensação subjetiva de cansaço e na faixa de frequência cardíaca (FC) obtida em teste ergométrico (TE) ou teste cardiopulmonar de exercício (TCPE). Recomenda-se que durante a prática do exercício o paciente seja instruído a não conversar, limitando-se somente a informar quanto à presença de sintomas e o grau de cansaço.[16] Para semelhante intensidade de exercício, conversar durante o exercício tende a reduzir o consumo de oxigênio e aumentar o nível de lactato.[17]

O cálculo da FC menor e mais elevada para o exercício pode ser realizado utilizando-se o TE e aplicando-se a equação: (FC mais elevada – FC inicial) × 0,6M + FC inicial, sendo M o número de MET alcançado pelo paciente (**Tabela 17-3**).[18] Esta equação individualiza a intensidade do exercício por incluir o número de MET alcançado, podendo ser modificado, evolutivamente, com o aumento da condição aeróbica e aumento do número de MET, redundando em acrescimento percentual da faixa de FC e da intensidade de treinamento. Caso haja isquemia no TE abaixo da FC calculada pela equação, a FC da isquemia deverá ser a limite.

O cálculo da faixa de FC para exercício também poderá ser obtida no TCPE por meio da identificação da FC do limiar anaeróbico, que, nesta fase inicial, deverá ser considerada a intensidade limite, caso não se identifique isquemia miocárdica mais precocemente. Posteriormente, com a melhora funcional e da condição do paciente, FC acima do limiar anaeróbico (LA) poderá ser considerada para treinamento, porém, sempre deverá ser abaixo da FC do ponto de compensação respiratório (PCR).

Subjetivamente, o LA pode ser inferido no momento da intensidade de exercício em que há dificuldade do paciente falar confortavelmente, enquanto o PCR seria quando o paciente escuta sua própria respiração durante a progressão do exercício. Esta última condição ocorre em razão da compensação da acidose metabólica por meio de alcalose respiratória, daí a evidência de intensa ventilação a partir deste momento.

Também na Fase 2, sempre com intensa observação da condição clínica do paciente face à precocidade do evento agudo, exercícios de fortalecimento muscular – cerca de 6 a 15 repetições com intervalo de 30 segundos a 1 minuto entre eles – deverão ser iniciados, assim como exercícios de alongamento muscular, sendo estes aplicados na fase final das sessões.

Tabela 17-3. Prescrição da intensidade de exercício contínuo baseada na frequência cardíaca avaliada por Teste Ergométrico ou do Teste Cardiopulmonar de Exercício

- $(FC_{máx} - FC_{basal}) \times 0,60$ a $0,80 + FC_{basal} \pm 5$ bpm
- $(FC_{máx} - FC_{basal}) \times 0,6$ $MET_{máx} + FC_{basal} \pm 5$ bpm
- FC da sensação subjetiva de cansaço grau 4 a grau 6 na escala de Borg de 0 a 10
- FC_{obtida} no limiar anaeróbico ± 5 bpm
- FC_{obtida} no limiar anaeróbico até a 10 a 15% da FC do ponto de compensação ventilatória
- FC 5 a 10 bpm inferior àquela do início da identificação de isquemia miocárdica no TE ou no TCPE, seja clínica: dor torácica; eletrocardiográfica: depressão do segmento ST ou hemodinâmica: queda da pressão arterial sistólica e/ou do pulso de oxigênio no TCPE

Fases 3 e 4 basicamente se diferenciam pela possibilidade, na Fase 4, da prática de exercícios físicos sem supervisão médica nos pacientes considerados de baixo risco, ou seja: pacientes sem graves lesões obstrutivas coronarianas, assintomáticos, com fração de ejeção ventricular esquerda superior a 50%, sem evidência de arritmias complexas, com razoável capacidade de exercício em relação à estimada, além da não identificação de isquemia miocárdica no teste ergométrico ou em exames de imagem.

Ao iniciar o programa de RCV com ênfase nos exercícios físicos, o paciente deverá ser submetido a TE ou a TCPE visando, especificamente, identificar sintomas e alterações indicativos de isquemia miocárdica, com registro da FC do momento do surgimento dessas alterações, pois tais condições poderão ser consideradas limites na prescrição da intensidade dos exercícios da RCV.

Em adição, outras variáveis do TE e do TCPE deverão ser registradas para, na inexistência de isquemia miocárdica, serem utilizadas na prescrição dos exercícios. São elas: FC_{basal} e do pico do exercício, sensação subjetiva de cansaço (**Tabela 17-4**) a cada minuto do exame e, no TCPE, também a FC e $\dot{V}O_2$ do pico do exercício, do limiar anaeróbico e do ponto de compensação respiratória.

O TE ou o TCPE deverão ser realizados a cada 6 meses da RCV ou sempre que eventuais mudanças clínicas ou medicamentosas justifiquem sua realização. Preferentemente, mesmo que de modo subjetivo se identifique melhora da condição funcional do paciente, o protocolo a ser aplicado na reprodução dos testes deverá ser igual ao do primeiro teste, servindo de referência na comparação com as modificações promovidas pela RCV ou, no caso do agravamento da doença, a evidência de comprometimento das variáveis em relação ao primeiro TE ou TCPE.

AVALIAÇÃO PARA INCLUSÃO DO PACIENTE NO PROGRAMA DE REABILITAÇÃO

O encaminhamento do paciente coronariano, sem eventos prévios, ou tardiamente, após evento clínico ou procedimento invasivo, deverá ser realizado pelo cardiologista que acompanha o paciente, devendo a história e os resumos objetivos dos exames complementares serem fornecidos ao médico responsável pelo programa de reabilitação. Este profissional avaliará o paciente no aspecto da liberação para a prática de exercícios físicos regulares, além dos aspectos múltiplos da prevenção secundária que constituem a reabilitação.

Os primeiros contatos com o paciente incluem a identificação da condição clínica, a medicação em uso, a anatomia das lesões coronarianas, quando disponível, o número e as razões de internações prévias, avaliações clínicas adicionais, como a presença ou não de dor torácica e, quando presente, em qual intensidade, frequência e a indispensável condição de estabilidade da angina para iniciar os exercícios. As condições que contraindicam a inclusão dos pacientes à prática de exercícios físicos do programa de RCV estão inseridas na **Tabela 17-5**.

Tabela 17-4. Escala de Borg

Percepção subjetiva de cansaço Escala de Borg	
0	Inexistente
0,5	Extremamente leve
1	Muito leve
2	Leve
3	Moderado
4	Levemente pesado
5	Pesado
6	Muito pesado
7	Muito pesado
8	Muito pesado
9	Muito pesado
10	Não suporto mais

A Escala de Borg deverá ser utilizada como referência para informação ao médico durante o teste ergométrico ou do teste cardiopulmonar e a todos os profissionais presentes nas sessões de exercício físico, para conhecimento do grau da sensação subjetiva de cansaço nos seus diversos momentos.

Tabela 17-5. Condições que contraindicam pacientes com doença arterial coronariana serem incluídos, ao menos temporariamente, na reabilitação cardíaca com exercícios físicos

- Evento coronariano agudo recente ou instabilidade clínica, como infarto agudo do miocárdio ou angina instável.
- Lesão de tronco de artéria coronária esquerda sintomática ou com evidência de isquemia miocárdica.
- Embolia pulmonar aguda.
- Dissecção aguda da aorta.
- Doenças infecciosas ou lesões cardíacas inflamatórias, ambas agudas: endocardite, miocardite, pericardite.
- Valores persistentemente elevados da pressão arterial: acima de 190 ou 120 mm Hg, respectivamente, pressão sistólica e diastólica.
- Diabetes melito descompensado.
- Arritmias graves com potencial de complicações maiores.
- Doença valvar grave sintomática com indicação de cirurgia de correção.
- Insuficiência cardíaca descompensada.

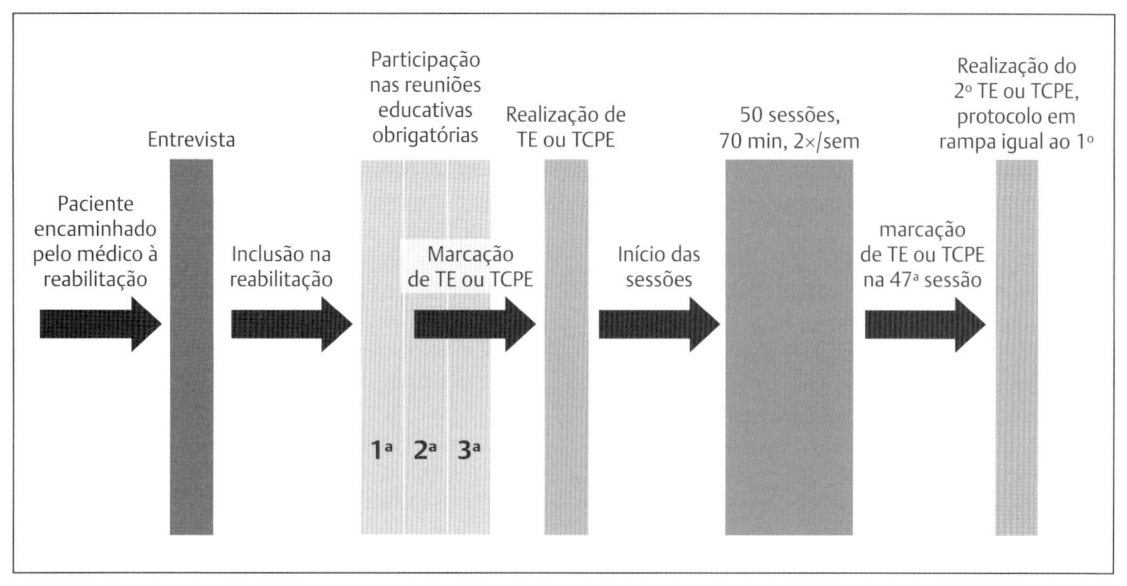

Fig. 17-3. Sequência de procedimentos a que são submetidos os pacientes encaminhados ao programa de RC do Instituto Estadual de Cardiologia Aloysio de Castro, IECAC/RJ, serviço pioneiro no Brasil, já tendo atendido meio milhão de pacientes/hora: avaliação pré-participação, inclusão no programa, participação obrigatória de reuniões informais educativas em auditório com orientação e estímulo à adoção de estilo de vida saudável, teste ergométrico (TE) ou cardiopulmonar (TCPE), 50 sessões de exercícios físicos, 2 ou 3 vezes por semana, sempre com supervisão médica, e realização de segundo TE ou TCPE com utilização de protocolo em rampa semelhante ao do primeiro teste.

Aspecto adicional na inclusão do paciente no programa refere-se a não possuir condição ortopédica que limite ou impeça a prática dos exercícios. Outra condição que universalmente é considerada elemento limitante à participação efetiva do paciente à RCV é a distância ou dificuldades de locomoção e transporte da residência do paciente até o local da instituição onde as sessões de exercício físico serão realizadas. O paciente deve ser informado da necessidade da regularidade às sessões para seu efetivo benefício.

O programa de reabilitação dos pacientes com doença coronariana, além da prática de exercício físico, deverá enfatizar aspectos educativos na adoção de estilo de vida que, intensamente, possam contribuir na prevenção secundária da doença básica do paciente.

O fornecimento das informações aos pacientes poderá ser feito através do apoio individual de enfermeiro, nutricionista, psicólogo e assistente social e/ou através de reuniões informais com médico, sem utilização de linguajar técnico, com todos os pacientes. O ambiente deverá ser propício aos pacientes tirarem suas dúvidas com estímulo à participação ativa de todos.

Nas reuniões o enfoque deverá ser sobre a importância de manterem-se ativos e o porquê desta conduta, os múltiplos benefícios da alimentação saudável, do controle intenso dos fatores de risco e do tratamento incessante daqueles fatores que precisam ser interrompidos, como o tabagismo, ou podem e devem ser adequadamente controlados, como hipertensão arterial, diabetes melito, obesidade, dislipidemias, estresse, ansiedade e depressão. A **Figura 17-3** mostra um modelo de programa de reabilitação cardiovascular há décadas aplicado em instituição pública pioneira em ergometria e reabilitação no Brasil.

TESTE ERGOMÉTRICO OU TESTE CARDIOPULMONAR NA AVALIAÇÃO PRÉ-REABILITAÇÃO

Excetuando os pacientes da Fase 1, os demais deverão ser submetidos a TE ou TCPE visando, entre outras variáveis, avaliar a condição aeróbica através da identificação do $\dot{V}O_{2pico}$ ou do $\dot{V}O_{2máx}$, a modulação autonômica, identificando a intensidade da redução da FC no primeiro minuto da recuperação, considerada satisfatória quando superior a 12 bpm em relação FC do pico do esforço, ambas as condições de expressivo valor prognóstico.

Os valores da pressão arterial são igualmente expressivos quando muito elevados, podendo justificar uma adequação terapêutica pelo médico assistente.

Aspecto adicional de relevância é identificar a inexistência de isquemia miocárdica durante o teste ou, por outro lado, sua presença e seu limiar de ocorrência, seja através da FC, do duplo produto, do $\dot{V}O_2$ ou da intensidade do exercício do surgimento.

A isquemia miocárdica no TE pode ser clinicamente identificada pela presença de angina de peito durante o exercício, com ou sem alterações no traçado eletrocardiográfico, sendo estas, predominantemente, do segmento ST. A isquemia miocárdica pode igualmente ser inferida através de inadequada resposta hemodinâmica, quando ocorrer queda progressiva da pressão arterial sistólica e/ou do pulso de oxigênio ($\dot{V}O_2/FC$) durante o teste, sendo este último no TCPE. Ambas as alterações são passíveis de serem atribuídas à queda do volume sistólico por provável disfunção ventricular esquerda durante o aumento da intensidade do exercício, condição possivelmente decorrente de isquêmica miocárdica.

Nos testes ergométrico e cardiopulmonar também podemos identificar o surgimento de arritmias, sendo de maior risco quando ventriculares, polimórficas, frequentes e com maior ocorrência na fase de recuperação.

Todas essas condições tornam-se úteis na identificação precoce do provável comportamento das respostas cardiovasculares que tendem a se reproduzir durante as sessões da reabilitação.

O TCPE fornece variáveis adicionais que possuem expressivo significado prognóstico e que podem apresentar modificações em testes sucessivos durante o programa de reabilitação, identificando-se possíveis efeitos favoráveis das sessões de exercício ou, caso não ocorram, pode justificar modificações no tratamento clínico, incluindo nas características das sessões de reabilitação ou, eventualmente, quando necessário, tratamento invasivo.

As variáveis específicas do TCPE com elevada expressão na avaliação do prognóstico, principalmente quando há disfunção ventricular esquerda isquêmica, são: inclinação $VE/\dot{V}CO_2$ ou *slope* (valor normal < 34), assim a relação desta variável com o $\dot{V}O_{2pico}$ (valor normal < 2,4), o OUES (valor normal > 1,47) e o OUE Platô (valor normal > 25 ou superior a 65% do valor estimado), o T1/2 (< 120 segundos), que infere a cinética de oxigênio na fase de recuperação.

Visando contribuir na prescrição do exercício físico do programa de reabilitação, um quadro com a escala de Borg (**Tabela 17-4**) deve estar diante do paciente para que, regularmente, ele informe verbal ou gestualmente durante o TE ou do TCPR, respectivamente, o grau da sensação subjetiva de cansaço nos diversos momentos do incremento do exercício.

SESSÃO DE EXERCÍCIOS FÍSICOS DA REABILITAÇÃO

Idealmente, imediatamente antes de iniciar cada sessão de exercício, particularmente naqueles de moderado ou alto risco, o paciente deverá ter sua pressão arterial e frequência cardíaca avaliadas pelo médico da reabilitação, que deverá obter informação quanto à total estabilidade clínica em relação à sessão anterior ou à eventual ocorrência de alguma alteração no quadro do paciente.

Os componentes das sessões de exercícios físicos aplicados na reabilitação cardiovascular devem envolver, predominantemente, atividades aeróbicas, exercícios de força muscular, de alongamento, flexibilidade e equilíbrio. Algumas modalidades são também indicadas em condições específicas, embora não exclusivas, como exercícios de fortalecimento da musculatura respiratória, particularmente nos pacientes com insuficiência cardíaca ou respiratória.

Os exercícios aeróbicos são habitualmente realizados em esteiras ou em cicloergômetros e, menos frequentemente, em ergômetros manuais e habitualmente associam-se à expressiva melhora funcional das variáveis de risco cardiovascular.

Esses exercícios podem ser aplicados de modo contínuo ou intervalado. Na **Tabela 17-3** orienta-se quanto à utilização da frequência cardíaca[18] para a modalidade de exercícios contínuos, tendo como método de avaliação o teste ergométrico ou teste cardiopulmonar de exercício.

A prescrição da intensidade do exercício físico contínuo poderá ser também baseada através de percentual do $\dot{V}O_{2pico}$, incrementando-se progressivamente a proporção da melhora da condição clínica, funcional e da redução de risco do paciente.

Inicialmente, a faixa de exercício deverá ser entre 40-50% do $\dot{V}O_{2pico}$, caracterizando uma intensidade entre leve e moderada ou sensação subjetiva de cansaço graus 2 a 4 na escala de Borg (**Tabela 17-4**), evoluído para 50-75% do $\dot{V}O_{2pico}$, intensidade considerada como de moderada a alta, correspondendo a graus 3 a 7 na escala de Borg de 0 a 10.

Com base em estudos que enfatizam o exercício intervalado como método que melhora intensamente as variáveis prognósticas, como $\dot{V}O_2$ do pico do exercício, ele pode ser igualmente recomendado nas sessões de reabilitação na DAC.[19,20] É usual a utilização das letras HIIT na indicação de exercício intervalado de alta intensidade, originárias da abreviatura da expressão *Hight Intensity Interval Training* do idioma inglês.

Esta modalidade destina-se proporcionar, em espaço de tempo curto, moderada intensidade de exercício, em cerca de 30s a 4 minutos, sucedida de alta intensidade de exercício com duração de 1 a 4 minutos. Novas sequências de moderada e alta intensidades são reaplicadas. A alternância das intensidades moderada e alta mais frequentemente utilizada é 60% da $FC_{máx}$, na fase moderada, e 85 a 95% da $FC_{máx}$, na fase de maior intensidade, embora outras intensidades tenham também sido utilizadas (**Fig. 17-4**).

Programa de reabilitação em paciente com DAC avaliou aplicação de exercício intervalado duran-

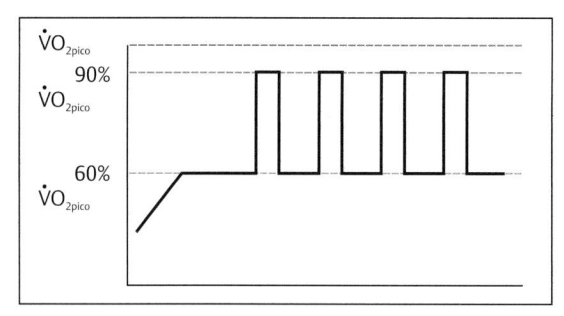

Fig. 17-4. Característica morfológica de um modelo de exercício intervalado, no qual, após um período de aquecimento, momentos de exercício moderado são sucedidos de exercício intenso. O tempo de cada fase, o número de alternâncias, assim como a intensidade do exercício poderão oscilar na dependência da condição do paciente e de ele estar em uma fase inicial ou já avançada do programa de reabilitação.

te 12 semanas em três grupos de pacientes. Cada sessão intervalada era constituída de 4 minutos de maior intensidade com quatro repetições sucessivas. A fase de maior intensidade foi de < 88%, 88-92% e > 92 da frequência cardíaca máxima, sendo, respectivamente, os aumentos obtidos no $\dot{V}O_{2pico}$ de 3,1, 3,6 e 5,2 mL.kg^{-1}.min^{-1} (p = 0,02) em relação à condição de antes dos exercícios.[20]

Estudo recente de revisão sistemática de ensaios clínicos randomizados em coronariopatas mostrou ser a modalidade de treinamento com exercício intervalado a mais eficaz para o incremento do $\dot{V}O_{2pico}$ ou máx, do $\dot{V}O_2$ do limiar anaeróbico, pressão arterial sistólica e frequência cardíaca máximas.[21]

Independentemente do formato do exercício, a intensidade deverá ser menor no início do programa, aumentando progressivamente nas sessões que sucederem. Durante o exercício o paciente deverá ser solicitado a fornecer a sensação subjetiva de cansaço daquele momento, além da eventual ocorrência de dor torácica ou outro sintoma.

Exercícios de resistência há muito são indicados para indivíduos saudáveis, mas somente a partir do ano 2000 esta modalidade passou a ser recomendada na RCV.[22] Os estudos não focavam este tema e, inicialmente, o exercício resistido na RCV deveria ser de leve a moderada intensidade e era indicado somente para os pacientes jovens com doença arterial coronariana com boa capacidade de exercício.

O aumento da experiência e as evidências científicas quanto à eficácia e à segurança do exercício resistido em diferentes grupos de cardiopatas tornou-o integrante adicional das sessões de exercício da RCV, incluindo pacientes estáveis com insuficiência cardíaca.[23]

A intensidade do treinamento pode variar entre, inicialmente, 30%, prevenindo a possibilidade de lesão muscular, a até 80% de uma repetição máxima.

Reconhece-se que intensidades iguais ou superiores a 70% são mais efetivas na adaptação neural e no aumento da massa muscular, sendo esta condição ainda de maior valor nos pacientes idosos em decorrência da sarcopenia.[24,25] Embora estudos possam ser controversos, é recomendável evitar a manobra de Valsalva durante o exercício resistido, particularmente nos coronariopatas hipertensos ou com grave disfunção ventricular.

As orientações gerais para a prática do exercício de resistência no cardiopata são (modificado de Wiss FM):[26]

1. Avaliar a força apropriada para o paciente através da avaliação da repetição máxima (RM), que consiste na máxima força que pode ser levantada ou movida em uma repetição completa.
2. São recomendadas 2 a 3 sessões por semana com, no mínimo, 48 horas entre cada sessão.
3. A técnica correta deve ser aplicada, com movimentos lentos e controlados, sem "prender" a respiração ou manobra de Valsalva, devendo realizar um exercício em cada um dos maiores grupos musculares de todo o corpo.
4. Inicialmente recomenda-se 8 a 10 repetições por série e, no caso de pesos maiores, 5 a 8 repetições. Caso consiga realizar 12 a 15 repetições com facilidade, o peso da carga poderá ser elevada em 5%, reduzindo o número de repetições.
5. No início, apenas 1 série por grupo muscular, podendo evoluir para, no máximo, 3 séries, sendo recomendável 20 a 30 segundos de repouso entre elas.
6. A sensação subjetiva de cansaço deve oscilar entre 3 a 5 na escala de Borg.
7. Dependendo da condição do paciente, embora nem sempre com praticidade, a pressão arterial e a frequência cardíaca poderão ser monitoradas durante o exercício de resistência.

ASPECTOS ADICIONAIS

Além dos exercícios aeróbicos e de resistência, as sessões dos programas de RCV devem ser complementadas por atividades que acrescentam à segurança nas atividades diárias e à qualidade de vida dos pacientes. São os exercícios de alongamento, de flexibilidade e de equilíbrio corporal.

Alongamento se refere à capacidade de o músculo ser "elástico" ou se "encompridar". Flexibilidade relaciona-se a amplitude de movimento nas articulações e a facilidade em que elas se movem. Exercícios de equilíbrio são também essenciais e visam à redução do risco de quedas e vertigens, condições mais frequentes nos pacientes idosos, condição em que a DAC é mais prevalente, tendo, entre outras opções: equilibrar-se parado em só um pé, elevando e dobrando a outra perna; elevar os calcanhares, preferentemente descalço, até o ponto mais alto; dar 10 passos sobre uma linha reta, colocando um pé à frente do outro, encostando o calcanhar de um pé na ponta dos dedos do outro.

Opção alternativa que tem merecido estudos comparativos com os programas de RCV em centros específicos – recomendação classe 1A segundo as Diretrizes internacionais e da Sociedade Brasileira de Cardiologia; porém, subutilizada tanto no exterior como no Brasil, pois somente 20% dos pacientes com indicação dela participam, é a modalidade à distância, denominada em inglês *home-based*.

A *home-based rehabilitation* seria uma alternativa para os pacientes de baixo ou moderado risco que não tenham condições de participar fisicamente de programa de RCV em alguma instituição, condição frequente em razão das dificuldades relacionadas com a distância da residência do paciente e do sistema de transporte, o que, frequentemente, ocasiona não comparecimento regular às sessões de exercício físico e outras atividades da RCV, evoluindo para o afastamento do paciente ao programa.

Estudos apontam que a *home-based rehabilitation* produz resultados semelhantes à reabilitação realizada em centros específicos e encaminha-se para uma opção para aumentar a participação de pacientes nos programas, incluindo, mais recentemente em estudo randomizado, a aplicação da ioga como possível opção adicional, inclusive proporcionando maior retorno às atividade anteriores à ocorrência de infarto agudo do miocárdio.[27]

A pandemia da COVID-19 atingiu mais intensamente o Brasil a partir de março de 2020 e tal condição tornou impeditivas as sessões de RCV em ambiente fechado em decorrência do risco de contaminação. Tal condição direcionou o atendimento aos pacientes pela internet via celular e a *home-based rehabilitation* passou a ser aplicada em hospital público visando à não interrupção dos exercícios que eram realizados em ambiente hospitalar.

Contato médico inicial orientou e forneceu informações que tornavam seguros os exercícios de leve e moderada intensidade que foram, em seguida, orientados com sucesso por professores de educação física (**Fig. 17-5**).

Diante dos indiscutíveis efeitos favoráveis em relação a morbidade, mortalidade, redução dos fatores de risco e qualidade de vida promovidos pela RCV, certamente com magnitude superior aos fármacos, ênfase deve ser aplicada na efetiva participação da imensa maioria dos pacientes cardiopatas estáveis que possuem indicação para RCV, ainda mais efetiva no paciente com DAC.

Estudo de revisão sistemática com banco de dados da Medline, EMBASE e Cochrane, totalizando 29 estudos, avaliou a participação e aderência dos pacientes nos programas de RCV após infarto agudo do miocárdio, sendo identificado os idosos, mulheres, pacientes com comorbidades, menor grau educacional e aqueles com menor renda como os pacientes com menor aderência aos programas nos Estados Unidos da América e, principalmente, na Europa, embora o continente esteja em processo de reversão da subutilização da RCV.[28]

Certamente, no Brasil, cuja estimativa de mortalidade anual por doença cardiovascular é de 350.000, a participação de pacientes nos programas de RCV é mínima em relação ao imenso número de pacientes que nelas deveriam estar inseridos. É necessário aumento do número de instituições públicas e privadas capazes de fornecer setor físico específico com médico e demais profissionais para RCV e acompanhamento por reabilitação cardíaca à distância. Face aos seus inúmeros benefícios, à semelhança da maioria das cardiopatias, aqueles com doença coronariana estável não incluídos nas condições da **Tabela 17-5**, devem ser sempre indicados para serem inseridos nos programas de reabilitação cardiovascular.

Sequência na abordagem telefônica ao paciente previamente à reabilitação Home Based

1 Apresentação

- O objetivo deste contato em nome do centro de cardiologia do exercício do Instituto Estadual de Cardiologia Aloysio de Castro, local onde o(a) sr.(a) está incluído(a) no programa de reabilitação cardiovascular.

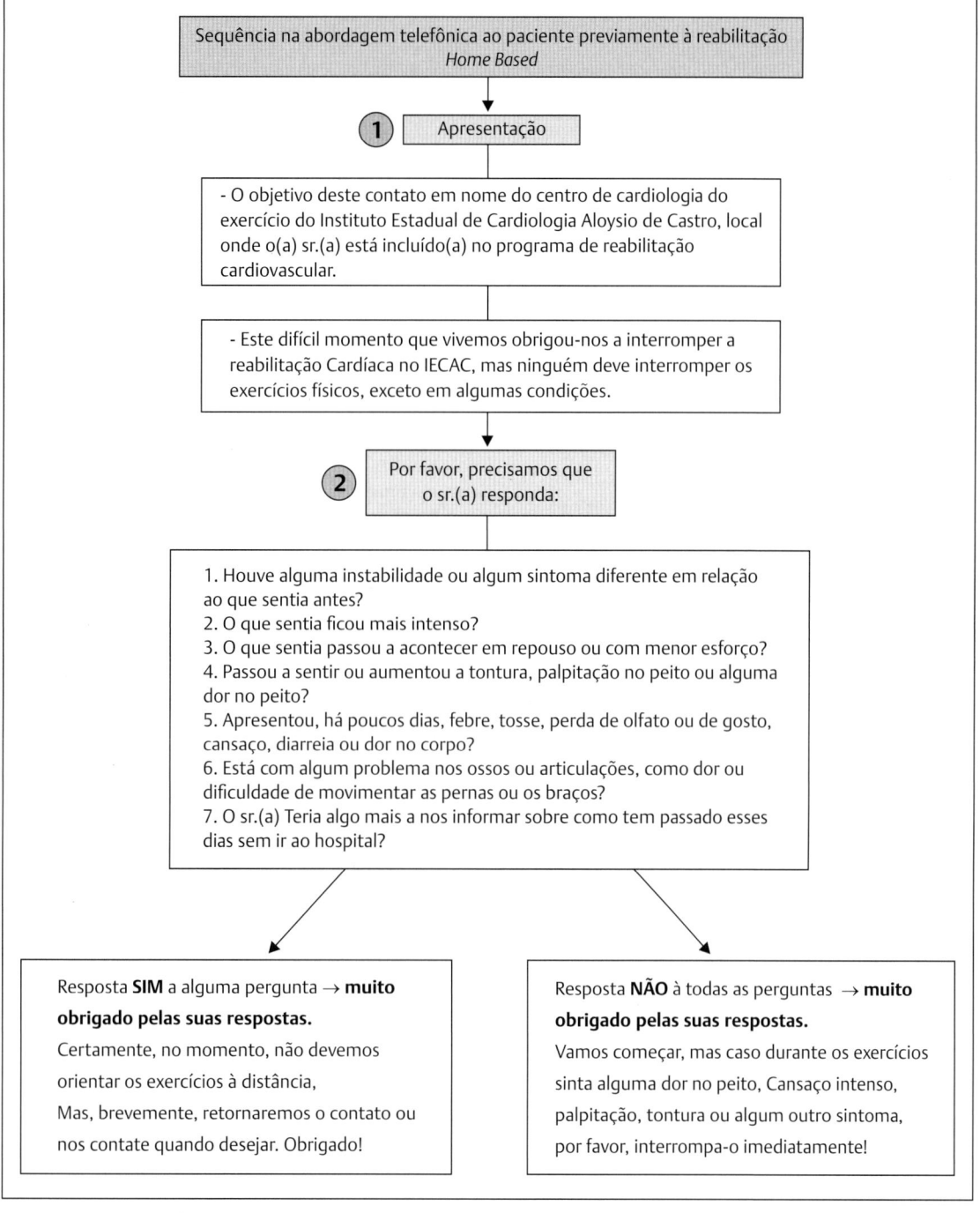

- Este difícil momento que vivemos obrigou-nos a interromper a reabilitação Cardíaca no IECAC, mas ninguém deve interromper os exercícios físicos, exceto em algumas condições.

2 Por favor, precisamos que o sr.(a) responda:

1. Houve alguma instabilidade ou algum sintoma diferente em relação ao que sentia antes?
2. O que sentia ficou mais intenso?
3. O que sentia passou a acontecer em repouso ou com menor esforço?
4. Passou a sentir ou aumentou a tontura, palpitação no peito ou alguma dor no peito?
5. Apresentou, há poucos dias, febre, tosse, perda de olfato ou de gosto, cansaço, diarreia ou dor no corpo?
6. Está com algum problema nos ossos ou articulações, como dor ou dificuldade de movimentar as pernas ou os braços?
7. O sr.(a) Teria algo mais a nos informar sobre como tem passado esses dias sem ir ao hospital?

Resposta **SIM** a alguma pergunta → **muito obrigado pelas suas respostas.**
Certamente, no momento, não devemos orientar os exercícios à distância,
Mas, brevemente, retornaremos o contato ou nos contate quando desejar. Obrigado!

Resposta **NÃO** à todas as perguntas → **muito obrigado pelas suas respostas.**
Vamos começar, mas caso durante os exercícios sinta alguma dor no peito, Cansaço intenso, palpitação, tontura ou algum outro sintoma, por favor, interrompa-o imediatamente!

Fig. 17-5. Contato médico com paciente que deverá iniciar programa de reabilitação cardíaca à distância após obrigatória interrupção das atividades presenciais em decorrência da pandemia do Covid-19.

REFERÊNCIAS BIBLIOGRÁFICAS

1. Abreu A, Mendes M, Dores H, Siveira C, Fontes P, Teixeira M, et al. Mandatory criteria for cardíaca rehabilitation programs: 2018 guidelines from the Portuguese Society of Cardiology. Rev Port Cardiol. 2018;37:363-73.
2. Thomas RJ, Beatty AL, Beckie TM, Brawer LC, Brown TM, Forman DE, et al. Home-based rehabilitation. J Am Coll Cardiol. 2019;74(1):133-53.
3. Muela HCS, Bassan R, Serra S. Avaliação dos benefícios funcionais de um programa de reabilitação cardíaca. Rev Bras Cardiol. 2011;24(4):241-51.
4. Berry JRS, Cunha AB. Avaliação dos efeitos da reabilitação cardíaca em pacientes pós-infarto do miocárdio. Rev Bras Cardiol. 2010;23(2):101-10.
5. Anderson L, Thompson DR, Oldridge N, Zwisler AD, Rees K, Martin N, et al. Exercise-based cardiac

rehabilitation for coronary heart disease. Cochrane Systematic Review and Meta-Analysis. J Am Coll Cardiol. 2016;67:1-12.
6. Taylor RS, Brown A, Ebrahim S. Exercise-based rehabilitation for patients with coronary heart disease: systematic review and meta-analysis of randomized controlled trials. Am J Med. 2000;116:682-92.
7. Lawler PR, Filion KB, Eisenberg MJ. Efficacy of exercise-based cardiac rehabilitation post-myocardial infarction: a systematic review and meta-analysis of randomized controlled trials. Am Heart J. 2011;162:571-584.e2.
8. Hambrecht R, Walther C, Mobius-Winkler S, Gielin S, Linke A, Conradi K, et al. Percutaneous coronary angioplasty compared with exercise training in patients with stable coronary artery disease. Circulation 2004;109:1371-8.
9. Moebius-Winkler S, Walther C, Erbs S, Lenk K, Gielen S, Adams V, et al. Five year follow-up of PCI vs exercise in stable coronary artery disease – pilot trial (PET-PILOT) Eur J Cardiovasc Rehabil. 2009;16(Sup. 1):S83.
10. Belardinelli R, Paolini I, Cianci G, Piva R, Georgiou D, Purcaro A. Exercise training intervention after coronary angioplasty: the Etical trial. J Am Coll Cardiol. 2001 Jun 1;37(7):1891-900.
11. Furchgott RF. The discovery of endothelium-derived relaxing fator and its importance in the identification of nitric oxide. JAMA. 1996;276(14);1186-8.
12. Hambrecht R, Wolf A, Gielen S, Linke A, Hofer J, Erbs S, et al. Effect of exercise on coronary endothelial function in patients with coronary artery disese. N Eng J Med. 2000;342:454-60.
13. Dunlay SM, Weston SA, Jacobsen SJ, Roger VL. Risk factors for heart failure: a population-based case-control study. Am J Med. 2009;122:1023-8.
14. Carvalho T, Cortez AA, Ferraz A, Nóbrega ACL, Brunetto AF, Herdy AC, et al. Diretriz de reabilitação cardiopulmonar e metabólica: aspectos práticos e responsabilidade. Arq Bras Cardiol. 2006;86(1):74-82.
15. Herdy AH, López-Jimenez F, Terzic CP, Milani M, Stein R, Carvalho T; Sociedade Brasileira de Cardiologia. Diretriz Sul-Americana de Prevenção e Reabilitação Cardiovascular. Arq Bras Cardiol. 2014; 103(2Supl.1): 1-31.
16. Serra S. Posso falar, doutor? Cardiologia do Exercício 2006;29:4-5.
17. Meckel Y, Robstein A, Inbar Q. The effects of speech production on physiologic responses during submaximal exercise. Med Sci Sports Exerc. 2002;4:17-43.
18. Karvonen MJ, Kentala E, Mustala O. The effects of training on heart rate; a longitudinal study. Ann Med Exp Biol Fenn. 1957;35(3):307-15.
19. Ribeiro PAB, Boidin M, Juneau M, Nigam A. High-intensity interval training in patients with coronary heart disease: prescription models and perspectives. Annal Phys Rehab Med. 2017;60:50-7.
20. Moholdt T, Madssen E, Rognmo O, Aamot IL. The hight the better? Interval training intensity in coronary heart disease. J Sci Med Sport. 2014;15(5):506-10.
21. Oliveira FTO, Duplat PG, Dias CMCC. Comparação do exercício de alta intensidade contínuo com exercício intervalado de alta intensidade nas variáveis do teste cardiopulmonar em pacientes com doença arterial coronariana: uma metanálise. Rev Bras Fisiol Exerc. 2020;19(1):40-53.
22. Piepoli MF, Conraads V, Corrá U. Exercise training in heart failure: From theory to practice. A consensus document of the Heart Failure Association and the European Association of Cardiovascular Prevention and Rehabilitation. Eur J Heart Failure. 2011;13:347-57.
23. Pollock ML, Franklin BA, Balady GJ. Resistebrownnce exercise in individuals with and without cardiovascular disease: Benefits, rationale, safety and prescription: An advisory from the Committee on Exercise Rehabilitation and Prevention, Council on Clinical Cardiology, American Heart Association; Position paper endorsed by of American College of Sports Medicine. Circulation. 2000;101;828-33.
24. Jenkins NDM, Miramonti AA, Hill EC. Greater neural adaptations following high- vs. low-road resistance training. Front Phisiol 2017;8:331.
25. Shoenfeld BJ, Grigc J, Ogborn D. Strength and hypertrophy adapatations between low- vs higt-load resistance training. A systematic review and meta-analysis. J Strenght Cond Res. 2017;31:3508-23.
26. Wiss FM. Coronary heart disease: the benefits of exercise. Aust Fam Phys. 2010;39:129-33.
27. Prabhakaran D, Chandrasekaran AM, Singh K, Mohan B, Chattopadhyay K, Chadha DS, et al. Yoga-based cardiac rehabilitation after acute myocardial infarction. J Am Coll Cardiol. 2020;75(13):1552-61.
28. Ruano-Ravina A, Pena-Gil C, Abu-Assi E, Raposeiras S, van't Hof A, Meindersma E, et al. Participation and adherence to cardiac rehabilitation programs. A systematic review. Int J Cardiol. 2016;223:436-43.

HIPERTENSÃO ARTERIAL, DISLIPIDEMIAS E SÍNDROME METABÓLICA

Salvador Sebastião Ramos

"Precisamos correr o risco de contar as verdades."
William Paul Young – 1955

Há várias décadas o sobrepeso e a obesidade vêm representando, no mundo inteiro, um dos principais problemas de saúde pública. Vários fatores estão relacionados, entre eles destacam-se as modificações da ingestão alimentar e dos padrões de atividade física, resultantes de transformações sociais, demográficas, econômicas e sanitárias.

O excesso de gordura corporal aumenta de forma importante o risco de várias doenças, entre elas as cardiovasculares, em razão da associação com fatores de risco cardiovascular. Destes, a hipertensão arterial, as dislipidemias e a síndrome metabólica estão presentes em pacientes de vários cenários, tanto na prevenção primária quanto na secundária, incluindo-se aqui os participantes em programas de reabilitação cardiopulmonar e metabólica.

Gaalema *et al.* avaliaram dados de 5.396 pacientes participantes em programas de reabilitação, de 1996 a 2015, fazendo comparações durante este período.[1] Alguns dos achados foram o aumento na idade média dos participantes de 60,7 anos para 64,2 anos e uma redução de revascularizados cirurgicamente de 37,2 para 21,6%. Mas analisando os fatores de risco cardiovascular presentes, chamou a atenção um aumento da prevalência de obesidade, de 33,2 para 39,6%, de hipertensão arterial, de 51 para 62,5% e de diabetes tipo 2 de 17,3 para 21,7%.

Neste capítulo vamos abordar as evidências que fazem do exercício físico um componente importante das medidas não farmacológicas no tratamento da hipertensão arterial, das dislipidemias e da síndrome metabólica. Não serão aqui discutidos os mecanismos envolvidos, assim como as formas de prescrição do exercício, tópicos abordados em outros capítulos desta obra.

HIPERTENSÃO ARTERIAL

As diretrizes para o tratamento da hipertensão arterial, entre elas a 7ª Diretriz Brasileira de Hipertensão Arterial,[2] são unânimes em incluir a prática de exercícios físicos regulares como um dos elementos fundamentais das mudanças de estilo de vida visando à redução dos níveis pressóricos. Ao lado do controle do peso corporal, da adoção de um padrão alimentar tipo dieta DASH (caracterizada pela adoção de um hábito alimentar com quantidades elevadas de frutas e vegetais, elevado consumo de cálcio, principalmente, através do leite e derivados, além de consumo reduzido de gordura saturada), da restrição no consumo de sódio, da moderação na ingestão de bebidas alcóolicas, a recomendação para a prática de exercícios físicos está sempre presente.

Considerações devem ser feitas quanto às respostas imediatas após uma sessão de exercícios e as resultantes de treinamento físico realizado de forma sistemática no comportamento da pressão arterial.

Um efeito importante observado logo após uma sessão de exercícios físicos dinâmicos é a chamada hipotensão pós-exercício.

Forjaz *et al.* estudaram 12 normotensos em 3 sessões de 45 minutos de exercício em cicloergômetro, em intensidades de 30, 50 e 80% do consumo máximo de oxigênio. A pressão arterial foi verificada 20 minutos antes das sessões e depois em intervalos de até 90 minutos. Após o exercício, as pressões sistólicas e diastólicas apresentaram quedas significativas em relação às medidas prévias, mas com reduções semelhantes nas 3 intensidades. Um grupo-controle com repouso de 45 minutos realizou as mesmas medições do grupo intervenção, não demonstrando modificações nos níveis pressóricos.[3]

Forjaz *et al.*, em outro estudo, avaliaram 10 indivíduos executando 2 sessões em cicloergômetro, uma com duração de 25 minutos e outra de 45 minutos. Medições da pressão arterial foram realizadas 20 minutos antes e 90 minutos após as sessões. As pressões sistólica e diastólica tiveram quedas mais significativas após a sessão de 45 minutos, evidenciando que a magnitude da hipotensão pós-exercício está associada à duração da sessão. Também aqui um grupo-controle, de 12 indivíduos, fez um repouso sentado por 45 minutos, tendo as medidas da pressão arterial não apresentado modificações.[4]

Pimenta *et al.* testaram dois protocolos diferentes em 20 adultos hipertensos.[5] Um deles com exercício contínuo a 60 a 70% do consumo de oxigênio de reserva e outro intervalado com 5 sessões de 3 minutos a 85 a 95%, com 2 minutos de intervalo entre elas a 50% do consumo de oxigênio de reserva. Ambos os protocolos apresentaram reduções da pressão arterial sistólica, mas a redução foi mais significativa no protocolo intervalado de mais alta intensidade. A pressão arterial diastólica também reduziu em ambos os protocolos, mas a diferença não foi significativa.

Já o exercício físico, realizado de forma sistemática nos programas de treinamento, tem sua importante indicação no manejo da hipertensão arterial na prática clínica.

Whelton *et al.* realizaram metanálise de 54 ensaios clínicos randomizados de exercícios aeróbicos, incluindo 2.419 participantes, observando redução significativa da pressão arterial sistólica e diastólica em hipertensos e não hipertensos.[6]

A recente Diretriz Brasileira de Reabilitação Cardiovascular – 2020[7] apresenta uma abordagem ampla sobre os mecanismos pelos quais os exercícios físicos atuam na hipertensão arterial. Destaca que o exercício físico atua de modo multifatorial, com efeito anti-hipertensivo semelhante ao de certos medicamentos, podendo esta ação se superpor à dos fármacos e, eventualmente, exigindo até ajustes das doses medicamentosas. As maiores evidências de benefícios na redução da pressão arterial são dos exercícios aeróbicos, sendo também os mais bem estudados.

Cornelissen *et al.*, em uma revisão sistemática, avaliaram 93 ensaios clínicos randomizados controlados, todos com duração igual ou superior a 4 semanas, totalizando 5.223 participantes, com programas de exercícios aeróbicos, de resistência, dinâmicos, isométricos (resistidos estáticos) ou combinados.[8] Os programas com exercícios aeróbicos, de resistência dinâmicos e isométricos diminuíram a pressão arterial sistólica e a diastólica, enquanto as modalidades combinadas reduziram apenas a diastólica. O estudo destaca que reduções pressóricas foram observadas em pré-hipertensos e hipertensos. As reduções foram mais significativas com os exercícios aeróbicos nos hipertensos do que nos pré-hipertensos ou normotensos.

Cornelissen *et al.*, em outra revisão sistemática de 15 ensaios clínicos randomizados controlados, totalizando 633 participantes, também todos com duração igual ou superior a 4 semanas, tendo como modalidade exercícios dinâmicos, avaliados pela monitorização ambulatorial da pressão arterial de 24 horas, observaram redução significativa nos níveis pressóricos na vigília, mas não durante o sono.[9]

A 7ª Diretriz Brasileira de Hipertensão Arterial[2] recomenda que o treinamento aeróbico seja a forma preferencial de exercício para o tratamento da hipertensão arterial (Classe: I. Nível de evidência: A).

A Diretriz Sul-Americana de Prevenção e Reabilitação Cardiovascular[10] propõe que os exercícios físicos ideais na hipertensão arterial são aqueles com predomínio dos componentes dinâmicos, sendo que seus benefícios começam a partir da 3ª semana após iniciados. Já os exercícios de força muscular não têm demonstrado benefícios como método isolado, mas devem ser somados aos exercícios dinâmicos (Classe: I. Nível de evidência: B).

Já a Diretriz Brasileira de Reabilitação Cardiovascular – 2020[7] – destaca que os exercícios de resistência dinâmicos, além de também exercerem efeito anti-hipertensivo, agem na preservação ou no aumento da massa muscular, força e potência, fatores que diminuem a intensidade relativa para a realização de tarefas do cotidiano, com consequente amortecimento da resposta pressórica. Cita também sobre exercícios isométricos (resistidos estáticos); há falta de estudos sobre a segurança e a eficácia dessa modalidade em longo prazo. Entretanto, alguns estudos têm demonstrado reduções dos níveis tensionais. Inder *et al.* realizaram uma revisão sistemática e metanálise sobre o impacto de exercícios isométricos na pressão arterial.[11] Avaliaram 11 ensaios clínicos randomizados, com duração de 2 semanas ou mais, em adultos com 18 anos ou mais, homens e mulheres, totalizando 302 participantes. Entre os treinados, reduções significativas da pressão arterial sistólica e diastólica foram observadas em relação aos controles. A magnitude do efeito foi maior entre os homens hipertensos com 45 anos ou mais e nos programas com mais de 8 semanas.

DISLIPIDEMIAS

Diretrizes de dislipidemias, como a Atualização da Diretriz Brasileira de Dislipidemias e Prevenção da Aterosclerose – 2017,[12] e de prevenção e reabilitação, como a Diretriz Sul-Americana de Prevenção e Reabilitação Cardiovascular,[10] colocam que o exercício físico, particularmente o aeróbico, aumentam o HDL colesterol, tem pouco impacto no LDL colesterol e reduz os triglicerídeos.

O HDL colesterol, considerado um fator protetor em relação ao risco cardiovascular, tem evidências de que aumenta seus níveis em resposta ao exercício físico, de modo especial ao aeróbico.

Wood *et al.* randomizaram 81 homens saudáveis, sedentários, com idade entre 30 e 55 anos, 48 para um programa de corrida e 33 permaneceram sedentários (grupo-controle).[13] Após 1 ano, 25 homens do grupo intervenção que correram uma média de 12,9 km/semana apresentaram aumento significativo nos níveis de HDL colesterol. O aumento nos níveis de HDL correlacionou-se positivamente com as distâncias corridas. Kodama *et al.* realizaram metanálise de 25 estudos clínicos randomizados, controlados, observando aumento de 2,53 mg/dL nos níveis de HDL colesterol para aqueles que gastavam um mínimo de 120 minutos de exercício por semana.[14]

Programas de redução de peso com restrição calórica isolada têm sido comparados a programas nos quais o exercício físico é associado. Aumento do HDL colesterol tem sido observado em ambos os programas, mas acréscimos mais significativos ocorrem quando a restrição calórica está associada a exercícios físicos. É o que observaram Wood et al. em um estudo no qual randomizaram 132 homens e 132 mulheres, com sobrepeso moderado, sedentários, para um dos três grupos: controle, dieta hipocalórica ou dieta hipocalórica com exercício físico.[15] Após um ano de acompanhamento, os níveis de HDL colesterol aumentaram mais no grupo dieta hipocalórica com exercício físico do que no grupo com apenas dieta hipocalórica ou controle, sendo este resultado observado particularmente nos homens.

As subfrações do HDL colesterol têm sido valorizadas, sendo a HDL_2 colesterol descrita como a mais antiaterogênica. Kelley et al. realizaram uma metanálise de 19 estudos clínicos randomizados, controlados, com 984 homens e mulheres, 516 exercitados e 468 controles, sendo todos de exercícios aeróbicos com 8 semanas ou mais de duração.[16] Aumento estatisticamente significativo de 11% no HDL_2 colesterol foi observado nos exercitados, sendo este achado independente da redução do peso corporal.

Diferentes respostas ao exercício, associadas ao gênero dos pacientes, têm sido observadas em participantes de programas de reabilitação. Warner Jr et al. acompanharam 553 homens e 166 mulheres participantes em programa de reabilitação durante 5 anos.[17] Exercitavam-se aerobicamente 3 dias por semana a 70 a 85% da sua frequência cardíaca máxima. Homens e mulheres apresentaram melhora no perfil lipídico, mas nas mulheres foi mais significativa. Após 5 anos, o HDL colesterol aumentou 20% nas mulheres e 5% nos homens, o colesterol total diminuiu 20% nas mulheres e 8% nos homens, enquanto o LDL colesterol diminuiu 34% nas mulheres e 15% nos homens. Também Savage et al., acompanhando 340 pacientes coronariopatas de ambos os sexos, durante 36 sessões num período de 12 semanas, observaram melhora mais significativa nos níveis de HDL colesterol nas mulheres do que nos homens.[18]

O impacto do exercício físico nos níveis elevados de LDL colesterol, considerados um dos principais fatores de risco cardiovascular, é motivo de algumas controvérsias. Como já mencionado, diretrizes associam a resultados positivos de redução pouco significativos.

Algumas evidências têm apontado para benefícios associadas à maior intensidade do exercício praticado. O'Donovan et al. randomizaram 64 homens previamente sedentários para um de três grupos.[19] O primeiro de atividades aeróbicas de moderada intensidade, 3 sessões por semana a 60% do consumo máximo de oxigênio, o segundo, de alta intensidade, também com 3 sessões semanais, mas a 80% do consumo máximo de oxigênio, e um terceiro grupo sem exercícios (controle). Após 24 semanas, reduções significativas no LDL colesterol e no colesterol não HDL foram observadas apenas no grupo de alta intensidade.

Albarrati et al., em recente revisão sistemática, avaliaram a efetividade de baixa a moderada intensidade no LDL colesterol.[20] Selecionaram 11 estudos de 469, sendo 9 ensaios clínicos randomizados, controlados, e 3 revisões sistemáticas, todos com duração superior a 8 semanas. Apesar dos benefícios já bem conhecidos, como a melhora da aptidão física, discretas reduções do LDL foram observadas, mas não se mostraram significativas.

Apesar de, na prática clínica, os exames de perfil lipídico solicitados de rotina não possibilitarem avaliar as diferentes subfrações do LDL colesterol, considera-se que as partículas mais aterogênicas são aquelas de menor tamanho e maior densidade. Uma das condições estudadas e consideradas de maior importância na relação exercício físico e LDL colesterol é a modificação determinada no perfil destas partículas.

Estudos transversais têm referido este comportamento das partículas de LDL colesterol. Halle et al. avaliaram a concentração das partículas de LDL colesterol entre homens hipercolesterolêmicos, com idade média de 35 ± 11 anos e IMC de 23,9 ± 2,7 kg/m².[21] Compararam 20 indivíduos que se exercitavam mais de 3 vezes por semana, com $\dot{V}O_{2max}$ de 57,3 ± 7,4 ml/kg/min, com 20 indivíduos que apresentavam $\dot{V}O_{2max}$ de 37,5 ± 8,8 mL/kg/min, não observando diferenças significativas na dosagem do LDL colesterol entre os dois grupos. Entretanto, diferenças significativas nas concentrações das subfrações de LDL foram observadas, com predominância das partículas maiores e menos densas, consideradas de potencial aterogênico menor, no grupo mais ativo fisicamente.

Também estudos de intervenção, como o de Williams et al.,[22] que randomizaram 48 homens saudáveis para um grupo que corria uma média de 12,7 ± 8,9 km/semana e 31 homens para um grupo-controle. Após 1 ano de acompanhamento não foram observadas diferenças significativas nos níveis de LDL colesterol, porém, o grupo exercitado apresentou redução significativa nas partículas de LDL pequenas e densas, sendo esta associação também relacionada com os que corriam mais.

O aumento dos triglicerídeos é outra alteração lipídica frequentemente encontrada na prática clínica. Carrol et al. referem um aumento crescente na população americana a partir de 1976, coincidindo com o crescimento epidêmico da obesidade, de pacientes com resistência à insulina e diabetes tipo 2.[23]

Em recente estudo caso-controle, Holmes *et al.* avaliaram adultos na faixa etária de 30 a 79 anos, homens e mulheres, representados por 912 infartos agudos do miocárdio, 1.146 acidentes vasculares isquêmicos, 1.138 acidentes vasculares hemorrágicos e 1.466 controles.[24] Além de vários dados sobre o aumento do risco destes eventos associado às lipoproteínas e outros metabólitos, ficou evidente a associação da hipertrigliceridemia, principalmente, com o infarto agudo do miocárdio.

Uma simples sessão de exercícios pode induzir reduções dos triglicerídeos que podem ser observadas mesmo tardiamente. Crouse *et al.* realizaram sessões em cicloergômetros com 20 homens a 80% do $\dot{V}O_{2máx}$ e 19 homens a 50% do $\dot{V}O_{2máx}$, com gasto calórico de 350 kcal nas sessões.[25] Os triglicerídeos reduziram 18 e 15% nas 24 horas e 48 horas após as sessões, respectivamente, em ambos os grupos. Mantido o mesmo gasto calórico na sessão, a intensidade não influenciou nas reduções dos níveis de triglicerídeos. Durstine JL *et al.*, em artigo de revisão, também referem que estudos transversais e longitudinais sugerem que programas de caminhada ou *jogging* que promovam um gasto calórico de 1.200 a 2.200 kcal/semana reduzem os triglicerídeos em 5 a 38 mg/dL.[26]

Wang e Xu, em artigo de revisão sobre o impacto dos exercícios aeróbicos no perfil lipídico, referem dados de pesquisadores que atribuem a redução maior ou menor dos triglicerídeos aos níveis iniciais dos avaliados.[27] Quanto mais elevados os triglicerídeos, maior a redução promovida pelo exercício físico. Couillard *et al.* observaram em 200 homens treinados aerobicamente por 20 semanas, além de melhora dos níveis de HDL colesterol e da obesidade abdominal, redução dos níveis de triglicerídeos.[28] Os pacientes que tinham triglicerídeos normais, por exemplo, inferiores a 100 mg/dL, apresentaram reduções inferiores a 5%, enquanto nos que apresentavam, inicialmente, acima de 150 mg/dL, a redução ficou entre 15 e 20%. Estes achados reforçam a observação de que reduções dos triglicerídeos com exercícios físicos aeróbicos são mais significativas quando os níveis basais estão mais elevados.

Wang *et al.*,[29] recentemente, randomizaram 38 pacientes com doença arterial coronária, 19 para um grupo que se exercitou durante 8 semanas, exercícios aeróbicos a 60 a 80% da $FC_{máx}$, e 19 para um grupo-controle, aos quais foi solicitado não se exercitarem. Os dois grupos estavam com a medicação otimizada, mas nenhum deles em uso de fibratos. O grupo exercício apresentou redução significativa nos níveis de triglicerídeos e da apolipoproteína C3 (apo C3), enquanto o grupo sedentário não apresentou modificações em relação aos níveis basais. A apo C3 está relacionada com o metabolismo das lipoproteínas ricas em triglicerídeos. No estudo foi observado, também, aumento do HDL colesterol e nenhuma modificação no LDL colesterol. Importante também destacar que o índice de massa corporal permaneceu inalterado no grupo exercício.

Kelley *et al.* realizaram metanálise de ensaios clínicos randomizados de programas de exercícios aeróbicos com duração de 4 semanas ou mais, todos diagnosticados com doença cardiovascular, com exames no início e no final do estudo.[30] Mais de 3.000 estudos foram revisados, sendo que os selecionados incluíram 1.260 participantes, 580 exercitados e 680 controles. Foram observados aumento de 9% nos níveis de HDL colesterol e diminuição de 11% nos triglicerídeos, ambas reduções estatisticamente significativas. Nenhuma redução significativa foi observada no colesterol total ou no LDL colesterol. Importante salientar que modificações qualitativas benéficas nas subfrações do LDL colesterol com exercícios, descritas anteriormente, não foram avaliadas neste estudo.

Outra condição ligada às dislipidemias é a lipemia pós-prandial, entendida como a elevação das lipoproteínas ricas em triglicerídeos induzida pela alimentação. Alguns estudos têm evidenciado uma associação de risco cardiovascular aumentado à lipemia pós-prandial. Freiberg *et al.*, analisando dados de 1.529 acidentes vasculares cerebrais isquêmicos ocorridos em 13.956 homens e mulheres da coorte prospectiva do The Copenhagen City Heart Study, encontraram uma associação de maior risco nos pacientes com níveis elevados de triglicerídeos não em jejum.[31]

A grande maioria dos estudos que avaliam o impacto do exercício físico nos lipídios é de exames coletados em jejum. Portanto, eles podem refletir os resultados apenas no perfil lipídico de jejum e, como em várias horas do dia estamos em ambiente de lipemia pós-prandial, nas quais o ambiente metabólico é diferente, esta condição tem sido estudada e valorizada.

Sabaka *et al.* avaliaram os efeitos de um programa curto de exercícios aeróbicos na lipemia pós-prandial, detalhando o impacto no perfil lipídico.[32] No estudo, 20 homens sedentários, aparentemente saudáveis, foram exercitados por 20 minutos diários, durante 4 dias, a uma intensidade de 75 a 80% da frequência cardíaca máxima. Lipoproteínas, lipídios e subfrações do HDL foram medidas antes e após o programa de exercícios, em jejum e 4 horas após uma refeição. Modificações positivas significativas foram observadas em jejum e pós-prandial nos triglicerídeos e no LDL colesterol. O HDL permaneceu inalterado, porém, as subfrações modificaram positivamente, com redução das partículas menores, as consideradas menos protetoras. Observa-se que bastam 4 dias com sessões de apenas 20 minutos para serem induzidas modificações significativas na lipemia pós-prandial. Também é importante destacar que 2 dias após cessar o programa, voltando à condição sedentária, as modificações do perfil lipídico em jejum e na lipemia pós-prandial desapareceram.

A lipemia pós-prandial tem sido associada à disfunção endotelial, caracterizada por desbalanço entre as ações vasodilatadoras e vasoconstritoras ligadas ao endotélio. A disfunção endotelial é reconhecida como um preditor precoce e potencialmente reversível de doença aterosclerótica. Com o objetivo de estudar o impacto do exercício na lipemia pós-prandial induzida por uma refeição rica em gordura, avaliando também a função endotelial, Ramírez-Vélez et al. estudaram 20 adultos sedentários, homens e mulheres, aparentemente saudáveis, idade de 31,6 ± 7,1 anos, submetidos a dois protocolos de exercícios.[33] Durante 12 semanas, com 3 sessões semanais, submeteram-se a um protocolo considerado de alta intensidade e a outro de moderada intensidade, com base nas prescrições em teste cardiopulmonar prévio. As avaliações lipídicas sanguíneas e a função endotelial por ultrassom da artéria braquial foram realizadas no início do estudo e após 12 semanas, sendo realizadas em jejum e após 60, 120, 180 e 240 minutos após ingestão de refeição rica em gordura. Os resultados do estudo mostraram melhora da lipemia pós-prandial e da função endotelial, sendo mais significativa no protocolo de exercícios de alta intensidade.

Visando comparar os efeitos do treinamento contínuo de moderada intensidade com o intervalado de alta intensidade, Wood et al. fizeram uma revisão sistemática e metanálise de 29 ensaios clínicos randomizados, todos com a duração de 4 semanas ou mais, comparando as duas intervenções, e com medidas do perfil lipídico pré e pós-intervenção.[34] Nenhuma das duas modalidades foi superior à outra nas modificações positivas observadas no colesterol total, nos triglicerídeos ou no LDL colesterol. O aumento do HDL colesterol foi mais significativo na modalidade intervalada de alta intensidade. Com base nestes achados, e considerando que grande parte da população, especialmente os portadores de doenças cardiovasculares, nos quais exercícios de alta intensidade podem não estar recomendados, modificações positivas são obtidas também com exercícios físicos de leve a moderada intensidade.

SÍNDROME METABÓLICA

A síndrome metabólica é conceituada como uma constelação de fatores de risco, dos quais a hipertensão e as dislipidemias, abordadas anteriormente, fazem parte.

Várias instituições têm critérios para classificar a presença da síndrome metabólica. Com pequenas variações, um deles é o da International Diabetes Federation.[35] Nesta classificação o aumento da circunferência da cintura, com valores que variam com fatores raciais, caracteriza a chamada obesidade central. Para o diagnóstico da presença da síndrome metabólica, esta condição deve estar associada a dois dos seguintes fatores: aumento dos triglicerídeos (acima de 150 mg/dL ou se estiver em uso de medicação para a hipertrigliceridemia), redução do HDL colesterol (inferior a 40 mg/dL para o homem ou inferior a 50 mg/dL para a mulher, ou se estiverem em tratamento para esta condição), aumento da pressão arterial (pressão sistólica de 130 mm Hg ou mais ou diastólica de 85 mm Hg ou mais, ou estando em tratamento para a hipertensão) ou glicemia em jejum alterada (100 mg ou mais) ou diabetes já diagnosticado previamente.

Reaven, em artigo de revisão, embasa e argumenta que a resistência à ação da insulina representa o elo de ligação entre a obesidade e o aumento do risco cardiovascular, sendo considerada um componente fisiopatológico básico na síndrome metabólica.[36]

Grundy, em artigo de revisão, descreve a elevada prevalência de síndrome metabólica em pacientes com sobrepeso ou obesidade, nos pré-diabéticos e nos diabéticos, estando associada a alto risco de doenças cardiovasculares.[37] Khadanga et al. avaliaram 818 pacientes participando em programa de reabilitação cardiovascular e encontraram uma prevalência de 44% de resistência à insulina (hemoglobina glicada entre 5,7 e 6,5%), 23% preenchendo critérios de diabetes tipo 2 (hemoglobina glicada de 6,5% ou mais), sendo a prevalência de síndrome metabólica de 65%.[38]

Uma das medidas mais importantes no tratamento da síndrome metabólica é a adoção de um estilo de vida saudável. A prática regular de exercícios físicos, associada a um plano alimentar para redução do peso corporal, é um dos alicerces na abordagem não farmacológica destes pacientes.

Ilanne-Parikka et al. randomizaram 172 homens e 350 mulheres, com idade média de 55 anos, IMC médio de 31,2 kg/m^2, para 2 grupos.[39] Um grupo de intervenção, com exercícios físicos aeróbicos e dieta para redução do peso corporal, e outro controle, orientado para seguir as recomendações usuais. Um acompanhamento médio de 3,9 anos mostrou redução da prevalência de síndrome metabólica de 74% para 62,6% no grupo de intervenção, e de 73,9 para 71,2% no grupo-controle.

A importância destas medidas em conjunto tem sido bem documentada. Oh et al. randomizaram 45 adultos com sobrepeso ou obesidade, sendo 26 mulheres e 19 homens, idade entre 32 e 40 anos, para um de quatro grupos: 13 para dieta com restrição calórica, 10 para exercícios físicos, 12 para dieta com exercícios físicos e 10 para controle, durante 8 semanas.[40] Os grupos em que dieta e exercícios físicos estavam presentes apresentaram melhoras no peso corporal, na composição corporal, nos níveis de glicose e triglicerídeos e na resistência à insulina, porém foram mais significativas no grupo dieta associada a exercícios físicos.

Pattyn *et al.* realizaram metanálise avaliando o impacto do exercício físico nos componentes da síndrome metabólica em 7 ensaios clínicos randomizados, controlados, todos com duração igual ou maior do que 4 semanas, totalizando 206 participantes, 128 exercitados e 78 controles.[41] Na conclusão, os autores referem que os exercícios aeróbicos têm efeito favorável na maioria dos componentes da síndrome metabólica. Entretanto, na escolha da melhor estratégia para a prescrição de exercícios, referem que estudos adicionais, que incluam exercícios físicos de resistência muscular localizada, são necessários.

Outra questão que tem sido avaliada é se os exercícios aeróbicos prescritos de forma contínua ou intervalada apresentam diferenças significativas no tratamento da síndrome.

Tjonna *et al.* randomizaram 32 pacientes portadores de síndrome metabólica, com idade de 52,3 ± 3,7 anos, para um de dois grupos com volumes iguais de exercício.[42] Um deles com exercício contínuo moderado (n = 10), com sessões de duração de 47 minutos a uma intensidade de 70% da $FC_{máx}$ alcançada no teste ergométrico. O outro, com exercício intervalado (n = 12), com sessões de 40 minutos, com as intensidades assim distribuídas: 10 minutos de aquecimento a 70% da $FC_{máx}$, 4 minutos a 90% da $FC_{máx}$, 3 minutos de recuperação ativa nos intervalos a 70% da $FC_{máx}$ e 5 minutos finais de desaquecimento. As sessões foram realizadas 3 vezes por semana, durante 16 semanas, sendo que a FC foi continuamente monitorada para garantir que o exercício fosse realizado na intensidade preconizada. Um terceiro grupo (n = 10) foi representado pelo grupo-controle, ao qual foi recomendado seguir as recomendações dos seus médicos assistentes. Após 16 semanas, o grupo exercício intervalado apresentou maior aumento do consumo máximo de oxigênio do que o grupo exercício contínuo (35% *versus* 16%). A redução do número de componentes da síndrome metabólica foi maior no grupo exercício intervalado (5,9 no início do estudo e 4 no final) do que no grupo exercício contínuo (5,6 no início e 5 no final). Também a melhora da função endotelial foi maior no grupo exercício intervalado (9% *versus* 5%), além de parâmetros como redução da glicemia, lipogênese no tecido adiposo e outros. Os dois grupos foram igualmente efetivos na redução da pressão arterial e do peso corporal.

Ostman *et al.* incluíram em uma metanálise de16 estudos, com mais de 800 exercitados em grupos de intervenção, totalizando 77.000 pacientes-hora de treinamento e compararam os exercitados aerobicamente com controles.[43] Foram observadas melhoras significativas nos componentes da síndrome metabólica nos exercitados. Além do aumento do consumo máximo de oxigênio e do HDL colesterol, foram observadas reduções do peso corporal, da circunferência da cintura, da pressão arterial, dos triglicerídeos, da glicemia em jejum e do LDL colesterol. Pequena margem de maiores benefícios foi observada nos programas que combinaram exercícios aeróbicos com os de resistência muscular.

Uma consideração final diz respeito a uma combinação que pouco tem sido estudada no cenário das dislipidemias. Evidências científicas mostram que o uso das estatinas reduz eventos cardiovasculares. Também a maior aptidão cardiorrespiratória promovida pelos exercícios físicos está associada a esta redução. Kokkinos *et al.* em um estudo com a coorte de homens dislipidêmicos do Veterans Affairs Medical Center de Palo Alto, envolvendo 10.043 participantes, média de idade de 58,8 10,9 anos, acompanhados por 10 anos, observaram mortalidade total menor nos indivíduos em uso de estatinas comparados com os que não faziam uso.[44] Também a maior aptidão física avaliada pelo teste ergométrico, conforme já observada em estudos prévios, associou-se a uma redução de mortalidade. Mas o que foi também evidenciado neste estudo, foi a maior redução de mortalidade total nos dislipidêmicos fazendo uso de estatinas e com a melhor condição física.

REFERÊNCIAS BIBLIOGRÁFICAS

1. Gaalema DE, Savage PD, Leadholm K, Rengo J, Naud S, Priest JS. Clinical and demographic trends em cardiac rehabilitation: 1996-2015. J Cardiopulm Rehabil Prev. 2019;39(4):266-73.
2. Malachias MVB, Souza WKSB, Plavnik FL, Rodrigues CIS, Brandão AA, Neves MFT, et al. 7ª Diretriz Brasileira de Hipertensão Arterial. Arq Bras Cardiol. 2016;107(3Supl.3):1-83.
3. Forjaz CLM, Matsudaira Y, Rodrigues FB, Nunes N, Negrão CE. Post-exercise changes in blood pressure, heart rate and rate pressure product at different exercise intensities in normotensive humans. Braz J Med Biol Res. 1998;31(10):1247-55.
4. Forjaz CLM, Santaella DF, Rezende LO, Barretto ACP, Negrão CE. A duração do exercício determina a magnitude e a duração da hipotensão pós-exercício. Arq Bras Cardiol. 1998;70(2):99-104.
5. Pimenta FC, Montrezol FT, Dourado VZ, Silva LFM, Borba GA, Vieira WO, et al. High-intensity interval exercise promotes post-exercise hypotension of greater magnitude compared to moderate-intensity continuous exercise. Eur J App Physiol. 2019;119(5):1235-43.
6. Whelton SP, Chin A, Xin X, He J. Effect of aerobic exercise on blood pressure: a meta-analysis of randomized, controlled trials. Ann Intern Med. 2002;136(7):493-503.
7. Carvalho T, Milani M, Ferraz AS, Silveira AD, Herdy AH, Hossri CAC, et al. Diretriz Brasileira de Reabilitação Cardiovascular – 2020. Arq Bras Cardiol. 2020;114(5):943-87.

8. Cornelissen VA, Smart NA. Exercise training for blood pressure: a systematic review and meta-analysis. J Am Heart Assoc. 2013;2(1):e004473.
9. Cornelissen VA, Buys R, Smart NA. Endurance exercise beneficially affects ambulatory blood pressure: a systematic review and meta-anlysis. J Hypertens. 2013;31(4):639-48.
10. Herdy AH, López-Jiménez F, Terzic CP, Milani M, Stein R, Carvalho T, et al. Sociedade Brasileira de Cardiologia. Diretriz Sul-Americana de Prevenção e Reabilitação Cardiovascular. Arq Bras Cardiol. 2014;103(2Supl.1):1:31.
11. Inder JD, Carlson DJ, Dieberg G, McFarlane JR, Hess NC, Smart NA. Isometric exercise training for blood pressure management: a systematic review and meta-analysis to optimize benefit. Hypertens Res. 2016;39(2):88-94.
12. Faludi AA, Izar MCO, Saraiva JFK, Chacra APM, Bianco HT, Afiune Neto A, et al. Atualização da Diretriz Brasileira de Dislipidemias e Prevenção da Aterosclerose – 2017. Arq Bras Cardiol. 2017;109(2Sup.1):1-76.
13. Wood PD, Haskell WL, Blair SN, Williams PT, Krauss RM, Lindgren FT, et al. Increased exercise level and plasma lipoprotein concentrations: a one-year, randomized, controlled study in sedentary, middle-aged men. Metabolism. 1983;32(1):31-9.
14. Kodama S, Tanaka S, Saito K, Shu M, Sone Y, Onitake F, et al. Effect of aerobic exercise training on serum levels of high-density lipoprotein cholesterol: a meta-analysis. Arch Intern Med. 2007;167(10):999-1008.
15. Wood PD, Stefanik ML, Williams PT, Haskell WL. The effects on plasma lipoproteins of a prudent weight-reducing diet, with ou without exercise, in overweight men and women. N Engl J Med. 1991;325(7):461-6.
16. Kelley GA, Kelley KS. Aerobic exercise and HDL_2-C: a meta-analysis of randomized controlled trials. Atherosclerosis. 2006;184(1):207-15.
17. Warner Jr JG, Brubaker PH, Zhu Y, Morgan TM, Ribisl PM, Miller HS, et al. Long-term (5 year) changes in HDL cholesterol in cardiac rehabilitation patients. Do sex diferences exist? Circulation. 1995;92(4):773-7.
18. Savage PD, Brochu M, Ades PA. Gender alters the high-density lipoprotein cholesterol response to cardiac rehabilitation. J Cardiopulm Rehabil. 2004;24(4):248-54.
19. O'Donovan G, Owen A, Bird SR, Kearney EM, Nevill AM, Jones DW, et al. Changes in cardiorespiratory fitness and coronary heart disease risk factors following 24 wk of moderate-or hight-intensity exercise of equal energy cost. J Appl Physiol. 2005;98(5):1619-25.
20. Albarrati AM, Alghamdi MSM, Nazer RI, Alkorashy MM, Alshowier N, Gale N. Effectiveness of low to moderate physical exercise training on the level of low-density lipoproteins: a systematic review. Biomed Res Int. 2018;ID:5982980.
21. Halle M, Berg A, König D, Keul J, Baumstark MW. Differences in the concentration and composition of low-density lipoprotein subfraction particles between sedentary ant trained hypercholesterolemic men. Metabolism. 1997;46(2):186-91.
22. Williams PT, Krauss RM, Vranizan KM, Albers JJ, Terry RB, Wood PD. Effects of exercise-induced weight loss on low density lipoprotein subfractions in healthy men. Arteriosclerosis. 1989;9(5):623-32.
23. Carrol MD, Lacher DA, Sorlie PD, Cleeman JI, Gordon DJ, Wolz M, et al. Trends in serum lipids and lipoproteins of adults, 1960-2002. JAMA. 2005;294:1773-81.
24. Holmes MV, Millwood IY, Kartsonaki C, Hill MR, Bennet DA, Boxall R, et al. Lipids, lipoproteins, and metabolites and risk of myocardial infarction and stroke. J Am Coll Cardiol. 2018; 71(6):620-32.
25. Crouse SF, O'Brien BC, Rohack JJ, Lowe RC, Green JS, Tolson H, et al. Changes in serum lipids and apolipoproteins after exercise in men with high cholesterol: influence of intensity. J Appl Physiol. 1995;79(1):279-86.
26. Durstine JL, Grandjean PW, Cox CA, Thompson PD. Lipids, lipoproteins, and exercise. J Cardiopulm Rehabil. 2002;22(6):385-98.
27. Wang Y, Xu D. Effects of aerobic exercise on lipids and lipoproteins. Lipids Health Dis.2017;16:132.
28. Couillard C, Després JP, Lamarche B, Bergeron J, Gagnon J, Leon AS, et al. Effects of endurance exercise training on plasma HDL cholesterol levels depend on levels of triglycerides: evidence from men of the Health, Risk Factors, Exercise Training and Genetics (HERITAGE) Family Study. Arterioscler Thromb Vasc Biol. 2001;21(7):1226-32.
29. Wang Y, Shen L, Xu D. Aerobic exercise reduces triglycerides by targeting apolipoprotein C3 in patients with coronary heart disease. Clin Cardiol. 2019;42:56-61.
30. Kelley GA, Kelley KS, Franklin B. Aerobic exercise and lipids and lipoproteins in patients with cardiovascular disease: a meta-analysis of randomized controlled trials. J Cardiopulm Rehabil. 2006;26(3):131-9.
31. Freiberg JJ, Tybjaerg-Hansen A, Jensen JS, Nordestgaard BG. Nonfasting triglycerides and risk of ischemic stroke in the general population. JAMA. 2008;300(18):2142-52.
32. Sabaka P, Kruzliak P, Balaz D, Komornikova A, Celovska D, Cammarota G, et al. Efect of short term aerobic exercise on fasting and postprandial lipoprotein subfractions in healthy sedentary men. Lipids Healthy Dis. 2015;14:151.
33. Ramírez-Vélez R, Correa-Rodríguez M, Tordecilla-Sanders A, Aya-Aldana V, Izquierdo M, Correa-Bautista JE, et al. Exercise and postprandial lipemia: effects on vascular health in inactive adults. Lipids Health Dis. 2018;17:69.
34. Wood G, Murrell A, van der Touw T, Smart N. HIIT is not superior to MICT in altering blood lipids: a systematic review and meta-analysis. BMJ Open Sport Exerc Med. 2019;5(1):e000647.
35. Alberti KGMM, Zimmet P, Shaw J. Metabolic syndrome – a new world-wide definition. A Consensus Statement from the International Diabetes Federation. Diabetic Medicine. 2006;23:469-80.
36. Reaven GM. Insulin resistance: the link between obesity and cardiovascular disease. Med Clin North Am. 2011;95(5):875-92.

37. Grundy SM. Pre-diabetes, metabolic syndrome, and cardiovascular risk. J Am Coll Cardiol. 2012;59(7):635-43.
38. Khadanga S, Savage PD, Ades PA. Insulin resistance and diabetes mellitus in contemporary cardiac rehabilitation. J Cardiopulm Rehabil Prev. 2016;36(5):331-8.
39. Ilanne-Parikka P, Erickson JG, Lindström J, Peltonen M, Aunola S, Hämäläinen H, et al. Effect of lifestyle intervention on the occurrence of metabolic syndrome and its components in the Finnish Diabetes Prevention Study. Diabetes Care. 2008;31(4):805-7.
40. Oh M, Kim S, An KY, Min J, Yang HI, Lee J, et al. Effects of alternate day calorie restriction and exercise on cardio-metabolic risk factors in overweight and obese adults: an exploratory randomized controlled study. BMC Public Health. 2018;18(1):1124.
41. Pattyn N, Cornelissen VA, Eshghi SRT, Vanhees L. The effect of exercise on the cardiovascular risk factors constituting the metabolic syndrome: a meta-analysis of controlled trials. Sports Med. 2013;43(2):121-33.
42. Tjonna AE, Lee SJ, Rognmo O, Stolen T, Bye A, Haram PM, et al. Aerobic interval training vs. continuous moderate exercise as a treatment for the metabolic syndrome: "a pilot study". Circulation. 2008;118(4):346-54.
43. Ostman C, Smart NA, Morcos D, Duller A, Ridley W, Jewiss D. The effect of exercise training on clinical outcomes in patients with the metabolic syndrome: a systematic review and meta-analysis. Cardiovasc Diabetol. 2017;16:110.
44. Kokkinos PF, Faselis C, Myers J, Panagiotakos D, Doumas M. Interactive effects of fitness and statin treatment on mortality risk in veterans with dyslipidaemia: a cohort study. Lancet. 2013;381:394-9.

CARDIOMIOPATIAS COM REDUÇÃO DA FRAÇÃO DE EJEÇÃO

Carlos Alberto Cordeiro Hossri

"O coração tem razões que a própria razão desconhece."
Blaise Pascal 1623-1662

Dentro do cenário das cardiomiopatias com redução da fração de ejeção está inserida a maior causa cardiológica de internação hospitalar, ou seja, a Insuficiência Cardíaca (IC). A IC é uma síndrome cardiovascular com elevadas incidência e prevalência, levando à perda do condicionamento físico e ao consequente círculo vicioso de inúmeros distúrbios associados que envolvem múltiplos sistemas e mecanismos compensatórios neuro-humorais. Dentre as inúmeras etiologias de cardiopatias que cursam com redução da fração de ejeção estão a isquêmica, miocárdica, valvar, chagásica, idiopática, dentre outras, mas todas têm em comum as manifestações periféricas como as limitações musculoesqueléticas, anormalidades de fluxo sanguíneo secundárias à presença de disfunção endotelial, além da perda do controle quimiorreflexo e ventilatório, que são os maiores determinantes dos sintomas que geram intolerância ao esforço.

Os estudos de Framingham mostraram a prevalência de IC entre 65 e 74 anos, estimada em 4,5% com sobrevida inferior a 40% em 5 anos. O acompanhamento durante 40 anos de mais de 9 mil pacientes neste mesmo estudo demonstrou que a IC é, hoje, uma das maiores causas de hospitalizações, atingindo, em cada 1.000 indivíduos, 10 novos casos aos 70 anos e até 25 novos casos aos 80 anos.[1] A IC constitui a principal causa de internação hospitalar, com base em dados disponíveis de cerca de 50% da população sul-americana, assim sendo, deve ser tratada como importante problema de saúde pública. O retrato mais abrangente da situação das internações por IC no Brasil pode ser obtido através das análises dos registros do DATA-SUS, apesar das limitações inerentes de um banco de dados de caráter administrativo. Dados demonstram que apenas no ano de 2012 houve 26.694 óbitos por IC no Brasil.[2] Para o mesmo ano, das 1.137.572 internações por doenças do aparelho circulatório, em torno de 21% foram devidas à IC. O ônus se torna ainda mais significativo quando consideramos que quase 50% de todos os pacientes internados com este diagnóstico são readmitidos dentro de 90 dias após a alta hospitalar e que essa readmissão hospitalar é um dos principais fatores de risco para morte nesta síndrome.

Os pacientes portadores de cardiomiopatia com fração de ejeção reduzida mesmo em terapia farmacológica cardiovascular ideal, continuam ainda com manifestação de dispneia e intolerância ao exercício. Neste sentido, a Reabilitação Cardíaca (RC) torna-se uma intervenção não farmacológica valiosa para melhorar a aptidão aeróbica e o estado geral de saúde dessa população mais frágil em decorrência de disfunção ventricular. Assim, os clínicos e cardiologistas devem realizar planejamentos estratégicos de encaminhamento precoce aos serviços de reabilitação para que a ação multiprofissional desses programas restaure a melhor capacidade funcional desses cardiopatas.

Os primórdios do treinamento físico na insuficiência cardíaca congestiva foram descritos há quase 60 anos por Rusk e Gertles, onde abordaram que o conceito filosófico da reabilitação havia ganho reconhecimento científico por meio dos conhecimentos fisiológicos e bioquímicos envolvidos na síndrome da IC.[3] O American College of Cardiology Foundation (ACCF) e o American Heart Association (AHA) produziram as primeiras diretrizes a partir de 1980, no entanto, somente a partir da virada do século os cardiologistas começaram, ainda de modo embrionário, a encaminhar seus pacientes com ICC aos programas de reabilitação cardíaca e perceber as melhorias na capacidade funcional com mínimas taxas de complicações.[4]

Posteriormente, uma série de estudos demonstrou que as anormalidades metabólicas, bem como as mudanças nas composições das fibras musculares presentes em pacientes com IC cardíaca desempenham papel importante na intolerância ao exercício. Assim, a inatividade física é parcialmente responsável pela atrofia muscular. Adicionalmente, o metabolismo muscular esquelético na IC passa a utilizar fosfatos de alta energia de forma ineficiente e, como resultado, o ácido láctico se acumula a uma taxa mais rápida do que nos indivíduos controles normais, contribuindo para a fadiga muscular e capacidade de exercício limitada. A disfunção do músculo esquelético, com menor densidade mitocondrial, e das enzimas oxidativas acabam por envolver também os músculos respiratórios, o que contribui ainda mais para as manifestações clínicas de cansaço precoce, fadiga e dispneia aos esforços.[5] Essas alterações bioquímicas e funcionais descritas levam à perda do condicionamento físico, gerando o ciclo vicioso do sedentarismo e consequente impacto ainda maior sobre a capacidade de trabalho e explicam a crescente intolerância ao exercício.

Nesse sentido, a importância da disfunção muscular esquelética periférica fornece as bases fundamentais do raciocínio para o uso da reabilitação cardíaca em pacientes com a síndrome da IC, mesmo nessas cardiomiopatias com reduzida fração de ejeção e em graus avançados de comprometimento funcional.

Embora saibamos que o treinamento com exercícios em pacientes com IC tenha sido previamente desencorajado em decorrência de preocupações de piora dos sintomas e prejuízo ao próprio processo da doença, as evidências atuais suportam importante papel para que se efetivem programas de treinamento físico nesta população como meio de reverter as anormalidades cardíacas e, principalmente, da musculatura esquelética, que podemos agora denominar de "corações periféricos", pois promoverão melhora do estado funcional, da qualidade de vida e dos resultados clínicos.

RECOMENDAÇÕES DE REABILITAÇÃO CARDÍACA (RC)

Recomendada pelas principais diretrizes das sociedades científicas, a reabilitação cardíaca deve ser oferecida aos pacientes com insuficiência cardíaca estável de classes II a III, sem arritmias complexas que gerem instabilidade hemodinâmica e que não possuam outras limitações clínicas (contraindicações maiores) para o exercício. Esta recomendação aplica-se tanto a pacientes com IC com fração de ejeção reduzida bem como a pacientes com IC com fração de ejeção preservada.[6-8]

Embora ainda faltem dados mais robustos, ou suficientes no momento para recomendar reabilitação cardíaca para pacientes com IC de classe IV, ou ainda em fase de estabilização, estudos em nosso meio e internacionais já apontam para tal estratégia, como citaremos mais adiante.

Uma revisão de Cochrane atualizada em 2017, que examinou 33 ensaios clínicos randomizados e controlados incluindo 4.740 participantes, predominantemente com insuficiência cardíaca com fração de ejeção reduzida (ICFER) e classes II e III da NYHA demonstraram uma redução nas admissões hospitalares por todas as causas e internações específicas por IC em até 12 meses de acompanhamento.[9] Além disso, houve melhora da qualidade de vida (QV) relacionada com a saúde no grupo do programa de treinamento físico em comparação com o controle. Também há evidências para apoiar a relação custo-benefício da reabilitação baseada no exercício com apoio em dois estudos incluídos na revisão que foram atribuídos a uma redução nos dias de hospitalização. O estudo HF-ACTION foi incluído nesta revisão da Cochrane;[9] demonstrou segurança e uma QV melhorada entre os pacientes com ICC randomizados para o grupo de terapia com exercícios. Embora tenha havido uma redução não significativa no risco de mortalidade por todas as causas e hospitalização neste grupo de pacientes com ICFER crônica, houve uma redução de risco no desfecho primário de morte ou hospitalização de qualquer causa, quando ajustado por preditores altamente prognósticos, incluindo a duração do teste de esforço cardiopulmonar, FEVE, escore de Beck Depression Inventory II[10] e histórico de fibrilação ou *flutter* atrial. Uma análise mais aprofundada do subestudo demonstrou que o volume do exercício foi um preditor logarítmico do desfecho primário de mortalidade por todas as causas ou hospitalização e que houve benefício significativo demonstrado pelo exercício moderado.

Nos Estados Unidos, os Centros de Medicare e Medicaid Services (CMS) fornecem cobertura para serviços de reabilitação cardíaca para pacientes com insuficiência cardíaca crônica estável com fração de ejeção do ventrículo esquerdo ≤ 35% e sintomas da classe II a IV da Associação do Coração de Nova York (NYHA), apesar do tratamento medicamentoso ideal durante pelo menos 6 semanas. A IC estável é definida quando nenhuma hospitalização ou procedimento cardiovascular recente (≤ seis semanas) ou planejado (≤ seis meses) tiver ocorrido. A maioria das seguradoras dos Estados Unidos cobre as sessões de forma semelhante ao CMS.

No entanto, além do importante déficit de encaminhamento dos pacientes com IC para os programas de RC, existem controvérsias em relação ao tipo e o volume de RC que promovem adaptações idealmente benéficas nas funções cardiovasculares, musculoesqueléticas e respiratórias.

Uma modalidade de RC mais recente para abordar os pacientes com IC tem sido o treinamento intervalado de alta intensidade (HIIT) que pode, efetivamente, melhorar a eficiência ventilatória e hemodinâmica durante o exercício, cujos efeitos são acompanhados por melhores índices nos questionários de qualidade de vida global e específica para os pacientes com IC.[11-13]

O regime tradicional de treinamento moderado contínuo (TMC) promove benefícios previamente descritos, mas apenas mantiveram as respostas fisiológicas ao exercício. Essas descobertas fornecem uma nova visão sobre o efeito maior do treinamento intervalado e sobre o melhor acoplamento ventilação-perfusão durante o exercício, com implicações importantes para o treinamento físico na reabilitação de pacientes com IC, mesmo em grau avançado.

A avaliação atual deste grupo de pacientes com IC passa pela estratificação de seu atual estado funcional que pode ser realizada pelo teste ergométrico ou quando disponível pelo teste cardiopulmonar de exercício. Nos pacientes com graus avançados de IC, quando atingem condição de deambulação, passam a poder ser avaliados por provas funcionais como a TCPE (em cicloergômetro ou esteira rolante) com protocolos ajustados a esses pacientes com maior comprometimento cardiorrespiratório e muscular esquelético.

Um programa de reabilitação cardíaca para pacientes com IC deve incluir todos os componentes desses programas convencionais de RC, incluindo avaliação médica e avaliação basal do paciente, educação sobre a aderência à medicação, redução de fatores de risco, incluindo recomendações dietéticas, apoio psicossocial (que pode incluir suporte parental), bem como treinamento físico e aconselhamento sobre atividades físicas. O programa deve incluir avaliação e gerenciamento de barreiras à adesão. Além de fornecer benefícios diretos, o monitoramento mais próximo dos sintomas oferecido por um programa supervisionado pode permitir a detecção e o tratamento de piora da insuficiência cardíaca antes desses sintomas surgirem. Fundamental é formar um time onde a equipe completa pode ser composta por médicos cardiologistas e intensivistas, fisioterapeutas especializados na área cardiorrespiratória e suportes adicionais de enfermagem, psicossociais e nutricionais.

PRESCRIÇÃO DO EXERCÍCIO E COMPONENTES DO TREINAMENTO FÍSICO DE REABILITAÇÃO

A prescrição de exercício apropriada, em paralelo com a terapia farmacológica aperfeiçoada, inclui os seguintes componentes: intensidade (dose), duração (tempo para cada sessão), frequência (geralmente em uma base semanal), local (centro ou local), tipo de atividade (aeróbica e anaeróbica) e, muito importante, a progressão ao longo do tempo.

A intensidade pode ser especificada com relação à faixa de frequência cardíaca na carga adequada (p. ex.: velocidade e grau de inclinação em esteira rolante ou Watts em cicloergômetro),[14] ou pela escala de percepção subjetiva de esforço (PSE) de Borg[15] (**Tabela 19-1**).

Os programas de reabilitação nos cardiopatas com reduzida fração de ejeção ou graus avançados de IC devem ser monitorados durante as sessões de treinamento. Tais pacientes apresentam mais comorbidades e, com maior frequência, distúrbios rítmicos como a fibrilação atrial, muitas vezes sem resposta ventricular controlada. Adicionalmente podem apresentar eventos ectópicos ventriculares complexos ou repetitivos, como as taquiarritmias induzidas pelo exercício.

Uma prescrição de exercício típica na IC compensada inclui um programa de 3 vezes por semana com 30 a 40 minutos de atividade aeróbica com intensidade proporcional a 60 a 70% da RC ou PSE de 13 a 15.

A partir de um programa de treinamento supervisionado de 6 a 8 semanas, os pacientes ficam familiarizados com as atividades de reabilitação e perceberão melhor qualidade de vida segurança na execução dos exercícios. Tais passos devem ser semelhantes nas populações com maiores graus de disfunção ventricular, no entanto, preferencialmente supervisionados pelo menos até maior estabilidade e redução da classe funcional. Na **Tabela 19-2** estão expostas as recomendações para um programa de treinamento resistivo ou de força, de acordo com Bjarnason-Wehrens.[17]

Nesse sentido, a abordagem descrita aqui usada para IC classes iniciais (I ou II da NYHA) devem ser ajustadas para as classes mais avançadas. Aqui estamos entrando numa seara de maiores desafios e de quebra de paradigma, pois nesses pacientes com graus avançados de IC a ocorrência da associação de outras morbidades tende a limitar ainda mais a atividade física, (p. ex.: como doença pulmonar crônica, insuficiência renal, osteoartrose,

Tabela 19-1. Escala de percepção subjetiva do esforço[16]

6	–
7	Muito fácil
8	–
9	Fácil
10	–
11	Relativamente fácil
12	–
13	Ligeiramente cansativo
14	–
15	Cansativo
16	–
17	Muito cansativo
18	–
19	Exaustivo
20	–

Tabela 19-2. Recomendações mínimas para a implementação de um programa de treinamento de resistência/força nas cardiopatias com fração de ejeção reduzida

Programa do Treinamento	Objetivos do Treinamento	Tipo do Exercício	Intensidade	Repetições	Volume do Treinamento
1° Passo – Pré-Treinamento	Melhorar a percepção do esforço, a coordenação motora e a força muscular	Resistivo/ dinâmico	30% de 1-RM PSE: 12	5-10	2-3 sessões por semana, 1-3 circuitos durante cada sessão
2° Passo – Treinamento de resistência/ endurance	Incrementar capacidade aeróbica/endurance	Dinâmico	30-40% de 1-RM PSE: 12-13	10-25	2-3 sessões por semana 1 circuito durante cada sessão
3° Passo – Treinamento de força e hipertrofia muscular	Ganho de massa muscular incrementar a coordenação e a força muscular	Dinâmico	40-60% 1-RM PSE : 15	8-15	2-3 sessões por semana 1 circuito durante cada sessão

Modificada e adaptada de Bjarnason-Wehrens et al.[17]
1-RM = uma repetição máxima; PSE: percepção subjetiva do esforço.

dentre outras), no entanto, ao contrário do que regem as atuais diretrizes, as ações de treinamento físico mesmo nessas fases avançadas e ainda não compensadas podem ser úteis e seguras.[18]

Desta forma, as limitações e barreiras ao encaminhamento de pacientes com IC ou disfunção ventricular deveriam ser cada vez menores.

Estudos atuais, como o do grupo do Instituto Dante Pazzanese de Cardiologia, do Hospital do Coração (HCor) e as novas publicações internacionais estão norteando as novas indicações através da intervenção dos programas de RC.

Essas observações dos benefícios do exercício em pacientes com maior limitação funcional sustentaram a viabilidade e a justificativa de um ensaio clínico financiado recentemente pelo National Institute of Health para testar a segurança e a eficácia desta nova intervenção de reabilitação física, cardíaca, pulmonar e metabólica no sentido de melhorar a capacidade funcional global e reduzir re-hospitalizações em pacientes mais idosos, frágeis com IC aguda e/ou descompensada e com múltiplas comorbidades. Reeves et al. descreveram recentemente um estudo piloto abordando a reabilitação em múltiplos domínios em idosos com insuficiência cardíaca aguda descompensada.[19] Foram arrolados 27 pacientes e obtiveram significativa redução de re-hospitalizações com expressiva melhora no escore de capacidade funcional (Short Physical Performance Battery – SPPB),[20] onde aspectos importantes sobre quatro domínios foram observados: equilíbrio, força, mobilidade e endurance (resistência). Os exercícios foram prescritos e adaptados de acordo com os défcits funcionais de cada paciente, foi obtida excelente aderência (93%) e foi iniciado, imediatamente, na alta hospitalar e seus efeitos foram analisados aos 3 e 6 meses de duração do programa.

Hossri et al. relataram um caso clínico onde um portador de cardiomiopatia dilatada com reduzida fração de ejeção e classe III da NYHA com marca-passo e desfibrilador implantado e insuficiência renal dialítica diária que apresentou recuperação significativa de sua capacidade de exercício por meio de ações conjuntas e multiprofissionais do programa de reabilitação (treinamento aeróbico, resistido e muscular respiratório com a utilização de um dispositivo individual semelhante ao Treshold, denominado Power Breathe, para incrementar a capacidade inspiratória). Houve redução significativa da dosagem do peptídeo natriurético tipo B (BNP), melhora dos parâmetros cardiometabólicos (incremento significativo do $\dot{V}O_{2máx}$, da cinética do oxigênio, melhora da fração de ejeção e capacidade de "endurance") e ventilatórios, além da redução do número de sessões semanais de diálise peritoneal.[21]

Em nossa instituição iniciamos a abordagem do paciente com IC ainda nas unidades de terapia intensiva e a mobilização mais precoce com ergômetros de leito além da utilização de ventilação não invasiva (VNI), e mesmo em uso de inotrópicos parenterais como a dobutamina, quando houver estabilização elétrica e hemodinâmica, levamos o paciente ao centro de reabilitação para iniciarmos o processo de integração com o programa de treinamento supervisionado e monitorado por telemetria multicanal.

Em nosso centro de reabilitação não observamos nenhuma complicação maior com essa intervenção proposta em portadores de cardiopatias com reduzida fração de ejeção como na IC avançada, pelo contrário, conseguimos obter maior aderência futura às sessões de treinamento e constatar incremento nítido na classe funcional da NYHA.

TIPOS DE EXERCÍCIO NAS CARDIOMIOPATIAS COM BAIXA FRAÇÃO DE EJEÇÃO

Nos programas de reabilitação cardíaca para pacientes com cardiomiopatia com reduzida fração de ejeção, o treinamento físico por meio de exercícios aeróbicos é fundamental, uma vez que a evidência e a experiência são maiores para esse tipo de atividade. No entanto, dependendo do grau de acometimento sistêmico, o início das sessões de exercício sejam com treinamento resistivo e treinamento muscular inspiratório.[22] Nos pacientes que perderam massa muscular, particularmente nas extremidades superiores, o treinamento resistivo irá melhorar sua capacidade de realizar atividades diárias, uma vez que a maioria dos autocuidados envolve os braços. As mulheres mais velhas podem-se beneficiar muito com a adição de pesos pequenos com exercícios de braço. O treinamento muscular inspiratório incrementa a função muscular intercostal e diafragmática auxiliando na eficiência ventilatória e na classe funcional, especialmente entre aqueles com distúrbios respiratórios associados, como na doença pulmonar obstrutiva crônica.

Exercício Aeróbico

A atividade aeróbica é definida pelo movimento através do espaço e inclui caminhar na esteira, andar de bicicleta, ergometria do corpo superior, dançar, nadar, entre outras práticas esportivas com predomínio de movimento dinâmicos e de grandes grupos musculares. Nos centros públicos de reabilitação, modalidades aeróbicas podem ser incluídas como atividades grupais de baixo nível de esforço como caminhadas grupais em fases compensadas da IC dentro ou fora da instalação associadas aos alongamentos de membros inferiores e superiores. Os blocos de exercícios aeróbicos podem alternar com intervalos de repouso (como tipo inicial de treinamento intervalado). Com a variedade de modalidades de treinamento, os pacientes podem permanecer mais engajados e encontrar exercícios agradáveis, ficando mais motivados e aderentes ao programa de reabilitação.[23,24]

Infelizmente não existem centros de reabilitação para todos os cardiopatas. Nesse sentido a modalidade de reabilitação à distância tem ganhado muita importância. Dessa forma, pacientes que não possam participar de um programa formal podem ser orientados de modo virtual, no entanto, algumas sessões presenciais são de grande valia para melhor orientação desses pacientes. A atividade física também pode ser prescrita de modo mais simples, como caminhar 20 a 30 minutos diariamente com uma intensidade pela escala de percepção subjetiva do esforço (PSE - Escala de Borg) seja de grau leve a moderado (11 a 13 PSE) durante o exercício. Os períodos de descanso podem ser intercalados. A progressão pode ocorrer ao adicionar tempo aos 20 a 30 minutos iniciais ou aumentar a velocidade de caminhada. Nos pacientes com graus mais avançados de IC optamos pelo incremento do grau de inclinação em esteira rolante ou, gradualmente, em casa, subir e descer escadas. O engajamento familiar no apoio ao paciente em busca constante da mobilização e realização das atividades de RC proporcionarão maior adesão à recomendação. É importante recomendar o uso de calçados confortáveis e roupas leves durante a realização dos treinamentos físicos. Quando fora do ambiente formal de reabilitação, as atividades físicas devem ocorrer em momentos do dia onde as condições climáticas sejam mais agradáveis, evitando, assim, mudanças hemodinâmicas bruscas e desnecessárias.

Treinamento Resistivo ou Força

Programas de exercícios para pacientes com insuficiência cardíaca e cardiomiopatias com baixa fração de ejeção podem e devem incluir treinamento resistivo, além dos exercícios aeróbicos. O treinamento resistivo deve ser individualizado pela equipe de reabilitação com monitoramento de sintomas e pressão arterial. Ensinar o paciente a respirar durante uma atividade resistiva é importante para evitar a manobra de Valsalva, que pode aumentar a resistência vascular. O condicionamento muscular pode ajudar os pacientes para suas atividades de vida diária. Neste sentido, esse tipo de exercício torna-se fundamental para promover o equilíbrio e a força articular, especialmente em idosos e com maior grau de comprometimento funcional.

Treinamento Muscular Respiratório (TMR)

O TMR, especialmente o treinamento muscular inspiratório (TMI), faz parte de programas de reabilitação individuais, atendendo às manifestações respiratórias de pacientes mais avançados. Assim, tal treinamento pode ser realizado mesmo em pacientes em fase avançada da IC, onde mecanismos de desenvolvimento da musculatura intercostal acessória e de incremento na capacidade de força diafragmática darão melhor eficiência ventilatória e melhorarão o grau de desconforto respiratório.

Estudos pioneiros como de Ribeiro *et al.* demonstraram que apenas o treinamento muscular respiratório pode levar a incrementos na capacidade funcional com ganhos na potência aeróbica máxima ($\dot{V}O_{2máx}$) e melhora na cinética do O_2, promovendo retorno mais fisiológico da respiração celular após o exercício.[25]

O TMI pode reduzir sintomas como dispneia e fadiga muscular inspiratória, por meio dos efeitos nos sistemas cardiovascular e respiratório. Apesar disso, o TMI ainda é pouco utilizado como modalidade não farmacológica no tratamento de pacientes com IC e fraqueza muscular inspiratória. Ensaios clínicos randomizados demonstraram os efeitos do TMI sobre a força muscular inspiratória e resistência, o que leva à melhora no consumo de oxigênio de pico, qualidade de vida e dispneia. Em revisão sistemática com metanálise de Plentz *et al.* sugeriram que o tratamento com treinamento muscular inspiratório pode, realmente, melhorar a capacidade funcional e força muscular inspiratória, merecendo, assim, sua intervenção adicional dentro do arsenal terapêutico em pacientes com IC.[26]

CONSIDERAÇÕES DE SEGURANÇA

A estruturação dos programas de treinamento de reabilitação em pacientes com IC poderá ser composta por componentes aeróbicos e resistidos associados. Desde 2004, estudos de Conrad *et al.*[27] constataram segurança nessa combinação de modalidades com redução significativa das concentrações circulantes de NT-proBNP, e uma melhoria geral da capacidade de exercício, sem remodelação ventricular esquerda negativa.

Apesar de essas evidências serem favoráveis à RC, recomenda-se realizar avaliação cardiológica prévia desses pacientes antes do início do programa de exercícios. Realizar boa anamnese e exame físico completo e, sempre que possível, o TCPE ou testes de exercícios com monitoramento eletrocardiográfico para detectar aqueles pacientes com risco mais elevado de eventos adversos (avaliar isquemia miocárdica e arritmias significativas), e identificar uma faixa de intensidade do treino físico, além de mensurar quaisquer limitações ao exercício, bem como as condições musculares esqueléticas.

Assim, as limitações ao encaminhamento para o treinamento físico de RC deveriam ser cada vez menores, pois estudos atuais como os descritos estão norteando e estimulando o exercício mesmo nesses pacientes com graus avançados de disfunção ventricular, IC, idosos mais debilitados e ainda não compensados.

A diretriz atual de reabilitação cardiovascular da Sociedade Brasileira de Cardiologia contempla atenção especial às diversas cardiomiopatias e aos pacientes com maior grau de comprometimento funcional, frequentemente observado nas cardiopatias com reduzida fração de ejeção.[7] Embora estejam classificados como pacientes de maior risco, diversos estudos demonstraram a boa relação de risco e custo-efetividade.

REFERÊNCIAS BIBLIOGRÁFICAS

1. Roger VL. Epidemiology of heart failure. Circ Res. 2013;113(6):646-59.
2. Ministério da Saúde. Datasus: mortalidade – 1996 a 2012, pela CID-10 – Brasil [Internet]. Brasília (DF); 2008. [Acesso em 2014 dez 03]. Disponível em: http://tabnet.datasus.gov.br/cgi/deftohtm.exe?sim/cnv/obt10uf.def
3. Rusk HA, Gertler MM. Rehabilitation in congestive heart failure. Circulation. 1960 Mar;21:44-7.
4. ACCF/AHA Task Force on Practice Guidelines. Methodology Manual and Policies From the ACCF/AHA. Task Force on Practice Guidelines. Available at: http://assets.cardiosource.com/Methodology_Manual_for_ACC_AHA_Writing_Committees.pdf
5. Bosnak-Guclu M, Arikan H, Savci S, Inal-Ince D, Tulumen E, Aytemir K, et al. Effects of inspiratory muscle training in patients with heart failure. Respir Med. 2011;105(11):1671-81.
6. Yancy CW, Jessup M, Bozkurt B, Butler J, Casey DE Jr, Drazner MH, Fonarow GC, et al. 2013 ACCF/AHA Guideline for the management of heart failure: executive summary: a report of the American College of Cardiology Foundation/American Heart Association Task Force on Practice Guidelines. Circulation. 2013 Oct 15;128(16):1810-52.
7. Carvalho T, Milani M, Ferraz AS, Silveira AD, Herdy AH, Hossri CAC, et al. Diretriz Brasileira de Reabilitação Cardiovascular – 2020. Arq Bras Cardiol. 2020;114(5):943-87.
8. Hunt SA, Abraham WT, Chin MH, et al. 2009 Focused update incorporated into the ACC/AHA 2005 Guidelines for the diagnosis and management of heart failure in adults: a report of the American college of cardiology foundation/American Heart Association Task Force on Practice Guidelines; developed in collaboration with the international society for heart and lung transplantation. Circulation. 2009;119:e391-e479.
9. Taylor RS, Sagar VA, Davies EJ, et al. Exercise-based rehabilitation for heart failure. Cochrane Database Syst Rev. 2014;(4):CD003331.
10. Beck AT, Steer RA, Brown GK. BDI-II Manual. San Antonio: The Psychological Corporation, Harcourt Brace & Company, 1996.
11. Freyssin C, Verkindt C, Prieur F, Benaich P, Maunier S, Blanc P. Cardiac rehabilitation in chronic heart failure: effect of an 8-week, high-intensity interval training versus continuous training. Arch Phys Med Rehabil. 2012;93:1359-6.
12. Rognmo Ø, Hetland E, Helgerud J, Hoff J, Slørdahl SA. High intensity aerobic interval exercise is superior to moderate intensity exercise for increasing aerobic capacity in patients with coronary artery disease. Eur J Cardiovasc Prev Rehabil. 2004;11:216-22.
13. Wisløff U, Støylen A, Loennechen JP, Bruvold M, Rognmo Ø, Haram PM, et al. Superior cardiovascular effect of aerobic interval training versus moderate continuous training in heart failure patients: a randomized study. Circulation. 2007;115:3086-94.
14. Keteyian SJ, Leifer ES, Houston-Miller N, et al. Relation between volume of exercise and clinical outcomes in patients with heart failure. J Am Coll Cardiol. 2012;60:1899-905.
15. Borg G. Psychophysical bases of perceived exertion. Med Sci Sports Exerc. 1982;14(5):377-81.
16. Borg G, Noble BJ. Perceived exertion. In: Wilmore JH (Ed). Exercise and sports sciences review. New York: Academic Press, 1974, p. 131-53.
17. Bjarnason-Wehrens B, Mayer-Berger W, Meister ER, Baum K, et al. Recommendations for resistance

exercise in cardiac rehabilitation. Recommendations of the German Federation for Cardiovascular Prevention and Rehabilitation. Eur J Cardiovasc Prev Rehabil. 2004;11:352-61.
18. Solomon SD, Dobson J, Pocock S, Skali H, McMurray JJ, Granger CB, et al. Candesartan in heart failure: assessment of reduction in mortality and morbidity (CHARM) investigators. Influence of nonfatal hospitalization for heart failure on subsequent mortality in patients with chronic heart failure. Circulation. 2007;116(113):182-7.
19. Reeves GR, Whellan DJ, O'Connor CM, et al. Novel rehabilitation intervention for older patients with acute decompensated heart failure: The REHAB-HF Pilot Study. JACC Heart Fail. 2017 May;5(5):359-66.
20. Guralnik JM, Ferrucci L, Pieper CF, Leveille SG, Markides KS, Ostir GV, et al. Lower extremity function and subsequent disability: consistency across studies, predictive models, and value of gait speed alone compared with the short physical performance battery. J Gerontol A Biol Sci Med Sci. Apr 2000;55(4):221-31.
21. Hossri CAC, Queiroga FJP, Carvalho VO, Carvalho CRRC, Albuquerque ALP. Multiple benefits of rehabilitation in a patient with heart and renal failure. Arq Bras Cardiol. 2014 Feb;103(5):68-71.
22. Oliveira MF, Zsmussi G, Sprovieri B, et al. Alternatives to Aerobic Exercise Prescription in Patients with Chronic Heart Failure. Arq Bras Cardiol. 2016 Feb;106(2):97-104.
23. Kokkinos PF, Choucair W, Graves P, Papademetriou V, Ellahham S. Chronic heart failure and exercise. Am Heart J. 2000;140(1):21.
24. Lavie CJ, Berra K, Arena R. Formal cardiac rehabilitation and exercise training programs in heart failure. Journal of Cardiopulmonary Rehabilitation and Prevention. 2013;33:209-11.
25. Ribeiro JP, Chiappa GR, Neder A, Frankenstein L. Respiratory muscle functional and exercise intolerance in heart failure. Curr Heart Fail Rep. 2009;6(2):95-101.
26. Plentz RD, Sbruzzi G, Ribeiro RA, Ferreira JB, Dal Lago P. Inspiratory muscle training in patients with heart failure: meta-analysis of randomized trials. Arq Bras Cardiol. 2012;99(2):762-71.
27. Conrad N, Jenny AJ, Mohseni TH, Hedgecott D, et al. Temporal trends and patterns in heart failure incidence: a population-based study of 4 million individuals. Lancet 2018;391:572-80.

DOENÇAS VASCULARES

CAPÍTULO 20

José Antonio Caldas Teixeira

"A paciência é um elemento fundamental para o sucesso".

Bill Gates

DOENÇA ARTERIAL OBSTRUTIVA PERIFÉRICA (DAOP)

A doença aterosclerótica dos membros inferiores (MMII) é, de longe, a principal causa das doenças arteriais obstrutivas periféricas (DAOP), possuindo uma incidência anual em torno de 20 por 1.000 indivíduos maiores de 65 anos.[1] Nos Estados Unidos da América se estima que 8 milhões de adultos são portadores de DAOP e mais de 200 milhões em todo mundo. Atinge uma prevalência entre 25 a 30% dos americanos acima dos 80 anos, em especial nos afrodescendentes, com relatos de 12 milhões de adultos com mais de 40 anos serem portadores de DAOP.[1-7]

Sua prevalência se eleva rapidamente com o aumento da idade, afetando substancial proporção dos indivíduos acima dos 70 anos.[1]

Esta doença gera dor isquêmica caracterizada pela claudicação intermitente (CI), que pode provocar limitações físicas nos indivíduos afetados, com risco de perda da extremidade. Apresentam associação à maior incidência de eventos coronarianos, acidente vascular e mortalidade, em relação àqueles que não a possuem.[1,3,4,7-9]

Além da idade, os dois maiores fatores de risco (FR) para DAOP são o tabagismo e o diabetes melito.[1] Estes pacientes diabéticos apresentam risco relativo 2 vezes maior de terem CI, o sinal mais clássico de DAOP.[9] Quanto maior a duração e a gravidade do diabetes, maior a chance de ter DAOP, além de piorar o prognóstico em relação àqueles que não a apresentem. Sua presença eleva em 3 vezes mais o risco de mortalidade e em 5 vezes o risco de amputação de um membro.[1,3,4,7,9]

A CI dos MMII se define como dor de suficiente intensidade que obriga a interromper a caminhada. Ela é causada pelo exercício e é aliviada pelo repouso. A incidência do sintoma na população geral oscila entre 0,9 e 6,9% em homens e de 1% em mulheres.[3,8] É necessário considerar que o achado de CI em um paciente não deve ser tomado como um fato isolado, mas como a manifestação evidente nos MMII da DAOP por doença aterosclerótica, e que, provavelmente, tal paciente tenha risco de outros eventos cardiovasculares, em especial do acometimento coronariano pela mesma doença. De fato, de 5 a 10% dos pacientes terão um evento cardiovascular não fatal em 5 anos. A DAOP, ao ser clinicamente identificada, por exemplo, por um índice tornozelo/braquial alterado (< 0,90), o risco de mortalidade duplica em 10 anos.[1,3,7-9]

Redução da Capacidade Funcional e da Qualidade de Vida Associado à DAP

A CI está presente em 1/3 dos pacientes com DAOP, além de outros sintomas relacionados com o esforço, todos limitando a independência funcional.[1,4,7,10-12]

A redução funcional e seu declínio podem estar presentes mesmo naqueles assintomáticos ao esforço. Uma redução da capacidade de deambular tanto afeta quanto limita as atividades da vida diária (AVD) pessoais, sociais e ocupacionais.[1,3,4,8]

Uma crônica redução da oferta de oxigênio dos MMII resulta em fraqueza e fadiga muscular, além de dor à deambulação, caracterizando o quadro de claudicação. Assim evoluem com redução funcional e rápida redução da capacidade funcional.[1,8,9]

A incapacidade funcional provocada pela CI acaba por desencadear o que chamamos de círculo vicioso de incapacidade física, com resultados deletérios para a doença local e sistêmica,[7] como demonstrado na **Figura 20-1**.

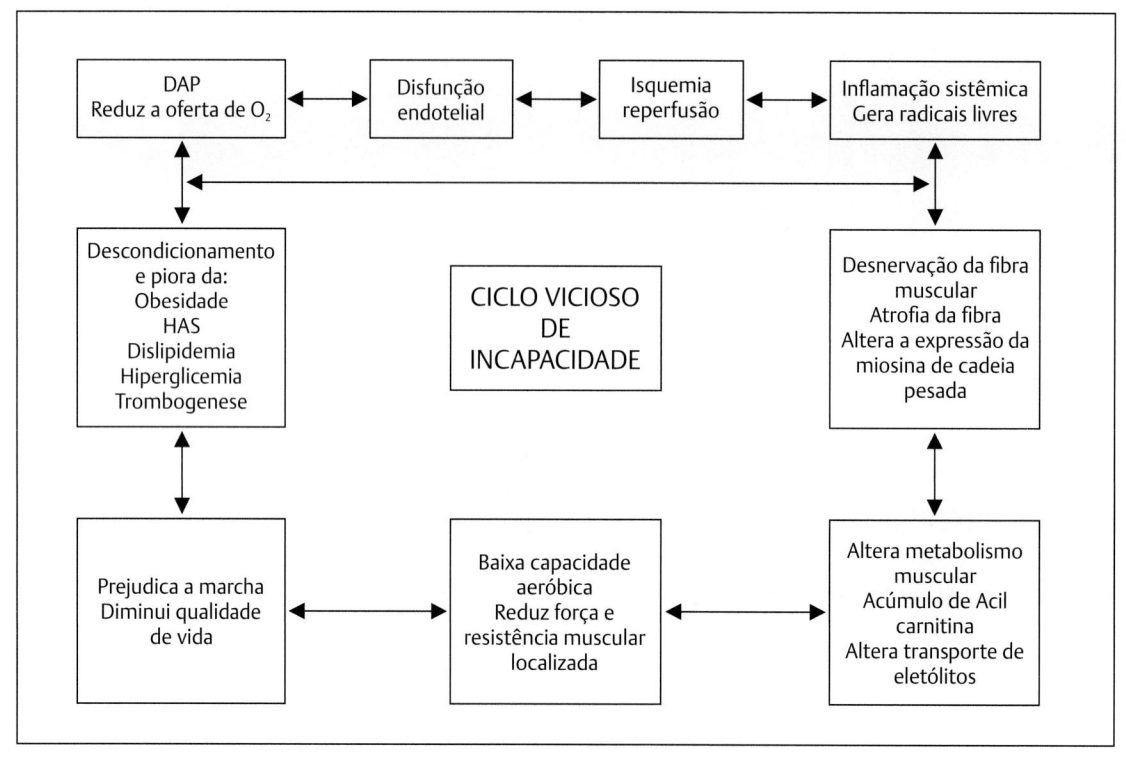

Fig. 20-1. Círculo vicioso de incapacidade pela Doença Arterial Periférica. O_2: Oxigênio; AF: Atividade física; HAS: Hipertensão arterial sistêmica; Cap: Capacidade; RML: Resistência muscular localizada. (Fonte: Hamburg & Balady, 2011.)[7]

Mecanismos de Resposta ao Treinamento dos Pacientes com DAOP

O mecanismo fisiopatológico subjacente à redução da capacidade funcional e o progressivo declínio funcional dos MMII são complexos e não completamente compreendidos.[1,9] Todavia, as evidências atuais indicam haver anormalidades vasculares tanto anatômicas quanto funcionais, ambas levando à limitação do fluxo no esforço. Associam-se, também, anormalidades estruturais na musculatura acometida, estas acarretando efeitos deletérios no desempenho contrátil muscular, todos estes fatores contribuindo para perda funcional.[1,7,8]

Naqueles pacientes com DAOP significante, uma queda da resistência arterial periférica ao repouso mantém adequado fluxo para panturrilha apesar da redução da pressão de perfusão distal à estenose.[1,7,8] Entretanto, durante o esforço, a natureza fixa da estenose evita uma elevação do fluxo requerido pela elevação da demanda metabólica muscular, isso desencadeando a isquemia muscular. Esta resposta hemodinâmica alterada ainda é exacerbada pela disfunção endotelial e pela incapacidade de maior vasodilatação dos vasos de condutância e da microcirculação (já vasodilatados pela hipóxia), possivelmente mediada por uma elevação da liberação do potente peptídeo endotelina-1.[1,7,9]

De modo surpreendente, as variáveis hemodinâmicas, como a pressão do hálux e o índice tornozelo-braquial (ITB), não possuem grande correlação com avaliações funcionais dos pacientes com DAOP, sugerindo que mecanismos adicionais estejam envolvidos na fisiopatologia desta limitação funcional. É provável que tanto a medida da pressão do hálux quanto o ITB, medidos imediatamente após o esforço, tenham maior correlação com a limitação funcional do que as medidas de repouso.

Estudos de imagens tomográficas mostram que os portadores de DAOP têm a massa muscular da panturrilha reduzida e elevação do conteúdo de gordura muscular, e estes parâmetros têm correlação inversa e direta, respectivamente, com o grau de isquemia.[1] Simultaneamente, as análises com microscopia eletrônica indicam que a DAOP está associada à disfunção e à redução da função mitocondrial, que acarreta menor produção energética muscular.[1]

Ressalta-se que DAOP pode vir associada à neuropatia motora distal que piora o desempenho muscular ao esforço. É possível que esta neuropatia motora também esteja relacionada com uma atrofia muscular associada ao sedentarismo provocado pela DAOP.[1,8,9]

O principal objetivo do tratamento nos pacientes com claudicação e outras limitações funcionais

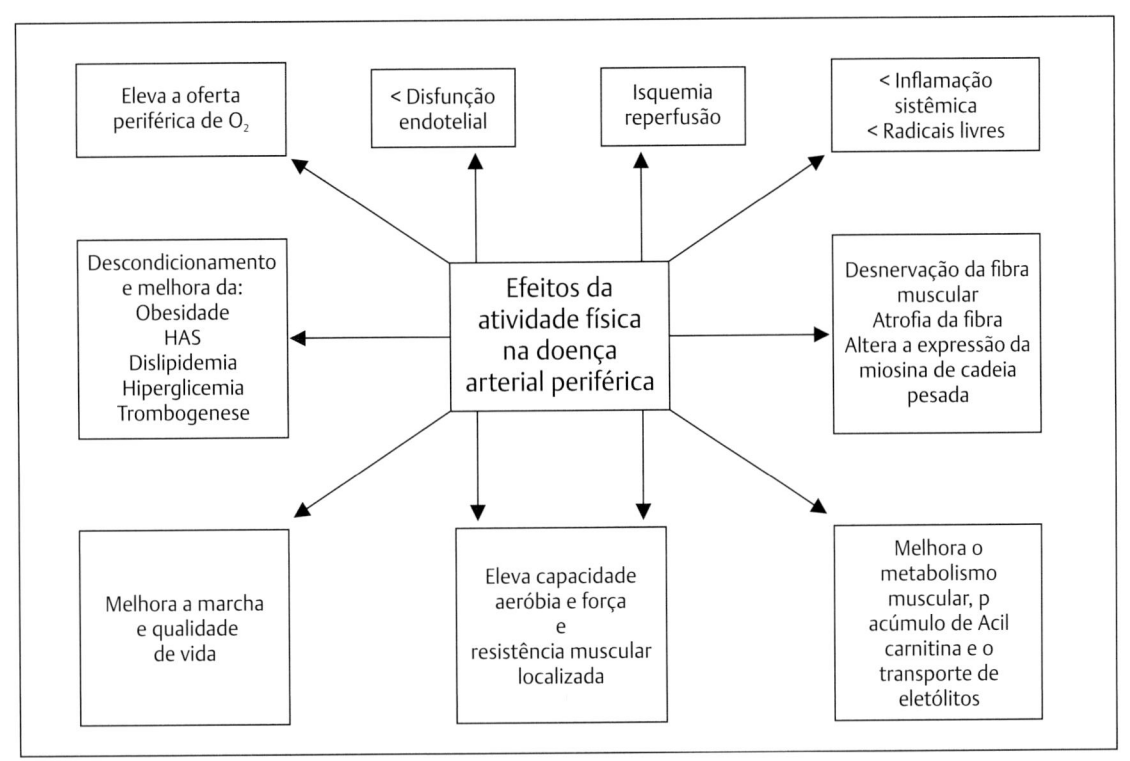

Fig. 20-2. Efeitos benéficos do treinamento na Doença Arterial Periférica. O_2: Oxigênio; AF: Atividade física; HAS: Hipertensão arterial sistêmica; DAP: Doença arterial periférica; Cap: Capacidade; RML: Resistência muscular localizada. Fonte: Hamburg & Balady, 2011.[7]

em decorrência de DAOP é melhorar sua capacidade de deambular, sua capacidade funcional, reduzir os sintomas e, deste modo, sua qualidade de vida,[3,4] sendo de grande importância o rígido controle aos FR para as doenças cardiovasculares (DCV). O tratamento medicamentoso é realizado com estatinas e antiagregantes plaquetários de modo a reduzir os eventos isquêmicos cardiovasculares centrais e periféricos fatais e não fatais.[1,3,4,8] Na **Figura 20-2** podemos observar os efeitos benéficos do treinamento nestes pacientes.[7]

As principais intervenções terapêuticas com o objetivo de melhorar prognóstico e qualidade de vida nos portadores de DAOP estão resumidas na **Tabela 20-1**.[4]

Um programa de reabilitação cardiopulmonar e metabólico (PRCPM) é parte primordial do tratamento médico para a DAOP. No momento do ingresso, na avaliação pré-participação, devemos avaliar a presença das outras co-morbidades, em especial da aterosclerose coronária e de seus limiares isquêmicos, que podem ser limitadores adicionais da intensidade do treinamento.[3] Outra associação frequente é o diabetes melito e a presença da doença da microcirculação e da neuropatia periférica.[1,6,9-11]

Tabela 20-1. Principais intervenções no manuseio da doença arterial periférica

Meta de diminuir o risco de IAM, AVC e morte cardiovascular	Meta de melhorar sintomas, QV e prevenir amputação
▪ Interromper tabagismo ▪ Programas de caminhadas ▪ Controle dos níveis da PA e glicemia ▪ Alta dose de estatinas ▪ Terapia antiagregante plaquetária	▪ Interromper tabagismo ▪ Programas de caminhadas ▪ Cilostazol ▪ Cuidados básicos com os pés • Cuidados ortopédicos para reduzir pontos de pressão, com as unhas, e tratar precocemente micoses e feridas, evitar umidade e manter pele hidratada. ▪ Procedimentos de revascularização

IAM: infarto agudo do miocárdio; AVC: acidente vascular cerebral; PA: pressão arterial; QV: qualidade de vida.
Fonte: Olin et al. 2016.[4]

Estabelecer a incapacidade funcional e sua qualidade de vida (QV) deve ser incorporado na avaliação e no tratamento da DAOP. Isso inclui avaliar a capacidade de caminhar sem sentir desconforto ou dor. O conceito de qualidade de vida inclui avaliar o domínio físico, mental, emocional e social e qual seu impacto na sua saúde física.

Os portadores de DAOP, em geral, têm significante redução funcional, sendo que 50% têm um consumo de oxigênio de pico ($\dot{V}O_{2pico}$) reduzido em relação a uma população pareada. Temos redução na sua *endurance* de caminhada, com menor velocidade de caminhada e, a grande maioria, incapaz de caminhar por 6 minutos de forma contínua.[1,11,13]

Estas limitações da caminhada estão associadas à importante redução funcional e à sua QV. A maioria evita atividade física e/ou exercícios, em especial os que envolvam caminhadas. Seu estilo de vida sedentário leva ao adicional declínio na capacidade funcional e QV, assim como na sua saúde cardiovascular.[1,3,8]

Avaliações

Como já comentado, estes pacientes deverão passar por avaliação pré-participação por médico para sua estratificação de risco em relação a um programa de reabilitação cardiopulmonar metabólico (PRCPM), pois podem apresentar diversas comorbidades clínicas associadas, como: hipertensão arterial sistêmica, doença cerebrovascular ou coronariana com ou sem limiar isquêmico e disfunção ventricular, doença renal, neuropatia periférica e retinopatia e metabólicas.[3,4,8,9]

Testes realizados em esteiras têm sido a mais comum avaliação diagnóstica, prognóstica e nas mudanças na *endurance* da caminhada e a capacidade máxima de esforço, em reposta ao treinamento. Os testes em esteira possuem a vantagem de serem conduzidos de forma padronizada em que a velocidade e a inclinação inicial e suas progressões podem ser repetidas a cada teste.

O uso do teste de caminhada de 6 minutos (T6m) parece estar mais próximo de retratar suas atividades relacionadas com a caminhada,[14] enquanto os questionários de QV retratam mais a percepção que o paciente refere em relação à sua capacidade de deambular e à sensação de bem-estar após a intervenção com o treinamento.

Avaliações de Desempenho em Caminhadas

Esteira

Testes com cargas constantes ou cargas progressivas graduadas são utilizados para avaliar mudanças nas cargas máximas ou nas distâncias máximas caminhadas em cargas constantes após treinamento. A maioria dos estudos utiliza testes em esteiras para avaliar as mudanças no desempenho após intervenção.

Os testes de cargas progressivas apresentam maior reprodutibilidade do que os testes com cargas constantes e são os mais utilizados nos estudos clínicos randomizados. A maioria dos protocolos tem velocidade constante e elevação da inclinação a cada 2 ou 3 minutos até que o sintoma de claudicação limite a caminhada.[3,9]

Os pontos de interrupções serão fadiga, dor máxima de MMII ou quaisquer outras causas de interrupção de um TE.[11] Avalia-se o tempo de início da claudicação (TIC) ou a distância de início da claudicação (DIC) e distância máxima obtida (DMO). O TIC e DIC são os que parecem ser mais reprodutíveis, com elevações médias de 3 a 5 minutos para o TIC.[1,9]

Uma limitação para os testes em esteira é o efeito de aprendizagem que pode elevar o TIC e o DIC, sem que isto represente real melhora do quadro clínico.

Teste de Caminhada de 6 Minutos (T6m)

O T6m é bem validado na medida da *endurance* de caminhada e não requer equipamento sofisticado ou grande treinamento para realizá-lo.[14]

Nos portadores de DAOP o T6m prediz taxas de perda de mobilidade e apresenta valor prognóstico, pode-se observar melhora com intervenções terapêuticas. Redução em seu desempenho apresenta relação com progressão clinicamente significante da DAOP.[1,7,9]

Mudanças de 20 a 50 metros retratam ganhos significativos, apesar de estes dados não serem específicos para portadores de DAOP. Dados específicos para DAOP após programa de treinamento mostraram ganhos de 41 a 53 metros após 12 semanas de treinamento.[9]

Medidas Subjetivas do Estado Funcional e da Qualidade de Vida (QV)

Avaliação da capacidade de deambular fornece medidas objetivas, mas não apresentam relação direta com a avaliação da QV do paciente. Para tanto têm sido utilizados questionários validados além destas medidas objetivas. Assim podemos determinar se uma terapia específica que melhorou de forma objetiva o desempenho da caminhada se associa à percepção do paciente de melhora na sua QV do dia a dia.[9]

Temos, assim, vários questionários, entre eles os: The Walking Impairment Questionnaire (WIQ), Vascular Quality of Life Questionnaire (VascuQoL), Peripheral Artery Questionnaire (PAQ), e o Impact of PAD on Quality of Life Questionnaire. Este último e os WIQ, PAQ, VascuQol, são específicos para a DAP, podendo-se também utilizar os Short-Form (SF)-36, o SF-12 e o Euro-Qol-5D, que são mais gerais em termos de avaliação do estado de saúde geral e são mais genéricos.[1,9]

Eventualmente os questionários podem não mostrar melhora dos pacientes, apesar de os testes objetivos poderem demonstrar melhor desempenho nos testes em esteira ou no T6m. De qualquer modo são importantes medidas complementares para avaliação após uma intervenção de treinamento com exercício.

Deste modo devemos, na avaliação pré-participação destes pacientes, tomar os seguintes cuidados:

- Realizar o interrogatório do paciente, conhecer os antecedentes pessoais dos pacientes: presença de fatores de risco cardiovasculares, coexistência de doença coronária, medicação habitual etc.;
- Realizar um TE em esteira ergométrica com o objetivo de identificar:
  a) O limiar de aparecimento da dor isquêmica nas extremidades, registrando-o em termos de velocidade e/ou distância percorrida;
  b) A resposta hemodinâmica central e periférica ao exercício;
  c) A coexistência de doença coronária e seus limiares isquêmicos.

É importante repetir as avaliações para constatar a evolução do paciente. Concomitantemente, podem-se realizar os T6m e os questionários de QV e de percepção de dor no momento do ingresso na reabilitação e depois do término.

Em geral, 75% dos indivíduos melhoram a claudicação intermitente com exercícios associados ao tratamento medicamentoso.

PRCPM Supervisionado na DAOP

Nos últimos 30 anos os PRCPM têm mostrado benefícios em elevar a capacidade de deambular nos portadores de DAOP, tanto naqueles assintomáticos quanto nos sintomáticos com os clássicos sintomas de CI.[1-3,5,9-11,13,15]

A maioria dos estudos utilizou serviços supervisionados de reabilitação, em geral em ambientes hospitalares, realizados com caminhadas em esteira. Estes consistem em períodos de picos de caminhadas de moderada, ou moderado a severo desconforto, intercalados com períodos curtos de recuperação passiva até os sintomas aliviarem. O somatório do tempo total destes picos de esforço/repouso em geral totalizava de 30 a 60 minutos em cada sessão. A melhora funcional em geral é retratada pelas variáveis de TIC ou DIC, exceto se associado à doença cardíaca, não é necessário monitoramento por eletrocardiograma (ECG) durante a sessão.[4]

A recomendação mais usual é que os PRCPM destes pacientes se iniciem no modo supervisionado e o mais individualizado possível, devendo contar com pessoal qualificado para este tipo de treinamento e em suporte básico e avançado de vida, BLS e ACLS, respectivamente.[2,13,15,16]

Os diferentes componentes de uma prescrição para os portadores de DAOP, como: intensidade, volume de treino, **nível** de dor da claudicação, progressão do volume, relação repouso/esforço, frequência das sessões e duração do programa serão agora analisados.

Intensidade

Definida em relação à carga máxima de caminhada ou ao $\dot{V}O_{2pico}$ obtido durante um TE padrão ou a um teste de esforço cardiopulmonar (TCPE).

Os estudos que avaliam o efeito de diferentes intensidades de treinamento não encontram diferença entre baixa e alta intensidade, com base em relação ao percentual da carga máxima, desde que a carga total de treino tenha sido similar.

Isso sugerindo que a intensidade poderia não estar relacionada com o aumento da distância caminhada pós-treino, contrastando com o conceito de que a intensidade é importante para o incremento do $\dot{V}O_{2pico}$. De qualquer modo, estudos adicionais são necessários para elucidar se intervalos curtos de alta intensidade são tanto benéficos em elevar a distância caminhada pós-treino em relação aos picos de moderada intensidade.

A esteira para estes pacientes deve ter capacidade de iniciar com cargas leves como velocidades até inferiores a 1 km/h, já que alguns pacientes podem não tolerar velocidades maiores.

As recomendações são de iniciar com leve a moderada intensidade e evoluir a uma intensidade que desencadeie dor tolerável. Descansar por períodos breves até que a dor desapareça e depois reiniciar a progressão.

Duração

Não há relato definitivo nos estudos da duração total do ciclo esforço/repouso nas sessões de treinamento para os portadores de DAOP. Treat-Jacobson et al. citam metanálise referindo sessões que duram entre 30-60 minutos como sendo as de melhor benefício.[1] A mesma diretriz cita metanálise mais recente sugerindo que 30 minutos resultam em igual ganho em relação aos 60 minutos, resultando num tempo ideal de 45 minutos.

No início do programa, este ciclo andar-repousar pode começar com 5 a 10 minutos de caminhada intermitentes, depois gradualmente ir elevando este tempo em torno de 5 minutos por semana, e progredir até chegar a 40-60 minutos. Sempre que conseguirmos pelo menos 10 minutos de caminhada sem dor, devemos elevar a carga, quer em velocidade ou pela inclinação.

Idealmente o tempo total da caminhada, com meta já citada de pelo menos 45 minutos, não levaria em conta as paradas de recuperação.

Gravidade da Dor durante o Treinamento

A maioria dos ensaios clínicos utiliza uma escala de dor severa como guia de orientação para o paciente para a fase de esforço. Dependendo dos protocolos, os pacientes são orientados a andar até o aparecimento de dor de moderada a quase máxima da claudicação. Os protocolos predizem iniciar numa intensidade de esforço que induza a início da dor dentro de 3 a 5 minutos e obtenha intensidade de moderada a severa dor dentro de 8 a 10 minutos.

A penúltima diretriz americana orientava realizar esforço a níveis quase máximos,[3] entretanto, a diretriz mais recente cita metanálise que não encontrou diferença nos que se exercitaram em intensidade de dor mais leve em relação à dor severa.[1] Isto sugere que o treinamento tanto em intensidade moderada quanto alta pode ser efetivo para melhorar o tempo de caminhada.

O treinamento intermitente num nível de leve a moderada dor teria a vantagem de desencadear melhora fisiológica e de ocorrerem adaptações ao treinamento, além de facilitar maior adesão ao treinamento por não treinarem em dor quase máxima de modo frequente.

Progressão do Aumento do Volume de Treinamento

O volume de treinamento leva em consideração tanto a duração (tempo) quanto a carga (MET treino ou $\dot{V}O_{2treino}$). Não há estudos que comparem, de modo direto, diferentes esquemas de progressão da prescrição dos exercícios.

Geralmente se aceita que a progressão seja gradual de modo a permitir que ocorram as adaptações aos estímulos de treino. Isto pode ser realizado manipulando-se os diferentes componentes da sessão de treinamento, como duração, velocidade e/ou inclinação da esteira, frequência de treino e da relação esforço/recuperação passiva.

A equipe que supervisiona o treinamento deve decidir, de modo individualizado, qual ou quais destes componentes deve progredir. A maioria prefere elevar a duração e, posteriormente, a intensidade.

Conforme o esforço se torna fácil e o paciente consegue caminhar toda duração predeterminada na carga estabelecida, eleva-se a intensidade pelo aumento da velocidade e/ou inclinação, retornando a tempos menores dos ciclos de carga/recuperação e elevando-se progressivamente o tempo de carga ativa.

Em geral ajusta-se este volume a cada 2 semanas, dependendo das respostas adaptativas de cada paciente.

Relação Carga/Recuperação

Nenhum estudo comparou especificamente as durações do período de esforço, ou seja, o tempo de desencadear a dor desejada *versus* o tempo de recuperação passiva.

A maioria das diretrizes e consensos preconiza utilizar um tempo até obter dor de moderada a moderada/severa, e intercalar recuperação passiva em tempo de cessar o desconforto.

Como o tempo de desencadear dor difere de cada paciente, não é possível padronizar o período de recuperação nesta população. Entretanto, o objetivo é estender ao máximo o período de esforço e minimizar o de repouso.

A última diretriz da AHA/ACC sobre DAOP recomenda que o período de recuperação seja até o ponto de cessar a dor, o que ocorre, em geral, entre 2 a 5 minutos.[1] Esta mesma diretriz recomenda que a fase de esforço seja em carga que leve a início da dor em 3 a 5 minutos, mas não existem estudos que tenham comparado diretamente a eficácia do treinamento com diferentes tempos de esforço para podermos citar um tempo ideal.

Tipo de Exercício

Devido ao princípio da especificidade, o tipo de exercício mais utilizado são as caminhadas em corredores ou em esteira rolante, apesar de existirem trabalhos em cicloergômetros, em especial nas CI da região glútea.

Os exercícios de resistência, em especial com foco na resistência muscular localizada de panturrilha e coxas, podem somar-se aos aeróbicos, mas não os substituir.

Cada sessão terá também seus períodos de aquecimento e volta à calma, com uma duração de 5 a 10 minutos cada um, com exercícios de alongamentos, assim como os de propriocepção e equilíbrio.

Frequência

As recomendações das diretrizes atuais mostram que a frequência de treinamento deve ser de pelo menos 3 vezes por semana, sendo esta associada a maiores ganhos do que com frequências menores, assim como em frequências maiores também não parecem adicionar ganhos. Temos, então, indicações de 3 a 5 vezes por semana.

Duração do Programa

A literatura sugere diferentes durações, oscilando, a maioria, entre 12 semanas a 6 meses de um PR-CPM. Sabe-se que a duração mínima ideal seria de 12 semanas (3 meses), com uma meta de podermos estender até 6 meses um programa supervisionado e depois continuar sem supervisão.

Tabela 20-2. Orientações gerais para prescrição de exercício supervisionado em caminhada em esteira nos portadores de doença arterial periférica

Modalidade	Caminhada Supervisionada em Esteira
Intensidade	40 a 60% da carga máxima de um teste ergométrico prévio em esteira ou numa carga que leve à dor dos MMII dentro de 3-5 minutos durante um T6m
Duração da sessão	30 a 50 minutos de um exercício intermitente; o objetivo é acumular pelo menos 30 minutos de caminhada
Intensidade da dor	De moderada a moderada, ou de moderada a severa, conforme tolerado
Relação esforço/repouso	A duração da caminhada deve se de 5 a 10 minutos de modo a desencadear dor moderada a severa, seguida de repouso até a dor ter se dissipado (2 a 5 minutos)
Frequência	3×/semana, supervisionado
Duração	Pelo menos por 12 semanas
Progressão	A cada 1 a 2 semanas – elevar a duração do treino até atingir 50 minutos Conforme o paciente possa caminhar mais de 10 minutos sem sentir dor, elevar a inclinação ou velocidade da esteira de modo a manter os picos de caminhada de 5 a 10 minutos
Manutenção	Manutenção por toda vida pelo menos por 2×/semana

Fonte: Treat-Jacobson et al. 2019.[1]

O efeito do treinamento começa a aparecer em torno de 6 semanas, com maior ganho em 12 semanas. Este ganho parece se manter por até 1 ano após a interrupção.

Assim a recomendação atual é de o programa ter pelo menos 3 meses, acompanhado de mudanças do estilo de vida de modo a controlar os FR para as DCV, com ênfase nos diretamente ligados à DAOP, como o tabagismo e o diabetes.

Podemos resumir as orientações na **Tabela 20-2**.

Reabilitação Domiciliar ou Não Supervisionada

Os programas normais de RCPM envolvem deslocamento para um centro de reabilitação 3 vezes por semana, por vezes não alcançável pelo paciente por diferentes razões, como: dificuldade por outras comorbidades e custo do deslocamento, dificuldade de associação ao trabalho ou impedimento familiar. Estudos mostram que até 69% dos pacientes elegíveis para um PRCPM por DAOP não aderem ao PRCPM.[1,3,9]

Tais pacientes poderiam se beneficiar com os programas domiciliares. Igualmente, passariam por uma avaliação pré-participação para sua estratificação de risco em relação aos exercícios e identificação da presença das outras comorbidades comumente associadas à DAOP.

McDermott *et al.* citam três ensaios que demostram os benefícios destes programas domiciliares, sendo eles: o de Collins *et al.*,[17] o Group-Oriented Arterial Leg (GOALS), de McDermott *et al.*, 2013,[18] e o de Gardener *et al.*[19]

No geral estes autores orientam a caminhada 5 dias por semana com o objetivo de atingir 40 a 50 minutos, alternando caminhadas intercaladas por interrupção pela claudicação, repouso e retomada da caminhada, até obter esta meta.[9]

Uma característica destes estudos é que os pacientes tinham vínculos com programas educacionais de mudanças comportamentais com objetivo de controle dos fatores de risco e eram vinculados a um instrutor. Também contavam com monitoramento periódico por telefone, por este instrutor, com necessidade de registros e relatórios do programa de caminhadas, e visitas periódicas aos centros para fornecer *feedback*.[17-19]

A última diretriz da AHA/ACC[1] também cita a segurança e benefícios com os programas domiciliares colocando-os como classe IIa, nível de evidência A, orientando o estímulo de programas de caminhadas no domicílio e/ou nas suas vizinhanças. Também sugerem o uso de pedômetros para monitorar os treinamentos, o fornecimento de registros individualizados dos objetivos e realização das tarefas, com acompanhamento semanal por telefone.

É importante ressaltar que mesmo treinamentos domiciliares sem indução da dor, demostram ganho clínico e funcional dos pacientes. Este tipo de treinamento pode ser mais bem-aceito pelos pacientes que não toleram a dor, podendo elevar a adesão deste paciente.

Variabilidade de Resposta

Embora a maioria dos estudos cite melhora do desempenho da caminhada nos portadores de DAOP com os PRCPM, existe grande variabilidade quanto à magnitude do ganho entre os estudos.[1,3,4,8,18] É claro que esta variabilidade pode estar relacionada, também, com a grande variabilidade existente entre as metodologias dos estudos, como: esteira × caminhada, duração da sessão e do programa, frequência semanal de treino e intensidade da dor tolerada, tempo de recuperação, além das técnicas utilizadas para avaliar os ganhos com o treinamento (esteira, T6m, questionários de QV).

Os poucos estudos que focaram na variabilidade de ganho com um mesmo tipo de PRCPM sugerem não haver grande variabilidade, não existindo características clínica, como: idade, sexo, raça negra, *performance* do T6m, ITB, presença ou não de diabetes, que permita predizer quem terá ganho ou não.[1]

O que se sabe é que se a doença for muito incapacitante a ponto de não permitir a deambulação, então esta classe de pacientes terá menores ganhos. Na realidade parece que nestes pacientes muitos graves a indução de isquemia pode elevar a inflamação induzida pela isquemia e piorar a função mitocondrial, sendo mais danoso ao paciente.

Os PRCPM, supervisionados ou não, para os portadores de DAOP, devem ter continuidade, ou seja, devem ser para toda vida. Devem respeitar as limitações de outros acometimentos sistêmicos e comorbidades, e estarem associados a programas educativos de combate aos outros FR para as DCV, em especial abandono do tabagismo e controle aperfeiçoado do diabetes, de modo a manter os benefícios obtidos.

ANEURISMAS AÓRTICOS

O aneurisma da aorta (AA) é uma dilatação irreversível de algum segmento da aorta que exceda seu diâmetro normal para idade e peso. É denominado aneurisma quando o diâmetro transversal da aorta exceder em uma vez e meia o diâmetro normal.[20,21]

Os aneurismas são descritos conforme sua localização anatômica, sendo os aneurismas da aorta torácica (AAT) aqueles envolvendo a porção ascendente, arco, descendente e toracoabdominal quando se estender para a porção abdominal. Já o aneurisma de aorta abdominal (AAA) é uma condição degenerativa da aorta infrarrenal.

Cerca de 50 a 60% dos AAT comprometem a aorta ascendente, 30 a 40% a descendente, 10% o arco e 10% apresentam comprometimento da porção toracoabdominal.[20,21]

Vários são os fatores predisponentes para os AAT, como: tabagismo, hipertensão arterial sistêmica (HAS), aterosclerose, desordens genéticas (síndrome de Marfan e Ehlers-Danlos, etc), infecciosa (sífilis) e congênita (valva aórtica bicúspide), sendo que 20% deles apresentam história familiar positiva para AA.[22]

A degeneração progressiva da camada média predispõe o enfraquecimento da parede, a dilatação e, por último, a ruptura da parede.[23] Aneurismas pequenos dilatam numa taxa previsível, com o risco de ruptura em função do seu tamanho, formato e taxa de dilatação. Com base na lei de Laplace, em que a tensão superficial aumenta proporcionalmente ao aumento do diâmetro do aneurisma, pressupõe-se que quanto maior o aneurisma, maior o risco de ruptura.

A ruptura do AAA é a 13ª causa de morte nos USA e a 3ª causa de morte súbita em homens idosos acima dos 60 anos, com uma prevalência de 4% a 7,6% na raça branca.[23-27] Apresenta grande letalidade e associação à idade, ocorrendo numa frequência de 5 a 7,5% no sexo masculino e de 1,5 a 3% no sexo feminino.[24] Os autores relatam uma mortalidade, quando roto, de até 80% e que representa 2% das causas *mortis* entre homens dos 65 a 74 anos.[27,28]

Por todo mundo a ocorrência dos AA tem aumentado, em parte por aumento da expectativa de vida.[20,26] A incidência dos AAT e dissecção é estimada em 9,1 a 16,3 casos por 100.000 pessoas/ano.[22] A média de idade no diagnóstico varia de 59 a 69 anos, com predominância também do sexo masculino de 2:1 a 4:1.[20,21]

Idade, estado de saúde em geral, comorbidades e tradicionais fatores de risco (FR) para as DCV contribuem para o alto risco cirúrgico destes pacientes tanto no per quanto no pós-operatório.[27,29] A associação a outras doenças é alta, estando associado a cardiopatias (60-70%), doenças pulmonares (40-50%), grande tabagismo (50-80%), doença renal crônica (10-12%) e diabetes (10-12%).[25,30]

O tratamento cirúrgico, quer a céu aberto ou por endopróteses, atualmente é o único tratamento efetivo, sendo indicado para os homens com diâmetros do aneurisma acima de 5,5 cm e de 5 cm para o sexo feminino, considerando os casos dos AAA.[20,27] A disseminação da triagem dos AAA pela busca ativa através da ultrassonografia abdominal permitiu reconhecimento mais precoce dos AAA.[31] Felizmente 90% dos detectados precocemente estão abaixo destes limites.[24] Como não há tratamento capaz de inibir sua progressão, ficam os pacientes com diâmetro de 3 a 4,9 cm somente em programa de espera e acompanhamento.[20,28]

Uma estratégia para melhorar a evolução clínica pré-operatória dos AA é escassa, sendo muitos dos pacientes deixados com o aviso que apresentam uma doença potencialmente fatal e que carrega um potencial de morte súbita por anos até atingir a elegibilidade cirúrgica.[23] Como medidas gerais, as diretrizes recomendam cessar o tabagismo e fazer modificações do estilo de vida removendo os FR sabidamente relacionados com as DCV, mas estas intervenções têm mínima efetividade em prevenir a progressão dos AA.[30]

Outro fator importante a ser considerado é que a morbidade e a mortalidade após cirurgias vasculares geralmente são maiores que as cirurgias não cardíacas. A doença aterosclerótica coronariana (DAC) coexistente, vida sedentária e tabagismo resultam em maiores taxas de complicações cardíacas e pulmonares.[30] O estresse cirúrgico, associado ao estresse hemodinâmico peroperatório, eleva o consumo de oxigênio tissular no período do pós-operatório imediato, de modo que um mínimo de capacidade aeróbica (CAer) seja necessário para manter uma adequada resposta e a habilidade de realizar um esforço pré-operatório.[32] Um paciente com adequada aptidão física enfrentaria esta demanda de modo eficaz, mas os de baixa aptidão podem não ter condições de fazê-lo levando à hipóxia tissular e favorecendo a complicações.

Desse modo, partindo do princípio de que as complicações pós-operatórias ocorrem 5 vezes mais nos pacientes que apresentam baixa CAer, identificar este grupo de alto risco para morte e complicações e melhorar esta aptidão, são desafios do período pré-operatório.[32]

Tew *et al.*, 2014, começaram a perceber que determinar a CAer no pré-operatório seria padrão-ouro para estimar estes riscos, já existindo robusta evidência em prever eventos adversos nos pacientes com inadequada aptidão física avaliada por testes funcionais como teste de caminhada de 6 minutos (T6min), o teste ergométrico (TE) e o teste cardiopulmonar de exercício (TCPE), este último considerado o padrão ouro da avaliação funcional.[25,32]

Entretanto, aproximadamente metade dos pacientes de cirurgia abdominal não encontra requisitos de aptidão física num TCPE para colocá-los em baixo risco cirúrgico. Deste modo, é intuitivo que programas para melhorar a aptidão física em pré-operatório reduziriam a mortalidade e a morbidade.[30] Assim temos convincentes razões não só de realizar um TE/TCPE sintoma limitante em pacientes selecionados portadores de AA, como também de indicar melhora da CAer no pré-operatório por meio de um programa de reabilitação cardiovascular (PRC) com a finalidade de reduzir as complicações no per e pós-operatório.[26,30,31]

Serão estas evidências da indicação e segurança na realização de um TE/TCPE S como meio de avaliar o risco cirúrgico e fornecer dados para um PRC, além dos benefícios e como orientar os portadores de AA de realizarem um PRC, enquanto aguardam seu tempo cirúrgico, que iremos rever.

Aneurisma da Aorta Abdominal e o Teste de Exercício

A capacidade funcional, traduzida pela CAer, é boa indicadora de prognóstico para cirurgias, podendo ser avaliada por questionários ou mesmo testes simples, como subir dois lances de escadas ou o T6min, facilitando a identificação daqueles com maior risco cirúrgico para complicações cardiopulmonares no pós-operatório, sendo maior se sintomas cardíacos limitam o esforço.[30,32]

É fato que maiores níveis de CAer estão associados a maiores taxas de sobrevida em pacientes submetidos tanto a cirurgias torácicas quanto abdominais. Tanto o $\dot{V}O_{2pico}$ quanto o $VE/\dot{V}CO_2$ *slope* são poderosos marcadores de risco nos idosos, na insuficiência cardíaca e demais outras condições clínicas.[32,33] Diversos autores são unânimes ao concluir que maior CAer, está associada a menores complicações pós-operatórias e menor tempo de internação, isto sendo evidente, também, no condicionamento da musculatura inspiratória.[34]

Myers *et al.*, 2011, 2014, em ambos os estudos, concluíram que o TCPE foi seguro e sem eventos sérios documentados.[23,34] Mesmo as respostas alteradas da pressão arterial (hiper ou hipotensão) não foram observadas com maior incidência do que no grupo-controle, sendo o mesmo constatado em relação às arritmias complexas.

Um único relato de Best *et al,*. de 1998, referiu que apesar de ser segura a realização do TE/TCPE nos AAA < 40mm na Mayo Clinic, observou uma ruptura de um AAA 12 horas após a realização de um TECP num AAA de 6,1 cm, mas sem, necessariamente, fazer relação causal.[35]

No estudo de Myers *et al.* com AAA abaixo dos 50 mm, observaram que o $\dot{V}O_2$ ficou a 77% do previsto para idade, confirmando os dados de que os portadores de AAA apresentam redução da capacidade funcional prevista. Tal fato, provavelmente, não se correlaciona com AA por si, mas às diversas morbidades presentes nestes pacientes com impacto negativo na tolerância ao esforço, como: obesidade, diabetes, sedentarismo, doença isquêmica coronariana e periférica.[33]

Os dados aqui apresentados justificam o uso rotineiro do TE/TCPE para avaliação funcional destes pacientes com AAA, com o objetivo de estratificar seu risco para intervenções nestes pacientes assim como para prescrever exercícios.

AAA E EXERCÍCIO

Dados da literatura afirmam que maiores níveis de aptidão física estão associados a taxas mais elevadas de sobrevida em pacientes submetidos tanto a cirurgias torácicas quanto abdominais. Em especial as variáveis $\dot{V}O_{2pico}$, $\dot{V}O_2$ no LV1 e o $VE/\dot{V}CO_2$ *slope* são poderosos marcadores de risco nos idosos, DPOC, na IC e demais condições clínicas.[33]

Estima-se que aumentando a aptidão aeróbica através de um PRCPM, teremos reflexos positivos sobre a evolução no per e pós-operatório. O PRCPM seria uma estratégia com o potencial de melhorar a saúde e qualidade de vida dos portadores de AAA, além de serem seguros e custo-efetivos.[23,31]

Estes pacientes se mantêm em alto risco de progredirem na sua doença da aorta e desenvolverem outros eventos cardiovasculares que podem ser modulados de forma favorável pela exposição regular aos exercícios.[22,36]

Há relatos de síndromes aórticas agudas (SAAg) após esforços físicos vigorosos não usuais, como levantamentos de pesos ou carregar objetos muito pesado, sendo estes gatilhos por provável elevação transitória não usual da pressão arterial.[37] É plausível que agudas elevações da PA elevem o risco de ruptura, ou recorrência desta, em portadores de AA. Isto porque, invariavelmente, temos uma dilatação pré-ruptura, e esta sofre maior estresse de parede do que uma aorta normal.[22,30,37,38] Justifica-se este receio pela Lei de Laplace, pois os aneurismas de maior diâmetro sofrerão maior estresse de parede para cada dada PA sistólica, apesar de artigos recentes questionarem tal fato.[22]

Os receios que impediam e desmotivavam a indicação do treinamento para este grupo de pacientes, era que uma elevação exacerbada do DP durante o esforço poderia desencadear um evento agudo. Todavia este receio para esforços de moderada intensidade parece não ter fundamento.[22,25,30] Conforme estes aneurismas foram sendo diagnosticados mais precocemente e se conhecendo mais sobre a doença, este receio diminuiu.[26,39,40]

O que se observou foi uma progressiva inserção destes pacientes num PRCPM, com o objetivo de elevar a CA, com treinamento aeróbico (TA) em intensidade controlada, com supervisão e monitoramento da FC e da PA, no pré e pós-operatório dos pacientes portadores de AAT e AAA por diferentes estudos.[30,40]

Tew et al. investigaram a eficácia de um programa de 12 semanas de treinamento em 28 pacientes com AAA infrarrenal com diâmetros entre 30-50 mm sobre sua CA, qualidade de vida e específicos fatores de risco cardiovasculares comparando-os com um GC. O GT treinou 3 vezes por semana, por 12 semanas, em ciclo e esteira por 35-45 minutos, com intensidade controlada pela escala de Borg na faixa de 12-14, e na FC do LV1 obtido por um TECP prévio. Os autores concluíram que o treinamento de moderada intensidade foi eficaz, com boa adesão e nenhum efeito adverso ou aumento dos diâmetros dos AAA. Verificaram ganhos nos parâmetros de aptidão física e marcadores de inflamação sistêmica. A redução da PA sistólica e dos marcadores inflamatórios significa redução indireta dos fatores de risco para progressão dos AAA. Os autores citaram ainda a elevação de 2,5 mL/kg/min do $\dot{V}O_2$ no LV1, valor similar aos obtidos em adultos idosos saudáveis, mostrando que a presença do AAA não impediu a treinabilidade. Este valor foi clinicamente significativo e com potencial de reduzir o risco deste paciente no per e pós-operatório, reduzir o tempo de internação e risco de óbito. Por fim, concluem ser o TA exequível e seguro nos portadores de AAA, tendo o potencial de causar importantes efeitos benéficos na saúde destes pacientes, com melhora na capacidade funcional, redução da inflamação sistêmica, traduzida pela menor PCR, e também menor PA Sistólica.[24]

Foi realizado um ensaio clínico randomizado com pacientes entre 50-85 anos e AAA infrarrenal com diâmetros entre 3-5.[28] O grupo realizava 3 sessões semanais por 12 semanas, treinando em esteira e cicloergômetro por 35-45 minutos, em escala de Borg 12-14 na escala de 20. De modo geral foram encontrados melhora clinicamente significativa dos parâmetros de capacidade funcional (> $\dot{V}O_2$ no LV), marcadores de inflamação sistêmica (PC reativa) e no controle da PA Sistólica, com pouca ou sem mudança na qualidade de vida e diâmetro do AAA.

Hashem et al. avaliaram se um período de treinamento no pré-operatório de correção para AAA infrarrenal melhoraria a capacidade funcional avaliada por TCPE. Realizaram 6 semanas de TA com uma 1 hora de duração, 3 vezes na semana, associados a 6 a 8 diferentes tipos de exercícios de força com pesos livres. Encontraram elevação do $\dot{V}O_{2pico}$ não significativa e mudança no $\dot{V}O_2$ do LV de 12,2 mL/kg/min^{-1} para 14,4 mL/kg/min^{-1}, diferença esta estatística e clinicamente significante. Outro dado que também retratou um ganho foi o tempo de tolerância na esteira, passando de 379 segundos para 604 segundos.[31]

Tew et al. também defendem que pacientes referidos para cirurgia com AAA de 5,5-7 cm deveriam frequentar um PRCPM como preparo pré-operatório.[25]

Delsart et al. também reforçaram o conceito de que o exercício regular é seguro em intensidades entre 3 a 5 METs, sendo indicado como modo adicional no controle pressórico e na melhora da qualidade de vida no pós-dissecção da aorta.[41] Os autores analisaram 105 pacientes com passado de dissecção aórtica tipo A e B de Stanford (47% tipo A e 53% tipo B) referenciados para TECP prévio a um PRCPM. A resposta pressórica se manteve em níveis aceitáveis durante o treinamento.

Existe suficiente literatura sugerindo não ser necessário ter medo de estes pacientes participarem de um PRCPM, e que esforços devem ser realizados para melhorar a capacidade funcional destes pacientes no pré-operatório e dar continuidade no pós-operatório. Outra vantagem seria a real possibilidade de estes PRCPM com TA de moderada intensidade reverterem as condições clínicas, metabólicas e hemodinâmicas adversas associadas ao desenvolvimento da DAC, apesar de o efeito de exercícios de maior intensidade ainda ser desconhecido.[26,42-44]

Ainda não está bem definida a situação dos aneurismas por alterações do colágeno, como na Síndrome de Marfan e seus correlatos. Pyeritz et al. sugerem que estes indivíduos portadores de AA

Tabela 20-3.

- Evitar exercícios dinâmicos não competitivos que envolvam altas intensidades, paradas súbitas, rápidas mudanças de direção, ou com risco de impacto com adversários, equipamentos ou contra o solo
- Permitido atividades aeróbicas dinâmicas de moderada intensidade (50% da capacidade aeróbia) e manter uma FC 100 bpm ou < 110 bpm, caso em uso ou não de betabloqueadores
- Evitar exercícios envolvendo grandes componentes estáticos, como levantamento de pesos, subidas de inclinação, ginástica e apoios de frente sob o solo
- Evitar atividades com grandes variações da pressão atmosférica, como: mergulho em profundidade e voos em aeronave não pressurizada
- Permitido o treinamento de força com grandes repetições e cargas leves, interrompendo antes da fadiga muscular

FC: Frequência Cardíaca, bpm: batimento por minuto
Fonte: Braverman AC, 1998[46]

associado a estas doenças, por terem substrato diferente, não deveriam fazer TE/TECP, que a FC não deveria ultrapassar 100 bpm e níveis de PAS acima de 180 mm HG, ou seja, DP elevados, pelo perigo de potencial ruptura na população de Marfan (**Tabela 20-3**).[33,45]

Orientações Gerais

- Os pacientes com aneurismas de aorta devem evitar realizar com elevados componentes de contração estática (p. ex.: levantamento de altas cargas de peso), pois ocasionam, fisiologicamente, grande elevação das pressões arteriais;
- Exercícios aeróbicos (caminhadas, bicicleta etc.) geralmente são seguros, no entanto, deve ser avaliada a resposta da curva pressórica durante o exercício, evitando elevações acima de 180 mm Hg;[47]
- Apesar de os estudos sugerirem serem seguros, este grupo de pacientes deve iniciar o treinamento supervisionado em centros especializados em PCR;
- Estes pacientes devem passar por uma avaliação pré-participação global; exclusão dos pacientes de maior risco; sessões realizadas com supervisão por equipe treinada e com médico presencial; pronta avaliação de qualquer sintomas/sinais adversos; material de PCR de rápido alcance e ter interrupção da sessão por quaisquer anormalidades cardiovascular ou suspeita de ser do AA;
- As recomendações mínimas das diretrizes para implementação de atividade física/exercício para a população em geral, ou seja, atividade aeróbia de moderada intensidade no máximo dos dias da semana, por 30 minutos, perfazendo um total de 150 minutos por semana, e adoção de um estilo de vida ativo, não está contraindicada, devendo ser estimuladas e sendo bem toleradas nos pacientes estáveis.
- O controle do DP com drogas que reduzam a PA e a FC, como os betabloqueadores, bloqueadores de canal de cálcio que não levem à taquicardia, IECA e BRAs, são, em geral, utilizados por estes pacientes e permitem maior esforço com menor elevação do DP, que é uma preocupação. O controle do DP, ou seja, da PA e da FC, quer em repouso ou ao esforço, deve ser uma preocupação e foco do tratamento clínico.
- Programas de treinamento de força limitados, explorando cargas leves, que não levem à fadiga localizada ou provoquem a Manobra de Valsalva, podem ser benéficos e liberados, assim como a atividade sexual com posições mais passivas.

Devemos considerar que manter a adesão num PRCPM é desafio, para minimizar a evasão dos serviços supervisionados, ou o abandono do treinamento domiciliar, recomendam-se: contratos por escrito, diário de exercícios para ser preenchido, contato telefônico, monitores de FC, pedômetros, encontros via internet etc.[40]

Sabemos que a prática regular do binômio atividade física/exercício reduz de modo significativo o risco de morte por qualquer causa e, em especial, por causa das doenças cardiovasculares, e estas têm alta prevalência nesta população de AA. A cada elevação de 1 MET na capacidade funcional, temos redução de 13 a 15% deste risco.

Evidências indiretas, ainda sem consenso, sugerem que o exercício pode inibir/retardar a dilatação dos AA através de mecanismos de melhorar a hemodinâmica aórtica e reduzir marcadores inflamatórios.[26]

Por fim, melhora na capacidade funcional pré-operatória, enquanto se aguarda o tempo cirúrgico, teria o benefício de ajudar a controlar os diversos fatores de risco e/ou comorbidades presentes nesta população, assim como reduziria a morbidade e mortalidade per e pós-operatória, sendo associado a maiores taxas de sobrevida no pós-operatório dos AA, assim como de outras grandes cirurgias.

REABILITAÇÃO NA INSUFICIÊNCIA VENOSA CRÔNICA DOS MMII

A insuficiência venosa crônica dos membros inferiores (IVCMI) é uma afecção muito comum na população geral e acompanha-se de elevada morbidade.[48-50] Caracteriza-se pela incapacidade em manter o equilíbrio entre o fluxo sanguíneo que chega aos membros inferiores (MMII) e o seu retorno, em razão de distúrbios dos sistemas venosos superficial e profundo. Dois mecanismos são fundamentais para que essa doença ocorra: obstrução mecânica ao fluxo venoso e refluxo do sangue venoso através de válvulas incompetentes. Temos alguns fatores de riscos tradicionalmente relacionados com a IVCMI, como: história familiar ou de traumas venosos, gestações múltiplas, obesidade, hipertensão arterial sistêmica (HAS), disfunção ventricular, tabagismo, uso de anticoncepcionais e esteroides anabólicos e o passado de tromboflebite e/ou trombose venosa profunda (TVP).[51]

Além das limitações pessoais, devem ser considerados também o impacto social e os prejuízos financeiros provocados pela IVCMI. Suas manifestações clínicas incluem desconforto, em especial vespertino, como sensação de peso e prurido nos MMII, telangiectasias, dilatação varicosa, edema, alterações cutâneas e ulcerações, embora alguns doentes possam ser assintomáticos.[50,52] Sua etiologia é multifatorial, envolvendo obstrução venosa profunda, incompetência valvular, refluxo venoso e disfunção da bomba muscular da panturrilha. A prevalência da IVCMI aumenta com a idade, provavelmente em razão da menor eficácia da bomba muscular da panturrilha e alterações na hemodinâmica venosa dos MMII.[48,51,53,54]

O exercício físico (EF) aumenta o tônus muscular dos MMII e ativa a bomba muscular, o chamado "coração periférico" e, consequentemente, pode melhorar sua ação no sistema venoso, com consequente queda na pressão de deambulação e elevação do retorno sanguíneo. Este "coração periférico" ocorre pelo fato de que durante a prática de caminhadas, trotes e corridas, a musculatura das panturrilhas se contraem e comprimem o sistema venoso profundo, elevando sua pressão e propelindo o sangue em direção ao coração, contando com a função de uma via só das válvulas venosa, que impedem o refluxo na fase de relaxamento da musculatura.[49]

Associado a tal fato, temos que a prática regular de EF contribui indiretamente para a redução de outros fatores de risco associado a IVCMI, não só eliminado o sedentarismo, mas também reduzindo a obesidade, a HAS, a fraqueza muscular dos MMII e estimulando o abandono do tabagismo. O exercício físico tem sido utilizado tanto no tratamento quanto na prevenção da IVCMI.[48,49,53] Todavia, a literatura médico-científica é escassa em estudos sobre o papel do exercício físico na prevenção e de seu uso como terapia coadjuvante na insuficiência venosa dos MMII, não chegando a fornecer dados com robustez de evidências.[50]

Como descrito acima, o chamado "coração periférico" dos MMII depende de três componentes: a bomba muscular da panturrilha constituída basicamente do gastrocnêmio e solear, a competência valvular venosa e a contenção exercida pela fáscia local.[49] Há uma correlação entre a deficiência muscular local e a gravidade da IVCMI.[51] Deste modo, programas estruturados para o fortalecimento local desta bomba muscular são o foco principal nesta prescrição – nível de evidência C, associados a atividades aeróbicas como caminhada, ciclo, natação e hidroginástica. Devem ser evitadas atividades de alto impacto e de risco de trauma nos MMII, e estimulado o uso rotineiro de meias elásticas compressivas – nível de evidência A, mesmo durante as atividades.[51,53,54]

Na avaliação pré-participação devemos dar atenção às comorbidades associadas que são também fatores de risco para a IVCMI, como as já citadas, em especial a obesidade, diabetes, disfunções cardiopulmonares, HAS e dos seus possíveis fatores limitantes (limiar isquêmico, neuropatia periférica, resposta pressórica etc.), uso de medicações e passado de TVP, além da gravidade da IVCMI.

A prescrição do componente aeróbico da sessão deverá seguir as orientações gerais para este componente e deverão envolver atividade para os MMII.[13] Deve-se dar ênfase aos exercícios de flexibilidade e de fortalecimento dos grupamentos musculares dos MMII, em especial aqueles para a musculatura da panturrilha, além do treinamento da flexibilidade da articulação do tornozelo naqueles portadores de edema crônica e fibrose desta área por úlcera venosa crônica.[52,54]

O fortalecimento e o alongamento da musculatura dos MMII, com ênfase nos das panturrilhas, associado ao treinamento aeróbio geral, com caminhadas, esteira ou em ciclo ergômetros, são citados por todos os autores como facilitadores em promover a função de bombeamento periférico melhorando o retorno venoso.[50-54] A melhora da amplitude articular do tornozelo e uma musculatura da panturrilha mais forte aumentariam a fração de ejeção venosa, com menor volume residual, e poderiam ser úteis na prevenção e na progressão nas fases iniciais da doença.

Mesmo na vigência da TVP, os autores não mais recomendam repouso, e o que era uma contraindicação para a prática de exercícios durante 3 a 6 meses, atualmente se prefere a deambulação precoce associada a meias compressivas assim que o paciente estiver estabilizado e com anticoagulação plena.[55-57] Do ponto de vista fisiopatológico, a grande justificativa para evitar a imobilização prolongada é que esta produziria consequências adversas decorrente da estase venosa, importante fator responsável pela trombogênese. A inatividade do mecanismo de bombeamento do sistema venoso proporcionado pelos músculos dos MMII ("bomba muscular") e a atividade fibrinolítica deprimida são fatores que contribuiriam para a formação e propagação do trombo, com sequelas pós-trombóticas graves.[55-57]

Caminhadas progressivas, iniciando com 15 minutos diários e com meta de atingir de 4 a 5 km gradualmente, são iniciadas em prazos variados. Alguns autores esperam 6 semanas para o início dos exercícios,[52] já outros preconizam de 7 a 10 dias após o início da TVP.[53,54] Deste modo, reduzir-se-ia o decúbito como fator de risco da TVP,[54,55,58] além de se prevenir outros efeitos deletérios do repouso, como a perda funcional aeróbica, perda dos reflexos posturais, balanço nitrogenado negativo com perda de massa magra e complicações pulmonares.[13,56]

A combinação de anticoagulação, uso de meias elásticas de média a alta compressão e a deambulação precoce em pacientes com TVP conduziriam a uma regressão mais rápida de sintomas e sinais clínicos, como dor, edema, hiperemia com melhora na qualidade de vida desses indivíduos, sem que fosse verificada maior incidência de desfechos adversos relevantes.[54,55,57,58]

Concluímos que a literatura é unanime na indicação da prática de exercícios nos portadores de IVCMI, sendo a prática em moderada intensidade, tanto dos componentes aeróbios quanto de exercícios resistivos, segura e eficaz na sua prevenção e tratamento. Auxilia a reduzir as comorbidades, e associados ao uso de meias elásticas, é importante tratamento coadjuvante.

REFERÊNCIAS BIBLIOGRÁFICAS

1. Treat-Jacobson D, McDermott MM, Bronas UG, Collins TC, Criqui MH, Gardner AW, et al. Optimal exercise programs for patients with peripheral artery disease a scientific statement from the american heart association. Circulation. 2019 January 22;139:e10–e33.
2. Bakker EA, Lee DC, Sui X, Artero EG, Ruiz JR, Eijsvogels TMH, et al. Association of resistance exercise, independent of and combined with aerobic exercise, with the incidence of metabolic syndrome. Mayo Clin Proc. August 2017;92(8):1214-22.
3. Gerhard-Herman MD, Gornik HL, Coletta Barrett RN, Barshes NR, Corriere MA, Drachman DE, et al. 2016 AHA/ACC Guideline on the Management of Patients With Lower Extremity Peripheral Artery Disease: a report of the american college of cardiology/american heart association task force on clinical practice guidelines. Circulation. 2017 March 21;135(12):e726–e779.
4. Olin JW, White CJ, Christopher J, Armstrong A, Ehrin J, Kadian-Dodov D, et al. peripheral artery disease: evolving role of exercise, medical therapy, and endovascular options. J Am Coll Cardiol. 2016;67(11):1338-57.
5. Lauret GJ, Fakhry F, Fokkenrood HJP, Hunink MGM, Teijink JAW, Spronk S. Modes of exercise training for intermittent claudication. Cochrane Database of Systematic Reviews 2014;7:CD009638.
6. Handbook of Non Drug Intervention (HANDI) Project Team. Exercise for intermittent claudication and peripheral arterial disease. Aust Fam Physician. 2013 Dec;42(12):879.
7. Hamburg NM, Balady GJ. Exercise rehabilitation in peripheral artery disease: functional impact and mechanisms of benefits. Circulation. 2011;123:87-97.
8. Lane R, Harwood A, Watson L, Leng GC. Exercise for intermittent claudication (Review). Cochrane Database of Systematic Reviews 2017;12:CD000990.
9. McDermott MM. Exercise interventions in patients with diabetes and peripheral artery disease. In: Kokkinos P, Narayan P (Eds.) Cardiorespiratory fitness in cardiometabolic diseases. Prevention and Management in Clinical Practice, Springer Nature Switzerland AG 2019. (eBook). p. 217-28.
10. American College of Sports Medicine. Diretrizes do ACSM para os Testes de Esforço e sua Prescrição. Rio de Janeiro: Guanabara Koogan, 2014.
11. Fletcher GF, Ades PA, Kligfield P, Arena R, Balady GJ, Bittner VA, et al. Exercise standards for testing and training: a scientific statement from the American Heart Association. Circulation. 2013;128:873-934.
12. Golledge J, Maarij K, Moxon JV, Beard JD, Girold S, Wrang H, et al. Systematic review and meta-analysis of clinical trials examining the benefit of exercise programmes using nordic walking in patients with peripheral artery disease. Eur J Vasc Endovasc Surg. 2018;56:534-43.
13. Herdy AH, López-Jimenez F, Terzic CP, Milani M, Stein R, Carvalho T, et al. Sociedade Brasileira de Cardiologia. Consenso Sul-Americano de Prevenção e Reabilitação Cardiovascular. Arq Bras Cardiol 2014;103(2Supl.1):1-31.
14. Teixeira JAC. Simplicity and complexity of the six-minute walk test. International Journal of Cardiovascular Sciences. 2019;32(2):98-9.
15. Fokkenrood HJP, Lauret GJ, Verhofstad N, Bendermacher BLW, Scheltinga MRM, Teijink JAW. The effect of supervised exercise therapy on physical activity and ambulatory activities in patients with intermittent claudication. Eur J Vasc Endovasc Surg. 2015;49:184-91.
16. Garber CE, Blissmer B, Deschenes MR, Frankling, BA, Lamonte MJ, Lee IM, et al. Position stand: quantity and quality of exercise for developing and maintaining cardiorespiratory, musculoskeletal, and neuromotor in apparently healthy adults: guidance for prescribing exercise. MSSE. 2011:1334-59.
17. Collins TC, Lunos S, Carlson T, Henderson K, Lightbourne M, Nelson B, et al. Effects of a home-based walking intervention on mobility and quality of life in people with diabetes and peripheral arterial disease: a randomized controlled trial. Diabetes Care. 2011;34(10):2174-9.
18. McDermott MM, Liu K, Guralnik JM, Criqui MH, Spring B, Tian L, et al. Home-based walking exercise intervention in peripheral artery disease: a randomized clinical trial. JAMA. 2013;310(1):57-65.
19. Gardner AW, Parker DE, Montgomery PS, Blevins SM. Step-monitored home exercise improves ambulation, vascular function, and inflammation in symptomatic patients with peripheral artery disease: a randomized controlled trial. J Am Heart Assoc. 2014;3(5):e001107.
20. Lira SP, Almeida TSF, Palma JH. Abreu BNA, Guimarães HP, et al. Guia prático de Cardiologia: Residência em cardiologia do Hospital do Coração – HCor. Rio de Janeiro: Editora Atheneu, 2017. p. 281-8.
21. Dias RRD, Stolf NAG. Doenças da Aorta Torácica. [Online] Disponível em: http://www.sbccv.org.br/residentes/downloads/area_cientifica/doencas_aorta_toracica.pdf

22. Thijssen CGE, Bons LR, Gökalp AL, Van Kimmenade. Exercise and sports participation in patients with thoracic aortic disease: a review. J Expert Review of Cardiovascular Therapy 2019;17(4):251-66.
23. Myers J, McElrath M, Jaffe A, Smith K, Fonda H, Vu A, et al. A randomized trial of exercise training in abdominal aortic aneurysm disease. Med Sci Sports Exerc. 2014;46(1):2-9.
24. Tew GA, Moss J, Crank H, Mitchell PA, Nawaz S. Endurance exercise training in patients with small abdominal aortic aneurysm: a randomized controlled pilot study. Arch Phys Med Rehabil. 2012;93:2148-53.
25. Tew GA, Weston M, Kothmann E, Batterham AM, Gray J, Kerr K, et al. High-intensity interval exercise training before abdominal aortic aneurysm repair (HIT-AAA): protocol for a randomized controlled feasibility trial. BMJ Open 2014;4:e004094.
26. Nakayama A, Morita H, Nagayama M, Hosina K, Uemura Y, Tomoike H, et al. Cardiac rehabilitation protects against the expansion of abdominal aortic aneurysm. J Am Heart Assoc. 2018;7:e007959.
27. Wee JYI, Choong AMTL. A systematic review of the impact of preoperative exercise for patients with abdominal aortic aneurysms. J Vasc Surg. 2018;1-9.
28. Gunasekera RC, Moss J, Crank H, Mitchell PA, Nawaz S, Tew GA. Patient recruitment and experiences in a randomised trial of supervised exercise training for individuals with abdominal aortic aneurysm. J Vasc Nurs. 2014; 32:4-9.
29. Wnuk BR, Durmała J, Ziaja K, Kotyla P, Woźniewski M, Błaszczak E. A controlled trial of the efficacy of a training walking program in patients recovering from abdominal aortic aneurysm surgery. Adv Clin Exp Med. 2016;25(6):1241-371.
30. Hornsby WE, Norton EL, Fink S, Saberi A, Wu X, McGown CL, et al. Cardiopulmonary exercise testing following open repair for a proximal thoracic aortic aneurysm or dissection. Journal of Cardiopulmonary Rehabilitation and Prevention 2019;00:1-8.
31. Barakat HM, Shahin Y, Barnes R, Gohil R, Souroullas P, Khan J, et al. Supervised exercise program improves aerobic fitness in patients awaiting abdominal aortic aneurysm repair. Ann Vasc Surg. 2014;28:74-9.
32. Moran J, Wilson F, Guinan E, McCormick P, Hussey J, Moriart J. Role of cardiopulmonary exercise testing as a risk-assessment method in patients undergoing intra-abdominal surgery: a systematic review. British Journal of Anaesthesia. 2016;116(2):177-91.
33. Myers J, Powell A, Smith K, Fonda H, Dalman RL (on behalf of the Stanford AAA SCCOR Investigators). Cardiopulmonary exercise testing in small abdominal aortic aneurysm: profile, safety, and mortality estimates. Eur J Cardiovasc Prev Rehabil. 2011 June;18(3):459-66.
34. Valkenet K, van de Port IGL, Dronkers JJ, et al. The effect of preoperative exercise therapy on postoperative outcome: a systematic review. Clin Rehabil. 2011;25:99-111.
35. Best PJ, Tajik AJ, Gibbons RJ, Pellikka PA. The safety of treadmill exercise stress testing in patients with abdominal aortic aneurysms. Ann Intern Med. 1998;129:628-31.
36. Chaddha A, Eagle KA, Braverman AC, Kline-Rogers E, Hirsch AT, Brook R, et al. Exercise and physical activity for the post–aortic dissection patient: The Clinician's Conundrum. Clin Cardiol. 2015;38(11):647-51.
37. Hatzaras IS, Bible JE, Koullias GJ, et al. Role of exertion or emotion as inciting events for acute aortic dissection. Am J Cardiol. 2007;100:1470-2.
38. Corone S, Iliou MC, Pierre B, et al. Cardiac Rehabilitation Working Group of the French Society of Cardiology. French registry of cases of type I acute aortic dissection admitted to a cardiac rehabilitation center after surgery. Eur J Cardiovasc Prev Rehabil. 2009;16:91-5.
39. Fuglsang S, Heiberg J, Hjortdal VE, Laustsen S. Exercise-based cardiac rehabilitation in surgically treated type-A aortic dissection patients. Scand Cardiovasc J. 2017 Apr; 51(2):99-105.
40. McElrath M, Myers J, Chan K, Fonda H. Exercise adherence in the elderly: Experience with abdominal aortic aneurysm simple treatment and prevention. J Vasc Nurs. 2017;35:12-20.
41. Delsart P, Maldonado-Kauffmann P, Bic M, Boudghene-Stambouli F, Sobocinski J, Juthier F, et al. Post aortic dissection: Gap between activity recommendation and real life patients aerobic capacities. Int J Cardiol. 2016 Sep 15;219:271-6. Epub 2016 June 15.
42. Gibbons RJ, Baladay GJ, Bricker JT, et al. ACC/AHA 2002 guideline update for exercise testing. Summary article: a report of the ACC/AHA task force on practice guidelines. Circulation 2002;106:1883-92.
43. Taylor CA, Hughes TJ, Zarins CK. Effects of exercise on hemodynamic conditions in the abdominal aorta. J Vasc Surg. 1999;29:1077-89.
44. Tang BT, Cheng CP, Draney MT, Wilson NM, Tsao PS, Herfkens R, et al. Abdominal aortic hemodynamics in young healthy adults at rest and during lower limb exercise: Quantification using image-based computer modeling. Am J Physiol Heart Circ Physiol. 2006;291:H668-H676.
45. Pyeritz RE. Aneurysms and Marfan syndrome. In: Durstine JL, Moore G (Eds). ACSM's exercise management for persons with chronic diseases and disabilities. Champaign: Human Kinetics Publishers, 1997. p. 69-73.
46. Braverman AC. Exercise and the Marfan syndrome. Med Sci Sports Exerc. 1998;30(10 suppl):S387-S395.
47. Isselbacher EM. Thoracic and abdominal aortic aneurysm. Circulation. 2005;111:816-28.
48. Alberti LR, Petroianu A, Corrêa D, Silva TF. Efeito da actividade física na insuficiência venosa crônica dos membros inferiores. Acta Med Port. 2008; 21(3):215-20.
49. Smith D, Lane R, McGinnes R, O'Brien J, Johnston R, Bugeja L, et al. What is the effect of exercise on wound healing in patients with venous leg ulcers? A systematic review. Int Wound J. 2018;15:441-53.
50. Araujo DN, Ribeiro CTD, Maciel ACC, Bruno SS, Fregonezi GAF, Dias FAL. Physical exercise for the treatment of non-ulcerated chronic venous insufficiency. Cochrane Database of Systematic Reviews 2016, Issue 12.
51. White-Chu EF, Conner-Kerr TA. Overview of guidelines for the prevention and treatment of

venous leg ulcers: a US perspective. Journal of Multidisciplinary Healthcare 2014;7:110-7.
52. Klonizakis M, Gumber A, McIntosh E, King B, Middleton G, Michaels JA, et al. Exercise fidelity and progression in a supervised exercise programme for adults with venous leg ulcers. Int Wound J. 2018 Oct;15(5):822-8.
53. Padberg Jr FT, Johnston MV, Sisto SA. Structured exercise improves calf muscle pump function in chronic venous insufficiency: A randomized trial. J Vasc Surg. 2004;39:79-87.
54. Kahn SR, Galanaud JP, Vedantham S, Ginsberg JS. Guidance for the prevention and treatment of the post-thrombotic syndrome. J Thromb Thrombolysis. 2016;41:144-53.
55. Lakoski SG, Savage PD, Berkman AM, Penalosa L, Crocker A, Ades PA, et al. The safety and efficacy of early-initiation exercise training after acute venous thromboembolism: a randomized clinical trial. J Thromb Haemost. 2015;13:1238-44.
56. Noack F, Schmidt B, Amoury M, Stoevesandt D, Gielen S, Pflaumbaum B, et al. Feasibility and safety of rehabilitation after venous thromboembolism. Vascular Health and Risk Management. 2015;11:397-401.
57. Penha GS, Damiano AP, Carvalho T, Lain V, Serafim JD. Early mobilization in acute stage of deep venous thrombosis of the lower limbs. J Vasc Bras. 2009;8(1):77-85.
58. Kahn SR, Shrier I, Shapiro S, Houweling AH, Hirsch AM, Rei, RD, et al. Six-month exercise training program to treat post-thrombotic syndrome: a randomized controlled two-centre trial. Canadian Medical Association Journal. 2011;183(1):37-44.

Parte 8 APÊNDICE

TE, TCPE E A COVID-19

Washington Barbosa de Araujo
José Antônio Caldas Teixeira

"Uma boa decisão é baseada em conhecimento, e não em números."

Platão

Em 31 de dezembro de 2019, a Organização Mundial da Saúde (OMS) foi alertada sobre vários casos de pneumonia na cidade de Wuhan, província de Hubei, na República Popular da China. Tratava-se de uma nova cepa de coronavírus que não havia sido identificada antes em seres humanos.

Uma semana depois, em 7 de janeiro de 2020, as autoridades chinesas confirmaram que haviam identificado um novo tipo de coronavírus. Os coronavírus estão por toda parte. Eles são a segunda principal causa de resfriado comum (após rinovírus) e, até as últimas décadas, raramente causavam doenças mais graves em humanos do que o resfriado comum.

Ao todo, 7 coronavírus humanos (HCoVs) já foram identificados: HCoV-229E, HCoV-OC43, HCoV-NL63, HCoV-HKU1, SARS-CoV (que causa síndrome respiratória aguda grave), MERS-COV (que causa síndrome respiratória do Oriente Médio) e, o mais recente, novo coronavírus (que no início foi temporariamente nomeado 2019-nCoV e, em 11 de fevereiro de 2020, recebeu o nome de SARS-CoV-2).

Esse novo coronavírus é responsável por causar a doença Covid-19 (**Fig. 1**).[1]

Em 11/03/2020, Tedros Adhanom, diretor geral da Organização Mundial de Saúde (OMS), declarou que a organização elevou o estado de contaminação à pandemia de Covid-19, doença causada pelo novo coronavírus (SARS-CoV-2).

A mudança de classificação não se deveu à gravidade da doençamas à disseminação geográfica rápida que o Covid-19 apresentou. "A OMS tem tratado da disseminação [do Covid-19] em uma escala de tempo muito curta, e estamos muito preocupados com os níveis alarmantes de contaminação e, também, de falta de ação [dos governos]", afirmou Adhanom no painel que tratou das atualizações diárias sobre a doença, naquela ocasião.[2]

COVID-19 E O SISTEMA CARDIOVASCULAR

As ações diretas do coronavírus (SARS-CoV-19) causando disfunções cardiovasculares têm sido relatadas durante a fase aguda, mas as alterações tardias ainda não foram bem estudadas. Aggarwal, nesse recente estudo, avaliou estas alterações em tipo e severidade pela ecocardiografia,

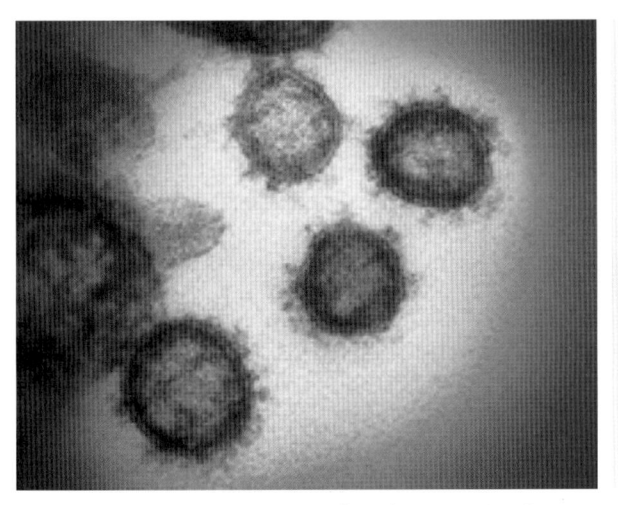

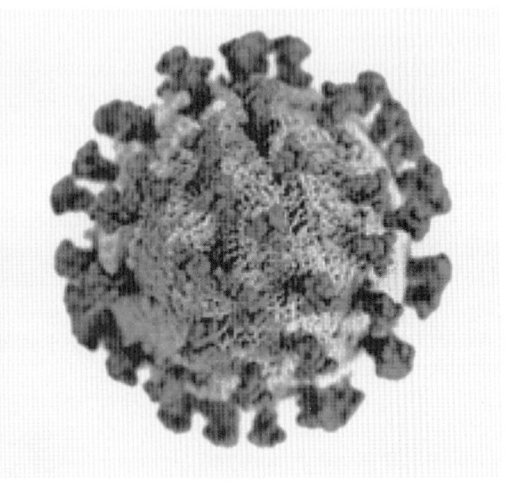

Fig. 1. Foto e esquema representando o vírus SARS-CoV-2.

focando suas avaliações em ambos os ventrículos. Foi possível verificar que os parâmetros cardiológicos ficaram mais alterados nos casos mais graves da Covid-19. Após 3 meses de acompanhamento, os pacientes com quadro moderado/severo da Covid-19 ainda apresentavam significante redução das funções ventriculares.[3]

TE, TCPE E COVID-19

O surto da Covid-19 representa uma emergência para a saúde pública mundial. Embora seja uma pandemia predominantemente respiratória, a infecção pelo SARS-CoV-2 resulta em alterações em múltiplos órgãos, causando uma redução na capacidade cardiorrespiratória. O TCPE é rotineiramente utilizado na prática clínica para o diagnóstico das doenças cardiopulmonares, bem como estabelecer o prognóstico; avaliar a segurança da reabilitação cardiovascular e para delinear os fatores envolvidos na fisiopatologia da intolerância e da fadiga ao exercício.[4]

Da mesma forma, o TCPE tem importante papel na avaliação clínica da convalescência dos pacientes com Covid-19. Em contrapartida, a análise dos gases expirados no TCPE faz o procedimento ser considerado gerador de aerossóis, com risco de contaminação, levando a uma série de cuidados para evitar contaminação do ambiente e da equipe responsável pelos exames.

Como a pandemia da Covid-19 não interrompeu a história natural das outras doenças, como os pacientes com doença ou suspeita de cardiopatias continuavam precisando realizar os testes de exercício e como estes tinha alto potencial de difusão viral, prontamente o Departamento de Ergometria, Exercício, Cardiologia Nuclear e Reabilitação Cardiovascular (DERC) da Sociedade Brasileira de Cardiologia (SBC) publicou um posicionamento sobre como proceder com os testes de exercício neste período, sendo que alguns destes procedimentos discutiremos a seguir.[5]

Primeiramente reconhece que a contenção da pandemia é de estratégia fundamental, não se olvidando esforços para que esta contenção seja efetiva, bem como haja a melhor segurança para o examinador.

Todas as medidas preventivas orientadas pelo Ministério da Saúde (MS) e Organização Mundial da Saúde (OMS) deverão ser adotadas de forma sistemática com cuidados de alta qualidade para pacientes com doenças cardiovasculares, por serem considerados de elevado risco.

Todo e qualquer procedimento deve respeitar as normas preconizadas de higienização, uso de equipamento de proteção individual (EPI) e restrição de contatos. Dada a dinâmica da pandemia, qualquer dessas recomendações poderá ser atualizada caso surjam novos fatos e evidências científicas.

Considerações durante o Exame[6-8]

A) Com relação à equipe de trabalho e ambiente

- Aplicar os princípios gerais de uso de EPIs da saúde durante todo o exame.
  - Cabe aqui ressaltar que Barbeito-Caamaño et al. verificaram que o uso de máscaras durante o TE é factível, não influenciando na capacidade funcional ou nos resultados clínicos.[9]
- Minimizar o número de funcionários em contato com o paciente.
- Minimizar o tempo de contato paciente/equipe.
- Reforçar a higienização frequente das mãos.
- Se o paciente apresentar sintomas suspeitos, a equipe em contato com ele deverá usar EPI completo (máscara, proteção ocular, avental e luvas) e fornecer uma máscara ao paciente.
- Em pacientes com Covid-19 ativo confirmado, qualquer teste deve ser feito apenas se absolutamente necessário. Consultar as políticas locais de controle de infecção e considerar agendamento como último estudo do dia e em equipamento separado, se possível. Após o exame, uma limpeza terminal completa deve ser realizada na sala e equipamentos.
- *Gantry*, maca, esteira, equipamentos de pressão arterial, estetoscópio e bombas de infusão devem ser limpos e higienizados após cada exame por pessoal com EPI apropriado.
- É mandatória a realização de limpeza regular das superfícies de contato, incluindo maçanetas, superfícies de mesa, computadores, teclados, telefones e equipamentos de ditado por funcionário usando EPI apropriado.

B) Seleção do protocolo de exame[6]

- Selecionar o protocolo de menor duração.
- Considerar protocolos de imagem de um dia.

C) Seleção do protocolo de estresse[7]

- Como o vírus SARS-CoV-2 é transmitido por gotículas, os procedimentos que envolvem a produção de gotículas ou aerossóis são considerados de maior risco. Sendo assim, o estresse farmacológico é preferido ao TE.
- Se o TE for considerado necessário, a equipe deve usar os EPIs (preferencialmente, máscara N95/PFF2) e manter distância do paciente quando não estiver prestando a assistência direta ou injetando o radiofármaco – seguir as orientações deste documento quanto à realização do TE.
- Manguitos automáticos para medida da pressão arterial devem ser considerados.

D) Interpretação do exame[7,8]

- Evitar vários médicos e/ou estagiários no mesmo local, se possível.
- Nos exames em que se realiza a tomografia computadorizada para a correção de

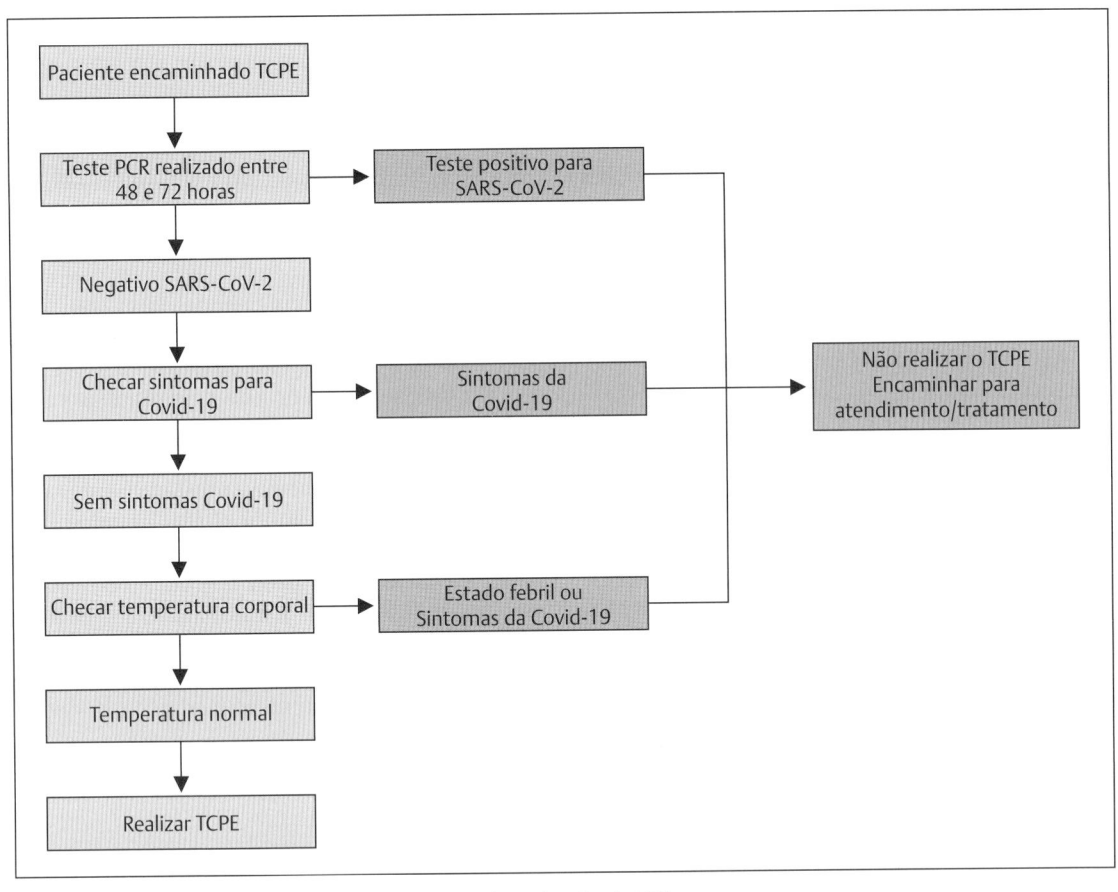

Fig. 2. Fluxograma mostrando o passo a passo antes da realização do TE.[5]

atenuação, as imagens devem ser interpretadas no contexto de possíveis achados pulmonares de Covid-19.

Na **Figura 2** há representação de um fluxograma que deverá ser seguido na seleção dos pacientes.[5]

NA AVALIAÇÃO DA DISPNEIA E SINTOMAS PERSISTENTES

Aproximadamente 20% dos pacientes que se recuperaram do Covid-19 permanecem sintomáticos, configurando a síndrome das sequelas respiratórias do Covid-19 (SSRAC), cuja etiologia é desconhecida e a dispneia é um sintoma frequente.[10]

Debeaumont *et al.*, para avaliar o condicionamento físico e sua relação com a dispneia funcional de sobreviventes da Covid-19, após 6 meses de alta hospitalar, submeteram 23 pacientes ao TCPE. Destes, os internados no CTI tiveram moderada redução do $\dot{V}O_{2máx}$ (77%) em relação aos que não ficaram no CTI (87%), sendo que os pacientes que estiveram no CTI apresentaram menor eficiência ventilatória (rampa $VE/\dot{V}CO_2$ = 34), todos com respostas eletrocardiográficas normais, sendo que 4 tiveram $FC_{máx}$ > 90% da máxima prevista. As respostas cardiorrespiratórias permitiram aos aa. afirmarem que uma alteração respiratória persistente (com descondicionamento dos músculos respiratórios) pode explicar os sintomas persistentes após 6 meses de alta hospitalar, sugerindo a necessidade de uma reabilitação respiratória específica.[11]

Mancini *et al.* usaram o TCPE para identificar a dispneia nos pacientes com SSRAC, buscando critérios para diagnóstico da mialgia por encefalomielite/síndrome de fadiga crônica (ME/SFC).[10]

Os principais sintomas da SSRAC incluem fadiga severa, dificuldade cognitiva, sono não repousante e mialgias, todos sintomas consistentes com o diagnóstico de mialgia por encefalomielite/síndrome da fadiga crônica (ME/SFC). Esta síndrome de fadiga inexplicável tem sido relatada após infecções virais, como observado que 27% dos pacientes que sobreviveram após 4 anos da epidemia de SARS em 2005 preenchiam os critérios diagnósticos para ME/SFC.[12]

Em 41 pacientes (18 homens) com idades de 45 ± 13 anos e com SSRAC após 8,9 ± 3,3 meses da Covid-19, foi realizado o TCPE, sendo a ME/SFC identificada em 19 pacientes (46%). Todos os pacientes tiveram testes de função pulmonar, radiografia (RX) e tomografia computadorizada (TC) do tórax normais. Foram medidos o $\dot{V}O_{2máx}$ (20,3 ± 7 mL/kg/min

[77% ± 21% do $\dot{V}O_{2previsto}$]), com 58,5% dos pacientes alcançando $\dot{V}O_2 < 80\%$ do previsto; rampa $VE/\dot{V}CO_2$ (30 ± 7) e a $PetCO_{2basal}$ era 33,5 ± 4,5 mm Hg.

Todos os pacientes com o $\dot{V}O_{2máx} < 80\%$ tiveram uma limitação circulatória ao exercício, sendo que 15 dos 17 pacientes com $\dot{V}O_{2normal}$ tiveram alterações ventilatórias incluindo frequência respiratória > 55 (n = 3) ou disfunção respiratória (n = 12). De todo o grupo estudado, 88% dos pacientes (n = 36) tiveram alterações ventilatórias, com disfunção respiratória (respiração rápida e errática) em 26, aumento do equivalente $VE/\dot{V}CO_2$ em 17 e/ou hipocapnia em 25, com $PetCO_2 < 35$.

Adicionalmente, a avaliação hemodinâmica invasiva via cateter de Swan Ganz foi realizada durante o exercício em 7 pacientes que foram referidos, especificamente, para estes exames. Os pacientes realizaram o TCPE e foram medidas as pressões no AD, artéria pulmonar e pressão capilar pulmonar em repouso, a cada estágio do exercício e no pico do exercício. Foram colhidas amostras de sangue para avaliar a saturação venosa pulmonar e lactato, nestes mesmos momentos (**Fig. 3**).

Critérios para ME/SFC foram encontrados em 19 pacientes (46%).

Os autores puderam concluir que alterações circulatórias, padrão ventilatório alterado e ME/SFC são comuns em pacientes com SRRAC. A disfunção respiratória, a hipocapnia em repouso e a MS/SFC contribuem efetivamente para os sintomas, sendo o TCPE uma valiosa ferramenta na avaliação destes pacientes.[10]

Alguns destes pacientes nunca foram hospitalizados, sendo que os sintomas associados à SSRAC podem ter remissão, recaída, ou incapacitação e podem persistir sem evidência de lesão residual em estudos de imagem, deixando a etiologia dos sintomas pós-recuperação da Covid-19 como indefinida.[13,14]

O TCPE frequentemente é utilizado para avaliar os casos de dispneia inexplicável, tendo grande valor em identificar a causa da dispneia e da intolerância ao exercício nestes pacientes. Ao acrescentar o monitoramento hemodinâmico aos dados respiratórios, mecanismos adicionais podem ser identificados, incluindo hipertensão pulmonar induzida pelo esforço e alteração no *preload*.[15,16]

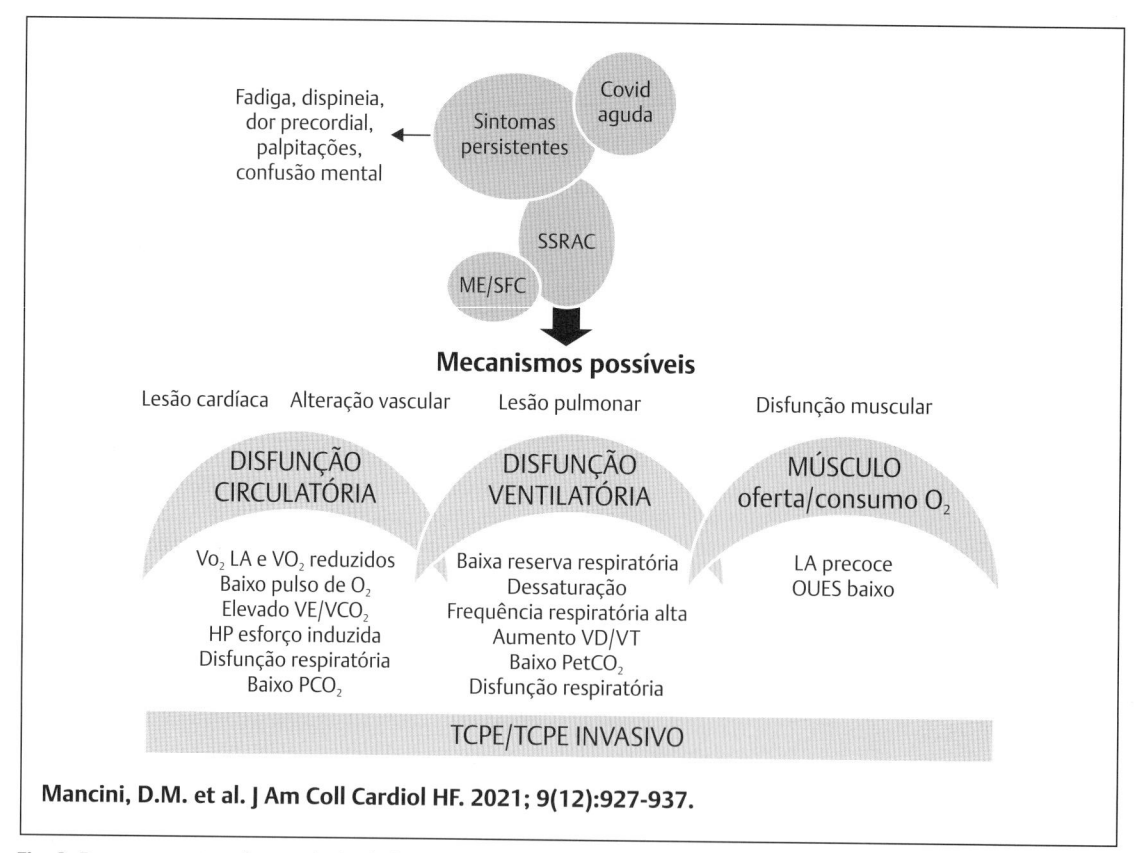

Mancini, D.M. et al. J Am Coll Cardiol HF. 2021; 9(12):927-937.

Fig. 3. Esquema mostrando a evolução da forma aguda do Covid-19 para SSRAC e ME/SFC, mostrando os possíveis mecanismos envolvidos e como os parâmetros do TCPE podem auxiliar na diferenciação destes mecanismos. TCPE: teste cardiopulmonar de exercício; ME/SFS: mialgia por encefalomielite/síndrome da fadiga crônica; OUES: curva de eficiência na captação de oxigênio; SSRAC: sequelas da síndrome respiratória aguda e grave por Covid-19; HP: hipertensão pulmonar; VD/VT: volume morto/volume corrente; $VE/\dot{V}CO_2$: equivalente ventilatório na produção de CO_2 no limiar anaeróbico.

Clavario et al.[17] estudaram, retrospectivamente, 225 pacientes consecutivos com diagnóstico confirmado laboratorialmente para Covid-19, em Gênova, no período de 2020 de março a novembro de 2020. Três meses após a alta hospitalar os pacientes foram submetidos a uma avaliação clínica, ao ETT, ao TCPE, a testes de função pulmonar e à medida da força máxima da perna dominante (FMPD). Puderam, assim, demonstrar que muitos pacientes pós-Covid-19 não conseguem a completa recuperação após 3 meses, com a grande maioria referindo sintomas limitantes e redução da capacidade funcional.

Nos pacientes avaliados pelo TCPE, as principais causas de interrupção dos exames foi exaustão/fadiga dos MMII em 93% dos pacientes, dispneia em 5% e arritmia induzida pelo exercício em 2%. Quase a metade dos pacientes tiveram o percentual da pressão parcial de oxigênio no sangue venoso (%PvO_2) abaixo de 85% (tolerância reduzida ao exercício).

Dos 99 pacientes com %PvO_2, 61 tinham $\dot{V}O_2$ normais no limiar anaeróbico. Entre estes, 9/61 (14,8%) tinham, principalmente, limitação respiratória ao exercício (LRE), 21/61 (34,4%) tinham, principalmente, limitação cardiológica ao exercício (LCE), e 31/61 (50,8%) não tinham limitação cardiorrespiratória ao exercício.

A partir destes achados os aa. destacaram que:

- Cerca de metade dos que sobreviveram à Covid-19 apresentaram alterações significativas na PvO_2 após 3 meses de alta hospitalar;
- Em cerca de 1/3 dos pacientes (31/99) com redução da PvO_2, isto se deveu, provavelmente, a uma extração periférica de O_2 alterada, sendo que FMPD foi independente da PvO_2
- 80% dos pacientes experimentaram pelo menos um sintoma incapacitante nos 3 meses após a alta hospitalar, embora não houvesse correlação entre sintomas e anormalidades da PvO_2;
- O TCPE se mostrou bem tolerado e seguro após a Covid-19, sendo considerado também para a equipe médica.

Os aa. referem que há concordância com os achados de Ong et al.,[18] que observaram 41% de prevalência na redução de PvO_2 entre 44 pacientes sobreviventes SARS após 3 meses.

Acreditamos que o principal achado deste estudo é a não correlação entre PvO_2 e a FMPD.[17] Em nossa opinião isto reduz a probabilidade que o período acamado, a privação de exercício e a perda muscular possam causar este grau de lesão, aparecendo, então, a possibilidade de um efeito direto do SARS-CoV-2 a nível muscular. Mencionamos aqui a possibilidade de lesão mitocondrial,[19] havendo vários projetos em curso explorando esta possibilidade na patogênese da Covid-19 em sua fase aguda.[20-22]

Finalmente demonstramos que quase ¾ dos pacientes experimentaram pelo menos um episódio de limitação, sem relação com a capacidade de exercício. Vários trabalhos já haviam investigado os sintomas residuais nos pacientes em recuperação da Covid-19, observando diferentes taxas entre pacientes ambulatoriais (35%)[23] e pacientes que necessitaram de internação hospitalar (87%).[24] Os aa. encontraram taxas elevadas de sintomas incapacitantes (59% de dispneia e 58% de fadiga). Halpin et al.[25] descreveram que 68 pacientes que não tiveram suporte ventilatório, 60% se queixaram de fadiga muscular e 43,6% de dispneia.

MIOCARDITE EM ATLETAS

Apesar de a miocardite pós-viral ser relatada como causa de morte súbita em atletas, esta condição raramente foi confirmada pela biópsia endomiocárdica, levando à necessidade de criar critérios diagnósticos não invasivos, a fim de orientar o seguro retorno à prática desportiva dos atletas.

Miocardite aguda é diagnosticada na presença de critérios clínicos (insuficiência cardíaca aguda, dor torácica do tipo anginosa ou miopericardite com duração < 3 meses), por uma inexplicável elevação da troponina sérica, por achados eletrocardiográficos de isquemia cardíaca, pelo aparecimento de alto grau de bloqueio AV ou arritmias e/ou anormalidades da movimentação das paredes ventriculares, com ou sem derrame pericárdico, através da avaliação ao ETT ou ressonância magnética do coração (RMC).

Para estes atletas, as complicações cardiovasculares da Covid-19 relativas à miocardite têm implicado uma significativa parcela de mortes súbitas (MS) em atletas.[26] Múltiplos estudos vêm tentando desenvolver diretrizes para avaliar miocardite pós-Covid e obter consenso em quando voltar à prática desportiva, porém, ainda há muito desencontro de informações. Procuramos rever a fisiopatologia e o diagnóstico da miocardite viral, discutir a heterogeneidade da incidência de miocardite entre os atletas e, por fim, destacar os aspectos do retorno à prática desportiva.[27]

Para Siripanthong et al.,[28] a fisiopatologia da miocardite por Covid-19 é similar ao processo da miocardite por SARS, onde o vírus, ao penetrar na célula, se liga aos receptores da enzima de conversão da angiotensina (ACE2) na superfície dos miócitos, induzindo a replicação viral e iniciando a cascata inflamatória dos linfócitos. Magnificada pela interleucina 6 (IL-6), mediada pela liberação das citocinas (**Fig. 4**). Com base neste modelo animal, a severidade da miocardite associada à Covid pode refletir a resposta imunológica do hospedeiro, desta forma, atletas jovens e saudáveis podem gerar respostas imunológicas mais intensas à infecção viral e experimentar maiores proliferações dos linfócitos com tempestade das citocinas.

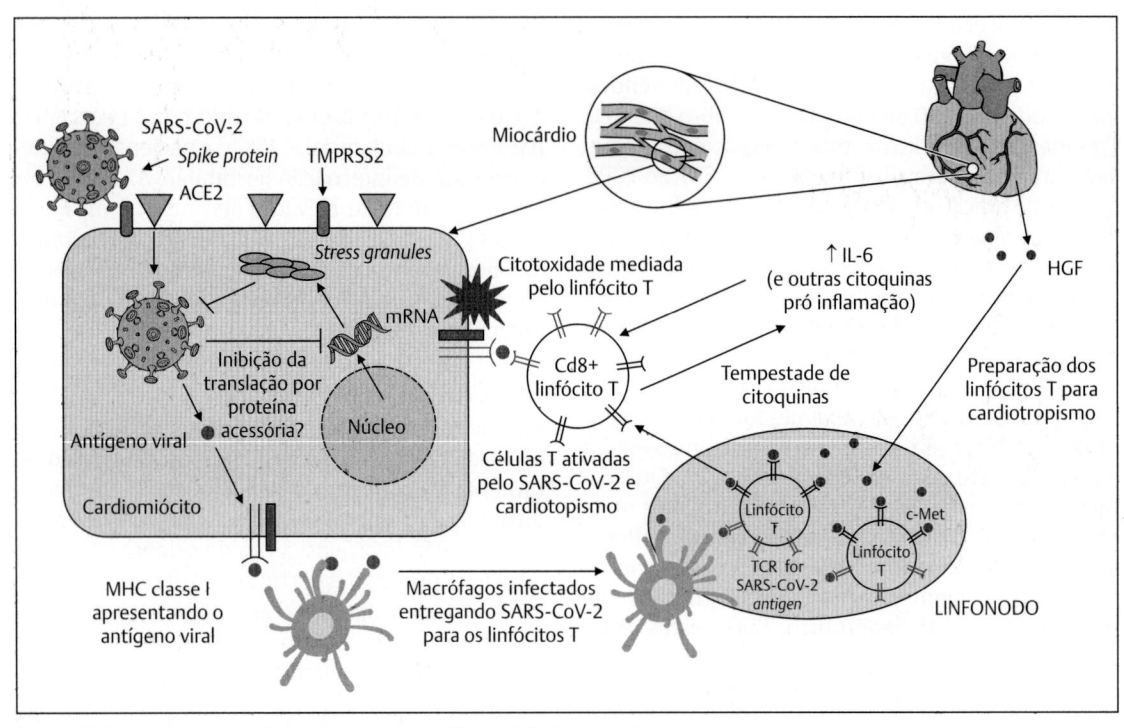

Fig. 4. Série de eventos que levam ao processo inflamatório dos miócitos.

Ao exame físico os pacientes podem apresentar dor torácica de início súbito, posicional ou não, e reprodutível. Pode haver, também, sinais de insuficiência cardíaca com distensão jugular, ascite, dor abdominal, edema periférico e estertoração pulmonar. Em razão da propensão às arritmias, os examinadores devem estar atentos a isto. Raramente os pacientes apresentarão um quadro de choque cardiogênico.[29]

Os biomarcadores são de grande importância na avaliação, devendo os clínicos avaliarem se a troponina (I ou T) e a CPK estão aumentadas. O aumento do peptídeo natriurético (BNP) pode indicar dilatação ventricular ou lesão miocárdica por sobrecarga.[30] Particularmente nos atletas, outras etiologias de cardiomiopatia devem ser excluídas, como as devidas à cocaína e alterações metabólicas (tireoide) e hormônios esteroides.[31]

O eletrocardiograma na miocardite pode demonstrar alterações difusas com elevação de ST, inversão da onda T, QRS de baixa voltagem ou mesmo presença de ondas Q. Mesmo os processos transitórios de inflamação do miocárdio podem ocasionar distúrbios de condução intraventricular, bloqueio AV, taquicardia supraventricular, taquicardia e fibrilação ventricular, fibrilação atrial ou ectopias inespecíficas.[32]

A ETT tem grande utilidade no diagnóstico da miocardite, bem como excluindo outras causas para cardiomiopatias, como alterações valvares ou outras alterações estruturais. Na fase aguda da infecção viral, a miocardite pode ser caracterizada por alteração na função ventricular, aumentos das dimensões ou das espessuras parietais ventriculares e/ou derrame pericárdico. Especificamente neste cenário, o aumento na espessura parietal, se acompanhado de baixa voltagem no ECG, seria sugestivo de edema miocárdico ou doença infiltrativa.[33]

A RMC, frente às limitações dos outros meios diagnósticos (sintomas, biomarcadores, ECG e ETT) na miocardite, tem sido considerada o *gold standard* entre os métodos não invasivos.[34]

De acordo com o AHA/ACC, atletas adultos devem-se abster de exercícios por 10 dias (resolução dos sintomas e sem febre por 24 horas), após um diagnóstico de Covid-19 assintomático e, então, gradualmente voltar aos níveis prévios de treinamento.

Já para os atletas com quadro moderado a severo ou sem remissão de sintomas, é necessária uma investigação de risco cardiovascular, incluindo ECG, biomarcadores e ETT.[35] Com os testes normais, poderão voltar aos treinos supervisionados de forma gradual. Caso os testes mostrem alterações ou apareçam novas alterações cardiovasculares, novos testes são requeridos, inclusive a RMC.

Em contraste com as recomendações americanas, as sociedades Europeia[32] e Canadense[36] são mais pragmáticas nas recomendações, visto a incapacidade de um teste universal para os atletas infectados pela Covid-19. De acordo com McKinney *et al.*,[36] os atletas não devem ser estratificados em razão dos sintomas da infecção viral, mas em função dos sintomas desenvolvidos após a recuperação da doença. A recomendação da Canadian Cardiovascular Society (CCS) é baseada na ausência da associação entre a severidade da COVID e o desenvolvimento da miocardite. Após responderem um questionário sobre sintomas, os atletas sem sintomas reportados podem retornar as atividades gradualmente após 7 dias da resolução do processo. Já o grupo que relatou sintomas vai requerer uma história focada e um exame físico detalhado, avaliando a necessidade de testar os biomarcadores e realizar um ECG, se preciso, haverá encaminhamento ao cardiologista para realizar um ETT ou RMC.[36] A European Association of Preventative Cardiology (EAPC)/European Society of Cardiology (ESC)[37] advogam pela realização do TEE para os atletas sintomáticos mais do que as sociedades americanas e canadenses. A EAPC recomenda que atletas com sintomas leves a moderados devem realizar ECG e ETT seguidos de TE que, caso seja normal, liberaria o retorno aos exercícios.

Enquanto a ESC mantém as mesmas recomendações para os pacientes com sintomas leves/moderados ou severos/hospitalização, a EAPC está mais em linha com a AHA/ACC ao recomendar uma avaliação cardiovascular mais rigorosa, incluindo biomarcadores, testes de imagens e TE.

Os primeiros trabalhos sobre Covid-19 em não atletas mostravam alta incidência de envolvimento cardiológico, enquanto as publicações mais recentes indicam que a miocardite em atletas adultos não é tão frequente quanto se supunha.[36-41] Considerando que as recomendações das várias sociedades de cardiologia são excelentes fontes de pesquisa, elas permanecem com limitações quanto à estratificação dos sintomas de atletas pelos sintomas da doença viral. Nos casos de atletas com comprovação da miocardite por Covid-19 pela RMC, os atletas afetados eram assintomáticos ou tiveram sintomas leves, ou seja, estariam aptos a retornar aos exercícios sem passar pelas etapas recomendadas pelas diretrizes da AHA/ACC e da CCS.[38,39] No trabalho de Starekova et al., ambos os atletas com miocardite por Covid-19 tinham função do VE normal, assim também poderiam ser excluídos das recomendações da APC/ESC para estudos adicionais.[38]

Já Moulson et al.[40] indicam que a avaliação inicial via RMC também será carente se não for complementada por ECG, ETT ou biomarcadores.

Gagel et al.[41] relatam que achados "anormais" relacionados com miocardite podem, na realidade, ser variantes do normal em atletas, havendo diversos desafios clínicos que podem aparecer na diferenciação entre adaptações normais decorrentes do exercício e alterações patológicas consequentes à infecção da Covid-19.

O exercício pode levar a transientes aumentos da troponina e a edema transitório do miocárdio evidenciado pela RMC. Os estudos ecocardiográficos em atletas de endurance podem mostrar dilatação do VE, redução da fração de ejeção do VE (FEVE), remodelamento do VD e mesmo fibrose nos atletas acima de 30 anos (sem associação a aumento de arritmias).[42-48]

À medida que o uso da RMC aumenta na avaliação de atletas convalescentes da Covid-19, mais cautela é necessária na determinação de utilidade da RMC, como screening na ausência de um diagnóstico específico, pois não está claro que anormalidades cardíacas isoladas detectadas pela RMC representam um risco real, como no caso de miocardite diagnosticada clinicamente. O use indiscriminado da RMC pode resultar num grande número de falso-positivos, levando a uma desnecessária cascata de exames.[49]

São necessárias, ainda, novas recomendações para prover melhor utilização da RMC e dos testes cardiológicos para confirmar ou afastar as lesões decorrentes da Covid-19 em atletas.[41]

VOLTANDO À ATIVIDADE FÍSICA APÓS COVID-19

Quando tratamos de esportistas e atletas que contraíram o vírus, pelo alto grau da prática de exercício e da carga de trabalho do sistema cardiovascular, uma das preocupações é o risco de lesões cardíacas, que devem ser afastadas para que estes atletas voltem com segurança a praticar seus exercícios.

Para esclarecer sobre as necessidades específicas desse público foi emitido o posicionamento sobre avaliação pré-participação cardiológica após a Covid-19 – Orientações para retorno à prática de exercícios e esportes. O documento foi produzido pela Sociedade Brasileira de Medicina do Exercício e do Esporte (SMEE) o Grupo de Estudos de Cardiologia do Esporte (GECESP), o Departamento de Ergometria, Exercício, Cardiologia Nuclear e Reabilitação Cardiovascular (DERC) e a Sociedade Brasileira de Cardiologia (SBC).[50]

Em casos graves em que houve uma lesão, uma miocardite com alteração cardíaca, será necessário fazer mais exames e esperar um tempo maior para o retorno aos exercícios. Tomando como exemplo um atleta competitivo, que teve um quadro grave da doença, tendo sido internado, precisará fazer um ECG, dosar as troponinas e depois realizar ETT, TE e RMC. Se os resultados estiverem normais, o paciente poderá ter um retorno gradual à atividade física após ficar 14 dias assintomático. Essa volta precisará de monitoramento dos sintomas e reavaliação clínica e ECG após 30 dias.

São dignos de menção estudos que mostram que atletas seniores mantêm alta atividade anti-inflamatória celular e humoral pós-exercício em comparação com os controles. Em ampla gama de níveis de desempenho e idades, ser um atleta parece diminuir o risco de doenças infeciosas respiratórias, como Covid-19, em aproximadamente 28%.[51,52]

Suleyman et al.[53] relataram uma prevalência de lesão miocárdica de 1,9% (2 de 108 pacientes sintomáticos tratados ambulatorialmente, sendo que não houve acompanhamento clínico destes pacientes). A experiência clínica sugere que a maioria dos atletas provavelmente experimenta formas leves ou assintomáticas da doença, que são tratados ambulatorialmente, sendo que a prevalência de lesões miocárdicas deverá ser inferior nos atletas em relação aos pacientes não atletas também não hospitalizados.

A avaliação para retorno às atividades dos pacientes pós-Covid-19 abrange determinações que levam em conta as particularidades dos impactos de cada atividade, considerando esportistas recreativos, competitivos e atletas. Inclui anamnese, exame físico e EGG para todos e, dependendo dos casos individuais, exames complementares. As recomendações também devem levar em conta o quadro clínico, se foi leve, moderado ou grave.

O envolvimento cardíaco pode ser um potencial gatilho para complicações clínicas induzidas pelo exercício após a infecção pelo Covid-19. Os aa. criaram um algoritmo para auxiliar na tomada de decisões clínicas antes de retomar as atividades esportivas após a infecção pelo Covid-19 (**Fig. 5**).[54]

Os aa. recomendam que seja feita uma avaliação clínica pré-participação (incluindo um ECG em repouso) em todos os recuperados da Covid-19 que buscam o retorno às atividades físicas. O ECG é o componente-chave para o *screening* pré-participação,[37] com especial atenção sendo dedicada às medidas do intervalo QT nos pacientes tratados com cloroquina ou hidroxicloroquina.

Após um quadro de Covid-19, uma proporção de pessoas experimenta recuperação prolongada, especialmente quando tenta voltar a se exercitar. Além disso, há um reconhecimento crescente de potenciais complicações em longo prazo do Covid-19, incluindo doença duradoura ("pós-aguda" ou "longa"), doença cardiopulmonar e sequelas psicológicas em algumas pessoas.[14,54-56] Este artigo oferece uma abordagem pragmática para ajudar os pacientes a retornarem com segurança à atividade física após a infecção sintomática do SARS-CoV-2, com foco naqueles que perderam o condicionamento físico ou tiveram um período prolongado de inatividade, mas que não têm uma doença Covid-19 pós-aguda duradoura. Baseia-se em evidências e declarações de consenso atuais, e em nossa própria experiência multidisciplinar em medicina esportiva e de exercícios, reabilitação e atenção primária.[57]

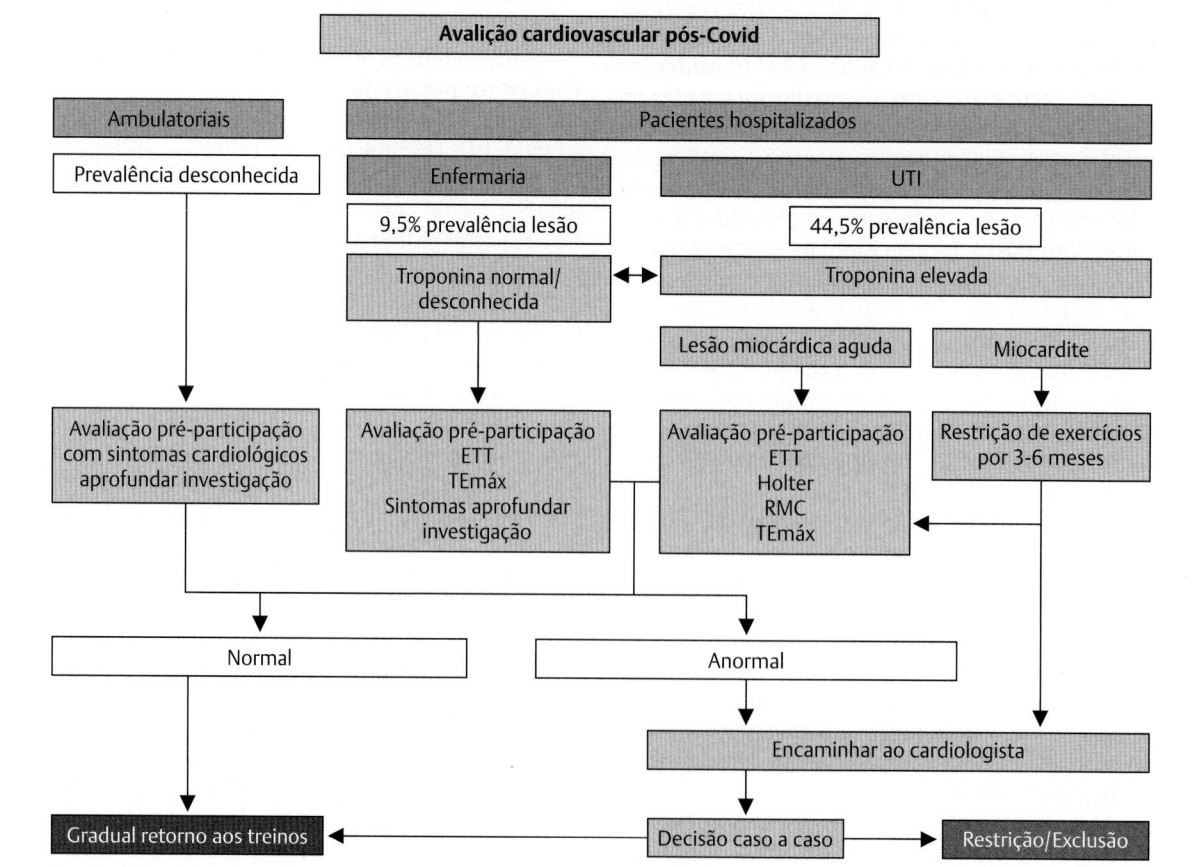

Fig. 5. Algoritmo de procedimentos na avaliação e liberação para retorno aos exercícios após a Covid-19.[54]

As recomendações do DERC/SBC[50] para o retorno à prática desportiva são de grande valia na orientação do clínico e guardam estreita relação com a publicação da sociedade portuguesa.[58]

Concluindo, a avaliação pré-participação é recomendada para um retorno aos esportes com segurança após a Covid-19. Os testes complementares devem ser individualizados, preferivelmente realizados em centros especializados e com seus resultados analisados com muito cuidado, sendo que na individualização das pesquisas podem ser solicitados o TCPE, o ETT e em alguns casos pode ser necessária a avaliação com a RMC.

O entendimento atual da recuperação do Covid-19 é limitado, mas pesquisas preliminares têm destacado várias preocupações fundamentais. O primeiro é o potencial para lesões cardíacas, inclusive de miocardite viral. Isso é importante, pois fazer exercício na presença de miocardite está associado a aumento da morbidade e mortalidade.[59]

A maioria dos dados sobre lesão cardíaca após doença Covid-19 é de pacientes que foram hospitalizados e não podem ser extrapolados para aqueles com doença leve.[58] De fato, a incidência de miocardite naqueles que eram assintomáticos ou tinham doença leve a moderada é desconhecida.[60] De fato, em um estudo de autópsia de 21 pacientes que morreram de Covid-19, apenas 3 (14%) foram encontrados com infiltrados linfocíticos sugestivos de miocardite.[61] Além disso, a miocardite viral pode ser uma característica de muitos vírus circulantes, incluindo a gripe.[32]

Portanto, o consenso é que um retorno ao exercício ou atividade esportiva só deve ocorrer após um período assintomático de pelo menos 7 dias, e seria pragmático aplicar isso a qualquer atividade física extenuante.[62]

AVALIAÇÃO DE ATLETAS QUE FORAM ACOMETIDOS POR INFECÇÃO POR COVID-19 SBC

- Atletas com infecção assintomática e presença de anticorpo confirmada.
- Atletas com histórico de doença leve (sem hospitalização) relacionado com Covid-19, confirmado ou suspeito.
- Atletas com histórico de doença moderada a grave (com hospitalização) relacionada com Covid-19, confirmada ou suspeita.
- Atletas com histórico de infecção por Covid-19 (independentemente da gravidade) com lesão miocárdica confirmada por um ou mais dos seguintes exames: alterações no ECG hospitalar, elevação de troponina ultrassensível ou peptídeo natriurético, arritmia ou função cardíaca comprometida.

Obrigatório realizar a avaliação pré-participação (APP) com ECG e demais exames complementares de acordo com a avaliação inicial. Sempre que possível, comparar com exames anteriores, com foco para rastrear achados pós-infecciosos persistentes ou novos.

No retorno ao treinamento, no caso de atletas que tenham apresentado alterações em exames cardiológicos quando acometidos por Covid-19, as imagens cardíacas em série serão necessárias, sendo tal retorno gradual. Além disso, em razão do acometimento cardíaco, deve ser acompanhado por um especialista.

As complicações cardíacas da Covid-19 são mais bem evidenciadas pela ressonância magnética do coração (RMC), que permite a identificação de inflamação, edema, fibrose e disfunção da contração.[1,3,5,8] As questões que permanecem em aberto é se teria o risco do envolvimento miocárdio nas formas leves/moderadas ou mesmo na forma assintomática Covid-19.[6,11] Nieβ et al. referem ocorrência da forma severa de miocardite na fase de convalescência, bem como morte súbita em pacientes com tratamento em casa.[63]

Deste modo, podemos resumir a conduta, segundo as recomendações abaixo:[60-65]

I) **Pacientes assintomáticos e com testes negativos**, sem doença relatada:
Além da anamnese e exame físico, ECG basal e TE, evitando retomar os treinamentos sem a devida avaliação.[60]

II) **Pacientes assintomáticos e com testes positivos**
II a) **Atletas assintomáticos**, mas com testes positivos por infecção em atividade: estes pacientes com infecção ativa (RT-PCR+, IgM+, IgA+, IgG-) devem ficar em casa e seguir as regras estritas de isolamento e ficar sem treinar por pelo menos 2 semanas. Após 2 semanas de observação, se continuarem assintomáticos, podem ter a primeira avaliação, e se tudo continuar bem, devem fazer uma segunda avaliação 14 dias após, para então retomar os treinos de forma gradual.[60] Alguns autores recomendam exames adicionais como TEE/TCPE e, então, outros exames de imagem se os testes de exercício mostrarem alterações.[61,63]

II b) **Atletas assintomáticos**, mas com testes positivos por infecção prévia: estes pacientes apenas com IgG+ e com os outros testes negativos (RT-PCR-, IgM-, IgA-, IgG +), uma abordagem como no grupo II após o período de isolamento é recomendada. Nestas duas populações, o exame clínico, o ECG e os testes adicionais de estresse devem ser realizados (TEE/TCPE), especialmente se demonstrarem sinais clínicos ou sintomas cardiopulmonares ou, principalmente, alterações no ECG de repouso ou nos testes de esforço.[60]

III) **Atletas sintomáticos** e com testes positivos por doença prévia: nestes pacientes sintomáticos que testarem positivo por doença prévia (RT-PCR-, IgM-, IgA-, IgG+), com ou sem envolvimento pulmonar, mas sem a forma severa da doença, na avaliação pré-retorno, além da avaliação básica já citada acima, idealmente deve ser realizado o TCPE com $SatO_2$. Dependendo dos achados clínicos e dos resultados dos testes, pode ser necessária a avaliação com ETT e mesmo o Holter.[60,64]

Para os atletas com história de internação e forma mais severa da doença, é sugerida a investigação para afastar a miocardite. Se os biomarcadores ECG e o ETT forem normais, são recomendadas de 2 a 4 semanas após o fim dos sintomas para encerrar o período de repouso relativo.[60,63,65] Havendo evidências de envolvimento miocárdico, a RMC deve ser realizada.

IV) **Atletas com suspeita/confirmação de miocardite:** devem-se seguir as diretrizes existentes, provendo toda a assistência médica no período de recuperação,[63-66] pois a miocardite viral pode levar a disfunção miocárdica, arritmias e morte súbita. A prática de exercício durante a fase aguda pode acelerar a replicação viral, agravando o processo inflamatório e a necrose celular, tornando-se um substrato para arritmias.[60] O retorno ao esporte após miocardite é baseado na normalização do processo inflamatório e dos biomarcadores e na ausência de arritmias no ECG basal e no TEE, devendo ser feita uma nova estratificação de risco de 3 a 6 meses após a normalização do quadro clínico. O prognóstico das miocardites por outras infecções virais é bom, porém, ainda não temos conhecimentos suficientes das complicações cardiovasculares causadas pelo SARS-CoV-2.

Por fim, podemos afirmar que o retorno ao esporte competitivo deverá estar condicionado a:

- Normalização da função sistólica ventricular (VE e VD).
- Normalização dos marcadores séricos de lesão muscular e inflamação.
- Ausência de arritmias no Holter e no TE.[66,67]

REFERÊNCIAS BIBLIOGRÁFICAS

1. Histórico da pandemia de COVID-19. [Online] Organização Pan-Americana da Saúde. Acesso em Março/2022. Disponível em: https://www.paho.org/pt/covid19/historico-da-pandemia-covid-19.
2. Organização Mundial de Saúde declara pandemia do novo Coronavírus. [Online] Universidade Aberta do Sistema Único de Saúde. Acesso em Março/2022. Disponível em: https://www.unasus.gov.br/noticia/organizacao-mundial-de-saude-declara-pandemia-de-coronavirus.
3. Aggarwal AK. Progressive left and right heart dysfunction in COVID-19. Cardiology Journal Scan/Research· December 30, 2021.
4. Mihalick VL, Canada JM, Arena R, Abbate A, et al. Cardiopulmonary exercise testing during the COVID-19 pandemic. Prog Cardiovasc Dis. 2021;67:35-9.
5. Grossman GB, Sellera CAC, Hossri CAC, Carreira LTF, et al. Posicionamento do Departamento de Ergometria, Exercício, Cardiologia Nuclear e Reabilitação Cardiovascular (DERC/SBC) sobre a Atuação Médica em suas Áreas Durante a Pandemia por COVID-19. Arq Bras Cardiol. 2020;115(2).
6. Skali H, Murthy VL, Mouaz H, Al-Mallah MH, Mouaz H, Bateman TM, Beanlands R, et al. Guidance and best practices for nuclear cardiology laboratories during the coronavirus disease 2019 (COVID-19) pandemic: an information statement from ASNC and SNMMI. J Nucl Cardiol. 2020 May 15:1-8.
7. Paez D, Gnanasegaran G, Fanti S, Bomanji M, Hacker M, Satherkge HS, et al. COVID-19 pandemic: guidance for nuclear medicine departments. Eur J Nucl Med Mol Imaging. 2020 Apr 15:1-5.
8. Loke KSH, Tham WY, Bharadwaj P, Keng F, Huang Z, Bin Idu M, et al. Adapting to a novel disruptive threat; Nuclear Cardiology Service in the Time of the Coronavirus (COVID-19) Outbreak 2020 (SARS REBOOT). J Nucl Cardiol. 2020 Apr 19; 1-5 Online ahead of print.
9. Barbeito-Caamaño C, Bouzas-Mosquera A, Peteiro J, López-Vázquez D, et al. Exercise testing in COVID-19 era: Clinical profile, results and feasibility wearing a facemask. Eur J Clin Invest. 2021;51(4).
10. Mancini DM, Brunjes DL, Lala A, Trivieri MG. Use of cardiopulmonary stress testing for patients with unexplained dyspnea post–coronavirus disease. JACC Heart Fail. 2021;9(12):927-37.
11. Debeaumont D, Boujibar F, Ferrand-Devouge E, Artaud-Macari E. Cardiopulmonary exercise testing to assess persistent symptoms at 6 months in people with COVID-19 who survived hospitalization: a pilot study. Phys Ther. 2021 June 1;101(6):pzab099.
12. Moldofsky H, Patcai J. Chronic widespread musculoskeletal pain, fatigue, depression and sleep disordered breathing in chronic post SARS syndrome; a case controlled study. BMC Neurol. 2011;11:37.
13. Goërtz YMJ, Van Herck M, Delbressine JM, Vaes AW, Meys R, Machado FVC, et al. Persistent symptoms 3 months after a SARS-CoV-2 infection: the post-COVID-19 syndrome? ERJ Open Res. 2020 Oct 26;6(4):00542-2020.
14. Carfì A, Bernabei R, Landi F. Gemelli Against COVID-19 Post-Acute Care Study Group. Persistent symptoms in patients after acute COVID-19. JAMA. 2020;324:603-5.
15. Maron B, Cockrill B, Waxman A, Systrom D. The invasive cardiopulmonary exercise test. Circulation. 2013;127:1157-64.
16. Oldham W, Lewis G, Opotowsky A, Waxman A, Systrom D. Unexplained exertional dyspnea caused

by low ventricular filling pressures: results from clinical invasive cardiopulmonary exercise testing. Pulm Circ. 2016;6:55-62.
17. Clavario P, De Marzo V, Lotti, Parati G. Cardiopulmonary exercise testing in COVID-19 patients 3 months follow-up. Int J Cardiol. 2021;340:113-8.
18. Ong KC, Ng AW, Lee LS, Kaw G, Kwek SK, Leow MK. Pulmonary function and exercise capacity in survivors of severe acute respiratory syndrome. Eur Respir J 2004;24:436-42.
19. Supinski GS, Schroder EA, Callahan LA. Mitochondria and Critical Illness. Chest. 2020;157:310-22.
20. Kloc M, Ghobrial RM, Kubiak JZ. The role of genetic sex and mitochondria in response to COVID-19 infection. Int Arch Allergy Immunol. 2020;181:629-34.
21. Prasun P. COVID-19, mitochondria, and interferon. J Interf Cytokine Res. 2020;40(9):466-7.
22. Saleh J, Peyssonnaux C, Singh KK, Edeas M. Mitochondria and microbiota dysfunction in COVID-19 pathogenesis. Mitochondrion. 2020;54:1-7.
23. Tenforde MW, Kim SS, Lindsell CJ, Billig Rose E, Shapiro NI, Files DC. Symptom duration and risk factors for delayed return to usual health among outpatients with COVID-19 in a multistate health care systems network - United States, march-June 2020. MMWR Morb. Mortal. Wkly Rep. 2020;69:993-8.
24. Carfì A, Bernabei R, Landi F. Group ftGAC-P-ACS. Persistent symptoms in patients after acute COVID-19. JAMA. 2020;324:603-5.
25. Halpin SJ, McIvor C, Whyatt G, Adams A, Harvey O, McLean L. Postdischarge symptoms and rehabilitation needs in survivors of COVID-19 infection: a cross-sectional evaluation. J Med Virol. 2021;93(2):1013-22.
26. Kawakami R, Sakamoto A, Kawai K, Gianatti A, Pellegrini D, Nasr A, et al. Pathological evidence for SARS-CoV-2 as a cause of myocarditis: JACC review topic of the week. J Am Coll Cardiol. 2021;77:314-25.
27. Khan Z, Na JS, Jerome S. Review of COVID-19 myocarditis in competitive athletes: legitimate concern or fake news? Front Cardiovasc Med. 2021 July 14;8:684780.
28. Siripanthong B, Nazarian S, Muser D, Deo R, Santangeli P, Khanji MY, et al. Recognizing COVID-19 related myocarditis: the possible pathophysiology and proposed guideline for diagnosis and management. Heart Rhythm. 2020;17:1463-71.
29. Kociol RD, Cooper LT, Fang JC, Moslehi JJ, Pang PS, Sabe MA, et al. Recognition and initial management of fulminant myocarditis: a scientific statement from the American Heart Association. Circulation. 2020;141:e69-e92.
30. Inciardi RM, Lupi L, Zaccone G, Italia L, Raffo M, Tomasoni D, et al. Cardiac involvement in a patient with coronavirus disease 2019 (COVID-19). JAMA Cardiol. 2020;5:819-24.
31. Trachtenberg BH, Hare JM. Inflammatory cardiomyopathic syndromes. Circ Res. 2017;121:803-18.
32. Caforio AL, Pankuweit S, Arbustini E, Basso C, Gimeno-Blanes J, Felix SB, et al. Current state of knowledge on aetiology, diagnosis, management, and therapy of myocarditis: a position statement of the European Society of Cardiology Working Group on Myocardial and Pericardial Diseases. Eur Heart J. 2013;34:2636-48.
33. Ferreira VM, Schulz-Menger J, Holmvang G, Kramer CM, Carbone I, Sechtem U, et al. Cardiovascular magnetic resonance in nonischemic myocardial inflammation: expert recommendations. J Am Coll Cardiol. 2018;72:3158-76.
34. Ponikowski P, Voors AA, Anker SD, Bueno H, Cleland JGF, Coats AJS, et al. 2016 ESC guidelines for the diagnosis treatment of acute chronic heart failure: the Task Force for the Diagnosis Treatment of Acute Chronic Heart Failure of the European Society of Cardiology (ESC) developed with the special contribution of the Heart Failure Association (HFA) of the ESC. Eur Heart J. 2016;37:2129-200.
35. Kim JH, Levine BD, Phelan D, Emery MS, Martinez MW, Chung EH, et al. Coronavirus disease 2019 and the athletic heart: emerging perspectives on pathology, risks, and return to play. JAMA Cardiol. 2020;6:219-27.
36. McKinney J, Connelly KA, Dorian P, Fournier A, Goodman JM, Grubic N, et al. COVID-19-myocarditis and return to play: reflections and recommendations from a Canadian Working Group. Can J Cardiol. 2021 Aug;37(8):1165-74.
37. Bhatia RT, Marwaha S, Malhotra A, Iqbal Z, Hughes C, Börjesson M, et al. Exercise in the severe acute respiratory syndrome coronavirus-2 (SARS-CoV-2) era: a question and answer session with the experts endorsed by the section of sports cardiology & exercise of the European Association of Preventive Cardiology (EAPC). Eur J Prev Cardiol. 2020;27:1242-51.
38. Starekova J, Bluemke DA, Bradham WS, Eckhardt LL, Grist TM, Kusmirek JE, et al. Evaluation for myocarditis in competitive student athletes recovering from coronavirus disease 2019 with cardiac magnetic resonance imaging. JAMA Cardiol. 2021. [Epub ahead of print].
39. Kawakami R, Sakamoto A, Kawai K, Gianatti A, Pellegrini D, Nasr A, et al. Pathological evidence for SARS-CoV-2 as a cause of myocarditis: JACC review topic of the week. J Am Coll Cardiol. 2021;77:314-25.
40. Moulson N, Petek BJ, Drezner JA, Harmon KG, Kliethermes SA, Patel MR, et al. SARS-CoV-2 cardiac involvement in young competitive athletes. Circulation. 2021 July 27;144(4):256-66.
41. Gagel AC, Sharma G, Blumenthal RS, Martinez MW. COVID-19, Myocarditis, and cardiac MRI in athletes: distinguishing signal from noise. J Am Coll Cardiol. 2021.
42. Shave R, Baggish A, George K, et al. Exercise-induced cardiac troponin elevation: evidence, mechanisms, and implications. J Am Coll Cardiol. 2010;56:169-76.
43. La Gerche A, Burns AT, Mooney DJ, et al. Exercise-induced right ventricular dysfunction and structural remodelling in endurance athletes. Eur Heart J. 2012;33:998-1006.

44. Baggish AL, Battle RW, Beaver TA, et al. Recommendations on the use of multimodality cardiovascular imaging in young adult competitive athletes: a report from the American Society of Echocardiography in collaboration with the Society of Cardiovascular Computed Tomography and the Society for Cardiovascular Magnetic Resonance. J Am Soc Echocardiogr. 2020;33:523-49.
45. Zhang CD, Xu SL, Wang XY, Tao LY, Zhao W, Gao W. Prevalence of myocardial fibrosis in intensive endurance training athletes: a systematic review and meta-analysis. Front Cardiovasc Med 2020;7:585692.
46. Franzen E, Mangold S, Erz G, et al. Comparison of morphological and functional adaptations of the heart in highly trained triathletes and long-distance runners using cardiac magnetic resonance imaging. Heart Vessels. 2013;28:626-31.
47. Abdullah SM, Barkley KW, Bhella PS, et al. Lifelong physical activity regardless of dose Is not associated with myocardial fibrosis. Circ Cardiovasc Imaging. 2016;9:e005511.
48. Sanchis-Gomar F, Joyner MJ, Löllgen H, Lucia A. Confounders in the evaluation of cardiac fibrosis by late gadolinium enhancement. Sports Med. 2016;46:1193-94.
49. Sharma S, Drezner JA, Baggish A, et al. International recommendations for electrocardiographic interpretation in athletes. J Am Coll Cardiol. 2017;69:1057-75.
50. Colombo CSS, Leitão MB, Avanza AC, Borges SF, Silveira AD, Braga F, et al. Posicionamento sobre avaliação pré-participação cardiológica após a Covid-19: orientações para retorno à prática de exercícios físicos e esportes – 2020. Arq Bras Cardiol. 2021;116(6):1213-26.
51. Matthews CE, Ockene IS, Freedson PS, Rosal MC, Merriam PA, Hebert JR. Moderate to vigorous physical activity and risk of upper-respiratory tract infection. Med Sci Sports Exerc. 2002;34(8):1242-8.
52. Nieman DC, Henson DA, Austin MD, Sha W. Upper respiratory tract infection is reduced in physically fit and active adults. Brit J Sports Med. 2010;45(12):987-92.
53. Suleyman G, Fadel RA, Malette KM, Hammond C, Abdulla H, Entz A, et al. Clinical characteristics and morbidity associated with coronavirus disease 2019 in a series of patients in Metropolitan Detroit. JAMA Netw Open. 2020;3(6):e2012270.
54. Puga L, Diniz P, Teixeira R, et al. Avaliação de risco cardiovascular após infecção por COVID-19 antes de retomar atividades esportivas – Fluxograma prático e meta-análise. Int J Cardiovasc Sci. 2021;35(1):14-24.
55. Greenhalgh T, Knight M, A'Court C, Buxton M, Husain L. Gestão do covid-19 pós-agudo na atenção primária. BMJ. 2020;370:m3026.
56. Pan F, Ye T, Sun P, et al. Tempo de alteração pulmonar na tomografia torácica durante a recuperação da pneumonia do novo coronavírus (COVID-19) de 2019. Radiologia. 2020;295:200370.
57. Puntmann VO, Carerj ML, Wieters I, et al. Resultados da ressonância magnética cardiovascular em pacientes recentemente recuperados da doença coronavírus 2019 (COVID-19). JAMA Cardiol. 2020;5:1265-73.
58. Colombo C. Exercício é medicina! Como retornar com segurança aos esportes depois do COVID-19? Uma meta-análise e um fluxograma prático para avaliação de risco cardiovascular podem ajudá-lo. Revista Internacional de Ciências Cardiovasculares. 2022;35(1):25-7.
59. Rathore SS, Rojas GA, Sondhi M, Pothuru S, Pydi R, Kancherla N, et al. Myocarditis associated with Covid-19 disease: A systematic review of published case reports and case series. Int J Clin Pract. 2021 Nov;75(11):e14470.
60. Wilson MG, Jull JH, Rogers J, et al. Considerações cardiorrespiratórias para o retorno ao jogo em atletas de elite após a infecção pelo COVID-19: um guia prático para médicos de medicina esportiva e de exercícios. Br J Sports Med. 2020;54:1157-61.
61. Phelan D, Kim JH, Chung EH. A game plan for the resumption of sport and exercise after coronavirus disease 2019 (COVID-19) Infection. JAMA Cardiol. 2020 Oct 1;5(10):1085-6.
62. Basso C, Leone O, Rizzo S, et al. Características patológicas da lesão miocárdica associada ao COVID-19: um estudo de patologia cardiovascular multicêntulo. Eur Heart J. 2020;41:3827-35.
63. Nieß AM, Bloch W, Friedmann-Bette B, Grim C, Halle M, Hirschmüller A, et al. Position stand: return to sport in the current Coronavirus pandemic (SARS-CoV-2 / COVID-19). Dtsch Z Sportmed. 2020;71:E1-E4.
64. Salman D, Vishnubala D, Le Feuvre P, Beaney T, et al. Voltando à atividade física após Covid-19. BMJ 2021;372:m4721.
65. Ghorayeb N, Stein R, Daher DJ, Silveira AD, Ritt LEF, Santos DFP, et al. Atualização da Diretriz em Cardiologia do Esporte e do Exercício da Sociedade Brasileira de Cardiologia e da Sociedade Brasileira de Medicina do Esporte - 2019. Arq Bras Cardiol. 2019;112(3):326-68.
66. Maron BJ, Udelson JE, Bonow RO, Nishimura RA, Ackerman MJ, Mark Estes III NA, et al. Eligibility and Disqualification Recommendations for Competitive Athletes with Cardiovascular Abnormalities: Task Force 3: Hypertrophic Cardiomyopathy, Arrhythmogenic Right Ventricular Cardiomyopathy and Other Cardiomyopathies, and Myocarditis A Scientific Statement from the American Heart Association and American College of Cardiology. J Am Coll Cardiol. 2015;66(21):2362-71.
67. Teixeira JAC, Teixeira MF, Teixeira PS, Jorge JG. O retorno do atleta no pós-COVID-19. Int J Cardiovasc Sci. 2021;34(5):575-81.

ÍNDICE REMISSIVO

A
Acidose, 493
Agência Mundial Antidopagem
　lista de substâncias proibidas da, 52
Alcalose, 493
Alfabloqueadores, 403
Amiloidose, 726
　definição, 726
　exames complementares, 726
　quadro clínico, 726
Antiarrítmicos, 403
Arritmias cardíacas
　avaliação e diagnóstico das, 359
　　de pacientes com arritmias
　　　esforço-induzidas, 361
　　　ventriculares conhecidas
　　　　e estratificação para risco da morte súbita
　　　　　cardíaca, 361
　　de pacientes com cardiopatias
　　　e síndromes arritmogênicas, 364
　　de pacientes com disfunção do nó sinusal
　　　e bradiarritmias, 377
　　de pacientes com fibrilação atrial
　　　permanente, 374
　　histórico, 359
　　indicações, 359
　　modificações durante o exercício
　　　e sua relação com as, 360
Asma brônquica, 519
Atividade física (AF), 8
　benefícios da, 17
Atleta(s), 7
　avaliação de, 45
　　anamnese
　　　e exame clínico, 47
　　exames cardiovasculares, 48
　　exames complementares
　　　gerais, 48
　　fisiológica, 49
　　　ordem dos testes, 50
　　　testes de campo, 51
　　　tipos de testes, 49
　　lista de substâncias proibidas
　　　da Agência Mundial Antidopagem, 52
　　objetivos, 45
　　prevenção de morte súbita
　　　relacionada ao esporte, 45
　　　　causas, 46
　　　　incidência, 46
　　　　prevenção, 47
　coração do
　　avaliação do
　　　ressonância magnética
　　　　e tomografia computadorizada na, 117
　　　　　aplicações clínicas, 118
　　　　　princípios básicos, 117
　　　　　uso de métodos de imagem, 124
　　ecocardiografia nos, 81
　　eletrocardiografia nos, 55
　　exercícios nos
　　　teste cardiopulmonar de, 73
　　patologias cardiovasculares em, 95
Avaliação
　hemodinâmica
　　e metabólica, 188
　　　classe funcional, 235
　　　consumo de oxigênio
　　　　pelo miocárdio, 230
　　　débito cardíaco, 230
　　　débito de oxigênio, 229
　　　déficit aeróbico
　　　　funcional, 227
　　　determinação da aptidão cardiorrespiratória
　　　　e da classe funcional, 233
　　　frequência cardíaca, 188
　　　lactato, 229
　　　potência aeróbica
　　　　máxima, 219
　　　potência circulatória, 222
　　　pressão arterial, 202

B
Betabloqueadores, 404
　dos canais de cálcio, 405
　dos receptores da angiotensina, 405
Bicicletas
　com frenagem
　　eletromagnética, 164
　　mecânica, 163
　ergométricas, 163
　protocolos para, 172
Bloqueio
　atrioventricular, 306
　　primeiro grau, 306
　　segundo grau, 306
　　terceiro grau, 309

divisional
posteroinferior, 346
do ramo
direito, 333
esquerdo, 314
Bradiarritmias
pacientes com
avaliação de, 377

C
Câmaras cardíacas
avaliação das, 87
Canalopatias
e morte súbita, 67
Câncer, 31
Capacidade
aeróbica x
potência aeróbica, 15
funcional, 15
Cardiologia
nuclear, 663
conceitos
e metodologias, 663
além da doença coronariana, 674
aplicação clínica
da cintilografia miocárdica
de perfusão, 672
aspectos técnicos, 663-672
Cardiomiopatia(s)
chagásica, 448
com redução de fração de ejeção, 763
considerações de segurança, 768
prescrição de exercício, 765
tipos de, 767
recomendações de reabilitação, 764
dilatadas, 100
hipertrófica, 65, 97, 368, 446, 652
Cardiopatia(s), 565
hipertensiva, 450
isquêmica, 364
ecocardiografia de estresse nas, 676
contraindicações absolutas, 682
decisão clínica atual, integração de modalidades
e prognóstico, 718
fisiologia coronária, 686
indicações atuais
da cintilografia de perfusão, 678
mecanismos de formação das imagens,
novas tecnologias, 698
princípios básicos, conceituações
e paradigmas, 676
radiação ionizante, tabela periódica dos
elementos
e radiofármacos empregados, 689, 691
não isquêmicas, 442, 648
cardiologia nuclear nas
aplicação nas, 726
amiloidose, 726
cardiotoxicidade
do tratamento oncológico, 729
sarcoidose cardíaca, 728
síndrome de Takotsubo, 728
ecocardiografia de estresse, 645
hemodinâmica
da hipertensão
em repouso, 451
tipos de respostas pressóricas ao esforço, 451

Condicionamento
cardiorrespiratório (CCR), 13
de força, 14
físico, 13
Crianças
e adolescentes
teste de exercícios em, 510
obesidade, 521

D
Débito
cardíaco, 230
de oxigênio, 229
Déficit
aeróbico
funcional, 227
Diabetes melito tipo 2, 477
exercício físico e, 24
Digitálicos, 405
Disfunção
diastólica, 646
Dislipidemias, 755
tratamento, 756
Displasia
arritmogênica
do ventrículo
direito, 368
broncopulmonar, 520
do ventrículo
direito, 67
Dispneia, 566
Diuréticos, 405
Doença(s)
coronariana
arterial, 745
teste ergométrico na
indicações, 147
da tireoide, 487
exercício físico na prevenção das
evitando a insuficiência de exercício, 23
neuromusculares, 566
valvar, 648
vasculares, 771
aneurismas aórticos, 778
e exercício, 779
arterial obstrutiva periférica, 771
reabilitação, 781
Dor torácica
unidade de
teste ergométrico na, 412
Drogas
efeitos das
no teste ergométrico, 402

E
Ecocardiografia
de estresse, 587
conceito, metodologia
e aplicações, 587
do estresse, 601
avaliação de risco, 636
bicicleta ergométrica, 601
discussão, 627
esteira ergométrica, 602
falsos positivos, 632

farmacológico, 608
    adenosina, 609
    dipiridamol, 610
    dobutamina, 611, 613
    limitações
      e futuro, 636
    maca ergométrica, 602
    sensibilidade
      e especificidade, 636
    tecnologia
      e métodos, 614-627
    estudo ecocardiográfico, 594-600
    fisiopatologia, 591
    indicações
      e contraindicações, 588
  nas cardiopatias
    não isquêmicas, 645
      coração de atleta, 652
      disfunção diastólica, 646
      doença valvar, 648
      hipertensão pulmonar, 651
      hipertrófica, 652
      indicações, 648
      pós-procedimentos valvares, 650
  nos atletas, 81
    avaliação das câmaras cardíacas, 87
    funções sistólica
      e diastólica, 94
    influência do tipo, duração
      e intensidade do treinamento
        nas modificações cardiovasculares, 94
    normal, 81
      achados, 85
    patologias cardiovasculares em, 95
Eletrocardiografia
  nos atletas, 55
    achados maiores
      e menores, 56
        como interpretar, 65
    achados normais, 55
    canalopatias
      e morte súbita, 67
    cardiomiopatia hipertrófica, 65
    displasia
      do ventrículo direito, 67
    doenças congênitas
      e risco de morte súbita, 65
    origem anômala das coronárias, 67
    patologias de fácil detecção, 65
Emergências
  equipamentos e drogas para, 158
Ergometria
  teste de exercício, 147
    indicações e contraindicações, 147
Ergômetros
  tipos de, 163
Esteiras
  ergométricas, 164
    protocolos para, 176
Estenose
  aórtica, 455
    moderada
      a severa, 456
  mitral, 463
    resposta ao exercício, 464
    sintomas, 463

Estresse
  eco de
    strain eco, eco 3D e o futuro do, 655
      exame com, 655
      perspectivas futuras, 660
      tridimensional, 659
Estrogênios, 407
Exercícios
  conceitos e relações com a saúde, 5
    atividade física, 8
    atleta, 7
    benefícios da atividade física, 17
    capacidade aeróbica x potência aeróbica, 15
    capacidade funcional, 14
    condicionamento cardiorrespiratório (CCR), 13
    condicionamento de força, 14
    condicionamento físico, 13
    exercitantes, 8
    inatividade física, 11
    potência muscular, 14
    saúde, 11
  na prevenção das doenças
    evitando a insuficiência de, 23
      câncer, 31
      e diabetes melito tipo 2, 24
      e hipertensão arterial, 26
      e obesidade, 24
      saúde cardiovascular, 24
      saúde das mulheres, 29
      saúde dos idosos, 28
      saúde mental, 27
      saúde óssea, 30
  prática regular de
    avaliações essenciais antes da, 37
      benefícios, 37
      exame físico, 38
      exames complementares, 38
      história clínica, 38
  prescrevendo, 41
    aeróbicos, 41
    resistidos, 41

F

Fibrose cística, 520
Frequência cardíaca, 188
  reserva da, 197
Fibrilação atrial
  permanente
    pacientes com, 374

H

Hipertensão
  arterial, 755
    exercício físico e, 26
    tratamento da, 755
  em repouso
    hemodinâmica da, 451
  pulmonar, 651
Hipercalcemia, 494
Hiperpotassemia, 493
Hipertireoidismo, 490
Hipocalcemia, 494
Hipopotassemia, 493
Hipotireoidismo, 487

I

Idosos
  saúde dos, 28
  teste ergométrico em, 497
    achados, 501
    interpretação do, 499
    metodologia, 497
Inatividade física, 12
Incompetência
  cronotrópica, 198
Índice de Resposta Cronotrópica, 197
Inibidores
  da enzima conversora
    da angiotensina, 406
  da fosfodiesterase, 406
  diretos da renina, 406
Insuficiência
  aórtica, 459
  mitral, 467
    teste ergométrico na, 467
Isquemia miocárdica
  no esforço
    fisiopatologia da, 131
      alterações estruturais
        e adaptações do coração
          frente ao exercício, 137
      anatomia coronariana, microcirculação
        e reserva coronária, 132
      disfunção endotelial, aterosclerose
        e tônus vasomotor, 132
      exercício e, 138
Ivabradina, 406

L

Laboratório
  de ergometria
    e metodologias do teste ergométrico, 162
      constituição, 162
Lactato, 229
Lista de substâncias proibidas, 52

M

Marfan
  síndrome de, 111
Morte súbita
  canalopatias e, 67
  doenças congênitas
    e risco de, 65
  relacionada ao esporte
    prevenção de, 45, 47
      causas, 46
      incidência, 46

N

Nitratos, 407

O

Obesidade, 486
  exercício físico e, 24
Oxigênio
  consumo de
    pelo miocárdio, 230

P

Pneumopatias, 566
Potência
  aeróbica x
    capacidade aeróbica, 15
    máxima, 219
  circulatória, 222
  muscular, 14
Pressão arterial, 202
Psicotrópicos, 407

R

Reabilitação
  cardiopulmonar
    e metabólica
      avaliação inicial e objetivos a alcançar na, 735
        na reabilitação cardiovascular, 736
        objetivos, 740
        pacientes elegíveis, 735
        testes de exercício, 738
    na doença arterial coronariana, 745
  aspectos adicionais, 751
    avaliação para inclusão, 748
    sessão de exercícios físicos, 750
    teste na avaliação pré-reabilitação, 749
Ressonância magnética
  na avaliação do coração
    do atleta, 117
Revascularização miocárdica
  teste ergométrico após, 431
    aplicação dos métodos de imagens
      em pacientes assintomáticos, 438
    avaliação de pacientes
      assintomáticos, 434
      sintomáticos, 432
    cirúrgica, 437
    intervenção coronariana
      percutânea, 435
Ritmo
  juncional, 346

S

Sarcoidose
  cardíaca, 728
    apresentação clínica, 728
    definição, 728
    diagnóstico, 728
Saúde, 11
  cardiovascular, 24
  conceitos e relações com a
    exercícios, 5
  das mulheres, 29
  dos idosos, 28
  mental, 27
  óssea, 30
Síndrome(s)
  arritmogênicas, 364
    avaliação de pacientes com, 364
  de Marfan, 111
  de Takotsubo, 728
    definição, 728
    quadro clínico, 729
      exames por imagem, 729
  de Wolf-Parkinson-White, 369
  metabólica, 755
    tratamento, 759

T

Teste cardiopulmonar
  de exercício, 565
    avaliação
      e interpretação do, 574
        análise multifatorial, 581
        da condição aeróbica, 574
        da eficiência ventilatória, 577-581
        do esforço máximo, 574
      conceitos, aspectos metodológicos
        e prescrição de, 568, 570
          equipamentos, 570
          fontes de energia, 568
          zonas de treinamento
            aeróbio, 572
    em quem aplicar?, 565
      avaliação das respostas
        terapêuticas, 567
      cardiopatias, 565
      dispneias, 566
      doenças neuromusculares, 566
      pneumopatias, 566
      pré-operatório
        de cirurgias toracoabdominais, 567
      programas de reabilitação, 567
    nos atletas, 73
      outras aplicações, 79
      prescrição do treinamento, 76
      variáveis importantes, 73
Teste de exercício
  em crianças e adolescentes, 510
    alterações eletrocardiográficas, 516-522
    indicações, 510
    metodologia
      e protocolos, 511
    respostas hemodinâmicas
      e metabólicas, 513
  ergometria, 147
    equipamentos
      e drogas para emergências, 158
    indicações
      e contraindicações, 147
        absolutas, 152
        relativas, 154
      na doença coronariana, 147
      para interrupção, 155
Teste ergométrico
  após revascularização miocárdica, 431
  avaliação e diagnóstico
    das arritmias cardíacas, 359
  avaliação multiparamétrica
    e prognóstica, 379
      alterações do segmento ST, 380
      capacidade funcional, 379
      escores, 380
      frequência cardíaca, 380
      pressão arterial, 380
      quadro clínico, 379
  cardiopatias não isquêmicas, 442
  distúrbios da condução do
    bloqueio atrioventricular, 306
    bloqueio divisional
      anterossuperior, 342
      posteroinferior, 346
    bloqueio do ramo direito, 333
    bloqueio do ramo esquerdo, 314
    ritmo juncional, 346
  e a Covid-19, 789
    avaliação de atletas acometidos por infecção por, 797
    e o sistema cardiovascular, 789
    miocardite
      em atletas, 791
    na avaliação da dispneia
      e sintomas persistentes, 791
    voltando à atividade, 795
  efeitos das drogas no, 402
    agentes de ação central, 403
    alfabloqueadores, 403
    antiarrítmicos, 403
    betabloqueadores, 404
    bloqueadores dos canais de cálcio, 405
    digitálicos, 405
    diuréticos, 405
    estrogênios, 407
    inibidores da enzima conversora da angiotensina, 406
    inibidores da fosfodiesterase, 406
    inibidores diretos da renina, 406
    ivabradina, 406
    nitratos, 407
    psicotrópicos, 407
    vasodilatadores diretos, 407
  em idosos, 497
  em portadores de marca-passos, 560
    biossensores, 560
    no pré-implante, 561
  escore na avaliação diagnóstica
    e prognóstica do, 383
      escores, 390
      teorema de Bayes, 387
      testes falsos positivos
        e falsos negativos, 383
  indicações e contraindicações para, 147
    absolutas, 152
    indicações para interrupção, 155
    na doença coronariana, 147-154
    relativas, 154
  interpretação eletrocardiográfica do, 244
    análise, 244
    índices para aumentar a acurácia do ECG
      obtida no esforço, 295
    síndrome de Reynolds, 278
    variações fisiológicas
      com o esforço, 245
    variações patológicas
      com o esforço, 250
  laboratório de ergometria
    e metodologias do, 162
      classificação, 171
      constituição de um, 162
      implicações médico-legais, 183
      protocolos para bicicleta ergométrica, 172
      protocolos para esteiras ergométricas, 176
      rotinas durante a realização, 170
      rotinas prévias, 167
      sistemas de registros do ECG, 164
      testes de caminhadas e de pista, 182
      tipos de ergômetros, 163

na unidade de dor torácica, 412
  contraindicações, 420
  investigação da, 413
  perspectivas futuras, 420
  recomendações para o, 419
  seleção dos pacientes, 415
nas mulheres, 528
  escores
    e parâmetros, 535
  fluxograma de reclassificação
    de risco cardiovascular, 555f
  participação das, 532
  qualidades
    e particularidades nas, 528
no diagnóstico da coronariopatia crônica, 423
  análise eletrocardiográfica, 425
  contraindicações
    e riscos, 423
  escores, 428
  indicações, 423
  valor e diagnóstico
    e prognóstico, 427
  variáveis hemodinâmicas, 426
teste de exercício
  nas alterações metabólicas
    e hormonais, 477
      acidose, 493
      alcalose, 493
      diabetes melito, 477
      doenças da tireoide, 487
    exercícios
      aeróbicos, 490
      resistidos, 491
    hipercalcemia, 494
    hiperpotassemia, 493
    hipertireoidismo, 490
    hipocalcemia, 494
    hipopotassemia, 493
    hipotireoidismo, 487
    obesidade, 486
Tomografia computadorizada
  na avaliação do coração
    do atleta, 117

V

Valva(s)
  cardíacas
    alterações das, 107
  mitral
    prolapso da, 366, 468
Valvopatias, 153
  graus, 455
  indicações, 455
Vasodilatadores
  diretos, 407

W

Wolff-Parkinson-White
  síndrome, 68, 369